肾脏病学

第 **4** 版

上册

主　编　王海燕

　　　　赵明辉

副主编　张　宏

　　　　左　力

人民卫生出版社
·北京·

图书在版编目（CIP）数据

肾脏病学 / 王海燕，赵明辉主编. —4 版. —北京：
人民卫生出版社，2020.12（2023.8 重印）
ISBN 978-7-117-30643-0

Ⅰ.①肾… Ⅱ.①王… ②赵… Ⅲ.①肾疾病 – 诊疗
Ⅳ.①R692

中国版本图书馆 CIP 数据核字（2020）第 196687 号

肾脏病学
Shenzangbingxue
（上、下册）
第 4 版

主　　编　王海燕　赵明辉
出版发行　人民卫生出版社（中继线 010-59780011）
地　　址　北京市朝阳区潘家园南里 19 号
邮　　编　100021
印　　刷　北京盛通印刷股份有限公司
经　　销　新华书店
开　　本　889×1194　1/16　总印张：152.5
总 字 数　4616 千字
版　　次　1987 年 8 月第 1 版　　2020 年 12 月第 4 版
印　　次　2023 年 8 月第 2 次印刷
标准书号　ISBN 978-7-117-30643-0
定价（上、下册）　798.00 元

E - mail　pmph @ pmph.com
购书热线　010-59787592　010-59787584　010-65264830

打击盗版举报电话:010-59787491　　E-mail:WQ @ pmph.com
质量问题联系电话:010-59787234　　E-mail:zhiliang @ pmph.com

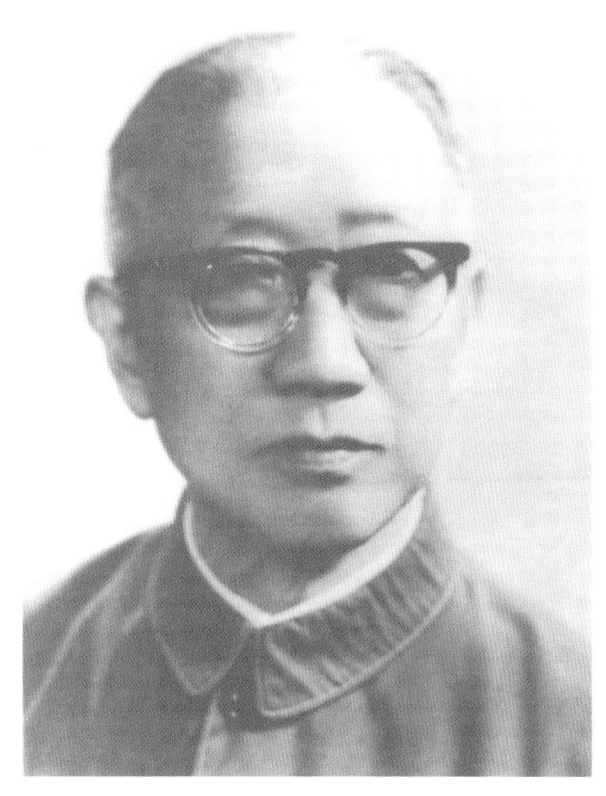

谨以此书纪念我国肾脏病学的奠基人，《肾脏病学》首版主编

我们敬爱的老师——王叔咸大夫

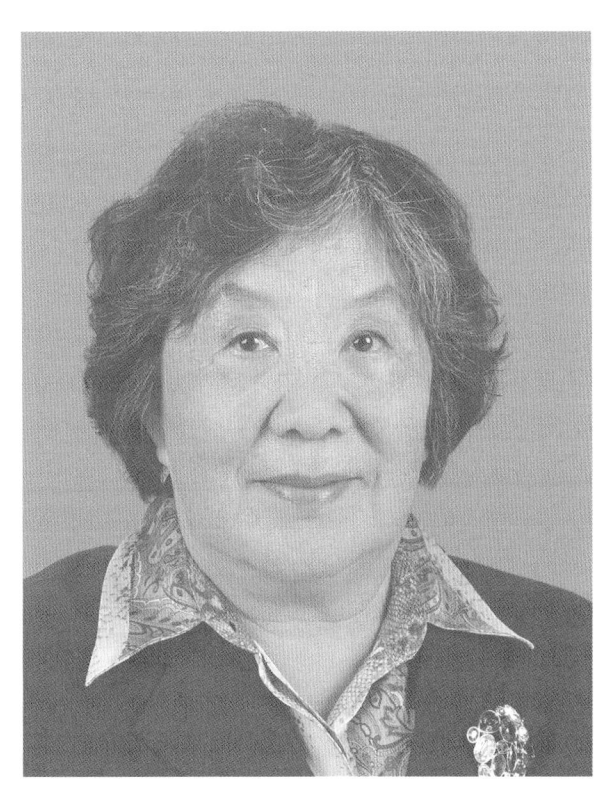

谨以此书纪念《肾脏病学》主编

我们敬爱的老师——王海燕大夫

肾脏病学

吴阶平 题

厚積薄發 天道酬勤
承前啓後 學科永新

為《腎臟病學》(第三版)題 韓啓德

《肾脏病学》是一本详细介绍肾脏疾病的参考书。从本书的目录即可看出它涉及的范围较广，既有临床，又有基础医学；既包括肾脏疾病，也涉及心血管、血液、内分泌代谢等系统疾病的肾损害；有内科的问题，也有儿科、泌尿外科的问题。有人说："几乎所有全身性疾病都可以累及肾脏，反过来，肾脏疾病也都能影响全身。"甚至说："没有肾脏病学就没有内科学。"这话似乎也不算太夸大。所以本书实际上既是一本肾脏病学，也是一本内科学或临床工作的补充参考书。

肾脏病学是一门新兴的学科，进展很快，就在本书编写的这几年间，国内外都有不少新的成就，我们虽尽可能予以介绍，但仍难免挂一漏万。

被邀请参加本书编写工作的40多人，都是本医科大学基础和临床各科的专业人员，对各自的专业都有专长，但对肾脏或肾脏疾病并不一定都很有经验，因而所撰稿材不一定能完全符合肾脏病专业的需求。因此，本书在内容方面的遗漏、错误、重复、章节之间缺乏联系等更是在所难免，请读者同志们随时提出批评和指正，以便再版时修正。但在此也愿指出：对某些矛盾着的相反意见，是有意识地给以保留的；对某些名词也不强求一致，以便贯彻学术上的双百方针，而又有利于开展学术性讨论。

在本书的编写过程中，北京医科大学所属有关医院和出版社都给予了很大的鼓舞和大力的支持，在此一并致谢。

王叔咸
1984年9月

自 1987 年由我国著名医学专家王叔咸、吴阶平教授主编的《肾脏病学》出版以来，得到了同行专家们的高度评价，并深获广大读者的赞誉。在过去的十年中，生命科学发生了重大的变革，特别是分子生物学的突飞猛进及其技术的不断成熟，并迅速渗透到包括肾脏病学在内的医学科学各个领域，使之面貌日新月异，例如基因重组红细胞生成素、心房肽、内皮素及诸多生长因子，使得对许多肾脏病的认识和治疗起了根本性的变化；其他如细胞生物学、免疫学、医学工程学的发展，强大冲击着肾脏病学的许多传统观点，同时又赋予它新的博大内容。肾脏病学是一门基础医学与临床医学密切融合的学科，上述基础医学的发展，使本书第一版对于肾脏的血管活性物质、肾炎的发病机理、肾脏疾病的影像诊断、遗传性肾脏病的分子遗传背景、肾功能衰竭的治疗，以及肾移植的免疫抑制治疗等方面的内容已显然与时代的进展不相适应。为使王叔咸教授等前辈学者开创的我国肾脏病事业继往开来，重新编写第二版已是势在必行。这也是我们作为卫生部肾脏疾病重点实验室责无旁贷的职责。在对本书第一版认真剖析的基础上，我们重新组织了第二版的编写工作。本版比第一版增加了 4 篇，14 章节，占全书 25%，如水电解质代谢紊乱、分子生物学技术在肾脏病学中的应用、老年肾脏与肾脏疾病等重要的篇章等，另外，几乎每一个章节的内容都根据 90 年代以来最新的知识进行了更新。

本书作者以北京医科大学肾脏病研究所的骨干为主体，邀请了部分校内外知名的专家，共 50 人，与第一版相比有半数以上的作者更换。为了求得内容的更新与全面，虽然第二版的正、副主编和作者比第一版相对地年轻，经验不足，但是，这个奋斗的集体的写作态度是十分严谨、认真的，每一稿件都经过多次修改及正、副主编三次以上的审改。为了保证本书的严谨性与准确性，我们在国内率先实行了文献直接标注，大部分章、节均附有数十至百余篇参考文献，极大地增加了本书编写和出版的工作量。全书洋洋数万条文献经过逐一地严格校对、认真复核后再进行排列组合，由于经验不足，文献的直接标注中还有不尽如人意之处，但毕竟实现了与国际专著的接轨。在此，我要向本书的副主编谌贻璞、章友康、刘平、潘缉圣、张鸣和及全体作者致以衷心的谢意，三年来他们夜以继日的艰辛劳动为本书的出版作出了奉献。同时，也要感谢他们的亲人们的默默无闻的协作与奉献。此外，邹万忠教授为本版的病理插图作了精细的挑选和安排；我科的年轻医生张宏、陈昂、王二军等同志为本版参考文献作了大量细致、繁重的校对工作。没有这个集体的奋斗本版的完成是不可能的。

谨以本书献给国内肾脏病和内科学界的同道们，我们恭候着大家的评议和指正。

王海燕

1995 年 4 月于北京

现代科学技术的迅猛发展，推动着临床医学日新月异、令人目不暇接的变化。本书三代编、作者秉承着共同的唯一心愿：给中国肾脏病学界奉献一本以整合现代医学科学和临床各专业学科学术进展为特色的大型临床肾脏病学参考书。

《肾脏病学》第 3 版进行了大范围的内容更新。全书共 32 篇 142 章，其中有 1/5 是新添加的篇章，如"肾脏发育生物学"、"细胞生物学基础"、"慢性肾脏病进展及其防治"、"慢性间质性肾炎"、"循证医学在肾脏病领域的应用"等均是当前研究十分活跃、发展迅速的领域；并按照国际共识对原发性肾小球疾病的章节按照临床 – 病理诊断进行了重新编排。全书 86% 的篇章由新更换的作者进行了重新撰写；即使 11 位原参加第 2 版撰写的作者也对所撰写的篇章进行了大幅度的更新与修改。因此，本书的再版是一项艰巨的再创作过程。

本书共邀请 74 位高级职称专家担任各章节主要撰稿人。他们都是在各自撰写领域卓有成就的知名专家，包括居住在美国、英国的华人专家及中国港台地区的专家共 14 位；国内撰稿专家中国家级及省部级成果奖获得者占 60%，45 岁以下的中青年高级职称作者近 40%。作者们在各自丰富的实践基础上广泛参考国内外重要文献，全书引用 9 千余篇文献中 40% 以上为新世纪以来发表的论著，从而保证了本书的先进性和科学性。优秀而多源的作者队伍为本书博览各家之长创造了机会，各家观点不尽相同，甚至临床处置的方法也不尽一致、见仁见智，体现了本书的开放性和包容性，为读者提供了较广泛的思考空间。同时，本书又继承了严谨、认真的著书传统：主编、副主编共同对每一文稿进行了两次以上的审改，通过与作者之间的反复沟通、推敲、修改、定稿；又组织优秀的青年博士们对每一篇文稿的内容、参考文献尾注和索引词进行了反复的校对、核对。从而保证了本书的准确性、可靠性。

《肾脏病学》第 3 版是一批有志于做学问、做实事的肾脏病学者们三年来共同努力的结晶。在此，我特别要衷心地感谢本书的全体作者，副主编李晓玫、赵明辉、章友康教授，特别感谢张宏、左力教授，刘刚、董捷副教授协助主编进行文稿审、改工作；感谢邹万忠教授为全书 51 幅病理图进行了精心的选择及质控；感谢李惊子研究员和她所带领的优秀青年骨干：毛微波、吕继成、王芳、苏涛、于峰、孟立强、陈旻、张欣、杨瑞博士和曲贞硕士为本书学术和参考文献的校对所做的大量认真、细致的工作；感谢数十位青年医师参加了本书的撰稿和翻译，他们的名字均署在各相应章、节之下。感谢所有昼夜兼程为本书作出贡献的同事们和他们的家人。他们出世俗而不染的崇高学术精神和严谨治学的态度会留在本书的字里行间，为本书增光添色。本书的出版体现了北京大学肾脏疾病研究所、北大医院肾内科德、医双馨的人才资源的强劲优势；体现了老一代专家们甘为人梯的崇高气节；体现了中青年一代蓬勃成长的可喜、可敬之势。这应是在本书文字版本后面所看到的更深层次的光辉。

献上这本迟到的《肾脏病学》第 3 版。读者的喜爱就是对我们最大的褒奖，也期待着大家的评议和指正。

王海燕
2008 年新春于北京

本书第 3 版出版迄今已 10 年了，随着科学技术的迅猛发展，推动着临床医学的巨大变化，在此期间，肾脏病学领域也发生了日新月异的变化，社会经济发展、生活方式和环境因素改变等均影响着疾病谱的变迁。本书第 4 版的编者们秉承着一个共同心愿：给中国肾脏病学界再奉献一本以整合现代医学科学和临床各专业学术进展为特色的大型临床肾脏病学参考书。因主编王海燕教授在第 4 版编写期间不幸离世，我接手了本书的主编工作，致使本书出版工作有所拖延，在此对文稿作者和广大读者致以诚挚的歉意。

《肾脏病学》第 4 版进行了适当的内容更新。全书共 32 篇 165 章，其中新添加的篇章为当前研究十分活跃、发展迅速的领域，肾小球疾病相关章节参照国际共识临床 - 病理诊断进行了重新编排。因此，本书的再版是一项艰巨的再创作过程。

本书共邀请 50 余位高级职称专家担任各篇章的主要撰稿人。他们都是在各自领域有所成就的国内外知名华人专家，其中包括 6 位来自美国和中国香港的专家，优秀的编写团队，保证了本书的先进性和科学性。本书的另一个特点是大量启用了活跃在临床和研究一线的中青年专家，优秀而多源的编者队伍为本书博览各家之长创造了机会，体现了本书的开放性和包容性，也为读者提供了较广泛的思考空间。同时，本书又继承了严谨、认真的著书传统：主编们认真对文稿进行了审改和定稿；组织了优秀的青年博士们对每一篇文稿的内容、参考文献和索引词进行了反复的校对、核对。从而保证了本书的准确性、可靠性。

《肾脏病学》第 4 版是我国肾脏病学领域的学者们共同努力的成果。在此，我特别要衷心地感谢本书的全体作者，副主编张宏教授、左力教授，特别是陈育青教授协助主编主持了文稿的审改工作；感谢邹万忠教授和王素霞教授为全书病理图进行了精心的选择及把关；感谢研究生队伍为本书学术和参考文献的校对所做的认真、细致、大量的工作。感谢所有的昼夜兼程为本书做出贡献的同事们和他们的家人。他们出世俗而不染的崇高的学术精神和严谨的治学态度会留在本书的字里行间、为本书增光添色。本书的出版体现了北京大学肾脏病研究所、北京大学第一医院肾内科德医双馨的人才优势和中青年蓬勃成长的可喜之势。

我愿意把这本迟到的《肾脏病学》第 4 版献给我们敬爱的老师王海燕教授。同时也献给我们的读者，读者的喜爱就是对我们最大的褒奖。

本书的不足之处期待大家的评议和指正。

赵明辉
2020 年 9 月于北京

编者 （以姓氏拼音为序）

蔡广研　中国人民解放军总医院

陈　旻　北京大学第一医院

陈　楠　上海交通大学医学院附属瑞金医院

陈　真　北京大学第一医院

陈江华　浙江大学医学院附属第一医院

陈香美　中国人民解放军总医院第一医学中心

陈以平　上海中医药大学附属龙华医院

陈育青　北京大学第一医院

程　虹　首都医科大学附属北京安贞医院

程庆砾　中国人民解放军总医院

程叙扬　北京大学第一医院

崔　昭　北京大学第一医院

崔一民　北京大学第一医院

戴　兵　上海长征医院

邓跃毅　上海中医药大学附属龙华医院

丁　洁　北京大学第一医院

董　捷　北京大学第一医院

董　政　中南大学湘雅二医院

甘良英　北京大学人民医院

管又飞　大连医科大学

韩庆烽　北京大学第三医院

郝传明　复旦大学附属华山医院

何慈江　美国西奈山医学院

谌贻璞　首都医科大学附属北京安贞医院

侯凡凡　南方医科大学南方医院

黄锋先　中山大学附属第一医院

黄洪锋　浙江大学医学院附属第一医院

蒋红利　西安交通大学第一附属医院

金其庄　北京大学第一医院

蓝辉耀　香港中文大学医学院

李锦滔　香港中文大学威尔斯亲王医院

李惊子　北京大学第一医院

李晓玫　北京大学第一医院

梁　雁　北京大学第一医院

刘　刚　北京大学第一医院

刘华锋　广东医科大学附属医院

刘立军　北京大学第一医院

刘友华　南方医科大学南方医院

吕继成　北京大学第一医院

梅长林　上海长征医院

孟立强　北京大学第一医院　　　　许　戎　北京大学第一医院

那彦群　北京大学首钢医院　　　　杨　莉　北京大学第一医院

钱　琪　美国梅奥医学中心　　　　杨天新　中山大学医学院

阮雄中　重庆医科大学　　　　　　于　峰　北京大学第一医院

师素芳　北京大学第一医院　　　　余学清　广东省人民医院

苏　涛　北京大学第一医院　　　　郁胜强　上海长征医院

隋　准　北京大学人民医院　　　　张　宏　北京大学第一医院

孙雪峰　中国人民解放军总医院　　张爱华　南京医科大学附属南京儿童医院

田爱辉　北京大学第一医院　　　　张路霞　北京大学第一医院

王　芳　北京大学第一医院　　　　张晓春　北京大学第一医院

王　莉　四川省人民医院　　　　　张晓燕　大连医科大学

王　梅　北京大学人民医院　　　　赵慧萍　北京大学人民医院

王　玉　北京大学第一医院　　　　赵明辉　北京大学第一医院

王海燕　北京大学第一医院　　　　钟逸斐　上海中医药大学附属龙华医院

王晋伟　北京大学第一医院　　　　周福德　北京大学第一医院

王荣福　北京大学第一医院　　　　周新津　美国贝勒大学

王素霞　北京大学第一医院　　　　周绪杰　北京大学第一医院

王霄英　北京大学第一医院　　　　庄守纲　上海同济大学附属东方医院

王依满　香港大学玛丽医院　　　　邹万忠　北京大学第一医院

徐大民　北京大学第一医院　　　　左　力　北京大学人民医院

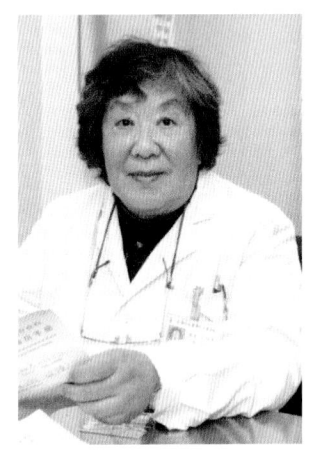

王海燕

北京大学教授、主任医师。中国现代肾脏病领域的开拓者和国际著名肾脏病学专家。在《肾脏病学》第4版编写期间，不幸因病于2014年12月11日逝世。

1959年毕业于北京医学院，先后师从我国肾脏病学的奠基人王叔咸教授和国际著名肾小球疾病专家Richard J. Glassock教授，一直活跃在国内外肾脏病学术舞台。历任国际肾脏病学会（ISN）常务理事、ISN全球发展委员会东亚地区主席；中华医学会副会长、中华医学会内科学分会主任委员、中华医学会肾脏病学分会主任委员和北京大学肾脏病研究所所长。

肾脏病学领域著名医学家、科学家和教育家。培养了我国肾脏病学第一个学术型和临床型博士；培养上千名肾脏病医生遍布全国，成为学科带头人和学术骨干；主编的《肾脏病学》是我国肾脏病学领域最权威学术专著。先后获得了ISN的教育家奖（Roscoe R. Robinson Award）、先驱者奖（ISN Pioneers in Nephrology Awards）、美国国家肾脏病基金会"国际卓越成就奖章"和北京大学国华杰出学者奖。

在肾脏病流行病学、分子遗传学、自身免疫性疾病肾损害、急性肾损伤、慢性肾脏病防治、肾脏病替代治疗及中西医结合研究等诸多领域卓有建树。发表论著400余篇，作为主要获奖人，研究成果两次获得国家科技进步奖。

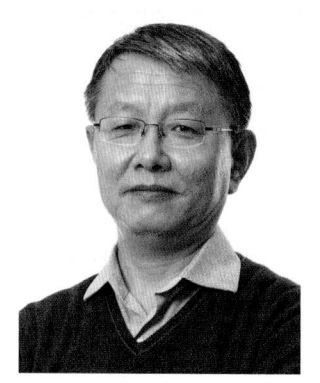

赵明辉

北京大学教授、主任医师。北京大学肾脏病研究所所长，北京大学－清华大学生命科学联合中心（CLS）研究员。曾任国际肾脏病学会（ISN）东北亚地区委员会主席；现任亚太肾脏病学会（APSN）常务理事、中华医学会内科学分会副主任委员、中华医学会肾脏病学分会副主任委员和北京免疫学会理事长。

1987 年毕业于北京医科大学，毕业留校后师从王海燕教授，在北京大学第一医院肾内科开始了肾脏病的学术生涯。在临床医疗和教学领域，分别获得"国之名医－卓越建树"称号和北京大学教学卓越奖。主要研究领域为慢性肾脏病防治和肾脏疾病免疫炎症发病机制，特别是 ANCA 相关小血管炎、抗肾小球基底膜病、狼疮肾炎和补体相关肾脏病等疑难和危重肾脏病。

先后担任第一届国家临床研究中心专家咨询委员会专家、国家自然科学基金委创新研究群体首席专家，国家重点研发计划重点专项首席专家。是国家杰出青年科学基金获得者。发表 SCI 收录论文 400 余篇，H 指数 48。连续多年入选 Elsevier 国内高被引学者榜单。作为主要获奖人，两次获得国家科技进步奖；先后获得法国国家医学科学院赛维雅奖、吴阶平－杨森医学药学奖和中国青年科技奖。入选"新世纪百千万人才工程"国家级人选和科技北京百名领军人才培养工程。

第三十二篇　老年肾与老年肾脏疾病

第一篇

正常肾脏结构与功能

第一章
肾脏发育生物学

肾脏发育生物学是一门研究胚胎期肾脏发育过程的生物学科。肾脏是由多种同步发育的细胞系共同构建而成，细胞系间复杂的相互作用使肾脏发育成为研究基因和蛋白表达时空顺序、功能状态和调控过程的良好模型。肾脏发育的研究历程也是生物研究方法学的发展史。一个世纪以前，我们对肾发育的细胞生物学还知之甚少。随着光镜、电镜的出现，肾脏发育的过程逐渐明晰，原位杂交、免疫组织化学以及基因芯片技术进一步揭示了肾脏发育的分子解剖学机制。近年来，转基因动物的出现使针对肾脏发育过程中的基因表达与调控研究更加深入，并提供了大量研究先天性肾脏疾病的实验动物模型。研究肾脏的正常发育过程有助于更好地理解先天性肾脏形态或功能异常的发生机制，为先天性肾脏和尿路发育畸形的治疗提供基础。

本章节主要描述肾脏发育的基本过程，并简要阐述其中已知的分子及细胞生物学机制，同时对常见的肾脏发育异常相关疾病进行概述，最后对肾脏发育方面生物工程的进展做出总结。需要注意的是，文中提到的研究进展大部分来源于模式动物或体外细胞实验，应审慎对待实验结果与人类肾脏发育的相关性。

第一节　肾脏胚胎发育的过程

一般而言，哺乳动物（包括人类）胚胎期的肾脏发育分为三个阶段，即前肾（pronephros）、中肾（mesonephros）及后肾（metanephros）。前肾和中肾在出生前均退化、消失，后肾最终发育为成年永久肾脏，亦称作恒肾（permanent kidney）。

一、前肾和中肾

前肾的发生始于妊娠第22天（人类）、8天（小鼠）或10天（大鼠）。人类胚胎发育的过程中，随着胚胎侧面体褶的形成，位于颈部体节的间叶中胚层（intermediate mesoderm）细胞逐渐向腹侧移动，形成左右两条纵行的条索状结构，称为生肾索（nephrogenic cord）。生肾索头端部分细胞受诱导分化，形成数条横行小管状结构，称为前肾小管（pronephric tubule）。前肾小管的外侧端部分向尾部延伸，并相互连接形成一条纵行的上皮细胞性小管，称为前肾管（pronephric duct）。除鱼类及两栖类动物外，前肾在脊椎类动物（包括人类）无任何排泄功能，并于第4周末开始逐渐退化，其前肾管下端继续向尾侧部延伸，形成中肾管（mesonephric duct），又称Wolffian管。

中肾的发生始于妊娠第24天（人类）、9.5天（小鼠）或11.5天（大鼠）。在人类胚胎发育过程中，自第4周始，位于胸、腰部体节的间叶中胚层细胞受到邻近前肾管信号诱导，增生分化形成完整的肾单位，包括含有毛细血管丛的肾小球及与之相连的成对排列的肾小管，又称中肾小管（mesonephric tubule）。成熟的远端肾小管的外侧端引流进入向尾侧延伸的中肾管，而中肾管尾侧部继续向下延伸，于第4周末与膀胱前体器官泄殖腔融合。人类的中肾并无明显排泄功能，至妊娠第3个月末已大部分退化，遗留中肾管及小部分中肾小管。前肾和中肾可视作两个独立的结构，当分化逐渐延伸至尾部，其头部即开始退化。在男性，性腺区域的中肾小管分化形成输精小管，中肾管则形成附睾及部分输精管；在女性，绝大部分中肾管及中肾小管完全退化，部分残留中肾小管形成卵巢冠及副卵巢（图1-1-1-1）。

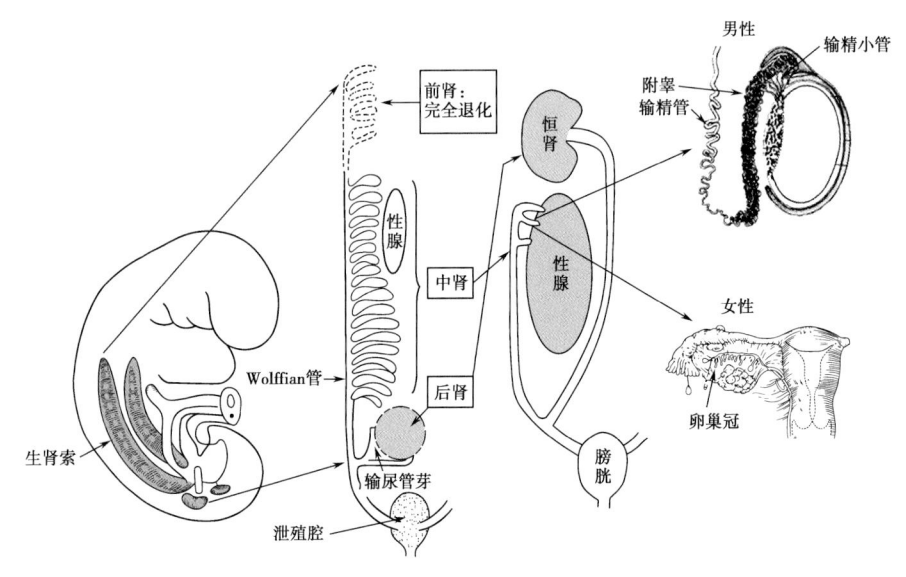

图 1-1-1-1　胚胎肾脏发育示意图

二、后肾

后肾的发生始于妊娠第28天（人类）、10.5天（小鼠）或12.5天（大鼠），亦即中肾仍在发育之际，后肾已开始形成。成年肾脏完全是在后肾基础上生长、发育、分化而来。初始形成的后肾由输尿管芽、生后肾间充质组织及基质细胞三部分组成。

1. 输尿管芽（ureteric bud，UB）　系由 Wolffian 管尾侧端的上皮细胞受到位于其周围的间充质细胞信号诱导，向其后侧凸出生长，侵入生后肾间充质组织而形成。初始形成的UB呈"T"形对称分布，UB向外周皮质部不断延伸，形成适应于肾脏整体结构的UB分支树。肾内叶间血管及小血管的分支模式与UB分支十分类似。人类肾脏发育过程中，UB反复分支约15次，至孕20～22周，分支基本完成。UB分支的起始部分及初始分支，分别形成肾盏、肾盂、输尿管及膀胱三角区组织，而其分支的终末端部分形成肾单位的集合管，并与间充质细胞分化而来的远端肾小管融合。

2. 生后肾间充质组织（metanephric mesenchyme，MM）　系由位于 Wolffian 管尾端周围呈弥散性分布的、来源于间叶中胚层的间充质细胞，经 UB 信号诱导，聚集并增殖而成。这种 UB 与 MM 之间互以对方为条件相互影响分化的现象，称之为相互诱导作用。目前，MM 与 UB 细胞相互诱导作用的细胞和分子机制，是肾脏发育生物学研究的中心环节和热点领域。一方面，UB 细胞信号诱导 MM 细胞聚集、增殖、分化，最后形成肾小管上皮及成熟肾单位（nephron），此过程称之为间充质 - 上皮细胞转化（mesenchymal-to-epithelial transformation，MET）；另一方面，MM 信号诱导 UB 不断分支、分化，并规范其分支发生的空间位置，形成集合管、肾盏及肾盂，此过程称之为 UB 分支的形态发生（ureteric bud branching morphogenesis）。

如图1-1-1-2所示，弥散分布于UB分支顶端周围的未被诱导的MM细胞，在UB信号的诱导作用下分裂增生并聚集成团，形成以UB为中心的帽状细胞聚集体（condensation）；每个聚集体最初诱导分化而形成的间充质来源的具有上皮细胞特征的管腔样结构，称为肾小囊（renal vesicle），肾小囊细胞进一步增生分化形成特征性的逗号小体（comma-shaped body），继而再延长成为"S"形小体（s-shaped body）。一般而言，"S"形小体已具有明确的肾小管上皮的结构特征，可分为三个节段：远离 UB 端部分的上皮细胞继续增殖并分化，形成足细胞及 Bowman 囊，伴随出现内皮细胞侵入及毛细血管的形成，最后与新近形成的足细胞和 Bowman 囊一起形成肾小球；中间段分化成近曲小管；近 UB 端依次形成髓襻（Henle's loop）降支、升支及远端肾小管，进一步与输尿管芽分支的终末端相连接（图 1-1-1-3）。

3. 基质细胞（stromal cells） 可能由某部分特定的 MM 细胞分化而来，广泛分布于胚胎肾脏的皮质、髓质部分及 UB 茎部周围，最终形成肾脏薄膜以及肾间质和纤维结缔组织，在肾脏发育过程中具有其独特作用。

在人类肾脏发育过程中，妊娠第 9 周开始形成后肾来源的肾小球；在孕 22～34 周，形成周边的皮质区和中央的髓质区，髓质区无肾小球，皮质区的集合管可继续诱导间充质细胞。第 28 周左右 UB 分支即到达外周皮质部分，但新的肾单位形成一直延续至妊娠第 36～38 周，最后每侧肾脏形成 0.7 百万～1.0 百万个肾单位。生后肾小球进一步肥大，约 3.5 岁达成人肾小球大小。由于后肾发生起始于中肾脊尾侧部，故肾脏的原始位置位于盆腔内。随着胚胎腹部的生长与 UB 分支的不断延伸，尤其是腰骶椎的不平衡生长，肾脏位置逐渐上升，至胎儿出生时已升至腰部。自第 10 周左右开始，人类胚胎肾脏开始产生尿液，其尿液进入羊膜腔后与羊水混合，经胎儿消化道吞咽后进入体内，然后经肾脏排泄而形成再循环。整个妊娠期间，母体胎盘代替肾脏行使其排泄代谢产物的功能，肾脏本身基本上不具有排泄废物的作用。

小鼠和人类肾脏发育的解剖结构相似，但因人胚胎期约 40 周，而小鼠孕期仅 20 天左右，故发

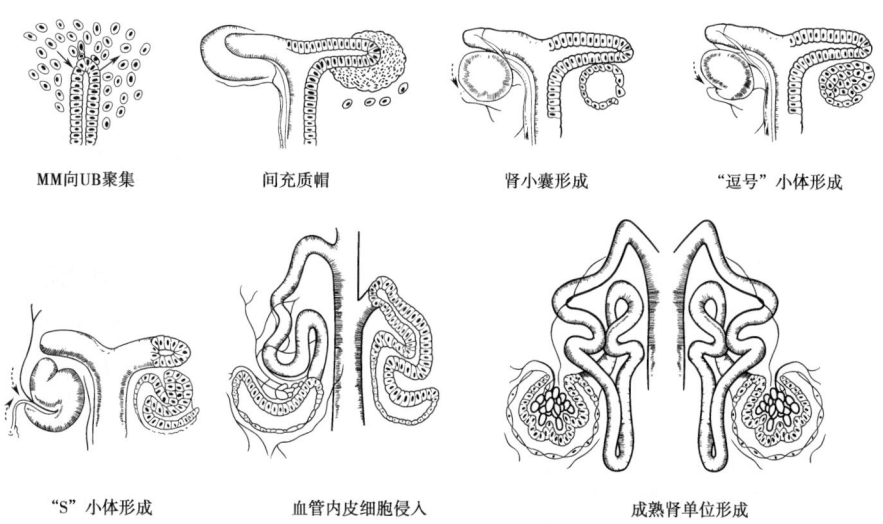

MM 向 UB 聚集　　间充质帽　　肾小囊形成　　"逗号"小体形成

"S"小体形成　　血管内皮细胞侵入　　成熟肾单位形成

图 1-1-1-2　后肾发育与肾单位形成示意图

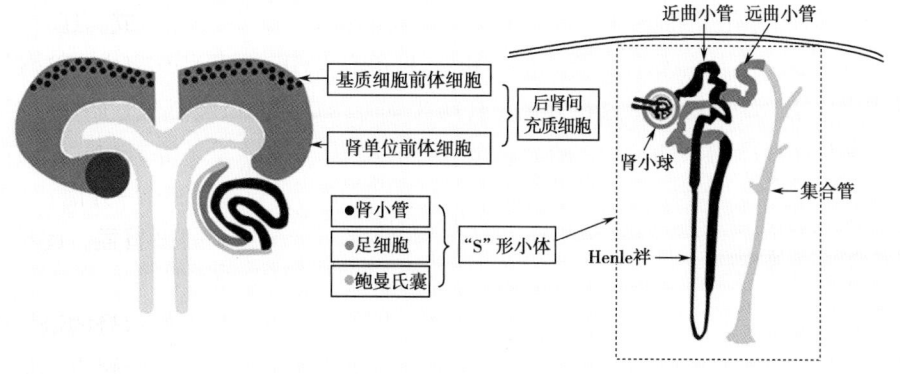

图 1-1-1-3　肾单位各节段的衍变示意图

育过程中的时间分点存在不同。小鼠后肾发育约开始于胚胎第10.5天，肾小球形成于胚胎14 ~ 15天。人类孕36周肾单位的发育基本完善，而小鼠肾脏的发育持续至生后一周。在解剖学上两者亦存在一些不同。人类中肾拥有含毛细血管袢的肾小球，小鼠中肾时期出现的则是退化的肾小球簇。足月新生儿每个肾脏具有约0.7百万 ~ 1.0百万个肾小球[1]，鼠类每侧肾脏则成比例地具有较少的肾小球。人类肾盂具有多个肾乳头，小鼠肾盂则仅有一个肾乳头。

第二节 肾脏发育的细胞生物学机制

肾脏发育的主要细胞来源是后肾中Wolffian管来源的UB上皮细胞和间叶中胚层来源的MM细胞。两者相互诱导，经过一系列的细胞增殖、死亡、迁徙、分化及形态发生过程，最后形成成熟的肾脏。

一、肾脏发育时的细胞增殖与凋亡

肾脏发育时期，细胞增殖在后肾生肾皮质区的输尿管芽分支顶端和邻近的间充质细胞中表现明显。肾间充质干细胞可能存在于该区域，这些细胞可分化为肾单位上皮或间质细胞。早期研究认为成熟肾脏中不存在干细胞。近年来的研究表明成年肾脏髓质基质细胞的少部分细胞亚群可能为干细胞，它们为肾毒性中肾单位上皮的再生提供细胞来源[2]。

细胞增殖的同时，新近形成的肾小管上皮细胞周围可观察到大量的细胞死亡现象，亦即程序性细胞死亡（programmed cell death）或称细胞凋亡（apoptosis）。这种细胞死亡是一个主动过程，与肾脏发育过程中的形态发生及细胞选择有关。事实上，正常肾脏发育中前体肾单位邻近的间充质中均存在一定程度的细胞凋亡，以调控每个小管中的细胞数目、形成肾单位的数目及邻近基质/间质细胞的密度。凋亡细胞通过钙依赖的内切酶降解基因组DNA等机制发生核固缩和碎裂，进而发生凋亡。发育中的肾髓质也存在凋亡，研究表明凋亡参与Henle袢升支细段的形态形成[3]及去除集合管中过剩的β闰细胞[4]。凋亡也参与肾小球发育中毛细血管的形态形成，对管腔的形成起关键作用[5]。

因此细胞增殖与凋亡维持良好的平衡才能保证正常肾脏发育进行。过度的增殖可导致赘生物形成（如Wilms肿瘤）和囊性结构形成（如囊性肾病）。相反，过度的凋亡可导致肾脏生长的减缓，肾单位数目减少（如肾发育不全）或后肾发育退化（某些肾发育异常）。

二、肾脏发育时的细胞分化

每个肾脏前体细胞经过分化达到专一化。例如，一些肾间充质细胞分化为原始的肾单位上皮细胞，而其他的则分化为基质细胞或间质成纤维细胞[6]。前体细胞形成"终末分化"细胞，在成熟器官中行使特定的功能。

后肾发育中特征性的MM转分化过程至少分两步完成：① 防止细胞凋亡发生：体外实验证实，自UB条件培养基中分离纯化的可溶性细胞因子（如FGF2、FGF9、TGFα、TIMP1/2等）具有使MM不发生细胞凋亡的作用[7-9]；② 细胞增殖及转分化：在防止细胞凋亡发生的基础上，UB来源的诱导因子及自身表达的基因及其产物（如LIF、Wnt4、BMP7等），进一步诱导其增殖和分化，形成成熟的肾单位[10-12]。

三、肾脏发育时的形态发生

形态发生指的是不同细胞群形成复杂三维构型的发育过程。例如，肾间充质细胞形成肾单位小管；输尿管芽不断分支形成集合管系统。在脉管及血管生成中也存在形态发生过程。

第三节 肾脏发育的分子生物学机制

随着胚胎肾脏基因库的建立以及大量胚胎肾脏基因芯片分析结果的问世，结合体外原位杂交及体内基因敲除实验，对于特定时间、空间位置上基因表达及功能调节机制已经有了深入了解。目前，研究者们仍在寻找胚胎期肾脏不同类型细胞的特征性基因表达，以期绘制出发育肾脏的基因图谱。

一、影响肾脏发育的生物大分子

约有数百种基因及蛋白质在肾脏发育过程中表达，包括各类转录因子、生长因子及黏附分子等。

1. 转录因子（transcription factor） 一般位于细胞核内，直接或间接与 DNA 调控元件结合，以控制基因的转录水平。到目前为止，较重要的影响后肾发育的转录因子包括：① 同源异形核基因（homeotic genes），该类基因在脊椎动物主要控制肾脏与其他器官的空间位置及肾小管节段形成（如 *Hox*、*pax*、*Emx2*、*foxd*、*Lim1* 基因等）；② 锌指因子（zinc-finger transcription factor），系一组含有形状如手指且以锌原子及组氨酸、半胱氨酸络合结构为中心的结构域单元的转录因子（如 WT1）；③ 原癌基因（proto-oncogenes），如 *myc* 家族、*ros*、*ETV4/ETV5* 等；④ 其他转录因子，如 formin、Pod1 等。

2. 生长因子（growth factor） 参与肾脏发育的细胞增殖、分化及形态发生。影响肾脏发育的生长因子主要通过自分泌或旁分泌作用，与邻近靶细胞表面的不同特异性受体结合，将其细胞信号传递进入细胞内，经第二信使发挥生物效应。这些生长因子主要包括：① 与 UB 分支及形态发生相关：包括表皮生长因子（epidermal growth factor，EGF）、转化生长因子 α（transforming growth factor alpha，TGF-α）、成纤维细胞生长因子 1 或 7（fibroblast growth factor 1/7，FGF1/7）、胶质细胞衍生神经营养因子（glial cell line derived neurotrophic factor，GDNF）、肝细胞生长因子（hepatocyte growth factor，HGF）、胰岛素样生长因子 1 和 2（insulin-like growth factor 1/2，IGF1/2）及多效生长因子 pleiotrophin（PTN，亦称作肝素结合的神经营养因子，HBNF）等；② 促进 MM 增殖及转分化：包括 FGF2 或 FGF9、TGFα、IGF1/2，以及白血病抑制因子（leukemia inhibitory factor，LIF）、Wnt1/4/7b、骨形成蛋白 7（bone morphogenetic protein7，BMP-7）；③ 其他类，包括血管内皮生长因子（vascular endothelial growth factor，VEGF）、血管生成素 1/2（angiopoitin 1/2）、血管紧张素 II（angiotensin II，Ang II）、血小板衍生生长因子（platelet derived growth factor，PDGF）、神经生长因子（nerve growth factor，NGF）及神经营养素 3（neurotrophin 3）等，分别与肾脏血管内皮细胞、系膜细胞及基质细胞等的增殖及分化有关。此外，部分细胞因子，如 TGFβ、BMP4、activin 及肿瘤坏死因子 α（tumor necrosis factor alpha，TNF-α）等，则具有抑制细胞增生及分化的作用；这些分子的重要性在肾脏发育畸形中尤其突出。还有一些因子，如 BMP4 在生长和分化过程中具有正向及负向双重作用，其依赖于所研究肾脏系统形态发生的特定时期。一些因子由于可结合至不同的受体具有多种作用，如 Ang II 通常通过作用于 I 型受体（AT1R）促进生长，亦可通过作用于 AT2R 诱导凋亡[13]。

3. 黏附分子及细胞外基质 存在于细胞外基质（extracellular matrix，ECM）的黏附分子，广泛参与细胞与细胞、细胞与 ECM、细胞与细胞因子之间的相互作用，从而影响 MM 的增生分化及 UB 分支生长及形态发生[14]。黏附分子大致分为：① 细胞与细胞间黏附分子，如神经细胞黏附分子（neural cell adhesion molecule，NCAM），其黏附性不依赖于钙；E- 钙黏素（E-cadherin），其黏附性依赖于钙，等；② 细胞与细胞外基质间黏附分子，包括胶原蛋白（collagen）、层粘连蛋白（laminin）、细胞黏合素（tenasin）、巢蛋白（nidogen）、纤连蛋白（fibronectin）、entactin 和 vitronectin 等；③ 蛋白糖苷类：如蛋白糖苷、硫酸肝素蛋白糖苷（heparan sulfate proteoglycan，

HSPG），该类黏附分子具有与多种细胞因子结合的功能，进而储藏这些细胞因子，调控它们与受体酪氨酸激酶的结合；④ 金属蛋白酶类及其抑制剂：如金属蛋白酶 2/9（metalloproteases2/9，MMP2/9）、尿激酶（urokinase）、组织金属蛋白酶抑制剂 1/2（tissue inhibitor of metalloproteinase1/2，TIMP1/2）等，与 UB 侵入 MM、形态发生及肾单位形成有关。许多黏附分子是通过整合素受体结合至细胞表面，为小管上皮和内皮的空间构型提供物理框架。

二、输尿管芽发育及其形态发生

UB 发育过程包括 UB 的产生，侵入 MM 的初始阶段、树状分支形成及形态发生、UB 上皮细胞分化成熟以及终止分支发生的全过程。UB 形态发生与其他上皮性组织（如肺、腮腺及前列腺等）的发育过程十分类似。MM 来源的信号、UB 自分泌信号及基质细胞信号协同作用，诱导 UB 的形成、生长及形态发生。

1. UB 的初始形成 随着 Wolffian 管向尾部延伸，邻近的 MM 信号分子诱导其一侧的上皮细胞向外凸出生长，形成 UB 的起始部。调控 UB 在适当部位萌发及生长的机制包括：① 许多生长因子通过受体酪氨酸激酶促进生长发育；② 转化生长因子 TGF-β 亚家族成员发挥重要的抑制作用。多种因子参与 UB 的产生，其中 GDNF/Ret 的作用最为关键。Ret 是一种受体酪氨酸激酶，表达于中肾导管、输尿管芽和分支。GDNF 主要由 MM 产生，其激活 Gfra1/Ret 受体酪氨酸激酶复合物，触发 Wolffian 管和 UB 上的 Ret 阳性细胞向 GDNF 阳性细胞生长，启动 UB 的萌发，促进 UB 分支形成。此外，GDNF 激活 Ret 受体酪氨酸激酶还需要存在于 MM、UB 和 Wolffian 管上皮细胞表面的 GFRα1 的协同参与。GDNF 基因敲除的突变小鼠由于 UB 外生受到抑制导致肾脏发育异常甚或双肾缺如；过表达 GDNF 则诱导异位 UB 形成。其受体 GFRα1 和 Ret 基因敲除的小鼠肾脏表型也与 GDNF 突变鼠类似。细胞中 Etv4 和 Etv5 的缺失，表现类似 Ret⁻/⁻ 细胞[15]。近期 Ret 的杂合子突变在人类中得到鉴定，表现为双侧肾发育不良[16]，有个案报道一种罕见的 Ret 多态性，表现为原发性非症候群的膀胱输尿管反流[17]。

肾脏发育的早期阶段，Wolffian 管、UB 及 MM 表达的多个转录因子（如 Pax2、Lim1、Sall1、Six1、Eya1、Hox11、Fras1、GDF11 及 ITGA8/ITGB1 等）通过不同的作用途径和位点影响 GDNF 或 Ret 受体的表达水平，该信号通路又可通过调控 Etv4/Etv5 和 SOX8/SOX9 调节下游靶基因（如 Cxcr4、Dusp6、Met 及 Spry1 等）的表达，从而影响 UB 的形成。在上述转录因子突变的转基因动物，由于影响 GDNF/Ret 表达，致 UB 发生异常而具有肾脏发育异常的表型。研究显示正常肾发育中，输尿管芽中的 Pax2 可上调 Ret 表达；肾间充质中亦表达 Pax2，其结合至 GDNF 启动子，促进 GDNF 表达[18]。将 Pax2 两条等位基因均敲除，输尿管芽则不能从 Wolffian 管萌发。β-catenin 是一种转录因子相关分子，表达于输尿管芽，是分支形态形成过程中所必需的，其可诱导 Lim1, Pax2, Ret 和 Wnt11。亦有资料显示 WT1 的缺失可导致 UB 发育失败，但未影响 GDNF 或 Ret 的表达[19,20]。

在 UB 形成初始阶段，BMP4 系目前已知为数不多的限制 UB 生长的因子之一。在正常发育过程中，BMP4 表达于 Wolffian 管周围较宽的范围，而不是正常输尿管芽萌发处，可能与其抑制异位分支形成相关，BMP4 也可提高输尿管的延伸及参与输尿管的肌化。BMP4 可能具有抑制 GDNF 表达的作用，若去除 BMP4 的抑制效应，可导致异位 UB 的过度生长。近期，报道发现人类 BMP4 的突变具有肾束发育畸形[21]。BMP4 的活性受另一个分泌因子 gremlin-1 的调控，gremlin-1 可抑制 BMP4 的活性[22]。

2. 早期 UB 分支的形态发生 UB 侵入 MM 后进一步分支，在小鼠 E11.5 ～ E15.5，UB 经历约 9 级分支，产生含有 350 ～ 500 个芽顶端的树状结构，在此过程中，主要依赖 UB 与 MM 之间的相互作用。UB 上皮诱导 MM 的同时，MM 传递大量的细胞信号，诱导 UB 的形态发生。有学者[23]将 UB 与肺间充质共同培养，UB 则形成较多侧枝，纵向分支较少，提示后肾 MM 不但促进 UB 分支，而且可能通过局部表达不同的促生长或抑制生长因子调控 UB 的分型，即进一步分化为肾脏、肺等不同器官组织。早期发育肾中的细胞空间分布亦有差异：MM 细胞分布于 UB 芽顶端周

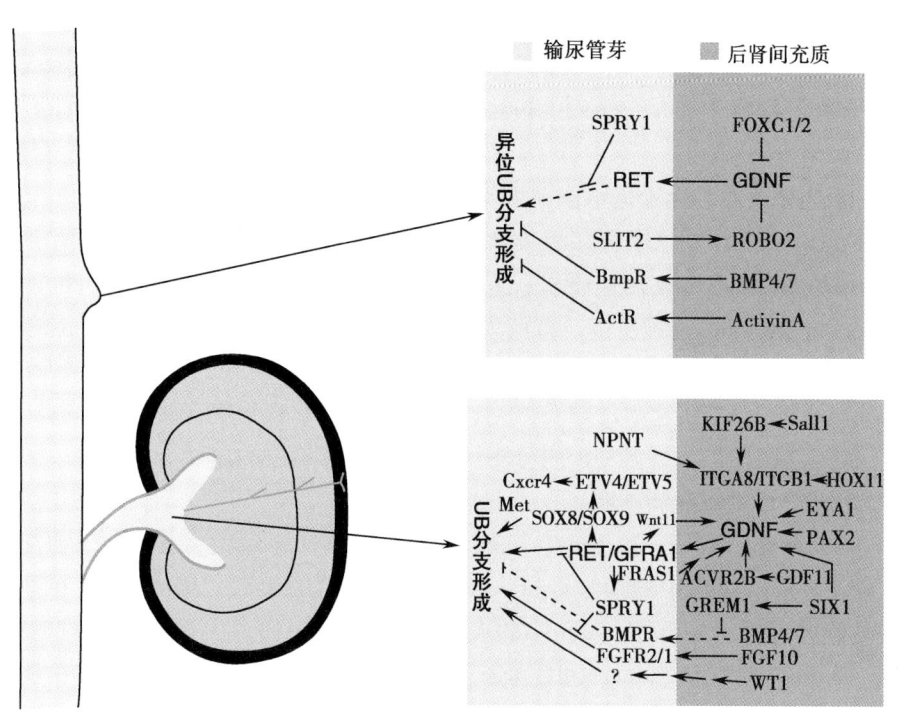

图 1-1-3-1　输尿管芽分支及形态发生分子机制示意图

围，促进生长及分支，肾单位上皮细胞及基质细胞则围绕于 UB 茎部周围，促进其进一步延伸而抑制分支。UB 顶端和茎部也表达不同基因，例如 Ret 和 Wnt11 表达于芽顶端，Wnt7b 则表达于茎部。

在 UB 分支发生早期阶段，MM 来源的 GDNF 及 UB 分支顶端 Ret 表达水平（图 1-1-3-1）对维持 UB 细胞的增殖和分化至关重要。MM 中 GDNF 或 UB 顶端 Ret 表达抑制，将阻碍 UB 分支生长及形态发生。此外，基质细胞表达的维生素 A 受体 RARα/RARβ2 及转录因子 Foxd1 和 Pod1 对于维持 UB 分支顶端 Ret 表达也至关重要。RARα/RARβ2、Foxd1 或 Pod1 基因敲除的纯合子小鼠，由于 Ret 表达受影响而导致 UB 分支明显减少，继而出现肾单位形成减少、肾单位体积缩小的表型[24-26]。

尽管分离的 UB 培养必须依赖 GDNF 的存在，但仅加入 GDNF 并不足以诱导 UB 的形态发生，提示除 GDNF 外，仍有多个因子参与，并形成复杂的分子信号网络，精确调控 UB 的形态发生，如，Sprouty-1 通过 ROBO2/SLIT2 信号通路阻断异常输尿管芽的萌发。值得一提的是：在少部分家庭中发现 ROBO2 基因突变，表现为多种原因引起的膀胱输尿管反流或重复肾。此外，部分 FGF 家族成员（如 FGF1、2、7、10）对 UB 分支的生长也具有明显的调节作用。MM 来源的 HGF、EGF 受体配体（如 EGF、TGFα、amphiregulin）等在体外实验中均具有促进 UB 或集合管细胞株分支生长的作用[27]。

除上述可溶性细胞因子及转录因子外，位于 UB 上皮及 MM 之间的黏附分子对于 UB 的形态发生具有重要的调节作用。输尿管芽的茎被 Laminins、Ⅳ 型胶原、nidogen/entactin 和细胞黏合素 tenascin 组成的基底膜环绕。分支的上皮暴露于富含 collagen Ⅰ 和 Fibronectin 的肾间充质基质，Fibronectin 可对抗基质 Laminin，促进增殖[28]，与观察到的分支顶端细胞具有最快的增殖速度是一致的[29]。LAMA5 突变可能导致肾缺如。足细胞中整合素 integrin α3（ITGA3）与 integrin β1（ITGB1）亚基形成功能二聚体，简称 α3β1 整合素二聚体，在肾单位的发育中起重要作用，小鼠中 ITGA3 敲除，导致髓质集合导管数目减少[30]。HSPG 广泛存在于 MM 及 UB 细胞表面及 ECM 内，不同的细胞因子（如 GDNF、pleiotrophin、HGF 及 FGF 家族成员）与 HSPG 不同部位的硫酸肝素结合，影响 UB 的分支生长。硫酸肝素 2- 磺基转移酶（heparan sulfate 2-O-sulfotransferase，Hs2st）为 HSPG 合成的关键酶，该基因突变小鼠由于 HSPG 合成缺失导致双侧肾脏缺如[31]。此外，UB 分支侵入 MM 的过程中，消化溶解其分支顶端 ECM 的金属蛋白酶活性（如 MMP2、MMP9 及尿激酶等），这对于 UB 分支形态发生亦至关重要[32]。

在人类，一些黏附分子发生突变可导致先天性或遗传性肾脏疾病。Anosmin-1蛋白覆盖于输尿管芽及其分支的表面，调节生长因子的活性。编码anosmin-1蛋白的基因 *KAL1* 突变可导致X连锁相关Kallmann综合征中的肾发育不良。FRAS1（Fraser syndrome 1）和FREM2（FRAS1-related extracellular matrix）是插入至胞质基底膜上的大分子、多区域蛋白，向胞外突出，并形成复合物，调控肾发育中生长因子的表达和活性。无论是小鼠或人类该基因的突变常与Fraser综合征中的肾发育不全相关。类似地，glypican-3是一种输尿管芽相关细胞表面硫酸类肝素蛋白多糖，可能是通过调控BMPs和内皮抑素的活性调节UB分支的速度[33]；人类 *GPC3* 突变与Simpson-Golabi-Behmel综合征中肾脏囊性畸形相关，它是一种X连锁遗传，特点为产前和出生后过度生长、内脏和骨骼发育畸形[34]。

3. UB分支发育的成熟及终止　UB逐渐延伸及分支，其远端最终发育为集合管，近端接近起始部最终分化为输尿管。在小鼠E15.5，许多UB的分支顶端与胚胎肾单位的连接导管相连。到目前为止，有关UB分支成熟及终止的机制尚不明了。

Wnt（wingless-type MMTV integration site family）糖蛋白是一种分泌型信号因子。Wnt7b和Wnt9b共同调控髓质和肾乳头形成过程中的细胞分布；Wnt7b表达于UB茎部，*Wnt7b* 突变鼠表现为严重肺发育不全、髓质和肾乳头不发育[35]；Wnt9b的表达贯穿整个UB阶段，诱导早期的UB分支及随后的集合管延伸，*Wnt9b* 突变鼠中Wnt11和GDNF表达下降，UB分支紊乱，但具体机制尚待进一步阐明。髓质和肾乳头集合管的形成需Wnt7b、HGF、EGF和laminin等信号的共同作用。

集合管的主细胞、α和β闰细胞均来源于UB细胞的增殖及分化。集合管来源的克隆细胞胞外基质中分离纯化的生物大分子Hensin具有调节闰细胞分化及极性形成的作用[36]。Galectin-3是一种细胞黏附分子，主要表达于成熟的集合管茎。其可能通过与Laminin及其他细胞外基质分子相互作用调控上皮的生长[37,38]。Galectin-3蛋白也表达于初级纤毛，Galectin-3的下调可增加常染色体隐性遗传多囊性肾病小鼠模型中囊的形成[39]。在人类常染色体显性遗传多囊性肾病中，Polycystic kidney disease 1（*PKD1*）是最常突变的基因，其显著表达于胎儿集合管[40]。

胎儿集合管还表达多种转录因子，它们在成熟中起重要作用。例如，p53与集合管扩张相关，p53可在转录水平调控PKD1；肝细胞核因子（hepatocyte nuclear factor 1β，HNF1B）常上调一些抑制囊性病变的基因，包括在人类常染色体隐性遗传多囊性肾病中的突变基因，*HNF1B* 的下调引起的多囊肾亦与延伸的小管上纺锤体的正常纵向排布下调相关[41,42]。该基因可能也调控小管生物功能，其突变与胞质内尿酸水平增高及低镁血症相关[43,44]。

随着UB不断分支延伸进入外周皮质，其分支顶端Ret表达开始下降，被诱导分化的MM分泌GDNF减少，转录因子Pax2表达降低，因而促进上皮细胞生长的信号减弱，细胞增生速率减慢；另一方面，分化成熟的肾小管及基质细胞来源的负反馈信号可能逐渐增强，最后导致UB分支逐渐减慢，直至停止。体外器官培养结果显示，TGFβ超家族成员（包括TGFβ1、TGFβ2、BMP2、BMP4和activin）对于胚胎肾脏及细胞株的生长（尤其是UB）均具有明显的抑制作用。但是，*TGFβ1* 和 *activin* 的基因敲除鼠却没有明显的肾脏发育异常[45-47]。

三、后肾间充质细胞诱导分化及肾单位形成

1. 基本过程　MET及肾单位的分化成熟主要依赖于多种UB信号分子的诱导、基质细胞及自分泌信号的调节。最初，未被诱导的MM表达vimentin、fibronectin、神经细胞黏附分子（NCAM）等标志蛋白；初始阶段被诱导的间充质细胞，开始表达WT1、Pax2、Wnt4、Nmyc、integrin、Bcl-2等与细胞聚集体形成有关的蛋白（图1-1-3-2）。随着MM的进一步分化及肾小管上皮细胞结构如肾小囊、逗号小体及"S"形小体的形成和细胞极性的出现，Ⅳ型胶原、细胞角蛋白（cytokeratin）、Laminin α1、E-cadherin及紧密连接蛋白ZO-1等上皮细胞标志蛋白的表达逐渐增高；最后，随着肾小球足细胞的成熟，则出现podocalyxin、刀豆血凝集素（peanut lectin）等足细胞的标志蛋白。

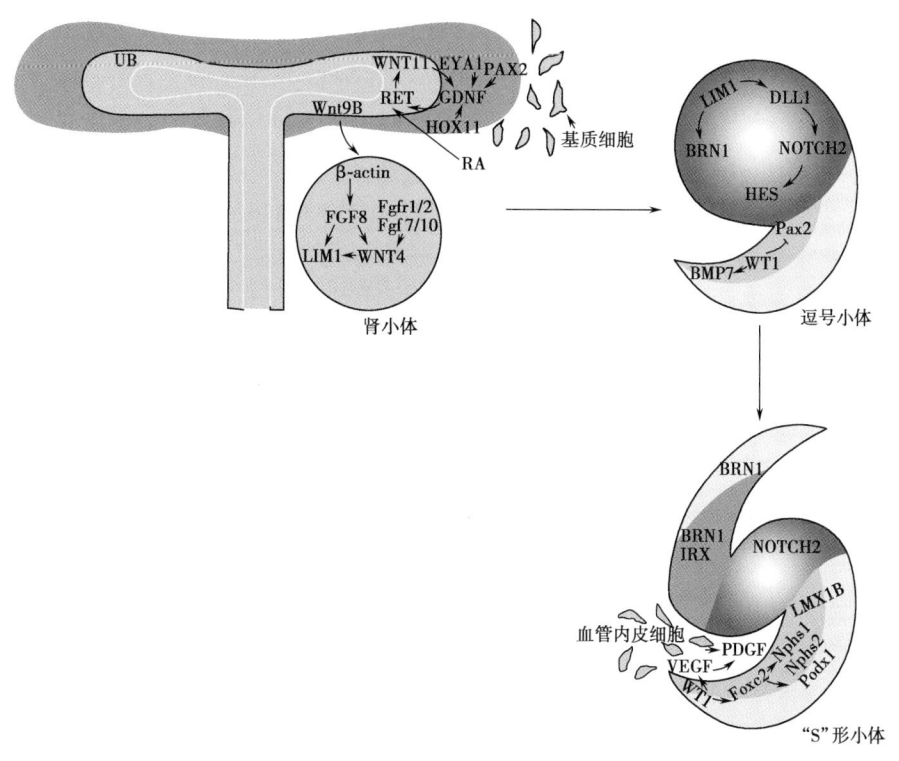

图 1-1-3-2　间充质
分化分子机制示意图

2. 后肾间充质细胞的密集　肾单位形成的第一步形态学变化是肾间充质细胞聚集，同时，这些生肾前体细胞经历爆发性增殖，上调转录因子 WT1 和 PAX2 的表达[29]。PAX2 阻碍肾脏细胞发生凋亡[48]，应用反义寡核苷酸抑制 PAX2 的表达可阻碍培养的后肾间充质细胞的凝集[49]。小鼠中 *PAX2* 基因拷贝缺失可导致小肾脏[50,51]，人类 *PAX2* 基因杂合子的突变可导致肾脏 - 虹膜缺失综合征中肾脏发育不全[52]。其他在间充质密集过程中可被双向调控或上调的基因有 HGF 的受体 Met[53]，整合素 α8（Integrin alpha 8，ITGA8）[54] 和 Bcl-2[29]。HGF 表达于肾间充质细胞，Met 表达于 UB 及发育的集合管上皮细胞，两者结合除可诱导分支形态形成，亦可诱导间充质凝集物中上皮标记分子的表达。小鼠 ITGA8 表达于输尿管芽分支表面，在协调肾间充质凝集物与输尿管芽上皮间构型方面起重要作用[55]。*ITGA8* 缺失表现为肾单位及输尿管芽分支发育缺陷，双侧肾脏严重发育不良，导致常染色体隐性遗传性肾病。Bcl-2 位于核内和线粒体膜上，可能通过干扰脂质过氧化抑制凋亡。它的纯合子突变小鼠表现为发育过程中突发性肾凋亡，形成肾发育不良[56,57]。这些分子间组合可提高间充质细胞在转化为肾单位上皮细胞前的存活、生长和分化。

3. 后肾间充质细胞 - 上皮细胞转分化及肾单位小管的形态形成　约在小鼠妊娠第 12.5 天，间充质凝集物形成一管腔结构，在经历肾小体、逗号小体、"S" 小体阶段后逐步分化为成熟肾单位[58]。这个过程与足细胞以外的所有节段中 cytokeratin 替代 vimentin 相关。此外，黏附分子的表达也发生巨大变化。当 E-cadherin 出现在原始肾单位的细胞与细胞间连接时[59]，NCAM 表达下调[60]。多项研究表明 E-cadherin 参与上皮细胞的形成[61,62]。同时，细胞外基质分子 collagen Ⅰ 和 fibronectin 的表达下降，原始肾小管上皮细胞开始形成含有 Ⅳ 型胶原、Laminin、heparin sulfate 及 nidogen[59,63] 的基底膜。器官培养实验表明 Laminin-1（一交叉型三聚体）和 ITGA6（一种细胞表面受体）间的相互作用是原始肾单位管腔形成所必需的[59,64]。

WT1 最初是作为肾脏 Wilms 瘤抑制基因的发现而得名[65]，此后证明，WT1 在肾脏 MM 细胞增生、MET、肾小球足细胞发育及维持成熟肾小球足细胞功能方面，均具有重要作用[66]。WT1 在前、中肾及尚未诱导分化的 MM 中即已开始表达，并在 MM 形成初始阶段维持低水平；随着 UB 信号诱导，增生聚集的 MM 细胞中 WT1 表达开始增高，逗号小体及 "S" 形小体则明显增高；在发育成熟的肾单位中主要局限于足细胞。WT1突变小鼠，由于UB肾脏缺如、间充质细胞增生障碍，导致肾脏发育严重异常，甚或双肾缺如[67]。WT1的表达水平增高是MM被诱导的重要标志，亦即WT1提供MM对UB信号发生增殖反应的分子基础[67]。资料显示，Pax2与WT1可相互调节，即Pax2可激活WT1操纵子，而WT1抑制Pax2表达。*WT1*和*Pax2*双突变的杂合子小鼠，其肾脏体积较野生型小50%[68]。

Wnt可通过经典的WNT/CTNNB1[69]及非经典的WNT/PCP[70]信号通路作用于肾脏发育。Wnt4主要表达于MM（图1-1-3-2），刺激MM发生上皮细胞转分化，并认为是MET发生的必要条件。人类*Wnt4*基因突变可形成肾发育不良、Mullerian导管衍化异常及女性男性化综合征[71,72]。目前多数学者将Wnt4视为MM开始发生转分化的重要标志[12]。Wnt1是第一个被发现能够在体外诱导MET发生的Wnt家族成员，但是在MM中未见表达。UB分支各部分均表达Wnt6，转染细胞分泌的Wnt6可诱导MM组织分化形成肾单位。Wnt11在UB顶端表达且与GDNF/Ret功能调节有关，尽管Wnt11表达细胞在体外器官培养实验中并不能诱导肾小管上皮的形成，但是*Wnt11*基因敲除的小鼠由于UB分支发生异常继而呈现肾单位发育不良的表型[73]。

一些其他类型的分子也参与原始肾单位的生长。BMPs属于TGFβ亚家族成员，通过Ⅰ型和Ⅱ型受体丝氨酸/苏氨酸激酶转导生长信号。BMP7是WT1的重要靶基因之一，高表达于早期胚胎发育肾中的祖细胞、UB上皮细胞及成熟足细胞。*BMP7*基因敲除小鼠肾单位数目及输尿管芽分支明显减少。LIF属于IL-6家族，由输尿管芽分泌产生，可与FGF2和TGF家族成员共同活化，促进后肾间充质细胞向上皮细胞（包括近端小管上皮和肾小球）转分化[10,74]。其他的生长因子，如IGFs，在肾脏发育的此阶段作用相对较弱[75]。

4. 近–远端肾小管分型 肾小体的形成仅是小管生成的初始阶段。肾小体需经历延伸，弯曲，分段及分化才能形成成年肾脏中具有功能的成熟肾单位，最终每个肾单位均分节段形成近端小管、Henle襻、远端小管和集合管。肾小管各节段可在分子、细胞及解剖水平进行区分，每个节段在维持水、电解质平衡中均具有特定的功能。肾单位的分节段对正常肾功能至关重要，特定肾单位节段的缺失可导致人类各种疾病，然而，调控肾单位分节段及近-远端极化的分子机制尚未完全阐明。

NOTCH信号是最早参与胚胎发育中调控细胞分化的信号，是近端肾小管分型所必需的。Notch1、Notch2和配体Dll1及Jag1均表达于肾小体。敲除*Notch2*和*Jag1*的小鼠，肾小体近端肾单位、毛细血管襻及系膜区的发育将缺失[76,77]。Megalin是近端肾小管上内吞受体，在肾小球滤过大分子的再吸收过程中发挥重要作用。肾脏特异性敲除megalin的小鼠虽能正常发育，但在维生素和矿物质的处理中存在多种缺陷[78,79]。近端肾小管中megalin的缺失与小分子量蛋白尿、尿中维生素D结合蛋白增加、全身维生素缺乏症、低钙血症和骨软化相关[80]。Ⅱ型磷酸钠共同转运体（NaPi-Ⅱa）位于近端肾小管的刷状缘，当megalin缺失时，甲状旁腺激素不能诱导刷状缘上NaPi-Ⅱa向内转运[81]。

POU转录因子（含POU结构域）brain-specific homeobox/Pou domain protein 1（BRN1，亦称作POU转录因子3）表达于肾小体和"S"小体的远端，最终表达于Henle襻升支粗段。它调控Henle襻的延长和阶段特异性标记分子，如尿调节素uromodulin（Tamm-Horsfall protein）、Na+-K+-2Cl-协同转运蛋白（NKCC2）和barttin（BSND）。Umod编码糖蛋白uromodulin，广泛用于成年远端肾小管和Henle襻的标记分子。*Umod*敲除小鼠虽无明显表型，但人类*Umod*突变则导致高尿酸血症肾病及2型髓质囊性肾病[82]。

内皮素（endothelin，ET）系统通过多种机制参与血压的调控。小鼠集合管中ET1肽段的失活可导致高血压，水钠排泄功能受损，抗利尿激素水平增高[83]。胞质顶端膜上的水通道蛋白2（Aqp2），表达于连接导管和集合管主细胞，是抗利尿激素调控这些节段水渗透的主要靶标。单纯集合管细胞中缺失*Aqp2*的小鼠虽可存活至成年，但表现为显著的多尿症和严重的尿浓缩功能障碍[84]。小鼠集合管特异性的核受体过氧化物酶增殖活化受体-γ（peroxisome proliferator-activated receptor γ，PPARγ）的失活表明顶端上皮钠通道（ENaC）-γ亚基的转录和ENaC调控的钠重吸收受

PPARγ调控[85]。小鼠集合管上皮中蛋白Shh信号的失活导致肾脏发育不良，肾盂和输尿管积水[86]。

还有一些因子在肾单位特异性的非小球细胞（如近端小管、Henle祥和远曲小管）分化过程中发挥重要作用。斑马鱼胚胎（前肾）小管包含近端小管样节段，视黄酸（维生素A调控的）信号的下调可导致这一节段发育缺陷[87]。在小鼠后肾器官培养中，维生素A亦可诱导肾发育，超高水平维生素A的衍生物可影响胚胎肾脏的分化[88]，这表明适中的视黄酸信号是哺乳动物和鱼类肾脏发育所必需的。

四、后肾基质细胞与肾脏发生

后肾基质细胞是MM中一类富含细胞外基质的成纤维样细胞群；起初疏松分布于密集MM帽的周围，随着肾发育的进展，其交错分布于UB分支与肾单位祖细胞间，形成肾间质。成熟肾脏中，基质细胞可形成肾囊、肾间质、系膜和众多血管支撑细胞。目前对MM如何分化形成基质细胞、基质细胞在肾脏发生过程中的作用及基质细胞如何进一步分化仍知之甚少。

后肾皮质部分的基质细胞特异性地表达转录因子Foxd1、视黄醛酸受体β2（retinoic acid receptor β，Rarβ2）、Pbx1b及合成视黄醛酸所必需的视黄醛脱氢酶2（retinal dehydrongenase，Raldh2）等；髓质部位的基质细胞则表达转录因子Pod1、细胞周期调控基因$p57Kip2$和信号分子BMP4。研究表明BF-2结构域转录因子Forkhead-box d1（Foxd1）是基质细胞的特异性标记分子，敲除Foxd1基因的突变小鼠成熟肾单位数量及UB分子均明显减少[89]。敲除Pod1基因小鼠的肾脏表型与Foxd1敲除小鼠的肾脏表型十分类似[24]。基质细胞可通过视黄醛酸信号途径影响UB分支顶端Ret表达以及转录因子Foxd1和Pod1等的表达、参与UB形态发生、MET及肾单位形成的调节。GD3神经节苷脂表达于输尿管芽茎周围的基质细胞中，该蛋白的抗体可阻断输尿管芽的形态形成[90]。

同时敲除Rara和Rarb2基因的小鼠出现基质细胞分布异常、肾单位发育不良、肾积水及巨大输尿管等表现型，提示基质细胞和维生素A与UB发生及MM分化有密切关系[91]。有趣的是，在后肾发育的初始阶段，在器官边缘的一小部分细胞表达VEGF受体，这些细胞通过一未知的信号通路上调PAX2，进而诱导GDNF的表达[92]。

五、肾小球毛细血管、肾小球旁器及系膜细胞发生与肾小球形成

小鼠妊娠第13.5天，内皮细胞祖细胞侵入"S"小体内，毛细血管祥、系膜细胞、肾小球基底膜和足细胞等进一步分化发育，形成有功能的肾小球。

1. 肾脏血管发生　有关形成肾脏血管系统的血管内皮前体细胞的来源及血管发生机制尚存在争议。胚胎期血管发生大致分为脉管发生（vasculogenesis）和血管发生（angiogenesis）。所谓脉管发生系由分布于胚胎各处的间充质细胞直接在原位增殖分化形成内皮细胞及其血管（如胚胎卵黄囊血管、主动脉的发生）；而血管发生则指已经发育成熟的毛细血管内皮细胞及小血管侵入其他部位经增殖、分支、重塑而形成新生血管的过程。

过去认为，肾脏血管发生系由肾外形成的血管或内皮细胞侵入发育的MM增殖、分支形成。原因在于体外肾脏器官培养实验中，尽管可以形成肾小管及肾小球足细胞等多种结构，但光镜及电镜检查均未发现毛细血管发生的证据。将肾组织移植至鸡胚尿囊绒膜内培养，结果发现新生肾小球毛细血管来源于作为培养宿主的绒膜，而非胚胎肾组织。近期研究发现某些形态学上未分化的肾间充质细胞表达内皮细胞特异性标记分子，包括血管生长因子受体、VEGF和血管生成素1（angiopoietin-1，ANGPT1）[93,94]。在中肾导管尾端周围的中胚层凝集物内及输尿管芽时期的肾间充质中可观察到内皮细胞的前体[93,95]。将flk-1杂合子敲除小鼠无血管的后肾移植入野生宿主中（包括植入至大鼠眼前房），均发现早期后肾可直接发育产生毛细血管内皮细胞[95,96]。

内皮细胞增殖及新生毛细血管祥侵入"S"形小体的肾小球囊，主要与诱导分化的MM细胞、成熟肾小管上皮细胞及新生的血管内皮细胞分泌的VEGF及血管生成素1的作用有关。体外实验证

实，VEGF、血管生成素1及低氧环境可促进肾脏器官培养的毛细血管形成。未分化的MM细胞表达VEGFR-2（又称为flk-1）、VEGFR-1（亦称flt-1）和TIE1，这提示MM细胞为内皮细胞的前体细胞。发育的肾小球足细胞表达血管内皮细胞生长因子（VEGF-A），其与受体flt-1和flk-1结合，在诱导内皮细胞分化、毛细血管形成和小管上皮细胞增殖中发挥重要作用。足细胞不表达VEGF-A可导致严重的肾小球血管缺陷，而过表达VEGF-A可导致塌陷性肾小球疾病。后肾血管生长中也有其他分子的参与，包括膜受体Eph/ephrin家族，在细胞-细胞识别中起重要作用。研究表明后肾间充质包含有表达肾素的前体细胞，其作用于脉管系统，也作用于小管上皮[97,98]。有生物活性的Ang Ⅱ及其受体AT1R和AT2R也参与作用。在大鼠中研究表明Ang Ⅱ可促进体内肾小球内皮细胞的生长[99]。ANGPTs和TGFβ1可能是通过调节内皮细胞的存活参与肾小球毛细血管的形态形成。足细胞分化中BMP4的适量表达是肾小球簇正常发育所必需的；BMP4功能缺失可导致肾小球微动脉瘤和肾小球毛细血管祥塌陷；过表达BMP4可导致肾小球簇中内皮细胞的缺失。足细胞特异性基因Noggin是BMP的拮抗剂，功能与BMP4类似[100]。

2. **肾小球系膜细胞发生**　系膜细胞发生可能同样来源于后肾内特定的MM细胞，且血小板源性生长因子（platelet-derived growth factor-β，PDGFβ）及其受体为系膜细胞的分化所必须。肾脏发育早期，PDGF受体β即开始在未分化的MM及UB细胞表达；随着肾脏的发育，PDGF受体表达则主要集中在肾小球毛细血管、内皮细胞及系膜细胞，而发育成熟的肾小管上皮细胞阴性。在敲除*PDGFB*或PDGFB受体β基因的小鼠，其胚胎肾脏内系膜细胞完全缺如，同时伴有肾小球结构发育异常[101]。另有研究发现，敲除Notch2受体基因的新生小鼠，由于肾小球内皮细胞及系膜细胞功能严重缺陷而不能存活[76]。其他的生长因子信号在系膜细胞的发育中也起作用：如未成熟的系膜细胞表达HGF和Met。

3. **肾小球旁器细胞发生**　肾脏发育早期，许多新生的血管内皮细胞具有分泌肾素的活性，但最后仅局限于肾小球旁器细胞。将含肾素-绿色荧光蛋白的基因工程小鼠的胚胎肾脏移植至大鼠的眼前房培养，结果发现肾素分泌细胞的前体细胞来源于MM[97]。此外，有证据表明肾素-血管紧张素活性与胚胎肾脏血管发育、集合管和输尿管的成熟相关，并因其血管紧张素转换酶抑制剂的致畸胎作用而受到重视[102]。敲除血管紧张素原或血管紧张素转换酶基因的小鼠表型十分类似，均表现为低血压、肾乳头体积减小、肾盂扩张和类似于高血压肾硬化的损害[103,104]。在同时敲除Ang Ⅱ受体1A和1B的小鼠，肾脏表型与血管紧张素原敲除小鼠类似[105]。而敲除血管AT2R的小鼠，出现肾积水、输尿管扩张和膀胱输尿管反流及输尿管膀胱结合部梗阻等类似于先天性肾脏泌尿道异常（congenital anomalies of the kidney and urinary tract，CAKUT）的表现[106]。

4. **肾小球的发生**　肾小球的上皮细胞及毛细血管内皮细胞均来源于后肾MM细胞的分化。肾小球的形成经历一系列连续发育过程。"S"小体中侵入内皮细胞，形成杯状的肾小球前体部分和其内部的原始血管祥。血管上皮细胞、足细胞前体及紧密相连的内皮细胞开始分化，随着肾小球基底膜（GBM）在足细胞和内皮细胞交界处产生，肾脏开始行使滤过功能。足细胞开始延伸出一级和二级足突，足突间相互交错，形成一独特的紧密连接，即裂孔隔膜。足细胞及Bowman囊壁细胞发育起始于"S"形小体远离UB的一端。分离培养WT1/Pax2阳性的细胞集落，可在体外诱导分化形成以足细胞为基础的肾小球样结构，并与侵入"S"形小体内的毛细血管及ECM一起形成肾小球滤过结构。

许多转录因子如Pax2、WT1、pod1以及与细胞分化相关的maf-1（kreisler）等均与肾小球足细胞的增殖、分化及功能有关。WT1转录因子是维持成熟足细胞所必需的，在成熟足细胞中，WT1可下调Pax2的转录，过表达Pax2的转基因小鼠则患有先天性肾病综合征。人类*WT1*基因突变则引起Denys-Drash综合征或Frasier综合征，前者好发Wilms肿瘤，后者多伴有男性假两性畸形或性腺发育不全。敲除*pod1*基因的小鼠，出现足细胞形成障碍；而在*maf1*突变鼠，则表现为足细胞分化异常。此外，影响肾小球基底膜完整性的突变基因，同样可能出现肾小球结构异常。例如，LMX1B（LIM homeobox transcription factor 1）是另一个表达于足细胞的转录因子，人类杂合子突变可导致甲髌综合征中的肾小球性蛋白尿[107]。*LMX1B*突变裸鼠的肾小球中，Ⅳ型胶原的未成熟型，即胚胎α1和α2型，不能分化为成熟的α3和α4型，导致常染色体突变的Alport综合征；该转录因子同时也上调了人类Ⅳ型胶原α4基因（*COL4A4*）的表达[108]。Nephrin是细胞黏附分子免疫球蛋白家族的一种跨膜蛋白，是肾小球裂孔隔膜的关键组成部分；人类编码该蛋白的*NPHS1*基因突变可致先天性和晚期出现的激素抵抗型肾病综合征。Podocin是另一个足细胞重要蛋白，可将裂孔隔膜和细胞骨架相连，编码Podocin的基因*NPHS2*突变可导致常染色体隐性遗传的激素抵抗型肾病综合征。

当肾小球上皮成熟时，基底膜富含Laminin b2。*Laminin b2*突变小鼠生后不久即出现肾小球基底膜的通透性增加、蛋白尿形成，其可在足突融合和裂孔隔膜缺失等结构改变之前发生[109]。Pierson综合征患者的*LAMB2*基因发生了杂合子突变，早期即出现肾病综合征和小瞳孔（瞳孔括约肌发育不良）[110]。Laminin a5是另一个表达在肾小球基底膜上的蛋白，*LAMA5*突变小鼠中，在毛细血管侵入胚胎肾小球过程中Laminin a1不能向Laminin a5转分化，突变的肾小球缺乏内皮细胞和系膜细胞[111]。足细胞表达α3β1整合素二聚体，其在肾小球发育中亦起重要作用，整合素*ITGA3*或*ITGB1*基因的缺失可导致肾小球损伤。

第四节　人类基因突变所致的肾脏发育异常

一、肾脏解剖学发育异常与基因突变

先天性肾脏泌尿道畸形（congenital anomalies of the kidney and urinary tract，CAKUT）在娩出的婴儿（包括活产和死产）中发病率为0.3‰ ~ 1.6‰[112-114]，约占所有在胎儿期发现的畸形的20% ~ 30%，是胎儿期通过B超等手段可检查出的最常见畸形[115]，其中约有30%的患儿同时存在其他肾外畸形。此外，30% ~ 50%罹患终末期肾脏疾病的患儿起病原因为CAKUT[116]。因此，早期诊断及早期干预对减少肾脏损伤、阻止或延缓终末期肾脏疾病发生有着重要的意义。

基因突变和环境因素是导致CAKUT的两大主要病因，目前发现至少有70种由基因突变所致且具有肾外表现的综合征可同时合并CAKUT。基因序列或基因拷贝数出现异常都与CAKUT密切相关。环境方面，孕期暴露于致畸因素或营养缺乏可导致CAKUT的发生。例如，孕期使用血管紧张素转化酶抑制剂或血管紧张素Ⅱ受体抑制剂，可阻断肾发育过程中肾素-血管紧张素系统的正常上调，导致肾小球旁组织增生，近曲小管分化消失，皮质、髓质纤维化[117,118]。

常见的CAKUT有肾缺如，先天性肾单位减少症，肾发育不良（伴或不伴有肾脏囊性变），肾小管发育不全，胚肾迁移异常（包括异位肾和融合肾），泌尿道畸形等。

在肾脏发育初期，输尿管芽由中肾管长出，在毗邻的生后肾间质内分支。这一起始过程如受到阻碍，可导致双侧或单侧肾脏缺如。Potter综合征是合并肺发育不良的双肾缺如性疾病，表现为胎儿羊水过少，出现面部被挤压的特殊面容。同样的，单侧肾缺如亦常合并其他组织发育异常，如内耳发育不全，生殖道和中轴骨畸形。肾缺如的机制尚不清楚，可能是由多因素导致的发育异常。目前，通过对肾缺如胎儿及患儿的基因序列分析，已确认多个基因突变位点，如*RET*、*GDNF*[16]、*ITGA8*、*CDC5L*、*SALL1*等与肾缺如有关。同样的，敲除基因*GDNF*、*RET*、*GFRα*、*PAX2*或*WT1*的小鼠可出现肾缺如的表现。

先天性肾单位减少症是肾单位数目减低导致肾脏大小低于同年龄正常值两个标准差以下，但肾脏结构维持正常的一种先天性疾病。单纯性的先天性肾单位减少症较为少见，可能与*TCF1*、*PAX2*、*EYA1*、*SALL1*等基因突变有关。更常见的是合并肾发育不良或其他疾病，如*HNF1B*突变导致的先天性肾单位减少症合并多囊性发育不良肾[119]。先天性肾单位减少症合并肾外症状的疾病主要有肾-视神经盘缺损综合征（renal coloboma syndrome，RCS），鳃-耳-肾综合征（branchio-oto-renal syndrome，BOR)。目前认为RCS是由于*PAX2*突变，阻碍了输尿管芽分枝时正常的细胞凋亡过程。BOR的热点突变基因包括*EYA1*、*SIX1*和*SIX5*。

肾单位肾痨（nephron ophthisis，NPHP）是最常见的常染色体隐性遗传性囊性肾发育不良病，主要表现为肾小管异常，肾间质炎症及纤维化。*NPHP1*是最常见的突变基因，此外还有*NPHP2-14*、*IFT140*、*TTC21b*、*WDR19*、*MRE11*、*ZNF423*和*CEP164*等其他基因突变。目前仍有70%NPHP患者致病基因尚不明确。

多囊性发育不良肾（multicystic/dysplastic kidney，MCDK）是肾脏出现多个不规则的不相通的薄壁囊腔，输尿管缺如或闭塞，患肾基本无肾功能，但有报道指出可能在萎缩的肾实质中残存有功能的肾组织。目前已有报道MCDK人群可能存在*CHD1L*、*HNF1B*、*ROBO2*或*SALL1*等基因的突变[120]。

多囊肾按其遗传特点可将其分为常染色体显性遗传多囊肾（autosomal dominant polycystic kidney disease，ADPKD）和常染色体隐性遗传多囊肾（autosomal recessive polycystic kidney disease，ARPKD）。ADPKD的致病基因为*PKD1*与*PKD2*。ARPKD发病与*PKHD1*基因突变有关。

肾小管发育不全（renal tubular dysgenesis，RTD）是指近端肾小管缺失或发育不全，散发和家族性病例均有报道，病因有遗传性和获得性两种。编码肾素、血管紧张素、血管紧张素转化酶以及Ang Ⅱ受体的基因出现突变，均可导致常染色体隐性遗传的RTD。获得性因素包括双胎输血综合征，先天性色素沉着病导致的严重肝病或孕期使用血管紧张素转化酶抑制剂或Ang Ⅱ受体拮抗剂。

异位肾和融合肾系胚肾迁移过程中出现异常所致。肾异位是指发育完好的肾脏未能达到腹膜后肾窝内的正常位置，常合并有肾盂输尿管连接部狭窄、膀胱输尿管反流等疾病。融合肾是指两侧肾相融合，最常见的是马蹄肾，常合并其他泌尿系统畸形[121]。基因突变所致的异位肾和泌尿道畸形常与其他CAKUT同时存在，在此不做赘述。

二、肾脏功能学发育异常与基因突变

许多患者在出生后不久即出现肾脏疾病，甚至很快进展为终末期肾病，不存在肾脏形态学异常，但生化指标及肾活检病理均提示肾脏存在功能异常。本节着重探讨先天性肾病综合征、遗传性肾小管疾病与基因突变之间的关系。

先天性肾病综合征是指出生3个月内出现肾病综合征表现，出生4个月到1周岁出现该病被称为婴儿型肾病综合征。大部分原发性先天性肾病综合征是由于基因突变所致，其中最典型的是编码肾小球滤过屏障组成成分的基因出现突变而导致的大量蛋白尿。目前已经认识到的编码肾小球滤过屏障组成成分的致病基因有*NPHS1*，*NPHS2*，*WT1*，*LAMB2*，*PLCE1*，*LMX1B*，*MOY1E*，*INF2*，*CD2AP*，*ACTN4*，*TRPC6*，*MYO1E*，*COL4A3*、*4*、*5*等（表1-1-4-1），欧洲的一项大型队列研究结果发现约85%的先天性肾病综合征患儿存在*NPHS1*，*NPHS2*，*WT1*或*LAMB2*的基因突变[122]。

表1-1-4-1　编码肾小球滤过屏障组成部分相关基因及疾病

突变基因	疾病	肾脏疾病表型
ACTN4	儿童期及成人期发病的肾病综合征	FSGS
CD2AP	肾病综合征	FSGS
COL4A3,4,5	Alport 综合征	肾小球基底膜损伤
INF2	常染色体显性遗传的 FSGS，腓肠肌萎缩症	FSGS
LAMB2	Pierson 综合征	DMS
LMX1B	指甲髌骨肘综合征	肾小球基底膜增厚，足细胞损伤
MOY1E	家族性 FSGS	FSGS

突变基因	疾病	肾脏疾病表型
NPHS1	芬兰型和非芬兰型肾病综合征	足细胞损伤
NPHS2	肾病综合征	FSGS
PLCE1	肾病综合征，终末期肾衰竭	FSGS，DMS
TRPC6	肾病综合征	FSGS，足细胞内钙负荷增加
WT1	Denys-Drash 综合征，Frasier 综合征，WAGR 综合征	DMS，肾母细胞瘤

FSGS: 局灶性节段性肾小球硬化，DMS: 弥漫性系膜硬化

　　NPHS1 定位于 19 号染色体长臂，编码特异性表达在肾小球足细胞裂孔隔膜上的跨膜蛋白 nephrin。*NPHS1* 基因突变是芬兰型肾病综合征的致病基因，几乎 90% 的芬兰籍患儿突变为以下两种类型：一是 2 号外显子上碱基缺失突变（Fin_{major}），其次是 26 号外显子的无义突变（Fin_{minor}），导致 nephrin 蛋白翻译被截断，蛋白错误折叠于内质网中而不能正常表达在裂孔隔膜上。该病患儿常有早产史或宫内窘迫史、大胎盘，出生 3 个月内出现典型的肾病综合征，激素治疗无效。此外，世界各地非芬兰籍患儿发生该基因的突变也时有报道，目前已发现的突变位点超过 176 个，分布在整个基因的各个部分。有多个报道提示 *NPHS1* 某些位点的突变可能不会完全导致 nephrin 表达缺失，因此会出现症状较轻甚至对激素部分敏感的肾病综合征表现，且不限定于出生 3 个月内即发病[123-125]。

　　NPHS2 定位于 1 号染色体长臂，编码肾小球足细胞裂孔隔膜蛋白 podocin。Podocin 负责募集 nephrin 和 CD2AP，将裂孔隔膜铆钉于足细胞足突之间。*NPHS2* 是常染色体隐性遗传的家族性局灶节段性肾小球硬化的致病基因，也是先天性肾病综合征的重要致病基因。2006 年四种相对常见的 NPHS2 无义突变（R229Q，G34E，A61V 和 A252V）被报道，其中 R229Q 在健康人群中的携带率为 2% ~ 4%，被认为是无害突变[126]。但进一步研究发现 R229Q 无义突变降低了 podocin 与 nephrin 的结合能力，与其他突变位点杂合突变，可能是大年龄儿童或成人肾病综合征激素耐药的病因之一[127]。在部分 *NPHS2* 基因突变的患儿中可同时检测到 *NPHS1* 突变，相比于单种基因突变，目前尚不清楚两种基因突变对疾病表型是否存在交互式的影响。

　　WT1 位于 11 号染色体短臂，编码锌指蛋白家族成员 Wilms 瘤抑制因子 1（Wilms' tumor suppressor 1，WT1）。在肾发生过程中，WT1 参与诱导间充质上皮转分化和肾单位的形成。在成熟肾脏中，WT1 主要表达于足细胞，参与调节足细胞骨架蛋白。*WT1* 突变主要导致泌尿生殖系统畸形和肿瘤发生。目前常见的相关疾病有：Denys-Drash 综合征（DDS），Fraiser 综合征和 WAGR 综合征。*WT1* 基因错义突变通常导致 DDS，Fraiser 综合征与 9 号内含子剪接体供位突变有关，而包含 *WT1* 的染色体区段缺失则与 WAGR 综合征有关[128,129]。

　　LAMB2 基因位于 3 号染色体短臂，编码层粘连蛋白的 β 亚基。层粘连蛋白参与启动肾小球基底膜的形成。*LAMB2* 是 Pierson 综合征的致病基因。尽管 Pierson 综合征在 1963 年就被报道过，但直到 2004 年才被认识到是一种独立的疾病。之后，*LAMB2* 突变与 Pierson 综合征的报道逐渐增多，研究人员回顾了 2004—2010 年间 49 例 *LAMB2* 突变的病例，结果发现 8 种错义突变和 2 种片段缺失是 Pierson 综合征的致病性突变，这些突变扰乱了高度保守的 β2 链，使之不能与其他亚基形成有效复合物[130]。利用 *LAMB2* 基因全敲除的小鼠进行实验，结果表明缺乏 β2 链的层粘连蛋白在肾小球基底膜上定位异常，导致阴离子电荷屏障异常，尿蛋白漏出增多[109]。

　　Alport 综合征，又称遗传性肾炎，是最常见的遗传性肾脏病，由于编码Ⅳ型胶原的基因突变所致。临床上表现为眼、耳、肾病变，肾脏表现为血尿和进行性肾功能不全，眼睛表现为前球形晶体及黄斑中心凹周围微粒，耳部表现主要是高频神经性耳聋。Alport 综合征有三种遗传方式：性连锁显性遗传、常染色体隐性遗传和常染色体显性遗传。性连锁显性遗传最常见，约占 80% ~ 85%，为 X 染色体上 *COL4A5* 基因发生突变；常染色体隐性遗传约占 15%，主要是 *COL4A3* 或 *COL4A4* 基因突变；常染色体显性遗传较为少见，约占 5%，为 *COL4A3* 或 *COL4A4* 基因异质性突变。

先天性肾小管疾病种类较为繁多，主要是由于先天性基因突变或缺失导致肾小管重吸收及分泌功能障碍，出现氨基酸尿、糖尿、水和电解质紊乱，酸碱失衡等疾病。遗传性氨基酸尿症按累及的转运途径分为5类，包括阳离子氨基酸尿症，中性氨基酸尿症，亚氨基甘氨酸尿症，二羧基氨基酸尿症和β-氨基酸尿症（小鼠）。原发性肾性葡萄糖尿症的特征为血糖及肾小球滤液内糖浓度正常的情况下，由于肾小管对葡萄糖重吸收障碍导致尿中排出过量葡萄糖。可分为三类，其中前两种最小肾糖阈均下降：A类肾性糖尿，又称经典型，血糖不高时，肾小管对葡萄糖的最大重吸收率也低于正常，为真性糖尿；B型：肾小管对葡萄糖最大重吸收率正常，但葡萄糖滴定曲线的曲线段延长，为假性糖尿；O型较为少见，肾小管失去葡萄糖的重吸收功能，由肾小球滤过的葡萄糖全部进入尿液[131,132]。氨基酸尿症和肾性葡萄糖尿症的相关基因突变见表1-1-4-2。

表1-1-4-2　遗传性氨基酸尿症和原发性肾性葡萄糖尿症相关缺陷基因

疾病	缺陷基因
阳离子氨基酸尿症	SLC3A1，SLC7A9，SLC7A7
中性氨基酸尿症	SLC6A19
亚氨基甘氨酸尿症	SLC36A1，SLCA20，SLC6A18
二羧基氨基酸尿症	SLC1A1
A类肾性葡萄糖尿，葡萄糖-半乳糖吸收不良综合征	SLC5A2
Fanconi-Bickel综合征	SLC2A2
Dent病	CLCN5，OCRL1
家族性幼年性白内障伴小角膜，肾性糖尿	SLC16A12

肾小管基因缺陷所致的水、电解质和酸碱平衡紊乱主要有低钾血症合并继发性高醛固酮血症（Batter综合征），钙、镁紊乱，低肾素性高血压合并低钾血症，假性低醛固酮血症，肾小管酸中毒，肾性尿崩症等。在此重点阐述肾小管酸中毒的相关基因突变。肾小管酸中毒是肾小管功能缺陷引起的代谢性酸中毒，由于近端肾小管对碳酸氢根离子重吸收障碍和/或远端肾小管分泌氢离子障碍所致的一组临床综合征。其主要表现为：慢性高氯性酸中毒、电解质紊乱、肾性骨病和尿路症状等。可以分为原发性和继发性，原发性者为先天性缺陷，多有家族史。肾小管酸中毒一般分4个临床类型：① 远端肾小管酸中毒（RTA-Ⅰ）；② 近端肾小管酸中毒（RTA-Ⅱ）；③ 混合型或Ⅲ型肾小管酸中毒（RTA-Ⅲ）（此概念近年来逐渐淡化）；④ 高钾型肾小管酸中毒（RTA-Ⅳ）。先天性远端肾小管酸中毒可划分为3种亚型：常染色体显性遗传（Ⅰa），常染色体隐性遗传伴（Ⅰb）或不伴（Ⅰc）耳聋，主要病因分别为编码远端肾小管闰细胞阴离子转换蛋白AE1，集合管闰细胞顶端氢离子泵的亚基ATP6V1B1和ATP6N1B基因发生突变。先天性近端肾小管酸中毒可伴或不伴有Fanconi综合征，孤立性的先天性近端肾小管酸中毒较为少见，筛查出的基因突变报道也较少，有病例报道编码碳酸氢钠共转运体NBC1的基因缺陷后可发生此病[133,134]。高钾型肾小管酸中毒的患者由于体内醛固酮缺乏或肾小管对醛固酮敏感性不够而出现高血钾症状。原发性肾上腺功能不足、先天性肾上腺皮质增生症以及孤立性的醛固酮缺乏症都可导致先天性醛固酮缺乏，基因缺陷导致的盐皮质激素受体和肾小管上皮钠通道功能障碍则会引起肾小管对醛固酮的抵抗。

第五节　干细胞及组织工程在肾脏病中的意义

一、干细胞向肾脏组织的分化及作用

研究发现发育成熟的肾小球、肾小管和间质中均存在干细胞或祖细胞，是肾损伤再生修复过程的驱动者。尽管尚不能将干细胞工程应用于临床肾脏疾病的诊疗，但对于肾脏的再生医学研究已经非常深入和具体。肾脏的再生医学策略主要包括：寻找并确立促肾脏生长因子，在胚肾或成熟肾脏中找到肾脏干细胞或祖细胞，利用骨髓源性干细胞、内皮细胞前体、肾脏原始干细胞等进行细胞治疗，利用胚胎干细胞或诱导多能干细胞研究肾脏发生及损伤的机制。

通过体外培养细胞和组织，构建肾脏损伤的动物模型，研究人员在肾脏修复过程中发现了许多潜在的促肾脏生长因子，如HGF、EGF、IGF-1、肝素结合的EGF样生长因子（heparin-binding EGF-like growth factor，HB-EGF）、PDGF、BMP-7和子宫致敏相关基因-1（uterine sensitization-associated gene-1，USAG1）。但这些因子介导的肾脏修复机制目前尚不清楚，是否与激活内源性肾脏干细胞有关也需深入研究。

骨髓源性干细胞，包括血源性干细胞和间充质干细胞，具有分化为肾小管上皮细胞，系膜细胞，肾小球内皮细胞，甚至足细胞的能力。研究发现一位男性患者在接受女性供者提供的肾脏移植后出现急性肾小管坏死，其移植肾脏出现1%Y染色体阳性的肾小管上皮细胞，而在未发生肾小管坏死的其他男性患者中则未见此现象，说明骨髓干细胞在肾小管损伤时可迁移至肾脏[135]。但亦有研究表明肾缺血损伤模型中，富集到损伤肾脏的骨髓干细胞主要是通过旁分泌方式刺激肾脏原位细胞来参与损伤的修复过程[136]。因此骨髓干细胞是否能在受损的肾脏富集，是通过分化直接替代受损细胞还是刺激促肾脏生长因子产生来进行修复以及对肾脏的实际修复能力仍存在较大争议。

Fine等在慢性肾脏病肾活检标本中观察到肾间质血管的脱落和消失[137]，并提出慢性缺氧可能是肾脏纤维化、肾疤痕形成的机制之一。原发的肾脏疾病造成肾毛细血管损伤，引起血流减少，肾间质中氧供不足，促发肾间质纤维化、瘢痕形成，进一步导致间质中微血管消失，并加重瘢痕周围的缺氧，从而进一步减弱肾脏血供。研究发现通过重塑肾间质微血管结构，恢复血管完整性可恢复肾单位的氧供，延缓病程进展。外源性内皮前体细胞移植直接参与肾微血管的重构，血供的恢复使尚存部分功能的肾单位中的各种细胞恢复细胞特性和功能，肾脏原始干细胞功能也可得到恢复，参与修复过程。但单纯移植内皮前体细胞能否恢复受损肾单位的功能，阻止肾功能进一步恶化仍需进一步深入研究。

肾脏来源的干细胞是对肾脏中被认为存在分化潜能的细胞进行分离培养而来，其特性不完全相同，取决于细胞来源的种类和分离方法，共性部分在于均可生成特定类型的肾脏细胞，如足细胞和肾小管细胞等。目前在生物人工肾的构建中发挥重要作用。

胚胎干细胞作为具有分化全能性的细胞，在再生医学中具有重要的研究价值。ROSS等人分离出大鼠肾脏，进行保留细胞外基质的脱细胞处理，并重新种植胚胎干细胞后发现细胞外基质可直接诱导胚胎干细胞在肾小球，肾小管及血管内分化增殖[138]。但令人担忧的是，除了可分化为肾脏正常细胞，胚胎干细胞也可在肾脏中分化为肿瘤细胞[139]。此外，关于胚胎干细胞使用的法律和伦理问题阻碍着其在临床上的进一步应用。

Takahashi和Yamanaka在2006年首次把OCT3/4，SOX2，KLF4和c-MYC 4个关键基因通过逆转录病毒载体转入小鼠的成纤维细胞，使其变成多功能干细胞[140]，并获得2012年诺贝尔生理学或医学奖。利用多能干细胞构建肾脏细胞避免了胚胎干细胞带来的伦理学问题和排斥反应，但人工诱导多能干细胞分化为肾脏细胞的过程尚不完全成熟，在分化过程中仍存在致癌和异常基因表达的风险。

二、生物人工肾的组织工程构建与应用

尽管血液透析和腹膜透析技术目前已得到广泛开展，急慢性肾衰竭仍有较高的死亡率，并由于存在多种并发症，严重影响患者的生活质量。目前常用的肾替代治疗仅能替代肾小球的滤过功能，如果能够进一步替代肾脏物质转运，重吸收及内分泌等功能，那么肾替代治疗将更接近肾脏生理特点，能够改变目前急慢性肾衰竭的病程进展，这也是目前生物人工肾的发展目标。生物人工肾是由生物人工血滤器和生物人工肾小管辅助（renal assisted device，RAD）两部分构成。生物人工血滤器是在人工生物材料（如聚砜膜）的中空纤维腔内种植内皮细胞，使种植的细胞逃避宿主的排斥反应，并通过转基因技术，使之可合成并分泌多种肾源性物质。RAD是将肾小管细胞种植在管状纤维生物反应膜上，采用流动式培养，得到具有重吸收、转运及内分泌功能的人工肾小管。2003年由美国FDA批准的Ⅰ/Ⅱ期临床试验表明对急性肾衰竭伴其他多脏器衰竭的病人使用血透加RAD治疗时能保持稳定的心血管功能，肾功能有所改善，死亡率由预测的80%～95%下降至40%，并实现了谷胱甘肽降解和25-OH-D$_3$向1,25-(OH)$_2$-D$_3$的转变[141]。随后2008年Ⅱa期多中心随机对照临床试验进一步表明RAD有效降低了患者起病28天，90天和180天的死亡率[142]。但由于实验设计和RAD制备、质控方面存在阻碍，之后的Ⅱb期试验被叫停。

目前生物人工肾的构建和应用存在几个主要的问题和挑战亟需解决。首先，如何获得大量的种子细胞。RAD需要大量具有较强的自我更新及分化能力的干细胞作为种子细胞。目前已建立起从成年猪肾脏上分离和扩增近端肾小管前体细胞的技术，但因其存在潜在的传播异种病毒的风险，发展受到阻碍。因此催化了从人肾移植后的废弃组织中提取细胞技术的发展，但获取种子细胞的数量仍不能满足临床需要。其次，制造和维持RAD较为困难，RAD生产过程中无法耐受低温贮藏，给停止生产进行质控带来困难。保持恒温37℃运输和使用会延误治疗时机，提高治疗费用。RAD需要体外循环的血容量较大，操作复杂不易掌握，也给临床治疗带来不便，目前新型的生物人工肾上皮细胞系统可能是RAD的进一步发展方向。最后，调控RAD系统组织工程构建的因素，如细胞培养温度、培养液pH、种植的压力、血流剪切力及细胞因子等，对临床实际应用有着重要的影响。

（陈秋霞　车若琛　张爱华）

参考文献

1. KELLER G, ZIMMER G, MALL G, et al. Nephron number in patients with primary hypertension. N Engl J Med, 2003, 348(2):101-108.

2. OLIVER JA, MAAROUF O, CHEEMA FH, et al. The renal papilla is a niche for adult kidney stem cells. J Clin Invest, 2004, 114(6):795-804.

3. KIM J, LEE GS, TISHER CC, et al. Role of apoptosis in development of the ascending thin limb of the loop of Henle in rat kidney. Am J Physiol, 1996, 271(4 Pt 2):F831-845.

4. KIM J, CHA JH, TISHER CC, et al. Role of apoptotic and nonapoptotic cell death in removal of intercalated cells from developing rat kidney. Am J Physiol, 1996, 270(4 Pt 2):F575-592.

5. FIERLBECK W, LIU A, COYLE R, et al. Endothelial cell apoptosis during glomerular capillary lumen formation in vivo. J Am Soc Nephrol, 2003, 14(5):1349-1354.

6. HERZLINGER D, KOSEKI C, MIKAWA T, et al. Metanephric mesenchyme contains multipotent stem cells whose fate is restricted after induction. Development, 1992, 114(3):565-572.

7. COSTANTINI F. Genetic controls and cellular behaviors in branching morphogenesis of the renal collecting system. Wiley Interdiscip Rev Dev Biol, 1(5):693-713.

8. BARASCH J, QIAO J, MCWILLIAMS G, et al. Ureteric bud cells secrete multiple factors, including bFGF,

which rescue renal progenitors from apoptosis. Am J Physiol, 1997, 273:F757-767.

9.　KOSEKI C, HERZLINGER D, AL-AWQATI Q. Apoptosis in metanephric development. J Cell Biol, 1992, 119(5):1327-1333.

10.　BARASCH J, YANG J, WARE CB, et al. Mesenchymal to epithelial conversion in rat metanephros is induced by LIF. Cell, 1999, 99(4):377-386.

11.　DUDLEY AT, LYONS KM, ROBERTSON EJ. A requirement for bone morphogenetic protein-7 during development of the mammalian kidney and eye. Genes Dev, 1995, 9(22):2795-2807.

12.　STARK K, VAINIO S, VASSILEVA G, et al. Epithelial transformation of metanephric mesenchyme in the developing kidney regulated by Wnt-4. Nature, 1994, 372(6507):679-683.

13.　MIYAZAKI Y, ICHIKAWA I. Role of the angiotensin receptor in the development of the mammalian kidney and urinary tract. Comp Biochem Physiol A Mol Integr Physiol, 2001, 128(1):89-97.

14.　KANWAR YS, WADA J, LIN S, et al. Update of extracellular matrix, its receptors, and cell adhesion molecules in mammalian nephrogenesis. Am J Physiol Renal Physiol, 2004, 286(2):F202-215.

15.　KUURE S, CHI X, LU B, et al. The transcription factors Etv4 and Etv5 mediate formation of the ureteric bud tip domain during kidney development. Development, 137(12):1975-1979.

16.　SKINNER MA, SAFFORD SD, REEVES JG, et al. Renal aplasia in humans is associated with RET mutations. Am J Hum Genet, 2008, 82(2):344-351.

17.　YANG Y, HOULE AM, LETENDRE J, et al. RET Gly691Ser mutation is associated with primary vesicoureteral reflux in the French-Canadian population from Quebec. Hum Mutat, 2008, 29(5):695-702.

18.　BROPHY PD, OSTROM L, LANG KM, et al. Regulation of ureteric bud outgrowth by Pax2-dependent activation of the glial derived neurotrophic factor gene. Development, 2001, 128(23):4747-4756.

19.　DONOVAN MJ, NATOLI TA, SAINIO K, et al. Initial differentiation of the metanephric mesenchyme is independent of WT1 and the ureteric bud. Dev Genet, 1999, 24(3-4):252-262.

20.　SCHEDL A. Renal abnormalities and their developmental origin. Nat Rev Genet, 2007, 8(10):791-802.

21.　WEBER S, TAYLOR JC, WINYARD P, et al. SIX2 and BMP4 mutations associate with anomalous kidney development. J Am Soc Nephrol, 2008, 19(5):891-903.

22.　MICHOS O, GONCALVES A, LOPEZ-RIOS J, et al. Reduction of BMP4 activity by gremlin 1 enables ureteric bud outgrowth and GDNF/WNT11 feedback signalling during kidney branching morphogenesis. Development, 2007, 134(13):2397-2405.

23.　LIN Y, ZHANG S, REHN M, et al. Induced repatterning of type XVIII collagen expression in ureter bud from kidney to lung type: association with sonic hedgehog and ectopic surfactant protein C. Development, 2001, 128(9):1573-1585.

24.　CUI S, SCHWARTZ L, QUAGGIN SE. Pod1 is required in stromal cells for glomerulogenesis. Dev Dyn, 2003, 226(3):512-522.

25.　MARLIER A, GILBERT T. Expression of retinoic acid-synthesizing and-metabolizing enzymes during nephrogenesis in the rat. Gene Expr Patterns, 2004, 5(2):179-185.

26.　LEVINSON RS, BATOURINA E, CHOI C, et al. Foxd1-dependent signals control cellularity in the renal capsule, a structure required for normal renal development. Development, 2005, 132(3):529-539.

27.　SONG R, EL-DAHR SS, YOSYPIV IV. Receptor tyrosine kinases in kidney development. J Signal Transduct, 2011:869281.

28.　TOWERS PR, WOOLF AS, HARDMAN P. Glial cell line-derived neurotrophic factor stimulates ureteric bud outgrowth and enhances survival of ureteric bud cells in vitro. Exp Nephrol, 1998, 6(4):337-351.

29.　WINYARD PJ, RISDON RA, SAMS VR, et al. The PAX2 transcription factor is expressed in cystic and hyperproliferative dysplastic epithelia in human kidney malformations. J Clin Invest, 1996, 98(2):451-459.

30.　KREIDBERG JA, DONOVAN MJ, GOLDSTEIN SL, et al. Alpha 3 beta 1 integrin has a crucial role in kidney and lung organogenesis. Development, 1996, 122(11):3537-3547.

31.　BULLOCK SL, FLETCHER JM, BEDDINGTON RS, et al. Renal agenesis in mice homozygous for a gene trap mutation in the gene encoding heparan sulfate 2-sulfotransferase. Genes Dev, 1998, 12(12):1894-1906.

32. POHL M, SAKURAI H, BUSH KT, et al. Matrix metalloproteinases and their inhibitors regulate in vitro ureteric bud branching morphogenesis. Am J Physiol Renal Physiol, 2000, 279(5):F891-900.

33. HARTWIG S, HU MC, CELLA C, et al. Glypican-3 modulates inhibitory Bmp2-Smad signaling to control renal development in vivo. Mech Dev, 2005, 122(7-8):928-938.

34. PILIA G, HUGHES-BENZIE RM, MACKENZIE A, et al. Mutations in GPC3, a glypican gene, cause the Simpson-Golabi-Behmel overgrowth syndrome. Nat Genet, 1996, 12(3): 241-247.

35. YU J, CARROLL TJ, RAJAGOPAL J, et al. A Wnt7b-dependent pathway regulates the orientation of epithelial cell division and establishes the cortico-medullary axis of the mammalian kidney. Development, 2009, 136(1):161-171.

36. AL-AWQATI Q, VIJAYAKUMAR S, TAKITO J, et al. Phenotypic plasticity and terminal differentiation of the intercalated cell: the hensin pathway. Exp Nephrol, 2000, 8(2):66-71.

37. BULLOCK SL, JOHNSON TM, BAO Q, et al. Galectin-3 modulates ureteric bud branching in organ culture of the developing mouse kidney. J Am Soc Nephrol, 2001, 12(3):515-523.

38. WINYARD PJ, BAO Q, HUGHES RC, et al. Epithelial galectin-3 during human nephrogenesis and childhood cystic diseases. J Am Soc Nephrol, 1997, 8(11):1647-1657.

39. CHIU MG, JOHNSON TM, WOOLF AS, et al. Galectin-3 associates with the primary cilium and modulates cyst growth in congenital polycystic kidney disease. Am J Pathol, 2006, 169(6):1925-1938.

40. GENG L, SEGAL Y, PEISSEL B, et al. Identification and localization of polycystin, the PKD1 gene product. J Clin Invest, 1996, 98(12):2674-2682.

41. GRESH L, FISCHER E, REIMANN A, et al. A transcriptional network in polycystic kidney disease. Embo J, 2004, 23(7):1657-1668.

42. FISCHER E, LEGUE E, DOYEN A, et al. Defective planar cell polarity in polycystic kidney disease. Nat Genet, 2006, 38(1):21-23.

43. BINGHAM C, ELLARD S, VAN'T HOFF WG, et al. Atypical familial juvenile hyperuricemic nephropathy associated with a hepatocyte nuclear factor-1beta gene mutation. Kidney Int, 2003, 63(5):1645-1651.

44. ADALAT S, WOOLF AS, JOHNSTONE KA, et al. HNF1B mutations associate with hypomagnesemia and renal magnesium wasting. J Am Soc Nephrol, 2009, 20(5):1123-1131.

45. COSTANTINI F. Renal branching morphogenesis: concepts, questions, and recent advances. Differentiation, 2006, 74(7):402-421.

46. CAIN JE, HARTWIG S, BERTRAM JF, et al. Bone morphogenetic protein signaling in the developing kidney: present and future. Differentiation, 2008, 76(8):831-842.

47. BRENNER-ANANTHARAM A, CEBRIAN C, GUILLAUME R, et al. Tailbud-derived mesenchyme promotes urinary tract segmentation via BMP4 signaling. Development, 2007, 134(10):1967-1975.

48. CLARK P, DZIARMAGA A, ECCLES M, et al. Rescue of defective branching nephrogenesis in renal-coloboma syndrome by the caspase inhibitor, Z-VAD-fmk. J Am Soc Nephrol, 2004, 15(2):299-305.

49. ROTHENPIELER UW, DRESSLER GR. Pax-2 is required for mesenchyme-to-epithelium conversion during kidney development. Development, 1993, 119(3):711-720.

50. TORRES M, GOMEZ-PARDO E, DRESSLER GR, et al. Pax-2 controls multiple steps of urogenital development. Development, 1995, 121(12):4057-4065.

51. FAVOR J, SANDULACHE R, NEUHAUSER-KLAUS A, et al. The mouse Pax2(1Neu) mutation is identical to a human PAX2 mutation in a family with renal-coloboma syndrome and results in developmental defects of the brain, ear, eye, and kidney. Proc Natl Acad Sci U S A, 1996, 93(24):13870-13875.

52. SANYANUSIN P, SCHIMMENTI LA, MCNOE LA, et al. Mutation of the PAX2 gene in a family with optic nerve colobomas, renal anomalies and vesicoureteral reflux. Nat Genet, 1995, 9(4):358-364.

53. KOLATSI-JOANNOU M, MOORE R, WINYARD PJ, et al. Expression of hepatocyte growth factor/scatter factor and its receptor, MET, suggests roles in human embryonic organogenesis. Pediatr Res, 1997, 41(5):657-665.

54. MULLER U, WANG D, DENDA S, et al. Integrin alpha8beta1 is critically important for epithelial-

mesenchymal interactions during kidney morphogenesis. Cell, 1997, 88(5):603-613.

55. DENDA S, REICHARDT LF, MULLER U. Identification of osteopontin as a novel ligand for the integrin alpha8 beta1 and potential roles for this integrin-ligand interaction in kidney morphogenesis. Mol Biol Cell, 1998, 9(6):1425-1435.

56. VEIS DJ, SORENSON CM, SHUTTER JR, et al. Bcl-2-deficient mice demonstrate fulminant lymphoid apoptosis, polycystic kidneys, and hypopigmented hair. Cell, 1993, 75(2):229-240.

57. SORENSON CM, ROGERS SA, KORSMEYER SJ, et al. Fulminant metanephric apoptosis and abnormal kidney development in bcl-2-deficient mice. Am J Physiol, 1995, 268(1 Pt 2):F73-81.

58. HENDRY C, RUMBALLE B, MORITZ K, et al. Defining and redefining the nephron progenitor population. Pediatr Nephrol, 26(9):1395-1406.

59. KLEIN G, LANGEGGER M, TIMPL R, et al. Role of laminin A chain in the development of epithelial cell polarity. Cell, 1988, 55(2):331-341.

60. KLEIN G, LANGEGGER M, GORIDIS C, et al. Neural cell adhesion molecules during embryonic induction and development of the kidney. Development, 1988, 102(4):749-761.

61. GUMBINER B, STEVENSON B, GRIMALDI A. The role of the cell adhesion molecule uvomorulin in the formation and maintenance of the epithelial junctional complex. J Cell Biol, 1988, 107(4):1575-1587.

62. MCNEILL H, OZAWA M, KEMLER R, et al. Novel function of the cell adhesion molecule uvomorulin as an inducer of cell surface polarity. Cell, 1990, 62(2):309-316.

63. EKBLOM P. Formation of basement membranes in the embryonic kidney: an immunohistological study. J Cell Biol, 1981, 91(1):1-10.

64. SOROKIN L, SONNENBERG A, AUMAILLEY M, et al. Recognition of the laminin E8 cell-binding site by an integrin possessing the alpha 6 subunit is essential for epithelial polarization in developing kidney tubules. J Cell Biol, 1990, 111(3):1265-1273.

65. PRITCHARD-JONES K, FLEMING S, DAVIDSON D, et al. The candidate Wilms' tumour gene is involved in genitourinary development. Nature, 1990, 346(6280):194-197.

66. KREIDBERG JA. Podocyte differentiation and glomerulogenesis. J Am Soc Nephrol, 2003, 14(3):806-814.

67. KREIDBERG JA, SARIOLA H, LORING JM, et al. WT-1 is required for early kidney development. Cell, 1993, 74(4):679-691.

68. DISCENZA MT, HE S, LEE TH, et al. WT1 is a modifier of the Pax2 mutant phenotype: cooperation and interaction between WT1 and Pax2. Oncogene, 2003, 22(50):8145-8155.

69. BRIDGEWATER D, COX B, CAIN J, et al. Canonical WNT/beta-catenin signaling is required for ureteric branching. Dev Biol, 2008, 317(1):83-94.

70. YATES LL, PAPAKRIVOPOULOU J, LONG DA, et al. The planar cell polarity gene Vangl2 is required for mammalian kidney-branching morphogenesis and glomerular maturation. Hum Mol Genet, 19(23):4663-4676.

71. BIASON-LAUBER A, KONRAD D, NAVRATIL F, et al. A WNT4 mutation associated with Mullerian-duct regression and virilization in a 46, XX woman. N Engl J Med, 2004, 351(8):792-798.

72. MANDEL H, SHEMER R, BOROCHOWITZ ZU, et al. SERKAL syndrome: an autosomal-recessive disorder caused by a loss-of-function mutation in WNT4. Am J Hum Genet, 2008, 82(1):39-47.

73. MAJUMDAR A, VAINIO S, KISPERT A, et al. Wnt11 and Ret/Gdnf pathways cooperate in regulating ureteric branching during metanephric kidney development. Development, 2003, 130(14):3175-3185.

74. LEVASHOVA ZB, PLISOV SY, PERANTONI AO. Conditionally immortalized cell line of inducible metanephric mesenchyme. Kidney Int, 2003, 63(6):2075-2087.

75. ROGERS SA, RYAN G, HAMMERMAN MR. Insulin-like growth factors I and II are produced in the metanephros and are required for growth and development in vitro. J Cell Biol, 1991, 113(6):1447-1453.

76. MCCRIGHT B, GAO X, SHEN L, et al. Defects in development of the kidney, heart and eye vasculature in mice homozygous for a hypomorphic Notch2 mutation. Development, 2001, 128(4):491-502.

77. MCCRIGHT B, LOZIER J, GRIDLEY T. A mouse model of Alagille syndrome: Notch2 as a genetic modifier of Jag1 haploin sufficiency. Development, 2002, 129(4): 1075-1082.

78. LEHESTE JR, MELSEN F, WELLNER M, et al. Hypocalcemia and osteopathy in mice with kidney-specific megalin gene defect. Faseb J, 2003, 17(2):247-249.

79. RAILA J, WILLNOW TE, SCHWEIGERT FJ. Megalin-mediated reuptake of retinol in the kidneys of mice is essential for vitamin A homeostasis. J Nutr, 2005, 135(11):2512-2516.

80. BACHMANN S, SCHLICHTING U, GEIST B, et al. Kidney-specific inactivation of the megalin gene impairs trafficking of renal inorganic sodium phosphate cotransporter (NaPi-IIa). J Am Soc Nephrol, 2004, 15(4):892-900.

81. BACHMANN S, METZGER R, BUNNEMANN B. Tamm-Horsfall protein-mRNA synthesis is localized to the thick ascending limb of Henle's loop in rat kidney. Histochemistry, 1990, 94(5):517-523.

82. HART TC, GORRY MC, HART PS, et al. Mutations of the UMOD gene are responsible for medullary cystic kidney disease 2 and familial juvenile hyperuricaemic nephropathy. J Med Genet, 2002, 39(12):882-892.

83. GE Y, AHN D, STRICKLETT PK, et al. Collecting duct-specific knockout of endothelin-1 alters vasopressin regulation of urine osmolality. Am J Physiol Renal Physiol, 2005, 288(5):F912-920.

84. ROJEK A, FUCHTBAUER EM, KWON TH, et al. Severe urinary concentrating defect in renal collecting duct-selective AQP2 conditional-knockout mice. Proc Natl Acad Sci U S A, 2006, 103(15):6037-6042.

85. GUAN Y, HAO C, CHA DR, et al. Thiazolidinediones expand body fluid volume through PPARgamma stimulation of ENaC-mediated renal salt absorption. Nat Med, 2005, 11(8):861-866.

86. YU J, CARROLL TJ, MCMAHON AP. Sonic hedgehog regulates proliferation and differentiation of mesenchymal cells in the mouse metanephric kidney. Development, 2002, 129(22):5301-5312.

87. WINGERT RA, SELLECK R, YU J, et al. The cdx genes and retinoic acid control the positioning and segmentation of the zebrafish pronephros. PLoS Genet, 2007, 3(10):1922-1938.

88. TSE HK, LEUNG MB, WOOLF AS, et al. Implication of Wt1 in the pathogenesis of nephrogenic failure in a mouse model of retinoic acid-induced caudal regression syndrome. Am J Pathol, 2005, 166(5):1295-1307.

89. HATINI V, HUH SO, HERZLINGER D, et al. Essential role of stromal mesenchyme in kidney morphogenesis revealed by targeted disruption of Winged Helix transcription factor BF-2. Genes Dev, 1996, 10(12):1467-1478.

90. SARIOLA H, AUFDERHEIDE E, BERNHARD H, et al. Antibodies to cell surface ganglioside GD3 perturb inductive epithelial-mesenchymal interactions. Cell, 1988, 54(2):235-245.

91. BATOURINA E, CHOI C, PARAGAS N, et al. Distal ureter morphogenesis depends on epithelial cell remodeling mediated by vitamin A and Ret. Nat Genet, 2002, 32(1):109-115.

92. GAO X, CHEN X, TAGLIENTI M, et al. Angioblast-mesenchyme induction of early kidney development is mediated by Wt1 and Vegfa. Development, 2005, 132(24):5437-5449.

93. LOUGHNA S, HARDMAN P, LANDELS E, et al. A molecular and genetic analysis of renalglomerular capillary development. Angiogenesis, 1997, 1(1):84-101.

94. OLIVER JA, BARASCH J, YANG J, et al. Metanephric mesenchyme contains embryonic renal stem cells. Am J Physiol Renal Physiol, 2002, 283(4):F799-809.

95. ROBERT B, ST JOHN PL, ABRAHAMSON DR. Direct visualization of renal vascular morphogenesis in Flk1 heterozygous mutant mice. Am J Physiol, 1998, 275(1 Pt 2):F164-172.

96. HYINK DP, TUCKER DC, ST JOHN PL, et al. Endogenous origin of glomerular endothelial and mesangial cells in grafts of embryonic kidneys. Am J Physiol, 1996, 270(5 Pt 2):F886-899.

97. SEQUEIRA LOPEZ ML, PENTZ ES, ROBERT B, et al. Embryonic origin and lineage of juxtaglomerular cells. Am J Physiol Renal Physiol, 2001, 281(2):F345-356.

98. SEQUEIRA LOPEZ ML, PENTZ ES, NOMASA T, et al. Renin cells are precursors for multiple cell types that switch to the renin phenotype when homeostasis is threatened. Dev Cell, 2004, 6(5):719-728.

99. FOGO A, YOSHIDA Y, YARED A, et al. Importance of angiogenic action of angiotensin II in the glomerular growth of maturing kidneys. Kidney Int, 1990, 38(6):1068-1074.

100. UEDA H, MIYAZAKI Y, MATSUSAKA T, et al. Bmp in podocytes is essential for normal glomerular capillary formation. J Am Soc Nephrol, 2008, 19(4):685-694.

101. LINDAHL P, HELLSTROM M, KALEN M, et al. Paracrine PDGF-B/PDGF-Rbeta signaling controls mesangial cell development in kidney glomeruli. Development, 1998, 125(17):3313-3322.

102. MATSUSAKA T, MIYAZAKI Y, ICHIKAWA I. The renin angiotensin system and kidney development. Annu Rev Physiol, 2002, 64:551-561.

103. NIIMURA F, LABOSKY PA, KAKUCHI J, et al. Gene targeting in mice reveals a requirement for angiotensin in the development and maintenance of kidney morphology and growth factor regulation. J Clin Invest, 1995, 96(6):2947-2954.

104. HILGERS KF, REDDI V, KREGE JH, et al. Aberrant renal vascular morphology and renin expression in mutant mice lacking angiotensin-converting enzyme. Hypertension, 1997, 29(1 Pt 2):216-221.

105. TSUCHIDA S, MATSUSAKA T, CHEN X, et al. Murine double nullizygotes of the angiotensin type 1A and 1B receptor genes duplicate severe abnormal phenotypes of angiotensinogen nullizygotes. J Clin Invest, 1998, 101(4):755-760.

106. NISHIMURA H, YERKES E, HOHENFELLNER K, et al. Role of the angiotensin type 2 receptor gene in congenital anomalies of the kidney and urinary tract, CAKUT, of mice and men. Mol Cell, 1999, 3(1):1-10.

107. DREYER SD, ZHOU G, BALDINI A, et al. Mutations in LMX1B cause abnormal skeletal patterning and renal dysplasia in nail patella syndrome. Nat Genet, 1998, 19(1):47-50.

108. MORELLO R, ZHOU G, DREYER SD, et al. Regulation of glomerular basement membrane collagen expression by LMX1B contributes to renal disease in nail patella syndrome. Nat Genet, 2001, 27(2):205-208.

109. JARAD G, CUNNINGHAM J, SHAW AS, et al. Proteinuria precedes podocyte abnormalities inLamb2-/-mice, implicating the glomerular basement membrane as an albumin barrier. J Clin Invest, 2006, 116(8):2272-2279.

110. ZENKER M, AIGNER T, WENDLER O, et al. Human laminin beta2 deficiency causes congenital nephrosis with mesangial sclerosis and distinct eye abnormalities. Hum Mol Genet, 2004, 13(21):2625-2632.

111. MINER JH, LI C. Defective glomerulogenesis in the absence of laminin alpha5 demonstrates a developmental role for the kidney glomerular basement membrane. Dev Biol, 2000, 217(2):278-289.

112. LIVERA LN, BROOKFIELD DS, EGGINTON JA, et al. Antenatal ultrasonography to detect fetal renal abnormalities: a prospective screening programme. BMJ, 1989, 298(6685):1421-1423.

113. WIESEL A, QUEISSER-LUFT A, CLEMENTI M, et al. Prenatal detection of congenital renal malformations by fetal ultrasonographic examination: an analysis of 709, 030 births in 12 European countries. Eur J Med Genet, 2005, 48(2):131-144.

114. CAIULO VA, CAIULO S, GARGASOLE C, et al. Ultrasound mass screening for congenital anomalies of the kidney and urinary tract. Pediatr Nephrol, 2012, 27(6):949-953.

115. QUEISSER-LUFT A, STOLZ G, WIESEL A, et al. Malformations in newborn: results based on 30, 940 infants and fetuses from the Mainz congenital birth defect monitoring system(1990-1998). Arch Gynecol Obstet, 2002, 266(3):163-167.

116. SEIKALY MG, HO PL, EMMETT L, et al. Chronic renal insufficiency in children: the 2001 Annual Report of the NAPRTCS. Pediatr Nephrol, 2003, 18(8):796-804.

117. BARR M, JR, COHEN MM, JR. ACE inhibitor fetopathy and hypocalvaria: the kidney-skull connection. Teratology, 1991, 44(5):485-495.

118. MARTINOVIC J, BENACHI A, LAURENT N, et al. Fetal toxic effects and angiotensin-II-receptor antagonists. Lancet, 2001, 358(9277):241-242.

119. CHAUVEAU D, FAGUER S, BANDIN F, et al. HNF1B-related disease: paradigm of a developmental disorder and unexpected recognition of a new renal disease. Nephrol Ther, 2013, 9(6):393-397.

120. HWANG DY, DWORSCHAK GC, KOHL S, et al. Mutations in 12 known dominant disease-causing genes clarify many congenital anomalies of the kidney and urinary tract. Kidney Int, 2014, 85(6):1429-1433.

121. CASCIO S, SWEENEY B, GRANATA C, et al. Vesicoureteral reflux and ureteropelvic junction obstruction in children with horseshoe kidney: treatment and outcome. J Urol, 2002, 167(6):2566-2568.

122. HINKES BG, MUCHA B, VLANGOS CN, et al. Nephrotic syndrome in the first year of life: two thirds of cases are caused by mutations in 4 genes (NPHS1, NPHS2, WT1, and LAMB2). Pediatrics, 2007, 119(4):e907-919.

123. SCHOEB DS, CHERNIN G, HEERINGA SF, et al. Nineteen novel NPHS1 mutations in a worldwide cohort of patients with congenital nephrotic syndrome (CNS). Nephrol Dial Transplant, 2010, 25(9):2970-2976.

124. HEERINGA SF, VLANGOS CN, CHERNIN G, et al. Thirteen novel NPHS1 mutations in a large cohort of children with congenital nephrotic syndrome. Nephrol Dial Transplant, 2008, 23(11):3527-3533.

125. KITAMURA A, TSUKAGUCHI H, HIRAMOTO R, et al. A familial childhood-onset relapsing nephrotic syndrome. Kidney Int, 2007, 71(9):946-951.

126. FRANCESCHINI N, NORTH KE, KOPP JB, et al. NPHS2 gene, nephrotic syndrome and focal segmental glomerulosclerosis: a HuGE review. Genet Med, 2006, 8(2):63-75.

127. TSUKAGUCHI H, SUDHAKAR A, LE TC, et al. NPHS2 mutations in late-onset focal segmental glomerulosclerosis: R229Q is a common disease-associated allele. J Clin Invest, 2002, 110(11):1659-1666.

128. NIAUDET P, GUBLER MC. WT1 and glomerular diseases. Pediatr Nephrol, 2006, 21(11):1653-1660.

129. AL-HUSSAIN T, ALI A, AKHTAR M. Wilms tumor: an update. Adv Anat Pathol, 2014, 21(3):166-173.

130. MATEJAS V, HINKES B, ALKANDARI F, et al. Mutations in the human laminin beta2(LAMB2) gene and the associated phenotypic spectrum. Hum Mutat, 2010, 31(9):992-1002.

131. CALADO J, SANTER R, RUEFF J. Effect of kidney disease on glucose handling (including genetic defects). Kidney Int Suppl, 2011(120):S7-13.

132. OEMAR BS, BYRD DJ, BRODEHL J. Complete absence of tubular glucose reabsorption: a new type of renal glucosuria (type 0). Clin Nephrol, 1987, 27(3):156-160.

133. IGARASHI T, INATOMI J, SEKINE T, et al. Mutations in SLC4A4 cause permanent isolated proximal renal tubular acidosis with ocular abnormalities. Nat Genet, 1999, 23(3):264-266.

134. SHIOHARA M, IGARASHI T, MORI T, et al. Genetic and long-term data on a patient with permanent isolated proximal renal tubular acidosis. Eur J Pediatr, 2000, 159(12):892-894.

135. GUPTA S, VERFAILLIE C, CHMIELEWSKI D, et al. A role for extrarenal cells in the regeneration following acute renal failure. Kidney Int, 2002, 62(4):1285-1290.

136. LIN F, MORAN A, IGARASHI P. Intrarenal cells, not bone marrow-derived cells, are the major source for regeneration in postischemic kidney. J Clin Invest, 2005, 115(7):1756-1764.

137. FINE LG, ORPHANIDES C, NORMAN JT. Progressive renal disease: the chronic hypoxia hypothesis. Kidney Int Suppl, 1998, 65:S74-78.

138. ROSS EA, WILLIAMS MJ, HAMAZAKI T, et al. Embryonic stem cells proliferate and differentiate when seeded into kidney scaffolds. J Am Soc Nephrol, 2009, 20(11):2338-2347.

139. YAMAMOTO M, CUI L, JOHKURA K, et al. Branching ducts similar to mesonephric ducts or ureteric buds in teratomas originating from mouse embryonic stem cells. Am J Physiol Renal Physiol, 2006, 290(1):F52-60.

140. TAKAHASHI K, YAMANAKA S. Induction of pluripotent stem cells from mouse embryonic and adult fibroblast cultures by defined factors. Cell, 2006, 126(4):663-676.

141. HUMES HD, WEITZEL WF, BARTLETT RH, et al. Renal cell therapy is associated with dynamic and individualized responses in patients with acute renal failure. Blood Purif, 2003, 21(1):64-71.

142. TUMLIN J, WALI R, WILLIAMS W, et al. Efficacy and safety of renal tubule cell therapy for acute renal failure. J Am Soc Nephrol, 2008, 19(5):1034-1040.

第二章
肾脏的解剖和形态

　　肾脏具有多种重要的生理功能，这依赖于肾脏精密复杂的组织结构。通过排尿，肾脏起到了排泄体内代谢产物，维持水、电解质及酸碱平衡的作用；肾脏同时也是一个内分泌器官，可分泌包括促红细胞生成素、肾素、Kloth、维生素D$_3$（calcitriol）等在内的许多激素及生物活性物质。对于肾脏基本结构的了解将有助于我们对肾脏疾病的认识。

第一节　肾脏的大体解剖

　　肾脏的位置：肾脏属于腹膜外实质性器官，位于腹膜后间隙内脊柱的两侧，左右各一，形似蚕豆。肾脏长轴向外下倾斜，左肾较右肾更靠近中线。右肾上邻肝脏，所以略低于左肾。左肾上极平第11胸椎下缘，下极平第2腰椎下缘；右肾上极平第12胸椎，下极平第3腰椎，所以第12肋正好斜过左肾后面的中部或右肾后面的上部（图1-2-1-1）。以肾门为准，左肾门约平第1腰椎，右肾门平第2腰椎，距中线5cm。以髂嵴作为标志，距左肾下极为6cm，距右肾下极为5.5cm。一般而论，女性肾脏的位置低于男性，儿童低于成人，新生儿肾脏下端有时可达髂嵴附近。肾脏的位置可随呼吸及体位而轻度改变[1-4]。

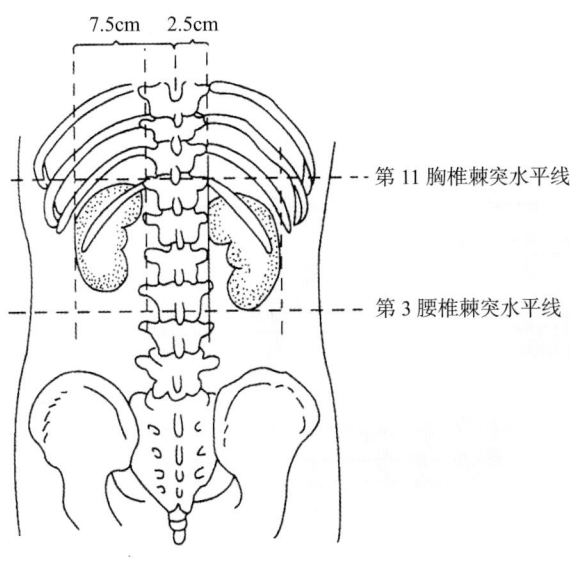

图 1-2-1-1　肾脏的体表标志

肾脏的体积：正常成年男性肾脏的平均体积为 11cm×6cm×3cm，左肾略大于右肾；女性肾脏的体积和重量均略小于同龄男性。肾脏平均重量男性约 150g，女性约 135g[2]。

肾脏大体形态：肾脏分为上下两端、内外两缘和前后两面。上端宽而薄，下端窄而厚。前面较凸，朝向前外侧，后面较平，紧贴后腹壁。外缘隆起，内缘中间成凹陷状，是肾脏血管、淋巴管、神经和输尿管出入的部位，称为肾门（renal hilum）。这些出入肾门的结构总称肾蒂（renal pedicle）。肾蒂主要结构的排列关系由前向后依次为肾静脉、肾动脉及输尿管，从上向下依次为肾动脉、肾静脉及输尿管。但也有肾动脉和肾静脉分支位于输尿管后方者。右侧肾蒂较左侧短，故右肾手术较困难。肾门延至肾脏内的平坦腔隙称为肾窦（renal sinus），在这个腔隙内，肾盂分支为肾大盏和肾小盏。肾窦内富含脂肪并有肾血管、淋巴管、神经及结缔组织[1-4]（图 1-2-1-2）。

肾脏的表面自内向外有三层被膜包绕[1,2]。① 纤维膜（fibrous capsule）：为紧贴于肾实质表面的一层致密结缔组织膜，薄而坚韧。在正常的肾脏，该膜易于剥离，若该膜粘连于肾脏表面，则提示有肾实质疾病而导致的纤维膜与肾脏间的纤维化。剥离了纤维膜后的肾脏表面平滑、光亮、呈红褐色。② 肾周脂肪层（perirenal fat）：又称脂肪囊，位于纤维膜之外，肾的边缘处脂肪较多，并与肾窦的脂肪组织相连续，肾周脂肪层对肾脏有弹性垫样的保护作用。③ 肾筋膜（renal fascia）：位于脂肪囊之外，分前后两层，包绕肾和肾上腺。向上向外两层逐渐相互融合，上方与膈下筋膜相连续（故此肾脏可随呼吸上下稍有移动），外侧与腹横筋膜相连续。另外，在肾筋膜外尚有大量脂肪包绕肾脏，称肾旁脂肪（pararenal fat），为腹膜后脂肪的一部分（图 1-2-1-2）。肾周脂肪层、肾筋膜及肾旁脂肪共同对肾脏起固定作用，若上述固定结构不健全则可能导致肾下垂或游走肾。

在肾脏的冠状切面上，肾实质分为皮质和髓质两部分[1-4]：肾皮质（renal cortex）位于浅层，占三分之一（约 1cm 厚），富于血管，是肾小球、近曲小管和部分远曲小管分布部位。肉眼观察肾组织剖面可见的粉红色细小颗粒，即为肾小球。肾髓质（renal medulla）位于深部，占三分之二，主要由小管结构组成。肾髓质又继续划分为靠近皮质的外髓质区（outer medulla）和内髓质区（inner medulla）。其中，外髓质区又可以分为外条带（outer stripe）及内条带（inner stripe）。肾皮质、外髓质区及内髓质区所占比例分别为 70%、27% 和 3%[1-4]。肾髓质的管道结构有规律的组成向皮质呈放射状的条纹，称髓放线（medullary ray），向内则集合组成锥形体称为肾锥体（renal pyramid）。髓放线间的皮质部分称皮质迷路（cortical labyrinth）。肾锥体的基底朝向皮质，尖端钝圆，朝向肾窦，称肾乳头（renal papilla）。每个肾脏大约有 7～15 个肾乳头，平均为 8 个。有时邻近的 2～3 个肾锥体合成一个肾乳头（特别是在肾的上下两极），称复合肾乳头（compound papilla）。复合肾乳头是肾内反流（intrarenal reflux）所累及的主要部位。肾乳头顶端有许多小孔，称乳头孔，是尿

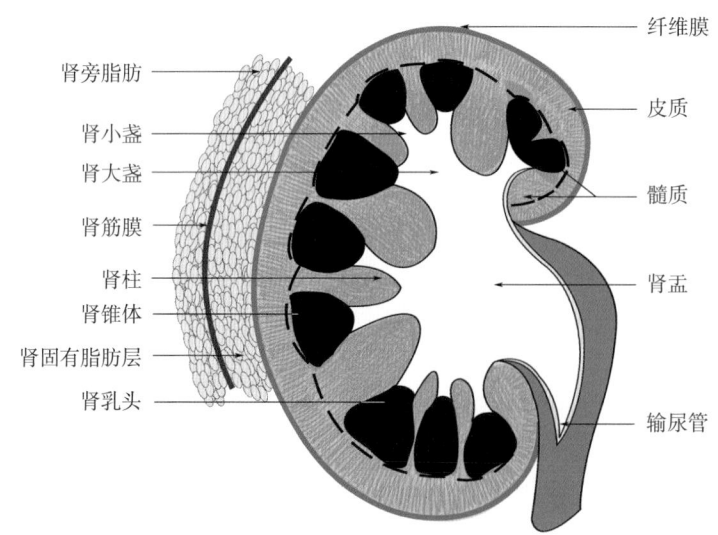

肾旁脂肪
肾小盏
肾大盏
肾筋膜
肾柱
肾锥体
肾固有脂肪层
肾乳头

纤维膜
皮质
髓质
肾盂
输尿管

图 1-2-1-2 肾脏的解剖结构

液流入肾盏的通道。肾皮质包绕肾髓质，并伸入肾锥体之间，称为肾柱（columns of Bertin）。肾脏的结构单位为肾叶（lobe），每个肾叶由一个肾锥体及围绕其周围的肾实质所组成[1,3,4]。在肾窦内有 7 ~ 8 个呈漏斗状的肾小盏（minor calyces），肾小盏的边缘附着于乳头基部的周围，并包绕肾乳头，接收由乳头孔排出的尿液，2 ~ 3 个肾小盏合成一个肾大盏（major calyces）。2 ~ 3 个肾大盏集合形成一个前后扁平的漏斗状的肾盂（renal pelvis），肾盂出肾门后，逐渐变细形成下行的输尿管（图 1-2-1-2）。

　　肾脏与周围内脏的关系：简言之，双侧肾脏上方接肾上腺，后上三分之一借横膈与胸膜腔的肋膈隐窝相隔，后下三分之二与腹横肌、腰方肌和腰大肌外缘相邻。右肾前面内侧接十二指肠降部，外侧接肝右叶和结肠右曲；左肾前面由上向下分别与胃、胰和空肠相邻接，外缘上半接脾，下半接结肠左曲[1,2]。对上述解剖关系的了解，在肾病患者的各种检查中有一定意义。

第二节　肾单位

　　组成肾脏结构和功能的基本单位称为肾单位（nephron），包括肾小体（renal corpuscle）和与之相连的肾小管。肾小体由肾小球（glomerulus）和肾小囊（Bowman's capsule）组成。通常，肾小球这一名词被用来泛指整个肾小体。人类的每个肾脏约由 23 万至 180 万个肾单位组成，出生时婴儿体重与肾单位数目成正相关[5]。根据肾小球在皮质中的位置，可分为表浅、中间和髓旁三种肾单位。表浅肾单位（superficial nephron）的肾小球位于离皮质表面几毫米之内；髓旁肾单位（juxtamedullary nephron）的肾小球位于皮质深层，靠近皮髓质交界处；中间肾单位（midcortical nephron）的肾小球则位于以上两者之间。

　　肾小管为细长迂回的上皮性管道，平均长度为 30 ~ 38mm，具有重吸收和排泌功能，通常分为三段：第一段与肾小囊相连，称近端小管，依其走行的曲直，分为曲部和直部；第二段称为细段，管径细，管壁薄；第三段称远端小管，也分为直部和曲部，其曲部末端与集合管相连。近端小管的直部、细段与远端小管的直部连成 "U" 字形，称为髓襻或 Henle 襻（图 1-2-2-1，表 1-2-2-1）。肾单位的各部在肾脏中的分布有其相应的较固定的位置。肾小球存在于肾皮质迷路，近端小管曲部和远端小管曲部分布于肾皮质迷路和肾柱，髓襻则和集合管一起分布于髓质肾锥体和皮质髓放线中（表 1-2-2-2）。

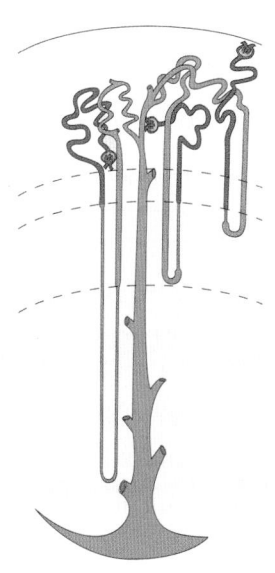

图 1-2-2-1　肾单位的
组成及集合管

表 1-2-2-1　肾单位的组成

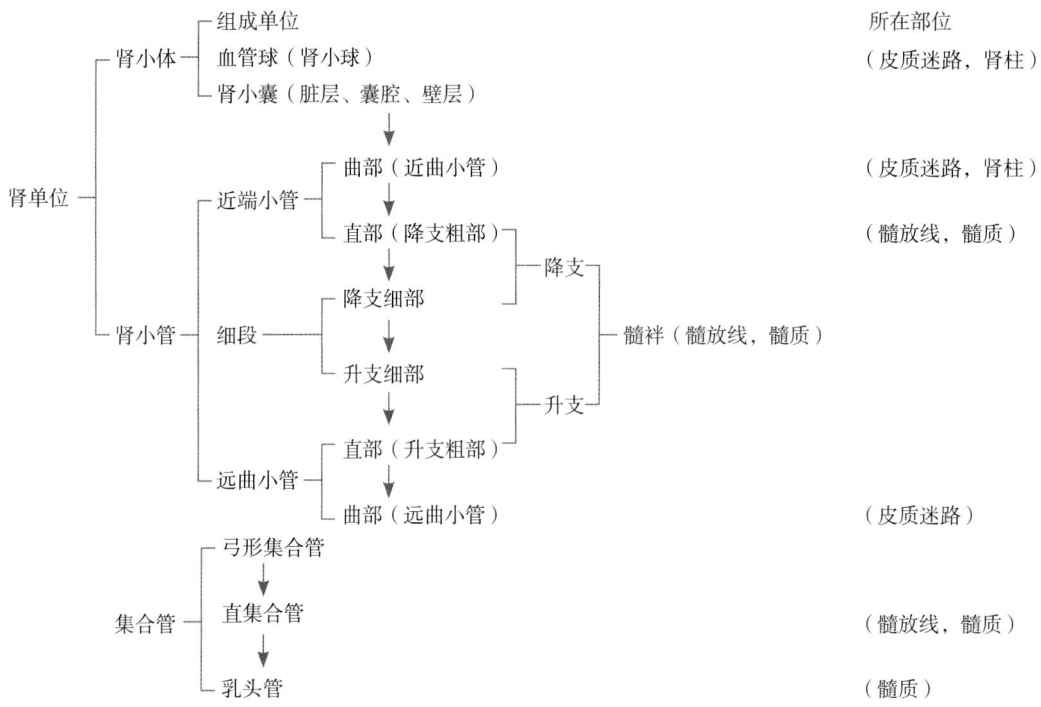

表 1-2-2-2　肾内肾小球和小管的分部

肾皮质	肾髓质
皮质迷路	外髓质区外条带
肾小球	近直小管
近曲小管	髓襻升支粗段（远直小管）
远曲小管	集合管
髓放线	外髓质区内条带
近直小管	髓襻降支细段
远直小管	髓襻升支粗段
集合管	集合管
	内髓质区
	髓襻降支细段
	髓襻升支细段
	Bellini 管

　　通常，根据髓襻的长度及其在肾脏内折返的位置不同，可将肾单位分为短襻和长襻肾单位两种。表浅肾单位及大多数中间肾单位属于短襻肾单位，在外髓质区返回，少部分完全在皮质内折返，短襻肾单位细段只形成降支。肾旁肾单位及少数中间肾单位属于长襻肾单位，一般由内髓质区返回，细段升支和降支都有。短襻肾单位和长襻肾单位比值约为（6～7）∶1。长髓襻对尿的浓缩与稀释起着重要作用，因其血液循环不如短髓襻肾单位丰富而较易受损伤。

一、肾小球

肾小球（glomerulus），位于皮质迷路，近似球形，成人肾小球直径约为200μm。传统观念认为近髓肾小球比位于皮质浅层肾小球大，近年研究发现在20～30岁人群中近髓肾小球和皮质浅层肾小球大小无差别；在50～70岁人群中皮质浅层肾小球约比近髓质者大20%[1]。肾小球约占肾皮质体积的9%，占肾重量的5%。肾小球的中央部分由毛细血管襻（glomerular tuft）组成，外面被肾小囊（Bowman's capsule）包裹。肾小球有两个极，小动脉出入的区域称血管极，对侧是与肾小管相连的尿极。肾小球是血液超滤的基本结构，滤出液从肾小球毛细血管腔内流向Bowman囊囊腔，形成原尿。正常肾脏可见球性硬化的肾小球（global glomerulosclerosis），其数量随年龄而增加。据估计[1]，正常肾脏球性硬化肾小球所占平均百分比为：<1%（<20岁），2%（20～40岁），7%（40～60岁）和11%（60～80岁）。

（一）肾小球毛细血管襻

入球小动脉进入肾小球后分为5～8个主支，形成相应的毛细血管小叶或肾小球节段（glomerular segment）。每个主支再分出数个小支，最后形成20～40个盘曲的襻状毛细血管网，称毛细血管襻（capillary tuft）。肾小球通过其反复分支的毛细血管系统来增加其滤过面积，成人肾小球毛细血管长度约13km，其肾小球基底膜面积约为1.6m^2[6]。各小叶的毛细血管返至血管极处，又汇聚成主支，最后合成出球小动脉。小叶之间的支持区称为系膜区，汇聚的系膜区位于肾小球门部，称为中轴区，并与球外系膜区相连（图1-2-2-2）。肾小球毛细血管襻是体内唯一的介于两条小动脉之间的毛细血管床（其他毛细血管网都是介于一条小动脉及一条小静脉之间），这种特殊的解剖结构保证了肾小球毛细血管内的静水压较身体其他部位的毛细血管静水压高，有利于毛细血管的滤过功能。另一方面，也使血液内的异常物质（如免疫复合物等）易于沉积在毛细血管壁。肾小球毛细血管由内皮细胞、基底膜和上皮细胞组成，构成肾小球特有的滤过屏障（filtration barrier），其结构较身体其他部位的毛细血管更加复杂。

1. 内皮细胞（endothelial cells） 呈扁平状被覆于毛细血管壁腔侧，与血流接触，内皮细胞核位于毛细血管的轴心侧（即系膜侧），薄层胞质衬附于血管腔内侧，内皮细胞的胞体布满直径为70～100nm的小孔，称为窗孔（fenestrae），大约覆盖毛细血管表面积的20%～50%（图1-2-2-2）。细胞表面被覆的细胞衣有富含唾液酸蛋白（sialoprotein）的多阴离子表面糖蛋白（polyanionic surface glycoprotein），所以内皮细胞带有丰富的负电荷[7,8]，另外细胞表面细胞衣也可填充内皮窗孔（sieve plugs）。内皮细胞是肾小球毛细血管壁的第一道屏障，使血细胞及一些大分子物质受到

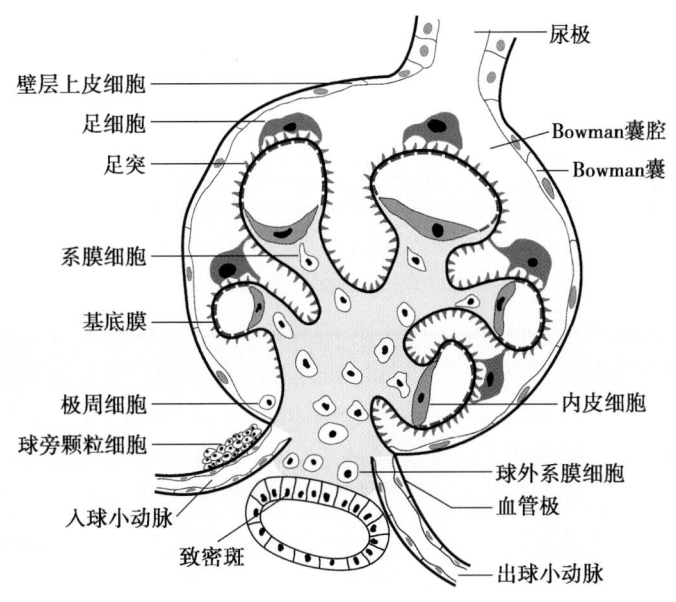

图1-2-2-2 肾小体结构

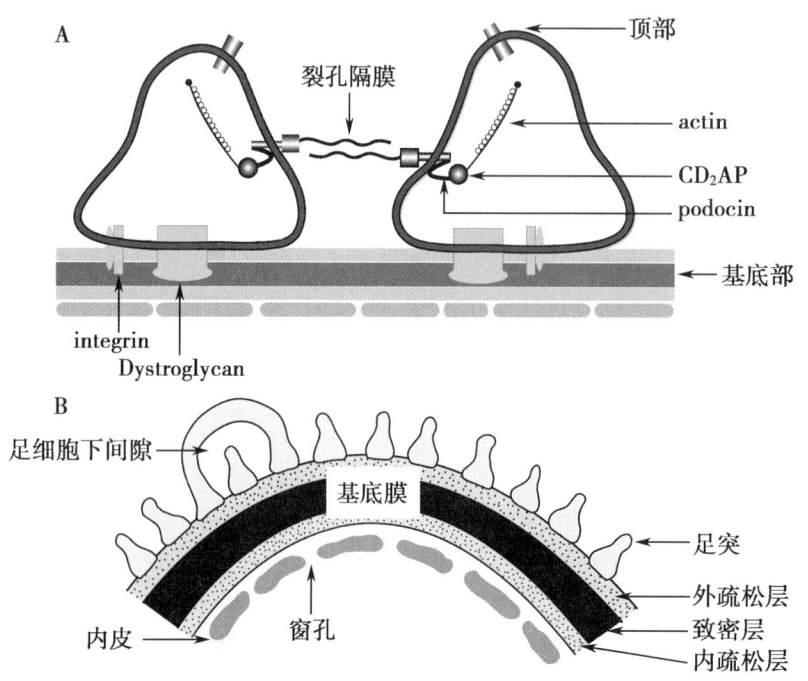

图 1-2-2-3　肾小球足突及肾小球滤过屏障示意图

阻拦不被滤出。内皮细胞表面的负电荷是肾小球毛细血管壁电荷屏障的重要组成部分，限制带负电荷离子的滤过。内皮细胞具有重要的抗凝及抗血栓作用，可合成及释放 von Willebrand 因子和 thrombomodulin。内皮细胞可合成血管舒张因子—氧化氮（nitric oxide，NO）及血管收缩因子内皮素（endothelin-1）。内皮细胞表面具有血管内皮生长因子（vascular endothelial growth factor, VEGF）受体，实验研究证明，由足细胞分泌的 VEGF 可与内皮细胞表面的 VEGF 受体结合，从而调节内皮细胞的功能及其通透性[9]。另外内皮细胞还参与基底膜的合成及修复[1,4]。

2. 足细胞（podocyte）或脏层上皮细胞（visceral epithelial cells）　是肾小球内最大的细胞，贴附于肾小球基底膜外侧并凸向肾小囊囊腔。光镜下胞质淡染，细胞核大，着色浅淡。该细胞由三个部分组成：含有细胞核的细胞体、从细胞分出的几个大的主突起和再依次分出的次级突起，称足突（foot processes），故称为足细胞（podocyte）。用扫描电镜观察证实，来自不同细胞的足突相嵌形成指状交叉（interdigitate），足突基底部与基底膜外疏松层相接触，可锚定于基底膜内深达 40 ~ 60nm[10]。三维电镜重组（reconstruction）显示，在足细胞胞体和足突之间有一间隙，称为足细胞下间隙（subpodocyte space），覆盖肾小球表面的 60%[11]，对水和溶质的通过有较大阻力（图 1-2-2-2 和图 1-2-2-3）。足突之间的间隙称裂孔（slit pore），直径约 25 ~ 60nm，由裂孔隔膜（slit diaphragm）桥接。电镜下可见这种细胞具有发育完好的粗面内质网、高尔基体和较多溶酶体，并有包括微管（microtubules）、中间丝（intermediate filaments）和微丝（microfilaments）在内的大量细胞骨架，对维持足细胞正常形态及跨膜蛋白和裂孔隔膜的正常位置有重要作用。

足细胞足突可分为三个特异的膜区：即基底部（basal）、顶部（apical）和裂孔隔膜三个区域（图 1-2-2-3）。顶部面积大，位于裂孔隔膜之上；基底部位于裂孔隔膜之下。足细胞的基底部具有包括 α3β1 整合素（α3β1-integrin）和 dystroglycan 复合物在内的特殊分子，它们是保持足细胞与基底膜附着的主要分子[12]。另外，实验动物足突基底部具有 clathrin 覆盖着的凹陷，含有 gp330-megalin 复合物，即所谓的 Heymann 肾炎抗原[13]，可与抗肾小管刷状缘抗体结合导致膜性肾病。足细胞顶部表面覆盖一层带负电荷富含涎酸糖蛋白的多糖蛋白复合物（glycocalyx），其中包括 podocalyxin[12,14,15] 及人肾小球上皮蛋白 1（human glomerular epithelial protein 1，GLEPP1）等[16,17]，是肾小球负电荷屏障的重要组成部分，podocalyxin 是一种 CD34 相关膜糖蛋白，GLEPP1 是一种受体酪氨酸磷酸酶，两者对足细胞独特形态结构的形成及抑制相邻足突间的融合有重要作用。

裂孔隔膜并非一层完整的膜，由其横切面看，隔膜有许多长方形而面积为 4nm×14nm 的小孔，形成铰链状（zipper-like）。这些解剖铰链（anatomic zipper）可能是一种变性的黏性连接（adherens junction）[18]，是肾小球滤过孔径屏障（size barrier）的基础。裂孔隔膜是由多个蛋白分子组成的复合样结构，裂孔隔膜蛋白控制肾小球的通透性。目前已知的裂孔隔膜区域的蛋白分子包括 nephrin、Neph1、Neph2、P-钙黏素、FAT、podocin、CD2AP、及 MAGUK（membrane-associated guanylate kinase）蛋白家族（包括 MAGI1、MAGI2、CASK 和 ZO-1）等[1,19-22]。其中，nephrin 是一种类似免疫球蛋白样结构的跨膜蛋白，由包含八个免疫球蛋白样结构域及一个纤维连接蛋白 III 结构域的胞外部分、穿膜部分及一小段胞内部分组成。Nephrin 分子从相邻的足突伸向对方在裂孔隔膜上形成二聚体，在足突胞质内，nephrin 和 podocin 及 CD2AP 相连，并最终与细胞骨架肌动蛋白相连[23,24]（图 1-2-2-3）。Nephrin 亦可通过 Nck 蛋白与细胞骨架肌动蛋白相连。Nephrin 不但对维持足细胞的完整性至关重要，而且对维持整个肾小球（包括肾小球基底膜，系膜细胞和内皮细胞）的完整性均至关重要[25]。P-钙黏素及 FAT（钙黏素家族新成员），也是构成裂孔膜的主要分子结构[20-24]。许多裂孔隔膜区域蛋白的基因突变，可导致裂孔隔膜损伤/消失及大量蛋白尿。例如，*nephrin* 基因突变可导致芬兰型先天性肾病综合征[26]；*podocin* 基因突变可导致常染色体隐性遗传家族性局灶节段肾小球硬化（FSGS）[27,28]；α-actinin-4 在足突上高表达，与其他黏附素及信号分子相互作用，编码该蛋白的 *ACTN4* 基因突变可导致常染色体显性遗传家族性 FSGS[29]；TRPC6 为一过性受体电位阳离子通道，其基因突变见于某些常染色体显性遗传 FSGS 的家族中[30]；此外，*CD2AP* 基因突变亦可导致 FSGS[31]。

足细胞本身可表达某些造血抗原和天然免疫系统（innate immune system）受体，如 B7-1（CD80）。当足细胞受到细菌脂多糖刺激时，通过 toll 样受体 4（TLR-4）信号系统介导可增加 B7-1 表达，由此可导致裂孔隔膜损伤引起蛋白尿[32]。足细胞核表达 WT1，WT1 对足细胞成熟及肾脏早期发育起重要作用[33]。*WT1* 基因突变可导致 Denys-Drash 综合征（临床表现为肾病综合征，生殖器异常和/或 Wilms 瘤）。足细胞分泌的 VGEF 对内皮细胞及系膜细胞分化起重要作用[9]。此外，足细胞有很强的吞饮功能。严重蛋白尿患者，足细胞胞质内可出现很多蛋白滴、次级溶酶体、包涵物以及空泡变性。足细胞尚具有合成基底膜，维持肾小球通透性和对肾小球毛细管襻起结构上的支持作用。足细胞与神经元一样，属于高度分化不可再生细胞，因此足细胞损伤后无法被新生细胞替代，因而细胞数减少，终致肾小球硬化。然而，在损伤导致足细胞去分化时（见于塌陷型 FSGS）则可见其增殖性改变。新近研究表明，这些增生的足细胞可能来自壁层上皮细胞[34]。

3. 系膜（mesangium） 该名词由 Zimmermann 于 1929 年首先提出[4]。位于肾小球毛细血管小叶的中轴，由系膜细胞和系膜基质组成。系膜区可以分为近中轴区和周围毛细血管旁区，近中轴区从肾小球血管极处起，粘连周围毛细血管，周围有毛细血管基底膜包绕，与毛细血管基底膜移行的部位称副系膜（paramesangium）[1-4]。近中轴系膜区与肾小球外系膜在血管极处相连续（图 1-2-2-3）。近毛细血管旁系膜区毗邻毛细血管内皮，在常规 3μm 厚的组织切片中，此区域系膜区正常时不应超过 3 个系膜细胞。肾小球系膜的总面积可随生理和病理情况而改变，新生儿期，它占肾小球切面的 6.2%，老年时可达 10.4%，病理状态下可明显增宽[1]。

肾小球系膜细胞（mesangial cell）为特殊的血管周细胞（pericyte）[35]。光镜下形态不规则，细胞核小而圆，染色极深，细胞质与系膜基质融合在一起而不易区分。电镜下呈星形，表面有许多不规则的突起，较长的突起可伸到内皮下，甚至伸入毛细血管腔。系膜细胞核呈圆形或卵圆形，生长活跃时呈不规则形，细胞质内有发育良好的高尔基体、丰富的核糖体、发达的内质网、大小不等的溶酶体和吞噬泡。系膜细胞表面胞质突起可与系膜基质及肾小球基底膜（特别是位于覆盖毛细血管腔和副系膜区交界处的肾小球基底膜）相接，免疫组化证实，这些突起及胞质内含有较多微丝束（包含肌动蛋白、肌球蛋白等成分），使系膜细胞具有收缩能力，基底膜作为效应装置，微丝束与基底膜直接黏附或与细胞外发生交联，从而使系膜细胞的收缩力传递到基底膜，控制毛细血管管径大小[36]。

系膜基质（mesangial matrix）：由系膜细胞产生，充填于系膜细胞之间及系膜细胞与基底膜之间的不规则空隙，由 fibrillin 1、fibrillin 2、IV 型胶原 α1 和 α2 链（无 α3，α4 或 α5 链）、纤粘连蛋白

（fibronectin）、层粘连蛋白（laminin）、decorin、enascin和蛋白多糖（proteoglycans）等所组成[1,37]，与肾小球基底膜成分近似。但系膜基质所含硫酸软骨素（chondroitin sulfate）、decorin和纤粘连蛋白比基底膜更为丰富。所有成分中又以纤粘连蛋白最多，并与微丝连接。电镜下，系膜基质比肾小球基底膜电子密度低，且不均匀，有纤维素样结构。这些纤维素样结构主要由基质微纤维（microfibrils）所致，其蛋白成分为fibrillin 1和fibrillin 2[37]。

系膜细胞有多种生理功能[1,3,4,38]：① 对肾小球毛细血管襻有支持和保护作用。② 调节肾小球微循环及滤过率：系膜细胞内大量的微丝束及许多血管活性物质可使其收缩或舒张，事实上，系膜细胞本身也可分泌许多血管活性分子，并且有包括血管紧张素Ⅱ（angiotensin Ⅱ）、心房利尿肽（atrial natriuretic peptide）和前列腺素等在内的血管活性分子的受体。系膜细胞这种类似平滑肌的收缩及舒张功能，可改变肾小球毛细血管的滤过面积及压力通透性，从而在局部调节肾小球的血流动力学改变。③ 吞噬/清洁功能：系膜区与血浆间仅有一层含有窗孔的内皮细胞，因此系膜区会有大量的血浆残留物沉积，及时清除这些血浆残留物对维持系膜区的结构和功能有重要作用。现已证明，系膜细胞通过非特异的或者受体介导的吞饮功能来清除血浆残留物。另外，系膜细胞尚可吞噬凋亡的细胞。④ 参与免疫反应：其一，系膜细胞表面具有Fc及C3b受体，可结合及摄取免疫复合物及补体；再者，系膜细胞可作为抗原提呈细胞将抗原提呈给T淋巴细胞。⑤ 对肾小球局部损伤的反应：系膜细胞可产生多种细胞因子，包括白介素1（IL-1）、血小板源性生长因子（PDGF）、肿瘤坏死因子（TNF）、转化生长因子β（TGF-β）、各种前列腺素及金属蛋白酶（metalloproteinases）等，可通过自分泌和旁分泌途径参与肾小球炎症反应[39]。另外，系膜细胞可产生和降解多种细胞外基质，参与系膜基质及肾小球基底膜的修复与更新。事实上，系膜细胞增生及系膜硬化是最为常见的对各种肾小球损伤的反应。⑥ 迁移功能（migration）：系膜细胞迁移对胚胎发育时肾小球毛细血管襻的形成及肾小球损伤后的修复起重要作用。

4. 壁层上皮细胞（parietal epithelial cells） 覆盖肾小囊外壁，细胞呈扁平状，游离面偶见微绒毛，有为数较少的线粒体、吸收小泡以及高尔基体。壁层上皮细胞在肾小球尿极与近端小管上皮细胞相延续，在血管极与足细胞相连。近年研究发现，壁层上皮细胞增生是常见的对各种肾小球损伤的反应。位于尿极的壁层上皮细胞表达CD24及CD133（干细胞标记）但不表达podocalyxin（PDX，足细胞标记）。它们可参与近曲小管损伤修复。相反，位于血管极的壁层上皮细胞只表达足细胞标记，他们或许参与足细胞更新。位于尿极和血管极之间的壁层上皮细胞则共同表达干细胞和足细胞标记，可参与新月体形成。常见于塌陷型的大量足细胞增生，可能也有壁层上皮细胞的参与[40-42]。

5. 肾小球基底膜（glomerular basement membrane，GBM） 除了肾小球轴心，周围的毛细血管袢均为基底膜所覆盖。基底膜由中间的致密层（lamina densa）和两侧的电子密度较低的内疏松层（lamina rarainterna）及外疏松层（lamina raraexterna）组成（图1-2-2-3）。成年人的基底膜厚度由于检测方法及受检对象不同略有差异（270～380nm），其中男性较女性略厚，前者为373nm，后者为326nm[43]。儿童基底膜较成人者薄且随年龄而增厚，新生儿一般小于150nm，1岁时的平均厚度为194nm，到11岁时增至297nm[44]。肾小球基底膜可分毛细血管周围（pericapillary）和系膜周围（即副系膜区）两部分。肾小球基底膜带负电荷，此负电荷主要由硫酸肝素的硫酸根引起，这也是肾小球滤过膜电荷屏障的重要组成部分。基底膜的主要功能是保证毛细血管壁的完整性和一定的通透性。

基底膜的生化组成较复杂，主要由下列三类成分构成：① 胶原：主要为Ⅳ型胶原；② 糖蛋白：包括层粘连蛋白、纤粘连蛋白及内动蛋白/巢原蛋白（entactin/nidogen）；③ 蛋白聚糖：主要为硫酸肝素多糖（heparan sulfate proteoglycan）。Ⅳ型胶原形成一个网状超级结构，其他糖蛋白附于其上。组成Ⅳ型胶原分子的α链亚单位有α1（Ⅳ）至α6（Ⅳ）六种，其中α1至α5存在于正常肾小球基底膜中。Ⅳ型胶原分子由三条α链组成，为三股螺旋结构，其中最常见者为α1α1α2（Ⅳ型胶原），此外也可有α4α4α5（Ⅳ型胶原）。每个分子的氨基端含有一个7s区，中央为三股螺旋区，羧基端为球状的非胶原NC1区。NC1区对螺旋结构的形成及胶原分子单体组合成基底膜的超级网状结构起很大作用[1,4]。Ⅳ塑胶原的损伤可导致许多肾小球疾病，例如：*COL4A5* 基因突变可导致 X 连锁 Alport 综合征[45]；*COL4A3* 或 *COL4A4* 基因突变可导致常染色体隐性或显性遗传 Alport 综合征，亦可导致薄基底膜肾病[46,47]；*LMX1B*（为调节 *COL4A3* 和 *COL4A4* 的转录因子）基因突变可导致 Nail-Patella 综合征[48]。现已证实，Goodpasture 抗原位于Ⅳ型胶原 α3 链的 NC1 区，与抗肾小球基底膜抗体结合后可导致抗肾小球基底膜病[45]。

6. 肾小球滤过屏障包括四个部分 ① 肾小球内皮细胞表面的细胞衣，也称之为多糖蛋白复合物（glycocalyx）[7]；② 肾小球毛细血管的有孔内皮细胞；③ 肾小球基底膜；④ 足细胞的裂孔隔膜。此外，足细胞下间隙（subpodocyte space）也可能是肾小球滤过屏障的一部分[11]。肾小球滤过屏障对水、小分子盐和离子的通透性极高，而对白蛋白大小及更大分子量的蛋白的通透性则极低，可有效地阻止血浆中白蛋白及更大分子量的物质进入尿液。

内皮细胞表面细胞衣由富含阴电荷的蛋白多糖（proteoglycans），糖胺多糖（glyco-saminoglycans，GAGs）及血浆蛋白如血清类黏蛋白（orosomucoid）组成，后者由内皮细胞自身分泌，与肾小球通透性密切相关[7,49]。内皮细胞表面细胞衣不但有电荷屏障的作用，同时也起到阻止血浆蛋白滤过的孔径屏障（size barrier）的作用（即阻挡超过一定分子量的蛋白滤过）。后者可能是因为血浆蛋白与细胞衣 GAGs 结合，从而对其滤过起到屏障的作用[7]。

如前所述，肾小球基底膜的重要组分包括Ⅳ型胶原的三股螺旋结构蛋白、蛋白多糖、层粘连蛋白及内动蛋白/巢原蛋白。Ⅳ型胶原的网状结构主要给基底膜提供了承受张力的能力，而对滤过膜电荷及孔径屏障影响不大。例如，Ⅳ型胶原基因突变导致基底膜结构的变形和 Alport 综合征，后者临床表现以血尿为主而仅有微量蛋白尿[45,46]。肾小球基底膜特异的蛋白多糖以包括蛋白聚糖（perlecan）和集聚蛋白（agrin）在内的硫酸肝素多糖（heparin sulfate proteoglycans）为主，硫酸肝素分子带有大量阴离子，是肾小球电荷屏障的重要参与者[50,51]。然而，去除大鼠肾小球基底膜硫酸肝素并没导致蛋白尿[50]。再者，去除小鼠基底膜蛋白聚糖和集聚蛋白，也没有出现蛋白尿[51,52]。应当指出的是，该结果并不能否定蛋白多糖在电荷屏障中的作用，因为在蛋白聚糖缺乏硫酸肝素的情况下，其他蛋白多糖如集聚蛋白等有可能出现代偿，以此来维持基底膜的正常结构和功能。层粘连蛋白是基底膜上的另一重要组分，为大分子量的异三聚体糖蛋白，层粘连蛋白 β2 基因突变导致 Pierson 综合征（临床表现包括先天性肾病综合征），这提示层粘连蛋白对维持滤过膜的完整有重要作用[53]。近年来，足细胞生物学的研究日新月异（参见本篇及第六篇有关章节），大量研究结果证明，肾小球基底膜作为孔径屏障的作用不大，足细胞裂孔隔膜才是决定性的孔径屏障[23,54]。

（二）肾小囊

肾小囊（Bowman's capsule）是肾小管盲端扩大并内陷所构成的双层球状囊，囊的外层称为壁层，内层称为脏层，两层之间的裂隙称为肾小囊腔（图1-2-2-2）。脏层即肾小球的足细胞，壁层由肾小囊基底膜和壁层上皮细胞组成。肾小囊基底膜较厚，约 1 200 ~ 1 500nm，在肾小体的尿极移行为近端肾小管基底膜；在血管极，与入、出球小动脉及肾小球毛细血管基底膜相移行。肾小囊基底膜含 a6（Ⅳ），这是与肾小球基底膜不同之处。

（三）肾小球旁器

肾小球旁器（juxtaglomerular apparatus，JGA）：是位于肾小球血管极的一个具有内分泌功能的特殊结构，其主要功能包括维持肾小管-肾小球反馈（tubulo-glomerular feedback）系统及调节肾素的合成及分泌。肾小球旁器由致密斑、肾小球外系膜、入球小动脉的终末部和出球小动脉的起始部所组成。其细胞成分包括球旁颗粒细胞、致密斑、球外系膜细胞和极周细胞（图1-2-2-2）[1,55]。

1. 球旁颗粒细胞（juxtaglomerular granular cell，JGC） 主要由入球小动脉壁上的平滑肌细胞衍化而成。一般认为，当入球小动脉接近肾小体血管极时，管壁平滑肌细胞变态为上皮样细胞，胞体较大，呈立方形或多边形，细胞核呈圆形或卵圆形，弱嗜碱性，粗面内质网丰富，线粒体较多，核糖体散在，并见较多的有膜包绕的内分泌颗粒，多数颗粒呈均质状，少数可见结晶状物质。球旁颗粒细胞含有肌丝（如平滑肌肌动蛋白），具有收缩功能[56]。应用免疫组化及原位杂交等多种方法证实这些内分泌颗粒主要含有肾素，同时也含有血管紧张素Ⅱ[57,58]。肾素通过细胞排泌作用被释放到周围间质。球旁颗粒细胞受交感神经末梢支配。病态时球旁颗粒细胞甚至可延续到小叶间动脉壁，而且部分球旁细胞可位于出球小动脉管壁。肾素分泌的细胞学机制非常复杂，主要包括细胞内 Ca^{2+}、cAMP、SNAREs（soluble N-ethylmaleimide-sensitive factor attachment protein receptor）及细胞离子通道等调节机制[59,60]。

2. 致密斑（macula densa） 远端肾小管（髓袢升支粗段）接近于肾小球血管极时，紧靠肾小球侧的上皮细胞变得窄而高，形成一个椭圆形隆起，称为致密斑。致密斑细胞之间近腔面为紧密连接，侧面为指状相嵌连接，基部有短皱褶。细胞核呈圆形，位于细胞顶部，胞质内可见高尔基体，较多的线粒体，内质网和多聚核糖体，细胞顶部有胞膜内陷而成的小泡。致密斑与球外系膜细胞和入球小动脉有广泛接触。与髓袢升支粗段其他细胞不同，致密斑不含有 Tamm-Horsfall 蛋白。致密斑表达高浓度的神经源性一氧化氮合成酶（neuronal nitric oxide synthase，nNOS）及环氧合酶2（cyclooxygenase 2，COX-2），研究显示，由 nNOS 产生的 NO 及 COX-2 产生的前列腺素都参与球旁颗粒细胞肾素分泌的调节[60-63]。致密斑细胞为渗透压感受器（osmoreceptor），它感受流经远端肾小管滤过液中 NaCl 浓度，通过调节肾素的释放来调节入球小动脉血管张力，以此来控制肾小球滤过率，这称为肾小管 - 肾小球反馈机制。致密斑还可通过释放 NO 抑制肾小管 - 肾小球反馈[64]。

3. 球外系膜细胞（extraglomerular mesangial cell） 又称 Lacis 细胞或 Goormaghtigh 细胞，是位于肾小体血管极的入球小动脉、出球小动脉和致密斑之间的一群细胞，它们与肾小球（内）系膜细胞相连。细胞表面有突起，细胞核呈长圆形，细胞质清晰，细胞器较少，细胞间有基底膜样物质包绕，并与致密斑的基底膜相连。在某些刺激下，球外系膜细胞可以转化为具有肾素颗粒的细胞。

4. 极周细胞（peripolar cell） 位于肾小囊壁层细胞与脏层细胞的移行处（图 1-2-2-2），因其环绕着肾小球血管极，故而得名。极周细胞内有大量球形分泌颗粒，含有白蛋白、免疫球蛋白、神经元特异性烯醇酶和 transthyretin。极周细胞在人的肾小球中极少见到，其功能目前尚不很清楚，它是否是肾小球旁器的一部分，目前仍有争议[65]。

二、肾小管

肾小管（renal tubule）占正常肾皮质体积的80% ~ 90%，是肾单位的另一个重要组成部分，与肾小球合成一个密不可分的结构和功能单位，所以肾小球和肾小管的病变是相互影响的。不同节段肾小管上皮细胞结构有很大不同，在一定程度上与其功能相关。肾小管的上皮细胞有强大的重吸收功能，可重吸收肾小球滤出原尿的99%。另外肾小管的不同节段尚有一定的分泌功能，虽然每个肾

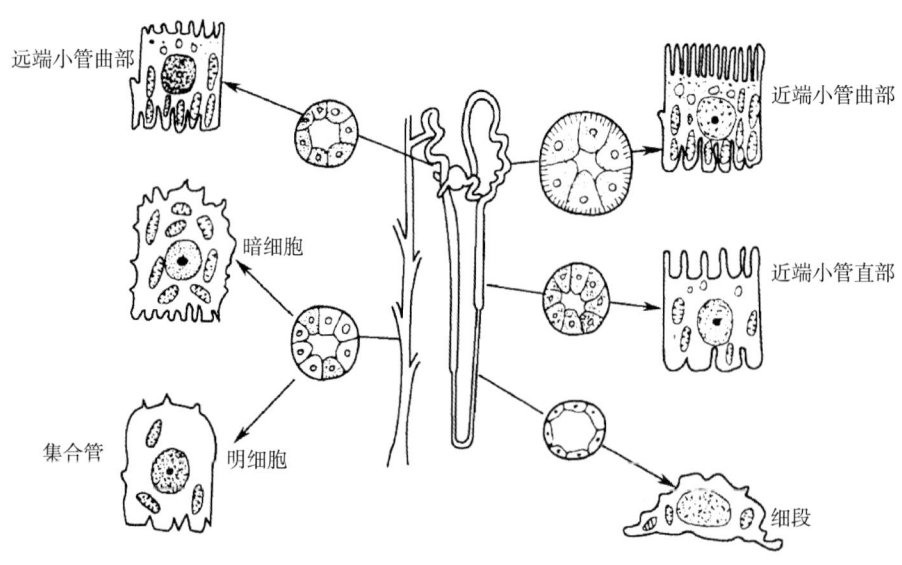

图 1-2-2-4 肾小管结构示意图

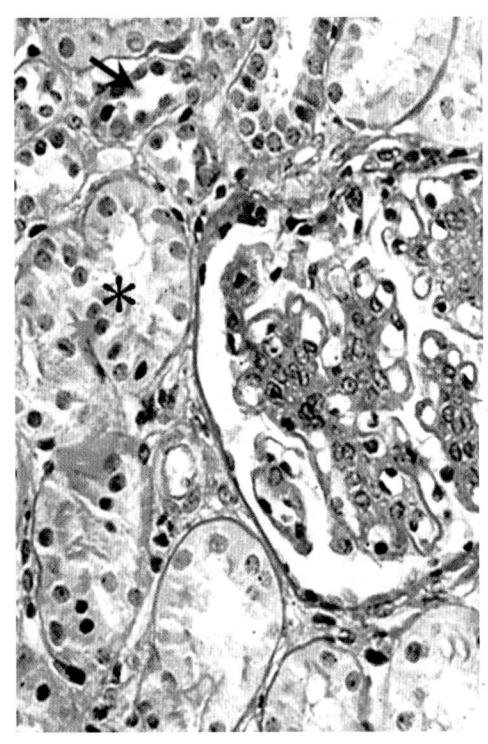
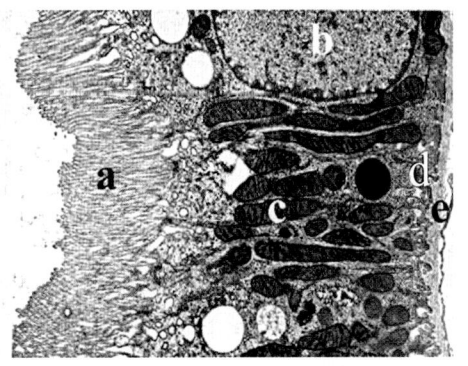
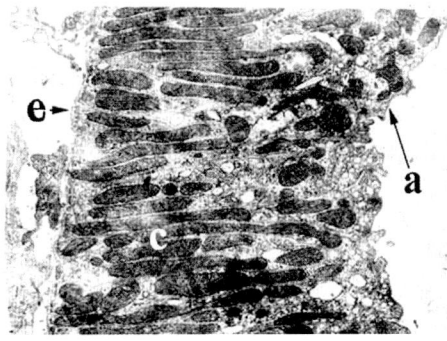

图 1-2-2-5 显微镜下所见的肾小管结构
*：近端肾小管，箭头：远端肾小管，a：上皮细胞微绒毛，b：细胞核，c：线粒体，d：基底皱褶，e：毛细血管

单位的小管系统可从形态及功能上分为至少15个节段，但通常分为三大节段，即近端小管、髓襻和远端小管（图1-2-2-4和图1-2-2-5）。

（一）近端小管

近端小管（proximal tubule）重吸收大部分肾小球滤过的水和溶质，在肾小管的各段中最粗最长，外径约40μm，长约14mm[1,3,4]，被覆单层立方或低柱状上皮，在肾小球尿极与鲍曼腔衬覆的扁平上皮相延续。根据上皮细胞的分化形态和功能特点，近端小管又可分作曲部（pars convoluta）和直部（pars recta）两部分，即近曲小管和近直小管。近端小管亦可分为S1、S2、S3三段。S1段对应近曲小管的前1/2 ~ 2/3部分，位于皮质迷路；S2段对应近曲小管的其余部分以及近直小管的起始端，第一部分位于皮质迷路而剩余部分形成髓放线；S3对应近直小管的其余部分，主要位于外髓质区外条带。S1到S2段是逐渐移行的，S2到S3段常常是突然转换的。近端小管的亚形态分类在不同物种间存在差异。

1. 近端小管曲部（近曲小管，S1和S2段） 主要位于肾小球周围，构成皮质迷路的大部分。近曲小管上皮细胞呈立方或低柱状，细胞核较大，圆形，位于细胞基底部，细胞质嗜酸性，略呈颗粒状，腔面有发达的刷状缘，紧贴基底膜的基底面有垂直的基底纵纹。电镜下，上皮细胞内可见多数与基底膜垂直排列的线粒体、粗面和滑面内质网、核蛋白体、各级溶酶体及丰富的微管和微丝。其最大特点是细胞的腔面、侧面及基底面均形成复杂的形态结构，从而使细胞表面积增加，以利于它的重吸收功能[1-4]。细胞的腔面有大量密集的凸向管腔的指状细长突起，称为微绒毛，即光镜下的刷状缘（图1-2-2-5）。微绒毛的轴心为细胞质，并有 6 ~ 10 根纵行的微丝（直径 ~ 6nm），含有肌动蛋白，与微绒毛的收缩摆动及重吸收的物质转运有关。近曲小管可重吸收原尿中滤出的蛋白，经过吞饮和细胞内消化成为氨基酸被吸收[66]，这一过程包括如下步骤：① 微绒毛基底部之间的细胞膜内陷形成顶浆小管（apical tubular invaginations），其胞膜被 clathrin 包绕，后者与受体介导的吞饮作用有关；② 顶浆小管脱落形成顶浆小泡（small apical vesicles），融合后为顶浆大泡；③ 溶酶体与顶浆小泡和大泡融合，形成吞噬溶酶体或次级溶酶体，这些酶可消化蛋白、核酸、碳水化合物及脂肪等。目前一般认为，近曲小管对蛋白及多肽的重吸收是由多配体吞饮受体（multiligand endocytic receptor）megalin 和 cubilin 所介导[67,68]。Megalin 是一个 600kD 的糖蛋白，属低密度脂蛋白受体基因家族，免疫细胞化学研究证实，megalin 位于近曲小管的刷状缘和顶浆小管等部位，

cubilin 表达部位与 megalin 类似[68]。据推测，megalin 和 cubilin 共同作用调节近端小管的吞饮功能[67-69]。

近曲小管上皮细胞间为复合连接，细胞基底面、细胞膜内陷形成许多基底褶，在细胞的侧面还向外伸出许多突起，称为侧突，相邻细胞的侧突相互形成指状交叉。细胞基底部侧突尚分成更细小的次级侧突，伸至相邻细胞的基底褶之间，从而形成复杂的细胞外间隙。近曲小管的另一主要功能是重吸收原尿中的 Na^+、K^+、Cl^-、HCO_3^-、Ca^{2+}、PO_4^{3-}、水及一些有机物质（如葡萄糖和氨基酸）等。近端小管的腔面及基底侧面细胞膜上存在水通道蛋白-1（aquaporin-l，AQP1），按照渗透梯度，水分子通过此通道穿过上皮细胞[70-72]。基底侧膜上存在 Na^+/K^+-ATP 酶[3,4]，将重吸收的 Na^+ 主动泵到细胞间隙，Cl^- 和 HCO_3^- 也被动向细胞间隙转移。HCO_3^- 的重吸收可通过 Na^+/HCO_3^- 的共同转运子（co-transporter）NBC1 完成[73,74]。腔面细胞膜上尚存在 Na^+/H^+ 交换器，将 Na^+ 由腔面重吸收到细胞内。另外，近端小管还是肾脏产生并分泌氨的重要部位[75]。

2. 近端小管直部（S2 的末段和全部 S3 段） 与近端小管曲部相连，起自髓放线，穿入外髓区的外层条带。由于它位于髓襻降支的上段，管径粗于细段，故又称降支粗段。直部也由单层立方上皮组成，只是微绒毛较短，缺少侧突和基底褶，线粒体较少，排列紊乱，顶浆小管、小泡、大泡及溶酶体也减少（图 1-2-2-5）。上述改变表明直部的重吸收功能减弱。与此相吻合，近端小管直部 Na^+/K^+-ATP 酶的活性较曲部明显降低。近端小管直部与有机阴、阳离子的分泌有关。近年来许多离子转运子已被发现，包括有机阴、阳离子转运子（organic anion and cation transporters）家族。这些有机离子转运子对药物（包括抗生素、非固醇类消炎药、髓襻利尿剂及环孢素等）排泄起到很重要的作用[76-78]。

（二）髓襻细段（thin limbs of the loop of Henle）

髓襻细段为连接近端小管直部和远端小管直部的细直管部分，这一段的长度依不同类型的肾单位有明显区别，皮质（短髓襻）肾单位的细段很短，主要位于外髓质区；髓旁（长髓襻）肾单位的细段较长，可达 10mm，起始于外髓质区，延伸至内髓质区乃至肾乳头。近端小管直部在外髓质区内、外条带交界处，骤然转变为髓襻降支细段，在不同深度返折后成为髓襻升支细段，然后移行至远端小管直部。细段的管径细，只有 15μm，管壁也薄，被覆单层扁平上皮，细胞核呈椭圆形，凸向腔面，细胞质少，着色浅。根据超微结构，髓襻细段上皮细胞可分为四型。Ⅰ型见于短髓襻降支细段；Ⅱ型和Ⅲ型见于长髓襻降支细段；Ⅳ型则见于长髓襻升支细段。一般来讲，细段上皮细胞的腔面仅有少数短小的微绒毛，缺乏基底褶，细胞侧面有不发达的侧突，与相邻细胞形成指状交叉，细胞间为单纯的紧密连接，细胞器较丰富，但线粒体较近端小管少，而且分布不均（图 1-2-2-5）。

髓襻细段对尿浓缩功能具有重要作用。与近端小管类似，髓襻降支细段表达高浓度水通道蛋白-1，该段细胞膜对水的通透性很高[70-72]，对 Na^+ 及 Cl^- 却不能自由通透；升支细段对水通透性很差，对 Na^+ 及 Cl^- 却能自由通透，从而维持髓质区的高渗。同时，髓襻降支细段存在大量 A 型尿素转运子（urea transporter A2，UT-A2）[79,80]，尿素转运子参与髓质的尿素循环。

（三）远端小管（distal tubule）

远端小管包括直部、致密斑和曲部。在外髓质区内、外条带交界处，髓襻细段升支移行为远端小管直部，入髓放线，行至皮质迷路的自身肾小球血管极处，形成致密斑，继而移行为远端小管曲部，迂曲分布于近端小管之间，最后又行至髓放线进入集合管。

远端小管直部又称髓襻升支粗段（thick ascending limb），由单层立方上皮组成。腔面有短小的微绒毛，基底部有基底褶，众多线粒体与基底膜呈垂直排列，相邻细胞间有大量侧突呈指状交叉（图 1-2-2-4）。大多细胞具有一根纤毛（cilium），极少数细胞有两根，事实上，除集合管的嵌入细胞外，所有肾小管的上皮细胞均具有纤毛。近年来对纤毛功能的认识有了长足的进展，目前认为，纤毛为机械感叉器（mechanosensor），通过感受小管液的流量而调节细胞增生。如果此功能缺失，会出现小管细胞增生失调可导致各种囊性肾病，统称为纤毛病（ciliopathies）[81]。另外，远端小管直部产生并分泌 Tamm-Horsfall 蛋白（又称 uromodulin）[82]，这是一种糖蛋白，其功能包括抗微生物（抵御尿路感染）等，其基因突变可导致常染色体显性遗传小管间质病[83,84]。此外，髓襻升支粗段对尿浓缩功能具有重要作用。

远端小管曲部又称远曲小管，也由单层立方上皮构成，与远端小管直部相似。该段细胞膜在所有小管中具有最高的Na^+/K^+-ATP酶活性[1,3,4]。其腔面细胞膜尚存在Na^+/Cl^-共同转换子TSC，重吸收Na^+和Cl^-是远曲小管的主要功能。另外，远曲小管存在有较高的Ca^{2+}/Mg^{2+}-ATP酶活性，参与Ca^{2+}的重吸收[85]。与近端小管相比，远端小管管径小，管腔大，上皮细胞体积小，故在小管切面上有较多细胞核。

（四）连接小管（connecting tubule）

连接小管为远端小管曲部和皮质集合管起始段的过渡节段，目前，连接小管被划分为远端小管的一部分（因为认为它起源于中肾芽管）。由多种细胞组成，包括连接小管细胞（其形态介于远曲小管细胞和集合管主细胞之间）以及混杂的远曲小管和集合管细胞。细胞腔面有少数微绒毛，有细胞侧突和基底褶，胞核位于细胞顶部，线粒体较少，不均匀地分布于基底褶附近[1,4]。

连接小管具有明显的分泌K^+和重吸收Na^+的功能，而且对H^+的释放也有重要作用。此外，连接小管腔面存在钙通道TRPV5，基底侧膜存在Na^+/Ca^{2+}交换子和Ca^{2+}-ATP酶，对Ca^{2+}重吸收起重要作用[1,3,4]。

三、集合管（collecting duct）

集合管的胚胎发生来自输尿管芽，而且几个肾单位的连接小管共同汇入一个集合管，所以，集合管不是肾单位的组成部分。根据其所在位置，集合管可分为三段：皮质集合管、外髓质区集合管和内髓质区集合管[1,3,4]。内髓质区集合管行至锥体乳头，称乳头管（或者Bellini管），并开口于肾乳头形成筛状区（area cribrosa）。集合管上皮由主细胞（又称亮细胞）及嵌入细胞（又称暗细胞）组成。

主细胞（principal cell）遍布集合管全长，占细胞总数的60%～65%，细胞界限清晰，腔面覆盖有一层多糖蛋白复合物，胞核呈圆形，位于细胞中央，胞质浅淡，电镜下见线粒体较少，分布杂乱，腔面有少数短小微绒毛，侧面有不发达的小侧突，基底褶也较浅。主细胞上存在水通道蛋白-2（aquaporin-2，AQP2），其活性受抗利尿激素（vasopressin）调节[70,72]。另外主细胞膜腔面表达对氨氯吡脒（amiloride）敏感的Na^+通道，它参与Na^+重吸收[86,87]。嵌入细胞（intercalated cell）散布于主细胞之间，腔面有较长的微绒毛，基底面有很多复杂的内褶，细胞质内有丰富的线粒体、溶酶体、游离核蛋白体、粗面及滑面内质网。嵌入细胞又可分为A、B两型细胞，A型嵌入细胞腔面表达H^+-ATP酶，可分泌H^+；B型嵌入细胞的腔面表达pendrin（Cl^-/HCO_3^- exchanger），基底侧膜表达H^+-ATP酶，可分泌HCO_3^-并重吸收H^+[3,4,88]。

集合管是肾脏调节水和电解质平衡的最后部位，对Na^+、Cl^-、K^+和酸碱调节起重要作用。集合管通过抗利尿激素参与尿浓缩功能的调节。集合管一直被认为是尿液钠和钾排除的主要控制器，然而近来研究认为远端小管末段和连接小管其实也发挥重要作用，包括醛固酮调节的钠的重吸收和钾的分泌，也被认为多是在远端小管末段和连接小管完成。集合管还是肾脏产生并分泌氨的主要部位[75]。

四、肾间质

肾间质（renal interstitium）是指位于血管外小管间的肾组织，由间质细胞，间质胶原蛋白（Ⅰ，Ⅲ和Ⅵ型）、微纤维（microfibrils）以及半流动状态的细胞外基质组成，后者由硫化或非硫化的糖胺多糖组成。肾皮质所含间质很少，占肾皮质总体积的5%～20%（平均12%），但随着年龄的增长可略有增加。肾间质的相对体积由皮质到肾乳头逐渐增加，在外髓质区占髓质总体积的20%，在肾乳头部则可达30%～40%[1,4]。

皮质肾间质可分为肾小管之间的间质和动脉周围（periarterial）结缔组织两个部分。正常人肾皮质小管之间的间质很少，肾小管背对背紧密排列在一起。动脉周围结缔组织是围绕肾内动脉的疏松结缔组织（包括淋巴管），不应当把这些结缔组织解释为局灶间质纤维化[89,90]。肾皮质主要的间质细胞包括成纤维细胞和树突细胞，两者在普通光镜下无法彼此区分。成纤维细胞在皮质和髓质中发育非常不同，又称为 I 型皮质间质细胞，主要位于肾小管基底膜与毛细血管之间，呈星芒状，有形状不规则的细胞核和发育完好的粗面及滑面内质网。这种成纤维细胞产生促红细胞生成素（erythropoietin）[91]。树突细胞数量相对较少，为单核或淋巴样细胞，圆形，胞质很少，仅有少数细胞器，此类细胞来自骨髓。

髓质肾间质主要细胞有三种，第一种髓质间质细胞与 I 型皮质间质细胞相似，呈不规则星芒状，位于髓襻细段和直小血管之间，与细段长轴垂直排列，有如旋体状，细胞突起与肾小管及直小血管直接相连。与 I 型皮质间质细胞不同处是其胞质内含有类脂包含体或脂粒，呈均质状，界膜不明显，又被称为载脂间质细胞。该细胞可产生糖胺多糖[92]、前列腺素以及其他降压物质，其中前列腺素的合成是由 COX-2 所催化[93]。第二种髓质肾间质细胞，为树突细胞，主要位于髓质外带及髓质内带的外部，无类脂包涵体，具有吞噬功能，有较发达的溶酶体。第三种髓质肾间质细胞属于血管周细胞（pericyte），位于外髓质区及内髓质区的外部，其功能尚不清楚。

五、肾盏、肾盂和输尿管

肾盂占据并附着于肾窦的内侧，是输尿管上部的囊状扩张。如前所述，肾盂向肾实质伸出 2～3 个肾大盏，继续分支形成 8～9 个肾小盏。肾小盏呈杯形，包绕肾乳头。肾乳头的数目超过肾小盏，因此，一个肾小盏可接受来自多个肾乳头的尿液。乳头管被覆单层柱状上皮，开口于肾乳头，乳头侧面逐渐变成移行上皮。肾盏及肾盂黏膜均为移行上皮，中层为两层平滑肌细胞，外膜为纤维结缔组织。肾盏和肾盂有节奏性蠕动，有促进排尿的作用[2]。输尿管的黏膜形成许多纵行皱襞，移行上皮较厚，固有膜由致密的结缔组织构成，肌层为纵行和环形平滑肌组成，外膜为疏松结缔组织。

第三节 肾脏的血管、淋巴和神经分布

一、肾脏的血管

肾脏的血供极其丰富，心排血量的 20%～25% 流经肾脏。肾脏总血流的 85%～90% 供应皮质，10%～15% 供应髓质。双侧肾动脉（renal artery）起自腹主动脉的两侧，大约在第一腰椎的水平，位于肠系膜上动脉的稍下方，肾动脉发出后，向外越过膈脚的前方进入肾门。右肾动脉较左肾动脉长。肾动脉进入肾门后分为前后两支，前支较粗，供血范围较大；后支较细，供血范围较小。两支于肾盂的前方和后方在肾乳头凹陷处进入肾实质[1-4]。两个主要分支再分为五支肾段动脉（segmental artery），肾段动脉再行分支，位于肾锥体的侧方，称叶间动脉（interlobar artery）。叶间动脉行走至皮髓质交界处，发出与叶间动脉垂直并与肾表面平行的弓状动脉（arcuate artery），自弓状动脉向皮质表面发出多数呈放射状的分支，称小叶间动脉（interlobular artery），进入皮质迷路。小叶间动脉多数发自弓状动脉，少数来自叶间动脉。小叶间动脉再分支则形成入球小动脉（afferent arterioles），在肾小球内形成毛细血管襻（图 1-2-3-1）。极少数小叶间动脉分支不进入肾小球，称无肾小球小动脉（aglomerular arterioles），可能因所连接的肾小球退化所致。应强调指出，上述动脉及小动脉均为终末血管，所以一旦阻塞，会导致其所供血的部位缺血乃至梗死。血液经出球小动脉（efferent arterioles）流出肾小球。皮质肾单位的出球小动脉离开肾小球后，迅速分支形成肾小管周围的毛细血管网；髓旁肾单位的出球小动脉需越过弓状动脉形成较长的直小动脉

（descending vasa recta）进入肾髓质，每支出球小动脉可分出数支到十数支直小动脉，成束直行下降，走向肾乳头。直小动脉主要来自髓旁肾单位的出球小动脉，少数自弓状动脉和小叶间动脉直接发出。进入髓质的直小动脉在髓质外带内区形成血管束（vascular bundles），在走行过程中，发出分支到髓质肾小管和集合管周围，形成毛细血管网。髓质毛细血管网可分为三个区带[1-4]：外髓质区外条带毛细血管网稀疏，形成长棱形网眼状；外髓质区内条带的毛细血管网很丰富，形成密集圆孔状；内髓质区毛细血管网最稀疏，但在肾乳头部又变稠密。总之，髓质的肾小管周围毛细血管网较皮质少，因而对缺血的反应更为敏感。

肾脏的静脉系统与动脉相伴行，与肾动脉系统不同，肾静脉之间有广泛吻合。皮质静脉引流始于肾脏表面被膜下小静脉（卫星静脉）及肾小管周围毛细血管网，汇聚形成小叶间静脉，最终排空进入弓状静脉。髓质没有静脉分支，静脉性直小血管（ascending vasa recta）的血流汇入弓状静脉，弓状静脉汇合形成的叶间静脉、肾段静脉以及最终形成的肾静脉，最后注入下腔静脉。

肾动脉、肾段动脉、叶间动脉及弓状动脉均为弹力肌型动脉，由内皮细胞、基底膜、内弹力板、肌层和外膜组成。小叶间动脉属于小肌型动脉，最内为长棱形的内皮细胞，细胞间为紧密连结及缝隙连结，并混有肌上皮细胞，其下为基底膜及不连续的弹力纤维，向外为较厚的平滑肌层，最外为外膜。入球小动脉可分为起始段和近小球段，起始段的结构与小叶间动脉相似，近小球段为肾小球旁器的一部分（参见本章第二节）。皮质肾单位和髓旁肾单位的出球小动脉的结构有显著差异，皮质肾单位的出球小动脉管径仅为其入球小动脉管径的一半；相反，髓旁肾单位的出球小动脉管径大于其入球小动脉。皮质肾单位的出球小动脉管壁薄仅有一层平滑肌细胞，髓旁肾单位的出球小动脉管壁有 2 ~ 4 层平滑肌细胞，并形成直小动脉。肾小管周围毛细血管由内皮细胞和基底膜构成，基底膜外侧尚见血管周细胞，毛细血管内皮细胞也有窗孔，并由窗孔膜连接。髓质的直小静脉，小叶间静脉的管壁与毛细血管相似。弓状静脉和叶间静脉的管壁很薄，仅有少量不连续的平滑肌细胞。

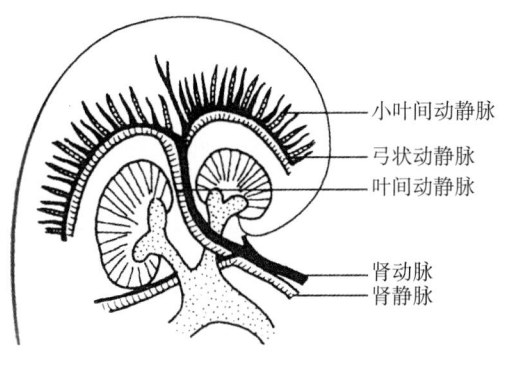

小叶间动静脉
弓状动静脉
叶间动静脉
肾动脉
肾静脉

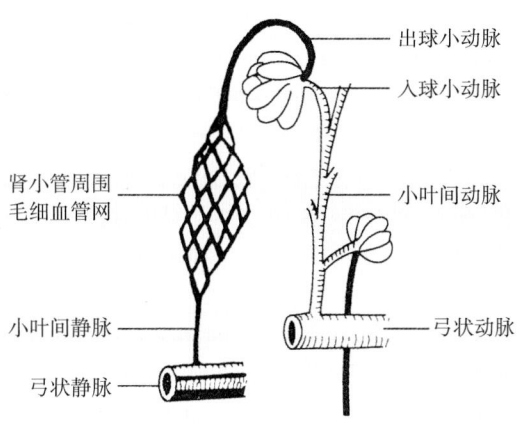

肾小管周围
毛细血管网

小叶间静脉

弓状静脉

出球小动脉
入球小动脉
小叶间动脉
弓状动脉

图 1-2-3-1　肾脏的血管

二、肾脏的淋巴管

肾的淋巴循环分为肾内和肾周两组。肾皮质内淋巴管位于动脉周围的疏松结缔组织鞘内，与肾内动静脉相伴而行。动脉周围淋巴管沿着肾内动脉延伸到出球小动脉，在弓状和小叶间动脉周围尤其发达。淋巴管通常不穿过肾实质部分，髓质中无淋巴管。淋巴管沿着肾内动脉汇聚，淋巴液引流入小叶间动静脉周围的淋巴管，进而入弓状动静脉、叶间动静脉周围的淋巴管。在肾门汇总出现。肾周淋巴管主要分布于肾周脂肪层内，它们与肾内淋巴管有丰富的吻合支，在肾门处与肾内淋巴管汇合，最终引流入主动脉旁淋巴结[1-4]。淋巴管只有一层扁平内皮细胞，无基底膜。近年发现，淋巴管内皮细胞表达 VEGFR-3（vascular endothelial growth factor receptor 3），LYVE-1（lymphatic vessel endothelial hyaluronan receptor 1）和 Prox-1 等[94]。淋巴系统可能参与血管活性物质及炎性细胞在肾内的传输和分布。

三、肾脏的神经

肾脏主要由来自腹丛（celiac plexus）的交感神经支配[1-4]，交感神经纤维随肾动脉进入肾脏，逐级分布，支配各级肾脏血管、肾小球及肾小管（特别是位于皮质的肾小管）。另外，来自弓状动脉周围神经丛的神经纤维支配髓旁肾单位的出球小动脉和直小动脉，从而调节皮质和髓质间的血流而不影响肾小球的血液循环。来自迷走神经的副交感纤维，只分布于肾盂和输尿管的平滑肌。

（甄军晖　王　莉　周新津）

参考文献

1. ZHOU XJ, SILVA FG. Silva's Diagnostic Renal pathology, 2nd ed. Cambridge: Cambridge University press, 2016: 1-60.

2. STANDRING S, GRAY H. Gray's Anatomy: the anatomical basis of clinical practice. 40th ed. Amsterdam：Elsevier, 2008: 1225-1244.

3. COFFMAN TM, SCHRIER RW. Schrier's Diseases of the Kidney, 9th ed. Philadelphia: Lippincott Williams & Wilkins, 2013: 1-45.

4. JENNETTE JC, OLSON JL, SILVA FG, et al. Heptinstall's pathology of the Kidney, 7th ed. Philadephia: Wolters Kluwer, 2015: 1-66.

5. HUGHSON M, FARRIS AB, DOUGLAS-DENTON R, et al. Glomerular number and size in autopsy kidneys: the relationship to birth weight. Kidney Int, 2003, 63(6): 2113-2122.

6. LATTA H. The glomerular capillary wall. J Ultrastruct Res, 1970, 32(5): 526-544.

7. DANE MJ, VAN DEN BERG BM, LEE DH, et al. A microscopic view on the renal endothelial glycocalyx. Am J Physiol Renal Physiol, 2015, 308(9): F956-966.

8. SATCHELL S. The role of the glomerular endothelium in albumin handling. Nat Rev Nephrol, 2013, 9(12): 717-725.

9. EREMINA V, BAELDE HJ, QUAGGIN SE. Role of VEGF-A signaling pathway in the glomerulus: evidence for crosstalk between components of the glomerular filtration barrier. Nephron physiol, 2007, 106(2): 32-37.

10. ARAKAWA M. A scanning electron microscope study of the human glomerulus. The American journal of pathology, 1971, 64(2): 457.

11. ARKILL KP, QVORTRUP K, STARBORG T, et al. Resolution of the three dimensional structure of components of the glomerular filtration barrier. BMC Nephrology, 2014, 15: 24.

12. GREKA A, MUNDEL P. Cell biology and pathology of podocytes. Annu Rev Physiol, 2012, 74: 299-323.

13. SAITO A, PIETROMONACO S, LOO AK-C, et al. Complete cloning and sequencing of rat gp330/ "megalin, "

a distinctive member of the low density lipoprotein receptor gene family. Proc Natl Acad Sci U S A, 1994, 91(21): 9725-9729.

14.　GARG P, RABELINK T. Glomerular proteinuria: a complex interplay between unique players. Adv Chronic Kidney Dis, 2011, 18(4): 233-242.

15.　ORLANDO RA, TAKEDA T, ZAK B, et al. The glomerular epithelial cell anti-adhesin podocalyxin associates with the actin cytoskeleton through interactions with ezrin. J Am Soc Nephrol, 2001, 12(8): 1589-1598.

16.　WIGGINS RC, WIGGINS JE, GOYAL M, et al. Molecular cloning of cDNAs encoding human GLEPP1, a membrane protein tyrosine phosphatase: characterization of the GLEPP1 protein distribution in human kidney and assignment of the GLEPP1 gene to human chromosome 12p12-p13. Genomics, 1995, 27(1): 174-181.

17.　WHARRAM BL, GOYAL M, GILLESPIE PJ, et al. Altered podocyte structure in GLEPP1(Ptpro)-deficient mice associated with hypertension and low glomerular filtration rate. J Clin Invest, 2000, 106(10): 1281.

18.　REISER J, KRIZ W, KRETZLER M, et al. The glomerular slit diaphragm is a modified adherens junction. J Am Soc Nephrol, 2000, 11(1): 1-8.

19.　DONOVIEL DB, FREED DD, VOGEL H, et al. Proteinuria and perinatal lethality in mice lacking NEPH1, a novel protein with homology to NEPHRIN. Mol Cell Biol, 2001, 21(14): 4829-4836.

20.　INOUE T, YAOITA E, KURIHARA H, et al. FAT is a component of glomerular slit diaphragms. Kidney Int, 2001, 59(3): 1003-1012.

21.　LI C, RUOTSALAINEN V, TRYGGVASON K, et al. CD2AP is expressed with nephrin in developing podocytes and is found widely in mature kidney and elsewhere. Am J Physiol Renal Physiol, 2000, 279(4): F785-F792.

22.　DUNNE J, HANBY AM, POULSOM R, et al. Molecular Cloning and Tissue Expression of FAT, the Human Homologue of the Drosophila fat Gene That Is Located on Chromosome 4q34–q35 and Encodes a Putative Adhesion Molecule. Genomics, 1995, 30(2): 207-223.

23.　NEW LA, MARTIN CE, JONES N. Advances in slit diaphragm signaling. Curr Opini Nephrol Hypertens, 2014;23(4): 420-430.

24.　AKCHURIN O, REIDY KJ. Genetic causes of proteinuria and nephrotic syndrome: impact onpodocyte pathobiology. Pediatr Nephrol 2015, 30(2): 221-233.

25.　LI X, CHUANG PY, D'AGATI VD, et al. Nephrin preserves podocyte viability and glomerular structure andfunction in adult kidneys. J Am Soc Nephrol, 2015, 26(10): 2361-2377.

26.　KESTILÄ M, LENKKERI U, MÄNNIKKÖ M, et al. Positionally cloned gene for a novel glomerular protein–nephrin–is mutated in congenital nephrotic syndrome. Molecular cell, 1998, 1(4): 575-582.

27.　BOUTE N, GRIBOUVAL O, ROSELLI S, et al. NPHS2, encoding the glomerular protein podocin, is mutated in autosomal recessive steroid-resistant nephrotic syndrome. Nat Genet, 2000, 24(4): 349-354.

28.　FRISHBERG Y, RINAT C, MEGGED O, et al. Mutations in NPHS2 encoding podocin are a prevalent cause of steroid-resistant nephrotic syndrome among Israeli-Arab children. J Am Soc Nephrol, 2002, 13(2): 400-405.

29.　KAPLAN JM, KIM SH, NORTH KN, et al. Mutations in ACTN4, encoding α-actinin-4, cause familial focal segmental glomerulosclerosis. Nat Genet, 2000, 24(3): 251-256.

30.　REISER J, POLU KR, MÖLLER CC, et al. TRPC6 is a glomerular slit diaphragm-associated channel required for normal renal function. Nat Genet, 2005, 37(7): 739-744.

31.　KIM JM, WU H, GREEN G, et al. CD2-associated protein haploinsufficiency is linked to glomerular disease susceptibility. Science, 2003, 300(5623): 1298-1300.

32.　REISER J, VON GERSDORFF G, LOOS M, Oh J, et al. Induction of B7-1 in podocytes is associated with nephrotic syndrome. J Clin Invest, 2004, 113(10): 1390.

33.　KANN M, ETTOU S, JUNG YL, et al. Genome-wide analysis of Wilms tumor 1-controlled gene expression in podocytes reveals key regulatory mechanisms. J Am Soc Nephrol, 2015, 26(9): 2097-2104.

34.　D'AGATI VD, KASKEL FJ, FALK RJ. Focal Segmental Glomerulosclerosis. N Engl J Med, 2011, 365(25): 2398-2411.

35.　SCHLONDORFF D. The glomerular mesangial cell: an expanding role for a specialized pericyte. FASEB J,

1987, 1(4): 272-281.

36. KRIZ W, ELGER M, LEMLEY K, et al. Mesangial cell-glomerular basement membrane connections counteract glomerular capillary and mesangium expansion. Am J Nephrol, 1990, 10(Suppl 1): 4-13.

37. SCHAEFER L, MIHALIK D, BABELOVA A, et al. Regulation of fibrillin-1 by biglycan and decorin isimportant for tissue preservation in the kidney during pressure-induced injury. Am J Pathol, 2004, 165(2): 383-396.

38. ABBOUD HE. Mesangial cell biology. Exp Cell Res, 2012, 318(9): 979-985.

39. MARTIN J, EYNSTONE L, DAVIES M, et al. Induction of metalloproteinases by glomerular mesangial cells stimulated by proteins of the extracellular matrix. J Am Soc Nephrol, 2001, 12(1): 88-96.

40. SHANKLAND SJ, SMEETS B, PIPPIN JW, et al. The emergence of the parietal epithelial cell. Nat Rev Nephrol, 2014, 10(3): 158-173.

41. LASAGNI L, BALLERINI L, ANGELOTTI ML, et al. Notch activation differentially regulates renal progenitors proliferation and differentiation toward the podocyte lineage in glomerular diseases. Stem Cells, 2010; 28(9): 1673-1685.

42. SMEETS B, UHLIG S, FUSS A, et al. Tracing the origin of glomerular extracapillary lesions from parietal epithelial cells. J Am Soc Nephrol, 2009, 20(12): 2604-2615.

43. STEFFES M, BARBOSA J, BASGEN J, et al. Quantitative glomerular morphology of the normal human kidney. Lab Invest, 1983, 49(1): 82-86.

44. RAMAGE IJ, HOWATSON AG, MCCOLL JH, et al. Glomerular basement membrane thickness in children: A stereologic assessment. Kidney Int, 2002, 62(3): 895-900.

45. HUDSON BG, TRYGGVASON K, SUNDARAMOORTHY M, et al. Alport's syndrome, Goodpasture's syndrome, and type Ⅳ collagen. N Engl J Med, 2003, 348(25): 2543-2556.

46. TORRA R1, TAZÓN B, ARS E, et al. Collagen Ⅳ (alpha3-alpha4) nephropathy. Nefrologia, 2005, 25(Suppl 2): 29-32.

47. BADENAS C, PRAGA M, TAZÓN B, et al. Mutations in theCOL4A4 and COL4A3 genes cause familial benign hematuria. J Am Soc Nephrol, 2002, 13(5): 1248-1254.

48. BONGERS EM, HUYSMANS FT, LEVTCHENKO E, et al. Genotype–phenotype studies in nail-patella syndrome show that LMX1B mutation location is involved in the risk of developing nephropathy. Eur J Hum Genet, 2005, 13(8): 935-946.

49. SÖRENSSON J, MATEJKA GL, OHLSON M, et al. Human endothelial cells produce orosomucoid, an important component of the capillary barrier. Am J Physiol, 1999, 276(2 Pt 2): H530-H534.

50. WIJNHOVEN TJ, LENSEN JF, WISMANS RG, et al. In vivo degradation of heparan sulfates in the glomerular basement membrane does not result in proteinuria. J Am Soc Nephrol, 2007;18(3): 823-832.

51. HARVEY SJ, JARAD G, CUNNINGHAM J, et al. Disruption of glomerular basement membrane charge through podocyte-specific mutation of agrin does not alter glomerular permselectivity. Am J Pathol, 2007, 171(1): 139-152.

52. ROSSI M, MORITA H, SORMUNEN R, et al. Heparan sulfate chains of perlecan are indispensable in the lens capsule but not in the kidney. EMBO J, 2003, 22(2): 236-245.

53. MATEJAS V, HINKES B, ALKANDARI F, et al. Mutations in the human laminin beta2(LAMB2) gene and the associated phenotypic spectrum. Hum Mutat, 2010, 31(9): 992-1002.

54. TRYGGVASON K, WARTIOVAARA J. How does the kidney filter plasma? Physiology (Bethesda), 2005, 20(2): 96-101.

55. GALL JA, ALCORN D, BUTKUS A, et al. Distribution of glomerular peripolar cells in different mammalian species. Cell Tissue Res, 1986, 244(1): 203-208.

56. SEQUEIRA LÓPEZ ML, PENTZ ES, NOMASA T, et al. Renin cells are precursors for multiple cell types that switch to the renin phenotype when homeostasis is threatened. Dev Cell, 2004, 6(5): 719-728.

57. CELIO MR. Angiotensin II immunoreactivity coexisting with renin in the human juxtaglomerular epithelioid cells. Kidney Int Suppl, 1982, 12: S30-32.

58. LAI KN, LEUNG JC, LAI KB, et al. Gene expression of the renin-angiotensin system in human kidney. J Hypertens, 1998, 16(1): 91-102.

59. MENDEZ M. Renin release: role of SNAREs. Am J Physiol Regul Integr Comp Physiol, 2014, 307(5): R484-486.

60. ALPERN RJ, MOE OW, CAPLAN MJ. Seldin and Giebisch's The Kidney: Physiology and Pathophysiology. 5th ed. Amsterdam; Elsevier Inc, 2013: 757-801.

61. OLLERSTAM A1, PERSSON AE. Macula densa neuronal nitric oxide synthase. Cardiovasc Res, 2002, 56(2): 189-196.

62. HARRIS R, ZHANG MZ, CHENG HF. Cyclooxygenase-2 and the renal renin–angiotensin system. Acta Physiol Scand, 2004, 181(4): 543-547.

63. PALIEGE A, MIZEL D, MEDINA C, et al. Inhibition of nNOS expression in the macula densa by COX-2-derived prostaglandin E2. Am J Physiol Renal Physiol, 2004, 287(1): F152-F159.

64. LIU R, CARRETERO OA, REN Y, et al. Increased intracellular pH at the macula densa activates nNOS during tubuloglomerular feedback. Kidney Int, 2005, 67(5): 1837-1843.

65. GIBSON I, GARDINER D, DOWNIE I, et al. A comparative study of the glomerular peripolar cell and the renin-secreting cell in twelve mammalian species. Cell Tissue Res, 1994, 277(2): 385-390.

66. ALPERN RJ, MOE OW, CAPLAN MJ. Seldin and Giebisch's The Kidney: Physiology and Pathophysiology. 5th ed. Amsterdam: Elsevier, 2013: 2457-2474.

67. DICKSON LE, WAGNER MC, SANDOVAL RM, et al. The proximal tubule and albuminuria: really! J Am Soc Nephrol, 2014, 25(3): 443-453.

68. VERROUST PJ, BIRN H, NIELSEN R, et al. The tandem endocytic receptors megalin and cubilin are important proteins in renal pathology. Kidney Int, 2002, 62(3): 745-756.

69. CHRISTENSEN EI, BIRN H, STORM T, et al. Endocytic receptors in the renal proximal tubule. Physiology (Bethesda), 2012, 27(4): 223-236.

70. KORTENOEVEN ML, FENTON RA. Renal aquaporins and water balance disorders. Biochim Biophys Acta, 2014, 1840(5): 1533-1549.

71. DANTZLER WH, LAYTON AT, LAYTON HE, et al. Urine-concentrating mechanism in the inner medulla: function of the thin limbs of the loops of Henle. Clin J Am Soc Nephrol, 2014, 9(10): 1781-1789.

72. NEJSUM LN. The renal plumbing system: aquaporin water channels. Cell Mol Life Sci, 2005, 62(15): 1692-1706.

73. BURNHAM CE, AMLAL H, WANG Z, et al. Cloning and functional expression of a human kidney Na^+: HCO_3^- cotransporter. J Biol Chem, 1997, 272(31): 19111-19114.

74. SOLEIMANI M. The multiple roles of pendrin in the kidney. Nephrol Dial Transplant, 2015, 30(8): 1257-1266.

75. WEINER ID, VERLANDER JW. Ammonia transport in the kidney by Rhesus glycoproteins. Am J Physiol Renal Physiol, 2014, 306(10): F1107-F1120.

76. PELIS RM, WRIGHT SH. Renal transport of organic anions and cations. Compr Physiol, 2011, 1(4): 1795-1835.

77. ROBERTSON EE, RANKIN GO. Human renal organic anion transporters: characteristics and contributions to drug and drug metabolite excretion. Pharmacol Ther, 2006, 109(3): 399-412.

78. REGEER RR, LEE A, MARKOVICH D. Characterization of the human sulfate anion transporter (hsat-1) protein and gene (SAT1; SLC26A1). DNA Cell Biol, 2003, 22(2): 107-117.

79. BAGNASCO SM, PENG T, JANECH MG, et al. Cloning and characterization of the human urea transporter UT-A1 and mapping of the human Slc14a2 gene. Am J Physiol Renal Physiol, 2001, 281(3): F400-F406.

80. KLEIN JD, BLOUNT MA, SANDS JM. Molecular mechanisms of urea transport in health and disease. Pflügers Archiv, 2012, 464(6): 561-572.

81. HILDEBRANDT F, BENZING, T, KATSANIS N. Ciliopathies. N Engl J Med, 2011, 364(16): 1533-1543.

82. SIKRI K, FOSTER C, MACHUGH N, et al. Localization of Tamm-Horsfall glycoprotein in the human kidney using immuno-fluorescence and immuno-electron microscopical techniques. J Anat, 1981, 132(Pt 4): 597-605.

83. CHAPMAN AB, DEVUYST O, ECKARDT KU, et al. Autosomal-dominant polycystic kidney disease

(ADPKD): executive summary from a Kidney Disease: Improving Global Outcomes (KDIGO) Controversies Conference. Kidney Int, 2015, 88(1): 17-27.

84.　SCOLARI F, IZZI C, GHIGGERI GM. Uromodulin: from monogenic to multifactorial diseases. Nephrol Dial Transplant, 2015, 30(8): 1250-1256.

85.　BORKE J, MINAMI J, VERMA A, et al. Monoclonal antibodies to human erythrocyte membrane Ca++-Mg++ adenosine triphosphatase pump recognize an epitope in the basolateral membrane of human kidney distal tubule cells. J Clin Invest, 1987, 80(5): 1225.

86.　MCDONALD FJ, PRICE MP, SNYDER PM, et al. Cloning and expression of the beta-and gamma-subunits of the human epithelial sodium channel. Am J Physiol, 1995, 268(5 Pt 1): C1157-C1163.

87.　WARNOCK DG, KUSCHE-VIHROG K, TARJUS A, et al. Blood pressure and amiloride-sensitive sodium channels in vascular and renal cells. Nat Rev Nephrol, 2014, 10(3): 146-157.

88.　WALL SM, LAZO-FERNANDEZ Y. The role of pendrin in renal physiology. Annu Rev Physiol, 2015, 77: 363-378.

89.　FARRIS AB, COLVIN RB. Renal interstitial fibrosis: mechanisms and evaluation. Curr Opin Nephrol Hypertens, 2012, 21(3): 289-300.

90.　BARNES JL. Glass WF 2nd. Renal interstitial fibrosis: a critical evaluation of the origin of myofibroblasts. Contrib Nephrol, 2011, 169: 73-93.

91.　PAN X, SUZUKI N, HIRANO I, et al. Isolation and characterization of renal erythropoietin-producing cells from genetically produced anemia mice. PLoS One, 2011, 6(10): e25839.

92.　PITCOCK JA, LYONS H, BROWN PS, et al. Glycosaminoglycans of the rat renomedullary interstitium: ultrastructural and biochemical observations. Exp Mol Pathol, 1988, 49(3): 373-387.

93.　GUAN Y, CHANG M, CHO W, et al. Cloning, expression, and regulation of rabbit cyclooxygenase-2 in renal medullary interstitial cells. Am J Physiol, 1997, 273(1): F18-F26.

94.　ZHENG W, ASPELUND A, ALITALO K. Lymphangiogenic factors, mechanisms, and applications. J Clin Invest, 2014, 124(3): 878-887.

第三章
肾脏的血液循环及肾小球血流动力学

正常人每分钟约有1 000 ~ 1 200ml血液流经肾脏，肾血流量（renal blood flow，RBF）相当于心输出量的20% ~ 25%。两侧肾脏的重量仅占体重的0.4%，因此若以每克组织计算，肾脏是全身血流量最多的器官。这样高的血流量远远超过肾脏的代谢所需，过剩的血流量主要是为了维持肾小球的滤过，以达到及时清除代谢废物、稳定内环境的目的。不同于其他器官，肾脏的血管网包括肾小球微循环，肾小管管周微循环以及独特的肾髓质微循环。肾血流量的变化会影响肾脏功能，如肾小球滤过、肾小管重吸收、血压调节等。本章将着重阐述肾脏血液循环的生理特点、生理调节及功能意义。

一、肾脏血液循环的生理特点

肾脏血管的解剖特点在本篇第二章中已有详细阐述，以下着重讨论由此所产生的肾脏血液循环的生理特点及其功能意义。

（一）两级毛细血管网

两级毛细血管网即肾小球毛细血管网和管周毛细血管网，是肾脏血液循环所特有的，有其特定的解剖结构及生理意义。肾脏动脉在进入肾实质前分为不同的肾段动脉（segmental arteries）分支，支配相应的肾组织，肾段动脉的缺血或梗阻导致接受该动脉支配的肾组织缺血损害。基于这种解剖特点，可通过结扎肾段动脉，造成部分肾组织损害而诱导肾脏慢性损害的动物模型。肾动脉由腹主动脉分出后，经叶间动脉、弓形动脉、小叶间动脉和入球小动脉，进入肾小球，组成第一个毛细血管网，即肾小球毛细血管网，它决定肾小球的滤过功能。肾小球毛细血管网再汇集成出球小动脉，离开肾小球以后分支形成第二个毛细血管网，即肾小管周围毛细血管网，它包绕于不同区域的肾小管影响其重吸收的功能。肾小管周围毛细血管网汇合成静脉，经小叶间静脉、弓形静脉、叶间静脉和肾静脉，进入体循环[1-5]。

肾小球入球小动脉和出球小动脉在结构和分布特点上有很多不同[6,7]。入球小动脉在进入肾小球前开始逐渐失去内弹力层，平滑肌细胞被肾素阳性的颗粒细胞取代，这些细胞与肾小球内外的系膜细胞紧密联系。肾小球毛细血管网介于入球和出球小动脉之间，每一入球小动脉可以分出5 ~ 8个分支，每一分支再分成20 ~ 40支毛细血管，其滤过面积大约是1.5m²。这些毛细血管开始具有一定的特点，如有孔内皮覆盖，具有基底膜和上皮细胞足突等。肾小球毛细血管在向肾小球血管极移行并形成出球小动脉过程中，内皮细胞逐步被平滑肌细胞取代，在外侧浅表皮质，毛细血管内径逐渐变小，而在髓旁肾单位，出球小动脉的内径比入球小动脉更大，血管壁更厚。与入球小动脉类似，出球小动脉也与肾小球内外的系膜细胞有紧密的联系。

肾小球小动脉与系膜细胞在解剖位置上的紧密接触表明它们可能参与肾小球血流和滤过率的调节。肾小球系膜细胞具有收缩功能，已经证明这些细胞拥有血管紧张素Ⅱ的受体[8,9]。如在血管紧张素Ⅱ的作用下，系膜细胞的收缩可能改变肾小球局部的血流和滤过，导致球内血流的重新分布和肾小球滤过面积的改变。

肾小球微循环的另一个特点是入球小动脉粗而短，而出球小动脉细而长。这样可以维持较高的肾小球毛细血管压，约相当于平均动脉压的60%（60～70mmHg），远远高于其他器官的毛细血管压，有利于血浆的滤过。因为出球小动脉细而长、阻力大、热能消耗多，故毛细血管压力较低，大约是5～10mmHg，和其他脏器的毛细血管压力相近。由于血液经肾小球滤过后，血浆蛋白的浓度逐步升高，从而引起胶体渗透压升高，这些特点均有利于肾小管腔内液体的重吸收[1,10]。肾内各级血管的压力变化如图1-3-0-1所示。

在出球和入球小动脉之间还有一些血管吻合支，血液可以通过这些"旁路"，调节肾小球毛细血管的血流量，控制肾小球滤过率。当吻合支开放时，肾小球毛细血管血流量减少，肾小球滤过率亦降低[3,5]。

肾小管周围毛细血管介于出球小动脉和髓襻升支的直小静脉之间。在浅表皮质肾单位，出球小动脉形成密集的毛细血管网，包绕近端小管和远端小管，对这部分肾单位重吸收滤过的水钠非常重要。髓襻的血液供应则很多来自皮质中部的肾单位毛细血管网。髓旁肾单位出球小动脉除形成上述网状小血管外，还深入到内髓，形成直小血管，参与尿液的浓缩过程。

肾脏浅表皮质毛细血管血流最终汇集皮质静脉，皮质中部的血流则流入叶间静脉。肾外髓血流通过髓放线最终汇入叶间静脉，而内髓直小血管血流直接进入弓状静脉，最终汇入肾静脉。

（二）肾内血流的分配及生理意义

肾脏皮质的主要功能是滤过与重吸收，外层皮质血流主要反映皮质肾单位的血流，它与钠的排泄和滤过密切相关；内层皮质和髓质血流反映髓旁肾单位的血流，与肾脏髓质维持髓质高渗透梯度及尿液浓缩以及血压调节有关，基于这样不同的功能与需要，肾内的血流分配也表现为明显差异[1]。

1. 肾内血流的不均一性　肾内血流量分布及血流速度在肾脏的不同部位存在着很大差异[1]。应用同位素惰性气体 ^{85}Kr 和 ^{133}Xe 清除法，可以无损伤性地测定人体和清醒动物的肾内血流分配[12]。将少量 ^{85}Kr 和 ^{133}Xe 饱和盐水溶液迅速注入肾动脉，由于这些气体分子是脂溶性的，可立即透过毛细血管膜而积聚于肾组织中。

肾组织中的这些同位素可为局部血液循环所带走，局部血流量越大，组织中同位素清除的速度

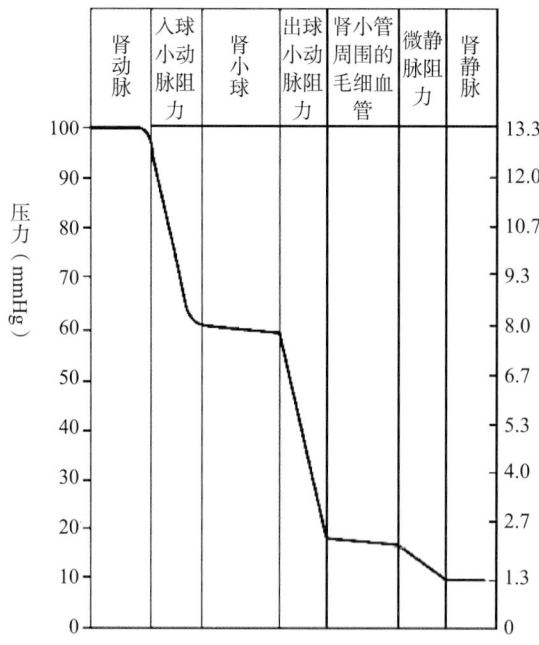

图1-3-0-1　肾内各级血管的压力变化

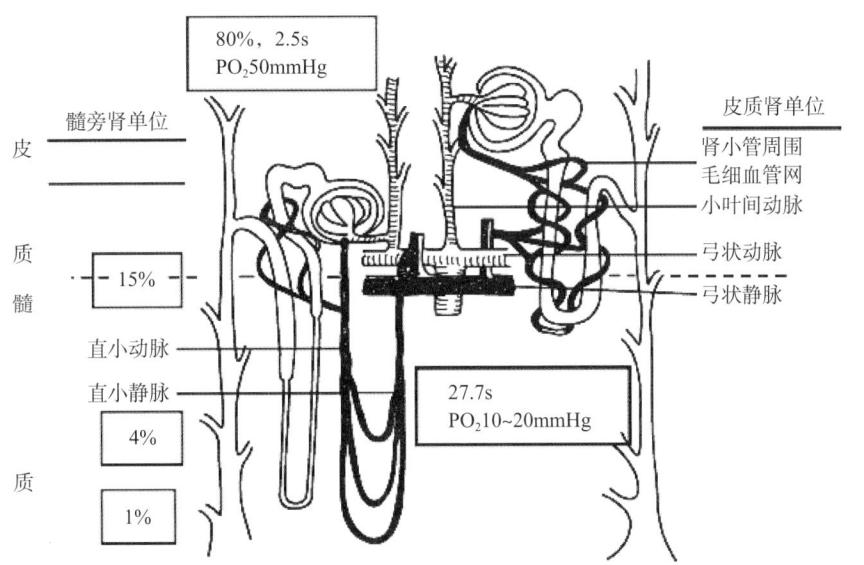

图 1-3-0-2　肾内血流分布、血流速度和氧消耗量的差异

亦越快，其半衰期亦越短。因此，依据各部分同位素清除速度，即生物半衰期（$T_{1/2}$），可以计算出肾脏不同部位的血流量[1,12,13]。测定结果表明，皮质外层同位素清除速度最快，半衰期只有9.7秒，其每100g组织血流量最大，约为440ml/min，占肾总血流量的80%左右；内层皮质和外层髓质肾血流量明显减少，为120ml/min，占肾总血流量的15%；内层髓质和乳头部的血流量最少，只有32ml/min，仅占总肾血流量的5%，其中乳头部最少，只有14ml/min，约占总肾血流量的2%，因此乳头部最易缺血、坏死[1,3-5]（图1-3-0-2）。此外，除了血流量的不同以外，皮质和髓质的血流速度亦不同。皮质血流速度快，血液通过皮质只要2.5秒，但通过髓质则需27.7秒[3-5]，肾髓质血流速度慢有利于高渗透梯度的建立和尿的浓缩。

从器官发育角度看，肾脏皮质与髓质有着迥然不同的来源，皮质来源于后肾间充质，而髓质来源于输尿管芽。因此，有种看法是，肾脏皮质和髓皮质分属不同器官。由于皮质和髓质肾单位血管的组织结构不尽相同，对于血管活性物质的反应也存在差异。血管紧张素Ⅱ和肾上腺素等血管收缩物质对皮质血流的调节作用比髓质更强，而舒血管物质如一氧化氮选择性的增加髓质血流[14,15]；肾脏皮质和髓质的环内氧化物酶2（COX-2）在对高盐饮食的反应也完全不同，在大鼠模型中低盐处理可刺激皮质COX-2表达，皮质COX-2介导肾素的分泌，从而激活肾素-血管紧张素系统，而高盐处理却刺激髓质COX-2表达，这个现象主要与肾脏利尿、利钠有关[16]。这种皮质和髓质血液分配的差异对于肾脏在不同病理生理条件下血液供应和功能维持非常重要[17]。

2. 肾脏髓质血流的特征及生理意义　虽然肾脏髓质血流仅达皮质血流的1/4，但每克外髓组织血流量超过肝脏组织血流量，每克内髓组织血流量超过脑或静息肌肉的血流量[18]，这样大的血流量是与髓质渗透梯度的维持及逆流倍增效率相适应的，肾脏髓质血液循环对于钠的吸收与排出以及血压调节也都起着重要作用[19]。

肾脏髓质的血液循环有其特殊的解剖结构及生理意义。供应肾脏髓质的血管是直小动脉，它由髓旁肾单位的出球小动脉分出，成束直行下降，形成降支直小动脉（descending vasa recta，DVR）。DVR在外髓质区和内髓质区分别形成肾小管周围毛细血管网，然后汇集成升支直小静脉（ascending vasa recta，AVR）上行到外髓质区，进入肾静脉系统。因此，髓质的直小血管形成了特殊的"U"状结构（图1-3-0-2和图1-3-0-3）。

髓质血管周围组织液渗透压高，血管内水分不断外渗，血液黏滞度大，DVR具有平滑肌，血管内血流阻力大，加之直小血管的U型结构，造成髓质内的血流缓慢而迂回。Pallone等[20]对分离灌注的DVR进行研究，揭示了许多髓质血流调节的机制。在分离灌注条件下，DVR对许多血管活

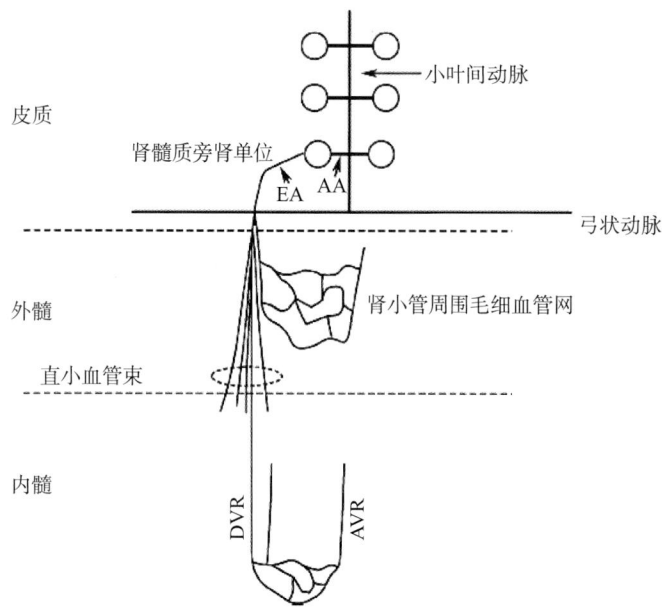

皮质

肾髓质旁肾单位

外髓

直小血管束

内髓

小叶间动脉

弓状动脉

肾小管周围毛细血管网

EA   AA

DVR   AVR

图 1-3-0-3　肾髓质微
循环的结构

性物质能够产生反应，如：血管紧张素Ⅱ可以引起DVR收缩，一氧化氮和前列腺素E2可以引起DVR扩张[20]。这说明血管活性物质可以通过影响DVR的阻力而调节肾髓质血流。目前AVR尚不能分离灌注，其功能尚有待阐明。

早期研究已经明确肾脏髓质血流参与尿液浓缩功能的调节。缓慢的髓质血流可以使肾小管重吸收的溶质（如氯化钠和尿素）能在髓质间隙潴留，达到很高的浓度，以保障髓质的高渗透压梯度。若髓质血流增加，会导致肾髓质间质溶质流失，引起"洗脱"（wash out）效应，从而破坏髓质的高渗透压梯度，引起尿液浓缩功能障碍。如大量饮水增加血容量，加速髓质血流，大量稀释尿被排出，引起水利尿。

近年来，由于实验手段的提高，肾脏髓质血流的研究取得了许多进展。一方面，运用激光多普勒配合光纤纤维探针的方法，可以直接检测肾脏髓质血流；另一方面，运用髓质内注射技术可以把药物直接注入肾脏髓质，由于髓质特殊的微循环系统，被注入的药物会滞留于髓质而不至于弥散到肾脏皮质或体循环[18]。研究发现，在大鼠肾脏髓质注入一氧化氮合成酶抑制剂后，引起髓质血流减少，盐排泄障碍，数天后出现高血压[19]。在盐的摄入或血容量增加时，髓质的利钠激素（如：一氧化氮、前列腺素）生成会增多。这些利钠激素能够扩张髓质内血管，引起髓质血流增加，同时会抑制肾小管水钠重吸收，从而产生利钠、利尿效应，以达到稳定血容量及血压的目的。这些研究结果说明正常的肾脏髓质血流对于维持盐平衡及血压调节至关重要。

（三）肾脏的氧消耗

如前所述，以100g组织计算，肾脏是全身血流量最多的组织，但肾脏从血液中摄取的氧却很少，平均从每100ml血液中仅摄取1.7ml的氧，其动脉-静脉之间氧含量差仅为一般组织的$\frac{1}{4} \sim \frac{1}{3}$[2,21,22]。肾脏的氧消耗与肾血流量和钠的重吸收有关：在肾脏皮质部，肾血流量大，肾小球滤过多，钠的重吸收也多，肾脏的耗氧量亦大（图1-3-0-2）。在一定范围内，钠的重吸收与氧消耗的比例维持恒定，因此，肾组织的氧耗量可以间接地反映肾小管主动重吸收的状况[2,21,22]。

一般认为肾组织氧张力取决于肾血流的变化，肾血流的改变直接影响肾组织的氧分压，即通过毗邻的毛细血管，氧气弥散致组织细胞内；肾血流的改变也能通过影响GFR和小管钠的重吸收间接改变肾组织氧消耗[23]。最近的研究发现[23,24]乙酰胆碱和血管紧张素Ⅱ分别增加或减少肾血流，伴随着GFR和肾小管钠重吸收的相应变化，但是肾脏的氧消耗（主要用于钠的重吸收）并不与肾血流、GFR或肾小管重吸收的变化相一致；肾组织的氧分压也非常稳定，而肾静脉氧分压则随肾血流的增加而增加，在肾血流减少时，肾静脉氧分压也下降。这个实验表明在肾脏存在着肾动脉与肾静脉的氧分流（arterial-to-venous oxygen shunting），即肾脏动脉中有部分氧从来没有进入肾组织内，而是直接扩散到毗邻的静脉血管中，这种氧分流随肾血流的改变而改变，有利于维持肾组织的氧张力和氧消耗，避免过高浓度的氧通过诱发过氧化反应引起肾脏组织细胞的损害。

二、肾血流量的自身调节

实验证明当肾灌注压波动在80～180mmHg时，全肾的血流量维持相对恒定，其肾小球毛细血管的压力变化亦不大[25,26]。只有当全身动脉血压低于80mmHg或高于180mmHg时，肾血流量才随着血压波动而波动[25,26]。这种肾血流量的相对恒定状态称为肾血流的自身调节，对于维持正常的肾小球滤过功能十分重要，特别是这种自身调节有利于防止短期内血压升高或降低对肾小球结构的损害。一般认为，肾血流的自身调节主要发生于肾皮质，而肾髓质的血流常随血压的变动而波动。不过在一定程度上，髓质血流也存在自身调节，这种自身调节更多的受机体的血容量和体液总量的影响[27-29]。

在移植肾或人工灌注的离体肾脏实验中，在完全排除外来的神经支配和体液因素影响以后，其血流量在一定灌注压的范围内能维持相对恒定，证实了肾血流自身调节现象的存在。它说明肾脏在灌注压发生较大幅度波动的情况下，可以通过自身的调节机制，来维持其血流量的相对恒定，而无须外来神经和体液的调节。基本原因在于肾内血流阻力可以随着动脉压的波动而发生平行的变化：当动脉压升高时，肾内血流阻力亦增大，因而肾血流量保持不变；相反，在动脉压降低时，肾内血流阻力随之降低，而肾血流量可以维持稳定[1,2,24-26]。

肾血流的自身调节的分子机制可能与肾小球动脉平滑肌细胞内钙调节有关，如细胞机械敏感阳离子通道开放，引起细胞膜去极化，激活电压依赖钙通道开放，细胞内钙浓度增加，进而引起血管收缩[30-32]。事实上，钙通道抑制剂几乎能完全阻断肾血流的自身调节。

肾血流自身调节机制主要包括两类学说：① 肌源性反应：即当肾脏灌注压突然增高时，入球小动脉因受牵张刺激而收缩，使肾小球前阻力加大，从而维持肾小球内血流量相对稳定；② 管球反馈（tubular-glomerular feedback，TGF）调节：即当肾脏灌注压突然增高时，肾血流量和肾小球滤过率一过性增加，随之增高的滤过钠使肾小管内液中钠含量增高，刺激致密斑渗透压感受器，反馈性促进肾小球旁器分泌肾素，使局部的血管紧张素Ⅱ分泌增加，导致肾小球入球小动脉收缩，进而使肾小球内血流量下降。在肾血流自身调节的过程中，管球反馈调节参与肌源性反应。实验证明利用速尿破坏TGF调节，明显减弱肾脏的肌源性反应；而抑制致密斑一氧化氮合成酶（一氧化氮在TGF的调节中有重要作用并能舒张肾小球小动脉，见第五章）则可以增强肾脏局部的肌源性反应，却不影响肾血流[33]。

另外，局部的代谢产物也参与肾血流的自身调节。肾血流下降会导致局部舒血管代谢产物的积聚，抑制局部血管收缩维持组织的灌注。细胞代谢产物如ADP和腺苷也可以通过影响TGF参与肾血流的自身调节[34]，特异的腺苷A1受体拮抗剂能够阻断TGF介导的肾小球压力的增加[35]；动物实验也表明在TGF调节的重要部位致密斑，氯化钠的跨膜转运及ATP去磷酸化产生的腺苷参与入球小动脉的收缩，调节肾小球血流灌注[36]。

三、肾血流量的神经体液调节

肾血流量除受肾内因素自动调节外，也受神经和各种体液因素的调控[1]。

（一）神经调节

肾脏具有丰富的神经支配，其神经主要来自腹腔神经丛，具有肾上腺素能和胆碱能的两种纤维[1]，这些神经支配肾小球出入球小动脉、致密斑及肾小球系膜细胞等[37]。交感神经的传出神经主要分布在肾主要动脉分支直到入球小动脉（包括球旁器等）及出球小动脉[38]，交感神经的传入神经支配叶间动脉、弓形动脉、小叶间动脉、入球小动脉（包括球旁器）等。这些神经在肾脏血流动力学、电解质转运及肾素分泌等起着非常重要的作用。

交感神经的作用主要是缩血管反应[39]。人体由卧位转变为立位时，由于胸内血液减少，降低了心房或大静脉内牵张感受器的刺激，反射性引起交感神经兴奋，可使肾血流量减少，肾皮质有交感神经支配，但髓质血管交感神经较少，当出血性低血压时，通过颈动脉窦和主动脉弓压力感受器，反射性引起交感神经兴奋，可使皮质血流量减少，髓质血流量增加，改变肾内血流分配，促进肾小管对钠重吸收，可出现少尿或无尿[39-41]。充血性心力衰竭、肝硬化腹水或有效血容量减少，亦有与出血性低血压类似的情况，髓质血流增加，亦可出现钠潴留的倾向。另一方面，有效循环血量的减少直接刺激肾小球出入球小动脉的收缩，以维持肾小球灌注压和肾小球滤过率。此外，剧烈运动和环境温度升高亦可通过交感神经，促使皮质血管收缩，肾血流减少。疼痛、麻醉、手术、缺氧时，交感神经呈异常兴奋状态，也使肾血流量减少而出现少尿。

来自迷走神经的副交感纤维，只分布于肾盂和输尿管的平滑肌，目前没有证据支持其在肾内的分布。

（二）体液调节

肾脏血流受许多激素和体液因素的影响。

1. 儿茶酚胺　儿茶酚胺包括肾上腺素、去甲肾上腺素、多巴胺、异丙基肾上腺素等。早在60多年以前就曾发现肾上腺素可以使入球小动脉舒张，出球小动脉收缩，使肾小球毛细血管压增加，而引起利尿反应。

去甲肾上腺素可使肾小动脉收缩，增加肾血管阻力，降低肾血流量。由于入球小动脉比出球小动脉收缩更为明显，肾小球毛细血管血浆流量减少，毛细血管血压下降，肾小球滤过率下降。去甲肾上腺素还可以影响肾血流的分配，使肾皮质血流不规则下降，髓质血流增加，使尿量减少。这一效应是通过不同α受体实现的，应用α受体阻断剂可以阻断这一反应[15,42]。通过激活β受体，去甲肾上腺素可以刺激肾小球旁器颗粒细胞释放肾素，导致血中血管紧张素Ⅱ水平升高，引起肾血管收缩，从而减少肾脏血流尤其是皮质血流。

小剂量异丙肾上腺素可以增加肾血流量，大剂量可使肾血管收缩。这两种作用是通过不同受体实现的，小剂量的舒血管反应是通过β受体的作用，大剂量缩血管效应是激活α受体的结果，应用相应的受体阻断剂可抑制这些血管效应，调节肾血流。

多巴胺有减少肾血管阻力、增加肾血流的作用，这种作用不受β受体阻滞剂、阿托品、利血平及单胺氧化酶抑制剂的影响。因此，多巴胺的作用是通过肾血管上多巴胺受体来实现的，应用多巴胺受体阻断剂可以减弱这一反应。极大剂量的多巴胺可引起缩血管效应，这一效应可为α受体阻断剂所阻断[43]，提示在一些情况下，多巴胺可能通过激活α受体诱发血管效应。

2. 乙酰胆碱　乙酰胆碱具有强效的血管舒张效应。乙酰胆碱可以舒张叶间动脉，肾小球入球和出球小动脉，明显增加肾血流，这种效应可以被毒蕈碱样受体拮抗剂完全阻断[44,45]。当前的研究认为乙酰胆碱的舒张血管效应可能是通过刺激内皮细胞一氧化氮的释放、前列腺素的合成以及增加潜在的内皮来源的超极化因子（endothelium-derived hyperpolarizing factor）而实现的[46]。其分子机制是乙酰胆碱激活内皮细胞毒蕈碱样受体，一方面导致细胞超级化，这种超级化反应传递至毗邻的平滑肌细胞，引起平滑肌细胞电压依赖的钙通道关闭，细胞内钙离子浓度下降，血管舒张[47]；另一方面，毒蕈碱样受体的激活同时诱导内皮释放一氧化氮和前列腺素等血管活性物质，参与血管舒张。乙酰胆碱还可以改变肾内血流分配，促进外层皮质血流向内层皮质转移，有利于钠的重吸收和尿的浓缩；肾内灌注乙酰胆碱能够使血管收缩，增加肾血管阻力[44]，这是通过促进去甲肾上腺素的释放而产生的继发性作用。

3. 抗利尿激素　生理剂量的抗利尿激素（即加压素）并不影响全肾的血流量，但可改变肾内的血流分配。实验表明生理剂量的抗利尿激素可促使外层皮质和内层髓质血流减少，使内层皮质和外层髓质的血流增加，即近髓肾单位的血流增加，滤过增多，从而增加髓襻粗段氯离子的浓度，有利于髓质渗透梯度的形成，提高肾的浓缩能力[48]。血管升压素是通过激活血管升压素 V2 和 V1 受体来实现对肾髓质血流的直接调节作用。V2 受体激活引起血管舒张，而 V1 受体则介导血管收

缩 [19,49,50]，AVP 通过改变髓旁肾小球出球小动脉阻力 [51] 以及对 DVR 的直接作用来降低髓质血流 [52]，维持髓质渗透梯度促进尿的浓缩。关于血管升压素影响肾血流分配的机制，也有实验证据表明与前列腺素合成相关。前列腺素可使血管舒张，而抗利尿激素本身又可使外层皮质和内层髓质血管收缩，故促进血流向内层皮质和外层髓质转移 [53]。

4. 其他　肾素 - 血管紧张素系统、花生四烯酸代谢产物、一氧化氮、内皮素、心房利钠多肽、腺苷等均参与肾血流的调节。有关内容将在本篇第五章详述。

（杨天新　李春凌）

参考文献

1. MUNGER KA, KOST CK, BRENNER B, et al. The renal circulations and glomerular ultrafiltration. In: Taal MW, Carey RM, Marsden PA, et al. Brenner and Rector's The kidney. 9th ed. Philadelpha: Elsevier saunders, 2011: 94-137.

2. ARENDSHORST WJ, NAVAR LG. Renal Circulation and Glomerular Hemodynamics. In: Schrier RW, Gottschalk CW. Disease of the Kidney. 5th ed. Boston: Little Brown Company, 1993: 65-117.

3. BARGER AC, HERD JA. The renal circulation. N Engl J Med, 1971, 284(9): 482-490.

4. AUKLAND K. Renal blood flow//Thurau K. International review of physiology, Kidney and Urinary Tract Physiology. Baltimore: University Park Press, 1976, 11: 23-79.

5. OFSTAD J, AUKLAND K. Renal Circulation//Seldin DW, Giebisch G. The Kidney Physiology and Pathophysiology. New York: Raven Press, 1985: 471-496.

6. ELGER M, SAKAI T, KRIZ W. The vascular pole of the renal glomerulus of rat. Adv Anat Embryol Cell Biol, 1998, 139: 1-98.

7. ROSIVALL L, PETI-PETERDI J. Heterogeneity of the afferent arteriole–correlations between morphology and function. Nephrology Dial Transplant, 2006, 21(10): 2703-2107.

8. FENG Z, WEI C, CHEN X, et al. Essential role of Ca^{2+} release channels in angiotensin II-induced Ca^{2+} oscillations and mesangial cell contraction. Kidney Int, 2006, 70(1): 130-138.

9. SRAER JD, ADIDA C, PERALDI MN, et al. Species-specific properties of the glomerular mesangium. J Am Soc Nephrol, 1993, 3(7): 1342-1350.

10. BEEUWKES R, 3RD, BONVENTRE JV. Tubular organization and vascular-tubular relations in the dog kidney. Am J Physiol, 1975, 229(3): 695-713.

11. 王海燕. 肾脏病学. 3 版. 北京：人民卫生出版社，2008：48-59.

12. LADEFOGED J. The significance of recirculation for the determination of intrarenal blood flow distribution with krypton-85 and xenon-133. Scand J Clin Lab Invest, 1964, 16: 479-480.

13. ZIERLER KL. Equations for measuring blood flow by external monitoring of radioisotopes. Circ Res, 1965, 16: 309-321.

14. PALLONE TL, MATTSON DL. Role of nitric oxide in regulation of the renal medulla in normal and hypertensive kidneys. Curr Opin Nephrol Hypertens, 2002, 11(1): 93-98.

15. EDWARDS RM. Segmental effects of norepinephrine and angiotensin II on isolated renal microvessels. Am J Physiol, 1983, 244(5): F526-234.

16. YANG T, SINGH I, PHAM H, et al. Regulation of cyclooxygenase expression in the kidney by dietary salt intake. Am J Physiol, 1998, 274: F481-489.

17. COWLEY AW JR. Renal medullary oxidative stress, pressure-natriuresis, and hypertension. Hypertension, 2008, 52(5): 777-786.

18. INOUE M, MAEDA M, TAKAO S. Regional differentiation of blood flow responses to microinjection of sodium nitroprusside into the nucleus tractus solitarius of anesthetized rats. J Auton Nerv Syst, 1997, 63(3):

172-178.

19. MATTSON DL. Importance of the renal medullary circulation in the control of sodium excretion and blood pressure. Am J Physiol Regul Integr Comp Physiol, 2003, 284(1): R13-27.

20. PALLONE TL, ZHANG Z, RHINEHART K. Physiology of the renal medullary microcirculation. Am J Physiol Renal Physiol, 2003, 284(2): F253-266.

21. GOTSHALL RW, MILES DS, SEXSON WR. Renal oxygen delivery and consumption during progressive hypoxemia in the anesthetized dog. Proc Soc Exp Biol Med, 1983, 174(3): 363-367.

22. KJEKSHUS J, AUKLAND K, KIIL F. Oxygen cost of sodium reabsorption in proximal and distal parts of the nephron. Scan J Clin Lab Invest, 1969, 23(4): 307-316.

23. EVANS RG, GARDINER BS, SMITH DW, et al. Intrarenal oxygenation: unique challenges and the biophysical basis of homeostasis. Am J Physiol Renal Physiol, 2008, 295(5): F1259-1270.

24. LEONG CL, ANDERSON WP, O'CONNOR PM, et al. Evidence that renal arterial-venous oxygen shunting contributes to dynamic regulation of renal oxygenation. Am J Physiol Renal Physiol, 2007, 292(6): F1726-1733.

25. ARENDSHORST WJ, FINN WF, GOTTSCHALK CW. Autoregulation of blood flow in the rat kidney. Am J Physiol, 1975, 228(1): 127-133.

26. NAVAR LG. Renal autoregulation: perspectives from whole kidney and single nephron studies. Am J Physiol, 1978, 234(5): F357-370.

27. EPPEL GA, BERGSTROM G, ANDERSON WP, et al. Autoregulation of renal medullary blood flow in rabbits. Am J Physiol Regul Integr Comp Physiol, 2003, 284(1): R233-244.

28. MAJID DS, NAVAR LG. Medullary blood flow responses to changes in arterial pressure in canine kidney. Am J Physiol, 1996, 270(5 Pt 2): F833-838.

29. PALLONE TL, SILLDORFF EP, TURNER MR. Intrarenal blood flow: microvascular anatomy and the regulation of medullary perfusion. Clin Exp Pharmacol Physiol, 1998, 25(6): 383-392.

30. TAKENAKA T, SUZUKI H, OKADA H, et al. Mechanosensitive cation channels mediate afferent arteriolar myogenic constriction in the isolated rat kidney. J Physiol, 1998, 511(Pt 1): 245-253.

31. WAGNER AJ, HOLSTEIN-RATHLOU NH, MARSH DJ. Endothelial Ca2+ in afferent arterioles during myogenic activity. Am J Physiol, 1996, 270: F170-178.

32. YIP KP, MARSH DJ. [Ca^{2+}]i in rat afferent arteriole during constriction measured with confocal fluorescence microscopy. Am J Physiology, 1996, 271: F1004-1011.

33. CUPPLES WA. Interactions contributing to kidney blood flow autoregulation. Curr Opin Nephrol Hypertens, 2007, 16(1): 39-45.

34. BLANTZ RC, DENG A. Coordination of kidney filtration and tubular reabsorption: considerations on the regulation of metabolic demand for tubular reabsorption. Acta Physiol Hung, 2007, 94(1-2): 83-94.

35. KAWABATA M, OGAWA T, TAKABATAKE T. Control of rat glomerular microcirculation by juxtaglomerular adenosine A1 receptors. Kidney Int Suppl, 1998, 67: S228-230.

36. SCHNERMANN J, BRIGGS JP. Tubuloglomerular feedback: mechanistic insights from gene-manipulated mice. Kidney Int, 2008, 74(4): 418-426.

37. BARAJAS L, LIU L, POWERS K. Anatomy of the renal innervation: intrarenal aspects and ganglia of origin. Can J Physiol Pharmacol, 1992, 70(5): 735-749.

38. LIU L, LIU GL, BARAJAS L. Distribution of nitric oxide synthase-containing ganglionic neuronal somata and postganglionic fibers in the rat kidney. J Comp Neurol, 1996, 369(1): 16-30.

39. Robinson RR. Nephrology. New York: Springer-Verlag, 1984: 83.

40. BARAJAS L. Innervation of the renal cortex. Fed Proc, 1978, 37(5): 1192-1201.

41. HERMANSSON K, OJTEG G, WOLGAST M. The cortical and medullary blood flow at different levels of renal nerve activity. Acta Physiol Scand, 1984, 120(2): 161-169.

42. INSEL PA, SNAVELY MD. Catecholamines and the kidney: receptors and renal function. Ann Rew Physiol, 1981, 43: 625-636.

43. STEINHAUSEN M, WEIS S, FLEMING J, et al. Responses of in vivo renal microvessels to dopamine. Kidney Int, 1986, 30(3): 361-370.

44. THOMAS CE, OTT CE, BELL PD, et al. Glomerular filtration dynamics during renal vasodilation with acetylcholine in the dog. Am J Physiology, 1983, 244(6): F606-611.

45. EDWARDS RM. Response of isolated renal arterioles to acetylcholine, dopamine, and bradykinin. Am J Physiol, 1985, 248: F183-189.

46. HAYASHI K, LOUTZENHISER R, EPSTEIN M, et al. Multiple factors contribute to acetylcholine-induced renal afferent arteriolar vasodilation during myogenic and norepinephrine-and KCl-induced vasoconstriction. Studies in the isolated perfused hydronephrotic kidney. Circ Res, 1994, 75(5): 821-828.

47. JACKSON WF. Potassium channels in the peripheral microcirculation. Microcirculation, 2005, 12(1): 113-127.

48. GELLAI M, SILVERSTEIN JH, HWANG JC, et al. Influence of vasopressin on renal hemodynamics in conscious Brattleboro rats. Am J Physiol, 1984, 246: F819-827.

49. FRANCHINI KG, COWLEY AW JR. Sensitivity of the renal medullary circulation to plasma vasopressin. Am J Physiol, 1996, 271: R647-653.

50. NAKANISHI K, MATTSON DL, GROSS V, et al. Control of renal medullary blood flow by vasopressin V1 and V2 receptors. Am J Physiol, 1995, 269: R193-200.

51. HARRISON-BERNARD LM, CARMINES PK. Juxtamedullary microvascular responses to arginine vasopressin in rat kidney. Am J Physiol, 1994, 267: F249-256.

52. TURNER MR, PALLONE TL. Vasopressin constricts outer medullary descending vasa recta isolated from rat kidneys. Am J Physiol, 1997, 272: F147-151.

53. FEJES-TOTH G, MAGYAR A, WALTER J. Renal response to vasopressin after inhibition of prostaglandin synthesis. Am J Physiol, 1977, 232(5): F416-423.

第四章
肾小球滤过及其调节

肾脏的主要功能之一是通过肾小球滤过排除由体外摄入或由代谢产生的废物，维持内环境的稳定。一个体重70kg的成年人，其肾小球滤过率（glomerular filtration rate，GFR）大约是120ml/min，其每天滤过的血浆大约是180L，约是全身血浆量的60倍，这意味着其全身血浆每天经由肾脏滤过达60次之多，如此大量的重复滤过是为了达到净化血浆的目的。完成这样的滤过功能，有赖于肾小球特殊的解剖结构及精细的功能调节机制。肾小球是一个特殊的毛细血管球状结构，其滤过膜由内皮细胞、基底膜及上皮细胞组成，血浆经此滤过膜后形成几乎无细胞及蛋白的超滤液。肾小球毛细血管压力很高，需要系膜细胞支撑其结构。此外，由致密斑、出球小动脉、入球小动脉及肾小球外系膜细胞形成的肾小球旁器（juxtaglomerular apparatus，JGA），对肾小球滤过起到重要的调节作用。JGA既是肾小管-肾小球反馈调节的结构基础，也是肾素分泌及调节的重要场所。本章将介绍肾小球滤过的过程及决定滤过的因素，并讨论肾小球滤过的调节以及肾小球对大分子溶质的滤过。

一、肾小球滤过的一般概念

（一）肾小球滤过的结构基础

肾小球毛细血管的特征是肾小球滤过得以实现的结构基础。肾小球毛细血管压力高，约为60mmHg，较其他器官毛细血管压高一倍左右，这是因为肾小球毛细血管远端有阻力小动脉，即出球小动脉，但肾小球毛细血管近端和远端的压力相差不大。此外，肾小球毛细血管内皮的窗孔结构使其通透性非常高，约可达其他器官毛细血管的50～100倍。肾小球的滤过屏障包括肾小球毛细血管有孔内皮，拥有三层结构的基底膜，包绕在毛细血管周围彼此毗邻的足细胞足突之间的裂隙，及覆盖在裂隙孔上的裂隙膜（slit diaphragm）。滤过屏障的存在防止了大分子物质特别是蛋白质的漏出，毛细血管血液中分子半径小于20Å的物质，如水、电解质、氨基酸、葡萄糖等可自由通过滤过屏障进入Bowmans腔，而分子半径大于50 Å则无法滤过[1,2]。

（二）肾小球滤过率（GFR）

是指单位时间内（一般指每分钟）两肾生成的超滤液量，是衡量肾功能的重要指标。临床上常用菊粉清除率或内生肌酐清除率来反映肾小球滤过率。正常人的GFR约是120ml/min，这个数值受年龄、性别的影响。一般说来40岁之后GFR开始下降，每10年约减少10%，80岁之后GFR将减少40%左右，但这并不影响正常生活。通常男性的GFR略高于女性。GFR是体内约200万单个肾单位的肾小球滤过率（single nephron glomerular filtration rate，SNGFR）的总和。GFR（120ml/min）除以肾小球数量（200万）即是SNGFR，大约为60ml/min，这个推算出来的数值和动物实验测到的数值非常接近，在狗和大鼠测到的SNGFR相差无几，因此一般认为不同种属哺乳动物GFR的差别主要是由肾小球的数量而不是由SNGFR所决定的。

（三）滤过分数

滤过分数是GFR与肾血浆流量（renal plasma flow, RPF）的比值，也是衡量肾功能的重要指标。成年男性的GFR是120ml/min，肾血流量约是1 110ml/min，即RPF约是600ml/min，因此滤过分数为：120/600=20%。这表明流经肾脏的血浆约有20%由肾小球滤过形成原尿，即血浆的超滤液；相比之下，肌肉毛细血管的滤过分数只有1%左右。肾小球的高滤过分数是由于肾小球毛细血管的高静水压以及高渗透性所决定的，也是维持肾小球的滤过功能所必需的。

二、肾小球滤过的决定因素

血浆在肾小球的滤过和在其他器官的毛细血管一样，是由Starling力所驱动的。Starling力由跨毛细血管膜静水压差（ΔP）和胶体渗透压递度（$\Delta \pi$）共同决定。肾小球毛细血管静水压（P_{GC}）及肾小囊内胶体渗透压（π_B）驱使血浆滤过，而肾小球毛细血管胶体渗透压（π_{GC}）及肾小囊内静水压（P_B）对抗血浆滤过。净滤过压（P_{net}）可用下列等式表示：

$$P_{net} = \Delta P - \Delta \pi = [P_{GC}-P_B]-[\pi_{GC}-\pi_B]$$

如图1-4-0-1所示，肾小球毛细血管静水压约是60mmHg，肾小囊内静水压约是18mmHg，肾小球毛细血管胶体渗透压约是32mmHg，肾小囊内原尿基本上是不含蛋白的，所以肾小囊内胶体渗透压近似于零。将这些参数代入上述等式可以计算净滤过压。即：

$$P_{net} = (60-18)-(32-0) = 10mmHg$$

单个肾单位GFR即SNGFR可以从下列等式计算：

$$SNGFR = K_f \cdot P_{net}$$

上述等式中：K_f是毛细血管的超滤系数，是由滤过屏障的静水通透性（the hydraulic permeability of the filtration barrier，也称为滤过膜的有效通透系数）k以及超滤面积S所决定的，即K_f=k·S。

（一）肾小球毛细血管静水压

肾小球毛细血管静水压，简称肾小球毛细血管压，是影响GFR的主要因素之一。肾小球毛细血管压与GFR呈平行关系，当肾小球毛细血管压增高时，GFR亦增高；反之，当肾小球毛细血管压降低时，GFR亦降低。肾小球毛细血管压是由以下四个因素所决定的。

1. 血压 全身动脉血压如有改变，理应引起肾小球毛细血管压的改变，但事实上，在生理条件下动脉血压在80～180mmHg之间大幅波动时，对肾小球毛细血管压的影响甚小，这是因为肾脏对血流能进行自我调节。

2. 入球小动脉阻力 肾小球毛细血管压主要是由入球小动脉阻力所决定的。入球小动脉收缩会降低肾小球毛细血管压，从而降低GFR；反之，入球小动脉扩张会升高肾小球毛细血管压，从

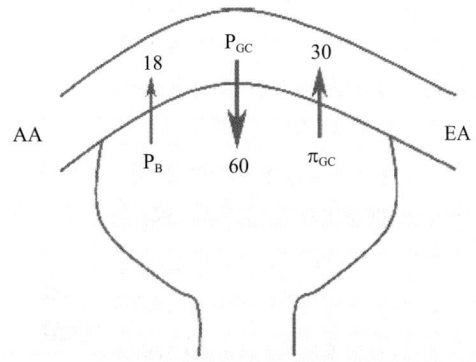

P_B：肾小囊内静水压；P_{GC}：肾小球毛细血管静水压；
π_{GC}：肾小球毛细血管胶渗压；AA：入球小动脉；
EA：出球小动脉

图1-4-0-1 肾小球滤过的决定因素

而升高 GFR。

3. 出球小动脉阻力　与入球小动脉相反，出球小动脉收缩会升高肾小球毛细血管压；出球小动脉扩张会降低肾小球毛细血管压。出球小动脉阻力变化对 GFR 的影响是双向的，出球小动脉轻度收缩会升高肾小球毛细血管压而不至于减少肾血流量，这时 GFR 会有一定程度的升高；当出球小动脉重度收缩不仅会升高肾小球毛细血管压，又会减少肾血流量，这时 GFR 可能变化不大，甚至会降低。

4. 肾小球血流量（glomerular plasma flow rate，GPFR）　GPFR 对 GFR 的影响是通过改变滤过平衡点（见后）实现的。如果 GPFR 持续增加，毛细血管内胶体渗透压上升速度减缓，平衡点移向出球小动脉，SNGFR 则与肾小球血浆流量变化成正比，随 GPFR 的增加而增加；反之，GPFR 减少时，滤过平衡点靠近入球小动脉端，GFR 故而减少[3,4]。

（二）肾小球毛细血管胶体渗透压

肾小球毛细血管胶体渗透压（π_{GC}）主要由血浆蛋白浓度决定。血液由入球小动脉端流经毛细血管，到达出球小动脉端，π_{GC} 升高约20%，由28mmHg 升至36mmHg，这是因为约有1/5的血浆在流经毛细血管后被滤过，毛细血管内蛋白被浓缩的结果。当肾小球血流量，静水压和滤过分数不变的情况下，入球端胶体渗透压下降将增加滤过，因而增加 SNGFR。π_{GC} 受以下两个因素的影响：

1. 血浆胶体渗透压　在正常情况下人体血浆胶体渗透压不会有太大变动，但若全身血浆蛋白浓度明显降低时，如静脉快速注射生理盐水，或毛细血管通透性增加，血浆蛋白丢失，或因肝功能受损，蛋白合成减少，都会导致血浆蛋白浓度下降，胶体渗透压 π_{GC} 下降，使有效滤过压和 GFR 升高。

2. 滤过分数　滤过分数增加会进一步浓缩血浆蛋白，引起 π_{GC} 升高。滤过分数是 GFR 与肾血浆流量的比值，因此当 GFR 或肾血浆流量改变时，π_{GC} 会随之改变。例如，当肾血浆流量减少之初，GFR 可能变化不大，这时滤过分数会增加，π_{GC} 会随之增加。但肾血浆流量持续减少时，最终会降低 GFR。图 1-4-0-2 显示了在肾小球毛细血管内，π_{GC}，ΔP 与血浆沿毛细血管通过时距离与压力之间的关系。由于 ΔP 在入球端和出球端基本不变，而 π_{GC} 改变十分明显，所以在正常情况下 P_{net} 的变化是由 π_{GC} 的变化所决定的。在入球端，由于 ΔP 与 π_{GC} 之间相差很大，因此 P_{net} 值很大，大量滤液被滤出；但是随着滤液的滤出，蛋白浓度很快升高，π_{GC} 会随之上升，使 P_{net} 下降，肾小球滤过减少。当 ΔP 与 $\Delta\pi$ 值相当时，P_{net} 等于零，没有超滤液的形成，这种情况称为滤过压平衡状态。

（三）肾小球囊内静水压

微穿刺方法测到人的肾小囊内静水压（P_B）值约是18mmHg。P_B 增高会降低 GFR；相反，P_B 降低则升高 GFR。在正常情况下 P_B 值比较稳定，不是调节 GFR 的主要因素。P_B 值改变常见于一

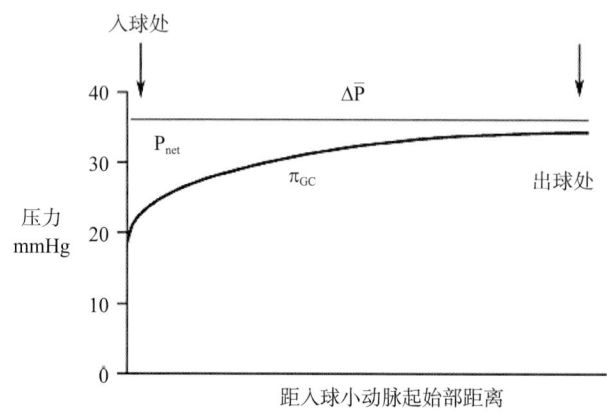

$\Delta\overline{P}$：跨毛细血管静水压；π_{GC}：肾小球毛细血管胶渗压；P_{net}：净滤过压　　　　图 1-4-0-2　沿肾小球毛细血管的压力变化

些病理情况。例如：当肾盂输尿管结石和肿瘤压迫等原因引起尿道梗阻，终尿不能排出，引起尿道逆行性压力升高，至 P_B 值升高，从而降低 GFR，严重时可引起肾衰竭。

（四）超滤系数

超滤系数（K_f）是表示肾小球毛细血管内在特性的参数，是由毛细血管通透性和滤过面积所决定。K_f 不能直接检测，一般可以间接地由 GFR 与 P_{net} 的比值来推算。即：

$$K_f = GFR/P_{net}$$

GFR 和 P_{net} 正常值分别是 120ml/min 和 10mmHg，所以 K_f 正常值约为 12ml/（min·mmHg）。应用 oncometric 技术检测获得的人的单个肾小球 K_f 值为 17.5ml/（min·mmHg）。K_f 和 GFR 呈平行关系，K_f 值升高，GFR 会升高；K_f 值降低，GFR 亦降低。因为 K_f 与有效通透系数相关，任何引起 ΔP 的变化，如肾小球血流量的改变[5]都能导致 K_f 的增加或减少；又因为滤过面积决定 K_f，所以凡能引起肾小球毛细血管结构变化或改变肾小球有效滤过面积的病理情况都会导致 K_f 值降低，某些血管活性物质通过收缩系膜细胞改变肾小球滤过面积，引起血液分流[6,7]，也能降低 K_f。

三、肾小球滤过的调节

如前所述，决定 GFR 的主要参数是肾小球毛细血管静水压（P_{GC}）及胶体渗透压（π_{GC}）。通过对这些参数的影响，许多神经、体液因子以及肾脏自我调节机制都可以对 GFR 进行调节。

（一）交感神经对 GFR 的影响

肾脏全部的血管，包括入球、出球小动脉都有丰富的交感神经纤维支配。在正常生理条件下，肾交感神经的活性很低，对肾脏血流动力学影响甚微。在一些病理情况下如严重出血、脑血管意外等，交感神经兴奋，末梢释放去甲肾上腺素作用于位于血管平滑肌的 α 受体，会引起小动脉收缩，从而减少 RBF 及 GFR。单独刺激肾脏神经引起出入球小动脉阻力增加，伴随肾小球血流和 SNGFR 下降，但 K_f 不变。系膜细胞也与交感神经末梢有直接接触，交感神经兴奋时，可能引起系膜细胞收缩，导致肾小球内毛细血管开放减少，降低肾小球有效循环血量和滤过面积，影响 GFR。

在临床上，肾交感神经消融术（catheter-based renal sympathetic denervation，RDN）在一些难治性高血压患者中表现了良好的降压效果，此技术不仅为多种以交感神经过度活化为特点的疾病提供了新的治疗方法，也为进一步了解此类疾病的病理生理学研究提供了机会。这项技术的降压效果在多大程度上与肾脏血流动力学的改变有关仍有待验证。

（二）激素及血管活性物质对 GFR 及肾血流量的影响

许多激素及血管活性物质可以调节肾小球的滤过状态，这种调节通常是通过调节肾动脉各级分支，出入球小动脉收缩舒张程度，来影响肾血流和 GFR。这些激素和血管活性物质也可以作用于肾小球系膜细胞，通过促进系膜细胞的增生与细胞外基质的扩张，改变毛细血管袢的数量和面积，导致肾小球血流动力学改变。除此之外，这些物质也能直接影响肾小球足细胞，直接改变滤过屏障，进而影响 K_f 和 GFR[6-8]。在这些激素和血管活性物质中，引起血管收缩的如血管紧张素 Ⅱ、白细胞介素 C4 和 D4（leukotriences）、血小板激活因子（platelet-activating factor，PAF）、三磷酸腺苷（adenosine 5'-triphosphate，ATP）、内皮素（endothelin）、血管升压素（vasopressin，又称抗利尿激素，antidiuretic hormone）、血清素（serotonin）等；具有血管舒张活性的物质如一氧化氮（nitric oxide）、前列腺素 E2 和 I2（prostaglandins，PGE2 and PGI2）、组胺（histamine）、缓激肽（bradykinin）、乙酰胆碱（acetylcholine）、胰岛素（insulin）、cAMP 等[3]。这些激素及血管活性物质可以由肾外产生，通过血循环到达肾脏，作用于肾脏血管，例如心房利钠肽（atrial natriuretic peptide，ANP）、抗利尿激素等；也可由肾脏局部合成后再对肾脏血管发生作用，例如前列腺素、一氧化氮；还可由肾内、肾外同时产生，例如血管紧张素 Ⅱ。这些物质通过收缩或扩张肾血管，对 GFR 产生不同的影响，也会参与肾小管重吸收的调节，通过对肾小球和肾小管的综合作用，可对体液平衡状态进行调节。

以下介绍几种比较重要的激素和血管活性物质对肾小球滤过的作用：

1. 血管紧张素Ⅱ（Ang Ⅱ）[3,9-11]是肾素-血管紧张素系统的主要成员之一，对于维持正常血容量及动脉血压起到至关重要的作用（参见本篇第五章）。Ang Ⅱ的生理功能主要通过其1型受体（AT1R）介导而实现，AT1R激活主要引起血管收缩及血压升高的效应。与AT1R功能相反，Ang Ⅱ的2型受体（AT2R）激活后可以释放一氧化氮（NO），从而起到舒张血管、降低血压的作用。AT2R在发育阶段表达量高，而在成年表达量低，其生理意义正在逐渐被得到证实。

AT1R广泛存在于肾脏血管系统，包括出球、入球小动脉以及肾小球系膜细胞。通过AT1R的介导，Ang Ⅱ可以收缩出球、入球小动脉，但出球小动脉对Ang Ⅱ的敏感性比入球小动脉高100倍。引起这种差别的原因可能是多因素的，包括：① 信号转导机制不同。在入球小动脉Ang Ⅱ是通过激活细胞膜表面L型钙通道引起小动脉收缩，而在出球小动脉Ang Ⅱ是通过释放细胞内钙引起小动脉收缩。② NO的产生量不同。入球小动脉的NO产生量多于出球小动脉。由于NO是很强的血管扩张剂，能拮抗Ang Ⅱ的血管收缩作用，因此出球小动脉产生的NO量少，自然会增高对Ang Ⅱ的敏感性。有研究发现，在抑制一氧化氮合成酶（nitric oxide synthase，NOS）之后，出球、入球小动脉对Ang Ⅱ敏感性的差别可明显降低。③ PGE2和PGI2的产量不同。Ang Ⅱ明显促进入球小动脉平滑肌细胞产生PGE2和PGI2，阻断钙离子进入平滑肌细胞，从而减弱Ang Ⅱ的收缩血管作用，而在出球小动脉，PGE2对Ang Ⅱ的收缩血管作用没有影响[12-14]。Ang Ⅱ选择性增加出球小动脉的阻力有其重要的生理意义。Ang Ⅱ一般是在血容量不足的情况下生成增多，收缩出球小动脉、升高肾小球毛细血管压及GFR，从而防止了由血容量不足引起的GFR进一步下降，保证肾脏对代谢废物的排泄。

Ang Ⅱ单独应用对SNGFR的影响很小，但与环氧化酶抑制剂联合使用时，Ang Ⅱ明显降低SNGFR和肾小球血流[15]。实验证明Ang Ⅱ能够降低K_f，可能是通过影响系膜细胞的收缩，减少有效滤过面积[15,16]，或通过改变有效通透系数而实现的[17]。

在影响肾血流和肾小球滤过的同时，Ang Ⅱ收缩出球小动脉减慢肾小管周围毛细血管的血流，促进毛细血管与肾小管的物质交换；Ang Ⅱ还可直接作用于近曲小管、远端小管、和集合管上皮的AT1R，激活3型钠氢交换蛋白（sodium-hydrogen exchanger 3，NHE3），钠钾氯共同转运蛋白（Na^+-K^+-2Cl^- cotransporter，NKCC2）和水通道蛋白（aquaporin），有利于肾小管对水和钠的重吸收。总之，Ang Ⅱ通过对肾小管的间接和直接作用，可促进水和钠的重吸收，以更快恢复血容量及动脉血压。

随着对肾素-血管紧张素系统的深入认识，以前人们认为没有生理作用的Ang Ⅱ片段如Ang1～7被证明具有拮抗Ang Ⅱ的收缩血管的作用。Ang1～7的受体（Mas）也已经在入球小动脉发现[18]，因此肾脏Ang1～7-ACE2（血管紧张素转换酶2，参与Ang1～7的生成）-Mas可能参与肾血流和GFR的调节，起到对Ang Ⅱ的平衡作用。另外，最近的研究表明（前）肾素通过自身的受体（prorenin receptor）对机体血压调节起到一定的作用，是否参与肾脏血流及GFR的生理调节仍在进一步研究中。

2. 去甲肾上腺素和肾上腺素　儿茶酚胺类激素对肾血流量具有显著的调节作用（参见本篇第三章）。去甲肾上腺素（NE）是一个非常强有力的血管收缩激素，能收缩出、入球小动脉，减少肾血流量，从而降低GFR。与去甲肾上腺素不同的是，肾上腺素通过不同的受体起作用而分别具有收缩和舒张血管的双向作用。小剂量异丙肾上腺素可以增加肾血流量和GFR，大剂量可使肾血管收缩，降低GFR。血浆中去甲肾上腺素和肾上腺素多来源于肾上腺髓质，其血浆中的浓度和肾脏交感神经系统的活性相平行。在生理条件下，去甲肾上腺素和肾上腺素对肾脏血流动力学的影响甚微，而在血容量减少，剧烈运动，强烈的伤害性刺激或情绪激动等生理或病理生理条件下，交感神经活动增强，儿茶酚胺类物质大量释放，会引起肾脏血管强烈收缩，降低GFR。

3. 内皮素（endothelin，ET）是由内皮细胞产生的具有血管收缩活性的多肽，包括内皮素-1、2、3（ET-1，2，3）等。这三种内皮素作用于两种内皮素受体，即ET-A和ET-B受体。ET-A受体对ET-1有选择性的高亲和力，而ET-B受体对三种内皮素有几乎相同的亲和力（参见本篇第五章）。

ET-1是肾脏产生的主要内皮素，肾脏血管内皮细胞和系膜细胞均能分泌ET-1，它具有强大的收缩血管效应。静脉注射ET-1引起明显的较长时间的血管收缩效应，同时伴随肾小球动脉阻力升高，RBF和GFR下降[19]。ET-1引起出入球小动脉收缩，但出球小动脉更为敏感[20,21]，这主要是通过位于肾脏血管的ET-A受体起作用的。在血管内皮受到损伤（如妊娠中毒、急慢性肾衰竭）时，内皮素的产生增多，在正常情况下，由血管内皮产生的内皮素量比较小，对肾血流动力学影响不大。

肾脏髓质是全身产生ET-1最多的地方。Kohan等[22]发现，ET-1主要产生于肾内髓质集合管（inner medullary collecting duct，IMCD）。在肾脏髓质，ET-1和ET-3作用于IMCD或肾髓质间质细胞（renomedullary interstitial cells，RMIC）的ET-B受体。与ET-A受体的收缩血管、升高血压效应相反，ET-B受体激活后会抑制集合管对水钠的重吸收，从而引起利尿、利钠及降低血压的作用。大鼠实验表明ET-B受体阻断后会发生盐敏感性高血压。

4. 一氧化氮[23-25]是体内由血管内皮细胞产生的最重要的舒血管物质之一，对肾血流量具有显著的调节作用（参见本篇第五章）。在基础状态下，NO参与对肾脏血流动力学的调节，尤其是能制约血管收缩物质（如Ang Ⅱ）的作用，维持正常的肾脏血流量。在急性动物实验中，阻断NO合成后，可以观察到肾血流量和GFR明显降低以及动脉血压的升高[26]。在慢性动物实验中，给予大鼠一氧化氮合酶抑制剂2个月后，可引起明显高血压，并伴有肾小球出、入球小动脉阻力升高及肾血流量和GFR下降[27]。NO是NOS作用于其底物左旋精氨酸（L-arginine）所产生的。NOS有以下三种类型：中枢型（nNOS或NOS Ⅰ）、诱导型（iNOS或NOS Ⅱ）以及内皮型（eNOS或NOS Ⅲ）。不同类型的NOS通过不同的机制，均可对肾血流动力学产生影响。其中，eNOS存在于血管内皮，是血管NO的主要来源。由eNOS在血管内皮产生的NO可以弥散到附近的平滑肌细胞，直接激活靶细胞的可溶性鸟苷酸环化酶，释放cGMP，从而引起血管舒张，这可以解释eNOS基因敲除小鼠会发生高血压。nNOS则主要存在于致密斑细胞，nNOS在致密斑作用产生的NO可能通过以下三种途径影响肾脏血流动力学：① 抑制肾小管-肾小球反馈调节引起的血管收缩，从而增加肾血流量，防止GFR下降；② 抑制肾素分泌；③ 抑制肾小管对钠的重吸收。

5. 前列腺素（prostaglandins，PGs）是花生四烯酸的系列代谢产物，一些产物可扩张血管（如PGE2和PGI2），而另一些则可收缩血管（如TXA2）。催化前列腺素合成的限速酶是环氧合酶（cyclooxygenase，COX）。已知的COX有三种：COX-1为结构型（constitutive form），COX-2为诱导型（inducible form），COX-3为COX-1的变异型。一般认为，在正常情况下PG对肾血流动力学影响不大，但对于肾小动脉的收缩效应能起缓冲作用。PGE2和PGI2作为舒张血管物质增加肾血浆流量，但GFR增加较少，可能是由于K_f下降较多的缘故[28,29]。

实验证明，COX-2基因敲除小鼠对Ang Ⅱ的升压效应增强；与之相反，COX-1基因敲除小鼠这一效应减弱[30]，提示COX-2作用可能是催化合成扩张血管的PG，而COX-1可能是参与收缩血管的PG的合成。大量实验证明，PGE2和PGI2通过释放cAMP可以直接刺激颗粒细胞分泌肾素。与这一论点相一致的是，COX-2基因敲除小鼠的血浆肾素水平明显降低[31]，提示由COX-2产生的PGs可以通过调节肾素-血管紧张素系统（RAS）的活性而影响肾脏血流动力学及水盐平衡。值得一提的是COX-2基因敲除小鼠会出现严重肾衰竭，并伴有肾脏结构的破坏[12,32]，而COX-1基因敲除小鼠的肾脏结构和功能不受明显影响[33]。表1-4-0-1总结了几种激素对肾小球某些参数影响的情况。

表1-4-0-1　几种激素对肾小球某些参数影响的情况

激素	机制	血管效应	RBF	GFR
Ang Ⅱ	IP3/Ca^{2+}	收缩	↓	不变或↑
NE	Ca^{2+}	收缩	↓	↓
ET-1	IP3/Ca^{2+}	收缩	↓	↓
NO	cGMP	扩张	↑	↑

激素	机制	血管效应	RBF	GFR
PGE2	cAMP	扩张	↑	↑
PGI2	cAMP	扩张	↑	↑

（三）肾小球滤过及肾血流量的自我调节

动脉血压随生理活动而随时发生变化。当血压升高时，肾脏血管尤其是肾小球入球小动脉阻力会随之升高；相反，当血压下降时，肾血管阻力亦下降，从而使肾血流量和GFR保持在一个恒定的水平，动脉血压在80～180mmHg之间大幅波动，而肾血流量及GFR变化幅度很小，这种现象称为自我调节（图1-4-0-3）。自我调节是由肾脏内在的机制决定的，而不需神经系统或全身体液因子的参与，造成自我调节的机制主要有肌源性反应和肾小管-肾小球反馈两种。当前观点认为由于这两种调节机制都作用于同一部位，即入球小动脉，它们之间的相互作用和彼此调节是不可避免的[34,35]。

1. 肌源性反应　肾血管平滑肌存在压力感受器，可以感受到各方面压力的改变。随着压力的改变，平滑肌成比例地改变其张力，从而使阻力相应改变，肾血流量可保持相对恒定（见本篇第三章）。由于这种压力感受器在血管内，故离体肾灌注时仍可以保持自我调节。肌源性反应也可见于其他脏器血管，并非肾脏所特有。

2. 管球反馈　肾小管滤液在流经致密斑时，其流速、成分会影响入球小动脉阻力，从而影响GFR，这种现象叫肾小管-肾小球反馈，简称管球反馈（tubulo-glomerular feedback，TGF）。例如，当动脉血压升高时，会引起肾小球毛细血管压升高，GFR会随之升高，这样肾小管腔内滤液的氯化钠会增多。致密斑细胞会感受盐浓度的改变，然后传递这一信息到附近的入球小动脉的平滑肌细胞，引起入球小动脉收缩，从而降低GFR，最终使GFR不会因血压的变动而出现太大的变化（图1-4-0-4）。TGF的意义在于限制流入肾髓质集合管的氯化钠，以达到保盐、保容量，维持内环境稳定的目的。由于产生TGF的肾小球旁器仅在哺乳动物发现，而非脊椎动物则没有这一结构，故TGF被认为是生物进化中由海洋到陆地生活的转变而导致的哺乳动物所特有的调节机制。尽管最新的一项研究[36]认为TGF对于整个肾脏自我调节的贡献只限于肾灌注压80～110mmHg之间，但这丝毫不能削弱TGF对于机体体液调节和内环境稳定的意义。TGF在某种程度上更是一种肾脏在短期内针对远端小管溶质变化的快速反应，长期的对肾脏滤过和重吸收功能的调节是通过肾素-

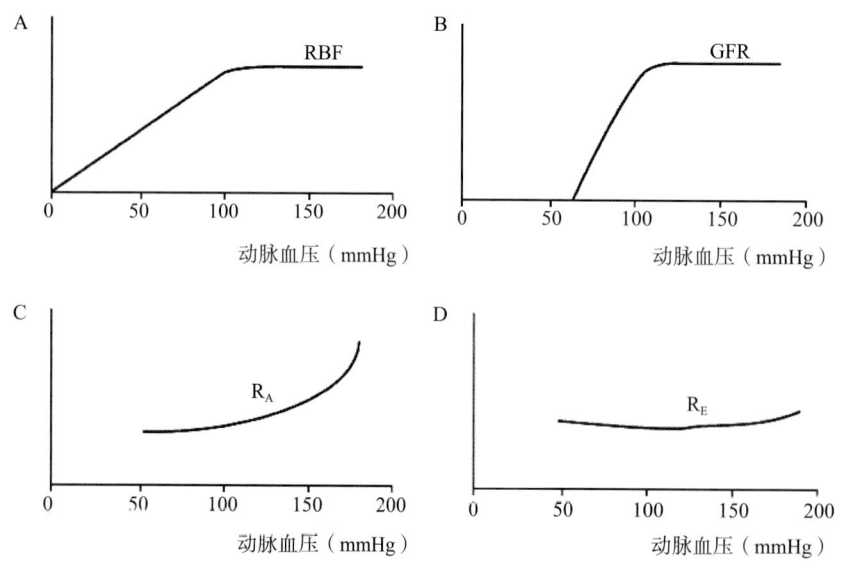

RBP：肾血流量　　GFR：肾小球滤过率　　R$_A$：入球小动脉阻力　　R$_E$：出球小动脉阻力

图1-4-0-3　肾小球滤过及肾血流量的自我调节

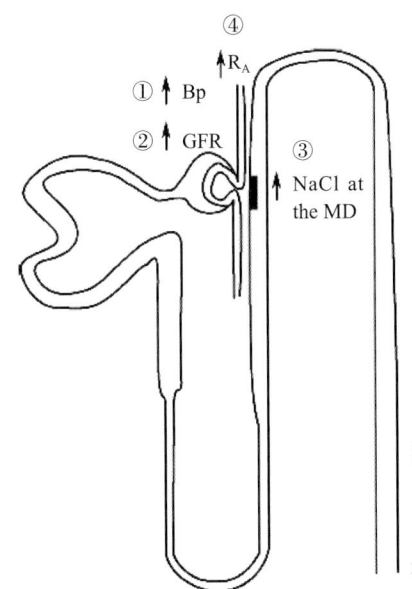

图中：①动脉血压增高可引起如下系列变化；
②肾小球滤过率增加；
③致密斑感受的 NaCl 增加；
④入球小动脉阻力增加。
最终结果使肾小球滤过率变化不大

图 1-4-0-4　管球反馈示意图

血管紧张素等来实现的，TGF 会根据机体对钠的需要而重新设置新的调定点（图 1-4-0-4 ）。

（1）产生 TGF 的解剖结构基础：在肾小管的远端与肾小球接触的部位，肾小管上皮细胞呈高柱状，胞质少，细胞核大，细胞数量约有 20 个，排列十分紧密，称之为致密斑。细胞内含大量高尔基体，提示其有分泌功能。致密斑与入、出球小动脉相毗邻，中间由肾小球外系膜细胞分隔。这一由肾小管上皮细胞（致密斑）、肾小球入、出球小动脉及系膜细胞所形成的特殊结构，称为肾小球旁器，是 TGF 反应发生的场所（参见本篇第二章）。致密斑是感受器，感受管腔液氯化钠浓度的改变，而后产生某种形式的 TGF 信号，通过肾小球外系膜区传递信号至作为效应器的入球小动脉平滑肌细胞，从而产生血管收缩效应。

（2）TGF 的发现：1970 年首先由 Schnerman 观察到并提出假说。在微穿刺情况下，如果先将一滴油注射于近端肾小管而阻断小管中滤液的流动，由于肾小球滤过仍在进行，阻断的近端部分压力持续上升，上升情况可以由插入到该部的另一毛细管中测得。当测得压力数值达到顶点而平衡时，理论上这时的压力即相当于相应肾小球的滤过压，又称停留压（stop flow pressure，SFP）。此时，在油滴封闭的远端灌注氯化钠可以观察到 SFP 的下降；如果灌注致密斑以后的部位，并不影响 SFP；如果由毛细管方向朝致密斑方向灌注，则又可观察到 SFP 的改变（图 1-4-0-5）。因此，改变到达远端肾小管的液体性状可以反馈性地影响肾小球滤过率，故称之为 TGF，这一实验提示致密斑为产生 TGF 的重要一环。之后一系列采用不同手段和方法来降低或完全阻断远端小管液体流动的实验，都导致了入球小动脉的舒张，相反，利用呋塞米抑制致密斑对氯化钠的转运，从而破坏 TGF，尽管有大量的小管液流过致密斑，但入球小动脉的收缩反应完全消失[37,38]，从另一方面证明了致密斑是引发 TGF 的重要部位。过去大多认为 TGF 仅局限于同一肾单位，近来也有报告认为 TGF 也可以影响相邻近的肾小球引起相应 SNGFR 的改变。

在微灌注实验中，大多数作者报告当灌注液速率在 8 ~ 12μl/min 时，SNGFR、SFP 改变较少；如增加到 30 ~ 40μl/min 后，则 SNGFR、SFP 下降较为明显，可分别下降为 30% ~ 50% 及 20% ~ 30%。近年来有人用声视记录系统直接记录出、入球小动脉血流量，证实 TGF 主要通过对出、入球小动脉、特别是对入球小动脉的影响使其血流量下降而实现的，另外，K_f 也常见下降。

早期认为 Na^+ 是激发 TGF 的主要离子，因为应用甘露醇或其他不含钠盐的等渗液进行灌注并不能激发 TGF。近年来已经明确 Cl^- 是激起本反馈作用的关键，有研究证实，凡是可以阻断 Cl^- 转运的利尿剂，均可以抑制 TGF。

（3）诱导 TGF 的介质及信号传递[39-41]：自从发现 TGF 四十多年以来，产生 TGF 的机制，尤其

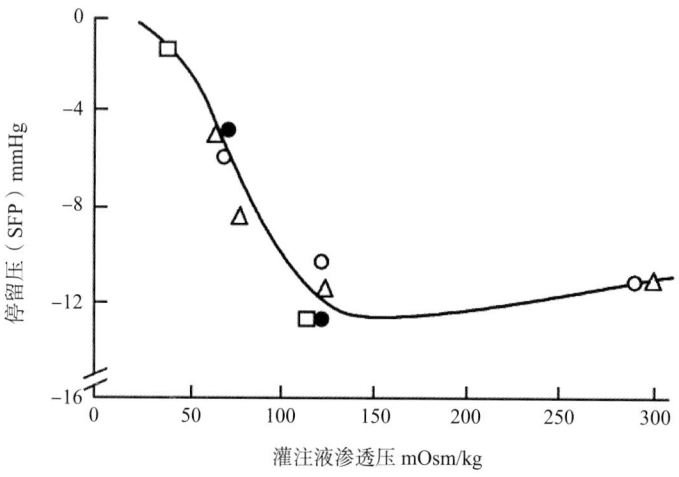

速率为 15μl/min 其中渗透压用正常肾小管液

● 氯化钠；△ 羟乙磺酸盐；○ 重碳酸钠；□ 氯化胆碱

图 1-4-0-5 灌注液渗
透压对 SFP 的逆向改变

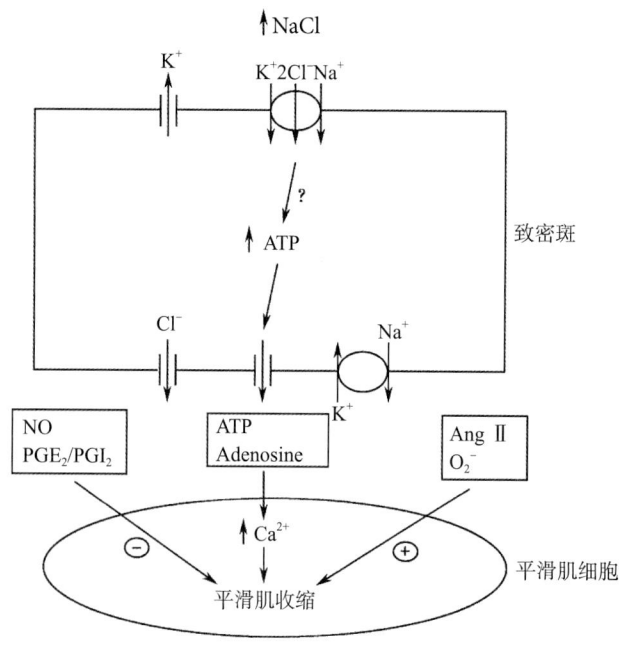

图 1-4-0-6 管球反馈
的介质及信号传递

是由致密斑到入球小动脉的信号传递一直是肾小球血流和 GFR 调节以及肾小管水钠转运研究的重点。近年来由于实验手段的提高，这一领域的研究取得了相当大的突破。由于荧光显微镜、电生理、膜片钳等技术的使用，对致密斑离子转运的特征有了深入的了解（图 1-4-0-6）。现已明确氯化钠由致密斑管腔侧的 Na$^+$-K$^+$-2Cl$^-$ 共同转运蛋白转入细胞内，是产生 TGF 的起始信号，由此激发致密斑细胞产生并释放诱导 TGF 的介质，目前认为这种介质可能是 ATP 或其裂解产物腺苷。ATP 可能是经由基底侧的 maxi-anion 通道释放进入细胞外间隙，在此由 5'-核苷酸酶分解为腺苷。腺苷作用于入球小动脉平滑肌细胞上的 1 型受体（A1），引起入球小动脉收缩，从而产生 TGF，支持这一论点的重要依据是腺苷 1 型受体基因敲除的小鼠 TGF 完全消失[42]。

另一种论点是 ATP 可以直接作用于入球小动脉平滑肌细胞诱发 TGF，而不需要通过其裂解产物[43]。目前，对于以上两种论点仍缺乏一致的看法。Ang Ⅱ 可能也参与 TGF 的调节。AT1R 或 ACE 基因敲除小鼠缺少 TGF 反应，而注射 Ang Ⅱ 能恢复 ACE 基因敲除小鼠的 TGF，当前认为 Ang Ⅱ 对

TGF的调节可能是通过腺苷来实现的，而不是Ang Ⅱ的直接作用[44]。

（4）TGF的影响因素：有许多因子（如Ang Ⅱ、NO、PGs等）并不直接介导TGF但可以影响TGF的敏感性。一般来说，血管收缩物质（如Ang Ⅱ）对TGF有增强作用，而血管扩张物质（如NO、PGE2/PGI2）有抑制作用。以下将着重介绍NO以及超氧阴离子（O_2^-）对TGF的影响。

作为一个血管扩张因子，NO对TGF具有抑制作用，这个论点的主要证据是应用药物阻断或基因敲除nNOS之后，会使TGF增强。实验显示，管腔液氯化钠浓度升高后会刺激致密斑细胞分泌NO。因此，管腔液氯化钠浓度升高后会产生两类不同的因子，即ATP/腺苷和NO，前者收缩入球小动脉而诱导TGF，而后者通过扩张血管而抑制TGF或使不致产生过度，从而达到精确调节TGF的目的。另外，利用NO的底物增强NO生物活性能够减弱或消除联合应用Ang Ⅱ和腺苷引起的血管收缩和TGF反应，提示这三种血管活性物质的相互作用[44]。

最近的研究发现，在JGA的NO活性受O_2^-的影响。O_2^-主要由NADPH（还原型烟酰胺腺嘌呤二核苷酸磷酸）氧化酶系统产生。这个氧化酶系统由以下几个成分组成：p47phox、p22phox、gp91phox和p67phox。所有这些成分都可以在大鼠致密斑或入、出球小动脉检测到，提示JGA具备产生O_2^-的能力。O_2^-和NO反应产生过氧化亚硝酸盐（$ONOO^-$）从而灭活NO。一般认为在正常生理条件下，O_2^-产生的量比较小，所以NO可以起到主导作用，使肾脏得到充分的灌流，但在一些病理条件下，NADPH氧化酶系统被激活，O_2^-的产生会增多，从而减少NO，这样会增强TGF，减少肾脏灌流[9,45]。

四、肾小球对大分子溶质的滤过

肾小球超滤液中小分子溶质（如电解质、葡萄糖及尿素等）的浓度与血浆中的浓度几乎相同，而超滤液中大分子溶质如蛋白质的浓度很低。正常血浆白蛋白的浓度约是45g/L，而超滤液中白蛋白的浓度约是0.01g/L。肾小球毛细血管对不同分子量物质的滤过具有不同滤过率的特点，称为选择性滤过作用。肾小球滤过屏障对大分子溶质的滤过取决于分子大小（孔径屏障）及电荷性质（电荷屏障）[46]。

（一）孔径屏障

肾小球滤过屏障由内皮细胞、基底膜以及足突细胞组成。内皮细胞的窗孔约为70 ~ 100nm；基底膜为胶原纤维形成的可变凝胶，滤过的物质在一定压力下可变形通过；足突之间的裂孔膜形成很多平行的丝状结构，丝状结构的间距约为4nm。基底膜为粗的滤过器，仅能限制较大的蛋白质（如球蛋白）通过，而裂孔膜则为细筛，可限制较小的白蛋白通过。足突裂孔膜形成肾小球滤过屏障的最外一层结构，而且裂孔之间的孔隙非常细小，因此对于限制蛋白质的滤过最为重要。

近几年来，对足突细胞的生物特性尤其是裂孔膜的分子结构研究取得了很大进展。1998年Trygvason的研究小组发现了组成裂孔膜的蛋白质是nephrin，其基因为NPHS1，并证明NPHS1点突变可引起芬兰型先天性肾病综合征。此后，Boute和Antignac发现了组成裂孔膜的另一个蛋白质podocin，其基因突变可引起激素耐受型先天性肾病综合征。Nephrin和podocin不仅是组成裂孔膜的蛋白质，还可通过激活AKT及Src激酶影响细胞的信号传递。最近还发现了裂孔膜的另外两种蛋白FAT1和Neph1，其中，Neph1基因敲除小鼠会死于严重蛋白尿。除了足细胞，滤过屏障的基底膜主要组成部分层粘连蛋白（laminin-β2）缺失小鼠和此蛋白基因变异的病人都表现为大量蛋白尿[47,48]。

应用已知分子半径大小的内源性或外源性物质（例如胶体铁及各种酶等）作为示踪物，根据其定位的部位，可以大致了解孔径屏障的主要部位。例如：Farguhar首次发现，铁蛋白（480kD）能进入内皮细胞孔，但可被阻挡于基底膜内疏松层下，从而认为基底膜、特别是其致密层为血浆球蛋白的滤过屏障。辣根过氧化酶（40kD），几乎不被基底膜所限制，可以很快进入尿腔。过氧化氢酶（catalase）虽部分可滞留在基底膜内，但完全被阻止于裂孔膜。各种外源性示踪物质在滤过膜各层定位的情况如表1-4-0-2所示。

表 1-4-0-2 肾小球滤过膜屏障的示踪物定位

示踪物	有效分子半径（nm）	屏障主要部位	等电点
铁蛋白	6.1	基底膜	4.5
过氧化氢酶	5.2	基底膜 + 裂孔膜	5.7
髓过氧化物酶	4.4	裂孔膜	10.5
乳酸过氧化酶	3.8	裂孔膜	8.0
血清白蛋白	3.6	内皮细胞和基底膜内疏松层	4.7
辣根过氧化酶	3.0	进入尿腔，基底膜可轻度阻挡	7.4
中性葡聚糖	各种半径	基底膜	7.4

葡聚糖化学结构与分子构型十分稳定，但其分子大小可以在大幅度范围内予以改变。已知菊粉分子量甚小，可以完全透过肾小球，且一般情况下完全不被肾小管分泌或重吸收，因此根据不同大小的葡聚糖与菊粉消除比值的变化，可以用来了解肾小球滤过膜的情况。这种某一分子大小物质经肾小球的廓清值与菊粉廓清值的比值称之为清除分数（fractional clearance，Q），以葡聚糖为例，可用下列公式来表示：

$$Q = (CT_U \times Cin_A)/(CT_A \times Cin_U)$$

式中 C 为溶质浓度，CT_U 与 CT_A 为葡聚糖在尿中和血中的浓度，Cin_A 与 Cin_U 则分别为菊粉在血中和尿中浓度。

表 1-4-0-3 显示了大鼠、犬的肾小球毛细血管壁对各种大分子物质选择性通透情况。

表 1-4-0-3 大鼠和犬的肾小球毛细血管壁对各种大分子物质通透情况

测试物质	分子量（kD）	有效分子半径（nm）	清除分数（Q）	
			鼠	犬
聚乙烯甘油	1	7	1.00	
菊糖	5.2	14	1.00	
溶菌酶	14.6	19		0.8
肌球蛋白	16.9	18.8		0.8
β- 乳球蛋白	36	21.6		0.4
卵白蛋白	43.5	27.3		0.2
本周蛋白	44	27.7		0.1
血红蛋白	68	31		0.04
血清白蛋白	69	35.5	<0.01	0.003
γ- 球蛋白	160	55.3		<0.001

（二）电荷屏障

应用相同半径的葡聚糖对肾小球选择滤过情况进行研究时，发现在同等半径情况下带正电荷的葡聚糖（即二乙酰氨乙酰葡聚糖）清除分数较中性葡聚糖更高，而带负电荷的葡聚糖（即盐酸葡聚糖）清除分数较中性更低（图1-4-0-7），说明有电荷屏障存在。

内皮细胞表面富含唾液酸蛋白等带负电荷的糖蛋白，可阻碍带负电荷的蛋白质通过。应用细胞化学染色及化学分析方法研究，发现在基底膜中糖胺聚糖（glycosamino-glycan）的硫酸盐是主要阴离子成分。如果应用肝素酶将硫酸类肝素从基底膜上除去，可以使带负电荷的铁颗粒在肾小球滤过膜上通透明显增加。另外，附着于上皮足突间的裂隙膜也带负电荷，嘌呤霉素氨基核苷可以造成

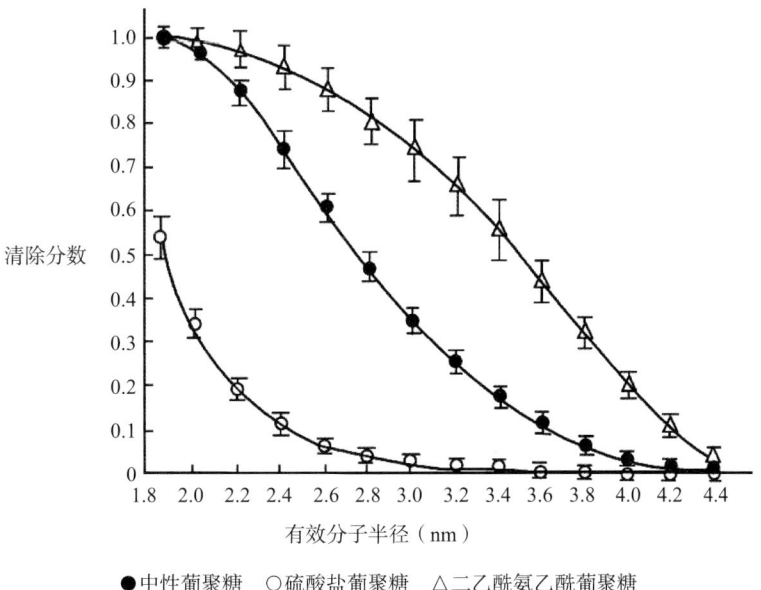

清除分数

有效分子半径（nm）

●中性葡聚糖　○硫酸盐葡聚糖　△二乙酰氨乙酰葡聚糖

图 1-4-0-7　不同葡聚糖的清除分数

该部分负电荷丢失，应用后可导致蛋白尿，出现类似微小病变型肾小球肾病的临床表现。

（杨天新　王蔚东）

参考文献

1. OLIVER JD, 3RD, ANDERSON S, TROY JL, et al. Determination of glomerular size-selectivity in the normal rat with Ficoll. J Am Soc Nephrol, 1992, 3(2): 214-228.

2. SCANDLING JD, MYERS BD. Glomerular size-selectivity and microalbuminuria in early diabetic glomerular disease. Kidney Int, 1992, 41(4): 840-846.

3. MUNGER KA, KOST CK, BRENNER B, et al. The renal circulations and glomerular ultrafiltration//Benner and Rector's The kidney. 9th ed. Philadelpha: Elsevier saunders, 2011: 94-137.

4. 朱大年,吴博威,樊小力.生理学. 7 版.北京:人民卫生出版社,2008 :212-239.

5. DANIELS BS, HAUSER EB, DEEN WM, et al. Glomerular basement membrane: in vitro studies of water and protein permeability. Am J Physiol, 1992, 262(6 Pt 2): F919-926.

6. HALEY DP, SARRAFIAN M, BULGER RE, et al. Structural and functional correlates of effects of angiotensin-induced changes in rat glomerulus. Am J Physiol, 1987, 253: F111-119.

7. ZIMMERHACKL B, PAREKH N, KUCHERER H, et al. Influence of systemically applied angiotensin II on the microcirculation of glomerular capillaries in the rat. Kidney Int, 1985, 27(1): 17-24.

8. ANDREWS PM, COFFEY AK. Cytoplasmic contractile elements in glomerular cells. Fed Proc, 1983, 42(14): 3046-3052.

9. WELCH WJ, TOJO A, WILCOX CS. Roles of NO and oxygen radicals in tubuloglomerular feedback in SHR. Am J Physiol Renal Physiol, 2000, 278(5): F769-776.

10. HALL JE. Control of sodium excretion by angiotensin II: intrarenal mechanisms and blood pressure regulation. Am J Physiol, 1986, 250: R960-972.

11. CAREY RM, WANG ZQ, SIRAGY HM. Update: role of the angiotensin type-2(AT(2))receptor in blood pressure regulation. Curr Hypertens Rep, 2000, 2(2): 198-201.

12. TANG L, LOUTZENHISER K, LOUTZENHISER R. Biphasic actions of prostaglandin E(2)on the renal afferent arteriole : role of EP(3)and EP(4)receptors. Circ Res, 2000, 86(6): 663-670.

13. JUNCOS LA, REN Y, ARIMA S, et al. Angiotensin Ⅱ action in isolated microperfused rabbit afferent arterioles is modulated by flow. Kidney Int, 1996, 49(2): 374-381.

14. PURDY KE, ARENDSHORST WJ. Prostaglandins buffer ANG Ⅱ -mediated increases in cytosolic calcium in preglomerular VSMC. Am J Physiol, 1999, 277: F850-858.

15. BAYLIS C, BRENNER BM. Modulation by prostaglandin synthesis inhibitors of the action of exogenous angiotensin Ⅱ on glomerular ultrafiltration in the rat. Circ Res, 1978, 43(6): 889-898.

16. TAKEDA K, MEYER-LEHNERT H, KIM JK, et al. Effect of angiotensin Ⅱ on Ca^{2+} kinetics and contraction in cultured rat glomerular mesangial cells. Am J Physiol, 1988, 254: F254-266.

17. WIEGMANN TB, MACDOUGALL ML, SAVIN VJ. Glomerular effects of angiotensin Ⅱ require intrarenal factors. Am J Physiol, 1990, 258: F717-721.

18. CHAPPELL MC. Emerging evidence for a functional angiotensin-converting enzyme 2-angiotensin-(1-7)-MAS receptor axis: more than regulation of blood pressure? Hypertension, 2007, 50(4): 596-599.

19. KING AJ, BRENNER BM, ANDERSON S. Endothelin: a potent renal and systemic vasoconstrictor peptide. Am J Physiol, 1989, 256(6 Pt 2): F1051-1058.

20. BADR KF, MURRAY JJ, BREYER MD, et al. Mesangial cell, glomerular and renal vascular responses to endothelin in the rat kidney. Elucidation of signal transduction pathways. J Clin Invest, 1989, 83(1): 336-342.

21. LANESE DM, YUAN BH, MCMURTRY IF, et al. Comparative sensitivities of isolated rat renal arterioles to endothelin. Am J Physiol, 1992, 263: F894-899.

22. KOHAN DE, FIEDOREK FT, JR. Endothelin synthesis by rat inner medullary collecting duct cells. J Am Soc Nephrol, 1991, 2(2): 150-155.

23. MAJID DS, NAVAR LG. Nitric oxide in the control of renal hemodynamics and excretory function. Am J Hypertens, 2001, 14: 74S-82S.

24. GALLE J, WANNER C. Impact of nitric oxide on renal hemodynamics and glomerular function: modulation by atherogenic lipoproteins? Kidney Blood Press Res, 1996, 19(1): 2-15.

25. BLANTZ RC, DENG A, LORTIE M, et al. The complex role of nitric oxide in the regulation of glomerular ultrafiltration. Kidney Int, 2002, 61(3): 782-785.

26. BAYLIS C, HARTON P, ENGELS K. Endothelial derived relaxing factor controls renal hemodynamics in the normal rat kidney. J Am Soc Nephrol, 1990, 1(6): 875-881.

27. BAYLIS C, MITRUKA B, DENG A. Chronic blockade of nitric oxide synthesis in the rat produces systemic hypertension and glomerular damage. J Clin Invest, 1992, 90(1): 278-281.

28. NIELSEN CB, BECH JN, PEDERSEN EB. Effects of prostacyclin on renal haemodynamics, renal tubular function and vasoactive hormones in healthy humans. A placebo-controlled dose-response study. Br J Clin Pharmacol, 1997, 44(5): 471-476.

29. VILLA E, GARCIA-ROBLES R, HAAS J, et al. Comparative effect of PGE2 and PGI2 on renal function. Hypertension, 1997, 30: 664-666.

30. QI Z, HAO CM, LANGENBACH RI, et al. Opposite effects of cyclooxygenase-1 and-2 activity on the pressor response to angiotensin Ⅱ. J Clin Invest, 2002, 110(1): 61-69.

31. YANG T, ENDO Y, HUANG YG, et al. Renin expression in COX-2-knockout mice on normal or low-salt diets. Am J Physiol Renal Physiol, 2000, 279(5): F819-825.

32. MORHAM SG, LANGENBACH R, LOFTIN CD, et al. Prostaglandin synthase 2 gene disruption causes severe renal pathology in the mouse. Cell, 1995, 83(3): 473-482.

33. LANGENBACH R, MORHAM SG, TIANO HF, et al. Prostaglandin synthase 1 gene disruption in mice reduces arachidonic acid-induced inflammation and indomethacin-induced gastric ulceration. Cell, 1995, 83(3): 483-492.

34. LOUTZENHISER R, GRIFFIN K, WILLIAMSON G, et al. Renal autoregulation: new perspectives regarding the protective and regulatory roles of the underlying mechanisms. Am J Physiol Regul Integr Comp Physiol, 2006, 290(5): R1153-1167.

35. JUST A. Mechanisms of renal blood flow autoregulation: dynamics and contributions. Am J Physiol Regul

Integr Comp Physiol, 2007, 292(1): R1-17.

36. SGOURALIS I, LAYTON AT. Theoretical assessment of renal autoregulatory mechanisms. Am J Physiol Renal Physiol, 2014, 306(11): F1357-1371.

37. MOORE LC, CASELLAS D. Tubuloglomerular feedback dependence of autoregulation in rat juxtamedullary afferent arterioles. Kidney Int, 1990, 37(6): 1402-1408.

38. SCHLATTER E, SALOMONSSON M, PERSSON AE, et al. Macula densa cells sense luminal NaCl concentration via furosemide sensitive $Na^+2Cl^-K^+$ cotransport. Pflugers Arch, 1989, 414(3): 286-290.

39. SCHNERMANN J, LEVINE DZ. Paracrine factors in tubuloglomerular feedback: adenosine, ATP, and nitric oxide. Ann Rev Physiol, 2003, 65: 501-529.

40. BELL PD, LAPOINTE JY, PETI-PETERDI J. Macula densa cell signaling. Ann Review Physiol, 2003, 65: 481-500.

41. SCHNERMANN J. Adenosine mediates tubuloglomerular feedback. Am J Physiol Regul Comp Physiol, 2002, 283(1): R276-277; discussion R278-279.

42. SUN D, SAMUELSON LC, YANG T, et al. Mediation of tubuloglomerular feedback by adenosine: evidence from mice lacking adenosine 1 receptors. Proc Natl Acad Sci U S A, 2001, 98(17): 9983-9988.

43. NAVAR LG. Integrating multiple paracrine regulators of renal microvascular dynamics. Am J Physiol, 1998, 274(3 Pt 2): F433-444.

44. PERSSON AE, LAI EY, GAO X, et al. Interactions between adenosine, angiotensin Ⅱ and nitric oxide on the afferent arteriole influence sensitivity of the tubuloglomerular feedback. Front Physiol, 2013, 4: 187.

45. WILCOX CS, WELCH WJ. Interaction between nitric oxide and oxygen radicals in regulation of tubuloglomerular feedback. Acta Physiol Scand, 2000, 168(1): 119-124.

46. 王海燕. 肾脏病学. 3 版. 北京：人民卫生出版社, 2008 :48-59.

47. NOAKES PG, MINER JH, GAUTAM M, et al. The renal glomerulus of mice lacking s-laminin/laminin beta 2: nephrosis despite molecular compensation by laminin beta 1. Nat Genet, 1995, 10(4): 400-406.

48. ZENKER M, AIGNER T, WENDLER O, et al. Human laminin beta2 deficiency causes congenital nephrosis with mesangial sclerosis and distinct eye abnormalities. Hum Mol Genet, 2004, 13(21): 2625-2632.

第五章
肾脏溶质转运功能及其调节

第一节　肾脏对钠和氯的调节

Na^+和Cl^-是细胞外液最主要的阳离子和阴离子，它的精密调控对于维持机体水电解质稳态以及血压稳定起着至关重要的作用。正常NaCl的进食量为每天2～10g，但每天滤过的180L原尿中NaCl高达2kg，大部分的NaCl需要经由肾脏重吸收。在生理条件下，最终尿液排出的NaCl是滤过量的0.1%～3%，以维持机体钠和氯的稳态。近端小管和髓袢负责大部分的Na^+重吸收，但这些节段基本不受调节；其余部分的Na^+在远端小管和集合管被重吸收，虽然这些节段只重吸收原尿中的一小部分，但多种调节机制作用于这些肾小管，精细调控NaCl的重吸收。近年来随着人们对肾脏，特别是肾小管以及集合管上Na^+和Cl^-转运系统研究的深入，机体水电解质稳态的调节机制得以初步阐明，并发现了多个高血压治疗的药物靶点。本节将就肾脏对Na^+和Cl^-转运的调控机制和相关利尿剂、降糖药的研发讨论肾脏对钠和氯的重吸收调节。

一、肾脏 Na^+、Cl^- 转运概况 [1-6]

肾脏的物质转运主要包括肾小球的滤过、肾小管上皮细胞将血液里或细胞内的物质分泌到小管液以及肾小管上皮细胞将小管液中的物质重吸收回血液这三个过程。最终尿液中某物质含量是滤过和分泌的总和减去重吸收的结果。在这三个过程中，重吸收过程起着至关重要的作用，任何微小变化将最终导致尿液中某特定物质成分发生巨大改变。

流经肾小管和集合管的溶质，通过两种途径被重吸收：① 跨细胞途径：溶质从管腔膜面转运到小管上皮细胞内，再经由基底侧面进入肾脏间质。跨细胞转运过程又包括主动转运和被动转运两种；② 细胞旁途径：溶质通过小管上皮细胞间的紧密连接由细胞间缝隙进入肾脏间质。最终从小管液转运到肾脏间质的溶质经由管周毛细血管重吸收回血液循环。Na^+的重吸收主要通过跨细胞途径进行，也有一小部分通过细胞旁转运途径实现。而Cl^-重吸收则主要以细胞旁途径进行重吸收。

肾脏具有强大的滤过能力，肾小球能滤过除了蛋白质及其与之结合的分子以外的任何血浆中的溶质。肾小球对Na^+和Cl^-的滤过是非选择性的，Na^+和Cl^-等溶质能自由通过肾小球滤过膜，因此滤过液中这些离子的浓度几乎与血浆浓度一致。但血液经肾小球滤过后，99%滤过的NaCl均被重吸收。肾小管和集合管对Na^+和Cl^-的重吸收具有高度选择性，重吸收能力从近端小管到集合管逐渐降低，然而机体对其重吸收的调节能力却逐渐增强。机体根据自身需要，对Na^+、Cl^-以及其他电解质进行选择性重吸收，从而实现对水电解质稳态的精密调控。

在不同肾小管和集合管节段，基底侧面的Na^+-K^+-ATPase为重吸收提供持续的动力。而在管腔膜面，有多种不同的高效能Na^+和Cl^-转运体和通道存在，包括：① 近端小管的钠氢交换体；② 髓

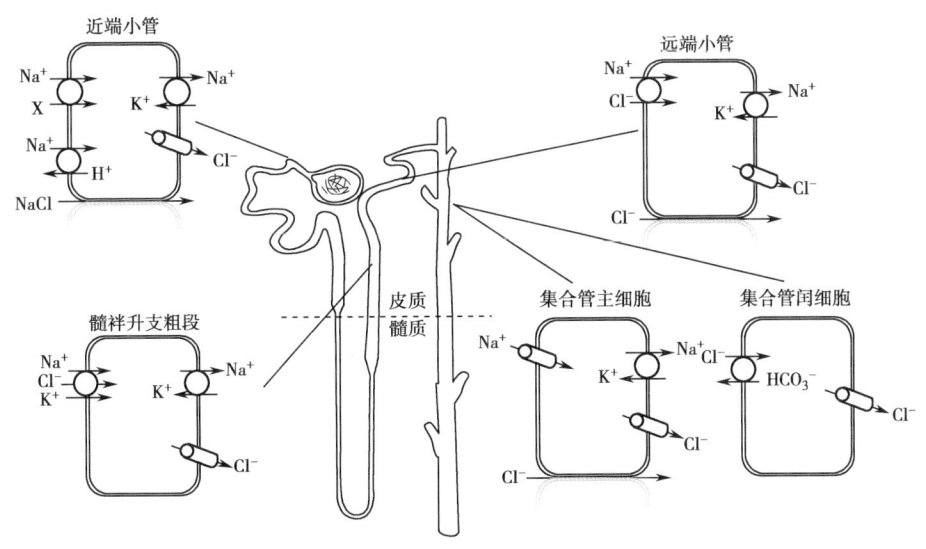

图 1-5-1-1 肾小管和集合管 Na⁺ 和 Cl⁻ 转运概况

祥升支粗段的钠钾二氯共转运体；③ 远端小管的钠氯共转运体；④ 集合管上皮细胞型 Na⁺ 通道等。而 Cl⁻ 则主要通过细胞旁途径进行重吸收。肾脏 Na⁺、Cl⁻ 转运概况如图 1-5-1-1 所示。

二、肾脏对 Na⁺ 的重吸收

（一）Na⁺ 通过基底侧面从肾小管和集合管上皮细胞进入细胞间质

Na⁺-K⁺-ATPase 位于肾小管和集合管基底侧面，通过主动运输将小管上皮细胞内的 Na⁺ 泵出到小管间的组织液中，进而 Na⁺ 自由运输回血液循环完成重吸收过程。由于持续不断的 Na⁺ 重吸收，使小管液和小管上皮细胞内形成一定的 Na⁺ 电位梯度和浓度梯度，而这种电化学梯度有利于 Na⁺ 由小管液向细胞内的被动运输，也为肾小管顶端膜面的 Na⁺ 通道和转运体提供动力。Na⁺-K⁺-ATPase 的活性在氧耗量大的近端小管初始部，髓祥升支粗段以及远端小管较高。

（二）Na⁺ 通过管腔膜面从小管液进入肾小管和集合管上皮细胞

1. 近端小管[7-12] 肾小球滤过的 Na⁺ 和 Cl⁻ 有大约 65% 在近端小管重吸收。是肾脏 Na⁺ 和 Cl⁻ 重吸收最主要的部位。葡萄糖、氨基酸、磷酸、硫酸等能与 Na⁺ 共转运重吸收至上皮细胞内。反之，H⁺ 通过与 Na⁺ 交换分泌至小管液中，导致 HCO₃⁻ 的重吸收。

近端小管在解剖结构上分为 S1，S2 和 S3 段：S1 段包括近曲小管起始部和前 2/3 部；S2 段包括近曲小管后 1/3 和近直小管起始部；S3 段为近直小管。由于近端小管的管腔膜面具有水通道蛋白 1（AQP1），对水的通透性高，因此该节段为等渗重吸收。在管腔面，很大一部分 Na⁺ 耦联蛋白质转运体通过共转运机制执行有机物的重吸收。Na⁺ 梯度促使 Na⁺ 和碳酸氢盐、氨基酸、葡萄糖和其他有机分子共同转运。近端小管的强大重吸收能力与其特殊的细胞形态学特性有关。近端小管 S1 段的上皮细胞含有大量线粒体，为其主动转运提供充足的能量。其次其管腔膜面富含刷状缘、细胞间缝隙以及基底侧面多皱褶迷路，这些均使细胞膜表面积显著增大，为 Na⁺、Cl⁻ 以及其他溶质转运提供了充足的场所。而 S3 段为扁平上皮，细胞内线粒体少，因此对 Na⁺ 和溶质的吸收能力明显减弱。

图 1-5-1-2 显示的是多种溶质沿着近端小管各节段的浓度的变化情况。虽然近端小管进行大量的 Na⁺ 重吸收，但是由于水的通透性，使水钠等渗重吸收，因此 Na⁺ 的浓度几乎保持不变。葡萄糖、氨基酸和碳酸氢盐等有机溶质的重吸收能力远大于水的重吸收，因此在近端小管前段它们的浓度下降很快，并沿着小管逐渐降低。而随着 Na⁺ 被大量重吸收，Cl⁻ 重吸收相对较少，因此 Cl⁻ 浓度沿着近端小管逐渐升高。

Na⁺ 在近端小管的转运主要分为以下几种方式：

（1）Na⁺-H⁺ 交换：在近端小管前段，由于基底侧面 Na⁺-K⁺-ATPase 的存在，上皮细胞内的 Na⁺

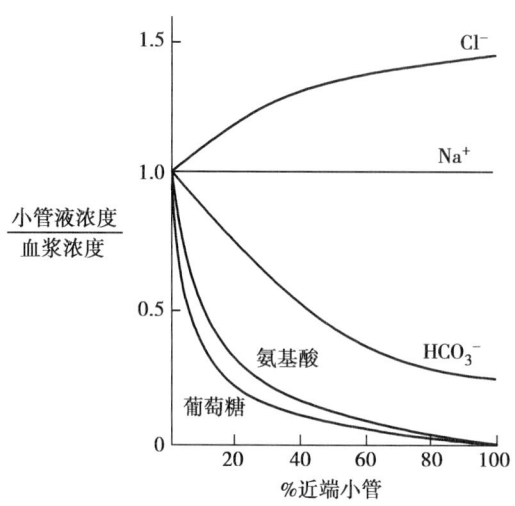

图 1-5-1-2　各种溶质在近端小管重吸收情况

浓度很低，小管液中的 Na^+ 依靠电化学梯度从小管液将 Na^+ 重吸收。钠氢交换体（NHE）能够随着 Na^+ 的重吸收，将 H^+ 分泌到小管液中。由于小管液 HCO_3^- 存在，氢离子的分泌能与小管液中的 HCO_3^- 结合，生成 CO_2 和 H_2O。Na^+-H^+ 交换是肾脏去除 H^+ 和保留 HCO_3^- 的主要途径。残留在细胞质中 HCO_3^- 能通过基底侧面重吸收。

NHE 目前发现有 9 个家族成员，其中位于近端小管刷状缘 NHE3 在近端小管发挥最主要的作用。显微灌注和微穿刺实验显示，NHE3 敲除小鼠的水和 Na^+ 重吸收能力下降了 1/2 ～ 2/3。由于 Na^+ 重吸收障碍，NHE3 敲除小鼠表现为低血压，提示 NHE3 在水钠重吸收和血压调控中发挥着重要作用。近年来研究还发现，NHE3 还参与了钙稳态的调节，因此 NHE 的功能及调控机制还有待进一步探寻。

（2）Na^+-葡萄糖转运：钠葡萄糖同向转运体（SGLT）表达于肾脏近端小管，是肾脏进行 Na^+ 和葡萄糖重吸收的重要途径。当小管液流经近端小管时，葡萄糖和 Na^+ 与近端小管上皮细胞刷状缘的 SGLT 结合，Na^+ 顺电化学梯度进入细胞，与此同时将葡萄糖同向转运入细胞。葡萄糖进入肾小管管腔上皮细胞后，通过葡萄糖转运家族另一成员葡萄糖转运蛋白（GLUT）以易化扩散方式顺浓度梯度转运葡萄糖进入肾脏组织间液，再被重吸收入血液。

肾脏主要存在 2 种 SGLT，在近曲小管的 S1 段，SGLT2（又称 SLC5A2）主要介导低亲和力、高吸收力（high capacity）为特点的钠依赖葡萄糖重吸收；而在较远的 S3 段则为高亲和力、低吸收力的 SGLT1。SGLT2 是介导肾脏葡萄糖重吸收的最重要转运蛋白，90% 的肾脏葡萄糖重吸收与之相关。研究发现，糖尿病时肾脏 SGLT2 的表达显著升高，而 SGLT2 选择性抑制剂能够抑制肾脏对钠葡萄糖的重吸收，通过增加尿糖排泄的方式降低血糖。这与目前已知的所有 2 型糖尿病治疗药物作用机制不同，有很强的应用前景。目前，多种高效的 SGLT2 抑制剂如 Dapagliflozin 已经用于临床治疗糖尿病。

（3）Na^+-氨基酸同向转运：近端小管通过一系列位于管腔膜和基底侧面的不同结构功能的钠氨基酸转运体执行对 Na^+ 偶联氨基酸的重吸收。大约 95% ～ 99% 的包括中性、碱性和酸性的氨基酸都是通过 Na^+ 或 Cl^- 形成的电化学梯度在此节段实现重吸收。

（4）Na^+-Cl^- 协同转运：除了 Na^+ 通过 Na^+-K^+-ATPase 介导的通过电化学梯度将 Na^+ 通过跨细胞途径，将 Cl^- 通过细胞旁途径重吸收方式以外，亦存在另一种电中性的 NaCl 转运方式。近端小管管腔膜面 NaCl 电中性转运主要是通过钠氢交换体和氯-阴离子（通常是碳酸氢盐、甲酸盐和草酸盐）交换体协同作用实现的。小管液和上皮细胞的 pH 值和阴离子的浓度决定了该转运方式的速率。肾脏近端肾小管 Na^+、Cl^- 转运概况如图 1-5-1-3 所示。

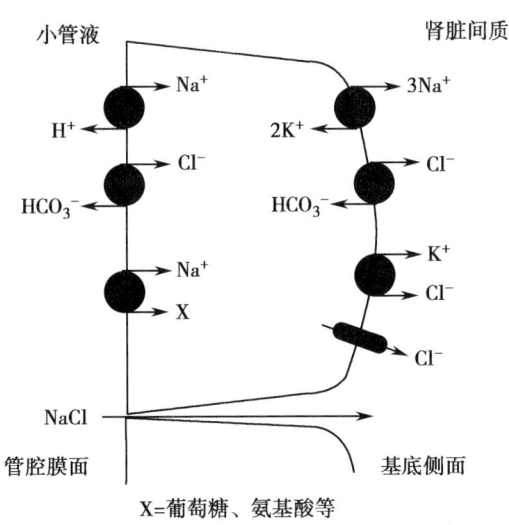

图 1-5-1-3　近端小管 Na^+ 和 Cl^- 转运概况

X=葡萄糖、氨基酸等

2. 髓袢 [13-16]　髓袢降支细段、髓袢升支细段和髓袢升支粗段共重吸收 25% ~ 40% 左右滤过的 Na^+。其中髓袢升支粗段是最主要的 NaCl 重吸收场所。

（1）髓袢细段：在髓袢的细段为无刷状缘的薄而扁平的上皮细胞，此处胞内含有的线粒体较少，细胞无主动转运过程，髓袢细段维持肾脏渗透压梯度，参与尿液浓缩稀释过程。

髓袢降支细段由于水通道蛋白 1（AQP1）的存在，只对水有通透性，对 Na^+ 无或极弱通透性。因此，水从小管液中被动转运进入高渗的肾脏内髓间质中。而相反的，髓袢升支细段只对 Na^+ 有通透性，对水无通透性。随着滤过液在髓袢降支细段失去大量的水，高浓度的 NaCl 在髓袢升支直接扩散到肾髓间质。

（2）髓袢升支粗段（图 1-5-1-4）：在髓袢的粗段为大而多线粒体的上皮细胞，缺乏水通道，因而在该节段水的重吸收非常有限；但其基底侧面有丰富的 Na^+-K^+-ATPase 活性，为 Na^+ 的主动转运提供大量能量。

此处最重要的转运体为钠钾二氯共转运体（NKCC2），它利用 Na^+ 梯度共转运吸收一个 Na^+，一个 K^+ 和两个 Cl^-。NKCC2 通过偶联肾脏外髓内向整流钾通道（ROMK），将钾离子重新转运回到小管液中，因此这一过程的实际效应是回收一个 Na^+ 和两个 Cl^-，将小管液变为正电性。正电性的

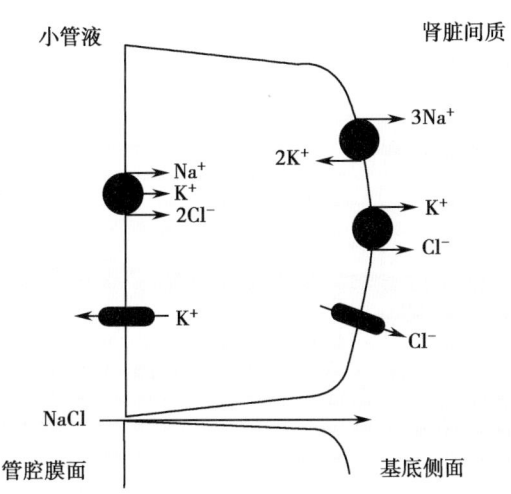

图 1-5-1-4　髓袢升支粗段 Na^+、Cl^- 转运概况

小管液进而促进包括钠、钾、钙、镁以及铵离子通过细胞旁转运途径重吸收。沿着髓袢升支粗段，小管液中NaCl浓度从髓袢升支粗段的外髓内带的起始部140mM逐渐降低至30～60mM。同样的，此处NaCl的重吸收主要分为两步：首先，Na^+、K^+和Cl^-通过NKCC2进入小管上皮细胞，接着，Na^+-K^+-ATPase将Na^+从由基底侧面转运到肾脏间质，而驱动其转运的电化学梯度也是由此产生的。NKCC2介导了该节段100% Cl^-的重吸收，虽然其只介导了管腔膜面50%的Na^+重吸收，NKCC2的活性能影响细胞旁途径的Na^+的重吸收。髓袢升支粗段NKCC2也参与了肾脏髓质部高渗环境的形成，对逆流倍增机制的维持和水电解质的稳态调节至关重要。

在人类，NKCC2的基因突变会导致NKCC2活性减弱或丧失，导致Bartter综合征（Bartter's syndrome），表现为严重的水电解质流失并伴随低血压。反之，当NKCC2活性异常增加时则表现为髓袢升支粗段NaCl重吸收显著增多，产生高血压。同样的，NKCC2敲除小鼠如果水电解质稳态得不到纠正的话无法存活。小鼠NKCC2过度激活则会导致盐敏感性高血压的发生。

利尿剂是一类增加尿液排泄的药物，它能够增加小管液中Na^+和Cl^-等有渗透活性的物质的含量，阻碍水的重吸收，从而增加尿液的排泄。特异性阻断NKCC2的袢利尿剂属于强效利尿剂，包括：呋塞米（速尿）、布美托尼、依他尼酸等。袢利尿剂在肾小管经有机阴离子转运体进入小管液中，能与髓袢升支粗段的NKCC2相结合，抑制Na^+、K^+和Cl^-的重吸收以达到利尿的作用。由于跨细胞电位差的消失，通过细胞旁途径转运的离子的重吸收也下降。通过阻断NKCC2，可降低肾脏尿液的浓缩功能，流经肾脏集合管主细胞的Na^+浓度增加，集合管会增加K^+的分泌来促进Na^+重吸收，导致大量钾流失。

随着NKCC2的抑制剂呋塞米作为最广泛应用的利尿剂之一应用于临床，近年来人们对NKCC2的作用机制有了进一步的认识。NKCC2的磷酸化、其向细胞膜的转位以及其在细胞膜上的稳定性等一系列翻译后调节机制参与了NKCC2的活性调节。

此外该节段亦有10%～20% Na^+通过NHE3进入小管上皮细胞。

3. 远端小管[2,4]（图1-5-1-5） 远端小管重吸收大于5%滤过的Na^+。

（1）致密斑：远端小管处有一特殊结构为致密斑（macula densa），致密斑为特化的肾小管上皮细胞，为髓袢升支粗段与远端小管相连处高柱状上皮细胞形成的椭圆形隆起结构。致密斑穿过肾单位的入球小动脉和出球小动脉之间的夹角，与球旁颗粒细胞、球外系膜细胞共同组成球旁器。致密斑能通过感受流经远端小管小管液中的NaCl浓度，进而通过球旁颗粒细胞调节肾素的合成释放，对肾小球滤过率和肾血流量进行负反馈调节。

（2）钠氯共转运体：远端小管对小管液中NaCl可进行重吸收，但对水的通透性低，使尿液得

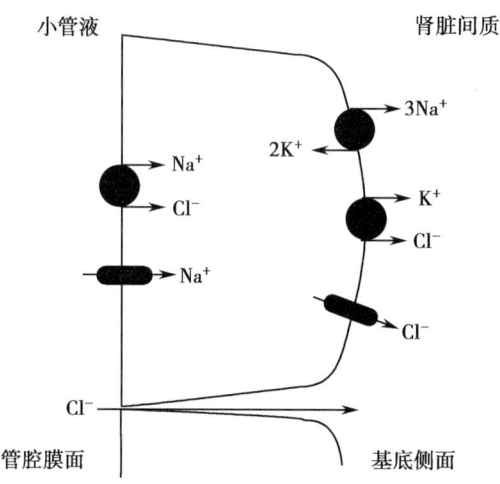

图1-5-1-5 远端小管
Na^+、Cl^-转运概况

到进一步稀释。远端小管主要通过钠氯同向共转运体（NCC）将小管液中的Na$^+$和Cl$^-$转运到小管上皮细胞中实现重吸收。NCC与NKCC2具有高度同源性，它也是临床上用于治疗高血压和心力衰竭的噻嗪类利尿药的作用位点。不管是人类NCC的基因突变或是NCC基因打靶小鼠均会导致Gitelman综合征（Gitelman's syndrome）的发生，表现为低血压，这与NKCC2的突变表型相似。不同的是，当使用NCC的抑制剂噻嗪类利尿剂时，能引起高钙血症的发生，提示NCC在远端小管节段对钙离子的重吸收也具有重要的调节作用。

噻嗪类药物是中效能的利尿剂，由近端小管通过有机阴离子转运系统分泌入小管液中。它能通过和NCC的Cl$^-$结合部位结合，可逆性抑制NCC的活性。其结果是导致大量的Na$^+$流向集合管，过量的Na$^+$可与K$^+$交换，导致低钾血症。该类药物还能促进Ca^{2+}的重吸收用于低钙血症的治疗。这可能是由于Na$^+$重吸收降低，导致肾小管上皮细胞内Na$^+$浓度下降，激活基底侧面的Na$^+$-Ca^{2+}泵，增加钙离子的重吸收。

远端小管末端亦开始出现集合管主细胞高表达的上皮细胞型Na$^+$通道ENaC，将在集合管部分具体讨论。

4. 集合管[17-26]（图1-5-1-6） 集合管大约重吸收2% ~ 5%的滤过的Na$^+$。多种调节机制精细调节这一节段的Na$^+$和Cl$^-$的重吸收。

集合管通过连接小管与远端小管相连，连接小管已有一定的集合管的特征出现。集合管按其所处位置分为皮质集合管（CCD），外髓集合管（OMCD）和内髓集合管（IMCD），而内髓集合管又根据从皮质到髓质方向，分为IMCD1，IMCD2以及IMCD3。虽然同样是集合管节段，但由于分属肾脏皮质和髓质不同部分，其执行的功能也不尽相同。因此更常见的是根据集合管的细胞类型来分型，集合管主要存在主细胞和闰细胞这两种类型的细胞。

（1）主细胞：表达上皮细胞型Na$^+$通道（ENaC），介导Na$^+$重吸收。ENaC受醛固酮调节，能被保钾类利尿剂阿米洛利（amiloride）所抑制，是集合管Na$^+$重吸收的最主要通道。Na$^+$依赖基底侧面的Na$^+$-K$^+$-ATPase提供电化学梯度进入小管上皮细胞，使小管液带负电，电负性驱动Cl$^-$通过细胞旁途径重吸收。与此同时，小管上皮细胞内的钾离子可以通过外髓钾通道ROMK排到小管液中。

ENaC由三个亚单位组成，分别为ENaCα、ENaCβ和ENaCγ，每种亚单位具有30% ~ 40%的同源性。ENaC具有两个跨膜区，一个胞外区以及位于细胞内的N端和C端。包括糖基化、磷酸化、蛋白水解切割等多种翻译后修饰作用对ENaC的表达和活性进行调节。ENaC的活性可通过钠通道开放率和开放数量这两个电生理指标来衡量。ENaC的开放率与蛋白水解过程相关，而ENaC的开

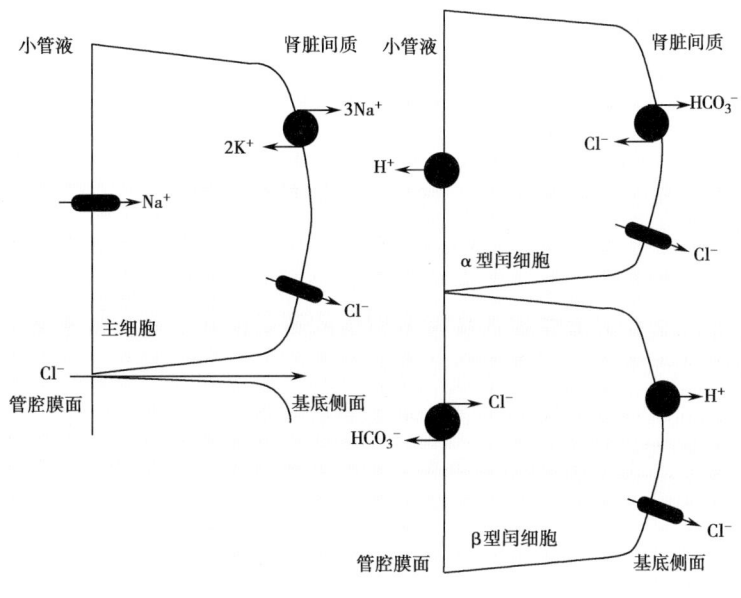

图 1-5-1-6　集合管 Na$^+$、Cl$^-$ 转运概况

放数量则与其向细胞膜上的转位数量有关。在小鼠，敲除ENaC三个亚基的编码基因显示ENaC在钠平衡中的重要作用。由于ENaC同样在肺脏高表达，ENaCα敲除小鼠由于钠钾代谢紊乱、代谢性酸中毒，最终因肺水肿在出生不久后死亡。ENaCβ和ENaCγ双缺失小鼠则出现肾衰竭，表现为钠排泄增多，钾潴留和血浆醛固酮水平升高。在人类，ENaC功能异常直接与Liddle综合征（Liddle's syndrome）有关，表现为盐敏感性高血压。

针对ENaC的阿米洛利、螺内酯和氨苯蝶啶等保钾类利尿剂主要用途是，抑制针对NKCC2的袢利尿剂造成的钾流失。在肾脏集合管的主细胞，Na^+通过集合管上皮钠通道进入细胞内，伴随钾离子从顶端膜ROMK通道排出。Na^+重吸收耦联钾离子的分泌均依赖基底侧面的Na^+-K^+-ATPase的活性。阿米洛利等药物通过与ENaC的Na^+结合位点竞争性结合，从而抑制钠重吸收和钾分泌。生理条件下，醛固酮通过促进ENaC和Na^+-K^+-ATPase的基因转录从而促进Na^+的重吸收和K^+的分泌。螺内酯是醛固酮的竞争性抑制剂，通过竞争性结合抑制醛固酮和其受体结合，抑制Na^+重吸收，抑制K^+排泄。因此，保钾类利尿剂的不良反应主要是过度应用导致的高钾血症。

（2）闰细胞：传统观点认为，该细胞不存在Na^+-K^+-ATPase，取而代之的是H^+-ATPase，主要介导肾脏酸碱平衡的调控和Cl^-的重吸收。

三、肾脏对 Cl^- 的重吸收 [27-31]

（一）近端小管

Cl^-浓度沿着近端小管下行逐渐升高，小管液中高Cl^-浓度为Cl^-重吸收的原动力。在近端小管前段，当管腔面Na^+与中性有机离子共转运时，管腔呈负电性。这种负电性被Cl^-通过细胞旁转运途径所中和。当滤过液通过近端小管后段，大部分的有机分子和碳酸氢盐已被重吸收，这时Na^+一般伴随Cl^-一起被重吸收。钠氢转运体与氯-阴离子（通常是碳酸氢盐、甲酸盐和草酸盐）交换体共同作用，最终将Na^+和Cl^-从顶端膜重吸收。Cl^-或与其他电负性交换、或经K^+-Cl^-共转运或氯通道被重吸收。

（二）髓袢

Cl^-经管腔膜面的NKCC2进入上皮细胞后，经由基底侧面的K^+-Cl^-共转运体和Cl^-通道重吸收回肾脏间质。

（三）远端小管

远端小管主要依赖管腔膜面的NCC进行Na^+和Cl^-的同向转运，进入上皮细胞中的Na^+通过基底侧面的Na^+-K^+-ATPase将Na^+重吸收，Cl^-则通过基底侧面的氯通道重吸收回血液循环。

与近端小管、髓袢相似，此节段亦存在Na^+-H^+和Cl^-有机阴离子交换系统，参与NaCl和有机阴离子的再循环。

（四）集合管

1. 主细胞　由于集合管主细胞ENaC转运大量正电性的Na^+，这一节段的管腔面为电负性。因此可促进带负电的Cl^-通过细胞旁转运途径重吸收。

2. 闰细胞　由于该细胞不存在Na^+-K^+-ATPase，取而代之的是H^+-ATPase，从而能建立H^+梯度驱动。而闰细胞的Cl^-重吸收是集合管Cl^-重吸收的最主要途径。闰细胞又分为泌酸的α型闰细胞和泌碱的β型闰细胞。α型闰细胞通过管腔膜面的H^+-ATPase分泌H^+，通过基底侧面的Cl^--HCO_3^-交换体重吸收HCO_3^-。而β型闰细胞则是完全相反的转运模式：通过位于基底侧面的H^+-ATPase将H^+从细胞内移出，导致的结果是碳酸氢盐分泌到小管液中，同时伴随着Cl^-的重吸收（图1-5-1-6）。主细胞的Na^+重吸收以及闰细胞Cl^-重吸收是肾脏对NaCl的重吸收最后调节节段，最终产生尿液。

（五）氯离子通道（chloride channel）和 SLC26 Cl⁻/HCO₃⁻ 交换体（Cl⁻/HCO₃⁻ exchanger）在肾脏氯离子转运中的作用

1. 氯离子通道　氯离子通道作为体内最丰富的阴离子的转运通道，广泛参与了一系列重要的生理学过程，包括细胞容量、细胞内 pH、胞内囊泡酸化和跨上皮转运等。除了 CLC-1，几乎所有 CLC 家族电压门控氯离子通道都在肾单位各节段和集合管表达；其中三个通道，即 CLC-K1、CLC-Kb 和 CLC-5 与肾脏生理及病理生理调节有重要关系。

（1）CLC-K1 与肾性尿崩症：小鼠 CLC-K1（人类 CLC-Ka）主要表达于髓袢升支细段（tAL）上皮细胞的顶端膜面和基底侧面，介导该节段 Cl⁻ 的大量重吸收。CLC-K1 基因缺陷的小鼠表现为典型的肾性尿崩症，提示 tAL 节段 CLC-K1 介导的氯离子转运是髓质高渗环境建立和尿液浓缩逆流倍增机制的重要基础。

（2）CLC-Kb 和 Bartter 综合征：该氯通道几乎仅表达在肾脏，主要位于髓袢升支粗段、远曲小管、连接管的和皮质集合管闰细胞的基底侧面。CLC-Kb 基因敲除小鼠表现为 Ⅲ 型 Bartter 综合征（尿钠丢失、低钾性碱中毒和高钙血症），提示 CLC-Kb 与肾脏 NaCl 重吸收和尿液酸化有重要关系。

（3）CLC-5 与 Dent 综合征：CLC-5 氯通道高水平的表达在近端小管上皮细胞的囊泡和皮质集合管的闰细胞顶端膜面，其基因突变导致包括低分子量蛋白尿、近端小管功能异常、高尿钙、肾脏钙化、肾结石和肾衰竭等表型的 Dent 综合征，提示 CLC-5 在近端小管与囊泡内吞和肾脏对钙的重吸收调节有关。

2. 囊性纤维化跨膜电导调节因子（cystic fibrosis transmembrane conductance regulator，CFTR）　CFTR 是一种 CAMP/PKA 依赖的上皮氯离子通道 AMP/PKA 依赖的上皮氯离子通道，同时又是某些膜转运蛋白的调节因子，属于 ATP 结合盒结合蛋白家族。CFTR 表达在几乎所有肾小管节段的顶端膜面，其功能缺失常会导致致死性遗传疾病囊性纤维化病（cystic fibrosis，CF），而功能过强则与多囊肾病（polycystic kidney）发病有关。然而，迄今为止，CFTR 对肾脏功能，特别是 Cl⁻ 转运的影响仍然不完全了解。

3. SLC26 Cl⁻/HCO₃⁻ 交换体　溶质偶联转运体（solute-linked carrier，SLC）阴离子转运体家族含有 10 个家族成员。其中 SLC26A7、A9 和 A11 可以作为氯离子通道发挥 Cl⁻ 转运作用；而 SLC26A3、A4、A6、A7、A9 和 A11 则可作为 Cl⁻/HCO₃⁻ 交换体。SLC26 家族成员在不同肾单位节段和集合管的表达水平及亚细胞定位有所不同，各自发挥重要生理学功能。

四、肾脏 NaCl 重吸收的调节作用 [32-38]

为了维持体内 Na⁺ 和 Cl⁻ 的稳定，Na⁺ 和 Cl⁻ 在肾小球滤过、肾小管和集合管的重吸收和分泌等活动，都受到机体的精细调控，包括：球管平衡、管球反馈、神经调节和体液调节等，以维持机体钠和氯水平的内环境稳定。

（一）球管平衡

肾小管对 Na⁺ 和水的重吸收可随肾小球滤过率的变化而进行相应调节。近端小管中 Na⁺ 和水的重吸收率总是占肾小球滤过率的 65% ~ 70%，这种定比重吸收的现象被称为球管平衡（glomerulotubular balance，GTB）。

肾小管周围毛细血管的血浆胶体渗透压是球管平衡的形成机制主要因素之一。近端小管周围毛细血管内的血液直接来源于肾小球的出球小动脉，因此如果有效循环血量不变而肾小球滤过率增加，进入近端小管旁毛细血管的血流量减少，毛细血管血压下降，血浆胶体渗透压升高，这些都导致近端小管 NaCl 和水的重吸收增加。反之，当有效循环血量升高时，近端小管旁毛细血管血压升高，导致血浆胶体渗透压相对被稀释，则会导致水和 NaCl 的重吸收减少，促进钠水排出，从而降低细胞外液容量。有效循环血量也是体内调节球管平衡的最重要的因素。通过这样的动态调节，近端小管对 Na⁺ 和水的重吸收的比率就会保持在恒定的范围内。

由肾小球滤过率介导的球管平衡，能使尿中排出的 Na⁺ 和水不会随肾小球滤过率的增减而出现大幅度的变化，从而保持尿量和尿钠的相对稳定。其次，肾小球滤过率也对近端小管有直接的调控作用。体内实验证明，当肾小球滤过率增加时，近端小管的管腔膜面的钠氢交换体和基底侧面的Na^+-K^+-ATPase的活性均被显著激活。

（二）管球反馈

致密斑细胞能感应小管液中的Na^+和Cl^-的浓度，通过可能由腺苷和前列腺素介导的信号通路，由所谓的管球反馈（tubuloglomerular feedback，TGF）机制实现对Na^+和Cl^-重吸收水平的调节。当小管液中Cl^-的浓度升高时，单个肾单位滤过率下降，从而减少NaCl的滤过和重吸收。

（三）肾交感神经

肾交感神经在肾脏内不仅支配肾血管，还支配近端小管、髓袢升支粗段和远端小管等肾小管上皮细胞和球旁器。当肾脏去神经化时，肾脏对水盐重吸收能力显著下降。肾交感神经主要释放去甲肾上腺素，其兴奋时可通过下列方式影响肾脏功能：

1. 通过肾脏血管平滑肌的α受体，引起肾血管收缩而减少肾血流量。由于入球小动脉比出球小动脉收缩更明显，使肾小球毛细血管血浆流量减少，毛细血管血压下降，肾小球滤过率下降，降低了NaCl的滤过；交感神经兴奋也可直接刺激近端小管和髓袢对Na^+、Cl^-的重吸收。α肾上腺素能激动剂能增强近端小管管腔膜面钠氢交换体和基底侧面Na^+-K^+-ATPase的作用，增强近端小管对Na^+的重吸收。

2. 通过激活入球小动脉β受体使球旁器的颗粒细胞释放肾素，导致血液循环中血管紧张素Ⅱ和醛固酮浓度增加，促进NaCl重吸收；通过激活髓袢升支粗段的β受体，也可增加NaCl的重吸收。

交感神经兴奋导致的近端小管和髓袢升支粗段对Na^+的重吸收增加，以及肾素-血管紧张素-醛固酮系统的激活，可显著增加血压水平，这也是近年来肾交感神经消融治疗难治性高血压的实验基础。此外，有证据表明多巴胺由近端小管分泌到小管液中，通过DA1多巴胺受体介导，激活腺苷酸环化酶抑制钠氢交换体和基底侧面Na^+-K^+-ATPase的活性从而降低Na^+的重吸收。

（四）血管升压素

血管升压素也称抗利尿激素（antidiuretic hormone，ADH）或精氨酸血管升压素（arginine vasopressin，AVP）。血管升压素在下丘脑视上核和室旁核神经元胞体内合成，沿下丘脑-垂体束的轴突被运输到神经垂体储存，需要时释放入血。

AVP有V1和V2两种受体。V1受体分布于血管平滑肌，激活后可引起平滑肌收缩导致血压升高，血管升压素因此得名；V2受体主要分布在远端小管和集合管上皮细胞，是7次跨膜的G蛋白偶联受体，激活后通过兴奋性G蛋白（Gs）激活腺苷酸环化酶，使细胞内cAMP增加，cAMP再激活蛋白激酶A（PKA），使集合管上皮细胞水通道蛋白2转移到管腔膜上，形成水通道，使管腔膜对水的通透性增加；此外，该通路也可通过CREB介导增加*AQP2*基因的转录。实验证实AVP对NaCl的重吸收也同样具有调节作用。在髓袢升支粗段，AVP能通过增强髓袢升支粗段上皮细胞cAMP水平，在短时程通过促进NKCC2向管腔膜面转移，长时程能在转录水平增加NKCC2的表达，增加髓袢升支粗段对Na^+、K^+和Cl^-的重吸收；在该节段AVP还可以增加基底侧面Cl^-通道的活性，促进NaCl的重吸收，从而维持逆流倍增系统。在远端小管和集合管，AVP能使ENaC通道活性增加，促进Na^+重吸收。

（五）肾素-血管紧张素-醛固酮系统

肾素是由肾脏的球旁器合成、储存和释放的。肾素作用于肝脏合成的血管紧张素原，生成血管紧张素Ⅰ，血管紧张素Ⅰ在血管紧张素转换酶的作用下生成血管紧张素Ⅱ（angiotensin Ⅱ），血管紧张素Ⅱ能进一步促进肾上腺皮质球状带细胞释放醛固酮。

1. 血管紧张素Ⅱ　血管紧张素Ⅱ能直接影响肾血流动力学，在血管紧张素Ⅱ浓度升高时，入球小动脉强烈收缩，肾小球滤过率减少。近端小管自身也能合成分泌血管紧张素Ⅱ。血管紧张素Ⅱ能与近端小管管腔膜面和基底侧面的AT1受体结合，通过促进钠氢交换体增加钠的重吸收。血管紧张素Ⅱ还能够增加渴觉、刺激醛固酮的生成、促进抗利尿激素的释放、并引起肾脏血管的收缩。当机体 Na^+ 浓度降低时，会刺激肾素的合成释放，使循环血量增加。此外，在入球小动脉，血管紧张素Ⅱ可使血管平滑肌生成前列环素（PGI2）和一氧化氮（NO），这些物质又能减弱血管紧张素Ⅱ的缩血管作用。

2. 醛固酮　醛固酮在肾脏主要作用于远曲小管和集合管的上皮细胞，可增加 Na^+、水的重吸收，同时促进 K^+ 的排泄。醛固酮进入远曲小管和集合管上皮细胞后，与盐皮质激素受体结合，通过基因转录调节机制增加 ENaC 基因转录，从而促进 NaCl 重吸收。此外，醛固酮也被证实能同样影响髓袢的 NaCl 重吸收和远端小管 NCC 的表达水平。如上所述，醛固酮受肾素 - 血管紧张素系统调节。

（1）醛固酮能与核受体盐皮质激素受体结合，该转录复合物进入细胞核，会使 ENaC 转录增加，当 ENaC 三个亚基在内质网完成装配时，会转移到管腔膜面，形成管腔膜钠通道蛋白，使钠通道数目增加，有利于小管液中得 Na^+ 向细胞内扩散。

（2）醛固酮能激活线粒体中合成 ATP 的酶，使 ATP 的生成量增加，为基底侧面 Na^+-K^+-ATPase 提供能量。

（3）醛固酮可刺激基底侧面的 Na^+-K^+-ATPase 合成增加，使其活性增强，可加速将细胞内的 Na^+ 泵入组织间隙，并将 K^+ 泵入细胞的过程。由于 Na^+ 的重吸收，小管液呈负电位，有利于 Cl^- 的重吸收。

（六）其他因素

肾脏可生成多种局部激素，影响肾自身的血流动力学和肾小管和集合管的重吸收功能。

1. 缓激肽　缓激肽可使肾小动脉舒张，抑制集合管对 Na^+ 和水的重吸收。

2. 一氧化氮（NO）　NO 可以通过抑制钠氢交换体和 Na^+-K^+-ATPase，抑制近端小管对 Na^+ 的重吸收。NO 还可对抗血管紧张素Ⅱ和去甲肾上腺素的缩血管作用。

3. 前列腺素　前列腺素主要由肾脏髓质部产生的，前列腺素特别是前列腺素 E2（PGE2）能舒张小动脉，增加肾血流量，通过与抑制性的 Gi 蛋白结合，抑制近端小管和髓袢升支粗段对 Na^+ 的重吸收，导致钠排出量增加；且可对抗 AVP 使尿量增加，并能够抑制近球细胞释放肾素。

4. 甲状旁腺激素　甲状旁腺激素（PTH）在肾脏的主要作用是抑制钙离子的重吸收。甲状旁腺激素能激活腺苷酸环化酶（AC），使近端小管上皮细胞内的 cAMP 水平上升，抑制钠氢交换体的活性，降低 Na^+ 的重吸收。

5. 甲状腺素　实验发现，甲状腺功能低下的患者或动物实验模型的肾小球滤过率、水钠重吸收以及 Na^+-K^+-ATPase 活性下降，提示甲状腺素参与水盐重吸收。甲状腺素能直接刺激钠氢交换体的活性，促进近端小管对 Na^+ 的重吸收。

6. 心房钠尿肽　心房钠尿肽（ANP）是由心房合成释放的使血管平滑肌舒张的一类激素。肾脏集合管也能产生心房钠尿肽，它能通过 cGMP 介导通路使集合管上皮细胞管腔膜上的 ENaC 失活，抑制 NaCl 的重吸收。另一方面 ANP 亦能抑制醛固酮的释放，抑制肾素的产生，并通过舒张入球小动脉增加肾小球滤过。ANP 还可以增强肾小管对多巴胺的敏感性，加强多巴胺对钠氢交换体的抑制作用。此外，心房尿钠肽能使血管平滑肌胞质中的 Ca^{2+} 浓度下降，使入球小动脉舒张，并可使滤过分数增加，因此肾小球滤过率增大。

上述调控机制在维持肾脏 Na^+ 和 Cl^- 的正常重吸收过程中发挥重要作用（图 1-5-1-7），是保持机体 Na^+ 和 Cl^- 内环境稳态的重要环节。肾脏结构和功能的改变，以及调节机制的破坏，都会导致机体水盐代谢平衡的失调及血压的变化，从而有害健康，甚至危及生命。

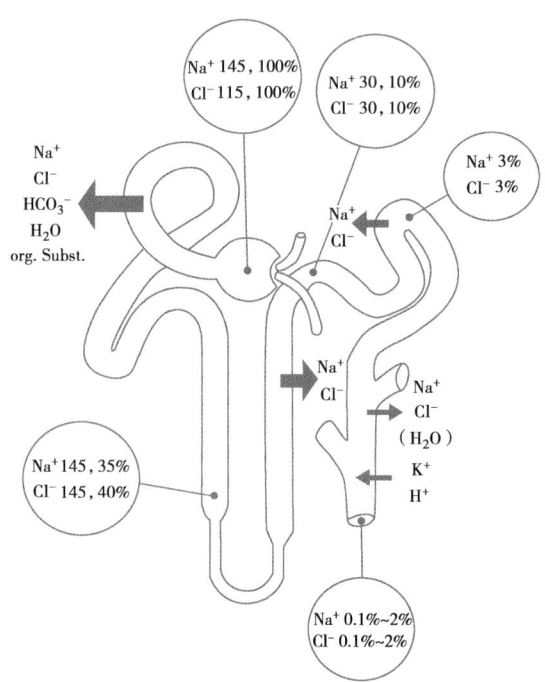

图 1-5-1-7　Na$^+$ 和 Cl$^-$ 沿肾单位和集合管的滤过和重吸收 Org Subst 指有机物质，数字后面单位为 mM/L

（黄世铮　管又飞）

参考文献

1. BARBRY P, HOFMAN P. Molecular biology of Na$^+$ absorption. Am J Physiol, 1997, 273(3 Pt 1): G571-585.

2. KAPLAN MR, MOUNT DB, DELPIRE E. Molecular mechanisms of NaCl cotransport. Annu Rev Physiol, 1996, 58: 649-668.

3. LINGREL JB, KUNTZWEILER T. Na$^+$, K$^+$-ATPase. J Biol Chem, 1994, 269(31): 19659-19662.

4. ELADARI D, CHAMBREY R, PETI-PETERDI J. A new look at electrolyte transport in the distal tubule. Annu Rev Physiol, 2012, 74: 325-349.

5. GREGER R. Physiology of renal sodium transport. Am J Med Sci, 2000, 319(1): 51-62.

6. MATSUBARA M. Renal sodium handling for body fluid maintenance and blood pressure regulation. Yakugaku Zasshi, 2004, 124(6): 301-309.

7. BURCKHARDT G, DI SOLE F, HELMLE-KOLB C. The Na$^+$/H$^+$ exchanger gene family. J Nephrol, 2002, 15(Suppl 5): S3-21.

8. ALEXANDER RT, DIMKE H, CORDAT E. Proximal tubular NHEs: sodium, protons and calcium? Am J Physiol Renal Physiol, 2013, 305(3): F229-236.

9. MATHER A, POLLOCK C. Glucose handling by the kidney. Kidney Int Suppl, 2011, (120): S1-6.

10. MATHER A, POLLOCK C. Renal glucose transporters: novel targets for hyperglycemia management. Nat Rev Nephrol, 2010, 6(5): 307-311.

11. ABDUL-GHANI MA, NORTON L, DEFRONZO RA. Role of sodium-glucose cotransporter 2(SGLT2) inhibitors in the treatment of type 2 diabetes. Endocr Rev, 2011, 32(4): 515-531.

12. CHAO EC, HENRY RR. SGLT2 inhibition-a novel strategy for diabetes treatment. Nat Rev Drug Discov, 2010, 9(7): 551-559.

13. ARES GR, CACERES PS, ORTIZ PA. Molecular regulation of NKCC2 in the thick ascending limb. Am J Physiol Renal Physiol, 2011, 301(6): F1143-1159.

14. CARMOSINO M, PROCINO G, SVELTO M. Na$^+$-K$^+$-2Cl(-) cotransporter type 2 trafficking and activity: the

role of interacting proteins. Biol Cell, 2012, 104(4): 201-212.

15. KINNE RK. The Na-K-Cl cotransporter in the kidney. Ann N Y Acad Sci, 1989, 574: 63-74.

16. RUSSELL JM. Sodium-potassium-chloride cotransport. Physiol Rev, 2000, 80(1): 211-276.

17. SNYDER PM. The epithelial Na$^+$ channel: Cell surface insertion and retrieval in Na$^+$ homeostasis and hypertension. Endocr Rev, 2002, 23(2): 258-275.

18. SCHILD L. The epithelial sodium channel and the control of sodium balance. Biochim Biophys Acta, 2010, 1802(12): 1159-1165.

19. ROSSIER BC, PRADERVAND S, SCHILD L, et al. Epithelial sodium channel and the control of sodium balance: Interaction between genetic and environmental factors. Annu Rev Physiol, 2002, 64: 877-897.

20. SCHILD L. The epithelial sodium channel: from molecule to disease. Rev Physiol Biochem Pharmacol, 2004, 151: 93-107.

21. GARTY H, PALMER LG. Epithelial sodium channels: Function, structure, and regulation. Physiol Rev, 1997, 77(2): 359-396.

22. BHALLA V, HALLOWS KR. Mechanisms of ENaC regulation and clinical implications. J Am Soc Nephrol, 2008, 19(10): 1845-1854.

23. SNYDER PM. Minireview: Regulation of epithelial Na+ channel trafficking. Endocrinology, 2005, 146(12): 5079-5085.

24. FENTON RA, PRAETORIUS J. Molecular physiology of the medullary collecting duct. Compr Physiol, 2011, 1(2): 1031-1056.

25. ELADARI D, HUEBNER CA. Novel mechanisms for NaCl reabsorption in the collecting duct. Curr Opin Nephrol Hypertens. 2011, 20(5): 506-511.

26. ALVAREZ DE LA ROSA D, CANESSA CM, FYFE GK, et al. Structure and regulation of amiloride-sensitive sodium channels. Annu Rev Physio, 2000, 62: 573-594.

27. DEVUYST O, GUGGINO WB. Chloride channels in the kidney: lessons learned from knockout animals. Am J Physiol Renal Physiol, 2002, 283(6): F1176-1191.

28. REEVES WB, WINTERS CJ, ANDREOLI TE. Chloride channels in the loop of Henle. Annu Rev Physiol, 2001, 63: 631-645.

29. UCHIDA S, SASAKI S. Function of chloride channels in the kidney. Annu Rev Physiol, 2005, 67: 759-778.

30. ARONSON PS, GIEBISCH G. Mechanisms of chloride transport in the proximal tubule. Am J Physiol, 1997, 273(2 Pt 2): F179-192.

31. REEVES WB, ANDREOLI TE. Renal epithelial chloride channels. Annu Rev Physiol, 1992, 54: 29-50.

32. LOFFING J, KORBMACHER C. Regulated sodium transport in the renal connecting tubule (CNT) via the epithelial sodium channel (ENaC). Pflugers Arch, 2009, 458(1): 111-135.

33. HAMM LL, FENG Z, HERING-SMITH KS. Regulation of sodium transport by ENaC in the kidney. Curr Opin Nephrol Hypertens, 2010, 19(1): 98-105.

34. BUTTERWORTH MB, EDINGER RS, FRIZZELL RA, et al. Regulation of the epithelial sodium channel by membrane trafficking. Am J Physiol Renal Physiol, 2009, 296(1): F10-24.

35. GARVIN JL, HERRERA M, ORTIZ PA. Regulation of renal NaCl transport by nitric oxide, endothelin, and ATP: clinical implications. Annu Rev Physiol, 2011, 73: 359-376.

36. KNEPPER MA, BROOKS HL. Regulation of the sodium transporters NHE3, NKCC2 and NCC in the kidney. Curr Opin Nephrol Hypertens, 2001, 10(5): 655-659.

37. GARAY RP, ALVAREZ-GUERRA M, ALDA JO, et al. Regulation of renal Na-K-Cl cotransporter NKCC2 by humoral natriuretic factors: Relevance in hypertension. Clin Exp Hypertens, 1998, 20(5-6): 675-682.

38. 朱大年, 王庭槐. 生理学. 北京: 人民卫生出版社, 2013.

第二节　肾脏对钾代谢的调节

一、概述 [1-4]

　　钾离子是人体内最丰富的阳离子，直接参与细胞内的代谢活动，维持神经、肌肉的静息电位和兴奋性，发挥着重要的生理功能。细胞内液的钾离子浓度远高于细胞外液，98%的钾存在于细胞内，只有2%的钾在细胞外液。细胞内外液钾浓度的这一巨大差异主要是由于Na^+-K^+-ATP酶的作用，该酶将Na^+泵至细胞外，将K^+泵至细胞内，从而产生K^+跨细胞膜浓度梯度，这种浓度差对于维持细胞内外电位差起着重要作用。健康成年人含钾量约为50mmol/kg，人体每日食物中摄入大量的钾，平均每天从食物中摄入人体内的钾约100mmol（3.9g），血钾浓度通常在3.5 ~ 5.5mmol/L，超过生理需要量的钾通过尿液、粪便、汗液等形式排出，其中肾脏对钾的排出及钾平衡的调节起主导作用。若钾代谢发生调节异常，将出现K^+紊乱，如果细胞内的K^+有1%进入细胞外液，心肌细胞即可发生兴奋和传导的严重异常，而发生致命的心律失常。

　　肾脏是机体调节K^+容量最主要的器官，负责排泄每日摄取的90%的钾，另外10%的K^+从消化道排泄。肾脏对K^+的调节包括滤过、重吸收和再排泌。肾脏每日滤过原尿180L，每日原尿中滤过的钾离子约为600 ~ 800mmol（23.5 ~ 31.3g），经过肾小管的重吸收，原尿中的钾离子浓度明显下降；肾小管对钾的再排泌，成为调节钾平衡的重要过程，最终从尿中排出的钾只有肾小球滤过量的1/8左右。通过肾脏的调节，血K^+浓度得以维持在正常水平。

　　人们对钾在肾单位中的转运机制的认识主要通过动物活体微穿刺、肾小管微灌流、膜片钳等实验手段获得。本节将对肾单位及集合管各节段对钾转运的特点，以及肾脏钾平衡调节分别进行讨论。

二、肾单位各节段对钾的滤过、重吸收和排泌

（一）肾小球钾的滤过 [5]

　　钾被肾小球自由滤过，尽管一些不可滤过的蛋白质可结合少量的钾，滤液中的K^+浓度与血浆中的K^+浓度基本相同。大部分滤过的K^+在近段小管和亨利袢被重吸收，仅10%到达远端肾单位。因此，肾脏对钾的排泌主要取决于皮质远端肾单位节段和集合管对K^+分泌和重吸收的差异。

（二）近端小管钾的重吸收 [5,6]

　　原尿中的钾主要在近端肾小管被重吸收，约占滤过钾总量的65%，这一主动吸收过程与Na^+的重吸收过程相似，并且与Na^+和水的重吸收成正比。K^+在近端肾小管的重吸收主要是通过细胞旁路途径实现（图1-5-2-1）。近端小管近端大量的Na^+和水跨膜重吸收通过溶液拖曳（solvent drag）作用驱使K^+离子重吸收；在近端小管远端管腔内电荷从负电转为弱正电，更加有利于K^+离子的细胞旁路重吸收。近端小管上皮细胞中K^+离子通过基底侧面的K^+离子通道和K^+-Cl^-共转运体将细胞内K^+转运至细胞外进而实现重吸收；也有证据表明可能也存在K^+离子的少量跨顶端膜面分泌，但性质和意义还不清楚。

（三）髓袢升支粗段钾的重吸收（图1-5-2-2） [7-16]

　　髓袢升支粗段可以重吸收约20% ~ 30%的Na^+、K^+、Cl^-等物质，是另一个大量重吸收K^+的部位。K^+在肾脏髓袢升支粗段的主动重吸收过程与Na^+相似，该段对钾的重吸收与Na^+和Cl^-的重吸收保持平衡。该节段既有钾的重吸收又有钾的排泌，但正常情况下最终结果是钾的净重吸收。

　　髓袢升支粗段对钾的重吸收通过跨细胞膜和细胞旁路两种途径实现。小管上皮细胞管腔侧存在的Na^+-K^+-$2Cl^-$同向转运体（NKCC2），在基底侧面Na^+-K^+-ATPase的作用下，将一个K^+、一个Na^+和两个Cl^-共同由管腔内转入细胞内；顶端面上的肾脏外髓K^+通道（ROMK）提供了一个K^+从细胞内向管腔转运的通路，从而保证了NKCC2转运所必需的K^+，这个过程即所谓的钾离子再循

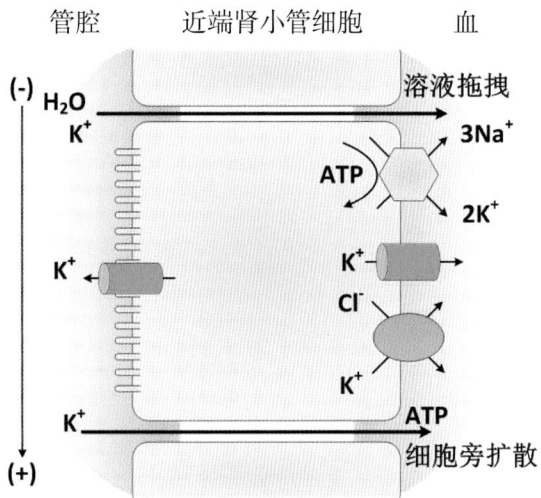

图 1-5-2-1 近端肾小管钾的重吸收模型

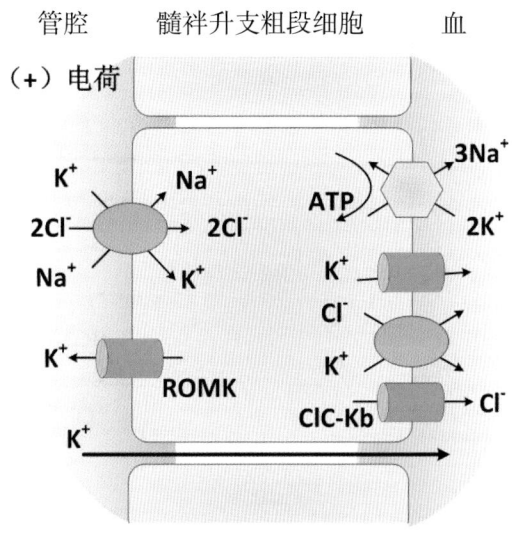

图 1-5-2-2 髓袢升支粗段钾的重吸收模型

环。钾离子再循环的维持还有赖于基底侧面分布的多种钾离子通道、K^+-Cl^-共转运体及氯离子通道CLC-kb，这些通道和转运体也是细胞内K^+转运至细胞外重吸收的基础。钾离子通过顶端面ROMK的分泌，使得管腔内变成正电荷，进一步驱使K^+通过细胞旁路重吸收。

（四）远曲小管钾的排泌[17-19]

从远曲小管的起始部分开始出现钾的分泌，并沿着远曲小管至皮质集合管逐渐增强，这是肾脏调控血K^+浓度的重要机制。在大多数生理和病理情况下，到达远端肾单位的K^+很少，远端肾小管K^+的排泄构成了尿中K^+的大部分。远端小管分为前部（DCT1）和后部（DCT2），在DCT1节段，Na^+重吸收主要由顶端膜面的噻嗪敏感Na^+-Cl^-共转运体介导，而在DCT2节段则与连接管和集合管一样由ENaC介导。Na^+-Cl^-共转运体从DCT1向DCT2表达逐渐减弱，而ENaC表达逐渐增强；而顶端膜面的ROMK和K^+-Cl^-共转运体表达则基本相同。也因此，基底侧面由Na^+-K^+-ATPase促发的细胞内K^+增高，通过顶端膜面的ROMK和K^+-Cl^-共转运体分泌入管腔中。DCT2由于有盐皮质激素受体及降解糖皮质激素的11β-HSD2酶的存在，从而其K^+的分泌也受到醛固酮的调节。

（五）皮质集合管钾的排泌[2,3,20-22]

尿钾排泄量主要是由远端肾单位决定的，包括远曲小管（DCT2）、连接小管（CNT）和皮质集合管（CCD），但主要是CCD。集合管上皮细胞的一个重要功能是将钾排泌到管腔里，其包含的多种细胞在钾的转运中担任着不同的角色。图1-5-2-4是皮质集合管主细胞和闰细胞在生理状态下的

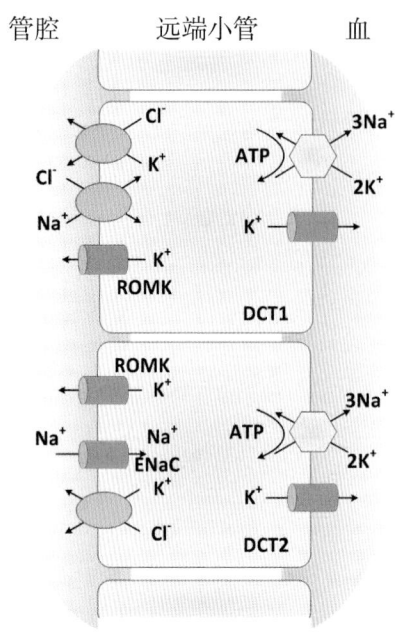

图 1-5-2-3 远端小管钾的排泌模型

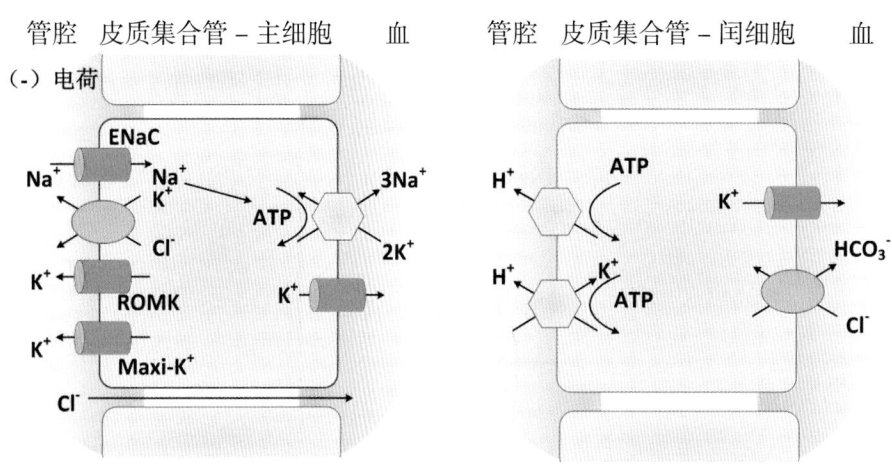

图 1-5-2-4 皮质集合管钾的排泌模型

钾转运模式图。

主细胞主要负责集合管起始段和皮质集合管K⁺的排泌。钾在此通过两个步骤进行排泌：① 在细胞基底侧含有Na⁺-K⁺-ATP酶，将K⁺主动从细胞间质中转运至细胞内，细胞内的钠转运出细胞；② 在细胞管腔侧有K⁺通道和K⁺/Cl⁻共转运蛋白。Na⁺-K⁺-ATP酶运转形成的细胞内高钾环境，有利于细胞内K⁺通过浓度梯度经过顶端膜面扩散到管腔。皮质集合管的主细胞有两个重要的K⁺通道，即肾脏外髓K⁺通道（renal outer medullary potassium channel，ROMK）和大电导钙激活的钾通道（big-conductance K channel，BK）。生理状态下，主细胞ROMK是主要的K⁺分泌通道，该通道具有低电导性和易开放性的特点，主要负责K⁺的分泌；在机体缺钾时，集合管闰细胞通过其顶端面H⁺-K⁺-ATPase实施对K⁺的重吸收；当钾的摄入增加或者小管液流速增加的时候，BK通道也被激活并参与K⁺的分泌，有证据显示该通道的激活可能是通过细胞内Ca⁺浓度改变来介导。钾通道开放后，钾离子顺电化学梯度从细胞内进入管腔，因此细胞膜管腔侧的电压变化可影响钾的排泌。钾还可以通过K⁺-Cl⁻共转运蛋白排泌，在这一协同转运过程中，管腔内氯离子的浓度非常重要，当管腔内氯离子浓度下降的时候，K⁺-Cl⁻的协同转运增加。此外，管腔侧的细胞膜上还分布着ENaC，将管腔内的钠转运入细胞，管腔内形成负电位，有助于钾的排泌。Na⁺-K⁺-ATP酶受多种因素调节，当肾脏需要排钾时，Na⁺-K⁺-ATP酶的转运速度增快，大量的钾被转运入细胞，然后由管腔面的通道排泌到小管内。

钾在皮质集合管的重吸收主要是在闰细胞。与主细胞不同，闰细胞无 Na^+-K^+-ATP 酶，管腔面膜有两个 H^+ 泵，有泌 H^+ 功能。研究显示，H^+-K^+-ATP 酶主要表达于集合管闰细胞的管腔侧膜，当钾摄入不足时，H^+-K^+-ATP 酶活性增加，钾被主动重吸收，基底侧膜的钾通道将钾排出细胞外。肾脏需要保留钾时，闰细胞活性增加，主细胞活性降低，H^+-K^+-ATP 酶活性增加同时伴有 $KHCO_3$ 重吸收增加。

影响远曲小管和集合管分泌钾的因素包括：钾的摄入量、远曲小管和集合管上皮细胞内的 K^+ 浓度、血钠水平、肾脏血流量等。醛固酮和饮食摄入的钾量是影响皮质集合管钾分泌量的两个最主要因素。

（六）髓质集合管钾的重吸收及再循环 [23]

和皮质集合管不同，髓质集合管出现了钾的重吸收，由于水在髓质的浓缩及皮质集合管对钾的排泄，小管液内钾浓度明显高于血浆，另外细胞膜管腔侧 H^+ 泵的存在，使管腔侧呈正电位，钾离子顺电化学梯度进入间质，产生钾离子的再次重吸收。但是髓质中存在钾的再循环，使得重吸收的钾再次回到小管液内，管腔内钾的浓度和髓质内钾的浓度始终保持一定的倍数关系，如管腔内的钾为 20 ~ 30mmol/L，髓质内为 5 ~ 10mmol/L；当管腔内的钾到达 200 ~ 300mmol/L，髓质内可达到 35 ~ 40mmol/L。这种浓度关系的维持，使得钾的主动排泌在比较浓缩的尿液里得以完成。

三、肾脏钾平衡的调节 [24-33]

肾脏对钾平衡的调节主要部位为远端小管，在醛固酮敏感的远端肾单位主细胞存在着 ROMK。影响远曲小管和集合管分泌钾的因素有直接作用和间接作用两类，直接作用包括醛固酮、抗利尿激素、钾的摄入量、远曲小管和集合管上皮细胞内的 K^+ 和 H^+ 浓度等；间接作用包括摄入的钠水平等。其中最主要的因素为醛固酮和钾的摄入，下面将介绍几个和临床关系密切的影响因素。

（一）钾的摄入

日常钾的摄入在调节肾脏钾分泌的过程中起着重要作用。钾的大量摄入刺激肾脏排钾，通过醛固酮依赖和非醛固酮依赖两个途径。高钾摄入一方面可以刺激肾上腺皮质分泌醛固酮，上调 Na^+-K^+-ATP 酶和 ENaC 的活性（见下文醛固酮部分），调节肾脏排钾。另一方面，细胞外液 K^+ 浓度升高，Na^+-K^+-ATP 酶的活性增强，钾钠交换增加，刺激肾脏排钾。当体内缺钾或摄入钾减少时，则降低血钾浓度，抑制醛固酮的分泌，肾脏排钾减少、重吸收 K^+ 增加。在肾功能和肾上腺功能正常的情况下，要摄入足够导致高钾血症的 K^+ 是很困难的。而各种食物大都含有较高浓度的 K^+（如肉类和水果），也因此正常饮食的人群极少发生低钾血症。饮食摄入导致的高钾血症通常发生在肾功能受损（GFR<15 ~ 20ml/min）的情况下。

近年的研究显示缺乏赖氨酸的丝氨酸/苏氨酸蛋白激酶（protein kinae with no lysine，WNK）、丝裂原激活蛋白激酶（MAPK）如 P38 和 ERK 等参与了低钾摄入时顶端面参与钾分泌的 K^+ 通道的调节，这一效应可能由超氧阴离子所介导，如抑制超氧阴离子的产生可以阻断低钾对 MAPK 活性的激活。哺乳动物 WNK 家族有 4 位成员，每位成员由不同基因编码，WNK1，3，4 在髓质升支粗段到集合管有组成性表达，并在调节 ROMK 通道活性中起着重要作用。如 WNK4 可增加 ROMK 内化，其功能缺陷将导致假性低醛固酮血症Ⅱ（PAHⅡ或 Gordon 综合征）。高钾可以抑制肾素-血管紧张素Ⅱ信号通路，该信号通路可通过抑制 MAPK 依赖的途径抑制 ROMK 和 BK 的通道活性，从而激活这两类 K^+ 通道。

（二）钠的摄入

钠的大量摄入，可导致细胞外液容量增加，导致钠、水的重吸收减少，血管紧张素-醛固酮系统受到抑制，醛固酮分泌减少，钠的重吸收减少，管腔内尿流量增加，排钾增加。其次，运输到远端的 Na^+ 增加，可刺激 Na^+ 的吸收，使管腔电位负性增加，从而增加 K^+ 分泌。

（三）醛固酮

醛固酮为人体内最主要的盐皮质激素。醛固酮由肾上腺分泌，可与主细胞内盐皮质激素受体（mineralocorticoid receptor，MR）结合，促进ENaC α亚基的转录，管腔面受醛固酮刺激后1小时内合成ENaC α亚单位，在丝氨酸-苏氨酸激酶（SGK）的作用下与β、γ亚单位结合并转移至管腔膜，增加皮质集合管上ENaC的密度，促进Na^+从管腔膜重吸收，增加管腔的负电势，促进K^+的分泌；醛固酮刺激6～12小时后，远曲小管和集合管基底侧膜K^+通道和Na^+-K^+-ATP酶的合成增加，使细胞内Na^+泵到间质液以及间质液中的K^+泵到细胞内，增大细胞内与小管液之间的跨膜钾浓度差，增加钾的排泌。正常情况下，醛固酮对维持血钾在体内的平衡起重要作用，醛固酮增多时刺激钠重吸收和钾排泄，缺乏时钾潴留，钠被消耗。当血清K^+浓度较正常升高0.1～0.2mmol/L时即可直接刺激肾上腺皮质分泌醛固酮，使肾小管泌钾增多。盐皮质激素受体敲除的小鼠出现严重的高钾血症和低钠血症，说明了醛固酮在调节肾脏钾排泄中的重要作用。除醛固酮外，糖皮质激素也对潴钠、排钾有一定的作用，且作用机制与醛固酮相似，但作用强度要弱得多；11β羟类固醇脱氢酶Ⅱ的作用是将糖皮质激素降解成无活性的代谢产物，从而保证盐皮质激素与其受体结合。

醛固酮悖论（aldosterone paradox）是指在血容量不足的情况下醛固酮刺激钠潴留而不伴随K^+分泌，在高钾血症的情况下刺激钾离子分泌而不伴随钠潴留的状态。在容量不足时，肾素-血管紧张素系统激活使醛固酮分泌增加，肾脏近端小管对Na^+和水的重吸收增加，因此流经远端小管和集合管的Na^+和水减少，尽管醛固酮活性增强，远端小管K^+的分泌维持基本稳定；在高钾血症时，高K^+浓度直接作用于肾上腺皮质球状带细胞促进醛固酮分泌，刺激远端小管和集合管分泌K^+从而恢复血钾水平，但不引起水钠潴留。大量证据表明WNK4活性是决定肾小管NaCl重吸收和K^+分泌的分子开关。

（四）血管紧张素Ⅱ（AngⅡ）

在容量不足时，循环AngⅡ和醛固酮水平增加。AngⅡ在近端小管刺激NaCl重吸收的同时，在DCT1以WNT4依赖机制激活Na^+-Cl^-共转运体，在皮质集合管上调ENaC，从而与醛固酮协同促进Na^+重吸收。AngⅡ也可以通过WNK4依赖和非依赖的机制抑制ROMK，加上因AngⅡ刺激增加的近端小管水钠重吸收，导致远端小管管腔容量及流量减少，进一步抑制K^+的分泌，从而在恢复血容量的同时不导致K^+的丢失。因此AngⅡ可能在醛固酮悖论也发挥重要作用。

（五）利尿剂

大部分利尿剂可促进钾的排泄，但机制不尽相同。髓襻利尿剂通过特异性抑制髓襻升支粗段Na^+-K^+-$2Cl^-$同向转运体，减少腔内跨上皮的电位差，减少在该部位K^+的重吸收。此外，襻利尿剂还能够阻断Na^+在该部的重吸收，从而使达到远端肾单位的Na^+增加，促使K^+排泄增加。噻嗪类利尿剂，可以抑制远曲小管噻嗪敏感Na^+-Cl^-共转运蛋白（sodium chloride contransporter，NCC），抑制Na^+及Cl^-的共同重吸收，导致到达肾小管远端的钠增加，或由于利尿作用引起肾小管内的液体流量增加，引起钾的排泄增加。

此外，螺内酯、氨苯蝶啶和阿米洛利均是弱的利钠药，但可减少尿钾排泄，属于保钾利尿剂。螺内酯是类固醇衍生物，可拮抗醛固酮对主细胞的作用，它竞争性抑制醛固酮与其盐皮质激素受体结合。螺内酯由基侧膜进入主细胞。此外阿米洛利和氨苯蝶啶是通过阻断细胞管腔面钠通道的直接作用，抑制钠钾交换，减少钾分泌。

（六）酸碱平衡

酸碱平衡对肾脏钾排泄的影响不仅和血浆中H^+/HCO_3^-浓度有关，还和肾小管液H^+/HCO_3^-浓度有关。通常急性代谢性碱中毒促进肾脏钾的排泄，急性代谢性酸中毒则能抑制肾脏钾的排泄。

代谢性碱中毒时刺激主细胞分泌钾，增加尿钾排泄，其中部分机制是碱性pH抑制近端小管重吸收$NaHCO_3$，使远端小管中Na^+及HCO_3^-浓度增加，刺激基底侧膜钾的摄取和直接增加腔面膜K^+通道的活性与密度，钾的分泌增加。而代谢性酸中毒使尿液pH降低，会直接抑制主细胞ROMK通道的活性，减少钾分泌，但在某些类型的酸中毒（如远端肾小管酸中毒），由于远端肾小管排H^+障碍，使钾的排泄增多且超过酸中毒抑制钾分泌的作用，最终使钾丢失。

综上所述，肾脏对钾的调节受多种因素影响，钾的最终排出是多因素共同作用的结果。与机体对钠的调节不同，机体对K$^+$的调节主要是通过两个环节，一个是细胞内外的转运，但速度较慢，约15小时才能达到平衡，细胞内外转运的量主要取决于钠泵的活性、钠氢交换和钾钠交换的竞争作用；另一个环节是通过肾脏的重吸收和分泌，但速度更慢，约72小时到达高峰。与肾脏调节Na$^+$的强大能力相比，肾脏调节K$^+$的能力较弱、速度较慢。然而，将血浆的钾浓度维持在一个相对狭窄的生理范围对于神经元、心肌细胞和骨骼肌的功能至关重要。肾脏通过在肾小球对钾自由滤过、在近端小管和髓袢升支粗段对钾几乎全部的重吸收、在肾连接小管和皮质集合管对钾的分泌以及在外髓集合管对钾的重吸收和再循环，使得生理状况下钾的分泌和重吸收能够精确的一致，尿液中钾离子的分泌能够与日常的钾离子的摄取达到平衡。机体大量摄钾后，4～6小时后尿中钾的排出量仅为摄入量的一半，但血钾浓度升高并不明显，这不仅与肾小管的调控有关，也与组织细胞的调控直接相关。进入血液中的钾，大部分先进入细胞内，防止因摄入量过大而发生严重高钾血症的危险；随着尿钾的排出，血钾浓度降低，细胞内的钾又进入血浆，并随尿液排出体外，血浆、细胞内、肾小管内的钾不断转移，使得血钾浓度始终处于平衡状态。但是当机体处于特殊的病理生理状态下，如消化液的丢失、营养不良或者药物导致的高钾血症等，钾的这一平衡被打乱，出现钾代谢紊乱。肾脏是清除体内钾的主要途径，肾功能障碍将导致钾丢失或者潴留，因此了解肾脏对钾代谢的调节，对处理低钾血症和高钾血症有重要的意义。

（苏　文　管又飞）

参考文献

1. PALMER BF. Regulation of Potassium Homeostasis. Clin J Am Soc Nephrol, 2015, 10(6): 1050-1060.

2. HEBERT SC, G DESIR, G GIEBISCH, et al. Molecular diversity and regulation of renal potassium channels. Physiol Rev, 2005, 85(1): 319-371.

3. WELLING PA. Regulation of renal potassium secretion: molecular mechanisms. Semin Nephrol, 2013, 33(3): 215-228.

4. GURKAN S, ESTILO GK, WEI Y, et al. Potassium transport in the maturing kidney. Pediatr Nephrol, 2007, 22(7): 915-925.

5. GIEBISCH G. Renal potassium transport: mechanisms and regulation. Am J Physiol, 1998, 274: F817-833.

6. WRIGHT FS. Sites and mechanisms of potassium transport along the renal tubule. Kidney Int, 1977, 11(6): 415-432.

7. GIEBISCH G. Diuretic action of potassium channel blockers. Eur J Clin Pharmacol, 1993, 44 Suppl 1: S3-5.

8. WANG WH, WHITE S, GEIBEL J, et al. A potassium channel in the apical membrane of rabbit thick ascending limb of Henle's loop. Am J Physiol, 1990, 258: F244-253.

9. XU JC, LYTLE C, ZHU TT, et al. Molecular cloning and functional expression of the bumetanide-sensitive Na-K-Cl cotransporter. Proc Natl Acad Sci U S A, 1994, 91(6): 2201-2205.

10. MOUNT DB, GAMBA G. Renal potassium-chloride cotransporters. Curr Opin Nephrol Hypertens, 2001, 10(5): 685-691.

11. HEBERT SC, GAMBA G. Molecular cloning and characterization of the renal diuretic-sensitive electroneutral sodium-(potassium)-chloride cotransporters. Clin Investig, 1994, 72(9): 692-694.

12. MOLONY DA, REEVES WB, HEBERT SC, et al. ADH increases apical Na$^+$, K$^+$, 2Cl$^-$ entry in mouse medullary thick ascending limbs of Henle. Am J Physiol, 1987, 252(1 Pt 2): F177-187.

13. MANDON B, SIGA E, ROINEL N, et al. Ca^{2+}, Mg^{2+} and K$^+$ transport in the cortical and medullary thick ascending limb of the rat nephron: influence of transepithelial voltage. Pflugers Arch, 1993, 424(5-6): 558-560.

14. SUI HY, LUAN HY, KONG SM. The research progress of basolateral 50 pS potassium channels in the renal thick ascending limb of the Henle's loop. Sheng Li Ke Xue Jin Zhan, 2012, 43(4): 319-321.

15. GU R, WANG J, ZHANG Y, et al. Adenosine stimulates the basolateral 50 pS K channels in the thick ascending limb of the rat kidney. Am J Physiol Renal Physiol, 2007, 293(1): F299-305.

16. PAULAIS M, LOURDEL S, TEULON J. Properties of an inwardly rectifying K(+) channel in the basolateral membrane of mouse TAL. Am J Physiol Renal Physiol, 2002, 282(5): F866-876.

17. VELAZQUEZ H, ELLISON DH, WRIGHT FS. Chloride-dependent potassium secretion in early and late renal distal tubules. Am J Physiol, 1987, 253: F555-562.

18. WEN D, CORNELIUS RJ, RIVERO-HERNANDEZ D, et al. Relation between BK-alpha/beta4-mediated potassium secretion and ENaC-mediated sodium reabsorption. Kidney Int, 2014, 86(1): 139-145.

19. FIELD MJ, GIEBISCH GJ. Hormonal control of renal potassium excretion. Kidney Int, 1985, 27(2): 379-387.

20. WANG WH. Regulation of ROMK (Kir1. 1) channels: new mechanisms and aspects. Am J Physiol Renal Physiol, 2006, 290(1): F14-9.

21. PLUZNICK JL, SANSOM SC. BK channels in the kidney: role in K(+) secretion and localization of molecular components. Am J Physiol Renal Physiol, 2006, 291(3): F517-529.

22. WANG WH, GIEBISCH G. Regulation of potassium (K) handling in the renal collecting duct. Pflugers Arch, 2009, 458(1): 157-168.

23. STETSON DL, WADE JB, GIEBISCH G. Morphologic alterations in the rat medullary collecting duct following potassium depletion. Kidney Int, 1980, 17(1): 45-56.

24. SANGHAVI S, WHITING S, URIBARRI J. Potassium balance in dialysis patients. Semin Dial, 2013, 26(5): 597-603.

25. OLGAARD K. Plasma aldosterone in anephric and non-nephrectomized dialysis patients in relation to changes in plasma potassium without change in total potassium balance. Acta Med Scand, 1975, 198(3): 213-218.

26. BERGER S, BLEICH M, SCHMID W, et al. Mineralocorticoid receptor knockout mice: pathophysiology of Na+ metabolism. Proc Natl Acad Sci U S A, 1998, 95(16): 9424-9429.

27. LAZRAK A, LIU Z, HUANG CL. Antagonistic regulation of ROMK by long and kidney-specific WNK1 isoforms. Proc Natl Acad Sci U S A, 2006, 103(5): 1615-1620.

28. LIN DH, STERLING H, YANG B, et al. Protein tyrosine kinase is expressed and regulates ROMK1 location in the cortical collecting duct. Am J Physiol Renal Physiol, 2004, 286(5): F881-892.

29. VAN YPERSELE DE STRIHOU C. Potassium homeostasis in renal failure. Kidney Int, 1977, 11(6): 491-504.

30. STANTON BA. Renal potassium transport: morphological and functional adaptations. Am J Physiol, 1989, 257(5 Pt 2): R989-997.

31. HOORN EJ, ELLISON DH. WNK kinases and the kidney. Exp Cell Res, 2012, 318(9): 1020-1026.

32. FERAILLE E, DOUCET A. Sodium-potassium-adenosinetriphosphatase-dependent sodium transport in the kidney: hormonal control. Physiol Rev, 2001, 81(1): 345-418.

33. ADROGUE HJ, MADIAS NE. Sodium and potassium in the pathogenesis of hypertension. N Engl J Med, 2007, 356(19): 1966-1978.

第三节 肾脏对钙、磷、镁代谢的调节

钙、磷、镁是机体不可缺少的无机元素，它们的稳态平衡是人体生理功能稳定的前提。人体中存在多种途径维持其在器官、组织、细胞的稳态，其中肾脏作为重要的代谢器官，对于钙、磷、镁的代谢稳定起至关重要的作用。

一、肾脏对钙的调节 [1-7]

（一）体钙分布

一个正常成人的总钙含量约为1～2kg，其中99%钙存在于骨组织中，剩余的1%溶解于体液及软组织中。骨骼中的钙主要以结晶羟磷灰石的形式存在，部分可溶解于结晶外表的水层中。而存在于体液中的钙虽然比例小，但在多种生理过程中发挥重要作用，其中用以监测和调节人体多项生理功能的主要为血浆钙，又称血钙。成人血浆浓度2.25～2.75mmol/L，儿童偏高。血钙的主要有两种存在形式：离子钙和结合钙，前者又称游离钙（ionized Ca^{2+}，i Ca^{2+}），约为总血钙的45%，约为1.05～1.23mmol/L，可以直接发挥生理功能；结合钙主要是与血浆蛋白（主要是白蛋白）结合的钙（40%），另外还有少量与小分子酸的阴离子结合不解离钙（15%）。其中钙离子是机体各项生理活动不可缺少的离子，在成骨、凝血、维持细胞功能、酶活性、神经-肌肉兴奋性等多种生理过程中发挥重要作用。

（二）钙的吸收和排泄钙摄入由食物供给

正常成人每日摄入约1g，儿童、孕妇摄入量需适当增加。食物中的钙在转变为游离 Ca^{2+} 后经肠道（十二指肠、空肠为主）吸收，剩余钙约80%随粪便排出。肾脏对 Ca^{2+} 调节是维持机体钙平衡的关键（图1-5-3-1）。

（三）肾脏钙代谢及调节

1. **肾脏钙的代谢**　正常人经尿排泄的钙量差异很大，且排泄量与摄入量没有对应关系。正常成年男性每日随尿排泄的钙小于300mg，女性小于150mg。不同于低盐饮食的反应，低钙饮食并不会引起钙排泄量快速大幅的降低。但是在长期的钙消耗，如肠道吸收不良或软骨病患者，每日尿钙可降至50mg，甚至更低。因而肾脏存在一个钙重吸收和分泌的调节程序，游离 Ca^{2+} 和小分子结合钙可以自由通过肾小球滤过膜，其中97%～99%的 Ca^{2+} 在肾小管被重吸收。在这些滤过的钙中，游离钙占总量的20%，剩余为结合钙。这些结合钙大多数与如柠檬酸、硫酸根、磷酸根及葡萄糖等阴离子结合的无机钙盐离子，并且尿中以柠檬酸结合最有力（图1-5-3-1）。

（1）近端肾小管：肾小球滤过的钙中60%在近端小管（proximal tubule，PT）被重吸收。近端小管钙的重吸收特点和钠相似，大部分钙离子可以在电化学梯度驱动的作用下经细胞旁途径被动重吸收。其中电化学梯度主要是此节段钠离子和水的重吸收形成的管腔正电压。紧密连接蛋白claudin-2和claudin-10作为近端小管细胞间紧密连接成分构成细胞旁阳离子通道。电化学梯度或细胞间紧密连接的变化均会影响到钙离子的重吸收。另外部分钙也可以通过溶剂牵引的方式进行重吸收，这主要是在水的重吸收过程中，部分钙离子可以与水一起被转运实现的。

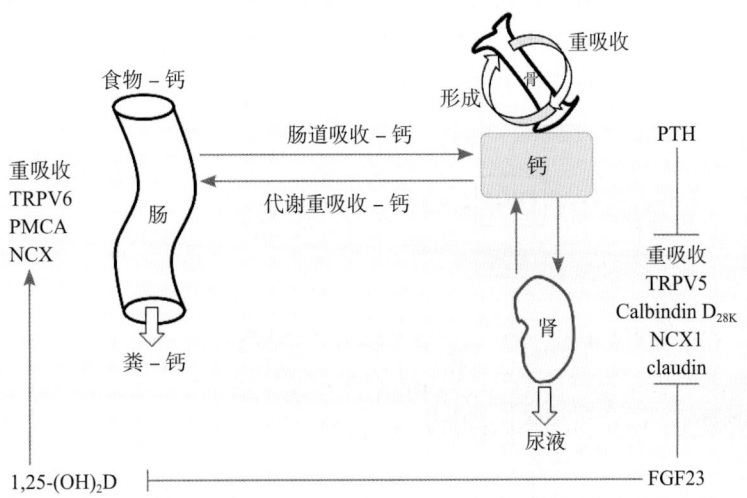

图1-5-3-1　机体钙的吸收和排泄

（2）髓袢升支粗段（TAL）：肾小球滤过液中25%的钙在髓袢升支粗段被重吸收。在这个阶段钙离子吸收方式主要是细胞旁途径的被动转运。管腔正压是此节段重吸收的主要驱动力，是由Na^+-K^+-$2Cl^-$同向转运体作用的NaCl主动重吸收与内向整流钾离子通道ROMK（Kir1.1）介导的局部K^+循环共同作用产生的。管腔中的钙离子经此段细胞的紧密连接，即claudin-16（或paracellin-1）、claudin-19等蛋白构成细胞旁重吸收通道进行被动转运。作为二价阳离子的钙离子必须满足两个条件才可以进行细胞旁途径转运：① 跨上皮的定向电位；② 离子可以通过细胞旁路途径。在TAL节段，存在一种可以调节细胞旁路途径的受体——钙敏感受体（CaSR），上皮细胞的CaSR可以通过感受高钙或低钙浓度，通过一系列信号传导改变细胞旁路的紧密连接（如paracellin-1）数量，减少或增加钙离子的通透性从而调节钙离子重吸收；另外也可以通过改变其他电解质的转运影响管腔的正电压水平间接影响钙离子重吸收。

（3）远端小管：远端小管作为肾脏钙代谢的微调部位，完成约15%肾小球滤过钙的重吸收（图1-5-3-2）。远曲小管和连接小管（distal convoluted-and connecting tubule，DCT和CNT）在保持钙平衡过程中至关重要。肾小球滤过液在到达远端小管时管腔内钙离子浓度低于上皮细胞内水平，因而此段钙离子的重吸收为主动转运过程。这种转运过程由远端小管管腔的负电压启动，远曲小管（DCT）末端和集合管（CNT）上皮细胞顶端膜均有钙离子通道，如L-型钙离子通道、TRPV5（transient receptor protein V5，the epithelial Ca^{2+} channel，ECaC1）、TRPV6（ECaC2）等，是钙的跨细胞主动转运的第一步，对钙离子有高度选择性。然后钙离子在顶端膜与钙结合蛋白（Calbindin D_{28K}）结合从管腔进入细胞质，进而将钙离子转运至基底膜，通过基底膜的钠钙交换体蛋白（Na^+/Ca^{2+}exchanger，NCX）和依赖ATP的钙泵（plasma membrane Ca^{2+}-ATPase pumps，PMCA）将钙离子转运至细胞外，从而完成对钙离子的重吸收。虽然集合管有钙离子通道TRPV6的表达，但是目前并无明显证据证实此段有钙离子的重吸收。

2. 肾脏钙平衡的调节

（1）细胞外液容量和溶质的影响

1）血钙浓度：血钙浓度升高可以使肾脏重吸收钙离子减少，其主要机制为：① 血钙浓度升高可以直接降低肾小球滤过率（GFR），减少肾小球滤过钙离子。其中轻微升高时肾小球超滤系数（Kf）下降，而过度升高则会通过加强肾小动脉的收缩，减少肾血流量降低肾小球滤过率。② 在近端小管和集合管，高血钙可以通过直接或间接作用改变钙离子重吸收。高血钙可以激活基底膜CaSR，通过一系列化学信号传导抑制髓袢升支粗段顶端膜NKCC和ROMK表达和活性，降低管腔正电压，从而减少钙离子重吸收。最新研究表明，claudin-2也可以发挥与CaSR相似的感知细胞外钙离子浓度变化，从而参与调节钙离子重吸收的过程，这种调节过程更快捷和直接。③ 高血钙也会间接抑制甲状旁腺激素分泌，进而减少钙离子重吸收。

2）酸碱失衡：代谢性酸中毒时，远端小管钙离子重吸收减少，尿钙增多。反之，代谢性碱中毒尿钙减少。

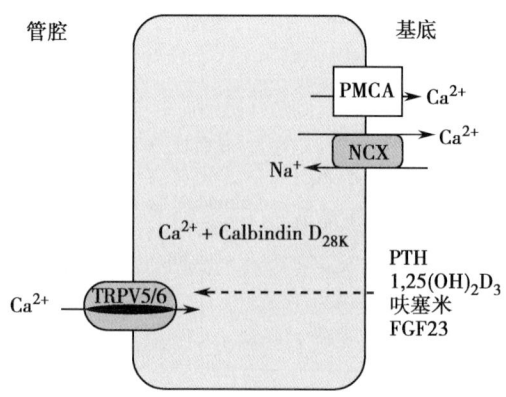

图1-5-3-2　远端小管钙离子的重吸收

3）细胞外液容量：细胞外液容量扩张使钠离子和钙离子排出增加。细胞外液容量增加可以增加肾小球滤过率，同时也可以抑制近端小管钙离子的重吸收，最终增加尿钙的排泄。

4）其他：高镁血症及磷缺乏均可以抑制近端小管和髓袢升支粗段钙离子的重吸收。

（2）激素的影响

1）甲状旁腺激素（parathyroid hormone，PTH）是甲状旁腺主细胞分泌的碱性单链多肽类激素，由84个氨基酸组成的，它的主要功能是调节脊椎动物体内钙和磷的代谢，促使血钙水平升高，血磷水平下降。PTH可通过多种途径参与肾脏钙离子调节：① PTH直接减低K_f，降低肾小球滤过率和钙离子的滤过量。② 在近端小管，PTH作用小管细胞上PTH受体，经细胞内信号传递影响Na^+、H^+、水的重吸收，进而间接抑制钙离子的转运。在髓袢升支粗段，PTH可以直接作用于细胞间紧密连接蛋白claudin-16，抑制钙离子重吸收。尽管PTH在以上节段表现为抑制钙离子重吸收，但是PTH净效应是减少尿钙排泄。其原因是PTH在远端小管刺激TRPV5、Calbindin D_{28K}、NCX1等钙离子转运蛋白表达。PTH受体激活可增加细胞内cAMP，进而促进钙离子的跨细胞转运。③ PTH也可以激活近端小管的1α-羟化酶，促进$25(OH)D_3$转化为具有生物学效应的$1,25(OH)_2D_3$，间接影响钙的重吸收。

2）降钙素：降钙素（calcitonin，CT）是一种含有32个氨基酸的线型多肽类激素，在人体里是由甲状腺的滤泡旁细胞（parafollicular cells，又称C细胞）产生。降钙素可以抑制破骨细胞介导的骨吸收，增加尿钙的排泄，降低血钙浓度。此作用不依赖于PTH。此外，血钙浓度正常时，降钙素对维持血清$1,25(OH)_2D_3$的水平十分重要。

3）维生素D：维生素D在体内的主要活性形式是$1,25(OH)_2D_3$，其作用除了促进小肠吸收钙和骨骼溶解释放钙，还可以促进肾脏重吸收钙。其促进肾脏钙离子重吸收的调节作用主要集中在远端小管。一方面它可以通过增加顶端膜面钙离子转运蛋白如TRPV5、TRPV6等的表达促进钙离子的重吸收；另一方面小管基底膜介导钙离子转运出细胞的CalbindinD_{28K}蛋白的合成是维生素D依赖的，因而维生素D也可以促进钙离子的细胞内扩散。

4）其他激素：胰岛素可以减少近端小管对钙离子的重吸收；而胰高血糖素则可增加钙离子的重吸收。甲状腺激素、糖皮质激素、性激素等也可通过影响骨钙代谢间接影响肾脏钙离子的排泄。

（3）药物影响利尿剂在影响肾脏水排泄的同时也会影响钙离子的排泄，药物的作用方式不同，对尿钙的影响也不同。其中袢利尿剂如呋塞米等可以抑制髓袢升支粗段的Na^+-K^+-2Cl^-同向转运体2（NKCC2），导致上皮电位差消失，进而直接导致钠离子和钙离子重吸收减少；也有研究发现呋塞米可以增加远端小管TRPV5、TRPV6和CalbindinD_{28K}等促进钙离子重吸收的通道和蛋白的表达，这种反作用可能是应用呋塞米后原尿到达远端小管时尿中的钙离子明显升高，进而触发了远端小管的适应性反应。另外，噻嗪类利尿剂一方面可以抑制髓袢皮质部和远端小管近段Na^+-Cl^-同向转运体，使细胞内钠离子减少，进而刺激基底膜NCX促进钙离子重吸收；另外，噻嗪类利尿剂也可以通过减少细胞外液容量间接增加近端小管细胞旁路对钙离子的被动转运。但是噻嗪类利尿剂引起的尿钙减少的具体机制仍存在争议，需进一步证实。

（4）新发现的影响因子

1）Klotho是最新发现的影响机体钙、镁、磷代谢的因子。1997年首次报道*Klotho*基因，最早被认为是衰老抑制相关基因。它属于1型膜蛋白，存在一个类似β-葡萄糖醛酸酶的胞外区。虽然Klotho是一种膜蛋白，但是它主要位于细胞质中；其剪切体形式可分泌进入血、脑脊液和尿中。肾脏细胞外钙离子浓度升高时，Klotho可以偶联激活，并招募Na^+-K^+-ATP酶到细胞表面，从而促进钙离子的重吸收。Klotho具有β-葡萄糖醛酸酶特性的剪切片段分泌至尿液后，可以水解肾小管上TRPV5的胞外糖残基肽段，这种被水解的TRPV5滞留于细胞膜表面，从而增加钙离子的重吸收。Klotho也可以通过作用于甲状旁腺，增加PTH的分泌来调节钙离子的重吸收。

2）成纤维细胞生长因子23（fibroblast growth factor 23，FGF23）的主要作用是调节肾脏磷代谢，同时也可以与其受体复合物FGFR1/Klotho结合，减少$1,25(OH)_2D_3$生成，从而间接调节肾脏对钙离子的重吸收。最新研究发现，FGF23可能是Klotho参与钙代谢的主要原因，FGF23敲除小鼠出现远端小管膜上TRPV5减少，其机制可能是FGF23通过作用FGFR1/Klotho受体激活一系列胞内信号传导通路（如ERK1/2、SGK1和WNK）影响TRPV5的数量，继而调节钙重吸收和排泄。

二、肾脏对磷的调节 [8-11]

1. 人体磷分布　正常成人约含 0.5 ~ 0.8kg 磷，其中85% 磷存储在骨骼和牙齿，1% 存在于细胞外液，其余磷均储存于细胞内液。在人体发挥各种生理调节作用的是血清磷，主要以有机和无机两种形式存在。其中有机磷主要是与蛋白质结合的磷脂，而无机磷多以 $H_2PO_4^-$ 和 HPO_4^{2-} 等离子形式存在于血液中。无机磷是常规用于临床评估血磷的主要内容。血清磷随着年龄变化差异较大，儿童正常值范围为 4 ~ 6mg/dl，正常成人为 2.5 ~ 4mg/dl。这种差异可能与骨骼生长率相关。磷参与核酸及磷脂的合成、能量的存储、蛋白活性的调节和骨骼矿化等多种生理过程。

2. 磷的吸收和排泄　人体每天从食物中摄入约 800 ~ 1500mg 磷，其中50% ~ 65%以 HPO_4^{2-} 形式在十二指肠和空肠吸收，主要通过逆浓度梯度的跨膜转运，也称 Na^+/Pi 同向转运，与肾脏的磷吸收转运机制相似（图 1-5-3-3）。

3. 肾脏磷代谢及调节

（1）肾脏磷代谢：正常状态下血中的无机磷80% ~ 90%可以被肾小球滤过，90%的磷可以经肾小管重吸收，仅小部分的磷随尿液排出体外。其中，约70%磷在近端肾小管被重吸收，约10%在远端肾小管重吸收。髓袢和集合管对磷的吸收作用很小。肾小管对磷的重吸收是一个可饱和的过程（图 1-5-3-3）。

1）近端小管：近端小管中的近曲小管段是磷吸收主要部位，其主要作用机制是位于近端小管刷状缘膜上一种特异的 Na^+/Pi 同向转运机制。肾小管中的高钠浓度可以使肾小管中的磷和钠在膜两侧电化学梯度驱动力作用下，通过NaPi共转运体进入近端小管上皮细胞内。NaPi共转运体家族包括 I 型、II 型、III 型三个成员，分属SLC17A，SLC34和SLC20溶质转运家族，在维持机体磷稳态中发挥作用作用。其中在肾脏近端小管起主要作用的是 II、III 型。I 型是NaPi共转运体家族中首个被克隆出来的成员，其生理功能尚不明确；它只有在细胞外高磷的情况下才会进行转运是一种可渗透性通道，可以进行 Na^+/Pi 同向转运。II 型NaPi共转运体又可分 II a（SLC34A1）、II b（SLC34A2）、II c（SLC34A3）三个亚型，仅NaPi II a、NaPi II c共转运体存在于近端小管，并介导肾脏对磷的重吸收。NaPi II a共转运体以 HPO_4^-/$3Na^+$ 的形式，介导产生电位差的二价磷酸盐的转运，是在肾小管磷重吸收起主要作用的转运体。NaPi II c共转运体主要表达于S1段，以 HPO_4^{2-}/$2Na^+$ 的形式介导电中性二价磷酸盐的转运，一般认为 II c可能承担15% ~ 30%的磷转运。最新研究发现在啮齿类动物的磷转运主要依赖于NaPi II a共转运体，但是在人类，NaPi II c共转运体可能

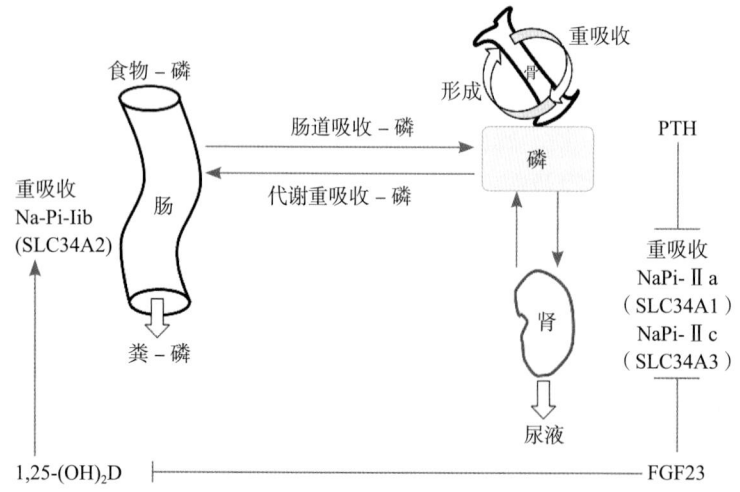

图 1-5-3-3　机体磷的吸收和排泄

是磷吸收主要转运体。NaPi Ⅱ b共转运体主要存在小肠上皮细胞，以$HPO_4^-/3Na^+$的形式介导食物中磷的重吸收，在肾小管各阶段均无表达。Ⅲ型转运体在人体分布广泛，其成员PiT2同Ⅱ c主要位于近端肾小管S1段，以$H_2PO_4^-/2Na^+$形式介导产生电位差的单价磷酸盐转运。NaPi共转运体介导的钠离子和磷酸盐的转运主要依赖于细胞内外的钠浓度差所形成的电化学梯度，这种浓度差是由位于肾小管基底外侧膜钠泵（Na^+-K^+-ATP酶）维持的。70%的磷通过钠依赖转运体从基底外侧膜转移出细胞，剩余30%通过非钠依赖的阴离子交换系统从基底外侧膜转移出细胞。

2）远端小管：远端小管在磷的重吸收中也发挥一定作用。尽管在正常情况下作用很小，但是在低磷饮食或激素作用下可以明显增加远端小管磷的重吸收。目前，其作用机制仍不清楚，可能是一种不依赖于钠离子浓度梯度的负离子交换机制。

（2）肾脏磷代谢的调节：肾脏磷的重吸收主要是由近端小管的NaPi共转运体控制的，因而所有可能影响近端小管刷状缘NaPi Ⅱ a、NaPi Ⅱ c共转运体和PiT2数量、组成、功能的因素都会改变肾脏对磷的调节，这些因素包括激素、多种因子和离子等。

1）细胞外液溶质和容量的影响：

A. 磷：日常摄入磷增加，最直接的反应就是磷排泄增加，并且肾脏的这种调节发生很快（小于60分钟）。主要是通过改变NaPi Ⅱ a、Ⅱ c共转运体和PiT2的含量调节的，其中NaPi Ⅱ a共转运体变化更为迅速。动物实验发现，长期高磷饮食后迅速改为低磷饮食会增加肾小管顶端膜NaPi Ⅱ a共转运体数量，这种改变并不依赖于蛋白合成。反之，长期低磷饮食动物改为高磷饮食后会出现肾小管顶端膜NaPi Ⅱ a共转运体迅速较少，这种调节机制本质上有别于PTH对NaPi Ⅱ a共转运体的调节。因而，高磷饮食可能是激发NaPi Ⅱ a共转运体的内化和向溶酶体的转运，从而调节其顶端膜数量；另外NaPi Ⅱ c也会出现内化，但并无明显向溶酶体转运的现象。虽然血磷会影响钙离子、PTH、$1,25(OH)_2D_3$和FGF23水平，但是上述快速的适应性反应并不依赖于这些因素。饮食磷所诱发的快速磷调节的具体机制现在仍需进一步研究。

B. 钙：急性高血钙降低尿磷排泄，其具体调节机制一方面是因为血中钙离子含量增多时，可以形成大量的钙-磷-蛋白复合物，从而降低血磷浓度减少磷排泄；另一方面，血钙浓度快速升高会降低肾脏血流量和肾小球滤过率，继而减少磷滤过和排泄。此外，高血钙也会减少PTH分泌，间接增加肾小管磷的重吸收，较少尿磷排泄。虽然血钙浓度慢性升高也会影响磷的肾脏排泄，但是其作用并不依赖于PTH、维生素D等因素，具体机制目前尚不清楚。

C. 酸碱失衡：急性代谢性酸中毒可以减弱PTH促进尿磷排泄效应，但是对肾脏的磷代谢影响并不明显。但是，代谢性碱中毒可以通过碱化进入近端小管的原尿，进而刺激刷状缘的NaPi Ⅱ a共转运体，促进磷的重吸收；另外代谢性碱中毒也可以通过刺激糖皮质激素的分泌，间接抑制肾磷酸盐重吸收。慢性代谢性酸中毒时尿磷增加，机制与代谢性碱中毒相似。

D. 葡萄糖：葡萄糖对磷代谢有重要调节作用。研究发现，静脉注射葡萄糖会造成低磷血症，其原因一方面是由于葡萄糖磷酸化过程中会将一部分磷带入细胞内；另一方面，葡萄糖直接作用于肾脏，并与磷酸盐在近端小管竞争转运，Na^+-葡萄糖同向转运子转运葡萄糖的同时使顶端膜去极化，从而抑制Na/Pi同向转运机制，减少磷重吸收，尿磷增多。

E. 细胞外液容量：细胞外液容量扩张可以通过增加肾小球滤过率，抑制近端小管钠离子和水重吸收，降低血钙等多种间接方式抑制磷酸盐在肾小管的重吸收，同时细胞外液容量扩张也可以直接抑制肾小管重吸收磷。

2）激素的影响：

A. 甲状旁腺激素：PTH对肾脏磷调节最主要的效应是降低近端小管对磷的重吸收进而引发磷酸盐尿。这一小管效应主要是由于PTH作用于肾小管上皮细胞特异性受体激活了PKA和PKC通路；其中以cAMP/PKA作用更为明显，PKA通过催化刷状缘NaPi Ⅱ a共转运体蛋白磷酸化，抑制其Na/Pi同向转运活性。此外，PTH也可以下调NaPi Ⅱ共转运体表达。有研究证实，NaPi Ⅱ a共转运体在肾小管上皮细胞与含PDZ结构区的Na^+-H^+交换调节因子1（NHERF1）、NHERF3结合从而使其锚定在细胞膜上发挥生理功能。PTH可以通过细胞内信号转导使NHERF1磷酸化，NHERF1磷酸化后与NaPi Ⅱ a共转运体的结合降低，从而使NaPi Ⅱ a共转运体从膜上脱落降解。多巴胺也可以通过作用其D1受体发挥类似的作用。PTH也可以抑制肾小管Na^+-H^+逆向转运体和基底膜Na^+-K^+-ATP酶活性，进而间接抑制驱使磷转运的电化学梯度。

B. 磷调素（phosphatonins）：磷调素肿瘤引起的骨软化、常染色体显性和X染色体连锁的低血磷性佝偻病密切相关。这些疾病都伴随高磷酸盐尿、低血磷和低$1,25(OH)_2D_3$。目前已知磷调素的主要成员包括成纤维细胞生长因子23（FGF23）、frizzled相关蛋白4（frizzled-related protein4，FRP4）和细胞外基质磷蛋白（extracellular matrix phosphoprotein，MEPE）都可以改变近端小管的NaPi共转运体表达水平和活性，进而影响磷的代谢。FGF23作用于与Klotho相偶联的FGFR1受体，启动MAPK通路，进而下调肾小管顶端膜面NaPi Ⅱ a、Ⅱ c共转运体和PiT-2的表达。因为Klotho在远端小管和近端小管都有表达，因而由FGF23所介导的肾脏对磷的调节可能在远端小管和近端小管都存在，但是具体机制仍不清楚。同时，Klotho也可以通过FGF23非依赖的方式，直接作用NaPi Ⅱ a共转运体糖基化，从而抑制其转运功能。另外，FGF23可以抑制1α-羟化酶，减少$1,25(OH)_2D_3$合成，从而间接调节机体磷代谢。最新研究发现，FRP4和MEPE也可以通过减少近端小管顶端膜NaPi Ⅱ a共转运体以减少磷的重吸收。

C. 维生素D：活化的$1,25(OH)_2D_3$可以促进近端小管对磷的重吸收。主要机制是通过增加NaPi Ⅱ a、Ⅱ c共转运体实现的。同时，$1,25(OH)_2D_3$还可以通过反馈性抑制PTH合成和增加FGF23等间接调节磷的重吸收。

D. 降钙素：降钙素的促尿磷酸盐排泄效应和尿cAMP排泄增加有关。降钙素除了可以直接抑制肾小管管腔膜NaPi Ⅱ a共转运体外，还可以通过影响血钙浓度和维生素D水平间接增加尿磷酸盐排泄。

E. 斯钙素-1（stanniocalcin-1，STC-1）：是一种最早发现于硬骨鱼类的糖蛋白激素，Wagner等首先在人体内发现了与鱼斯钙素相似的斯钙素样蛋白，主要有STC-1和STC-2两种。其中，STC-1广泛表达于各种组织中，对磷酸盐调节起主要作用。在人类，STC-1主要分布于肾远端小管和集合管，可以促进NaPi Ⅱ a共转运体转运作用。高磷饮食及$1,25(OH)_2D_3$均可增加STC-1在肾脏的表达。

F. 其他激素：糖皮质激素可以直接抑制管腔膜NaPi Ⅱ a共转运体作用，还可以刺激PTH分泌，减少磷重吸收。胰岛素具有独立于降糖作用之外的减少尿磷的作用，首先促使细胞磷摄取，使肾小球滤过磷减少，增加小管对磷的重吸收；同时，胰岛素刺激NaPi Ⅱ a共转运体促进磷转运；胰岛素还可以抑制糖异生的同时消耗细胞内的磷酸盐，从而促进磷酸盐向细胞内转运。生长激素和甲状腺激素可刺激肾小管管腔膜上钠依赖性磷酸盐转运，减少尿磷。心房钠尿肽既可以抑制NaPi Ⅱ a共转运体介导的磷转运，也可以增加肾脏血流量进而增加尿磷。

3）药物：大多数的利尿剂都可以增加尿磷的排泄（磷酸盐尿效应）。渗透性利尿剂（如甘露醇）可以通过减少近端小管水和钠离子的重吸收来促进尿磷排泄；碳酸酐酶抑制剂（乙酰唑胺）通过抑制肾小管细胞膜上的碳酸酐酶活性影响Na^+-H^-交换，从而改变肾小管细胞内外钠离子的浓度梯度，抑制NaPi Ⅱ a共转运体，抑制磷的重吸收。利尿剂的这种利磷效应大多与影响PTH相关。

三、肾脏对镁的调节 [5,12,13]

1. **人体镁的分布** 镁是人体内第四大阳离子，仅次于钠、钾、钙；镁离子主要位于细胞内，含量仅次于钾，细胞外镁离子不足1%。成人体内镁总量约为20～28g，其中骨骼占60%～65%，骨骼肌占27%，其他细胞占6%～7%（以肝脏最高），细胞外液<1%。红细胞内镁浓度2.5mmol/L，约90%是结合型（主要结合到核酸、ATP、磷脂和蛋白质），游离部分仅10%。在细胞内，含核糖体的微粒体和内质网含量最高，其次是线粒体和细胞核。镁离子功能多样，除参与机体能量代谢、核酸和蛋白质的合成等多种生理过程外，镁离子也可以作为调节因子调节钠、钾、钙离子通道从而影响机体的水盐平衡。血浆中的镁主要有离子型（游离镁）、复合型（与磷酸、柠檬酸等结合）

和蛋白结合型（主要是白蛋白）三种形式。为了保障机体正常的生理功能血浆中的镁必须保持在 0.7 ~ 1.1mmol/L。

2. **镁的吸收和排泄**　正常机体每日需要约 300 ~ 350mg 镁，主要通过饮食摄入，其中 40% ~ 60% 的镁在小肠经细胞旁或跨细胞途径被吸收。膳食中磷酸盐、乳糖含量、肠腔内镁浓度及肠道功能状态均可以影响镁的吸收。经小肠吸收的镁大部分储存于骨骼。由食物摄入的镁 60% ~ 70% 从粪便排出；血浆中可扩散镁仅 5% ~ 10% 随尿排出；汗液亦可以排泄少量镁。

3. **肾脏镁代谢及调节**　肾是调节体内镁平衡的主要器官，肾阈高低决定于血清镁水平。每日约有 2500mg 的镁可经肾小球自由滤过，但 90% ~ 95% 的镁在肾小管重吸收。镁离子在肾小管重吸收主要是在管腔电化学梯度的驱动之下经细胞旁途径进行（图 1-5-3-4）。

（1）近端肾小管：肾小球滤过的镁约 10% ~ 30% 在近端小管节段被重吸收，具体机制尚不清楚。但细胞外液容量、血清镁浓度及利尿剂等因素均可影响镁离子吸收。渗透性利尿剂可以抑制近端肾小管对钠和水的重吸收，使镁细胞旁路途径的被动重吸收减少，排泄增多。

（2）髓袢升支粗段：作为镁重吸收的主要部位，原尿中 40% ~ 70% 镁在此重吸收。镁离子主要经细胞旁途径重吸收回血。细胞间的紧密连接构成了镁离子细胞旁途径转运的主要通道，目前已知的 claudin-16 和 claudin-19 均参与此节段镁离子的重吸收，最新研究发现，claudin-16 和 claudin-19 形成了一种特别的阳离子渗透性通道。血镁升高，髓袢对镁的重吸收减少，几乎为零；相反，低血镁时，髓袢重吸收显著增加，甚至仅允许 3% 镁到达远端肾小管。在髓袢升支粗段，镁重吸收主要是由跨上皮电位差驱动的被动转运过程，是顺浓度梯度，不伴随钠和水的重吸收。这种上皮的电位差是与 NKCC 介导的钠、钾、氯进入顶端膜而产生的电压差有关，因而袢利尿剂可通过抑制 NKCC2 来抑制镁的重吸收。钙和镁之间重吸收密切相关，高钙血症或高镁血症可以抑制肾小管对钙、镁的重吸收。血浆中二价阳离子浓度可调节肾小管的重吸收功能，有研究证实这种作用主要由位于髓袢升支粗段和远端集合管基底侧膜的钙镁浓度感受器（CaSR/MgSR）介导，通过促发花生四烯酸代谢产物生成，抑制上皮 NKCC 及 K^+ 通道，使细胞旁路的主要驱动力跨上皮电位差减少，从而减少镁的重吸收。低磷血症也可导致高尿镁和低镁血症，具体机制不详。

（3）远端小管：虽然只有 5% ~ 10% 镁在此段重吸收，但是远端小管对镁排泄调节作用直接影响了尿镁水平（图 1-5-3-5）。镁在远端肾小管主要通过主动跨细胞途径重吸收的。在远端小管上皮细胞顶端膜存在瞬时受体电位离子通道蛋白 6（transient receptor potential channel melastin, TRPM6），它可以通过镁离子。镁离子通过此通道需要电化学梯度驱动力作用，而远端小管这种离子驱动力是由位于顶端膜的电压门控的钾离子通道（voltage-gated K^+ channel, Kv1.1）、钠 - 氯共转运体（NaCl cotransporter，NCC）和位于基底膜的 Na^+-K^+-ATP 酶、钾离子通道（Kir4.1）共同维持。因而影响以上通道蛋白的因素都会影响镁的重吸收。性激素及各种肽类激素（如降钙素、胰高血糖素、精氨酸血管升压素及甲状旁腺激素）均可通过影响 TRPM6 增加远曲小管对镁的重吸收，而

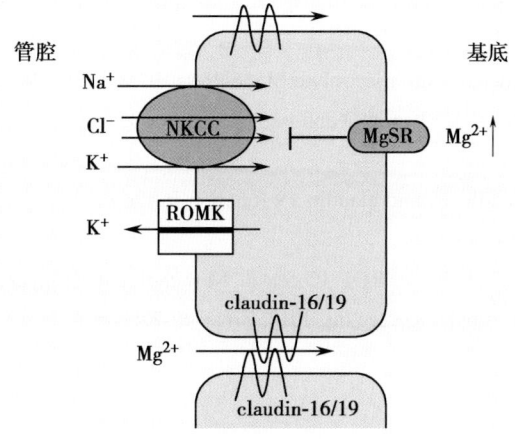

图 1-5-3-4　髓袢升支粗段镁离子的重吸收

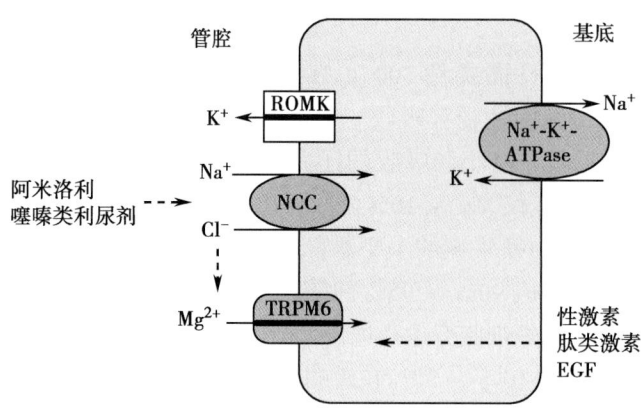

图 1-5-3-5 远端小管镁离子的重吸收

表皮生长因子（EGF）是新发现可以通过激活TRPM6增加镁离子重吸收的活性因子。短期应用阿米洛利和噻嗪类利尿剂可以通过抑制顶端膜的Na^+-Cl^-同向转运体，改变膜电压，促使镁进入细胞。目前对于镁离子如何通过肾小管上皮细胞基底膜具体机制仍不清楚。

（杜胜男 管又飞）

参考文献

1. 梅长林, 戎殳, 吴广礼. 肾脏与水电解质紊乱. 北京: 人民军医出版社, 2013.

2. JEON US. Kidney and calcium homeostasis. Electrolyte Blood Press, 2008, 6(2): 68-76.

3. BLEICH M, SHAN Q, HIMMERKUS N. Calcium regulation of tight junction permeability. Ann N Y Acad Sci, 2012, 1258: 93-99.

4. HOU J, RAJAGOPAL M, YU AS. Claudins and the kidney. Annu Rev Physiol, 2013, 75: 479-501.

5. FERRE S, HOENDEROP JG, BINDELS RJ. Sensing mechanisms involved in Ca^{2+} and Mg^{2+} homeostasis. Kidney Int, 2012, 82(11): 1157-1166.

6. ANDRUKHOVA O, SMORODCHENKO A, EGERBACHER M, et al. FGF23 promotes renal calcium reabsorption through the TRPV5 channel. EMBO J, 2014, 33(3): 229-246.

7. BOROS S, BINDELS RJ, HOENDEROP JG. Active Ca(2+) reabsorption in the connecting tubule. Pflugers Arch, 2009, 458(1): 99-109.

8. TYLER MILLER R. Control of renal calcium, phosphate, electrolyte, and water excretion by the calcium-sensing receptor. Best Pract Res Clin Endocrinol Metab, 2013, 27(3): 345-358.

9. BIBER J, HERNANDO N, FORSTER I. Phosphate transporters and their function. Annu Rev Physiol, 2013, 75: 535-550.

10. CHOI NW. Kidney and phosphate metabolism. Electrolyte Blood Press, 2008, 6(2): 77-85.

11. KIDO S, KANEKO I, TATSUMI S, et al. Vitamin D and type Ⅱ sodium-dependent phosphate cotransporters. Contrib Nephrol, 2013, 180: 86-97.

12. HOU J, GOODENOUGH DA. Claudin-16 and claudin-19 function in the thick ascending limb. Curr Opin Nephrol Hypertens, 2010, 19(5): 483-488.

13. GLAUDEMANS B, KNOERS NV, HOENDEROP JG, et al. New molecular players facilitating Mg(2+) reabsorption in the distal convoluted tubule. Kidney Int, 2010, 77(1): 17-22.

第四节 肾脏对有机物质的转运和清除

有机物质可以由机体外部和内部产生，它们能以有机阳离子（organic cations，OCs），如胆碱、四乙胺等，或以有机阴离子（organic anions，OAs），如枸橼酸、磺酸、对氨基马尿酸、二/三羧酸、甲酰琥珀酰胺酸等，存在于体内。肾脏对它们的清除效率取决于它们在肾小球的滤过率以及肾小管的分泌和重吸收的综合效应。

大多数有机物质的清除在近端肾小管完成，其机制是通过有机阴离子或阳离子的跨膜转运实现[1]。目前肾脏有机阴离子转运体主要包括有机阴离子转运体（organic anion transporters，OATs）、有机阴离子转运多肽（organic anion-transporting polypeptides，OATPs）和多药耐药蛋白（MDRs）等。而有机阳离子转运体家族主要包括有机阳离子转运体（organic cation transporters，OCTs）。

一、有机阴离子的转运 [2-5]

（一）有机阴离子转运体（OATs）

1. **基本特性** OATs 属于溶质载体超家族 SLC22（solute carrier family），是肾脏近端肾小管的主要转运蛋白，介导众多有机阴离子，包括内源性代谢物和外源性药物的重吸收或分泌。OATs 的特征主要是：① 广泛的底物特异性，即能识别并转运结构差别很大的阴离子、不带电荷的分子以及阳离子；② 不同类型 OAT 的底物多有重叠；③ OATs 主动摄取底物聚集于细胞内，因此可介导细胞毒性底物对细胞的损伤。OATs 主要定位于近端肾小管上皮细胞膜，可分为基底侧细胞膜 OATs（OAT1、2、3）和刷状缘侧细胞膜 OATs（OAT4 和 URAT1），前者从血（间质）中转运底物至细胞内，后者则重吸收底物至细胞内。

2. **转运机制** 近端肾小管上皮细胞基底侧的 OATs 摄取有机阴离子进入细胞内并聚集，是逆电化学梯度的主动过程。但是 OATs 不能结合 ATP，其转运不直接依赖 ATP 水解，但需要 Na^+ 浓度梯度的存在。目前认为 OATs 转运过程由三种转运蛋白共同完成：① Na^+/K^+-ATP 酶水解 ATP（一级转运），将 Na^+ 由胞内转至胞外形成外高内低的 Na^+ 浓度梯度；② 由 Na^+/二羧酸协同转运蛋白利用 Na^+ 浓度梯度，同向转运 Na^+ 和内源性 OA（通常是 α-KG）入胞（二级转运），形成 α-KG 浓度梯度（内高外低）；③ 基底侧的 OATs 实质为 OA/二羧酸盐交换蛋白，其利用 α-KG 浓度梯度，交换胞外底物进入胞内（三级转运）。刷状缘侧 OATs 主要针对尿酸进行物质转运，机制参见尿酸转运（图 1-5-4-1）。

3. **影响因素** 下列因素影响有机阴离子的转运，从而影响肾脏对其清除。

（1）pH 的变化：酸性环境可以使有机物非离子化比例增加，由于其溶于脂质，可通过自由扩散从肾小管重吸收入细胞内，使分泌减少。而碱性环境则相反，有机物从尿中排泄增多。

（2）尿流速的改变：尿流速加快，小管液内的有机物浓度相对增加，使得重吸收增加，反之则

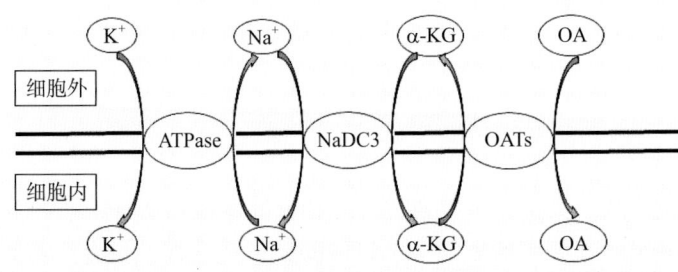

ATPase：膜 Na^+/K^+-ATP 酶；NaDC3：Na^+/二羧酸协同转运蛋白；α-KG：α-酮戊二酸；OA：有机阴离子

图 1-5-4-1 近端肾小管 OATs 转运机制示意模式图

相反。

（3）细胞外液容积的变化：通过影响近端肾小管 Na^+ 重吸收间接影响有机阴离子转运。

（4） Na^+ 浓度梯度变化：通过影响 Na^+ 重吸收间接影响有机阴离子转运。

（5）激素：皮质激素可通过改变细胞外液间接影响有机阴离子的转运。体内OATs含量有性别差异，提示性激素也可调节有机阴离子转运。甲状腺素和甲状旁腺素可刺激有机阴离子转运。

（6）药物：非甾体类消炎药，如阿司匹林等，通过抑制 PGE_2 产生，抑制PKA活化，从而间接减少近端小管基底侧膜OAT1和OAT3介导的OA转运。

（7）疾病状态：严重肾脏疾病（狼疮性肾炎、局灶性肾小球硬化、肾病等）患者OAT mRNA或蛋白水平显著降低，从而影响肾脏对有机阴离子的转运。

（二）其他

有机阴离子转运体：如OATPs、MDRs等也参与了肾脏有机阴离子的转运，具体机制仍有待于研究。

二、有机阳离子的转运 [6,7]

与肾脏介导有机阴离子的转运类似，肾脏也介导外源性药物和内源性代谢产物产生的有机阳离子的转运。肾脏在有机阳离子的分泌及部分重吸收过程中发挥重要作用，其中，近端肾小管是肾脏转运有机阳离子的主要部位。临床使用的药物，40%为有机阳离子，如N1-甲基烟酰胺、胆碱、肾上腺素、多巴胺等。这些有机阳离子都由近端肾小管主动分泌，其生理意义在于清除体内异物。在肾脏清除有机阳离子过程中，有机阳离子转运体（OCTs）发挥重要作用。

有机阳离子转运体（OCTs）：

1. **基本特性** 有机阳离子转运体（OCTs）是近年来逐渐受到关注的一种药物转运体，属于溶质转运体超家族（super family of solute carriers，SLC）的重要一员。该种转运体主要分为3个亚类，分别为OCT1（SLC22A1）、OCT2（SLC22A2）和OCT3（SLC22A3）；OCT1主要分布于肝脏，OCT2主要分布于肾脏，OCT3的组织分布较为广泛，包括脑、心脏、骨骼肌、血管、肝脏和胎盘等组织。OCTs的转运底物主要为药物，如N1-甲基烟酰胺、胆碱、肾上腺素、多巴胺等。

2. **转运机制** 近端肾小管上皮细胞基底侧的OCT介导有机阳离子进入细胞内并聚集这一过程。小管细胞内外不仅有电位差还有浓度差，因此这是逆电化学梯度的主动过程。进入细胞的有机阳离子随后被刷状缘上的 OC/H^+ 交换系统逆浓度差分泌到小管腔中。 OC/H^+ 逆浓度差转运是一个主动过程，因为 H^+ 浓度梯度的维持有赖于管腔膜上 Na^+-H^+ 交换体以及 V 型 H^+ATP 酶的活动，该交换体也是肾小管 OCs 重吸收的限速环节之一。

3. **影响因素**

（1）细胞膜内外电位差的变化：近端小管基底膜去离子化抑制细胞对N1-甲基烟酰胺的摄取。

（2） Na^+、K^+、HCO_3^- 浓度及管腔pH的变化：通过影响膜电位间接影响有机阳离子转运。

（3）巯基类物质：巯基类物质，如半胱氨酸、谷胱甘肽等，可以保护 OC/H^+ 交换体免受其他物质的竞争性抑制，从而促进有机阳离子转运。

（4）激素：体内OCTs含量有性别差异，提示性激素也可调节有机阳离子转运。此外，生长激素也可影响有机阳离子转运。

三、尿酸的转运与清除

尿酸（uric acid）为嘌呤代谢产物，其排泄主要通过肾脏和肾外途径。每日尿酸的2/3从尿中排泄，剩余的1/3通过消化道排出体外。血浆中的尿酸98%以尿酸钠形式存在，只有约4% ~ 5%的尿酸是与血浆蛋白结合的。在哺乳动物中，除人外，都存在尿酸酶（uricase），可将尿酸进一步分解成尿囊素（allantoin），后者的溶解度约为前者的5 ~ 10倍。因此尿酸就是人类嘌呤代谢的终产物。

尿酸在肾脏排泄过程是由4步组成的：① 肾小球的滤过（100%）；② 肾小管的重吸

收（98%～100%）；③肾小管的再分泌（50%）；④分泌后的再次重吸收（40%）。最后约有8%～12%由肾小球滤过的尿酸排出体外[8]。在成人，尿酸盐在肾小球几乎是完全自由滤过的。滤过的尿酸盐在肾小管重吸收约90%，因此尿酸分泌率（尿酸清除率与肌酐清除率的比值乘100%）大约在10%。成年男性的尿酸分泌率为8%，年轻女性为12%。雌激素可以增加尿酸分泌率并降低血尿酸水平，这也解释了为什么绝经期女性较年轻女性容易出现痛风。

尿酸主要在近端肾小管转运，而且是双向的，即重吸收和分泌都存在。前者主要在近端肾小管S1段，后者在肾小管S2段。远端肾小管对于尿酸几乎是不通透的。尿酸转运的方向在不同的物种是不同的。在人、黑猩猩及猿猴等，都有很强的尿酸重吸收能力，尿酸分泌率仅为5%～15%，因此人、黑猩猩及猿猴为尿酸"净吸收者"。而在一些物种如猪、兔等尿酸的排泄占主导地位，如兔尿酸分泌率为40%～100%，为尿酸"吸收或分泌者"；猪尿酸分泌率为100%～300%，为尿酸"净分泌者"。

（一）尿酸在肾脏跨细胞转运的机制[9-12]

血尿酸水平的调控是涉及多个环节的复杂过程。各种与嘌呤代谢相关的酶、尿酸生成后跨细胞转运到血液的过程，以及肾脏和小肠对尿酸的排泄过程是调控血尿酸水平的三个主要环节。本文探讨尿酸在肾脏排泄的跨细胞转运机制。关于尿酸在肾脏的排泄过程，因其在肾小球是可以自由滤过的，因此肾脏对尿酸的调控主要依赖肾小管的排泄，即尿酸跨肾小管上皮的转运完成了这一排泄过程。目前，已在肾小管上皮细胞发现了多个参与尿酸转运的蛋白，它们大多表达在近段小管。这些转运蛋白均表达在细胞膜上，有的在刷状缘侧细胞膜，有的则表达在基底侧细胞膜，下面将分别予以说明。

1. 刷状缘侧尿酸转运蛋白

（1）尿酸-阴离子交换蛋白1（urate-anion exchanger 1，URAT1）：尿酸-阴离子交换蛋白URAT1是由有机阴离子编码家族成员SLC22A12基因编码的一种膜转运蛋白。它由555个氨基酸残基，12个跨膜区域以及位于细胞内部的-NH2和-COOH末端组成，它是有机阴离子转运家族（OATs）的类似物，其氨基酸序列与OAT4有42%的同源性。URAT1是一种电中性的尿酸-阴离子交换蛋白，主要介导尿酸的重吸收。URAT1在肾脏特异性表达，主要位于近端肾小管刷状缘侧，而不存在于远端肾小管。URAT1的基因突变可以导致尿酸重吸收障碍而出现低尿酸血症。

（2）尿酸转运蛋白（uric acid transporter，UAT）：UAT是最先在鼠肾小管上皮细胞刷状缘膜上发现的尿酸转运蛋白，随后克隆出人的UAT（hUAT）基因。UAT是一个电压敏感性离子通道，由322个氨基酸组成，与半乳糖凝集素家族具有高度同源性。它是一个高选择性的尿酸流出通道，可以将细胞内尿酸转运至胞外。该基因在很多组织都表达，被看作"看家基因"。

（3）多药耐药蛋白4（multidrug resistance protein 4，MRP4）：MRP4是由ATP结合盒（ABC）家族ABCC4基因编码的一种膜转运蛋白。MRP4具有ABC的典型结构，即包含2个跨膜区，2个ATP结合序列以及细胞内部的-NH2和-COOH末端组成。MRP4在体内的功能与OATs类似，转运体内有机阴离子。但与OATs不同的是，MRP4存在ATP结合位点，可以消耗ATP为转运供能。在近端肾小管，MRP4表达在上皮细胞刷状缘侧细胞膜上，其可以将尿酸分泌入肾小管腔中。

（4）有机阴离子转运蛋白4（organic anion transporter 4，OAT4）：OATs也是由有机阴离子编码家族员SLC22A编码的一类膜转运蛋白。OAT4属于OATs家族，它由SLC22A11基因编码。与其他OATs不同的是，OAT4表达在近端肾小管上皮细胞刷状缘膜上。因此，OAT4功能与其他OATs不同，它可以将小管腔中的尿酸重吸收入上皮细胞内，但与尿酸的亲和力明显比URAT1弱。

2. 基底侧尿酸转运蛋白

（1）有机阴离子转运蛋白1和3（OAT1，OAT3）：OAT1和OAT3属于OATs家族，它们分别由SLC22A6和SLC22A8基因编码。在近端肾小管S2段上皮细胞基底侧膜上表达OAT1和OAT3，其功能是将肾间质（管周）的有机阴离子通过基底膜转运到肾小管上皮细胞中。尿酸自身就是一个内源性小分子阴离子，肾间质（管周）的尿酸首先经过小管上皮细胞基底侧膜上的有机阴离子转运蛋白1（OAT1）和OAT3转运到小管上皮细胞内，完成尿酸分泌的第一步。

（2）电压驱动尿酸转运蛋白1（voltage-driven urate transporter 1，URATv1）：新近发现的URATv1是存在于肾小管上皮细胞基底侧膜上的一种尿酸转运蛋白。它由*SLC2A9*基因编码，其功能是将肾小管上皮细胞内的尿酸分泌到肾间质中。转运过程可能受电压梯度控制，具体机制尚待进一步研究中。

3. **尿酸转运过程**　尿酸在肾脏转运过程是由4步组成的，包括肾小球的滤过、肾小管的重吸收、肾小管的再分泌以及分泌后的再次重吸收，其过程如下：

（1）尿酸的分子量约168kD，肾功能正常时，全部由肾小球滤过至肾小管腔。

（2）近端肾小管S1段是尿酸重吸收的场所，98%～100%滤过的尿酸在此处由位于肾小管上皮细胞刷状缘的URAT1转运进入上皮细胞。这一过程是通过与阴离子交换完成的，重吸收尿酸的同时可将上皮细胞的有机阴离子排入小管腔内。此外，OAT4也可以重吸收小管腔中的尿酸。目前尚不清楚尿酸被重吸收入肾小管上皮细胞后如何再通过基底侧膜进入管周毛细血管，有研究表明，位于小管上皮细胞基底侧的URATv1可能介导这一过程。

（3）尿酸的分泌主要在近端肾小管的S2段，分泌的量约为肾小球滤过量的50%。肾间质（管周）的尿酸首先经过小管上皮细胞基底侧膜上的有机阴离子转运蛋白1（OAT1）和OAT3转运到小管上皮细胞内，完成尿酸分泌的第一步。进入上皮细胞的尿酸再经过刷状缘上转运体MRP4和UAT，将尿酸排入小管腔中。

（4）尿酸分泌后再重吸收的主要部位可能在近端肾小管S3段，再吸收量约为肾小球滤过量的40%。有观点认为，细胞旁路返漏，部分尿酸从小管腔内返回血循环，可能是出现分泌后再重吸收的原因。尿酸在近端肾小管转运概况如图1-5-4-2所示。

（二）影响肾脏排泄尿酸的因素

1. **细胞外液容积（ECF）**　ECF下降可导致尿酸重吸收增加，ECF增加时则相反。其原因可能与小管液中尿酸的浓度、小管液流速以及钠浓度梯度有关。

2. **小管液pH、流速及尿酸浓度**　酸性尿使尿酸溶解度下降，碱性尿则提高其溶解度。但碱化尿液并不能使尿酸重吸收增加。通过增加饮水，可以提高小管液的流速以及降低小管液内的尿酸浓度，减少尿酸盐沉积，从而增加尿酸转运。

3. **基因突变**　目前已从原发性肾性低尿酸血症患者身上发现多处*SLC22A12*基因突变。由于*SLC22A12*基因突变，导致URAT1失去转运尿酸的功能，尿酸不能被重吸收而大量排出，造成低尿酸血症。此外，编码其他尿酸转运蛋白的基因突变，也会影响肾脏排泄尿酸。

4. **药物**　许多药物可对尿酸的排泄产生影响。根据其作用不同分为三类：一类药物如苯溴马龙和苯磺唑酮等通过抑制重吸收，增加分泌使尿酸排泄增加；另一类药物如环孢素和环氧化酶抑制剂等通过增加重吸收，减少分泌而是尿酸排泄减少；第三类药物如阿司匹林、噻嗪类利尿剂等，其

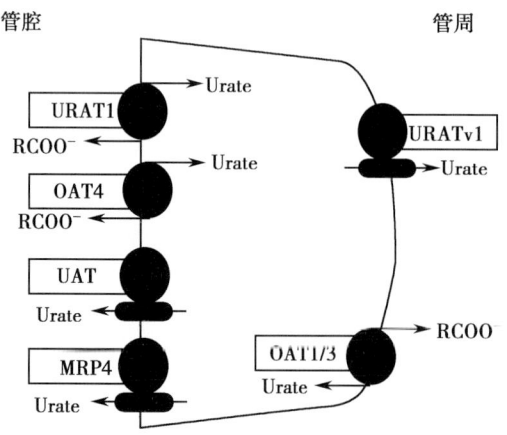

图 1-5-4-2　尿酸在近端肾小管转运概况

作用为双向性，对尿酸排泄的影响会随着剂量和疗程变化，出现相反的改变。

5. 激素　肾上腺素和去甲肾上腺素通过促进尿酸重吸收可使尿酸排泄减少。雌激素可增加尿酸的排泄，这是绝经期女性较年轻女性容易出现痛风的原因。糖皮质激素和盐皮质激素也可间接增加 ECF 使尿酸排泄增加。

6. 其他　性别和年龄因素影响尿酸排泄，男性尿酸重吸收较女性高，且年龄增加使得尿酸重吸收增加，这可解释为什么高尿酸血症患者主要以男性中老年患者为多。饮食中嘌呤增加可以使尿酸的排泄增加，尤其在儿童摄入肉、鱼和禽类等高嘌呤饮食时。

（周云枫　管又飞）

参考文献

1. 王海燕. 肾脏病学. 3 版. 北京：人民卫生出版社，2008：105-109.

2. NIGAM SK, BUSH KT, MARTOVETSKY G, et al. The organic anion transporter (OAT) family: a systems biology perspective. Physiol Rev, 2015, 95(1): 83-123.

3. RIZWAN AN, BURCKHARDT G. Organic anion transporters of the SLC22 family: biopharmaceutical, physiological, and pathological roles. Pharm Res, 2007, 24(3): 450-470.

4. WRIGHT SH, DANTZLER WH. Molecular and cellular physiology of renal organic cation and anion transport. Physiol Rev, 2004, 84(3): 987-1049.

5. VANERT AL, GIONFRIDDO MR, SWEET DH. Organic anion transporters: discovery, pharmacology, regulation and roles in pathophysiology. Biopharm Drug Dispos, 2010, 31(1): 1-71.

6. KOEPSELL H. The SLC22 family with transporters of organic cations, anions and zwitterions. Mol Aspects Med, 2013, 34(2-3): 413-435.

7. PELIS RM, WRIGHT SH. Renal transport of organic anions and cations. Compr Physiol, 2011, 1(4): 1795-1835.

8. MOUNT DB. Molecular physiology and the four-component model of renal urate transport. Curr Opin Nephrol Hypertens, 2005, 14(5): 460-463.

9. BOBULESCU IA, MOE OW. Renal transport of uric acid: evolving concepts and uncertainties. Adv Chronic Kidney Dis, 2012, 19(6): 358-371.

10. ANZAI N, KANAI Y, ENDOU H. New insights into renal transport of urate. Curr Opin Rheumatol, 2007, 19(2): 151-157.

11. CAPASSO G, JAEGER P, ROBERTSON WG, et al. Uric acid and the kidney: urate transport, stone disease and progressive renal failure. Curr Pharm Des, 2005, 11(32): 4153-4159.

12. SAKURAI H. Urate transporters in the genomic era. Curr Opin Nephrol Hypertens, 2013, 22(5): 545-550.

第六章
肾脏酸化功能

第一节　肾脏对 HCO_3^- 的重吸收及其调节

血液中的 HCO_3^- 可经由肾小球自由滤入肾小囊，滤过液中 HCO_3^- 的浓度与血浆中水平接近（~25mEq/L）[1]。由肾小球滤过的 HCO_3^- 有80%在近端肾小管被重吸收，15%~20%的重吸收发生于髓袢升支粗段，余下约5%在远端肾单位（主要是远曲小管）及集合管等部位重吸收[2,3]。因此，正常情况下终尿中是没有 HCO_3^- 排出的。尿中出现 HCO_3^- 则可被认为是近端肾小管 HCO_3^- 重吸收功能发生障碍的标志[1]。对于一个肾小球滤过率为100ml/min的个体而言，每日滤过和重吸收的 HCO_3^- 总量约为2 500mEq。

一、近端肾小管对 HCO_3^- 的重吸收及其调节

HCO_3^- 重吸收最重要部位是近端肾小管。近端肾小管由近曲小管（包括S1和S2段）和近直小管（S3段）两部分组成，近曲小管对溶质和水的重吸收率高于近直小管[4]。同时，近端肾小管的前半段对 HCO_3^- 的重吸收率较后半段高，S1节段的重吸收速率最快。

近端肾小管对 HCO_3^- 不能够通透。在近端肾小管管腔内，滤出的 HCO_3^- 与近端肾小管上皮细胞分泌出的 H^+ 结合生成 H_2CO_3 [5]。近端肾小管上皮细胞刷状缘锚定的碳酸酐酶Ⅳ（CA Ⅳ）与碳酸酐酶ⅩⅣ可将 H_2CO_3 进一步催化分解为 H_2O 和 CO_2 [5]。CO_2 可经由顶端膜（也称为管腔侧膜）表达的水通道蛋白1（AQP1）自由进入细胞内，在胞质内碳酸酐酶Ⅱ的催化下水化并分解为 H^+ 和 HCO_3^- [5]。细胞内的 H^+ 则可通过顶端膜的 Na^+/H^+ 交换子3（NHE3）和囊泡型 H^+-ATP酶（vH^+-ATPase）被分泌入小管腔，并继续结合小管液中的 HCO_3^-；胞内 HCO_3^- 可通过近端肾小管上皮细胞基底膜的 Na^+-$3HCO_3^-$ 共转运子e1（NBCe1，或SLC4A4）被转运到管周组织间区域[5]。近端肾小管 HCO_3^- 重吸收的功能缺陷是近端肾小管酸中毒（pRTA，也称2型肾小管酸中毒）重要原因。已有研究发现，因碳酸酐酶Ⅱ、NHE3、NBCe1、vH^+-ATPase的基因敲除或缺陷能够导致小鼠和人 HCO_3^- 重吸收功能障碍，进而引起遗传性的pRTA[1,6]。此外，对NBCe2（SLC4A5）的研究发现，其在近端小管和集合管上皮细胞的顶端面有表达，并且为高盐所诱导；其水平的下降能显著降低 HCO_3^- 在近端小管的重吸收，提示其在近端肾小管和集合管 HCO_3^- 重吸收中的重要作用[7]。

近端肾小管 HCO_3^- 的重吸收受到尿流速率、细胞外液体量、机体酸碱平衡状态（如管腔内 HCO_3^- 浓度、小管周围的 HCO_3^- 浓度、CO_2 分压等）、电解质水平（如 Cl^-、K^+、Ca^{2+}、磷酸根等）、激素（如血管紧张素Ⅱ（Ang Ⅱ）、内皮素（ET）、糖皮质激素、肾上腺素、甲状旁腺素等）等因素调节[6]（图1-6-1-1）。

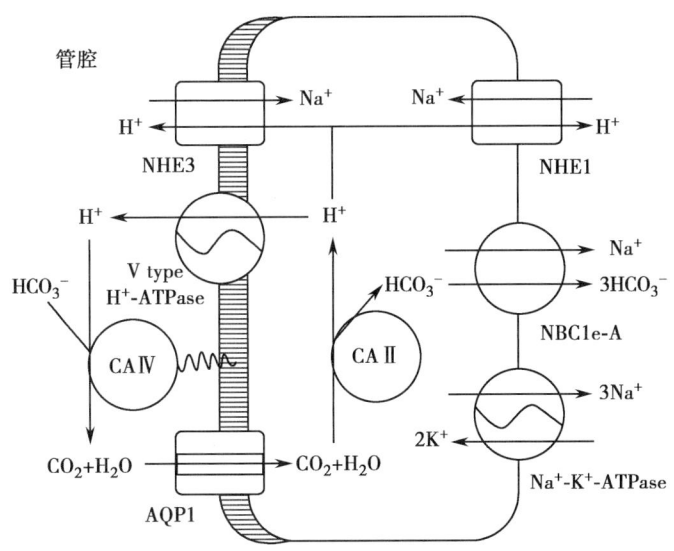

图 1-6-1-1 近端肾小管 HCO_3^- 重吸收过程

（一）CO_2 进入近端肾小管上皮细胞以及胞内 HCO_3^- 的生成

CO_2 进入近端肾小管细胞与胞内产生 HCO_3^- 的过程涉及 CO_2 与 HCO_3^- 的相互转化（$H^++HCO_3^-$ $\Leftrightarrow H_2CO_3 \Leftrightarrow CO_2+H_2O$），该过程需要碳酸酐酶参与[2]。碳酸酐酶是一种包含 Zn^{2+} 的金属蛋白酶。CA 家族有 15 种亚型，各亚型的动力学特征、对抑制剂的敏感性、组织特异性分布以及细胞内定位不同，分别参与到多种重要生理过程[7]。碳酸酐酶催化 CO_2 向 HCO_3^- 的反应包含两个步骤：首先，CO_2 与位于 Zn^{2+} 的第 4 配体位的 OH^- 结合，从而合成 HCO_3^-，当第 4 配体位被 H_2O 占据时，HCO_3^- 则扩散入胞质；其后，H_2O 的一个 H^+ 将被转移到某个邻近的组氨酸残基，并在该配体位上重新生成 OH^-，而其他缓冲物质最终会将组氨酸残基上的 H^+ 转移。HCO_3^- 向 CO_2 转化则是上述过程的相反过程[2]。

在肾脏，大于 95% 的碳酸酐酶活性来自定位于胞质的碳酸酐酶 II[8]。在非啮齿类（人类、兔、牛等），其余 5% 的碳酸酐酶活性来自碳酸酐酶 IV 和 XII；在啮齿类，除碳酸酐酶 IV 和 XII 外，碳酸酐酶 XIV 与 XV 也在肾脏表达[7]。此外，在肾肿瘤组织中有碳酸酐酶 IX 的表达[7]。在人类，肾脏碳酸酐酶亚型以碳酸酐酶 II 和碳酸酐酶 IV 为主[8]。碳酸酐酶 II 的编码基因 *CA2* 定位于人类染色体 8q22，其蛋白产物包含 259 个氨基酸，分子量 29kDa，定位于多种组织的胞质内。在肾脏，碳酸酐酶 II 定位于近端肾小管、髓袢降支细段、髓袢升支粗段、皮质集合管的闰细胞、外髓集合管与内髓集合管[8]。碳酸酐酶 IV 编码基因 *CA4* 定位于人类染色体 17q23，其蛋白产物包含 312 个氨基酸，分子量接近 35kDa，作为一种磷脂酰基（GPI）锚定蛋白定位于多种组织的细胞膜。在肾脏，碳酸酐酶 IV 表达于近端肾小管（顶膜刷状缘及基底膜）、远端肾小管、外髓与内髓集合管、皮质集合管的闰细胞[8]。碳酸酐酶 II 和 IV 均具有较其他碳酸酐酶更高的酶活性[8]。

滤过液中的 HCO_3^- 与近端肾小管上皮细胞分泌的 H^+ 结合，管腔内生成的 H_2CO_3 在细胞顶端膜刷状缘锚定的碳酸酐酶 IV 作用下进一步水解为 CO_2 和 H_2O[8]。尽管碳酸酐酶 IV 的酶活性高，但其基因敲除的个体并未发生显著的缺陷表型；在人类，其基因突变也未引起显著的尿酸碱度改变[8]。CO_2 被发现能够通过 AQP1 快速穿过细胞膜并迅速引起胞质酸化。胞内 pH 的下降又可通过消耗能量的 pH 动态调节机制快速回复至正常水平[5]。尽管细胞质膜本身对于 CO_2 几乎没有通透性，但 CO_2 可通过表达于近端肾小管顶端膜的 AQP1 四聚体形成的水通道进行跨膜快速转运[5]。敲除 AQP1 基因则会引起小鼠 HCO_3^- 重吸收的严重缺陷[5]。进入细胞的 CO_2 在碳酸酐酶 II 的催化下与 H_2O 结合生成 H_2CO_3，H_2CO_3 进一步水解为 H^+ 与 HCO_3^-[5]。人类碳酸酐酶 II 的基因突变将导致遗传性的 pRTA[6]。

碳酸酐酶与多种转运体在近端肾小管上皮细胞存在共定位和相互作用，从而可能影响彼此的功能[8]。例如，NHE3 泌出的 H^+ 在小管腔内形成的 H_2CO_3 需要在刷状缘碳酸酐酶 IV 的催化方可生成 CO_2，而 NHE3 蛋白可能存在碳酸酐酶 II 的结合域，但目前碳酸酐酶 II 和 IV 对 NHE3 的影响仍不清楚；碳酸酐酶Ⅱ虽可能在顶端膜与阴离子交换蛋白SLC26A6相互作用，但其产生的作用仍未知；在基底膜，碳酸酐酶Ⅱ与NBCe1的结合可为NBCe1提供转运底物；基底膜定位的碳酸酐酶可能与基底膜的NBCe1相互作用，从而增加HCO_3^-经基底侧膜的外排[8]。

（二）近端小管上皮细胞管腔侧的H^+分泌

胞质内的H^+主要依赖近端肾小管顶端膜定位的NHE3和囊泡型H^+-ATP酶（vH^+-ATPase）分泌进入小管腔。NHE3通过Na^+/H^+交换参与H^+分泌，其作用约占$50\% \sim 60\%$，所需能量来自基底膜的Na^+-K^+-ATP酶（Na^+-K^+-ATPase）产生的胞内外Na^+浓度差（胞外140mmol/L，胞内$10 \sim 20$mmol/L）。vH^+-ATPase的泌H^+作用约占40%[3]。

NHEs是一组参与调节细胞内pH、细胞容积和跨上皮离子转运的重要跨膜转运体，能够催化Na^+和H^+比例为1:1的电中性交换[9]。已知哺乳动物NHEs至少有9种亚型，各亚型均具有类似的拓扑结构：其N末端为负责离子交换的12次跨膜α螺旋，C末端为具有调节功能的胞质区——当C末端被磷酸化或与调节蛋白结合时，可影响跨膜区对胞内H^+的亲和力[9]。同时，NHE各亚型的组织定位、对抑制剂的敏感性、转录水平调节与转录后水平调节不同，因而功能各异[9]。其中，NHE1 ～ NHE5是质膜型，NHE6 ～ NHE9是膜内型[9]。质膜型NHEs能够在细胞内外溶质浓度差下，以胞外的Na^+交换胞内的H^+；胞内型NHEs的功能尚不完全清楚，有可能定位于胞内细胞器膜组分，转运H^+入膜内腔并交换Na^+进入细胞质，从而使细胞器膜内腔酸化[9]。在近端肾小管，NHE1 ～ NHE4及胞内型NHEs均有表达[9]。

NHE3的编码基因*SLC9A3*定位于人类染色体5p15.3，产物包含834个氨基酸，分子量约为93kDa。NHE3特异性定位于近端肾小管上皮细胞和髓袢升支粗段肾小管上皮细胞的顶端膜，是成年个体顶端膜刷状缘表达最高的亚型[9]。NHE3不仅是负责近端小管Na^+/H^+交换的首要亚型，还能够参与近端小管Ca^{2+}的重吸收，具有调节水、Na^+、HCO_3^-、Ca^{2+}重吸收和酸碱平衡的重要功能，对血压维持非常重要[9,10]。微灌注研究显示NHE3单基因敲除小鼠的近端肾小管HCO_3^-的重吸收显著减少，发生pRTA[6]。同时，小鼠发生低血容量、低血压和轻微的代谢性酸中毒[9]。人类的遗传性和后天获得性高血压都被发现与NHE3的活性增强有关，NHE3基因的多态性或突变也被发现与原发性高血压关联[4]。

鉴于NHE3在水盐、HCO_3^-重吸收中的重要作用，NHE3活性的微小改变即可引起显著后果。NHE3在机体内可直接或间接地受到多种激动剂和生理环境因素的影响[4,10]。其中一些影响因素可通过转录水平激活的方式缓慢地调节NHE3；另一些因素则可通过磷酸化修饰、干预膜回收利用过程（胞吞、胞吐、循环再利用）、影响其膜定位（脂筏、微绒毛-绒毛间隙）和蛋白-蛋白/蛋白-脂质相互作用等机制快速调节NHE3活性[10]。例如，NHE3编码基因*SLC9A3*的5'启动子区包含顺式作用序列，包括糖皮质激素和甲状腺素的反应元件[10]。糖皮质激素、甲状腺素、胰岛素均可提高NHE3的转录水平，增加NHE3的总量和膜上蛋白量，但其蛋白的转录后水平的调节及机制尚不清楚[10]。NHE3的N末端可结合阳离子，C末端含有PKA与PKC的磷酸化位点，因此胞内cAMP水平增高或者PKA激活可抑制NHE3的活性[10]。NHE3不仅表达于近端肾小管上皮细胞的刷状缘微绒毛，也在顶端膜旁、细胞内与囊泡组分被检测到，提示可通过调节其胞内转运过程影响其活性[4,10]。目前已知，NHE3与ezrin的直接或间接结合是其胞内转运的必需条件；NHE调节因子-1（NERHF-1）能够使NHE3与ezrin和细胞骨架相连，同时NERHF-1的活性受到RhoGTPase的调节[4]。85%的NHE3都定位于肾脏细胞膜的脂筏，破坏脂筏结构可影响NHE3的功能[4]。NHE3的活性还受到同在顶端膜的促进HCO_3^-分泌的SLC26A6（PAT1、CFEX）转运体的影响。也发现纵向小管液的流速改变可被刷状缘微绒毛感知并进而调节NHE3。除以上因素外，α-肾上腺素、腺苷、醛固酮、AngⅡ、ATP缺乏、心房钠尿肽、多巴胺、ET、渗透压改变、长链脂肪酸、甲状旁腺素、细菌内毒素、一氧化氮、喹巴因、PIP3等因素均可能参与调节NHE3功能[4,10]。

与NHE3不同，NHE1的组织定位广泛，表达于大多数肾小管（包括近端肾小管）上皮细胞的基底侧面，发挥包括维持细胞内pH值和细胞容量的管家基因功能[9]。NHE2与NHE3一样定位于近端肾小管与髓袢升支粗段上皮细胞的顶端膜，但对近端肾小管的HCO_3^-重吸收方面未见显著影响[9]。NHE4主要在胃部表达，也表达于近端肾小管上皮细胞的基底侧，其表达水平略低于NHE1[9]。胞内型NHEs（NHE6、NHE7、NHE9）定位于内涵体和高尔基体，其功能尚不清楚[9]。NHE8在COS-7或Hela细胞中被表达时定位于高尔基体，在成年个体体内多定位于细胞质内，而在近端肾小管的S1 ～ S3段亦定位于细胞顶端膜，因而推测其可能具有类似NHE3的功能[9]。研究发现NHE3/NHE8双基因敲除小鼠具有较NHE3单基因敲除小鼠更严重的酸中毒，进一步证明NHE8可能具有与NHE3类似的泌H^+功能[9]。反之，也有研究发现NHE3单基因敲除小鼠近端小管残余的HCO_3^-重吸收对阿米洛利拟似物ethylisopropylamiloride（EIPA）不敏感，而NHE8对阿米洛利是敏感的，因此不支持上述推论[9]。

研究发现，在近端肾小管重吸收的HCO_3^-中约有40%是不依赖于Na^+的交换，而对vH^+-ATPase的抑制剂巴弗洛霉素（bafilomycin）及N-ethylmaleimide（NEM）敏感，因此推测这部分重吸收功能受在刷状缘质膜定位的vH^+-ATPase的调节[3]。vH^+-ATPase属于ATP酶（ATPases）超家族。其分子结构包括两个主要结构域——一个定位于胞质内的催化区V1（640kDa）和一个膜结合区V0（240kDa）[3]。V1区负责催化水解ATP，V0区参与H^+运输[3]。特异性表达于肾脏的vH^+-ATPase亚基有B1（*ATP6V1B1*）、a4（*ATP6V0A4*）、G3（*ATP6V0D2*）、C2（*ATP6V1C2*）和d2（*ATP6V0D2*）亚基构成，其中B1亚基构成V1区，a4亚基构成V0区[3]。几乎所有肾小管节段都有vH^+-ATPase的表达，vH^+-ATPase不仅能够定位于胞内的细胞器，也锚钉在多种肾脏细胞的质膜上，在维持细胞内和亚细胞器内的pH时均具有重要作用，尤其对远端小管泌H^+过程起主要调节作用（见下节）[3]。在近端肾小管上皮细胞，vH^+-ATPase定位于顶端膜刷状缘微绒毛的根部与微绒毛区的内涵体[3]。在人类近端肾小管和远曲小管，仅在刷状缘和顶端膜旁检测到a4亚基[3]。但目前没有证据表明*ATP6V0A4*基因突变可导致远端肾小管酸中毒（dRTA，1型肾小管酸中毒）[3]，因此vH^+-ATPase在近端肾小管的功能仍有待进一步研究。

已知多种激素与体内环境因素能够调节vH^+-ATPase的表达和功能[3]。例如，急性的Ang Ⅱ水平增高能够促进近端肾小管vH^+-ATPase的活性，长期Ang Ⅱ水平增高可促进vH^+-ATPase的表达上调；机体发生代谢性酸中毒时，近端肾小管上皮刷状缘的vH^+-ATPase的活性增强。研究也表明，CO_2水平升高促进兔近端肾小管通过胞吐作用将vH^+-ATPase表达于质膜表面；慢性高碳酸血症可增加近端肾小管vH^+-ATPase的活性；低钾血症可引起定位于近端肾小管上皮细胞膜表面的vH^+-ATPase增加，活性增强；vH^+-ATPase与NHE3一样可被轴向小管液流速度的改变所调节[3]。

（三）近端小管上皮细胞基底侧的HCO_3^-重吸收

由碳酸酐酶Ⅱ催化生成的HCO_3^-，可通过近端肾小管上皮基底膜的肾型生电性NBCe1（NBCe1-A）被转运到组织间隙。编码NBCe1-A蛋白的基因*SLC4A4*属于可溶性载体4（*SLC4*）基因家族，在基底膜的HCO_3^-重吸收中发挥约80%的功能[11]。

*SLC4*家族包括10个成员（*SLC4A1 ～ 5*；*SLC4A7 ～ 11*），除*SLC4A9*编码产物AE4外均能够转运HCO_3^-（或CO_2）[11]。10个成员除去AE4（*SLC4A9*）与BTR1（*SLC4A11*）具体功能未知外，其余可以分为三类：① Cl^-/HCO_3^-交换子（AE1 ～ 3）；② Na^+/HCO_3^-共转运体（生电性：NBCe1、NBCe2；电中性：NBCn1、NBCn2）；③ Na^+驱动的Cl^-/HCO_3^-交换子（NDCBE）[11]。*SLC4*家族所有成员都具有一个很长的胞内亲水N末端和一个较短的胞内亲水C末端，晶体结构分析显示其N末端以二聚体形式存在[11]。两末端之间为10 ～ 14次跨膜结构，目前对于跨膜区1 ～ 5的氨基酸残基序列比较明确，其他部分则不清楚[11]。*SLC4*家族成员可被二磺酸芪类衍生化合物（如DIDS）抑制[11]。*SLC4*家族成员均参与调节各种形式的酸碱平衡[11]。

生电性的NBCe1-A由*SLC4A4*编码，定位于人类染色体4p21，编码产物包含1 035个氨基酸残基，分子量约130kDa，其结构包含10个跨膜区域和两个胞质内末端。NBCe1-A的跨膜区5与6间的较长的胞外环被证实为蛋白的糖基化位点。此外，NBCe1-A在这个环区具有其他家族成员所不具备的4个极其保守的半胱氨酸残基[11,12]。NBCe1-A主要定位于近端肾小管S1和S2段的基底膜，少量表达于髓袢升支粗段上皮细胞，并在角膜上皮和十二指肠上皮表达[11,12]。此外，NBCe1还有两种主要的mRNA剪切变异体翻译产物，分别为首次在胰腺和心脏克隆的NBCe1-B，以及首次在脑克隆的NBCe1-C。NBCe1-B虽然主要高表达于胰腺，在肾脏也有低水平表达。三种剪切体中，NBCe1-A的活性最高，NBCe1-B/C的活性仅约为NBCe1-A活性的20%～30%[11]。研究者发现，在近端肾小管细胞，NBCe1-A和NBCe1-B以Na^+：HCO_3^-为1：3的比例重吸收HCO_3^-；而在集合管细胞和其他组织，此比例为1：2[11]。因此，研究者推测近端肾小管存在独特的成分使转运比例保持在1：3[11]。NBCe1基因敲除小鼠会发生严重的代谢性酸中毒，血pH值和HCO_3^-的水平非常低[11]。目前，研究发现自然界的NBCe1基因至少存在12种突变，每一种都能够导致严重和持续的pRTA，动脉血pH低至7.1，且通常为常染色体隐性遗传[11]。

目前已知部分激素与体内环境因素能够调节近端肾小管上皮细胞NBCe1的表达和功能[11-13]。例如，机体的酸碱水平紊乱能够引起NBCe1的适应性反应[13]。体外近端肾小管灌注试验显示代谢性酸中毒可上调NBCe1表达，代谢性碱中毒可抑制NBCe1[13]。体内试验中，给予大鼠HCO_3^-负荷时，近端肾小管的NBCe1表达水平下降；而在代谢性酸中毒或碱中毒模型中，近端肾小管NBCe1的表达水平不变，而其活性可能发生改变[13]。对兔的呼吸性酸/碱中毒模型的研究提示呼吸性酸/碱中毒可能影响近端肾小管NBCe1的功能[13]。也发现K^+元素剥夺能够增加近端肾小管NBCe1的活性；cAMP可抑制近端肾小管的NBCe1；糖皮质激素能够增加兔近端肾小管NBCe1的表达与活性；AngⅡ能够增加兔近端肾小管的NBCe1的表达；甲状旁腺素能够通过PKA、cAMP通路抑制近端肾小管的NBCe1[13]。此外，肾交感神经也有可能增强近端肾小管NBCe1的活性[13]。

（四）调节近端肾小管HCO_3^-重吸收的酸碱感受（Acid-base sensing）机制

肾脏上皮细胞如何感受酸碱变化，并继而引发其维持稳态的应答反应是肾脏生理学中尚未被完全阐明的问题。已有证据显示，pH、CO_2、HCO_3^-、vH^+-ATPase、酪氨酸激酶（Pyk2、ErbB1/2）等可能作为近端肾小管的酸碱感受器，进而影响该节段对HCO_3^-的重吸收[11]。

近端肾小管上皮细胞胞内低pH值情况下，NHE3会被Pyk2间接激活[11]。Pyk2是一种可自身磷酸化的酪氨酸激酶。正常生理状态下，当pH从7.4降至7.0时，Pyk2的磷酸化与激酶活性均达最大化，并激活NHE3。该激活过程同样依赖于与Pyk2形成复合物的c-Src。细胞内pH降低也可以通过激活ErbB1/2和c-fos，进而激活NHE3。这两条平行通路均可参与上调ET受体的转录，继而通过激活ETB受体引发RhoA依赖的细胞骨架改变，从而增加NHE3在胞膜表面的聚集。

近端肾小管上皮基底面的pH、CO_2、HCO_3^-浓度对于HCO_3^-重吸收的影响不同：基底面的pH不影响HCO_3^-重吸收；基底面CO_2浓度增高时，HCO_3^-重吸收增加；基底面HCO_3^-浓度增高时，HCO_3^-重吸收减少[11]。上述调节过程依赖定位于基底膜的ErbB1/2异二聚体的受体型酪氨酸激酶活性。此外，对CO_2的感受还需要受体蛋白酪氨酸磷酸酶-γ的参与，其胞外结合域与碳酸酐酶的同源性很高。也发现AngⅡ受体AT1A对兔近端肾小管S2段CO_2诱发的HCO_3^-重吸收是必需的。

可溶性腺苷酸环化酶（sAC）可被HCO_3^-激活，并产生独立于经典跨膜AC通路的cAMP应答，因而可作为胞内HCO_3^-浓度的感受器[11]。由于CO_2可在细胞内碳酸酐酶催化下产生HCO_3^-，sAC也可作为CO_2的感受器。sAC能够调节cAMP依赖的生物学过程，包括vH^+-ATPase感受到胞外HCO_3^-后在细胞表面的聚集，也有可能直接影响其酶活性。

定位于内涵体的vH^+-ATPase在近端肾小管上皮细胞发挥pH感受器的作用[11]。vH^+-ATPase依赖的内涵体酸化功能的抑制可能导致上皮功能紊乱，因为内涵体等细胞器内的pH值的改变会导致其中蛋白功能的改变，最终破坏囊泡运输功能。例如，依赖于酸化而产生的vH^+-ATPase与小GTPases的相互作用对于早期与晚期内涵体间的蛋白运输至关重要。

酸中毒可激活近端肾小管的代谢过程，通过一系列参与谷氨酰胺分解代谢的酶和转运体的表达上调，进而导致HCO_3^-与NH_4^+合成与运输的增加[11]。这一过程中涉及的酶和转运体包括SNAT3谷氨酰胺转运体、谷氨酰胺酶、谷氨酸脱氢酶、α-酮戊二酸脱氢酶、磷酸烯醇丙酮酸羧激酶。此过程部分与mRNA的稳定性增强和转录水平增高有关。此外，一些蛋白自身的功能会直接受到酸碱度的影响[1]。例如TASK2钾通道可被基底侧的HCO_3^-激活，并进而维持该处膜电位的稳定。TASK2钾通道对于近端肾小管的HCO_3^-重吸收非常重要，基因敲除后可引起小鼠的代谢性酸中毒，血HCO_3^-水平降低。

二、髓袢对HCO_3^-的重吸收及其调节

未被近端肾小管重吸收的占滤过总量15%～20%的HCO_3^-在髓袢升支粗段被重吸收[5]。髓袢升支粗段HCO_3^-重吸收的基本过程与近端肾小管重吸收的基本过程相似。在此部位，胞内的H^+主要依靠NHE3分泌入管腔，与流经髓袢升支粗段的HCO_3^-相结合，转变为CO_2，被上皮细胞重吸收[5]。除NHE3外，NHE2也在髓袢升支粗段的顶端膜表达，参与泌H^+[14]。当髓袢内的HCO_3^-负荷过高时，NHE2对NHE3的功能起到重要的补充和代偿作用[14]。NHE3发挥功能依赖于NHE1；表达于基底膜的NHE1与NHE3发生相互作用参与髓袢对于HCO_3^-重吸收功能的慢性调节[15]。此外，vH$^+$-ATPase也在此部位参与泌H^+（如图1-6-1-2）。

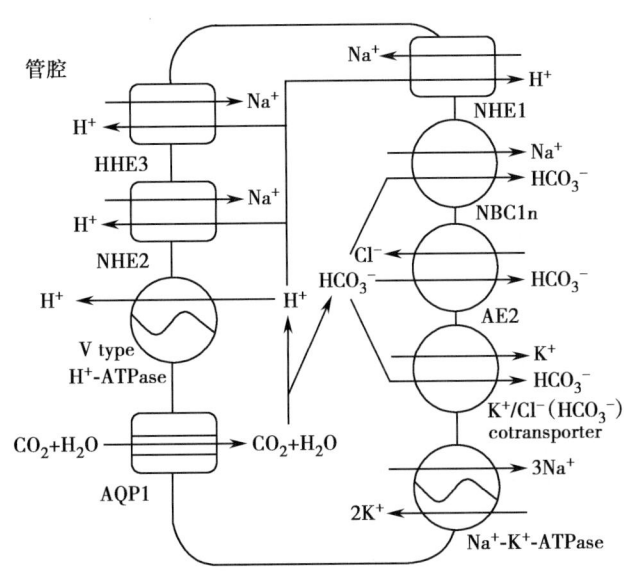

图1-6-1-2 髓袢升支粗段HCO_3^-重吸收过程

在髓袢升支粗段上皮细胞的基底侧，HCO_3^-向组织间隙的跨膜转运依赖于电中性的NBCn1、AE2以及K^+/HCO_3^-共转运过程[11,12]。NBCn1由*SLC4A7*编码，是一种电中性的Na^+/HCO_3^-共转运体，定位于人类染色体3p24，编码产物包含1 214个氨基酸残基，分子量约130kDa。由于结构缺乏DIDS接触结构域，其对DIDS不敏感[11]。NBCn1表达组织广泛，在肾脏表达于髓袢升支粗段和内髓集合管[11]。NBCn1的蛋白水平在代谢性酸中毒时上调，而在代谢性碱中毒时下调[12]。NBCn1敲除小鼠感受器发育障碍，同时有轻微高血压，肾脏对酸负荷缺乏应对反应[11]。在人类，NBCn1编码基因*SLC4A7*的多态性位点被报道与高血压性状关联[12]。AE2是*SLC4*家族的Cl^-/HCO_3^-交换子之一，由*SLC4A2*编码，定位于人类染色体7q35-36，编码产物包含1 241个氨基酸残基，分子量约137kDa。AE2是表达最为广泛的AE，在肾脏表达主要表达于集合管，在髓袢升支粗段也有表达[11,12]。K^+/HCO_3^-共转运过程的机制尚不完全清楚[16]。目前有证据提示，HCO_3^-可能取代基底膜K^+/Cl^-共转运体转运的Cl^-，与K^+一起离开细胞。该过程可受到管周高K^+浓度或Ba^{2+}浓度的抑制[16]。

总体而言，HCO_3^-在髓袢升支粗段的重吸收过程可被醛固酮、Ang Ⅱ、血管升压素以及晶体渗透压急性调节[17]。慢性代谢性酸中毒可增加髓袢升支粗段对HCO_3^-的重吸收[17]。慢性Cl^-剥夺造成代谢性碱中毒可降低该部位对HCO_3^-的重吸收[17]。

三、远曲小管、集合管对 HCO_3^- 的重吸收及其调节

肾小球滤过的 HCO_3^- 余下约5%在远端肾单位重吸收，主要发生在远曲小管[2]，此外在集合管部位也有部分被重吸收。

在远曲小管所发生的重吸收过程与近端小管类似，同样通过NHE3分泌 H^+，并且依赖于NHE1的存在[2]。NHE2在远端肾小管的顶端膜表达，当流经小管腔的 HCO_3^- 负荷过高时，NHE2足以代偿NHE3的功能，对 HCO_3^- 的重吸收起主要作用[2]。此外，远曲小管表达 vH^+-ATPase与 H^+/K^+-ATPase，可分泌 H^+[2]。在远曲小管上皮细胞的基底侧， HCO_3^- 向组织间隙的跨膜转运主要依赖于AE1交换子[2]。AE1是 *SLC4* 家族的 Cl^-/HCO_3^- 交换子之一，由 *SLC4A1* 编码，定位于人类染色体17q21-22，编码产物包含911个氨基酸残基，分子量约102kDa。AE1编码基因 *SLC4A1* 突变可导致远端肾小管酸中毒（dRTA，1型肾小管酸中毒）[2]。远曲小管对 HCO_3^- 的重吸收可能受到碳酸酐酶、K剥夺、Ang Ⅱ 与血管升压素等因素调节[18]。

HCO_3^-/Cl^- 交换子Pendrin（SLC26A4，PDS）蛋白定位于肾脏皮质集合管与连接管的B型闰细胞的顶膜，能够调节 HCO_3^- 分泌与 Cl^- 重吸收过程，因而被认为在酸碱、电解质平衡中具有重要作用[19]。 *PDS* 基因失活性突变的人类在基础状态下未表现出显著异常，但在有其他疾病并发时患者可出现严重的代谢性碱中毒[19]。

（孔晓牧　张晓燕　管又飞）

参考文献

1. BROWN D, WAGNER CA. Molecular mechanisms of acid-base sensing by the kidney. J Am Soc Nephrol, 2012, 23(5): 774-780.

2. CARRARO-LACROIX LR, MALNIC G. Acid-base transport by the renal distal nephron. J Nephrol, 2010, 23 Suppl 16: S19-27.

3. WAGNER CA, FINBERG KE, BRETON S, et al. Renal vacuolar H^+-ATPase. Physiol Rev, 2004, 84(4): 1263-1314.

4. WANG X, ARMANDO I, UPADHYAY K, et al. The regulation of proximal tubular salt transport in hypertension: an update. Curr Opin Nephrol Hypertens, 2009, 18(5): 412-420.

5. BORON WF. Acid-base transport by the renal proximal tubule. J Am Soc Nephrol, 2006, 17(9): 2368-2382.

6. HAQUE SK, ARICETA G, BATLLE D. Proximal renal tubular acidosis: a not so rare disorder of multiple etiologies. Nephrol Dial Transplant, 2012, 27(12): 4273-4287.

7. GILDEA JJ, XU P, CARLSON JM, et al. The sodium-bicarbonate cotransporterNBCe2(slc4a5) expressed in human renal proximal tubules shows increased apical expression under high-salt conditions. Am J Physiol Regul Integr Comp Physiol, 2015, 309(11): R1447-1459.

8. PURKERSON JM, SCHWARTZ GJ. The role of carbonic anhydrases in renal physiology. Kidney Int, 2007, 71(2): 103-115.

9. ALEXANDER RT, DIMKE H, CORDAT E. Proximal tubular NHEs: sodium, protons and calcium? Am J Physiol Renal Physiol, 2013, 305(3): F229-236.

10. BOBULESCU IA, MOE OW. Luminal Na(+)/H(+) exchange in the proximal tubule. Pflugers Arch, 2009, 458(1): 5-21.

11. ROMERO MF, CHEN AP, PARKER MD, et al. The SLC4 family of bicarbonate (HCO_3^-) transporters. Mol Aspects Med, 2014, 34(2-3): 159-182.

12. PARKER MD, BORON WF. The divergence, actions, roles, and relatives of sodium-coupled bicarbonate transporters. Physiol Rev, 2013, 93(2): 803-959.

13. SOLEIMANI M, BURNHAM CE. Physiologic and molecular aspects of the Na^+:HCO_3^- cotransporter in health and disease processes. Kidney Int, 2000, 57(2): 371-384.

14. WANG T, HROPOT M, ARONSON PS, et al. Role of NHE isoforms in mediating bicarbonate reabsorption along the nephron. Am J Physiol Renal Physiol, 2001, 281(6): F1117-1122.

15. SCHULTHEIS PJ, CLARKE LL, MENETON P, et al. Renal and intestinal absorptive defects in mice lacking the NHE3 Na^+/H^+ exchanger. Nat Genet, 1998, 19(3): 282-285.

16. LEVIEL F, BORENSZTEIN P, HOUILLIER P, et al. Electroneutral K^+/HCO_3^- cotransport in cells of medullary thick ascending limb of rat kidney. J Clin Invest, 1992, 90(3): 869-878.

17. CAPASSO G, UNWIN R, RIZZO M, et al. Bicarbonate transport along the loop of Henle: molecular mechanisms and regulation. J Nephrol, 2002, 15 Suppl 5: S88-96.

18. DE MELLO-AIRES M, MALNIC G. Distal tubule bicarbonate transport. J Nephrol, 2002, 15 Suppl 5: S97-111.

19. SOLEIMANI M. The multiple roles of pendrin in the kidney. Nephrol Dial Transplant, 2015, 30(8): 1257-1266.

第二节　肾脏 HCO_3^- 的产生与调节

肾脏对体内 HCO_3^- 含量的调节以及酸碱平衡的维持有非常重要的作用。肾脏除了可以重吸收 HCO_3^-，还可以新产生 HCO_3^-。肾脏在产生 NH_4^+ 及排出可滴定酸的同时生成 HCO_3^-。正常情况下，约有1/3至1/2新生成的 HCO_3^- 与可滴定酸的分泌相关；剩余的1/2至2/3新生成的 HCO_3^- 与 NH_4^+ 的产生与分泌相关。当体内酸的含量增加时，肾脏分泌可滴定酸的能力增加比较有限，然而分泌 NH_4^+ 的能力大大增加[1]。

一、肾脏 NH_4^+ 的产生与 HCO_3^- 的新生

肾脏产生 NH_4^+ 的主要部位在近端小管。肾脏近端小管上皮细胞内的谷氨酰胺在谷氨酰胺酶（glutaminase）的作用下生成谷氨酸根和 NH_4^+；谷氨酸根在谷氨酸脱氢酶（glutamate dehydrogenase）的作用下生成α-酮戊二酸和 NH_4^+；α-酮戊二酸将被转化为葡萄糖并代谢用去2个 H^+，同时生成2分子 HCO_3^-。正常情况下，生成的 NH_4^+ 既可以分泌至小管液中，也可进入血液循环中。酸中毒时，大部分的 NH_4^+ 分泌至小管液中[1]。NH_4^+ 通过 Na^+/H^+（NH_4^+）交换子（NHE3）分泌至小管液中，也可以 NH_3 的形式从顶端膜扩散进入小管液；生成的 HCO_3^- 通过 Na^+-3HCO_3^- 共转运子（NBC）通过基底膜进入到组织液中（图1-6-2-1）。这个过程中，谷氨酰胺的摄取，谷氨酰胺酶、谷氨酸脱氢酶，以及将α-酮戊二酸转变为葡萄糖的关键酶—磷酸烯醇式丙酮酸羧激酶（PEPCK）都发挥了重要的作用。

正常情况下，肾脏很少摄取并代谢血浆中的谷氨酰胺。机体处于酸碱平衡时，血浆中约有20%的谷氨酰胺通过肾小球滤过膜进入到肾单位的管腔中，滤过的谷氨酰胺主要通过近端小管上皮细胞被重吸收[2]。急性酸中毒发生后的1～3小时，由于肌肉释放的谷氨酰胺增多，血浆中的谷氨酰胺浓度增加至两倍以上。这种情况下，肾脏可以摄取血浆中30%的谷氨酰胺。而此时，肾脏摄取的谷氨酰胺量已经超过了从肾小球滤过的量，所以肾脏的近端小管既从管腔面，也从基底面摄取谷氨酰胺。在慢性酸中毒时，血浆中谷氨酰胺浓度降至正常的70%，在这种情况下，血浆中仍有超过1/3的谷氨酰胺被肾脏摄取并代谢[2]。酸中毒时近端小管增加谷氨酰胺摄取的同时伴随 HCO_3^- 生成和吸收有助于维持机体内环境的酸碱平衡。肾脏中介导谷氨酰胺转运的转运子还有待确定。目前发现，SNAT3（SN1）可介导 Na^+ 依赖的谷氨酰胺转运，SNAT3在近端小管基底膜上有表达[3]，提示其介导了近端小管从血液中摄取谷氨酰胺。酸中毒、低钾血症以及高蛋白饮食可增加SNAT3的表达[4]。在近端小管上皮细胞的顶端面，Na^+ 依赖中性氨基酸转运子B0AT1和B0AT3有表达，提示

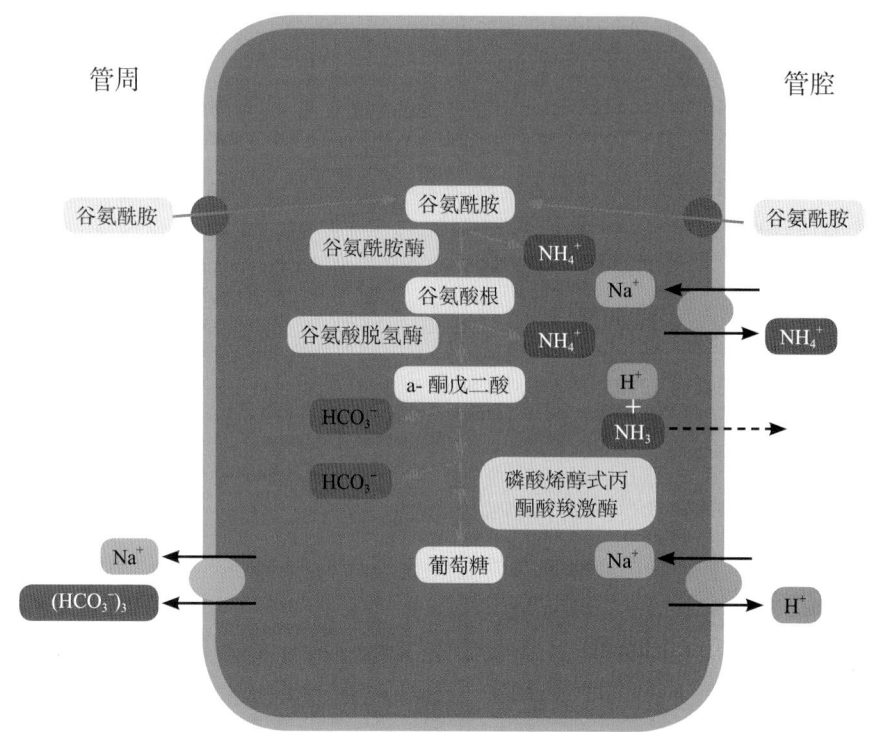

图 1-6-2-1 近端小管
上皮细胞新生 HCO_3^-

它们可能介导了近端小管从小管液中摄取谷氨酰胺[5]。

在近端小管，当发生代谢性酸中毒时，谷氨酰胺酶mRNA的稳定性增加，导致其表达增加，从而增加NH_4^+的生成和HCO_3^-的新生。谷氨酰胺酶mRNA的3'-UTR区包含pH反应元件。正常情况下，ζ-cryst（ζ-crystallin/NADPH:quinone reductase）和AUF1（AU-factor 1）与谷氨酰胺酶mRNA的pH反应元件相结合，它们可招募脱腺苷酶（deadenylase）使mRNA被降解。pH值降低时，ζ-cryst与pH反应元件的结合减弱，一种稳定mRNA结构的蛋白HuR从细胞核中转至胞质与谷氨酰胺酶mRNA的pH反应元件相结合，从而增加其mRNA的稳定性[6]。谷氨酸脱氢酶也以相似的机制被血浆pH值所调节[6]。高胰岛素血症-高氨血症综合征是一种由于谷氨酸脱氢酶突变导致其活性持续增加的遗传性疾病，肾脏产生的NH_4^+增多是这种病人存在高氨血症的主要原因[7]。酸中毒可通过增加PCK1的转录引起PEPCK表达的显著增加。并且在PEPCK的mRNA的3'-UTR区也发现了pH反应元件，提示酸中毒也可以通过增加PEPCK mRNA的稳定性从而增加其表达[6]。除此之外，近端小管的Na^+/H^+（NH_4^+）交换子（NHE3）的活性和表达量均增加，从而增加了NH_4^+的分泌；Na^+-$3HCO_3^-$共转运子的表达也增加，从而增加了HCO_3^-的吸收。

激素也可调节近端小管NH_4^+的生成、排泄以及HCO_3^-的生成。酸中毒时，机体中糖皮质激素的含量增加，糖皮质激素可增加Na^+-$3HCO_3^-$共转运子的表达，并且增加Na^+-$3HCO_3^-$共转运子和NHE3的活性，从而增加HCO_3^-的吸收，这与糖皮质激素相关的代谢性碱中毒有关[8]。Ang Ⅱ可增加NHE3的活性，从而增加NH_4^+的分泌。甲状旁腺素可以通过cAMP-PKA信号通路抑制NHE3的活性。

二、肾脏可滴定酸的排出与 HCO_3^- 的新生

肾脏排出的可滴定酸主要为磷酸，此外肌酐对可滴定酸的形成也有一小部分的贡献。在近端小管，H^+的分泌可使小管液的pH降低，使HPO_4^{2-}结合H^+转变为$H_2PO_4^-$。此时，肾小管分泌的H^+多于重吸收HCO_3^-所需要分泌的H^+，每形成1分子的$H_2PO_4^-$，肾小管上皮细胞会形成1分子HCO_3^-。这个过程中，小管液的pH是主要的调节因素，但当磷酸盐的缓冲能力达到最大值，小管液的pH进一步降低时，则不能进一步增加尿液中可滴定酸的量（除非小管液中有酮体阴离子存在）。所以，可滴定酸的形成对于肾脏酸碱调节能力的贡献是有限的。当小管液中有酮体存在时，酮体可贡献一

部分的可滴定酸，当糖尿病酮症酸中毒时，β-羟基丁酸是尿液中可滴定酸的主要成分。

（王春灵 张晓燕 管又飞）

参考文献

1. HAMM LL, NAKHOUL N, HERING-SMITH KS. Acid-Base Homeostasis. Clin J Am Soc Nephrol, 2015, 10(12): 2232-2242.

2. CURTHOYS NP, GSTRAUNTHALER G. Mechanism of increased renal gene expression during metabolic acidosis. Am J Physiol Renal Physiol, 2001, 281(3): F381-390.

3. SOLBU TT, BOULLAND JL, ZAHID W, et al. Induction and targeting of the glutamine transporter SN1 to the basolateral membranes of cortical kidney tubule cells during chronic metabolic acidosis suggest a role in pH regulation. J Am Soc Nephrol, 2005, 16(4): 869-877.

4. BUSQUE SM, WAGNER CA. Potassium restriction, high protein intake, and metabolic acidosis increase expression of the glutamine transporter SNAT3(Slc38a3) in mouse kidney. Am J Physiol Renal Physiol, 2009, 297(2): F440-450.

5. WEINER ID, VERLANDER JW. Renal ammonia metabolism and transport. Compr Physiol, 2013, 3(1): 201-220.

6. IBRAHIM H, LEE YJ, CURTHOYS NP. Renal response to metabolic acidosis: role of mRNA stabilization. Kidney Int, 2008, 73(1): 11-18.

7. STANLEY CA. Two genetic forms of hyperinsulinemic hypoglycemia caused by dysregulation of glutamate dehydrogenase. Neurochem Int, 2011, 59(4): 465-472.

8. ALI R, AMLAL H, BURNHAM CE, et al. Glucocorticoids enhance the expression of the basolateral Na^+: HCO_3^- cotransporter in renal proximal tubules. Kidney Int, 2000, 57(3): 1063-1071.

第三节 肾脏对机体酸碱平衡的调节

机体内环境必须在适宜的酸碱度下才能维持正常的代谢和生理功能。正常生理情况下，机体摄入以及代谢过程中不断产生的酸性或碱性物质，依靠体内的缓冲系统和调节功能自动维持酸碱度的相对稳定，表现为动脉血pH保持在7.35～7.45这个较窄的正常范围，称为酸碱平衡。病理情况下，因酸碱超负荷、严重不足和/或调节机制障碍，导致体内酸碱稳态破坏，称为酸碱失衡。

一、机体酸碱物质的来源

人体内的酸性物质主要来自细胞的分解代谢。糖、脂肪、蛋白质氧化代谢的最终产物是CO_2和H_2O，在碳酸酐酶（CA）的作用下进行可逆的结合反应，产生大量H_2CO_3。H_2CO_3可释放H^+，也可形成气体CO_2，从肺排出体外，称为挥发酸。而乳酸、丙酮酸、β-羟丁酸、乙酰乙酸、硫酸、磷酸、尿酸等物质代谢的中间产物，不能以气体形式呼出，只能通过肾脏由尿液排出，称为固定酸。摄入酸性食物（如乙酸）或是服用酸性药物（如水杨酸），也是体内固定酸的另一来源，但量较少。体内的碱性物质则主要来自食物，特别是蔬菜、瓜果中的有机酸盐，如柠檬酸盐、苹果酸盐、草酸盐，均可接收H^+转化为柠檬酸、苹果酸和草酸，进一步代谢为CO_2和H_2O，金属盐离子则可与HCO_3^-结合生成碱性盐。普通膳食条件下，体内产生的酸性代谢产物远多于碱性代谢产物。

二、机体对酸碱平衡的调节

尽管机体不断生成和摄取酸碱物质，但血液pH值并不发生显著变化，这是由于多种生理机制协同调节，维持了机体内环境酸碱平衡的稳态。主要的调节机制包括：细胞及细胞外的缓冲体液体系、呼吸系统及肾脏的代偿调节机制。前者用于减弱酸或碱负荷对血液pH变化产生的影响，后二者通过排泌或潴留碱来维持血液pH稳定或使血液异常pH恢复正常。细胞外液（主要是血液）缓冲系统是维持酸碱平衡的第一线反应，虽然它可以即刻发挥作用，但其缓冲能力有限且不能持久，仅能将强酸强碱变成弱酸弱碱而不能彻底清除；肺脏调节效能大且迅速，数分钟开始发挥作用，30分钟达到峰值，但仅能通过调节CO_2的呼出量控制挥发酸的释放；组织细胞通过膜内外的离子交换和细胞内液的缓冲系统提供强大的缓冲能力，但起效较慢，约3～4小时后才发挥作用；肾脏通过调节排出固定酸或保留碱的量维持机体酸碱平衡，虽然调节缓慢，数小时后发挥作用，3～5天才达峰值，但作用强大持久，是机体调节酸碱平衡的最后防线。因此肾脏调节机体酸碱平衡功能的正常与否具有重要意义。

三、肾脏对机体酸碱平衡的调节

肾脏功能的正常是保证酸碱平衡的关键。一方面，肾脏将非挥发性的酸性物质主要以H^+及HN_4^+的形式通过尿液排出体外；另一方面，肾脏通过重吸收及新生HCO_3^-至血液，补充体内缓冲酸性物质的消耗。正常情况下，肾脏的排酸由三个部分组成，即NH_4^+的排泄、可滴定酸（TA）的排泄及HCO_3^-的重吸收，三者的代数和成为肾脏的净排酸（NAE）。

$$NAE=(UNH_4^+ \times V)+(UTA \times V)+(UHCO_3^- \times V)（V为尿量）$$

上述几个过程相互交错、相互依赖，同时又受体液容量、其他电解质浓度、血气情况以及众多神经、体液等因子的影响，共同决定了肾脏对机体酸碱平衡的调节效果。

（一）近端小管酸化作用的机制

正常情况下，从肾小球滤过的HCO_3^-几乎全部被肾小管和集合管重吸收（约4 000～5 000mmol/d），其中高达80%的HCO_3^-是由近端小管重吸收的。前已述及（本章第一节），近端小管上皮细胞主要通过电中性的Na^+/H^+交换使H^+进入小管液与HCO_3^-结合形成H_2CO_3，然后通过CO_2的形式实现HCO_3^-的重吸收。同时，近端小管通过谷氨酰胺代谢，生成$NH4^+$进入小管液，并获得新生的HCO_3^-（本章第二节）。

（二）髓袢酸化作用的机制

未被近端肾小管重吸收的占滤过总量15%～20%的HCO_3^-在髓袢升支粗段被重吸收。在此部位，HCO_3^-重吸收和再生的基本过程与近端肾小管相似。

（三）远端小管和集合管酸化作用的机制

肾小球滤过的HCO_3^-余下约5%在远端肾单位被重吸收，主要发生在远曲小管和集合管。与近端小管和髓袢不同的是，目前认为远曲小管和集合管存在有丰富的闰细胞（intercalatedcell，IC），其管腔膜面存在两种H^+主动转运机制，一种是ATP依赖的H^+泵即囊泡型H^+-ATP酶（vH^+-ATPase），另一种属于H^+/K^+-ATP酶，两者均可逆H^+浓度差而将细胞内的H^+主动转运至小管液中[1]。这些闰细胞通过"感受"机体的酸碱状态来调节自身分泌H^+的能力，从而对机体的酸碱平衡进行精细的调控[2]。

近端小管上皮细胞生成的NH_4^+主要由顶端膜面的Na^+/NH_4^+交换体NHE3和Ba^{2+}敏感的K^+通道转运入小管液[3]，当流经髓袢升支粗段（TAL）时，小管液中的NH_4^+经管腔膜面的Na^+-K^+（NH_4^+)/2Cl^-共转运体NKCC2被转运至小管上皮细胞内，并由基底侧膜的Na^+/NH_4^+交换体NHE4转运进入肾脏髓质间质进行积累[4]。随后部分NH_4^+解离为NH_3和H^+，主要通过远端小管和集合管闰细胞基地侧膜的Rhbg和Rhcg转运体将NH_3转运入细胞[5]，而部分NH_4^+则由内髓集合管（IMCD）上皮细胞基底侧膜的Na^+/NH_4^+交换体转运入细胞[6]并继续解离为NH_3和H^+。进入细胞的NH_3经由管腔膜面的

Rhcg转运体进入小管液，与H^+结合成NH_4^+最终随尿液排出体外。与此同时，闰细胞内的Ⅱ型碳酸酐酶（CAⅡ）催化CO_2和H_2O生成H_2CO_3后解离为H^+和HCO_3^-，生成的H^+主要由管腔膜面的囊泡型H^+-ATP酶和H^+/K^+-ATP酶主动泵入小管液，新生的HCO_3^-则通过基底侧膜面的Cl^-/HCO_3^-转运体进入髓质间质并继续以CO_2和H_2O的形式为细胞内的H^+提供来源[7]（图1-6-3-1）。

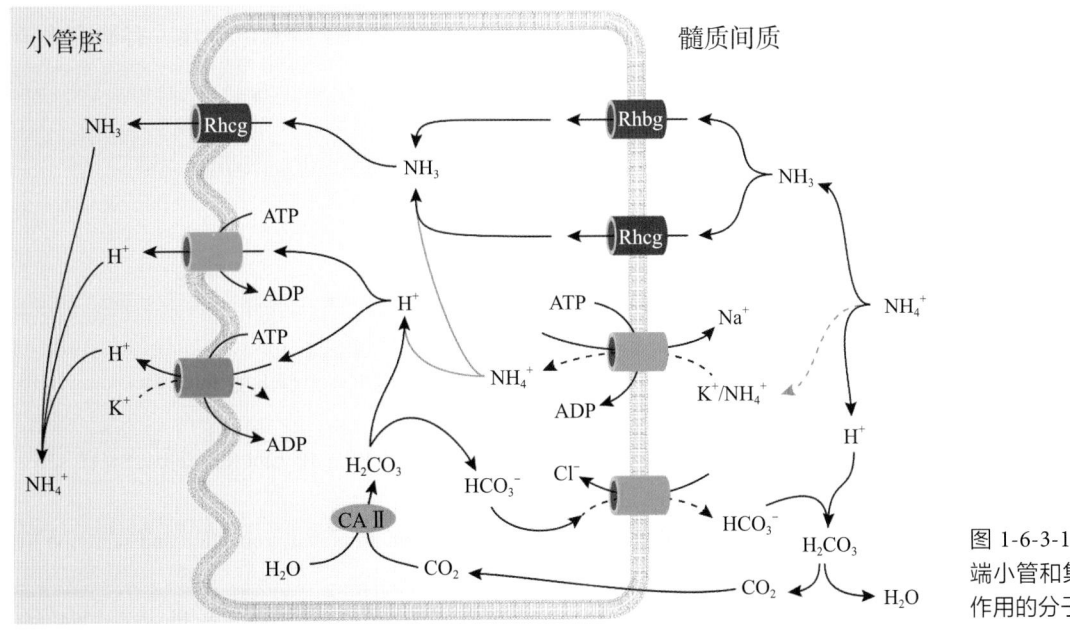

图1-6-3-1 肾脏远端小管和集合管酸化作用的分子机制

生理情况下，肾脏分泌的H^+在近曲小管几乎全部用于重吸收HCO_3^-，而在远曲小管和集合管则主要被NH_3、HPO_4^{2-}、肌酐等其他缓冲剂缓冲。所以远端肾小管和集合管主要以NH_3、NH_4^+和可滴定酸（TA）的形式排泄H^+。

（四）影响肾脏酸化作用的因素

1. 细胞外液容量 首先，细胞外液容量减少时肾小球 GFR 降低，HCO_3^-滤过减少；其次，细胞外液容量减少常伴随钠潴留，细胞内 Na^+ 浓度增加会抑制肾脏小管上皮细胞 Na^+/H^+ 交换。上述两种情况都会而导致小管液中 HCO_3^- 重吸收减少。反之亦然。

2. 动脉血 pCO_2 动脉血 pCO_2 同肾脏小管分泌 H^+ 回收 HCO_3^- 的能力正相关。高碳酸血症时细胞内酸中毒，刺激肾脏小管上皮细胞 H^+ 排泄增加，肾脏回收更多的 HCO_3^- 用于对呼吸性酸中毒进行代偿。

3. 血钾、血氯水平 钾缺乏可导致肾小管上皮细胞 K^+/Na^+ 交换减少从而促进 H^+/Na^+ 交换，但是钾缺乏还可减少醛固酮的分泌，抑制远端肾单位的酸化，因此钾缺乏对酸碱状态的影响不完全一致。但氯离子缺乏对于代谢性碱中毒的发生则至关重要，此时机体通过 HCO_3^- 代替 Cl^- 与 Na^+ 结合维持电解质的电荷平衡，限制了 HCO_3^- 的正常排泄，可导致严重的代谢性碱中毒。

4. 盐皮质激素 盐皮质激素主要是醛固酮，在正常生理水平情况下不影响肾脏对机体酸碱平衡的调节。醛固酮分泌增多时，主要作用于皮质集合管的主细胞刺激 Na^+ 重吸收，促进 H^+ 和 K^+ 的排泄，间接实现肾脏的酸化作用。另外，在实验条件下也发现当皮质和髓质集合管内无 Na^+ 时，醛固酮可以直接引起 H^+ 分泌，这可能与同时平行地增加集合管闰细胞管腔膜面 H^+ 泵和基底侧膜 HCO_3^- 交换体的活性有关。因醛固酮分泌减少而引起的代谢性酸中毒非常少见。

5. 磷酸的排泄 磷酸是肾脏排出可滴定酸的主要形式，当小管液 pH 降低时 HPO_4^{2-} 结合 H^+ 转变为 $H_2PO_4^-$。肾脏分泌磷酸盐的能力有限，当小管液的 pH 进一步降低而磷酸盐的缓冲能力达到最大时，则不能进一步增加尿液中可滴定酸的量。所以，可滴定酸的形成对于肾脏酸碱调节能力的贡献是有限的。当小管液中有酮体存在时，酮体可贡献一部分的可滴定酸，当糖尿病酮症酸中毒时，β-羟基丁酸是尿液中可滴定酸的主要成分。

6. 氨的合成与转运　氨的合成与排泌是肾脏净酸排泄重要手段。在基础状态下，肾脏净酸排泄总量的 50% ~ 70% 是通过这种形式实现的，在代谢性酸中毒的情况下甚至可以达到 90%。泌氨障碍是人类Ⅳ型肾小管酸中毒的最常见原因 [8]。如前文所述，肾脏泌氨的过程是 H^+ 依赖的，当小管液的 pH 值升高时则可妨碍 NH_3 的分泌，此时 NH_3 经肾静脉吸收入血，成为血氨的另一个来源，并最终进入肝脏生成尿素（Krebs-Henseleit 循环）。因此，临床上对因肝硬化而产生腹水的病人，不宜使用碱性利尿剂，以免血氨升高。此外由于 NH_3 与 H_2O 相似的分子量和电中性，有研究报道水通道家族蛋白 AQPs 可能也介导了肾脏氨的转运 [9]。

（刘　佳　张晓燕　管又飞）

参考文献

1.　ATTMANE-ELAKEB A, AMLAL H, BICHARA M. Ammonium carriers in medullary thick ascending limb. Am J Physiol Renal Physiol, 2001, 280(1): F1-9.

2.　WAGNER CA, FINBERG KE, BRETON S, et al. Renal vacuolar H^+-ATPase. Physiol Rev, 2004, 84(4): 1263-1314.

3.　NAGAMI GT. Effect of bath and luminal potassium concentration on ammonia production and secretion by mouse proximal tubules perfused in vitro. J Clin Invest, 1990, 86(1): 32-39.

4.　GOOD DW. Ammonium transport by the thick ascending limb of Henle's loop. Annu Rev Physiol, 1994, 56: 623-647.

5.　VERLANDER JW, MILLER RT, FRANK AE, et al. Localization of the ammonium transporter proteins, Rh B Glycoprotein and Rh C Glycoprotein, in the mouse kidney. Am J Physiol Renal Physiol, 2003, 284: F323-337.

6.　WALL SM, KOGER LM. NH_4^+ transport mediated by Na^+-K^+-ATPase in rat inner medullary collecting duct. Am J Physiol, 1994, 267: F660-670.

7.　WEINER ID, VERLANDER JW. Role of NH_3 and NH_4^+ transporters in renal acid-base transport. Am J Physiol Renal Physiol, 2011, 300(1): F11-23.

8.　KARET FE. Mechanisms in hyperkalemic renal tubular acidosis. J Am Soc Nephrol, 2009, 20(2): 251-254.

9.　MUSA-AZIZ R, CHEN LM, PELLETIER MF, et al. Relative CO_2/NH_3 selectivities of AQP1, AQP4, AQP5, AmtB, and RhAG. Proc Natl Acad Sci U S A, 2009, 106(13): 5406-5411.

第七章
肾脏对水平衡的调节

第一节　血管升压素及其受体在肾脏水调节中的作用

肾脏通过调节尿液的浓缩和稀释来维持人体的水平衡状态，血管升压素（vasopressin）是这一过程中的最关键性的调节激素。血管升压素又称抗利尿激素（antidiuretic hormone，ADH），是下丘脑产生的九肽激素，与催产素（oxytocin）只有两个氨基酸的差异。它在下丘脑的视上核和室旁核合成，经轴突运输至垂体后叶储存和释放，整个过程仅需1～2小时[1]。昼夜节律、性别、遗传等因素都对血浆中的血管升压素水平有影响。正常水化状态的成人血浆中的血管升压素水平极低，仅有0～5pg/ml，接近甚至低于目前多种检测方法的检测极限值。释放入血的血管升压素很不稳定，半衰期只有10～35分钟，因而其血浆浓度的测定较为困难。尿液中能明确检测到血管升压素的存在，并且是血浆浓度的50～100倍，但是尿中血管升压素的浓度会受到如GFR、重吸收、降解等多重因素的影响。

研究表明血管升压素参与了很多生理过程，包括血压、体温调节、胰岛素释放、促肾上腺皮质激素释放、记忆和社会行为等，它在肾脏最主要的功能是通过提高远曲小管和集合管对水的通透性，促进水的重吸收从而调节尿液的浓缩和稀释。当体内血管升压素缺失或者肾脏对其敏感性下降时，机体会产生多尿和尿渗透压下降的现象，称为尿崩症（diabetes insipidus，DI）。

影响血管升压素分泌的最主要刺激因素为血浆渗透压。血浆渗透压升高1%时诱导释放出的血管升压素就足以非常明显地改变尿液的浓缩程度及尿量。其次，血压和血容量是刺激血管升压素释放的第二大因素，但一般只有在严重低血压与低血容量时才会发生。在大量出汗、剧烈呕吐或腹泻等情况下时，机体失水导致血容量减少，血浆渗透压升高，会引起血管升压素的分泌增多，增加对尿液的浓缩作用。而在大量饮用清水的情况下则相反，血管升压素分泌受到抑制，肾脏对于水的重吸收减少，形成低渗尿。这种饮用清水后尿量增多的现象称为水利尿（water diuresis）。

目前已知的介导血管升压素作用的受体有3个：V1a（vascular），V1b（pituitary，也称为V3）和V2（renal）。它们的氨基酸序列同源性很高，结构都包含有7个疏水的跨膜α螺旋，位于胞内的N端和位于胞外的C端。并且所有这些受体都为G蛋白偶联受体。其中V1aR和V1bR均与Gq蛋白偶联，通过磷脂酰肌醇的水解动员细胞内的Ca^{2+}；V2R与Gs蛋白偶联，通过腺苷酸环化酶来升高细胞内的cAMP水平。V1aR的表达比较广泛，但主要在脉管系统，当它被激活时会引起血管收缩；V1bR特异表达在垂体和胰岛，与促肾上腺皮质激素的释放有关；V2R则被认为主要表达在肾脏。目前，比较确定的是V1aR和V2R都在肾脏有表达并介导了血管升压素在肾脏水调节中的作用。

（一）V1aR与肾脏水调节

与V2R不同，V1aR在肾脏的很多功能尚未研究清楚。通过基因敲除的手段人们发现V1aR$^{-/-}$

小鼠具有多种表型，其中很重要的就是低血压，但是这种低血压的产生并不仅仅是因为V1aR的缩血管作用，而是多因素造成的。Koshimizu等人发现，V1aR$^{-/-}$小鼠的循环血容量与野生型小鼠相比减少了9%[2]，这也是造成V1aR$^{-/-}$小鼠低血压表型的一个主要原因。研究显示，V1aR在肾脏球旁器与肾素、环氧酶2（cyclooxygenase-2，COX-2）和神经型一氧化氮合酶（neuronal nitric oxide synthase，nNOS）共表达，而V1aR$^{-/-}$小鼠肾脏的COX-2、nNOS和肾素表达水平均显著降低[3]。这说明V1aR很可能参与到前列腺素E2、一氧化氮的合成调控过程，从而对肾素以及RAS系统的活性造成影响，最终导致血容量的改变。另外，V1aR在皮质集合管也有表达，并且可能集中在闰细胞上[4]。V1aR的缺失会使得AVP依赖的cAMP的产生、V2R和AQP2的表达都减少，V1aR$^{-/-}$小鼠表现为多尿、尿渗透压降低，但其中具体机制也并不清楚。总的来说，不管是通过RAS系统，还是V2R-AQP2系统，V1aR都能影响肾脏水的代谢。

（二）V2R与肾脏水调节

V2R是血管升压素在肾脏发挥抗利尿作用的最主要受体，在髓袢升支粗段和集合管都有表达。髓袢升支粗段的管壁对水不通透，V2R在此调节NaCl的转运和逆流倍增系统[5]。集合管的管壁是分隔管腔中的尿液和血液的屏障，V2R主要表达在靠近血液侧的集合管基底侧面。血管升压素结合V2R后在集合管主要有以下三方面的作用：

1. 通过激活水通道蛋白2（aquaporin 2，AQP2）增加集合管对水的通透性，即经典的AVP/V2R/AQP2系统。AQP2是血管升压素在集合管最主要的靶点。集合管主细胞合成的AQP2一部分分布于集合管管腔面的细胞膜上，负责水的重吸收；另一部分则作为储备，分布在细胞内的囊泡膜上。当血管升压素缺乏的时候，集合管管腔面AQP2分布很少，对水的通透性很低。而当储存在垂体的血管升压素释放入血并且与集合管的V2R结合后，就会通过G蛋白偶联的信号活化其下游的腺苷酸环化酶，从而促进细胞内cAMP的产生，并激活PKA，使得位于集合管主细胞内囊泡膜上的AQP2磷酸化，促进AQP2的囊泡通过细胞内骨架系统的改变嵌入顶端细胞膜，从而使集合管管腔面的AQP2增多，对水的通透性增加。接着尿液中的水会随着渗透压梯度通过AQP2进入到集合管主细胞上皮细胞内，再通过基底侧面的AQP3、AQP4转运入血，这就是血管升压素发挥抗利尿作用的最经典的分子机制，由Nielsen在1993年最先发现[6]。该过程在5～30分钟内就能完成，称为血管升压素对AQP2的短时调节，即通过调节集合管细胞管腔面AQP2的数量来影响集合管对水的重吸收能力。除此之外，血管升压素通过V2R引起的cAMP水平增高，还能通过磷酸化转录因子——cAMP response element binding protein（CREB），并促进其与AQP2基因启动子区的cAMP反应元件结合，从而增加AQP2基因的转录[7]，进而增加AQP2蛋白的表达。这种调节方式称为长时调节。

2. 通过尿素转运体UT-A1增加内髓集合管对尿素的通透性　尿素是尿液中含量最高的溶质，也是肾髓质内带形成渗透梯度的主要溶质之一。尿素在肾脏的转运和再循环对尿液的浓缩过程起着重要作用。尿素转运体UT-A1位于内髓集合管的末端，血管升压素通过V2R介导通路激活UT-A1，使得集合管末端对尿素的通透性增加，尿素得以进入肾内髓间质[8]，有利于进一步增强肾内髓高渗梯度及对水的重吸收。

3. 通过上皮型钠通道（epithelial sodium channel，ENaC）增加皮质和外髓部集合管对钠的重吸收。钠的转运也与肾脏对水的重吸收过程密切相关，因此血管升压素诱导的钠的重吸收与其影响肾脏水调节密切相关。在MDCK细胞中，血管升压素能增加ENaC的开放率[9]。血管升压素对ENaC的这个作用也是由V2R和cAMP介导的，可以被阿米洛利抑制。外源给予Brattleboro大鼠（AVP缺乏大鼠）精氨酸加压素（AVP）能提高其肾脏所有ENaC亚型的表达[10]（图1-7-1-1）。

此外还有研究表明，血管升压素可以通过V2受体及其下游cAMP相关的通路来抑制集合管细胞的凋亡，这可能与生理情况下细胞在肾脏内髓这种缺血缺氧的环境下的存活有关[11]，对于维持肾脏对机体水调节的正常功能有重要意义。

总之，血管升压素及其受体（主要是V1aR和V2R）在肾脏水调节中起着重要作用。某些AVP

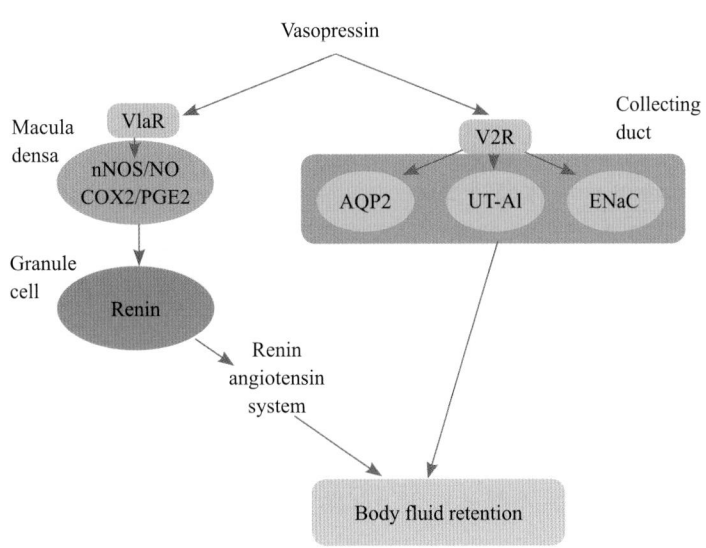

图 1-7-1-1　血管升压素及其受体在肾脏水调节中的作用

的类似物及其受体拮抗剂可为治疗水平衡紊乱及其他相关疾病带来新思路。

（高　敏　张晓燕　管又飞）

参考文献

1.　SKLAR AH, SCHRIER RW. Central nervous system mediators of vasopressin release. Physiol Rev, 1983, 63(4): 1243-1280.

2.　KOSHIMIZU TA, NASA Y, TANOUE A, et al. V1a vasopressin receptors maintain normal blood pressure by regulating circulating blood volume and baroreflex sensitivity. Proc Natl Acad Sci U S A, 2006, 103(20): 7807-7812.

3.　AOYAGI T, IZUMI Y, HIROYAMA M, et al. Vasopressin regulates the renin-angiotensin-aldosterone system via V1a receptors in macula densa cells. Am J Physiol Renal Physiol, 2008, 295(1): F100-107.

4.　IZUMI Y, HORI K, NAKAYAMA Y, et al. Aldosterone requires vasopressin V1a receptors on intercalated cells to mediate acid-base homeostasis. J Am Soc Nephrol, 2011, 22(4): 673-680.

5.　MUTIG K, PALIEGE A, KAHL T, et al. Vasopressin V2 receptor expression along rat, mouse, and human renal epithelia with focus on TAL. Am J Physiol Renal Physiol, 2007, 293(4): F1166-1177.

6.　NIELSEN S, DIGIOVANNI SR, CHRISTENSEN EI, et al. Cellular and subcellular immunolocalization of vasopressin-regulated water channel in rat kidney. Proc Natl Acad Sci U S A, 1993, 90(24): 11663-11667.

7.　HOZAWA S, HOLTZMAN EJ, AUSIELLO DA. cAMP motifs regulating transcription in the aquaporin 2 gene. Am J Physiol, 1996, 270: 1695-1702.

8.　BANKIR LT, TRINH-TRANG-TAN MM. Renal urea transporters. Direct and indirect regulation by vasopressin. Exp Physiol, 2000, 85: 243S-252S.

9.　LAHR TF, RECORD RD, HOOVER DK, et al. Characterization of the ion transport responses to ADH in the MDCK-C7 cell line. Pflugers Arch, 2000, 439(5): 610-617.

10.　ECELBARGER CA, KIM GH, TERRIS J, et al. Vasopressin-mediated regulation of epithelial sodium channel abundance in rat kidney. Am J Physiol Renal Physiol, 2000, 279(1): F46-53.

11.　MILLER RL, SANDOVAL PC, PISITKUN T, et al. Vasopressin inhibits apoptosis in renal collecting duct cells. Am J Physiol Renal Physiol, 2013, 304(2): F177-188.

第二节　水通道蛋白家族

　　水是人体生命活动的基本介质，是构成细胞内外液的主要成分。在正常情况下，人体内含水量（体重的50%～60%）和细胞外液渗透压（280～295mOsm/kg）维持相对稳定。每日摄入的水和细胞代谢产生的水大约有1.5～3.0L，人体通过皮肤、呼吸系统、消化系统和泌尿系统等不同途径排出水分，其中最主要的途径是尿液。因此，肾脏在维持人体水平衡中起主要作用。

　　肾脏具有很强的尿液浓缩与稀释能力，这对于维持机体水平衡具有极为重要的意义。一方面，肾小球每日滤过约180L液体量的原尿，但是经过肾小管各节段的处理后，最终仅有1.5L左右的终尿排出；另一方面，根据体内水平衡的改变，每日尿量波动范围可以很大，尿的渗透压会因体内缺水或水过剩而出现较大变化。当机体缺水时，尿液的渗透压高于血浆渗透压称为高渗尿，即尿液被浓缩；反之，体内水分过多时，尿液的渗透压低于血浆渗透压成为低渗尿，即尿液被稀释。当肾脏尿液浓缩和稀释功能发生障碍时，则不论体内水代谢情况如何，尿液渗透压均与血浆渗透压相近，称为等渗尿。

　　水通道（aquaprorins，AQPs）是一组小分子蛋白，大约30kD，在机体内广泛分布，其定位在细胞膜上时可作为水或其他分子的通道允许该类分子定向出入细胞，发挥转运的功能。现已发现哺乳动物体内有13种水通道，分别命名为AQP0-12，表达在多种组织如肾脏、脑、肝脏、肺等[1]。根据水通道转运物质的不同，目前可分为三类：① 典型的水通道，包括AQP1、2、4、5、8，它们仅转运水分子；② 水和甘油通道，包括AQP3、7、9、10，除了水分子还对甘油、尿素等小分子溶质具有通透性；③ 非典型的水通道，包括AQP6、11、12，目前其功能还不明确[2,3]。

　　水通道是肾脏水重吸收的分子基础，不同的水通道在肾小管的不同节段分布，使各节段对水的通透性不同，有助于肾髓质渗透梯度的形成（图1-7-2-1）。目前公认在肾脏有8种水通道表达，分别是AQP1-4，AQP6-8，AQP11。其中AQP6、AQP8和AQP11虽然分布在肾小管的不同节段，但是研究未发现它们与肾脏尿液浓缩的功能相关[4,5]。此外，近几年Valenti等报道证实AQP5在肾脏主要表达在集合管的B型润细胞，推测其可能具有渗透压感应的功能[6,7]。另有报道表明在糖尿病肾病时AQP5表达显著增加，并且与AQP2共定位，具有增加AQP2表达的作用[8]。以下重点阐述AQP1-4和AQP7在肾脏水重吸收中的作用。

　　AQP1分布于近端小管、髓袢降支细段的肾小管上皮细胞管腔侧及基底侧的细胞膜上[9,10]。AQP1的表达能被高渗和血管紧张素Ⅱ调节，但是不受ADH的调节[11]。*AQP1*基因敲除小鼠表现为

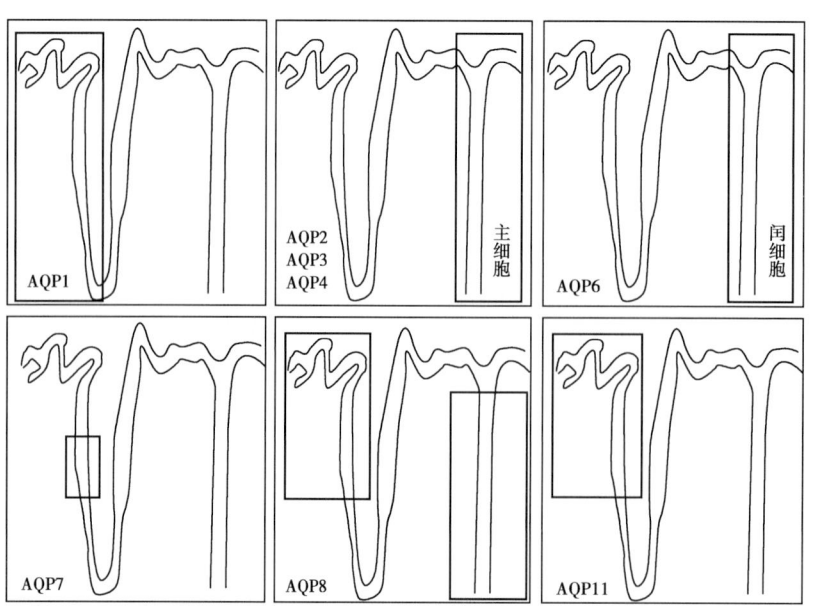

图1-7-2-1　AQP在肾脏的表达分布

多尿和尿渗透压降低，禁水后呈现严重脱水状态，血浆高渗及嗜睡。该动物的尿浓缩障碍很可能是如下两个主要因素导致的：① *AQP1* 基因敲除小鼠近端小管重吸收水分子能力的降低。微量灌注的S2段近端小管检测的跨上皮的水通透性低于正常小鼠的1/5，表明近端小管水的重吸收主要依赖AQP1。② *AQP1* 基因敲除导致尿液浓缩障碍主要是因为破坏了髓质间质的高渗状态维持。该动物髓袢降支细段和外髓直血管降部水通透性降低，分别减弱了逆流倍增和交换作用。*AQP1* 基因敲除小鼠给予dDAVP刺激集合管水重吸收后，仍不能增加尿渗透压的现象也支持这一观点[12]。与 *AQP1* 基因敲除小鼠的表型一致，人 *AQP1* 基因突变（失去功能）时尿液浓缩能力减弱，禁水后更明显。

AQP2分布于连接管和集合管主细胞，主要位于管腔侧细胞膜及细胞内囊泡膜上。在细胞基底膜上也有分布，尤其是连接管和内髓集合管[13,14]。目前认为AQP2转运水分子的能力受到其细胞内转位和表达水平两方面因素的限制，即短时和长时调节机制[15]。短时调节主要调控已经合成好的AQP2在细胞内囊泡和细胞膜之间，通过出胞和入胞的方式转运的过程，通常在5～30分钟内完成。长时调节发生在24小时或更长的时间，主要是调控AQP2的转录表达。多种激素和信号分子参与了AQP2的短时和长时调节，其中AVP最为经典和重要。AVP对AQP2的短时和长时调节机制，即细胞内转位以及表达，在本章第一节已有描述。除了AVP，其他因素也可以刺激AQP2向细胞膜转位和表达水平，比如细胞外渗透压、胰岛素、长期醛固酮刺激；而多巴胺则降低AQP2向细胞膜转位和表达[16]，最近，我们的研究表明胆汁酸受体FXR和前列腺素E2受体EP4的激活可显著增加，而其基因缺陷则明显减弱，AQP2的表达[17,18]。

在短时调节机制中，AQP2在细胞内的转运依赖于翻译后修饰。目前已知AQP2可以在五个位点被磷酸化，Thr244、Ser256、Ser261、Ser264、Ser269[19]。AQP2不同位点的磷酸化呈现不同的亚细胞分布。例如Ser261磷酸化的AQP2主要分布于细胞内的囊泡膜上，其作用为稳定AQP2泛素化；Ser256、Ser264磷酸化的AQP2分布于细胞内囊泡膜和细胞膜上，当dDAVP刺激时细胞膜上分布增加，且Ser256磷酸化被认为是AQP2向细胞膜转运所必需的；Ser269的AQP2仅位于主细胞的顶端膜上[20]。除了磷酸化，AQP2的Lys270可以被泛素化，此修饰介导了AQP2在细胞膜上的内吞和降解过程。

AQP2基因敲除小鼠存在严重的尿液浓缩障碍，出生后即死亡。集合管特异性AQP2敲除小鼠可以存活，但具有多尿、低渗尿和生长迟缓的表型[21,22]。禁水不能增加该小鼠尿渗透压。连接管特异性AQP2敲除小鼠尿量增加，尿渗透压也相应降低，提示连接管的AQP2在维持尿液生成中也发挥重要的作用[23]。然而，与集合管特异性AQP2基因敲除不同，当循环中AVP水平增加时该小鼠可以进一步浓缩尿液，提示集合管在尿液浓缩中发挥主要作用，而连接管具有一定的水重吸收功能。人AQP2失去功能的突变会导致严重的尿液浓缩障碍，即尿崩症。

AQP3分布于连接管和集合管主细胞基底侧的细胞膜上。由于它与AQP2分布在相同的细胞上，认为其介导了由AQP2转运入细胞的水分子经由基底侧膜转运出细胞。AQP3的表达水平可以被AVP显著上调，然而是否存在细胞内转运尚不清楚。此外，低钠和醛固酮处理可以增加AQP3的表达。AQP3基因敲除小鼠表现为尿量增加，尿渗透压降低，皮质集合管基底膜AQP2表达及水通透性降低。禁水状态或给予AVP刺激时，小鼠尿渗透压有中度增加，可能源于AQP2的作用。与AQP3基因敲除小鼠比较，AQP3/AQP4双敲除小鼠尿液浓缩能力有进一步的轻微降低，表明AQP3发挥主要作用[24]。

AQP4分布于连接管和集合管主细胞基底侧的细胞膜上。虽然AQP3和AQP4都分布在集合管细胞基底侧膜上，但是它们的分布水平有一定的差异，AQP3主要分布在皮质和外髓集合管，AQP4高表达于内髓集合管[24]。肾脏内髓的AQP4的表达基础水平高，但是对AVP无反应。在小鼠，AQP4也分布于近端小管S3段的基底侧膜，皮质AQP4表达水平低，AVP刺激可以上调AQP4的mRNA水平，V2R拮抗剂可以抑制这种增加，提示AQP4也受到AVP的调节。

AQP7分布于近端小管S3段管腔侧的细胞膜上[25]。AQP1也表达在此段肾小管。分离AQP7基因敲除小鼠的近端小管，发现其水通透性轻度降低，然而该动物并无尿浓缩障碍的表型，推测与该段肾小管 AQP1 大量表达相关。然而与 AQP1 敲除小鼠比较，AQP1/AQP7 双敲除小鼠的尿量显著增加。

（张晓燕　管又飞）

参考文献

1. VERKMAN AS. Aquaporins in clinical medicine. Annu Rev Med, 2012, 63: 303-316.

2. HUBER VJ, TSUJITA M, NAKADA T. Aquaporins in drug discovery and pharmacotherapy. Mol Aspects Med, 2012, 33(5-6) : 691-703.

3. IKEDA M, BEITZ E, KOZONO D, et al. Characterization of aquaporin-6 as a nitrate channel in mammalian cells. Requirement of pore-lining residue threonine 63. J Biol Chem, 2002, 277(42) : 39873-39879.

4. HOLMES RP. The role of renal water channels in health and disease. Mol Aspects Med, 2012, 33(5-6) : 547-552.

5. ISHIBASHI K. New members of mammalian aquaporins:AQP10-AQP12. Handb Exp Pharmacol, 2009,(190) : 251-262.

6. PROCINO G, MASTROFRANCESCO L, SALLUSTIO F, et al. AQP5 is expressed in type-B intercalated cells in the collecting duct system of the rat, mouse and human kidney. Cell Physiol Biochem, 2011, 28(4) : 683-692.

7. PROCINO G, MILANO S, TAMMA G, et al. Co-regulated pendrin and aquaporin5 expression and trafficking in Type-Bintercalated cells under potassium depletion. Cell Physiol Biochem, 2013, 32(7) : 184-199.

8. WU H, CHEN L, ZHANG X, et al. Aqp5 is a new transcriptional target of Dot1a and a regulator of Aqp2. PLoS One, 2013, 8(1) : e53342.

9. NIELSEN S, SMITH BL, CHRISTENSEN EI, et al. CHIP28 water channels are localized in constitutively water-permeable segments of the nephron. J Cell Biol, 1993, 120(2) : 371-383.

10. ZHAI XY, FENTON RA, ANDREASEN A, et al. Aquaporin-1 is not expressed in descending thin limbs of short-loop nephrons. J Am Soc Nephrol, 2007, 18(11) : 2937-2944.

11. TERRIS J, ECELBARGER CA, NIELSEN S, et al. Long-term regulation of four renal aquaporins in rats. Am J Physiol, 1996, 271: F414-422.

12. SCHNERMANN J, CHOU CL, MA T, et al. Defective proximal tubular fluid reabsorption in transgenic aquaporin-1 null mice. Proc Natl Acad Sci U S A, 1998, 95(16) : 9660-9664.

13. FUSHIMI K, UCHIDA S, HARA Y, et al. Cloning and expression of apical membrane water channel of ratkidney collecting tubule. Nature, 1993, 361(6412) : 549-552.

14. NIELSEN S, DIGIOVANNI SR, CHRISTENSEN EI, et al. Cellular and subcellular immunolocalization of vasopressin-regulatedwater channel in rat kidney. Proc Natl Acad Sci U S A, 199, 90(24) : 11663-11667.

15. RADIN MJ, YU MJ, STOEDKILDE L, et al. Aquaporin-2 regulation in health and disease. Vet Clin Pathol, 2012, 41(4) : 455-470.

16. HASLER U, LEROY V, MARTIN PY, et al. Aquaporin-2 abundance in the renal collecting duct: new insightsfrom cultured cell models. Am J Physiol Renal Physiol, 2009, 297(1) : F10-18.

17. ZHANG X, HUANG S, GAO M, et al. Farnesoid X receptor (FXR) gene deficiency impairs urine concentration in mice. Proc Natl Acad Sci U S A, 2014, 111(6) : 2277-2282.

18. GAO M, CAO R, DU S. Disruption of prostaglandin E2 receptor EP4 impairs urinary concentration via decreasing aquaporin 2 in renal collecting ducts. Proc Natl Acad Sci U S A, 2015, 112(27) : 8397-8402.

19. HOFFERT JD, PISITKUN T, WANG G, et al. Quantitative phosphoproteomics of vasopressin-sensitive renal cells: regulation of aquaporin-2 phosphorylation at two sites. Proc Natl Acad Sci U S A, 2006, 103(18) : 7159-7164.

20. SASAKI S. Aquaporin 2: from its discovery to molecular structure and medicalimplications. Mol Aspects Med,

2012, 33(5-6)：535-546.

21. ROJEK A, FÜCHTBAUER EM, KWON TH, et al. Severe urinary concentrating defect in renal collecting duct-selective AQP2 conditional-knockout mice. Proc Natl Acad Sci U S A, 2006, 103(15)：6037-6042.

22. YANG B, ZHAO D, QIAN L, et al. Mouse model of inducible nephrogenic diabetes insipidusproduced by floxed aquaporin-2 gene deletion. Am J Physiol Renal Physiol, 2006, 291(2)：F465-472.

23. KORTENOEVEN ML, PEDERSEN NB, MILLER RL, et al. Genetic ablation of aquaporin-2 in the mouse connecting tubulesresults in defective renal water handling. J Physiol, 2013, 591：2205-2219.

24. MA T, SONG Y, YANG B, et al. Nephrogenic diabetes insipidus in mice lacking aquaporin-3 water channels. Proc Natl Acad Sci U S A, 97(8)：4386-4391.

25. ISHIBASHI K, IMAI M, SASAKI S. Cellular localization of aquaporin 7 in the rat kidney. Exp Nephrol, 2000, 8：252-257.

第三节　肾髓质的渗透梯度—肾脏的浓缩、稀释功能

一、肾脏尿液浓缩稀释功能的结构基础

肾脏的浓缩稀释功能依赖于独特的肾小管和集合管系统以及供应肾小管、集合管营养的肾血管系统。肾髓质是尿液浓缩的结构基础，肾髓质进化愈发达的动物其尿液浓缩能力也愈强。近髓肾单位伸入髓质的髓袢为尿液浓缩的主要结构，髓袢愈长，尿液浓缩能力亦愈强。

髓袢分为升支和降支，是产生逆流倍增机制的重要结构。降支开始于近端小管的直段，然后是降支细段、升支细段和升支粗段，随后进入远曲小管。髓袢的各部分对于水和各种溶质的通透性存在一定的差异，这些差异的变化趋势与逆流倍增的机制形成密切相关。肾脏的集合管系统横跨整个肾脏，从非常表浅的肾皮质到肾髓质内带的尖端。从皮质到肾乳头依次为皮质集合管（cortical collecting duct，CCD）、髓质外带集合管外部和内部、髓质内带集合管（inner medullary collecting duct，IMCD）起始部和尾部。另外一个重要的结构是供应肾髓质的直小血管系统（vasa recta），它和髓袢呈U形伴行，升支和降支相互平行，折返部位于髓质深部，管内液体的逆向流动是髓质内渗透压梯度形成和维持的重要动力。降支的血管内皮细胞壁上，分布着水通道蛋白1（aquaporin 1，AQP1）和尿素转输体蛋白B（urea transporter B），对于水和尿素的重吸收具有重要意义[1,2]。

二、肾脏尿液浓缩稀释的机制

20世纪50年代初期，应用快速冷冻肾组织切片方法测定肾脏各部位组织的渗透压，结果发现皮质部的渗透压值与血浆渗透压相等，髓质部存在一个渗透压梯度，髓质部组织间液与血浆的渗透浓度之比，随着由髓质外层向乳头部深入而逐渐升高，分别为2.0、3.0、4.0。此渗透压梯度在体液浓缩的情况下更为明显，而在体液稀释的情况下被削弱。应用微穿刺技术检查肾小管各节段内小管液的结果显示，近端小管内液体渗透压值与血浆渗透压近似，约290mOsm/（kg·H_2O）左右；随着髓袢降支逐步向髓质深部延伸，小管液渗透压逐渐增大，在长襻肾单位，到达内髓部反折处的小管液渗透压值可达到1 200mOsm/（kg·H_2O）左右；进入髓袢升支，小管液渗透压值逐渐降低，到达髓袢升支粗段时小管液渗透压值明显下降，愈向表面走行，愈降低，达到远端小管的起始部时可降低至140mOsm/（kg·H_2O）左右[3]。

上述各节段的渗透压值情况，在抗利尿或水利尿情况下均基本类似。远端小管以后的各段，其渗透压值则依据水利尿或抗利尿情况不同而各异。在抗利尿情况下，机体缺水、抗利尿激素分泌较多，远曲小管和集合管对水的通透性增大，因流经髓襻升支粗段发生NaCl主动重吸收的低渗小管液流经远曲小管和集合管过程中，在管外高渗透压的作用下，水不断被吸收，小管液逐渐浓缩

为高渗液，终尿的渗透压值可达到1 200mOsm/（kg·H$_2$O），尿量减少，尿液浓缩。在水利尿情况下，体内水过多，抗利尿激素分泌减少，远曲小管和集合管对水的通透性降低，水重吸收减少；但在醛固酮作用下，NaCl重吸收正常进行，小管液渗透压进一步降低，终尿的渗透压值可低到50～60mOsm/（kg·H$_2$O），形成低渗尿，尿量增多，尿液稀释。当抗利尿激素完全缺乏时，肾小管对Na$^+$主动重吸收而对水不通透，每日可排出多达10L以上的低渗尿，见于严重尿崩症患者。

（一）肾髓质外带浓度梯度的形成

目前公认肾髓质外带的渗透梯度的存在依赖于逆流倍增机制（countercurrent multiplication），而此种逆流倍增的基础在于髓袢升支粗段对于NaCl的通透性高，而对水不易通透[4,5]。

经过近曲小管对水及溶质的等渗吸收，容量减少的等渗尿进入髓袢降支，由于髓袢降支细段有水通道蛋白AQP1的存在，而无钠的转运通道存在，水逐渐被重吸收，小管液总量进一步减少，而渗透压逐渐增高；进入髓袢升支，该段肾小管没有AQP的分布，但有Na通道的存在，因此对水通透性很低而对NaCl的主动重吸收增加，尿量变化不大，但尿渗透压下降；经过远曲小管后，低渗尿进入集合管，集合管上有大量的AQP2分布，水的重吸收增加，尿量进一步减少，尿渗透压升高。在这个过程中，髓袢升支重吸收NaCl构成了肾髓质外层的渗透压浓度梯度，这种由皮质到髓质逐渐升高的溶质浓度梯度，是水重吸收的动力[6]。尿液的浓缩过程实际上发生了两次，分别发生在髓袢降支和集合管。由于髓袢降支上分布的多为AQP1，而集合管上为AQP2，所以只有在集合管发生的浓缩过程受抗利尿激素调节，人体对终尿的尿量及渗透压的调控主要发生在集合管。

（二）肾髓质内带浓度梯度的形成

内髓部的高渗梯度是由内髓集合管扩散出来的尿素和由髓袢升支重吸收的NaCl共同形成。其基础在于内髓集合管尾部对尿素的通透性较肾小管的其他部位明显增高[7]，以及在髓袢折返处NaCl浓度浓集最高。

由于肾小管的其他部分对尿素的通透性很低，而集合管自肾髓质内带开始对尿素的通透性逐渐增高[8,9]，随着尿素通透性的增加，大量的尿素顺浓度梯度进入肾髓质内带，形成尿素为主的肾髓质内带渗透梯度。髓袢降支细段对NaCl不易通透，而对水易通透，当小管液流经此处时，随着水被重吸收，NaCl逐渐被浓集，髓袢折返处浓度最高。当小管液流向升支细段时，NaCl顺浓度梯度进入内髓组织液，构成内髓质内带高渗梯度的另一个主要溶质。

综上所述，如图1-7-3-1所示，肾髓质高渗梯度的形成依赖于髓袢的结构和功能特点，其各段对物质的通透性不同以及升支和降支间液体的逆向流动共同完成逆流倍增机制[10]。

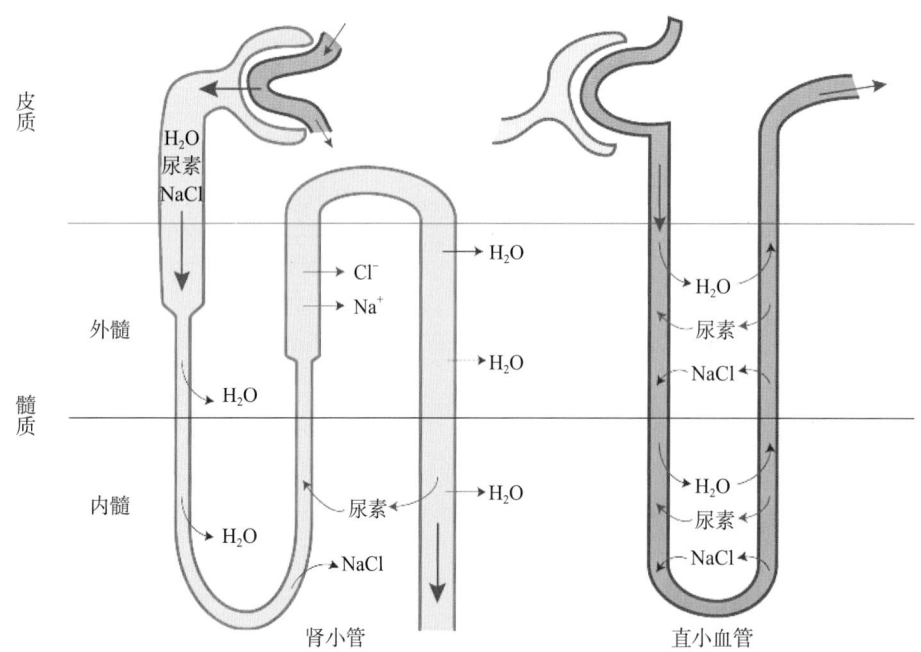

图1-7-3-1　逆流倍增机制

三、肾髓质高渗梯度的维持

近髓肾单位的出球小动脉形成直小血管，其血流阻力较大，流速较慢，有利于物质的交换。直小血管降支的血液初为等渗，进入髓质后，NaCl和尿素顺浓度梯度进入直小血管，在返折点处浓度最高。血液进入升支后，NaCl和尿素又由直小血管扩散入髓质组织液。通过直血管带走的尿素可以进入短襻，进入再循环，肾间质里的尿素也可以进入长襻升支，远曲小管，进入再循环[11]。直小血管形成的逆流倍增系统，形成NaCl和尿素在直小血管降支和升支之间的逆流循环，使肾髓质的渗透梯度得以维持。

四、尿液浓缩与稀释影响因素

（一）抗利尿激素

抗利尿激素调节远曲小管和集合管对水的重吸收，分泌增多时，远曲小管和集合管对水通透性增加，水重吸收增多，尿液被浓缩；分泌减少时，远曲小管和集合管对水重吸收减少，排出大量稀释尿[12-14]。

（二）肾髓质高渗梯度

任何影响肾髓质高渗梯度形成和维持的因素均能影响尿液的浓缩与稀释。如呋塞米、利尿酸等临床用利尿药物，能抑制髓襻升支粗段对NaCl的主动重吸收，使髓质高渗透压梯度不能建立而产生利尿作用；又如营养不良情况下，蛋白质摄入不足，尿素产生减少，也会影响髓质高渗透压梯度的建立，使尿浓缩能力减弱。

（三）直小血管的血流状态

直小血管的血流速度与物质交换关系密切，流速过快或减慢均能降低髓质高渗透压梯度，使尿浓缩能力减弱[15,16]。

（韩启飞　张晓燕　管又飞）

参考文献

1. PALLONE TL. Characterization of the urea transporter in outer medullary descending vasa recta. Am J Physiol, 1994, 267: R260-267.

2. PALLONE TL, KISHORE BK, NIELSEN S, et al. Evidence that aquaporin-1 mediates NaCl-induced water flux across descending vasa recta. Am J Physiol, 1997, 272: F587-596.

3. GOTTSCHALK CW, MYLLE M. Micropuncture study of the mammalian urinary concentrating mechanism: evidence for the countercurrent hypothesis. Am J Physiol, 1959, 196(4): 927-936.

4. IMAI M, KOKKO JP. Sodium chloride, urea, and water transport in the thin ascending limb of Henle. Generation of osmotic gradients by passive diffusion of solutes. J Clin Invest, 1974, 53(2): 393-402.

5. IMAI M, KOKKO JP. Mechanism of sodium and chloride transport in the thin ascending limb of Henle. J Clin Invest, 1976, 58(5): 1054-1060.

6. ROCHA AS, KOKKO JP. Sodium chloride and water transport in the medullary thick ascending limb of Henle. Evidence for active chloride transport. J Clin Invest, 1973, 52(3): 612-623.

7. SANDS JM, KNEPPER MA. Urea permeability of mammalian inner medullary collecting duct system and papillary surface epithelium. J Clin Invest, 1987, 79(1): 138-147.

8. KRAMP RA, LENOIR R. Distal permeability to urate and effects of benzofuran derivatives in the rat kidney. Am J Physiol, 1975. 228(3): 875-883.

9. WEINMAN EJ, KNIGHT TF, MCKENZIE R, et al. Dissociation of urate from sodium transport in the rat

proximal tubule. Am J Physiol, 1976, 10(4): 295-300.

10. IMAI M, TANIGUCHI J, TABEI K. Function of thin loops of Henle. Kidney Int, 1987, 31(2): 565-579.

11. DE ROUFFIGNAC C, MOREL F. Micropuncture study of water, electrolytes, and urea movements along the loops of henle in psammomys. J Clin Invest, 1969, 48(3): 474-486.

12. EKNOYAN G, WEINMAN F, TSAPARAS A, et al. Renal function in experimental cystic disease of the rat. J Lab Clin Med, 1976, 88(3): 402-411.

13. WALLIN JD, KAPLAN RA. Effect of sodium fluoride on concentrating and diluting ability in the rat. Am J Physiol, 1977, 232(4): F335-340.

14. DOUSA TP, BARNES LD. Regulation of protein kinase by vasopressin in renal medulla in situ. Am J Physiol, 1977, 232(1): F50-57.

15. MARSH DJ, SEGEL LA. Analysis of countercurrent diffusion exchange in blood vessels of the renal medulla. Am J Physiol, 1971, 221(3): 817-828.

16. CHUANG EL, REINECK HJ, OSGOOD RW, et al. Studies on the mechanism of reduced urinary osmolality after exposure of renal papilla. J Clin Invest, 1978, 61(3): 633-639.

第八章
内分泌及血管活性物质与肾脏

第一节　促红细胞生成素

一、历史回顾

促红细胞生成素（erythropoietin，EPO）的发现始于19世纪中叶。当时法国医生Jourdanet注意到，居住在海拔较高地区的人血液中红细胞含量较高，并认为此现象与高海拔区稀薄的空气相关，而较高的红细胞浓度可能有利于提高当地人的生活质量。Carnot与Deflandre随后初次假设或许人体中存在某种体液因子可调控红细胞的生成。此后人们用了半个世纪的时间来寻找这种物质。20世纪50年代前后，Reissmann[1]建造了一种异体共生的连体大鼠模型，大鼠间通过皮肤和肌肉连接，其中一只大鼠呼吸低氧含量的空气而另一只呼吸正常氧含量的空气。结果，连体的两只大鼠均观察到网织红细胞计数的增多与骨髓中红系造血的加强。由此更加确定了促红细胞生长的体液因子的存在。1953年，Erslev[2]将贫血兔子的血浆注射给正常兔子，发现这种血浆可以刺激不贫血兔子的红细胞增多，网织红细胞在短时间内大量增生，从而证明促红细胞生长的体液因子确实存在于血浆中，他将这种因子命名为EPO。而后的30多年中，有关EPO的研究取得了极大的进展。1977年EPO从无肾脏病的再生障碍性贫血患者的尿液中被成功提纯[3]；1985年EPO的基因序列被克隆及定位[4,5]；1989年美国食品及药物管理局（FDA）批准重组人促红细胞生成素（recombinant human EPO，rhEPO）作为EPO外源替代治疗上市，用于终末期肾脏病（end-stage renal disease，ESRD）患者贫血的治疗，从此结束了ESRD患者必须依赖输血的历史。

二、EPO 的结构与生化特征

人类EPO基因位于染色体7q21-q22，编码序列位于第9.5kb到14kb（5'端）[6]，负调节单元位于第0.4kb到6kb序列[7]。EPO属于1型细胞因子家族[8]，是一个分子量为34kD的酸性糖蛋白。EPO基因为193个氨基酸的前多肽，在加工过程中切除N端的27个氨基酸变为166个氨基酸的功能蛋白质。rHuEPO缺失末端第166个精氨酸，是具有165个氨基酸的蛋白质[9]。EPO包含3个N端连接的和1个C端连接的糖链，每条侧链均有2～4个分支，多数分支的末端带有负电荷的唾液酸，后者的存在大大降低了EPO的降解速度[10]。糖链的生理作用较复杂，其在体外并不影响EPO的活性，但对于维持EPO的体内活性是必需的[11]。糖链上唾液酸残基的数目决定了EPO的半衰期，唾液酸残基含量越高，EPO在循环中半衰期越长，即使与受体的亲和力有所下降，但仍然对红系生成的刺激有更显著的作用[12]。另外，糖链在EPO的合成与分泌中可能也有一定的作用。

三、EPO 的产生部位

人在胎儿时期的EPO主要由肝脏产生，而在出生后，肾脏便成为产生EPO的主要器官[13]。1957年，Jacobson等发现切除动物的其他器官后建立失血模型，对EPO的产生基本没有影响；而切除肾脏后的大鼠及兔子，失血后EPO均不升高，从而得出肾脏产生EPO的间接证据[14]。

Lacombe[15]与Koury[16]随后的研究提示肾脏产生EPO的部位是小管周围的间质细胞。进一步实验表明，EPO是由肾脏皮质和外髓部小管周围的成纤维细胞产生的[17]。1993年Bachmann等使用双标记技术证明了这一点[18]。研究者使用地高辛标记的cDNA探针定位EPO mRNA的产生部位，发现表达mRNA的部位不在小管上皮或管周的毛细血管，而是在小管与血管之间的空隙里。然后在同一切片上进行双染色，即对EPO mRNA进行染色的同时，对成纤维细胞表面的5'-核苷酸酶进行染色。结果发现，表达EPO mRNA的大多数细胞都表达5'-核苷酸酶，从而证明肾脏成纤维细胞是EPO的主要产生细胞。同年，Maxwell通过转基因小鼠同样证明了肾脏皮质内的成纤维细胞是EPO的产生部位[13]。但是，肾脏并不是唯一产生EPO的器官，肝脏[19]、脑[20]、视网膜及成骨细胞[21]等也可产生EPO，缺氧可上调这些器官中EPO mRNA的表达。

四、EPO 的调节

肾脏产生EPO受肾脏皮质及外髓部组织含氧量的调节，肾脏局部的独特结构使其将缺氧和血容量状态联系起来：① 在外髓和髓质内带，血管相对较少；② 与逆流倍增系统类似，氧从肾小球前通过短路直接进入静脉系统，导致皮质组织氧分压低于静脉氧分压[22]。由于这些结构特点，当相应部位氧耗量变大时，容易出现组织缺氧。

产生EPO的肾脏成纤维细胞具备特异性的对缺氧敏感的调节机制，是一种能被缺氧诱导的转录因子，被称为缺氧诱导因子（hypoxia-inducible factor，HIF）。HIF是由α亚基和β亚基构成的异源二聚体。HIF-β在细胞中的表达不受氧含量的影响[23,24]。HIF-α（包括1α，2α及3α）虽持续合成，但在氧气及亚铁离子存在时迅速经泛素-蛋白酶途径被降解[25]。在缺氧状态下，HIF-α降解速度减慢，造成其在细胞内积聚，并由胞质进入胞核，与HIF-β形成二聚体，通过HIF-α C末端的转录激活区域诱导辅激活蛋白p300/CBP招募入核，与之形成DNA结合复合体，并结合于缺氧反应元件而促进低氧反应基因如EPO的转录[26]（图1-8-1-1）。肾脏中的HIF-2主要调控EPO的生成[27]，其次为

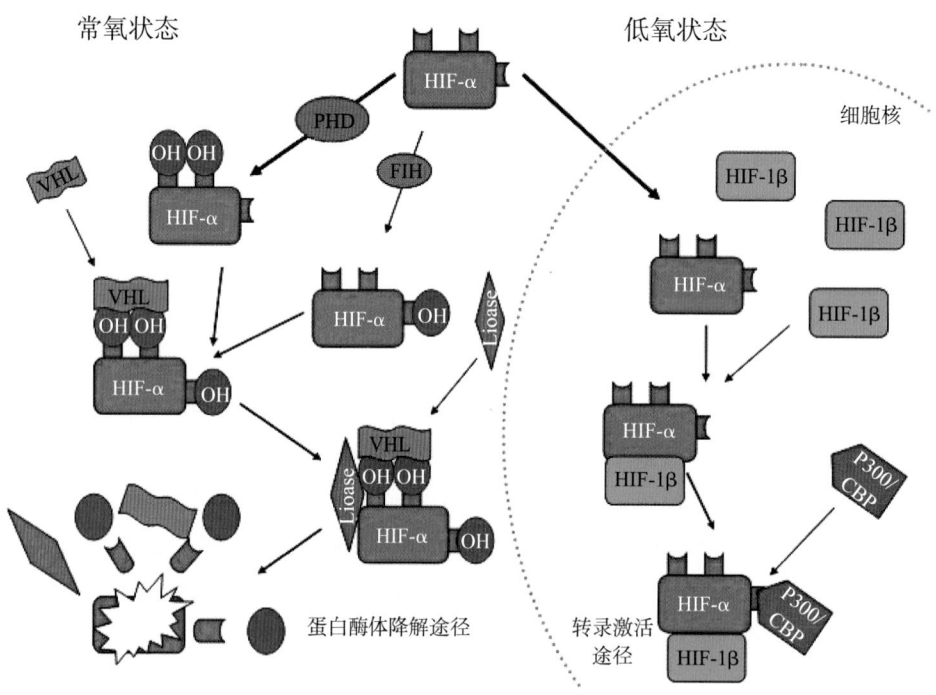

图 1-8-1-1　缺氧诱导因子的转录激活系统

肝脏中的HIF-2[28]。有氧状态下HIF-α的降解依赖脯氨酸羟化酶（prolyl hydroxylase，PHD）对其脯氨酸残基的羟化，羟化后的HIF-α与von Hippel-Lindau（VHL）亲和力增加[29]，而后经泛素-蛋白酶途径降解，这样就阻止了EPO进一步转录，防止出现过高的血细胞比容。

五、EPO受体及受体后信号途径

EPO受体（EPO-receptor，EPO-R）是一个分子量为55kD的蛋白质，属于细胞因子受体超家族[30]，分为细胞外、跨膜和细胞内功能区，主要表达于红系集落形成单位（colony-forming units erythroid，CFU-E）阶段，并随着红细胞的成熟而数量递减，网织红细胞和成熟红细胞表面则没有受体存在[31]。

EPO与受体结合后，EPO-R发生同种二聚体反应，改变受体结构，与受体相连的JAK2自身磷酸化而被激活[32]。活化的JAK2将EPO-R胞质近膜部分的8个酪氨酸残基磷酸化，磷酸化的酪氨酸残基可结合胞质内含SH2功能区的信号传导分子[33]，行使EPO促进细胞增殖和分化的功能。

EPO生物学效应的发挥有赖于其与EPO-R结合后产生的多种信号传导通路，包括JAK/STAT、JNK/p38 MAPK、RAS/MAPK、JAK/NF-κB等途径[34,35]。其中研究较透彻的是JAK/STAT途径[36]：在JAK2作用下，STAT5氨基酸残基磷酸化并形成二聚体，从胞质转移到胞核内，通过刺激Bcl-2和Bcl-xL抗凋亡基因转录而发挥抗凋亡作用[37]。此外，诸多研究表明EPO尚存在其他抗凋亡机制，从而证实是EPO强大的抗凋亡作用使红系祖细胞得以存活并最终向成熟红细胞分化[38,39]。

六、EPO的作用

从EPO的名称可得知其主要作用使促进红细胞增生，作用机制如前所述。过去人们普遍认为红系祖细胞是EPO唯一的靶细胞，但是近年来越来越多的研究显示EPO-R同样存在于神经细胞、B淋巴细胞、巨噬细胞及血管内皮细胞等部位，发挥着多样性的生物学效应。

肾脏分泌的EPO经血液循环作用于骨髓的红系祖细胞，因此EPO是一种内分泌激素。在大脑，缺氧刺激脑细胞产生EPO后直接作用于脑内的其他细胞，此时EPO又是旁分泌激素。另外一些脑细胞产生EPO后供其自身使用，使之表现出自分泌激素的特性。脑缺血缺氧时，局部产生的HIF-1启动包括EPO在内的一系列基因转录。脑细胞自身产生的EPO在某些糖链的末端缺失唾液酸，分子量更小，但作用却更强[40]。这些局部产生的EPO通过JAK及NF-κB等途径的抗凋亡作用对神经元起到保护[20]，增强NO的扩血管效应，并通过与血管内皮生长因子（VEGF）等细胞因子的共同作用，促进血管新生，建立侧支循环，以帮助缺血部位神经细胞存活。

近年来也观察到，EPO治疗可显著改善心肌梗死后的心功能，已证明这种心脏保护作用与细胞凋亡和坏死程度减轻有关，而与血细胞比容无关，说明EPO可直接保护缺血的心脏组织[41]。肾脏中的EPO-R提示EPO可能通过旁分泌或自分泌对肾脏起保护作用。在小鼠肾脏缺血再灌注损伤模型中，EPO治疗能促进肾小管再生和功能恢复[42-44]。

七、EPO的检测方法及血浆水平

测定血浆或其他生物体液如尿液中EPO浓度对判断贫血或红细胞增多原因有重要价值。就临床应用而言，EPO的检测方式主要经历了3个阶段：体内生物活性测定、体外生物活性测定和免疫测定，体内外生物活性测定在临床上已较少使用。

目前最常用的检测EPO方法是免疫测定法。免疫测定法以抗原-抗体反应的特异性及亲和性为基础，具有快速、灵敏、简易的优点，不足之处是不能反映EPO的生物活性。早期采用放射免疫法，其灵敏度和特异性均很高，是人体内EPO浓度测定的标准方法，原理是将待测EPO与已知浓度的放射标记EPO竞争结合兔抗人EPO抗体[45]。由于此种方法需要已知浓度的放射性标记EPO，且分离结合与非结合EPO存在一定困难，因此临床使用受到限制。近年来，非放射免疫法如酶联免疫分析法（包括ELISA和EIA）、荧光免疫分析法和化学发光免疫分析法得到广大研究者青睐，特别是ELISA技术已经很大程度上取代了放射免疫法，这种技术使用两种分别针对不同EPO抗原决定簇的抗EPO抗体，其中一种抗体固定于微孔或微粒上，用于捕捉EPO，另一种抗体带有酶标，用于检测捕捉到的EPO[46,47]。

EPO的单位是根据其体内生物活性定义的，一般使用每升多少国际单位（U/L），并定义1国际单位EPO对红系祖细胞的刺激作用相当于5μmol氯化钴的作用[8]。正常血浆EPO的浓度约为10 ~ 30U/L，此水平的EPO足以刺激足够的红细胞产生以补充衰老的红细胞。失血和缺氧可导致血浆EPO浓度迅速升高100 ~ 1 000倍[48]。

原发性红细胞增多症是一种骨髓增生性疾病，其红系祖细胞逃逸EPO的控制自主增生，这些患者的血浆EPO一般低于正常参考值或在正常范围内[49]。而继发性红细胞增多症是由于EPO过度生成导致的红系增生。导致EPO过度生成的原因可以是机体对低动脉氧分压的生理反应，如高原地区空气稀薄、某些心脏和肺部疾病、氧与血红蛋白结合力升高等；也可以是自主产生EPO的肿瘤分泌过量EPO。继发性红细胞增多症患者血浆EPO水平往往升高，但是由于EPO半衰期的变化，其血浆水平可以在正常参考值范围内。

八、重组红细胞生成刺激剂简介

目前，用于治疗慢性贫血的基因药物包括rhEPO、EPO类似物和持续性红细胞生成受体激动剂（continuous erythropoiesis receptor activator，CERA），这些制剂被统称为红细胞生成刺激剂（erythropoiesis-stimulating agents，ESAs）。

rhEPO的生物学特性和氨基酸顺序与内源性EPO极其相似，只是比后者具有更多的糖链。根据糖链的不同，目前rhEPO有α、β、ω和δ四种，目前我国市场可用的有α和β两种制剂。这四种rhEPO的糖链数量及其与氨基酸核心的结合方式各有不同，表现出的理化性质也各有特点，但临床治疗肾性贫血的效果基本相似。

20世纪90年代末，EPO类似物Darbepoetin-α问世，此药具有2条额外与N端相连的糖链，从而使唾液酸残基的数量达到22个之多[10]。这种高度糖基化的结构使之与EPO-R亲和力降低，但其却在体内具有较高的代谢稳定性，半衰期可达rhEPO的3倍左右，生物学效应大大提高[50,51]。

ESA的新一代制剂CERA由一个蛋白质核心、一个甲基聚乙烯乙二醇多聚体和琥珀酸亚胺丁烷酸连接组成。它与受体的亲和力低而解离速度快，从而使其可以重复结合，延长了体内的半衰期。CERA不能进入细胞内，推测其不断与EPO-R结合、刺激和解离，信号被传导至细胞内而产生生物学效应[52,53]。

（任玥衢　郝传明）

参考文献

1. REISSMANN KR. Studies on the mechanism of erythropoietin stimulation in parabiotic rats during hypoxia. Blood, 1950, 5(4):372-380.

2. ERSLEV A. Humoral regulation of red cell production. Blood, 1953, 8(4): 349-357.

3. MIYAKE T, KUNG CK, GOLDWASSER E. Purification of human erythropoietin. J Biol Chem, 1977, 252(15):5558-5564.

4. JACOBS K, SCHOEMAKER C, RUDERSDORF R, et al. Isolation and characterization of genomic and cDNA clones of human erythropoietin. Nature, 1985, 313(6005):806-810.

5. LIN FK, SUGGS S, LIN CH, et al. Cloning and expression of the human erythropoietin gene. Proc Natl Acad Sci U S A, 1985, 82(22):7580-7584.

6. SEMENZA GL, KOURY ST, NEJFELT MK, et al. Cell-type-specific and hypoxia-inducible expression of the

human erythropoietin gene in transgenic mice. Proc Natl Acad Sci U S A, 1991, 88(19):8725-8729.

7.   SEMENZA GL, DUREZA RC, TRAYSTMAN MD, et al. Human erythropoietin gene expression in transgenic mice: multiple transcription sites and cis-acting regulatory elements. Mol Cell Biol, 1990, 10(3):930-938.

8.   JELKMANN W. Molecular biology of erythropoietin. Intern Med, 2004, 43(8):649-659.

9.   ROMANOWSKI RR, SYTKOWSKI AJ. The molecular structure of human erythropoietin. Hematol Oncol Clin North Am, 1994, 8(5):885-894.

10.   EGRIE JC, BROWNE JK. Development and characterization of novel erythropoiesis stimulating protein (NESP). Nephrol Dial Transplant, 2001, 16(suppl3):3-13.

11.   DELORME E, LORENZINI T, GIFFIN J, et al. Role of glycosylation on the secretion and biological activity of erythropoietin. Biochemistry, 1992, 31(41):9871-9876.

12.   GROSS AW, LODISH HF. Cellular trafficking and degradation of erythropoietin and novel erythropoiesis stimulating protein (NESP). J Biol Chem, 2006, 281(4):2024-2032.

13.   MAXWELL PH, OSMOND MK, PUGH CW, et al. Identification of the renal erythropoietin-producing cells using transgenic mice. Kidney Int, 1993, 44(5):1149-1162.

14.   JACOBSON LO, GOLDWASSER E, FRIED W, et al. Role of the kidney in erythropoiesis. Nature, 1957, 179(4560):633-634.

15.   LACOMBE C, DA SILVA JL, BRUNEVAL P, et al. Peritubular cells are the site of erythropoietin synthesis in the murine hypoxic kidney. J Clin Invest, 1988, 81(2):620-623.

16.   KOURY ST, BONDURANT MC, KOURY MJ. Localization of erythropoietin synthesizing cells in murine kidneys by in situ hybridization. Blood, 1988, 71(2):524-527.

17.   FISHER JW, KOURY S, DUCEY T, et al. Erythropoietin (Epo) production by interstitial cells of hypoxic monkey kidneys. Br J Haematol, 1996, 95(1): 27-32.

18.   BACHMANN S, LE HIR M, ECKARDT KU. Co-localization of erythropoietin mRNA and ecto-5¢-nucleotidase immunoreactivity in peritubular cells of rat renal cortex indicates that fibroblasts produce erythropoietin. J Histochem Cytochem, 1993, 41(3):335-341.

19.   TAN CC, ECKARDT KU, FIRTH JD, et al. Feedback modulation of renal and hepatic erythropoietin mRNA in response to graded anemia and hypoxia. Am J Physiol, 1992, 263:F474-481.

20.   DIGICAYLIOGLU M, LIPTON SA. Erythropoietin-mediated neuroprotection involves cross-talk between Jak2 and NF-KappaB signaling cascades. Nature, 2001, 412(6847):641-647.

21.   RANKIN EB, WU C, KHATRI R, et al. The HIF signaling pathway in osteoblasts directly modulates erythropoiesis through the production of EPO. CELL, 2012, 149(1): 63-74.

22.   SCHUREK HJ, JOST U, BAUMGARTL H, et al. Evidence for a preglomerular oxygen diffusion shunt in rat renal cortex. Am J Physiol, 1990, 259:F910-915.

23.   SCHOFIELD CJ, RATCLIFFE PJ. Oxygen sensing by HIF hydroxylases. Nat Rev Mol Cell Biol, 2004, 5(5): 343-354.

24.   WENGER RH. Cellular adaption to hypoxia: O_2-sensing protein hydroxylase, hypoxia-inducible transcription factors, and O_2-regulated gene expression. FASEB J, 2002, 16(10):1151-1162.

25.   LANDO D, PEET DJ, WHELAN DA, et al. Asparagine hydroxylation of the HIF transactivation domain: a hypoxic switch. Science, 2002, 295(5556): 858–861.

26.   NICHOLAS SA, SUMBAYEV VV. The role of redox-dependent mechanisms in the downregulation of ligand-induced Toll-like receptors 7, 8 and 4-mediated HIF-1 alpha prolyl hydroxylation. Immunol Cell Biol, 2010, 88(2):180-186.

27.   HAASE VH. Hypoxic regulation of erythropoiesis and iron metabolism. Am J Physiol Renal Physiol, 2010, 299(1):F1-F13.

28.   KAPITSINOU PP, LIU Q, UNGER TL, et al. Hepatic HIF-2 regulates erythropoietic responses to hypoxia in renal anemia. Blood, 2010, 116(16):3039-3048.

29.   KALLIO PJ, WILSON WJ, O'BRIEN S, et al. Regulation of the hypoxia-inducible transcription factor 1 alpha

by the ubiquitin-proteasome pathway. J Biol Chem, 1999, 274(10): 6519-6525.

30. D'ANDREA AD, ZON LI. Erythropoietin receptor. Subunit structure and activation. J Clin Invest 1990, 86(3):681-687.

31. YOUSSOUFIAN H, LONGMORE G, NEUMANN D, et al. Structure, function, and activation of the erythropoietin receptor. Blood, 1993, 81(9):2223-2236.

32. WOJCHOWSKI DM, GREGORY RC, MILLER CP, et al. Signal transduction in the erythropoietin receptor system. Exp Cell Res, 1999, 253(1):143-156.

33. TAUCHI T, FENG GS, SHEN R, et al. Involvement of SH2-containing phosphotyrosine phosphatase Syp in erythropoietin receptor signal transduction pathways. J Biol Chem, 1995, 270(10):5631-5635.

34. KLINGMULLER U, BERGELSON S, HSIAO JG, et al. Multiple tyrosine residues in the cytosolic domain of the erythropoietin receptor promote activation of STAT5. Proc Natl Acad Sci U S A, 1996, 93(16):8324-8328.

35. SHAN R, PRICE JO, GUARDE WA, et al. Distinct roles of JNKs/p38 MAP kinase and ERKs in apoptosis and survival of HCP-57 cells induced by withdrawal or addition of erythropoietin. Blood, 1999, 94(12):4067-4076.

36. ODA A, SAWADA K, DRUKER BJ, et al. Erythropoietin induces tyrosine phosphorylation of Jak2, STAT5A, and STAT5B in primary cultured human erythroid precursors. Blood, 1998, 92(2):443-451.

37. SOLA A, ROGIDO M, LEE BH, et al. Erythropoietin after focal cerebral ischemia activates the Janus kinase-signal transducer and activator of transcription signaling pathway and improves brain injury in postnatal day 7 rats. Pediatr Res, 2005, 57(4):481-487.

38. KOURY MJ, BONDURANT MC. Erythropoietin retards DNA breakdown and prevents programmed death in erythroid progenitor cells. Science, 1990, 248(4953):378-381.

39. SILVA M, GRILLOT D, BENITO A, et al. Erythropoietin can promote erythroid progenitor survival by repressing apoptosis through Bcl-XL and Bcl-2. Blood, 1996, 88(5):1576-1582.

40. MASUDA S, OKANO M, YAMAGISHI K, et al. A novel site of erythropoietin production. Oxygen-dependent production in cultured rat astrocytes. J Biol Chem, 1994, 269(30):19488-19493.

41. PARSA CJ, MATSUMOTO A, KIM J, et al. A novel protective effect of erythropoietin in the infarcted heart. J Clin Invest, 2003, 112(7):999-1007.

42. BAGNIS C, BEAUFILS H, JACQUIAUD C, et al. Erythropoietin enhances recovery after cisplatin-induced acute renal failure in the rat. Nephrol Dial Transplant, 2001, 16(5):932-938.

43. YANG CW, LI C, JUNG JY, et al. Preconditioning with erythropoietin protects against subsequent ischemia-reperfusion injury in rat kidney. Faseb J, 2003, 17(12):1754-1755.

44. HEYMAN SN, ROSENBERGER C, ROSEN S. Erythropoietin: a potential remedy for renal tubular injury? Kidney Int, 2004, 65(2):737-738.

45. ROBERTS D, SCHUH D, SMITH DJ. Application of a modified INCSTAR Epo-trac 125/RIA for measurement of serum erythropoietin concentration in elite athletes. Clin Biochem, 1995, 28(6):573-580.

46. GROSS J, MOLLER R, HENKE W, et al. Detection of anti-EPO antibodies in human sera by a bridging ELISA is much more sensitive when coating biotinylated rhEPO to streptavidin rather than using direct coating of rhEPO. J Immunol Methods, 2006, 313:176-182.

47. CHANG KH, STEVENSON MM. Comparison of murine Epo ELISA and Epo bioassays in detecting serum Epo levels during anemia associated with malaria infection. J Immunol Methods, 2002, 262:129-136.

48. FANDREY J. Oxygen-dependent and tissue-specific regulation of erythropoietin gene expression. Am J Physiol Regul Integr Comp Physiol, 2004, 286(6):R977-R988.

49. SPIVAK JL. Polycythemia vera: myths, mechanisms, and management. Blood, 2002, 100(13):4272-4290.

50. ELLIOTT S, LORENZINI T, ASHER S, et al. Enhancement of therapeutic protein in vivo activities through glycoengineering. Nat Biotech, 2003, 21(4): 414-421.

51. MACDOUGALL IC, GRAY SJ, ELSTON O, et al. Pharmacokinetics of novel erythropoiesis stimulating protein compared with epoetin alfa in dialysis patients. J Am Soc Nephrol, 1999, 10(11):2392-2395.

52. MACDOUGALL IC. CERA (Continuous Erythropoietin Receptor Activator): a new erythropoiesis-stimulating agent for the treatment of anemia. Curr Hematol Rep, 2005, 4(6):436-440

53. MACDOUGALL IC. Novel erythropoiesis-stimulating agents: a new era in anemia management. Clin J Am Soc Nephrol, 2008, 3(1):200-207.

第二节　维生素 D 代谢及其相关激素

维生素D属于脂溶性维生素，是调节机体钙、磷平衡及骨形成的重要激素。维生素D通过促进钙、磷的肠道吸收以及肾脏重吸收来调节钙、磷的平衡。维生素D缺乏会导致循环中甲状旁腺激素（parathyroid，PTH）水平升高，进而对骨代谢带来一系列不利影响。肾脏是产生活性维生素D的主要场所，也是影响其代谢的重要器官，肾脏疾病时会出现各种与维生素D代谢异常相关的病理生理改变，这些改变又对肾脏及其他脏器产生各种影响。

一、1,25- 二羟维生素 D 的生成及其代谢

天然的维生素D在体内有两种形式，一种为植物来源的麦角骨化醇（维生素D_2），另一种是动物来源的胆骨化醇（维生素D_3），这两种维生素D的生物学作用基本一样，代谢非常类似。除饮食来源外，维生素D_3也可在皮肤合成。在紫外线作用下，皮肤的7-脱氢胆固醇形成维生素D_3前体，然后转化为维生素D_3，并释放入血液循环中，与维生素D结合蛋白（vitamin D-binding protein, DBP）按1:1的比例相结合，运输并储存于肝脏。DBP是由肝脏合成的一种糖蛋白，它在血浆中的水平不受维生素D调节。

正常情况下，维生素D在体内代谢过程中涉及两个重要的羟化步骤。首先，在肝脏经25羟化酶的作用，形成25-羟维生素D[25(OH)D_3]。25羟化酶存在于肝细胞线粒体内，是一种细胞色素P-450加单氧酶，它催化的羟化反应是底物依赖的，不受肾脏疾病的影响。因此，检测25-羟维生素D可以很好地反映维生素D的摄入情况。25-羟维生素D在肝脏合成后进入血液中，除极少部分以非结合状态存在外，绝大部分25-羟维生素D是与DBP和白蛋白相结合的。另一羟化过程在肾脏完成。肾脏是产生1-α羟化酶的重要场所，1-α羟化酶主要分布于肾脏近端小管上皮细胞线粒体内膜，该酶也属于细胞色素P-450加单氧酶。25-羟维生素D在1-α羟化酶的作用下生成1,25-二羟维生素D[1,25(OH)$_2D_3$]，即骨化三醇，它是最具有生物活性的维生素D。近年来发现除了肾脏可以产生1-α羟化酶外，胎盘、角质细胞、单核/巨噬细胞系及骨细胞等也有1-α羟化酶活性，提示一些组织局部可调节1,25-二羟维生素D的生成，这种作用可能是对肾脏合成不足时的一种代偿。此外，肾脏内还有24羟化酶，可将25-羟维生素D转变为活性很低的24,25-二羟维生素D[24,25(OH)$_2D_3$]。

1,25-二羟维生素D的灭活主要通过在靶细胞内其侧链的氧化或羟化，其中以C24氧化灭活的反应最重要，生成多种代谢产物在肝脏与葡萄糖醛酸结合后随胆汁排出，在小肠内有一部分被吸收入血，形成维生素D_3的肝肠循环。

维生素D的多数生物学作用是通过调控基因表达来实现的，维生素D和维生素D受体（VDR）相结合，配体-受体复合物转入细胞核，作用于不同基因的反应元件。目前发现，VDR在体内广泛存在，因此，1,25-二羟维生素D可以作用于多种靶组织，发挥不同的生物学效应。

二、1,25- 二羟维生素 D 生成的调控因素

当肾功能受损、有效肾单位减少时，肾脏1-α羟化酶产生减少导致1,25-二羟维生素D水平降低。低血钙可促进肾脏1-α羟化酶的活性，从而使25-羟维生素D转化为1,25-二羟维生素D；高血钙则使肾脏24羟化酶的活性增强，24,25-二羟维生素D产生增多，1,25-二羟维生素D产生减少。此外，低磷血症、增高的甲状旁腺激素（PTH）均可刺激肾脏1-α羟化酶活性，而高血磷、PTH下

降可减弱1-α羟化酶活性，从而影响1,25-二羟维生素D的合成。

近来研究发现，由骨细胞、成骨细胞及破骨细胞分泌入循环中成纤维细胞生长因子23（fibroblast growth factor23，FGF23）也参与了磷及1,25-二羟维生素D的调控。FGF23是一种32kDa的肽类物质，高磷血症及血中1,25-二羟维生素D水平升高时分泌增加。FGF23通过其特异性受体并经由跨膜蛋白-Klotho共同组成的复合物发挥作用，后者是FGF23发挥活性作用的先决条件。FGF23可作用于钠-磷协同转运子（NPT），抑制近曲小管对磷的吸收（拮抗该位点维生素D的作用），同时抑制肾脏1-α羟化酶，从而减少1,25-二羟维生素D的合成，进而抑制消化道和肾脏对磷的吸收。降低的血清磷能下调骨骼细胞FGF23的生成，从而完成反馈调节[1]。

1,25-二羟维生素D对其本身的生成具有负反馈调节作用。当血中1,25-二羟维生素D水平升高时，可抑制肾脏1-α羟化酶活性，增强24羟化酶活性，使得24,25-二羟维生素D产生增加。

由于血钙、磷、PTH、FGF23等均可独立影响肾脏1-α羟化酶的活性，因此，健康人血浆25-羟维生素D与1,25-二羟维生素D水平一般不相关，两者测定值也不平行。如在维生素D缺乏时，低钙血症、低磷血症、增高的PTH水平可单独或共同通过增强肾脏1-α羟化酶的活性，促进1,25-二羟维生素D的生成。因此，尽管25-羟维生素D的水平降低，1,25-二羟维生素D仍保持正常甚至升高水平。因此，除非存在严重的维生素D缺乏，25-羟维生素D很少影响1,25-二羟维生素D的生成。但是慢性肾脏病（CKD）患者血浆25-羟维生素D与1,25-二羟维生素D是中度相关的，这可能与肾脏病进展过程中调控肾脏1-α羟化酶活性的机制破坏有关。

三、1,25-二羟维生素D对矿物质代谢的调节作用

循环中的1,25-二羟维生素D经由细胞的基因机制及非基因机制来调控矿物质代谢。

每日由肠道进入细胞外液的钙量约为200mg，它主要靠增加维生素D依赖的肠道主动吸收来完成。在饮食钙摄入量下降时，维生素D依赖的这一过程尤其重要。1,25-二羟维生素D可以通过增加肠道上皮细胞电压依赖的V5型及V6型瞬时受体电位钙通道（transient receptor potential vanilloid channel, TRPV5 & TRPV6）的活性促进钙的吸收[2]。1,25-二羟维生素D还能上调维生素D依赖的钙结合蛋白（小肠中为9kD，肾脏中为28kD）以及基底侧钙-ATP酶促进钙的细胞转运。

维生素D对肠道磷吸收的影响经由钠磷共转运系统实现，这一过程是能量依赖的，由Na^+-K^+-ATP酶供能，经钠磷共转运系统，使磷穿过上皮细胞刷状缘膜而促进肠道磷的吸收。这部分磷虽只占肠道磷吸收的一小部分，但与因甲状旁腺功能亢进而接受维生素D治疗的CKD患者高磷血症恶化密切相关。1,25-二羟维生素D对肾脏磷排泄的调节作用尚未完全阐明，应用外源性活性维生素D或其拟似物可能通过其对血钙和PTH水平的影响而导致尿磷排泄减少[3]。

1,25-二羟维生素D直接抑制PTH合成。早期同位素标记的1,25-二羟维生素D研究发现其定位于甲状旁腺，这一腺体表达维生素D受体（VDR），而1,25-二羟维生素D可以减少PTH前体蛋白的mRNA合成[4]。其后，在多种动物研究及人类研究中均发现1,25-二羟维生素D在调控PTH分泌中发挥重要作用。低钙、高磷刺激PTH合成，而1,25-二羟维生素D则具有相反的作用[5]。给予维持性血液透析患者口服1,25-二羟维生素D，而非维生素D前体能抑制PTH生成[6]。除此之外，1,25-二羟维生素D对甲状旁腺的增生也有抑制作用，在维生素D基因敲除的动物模型中，即使血钙水平正常，甲状旁腺组织仍进行性增生。外源性给予1,25-二羟维生素D后，增生的甲状旁腺组织得到了抑制，这一作用甚至不依赖于VDR[7]。

1,25-二羟维生素D对骨矿化有重要作用。然而，在维生素D缺乏的动物模型中，维生素D系统对于骨骼的直接效应很难与继发于低钙血症、高磷血症的作用相鉴别。在过去的数十年时间中，得益于基因敲除动物模型的应用，维生素D对于骨矿化的生理作用得到了更好地阐明。1-α羟化酶或/和VDR基因敲除小鼠将出现骨矿化障碍。在上述转基因小鼠中，纠正血钙水平可以使骨矿化恢复正常[8]。而且，在1-α羟化酶基因敲除小鼠中，外源性补充1,25-二羟维生素D并纠正低钙水平才能完全纠正骨矿化异常。在骨重构研究中同样发现1,25-二羟维生素D/VDR系统发挥了重要作用。

持续低钙血症将导致继发性甲状旁腺功能亢进，PTH合成增加，继而增加了成骨细胞的活性以及骨的合成。在骨矿化过程中，维生素D与PTH具有协同效应。当通过增加饮食摄入或治疗甲状旁腺功能亢进而纠正低钙水平后，成骨细胞数量、骨矿化活性及骨容量仍处于较低水平。可见，1,25-二羟维生素D/VDR系统对于骨形成是必需的，它进一步补充了PTH的作用[7,8]。

四、维生素D与慢性肾脏病

维生素D受体VDR几乎表达于所有细胞中，因此，维生素D对多种组织的不同细胞都具有调节作用。近年来，维生素D调节细胞的增殖及分化，调控固有免疫功能，调节胰岛素敏感性以及骨骼及心血管系统健康等的非经典作用引起了越来越多的关注。在普通人群的流行病学研究中发现，维生素D不足及缺乏与肿瘤风险、高血压、纤维肌瘤综合征、风湿性疾病、糖尿病及抑郁症的发病有关[9]。

在肾功能受损时，由于肾脏1-α羟化作用损害，25-羟维生素D向1,25-二羟维生素D的转化减少，循环中1,25-二羟维生素D水平降低。1,25-二羟维生素D水平的降低则减少了对PTH基因转录的抑制以及减少肠道钙的吸收，从而上调PTH的合成。此外，由于VDR表达的减少使靶细胞对1,25-二羟维生素D的作用产生抵抗。这种绝对和相对的1,25-二羟维生素D的不足是CKD患者发生继发性甲状旁腺功能亢进的重要原因之一。传统意义上慢性肾脏病-矿物质代谢异常（CKD-MBD）的自然病程由三个连续过程组成：① 当肾小球滤过率（GFR）小于60ml/min时，1,25-二羟维生素D水平下降；② 当GFR低于40ml/min时，发生继发性甲状旁腺功能亢进；③ 当GFR低于30ml/min时，血清磷水平升高。然而，近来研究发现，血清磷水平早在CKD 2～4期就可出现升高，甚至早于1,25-二羟维生素D不足、PTH水平升高及继发性甲状旁腺功能亢进的发生。因此，有学者重新划分CKD-MBD的病程：第一阶段为GFR大于59.1ml/min，表现为伴随FGF23升高及1,25-二羟维生素D水平下降的轻度高磷血症；当GFR小于59.1ml/min进入第二阶段，此时FGF23急剧增高，磷排泄分数（FEPi）升高，1,25-二羟维生素D水平进一步降低，血清磷水平进行性升高，继而发生继发性甲状旁腺功能亢进症[10]。

除此之外，肾病综合征时由于维生素D结合蛋白从尿中丢失，血浆25-羟维生素D水平降低（游离的维生素D水平通常正常），血浆25-羟维生素D水平与尿蛋白量呈负相关[11]。肾小管酸中毒时，骨离子成分发生变化，磷灰石、钠、钾盐含量减少，抑制与成骨相关的基质基因表达，破骨细胞活性增加，并能通过抑制肾脏1-α羟化酶，减少1,25-二羟维生素D的生成，进而减少钙的吸收，改变了血中离子钙、PTH和1,25-二羟维生素D的稳态关系，使骨溶解加剧[12]。

不同于普通人群，肾功能损伤的CKD患者血1,25-二羟维生素D水平与25-羟维生素D水平中度相关。研究显示，在中度肾功能损害的CKD患者中给予低钙饮食后，血清1,25-二羟维生素D的水平会提高[13]。骨化三醇[1,25(OH)$_2$D$_3$]，其前体药物-阿法骨化二醇[1a(OH)D$_3$]，维生素D拟似物，包括帕里骨化醇、度骨化醇及沙骨化醇都可以用于治疗CKD5期患者继发的甲状旁腺功能亢进症。最佳的给药种类及给药途径目前尚无定论。而控制25-羟维生素D在何种水平也没有共识。K/DOQI指南建议，在CKD 3、4期的患者如果血清25-羟维生素D水平低于30ng/ml，需要补充维生素D$_2$，如果血清PTH水平高于靶目标值（CKD3期：35～70pg/ml；CKD4期：70～110pg/ml），并且血磷小于4.6mg/dl（1.99mmol/L）、血钙小于9.5mg/dl（2.37mmol/L），则可使用活性维生素D[14,15]。对于蛋白尿的CKD患者，尤其是肾病综合征及糖尿病大量蛋白尿的患者，由于持续性DBP以及维生素D从尿液中丢失，血25-羟维生素D水平通常显著下降，补充维生素D可以改善维生素D营养状态。在一些动物研究中，维生素D活化后还能抑制肾素产生[16,17]，在一项大型回顾性研究中还发现，在已经应用了血管紧张素受体抑制剂的糖尿病CKD患者中，帕里骨化醇能进一步减少蛋白尿[18,19]。活性维生素D的使用代表了治疗继发性甲状旁腺功能亢进及肾性骨营养不良的一个里程碑，但这一治疗可能带来潜在高血钙、高血磷的副作用以及增加心血管钙化的危险。还需更长观察期、更多样本量、针对不同CKD病程的随机对照临床研究的结果以指导临床治疗。同时，活性维生素D减少蛋白尿等其他治疗裨益，同样需要设计规范的临床研究以得出结论。

（尤 莉 郝传明）

参考文献

1. ISAKOVA T, WAHL P, VARGAS GS, et al. Fibroblast growth factor 23 is elevated before parathyroid hormone and phosphate in chronic kidney disease. Kidney Int, 2011, 79(12):1370-1378.

2. DEN DEKKER E, HOENDEROP JG, NILIUS B, et al. The epithelial calcium channels, TRPV5 & TRPV6: from identification towards regulation. Cell Calcium, 2003, 33:497-507.

3. CUPISTI A, GALLIENIM, RIZZO MA, et al. Phosphate control in dialysis. International J Nephrology and Renovascular Dis, 2013, 6: 193-205.

4. SILVER J, RUSSELL J, SHERWOOD LM. Regulation by vitamin D metabolites of messenger ribonucleic acid for preproparathyroid hormone in isolated bovine parathyroid cells. Proc Natl Acad Sci U S A, 1985, 82(12): 4270-4273.

5. NAVEH-MANY T, SILVER J. Regulation of parathyroid hormone gene expression by hypocalcemia, hypercalcemia, and vitamin D in the rat. J Clin Invest, 1990, 86(4): 1313-1319.

6. BERL T, BERNS AS, HUFER WE, et al. 1, 25 dihroxycholecalciferol effects in chronic dialysis. A double-blind controlled study. Ann Intern Med, 1978, 88(6): 774-780.

7. HENDY GN, HRUSKA KA, MATHEW S, et al. New insights into mineral and skeletal regulation by active forms of vitamin D. Kidney Int, 2006, 69(2): 218-223.

8. GOLTZMAN D, MIAO D, PANDA DK, et al. Effects of calcium and of the vitamin D system on skeletal and calcium homeostasis: lessons from genetic models. J Steroid Biochem Mol Biol, 2004, 89: 485-489.

9. BOUILLON R, BISCHOFF-FERRARI H, WILLETT W. Vitamin D and health: perspectives from mice and man. J Bone Miner Res, 2008, 23(7): 974-979.

10. LEVIN A, BAKRIS GL, MOLITCH M, et al. Prevalence of abnormal serum vitamin D, PTH, calcium, and phosphorus in patients with chronic kidney disease: results of the study to evaluate early kidney disease. Kidney Int, 2007, 71(1):31-38.

11. MITTAL SK, DASH SC, TIWARI SC, et al. Bone histology in patients with nephrotic syndrome and normal renal function. Kidney Int, 1999, 55(5): 1912-1919.

12. NEGRI AL. Proximal tubule endocytic apparatus as the specific renal: uptake mechanism for vitamin D-binding protein/25-(OH)D$_3$ complex. Nephrology, 2006, 11(6): 510-515.

13. CHENG S, COYNE D. Vitamin D and outcomes in chronic kidney disease. Curr Opin Nephrol Hypertens, 2007, 16(2): 77-82.

14. National Kidney Foundation. K/DOQI Clinical Practice Guidelines for Bone Metabolism and Disease in Chronic Kidney Disease. Am J Kidney Dis, 2003, 42(4 suppl 3):S1-201.

15. Kidney Disease: Improving Global Outcomes (KDIGO) CKD-MBD Workgroup. KDIGO clinical practice guideline for the diagnosis, evaluation, prevention and treatment of Chronic Kidney Disease-Mineral Bone Disorder (CKD-MBD). Kidney Int Suppl, 2009,(133): S1-130.

16. FREUNDLICH M, QUIROZ Y, ZHANG Z, et al. Suppression of renin-angiotensin gene expression in the kidney by paricalcitol. Kidney Int, 2008, 74(11): 1394-1402.

17. LI YC, KONG J, WEI M, et al. 1, 25-Dihydroxyvitamin D(3) is a negative endocrine regulator of the renin-angiotensin system. J Clin Invest, 2002, 110(2): 229-238.

18. AGARWAL R, ACHARYA M, TIAN J, et al. Antiproteinuric effect of oral paricalcitol in chronic kidney disease. Kidney Int, 2005, 68(6): 2823-2828.

19. FISHBANE S, CHITTINENI H, PACKMAN M, et al. Oral paricalcitol in the treatment of patients with CKD

and proteinuria: a randomized trial. Am J Kidney Dis, 2009, 54(4): 647-652.

第三节 肾素 – 血管紧张素系统

从1898年发现肾素后，肾素-血管紧张素系统（renin-angiotensin system，RAS）已经被认识100多年了。最近几十年来，由于分子生物学的发展，对该系统的成分和作用出现了很多新的认识，该系统过度兴奋而产生的病理生理意义也受到广泛重视。

一、肾素 – 血管紧张素系统各成分的构成、分布及特征

（一）肾素 – 血管紧张素的传统认识和扩大认识

传统观念认为，肝脏是血管紧张素原的主要组织来源，肾脏是产生肾素的主要器官，血管紧张素转化酶（angiotensin-converting enzyme，ACE）则主要来源于肺。肾素-血管紧张素系统始于肾素将血管紧张素原转化为血管紧张素Ⅰ（Ang Ⅰ），Ang Ⅰ在ACE的作用下转化为血管紧张素Ⅱ（Ang Ⅱ），Ang Ⅱ通过与其受体相结合发挥其生物学效应。随着研究的进一步深入，人们发现组织纤溶酶原激活物（TPA）、紧张肽（tonin）、组织蛋白酶、胰蛋白酶等物质可直接将血管紧张素原转化为血管紧张素Ⅱ。除了ACE之外，紧张肽、组织蛋白酶G、糜蛋白酶等也可将血管紧张素Ⅰ转化为血管紧张素Ⅱ，而且非ACE途径产生的Ang Ⅱ占心脏内Ang Ⅱ总量的80%以上，占血管内Ang Ⅱ总量的60%以上。

随着生物技术各个领域的发展，在RAS中发现了许多新的成员：血管紧张素转换酶2（ACE2），是ACE的第一个同源体，是RAS系统重要的负向调节酶；各种血管紧张素肽类，包括Ang Ⅲ [或Ang-(2-8)]，Ang Ⅳ [或Ang-(3-8)]，Ang-(1-7)，前血管紧张素-12；以及与肾素和前肾素高亲和力相结合的肾素/前肾素受体等。另外，RAS除了传统的内分泌作用之外，局部组织RAS还可独立通过旁分泌、自分泌以及可能的胞内分泌发挥作用。对RAS新成员及RAS作用方式的逐步深入形成了对RAS的扩大认识（图1-8-3-1）。

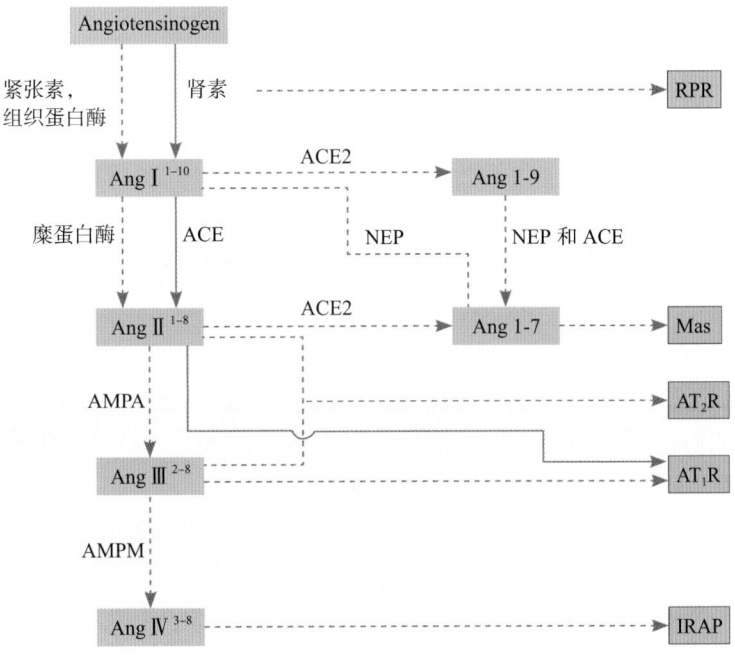

图 1-8-3-1 肾素 - 血管紧张素系统

（二）RAS成员的构成，分布及特征

1. 血管紧张素原　人类血管紧张素原基因是单拷贝基因，含有5个外显子和4个内含子，位于染色体1（1q42-q43）上，全长约13kb。翻译后形成含453个氨基酸，分子量约45～65kD的球形糖蛋白，再经过翻译后分裂出24或33个氨基酸的信号肽，最后形成成熟的循环血管紧张素原。结构上与蛋白酶抑制剂丝氨酸蛋白酶抑制蛋白超家族同源，在炎症状态下呈急性时相反应。

2. 肾素和前肾素及其受体

（1）肾素的来源：肾小球球旁细胞（juxtaglomerular cells，JGCs）是循环中肾素的最主要来源。通常认为是JGC由平滑肌细胞化生而来，因为成年的JGCs含有肌丝成分。但现在的研究发现平滑肌细胞是起源于肾素细胞，而不是肾素细胞起源于平滑肌细胞[1]。成血管细胞起源于肾后间充质细胞（metanephric mesenchymal cells，MC），而内皮细胞则起源于成血管细胞。并且血管平滑肌细胞和肾素前体细胞也来源于MCs。在个体发育过程中，这些肾素前体细胞可以分化成JGCs，也可以分化成动脉平滑肌细胞的亚型。此外，来源于肾素前体细胞的平滑肌细胞在特殊情况下也可以通过组织转化成为肾素细胞。

（2）肾素和前肾素及其受体：肾素是一种糖基化的单链蛋白酶，它由细胞内合成的前肾素原（pre-prorenin）去掉信号肽（人的前肾素原为含有23个氨基酸的信号肽），成为肾素原（prorenin）。一部分肾素原直接释放到血液循环里，一部分再经过细胞内的加工，去掉若干氨基酸转变成为单链活性肾素，贮存在分泌颗粒内。在临床研究中发现，无论用ACE抑制剂（ACEI）还是血管紧张素受体拮抗剂（ARB）后，最后都会导致血浆中肾素水平升高，人们最初认为这是由于阻断RAS后肾素代偿分泌增多的结果。但是2002年Nghyen G等从人肾脏克隆出含350个氨基酸的细胞膜相关多肽，可与肾素和前肾素高亲和力相结合，可引发一系列的细胞间的信号通路，称为肾素/前肾素受体[2]，到现在为止共发现三种肾素/前肾素受体[2-5]。

（3）肾素分泌的调节：肾脏对肾素的分泌和调节是一个非常复杂的过程[6-8]。在众多调节机制中，致密斑机制和肾小管氯离子浓度相耦联，与血浆肾素浓度作用相反（发生在髓袢升支粗段）。肾脏内肾素释放的改变有助于决定管球反馈的敏感性，结果可以调节启动肾血流的自身调节。

第二个机制是肾脏交感神经的调节机制，可以通过JGCs细胞上的β肾上腺素能受体刺激肾素分泌，该过程可能是通过cAMP介导。cAMP是决定肾素分泌速率的重要的第二信使。但是cGMP对肾素分泌的作用还存在一定争议，有人认为是刺激作用，也有人认为是抑制肾素分泌的。有学者发现cGMP可以通过抑制磷酸二酯酶（phosphodiesterase，PDE）的活性，抑制cAMP的降解，从而刺激肾素的分泌。有研究还发现，cGMP对膜电容的作用可以被阻断PKA而抑制，提示cAMP-PKA通路参与了cGMP介导的JGC细胞的肾素分泌作用[9]。

目前认为调节肾素分泌的三个主要细胞内第二信使是cAMP、cGMP和细胞内游离钙离子。前面两个第二信使我们在前文中已经提到，关于细胞内的游离钙离子，它的浓度升高可抑制肾素的释放。由于通常情况下钙离子能够促进胞吐作用，而对于肾素分泌的抑制则被称为"肾素分泌的钙反常现象"（calcium paradox of renin release）。目前对于这种肾素分泌的钙反常现象，机制还不是十分清楚。有研究发现，钙离子可抑制JGCs的腺苷酸环化酶（adenylate cyclases，AC）AC5和AC6，从而抑制了cAMP的产生。也就是说，在JGC细胞中，细胞内钙离子的浓度和cAMP的水平呈现相反的关系，钙离子浓度的降低可提高cAMP水平，而钙离子浓度的升高则会抑制cAMP水平[10,11]。NO在细胞内信号通路的角色则是：NO通过可溶性的鸟苷酸环化酶（soluble guanylate cyclase，sGC）促使cGMP的产生，从而抑制了PDE3对cAMP的降解，导致cAMP产生增加，刺激肾素分泌[12,13]。总之，在肾素分泌过程中，cAMP信号途径被认为最关键、最直接的启动因子。

还有一个促进肾素释放的机制就是压力敏感机制，这个机制和交感神经的刺激以及一些激素的释放有关，比如缩宫素等，它能通过β肾上腺素能受体依赖机制而发挥作用[14]。

（4）肾素的生理作用：研究发现肾素/前肾素受体在肾小球系膜细胞、肾皮质血管、肾脏远曲小管和集合管上皮细胞，以及冠状动脉的血管平滑肌细胞上有所分布。在肾小球系膜细胞、心脏和视网膜等多个脏器，肾素和前肾素均可与肾素受体结合，经受体依赖性及非受体依赖性两种方式发挥作用：① 对血管紧张素原转化为Ang Ⅰ的作用明显加强；② 在培养的系膜细胞中当肾素与其受体结合，即使在充足ACEI或ARB作用下，仍可导致FN及PAI-1表达增加，其作用的信号途径是MAPKs（ERK1/2），而肾素本身在此背景下并不经蛋白水解作用，称之为非水解性作用[15]；③ 肾素受体还可以和空泡质子三磷酸腺苷酶（vacuolar proton ATPase）相结合，不依赖RAS而独立发挥作用[16]。

肾素抑制剂对高血压引起的心、肾损伤具有保护作用。大量实验表明，肾素抑制剂在双肾切除、钠负荷及钠耗竭动物模型都有降压作用，且无论基础肾素水平和钠平衡状况如何均不影响降压作用。但在高肾素条件下降压作用更明显，钠耗竭可以增强降压效果。肾素抑制剂对肾脏的保护作用部分是由于不依赖于RAS而改善了肾脏的血流动力学和远曲小管的功能，对于靶器官的炎性反应、细胞增殖抑制是由于肾素抑制剂抑制了RAS的激活，从而降低了Ang Ⅱ水平所致[17]。

3. 血管紧张素转化酶（ACE）和血管紧张素转化酶2（ACE 2）

（1）ACE：ACE是一种含锌的二肽酰羧肽酶，能使Ang Ⅰ的组氨酸和亮氨酸末端断裂，形成八肽的Ang Ⅱ。除此之外，ACE还能催化缓激肽的失活。体细胞的ACE几乎存在于所有组织，是含有1 306个氨基酸，分子量140 ~ 160kD的糖蛋白，含有两个活性部位。ACE不仅在组织中，而且在大多数体液中亦具有活性。在人体肾脏中，ACE主要分布在近端和远端肾小管，但分布量和分布部位可因疾病而改变[18]。

（2）ACE2：2000年报道了一种新发现的与人类ACE相关的羧肽酶，称之为ACE2[19]。ACE2是由805个氨基酸组成的Ⅰ型膜结合糖蛋白，包括一个由17个氨基酸组成的N末端信号肽区，一个金属羧基多肽酶活化位点和一个跨膜区。其活化位点是一个氨基酸序列为HEXXH（第374 ~ 378位氨基酸残基）的锌结合区，类似于ACE活化位点，其氨基酸序列与ACE有42%同源性，对二者基因结构的对比分析发现ACE2基因所包含的18个外显子与ACE基因的前17个外显子的结构具有相当大的类似性[20,21]。

与ACE的普遍性分布不同，ACE2主要分布于心脏和肾脏的血管内皮细胞、冠状动脉血管平滑肌细胞、肾小管上皮细胞、肾内小动脉和睾丸，最近的研究表明ACE2也存在于心、肾、睾丸、中枢神经、淋巴细胞、消化器官等[22,23]。

在功能上，与ACE可以水解血管紧张素肽类羧基末端的二肽不同，ACE2作为一种专一的单羧基肽酶（锌依赖性金属蛋白酶），仅能水解一个氨基酸残基。在RAS中，ACE2能水解Ang Ⅰ羧基末端的亮氨酸残基将其转换为Ang(1-9)，并进一步在ACE或其他肽酶水解下生成Ang(1-7)；或者直接水解Ang Ⅰ的产物Ang Ⅱ后，生成Ang(1-7)。研究证实ACE2水解Ang Ⅱ时的催化活性较水解Ang Ⅰ高400倍[24]，说明ACE2是Ang Ⅱ水解的主要途径，且Ang(1-7)是其主要产物。ACE-2可通过多种途径与Ang Ⅱ对抗，可通过直接对抗Ang Ⅱ、刺激B2受体、刺激NO产生、兴奋AT2受体、或降解neurotensin，kentensin以及APJ受体等途径。ACE2水解Ang Ⅰ和Ang Ⅱ后，一方面减少了具有缩血管效应的血管紧张素肽类含量，提高了机体中舒血管物质的水平，另一方面生成Ang(1-7)发挥扩血管作用，因此ACE2水解血管紧张素家族成员最直接的结果就是舒张血管，引起血压下降，它作为ACE的一个反式调节方式，在心脏和肾脏血管的舒缩过程中发挥重要的平衡作用。

ACE2作为调节血压的重要影响因子与高血压和心血管疾病的发生发展密不可分。基于ACE2对RAS系统的负向调节作用，因此对心脏功能起着重要的调节作用。如Crackower等[25]研究发现，敲除ACE2基因的小鼠血浆及局部组织（如心脏与肾脏）Ang Ⅱ水平升高，缺氧诱导基因上调以及严重的心脏功能受损。同时敲除小鼠ACE和ACE2基因则心脏功能没有变化。表明敲除ACE2基因后心脏Ang Ⅱ增加是导致心脏功能异常的原因。研究还发现，心力衰竭的心脏中ACE2基因的表达和活性显著增加[26]。Burrell等[27]研究了小鼠心肌梗死后ACE2的基因表达。结果发现，小鼠梗死边缘与未梗死交界区和梗死后存活心肌中ACE2基因表达显著增加。表明梗死边缘心肌存在急性炎症或损伤修复反应时ACE2基因表达激活；以及由室壁张力增加或其他与心室重构有关的因子所诱导的慢性反应。其具体的激活过程和机制尚不清楚。

ACE2除了对RAS的调节作用外还可能有其他的重要功能。研究发现，肾脏中存在ACE2，虽无血管紧张素酶活性，但却在肾脏器官的形成发育中起一定作用[28]。Lely等[29]研究发现，正常情况下，ACE2在肾脏主要存在于肾小管和肾小球上皮细胞、血管平滑肌细胞和叶间动脉内皮细胞。ACE2参与肾脏局部RAS调节和糖尿病肾病的发展，ACE2与足突上皮细胞屏障功能有关，ACE2缺乏可导致蛋白尿形成和肾小球硬化。

4. 血管紧张素肽类

（1）Ang Ⅲ [或Ang-(2-8)]：在氨基肽酶A作用下形成的七肽的血管紧张素Ⅲ，亦称为血管紧张素-(2-8)，也是通过与AT1受体和AT2受体的结合发挥作用[30]。人们最初认为Ang Ⅲ在调节血管升压素释放方面起重要作用，但近来研究提示Ang Ⅲ在对血压的影响、醛固酮的分泌和肾功能的影响方面与Ang Ⅱ相同，但其代谢清除率是Ang Ⅱ的五倍[31]。

（2）Ang Ⅳ [或Ang-(3-8)]：Ang Ⅳ由Ang Ⅲ在氨基肽酶M的作用下形成。尽管Ang Ⅳ的部分作用由AT1受体介导，其绝大部分生物学作用是通过和胰岛素调节的氨基肽酶结合后实现的[32]。Ang Ⅳ对中枢神经系统的作用表现为增强学习和记忆能力，而且具有抗惊厥和对大脑缺血性损伤具有保护作用。除了中枢神经系统的作用外，Ang Ⅰ还在动脉粥样硬化形成方面起作用，主要是与其激活NF-κB，上调许多促炎症因子（如MCP-1，ICAM-1，IL-6和TNF-α），以及增强促血栓因子PAI-1的合成作用相关[33]。在肾脏，Ang Ⅳ在肾血流量调节和尿钠排泄方面起作用[32]。

（3）Ang(1-7)：Ang(1-7)是由天冬氨酸、精氨酸、缬氨酸、酪氨酸、异亮氨酸、组氨酸、脯氨酸组成的7肽，在-20℃下保存较稳定。在体内生成Ang(1-7)的途径至少有3条：① 10肽的Ang Ⅰ（天冬氨酸，精氨酸，缬氨酸，酪氨酸，异亮氨酸，组氨酸，脯氨酸，苯丙氨酸，组氨酸，亮氨酸）被中性肽链内切酶（NEP）或脯氨酰肽链内切酶（PE）去掉3个氨基酸残基，形成7肽的Ang(1-7)；② 8肽的Ang Ⅱ（天冬氨酸，精氨酸，缬氨酸，酪氨酸，异亮氨酸，组氨酸，脯氨酸，苯丙氨酸）在ACE2、PE或脯氨酰羧肽酶（PCP）的作用下，去掉一个氨基酸残基，也可生成Ang(1-7)；③ Ang Ⅰ在ACE2的作用下先生成无活性的Ang(1-9)，再由血管紧张素转化酶（ACE）或NEP分解生成Ang(1-7)。Ang(1-7)可被ACE降解为Ang(1-5)，迄今未发现其有生理活性。

Ang(1-7)对心血管系统有众多的有益作用。Ang(1-7)具有直接扩血管作用，并且具有明显的内皮依赖性。目前认为Ang(1-7)的扩血管效应至少部分是通过一氧化氮（NO）、前列腺素、内皮源性超极化因子等3种内皮依赖性介质起作用。去除血管内皮、加入一氧化氮合酶（NOS）抑制剂或环氧合酶抑制剂吲哚美辛均能抑制Ang(1-7)的扩血管效应，提示Ang(1-7)的扩血管效应有内皮、NO、前列腺素的参与，但在不同属或组织中，三者所起的作用有一定的差异。

Ang(1-7)还在维持体内纤溶系统平衡和防止血栓形成方面发挥重要作用。一项有关高血压的随机对照研究发现，AT1拮抗剂可显著降低循环中PAI-1水平[34]。因ACEI和AT1拮抗剂可使血中Ang(1-7)水平升高5 ~ 25倍，半衰期延长至60秒以上，两者的抗血栓作用可被A2779所阻断，所以推断其抗血栓作用是通过Ang(1-7)实现的。此外，Ang(1-7)还可通过肾脏调节水、电解质代谢平衡，且Ang(1-7)是通过A-779敏感的受体发挥作用的[35]。

（4）Ang(2-10)：除了Ang Ⅱ和上述的C端分裂产物，血管紧张素-(1-10)通过N末端氨基酸分裂也能产生一些具有潜在生物学活性的肽类。其中由氨基肽酶A产生的Ang-(2-10)，能够调节啮齿类动物Ang Ⅱ的升压活性[36]。

（5）前血管紧张素-12：最新加入血管紧张素肽类家族的是前血管紧张素-12，是血管紧张素原分裂后形成额12肽，在肠道、脾脏、肝、心和肾脏均有发现，在高血压大鼠中明显增加。前血管紧张素-12可通过糜蛋白酶和Ang Ⅱ结合，诱导大鼠冠状动脉的血管收缩[37]。

5. 血管紧张素Ⅱ的受体 作为人体内RAS中最主要的效应因素，血管紧张素Ⅱ的受体有两种亚型（AT1和AT2），二者均为有七次跨膜结构的G蛋白偶联受体，但分别由不同的基因编码，*AT1*基因位于3号染色体；而*AT2*基因则位于X染色体上，结构上二者仅有34%序列同源性，同源区大部分集中在跨膜的疏水区，这些区域分布着Ang Ⅱ与AT1受体结合的残基，因此可以解释为 Ang Ⅱ 与 AT1 受体在此结合，而且二者介导的 Ang Ⅱ 的生物学效应也是截然不同的。AT1 受体和 AT2 受体最大的差异有报道是位于第三细胞内袢，而且有人指出更多的差异存在于羧基的终端尾部。

（1）AT1 及其介导的生物学效应：啮齿类动物中 AT1 包括两种亚型（AT1a 和 AT1b），分别位于第 17 号和第 2 号染色体上。而在人类，猪和牛的基因组中则只有一种基因型。AT1a 主要存在于鼠的心脏、动脉和肾脏，而 AT1b 则主要存在于肾上腺、垂体、睾丸，仅微量表达在肾脏和大脑。AT1a 和 AT1b 的氨基酸序列具有 95% 的同源性，在与配体结合、活化特性、信号途径等方面均不能用药物将其区分开来，然而二者在 mRNA 的非编码区序列却有着显著的差异。

高血压是 Ang Ⅱ 的主要生物学效应，Ang Ⅱ 和 AT1 受体结合后可以通过多种分子信号机制收缩血管，升高血压，并与醛固酮的释放有关。Ang Ⅱ 通过刺激 NADPH 氧化酶造成的损害可以通过 ROS 依赖性机制和非 ROS 依赖性机制，造成血管损害、细胞增殖和炎症反应等，最终导致靶器官血管供血不足。研究表明 Ang Ⅱ 过多可促使细胞周期调节蛋白 p27/p21 分泌过多，细胞停留在 G1 期造成细胞肥大。Ang Ⅱ 可通过刺激 TGF-β1 的产生，与其受体相结合，促进细胞外基质的积聚。Ang Ⅱ 还可通过刺激 TGF-β1 的产生而使金属蛋白酶合成减少，金属蛋白酶抑制剂合成增多，从而使胶原降解减少，打破 ECM 合成和降解的平衡失调，造成 ECM 过多积聚。Ang Ⅱ 可促进多种趋炎症介质的产生，如黏附分子、VCAM-1、ICAM-1、选择素、整合素、化学趋化因子、细胞因子、生长因子以及 ET-1、PTHrP 等。

（2）AT2 以及肾素受体介导的生物学效应：以往认为 AT2 主要分布于胎儿的组织器官中，出生后表达水平下降，仅以低水平表达于心肌、血管、肾脏、脑、卵巢等器官中。近来发现 AT2 受体也表达在很多成熟组织中，如在肾上腺皮质、大血管、中枢系统和肾脏皮质、髓质中都有 AT2 受体分布。

与 AT1 的血管收缩和生长活性相反，AT2 受体兴奋主要通过多种机制拮抗部分由 AT1 受体所激发的血管收缩、细胞肥大、间质纤维化等不良作用，参与介导血管舒张和细胞凋亡等效应而保护心脏、肾脏等靶器官。其分子机制为：① 一系列蛋白磷酸酶的活化，使不同的信号分子（如细胞外调节激酶 ERK 等）去磷酸化，关闭和阻止组织增殖信号通路；② AT2 诱导的凋亡可能与其诱导的磷脂代谢物（可能为 N-脂酰鞘氨醇）的积聚有关；③ 诱导激肽和 NO 系统的活化，使缓激肽和 NO 合成增多，血管舒张。

ARB 与 ACEI 对 AT2 受体作用是不同的。ACEI 通过抑制 ACE，使血浆 Ang Ⅱ 水平下降，对 AT1 受体和 AT2 受体的刺激都减少，从而起到保护靶器官的作用。应用 ARB 并不能降低血浆 Ang Ⅱ 水平，并且由于和 AT1 受体的结合被阻断，Ang Ⅱ 更多地刺激 AT2 受体，而产生保护心脏，扩张血管，抗心律失常，抗纤维化和细胞生长的作用。

二、系统 RAS 和局部 RAS

RAS 在体内的作用由系统作用和局部作用两部分组成。系统 RAS 的作用是通过血流动力学应付急性生理状态为主，参与维持血压和心搏出量，但是这部分作用不超过 40%。另外一个重要的部分是局部 RAS，也叫作组织 RAS，它在体内的作用缓慢且持续，主要参与组织修复改造和结构重塑。研究发现体内很多脏器都能产生 RAS 的各个组分，而以自分泌和旁分泌的形式形成局部 RAS，比如心脏、肾脏、脑、血管、肾上腺、胰腺、部分免疫细胞、脂肪组织甚至肿瘤组织等都存在局部 RAS。

局部 RAS 的特点和系统 RAS 不同，局部形成 Ang Ⅱ，其兴奋可与系统 RAS 完全无关，比如糖尿病状态下，系统 RAS 由于血容量增加，入球小动脉压力增高，处于抑制状态，但是此时肾脏局部的 RAS 却是兴奋的；其次，局部 RAS 的作用方式不同于系统 RAS 的血液循环方式，它是以自分泌、旁分泌方式发挥作用的；局部 Ang Ⅱ 浓度远比系统中 RAS 浓度高，比如肾脏间质 Ang Ⅱ 浓度的浓度是血浆中 Ang Ⅱ 浓度的 80 倍；它可与局部 AT1 受体高比例结合而发挥作用；局部 RAS 常常可以缓慢长期兴奋；此外，还有一个非常重要的特点，就是局部AT1受体除了可被Ang Ⅱ激活外，很多其他因素也可激活，例如LDL、胰岛素、牵张刺激，雌二醇、促红细胞生成素、蛋白尿、某些细胞因子等都可以激活AT1受体。

三、RAS在肾脏疾病中的意义

目前认为许多肾脏疾病的发生均有RAS过度兴奋的参与，包括循环RAS及组织局部RAS两部分。局部RAS的作用日益受到人们的重视，肾脏局部RAS主要存在以下几个部位。① 近端肾小管：存在大量血管紧张素原，也可合成肾素，刷状缘有极丰富ACE；② 系膜细胞：有肾素及糜蛋白酶等；③ 足突上皮细胞：可合成血管紧张素原；④ 间质细胞：有大量AT1和AT2受体，ACE、糜蛋白酶、组织蛋白酶和紧张肽等可通过ACE及非ACE途径生成Ang Ⅱ。在各种病理情况下如压力、牵拉刺激使RAS各组分活跃：足突细胞Ang Ⅱ及其受体上调；系膜细胞中产生过多Ang Ⅱ以及上调ATR引起高血压，肾内血流动力学异常，产生蛋白尿，引起肾小球硬化和肾间质纤维化等等。

（一）高血压

高血压是Ang Ⅱ的主要生物学效应，Ang Ⅱ和AT1受体结合后可以通过多种分子信号机制收缩血管，升高血压，并与醛固酮的释放有关。另外，许多可能导致高血压的原因可以兴奋AT1R，从而通过对周围血管的病变致使高血压发生与发展。

（二）肾内血流动力学异常

Ang Ⅱ可以收缩出球小动脉，增加入球小动脉钙离子浓度影响入球小动脉在血压改变时的肌源性调节作用；作用于致密斑干预肾小管-肾小球反馈促使压力排钠曲线左移；使肾间质Ang Ⅱ水平过高影响排钠调节，从而升高血压。由于Ang Ⅱ收缩出球小动脉的强度大于对入球小动脉的收缩，导致肾小球囊内压增高，对肾小球内血管、系膜细胞牵张刺激增强，兴奋足突上AT1受体，导致系膜细胞表达血管紧张素过多，促进蛋白尿、肾小球硬化形成。肾小球囊内压增高引起机械牵张，压力刺激通过代谢通路葡萄糖转运子1（GLUT-1）表达增加，促进葡萄糖及其代谢产物作用。

（三）蛋白尿

RAS系统作用于肾脏疾病引起蛋白尿的机制有很多：Ang Ⅱ可改变滤过膜孔径而促进蛋白尿的生成；通过对血流动力学影响，增加肾小球囊内压；改变肾小球选择滤过屏障，减少上皮足突上阴电荷（PC结构），影响足突上皮细胞裂孔间nephrin，NEPH1，P-Cadherin等蛋白；诱发局部ROS形成；激发小管间质补体通路；诱发局部RAS兴奋。Ang Ⅱ还通过调节钠氯通道蛋白（NSCC），调节钙离子浓度破坏细胞骨架结构；足突细胞依靠Ⅳ型胶原（α3，α4，α5）黏附于肾小球基底膜，Ang Ⅱ破坏Ⅳ型胶原（α3，α4，α5）黏附作用促进足突细胞凋亡和脱落。

（四）肾小球硬化与肾小管间质纤维化

Ang Ⅱ与受体结合后通过Smad、CTGF等导致纤维化；肾素、醛固酮等也参与了纤维化及炎症形成。

（游怀舟　郝传明）

参考文献

1. SEQUEIRA LOPEZ ML, PENTZ ES, ROBERT B, et al. Embryonic origin and lineage of juxtaglomerular cells. Am J Physiol Renal Physiol, 2001, 281(2):345-356.

2. NGUYEN G, DELAREU F, BURCKLÉ C, et al. Pivotal role of the renin/prorenin receptor in angiotensin Ⅱ production and cellular responses to renin. J Clin Invest, 2002, 109(11):1417-1427.

3. SARIS JJ, DERKX FM, DE BRUIN RJ, et al. High-affinity prorenin binding to cardiac man-6-P/EGF-II receptors precedes proteolytic activation to renin. Am J Heart Circ Physiol, 2001, 280(4):H1706-1715.

4. VAN DEN EIJNDEN MM, SARIS JJ, DE BRUIN RJ, et al. Prorenin accumulation and activation in human endothelial cells: importance of the mannose-6-phospate receptors. Arterioscler Thromb Vasc Biol, 2001, 21(6):911-916.

5. PETERS J, FARRENKOPF R, CLAUSMEYER S, et al. Functional significance of prorenin internalization in the rat heart. Circ Res, 2002, 90(10):1135-1141.

6. SKØTT O. RENIN. Am J Physiol Regul Integr Comp Physiol, 2002, 282(4):937-939.

7. TODOROV V, MÜLLER M, SCHWEDA F, et al. Tumor necrosis factor-alpha inhibits renin gene expression. Am J Physiol Regul Integr Comp Physiol, 2002, 283(5):1046-1051.

8. KAMMERL MC, RICHTHAMMER W, KURTZ A, et al. Angiotensin II feedback is a regulator of renocortical renin, COX-2, and nNOS expression. Am J Physiol Regul Integr Comp Physiol, 2002, 282(6):1613-1617.

9. FRIIS UG, JENSEN BL, SETHI S, et al. Control of renin secretion from rat juxtaglomerular cells by cAMP-specific phosphodiesterases. Circ Res, 2002, 90(9):996-1003.

10. GRÜNBERGER C, OBERMAYER B, KLAR J, et al. The calcium paradoxon of renin release: calcium suppresses renin exocytosis by inhibition of calcium-dependent adenylate cyclases AC5 and AC6. Circ Res, 2006, 99(11):1197-1206.

11. ORTIZ-CAPISANO MC, ORTIZ PA, HARDING P, et al. Decreased intracellular calcium stimulates renin release via calcium-inhibitable adenylyl cyclase. Hypertension, 2007, 49(1):162-169.

12. KURTZ A, GÖTZ KH, HAMANN M, et al. Stimulation of renin secretion by nitric oxide is mediated by phosphodiesterase 3. Proc Natl Acad Sci U S A, 1998, 95(8):4743-4747.

13. KURTZ A, WAGNER C. Role of nitric oxide in the control of renin secretion. Am J Physiol Renal Physiol, 1998, 275(6 Pt 2):F849-862.

14. HUANG W, SJÖQUIST M, SKOTT O, et al. Oxytocin antagonist disrupts hypotension-evoked renin secretion and other responses in conscious rats. Am J Physiol Regul Integr Comp Physiol, 2001, 280(3):R760-765.

15. HUANG Y, WONGAMORNTHAM S, KASTING J, et al. Renin increase mesangial cell transforming growth factor-beta1 and matrix proteins through receptor-mediated, angiotensin II-independent mechanisms. Kidney Int, 2006, 69(1):105-113.

16. LUDWIG J, KERSHER S, BRANDT U, et al. Identification and characterization of a novel 9.2-kDa membrane sector-associated protein of vacuolar proton-ATPase from chromaffin granules. J Biol Chem, 1998, 273(18):10939-10947.

17. MERVAALA E, MÜLLER DN, SCHMIDT F, et al. Blood pressure-independent effects in rats with human renin and angiotensinogen genes. Hypertension, 2000, 35(2):587-594.

18. LAI KN, LEUNG JC, LAI KB, et al. Gene expression of the renin-angiotensin system in human kidney. J Hypertens, 1998, 16(1):91-102.

19. DONOGHUE M, HSIEH F, BARONAS E, et al. A novel angiotensin-converting enzyme related carboxypeptidase (ACE2) converts angiotensin I to angiotensin 1-9. Circ Res, 2000, 87(5):E1-9.

20. TOWLER P, STAKER B, PRASAD SG, et al. ACE2 X-ray structures reveal a large hinge-bending motion important for inhibitor binding and catalysis. J Biol Chem, 2004, 279(17):17996-18007.

21. HUANG L, SEXTON DJ, SKOGERSON K, et al. Novel peptide inhibitors of angiotensin-converting enzyme 2. J Biol Chem, 2003, 278(18):15532-15540.

22. TIPNIS SR, HOOPER NM, HYDE R, et al. A human homolog of angiotensin-converting enzyme. Cloning and functional expression as a captopril-insensitive carboxypeptidase. J Biol Chem, 2000, 275(43):33238-33243.

23. HARMER D, GILBERT M, BORMAN R, et al. Quantitative mRNA expression profiling of ACE2, a novel homologue of angiotensin converting enzyme. FFBS Lett, 2002, 532(1-2):107-110.

24. VICKERS C, HALES P, KAUSHIK V, et al. Hydrolysis of biological peptides by human angiotensin-converting enzyme-related carboxypeptidase. J Biol Chem, 2002, 277(17):14838-14843.

25. CRACKOWER MA, SARAO R, OUDIT GY, et al. Angiotensin-converting enzyme 2 is an essential regulator

of heart function. Nature, 2002, 417(6891):822-828.

26. GOULTER AB, GODDARD MJ, ALLEN JC, et al. ACE2 gene expression is up-regulated in the human failing heart. BMC Med, 2004, 2:19.

27. BURRELL LM, RISVANIS J, KUBOTA E, et al. Myocardial infarction increases ACE2 expression in rat and humans. Eur Heart J, 2005, 26(4):369-375.

28. ZHANG H, WADA J, HIDA K, et al. Collectrin, a collecting duct-specific transmembrane glycoprotein, is a novel homolog of ACE2 and is developmentally regulated in embryonic kidneys. J Biol Chem, 2001, 276(20):17132-17139.

29. LELY AT, HAMMING I, VAN GOOR H, et al. Renal ACE2 expression in human kidney disease. J Pathol, 2004, 204(5):587-593.

30. FYHRQUIST F, SAIJONMAA O. Renin-angiotensin system revisited. J Intern Med, 2008, 264(3):224-236.

31. GAMMELGAARD I, WAMBERG S, BIE P. Systemic effects of angiotensin III in conscious dogs during acute double blockade of the renin-angiotensin-aldosterone-system. Acta Physiol (Oxf), 2006, 188(2):129-138.

32. STRAGIER B, DE BUNDEL D, SARRE S, et al. Involvement of insulin-regulated aminopeptidase in the effects of the renin-angiotensin fragment angiotensin IV: a review. Heart Fail Rev, 2008, 13(3):321-337.

33. ESTEBAN V, RUPEREZ M, SÁNCHEZ-LÓPEZ E, et al. Angiotensin IV activates the nuclear transcription factor–kappaB and related proinflammatory genes in vascular smooth muscle cells. Circ Res, 2005, 96(9):965-973.

34. KOH KK, CHUNG WJ, AHN JY, et al. Angiotensin II type 1 receptor blockers reduce tissue factor activity and plasminogen activator inhibitor type-1 antigen in hypertensive patients: a randomized, double-blind, placebo-controlled study. Atherosclerosis, 2004, l77(1):l55-160.

35. LARA LS, BICA RB, SENA SL, et al. Angiotensin(1-7) reverts the stimulatory effect angiotensin II on the proximal tubule Na(+)-ATPase activity via a A779-sensitive receptor. Regul Pept, 2002, 103(1):17-22.

36. DHARMANI M, MUSTAFA MR, ACHIKE FI, et al. Effect of des-aspartate–angiotensin I on the actions of angiotensin II in the isolated renal and mesenteric vasculature of hypertensive and STZ-induced diabetic rats. Regul Pept, 2005, 129(1-3):213-219.

37. CUMMINS PM. A new addition to the renin-angiotensin peptide family: proAngiotensin-12(PA12). Cardiovasc Res, 2009, 82(1):7-8.

第四节　盐皮质激素和醛固酮

哺乳动物细胞外液量和血压的控制与上皮离子转运的调节密切相关。醛固酮是调节上皮细胞离子（尤其是Na^+、K^+和Cl^-）转运的主要激素。除此之外，近年来还发现了醛固酮与脏器纤维化的关系，以及认识到醛固酮的肾上腺外合成途径，以及基因（genomic）和非基因（non-genomic）作用方式，醛固酮日渐受到广泛重视。

一、醛固酮的合成

（一）途径

目前已证实醛固酮的合成有两条途径：肾上腺合成途径和肾上腺外局部合成途径。肾上腺合成途径是经典的醛固酮合成途径，由肾上腺球状带细胞分泌，分泌速率为50 ~ 200μg/d，血浆浓度为200 ~ 500μg/dl。图1-8-4-1显示的是醛固酮的合成途径，可以看出醛固酮合成的最后关键步骤是在醛固酮合成酶，或称细胞色素P450酶11B2（CYP11B2）的催化下，依次经过11β-羟化、18-羟化和18-甲基氧化的过程，最后形成醛固酮。

肾上腺外局部合成途径于近年证实。20世纪90年代起，人们不断地在血管内皮细胞、血管平

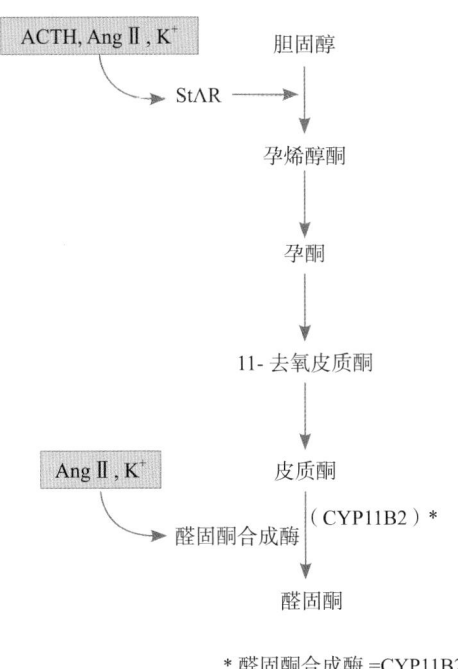

图 1-8-4-1 醛固酮合成途径

* 醛固酮合成酶 =CYP11B2

滑肌细胞、心肌细胞、肝储脂细胞、Ⅱ型肺泡上皮细胞、脑等多处发现了醛固酮合成的关键酶基因——CYP11B2，提示局部醛固酮合成途径的存在。而且这一途径合成的醛固酮并没有被运输到全身，通过旁分泌和自分泌在局部发挥作用。

（二）影响因素

肾上腺球状带醛固酮的分泌主要受血管紧张素Ⅱ（Ang Ⅱ）和血浆 K^+ 水平的调节，以适应急性循环容量降低、慢性钠缺乏或钾负荷过多等情况。高水平的心房利钠肽，以及给予肝素、生长抑素和多巴胺可使醛固酮分泌减少。研究发现体外脂肪细胞来源的分子可刺激醛固酮的分泌，其在代谢综合征中的作用推测与此有关[1]。

与肾上腺合成途径相同，局部组织中醛固酮的合成也主要受血钾和血管紧张素Ⅱ（Ang Ⅱ）的影响，这二者的升高都会促进CYP11B2mRNA表达增加，使醛固酮合成量增多。肿瘤坏死因子（TNF）能够抑制血钾和Ang Ⅱ的这种作用。

血管紧张素和血浆 K^+ 主要是通过增加关键的类固醇生成酶以及类固醇生成急性调节蛋白（StAR）的表达和活性以刺激醛固酮分泌[2]。近来的研究还发现肾上腺球状带对醛固酮产生的调节作用。Choi等发现在超过三分之一的产生醛固酮的肾上腺瘤中存在 K^+ 通道 Kir3.4 的突变（由KCNJ5基因编码）[3]。这些突变增加了 Na^+ 通过 Kir3.4 的传导，导致 Ca^{2+} 内流的增加和醛固酮产生的增多，以及球状带细胞增生。另外，KCNJ5的遗传突变与双侧肾上腺增生的高血压相关[4]。这些发现提示KCNJ5可抑制醛固酮的产生和球状带细胞的增生。

二、醛固酮的病理生理作用

目前发现醛固酮通过基因和非基因二种方式，在体内发挥病理生理作用。

（一）基因方式（genomic actions of aldosterone）

1. 途径　在醛固酮的研究中，人们最先认识的就是这一方式，因此也称为经典作用方式。这一机制是通过盐皮质激素受体（mineralocorticoid receptor，MR）介导。所有脊椎动物的 MR 高度保守，可分成三个主要的结构域：① N- 端转录调节域；② 中心 DNA 结合域；③ C- 端配体 / 激素结合域（LBD）。

无激素存在和作用时，MR 散在胞质和胞核内，与一些伴侣分子，包括热休克蛋白Hsp90和免疫亲和蛋白Hsp56结合，处在无活性状态。醛固酮与MR结合时，伴侣分子脱落，暴露核定位信号，MR迅速向核内聚集，形成醛固酮-MR复合物簇，识别并结合靶基因上专一的DNA顺序，即激素调节元件（hormone response elements HRE：由15个核苷酸组成的AGAACAnnnTGTTCT的回文序列），发挥转录调节因子的作用，诱导靶基因转录、翻译，最后产生醛固酮诱导蛋白（aldosterone-induced proteins，AIPS），发挥生物效应。这一作用机制的特点是作用时间长（从启动到发挥效应至少1小时以上），对转录抑制因子放线菌素D和翻译抑制因子放线菌酮敏感，还能被醛固酮拮抗剂螺内酯所抑制。

事实上，体内MR与糖皮质激素受体（glucocorticoid receptor，GR）具有高度同源性，DNA结合区有94%的氨基酸相同，配体结合区有54%相同。因此皮质酮、皮质醇和MR的亲和力与醛固酮相同。此外，血浆中糖皮质激素的浓度是醛固酮的1 000倍。体内保证醛固酮特异作用的机制有：① 有一种NAD^+依赖的11β-羟类固醇脱氢酶2（11β-HSD2）与MR共同存在，它能把皮质醇、皮质酮分别转化为可的松、11-脱氢皮质酮，这二种物质几乎不与MR结合，11β-HSD2对醛固酮没有作用，使醛固酮仍能与MR保持高亲和力。② 醛固酮与MR的解离率是糖皮质激素的1/5。

2. 作用 通过基因作用方式，醛固酮可以调节钠的吸收和钾的分泌。醛固酮主要作用于远端肾单位，包括从末端远曲小管到集合管，和全部皮质和髓质集合管。这些节段MR丰富，称为醛固酮敏感远端肾单位（aldosterone-sensitive distal nephron，ASDN）[5]。醛固酮对ASDN的作用主要分成三个阶段：潜伏期、早期和晚期。潜伏期约15～20分钟。早期作用主要包括对MR依赖的信号分子，如血清和糖皮质激素调节激酶1（serum-and glucocorticoid-regulated kinase1，SGK1）的调节，增加上皮钠通道（ENaC）的开放概率[6,7]。晚期作用是醛固酮刺激的一系列效应基因的转录，包括编码离子通道成分的基因，如ENaC和ATPase亚单位。主要的直接作用是增加Na^+的重吸收，伴随着Cl^-的重吸收，和/或K^+的分泌，最终引起水的重吸收。

除此之外，目前引人注意的是醛固酮已被证实是有丝分裂和胶原合成的强烈刺激因子之一，可以促进心血管和肾脏纤维化。具体作用机制尚不完全清楚，主要有以下几点发现：① 血管平滑肌细胞的实验提示，醛固酮有促进Ang Ⅱ受体AT1表达增加的作用[8]，随后研究发现醛固酮-MR复合物可以与心肌中Ang Ⅱ受体AT1基因启动子部分的HRE结合，促进基因表达，AT1上调，最终增强Ang Ⅱ促心肌纤维化的作用[9]；② 研究发现醛固酮可以刺激TGF-β1的表达，目前已证实组织的损伤和纤维化与TGF-β1有关[10,11]；③ 醛固酮促进纤溶酶激活抑制剂-1（plasminogen activator inhibitor-1，PAI-1）表达增加，抑制纤溶酶的产生，造成体内细胞外基质堆积，并且最近研究显示在血管平滑肌细胞和内皮细胞内可能是与Ang Ⅱ协同作用[12,13]；④ 醛固酮可以激活核转录因子AP-1、NF-κB，尤其是AP-1，两者都能促进ECM的基因转录、翻译[14]；⑤ 组织培养的研究发现，醛固酮能降低白介素-1β诱导的NO的生物活性[15]，螺内酯又能刺激它的活性，改善内皮细胞的血管舒张功能，抑制Ang Ⅱ和AT1的结合[16]；⑥ 醛固酮可能诱导氧自由基和过氧化氢生成增多，从而参与组织损害[17]；⑦ 如前所述，醛固酮对上皮钠通道的水钠代谢调节作用与泛素连接酶Nedd4-2-SGK通路有关，近来发现它与囊性纤维化病变可能也有关。

（二）非基因方式（non-genomic action of aldosterone）

1. 途径 在某些情况下，如立位晕厥、急性容量不足时，醛固酮的分泌可快速增加，此时起作用的是醛固酮的非基因作用方式。虽然这种快速的非基因方式大多由经典的MR活化介导，近来有研究发现在培养的内皮细胞上有与醛固酮呈高亲和力结合的非MR的膜结合位点[18]，醛固酮与之结合后，通过第二信使的级联反应被触发。非基因作用方式的特点是作用迅速（几分钟之内），对转录抑制因子放线菌素D和翻译抑制因子放线菌酮不敏感，大多不被经典盐皮质激素受体拮抗剂螺内酯所拮抗[19]。

2. 作用 醛固酮作用的许多上皮细胞（集合管、结肠上皮）和非上皮细胞（白细胞、内皮细胞、血管平滑肌细胞、心肌细胞）都存在这种快反应的非基因作用方式。目前人们所了解的由这种方式产生的生理和病理作用，主要有以下几种：① 醛固酮能促进细胞Na^+/H^+交换，使细胞内pH升高。这一作用可能与醛固酮刺激细胞内PKC和前列腺素合成，促进快反应信号转导有关；② 醛固酮能促进心肌细胞 Na^+-K^+-$2Cl^-$ 的协同转运，可能机制同①；③ 醛固酮在体内能减弱压力感受器的敏感性，降低心率变异性，这个作用受肾上腺素能系统的影响，这一机制可能参与高血压和心衰的发生。

三、醛固酮与肾脏病进展的关系

大量研究证实，醛固酮可以促进心肌纤维化、心室重构[20]。临床上心肌梗死和严重心力衰竭患者在 ACEI 或 ARB 治疗同时，给予螺内酯可获得了良好的收效[21]。近年无论是动物还是临床证据均提示，肾脏病变进展中醛固酮也占有重要地位[22]。

（一）体外和动物研究

5/6 肾切除模型和多柔比星肾病综合征模型的大鼠都表现出明显的高醛固酮血症，可达正常的10倍以上，动物表现为高血压、蛋白尿和肾小球硬化[22]。使用 ACEI 或 ARB 类药物后伴随着醛固酮水平下降，病变明显减轻。外源再给予醛固酮，以上症状和肾脏病变又加重[21]。另一些动物模型，如 SHR 和 SPSHR 大鼠、环孢素中毒性肾病等，肾脏损伤的同时也都伴有不同程度的醛固酮水平升高，应用醛固酮拮抗剂或肾上腺切除后，肾脏损害都能有所减轻，以上模型血管紧张素是参与其中的。对于盐皮质激素-高盐饮食的高血压实质性肾小球损伤大鼠，肾素产生受抑制，ACEI/ARB 药物治疗也无效，强烈提示醛固酮对慢性肾脏病变的发展起着重要的、独立的促进作用。

（二）临床研究

醛固酮对肾脏疾病进展的作用机制已经被逐步认识，临床上亦有证据表明使用醛固酮受体拮抗剂有一定的心、肾保护作用。目前醛固酮受体拮抗剂主要有螺内酯与依普利酮（eplerenone）。依普利酮是第一个获准上市的高选择性醛固酮受体拮抗剂，抗盐皮质激素活性高于螺内酯，与性激素受体亲和力低，可以有效地避免性激素样不良反应。

目前许多研究显示，依普利酮不仅能显著降低肾素性高血压和顽固性高血压，还能逆转和抑制心肌纤维化，降低病死率[23]。在肾脏方面，也有研究发现在应用 ACEI/ARB 的基础上加用醛固酮拮抗剂可以降低蛋白尿，缓解肾小球硬化，延缓 CKD 进展。依普利酮能更明显地缓解盐敏感性高血压大鼠蛋白尿和肾小球硬化[24]，并且也能更显著地降低肾脏 TGF-β 水平，从而延缓肾脏纤维化的发展。它在糖尿病肾病和残余肾模型[25]中，通过对残余肾模型大鼠肾小球滤过率、血压、肾小球硬化指数及尿蛋白的观察，也发现螺内酯对残余肾功能有一定的保护作用。

根据目前研究，人们对醛固酮有了新的认识，打破了仅由肾上腺皮质合成，主要调节钾、钠代谢的传统概念，越来越重视其对维持内环境稳定、保证生理功能正常运转的作用。需要通过更大量的、长时间观察的随机对照研究进一步深入探讨醛固酮拮抗剂在临床应用的前景，能最终有助于诸如高血压、心功能衰竭和肾脏纤维化等疾病的治疗。

（游怀舟　郝传明）

参考文献

1. EHRHART-BORNSTEIN M, LAMOUNIER-ZEPTER V, SCHRAVEN A, et al. Human adipocytes secrete mineralocorticoid-releasing factors. Proc Natl Acad Sci U S A, 2003, 100(24):14211-14216.

2. NOGUEIRA EF, BOLLAG WB, RAINEY WE. Angiotensin II regulation of adrenocortical gene transcription. Mol Cell Endocrinol, 2009, 302(2):230-236.

3. CHOI M, SCHOLL UI, YUE P, et al. K^+ channel mutations in adrenal aldosterone-producing adenomas and hereditary hypertension. Science, 2011, 331(6018):768-772.

4. GELLER DS, ZHANG J, WISGERHOF MV, et al. A novel form of human mendelian hypertension featuring

nonglucocorticoid-remediable aldosteronism. J Clin Endocrinol Metab, 2008, 93(8):3117-3123.

5. VERREY F. Early aldosterone action: toward filling the gap between transcription and transport. Am J Physiol, 1999, 277:F319-F327.

6. ALVAREZ DE LA ROSA D, ZHANG P, NÁRAY-FEJES-TÓTH A, et al. The serum and glucocorticoid kinase sgk increases the abundance of epithelial sodium channels in the plasma membrane of Xenopusoocytes. J Biol Chem, 1999, 274(53):37834-37839.

7. FLORES SY, LOFFING-CUENI D, KAMYNINA E, et al. Aldosterone-induced serum and glucocorticoid-induced kinase 1 expression is accompanied by Nedd4-2 phosphorylation and increased Na$^+$ transport in cortical collecting duct cells. J Am Soc Nephrol, 2005, 16(8):2279-2287.

8. NOBLE NA, BORDER WA. Angiotensin II in renal fibrosis: should TGF-beta rather than blood pressure be the therapeutic target? Semin Nephrol, 1997, 17(5):455-466.

9. KAGAMI S, BORDER WA, MILLER DE, et al. Angiotensin II stimulates extracellular matrix protein synthesis through induction of transforming growth factor-beta expression in rat glomerular mesangial cells. J Clin Invest, 1994, 93(6):2431-2437.

10. BROWN NJ, VAUGHAN DE, FOGO AB. Aldosterone and PAI-1: implications for renal injury. J Nephrol, 2002, 15(3):230-235.

11. BROWN NJ, KIM KS, CHEN YQ, et al. Synergistic effect of adrenal steroids and angiotensin II on plasminogen activator inhibitor-1 production. J Clin Endocrinol Metab, 2000, 85(1):336-344.

12. FIEBELER A, SCHMIDT F, MÜLLER DN, et al. Mineralocorticoid receptor affects AP-1 and nuclear factor-kappa b activation in angiotensin II-induced cardiac injury. Hypertension, 2001, 37(2 Pt2):787-793.

13. IKEDA U, KANBE T, NAKAYAMA I, et al. Aldosterone inhibits nitric oxide synthesis in rat vascular smooth muscle cells induced by interleukin-1 beta. Eur J Pharmacol, 1995, 290(2):69-73.

14. FARQUHARSON CA, STRUTHERS AD. Spironolactone increases nitric oxide bioactivity, improves endothelial vasodilator dysfunction, and suppresses vascular angiotensin I/angiotensin II conversion in patients with chronic heart failure. Circulation, 2000, 101(6):594-597.

15. HOLLENBERG NK. Aldosterone in the development and progression of renal injury. Kidney Int, 2004, 66(1):1-9.

16. EPSTEIN M. Aldosterone as a determinant of cardiovascular and renal dysfunction. J R Soc Med, 2001, 94(8):378-383.

17. STIER CT JR, CHANDER PN, ROCHA R. Aldosterone as a mediator in cardiovascular injury. Cardiol Rev, 2002, 10(2):97-107.

18. WILDLING L, HINTERDORFER P, KUSCHE-VIHROG K, et al. Aldosterone receptor sites on plasma membrane of human vascular endothelium detected by a mechanical nanosensor. Pflugers Arch, 2009, 458(2):223-230.

19. HOSTETTER TH, ROSENBERG ME, IBRAHIM HN, et al. Aldosterone in renal disease. Curr Opin Nephrol Hypertens, 2001, 10(1):105-110.

20. GREENE EL, KREN S, HOSTETTER TH. Role of aldosterone in the remnant kidney model in the rat. J Clin Invest, 1996, 98(4):1063-1068.

21. PITT B, REICHEK N, WILLENBROCK R, et al. Effects of eplerenone, enalapril, and eplerenone/enalapril in patients with essential hypertension and left ventricular hypertrophy: the 4E-left ventricular hypertrophy study. Circulation. 2003, 108(15):1831-1838.

22. ONOZATO ML, TOJO A, KOBAYASHI N, et al. Dual blockade of aldosterone and angiotensin II additively suppresses TGF-beta and NADPH oxidase in the hypertensive kidney. Nephrol Dial Transplant, 2007, 22(5):1314-1322.

23. CHA DR, KANG YS, HAN SY, et al. Role of aldosterone in diabetic nephropathy. Nephrology, 2005, 10 Suppl:S37-39.

24. ENDEMANN DH, WOLF K, BOEGER CA, et al. Adrenal aldosterone biosynthesis is elevated in a model of chronic renal failure-role of local adrenal rennin-angiotensin system. Nephron Physiol, 2004, 97(2):37-44.

25. SEQUEIRA LOPEZ ML, PENTZ ES, ROBERT B, et al. Embryonic origin and lineage of juxtaglomerular cells. Am J Physiol Renal Physiol, 2001, 281(2):345-356.

第五节　血管升压素

一、血管升压素概述

血管升压素（vasopressin，VP）也称为血管加压素或抗利尿激素（antidiuretic hormone，ADH），是一种九肽激素，在人类及大多数哺乳动物中第八位氨基酸残基为精氨酸，故又称为精氨酸血管升压素（arginine vasopressin，AVP），以区别于存在于猪的赖氨酸血管升压素。人类90%原尿（约180L/天）在肾脏近端小管及髓袢降支重吸收，剩余10%在集合管接受VP的调节。VP在肾脏介导水重吸收，若该过程发生异常，可导致尿崩症（diabetes insipidus，DI）。

（一）血管升压素的合成与释放

血管升压素由下丘脑视上核（supraoptic nucleus）和室旁核（paraventricular nucleus）合成，合成的前体氨基末端包含血管升压素分子，羧基末端包含糖肽。含前体的分泌颗粒沿下丘脑-垂体束轴突运送，运送过程中血管升压素与运载蛋白分离，最终储存于神经垂体，直至接受刺激释放入血。

短时间内血浆渗透压升高或血容量减低可刺激VP释放。细胞外液渗透压升高可刺激视上核附近的渗透压感受器，令VP合成增多，血浆渗透压提升1%即可使血浆VP浓度明显升高。血容量改变可刺激左心房和颈动脉窦的压力感受器，通过迷走和舌咽神经传至下丘脑调节VP合成，通常需要减低5%～10%才会刺激VP释放。此外Ang Ⅱ、去甲肾上腺素、多巴胺、5-羟色胺、乙酰胆碱、前列腺素等均能刺激VP释放。

（二）血管升压素的作用

血管升压素有V_1R和V_2R两种受体，前者分布于血管平滑肌，激活钙离子途径导致平滑肌收缩，血管阻力增加；后者主要分布于肾脏集合管及髓袢升支粗段，参与形成水通道浓缩尿液。VP在肾脏激活V_2R，进而导致水通道蛋白2在集合管主细胞顶端质膜聚集，增加水通透性，介导水的重吸收。VP不仅在血浆渗透压或血容量的快速改变时起到调节作用，在长期缺水过程中，VP也可通过刺激AQP2基因转录，提升肾脏浓缩能力[1-3]。除此之外，VP还可作用于一些内皮细胞参与凝血相关因子释放及NO生成等，有待进一步研究。

二、血管升压素在肾脏的作用与机制

血管升压素在肾脏的作用机制主要是刺激2型血管升压素受体并调节水通道蛋白，从而改变集合管上皮细胞对水的通透性，促进尿液浓缩。

（一）2型血管升压素受体

2型血管升压素受体（type 2 vasopressin receptor，V_2R）是一种七次跨膜的G蛋白偶联受体[4,5]，在肾脏中表达于集合管主细胞以及髓袢升支粗段[6-8]。其结构特点主要包括：① 胞外N端糖基化位点；② 两个保守半胱氨酸残基位于第二、三胞外袢，参与分子折叠及稳定配体结合域；③ C端十六烷酰化位点，可能参与细胞内吞及丝裂原活化蛋白激酶（mitogen-activated protein kinase，MAPK）信号转导；④ 包含双亮氨酸基序的C端疏水残基，参与内质网转运[9]；⑤ 胞内C端和胞内袢上多个丝氨酸及苏氨酸磷酸化位点，影响受体的胞内循环[10-12]。

VP与V_2R结合后，V_2R的胞内C端与位于主细胞和升支粗段基侧质膜的异源三聚体G蛋白的G_s相互作用[13]，使之解离为G_α和$G_{\beta\gamma}$亚基，腺苷酸环化酶被激活，胞内cAMP水平增高，激活蛋白酶A（protein kinase A，PKA），使包括AQP2在内的蛋白发生磷酸化。AQP2继而在集合管主细胞的顶端质膜聚集，作为水通道促进基于渗透压差异的水重吸收。VP作用也可同时经钙调蛋白提高胞内钙离子水平[14]，参与AQP2的胞内转运。

与VP结合后V_2R在细胞表面的表达下调，一方面由于胞内V_2RmRNA水平降低，另一方面与抑制性G_i蛋白[15,16]和网格蛋白介导的细胞内吞[17,18]有关。G蛋白偶联受体激酶（G protein-coupled receptor kinases，GRKs）可磷酸化V_2R，其中GRK2和GRK3导致的V_2R磷酸化可诱导受体减敏和β抑制蛋白（β-arrestin）募集。β抑制蛋白与V_2R复合物可募集网格蛋白适应蛋白2（clathrin adaptor protein 2）[16]，协助网格蛋白介导的细胞内吞。抑制蛋白还可将V_2R从G蛋白解离[19]。被内吞的V_2R与VP配体一起进入核周的溶酶体或内体降解[20,21]。V_2R在细胞表面下调直至恢复VP刺激前水平需要数小时[10,22,23]，在这过程中有新的V_2R合成[21]。

（二）水通道蛋白家族

自1988年Peter Agre发现首个水通道蛋白（aquaporins，AQPs）即AQP1[24]以来，迄今已在哺乳动物中发现13个成员[25]，广泛分布于全身，这些通道蛋白对水、尿素、甘油及其他小分子溶质具有不同程度的通透性[26]，其中AQP1~4，6~8，10~11分布于肾脏。

对血管升压素敏感的水通道蛋白2（aquaporin 2，AQP2）位于肾脏集合管主细胞。VP与V_2R的作用后，水通道蛋白2通过细胞内囊泡转运到主细胞腔面顶端质膜，增加水的通透性介导水的重吸收。该蛋白在尿液浓缩中起关键作用。

水通道蛋白2跨膜6次，包含271个氨基酸，N端及C端均位于胞质内。有4个主要的磷酸化位点位于C端，包括S256，S261，S264，S269，其中S256位点作为蛋白酶K的作用靶点与VP刺激后AQP2在聚集顶端质膜的过程相关，并可调节邻近位点的磷酸化作用，S264和S269的磷酸化需在S256磷酸化后发生[27]。但S261的磷酸化与其他位点无关[28]。这些磷酸化位点的具体作用目前仍不明确。

Wade等于1981年基于对两栖动物上皮的观察，首先提出"穿梭假说"（the shuttle hypothesis）认为VP刺激使某种位于胞内囊泡里的"水通道"与细胞顶端质膜融合，在洗脱VP后该水通道可通过内吞作用返回细胞内[29]。AQP2被发现后经抗体鉴定认为主要分布在集合管主细胞顶端质膜和胞内囊泡中[30,31]。VP结合V_2R后通过兴奋性G蛋白激活腺苷酸环化酶，使细胞内cAMP增加，继而经蛋白酶A锚定蛋白（PKA-anchoring proteins，AKAPs）募集蛋白酶A至含有AQP2的细胞内囊泡[32,33]，AQP2随之被转运至顶端质膜（位于AQP2 C端的S256位点被磷酸化导致内吞减少在其中发挥了重要作用[34,35]），导致主细胞对水的通透性增加，同时由于基侧AQP3[36]和AQP4[37]的水通道作用，使周围肾脏间质渗透压与集合管腔内液体趋同。AQP2转运过程中的具体调节机制目前仍不明确，肌动蛋白、微管、SNARE蛋白（soluble N-ethylmaleimide-sensitive factor attachment protein receptors）等被认为可能参与了这一过程。

AQP2在顶端质膜的聚集可通过洗脱VP、应用V_2R拮抗剂或增加水负荷所逆转解除[38-40]。AQP2经网格蛋白小窝（clathrin-coated pits）由细胞内吞作用回到胞内囊泡中后[17,41,42]，主细胞顶端质膜对水的通透性随之降低。在蛋白合成受抑制时，部分AQP2可被循环复用而不需重新合成[43]。通过大鼠研究发现，部分AQP2会聚集于一些细胞结构如多泡体（multivesicular bodies，MVBs）中[38]，继而可被转运至溶酶体降解，或转移至其他由MVB衍伸出的细胞结构中，或直接返回顶端质膜。泛素化可能参与了部分被内吞AQP2的最终路径。返回顶端质膜的AQP2则有可能作为外泌体（exosomes）成分被排入集合管腔[44,45]，并可在尿液中被检测到。事实上，即使没有VP刺激，AQP2也在主细胞内进行循环往复的转运，其在到达细胞表面前的载体目前尚不明确。新合成的AQP2可能经由高尔基体反面网状结构（TGN）或某种网格蛋白包被的核内体（endosome）转运[46-48]。

水通道蛋白3和4位于主细胞基侧质膜，AQP4对水具有高通透性，而AQP3通透性较低[49]。AQP3在肾脏皮质表达较多，随着接近髓质而表达减少，而AQP4的分布则相反[50,51]。然而AQP3敲除小鼠可有明显的浓缩功能障碍[36]，较AQP4缺失时更为明显。这两种蛋白的表达及功能可能也受VP或脱水的调节[50,52]。AQP2在主细胞的基侧质膜也可表达，在肾脏内髓质可随VP作用而表达增加，但意义目前尚不明确。

三、血管升压素作用异常与疾病

（一）中枢性尿崩症（central/neurohypophyseal diabetes insipidus，CDI）

发病原因是血管升压素合成与释放功能障碍[53,54]。遗传性CDI与编码VP-运载蛋白（VP-neurophysin Ⅱ，VP-NP Ⅱ）前体的基因突变相关[53]，而获得性CDI可由多种原因导致的神经垂体损伤造成。此时V_2R和AQP2基因及蛋白多无明显异常。VP或VP类似物dDVP替代治疗可增加AQP2的胞内转运，并可激活AQP2基因转录提升AQP2蛋白表达，从而改善水重吸收[55,56]。

（二）肾性尿崩症（nephrogenic diabetes insipidus，NDI）

肾脏对VP反应不足导致的尿液浓缩功能下降，多由V_2R和AQP2功能障碍造成，如果不得到及时纠正，可导致脱水、高钠血症、膀胱扩张及中枢神经系统损伤等严重后果。依据发病原因可分为遗传性和获得性NDI。

1. 遗传性NDI　依据突变基因位于V2R或AQP2可分为1和2型遗传性NDI。90%遗传性NDI由X连锁隐性遗传的V_2R基因突变造成[57,58]，为1型遗传性NDI。目前已发现了200个以上相关突变位点，表现为错误折叠（如L62P，S167L，R143P，Y205C，Q292ins，V226E，R337X等）、胞内转运障碍（如R137H）或与VP结合障碍（如R181C，G185C，Y205C等）。可入胞的非肽类V_2R拮抗剂可能增加突变V_2R在细胞表面的表达[59]从而改善病情，相关的治疗还在进一步研究中。2型遗传性NDI约占10%，由AQP2基因突变造成，已发现40余个突变位点，其中80%为常染色体隐性遗传。由于错误折叠，内质网中积蓄及降解作用，导致AQP2不能正常转运锚定在质膜上[60]，或插入顶端质膜却没有功能。治疗无特效疗法，可予低盐饮食，氢氯噻嗪、阿米洛利等利尿剂，COX抑制剂，磷酸二酯酶抑制剂可能有效[61]。

2. 获得性NDI　病因复杂，较常见者如下所述：

（1）急性肾损伤和慢性肾脏病可有多种肾小球及肾小管功能障碍，从而引起浓缩功能障碍和多尿。急性肾损伤模型的AQP1~3表达均可显著减少[62,63]，慢性肾脏病时V_2R的RNA缺失，均可引起集合管对VP的反应降低。

（2）电解质紊乱：低钾血症可造成AQP2水平显著下降[64]，从而引起严重多尿。高钙血症可使AQP2、AQP1、AQP3下调[65]，同时导致VP调节的K^+-Na^+-$2Cl^-$协同转运体2（NKCC2）和Kir 1.1钾通道功能减退[66]，继而降低髓袢升支粗段钠重吸收，影响逆流倍增作用。

（3）输尿管梗阻　双侧输尿管梗阻会导致AQP1~4表达均下降[67,68]，由于AQP2和AQP3会持续低表达，因此多尿可能持续到梗阻解除后2周。COX-2抑制剂可预防AQP2水平下降，减少梗阻后多尿[69,70]。RAAS系统也参与双侧输尿管梗阻引起的NDI，有研究证实ARB也可用于预防梗阻后AQP2下调[71]。单侧输尿管梗阻不会引起水分和溶质排出的改变，因健侧可有能力进行代偿。

（4）锂制剂：约30%接受锂制剂治疗的患者可出现NDI。锂通过PKB/Akt激酶和MAPK途径影响许多与细胞增殖、坏死、凋亡相关蛋白的合成，影响细胞内信号转导，从而降低腺苷酸环化酶活性，胞内cAMP减低，AQP2和AQP3表达减少且质膜定位功能降低。前列腺素可能参与了其作用，可用NSAIDs治疗锂制剂引起的NDI。另噻嗪类和阿米洛利也可用于治疗锂制剂引起的NDI。

（三）肝硬化和充血性心力衰竭

这两种疾病均可有水钠潴留、细胞外液增多的表现。不同类型的肝硬化AQP2表达差异很大，代偿期肝硬化AQP2则可减低，而严重肝硬化时AQP2显著增多。充血性心力衰竭可有AQP2水平增高和顶端质膜聚集增多，发生机制可能是有效容量下降导致循环VP水平上升，引起水潴留和低钠血症[72,73]。应用V2R拮抗剂可促进排尿并减少AQP2表达。

（四）抗利尿激素分泌不当综合征和VP逃逸抗利尿激素分泌不当综合征（the syndrome of inappropriate antidiuretic hormone secretion，SIADH）

低钠血症的主要原因之一，肺及中枢神经系统的血管疾病、感染和肿瘤是常见的病因。研究发现SIADH时AQP2表达水平上升[74]。VP逃逸是暴露于长时间VP作用后出现的限制低钠继续进展的生理过程，表现为尿量突然增多，此时尽管循环VP水平高，尿渗透压仍然偏低。在动物模型中发现AQP2显著下降，而AQP1、AQP3、AQP4水平不变[75,76]，提示这一生理现象与不依赖VP的AQP2低表达有关。

（徐宁馨　郝传明）

参考文献

1. FENTON RA, MOELLER HB. Recent discoveries in vasopressin-regulated aquaporin-2 trafficking. Prog Brain Res, 2008, 170: 571-579.

2. FENTON RA, MOELLER HB, HOFFERT JD, et al. Acute regulation of aquaporin-2 phosphorylation at Ser-264 by vasopressin. Pro Natl Acad Sci U S A, 2008, 105(8): 3134-3139.

3. MOELLER HB, PRAETORIUS J, RÜTZLER MR, et al. Phosphorylation of aquaporin-2 regulates its endocytosis and protein-protein interactions. Pro Natl Acad Sci U S A, 2010, 107(1): 424-429.

4. BIRNBAUMER M, SEIBOLD A, GILBERT S, et al. Molecular cloning of the receptor for human antidiuretic hormone. Nature, 1992, 357(6376): 333-335.

5. LOLAIT SJ, OCARROLL AM, MCBRIDE OW, et al. Cloning and characterization of a vasopressin V2 receptor and possible link to nephrogenic diabetes insipidus. Nature, 1992, 357(6376): 336-339.

6. FEJES-TÓTH G, NÁRAY-FEJES-TÓTH A. Isolated principal and intercalated cells: hormone responsiveness and Na$^+$-K$^+$-ATPase activity. Am J Phsiol, 1989, 256: F742-F750.

7. GRANTHAM JJ, BURG MB. Effect of vasopressin and cyclic AMP on permeability of isolated collecting tubules. Am J Phsiol, 1966, 211(1): 255-259.

8. KIRK KL. Binding and internalization of a fluorescent vasopressin analogue by collecting duct cells. Am J Phsiol, 1988, 255: C622-C632.

9. CHAREST PG, BOUVIER M. Palmitoylation of the V2 vasopressin receptor carboxyl tail enhances beta-arrestin recruitment leading to efficient receptor endocytosis and ERK1/2 activation. J Biol Chem, 2003, 278(42): 41541-41551.

10. INNAMORATI G, LE GOUILL C, BALAMOTIS M, et al. The long and the short cycle. Alternative intracellular routes for trafficking of G-protein-coupled receptors. J Biol Chem, 2001, 276(16): 13096-13103.

11. INNAMORATI G, SADEGHI H, EBERLE AN, et al. Phosphorylation of the V2 vasopressin receptor. J Biol Chem, 1997, 272(4): 2486-2492.

12. INNAMORATI G, SADEGHI HM, TRAN NT, et al. A serine cluster prevents recycling of the V2 vasopressin receptor. Pro Natl Acad Sci U S A, 1998, 95(5): 2222-2226.

13. GRANIER S, TERRILLON S, PASCAL R, et al. A cyclic peptide mimicking the third intracellular loop of the V2 vasopressin receptor inhibits signaling through its interaction with receptor dimer and G protein. J Biol Chem, 2004, 279(49): 50904-50914.

14. NICKOLS HH, SHAH VN, CHAZIN WJ, et al. Calmodulin interacts with the V2 vasopressin receptor: elimination of binding to the C terminus also eliminates arginine vasopressin-stimulated elevation of intracellular calcium. J Biol Chem, 2004, 279(45): 46969-46980.

15. VON ZASTROW M. Mechanisms regulating membrane trafficking of G protein-coupled receptors in the endocytic pathway. Life Sci, 2003, 74: 217-224.

16. WOLFE BL, TREJO J. Clathrin-dependent mechanisms of G protein-coupled receptor endocytosis. Traffic,

2007, 8(5): 462-470.

17. BOULEY R, SUN TX, CHENARD M, et al. Functional role of the NPxxY motif in internalization of the type 2 vasopressin receptor in LLC-PK1 cells. Am J Physiol Cell Physiol, 2003, 285(4): C750-C762.

18. OAKLEY RH, LAPORTE SA, HOLT JA, et al. Differential affinities of visual arrestin, beta arrestin1, and beta arrestin2 for G protein-coupled receptors delineate two major classes of receptors. J Biol Chem, 2000, 275(22): 17201-17210.

19. PERRY SJ, LEFKOWITZ RJ. Arresting developments in heptahelical receptor signaling and regulation. Trends Cell Biol, 2002, 12(3): 130-138.

20. BOULEY R, HAWTHORN G, RUSSOT LM, et al. Aquaporin 2(AQP2) and vasopressin type 2 receptor (V2R) endocytosis in kidney epithelial cells: AQP2 is located in 'endocytosis-resistant' membrane domains after vasopressin treatment. Biol Cell, 2006, 98(4): 215-232.

21. BOULEY R, LIN HY, RAYCHOWDHURY MK, et al. Downregulation of the vasopressin type 2 receptor after vasopressin-induced internalization: involvement of a lysosomal degradation pathway. Am J Physiol Cell Physiol, 2005, 288(6): C1390-C1401.

22. BOWEN-PIDGEON D, INNAMORATI G, SADEGHI HM, et al. Arrestin effects on internalization of vasopressin receptors. Mol Pharmacol, 2001, 59(6): 1395-1401.

23. INNAMORATI G, SADEGHI H, BIRNBAUMER M. Phosphorylation and recycling kinetics of G protein-coupled receptors. J Recept Signal Transduct Res, 1999, 19(1-4): 315-326.

24. DENKER BM, SMITH BL, KUHAJDA FP, et al. Identification, purification, and partial characterization of a novel Mr 28, 000 integral membrane protein from erythrocytes and renal tubules . J Biol Chem, 1988, 263(30): 15634-15642.

25. DAY RE, KITCHEN P, OWEN DS, et al. Human aquaporins: regulators of transcellular water flow. Biochim Biophys Acta, 2014, 1840(5): 1492-1506.

26. AGRE P, BONHIVERS M, BORGNIA MJ. The aquaporins, blueprints for cellular plumbing systems. J Biol Chem, 1998, 273(24): 14659-14662.

27. HOFFERT JD, FENTON RA, MOELLER HB, et al. Vasopressin-stimulated increase in phosphorylation at Ser269 potentiates plasma membrane retention of aquaporin-2. J Biol Chem, 2008, 283(36): 24617-24627.

28. MOELLER HB, MACAULAY N, KNEPPER MA, et al. Role of multiple phosphorylation sites in the COOH-terminal tail of aquaporin-2 for water transport: evidence against channel gating. Am J Physiol Renal Physiol, 2009, 296(3): F649-F657.

29. WADE JB, STETSON DL, LEWIS SA. ADH action: evidence for a membrane shuttle mechanism. Ann N Y Acad Sci, 1981, 372: 106-117.

30. FUSHIMI K, UCHIDA S, HARA Y, et al. Cloning and expression of apical membrane water channel of rat kidney collecting tubule. Nature, 1993, 361(6412): 549-552.

31. NIELSEN S, DIGIOVANNI SR, CHRISTENSEN EI, et al. Cellular and subcellular immunolocalization of vasopressin-regulated water channel in rat kidney. Pro Natl Acad Sci U S A, 1993, 90(24): 11663-11667.

32. KLUSSMANN E, MARIC K, WIESNER B, et al. Protein kinase A anchoring proteins are required for vasopressin-mediated translocation of aquaporin-2 into cell membranes of renal principal cells. J Biol Chem, 1999, 274(8): 4934-4938.

33. HENN V, EDEMIR B, STEFAN E, et al. Identification of a novel A-kinase anchoring protein 18 isoform and evidence for its role in the vasopressin-induced aquaporin-2 shuttle in renal principal cells. J Biol Chem 2004, 279(25): 26654-26665.

34. FUSHIMI K, SASAKI S, MARUMO F. Phosphorylation of serine 256 is required for cAMP-dependent regulatory exocytosis of the aquaporin-2 water channel. J Biol Chem, 1997, 272(23): 14800-14804.

35. KATSURA T, GUSTAFSON CE, AUSIELLO DA, et al. Protein kinase A phosphorylation is involved in regulated exocytosis of aquaporin-2 in transfected LLC-PK1 cells. Am J Physiol, 1997, 272: F817-F822.

36. MA T, SONG Y, YANG B, et al. Nephrogenic diabetes insipidus in mice lacking aquaporin-3 water channels. Pro Natl Acad Sci U S A, 2000, 97(8): 4386-4391.

37. MA T, YANG B, GILLESPIE A, et al. Generation and phenotype of a transgenic knockout mouse lacking the mercurial-insensitive water channel aquaporin-4. J Clin Invest, 1997, 100(5): 957-962.

38. CHRISTENSEN BM, MARPLES D, JENSEN UB, et al. Acute effects of vasopressin V2-receptor antagonist on kidney AQP2 expression and subcellular distribution. Am J Physiol, 1998, 275(2 Pt 2): F285-F297.

39. HAYASHI M, SASAKI S, TSUGANEZAWA H, et al. Expression and distribution of aquaporin of collecting duct are regulated by vasopressin V2 receptor in rat kidney. J Clin Invest, 1994, 94(5): 1778-1783.

40. SAITO T, ISHIKAWA SE, SASAKI S, et al. Alteration in water channel AQP-2 by removal of AVP stimulation in collecting duct cells of dehydrated rats. Am J Physiol, 1997, 272(2 Pt 2): F183-F191.

41. OAKLEY RH, LAPORTE SA, HOLT JA, et al. Association of beta-arrestin with G protein-coupled receptors during clathrin-mediated endocytosis dictates the profile of receptor resensitization. J Biol Chem, 1999, 274(45): 32248-32257.

42. SUN TX, VAN HOEKA, HUANG Y, et al. Aquaporin-2 localization in clathrin-coated pits: inhibition of endocytosis by dominant-negative dynamin. Am J Physiol Renal Physiol, 2002, 282(6): F998-F1011.

43. KATSURA T, AUSIELLO DA, BROWN D. Direct demonstration of aquaporin-2 water channel recycling in stably transfected LLC-PK1 epithelial cells. Am J Physiol, 1996, 270(3 Pt 2): F548-F553.

44. PISITKUN T, SHEN RF, KNEPPER MA. Identification and proteomic profiling of exosomes in human urine. Pro Natl Acad Sci U S A, 2004, 101(36): 13368-13373.

45. WEN HJ, FROKIAER J, KWON TH, et al. Urinary excretion of aquaporin-2 in rat is mediated by a vasopressin-dependent apical pathway. J Am Soc Nephrol, 1999, 10(7): 1416-1429.

46. GUSTAFSON CE, KATSURA T, MCKEE M, et al. Recycling of AQP2 occurs through a temperature- and bafilomycin-sensitive trans-Golgi-associated compartment. Am J Physiol Renal Physiol, 2000, 278(2): F317-F326.

47. GRIFFITHS G, PFEIFFER S, SIMONS K, et al. Exit of newly synthesized membrane proteins from the trans cisterna of the Golgi complex to the plasma membrane. J Cell Biol, 1985, 101(3): 949-964.

48. FUTTER CE, GIBSON A, ALLCHIN EH, et al. In polarized MDCK cells basolateral vesicles arise from clathrin-gamma-adaptin-coated domains on endosomal tubules. J Cell Biol, 1998, 141(3): 611-623.

49. YANG BX, VERKMAN AS. Water and glycerol permeabilities of aquaporins 1-5 and MIP determined quantitatively by expression of epitope-tagged constructs in Xenopus oocytes. J Biol Chem, 1997, 272(26): 16140-16146.

50. ISHIBASHI K, SASAKI S, FUSHIMI K, et al. Immunolocalization and effect of dehydration on AQP3, a basolateral water channel of kidney collecting ducts. Am J Physiol, 1997, 272(2 Pt 2): F235-F241.

51. TERRIS J, ECELBARGER CA, MARPLES D, et al. Distribution of aquaporin-4 water channel expression within rat kidney. Am J Physiol, 1995, 269(6 Pt 2): F775-F785.

52. MOELLER HB, FENTON RA, ZEUTHEN T, et al. Vasopressin-dependent short-term regulation of aquaporin 4 expressed in Xenopus oocytes. Neuroscience, 2009, 164(4): 1674-1684.

53. CHRISTENSEN JH, SIGGAARD C, RITTIG S. Autosomal dominant familial neurohypophyseal diabetes insipidus. APMIS Suppl, 2003, (109): 92-95.

54. FUJIWARA TM, BICHET DG. Molecular biology of hereditary diabetes insipidus. J Am Soc Nephrol, 2005, 16(10): 2836-2846.

55. KIM JK, SUMMER SN, WOOD WM, et al. Arginine vasopressin secretion with mutants of wild-type and Brattleboro rats AVP gene. J Am Soc Nephrol, 1997, 8(12): 1863-1869.

56. VALTIN H. The discovery of the Brattleboro rat, recommended nomenclature, and the question of proper controls. Ann N Y Acad Sci, 1982, 394: 1-9.

57. BICHET DG. Vasopressin receptor mutations in nephrogenic diabetes insipidus. Semin Nephrol, 2008, 28(3): 245-251.

58. ROSENTHAL W, SEIBOLD A, ANTARAMIAN A, et al. Molecular identification of the gene responsible for congenital nephrogenic diabetes insipidus. Nature, 1992, 359(6392): 233-235.

59. ROBBEN JH, SZE M, KNOERS N, et al. Functional rescue of vasopressin V2 receptor mutants in MDCK cells

by pharmacochaperones: relevance to therapy of nephrogenic diabetes insipidus. Am J Physiol Renal Physiol, 2007, 292(1): F253-F260.

60. BOONE M, DEEN PM. Congenital nephrogenic diabetes insipidus: what can we learn from mouse models? Exp Physiol, 2009, 94(2): 186-190.

61. SOHARA E, RAI T, YANG SS, et al. Pathogenesis and treatment of autosomal-dominant nephrogenic diabetes insipidus caused by an aquaporin 2 mutation. Pro Natl Acad Sci U S A, 2006, 103(38): 14217-14222.

62. FERNÁNDEZ-LLAMA P, ANDREWS P, TURNER R, et al. Decreased abundance of collecting duct aquaporins in post-ischemic renal failure in rats. J Am Soc Nephrol, 1999, 10(8): 1658-1668.

63. KWON TH, FRØKIAER J, FERNÁNDEZ-LLAMA P, et al. Reduced abundance of aquaporins in rats with bilateral ischemia-induced acute renal failure: prevention by alpha-MSH. Am J Physiol, 1999, 277: F413-F427.

64. MARPLES D, FRØKIAER J, DØRUP J, et al. Hypokalemia-induced downregulation of aquaporin-2 water channel expression in rat kidney medulla and cortex. J Clin Invest, 1996, 97(8): 1960-1968.

65. SANDS JM, FLORES FX, KATO A, et al. Vasopressin-elicited water and urea permeabilities are altered in IMCD in hypercalcemic rats. Am J Physiol, 1998, 274: F978-F985.

66. WANG W, LI C, KWON TH, et al. AQP3, p-AQP2, and AQP2 expression is reduced in polyuric rats with hypercalcemia: prevention by cAMP-PDE inhibitors. Am J Physiol Renal Physiol, 2002, 283(6): F1313-F1325.

67. FRØKIAER J, CHRISTENSEN BM, MARPLES D, et al. Downregulation of aquaporin-2 parallels changes in renal water excretion in unilateral ureteral obstruction. Am J Physiol, 1997, 273(2): F213-F223.

68. FRØKIAER J, MARPLES D, KNEPPER MA, et al. Bilateral ureteral obstruction downregulates expression of vasopressin-sensitive AQP-2 water channel in rat kidney. Am J Physiol, 1996, 270: F657-F668.

69. CHENG X, ZHANG H, LEE HL, et al. Cyclooxygenase-2 inhibitor preserves medullary aquaporin-2 expression and prevents polyuria after ureteral obstruction. J Urol, 2004, 172(6 Pt 1): 2387-2390.

70. NØRREGAARD R, JENSEN BL, LI C, et al. COX-2 inhibition prevents downregulation of key renal water and sodium transport proteins in response to bilateral ureteral obstruction. Am J Physiol Renal Physiol, 2005, 289(2): F322-F333.

71. JENSEN AM, BAE EH, FENTON RA, et al. Angiotensin II regulates V2 receptor and pAQP2 during ureteral obstruction. Am J Physiol Renal Physiol, 2009, 296(1): F127-F134.

72. NIELSEN S, TERRIS J, ANDERSEN D, et al. Congestive heart failure in rats is associated with increased expression and targeting of aquaporin-2 water channel in collecting duct. Pro Natl Acad Sci USA, 1997, 94(10): 5450-5455.

73. XU DL, MARTIN PY, OHARA M, et al. Upregulation of aquaporin-2 water channel expression in chronic heart failure rat. J Clin Invest, 1997, 99(7): 1500-1505.

74. FUJITA N, ISHIKAWA SE, SASAKI S, et al. Role of water channel AQP-CD in water retention in SIADH and cirrhotic rats. Am J Physiol, 1995, 269: F926-F931.

75. ECELBARGER CA, CHOU CL, LEE AJ, et al. Escape from vasopressin-induced antidiuresis: role of vasopressin resistance of the collecting duct. Am J Physiol, 1998, 274: F1161-F1166.

76. ECELBARGER CA, NIELSEN S, OLSON BR, et al. Role of renal aquaporins in escape from vasopressin-induced antidiuresis in rat. J Clin Invest, 1997, 99(8): 1852-1863.

第六节 激肽释放酶 – 激肽系统

一、概述

激肽释放酶-激肽系统（kallikrein-kinin system，KKS）是一个由肽类激素、受体及肽酶等组成的复杂网络系统。1909年Abelous等[1]首次报道静脉注射人尿液可引起狗的血压短暂下降，推断尿中存在降压物质。1930年Kraut等[2]在狗的胰腺内发现高浓度此物质，命名为"Kallikrein"，即激肽释放酶。KKS包括四种成员，即激肽释放酶，其底物激肽原，效应激素激肽及灭活激素激肽酶[3]。KKS是维持血压平衡中降压系统的重要组成部分，并参与调控体内水电解质转运、细胞生长、毛细血管通透性及炎症反应等多种病理生理反应。

（一）KKS的组成

人类只拥有单一的激肽原（kininogen）基因，位于染色体3q26，其编码的激肽原是单链糖蛋白，主要由肝脏合成。由于转录后剪切方式的不同，分为高分子量激肽原（HMWK，626个氨基酸，88～120kD）和低分子量激肽原（LMWK，409个氨基酸，50～68kD）两种形式。

激肽释放酶（kallikrein，KLK）属于丝氨酸蛋白酶，分为血浆型及组织型，由完全不同的基因编码，在分子量、氨基酸组成、免疫学活性、释放激肽的类型及生物功能方面均有很大的差异[4]，仅有的共同特点是两种酶都从激肽原中释放激肽（kinin）。血浆型激肽释放酶由肝脏合成，大脑中也有表达[5]，存在于血液循环系统中，仅从HMWK中释放缓激肽（bradykinin），参与凝血级联反应和中性粒细胞的活化等。血浆型激肽释放酶不存在于肾脏中，而且由于肾小管及血管内皮细胞强大的激肽酶（kininase）活性，所以循环中的激肽可能对肾脏功能没有影响。

组织型激肽释放酶基因属于激肽释放酶基因超家族[6]，后者位于第19号染色体短臂q13.3-13.4，包含至少15个基因（KLK1～KLK15），但仅有KLK1参与组织局部激肽的释放产生。KLK1在肾脏、动静脉、心脏、大脑及肾上腺等与心血管功能调节相关的组织以及胰腺、唾液腺、腺垂体和子宫内膜等中都有广泛的表达。组织型激肽释放酶转录后首先产生245个氨基酸构成的组织型激肽释放酶原，去掉N端6个残基后转变为活性形式。组织型激肽释放酶具有强大的活性，可以释放胰激肽（kallidin），或称赖氨酸缓激肽（lys-bradykinin），以及缓激肽。虽然激肽释放酶的主要生理功能是促进激肽的产生，但是它也可直接作用于激肽受体或不依赖受体发挥其功效。

人体内激肽包括胰激肽与缓激肽[7]，主要以局部激素形成自分泌或旁分泌。血浆氨基肽酶可通过裂解胰激肽N端第一个赖氨酸残基而使之转变为缓激肽。激肽一般通过与两种不同类型受体即B1受体和B2受体结合来发挥作用。B1和B2受体有36%的同源性，都是G蛋白耦联的7次跨膜受体[8]。B2受体广泛分布于血管内皮细胞、肾脏、心脏、骨骼肌、神经系统，以及气管、肠道、子宫、输精管和膀胱等组织。其中，在动脉和小动脉上的分布存在差异：在动脉，它主要分布于内皮而非平滑肌细胞；在小动脉，则主要分布于血管中膜而非内皮细胞[9]。B1受体的分布与B2受体类似，在正常情况下其表达水平较低，但在炎症刺激时，如脂多糖、内毒素、细胞因子如IL-1β和TNF-α存在时[10]，以及糖尿病和缺血再灌注损伤时水平上调[11]。B2受体与胰激肽和缓激肽均可结合，而缓激肽与B1受体结合基本不产生功能效应。刺激B1或B2受体后均可引起内皮型一氧化氮合成酶（eNOS）活性增加和内皮细胞内前列环素（PGI）合成增多。除此之外，花生四烯酸活性代谢产物、内皮源性血管舒张因子及组织纤溶酶原激活物等可能也参与介导激肽的部分生物效应。

激肽的生物半衰期很短仅有10～30秒，它可以被多种酶降解，包括激肽酶Ⅰ、激肽酶Ⅱ（即血管紧张素转化酶ACE）和中性内肽酶（NEP）等[12]。激肽酶Ⅰ可裂解激肽C端的精氨酸残基，生成可与B1受体结合的脱精氨酸衍生物。ACE和NEP等去除激肽C端2个氨基酸，使激肽降解为无活性的物质（图1-8-6-1）。

（二）肾脏的KKS

肾脏表达KKS的所有组分。激肽释放酶在肾脏皮质集合管中产生[13]，其表达受雌孕激素、摄盐量、甲状腺激素以及糖皮质激素的影响[14-16]。而激肽原则在同一肾单位的集合管下游产生，这种解剖上的近距离使激肽在集合管中形成并在其管腔面以及管周间隙发挥作用，影响肾脏血流、电解质和水的排泄。一旦肾脏激肽释放酶被激活，它将作用于HMWK和LMWK释放胰激肽。激肽绝大部分生理功能的是通过B2受体介导，后者在肾脏皮质、髓质集合管和肾小球中有较高的水平[17]。正常肾脏中几乎不表达B1受体，但在脂多糖刺激后B1受体可显著表达于大鼠肾脏的出球小动脉、髓质细段和远曲小管中[18]。在近端小管刷状缘存在NEPⅡ，血管内皮细胞、肾小球、近端肾小管

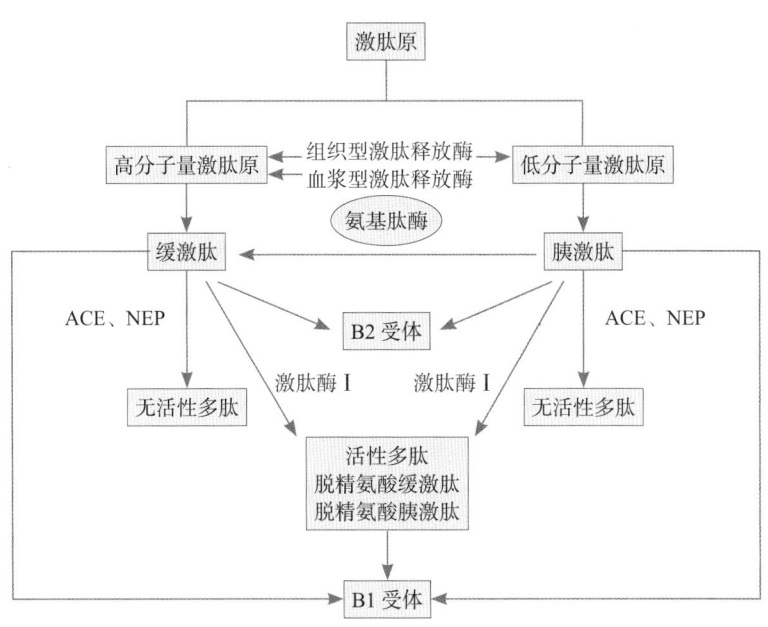

图 1-8-6-1 激肽释放酶 - 激肽系统概况

和远端肾单位的上皮细胞表面则有大量激肽酶Ⅱ即ACE表达。肾脏KKS的活性通常通过测定尿中激肽释放酶的浓度来判断，然而尿激肽释放酶的水平尚受到小管上皮细胞合成及分泌功能，激肽释放酶抑制因子和激肽酶，以及小管液的pH值与离子浓度的影响。

二、肾脏 KKS 的生理功能

（一）调节肾脏血流和水电解质代谢

肾脏KKS参与调控肾脏内血流动力学及小管功能，其利钠利尿效应在水电解质平衡方面起着重要作用。激肽可增加肾脏和肾乳头的血流量；使用特异性缓激肽抗体抑制内源性KKS活性后，等张盐水所致的利钠利尿作用消失，这些结果提示内源性激肽具有利钠利尿的效应。

KKS舒张肾脏血管的作用可能与内皮细胞产生的NO、PGI和内皮源性超极化因子（EDHF）有关。激肽还可以阻碍钠离子进入髓质内层集合管（IMCD）[19]。研究表明，B2受体缺陷的小鼠由于对抗利尿激素（ADH）反应增强而导致尿液浓缩，这说明正常情况下，内源性激肽通过B2受体来拮抗ADH的效应[20]。当激肽刺激皮质集合管的腔面时，约3分钟后前列腺素E（PGE2）生成可提高4~6倍，后者抑制集合管钠离子重吸收，因而PGE2水平增加可能介导了激肽的利钠作用。另外，激肽释放酶还可以影响肾小管钙的转运。对组织型激肽释放酶缺陷小鼠（B2受体正常）使用B1受体拮抗剂后，肾小管钙的吸收随之受损，表明此作用与激肽作用无关[21]。在远端小管缺陷而造成的钙离子代谢障碍的患者中也曾有组织型激肽释放酶基因功能缺失的报道[22]。

（二）调节肾脏生长发育

在肾脏成熟过程中，肾脏激肽释放酶表达随发育逐渐增加，而新生动物肾脏B2受体水平却远较成年肾脏高[15,23,24]。激肽释放酶抑制剂——抑肽酶（aprotinin）和B2受体拮抗剂可显著减缓新生鼠肾脏的成长，但对成年鼠没有影响，提示肾脏KKS可能在发育阶段对肾脏的生长有刺激作用。组织型激肽释放酶基因敲除小鼠（KLK⁻/⁻）的大多数组织不能产生有效水平的激肽，尽管血压正常，但早期心血管异常，这可表明组织型激肽释放酶对局部器官发育和血管新生有很重要的作用[25]。

（三）对抗肾脏细胞增生肥大的作用

KKS除了调节血流及水盐代谢等众所周知的功能之外，通过对拮抗B2受体的研究表明，激肽对系膜细胞、成纤维细胞和髓质间质细胞存在抗增生肥大的作用。其作用机制可能是B2受体与酪氨酸磷酸酶SH2结构域（SHP-2）的相互作用，并在原代培养的肾脏系膜细胞中通过免疫共沉淀法得到一定程度的证实。缓激肽的刺激可提高两者的作用反应和特异性 SHP-2 磷酸酶的活性[26]。相应的，当系膜细胞被 SHP-2 阴性的结构转染后，缓激肽便失去了抑制细胞增殖的作用。

（四）与 RAS 及其他血管活性物质的相互作用

KKS 与 RAS 在人体的生长、发育、炎症、血压控制和肾功能调节等方面存在交互作用[27]，两者的主要连接点是激肽酶 II（ACE），抑制 ACE 可使缓激肽水平大为提升。除此之外，激肽释放酶与肾素产生部位的邻近，B2 受体激动剂刺激肾素从大鼠肾小球内释放[28]，以及 B2 受体敲除小鼠中肾素 mRNA 水平的下降等[29]，这些都表明 KKS 和 RAS 在许多不同环节紧密相扣。ACEI 尚可提高 B2 受体活性，同时激肽释放酶可能也表现为肾素原激活酶的作用[30]。AT1 受体与 B2 受体均是 G 蛋白耦联的 7 次跨膜受体，它们之间能形成异源二聚体，激活 Gαq 和 Gαi 的能力加强，从而进一步放大这两个受体介导的信号传导。另外，AT1 受体与 B2 受体在基因水平也存在一定的联系[31]。

除 KKS 与 RAS 间存在复杂的相互调节外，激肽也可以调节其他血管活性因子的表达和/或释放。研究显示，缓激肽可以增强肾小球毛细血管内皮素（ET-1）mRNA 的表达[32]；刺激 ADH 的释放和 PGE_2 及 PGI_2 的产生[33]；在内皮细胞，B2 受体可以与 eNOS 形成复合体而抑制其活性[34]。

三、KKS 在疾病中的作用

（一）高血压

尽管许多年前就发现注射激肽可通过降低外周血管阻力而大幅度降低血压，KKS 在原发性和继发性高血压中的作用仍有待进一步研究。在高血压患者及大鼠模型中均观察到激肽释放酶活性的降低。尿激肽释放酶水平和血压成反比。原发性高血压者尿激肽释放酶排泄降低[35]，盐敏感的患者比盐不敏感的患者水平更低[36]，尿激肽释放酶水平低下的儿童可能具有较高的高血压遗传背景[37]。激肽释放酶基因家族和 ACE 基因多态性均可能与自发性高血压大鼠的高血压有关[38,39]。这些发现表明 KKS 在对抗高血压中可能起到一定的保护作用。在盐敏感的高血压大鼠中，ACEI 较 ARB 更好的减轻蛋白尿和肾小球硬化，从而提示增强的激肽活性可能在其中起到一定的作用[40]。

KKS 的基因突变同样与人类和动物模型的高血压存在一定的相关性。自发性高血压大鼠的激肽释放酶基因突变失活[41]；在非裔美国人[42]和中国汉族人群[43]中也发现 KLK1 调节区基因突变与高血压之间的联系，其中常见的导致功能缺失的基因多态性表现为 R53H 基因突变[44]，而 SNP 却未发现对血压有较大的影响作用[45]。

KKS 受体异常也可能导致高血压。整体动物模型中，激肽通过 B1 受体活化 eNOS 而引起 LPS 早期降血压反应。B1 受体基因敲除小鼠缺乏 LPS 引起的降压反应，与其 eNOS 活性水平被显著降低有关[46]。在两肾一夹动物模型中，B2 受体缺陷的小鼠高血压发病率较野生型小鼠高[47]。B1 和 B2 受体的 SNP 也被证明与高血压[48,49]和高血压个体的心血管风险[50]相关。

（二）糖尿病肾病

无论是在动物模型抑或人类，均观察到 KKS 可能参与了糖尿病肾病的病理生理过程。在链脲霉素所致的糖尿病大鼠模型中，当血糖轻度升高时，可观察到肾脏及尿液中活性激肽释放酶水平提升，且伴有 GFR 和 RBF 的增高以及肾血管阻力的下降[51]。抑肽酶和 B2 受体拮抗剂则可减少 GFR 及 RBF，但滤过分数（FF）没有改变，而肾血管阻力显著增加，表明内源性肾脏 KKS 可能通过舒张入球小动脉调节肾小球血流动力学[52]。相反的，在未接受胰岛素治疗的糖尿病大鼠中，其高血糖和低滤过率明显，同时激肽释放酶的分泌和表达也相应减少[53]。

除血流动力学效应外，KKS 在糖尿病肾病中亦可能通过其抗炎和抗细胞增殖的作用而起到对肾脏的保护，其机制在本节第二部分略有提及。此外，ACEI 可防止糖尿病所致的肾脏细胞肥大，而 B2 受体拮抗剂则显著促进了肾脏细胞肥大，并消除了 ACEI 的作用，这也从另一个侧面提示肾脏细胞增殖肥大可能部分与 KKS 有关[54]。

激肽受体在糖尿病肾病中的作用尚存在一定的争议。同上所述，许多研究表明 B2 受体拮抗剂可减弱ACEI的作用。例如，在缺乏B2受体的糖尿病小鼠中观察到系膜细胞硬化增多和蛋白尿的恶化，考虑可能与氧化应激和线粒体损伤相关[55]。但Allen等人曾发现，使用B2受体拮抗剂不改变肾小球结构和蛋白尿，也未发现对ACEI的影响[56]。对受体的基因研究结果也未达成一致，有研究提示B2受体多态性与1型及2型糖尿病患者的蛋白尿具有相关性[57]，而其他研究则表明B1和B2受体与2型糖尿病患者均未发现相关性[58]。

（三）缺血性肾损伤

肾脏KKS的活性产物与血流动力学和肾小管水电解质排泄密切相关，因此可能影响缺血性肾损伤的预后。对缺血后肾脏激肽释放酶mRNA表达的动态观察发现，随肾缺血-再灌注其mRNA水平进行性上升，于4小时达高峰，而后逐渐下降，约1周时恢复正常。缺血-再灌注损伤模型中，ACEI在保护肾小管坏死和内皮功能等方面的作用要优于ARB[59]，这可能是由于ACEI增强了激肽的活性，同时有赖于B2受体和NO的协同作用而减轻氧化应激损伤[60,61]。单纯B2受体或B1和B2受体均缺陷的小鼠缺血损伤较野生型小鼠加重[62]。但是，外源性注射组织型激肽释放酶却可以加重大鼠肾脏的缺血再灌注损伤[63]。由此可推断，生理水平的激肽可保护肾脏的缺血损伤，而过高水平则可能是有害的[7]。

（四）慢性肾脏病

在进展性肾脏病中，激肽释放酶重组腺病毒载体可延缓肾功能的减退[64]，这些作用可能是通过NO增加而下调TGF-β和细胞外基质（ECM）的产生所致。研究表明，在B2受体基因敲除小鼠或给于B2受体拮抗剂的小鼠中，单侧输尿管梗阻（UUO）介导的肾小管间质纤维化明显增加[65]。相反，UUO中B1受体表达增加，而B1受体拮抗剂的应用可较少巨噬细胞浸润和纤维化[66]。B1受体缺乏的UUO小鼠表现为炎症因子减少，尿蛋白排泄下降和纤维化减轻[67]。因此这些观察研究证明，B2受体有肾脏保护作用，而B1受体则可促进肾脏纤维化。在人体中也发现B1和B2受体的基因多态性与ESRD进程相关[68-70]。

（五）肾病综合征

在肾病综合征大鼠模型中，尿激肽释放酶水平明显降低，且与蛋白尿程度成反比，而ACE活性增强；当蛋白尿缓解时，尿激肽释放酶浓度趋于正常，提示肾脏KKS可能参与了蛋白尿的发生[71]。Hutchison等[72,73]在被动型Heymann肾炎中研究了肾脏KKS与蛋白尿的关系及ACEI的作用，结果表明ACEI治疗后，随白蛋白尿程度减轻，尿激肽释放酶浓度显著上升，而ARB却没有类似作用。这提示肾脏KKS活性降低可能与蛋白尿发生有关，ACEI减轻蛋白尿的部分机制可能与抑制激肽降解和增加激肽释放酶的分泌有关。

（六）狼疮性肾炎/抗肾小球基底膜病/ANCA相关性肾小球肾炎

最近一些研究发现KKS与狼疮性肾炎、抗肾小球基底膜病、ANCA相关性肾小球肾炎等疾病发病机理的关联。在易患抗肾小球基底膜病小鼠和野生型小鼠中使用基因芯片技术分析得到360个表达不同的基因转录，低表达基因中的20%与激肽释放酶基因家族有关[74]。B2受体拮抗剂可使易患病小鼠的蛋白尿增多，而缓激肽则能延缓疾病进展。在SLE和狼疮性肾炎的患者中也发现了KLK1和KLK3启动子的单核苷酸多态性（SNP）。KLKL1重组腺病毒载体可减轻狼疮易患小鼠的肾脏损伤[75]。

ANCA相关性血管炎中的肉芽肿性多血管炎可导致坏死性肾小球肾炎，其主要的抗原靶点为蛋白酶3（PR3）。孵化PR3和HMWK能产生一种被称为PR3-激肽的新型十三肽激肽，它可以直接与B1受体结合，也能激活B2受体[76]。这些发现表明在肉芽肿性多血管炎中，PR3能通过激肽释放酶非依赖途径激活激肽通路，从而进一步影响疾病的病理生理过程。

四、KKS相关的药物治疗

在现有的常用药物中，ACEI是提高KKS活性最有效的药物，且其多方面作用的发挥是独立于降压效果之外的。尚在研究中的血管活性肽酶抑制剂（vasopeptidase inhibitor，VPI）能够抑制降解激肽的ACE、NEP及内皮素转换酶等，从而稳定KKS活性，达到相似的获益效果[77]。ACEI存在胎儿致畸，非透析慢性肾脏病患者发生高钾血症等副作用，故理想的药物是在特异性增强KKS功能的同时又尽量不影响RAAS。

KKS特异性的拮抗剂和激动剂在不同的治疗目的中发挥各自不同的作用。KKS拮抗剂可用于急性致死性炎症状态，包括感染性休克、哮喘、急性胰腺炎等。但是鉴于KKS对维持肾血流和抑制氧化应激等方面的作用，不建议长期使用KKS拮抗剂。KKS特异性的激动剂则可长期安全使用，特异性缓激肽受体激动剂可能对RAAS影响较小，从而可避免ACEI的副作用，得到更广泛的应用。

（尤　莉　郝传明）

参考文献

1. ABELOUS JE, BARDIER E. Les substnces hypotensives de l'urine humaine normale. Compt Rend Soc Biol, 1909, 66(3):511-522.

2. KRAUT H, FREY EK, WERLE E. Der Nachweis eines Kreislaufhormon in der Pankreasdruse. Hoppe Seyler s Z Physiol Chem, 1930, 189(1):97-106.

3. LEEB-LUNDBERG LM, MARCEAU F, MÜLLER-ESTERL W, et al. International union of pharmacology. XLV. Classification of the kinin receptor family: from molecular mechanisms to pathophysiological consequences. Pharmacol Rev, 2005, 57(1):27-77.

4. CARRETERO OA, CARBINI LA, SCICLI AG. The molecular biology of the kallikrein-kinin system: I. General description, nomenclature and the mouse gene family. J Hypertens, 1993, 11(7):693-697.

5. TAKANO M, HORIE M, NARAHARA M, et al. Expression of kininogen mRNAs and plasma kallikrein mRNA by cultured neurons, astrocytes and meningeal cells in the rat brain. Immunopharmacology, 1999, 45:121-126.

6. YOUSEF GM, DIAMANDIS EP. The new human tissue kallikrein gene family: structure, function, and association to disease. Endocr Rev, 2001, 22(2):184-204.

7. KAKOKI M, SMITHIES O. The kallikrein-kinin system in health and in diseases of the kidney. Kidney Int, 2009, 75(10):1019-1030.

8. CAYLA C, MERINO VF, CABRINI DA, et al. Structure of the mammalian kinin receptor gene locus. Int Immunopharmacol, 2002, 2:1721-1727.

9. FIGUEROA CD, MARCHANT A, NOVOA U, et al. Differential Distribution of Bradykinin (B2) Receptors in the Rat and Human Cardiovascular Sysrtem. Hypertension, 2001, 37(1):110-120.

10. RIAD A, ZHUO JL, SCHULTHEISS HP, et al. The role of the renal kallikrein-kinin system in diabetic nephropathy. Curr Opin Nephrol Hypertens, 2007, 16(1):22-26.

11. GRIOL-CHARHBILI V, MESSADI-LARIBI E, BASCANDS JL, et al. Role of tissue kallikrein in the cardioprotective effects of ischemic and pharmacological preconditioning in myocardial ischemia. FASEB J, 2005, 19(9):1172-1174.

12. CAMPBELL DJ. The renin-angitensin and the kallikrein-kinin systems. Int J Biochem Cell Biol, 2003, 35(6):784-791.

13. XIONG W, CHAO L, CHAO J. Renal kallikrein mRNA localization by in situ hybridization. Kidney Int, 1989, 35(6):1324-1329.

14. MADEDDU P, GLORIOSO N, MAIOLI M, et al. Regulation of rat renal kallikrein expression by estrogen and progesterone. J Hypertens Suppl, 1991, 9(6):S244-245.

15. EL-DAHR SS, YOSIPIV I. Developmentally regulated kallikrein enzymatic activity and gene transcription rate in maturing rat kidneys. Am J Physiol, 1993, 265:F146-F150.

16. EL-DAHR S, YOSIPIV IV, MUCHANT DG, et al. Salt intake modulates the developmental expression of renal kallikrein and bradykinin B2 receptors. Am J Physiol, 1996, 270:F425-F431.

17. MARIN-CASTAÑO ME, PRADDAUDE F, BOMPART G, et al. RT-PCR microlocalization of bradykinin B2 receptor mRNA in microdissected rat nephron segments. Immunopharmacology, 1996, 33:171-173.

18. MARIN-CASTAÑO ME, SCHANSTRA JP, PRADDAUDE F, et al. Differential induction of functional B1-bradykinin receptors along the rat nephron in endotoxin induced inflammation. Kidney Int, 1998, 54(6):1888-1898.

19. ZEIDEL ML, JABS K, KIKERI D, et al. Kinins inhibit conductive Na$^+$ uptake by rabbit inner medullary collecting duct cells. Am J Physiol, 1990, 258:F1584-F1591.

20. ALFIE ME, ALIM S, MEHTA D, et al. An enhanced effect of arginine vasopressin in bradykinin B2 receptor null mutant mice. Hypertension, 1999, 33(6):1436-1440.

21. PICARD N, VAN ABEL M, CAMPONE C, et al. Tissue kallikrein-deficient mice display a defect in renal tubular calcium absorption. J Am Soc Nephrol, 2005, 16(12):3602-3610.

22. BLANCHARD A, AZIZI M, PEYRARD S, et al. Partial human genetic deficiency in tissue kallikrein activity and renal calcium handling. Clin J Am Soc Nephrol, 2007, 2(2):320-325.

23. YOSIPIV IV, DIPP S, EL-DAHR SS. Role of bradykinin B2 receptors in neonatal kidney growth. J Am Soc Nephrol, 1997, 8(6):920-928.

24. EL-DAHR SS, CHAO J. Spatial and temporal expression of kallikrein and its mRNA during nephron maturation. Am J Physiol, 1992, 262:F705-F711.

25. MENETON P, BLOCH-FAURE M, HAGEGE AA, et al. Cardiovascular abnormalities with normal blood pressure in tissue kallikrein-deficient mice. Proc Natl Acad Sci U S A, 2001, 98(5):2634-2639.

26. DUCHENE J, SCHANSTRA JP, PECHER C, et al. A novel protein-protein interaction between a G protein-coupled receptor and the phosphatase SHP-2 is involved in bradykinin-induced inhibition of cell proliferation. J Biol Chem, 2002, 277(43):40375-40383.

27. SHEN B, EL-DAHR SS. Cross-talk of the renin-angiotensin and kallikrein-kinin systems. Biol Chem, 2006, 387(2):145-150.

28. MADEDDU P, OPPES M, SORO A, et al. The effects of aprotinin, a kallikrein inhibitor, on renin release and urinary sodium excretion in mild essential hypertensives. J Hypertens, 1987, 5(5):581-586.

29. YOSIPIV IV, DIPP S, EL-DAHR SS. Targeted disruption of the bradykinin B(2) receptor gene in mice alters the ontogeny of the renin-angiotensin system. Am J Physiol Renal Physiol, 2001, 281(5):F795-F801.

30. TSCHÖPE C, SCHULTHEISS HP, WALTHER T. Multiple interactions between the renin-angiotensin and the kallikrein-kinin systems: role of ACE inhibition and AT1 receptor blockade. J Cardiovasc Pharmacol, 2002, 39(4):478-487.

31. KINTSURASHVILI E, DUKA I, GAVRAS I, et al. Effects of ANG II on bradykinin receptor gene expression in cardiomyocytes and vascular smooth muscle cells. Am J Physiol Heart Circ Physiol, 2001, 281(4):H1778-H1783.

32. MARSDEN PA, DORFMAN DM, COLLINS T, et al. Regulated expression of endothelin 1 in glomerular capillary endothelial cells. Am J Physiol, 1991, 261:F117-F125.

33. CACHOFEIRO V, NASJLETTI A. Role of prostaglandins in the increased vascular responsiveness bradykinin in kidneys of spontaneous hypertesive rat. Am J Hypertens, 1992, 5(3):193-196.

34. JU H, VENEMA VJ, MARRERO MB, et al. Inhibitory interactions of the bradikinin B2 receptor with endothelial nitric-oxide synthase. J Biol Chem, 1998, 273(37):24025-24029.

35. BALSANO F. The kidney and essential hypertension. Ann Ital Med Int, 1991, 6:93-106.

36. FERRI C, BELLINI C, CARLOMAGNO A, et al. Urinary kallikrein and salt sensitivity in essential hypertensive males. Kidney Int, 1994, 46(3):780-788.

37. BERRY TD, HASSTEDT SJ, HUNT SC, et al. A gene for high urinary kallikrein may protect against hypertension in Utah kindreds. Hypertension, 1989, 13(1):3-8.

38. PRAVENAC M, KREN V, KUNES J, et al. Cosegregation of blood pressure with a kallikrein gene family polymorphism. Hypertension, 1991, 17(2):242-246.

39. HILBERT P, LINDPAINTNER K, BECKMANN JS, et al. Chromosomal mapping of two genetic loci associated with blood-pressure regulation in hereditary hypertension rats. Nature, 1991, 353(6344):521-529.

40. HIRAWA N, UEHARA Y, KAWABATA Y, et al. Mechanistic analysis of renal protection by angiotensin converting enzyme inhibitor in Dahl salt-sensitive rats. J Hypertens, 1994, 12(8):909-918.

41. WOODLEY-MILLER C, CHAO J, CHAO L. Restriction fragment length polymorphisms mapped in spontaneously hypertensive rats using kallikrein probes. J Hypertens, 1989, 7(11):865-871.

42. YU H, BOWDEN DW, SPRAY BJ, et al. Identification of human plasma kallikrein gene polymorphisms and evaluation of their role in end-stage renal disease. Hypertension, 1998, 31(4):906-911.

43. HUA H, ZHOU S, LIU Y, et al. Relationship between the regulatory region polymorphism of human tissue kallikrein gene and essential hypertension. J Hum Hypertens, 2005, 19(9):715-721.

44. SLIM R, TORREMOCHA F, MOREAU T, et al. Loss-of-function polymorphism of the human kallikrein gene with reduced urinary kallikrein activity. J Am Soc Nephrol, 2002, 13(4):968-976.

45. ROSSI GP, TADDEI S, GHIADONI L, et al. Tissue kallikrein gene polymorphisms induce no change in endothelium-dependent or independent vasodilation in hypertensive and normotensive subjects. J Hypertens, 2006, 24(10):1955-1963.

46. PESQUERO JB, ARAUJO RC, HEPPENSTALL PA, et al. Hypoalgesia and altered inflammatory responses in mice lacking kinin B1 receptors. Proc Natl Acad Sci U S A, 2000, 97(14):8140-8145.

47. CERVENKA L, VANECKOVÁ I, MALÝ J, et al. Genetic inactivation of the B2 receptor in mice worsens two-kidney, one-clip hypertension: role of NO and the AT2 receptor. J Hypertens, 2003, 21(8):1531-1538.

48. CUI J, MELISTA E, CHAZARO I, et al. Sequence variation of bradykinin receptors B1 and B2 and association with hypertension. J Hypertens, 2005, 23(1):55-62.

49. BRULL D, DHAMRAIT S, MYERSON S, et al. Bradykinin B2BKR receptor polymorphism and left-ventricular growth response. Lancet, 2001, 358(9288): 1155-1156.

50. DHAMRAIT SS, PAYNE JR, LI P, et al. Variation in bradykinin receptor genes increases the cardiovascular risk associated with hypertension. Eur Heart J, 2003, 24(18):1672-1680.

51. HARVEY JN, JAFFA AA, MARGOLIUS HS, et al. Renal kallikrein and hemodynamic abnormalities of diabetic kidney. Diabetes, 1990, 39(3):299-304.

52. VORA JP, OYAMA TT, THOMPSON MM, et al. Interactions of the kallikrein-kinin and renin-angiotensin systems in experimental diabetes. Diabetes, 1997, 46(1):107-112.

53. TSCHÖPE C, REINECKE A, SEidl U, et al. Functional, biochemical, and molecular investigations of renal kallikrein-kinin system in diabetic rats. Am J Physiol, 1999, 277:H2333-H2340.

54. TSCHÖPE C, SEIDL U, REINECKE A, et al. Kinins are involved in the antiproteinuric effect of angiotensin-converting enzyme inhibition in experimental diabetic nephropathy. Int Immunopharmacol, 2003, 3(3):335-344.

55. KAKOKI M, TAKAHASHI N, JENNETTE JC, et al. Diabetic nephropathy is markedly enhanced in mice lacking the bradykinin B2 receptor. Proc Natl Acad Sci U S A, 2004, 101(36):13302-13305.

56. ALLEN TJ, CAO Z, YOUSSEF S, et al. Role of angiotensin II and bradykinin in experimental diabetic nephropathy. Functional and structural studies. Diabetes, 1997, 46(10):1612-1618.

57. MALTAIS I, BACHVAROVA M, MAHEUX P, et al. Bradykinin B2 receptor gene polymorphism is associated with altered urinary albumin/creatinine values in diabetic patients. Can J Physiol Pharmacol, 2002, 80(4):323-327.

58. ZYCHMA MJ, GUMPRECHT J, TRAUTSOLT W, et al. Polymorphic genes for kinin receptors, nephropathy and blood pressure in type 2 diabetic patients. Am J Nephrol, 2003, 23(2):112-116.

59. PAZOKI-TOROUDI HR, HESAMI A, VAHIDI S, et al. The preventive effect of captopril or enalapril on reperfusion injury of the kidney of rats is independent of angiotensin II AT1 receptors. Fundam Clin Pharmacol, 2003, 17(5):595-598.

60. KITAKAZE M, MINAMINO T, NODE K, et al. Beneficial effects of inhibition of angiotensin-converting enzyme on ischemic myocardium during coronary hypoperfusion in dogs. Circulation, 1995, 92(4):950-961.

61. LIU YH, YANG XP, SHAROV VG, et al. Paracrine systems in the cardioprotective effect of angiotensin-converting enzyme inhibitors on myocardial ischemia/reperfusion injury in rats. Hypertension, 1996, 27(1):7-13.

62. KAKOKI M, MCGARRAH RW, KIM HS, et al. Bradykinin B1 and B2 receptors both have protective roles in renal ischemia/reperfusion injury. Proc Natl Acad Sci U S A, 2007, 104(18):7576-7581.

63. CHIANG WC, CHIEN CT, LIN WW, et al. Early activation of bradykinin B2 receptor aggravates reactive oxygen species generation and renal damage in ischemia/reperfusion injury. Free Radic Biol Med, 2006, 41(8):1304-1314.

64. WOLF WC, YOSHIDA H, AGATA J, et al. Human tissue kallikrein gene delivery attenuates hypertension, renal injury, and cardiac remodeling in chronic renal failure. Kidney Int, 2000, 58(2):730-739.

65. SCHANSTRA JP, NEAU E, DROGOZ P, et al. In vivo bradykinin B2 receptor activation reduces renal fibrosis. J Clin Invest, 2002, 110(3):371-379.

66. KLEIN J, GONZALEZ J, DUCHENE J, et al. Delayed blockade of the kinin B1 receptor reduces renal inflammation and fibrosis in obstructive nephropathy. FASEB J, 2009, 23(1):134-142.

67. WANG PH, CENEDEZE MA, CAMPANHOLLE G, et al. Deletion of bradykinin B1 receptor reduces renal fibrosis. Int Immunopharmacol, 2009, 9(6):653-657.

68. ZYCHMA MJ, GUMPRECHT J, ZUKOWSKA-SZCZECHOWSKA E, et al. Polymorphisms in the genes encoding for human kinin receptors and the risk of end-stage renal failure: results of transmission/disequilibrium test. The End-Stage Renal Disease Study Group. J Am Soc Nephrol, 1999, 10(10):2120-2124.

69. BACHVAROV DR, LANDRY M, PELLETIER I, et al. Characterization of two polymorphic sites in the human kinin B1 receptor gene: altered frequency of an allele in patients with a history of end-stage renal failure. J Am Soc Nephrol, 1998, 9(4):598-604.

70. JOZWIAK L, DROP A, BURACZYNSKA K, et al. Association of the human bradykinin B2 receptor gene with chronic renal failure. Mol Diagn, 2004, 8(3):157-161.

71. NAKAMURA K, KAZAMA M, MORIOKA M, et al. Mechanism and significance of kinin formation in nephrotic syndrome. Adv Exp Med Biol, 1986, 198 Pt B:253-262.

72. HUTCHINSON FN, WEBSTER SK. Effect of ANG II receptor antagonist on albuminuria and renal function in passive Heymann nephritis. Am J Physiol, 1992, 263:F311-F318.

73. HUTCHINSON FN, MARTIN VI. Effect of modulation of the renal kallikrein-kinin system in the nephrotic syndrome. Am J Physiol, 1990, 258:F1237.

74. LIU K, LI QZ, DELGADO-VEGA AM, et al. Kallikrein genes are associated with lupus and glomerular basement membrane-specific antibody-induced nephritis in mice and humans. J Clin Invest, 2009, 119(4):911-923.

75. LI QZ, ZHOU J, YANG R, et al. The lupus-susceptibility gene kallikrein downmodulates antibody-mediated glomerulonephritis. Genes Immun, 2009, 10(5):503-508.

76. KAHN R, HELLMARK T, LEEB-LUNDBERG LM, et al. Neutrophil-derived proteinase 3 induces kallikrein-independent release of a novel vasoactive kinin. J Immunol, 2009, 182(12):7906-7915.

77. DAULL P, JENG AY, BATTISTINI B. Towards triple vasopeptidase inhibitor for the treatment of cardiovascular diseases. J Cardiovasc Pharmacol, 2007, 50(3):247-256.

第七节 花生四烯酸代谢产物

花生四烯酸（arachidonic acid，AA）是一种由20个碳原子和4个分子丙烯键构成的不饱和脂肪酸，故又称二十碳四烯酸（C20：4），其代谢产物具有广泛的生物学效应。在人体内AA是通过肝脏将必需脂肪酸亚油酸（C18：2）加长并去饱和而形成。在生物体内AA主要以磷脂的形式存在于细胞膜上，在磷脂酶 A_2（PLA_2）、磷脂酶C（PLC）和磷脂酶D（PLD）的作用下分解成游离的

AA。虽然游离的AA在正常生理状态下水平很低，但当细胞膜受到各种刺激时，AA便从细胞膜的磷脂池中释放出来，转变为有生物活性的代谢产物。目前知道至少有三种酶参与AA的代谢：包括环氧化酶（cyclooxygenase，COX）、脂氧化酶（lipoxygenase，LPO）和细胞色素P450单氧化酶（P-450），形成具有生物活性的二十碳衍生物。本节将主要就肾脏中AA的环氧化酶途径，从产物的生物合成、调节机制、受体后信号传递、生物活性以及在肾脏疾病中的作用等方面做介绍。

一、环氧化酶途径

环氧化酶途径是肾脏AA代谢最为重要的途径。环氧化酶是非甾体消炎药NSAIDs镇痛、退热和抗炎作用的主要治疗靶点[1,2]。花生四烯酸在环氧化酶的催化下产生前列腺素（prostaglandin，PG）等代谢产物[3]。

前列腺素是一族含有20个碳原子的不饱和脂肪酸，具有一个五碳环和两条侧链。PGs的合成分3步：受细胞因子和生长因子等因素刺激，细胞膜磷脂上的PLA2被活化，将膜磷脂水解释放出花生四烯酸；花生四烯酸经环氧化酶COX催化分两步转化为PGH$_2$:COX首先将花生四烯酸转化为不稳定的PGG$_2$，然后COX的过氧化物酶活性将PGG$_2$催化为PGH$_2$。随后PGH$_2$被不同的前列腺素合成酶催化代谢为更稳定的5种生物活性前列腺素，包括PGE$_2$、前列环素（prostacyclin，PGI$_2$）、PGF$_2\alpha$、PGD$_2$和血栓素A2（TXA$_2$）[4-7]。

前列腺素的快速降解使其作用限制在合成部位附近，以自分泌或旁分泌的形式发挥作用。每种前列腺素作用于特异性的G蛋白偶联受体[8,9]或PPARδ和PPARγ等核受体[10-13]（图1-8-7-1）。

（一）环氧化酶（COX）

COX是AA代谢为前列腺素的限速酶，其分子中有两个催化位点，一个位点具有COX活性，可催化AA形成PGG$_2$，另一个位点具有过氧化物酶活性，催化PGG$_2$形成PGH$_2$。COX有两种亚型：COX1和COX2[14-17]，两者分子量均为71kDa，有600多个氨基酸，其中63%序列相同。人COX1基因约长22.5kb，由11个外显子和10个内含子构成，定位于第9号染色体9q32～33.3；而编码人COX2的基因长度为8.3kb，由10个外显子和9个内含子构成，定位于第1号染色体1q25.2～25.3。COX1的mRNA为2.8kb，COX2的mRNA约4.5kb。

COX1在正常组织和细胞中有稳定的基础表达，认为对维护胃黏膜细胞，控制血小板聚集等基本功能有重要作用[1,5,18]。而COX2是一种诱导酶，可被炎症介质和丝裂酶素诱导，在血管生成、炎

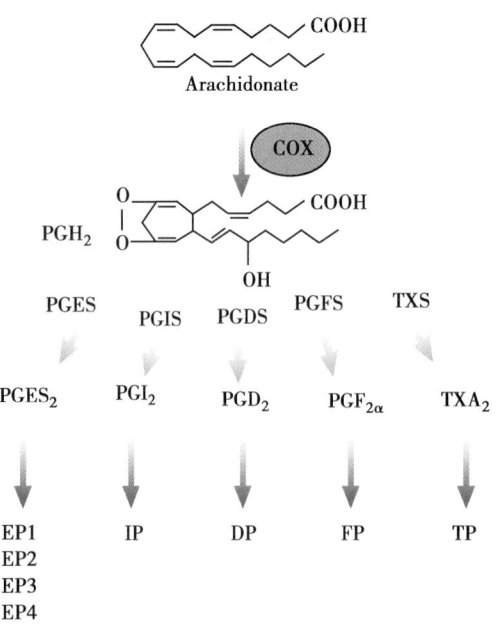

图 1-8-7-1　花生四烯酸环氧化酶代谢途径
arachidonate：花生四烯酸；CO：环氧化酶；PG：前列腺素；PGI2：前列环素；TXA2：血栓素A2

症、肿瘤发生等病理生理过程中起重要作用[1,5,18,19]。然而最近研究提示COX2除了被诱导后的作用外，COX2在肾脏发育、排卵和分娩过程中有重要作用，而且对维持心血管内环境稳定起重要作用[20-26]。近来有研究提示当一个体细胞同时表达COX1和COX2能形成功能性异二聚体，COX2和COX1联合能促进COX1介导的前列腺素合成[27]。

COX1和COX2在组织中的表达部位不同。在肾脏，COX1主要表达在集合管，间质细胞、肾小球系膜细胞，小动脉内皮细胞也有低滴度的COX1表达[28-31]（图1-8-7-2）。COX2主要表达在肾脏髓质间质细胞和皮质升支粗段及致密斑细胞[15,28,32]（图1-8-7-2），许多生理应激可诱导COX2在这些细胞的表达。虽然COX2最先在内皮细胞被克隆，但是免疫组化和原位杂交法都未能在肾脏内皮细胞检测到明显的COX2表达。

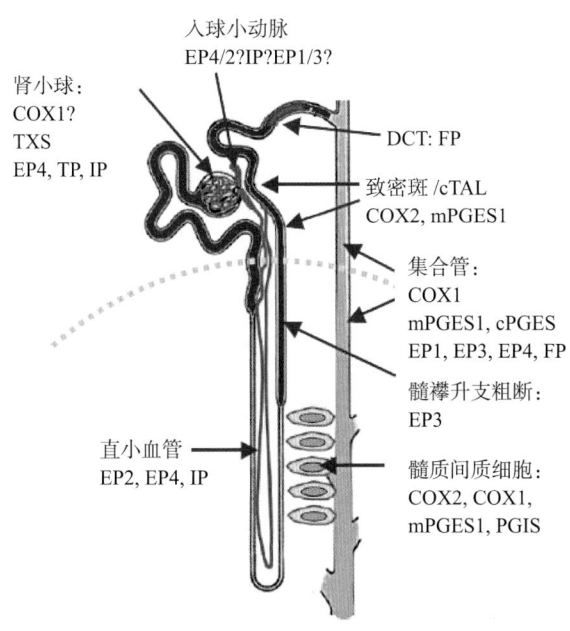

图1-8-7-2 环氧化酶、前列腺素合成酶及其受体在肾脏的表达部位

（二）前列腺素合成酶

前列腺素合成酶包括PGE2合酶（PGES）、前列环素合酶（PGIS）、PGD合酶（PGDS）、PGFS和血栓素合酶，分别参与PGE_2、PGI_2、PGD_2、PGF_2和TXA_2的合成[18,33]。PGE合成酶有三种同工酶：膜结合型PGE合成酶1（mPGES1）、膜结合型PGE合成酶2（mPGES2）以及胞质型PGE合成酶1（cPGES1）[34-36]。mPGES1是可诱导型酶，主要与COX2偶联，介导生理状态下PGE_2的产生[34]，而cPGES和mPGES2则不易被诱导[7,36]。PGDS催化PGH_2合成PGD_2[37-38]，现已知两种不同类型的PGDS：促脂素型（lipocalin-type PGDS，LPGDS）和造血型PGDS（hematopoietic PGDS，H-PGDS）[38,39]。PGF_2由9，11环内过氧化物还原酶催化PGH_2合成[40]，也可由PGE9酮还原酶催化PGE_2合成[41,42]。

肾脏内前列腺素合成酶的分布不完全具有特征性。肾脏mPGES1主要表达在集合管[31,43,44]，以及髓襻升支粗段和致密斑[31]。在皮质和髓质的间质细胞可检测出低水平的mPGES1[31,43,44]。在肾脏中也能检测到低水平的mPGES2和cPGES[45,46]。PGIS主要位于肾脏血管系统[44]。RT-PCR提示L-PGDS主要表达在肾脏皮质和外髓[45,46]。而H-PGDS mRNA仅可在微切割的外髓集合管被检测到[44]，但其功能尚不清楚。

PGE_2是肾脏表达最多的前列腺素，其次是PGI_2、PGF_2、TXA_2[47,48]。在基础情况下COX1和COX2催化途径都参与这些前列腺素的生物合成，但在血管紧张素刺激时，PGE_2和PGI_2主要由COX2通路产生[47]。这些前列腺素的细胞合成部位尚不完全清楚。

（三）前列腺素受体

前列腺素释放后需通过与靶细胞上的前列腺素受体结合发挥作用。这些受体均为跨膜 G 蛋白耦联受体，包括 DP、EP、FP、IP 和 TP 受体，每个受体分别选择性的与 PGD_2、PGE_2、$PGF_2\alpha$、PGI_2 以及 TXA_2 结合[8,9]。其中 EP 受体有四种亚型：EP1、EP2、EP3 和 EP4[8,9]。TP 受体是血小板聚集和平滑肌收缩的有效激活剂，而 IP 受体具有抗凝血功能。EP1 和 EP3 是平滑肌收缩剂，EP2、EP4 及 IP 受体可松弛包括血管平滑肌在内的平滑肌。有报道 EP1 可介导痛知觉[49]，EP3 对致热源反应起重要作用，EP4 缺陷导致动脉导管未闭。

这些前列腺素受体表达于不同的细胞，与特异的前列腺素结合并介导相应的信号通路。每种前列腺素激活相应的 G 蛋白偶联信号通路。IP、DP、EP2 和 EP4 受体通过激活偶联刺激性 G 蛋白（Gs）增加细胞内 cAMP 水平；而 TP、FP 和 EP1 受体则（至少在一些组织）可诱导钙动员[8,9]。EP3 受体与抑制性 G 蛋白（Gi）偶联减少 cAMP 合成[8,9]。虽然一些受体使用相同的第二信号通路，但每种受体激活的第二信号通路下游靶目标不同，从而表现为不同的生理效应。每种前列腺素受体发挥不同效应的信号传导机制仍未完全阐明。

前列腺素受体在肾脏表达的部位及其作用各不相同[50]。如 PGE_2 对入球小动脉有双向调节：EP1 和 EP3 介导收缩作用，EP2 和 EP4 介导扩张作用。虽然有功能性证据表明 EP1 受体存在于微血管，但 EP1 mRNA 主要在集合管表达[51]。激活 EP1 受体可增加细胞内钙浓度，抑制微灌注的集合管水钠重吸收[51]，提示 EP1 受体可能存在利钠利尿作用。EP1 敲除小鼠没有表现为排钠排水功能受损[49,52]，但这种小鼠的血压较低，血浆肾素增加[49]，近期更多研究提示 EP1 受体主要促进血管紧张素 Ⅱ（Ang Ⅱ）介导的血管收缩。在 EP1 敲除小鼠中 Ang Ⅱ 加压作用受损可能引起低血压[53]。虽然 EP1 敲除小鼠使血管升压素（AVP）释放改变，但其肾脏浓缩稀释功能与野生型小鼠类似[52]。在体外灌注集合管和小鼠体内功能效应研究的不一致结果可能是 EP1 缺陷的系统性血管效应掩盖了 EP1 阻断的肾脏效应，或体内研究因 EP1 敲除引起的代偿反应。

EP3 mRNA 在升支粗段和集合管表达[54]。COX 抑制剂吲哚美辛（indomethacin）可增加野生型小鼠的尿渗透压，但不能增加 EP3 敲除小鼠尿渗透压，然而野生型小鼠 EP3 敲除与 AVP 作用相比并不能显著影响尿液浓缩功能[55]。FP 与 EP3 在主要氨基酸序列上有最高的同源性，并在远端肾小管和皮质集合管高表达，从而抑制肾脏水盐重吸收作用[56,57]。FP mRNA 主要表达在表浅集合管，EP3 在深层皮质和外髓集合管，EP1 位于内髓集合管。沿集合管轴的这些依序表达（图 1-8-7-3）提示功能重叠，解释不同受体敲除模型和肾脏盐转运表现。

虽然肾脏中只能检出极低水平的 EP2 mRNA，且其精确的表达部位尚不清楚，但 EP2 敲除小鼠呈现盐敏感性高血压，提示这一受体对盐排泄的重要作用[58,59]。EP4 mRNA 主要在肾小球表达，可能作用于肾小球血流动力学的调节[9,60]。IP mRNA 表达入球小动脉，扩张肾小动脉刺激肾素释放[9]。TP 也表达于肾小球，与 TXA_2 对肾小球毛细血管有效收缩作用相符合，GFR 减少可能抵消这些扩张性前列腺素的作用，增加肾小球阻力。目前没有关于 DP 在肾脏表达的证据[9]。

二、COX 及前列腺素在肾脏生理及病理生理中的作用

（一）对肾脏血流动力学的作用

前列腺素在调节肾血流量（renal blood flow，RBF）和 GFR 方面具有重要作用[61,62]。正常情况下前列腺素似乎很少影响 RBF 和 GFR[61]，但在特定的病理生理状态，特别是有效循环血容量减少时，如充血性心力衰竭，肝硬化腹水，肾病综合征等，正常肾功能的维持依赖于前列腺素[62-65]。COX 抑制剂 NSAIDs 可引起这些患者 GFR 的急剧下降[62-65]。

随着 COX2 的发现，曾认为前列腺素"管家"作用主要是来源于 COX1 通路，并希望选择性抑制 COX2 不会像非选择性 COX 抑制剂对肾血流动力学造成影响。然而临床研究证实选择性 COX2 抑制剂在生理应激（如失盐）的志愿者显著减少 GFR 和 RBF[66-68]。COX2 来源的前列腺素在维持肾功能方面的作用也得到了动物实验的支持[30,69]。低容量时，儿茶酚胺、血管紧张素和血管升压素释

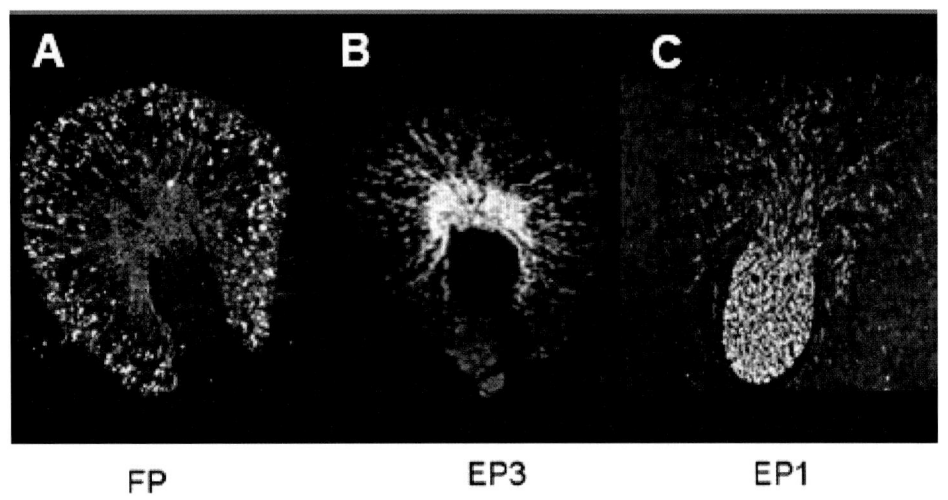

图 1-8-7-3　FP, EP3 和 EP1 mRNA 在肾脏的表达（原位杂交法检测）

白点代表杂交mRNA, FP 受体主要表达在浅集合管（A）, EP3 受体表达在深层皮质和外髓集合管（B）, EP1 受体位于内髓集合管（C）

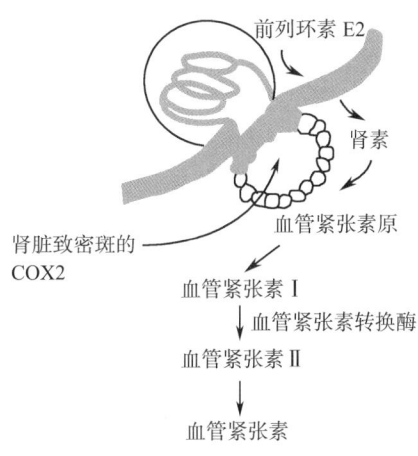

图 1-8-7-4　肾脏致密斑 COX2 及肾素分布

放增加将收缩肾动脉和外周动脉[70-72]。这些缩血管效应可被肾内血管扩张剂（包括前列腺素）的对抗，从而保护肾血流量[73,74]。

内源性PGEs通过扩张入球小动脉对维持GFR起重要作用[75,76]。最近研究提示前列腺素主要表达在致密斑[28]。当人类和啮齿类动物容量丢失时，致密斑和皮质髓袢升支粗段COX2表达显著增加[28,77]。有报道PGE₂是皮质升支粗段和致密斑合成的主要产物，其释放增加能减少小管腔氯化物排出[78]。COX2和mPGES1在致密斑的共表达进一步支持PGE₂在肾单位这些节段起到调节COX2的重要作用。PGI₂是否也在致密斑合成尚不清楚，一些研究发现PGIS在致密斑和皮质升支粗段表达[79]，另一些研究则相反[44]。下游前列腺素受体调节入球小动脉血管扩张作用尚未完全阐明，可能的有效调节受体包括：EP4、EP2和IP受体[50,80]。最近研究发现EP4和EP2受体激动剂对氯化汞急性肾损伤动物模型可改善肾功能和/或增加存活率，支持EP2/4对肾功能的保护作用[81]。PGI₂在维持肾血流量方面的作用已被证实，PGIS敲除与缺血性肾损伤相关[82]。但是IP受体缺陷并不引起与PGIS缺陷相同的肾脏损伤[83]，提示有其他信号机制参与PGIS对肾血流量的有效作用。

除了前列腺素对肾前小动脉直接的血管扩张作用，增加致密斑合成前列腺素也增加了肾素的释放[83]（图1-8-7-4），肾素将血管紧张素原转化为血管紧张素Ⅰ，增加血管紧张素Ⅱ水平。血管紧张素Ⅱ对肾小球出球小动脉的收缩大于对入球小动脉的收缩[84,85]，从而增加了肾小球内压，维持容量缺失条件下肾小球滤过率。这一Ang Ⅱ优先作用于出球小动脉的效应被PGE₂优先扩张入球小动脉的作用进一步加强[75]。

（二）对血压的调节作用

前列腺素在调节血压方面起到重要作用[86,87]。使用NSAID抑制内源性前列腺素合成可能导致系统性高血压或使已存在盐敏感性高血压个体的血压难于控制[88,89]。近期的临床研究（包括CLASS，VIGOR，TARGET和APPROVE研究）一致提示选择性COX2抑制剂也与高血压相关[24,26,91-94]。COX2抑制剂引起高血压的机制可能是多因素的。给患者服用选择性COX2抑制剂或非选择性COX抑制剂常引起钠潴留和水肿[26]，提示COX2衍生前列腺素在正常情况下参与促进肾脏钠的排泄，从而维持正常血压，抑制COX2影响了尿钠排泄导致钠潴留。

近年研究发现肾脏髓质间质细胞前列腺素在调节钠平衡和维持血压方面起重要作用（图1-8-7-5）。高盐饮食增加了肾髓质COX2和mPGES1的表达[29,95]。对高盐饮食的小鼠选择性肾内髓灌注COX2或COX1抑制剂可引起高血压[25,96]。而高盐饮食主要诱导肾髓质间质细胞COX2表达，推测间质细胞合成的前列腺素可能通过旁分泌作用，增加肾髓质血流或/和抑制小管钠重吸收。COX2抑制剂可减少肾髓质血流量[97]，肾髓质血流量减少将引起钠潴留并发展为高血压[98]。因mPGES1在集合管高表达，集合管也是COX1主要表达的部位，所以高盐饮食诱导mPGES1表达可能伴随着COX1表达，从而引起集合管PGE_2合成增加。阻断COX1可能通过抑制高盐诱导PGE_2合成，阻止PGE_2促进集合管尿钠排泄作用[51]，从而引起盐敏感性高血压[96]。同样高盐饮食后mPGES1敲除小鼠也发展为高血压，进一步证实PGE_2介导COX抗高血压的重要作用[95,99]。高盐饮食也增加$PGF2\alpha$合成[100]，但其具体作用尚不确定。IP受体基因敲除也与盐敏感性高血压有关，支持COX衍生PGI_2在维持盐平衡和血压方面的重要作用。

哪种COX衍生前列腺素调节钠平衡和维持血压的机制正在被逐渐阐明。EP2，EP4或IP受体似乎通过扩张直小血管控制肾髓质血流量[50,70]。EP2和IP2受体在调节钠平衡和血压稳定的重要作用被很多研究证实，提示EP2或IP受体缺乏与盐敏感性高血压相关[50,92]。EP1和EP3受体可能介导抑制髓襻升支粗段和集合管对盐和水的重吸收[93]。但是，将EP1和EP3基因敲除的研究提示即使在高盐饮食下也没有引起盐潴留或高血压[49,50,53]。

与肾髓质COX2表达不同，饮食氯化钠摄入减少增加肾皮质COX2表达。大量研究显示，肾脏皮质COX2的产物是介导肾脏肾素合成释放的重要机制（图1-8-7-5）。早在20世纪80年代就证实使用吲哚美辛治疗缺盐老鼠将减少血浆肾素活性并导致血压下降[101-107]。随后的研究提示几乎所有诱导肾素释放的行为都增加致密斑、皮质升支粗段COX2的表达，如低盐饮食、使用利尿剂、ACEI[108]。高肾素水平的人体也伴有致密斑COX2表达增加[77]。大量体外或离体研究证实PGE_2和PGI_2能通过EP4，EP2或IP受体[72,83,109]刺激球旁器释放肾素。COX2抑制剂或敲除COX2基因显著减少低盐饮食对血浆肾素水平的刺激。COX2衍生的前列腺素能够刺激肾素释放。COX2在容量丢失条件下介导肾素释放被认为是在加强肾脏钠重吸收和维持血压方面起重要作用。在这些条件下COX2抑制剂实际上能降低而不是增加血压[106,107]。

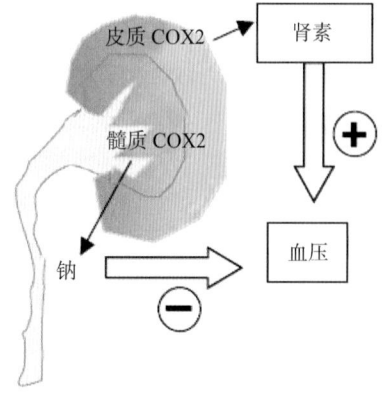

图1-8-7-5　肾脏COX2
对血压调节的作用

前列腺素也可通过释放肾素在肾血管性高血压的发病机制中起重要作用。肾动脉狭窄的动物和人服用NSAIDS都将降低血压[90,110]。动物研究提示大动脉狭窄增加致密斑/皮质升支粗段COX2的表达[111]。COX2抑制剂也能减少肾素活性，在肾血管性高血压动物模型中降低血压[111]。这些研究提示致密斑处COX2催化产生的前列腺素在肾血管性高血压中参与了肾素的合成和释放。虽然体外及离体研究都令人信服的证实EP2，EP4，IP受体能诱导肾素释放，体内研究显示只有破坏IP受体基因能够减弱双肾一钳夹小鼠模型高血压的进展，并伴随血浆肾素活性的减少[112]。相反有证据表明使用襻利尿剂呋塞米利钠排泄后的小鼠，EP4受体基因敲除将抑制其肾素表达[113]。因此前列腺素受体在肾脏调节肾素的精确作用仍有待研究。

（三）对肾髓质细胞的作用

长期使用COX抑制剂NSAIDS会引起肾乳头坏死[114,115]。位于肾髓质的细胞，特别是肾乳头的细胞，正常情况下有强大的耐受渗透压和低氧压力的能力。动物研究提示脱水情况下肾髓质间质细胞COX2 mRNA和蛋白表达显著增加[105,116]，这时使用选择性COX2抑制剂阻断COX2活性导致髓质间质细胞凋亡[105]。提示肾脏髓质COX2产物对维持髓质细胞的存活有重要意义。这是为什么在脱水的情况下，更容易发生NSAIDS相关性肾乳头损伤[76,114]。此外，COX2衍生前列腺素对肾髓质间质细胞的作用可能在于维持肾髓质血流[98,117]。肾髓质间质细胞直接与直小血管相邻[118]，支持这些细胞或来源于细胞的COX2产物在维持肾髓质血流时起重要作用。维持一定的血流对肾脏髓质细胞的存活也有一定意义。

（四）对肾脏发育的作用

前列腺素是肾脏发育的必要因素[119,120]，有报道指出妊娠末三个月服用NSAIDs的妇女会导致新生儿肾脏发育不良和羊水过少。这在小鼠基因靶向研究中得到了进一步的证实：靶向破坏COX2基因导致肾脏发育障碍，以肾小球发育不全及构成皮质包膜的囊下小管缺失为特征[119,120]。肾发育所需要COX2活性细胞定位尚不清楚，COX2促进肾发生的机制也不清楚。在发育中的肾脏中，COX2主要表达在毗邻新生小球的发育的小管上皮细胞以及逗号型、s型特定数量的细胞，这些将发育构成致密斑[22,121]。然而另外一些研究提示在肾发生过程中COX2免疫反应蛋白表达在间充质细胞基质[121]。因此COX2衍生前列腺素作用于肾发生的细胞来源仍不清楚。

（张　敏　郝传明）

参考文献

1. VANE JR. Inhibition of prostaglandin synthesis as a mechanism of action for aspirin-like drugs. Nat New Biol, 1971, 231(25): 232-235.

2. OATES JA. The 1982 Nobel Prize in Physiology or Medicine. Science, 1982, 218(4574):765-768.

3. SMITH WL. Prostanoid biosynthesis and mechanisms of action. Am J Physiol, 1982, 263: F181-F191.

4. FITZGERALD GA, LOLL P. COX in a crystal ball: current status and future promise of prostaglandin research. J Clin Invest, 2001, 107(11): 1335-1337.

5. HERSCHMAN HR. Prostaglandin synthase 2. Biochim Biophys Acta, 1996, 1299(1):125-140.

6. DUBOIS RN, ABRAMSON SB, CROFFORD LET AL. Cyclooxygenase in biology and disease. FASEB J, 1998, 12(12): 1063-1073.

7. MURAKAMI M, NAKATANI Y, TANIOKA T, et al. Prostaglandin E synthase. Prostaglandins Other Lipid Mediat, 2002, 68-69: 383-399.

8. NARUMIYA S, FITZGERALD GA. Genetic and pharmacological analysis of prostanoid receptor function. J Clin Invest, 2001, 108(1): 25-30.

9. BREYER MD, BREYER RM. Prostaglandin receptors: their role in regulating renal function. Curr Opin

Nephrol Hypertens, 2000, 9(1): 23-29.

10. HAO CM, REDHA R, MORROW J, et al. Peroxisome proliferator-activated receptor delta activation promotes cell survival following hypertonic stress. J Biol Chem, 2002, 277(24): 21341-21345.

11. LIM H, DEY SK. PPAR delta functions as a prostacyclin receptor in blastocyst implantation. Trends Endocrinol Metab, 2000, 11(4): 137-142.

12. BERNARDO A, LEVI G, MINGHETTI L. Role of the peroxisome proliferator-activated receptor-gamma (PPAR-gamma) and its natural ligand 15-deoxy-Delta12, 14-prostaglandin J2 in the regulation of microglial functions. Eur J Neurosci, 2000, 12(7): 2215-2223.

13. WARD JE, GOULD H, HARRIS T, et al. PPAR gamma ligands, 15-deoxy-delta12, 14-prostaglandin J2 and rosiglitazone regulate human cultured airway smooth muscle proliferation through different mechanisms. Br J Pharmacol, 2004, 141(3): 517-525.

14. SIMMONS DL, LEVY DB, YANNONI Y, et al. Identification of a phorbol ester-repressible v-src-inducible gene. Proc Natl Acad Sci U S A, 1989, 86(4): 1178-1182.

15. GUAN Y, CHANG M, CHO W, et al. Cloning, expression, and regulation of rabbit cyclooxygenase-2 in renal medullary interstitial cells. Am J Physiol, 1997, 273: F18-26.

16. HLA T, NEILSON K. Human cyclooxygenase-2 cDNA. Proc Natl Acad Sci U S A, 1992, 89(16): 7384-7388.

17. KUJUBU DA, FLETCHER BS, VARNUM BC, et al. TIS10, a phorbol ester tumor promoter-inducible mRNA from Swiss 3T3 cells, encodes a novel prostaglandin synthase/cyclooxygenase homologue. J Biol Chem, 1991, 266(20): 12866-12872.

18. SMITH WL, LANGENBACH R. Why there are two cyclooxygenase isozymes. J Clin Invest, 2001, 107(12): 1491-1495.

19. HLA T, BISHOP-BAILEY D, LIU CH, et al. Cyclooxygenase-1 and-2 isoenzymes. Int J Biochem Cell Biol, 1999, 31(5): 551-557

20. DINCHUK JE, CAR BD, FOCHT RJ, et al. Renal abnormalities and an altered inflammatory response in mice lacking cyclooxygenase II. Nature, 1995, 378(6555): 406-409.

21. MORHAM SG, LANGENBACH R, LOFTIN CD, et al. Prostaglandin synthase 2 gene disruption causes severe renal pathology in the mouse. Cell, 1995, 83(3): 473-482.

22. KOMHOFF M, WANG JL, CHENG HF, et al. Cyclooxygenase-2-selective inhibitors impair glomerulogenesis and renal cortical development. Kidney Int, 2000, 57(2): 414-422.

23. LIM H, PARIA BC, DAS SK, et al. Multiple female reproductive failures in cyclooxygenase 2-deficient mice. Cell, 1997, 91(2): 197-208.

24. BRESALIER RS, SANDLER RS, QUAN H, et al. Cardiovascular events associated with rofecoxib in a colorectal adenoma chemoprevention trial. N Engl J Med, 2005, 352(11): 1092-1102.

25. ZEWDE T, MATTSON DL. Inhibition of cyclooxygenase-2 in the rat renal medulla leads to sodium-sensitive hypertension. Hypertension, 2004, 44(4): 424-428.

26. ZHANG J, DING EL, SONG Y. Adverse effects of cyclooxygenase 2 inhibitors on renal and arrhythmia events: meta-analysis of randomized trials. JAMA, 2006, 296(13):1619-1632.

27. YU Y, FAN J, CHEN XS, et al. 2006. Genetic model of selective COX2 inhibition reveals novel heterodimer signaling. Nat Med, 2006, 12(6): 699-704.

28. HARRIS RC, MCKANNA JA, AKAI Y, et al. Cyclooxygenase-2 is associated with the macula densa of rat kidney and increases with salt restriction. J Clin Invest, 1994, 94(6): 2504-2510.

29. YANG T, SINGH I, PHAM H, et al. Regulation of cyclooxygenase expression in the kidney by dietary salt intake. Am J Physiol, 1998, 274: F481-F489.

30. CASTROP H, SCHWEDA F, SCHUMACHER K, et al. Role of renocortical cyclooxygenase-2 for renal vascular resistance and macula densa control of renin secretion. J Am Soc Nephrol, 2001, 12(5): 867-874.

31. CÂMPEAN V, THEILIG F, PALIEGE A, et al. Key enzymes for renal prostaglandin synthesis: site-specific expression in rodent kidney (rat, mouse). Am J Physiol Renal Physiol, 2003, 285(1): F19-F32.

32. HAO CM, KÖMHOFF M, GUAN Y, et al. Selective targeting of cyclooxygenase-2 reveals its role in renal

medullary interstitial cell survival. Am J Physiol, 1999, 277: F352-F359.

33. FITZGERALD GA. COX-2 and beyond: Approaches to prostaglandin inhibition in human disease. Nat Rev Drug Discov, 2003, 2(11): 879-890.

34. JAKOBSSON PJ, THORÉN S, MORGENSTERN R, et al. Identification of human prostaglandin E synthase: a microsomal, glutathione-dependent, inducible enzyme, constituting a potential novel drug target. Proc Natl Acad Sci U S A, 1999, 96(13): 7220-7225.

35. TANIOKA T, NAKATANI Y, SEMMYO N, et al. Molecular identification of cytosolic prostaglandin E2 synthase that is functionally coupled with cyclooxygenase-1 in immediate prostaglandin E2 biosynthesis. J Biol Chemm, 2000, 275(42): 32775-32782.

36. TANIKAWA N, OHMIYA Y, OHKUBO H, et al. Identification and characterization of a novel type of membrane-associated prostaglandin E synthase. Biochem Biophys Res Commun, 2002, 291(4):884-889.

37. LAZARUS M, KUBATA BK, EGUCHI N, et al. Biochemical characterization of mouse microsomal prostaglandin E synthase-1 and its colocalization with cyclooxygenase-2 in peritoneal macrophages. Arch Biochem Biophys, 2002, 397(2): 336-341.

38. URADE Y, EGUCHI N. Lipocalin-type and hematopoietic prostaglandin D synthases as a novel example of functional convergence. Prostaglandins Other Lipid Mediat, 2002, 68-69: 375-382.

39. URADE Y, HAYAISHI O. Biochemical, structural, genetic, physiological, and pathophysiological features of lipocalin-type prostaglandin D synthase. Biochim Biophys Acta, 2000, 1482(1-2): 259-271.

40. WATANABE K. Prostaglandin F synthase. Prostaglandins Other Lipid Mediat, 2002, 68-69: 401-407.

41. LEE SC, LEVINE L. Purification and regulatory properties of chicken heart prostaglandin E 9-ketoreductase. J Biol Chem, 1975, 250(12): 4549-4555.

42. WESTBROOK C, JARABAK J. Purification and partial characterization of an NADH-linked delta13-15-ketoprostaglandin reductase from human placenta. Biochem Biophys Res Commun, 1975, 66(2):541-546.

43. SCHNEIDER A, ZHANG Y, ZHANG M, et al. Membrane-associated PGE synthase-1(mPGES-1) is coexpressed with both COX-1 and COX-2 in the kidney. Kidney Int, 2004, 65(4): 1205-1213.

44. VITZTHUM H, ABT I, EINHELLIG S, et al. Gene expression of prostanoid forming enzymes along the rat nephron. Kidney Int, 2002, 62(5): 1570-1581.

45. OGAWA M, HIRAWA N, TSUCHIDA T, et al. Urinary excretions of lipocalin-type prostaglandin D2 synthase predict the development of proteinuria and renal injury in OLETF rats. Nephrol Dial Transplant, 2006, 21(4): 924-934.

46. RAGOLIA L, PALAIA T, HALL CE, et al. Accelerated glucose intolerance, nephropathy, and atherosclerosis in prostaglandin D2 synthase knock-out mice. Jof Biol Chem, 2005, 280(33): 29946-29955.

47. QI Z, CAI H, MORROW JD, et al. Differentiation of cyclooxygenase 1-and 2-derived prostanoids in mouse kidney and aorta. Hypertension, 2006, 48(2): 323-328.

48. BONVALET JP, PRADELLES P, FARMAN N. Segmental synthesis and actions of prostaglandins along the nephron. Am J Physiol, 1987, 253: F377-F387.

49. STOCK JL, SHINJO K, BURKHARDT J, et al. The prostaglandin E2 EP1 receptor mediates pain perception and regulates blood pressure. J Clin Invest, 2001, 107(3): 325-331.

50. BREYER MD, BREYER RM. G protein-coupled prostanoid receptors and the kidney. Annu Rev Physiol, 2001, 63: 579-605.

51. GUAN Y, ZHANG Y, BREYER RM, et al. Prostaglandin E2 inhibits renal collecting duct Na^+ absorption by activating the EP1 receptor. J Clin Invest, 1998, 102(1): 194-201.

52. KENNEDY CR, XIONG H, RAHAL S, et al. Urine concentrating defect in prostaglandin EP1-deficient mice. Am J Physiol Renal Physiol, 2007, 292(2):F868-875.

53. GUAN Y. ZHANG Y, WU J, et al. Antihypertensive effects of selective prostaglandin E2 receptor subtype 1 targeting. J Clin Invest, 2007, 117(9):2496-2505.

54. BREYER MD, JACOBSON HR, DAVIS LS, et al. In situ hybridization and localization of mRNA for the rabbit prostaglandin EP3 receptor. Kidney Int, 1993, 44(6): 1372-1378.

55. FLEMING EF, ATHIRAKUL K, OLIVERIO MI, et al. Urinary concentrating function in mice lacking EP3 receptors for prostaglandin E2. Am J Physiol, 1998, 275: F955-F961.

56. SAITO O, GUAN Y, QI Z, et al. Expression of the prostaglandin F receptor (FP) gene along the mouse genitourinary tract. Am J Physiol Renal Physiol, 2003, 284(6): F1164-F1170.

57. HÉBERT RL, CARMOSINO M, SAITO O, et al. Characterization of a rabbit kidney prostaglandin F(2{alpha}) receptor exhibiting G(i)-restricted signaling that inhibits water absorption in the collecting duct. J Biol Chem, 2005, 280(41):35028-35037.

58. KENNEDY CR, ZHANG Y, BRANDON S, et al. Salt-sensitive hypertension and reduced fertility in mice lacking the prostaglandin EP2 receptor. Nat Med, 1999, 5(2): 217-220.

59. TILLEY SL, AUDOLY LP, HICKS EH, et al. Reproductive failure and reduced blood pressure in mice lacking the EP2 prostaglandin E2 receptor. J Clin Invest, 1999, 103(11): 1539-1545.

60. BREYER RM, DAVIS LS, NIAN C, et al. Cloning and expression of the rabbit prostaglandin EP4 receptor. Am J Physiol, 1996, 270(3 Pt 2): F485-F493.

61. DIBONA GF. Prostaglandins and nonsteroidal anti-inflammatory drugs. Effects on renal hemodynamics. Am J Med, 1986, 80(1A): 12-21.

62. ARISZ L, DONKER AJ, BRENTJENS JR, et al. The effect of indomethacin on proteinuria and kidney function in the nephrotic syndrome. Acta Med Scand, 1976, 199(1-2): 121-125.

63. WALSHE JJ, BRENTJENS JR, COSTA GG, et al. Abdominal pain associated with IgA nephropathy. Possible mechanism. Am J Med, 1984, 77(4): 765-767.

64. ANTILLON M, COMINELLI F, LO S, et al. Effects of oral prostaglandins on indomethacin-induced renal failure in patients with cirrhosis and ascites. J Rheumatol Suppl, 1990, 20: 46-49.

65. HUERTA C, RODRIGUEZ LA. Incidence of ocular melanoma in the general population and in glaucoma patients. J Epidemiol Community Health, 2001, 55(5): 338-339.

66. ROSSAT J, MAILLARD M, NUSSBERGER J, et al. Renal effects of selective cyclooxygenase-2 inhibition in normotensive salt-depleted subjects. Clin Pharmacol Ther, 1999, 66(1): 76-84.

67. CATELLA-LAWSON F, MCADAM B, MORRISON BW, et al. Effects of specific inhibition of cyclooxygenase-2 on sodium balance, hemodynamics, and vasoactive eicosanoids. J Pharmacol Exp Ther, 1999, 289(2): 735-741.

68. SWAN SK, RUDY DW, LASSETER KC, et al. Effect of cyclooxygenase-2 inhibition on renal function in elderly persons receiving a low-salt diet. A randomized, controlled trial. Ann Intern Med, 2000, 133(1): 1-9.

69. RODRÍGUEZ F, LLINÁS MT, GONZÁLEZ JD, et al. Renal changes induced by a cyclooxygenase-2 inhibitor during normal and low sodium intake. Hypertension, 2000, 36(2): 276-281.

70. BREYER MD, HAO C, QI Z. Cyclooxygenase-2 selective inhibitors and the kidney. Curr Opin Crit Care, 2001, 7(6): 393-400.

71. PINILLA JM, ALBEROLA A, GONZÁLEZ JD, et al. Role of prostaglandins on the renal effects of angiotensin and interstitial pressure during volume expansion. Am J Physiol, 1993, 265(6 Pt 2): R1469-1474.

72. ITO S, CARRETERO OA, ABE K, et al. Effect of prostanoids on renin release from rabbit afferent arterioles with and without macula densa. Kidney Int, 1989, 35(5): 1138-1144.

73. MZAIL AH, NOBLE AR. Haemorrhage-induced secretion of active and inactive renin in conscious and pentobarbitone-anaesthetized sheep. Clin Exp Pharmacol Physiol, 1986, 13(2): 131-138.

74. YARED A, KON V, ICHIKAWA I. Mechanism of preservation of glomerular perfusion and filtration during acute extracellular fluid volume depletion. Importance of intrarenal vasopressin-prostaglandin interaction for protecting kidneys from constrictor action of vasopressin. J Clin Invest, 1985, 75(5): 1477-1487.

75. EDWARDS RM. Effects of prostaglandins on vasoconstrictor action in isolated renal arterioles. Am J Physiol, 1985, 248:F779-784.

76. SCHLONDORFF D. Renal complications of nonsteroidal anti-inflammatory drugs. Kidney Int, 1993, 44(3): 643-653.

77. KÖMHOFF M, JECK ND, SEYBERTH HW, et al. Cyclooxygenase-2 expression is associated with the renal

macula densa of patients with Bartter-like syndrome. Kidney Int, 2000, 58(6): 2420-2424.

78.　PETI-PETERDI J, KOMLOSI P, FUSON AL, et al. Luminal NaCl delivery regulates basolateral PGE2 release from macula densa cells. J Clin Invest, 2003, 112(1): 76-82.

79.　TOMIDA T, NUMAGUCHI Y, MATSUI H, et al. Altered expression of prostacyclin synthase in a subset of the thick ascending limb cells and mesangial cells in 5/6-nephrectomized rats. Hypertens Res, 2001, 24(4): 411-419.

80.　IMIG JD. Eicosanoids and renal vascular function in diseases. Clin Sci (Lond), 2006, 111(1): 21-34.

81.　VUKICEVIC S, SIMIC P, BOROVECKI F, et al. Role of EP2 and EP4 receptor-selective agonists of prostaglandin E(2) in acute and chronic kidney failure. Kidney Int, 2006, 70(6): 1099-1106.

82.　YOKOYAMA C, YABUKI T, SHIMONISHI M, et al. Prostacyclin-deficient mice develop ischemic renal disorders, including nephrosclerosis and renal infarction. Circulation, 2002, 106(18): 2397-2403.

83.　TRAYNOR TR, SMART A, BRIGGS JP, et al. Inhibition of macula densa-stimulated renin secretion by pharmacological blockade of cyclooxygenase-2. Am J Physiol, 1999, 277: F706-F710.

84.　ICHIKAWA I, BRENNER BM. Importance of efferent arteriolar vascular tone in regulation of proximal tubule fluid reabsorption and glomerulotubular balance in the rat. J Clin Invest, 1980, 65(5): 1192-1201.

85.　EDWARDS RM. Segmental effects of norepinephrine and angiotensin II on isolated renal microvessels. Am J Physiol, 1983, 244(5): F526-F534.

86.　ANDERSON RJ, BERL T, MCDONALD KM, et al. Prostaglandins: effects on blood pressure, renal blood flow, sodium and water excretion. Kidney Int, 1976, 10(3):205-215.

87.　DANIELS EG, HINMAN JW, LEACH BE, et al. Identification of prostaglandin E2 as the principal vasodepressor lipid of rabbit renal medulla. Nature, 1967, 215(5107): 1298-1299.

88.　FIERRO-CARRION GA, RAM CV. Nonsteroidal anti-inflammatory drugs (NSAIDs) and blood pressure. Am J Cardiol, 1997, 80(6): 775-776.

89.　JACKSON EK. Relation between renin release and blood pressure response to nonsteroidal anti-inflammatory drugs in hypertension. Hypertension, 1989, 14(5): 469-471.

90.　POPE JE, ANDERSON JJ, FELSON DT. A meta-analysis of the effects of nonsteroidal anti-inflammatory drugs on blood pressure. Arch Intern Med, 1993, 153(4):477-484.

91.　BOMBARDIER C, LAINE L, REICIN A, et al. Comparison of upper gastrointestinal toxicity of rofecoxib and naproxen in patients with rheumatoid arthritis. VIGOR Study Group. N Engl J Med, 2000, 343(21): 1520-1528.

92.　FARKOUH ME, KIRSHNER H, HARRINGTON RA, et al. Comparison of lumiracoxib with naproxen and ibuprofen in the Therapeutic Arthritis Research and Gastrointestinal Event Trial (TARGET), cardiovascular outcomes: randomised controlled trial. Lancet, 2004, 364(9435): 675-684.

93.　SILVERSTEIN FE, FAICH G, GOLDSTEIN JL, et al. Gastrointestinal toxicity with celecoxib vs nonsteroidal anti-inflammatory drugs for osteoarthritis and rheumatoid arthritis: the CLASS study: A randomized controlled trial. Celecoxib Long-term Arthritis Safety Study. JAMA, 2000, 284(10): 1247-1255.

94.　MUIRHEAD EE. Renal vasodepressor mechanisms: the medullipin system. J Hypertens Suppl, 1993, 11(5): S53-S58.

95.　JIA Z, ZHANG A, ZHANG H, et al. Deletion of microsomal prostaglandin E synthase-1 increases sensitivity to salt loading and angiotensin II infusion. Circ Res, 2006, 99(11): 1243-1251.

96.　YE W, ZHANG H, HILLAS E, et al. Expression and function of COX isoforms in renal medulla: evidence for regulation of salt sensitivity and blood pressure. Am J Physiol Renal Physiol, 2006, 290(2): F542-F549.

97.　QI Z, HAO CM, LANGENBACH RI, et al. Opposite effects of cyclooxygenase-1 and-2 activity on the pressor response to angiotensin II. J Clin Invest, 2002, 110(1): 61-69.

98.　BERGSTRÖM G, EVANS RG. Mechanisms underlying the antihypertensive functions of the renal medulla. Acta Physiol Scand, 2004, 181(4): 475-486.

99.　CHAUMET-RIFFAUD P, OUDINET JP, SRAER J, et al. Altered PGE2 and PGF2 alpha production by glomeruli and papilla of sodium-depleted and sodium-loaded rats. Am J Physiol, 1981, 241(5): F517-F524.

100.　WEISMAN SM, FELSEN D, VAUGHAN ED JR. The effect of sodium intake on renal prostaglandin production. Proc Soc Exp Biol Med, 1986, 181(3): 357-363.

101. FRANCOIS H, ATHIRAKUL K, HOWELL D, et al. Prostacyclin protects against elevated blood pressure and cardiac fibrosis. Cell Metab, 2005, 2(3): 201-207.

102. HÉBERT RL, JACOBSON HR, FREDIN D, et al. Evidence that separate PGE2 receptors modulate water and sodium transport in rabbit cortical collecting duct. Am J Physiol, 1993, 265: F643-F650.

103. NAKANISHI T, UYAMA O, NAKAHAMA H, et al. Determinants of relative amounts of medullary organic osmolytes: effects of NaCl and urea differ. Am J Physiol, 1993, 264(3 Pt 2): F472-F479.

104. PETERSON DP, MURPHY KM, URSINO R, et al. Effects of dietary protein and salt on rat renal osmolytes: covariation in urea and GPC contents. Am J Physiol, 1992, 263: F594-F600.

105. HAO CM, YULL F, BLACKWELL T, et al. Dehydration activates an NF-kappaB-driven, COX2-dependent survival mechanism in renal medullary interstitial cells. J Clin Invest, 2000, 106(8): 973-982.

106. FRANCISCO LL, OSBORN JL, DIBONA GF. Prostaglandin in renin release during sodium deprivation. Am J Physiol, 1982, 243(6): F537-F542.

107. STAHL R, DIENEMANN H, BESSERER K, et al. Effect of indomethacin on blood pressure in rats with renovascular hypertension: dependence on plasma renin activity. Klin Wochenschr, 1981, 59(5): 245-246.

108. HARRIS RC, BREYER MD. Physiological regulation of cyclooxygenase-2 in the kidney. Am J Physiol Renal Physiol, 2001, 281(1): F1-F11.

109. GERBER JG, BRANCH RA, NIES AS, et al. Prostaglandins and renin release: II. Assessment of renin secretion following infusion of PGI2, E2 and D2 into the renal artery of anesthetized dogs. Prostaglandins, 1978, 15(1):81-88.

110. IMANISHI M, KAWAMURA M, AKABANE S, et al. Aspirin lowers blood pressure in patients with renovascular hypertension. Hypertension, 1989, 14(5): 461-468.

111. WANG JL, CHENG HF, HARRIS RC. Cyclooxygenase-2 inhibition decreases renin content and lowers blood pressure in a model of renovascular hypertension. Hypertension, 1999, 34(1):96-101.

112. FUJINO T, NAKAGAWA N, YUHKI K, et al. Decreased susceptibility to renovascular hypertension in mice lacking the prostaglandin I2 receptor IP. J Clin Invest, 2004, 114(6): 805-812.

113. NÜSING RM, TREUDE A, WEISSENBERGER C, et al. Dominant role of prostaglandin E2 EP4 receptor in furosemide-induced salt-losing tubulopathy: a model for hyperprostaglandin E syndrome/antenatal Bartter syndrome. J Am Soc Nephrol, 2005, 16(8):2354-2362.

114. BACH PH, NGUYEN TK. Renal papillary necrosis-40 years on. Toxicol Pathol, 1998, 26(1): 73-91.

115. SEGASOTHY M, SAMAD SA, ZULFIGAR A, et al. Chronic renal disease and papillary necrosis associated with the long-term use of nonsteroidal anti-inflammatory drugs as the sole or predominant analgesic. Am J Kidney Dis, 1994, 24(1):17-24.

116. YANG T, SCHNERMANN JB, BRIGGS JP. Regulation of cyclooxygenase-2 expression in renal medulla by tonicity in vivo and in vitro. Am J Physiol, 1999, 277: F1-F9.

117. ROMAN RJ, LIANOS E. Influence of prostaglandins on papillary blood flow and pressure-natriuretic response. Hypertension, 1990, 15(1): 29-35.

118. BOHMAN SO. The ultrastructure of the rat renal medulla as observed after improved fixation methods. J Ultrastruct Res, 1974, 47(3): 329-360.

119. VEERSEMA D, DE JONG PA, VAN WIJCK JA. Indomethacin and the fetal renal nonfunction syndrome. Eur J Obstet Gynecol Reprod Biol, 1983, 16(2): 113-121.

120. VOYER LE, DRUT R, MÉNDEZ JH. Fetal renal maldevelopment with oligohydramnios following maternal use of piroxicam. Pediatr Nephrol, 1994, 8(5): 592-594.

121. ZHANG MZ, WANG JL, CHENG HF, et al. Cyclooxygenase-2 in rat nephron development. Am J Physiol, 1997, 273: F994-F1002.

第二篇

肾脏疾病的病理生理基础

第一章
肾脏细胞生物学特点

第一节　肾脏细胞的代谢

机体器官组织中的细胞数目在生理情况下是相对恒定的，这种细胞数量的相对稳定通过细胞增殖修复与死亡的相对平衡，即细胞更新代谢（cell turnover）而实现。肾脏作为由多种细胞组成的器官，随着生物个体的发育、生长、成熟和衰老，其细胞也经历发育、分化、衰老和死亡的过程，同时又不断有细胞增殖、分化进行更新和补偿。正常情况下，肾脏内细胞的更新代谢率很低，但在受到损伤破坏后，可以通过细胞再生得到修复和更新。

一、肾脏细胞的种类与基本功能

肾脏固有细胞（resident cell）种类较多。肾小球中主要有肾小球内皮细胞，肾小球脏层上皮细胞，肾小球壁层上皮细胞，系膜细胞；肾小管间质中主要有肾小管上皮细胞，间质成纤维细胞。

（一）肾小球内皮细胞

肾小球毛细血管内皮细胞为单层扁平细胞，沿血管壁呈不规则排列。细胞体积小而呈椭圆形，靠近系膜区，内含少量内质网、线粒体、核糖体和电子密度不等的小泡。内皮细胞上的窗孔结构（fenestration）孔径为50 ~ 100μm，构成机械屏障阻止血细胞与大分子物质的漏出。内皮细胞表面覆盖一层酸性糖蛋白（podocalycin），该蛋白是一种带负电荷的唾液酸糖蛋白，构成肾小球滤过膜的静电屏障，限制了带负电荷的蛋白滤过。内皮细胞还具有抗凝与抗血栓形成的作用，通过自分泌与合成一系列体液因子，如：内皮素（endothelin）、前列环素（prostacyclin）、一氧化氮（NO）和凝血因子Ⅷ等，来调节肾小球局部血流动力学和凝血过程。

（二）肾小球脏层上皮细胞

肾小球脏层上皮细胞又称足细胞（podocyte），贴附于肾小球基底膜外侧，胞体较大，是肾小球中体积最大的细胞，有许多大小不等的足样突起。足细胞表达多种特异性标记蛋白，如：nephrin、p-cadherin、podocin、podoplamin、CD2AP、synatopodin等。足突之间的裂孔直径为10 ~ 40nm，裂孔上覆有一层4 ~ 6nm厚的裂孔膜。足细胞的细胞膜和裂孔膜表面覆有一层唾液酸糖蛋白，并且足细胞自身可合成富含负电荷的硫酸肝素，共同维持滤过膜的电荷屏障，对大分子物质的滤过有选择性通透作用。同时足细胞胞质内具有大量散在的微丝、微管和中间丝，并可见肌球蛋白丝，后者收缩时，可改变裂孔的大小，影响毛细血管的管径和血流量，从而影响滤过膜的通透性。

（三）肾小球壁层上皮细胞

肾小球壁层上皮细胞呈扁平多边形，在肾小球的尿极处与近端小管上皮细胞相连接，在血管极处，外层返折为包曼氏囊内层。壁层上皮细胞排列成薄层，胞质内细胞器少，细胞表面有 1 ~ 2 根纤毛和偶见的微绒毛，细胞器包括较少的小线粒体和高尔基复合体，以及相对较多的直径为 40 ~ 90mm 的小包囊。

（四）系膜细胞

系膜细胞是一种多功能细胞，正常情况下占整个肾小球细胞数的 1/4 ~ 1/3。系膜细胞大小不一，呈星型或多型性，有许多长短不等的突起。细胞核小而圆或略有凹陷，染色深，是肾小球固有细胞中核染色最深的细胞；细胞质染色略深，含过碘酸雪夫氏染色（periodic acid-Schiff stain，PAS）阳性物质，有明显的高尔基复合体，核糖体丰富，内质网发达，吞噬体大小不等，有少量散在的溶酶体，在细胞质中有时可见到分泌颗粒。此外，在细胞核周围及细胞突起中有较多微管和微丝，有稳定毛细血管管径和维持基底膜张力的作用，可以调节肾小球血流动力学及其滤过功能。另外，系膜细胞可产生系膜基质，还有吞噬功能，能清除血液滤过时滞留于基底膜上的大分子物质，并参与基底膜的更新。

（五）肾小管上皮细胞

肾小管包括近端小管、细段和远端小管三部分，管壁由单层上皮细胞和基膜组成，各段肾小管上皮细胞的形态结构随功能差异而有所不同。肾间质成纤维细胞位于相邻小管的基底膜之间和管周毛细血管之间，呈星形，有薄而长的突起，并有分支，相邻细胞的突起经中间连接样结构相互连接，构成一个三维的细胞网。细胞核不规则，粗、滑面内质网丰富，可以产生网状纤维和胶原纤维，是肾间质中主要的胞外基质产生细胞。

二、细胞周期简介与肾脏细胞再生

（一）细胞周期

细胞周期（cell cycle）是指一次细胞分裂结束开始到下一次细胞分裂结束所经历的过程。一个细胞周期可以人为地划分为先后连续的 4 个时期，即 G1 期（gap1 phase）、S 期（synthesis phase）、G2 期（gap2 phase）和 M 期（mitosis phase）。G1 期为 DNA 合成前期。上一次细胞分裂产生的子代细胞立即进入一个新的细胞周期，开始合成细胞生长所需要的蛋白质、糖类和脂质等，但不合成细胞核 DNA。G1 期晚期存在检验点（checkpoint），细胞只有在内、外因素共同作用下才能通过检验点，顺利通过 G1 期，进入 S 期并合成 DNA。影响这一事件的外在因素主要包括营养供给和相关的激素刺激等，而内在因素则主要是与细胞分裂周期相关基因（cell division cycle gene，cdc 基因）调控过程相关的内在因素。在 G1 期，一些细胞暂时脱离细胞周期，停止细胞分裂，一旦得到信号指令，会快速返回细胞周期，分裂增殖。这类细胞被称为为 G0 期细胞或静止细胞（quiescent cell）。就高等生物的细胞而言，细胞周期的时间长短的差别主要取决于 G1 期。

S 期即 DNA 合成时期。进入 S 期后，DNA 开始复制。DNA 复制的起始和复制过程受到多种细胞周期调节因子的严密调控。

G2 期为 DNA 复制完成到有丝分裂开始之前的一段时间。此时细胞核内 DNA 的含量加倍，其他结构物质和相关的亚细胞结构也已完成进入 M 期的必要准备。但细胞能否顺利进入 M 期，要受 G2 期检验点的控制。只有当所有利于细胞分裂的因素得到满足以后，细胞才能顺利实现从 G2 期向 M 期的转化。

M 期即细胞分裂期。真核细胞的细胞分裂包括有丝分裂（mitosis）和减数分裂（meiosis）。体细胞一般进行有丝分裂；成熟的生殖细胞进行减数分裂。减数分裂是有丝分裂的特性形式。细胞经过有丝分裂，将 S 期复制的染色体 DNA 平均分配到两个子细胞中。细胞分裂期可分为前期、前中期、中期、后期及末期。在前期，细胞主要发生两个事件：间期细长，弥散样分布的线性染色质凝缩（chromatin condensation）形成光镜下可辨的早期染色体结构；细胞分裂极确立和纺锤体（spindle）开始装配；在前中期（prometaphase），细胞的核膜崩解、纺锤体装配完成，形成有丝分裂器（mitotic apparatus）。细胞分裂进入中期，所有染色体排列到赤道面上，纺锤体结构呈现典型的纺锤体样。在分裂后期，赤道面上的染色体的两条姐妹染色单体分离，分别向两极运动。姐妹染色单体分离到达两极，有丝分裂即进入末期（telophase）。在分裂末期，染色体去浓缩，核仁核膜重现，胞体逐渐分离、形成两个子细胞。

（二）肾脏细胞再生

细胞再生（cellular regeneration）是指为修复缺损而发生的同种细胞的增生。再生可分为生理性再生（physiological regeneration）和修复性再生（reparative regeneration）。前者指生理情况的细胞更新；后者即病理状态下的修复反应。再生的过程涉及细胞的增殖、分化、去分化和细胞迁移等。

1. 肾脏固有细胞参与的肾脏再生　与蛇和斑马鱼等低等脊椎动物不同，哺乳动物肾脏的再生能力有限[1]。发育过程中，肾脏部分切除可引起新的肾单位的形成（nephrogenesis），但出生后不久肾脏就失去了这种能力[2-4]。在生理状况，成年哺乳动物的肾脏相对静止，除了肾小管上皮细胞外，其他细胞一般不发生增殖。

在病理状况下，成年哺乳动物的肾脏表现出一定程度的再生能力。肾脏的再生涉及肾小管上皮细胞去分化（dedifferentiation），间质细胞转分化（transdifferentiation）和干细胞的活化。

1）肾小管上皮细胞再生：在急性缺氧和肾毒性等引发的急性肾损伤中，尚存的肾小管上皮细胞，经过迁移、去分化、增殖和再分化修复损伤的肾小管[5,6]。

2）足细胞再生：在成年哺乳动物的肾脏中，足细胞一般不再发生增殖或分化。然而，在多种肾小球疾病，如局灶节段性肾小球硬化症，特别是塌陷型中足细胞能经过去分化、增殖和再分化生成更多的足细胞[7]。成体肾脏中，足细胞还能由足细胞祖细胞（podocyte progenitors）分化而来[8]。多项研究表明人和啮齿类动物成体肾的壁层上皮细胞（parietal epithelial cells）能分化为足细胞[9]。

3）系膜细胞的再生：在生理情况下系膜细胞很少分裂，但病理因素刺激（如肾小球炎症、高糖、AGES、局部RAS激活、活性氧增多等）的情况下，系膜细胞能增殖。Hugo等在抗Thy1系膜增生性肾小球肾炎模型中观察到了系膜细胞的再生，同时他们发现肾小球外存在"细胞库（reserve cell）"补充受损的系膜细胞[10]。Daniel等发现"细胞库"中存在肾脏多功能间质干细胞[11]。

4）肾间质成纤维细胞：正常情况下肾间质成纤维细胞处于静息状态，是一类低代谢、非激活状态的细胞。肾损伤会诱导肾脏成纤维细胞增殖，肾小管上皮细胞转分化和肾间质中的多能间充质干细胞分化来增加成纤维细胞的数量[12,13]。

5）肾乳头（renal papilla）干细胞：用肾脏成体干细胞定位技术发现肾髓质的肾乳头部是成体干细胞的壁龛[14]。生理状况下，成年大鼠肾乳头的细胞处于细胞周期停滞状态并能终生维持此状态；这些细胞在缺血诱导的一过性损伤修复过程可脱离这种状态重新进入细胞周期[15]。

6）肾脏间质干细胞：研究发现在成体肾脏的肾间质中存在多能间充质干细胞[16]。生理状况下，间充质干细胞处于静止状态，急性和慢性肾损伤能激活这些细胞。例如，肾损伤后，间充质来源的细胞能分化为成纤维细胞[12,13]和肾小球系膜细胞[11]。

2. 肾脏外干细胞参与的肾脏再生　成体肾脏干细胞的发现令人兴奋，但到目前为止，对肾脏成体干细胞如何在体内维持干细胞特性以及如何提高这些细胞的再生能力来实现肾脏修复的机制尚不清楚。因此，目前对于肾脏再生的研究工作主要集中于如何利用肾脏外的干细胞，如骨髓间质干细胞（bone marrow mesenchymal stem cells，BMSCs），胚胎干细胞（embryonic stem cell，ES）和诱导性多功能干细胞（iPS）来修复肾脏的损伤。大量的研究显示，干细胞对于肾脏损伤修复具有重大的潜力[1]。

三、肾脏干细胞

干细胞（stem cell）是指具有自我复制能力和分化潜能的细胞。根据分化能力不同，干细胞可分为全能干细胞（totipotent stem cell）、多能干细胞（multipotent stem cell）和单能干细胞（unipotent stem cell）。全能干细胞能分化为机体所有类型的细胞，多能干细胞能分化为多种类型的细胞，而单能干细胞只能分化为单一类型的细胞。根据分化阶段或来源，干细胞还可分为胚胎干细胞和成体干细胞（adult stem cell）。胚胎干细胞是来源于胚囊（blastocyst）内细胞团的全能干细胞[17]。成体干细胞是指位于成体组织中能分化为一种或多种类型细胞的干细胞。最近的研究还发现通过转入外源的重编程因子，分化的体细胞能够被重编程为多能干细胞，即诱导多能干细胞（induced pluripotent stem cells，iPS cells）[18]。

哺乳动物的肾脏发育经历前肾、中肾和后肾，只有后肾存活并维持功能至终生；初始形成的后肾由输尿管芽（ureteric bud，UB），生后肾间充质组织（metanephricmesenchyme，MM）及基质细胞（stromal cells）三部分组成[19]。因此，输尿管芽和生后肾间充质组织均可能是肾脏干细胞（renal stem cell）的发源地，但近年的研究发现肾脏干细胞来源于后者。利用细胞谱系追踪（cell-lineage tracing）技术，研究者发现生后肾间充质组织中的细胞能产生肾单位的所有表皮细胞[20]。值得关注的是，哺乳动物的肾脏中可能存在成体干细胞。在人和啮齿类动物的成体肾脏中有能分化为肾小管上皮细胞和足细胞的双潜能祖细胞（bipotent progenitors），小管祖细胞（tubular progenitors）和足细胞祖细胞（podocyte progenitors）；在生理状态下，肾脏成体干细胞处于静止状体，肾损伤能激活成体干细胞，使之增殖、分化参与肾脏修复[1,9,21]。但是，肾脏成体干细胞及其可能的病理作用目前受到严重的质疑[5,22]。

四、细胞衰老

细胞衰老（cell senescence）是细胞生存过程中增殖能力和生理功能逐渐丧失并趋向死亡的不可逆的过程[23]。细胞衰老可分为复制衰老（replicative senescence，RS）和压力诱导的早熟性衰老（stress-induced premature senescence，SIPS）。

（一）细胞衰老的特征

1. 形态变化 衰老细胞的形态变化主要表现在细胞皱缩，膜通透性、脆性增加，核膜内折，细胞器数量特别是线粒体数量减少，胞内出现脂褐质（lipofuscin）颗粒样物质沉积。

2. 生长停滞（growth arrest） 衰老细胞生长停滞，不可逆的退出细胞周期，停止分裂。

3. 抗细胞凋亡（apoptosis resistance） 许多（但不是全部）类型的衰老细胞有抗细胞凋亡信号的特点。例如，衰老的人成纤维细胞能抵御神经酰胺诱导的细胞凋亡，但内皮细胞不能[24]。

4. 基因表达改变 衰老细胞有显著地基因表达改变，例如细胞周期基因和细胞外基质成分表达下调，细胞周期抑制因子（如p21和p16）、细胞基质降解酶、某些细胞因子和免疫监视因子表达增加等[25]。

5. 衰老细胞还表现出其他一些生物学特征，例如衰老相关β-半乳糖苷酶（senescence associatedβ-galactosidase，SAβ-gal）活性的增强[26]，衰老相关的DNA损伤灶（senescence-associated DNA-damage foci，SDFS）和衰老相关异染色质灶（senescence-associated heterochromatin foci，SAHFs）[27]等细胞学标记的形成等。

然而，这些生物学特征并不是衰老细胞所特有的，也并不是所有类型的细胞衰老后都表现这些特征。

（二）细胞衰老的分子机制

1. 复制衰老的分子机制 复制衰老指体外培养的正常细胞经过有限次数的分裂后，停止生长，细胞形态和生理代谢活动发生显著改变的现象[28]。细胞内端粒（telomere）缩短是导致复制衰老的直接原因[29]。端粒是真核细胞染色体末端的DNA-蛋白质复合体，能保护染色体不被核酸酶降解以及防止染色体的相互融合，维持染色体的完整。由于DNA聚合酶不能从头合成子链，复制母联的3'端时，子链5'端与之配对的RNA引物被切除后会产生末端缺失，使得子链的5'端随着复制数的增加而逐渐缩短[30]。端粒酶（telomerase）能够以自身含有的RNA为模板，逆转录出母链末端的端粒DNA，从而避免了子链端粒序列的缩短[31]。然而，在正常的体外细胞中，端粒酶处于失活状态。端粒的缩短引发DNA损失反应（DNA damage response，DDR），激活p53信号通路，导致不可逆地退出细胞周期，走向衰亡[32]。

2. 压力诱导的早熟性衰老　除了端粒缩短诱发的复制衰老以外，端粒外的 DNA 损伤、氧化应激和癌基因激活等也能缩短细胞的复制寿命，促进衰老。这种类型的衰老被称为压力诱导的早熟性衰老[33]。严重的 DNA 损伤，特别是双链 DNA 断链是细胞衰老的显著诱因[34]。氧化损伤理论是衰老机制的主要理论之一。该理论认为，衰老现象是生命活动中代谢产生的活性氧造成的损伤积累引起的[35]。生物体吸收的氧中 2% ~ 3% 的转变为活性氧成分（reactive oxygen species，ROS），包括超氧阴离子、过氧化氢和羟自由基。ROS 成分对生物大分子，如蛋白质、脂质和 DNA 等均有损伤，而且还会使线粒体 DNA 发生变异，从而引起细胞衰老。癌基因激活导致 DNA 复制的改变，包括活化的 DNA 复制起始点增加、复制子增多、DNA 再复制事件、单链 DNA 聚集等，这些事件导致 DDR 激活，使细胞周期停滞，导致细胞衰老；癌基因激活还促进易染色质的形成使与增殖相关的基因转录沉默，最终导致不可逆的细胞周期停滞[36,37]。SIPS 的发生涉及 p53-p21 以及 p16 信号通路。

（三）细胞衰老的生物意义

细胞衰老在抑制肿瘤[38]和促进机体的衰老方面发挥着重要作用。最近，来自西班牙学者的两项研究还发现细胞衰老在小鼠的胚胎发育过程中具有关键作用。两个研究小组分别对小鼠胚胎内耳和中肾小管的发育，四肢形成过程中顶端外胚层嵴的发育中的细胞衰老现象进行了研究[39,40]。两项研究都说明，胚胎时期的细胞衰老有重要的作用，而且胚胎细胞的衰老和成年细胞衰老存在共同但不完全相同的细胞调节通路。这些发现也提示细胞衰老不只是对细胞应激的被动反应，也是一种主动必要的现象；细胞衰老也许和细胞程序性坏死、自噬和凋亡一样，是胚胎正常发育的重要保障[41]。

（四）肾脏衰老

随着年龄的增加，肾脏也发生结构和功能上的衰老，而这些改变是由于肾脏细胞衰老引起的[42]。在体内和体外环境中，肾脏细胞既有复制衰老也有压力诱导的早熟性衰老[43,44]。在体内人类肾脏细胞发生端粒缩短而引起复制衰老[45]，有意思的是大鼠和小鼠肾脏细胞的端粒并没有明显缩短[46]。在体内，慢性缺血/缺氧、长期高血糖、慢性氧化应激等因素也能诱导人类肾脏细胞的早熟性衰老。这些因素引起 DNA 损伤、氧化应激等，从而激活 P53 和/或 P16 信号通路，使细胞不可逆的推出细胞周期，导致细胞衰老。

（董　政　李思佳）

参考文献

1. HERRERA M, MIROTSOU M. Stem cells: potential and challenges for kidney repair. Am J Physiol Renal Physiol, 2014, 306(1):F12-23.

2. DRESSLER GR. Advances in early kidney specification, development and patterning. Development, 2009, 136(23):3863-3874.

3. ROSENBLUM ND. Developmental biology of the human kidney. Semin Fetal Neonatal Med, 2008, 13(3):125-132.

4. HARTMAN HA, LAI HL, PATTERSON LT. Cessation of renal morphogenesis in mice. Dev Biol, 2007, 310(2):379-387.

5. KUSABA T, LALLI M, KRAMANN R, et al. Differentiated kidney epithelial cells repair injured proximal tubule. Proc Natl Acad Sci U S A, 2014, 111(4):1527-1532.

6. RINKEVICH Y, MONTORO DT, CONTRERAS-TRUJILLO H, et al. In Vivo Clonal Analysis Reveals Lineage-Restricted Progenitor Characteristics in Mammalian Kidney Development, Maintenance, and Regeneration. Cell Reports, 2014, 7(4):1270-1283.

7. BARISONI L, MOKRZYCKI M, SABLAY L, et al. Podocyte cell cycle regulation and proliferation in

collapsing glomerulopathies. Kidney Int, 2000, 58(1):137-143.

8. RONCONI E, SAGRINATI C, ANGELOTTI ML, et al. Regeneration of glomerular podocytes by human renal progenitors. J Am Soc Nephrol, 2009, 20(2):322-332.

9. ROMAGNANI P, HUMPHREYS BD. Report on ISN Forefronts, Florence, Italy, 12-15 September 2013: Stem cells and kidney regeneration. Kidney Int, 2014, 86(1):23-27.

10. HUGO C, SHANKLAND SJ, BOWEN-POPE DF, et al. Extraglomerular origin of the mesangial cell after injury. A new role of the juxtaglomerular apparatus. J Clin Invest, 1997, 100(4):786-794.

11. DANIEL C, ALBRECHT H, LUDKE A, et al. Nestin expression in repopulating mesangial cells promotes their proliferation. Lab Invest, 2008, 88(4):387-397.

12. GRGIC I, DUFFIELD JS, HUMPHREYS BD. The origin of interstitial myofibroblasts in chronic kidney disease. Pediatr Nephrol, 2012, 27(2):183-193.

13. HUTCHISON N, FLIGNY C, DUFFIELD JS. Resident mesenchymal cells and fibrosis. Biochim Biophys Acta, 2013, 1832(7):962-971.

14. OLIVER JA, MAAROUF O, CHEEMA FH, et al. The renal papilla is a niche for adult kidney stem cells. J Clin Invest, 2004, 114(6):795-804.

15. PADANILAM BJ, LEWINGTON AJ, HAMMERMAN MR. Expression of CD27 and ischemia/reperfusion-induced expression of its ligand Siva in rat kidneys. Kidney Int, 1998, 54(6):1967-1975.

16. BRUNO S, BUSSOLATI B, GRANGE C, et al. Isolation and characterization of resident mesenchymal stem cells in human glomeruli. Stem Cells Dev, 2009, 18(6):867-880.

17. THOMSON JA, ITSKOVITZ-ELDOR J, SHAPIRO SS, et al. Embryonic stem cell lines derived from human blastocysts. Science, 1998, 282(5891):1145-1147.

18. TAKAHASHI K, TANABE K, OHNUKI M, et al. Induction of pluripotent stem cells from adult human fibroblasts by defined factors. Cell, 2007, 131(5):861-872.

19. LITTLE MH, MCMAHON AP. Mammalian kidney development: principles, progress, and projections. Cold Spring Harb Perspect Biol, 2012, 4(5):1-18.

20. QIAO J, COHEN D, HERZLINGER D. The metanephric blastema differentiates into collecting system and nephron epithelia in vitro. Development, 1995, 121(10):3207-3214.

21. ROMAGNANI P, LASAGNI L, REMUZZI G. Renal progenitors: an evolutionary conserved strategy for kidney regeneration. Nat Rev Nephrol, 2013, 9(3):137-146.

22. BERGER K, BANGEN JM, HAMMERICH L, et al. Origin of regenerating tubular cells after acute kidney injury. Proc Natl Acad Sci U S A, 2014, 111(4):1533-1538.

23. CAMPISI J. Aging, cellular senescence, and cancer. Annu Rev Physiol, 2013, 75:685-705.

24. HAMPEL B, MALISAN F, NIEDEREGGER H, et al. Differential regulation of apoptotic cell death in senescent human cells. Exp Gerontol, 2004, 39(11-12):1713-1721.

25. CAMPISI J, D'ADDA DI FAGAGNA F. Cellular senescence: when bad things happen to good cells. Nat Rev Mol Cell Biol, 2007, 8(9):729-740.

26. DIMRI GP, LEE X, BASILE G, et al. A biomarker that identifies senescent human cells in culture and in aging skin in vivo. Proc Natl Acad Sci U S A, 1995, 92(20):9363-9367.

27. NARITA M, NUNEZ S, HEARD E, et al. Rb-mediated heterochromatin formation and silencing of E2F target genes during cellular senescence. Cell, 2003, 113(6):703-716.

28. HAYFLICK L, MOORHEAD PS. The serial cultivation of human diploid cell strains. Exp Cell Res, 1961, 25:585-621.

29. ALLSOPP RC, CHANG E, KASHEFI-AAZAM M, et al. Telomere shortening is associated with cell division in vitro and in vivo. Exp Cell Res, 1995, 220(1):194-200.

30. LEVY MZ, ALLSOPP RC, FUTCHER AB, et al. Telomere end-replication problem and cell aging. J Mol Biol, 1992, 225(4):951-960.

31. MCEACHERN MJ, KRAUSKOPF A, BLACKBURN EH. Telomeres and their control. Annu Rev Genet, 2000, 34:331-358.

32. HERBIG U, JOBLING WA, CHEN BP, et al. Telomere shortening triggers senescence of human cells through a pathway involving ATM, p53, and p21(CIP1), but not p16(INK4a). Mol Cell, 2004, 14(4):501-513.

33. TOUSSAINT O, MEDRANO EE, VON ZGLINICKI T. Cellular and molecular mechanisms of stress-induced premature senescence (SIPS) of human diploid fibroblasts and melanocytes. Exp Gerontol, 2000, 35(8):927-945.

34. DI LEONARDO A, LINKE SP, CLARKIN K, et al. DNA damage triggers a prolonged p53-dependent G1 arrest and long-term induction of Cip1 in normal human fibroblasts. Genes Dev, 1994, 8(21):2540-2551.

35. HEKIMI S, LAPOINTE J, WEN Y. Taking a "good" look at free radicals in the aging process. Trends Cell Biol, 2011, 21(10):569-576.

36. DI MICCO R, FUMAGALLI M, CICALESE A, et al. Oncogene-induced senescence is a DNA damage response triggered by DNA hyper-replication. Nature, 2006, 444(7119):638-642.

37. DI MICCO R, SULLI G, DOBREVA M, et al. Interplay between oncogene-induced DNA damage response and heterochromatin in senescence and cancer. Nat Cell Biol, 2011, 13(3):292-302.

38. COLLADO M, SERRANO M. Senescence in tumours: evidence from mice and humans. Nat Rev Cancer, 2010;10(1):51-57.

39. STORER M, MAS A, ROBERT-MORENO A, et al. Senescence is a developmental mechanism that contributes to embryonic growth and patterning. Cell, 2013, 155(5):1119-1130.

40. MUNOZ-ESPIN D, CANAMERO M, MARAVER A, et al. Programmed cell senescence during mammalian embryonic development. Cell, 2013, 155(5):1104-1118.

41. BANITO A, LOWE SW. A new development in senescence. Cell, 2013, 155(5):977-978.

42. FAMULSKI KS, HALLORAN PF. Molecular events in kidney ageing. Curr Opin Nephrol Hypertens, 2005, 14(3):243-248.

43. NAESENS M. Replicative senescence in kidney aging, renal disease, and renal transplantation. Discov Med, 2011, 11(56):65-75.

44. YANG H, FOGO AB. Cell senescence in the aging kidney. J Am Soc Nephrol, 2010, 21(9):1436-1439.

45. MELK A, RAMASSAR V, HELMS LM, et al. Telomere shortening in kidneys with age. J Am Soc Nephrol, 2000, 11(3):444-453.

46. MELK A, KITTIKOWIT W, SANDHU I, et al. Cell senescence in rat kidneys in vivo increases with growth and age despite lack of telomere shortening. Kidney Int, 2003, 63(6):2134-2143.

第二节 肾脏细胞的生长、肥大和凋亡

细胞是构成有机体的基本单位。细胞正常发育、生长、分化的精密调节是决定组织器官结构和功能的基础。在生命周期中，细胞、组织和器官的数目、体积或干重的不可逆增加过程称为细胞生长，它包括细胞增殖（proliferation）、细胞肥大（hypertrophy）和细胞分化成熟过程。同时在正常的组织器官中，细胞死亡也是维持组织功能和形态所必需的。细胞死亡的方式主要包括细胞坏死（necrosis）和细胞凋亡（apoptosis）。

一、细胞的生长和肥大

（一）细胞增殖

哺乳动物机体的细胞增殖为有丝分裂（mitosis）。如前一节所述，细胞周期包括即 G1、S、G2 和 M 四个期段。经过一次有丝分裂，一个母细胞分裂为两个子细胞，如此不断循环，细胞可以呈指数式生长。正常机体的细胞增殖是一个复杂的网络过程，促进细胞增殖的因素和抑制细胞增殖的因素处于动态平衡中，使细胞数量控制在维持组织器官正常生理结构和功能所需状态。细胞增殖的调控涉及多种因子和多个层次的调控，如生长因子、细胞周期控制系统、细胞周期基因、原癌基因等。其中细胞生长因子是促进细胞增殖的主要因素。研究证实，肾脏能产生多种促进细胞增殖的因子，如表皮生长因子（epidermal growth factor，EGF）、胰岛素样生长因子（insulin-like growth factor，IGFs）、肝细胞生长因子（hepatocyte growth factor，HGF）、血小板源生长因子（platelet derived growth factor，PDGF）等多种类型的生长因子，这些因子在急性肾小管坏死后肾小管的修复以及肾损伤后残余肾小球的代偿增生中发挥着重要作用。当肾脏受到各种病理损伤或刺激时，肾脏局部细胞或全身产生的细胞因子作用于肾脏固有细胞，或者炎症细胞浸润、聚集在肾脏局部，产生过多的炎症因子，这些因子可促进肾脏细胞病理性增殖，比如系膜细胞增殖及系膜基质的增宽，从而导致肾脏疾病的发生[1-3]。

（二）细胞肥大

细胞肥大是指细胞体积的增大，细胞内蛋白、RNA合成增加，而DNA不增加，其机制可以是依赖于细胞周期或不依赖于细胞周期。细胞周期依赖的细胞肥大机制主要是因为：细胞在从G1期进入S期之间有一个限制点（restriction point），当细胞不能越过这个限制点时，细胞不能合成DNA而停滞在G1期，若外界刺激比如某种生长因子、慢性物理压力作用、高糖刺激等继续存在时可引起系膜细胞、足细胞的肥大。引起非细胞周期依赖的细胞肥大在肾脏主要发生于肾小管上皮细胞，其机制主要是细胞蛋白降解被抑制，使细胞蛋白合成与降解比例失衡，细胞蛋白堆积，细胞出现肥大，可以发生于单侧肾切除、糖尿病、代谢性酸中毒[4,5]。

二、肾脏细胞坏死与凋亡

细胞坏死是细胞受到化学因素（强酸、强碱、有毒物质）、物理因素（如热、辐射）和生物因素（如病原体）等环境因素的伤害引起的细胞死亡现象。细胞凋亡是指为维持内环境稳定，由基因控制的细胞自主的有序的死亡。细胞凋亡和坏死是各种疾病中组织损伤的基础。

（一）细胞凋亡

细胞凋亡通路可以包括内源性和外源性通路。内源性通路中，细胞应激（cell stress）直接导致线粒体外膜通透（mitochondrial outer membrane permeabilization，MOMP），导致凋亡因子，如细胞色素c释放，进而激活含半胱氨酸的天冬氨酸蛋白水解酶-9（caspase 9）。外源性途径中，死亡受体的结合导致适应性蛋白的募集，随后激活caspase 8。内质网应急可激活caspase 12[6]。

虽然凋亡有多种起发机制，但最终都涉及线粒体。例如，外源性通路中caspase 8剪切Bid（一种仅含BH3域的Bcl-2家族蛋白），导致其移位至线粒体，引发MOMP和细胞色素c释放。因此以MOMP为表现的线粒体损伤被认为是凋亡的中心控制点。在分子水平，Bcl-2家族蛋白是维持线粒体完整的关键。Bcl-2的同源结构域决定了该蛋白是促凋亡或抑制凋亡的。比如抗凋亡因子Bcl-2、Bcl-XL通常有4个Bcl-2的同源结构域。促凋亡因子可以分为两组：有多个Bcl-2的同源结构域的蛋白比如Bax、Bak，和仅含BH3的蛋白如Bid、PUMA（p53上调凋亡调控因子）。抗凋亡蛋白Bcl-2通过维持线粒体膜的完整保护细胞，而促凋亡因子则增加线粒体膜的通透性导致细胞死亡。Bax和Bak是凋亡中MOMP的必经之路。因此，*Bax*和*Bak*基因敲除可以显著减少急性肾损伤中肾小管的凋亡[7]。

最近的研究发现线粒体是一种高度动态的细胞器[8]。线粒体动力学包含线粒体分裂和融合两个过程。融合促进纤维状线粒体网络形成，而分裂则导致线粒体断裂。在哺乳动物细胞中，线粒体融合涉及Mitofusin-1,-2（结合线粒体融合蛋白-1,-2）和OPA1（视神经萎缩相关蛋白1），而分裂取决于Drp-1（动力相关蛋白1）、FIS-1（分裂蛋白）等。在体内试验中，线粒体动力学紊乱的病理作用首次在缺血和顺铂诱导的急性肾损伤（AKI）模型中得到证实[9]。在这些模型中，Drp1进入线粒体，导致一系列线粒体断裂，促进Bax/Bak激活，细胞色素c释放，caspase激活，最后导致凋亡。用药物或基因手段抑制Drp1则可以维持线粒体的丝状形态，抑制肾小管细胞的凋亡从而缓解AKI[9]。

（二）细胞坏死

与细胞凋亡不同，坏死表现为细胞膜完整性的丧失。因此，细胞坏死伴随着未处理的细胞内物质的释放，比如细胞器，高度免疫原性的蛋白质，如 IL-33、F-actin（肌动蛋白），ATP，IL-1 和 HMGB1，双链 DNA 和 RNA。这些免疫原性的细胞成分被统称为 DAMPs（损伤相关分子模式）[10]。DAMP 在肾脏中的动态释放已被活体显微镜检查所证实[10]。虽然最初认为是偶然的，最近的工作揭示了几个由遗传决定的调节坏死的途径[11,12]。在分子水平上，最具特征的坏死通路是以 RIP 激酶为基础的程序性细胞坏死。

在肾脏，程序性坏死最早是在缺血模型中被证实。Nec-1，一种 RIP1 抑制剂，可以减轻肾缺血所致急性肾损伤（acute kidney injury，AKI）[13]。与此一致的是，RIP 基因敲除小鼠对缺血和顺铂诱导的 AKI 耐受[14]。除 RIP 外，线粒体失调，特别是线粒体通透性转换（mitochondrial permeability transition，MPT），也能够诱导细胞坏死。MPT 表现为线粒体内膜通透，其分子组成仍然不清楚，但是通常认为，CypD（基质蛋白亲环素 D）参与其调节。据报道，缺血和顺铂诱导的 AKI 在 CypD 缺陷小鼠中被明显减轻，表明 MPT 可能参与小管细胞的坏死[14]。

三、细胞自噬及其在肾脏病中的作用

（一）细胞自噬

自噬是一种高度保守的生理代谢过程，通过自噬和溶酶体，消除、降解和消化受损、变性、衰老和失去功能的细胞、细胞器和变性蛋白质与核酸等生物大分子，为细胞的重建、再生和修复提供必需原料，实现细胞的再循环和再利用。自噬作为一个基本的生物活动以及作为细胞应激反应之一，在维持细胞内环境的稳定中起重要作用。与泛-蛋白酶体系统（UPS）不同，UPS 主要选择性地降解细胞内的短效蛋白质，而细胞自噬"非选择性"地降解细胞内的长效大分子及受损的细胞器[15]。

自噬大致分为以下三种：宏自噬（macroautophagy）、微自噬（microautophagy）和分子伴侣介导的自噬（chaperone-mediated autophagy）。微自噬是胞内物质直接通过溶酶体膜的内陷被吞噬，并形成溶酶体内膜泡，这种内膜泡将其包裹物释放到溶酶体中降解；分子伴侣介导的自噬是一种特异性地含有 KFERQ 模序蛋白质的蛋白质降解途径，这些含 KFERQ 模序的蛋白质可被分子伴侣 HSC70 识别并通过 LAMP2A 蛋白转运入溶酶体中被降解。而宏自噬常被人们狭义地等同为细胞自噬，一般包含五个步骤：① 双膜结构，也就是所谓的吞噬泡的启动；② 吞噬泡的扩展；③ 结构成熟形成自噬体；④ 自噬体与溶酶体融合形成自噬溶酶体，以及最后 ⑤ 降解吸入的生物物质[16]。可见，自噬是一个复杂但有序的分子过程，现已发现三十多个自噬基因（autophagy-related gene，ATG）[17]。

（二）细胞自噬与肾脏病理

近年越来越多的证据表明，自噬在多种肾脏病中起重要的调控作用，比如涉及急性肾损伤，糖尿病肾病（diabetic nephropathy，DN）和多囊肾（polycystic kidney disease，PKD）等等。

1. 细胞自噬与 AKI　AKI 时，细胞自噬主要发生在肾小管上皮细胞中。在缺血和肾毒性模型中，药理抑制剂（如氯喹，3-甲基腺嘌呤）阻断细胞自噬，并增强 AKI，最先提示自噬对肾脏的保护作用[18,19]。进一步的研究表明，在肾小管特异性 ATG 基因敲除小鼠模型中观察到变形的线粒体累积，异常同心膜结构和胞质内包涵体，SQSTM1 和泛素阳性蛋白聚集在肾小管，最终导致细胞失调。重要的是，在缺血再灌注或顺铂处理时，ATG 基因敲除小鼠与野生型相比 AKI 更严重，从而证实自噬在 AKI 中的肾脏保护作用[20-22]。

自噬对于 AKI 的保护机制目前尚不清楚。一般认为，细胞自噬可以清除错误折叠的蛋白质和受损的细胞器，以维持细胞内环境稳定，从而防止细胞凋亡。此外，自噬激活的信号通路有可能干扰细胞死亡通路。例如，从激活的自噬蛋白复合物解放的 Bcl-2 等可以阻止内源性和外源性的凋亡。自噬还可以防止在正常情况或病理情况有害的炎症反应。但是自噬在 AKI 中对肾小管上皮细胞的保护作用机制有待进一步研究[23]。

2. 细胞自噬与多囊肾　自噬可能在多囊肾囊肿的形成和生长中发挥作用[24]。首先，多囊肾中增加的促红细胞生成素和 HIF1α 水平证实多囊肾是在缺氧的局部形成，而生理性应激反应如缺氧

可以引起自噬[25]。第二，已有的研究提供了强有力的证据，表明在肾小管上皮细胞异常增殖和凋亡对于 PKD 囊肿发展和 / 或生长起着至关重要的作用，而细胞凋亡和自噬是密切相关的。但是自噬与凋亡的关系很复杂，依赖与细胞的类型、损伤的性质以及损伤的时间，在 PKD 中两者的关系尚待研究。第三，在 PKD 的发生中存在 PtdIns3K-AKT1-TSC-mTOR 通路的激活，而 mTOR 抑制剂可在 PKD 动物模型中有一定的治疗作用[26]。一般来说 mTOR 的激活抑制自噬，而 mTOR 抑制剂雷帕霉素可诱导自噬。第四，研究 PKD 的 cpk 小鼠模型发现，巴弗洛霉素 A1 诱导 LC3-Ⅱ在野生型小鼠肾脏中增加，而 cpk 小鼠中表达不增加，提示着自噬的缺陷可能是 PKD 疾病进展的特点。因此在研究药物治疗 PKD 之前，应确定这些药物对于 PKD 中自噬的作用。

3. 细胞自噬与肾移植　在移植过程中肾脏面对相当大的应激，包括缺血（冷保存法和热缺血）、再灌注损伤、毒性（神经碱钙抑制剂肾毒性）、免疫攻击（炎症、细胞和体液同种免疫），血流动力学（低血压和高血压）、感染（BK 病毒与细菌性肾炎）和代谢性应激（高血糖和血脂异常）等。自噬是出现在移植的一个重要适应过程，在此过程中，自噬起保护作用还是毒性作用取决于所面对的应激的性质[27]。

例如冷保存法。从肾脏摘取到肾脏移植间的间隙为几小时到 36 小时。在这段时间内，供体肾脏冰存于含营养成分和溶质的保存液，以限制缺血导致的营养丢失（但不缺氧）。冷缺血是一种有害的过程，促进细胞死亡，激活先天免疫。使用威斯康星大学（UW）溶液（一种广泛用于肾保存液）冷保存大鼠肾脏，会增加自噬通量和细胞凋亡。加入巴弗洛霉素 A1 的 UW 液可抑制自噬，减少凋亡[28]。虽然添加巴弗洛霉素 A1 对肾脏病理和功能的影响仍有待确定，这些结果提示了调节自噬在冷保存的潜在益处。

冷保存后，一旦肾血流量的建立就会发生再灌注损伤。再灌注损伤促进活性氧释放，增加缺血应激，导致所谓的缺血再灌注损伤。缺血再灌注损伤可因为低温保存诱导的自噬加重。事实上，氧化应激上调自噬调控因子的表达，包括 LC3 和 becn1134210 促进自噬。通过注射重组人腺病毒 cDNA BCL2L1 可抑制细胞凋亡和自噬，因为 BCL2L1 抑制线粒体外膜通透性及活性氧产生[29]。此外，BCL2L1 表达增强可减少急性肾小管坏死、改善肾功能不全。类似的结果在 Bcl-2 转基因小鼠模型发现。但是研究的局限性在于没有区分这种保护是基于抑制细胞凋亡还是自噬。

移植后需使用免疫抑制剂。钙调磷酸酶抑制剂（环孢素和他克莫司）是强有力的免疫抑制药物，研究证明 CsA 激活自噬和防止通过内质网应激诱导的细胞死亡[30]。其他免疫抑制药物，包括吗替麦考酚酯和鞘氨醇激酶抑制剂，可能参与调控自噬相关流程，但其机制和功能在肾移植中的影响仍有待研究。

4. 细胞自噬与肾小球足细胞　肾小球足细胞是肾小球中最脆弱的部分，与肾小球疾病的进行性蛋白尿和肾小球滤过率损失相关。因此，在肾小球足细胞数目减少预测肾脏疾病和肾脏衰老的进程。虽然足细胞损伤的分子程序尚不完全清楚，但是氧化应激、内质网应激、线粒体损伤、细胞骨架紊乱是肾小球硬化形成的关键机制。足细胞是有丝分裂后细胞，其替换能力有限。

在正常状况下，足细胞就具有较高的基础自噬水平。高自噬虽不影响足细胞的分化，但对足细胞有丝分裂后的动态平衡的维持至关重要，可能是防止足细胞退化的关键。这一结论主要基于 Huber 实验室的工作。他们发现，当 Atg5 从足细胞中敲除后，足细胞出现退化死亡，并在后期导致老年性蛋白尿和肾小球硬化[31]。

足细胞中自噬的调节目前仍不明了。在一般情况下，mTOR 途径是常见的调控哺乳动物自噬的通路。然而，足细胞表现相当独特，其高自噬率似乎不依赖于 mTOR 调控。最近的研究提出了一种可能的解释是 mTOR 的自噬空间耦合室（TOR-autophagy spatial coupling compartment，TASCC）把 mTOR 和自噬体分割从而阻断了 mTOR 对自噬的负性调节[32]。

5. 细胞自噬与肾脏衰老　最近几十年的研究结果表明，自噬和分子伴侣介导自噬随着年龄增长而下降，导致相关的细胞废物堆积以及渐进性的老化。肾脏是衰老的一个典型靶器官。随着年龄的增长，CKD 发生率增高。肾脏的老化表现为肾小球硬化和肾间质纤维化与足细胞损伤与肾小管损伤。肾小球足细胞的典型的组织学变化是终末分化和长寿命的有丝分裂后细胞。因此，足细胞的命运在很大程度上依赖于其应付压力的能力。此外，近端肾小管上皮细胞内含有大量的细胞器，如线粒体和内质网，并吸收大量肾小球过滤的蛋白。这些结果很容易导致我们推测，自噬在维持足细胞和肾小管上皮细胞的动态平衡和功能起着重要作用，而其不足可能导致肾脏衰老。

事实上，最近研究表明自噬对足细胞和肾小管上皮细胞在衰老的保护作用。比如研究足细胞特定 *ATG5* 基因敲除的小鼠，发现其足细胞中受损的线粒体和泛素化蛋白累积，从而加重年龄相关的蛋白尿和肾小球硬化[31]。近端小管特异敲除 *ATG5* 和 *ATG7* 基因也导致年龄依赖的线粒体的积累显著增加，以及泛素化的蛋白质和 SQSTM1 累积为增加，进一步显著增加肾小管细胞凋亡[20,21]。这提示在足细胞和肾小管上皮细胞中细胞自噬缺陷与肾脏老化的发展有关。因此，激活自噬剂可能防止肾脏的衰老，对自噬与肾衰老的研究可能有助老年人肾脏的保护。

（董　政　陈晓君）

参考文献

1. BONVENTRE JV, YANG L. Cellular pathophysiology of ischemic acute kidney injury. J Clin Invest 2011, 121(11):4210-4221.

2. KANWAR YS, SUN L, XIE P, et al. A glimpse of various pathogenetic mechanisms of diabetic nephropathy. Annu Rev Pathol, 2011, 6(1):395-423.

3. MOLITORIS BA. Therapeutic translation in acute kidney injury: the epithelial/endothelial axis. J Clin Invest, 2014, 124(6):2355-2363.

4. SHANKLAND SJ, WOLF G. Cell cycle regulatory proteins in renal disease: role in hypertrophy, proliferation, and apoptosis. Am J Physiol Renal Physiol, 2000, 278(4):F515-529.

5. REIDY K, KANG HM, HOSTETTER T, et al. Molecular mechanisms of diabetic kidney disease. J Clin Invest, 2014, 124(6):2333-2340.

6. LINKERMANN A, CHEN G, DONG G, et al. Regulated Cell Death in AKI J Am Soc Nephrol, 2014, 25(12):2689-2701.

7. WEI Q, DONG G, HUANG S, et al. Bax and Bak have critical roles in ischemic acute kidney injury in global and proximal tubule-specific knockout mouse models. Kidney Int, 2013, 84(1):138-148.

8. YOULE RJ, VAN DER BLIEK AM. Mitochondrial fission, fusion, and stress. Science, 2012, 337(6098):1062-1065.

9. BROOKS C, WEI Q, CHO S, et al. Regulation of mitochondrial dynamics in acute kidney injury in cell culture and rodent models. J Clin Invest, 2009, 119(5):1275-1285.

10. KACZMAREK A, VANDENABEELE P, KRYSKO DV. Necroptosis: the release of damage-associated molecular patterns and its physiological relevance. Immunity, 2013, 38(2):209-223.

11. GALLUZZI L, KEPP O, KRAUTWALD S, et al. Molecular mechanisms of regulated necrosis. Semin Cell Dev Biol, 2014, 35:24-32.

12. VANDEN BERGHE T, LINKERMANN A, JOUAN-LANHOUET S, et al. Regulated necrosis: the expanding network of non-apoptotic cell death pathways. Nat Rev Mol Cell Biol, 2014, 15(2):135-147.

13. LINKERMANN A, BRASEN JH, HIMMERKUS N, et al. Rip1(receptor-interacting protein kinase 1) mediates necroptosis and contributes to renal ischemia/reperfusion injury. Kidney Int, 2012, 81(8):751-761.

14. LINKERMANN A, BRASEN JH, DARDING M, et al. Two independent pathways of regulated necrosis mediate ischemia-reperfusion injury. Proc Natl Acad Sci U S A, 2013, 110(29):12024-12029.

15. YANG Z, KLIONSKY DJ. Eaten alive: a history of macroautophagy. Nat Cell Biol, 2010, 12(9):814-822.

16. MIZUSHIMA N, LEVINE B. Autophagy in mammalian development and differentiation. Nat Cell Biol, 2010,

12(9):823-830.

17. MIZUSHIMA N, YOSHIMORI T, OHSUMI Y. The role of atg proteins in autophagosome formation. Annu Rev Cell Dev Biol, 2011, 27(1):107-132.

18. JIANG M, LIU K, LUO J, et al. Autophagy is a renoprotective mechanism during in vitro hypoxia and in vivo ischemia-reperfusion injury. Am J Pathol, 2010, 176(3):1181-1192.

19. PERIYASAMY-THANDAVAN S, JIANG M, WEI Q, et al. Autophagy is cytoprotective during cisplatin injury of renal proximal tubular cells. Kidney Int, 2008, 74(5):631-640.

20. JIANG M, WEI Q, DONG G, et al. Autophagy in proximal tubules protects against acute kidney injury. Kidney Int, 2012, 82(12):1271-1283.

21. KIMURA T, TAKABATAKE Y, TAKAHASHI A, et al. Autophagy protects the proximal tubule from degeneration and acute ischemic injury. J Am Soc Nephrol, 2011, 22(5):902-913.

22. LIU S, HARTLEBEN B, KRETZ O, et al. Autophagy plays a critical role in kidney tubule maintenance, aging and ischemia-reperfusion injury. Autophagy, 2012, 8(5):826-837.

23. LIVINGSTON MJ, DONG Z. Autophagy in acute kidney injury. Semin Nephrol, 2014, 34(1):17-26.

24. RAVICHANDRAN K, EDELSTEIN CL. Polycystic kidney disease: a case of suppressed autophagy? Semin Nephrol, 2014, 34(1):27-33.

25. MIZUSHIMA N, YOSHIMORI T, LEVINE B. Methods in mammalian autophagy research. Cell, 2010, 140(3):313-326.

26. BELIBI F, ZAFAR I, RAVICHANDRAN K, et al. Hypoxia-inducible factor-1alpha(HIF-1alpha) and autophagy in polycystic kidney disease(PKD). Am J Physiol Renal Physiol, 2011, 300(5):F1235-1243.

27. PALLET N, LIVINGSTON M, DONG Z. Emerging functions of autophagy in kidney transplantation. Am J Transplant, 2014, 14(1):13-20.

28. TURKMEN K, MARTIN J, AKCAY A, et al. Apoptosis and autophagy in cold preservation ischemia. Transplantation, 2011, 91(11):1192-1197.

29. ISAKA Y, SUZUKI C, ABE T, et al. Bcl-2 protects tubular epithelial cells from ischemia/reperfusion injury by dual mechanisms. Transplant Proc, 2009, 41(1):52-54.

30. PALLET N, BOUVIER N, LEGENDRE C, et al. Autophagy protects renal tubular cells against cyclosporine toxicity. Autophagy, 2008, 4(6):783-791.

31. HARTLEBEN B, GODEL M, MEYER-SCHWESINGER C, et al. Autophagy influences glomerular disease susceptibility and maintains podocyte homeostasis in aging mice. J Clin Invest, 2010, 120(4):1084-1096.

32. NARITA M, YOUNG AR, ARAKAWA S, et al. Spatial coupling of mTOR and autophagy augments secretory phenotypes. Science, 2011, 332(6032): 966-970.

第三节　细胞因子与生长因子

各种循环中或组织局部产生的细胞因子与生长因子是调控肾脏正常生理功能和病理变化的重要影响因素。有关其在不同疾病状态下的表达及对发病或病理进展的影响，本书其他篇章中有详细阐述。本节仅就细胞因子与生长因子的概况进行简要介绍。

一、细胞因子

细胞因子（cytokine）指由活化免疫细胞或非免疫细胞，如成纤维细胞、血管内皮细胞等，合成分泌的能调节细胞生理功能，介导炎症反应，并参与免疫应答和组织修复等多种生物学效应的小分子多肽或糖蛋白。肾脏疾病发生和发展与肾脏局部因子的变化密切相关。肾脏疾病时细胞因子至少通过两种途径参与病变过程：其一是作为"攻击性"炎症介质，启动或促进肾组织的炎症和损伤。

其二是作为抗炎症因子，参与肾脏的自身防御。"攻击"和"防卫"的平衡决定了肾脏疾病的转归[1]。

（一）细胞因子的种类

广义的细胞因子主要包括以下7类：

1. 白细胞介素（interleukins，ILs）：包括从IL-1到IL-30。

2. 干扰素（interferon，IFN）：三个亚型α、β、γ。

3. 肿瘤坏死因子（tumor necrosis factor，TNF）：α、β。

4. 集落刺激因子（colony sitimulating factor，CSF）：G-CSF、M -CSF、GM-SF。

5. 趋化因子（chemokine）：IL-8、MCP-1、RANTES。

6. 黏附分子（adhesion molecules）：ICAM、VCAM、integrin、selectin。

7. 生长因子（growth factor）：TGF-α、TGF-β、PDGF、CTGF、EGF、HGF。

（二）细胞因子作用的共同特点

1. 分子量低（<25kD），属蛋白或糖蛋白。

2. 大多是通过自分泌方式（autocrine）作用于自身产生细胞和/或旁分泌方式（paracrine）作用于邻近的靶细胞并在局部发挥作用。

3. 细胞因子需与靶细胞上的高亲和力受体特异结合后才发挥生物学效应，并且细胞因子的产生和作用具有多向性，即单一刺激（如抗原、丝裂原、病毒感染等）可使同一种细胞分泌多种细胞因子，而一种细胞因子由多种不同类型的细胞产生可作用于多种不同类型的靶细胞。

4. 细胞因子具有激素样活性，作用迅速而短暂，生物学效应极强。单一细胞因子可具有多种生物学活性，但多种细胞因子也常具有某些相同或相似的生物学活性，主要参与免疫反应和炎症反应，如感染免疫、肿瘤免疫、自身免疫、移植免疫等诸多方面。

5. 细胞因子调节网络（cytokine network） 体现在：① 多效性：一种细胞因子对不同细胞产生不同的生物学效应；② 重叠性：几种不同的细胞因子作用于同一靶细胞，产生相同或相似的生物学效应；③ 协同性：两种或两种以上的细胞因子共同作用，并且一种细胞因子强化另一种细胞因子的功能，两者表现为协同作用；④ 拮抗性：一种细胞因子抑制另一种细胞因子的功能。

（三）细胞因子受体

细胞因子发挥广泛多样的生物学功能是通过与靶细胞膜表面的受体相结合，并将信号传递到细胞内。绝大多数细胞因子受体存在着可溶性形式。了解可溶性细胞因子受体产生的规律及其生理和病理意义，将扩展人们对细胞因子网络作用的认识。检测细胞因子及其受体的水平已成为基础和临床免疫学研究中的一个重要的方面。

根据细胞因子受体胞膜外区氨基酸序列的同源性和结构征，可将细胞因子受体主要分为四种类型[2,3]：免疫球蛋白超家族（IGSF）、造血细胞因子受体超家族、神经生长因子受体超家族和趋化因子受体。

1. 免疫球蛋白超家族 该家族成员胞膜外部分均具有一个或数个免疫球蛋白（Ig）样结构域[4]，目前已知，属于IGSF成员的细胞因子受体的IL-1Rt Ⅰ（CD121a）、IL-1Rt Ⅱ（CD121b）、IL-6Rα链（CD126）、gp130（CDw130）、G-CSFR、M-CSFR（CD115）、SCFR（CD117）和PDGFR，并可分为几种不同的结构类型，不同IGSF结构类型的受体其信号转导途径也有差别。

2. 造血细胞因子受体超家族 造血细胞因子受体超家族（haemopoietic cytokine receptor superfamily）又称细胞因子受体家族（cytokine receptor family），可分为红细胞生成素受体超家族（erythropoietin receptor superfamily，ERS）和干扰素受体家族（interferon receptor family）[5,6]。所有成员胞膜外区与红细胞生成素受体胞膜外区体在氨基酸序列上有较高的同源性，分子结构上也有较大的相似性。属于ERS的成员有EPOR、血小板生成素R、IL-2β链（CD122）、IL-2Rγ链、IL-3Rα链（CD123）、IL-3Rβ、IL-4R（CDw124）、IL-5Rα链、IL-5βα链、IL-5Rβ链、IL-6Rα链（CD126）、gp130（CDw123）、IL-7R、IL-9R、IL-11R、IL-1240kDa亚单位、G-CSFR、GM-CSFRα链、GM-CSFRβ链、LIFR、CNTFR等，此外，某些激素如生长激素受体（GRGR）和促乳素受体

（PRLR）亦属于 ERS。

3. 神经生长因子受体超家族　NGFR 超家族的成员包括神经生长因子受体（nerve growth factor receptor，NGFR）、TNF-R Ⅰ（CD120a）、TNF-R Ⅱ（CD120b）、CD40、CD27、T 细胞 cDNA-41BB 编码产物、大鼠 T 细胞抗原 OX40 和人髓样细胞表面活化抗原 Fas（CD95）[6,7]。NGFR 超家族的结构特点 NGFR 超家族成员其胞膜外由 3 ~ 6 个约 40 个氨基酸组成的富含 Cys 区域，如 NGFR、TNF-R Ⅰ、TNF-R Ⅱ 有 4 个结构域，CD95 有 3 个结构域，CD30 有 6 个结构域。所有成员 N 端第一个区域中均含 6 个保守的 Cys 以及 Tyr、Gly、Thr 残基各一个，其他区域亦含 4 ~ 6 个 Cys。TNF-R Ⅰ、CD95、CD40 分子之间胞质区约有 40% ~ 50% 同源性。

4. 趋化因子受体　到目前为止，趋化因子家族的成员至少发现了 19 个。细胞趋化因子受体种类有 IL-8RA、IL-8RB、MIP-1α/RANTEs R、NCP-1R 和细胞趋化因子受体（red blood cell chemokine receptor，RBCCKR）。所有趋化因子受体都属于 G 蛋白偶联受体 /STR，N 端在胞膜外，C 端位于胞质内 [8]。

二、生长因子

生长因子（growth factors）是一类通过与特异的、高亲和的细胞膜受体结合，调节细胞多种生物学功能的多肽类分子，广泛存在于血小板和各种组织细胞中，对不同种类细胞具有一定的专一性。在分泌特点上，生长因子主要属于自分泌（autocrine）和旁分泌（paracrine）。各类生长因子都有其相应的受体，是普遍存在于细胞膜上的跨膜蛋白，不少受体具有激酶活性，特别是酪氨酸激酶活性（如 pDGF 受体、EGF 受体等）。生长因子细胞因子种类繁多，作用复杂，可分血小板类生长因子（血小板源生长因子 PDGF）、表皮生长因子类（表皮生长因子（EGF）、转化生长因子 α（TGFα）、肝素结合 EGF 样生长因子、成纤维细胞生长因子（aFGF、bFGF）、胰岛素样生长因子（IGF）、神经生长因子（NGF）、肝细胞生长因子（HGF）等。

三、细胞因子与生长因子在肾脏生理和病理中的作用

正常肾组织表达某些细胞因子，其生理意义目前还不完全清楚，但由于这些细胞因子具有分化因子的功能，故推测可能在维持正常肾脏结构和功能方面起作用。肾脏疾病状态时，可合成、分泌多种细胞因子，其中既有启动或促进肾组织的炎症和损伤的细胞因子，也有促进炎症消散和组织修复的因子，二者水平的平衡结果决定肾脏疾病的转归。以下简要介绍参与肾脏炎症疾病的主要细胞因子以及生长因子。

1. IL-1　IL-1 主要由单核细胞、巨噬细胞合成和分泌。肾脏上皮细胞、成纤维细胞、内皮细胞、肾小球系膜细胞、血管平滑肌细胞等在某些条件下亦可产生 IL-1。IL-1 具有广泛的免疫调节作用，并有致热和介导炎症的作用，它的生物学功能是通过与相应高亲和力受体结合而介导的。IL-1 在肾小球硬化的起始和进展过程中起着重要的作用。IL-1 可刺激肾小球系膜细胞活化和增殖、分泌转化生长因子（TGF-β1）、产生胶原，引起细胞外基质积聚 [9]。

2. IL-6　T 细胞、B 细胞、单核细胞在致炎症因素刺激下可分泌 IL-6。肾小球系膜细胞、内皮细胞、成纤维细胞等在 IL-1、TNF、PDGF、IFN-β、PolyI- C、A23187、PMA 等刺激下可产生 IL-6。IL-6 可促进多种细胞的增殖，如 B 淋巴细胞杂交瘤、浆细胞瘤、EBV 转化的 B 细胞、T 细胞和肾小管上皮细胞等 [10]。IL-6 还可促进 B 细胞分化和免疫球蛋白的分泌。

3. IL-10　IL-10 是一种多功能负性调节因子，主要由 Th2 细胞、活化的 B 细胞、单核细胞、巨噬细胞产生，它参与免疫细胞、炎症细胞、肿瘤细胞等多种细胞的生物调节，在自身免疫性疾病、严重感染性疾病、肿瘤及移植免疫等多种疾病中发挥重要作用。多组研究表明 IL-10 在活动性狼疮有高表达，且与狼疮致病性自身抗体的产生密切相关。在间质性肾炎及新月体肾炎中，使用基因敲除小鼠证实 Treg 细胞产生的 IL-10 发挥着重要抗炎症的作用 [11]。

4. IL-17　Th17 细胞是 2005 年由 Park 和 Harrington[12] 等发现的一种 CD4+ T 细胞，Th17 主要

产生 IL-17，IL-17 通过与受体结合，可诱导效应细胞分泌趋化因子、集落刺激因子等，进而促进中性粒细胞和巨噬细胞的产生和募集。此外，Th17 细胞与其他 CD4$^+$ T 细胞亚型之间存在复杂的相互调控网络。正常机体内，介导免疫耐受的 Treg 细胞和介导炎症反应的 Th17 细胞间功能相互拮抗，两者保持平衡。机体发生异常时，Th17/Treg 功能失衡，引起一系列炎症免疫反应损伤机体。体外研究显示，IL-17 可以上调小鼠肾小球系膜细胞炎症 cc 趋化因子配体 2（CCL2）/ 单核细胞趋化蛋白 1（MCP-1）、CCL3/ 巨噬细胞炎症蛋白 1（MIP-1）和 CCL20/ 肝和活化调节趋化因子（LARC）的表达。Gan 等对 C57BL/6 野生型和 IL-17A$^{-/-}$ 髓过氧化物酶型（MPO）$^-$ 小血管炎小鼠模型进行了研究，发现与野生型小鼠相比，IL-17A$^{-/-}$ 小鼠病变肾小球比例、肾小球浸润细胞和病理性蛋白尿显著降低，肾脏 CCL5 mRNA 和巨噬细胞浸润量减少，提示 Th17 在疾病发生中起重要作用 [13]。

5. **集落刺激因子（CSF）** 根据细胞因子刺激不同造血细胞系或不同分化阶段的细胞在半固体培养基中形成不同细胞集落，分别命名为粒细胞 CSF（GCsF）、巨噬细胞 CSF（R/ICsF）、粒细胞和巨噬细胞 CSF（GM-CSF）、多重集落刺激因子（multi-CSF，又称 IL-3）、干细胞因子（SCF）和促红细胞生成素（EPO）。浸润肾脏的炎性细胞（包括 T 细胞、B 细胞、巨噬细胞、肥大细胞）和肾脏固有细胞（如内皮细胞、成纤维细胞等）均可产生 G-CSF、M-CSF 和 GM-CSF[14]。其中 T 细胞和巨噬细胞一般在免疫应答或炎症介质刺激过程中直接产生，而内皮细胞、成纤维细胞可在 LPS、IL-1 和 TNF 刺激下产生。G-CSF 主要作用于中性粒细胞。肾脏的细胞生物学基础系造血细胞的增殖、分化和活化，还具有对人粒细胞、单核细胞、成纤维细胞、平滑肌细胞以及成肌纤维细胞的趋化作用。M-CSF 主要的生物学作用是促进单核 - 吞噬细胞包括破骨细胞在内的存活、增殖和活化。M-CSF 是炎症反应中的介质，并可提高巨噬细胞杀伤肿瘤细胞和微生物的能力。EPO 是一种刺激红细胞生成的糖蛋白。肾脏是 EPO 产生的主要来源，产生 EPO 细胞为肾小管基底膜外侧的肾小管周围的间质细胞，主要为成纤维细胞。EPO 可特异地作用于红细胞样前体，对其他细胞系几乎没有作用。

6. **肿瘤坏死因子** 肿瘤坏死因子（tumor necrosis factor，TNF）主要由单核细胞和巨噬细胞产生，LPS 是较强的刺激诱导剂。IFN-γ、M-CSF、GM-CSF 对单核细胞 / 巨噬细胞产生 TNF-α 也有刺激作用，而 PGE 则有抑制作用。T 淋巴细胞在 PMA 刺激下也可分泌 TNF-α。SAC、PMA、抗 IgM 可刺激正常 B 细胞产生 TNF-α。此外，中性粒细胞亦可产生 TNF-α。TNF-α 在肾脏损伤中的作用直到 1989 年才大致阐明。Bertani 及其研究小组观察到，将人重组 TNF-α 注入家兔体内后，诱导了家兔肾小球毛细血管内炎症细胞的出现，特别是出现了肾小球内皮的损伤、毛细血管腔内多型核白细胞的聚集和纤维素样物质沉积。研究显示，在 DKD 患者早期即发现血清 TNF-α 等炎症因子的增加，并且含量的增加与蛋白尿的程度相关 [15]。

7. **γ- 干扰素** γ- 干扰素（IFN-γ）主要由活化 Th1 产生，活化的 NK 细胞也可产生 IFN-γ。IFN-γ 生物学作用有较严格的种属特异性，人 IFN-γ 只作用于人或灵长类动物的细胞。IFN-γ 诱导单核细胞、巨噬细胞、树突状细胞、成纤维细胞、血管内皮细胞等 MHC Ⅱ 类抗原的表达，使其参与抗原提呈和特异性免疫的识别过程。此外，IFN-γ 可上调内皮细胞 ICAM-1（CD54）表达，促进巨噬细胞 Fc-γR 表达，协同诱导 TNF 并促进巨噬细胞杀伤病原微生物。

8. **趋化因子** 由组织细胞和微生物产生的趋化剂（chemoattractants）对白细胞的趋化作用（chemotaxis），是炎症发生过程中重要的起始步骤，也是机体防御和清除入侵病原体等异物先天性免疫功能的一个重要方面。在免疫复合物、毒素、低氧等刺激下，肾脏固有细胞（内皮细胞、系膜细胞、足细胞、小管上皮细胞及间质细胞）都可释放趋化因子。趋化因子及其受体参与肾脏疾病进展的多个阶段，从而使得白细胞黏附、迁移、分化及聚集；聚集的白细胞除对肾脏产生直接损伤作用外，可进一步分泌趋化因子及其他细胞因子。

9. **黏附分子** 黏附分子（adhesion molecule）是指由细胞产生、存在于细胞表面、介导细胞与细胞间或细胞与基质间相互接触和结合的一类分子。黏附分子大多为糖蛋白，少数为糖脂，分布于细胞表面或细胞外基质。黏附分子以配体 - 受体相对应的形式发挥作用，导致细胞与细胞间、细胞

与基质间或细胞 - 基质 - 细胞之间的黏附，参与细胞的信号转导与活化、细胞的伸展和移动、细胞的生长及分化、炎症、血栓形成、肿瘤转移、创伤愈合等一系列重要生理和病理过程。黏附分子是肾脏急性缺血 / 再灌注损伤、肾小球炎症发生的重要启动因素。

10. 血小板分泌的生长因子　血小板源生长因子（platelet derived growth factor，PDGF）PDGF 是一种多肽类促细胞生长因子，可由系膜细胞、间质细胞、集合管上皮细胞、内皮细胞、血管平滑肌细胞、单核细胞、成纤维细胞等多种细胞分泌。PDGF 家族拥有 A、B、C、D 4 条多肽链，它们通过二硫键连接而形成同型或异型二聚体，包括 PDGF-AA、PDGF-BB、PDGFF-AB、PDGF-CC 和 PDGF-DD 5 种形式。PDGF 只有通过与效应细胞上的 PDGF 受体（PDGFR）结合才能发挥作用，PDGFR 为胞外含糖基的免疫球蛋白样区域和胞内含酪氨酸蛋白激酶活性区域的单链跨膜糖蛋白，由 α、β 两种亚单位组成，具有 αα、αβ 和 ββ 三种二聚体亚型。PDGF 在肾脏可激活肾固有细胞如肾脏成纤维细胞、系膜细胞、血管内皮细胞等多种细胞的增殖，诱导肾小管和间质细胞转分化以及 ECM 积聚，激活致肾脏纤维化下游因子 TGF-β、CTGF，因此，PDGF 在肾脏纤维化的发生发展中发挥着非常重要的作用[16]。

11. 转化生长因子　转化生长因子 β（transforming growth factor β，TGFβ）属于 TGFβ 超家族成员，家族还包括还有活化素（activins）、抑制素（inhibins）、缪勒管抑制质（Mullerian inhibitor substance，MIS）和骨形成蛋白（bone morphogenetic proteins，BMPs）。TGFβ 可由血小板、巨噬细胞分泌，同时肾脏内所有固有细胞均可表达和分泌。一般以无活性的形式（latency associated peptide，LAP）分泌，在酸性条件下，可被蛋白酶活化。TGFβ 具有 TGFβ1、TGFβ2、TGFβ3 三个亚型，是一种细胞生长的双向调节因子，即具有生长促进和生长抑制的两重属性，可精细调节体内细胞的生长。所有肾脏细胞表面都有 TGFβ 受体，包括 Ⅰ、Ⅱ、Ⅲ 型三种形式，分子量分别为 53kD、70 ~ 85kD 和 250 ~ 350kD。Ⅰ、Ⅱ 型 TGFβ 均为糖蛋白，胞质区具有丝氨酸 / 苏氨酸激酶区，它们和 TGFβ1 的亲和力要比和 TGFβ2 的亲和力大 10 ~ 80 倍；Ⅲ 型受体是一种蛋白聚糖，缺乏蛋白激酶活性，对于其如何参与信号的传递还不清楚。TGFβ 抑制上皮细胞的增殖，但对肾小球系膜细胞、成纤维细胞既促进细胞增殖，又促使其细胞外基质的合成。TGFβ 影响细胞分泌、活化的作用机制复杂，是调节肾脏炎症、硬化的最重要的生长因子。

12. 成纤维细胞生长因子　成纤维细胞生长因子（fibroblast growth factor，FGF）包括两个亚型，即酸性（acid fibroblast growth factor，aFGF）和碱性（basic fibroblast growth factor，bFGF）成纤维细胞生长因子。bFGF 可以由内皮细胞、平滑肌细胞、巨噬细胞分泌。它的作用是促进所有中胚层来源的细胞（如成纤维细胞、血管内皮细胞）增殖，且对内皮细胞有趋化和促有丝分裂作用，促进血管形成。成纤维细胞生长因子 23（FGF23）是成骨细胞和骨细胞分泌的细胞因子，分子量约为 32kD，是成纤维细胞生长因子家族的最新成员，是近年来慢性肾脏病（CKD）的研究热点。人体大多数组织都表达 FGF 的受体（FGFR），而共受体跨膜蛋白 Klotho 主要表达于肾脏及甲状旁腺，使 FGFR 真正成为 FGF23 的特异性受体，并使 FGF23 具有器官特异性。FGF23 的主要生理学作用包括以下三点：① 排磷：与远端肾小管的 FGFR-Klotho 复合体结合，下调近端肾小管的钠 - 磷共转运体，使尿重吸收磷减少，尿磷增加，血清磷降低；② 减低 $1,25(OH)_2D_3$：直接抑制 1α 羟化酶，使 $1,25(OH)_2D_3$ 合成减少，同时刺激 24- 羟化酶，加快 $1,25(OH)_2D_3$ 失活，导致 $1,25(OH)_2D_3$ 水平下降；③ 直接抑制甲状旁腺激素（PTH）分泌，下调磷、维生素 D 水平，间接升高循环 PTH，但总体 PTH 水平下降。FGF23 水平升高与 CKD 患者中的许多不良临床后果相关，可能是因为其促进左心室肥大，促进心血管事件发生，进而影响 CKD 患者临床预后[17]。

13. 肝细胞生长因子　肝细胞生长因子（hepatocyte growth factor，HGF）来源广泛，正常组织其表达于肝、肾、小肠、胰腺、甲状腺等器官。HGF 在肾脏由肾小球内皮细胞、系膜细胞、间质成纤维细胞等间充质来源的细胞生成。研究认为，在肾小管间质纤维化早期阶段，肾小管上皮细胞成纤维细胞转分化（tubular epithelial-mesenchymal transition，TEMT）是可逆的，及早进行 HGF 治疗有可能诱导已发生转分化的肾小管上皮细胞重新转分化为小管上皮细胞，维持肾脏正常的组织和结构[18]。

14. **血管内皮细胞生长因子**　血管内皮细胞生长因子（vascular endothelial growth factor，VEGF）是一高度特异的血管内皮细胞有丝分裂素，具有促进内皮细胞增殖、迁移，促进血管生成，增加血管通透性以及血管维持功能，是新生血管形成的主要调控者。在人类肾脏存在的分子主要是 $VEGF_{165}$，主要表达在足细胞，肾组织局部的 VEGF 浓度和分布的变化与肾脏疾病患者蛋白尿的产生密切相关，同时组织中的 VEGF 含量与病变的程度相关。最近的研究发现 VEGF 可以调控足细胞上的瞬时受体电位阳离子通道蛋白 6（TRPC6），后者同样和肾脏疾病的蛋白尿有关[19]。

15. **表皮生长因子（epidermal growth factor，EGF）**　表皮生长因子其受体（epidermal growth factor receptor，EGFR）是一种受体酪氨酸激酶。在急性肾损伤的动物模型，表皮生长因子受体激活促进肾小管细胞的增殖。表皮生长因子激活表皮生长因子受体，能增强急性肾损伤后肾功能和结构的恢复。但是最近的研究表明，表皮生长因子受体的激活可能通过参与肾间质成纤维细胞激活的机制，诱导的肾小管萎缩，炎性细胞因子过度产生，和 / 或促进肾小球和血管损伤，进而导致梗阻性肾病、糖尿病肾病、高血压肾病和肾小球肾炎等疾病的进展[20]。

16. **结缔组织生长因子**　结缔组织生长因子（connective tissue growth factor，CTGF）首先在人的脐静脉内皮细胞条件培养基中发现。它属于一种即刻早期基因 CCN（CTGF，Cyr61，nov）家族成员之一，广泛存在于人类多种组织器官，如心脏、肺脏、肝脏、肾脏和结缔组织中，尤其在肾脏中含量最高。其生物学效应主要是促进间充质来源细胞（如成纤维细胞、软骨细胞）增殖、细胞外基质合成分泌[21]。在病理情况下，CTGF 过度表达与某些增生性和纤维化性疾病的发生密切相关，如肾纤维化、肝硬化、肺纤维化和硬皮病等。

（董　政　陈晓君）

参考文献

1. VIELHAUER V, EIS V, SCHLONDORFF D, et al. Identifying chemokines as therapeutic targets in renal disease: lessons from antagonist studies and knockout mice. Kidney Blood Press Res, 2004, 27(4):226-238.

2. HISCOTT J. Introduction–cytokine receptors, signaling pathways and viruses. Cytokine Growth Factor Rev, 2001, 12:129-131.

3. IHLE JN, THIERFELDER W, TEGLUND S, et al. Signaling by the cytokine receptor superfamily. Ann N Y Acad Sci, 1998, 865:1-9.

4. BRUMMENDORF T, LEMMON V. Immunoglobulin superfamily receptors: cis-interactions, intracellular adapters and alternative splicing regulate adhesion. Curr Opin Cell Biol, 2001, 13(5):611-618.

5. KACZMARSKI RS, MUFTI GJ. The cytokine receptor superfamily. Blood Rev, 1991, 5(3):193-203.

6. BAIRD PN, D'ANDREA RJ, GOODALL GJ. Cytokine receptor genes: structure, chromosomal location, and involvement in human disease. Leuk Lymphoma, 1995, 18(5-6):373-383.

7. FROSSARD N, FREUND V, ADVENIER C. Nerve growth factor and its receptors in asthma and inflammation. Eur J Pharmacol, 2004, 500:453-465.

8. PEASE JE, WILLIAMS TJ. Chemokines and their receptors in allergic disease. J Allergy Clin Immunol, 2006, 118(2):305-318; 319-320.

9. TIMOSHANKO JR, KITCHING AR, IWAKURA Y, et al. Contributions of IL-1beta and IL-1alpha to crescentic glomerulonephritis in mice. J Am Soc Nephrol, 2004, 15(4):910-918.

10. HOMSI E, RIBEIRO-ALVES MA, LOPES DE FARIA JB, et al. Interleukin-6 stimulates tubular regeneration in rats with glycerol-induced acute renal failure. Nephron, 2002, 92(1):192-199.

11. RUBTSOV YP, RASMUSSEN JP, CHI EY, et al. Regulatory T cell-derived interleukin-10 limits inflammation

at environmental interfaces. Immunity, 2008, 28(4):546-558.

12. HARRINGTON LE, HATTON RD, MANGAN PR, et al. Interleukin 17-producing CD4⁺ effector T cells develop via a lineage distinct from the T helper type 1 and 2 lineages. Nat Immunol, 2005, 6(11):1123-1132.

13. GAN PY, STEINMETZ OM, TAN DS, et al. Th17 cells promote autoimmune anti-myeloperoxidase glomerulonephritis. J Am Soc Nephrol, 2010, 21(6):925-931.

14. MATSUDA M, SHIKATA K, MAKINO H, et al. Glomerular expression of macrophage colony-stimulating factor and granulocyte-macrophage colony-stimulating factor in patients with various forms of glomerulonephritis. Lab Invest, 1996, 75(3):403-412.

15. CHEN FQ, WANG J, LIU XB, et al. Levels of inflammatory cytokines in type 2 diabetes patients with different urinary albumin excretion rates and their correlation with clinical variables. J Diabetes Res, 2013, 2013:138969.

16. OSTENDORF T, EITNER F, FLOEGE J. The PDGF family in renal fibrosis. Pediatr Nephrol, 2012, 27(7):1041-1050.

17. KETTELER M, BIGGAR PH, LIANGOS O. FGF23 antagonism: the thin line between adaptation and maladaptation in chronic kidney disease. Nephrol Dial Transplant, 2013, 28(4):821-825.

18. WANG W, KOKA V, LAN HY. Transforming growth factor-beta and Smad signalling in kidney diseases. Nephrology(Carlton), 2005, 10(1):48-56.

19. QIU Y, FERGUSON J, OLTEAN S, et al. Overexpression of VEGF165b in podocytes reduces glomerular permeability. J Am Soc Nephrol, 2010, 21(9):1498-1509.

20. TANG J, LIU N, ZHUANG S. Role of epidermal growth factor receptor in acute and chronic kidney injury. Kidney Int, 2013, 83(5):804-810.

21. GUPTA S, CLARKSON MR, DUGGAN J, et al. Connective tissue growth factor: potential role in glomerulosclerosis and tubulointerstitial fibrosis. Kidney Int, 2000, 58(4):1389-1399.

第四节 细胞与细胞和细胞与基质的相互作用

细胞与细胞外基质（ECM）以及细胞之间的相互作用不仅在器官的生长与发育、组织损伤修复等诸多生理与病理过程中扮演至关重要的角色，而且细胞与其周围ECM的相互作用也直接影响到细胞的功能和ECM的命运[1,2]。近年来的研究结果表明，ECM不仅可以维持组织器官的正常结构，而且其组成与构成的变化还直接影响细胞的功能、生成、分化并参与疾病的病变过程。因此肾脏发生病变时，不仅相关细胞的结构和功能发生改变，而且可因各类细胞之间、与ECM之间的相互作用而引发肾组织结构的异常，破坏肾脏组织结构的异质性和完整性[3,4]。本节将重点讨论与肾脏基本病变（如：上皮细胞病变、肾组织纤维化以及肾脏炎性损伤）密切相关的细胞和细胞基质间的相互作用。

一、肾小球足细胞、裂隙隔膜及基底膜的相互作用

肾小球上皮细胞（glomerular epithelial cells，GEC）包括脏层上皮细胞和壁层上皮细胞。肾小球脏层上皮细胞（glomerular visceral epithelial cells，GVECs）又称足细胞（podocyte），位于肾小球毛细血管外侧的基底膜上[5]。足细胞的相邻足突之间彼此交错形成滤过裂隙，被称为裂孔隔膜（slit diaphragm，SD）的连续性膜样结构所连接，是参与肾小球滤过膜的主要细胞成分之一（见本篇第四章第一节）。近年来肾小球足细胞方面的研究已经取得了明显的进展，但是裂孔隔膜的分子组分仍然有待进一步证实[6]。目前认为，SD不仅是一种特殊的细胞黏附复合物，为滤过屏障提供结构基础，而且参与对于维持足细胞功能所必需的细胞信号传导[6]。足细胞通过存在于足突底部的整合素α3β1复合物锚定于肾小球基底膜（GBM）上，这一细胞-基质整合素信号对于肾小球滤过屏障精细结构的维持必不可少。

足细胞相互间并不能表达经典的紧密连接蛋白（如symplekin和occludin等，也未发现有claudin蛋白家族成员的表达）。裂孔隔膜复合体包含P-黏蛋白、ZO-1及α-、β-、γ-连接素等成分[7]。近年来的研究表明，肾小球的裂孔隔膜中存在着一种以P-黏蛋白为基础特异接合，P-钙黏蛋白可以被认为是核心蛋白，其胞外区参与形成裂孔隔膜孔隔膜的择通透性功能则由其他蛋白（如nephrin等）执行；而P-黏蛋白的胞内区与β-和/或γ-连接素形成复合体，这个复合体可通ZO-1和α-连接素与肌动蛋白细胞骨架相连。研究发现，结构蛋白如nephrin，CD2AP和podocin是维持肾小球正常滤过和调控裂孔隔膜结构的需成分。

nephrin是含有8个免疫球蛋白（Ig）样区域和一个Ⅲ型纤维连接蛋白（FN）区域的跨膜糖蛋白，分子量约180kD[8]。过去一直认为nephrin仅在裂隙隔膜上特异性表达，但是新近在脑和胰腺组织的某些特定部位也发现有nephrin的表达。nephrin的胞内区富含丝氨酸和酪氨酸，提示其可能参与细胞内的信号传递途径。现在认为nephrin有以下功能：① 维持SD结构的完整性。② 与足细胞内细胞骨架及紧密连接相关蛋白相互作用，维持足细胞正常的形态及功能。③ 参与细胞信号转导。研究表明，nephrin的编码基因*NPHS1*突变会导致芬兰型先天性肾病综合征，人类的糖尿病肾病中nephrin的表达也会减少[9]。大多数研究者认为nephrin的减少与蛋白尿的发生密切相关。最近的研究发现我国传统中草药雷公藤的提取物可减轻嘌呤霉素肾病蛋白尿，上调nephrin和podocin表达以及稳定足细胞骨架，对足细胞损伤有保护作用[10]。

CD2AP是含有多个硫氢基区域的接头蛋白，分子量为80kD，主要表达在上皮细胞和淋巴细胞。它可以与T细胞和自然杀伤细胞CD2受体的胞内区域结合，参与局部T细胞的趋化与聚集，并能够增强T细胞与抗原递呈细胞的黏附[11]。在肾脏组织中，CD2AP定位于足细胞的裂孔隔膜的胞质侧，可与nephrin的胞内羧基端相互作用，该区域也是nephrin与细胞骨架相锚定的部位。对*CD2AP*基因敲除小鼠的研究发现，该基因敲除6 ~ 7周小鼠才会发生蛋白尿及死亡，提示CD2AP可能并不是裂孔隔膜的必需成分，可能仅在肾小球病变的晚期对裂孔隔膜完整性的维持起一定的作用[12]。

podocin是新发现的足细胞特异性蛋白，由常染色体隐性遗传激素抵抗性肾病综合征相关的基因*NPHS2*编码并表达[13]。podocin定位于裂孔隔膜面，在其插入位点形成一个发夹结构，它可通过其COOH末端与nephrin、CD2AP相互作用形成nephrin复合体，对SD的正常滤过功能发挥关键性作用根据其定位特性。podocin的编码基因突变可导致常染色体隐性遗传激素抵抗型肾病综合征，患病儿童早期发病并迅速进展到终末期肾衰竭。podocin的多种突变（G92C、V180M、R238S）可影响与nephrin在结构上的连接，从而导致足突细胞病变和大量蛋白尿，R229Q的变异则与肾小球硬化有关[14]。

除了上述结构蛋白的作用之外，正常情况下定位于裂隙隔膜上与足细胞胞膜上的唾液酸残基，可受到分子量为14.0kD的上皮细胞的多离子集合体podocalyxin的封闭，这对于维持裂隙孔的完整性以及在肾小球滤过蛋白方面具有至关重要的作用。实验证据包括：在氨基核苷嘌呤霉素诱导的肾病中发现唾液酸含量的减少可能部分参与了裂孔隔膜的缺陷；应用酶学方法将唾液酸从裂孔隔膜上移除，能够导致足细胞的电荷变化和肾小球的损伤；相反，肾小球上皮细胞和足细胞的唾液酸表达增加也与多种肾小球病理变化相关[15]。

二、肾小管上皮细胞间的相互作用

肾小管上皮细胞之间的紧密连接是小管液重吸收与分泌的基础，而细胞黏附分子（cell adhesion molecule，CAM）则是构成上皮细胞间紧密连接的分子结构基础。所谓CAM是指参与细胞间及细胞与ECM之间相互作用的分子，主要包括钙黏素、选择素、免疫球蛋白超家族、整合素及透明质酸黏素等。

所有的CAM都是跨膜糖蛋白，其分子结构由以下3部分构成[16]：① 膜外区，指黏附分子肽链的N端部分，带有糖链，负责与配体的识别与结合；② 跨膜区，多为一次跨膜；③ 胞质区，肽链的C端部分，通常较小，可与质膜下的骨架成分直接相连，或与胞内的化学信号分子相连，参与黏附分子相关的信号传递。CAM的作用机制有3种模式：相邻细胞表面的种CAM分子间的相互识别与结合（亲同性黏附），相邻细胞表面的不同种CAM分子间的相互识别与结合（亲异性黏附）以及相邻细胞表面的相同CAM分子借细胞外的连接分子相互识别与结合。

1. E-钙黏蛋白的基本结构　诸多细胞间蛋白参与上皮细胞间的紧密连接，其中钙黏蛋白（cadherin）对上皮细胞间的相互作用最为重要，它参与上皮细胞性小管的形态发生、细胞凋亡、增殖、迁移、分化和侵入等[17]。钙黏蛋白超家族至今已发现30种以上的家族成员，可分为经典钙黏蛋白、细胞桥粒钙黏蛋白、重要钙黏蛋白和钙黏蛋白相关蛋白4组，肾小管上皮细胞的E-钙黏蛋白属于经典钙黏蛋白亚家族。钙黏蛋白属亲同性CAM，其作用依赖于Ca^{2+}的存在，又可称为钙依赖性跨膜蛋白。此类蛋白分子结构具有较高的同源性，蛋白的膜外部分形成5个结构域，其中4个为同源结构，均具有结合Ca^{2+}的部位，N末端的一个结构域是决定其结合特异性的关键部位，其中数个氨基酸残基的变更即足以使结合特异性发生转变。钙黏蛋白分子的胞质域具有高度保守性，主要参与该蛋白的细胞内信号传递。

2. E-钙黏蛋白与上皮细胞极性　位于上皮细胞膜的钙黏蛋白通过不同的连接蛋白与不同的细胞骨架成分相连，参与上皮细胞极性形成，并维持细胞的正常骨架结构。E-钙黏蛋白通过α-、β-和γ-连锁蛋白（catenin）以及黏着斑蛋白（vinculin）、锚蛋白、α辅肌动蛋白等与肌动蛋白纤维相连；桥粒中的钙黏蛋白（如desmoglein及desmocollin）则通过桥粒致密斑与中间纤维相连，再借助与上述结构连接蛋白的相互作用，形成结构蛋白复合物，使得决定上皮细胞极性的功能蛋白或转运蛋白定位于细胞顶端或基侧面。

3. E-钙黏蛋白对上皮细胞功能的影响　目前已知钙黏蛋白的主要生物学功能有：

（1）介导细胞间连接：E-钙黏蛋白是维持上皮细胞间相互连接的主要黏附分子，是黏合带的主要构成成分。

（2）参与细胞分化：在胚胎细胞的早期分化和成体组织（尤其是上皮及神经组织）的构筑过程中，钙黏蛋白有着十分重要的作用。比如，发育过程中钙黏蛋白表达的种类与数量决定胚胎细胞间的相互作用（黏合、分离、迁移、再黏合），细胞间微环境的变化则进一步影响细胞的分化，最终参与器官形成过程。

（3）参与细胞的迁移：钙黏蛋白维持组织结构完整性的作用与该蛋白与连接素共同构成的复合体密切相关。E-钙黏蛋白表达下调或基因突变、α-连接素表达异常或基因缺失以及β-连接素分子异常生化修饰等均能够造成钙黏蛋白-连接素复合体黏附功能的下降，影响上皮细胞间的相互作用与黏附，导致细胞的迁移。已有研究证实，诸多癌细胞表面E-钙黏蛋白的减少甚至消失，导致癌细胞易从瘤块脱落，成为肿瘤侵袭与转移的前提。

（4）维持细胞的生存、拮抗细胞凋亡：研究发现缺氧、缺血、细胞能量代谢以及细胞内Ca^{2+}浓度的异常，均能够影响上皮细胞E-钙黏蛋白的表达，由此而导致与该蛋白相关的细胞内信号（如PI3激酶/Akt）传递的异常，造成与细胞凋亡相关的信号蛋白（如Bad等）的功能变化，结果促使上皮细胞发生脱落，甚至凋亡。

三、细胞与细胞外基质的相互作用

细胞与ECM之间的相互作用几乎参与了所有细胞功能的调节。细胞与ECM的相互作用是通过间质黏附分子实现的。肾脏组织内的ECM受体包括：整合素家族、糖蛋白胶原受体、Laminin受体以及硫酸肝素糖蛋白等。整合素（integrin）家族是目前研究最为清楚的基质受体，在肾脏的发育和病理生理过程中具有重要作用。新近的细胞生物学研究还证实，ECM可通过整合素对肾脏细胞功能进行调节[18]。因此，探讨细胞-基质的相互作用，对于充分认识肾脏病有着十分重要的意义。

1. 整合素的基本结构　整合素是依赖于Ca^{2+}的细胞黏附分子，主要介导细胞与细胞间的相互作用及细胞与ECM间的相互作用。由α和β链组成的整合素是跨膜异二聚体，其α和β链的分子量均为120～185kD。整合素均属于I型跨膜蛋白，其细胞外域有700～1000个氨基酸残基，胞质域为 30 ~ 50 个氨基酸。α 链的 N 端有结合二价阳离子（如 Ca^{2+}）的结构域，胞质区近膜处都有一个非常保守的 KXGFFKR 序列，与整合素活性的调节有关。迄今为止，已发现 19 个 α 和 9 个 β 链，它们按不同的组合构成 20 余种整合素。1 个 β 链可以和不同的 α 链形成功能特异的整合素，由此而构成整合素的亚家族。目前已知最大的整合素亚家族是由 β1 与 12 个不同的 α 链所构成的 β1 整合素亚家族，其特点是彼此拥有相同的 β1 链。β1 整合素主要介导细胞与细胞外基质成分之间的相互作用，也部分参与细胞之间和粒细胞与内皮细胞间的作用。全身几乎所有的组织或器官均存在 β1 整合素，也是肾脏表达的主要整合素。β2 整合素主要存在于各种白细胞表面，介导细胞间的相互作用。β3 整合素主要存在于血小板表面，介导血小板的聚集并参与血栓形成以及粒细胞与内皮细胞的相互作用。除 β4 整合素可与肌动蛋白及其相关蛋白质结合外，α6β4 整合素以层粘连蛋白为配体，参与上皮细胞半桥粒的形成。胶原、纤维连接蛋白等多种 ECM 分子可分别通过各自分子中一个短的氨基酸序列与整合素 α 链和 β 链的细胞外域相结合，而只有整合素 β 链的胞质域能够和细胞内的骨架蛋白（如 talin、vinculin 和 β-actinin 等）相结合。Arg-Gly-Asp 是第一个被确认能与整合素相结合的氨基酸片段。

2. **整合素在肾脏的分布** 处于发育阶段以及成熟的肾脏均表达不同类型的整合素。如：未分化的肾间叶细胞表达能与纤维连接蛋白（FN）、血管细胞黏附蛋白 1（VCAM-1）、胶原和 Laminin 相结合的 α1β1 和 α4β1；在发育肾皮质外周伸张的输尿管芽和上皮形成过程中的小管周均有 α3β1 和 α6β1 表达；后肾间叶细胞表达的 α8β1 能够与输尿管芽相互作用，而表达于 S 形小管区的 α2β1 参与近端小管的发育。在成熟的肾脏中没有 α4β1 的表达，α1β1 仅局限在系膜细胞和内皮细胞表达；α3β1 主要位于肾小管上皮细胞，在远端小管和集合管也有微弱的 α3β1 和 α6β1 表达。这些整合素分子均是介导该部位细胞与 ECM 不同成分相连接的主要蛋白。

3. **整合素的基本细胞生物学作用** 整合素具有参与细胞迁移、细胞外基质组装、细胞分化与增殖的作用[19]。在维持正常肾组织结构与功能稳定的过程中，整合素的作用取决于细胞中其蛋白的表达与分布。

整合素对于肾脏的形态发生有着重要的作用，但其作用机制尚不十分清楚。体内外研究发现，在输尿管芽和早期输尿管芽细胞中均能检测到整合素 α3、α6、β1 和 β4 链的表达。分别抑制这些整合素，可明显抑制输尿管芽分支形态的形成；分化的间充质中共表达层粘连蛋白和 α6β1 整合素，抗 α6 抗体可抑制后肾的肾小管生成；发育过程中足细胞上 α6β1 受体呈一过性表达，与肾小球基底膜上层粘连蛋白的显著分布相关，提示 α6β1 整合素在肾小球形态发生中可能起作用。此外，骨桥蛋白和 α5β3 整合素在肾小管形成中可能也起一定作用，因为两者的抗体均可抑制后肾的肾小管形成；应用反义 RNA 技术抑制 α5 或 α5m 的配体纤维蛋白原的表达，还可以导致肾单位数目减少以及输尿管芽分支结构的破坏，表明纤维蛋白原与 α5β3 间的相互作用在肾脏的发生中至关重要；但是，α6 和 α5 基因敲除小鼠仍具有相对正常的肾脏，说明上述整合素缺乏时可能还有其他的整合素代偿其作用。近年来通过基因突变动物模型进行研究发现：α3 突变小鼠的输尿管芽分支减少、肾小管的囊性扩张、足突缺失、肾小球基底膜的结构破坏及肾小球毛细血管襻的减少。培养 α3β1 缺失小鼠的集合管细胞，发现它仍然可以保持钙黏蛋白介导的细胞连接，但是其结构较正常的上皮细胞稍差，细胞不能装配细胞骨架，而仅表现为骨架蛋白 actin 的表达。α8 突变小鼠输尿管芽的发育和分支以及间质细胞形成上皮结构的能力均发生障碍。新近还发现一个命名为 nephronectin 的 α3β1 新配体，该蛋白与 Wolffian 管和输尿管芽的生长有一定的相关性，在肾脏的发育中可能作为一种高度候选蛋白介导 α8β1 的基本功能。维持肾脏独特的结构是整合素的重要功能。构成肾小球滤过屏障的足细胞和具有特定极性的肾小管上皮细胞对于肾脏的两项基本生理功能——滤过和重吸收有着重要的作用。整合素参与了肾脏足细胞以及肾小管上皮细胞的结构与功能分化。在肾小球中，β1 整合素集中分布在内皮细胞和足细胞的肾小球基底膜（GBM）侧，超微结构研究显示，黏着斑蛋白（vinculin）和细胞骨架蛋白 talin 均聚集在邻近 GBM 和 actin 骨架蛋白丝的 3 级足突的基面，talin 含有 3 个与 vinculin 结合的位点，vinculin 则具有多个配偶体，包括 α-辅肌动蛋白、β-连环蛋白、

vinexin、paxillin和F-肌动蛋白，因此，talin介导了整合素胞内区与actin之间的连接，将整合素与肌动球蛋白的收缩结构相耦联。显微注射抗talin抗体能导致局部连接结构和相关应激纤维骨架的瓦解。由于足细胞的骨架蛋白在调节肾小球滤过屏障以及整合素在细胞骨架形成中的重要作用，人们推断足细胞上的整合素表达与分布变化可能会影响肾小球的滤过。此外，在肾小管上皮细胞中，β1-整合素也是定位于与肾小管基底膜相邻的细胞基底面，其正常分布具有维持肾小管完整性和极性特征的作用。

4. 介导或调控整合素信号转导的相关蛋白　研究显示，有3种蛋白分子是整合素介导信号的重要调节者，即整合素相关激酶（integrin-linked kinase，ILK）、衔接蛋白PINCH（particularly interesting Cys-His-rich protein）和parvin，它们形成一个异源三聚体的复合体，按照其发现顺序排列被称之为IPP复合体[20,21]。

整合素相关激酶（ILK）是一种细胞内的丝氨酸/苏氨酸（Ser/Thr）蛋白激酶，可与整合素β的胞质区相互作用，在不同类型的细胞中介导整合素信号传导。ILK于1996年在针对能够结合于整合素β1细胞质蛋白所进行的酵母双杂交筛选实验中被识别出来的。其蛋白包含3个结构域：N端结构域含有3个介导蛋白-蛋白相互作用的锚蛋白重复序列（ankyrin repeats，ANK），推定的第4个ANK缺少保守的残基；C端拥有与Ser/Thr蛋白激酶同源的重要序列；另有1个血小板-白细胞C激酶底物同源（pleckstrin homology，PH）结构域定位于这两个结构域之间，并与它们部分重叠。细胞培养实验表明，ILK的PH结构域的生理性配体是磷脂酰肌醇-3,4,5-三羟甲基氨基甲烷磷酸盐PtdIns(3,4,5)P3。ILK是IPP复合体的中央成分，它通过N端的ANK结构域与PINCH结合，并通过激酶结构域与parvin结合，并将复合体连接于整合素β1和β3的细胞质尾部。研究显示，ILK的表达失调涉及多种慢性肾脏病的发病机制，包括肾病综合征、糖尿病肾病及梗阻性肾病。新近研究表明，体内足细胞中的ILK桥接了整合素与SD的信号传导，提示ILK在足细胞的生理学中也十分重要。PINCH1和PINCH2均为衔接蛋白，含有5个LIM结构域和串联的核定位信号，两个亚型都通过N端的LIM结构域与ILK结合。parvins是一个包括了actopaxin/CH-ILKBP/α-parvin,affixin/β-parvin和γ-parvin的蛋白家族，通过两个钙结合蛋白同源（calponinhomology，CH）结构域与ILK结合。α-parvin和ILK之间的相互作用部分依赖于PtdIns(3,4,5)P3及cdc2和促有丝分裂活化蛋白激酶（MAPK）对α-parvin的磷酸化。

IPP复合体既是整合素与肌动蛋白细胞骨架之间的一个接头，又是一个调节数种信号通路的中心。有许多分子可与IPP复合体相互作用，IPP复合体通过与不同信号通路的上游调节因子直接相互作用而成为一个信号平台。作为一个重要的细胞外信号的传感器，IPP复合体能够控制细胞形态和细胞行为的许多方面。虽然许多功能可能在所有的细胞类型中是共同的，但某些功能显然是细胞类型特异性的，ILK与不同亚型PINCH和parvin的结合可能参与了这种特异性的形成。

5. ILK的生物学作用

（1）与ILK相互作用的配体：如上所述，ILK具有衔接蛋白的功能，脊椎动物的ILK能够直接与整合素β1和β3的细胞质尾部结合，并通过与parvin的相互作用与肌动蛋白细胞骨架间接连接。ILK与细胞骨架的相互作用也可以通过LD基序（LD motif）与LIM-结构域的衔接蛋白paxillin而实现，paxillin通过与α-parvin和肌动蛋白结合衔接分子vinculin的相互作用结合于丝状肌动蛋白（F-actin）上，并通过ILK激酶结构域内的一个paxillin结合位点与ILK相结合。此外，kindlin-1可结合于整合素β1和β3的细胞质结构域，MIG2/kindling-2与migfilin结合，migfilin再与衔接蛋白filamin结合，后者可与包括丝状肌动蛋白和整合素在内的几种分子相互作用，由此在ILK与肌动蛋白细胞骨架之间提供另一个连接。

（2）ILK的催化活性：近期报道的体外实验显示，重组纯化的ILK可以使几种底物磷酸化，其活性很容易被检测出来，表明ILK可能也具有催化活性。然而，尽管ILK的激酶结构域显示其与Ser/Thr蛋白激酶具有显著同源性，但在催化环和保守的DXG基序中的序列却例外。由于ILK缺乏明显的催化基团和Mg^{2+}螯合的残基，因而其结构与典型激酶序列的差异很难解释所观察到的激酶活性。目前，在体内ILK是否拥有足够的活性作为有生理学意义的激酶还未可知。

（3）ILK的代表性底物：目前最广泛用于体外ILK活性检测的底物是GSB3β和A_{kt}/PKB（蛋白激酶B）。A_{kt}/PKB的活化可能需要在Thr308残基经磷脂酰肌醇3激酶（PI3K）依赖激酶1（PDK1）的磷酸化作用以及在Ser473残基经PDK2的磷酸化作用。免疫沉淀实验已显示ILK可直接与A_{kt}/PKB结合。

（4）ILK活性的调节：ILK依赖的磷酸化作用以PI3K依赖的方式调节。在体外实验中，PI3K活性抑制剂可降低ILK的活性，而PI_3K催化亚单位的过度表达或PtdIns(3,4,5)P_3的加入可以分别增加ILK依赖激酶的活性。对A_{kt}/PKB在Ser473磷酸化作用的检测显示，心肌细胞中胸腺肽β4的表达也使ILK的活性增加。相反，ILK的催化活性受磷酸酶ILK相关蛋白（ILKAP）负调节，ILKAP能够减弱体外ILK的激酶活性以及体内GSK3β的磷酸化作用，但A_{kt}/PKB的磷酸化作用不受影响。这表明GSK3β和A_{kt}/PKB均被认为是ILK的底物，但其激活机制可能不同。也有报道称，ILK在体外能够自磷酸化。

四、循环细胞与肾脏血管内皮细胞之间的相互作用

处于体循环中的白细胞、血小板主要通过选择素与肾脏血管内皮细胞之间发生相互作用[22]。

1. 选择素的基本结构、配体与表达特征　选择素（selectin）主要参与白细胞与血管内皮细胞之间的识别与黏合。目前已知有3种：即L（白细胞）选择素、E（内皮细胞）选择素和P（血小板）选择素，其中，R选择素也能表达于内皮细胞。人类和鼠选择素家族的编码基因均定位于1号染色体长臂。所有选择素的膜外区均由3个结构域构成，即120个氨基酸构成的N端C型凝集素结构域、大约30个氨基酸构成的保守EGF样结构域以及约60个氨基酸残基构成的与补体调节蛋白有同源性的、选择素特异的重复序列结构域，此外，选择素分子还具有单个跨膜区和短羧基末端的胞内区。

选择素的配体为细胞表面的糖基化蛋白，与选择素N末端凝集素结合区域相互作用。部分是位于膜外局部含高密度O连接聚糖的黏蛋白，其中3个成分已被克隆并得到确认，即血管黏膜地址素黏附分子1（MAdCAM-1）、CD34和糖基化依赖的细胞黏附分子-1（GlyCAM-1），3者均具有L选择素配体的特性。MAdCAM-1主要表达于黏膜的淋巴组织，可能参与调节淋巴细胞的归巢；CD34主要见于多能造血干细胞和非淋巴结的内皮细胞（包括肾小球内皮细胞）等，在感染时可能参与局部白细胞的趋化与聚集的调节。研究表明，CD34和MAdCAM-1都含有免疫球蛋白样结构域，与发现的许多结合到选择素结合区域的整合素配体相似。该结构域的功能不仅参与淋巴细胞的迁移和滞留，并可能与淋巴细胞穿过淋巴组织的生理学效应相关。GlyCAM-1缺乏跨膜结构域，由高内皮静脉特异性内皮细胞合成并分泌入血液，具有竞争性抑制与L-选择素黏附的作用。此外，P选择素和D选择素的配体也已被识别。P选择素糖蛋白配体具有对R选择素高亲和力的特点，并且同样也是B和L-选择素的反受体。E-选择素及P-选择素所识别并与之结合的糖配体主要为唾液酸化及岩藻糖化的N乙酰氨基乳糖结构（sLeX和sLeA），sLeA结构可修饰多种细胞表面蛋白。先天性sLeX缺陷会使细菌感染发生率增加（2型白细胞黏附缺陷），提示sLeX参与正常宿主防御功能。许多证据显示sLeX和其他相关的选择素碳水化合物配体伴随黏蛋白而存在。

L-选择素广泛存在于各种白细胞的表面，参与炎症部位白细胞的渗出、迁移和浸润过程。它对淋巴细胞黏附到淋巴结静脉内皮细胞并调节淋巴细胞归巢到血管床起重要作用。L-选择素还能够促使白细胞黏附到被细胞因子活化的内皮细胞上，并在感染时趋化白细胞在炎症部位聚集发挥重要作用。P-选择素主要表达于血小板和内皮细胞，它储存于内皮细胞Weibel-Palade小体和血小板α颗粒中，可于几秒至数分钟内迅速迁移至活化细胞的表面，具有促进血小板与中性粒细胞、中性粒细胞与内皮细胞间黏附的作用。相反，E-选择素仅表达在内皮细胞内，通常仅仅在长时间暴露于细胞因子的条件下才能检测到。

2. 影响选择素表达的因素　在炎症状态时，活化的内皮细胞表面首先出现P选择素，随后出

现 E- 选择素，它们对于趋化白细胞到达炎症部位并使之聚集具有重要作用。E- 选择素存在于活化的血管内皮细胞表面，炎症组织释放的白细胞介素 1（IL-1）及肿瘤坏死因子 -α（TNF-α）等细胞因子可激活血管内皮细胞，刺激其合成 E- 选择素。白细胞表面 L- 选择素分子上的 sLeA 与活化的内皮细胞表面的 P- 选择素及 E- 选择素之间的识别与结合，可使血液中快速流动的白细胞在炎症部位的血管内皮上减速迁移，即通过分子间的相互作用，造成炎性细胞与血管内皮细胞的相互黏附、分离、再黏附等，如此循环往复，最后使炎性细胞穿过血管内皮屏障，进入炎症部位，并形成局部炎性细胞的聚集。

3. 参与中性粒细胞黏附的分子 [22,23]　上文已述，整合素家族都是由 α 和 β 链构成的异二聚体糖蛋白，主要介导宿主细胞与细胞间和细胞与细胞外基质间的相互作用。VLA$_4$（α4β1 整合素）和 CD11/CD18β2 整合素是典型的在白细胞趋化 / 聚集时具有核心作用的整合素分子。VLA-4 表达于淋巴细胞，单核细胞、嗜碱性粒细胞和嗜酸性粒细胞，在中性粒细胞中也可有表达，它们是 VCAM-1 和纤维连接蛋白的配体。

白细胞表达下列 4 种整合素：即 CD11a/CD18，CD11b/CD18，CD11c/CD18 和 CD11d/CD18。CD18（β 亚基）由 678 个氨基酸残基组成，编码于 21 号染色体。它具有一个由 46 个氨基酸组成的、高度保守的、含有诸多潜在磷酸化位点的胞质尾区，一个高度保守的跨膜结构域和一个较长的胞外区。CD11a，CD11b 和 CD11c（α 亚基）各自由 1 063 个、1 136 个和 1 144 个氨基酸残基组成。它们由 16 号染色体上不同基因编码，具有短的非同源胞质区、高度保守的跨膜区和较长的胞外区，胞外区含有重复的阳离子结合域和高度保守的相互作用结构域，可能是该蛋白重要的黏附结构域。第四个 α 亚基（CD11d）也已被鉴定，其结构与 CD11b/c 更为接近。外周血白细胞仅表达中等水平的 CD11d 蛋白，巨噬细胞和巨噬细胞样细胞的表达水平较高。CD11a/CD18 可表达于粒细胞、单核细胞和淋巴细胞。CD11b/CD18 和 CD11c/CD18 见于粒细胞、单核细胞和一些淋巴细胞。

CD11a/CD18 的主要配体是免疫球蛋白样细胞间黏附分子 -1,2 和 3（ICAM1-1,-2,-3）。ICAM-1 还是 CD11b/CD18 的配体。CD11c/CD18 的配体则包括 ICAM-1 和 CD23。ICAM 是细胞表面受体免疫球蛋白超家族的成员之一，每个 ICAM 含有一个或数个免疫球蛋白同源结构域和一个短的胞质区。其中，ICAM-1 是含有 5 个 Ig 样结构域的糖蛋白，分子量为 76 ~ 114kD，是 CD11a/CD18 和 CD1b/CD18 的配体。内皮细胞和白细胞可低水平表达 ICAM-1，病理条件下内皮细胞能够上调 ICAM-1 的表达。长时间与细胞因子作用的条件下，其他细胞肾脏细胞（如肾小球系膜细胞和肾小管上皮细胞）可以重新诱导表达 ICAM-1。ICAM-2 是两个免疫球蛋白样结构域膜外区的 CD11/CD18 非诱导型 Ig 样配体，分子量为 60kD，内皮细胞和白细胞能够表达高水平的 ICAM-2。ICAM-3（CD50）为分子量为 124kD 的糖蛋白，具有与 ICAM-2 一样的 5 个免疫球蛋白样结构域，是目前证实的 CD11a/CD18 的反受体，表达于所有白细胞，内皮细胞一般不表达 ICAM-3。

血管黏附因子 1（VCAM-1）是具有 7 个免疫球蛋白样结构域，22 个氨基酸残基跨膜区和 19 个氨基酸残基胞质区的糖蛋白，分子量为 110kD。静止的内皮细胞通常不表达或仅低水平表达 VCAM-1，细胞因子或趋化物质（如氧化的低密度脂蛋白）刺激可以诱导内皮细胞、系膜细胞、肾脏上皮细胞和血管平滑肌细胞上调 VCAM-1 的表达。VCAM-1 与 VLA4 相互作用主要参与除中性粒细胞外的嗜碱性粒细胞、嗜酸性粒细胞、单核细胞和淋巴细胞的黏附反应。

血小板内皮细胞黏附分子 -1（PECAM-1）为血小板、白细胞和内皮细胞紧密连接处表达的糖蛋白，分子量为 130kD。PECAM-1 通过亲同性黏附，即白细胞 PECAM-1 和表达于细胞连接处内皮细胞 PECAM-1 的同型相互作用调节感染时内皮细胞间白细胞的渗出。

五、细胞 - 细胞和细胞 - 基质相互作用与肾脏病

（一）细胞 - 细胞相互作用与各类肾脏病 [24,25]

1. ICAM-1　大量的数据表明，在肾脏炎症的发病机制中，白细胞的黏附及浸润扮演了重要的角色。正常肾脏中，ICAM-1 在以下部位低表达：大血管、肾小球及小管周围毛细血管的内皮细

胞腔面；血管系膜区的某些细胞；Bowman 囊一些壁层上皮细胞的腔面；近端小管细胞的刷状缘及成纤维细胞样间质细胞。在人类的新月体性肾小球肾炎、膜增生性肾小球肾炎、IgA 肾病、紫癜性肾炎、增生性狼疮性肾炎及实验动物的肾毒性血清性肾炎中，则发现肾小球、近远端小管、集合管的腔面及间质细胞中有 ICAM-1 的表达增加。在 STZ 诱导的糖尿病大鼠中，肾小球的 ICAM-1 表达增加，并伴有单核细胞浸润的增多。在高糖和高滤过的实验模型中，ICAM-1 表达增加，当用抗体阻断 ICAM-1，发现可以有效阻断肾小球中免疫细胞的浸润。然而，虽然 ICAM-1 的表达水平通常与局部的白细胞浸润相关，但是在没有白细胞浸润的非炎症性肾小球疾病（如微小病变、局灶节段性肾小球硬化及膜性肾病）中也发现了 ICAM-1 的表达增加。动物实验证据也显示，即便是在 ICAM-1 高表达时，也不一定有白细胞的浸润。例如：在小鼠的急性 Fc- 依赖性抗 GBM 肾炎中研究 ICAM-1 和 CD11b/CD18 的作用，发现 ICAM-1 缺失的动物与野生型动物相比，两者在肾小球多形核白细胞（PMN）的募集浸润方面不存在明显差异；与之相反，CD11b/CD18 敲除小鼠则在肾小球 PMN 浸润方面表现出了时间依赖性的下降。研究者认为，这很可能说明了 CD11b/CD18 与 Fcγ 受体的相互作用可能较 CD11b/CD18 与 ICAM-1 的相互作用要强得多。由此也引发了近年来研究者对白细胞黏附及浸润过程中 ICAM-1 作用重要性的再认识和深入探讨。同种异体肾移植排斥反应时 ICAM-1 的表达方式与肾小球肾炎中的表达方式有所不同。急性排斥反应中，近端小管细胞的腔面、远端小管和集合管的一些固有细胞及浸润的白细胞中均有 ICAM-1 的显著升高，但是肾小球中却并未有 ICAM-1 的明显变化。据报道，在急性肾小球肾炎和急性移植排斥反应的患者血清中均可以检测到循环中的可溶性 ICAM-1 升高。但是，所测到的 ICAM-1 是否与疾病的活动性相关亦或仅仅是肾小球滤过率下降后的继发性积聚尚不清楚，要判断 ICAM-1 是否或是在何种程度的变化时确实反映白细胞黏附情况尚十分困难。

2. VCAM-1　在 Bowman 囊的脏层上皮细胞、一些大血管和小管周围毛细血管的内皮细胞中，VCAM-1 均有正常表达。在人类新月体性肾小球肾炎、狼疮性肾炎、IgA 肾病和急性间质性肾炎的近端小管细胞中，VCAM-1 的表达均增加。在狼疮性肾炎的 MRL-lpr 小鼠模型中发现内皮细胞中有 VCAM-1 表达的显著增高，但是在人类肾小球肾炎的内皮细胞中常常并无 VCAM-1 的诱导表达。在肾炎小鼠中用单克隆抗体阻断 VCAM-1 和 ICAM-1 可以抑制 T 细胞和巨噬细胞在肾脏组织的黏附，说明这些配体参与白细胞的募集。在人类的同种异体移植排斥反应中，常常可以在近端小管的基底外侧，偶尔也在集合管中发现有 VCAM-1 的重新表达。在发生排斥反应的小管周围毛细血管、小静脉及小动脉的内皮细胞中也可以检测到 VCAM-1 的明显上升，但是在肾小球细胞中却并未发现这种现象。与 ICAM-1 一样，VCAM-1 在急性炎症及白细胞浸润的区域表达量最高。遗憾的是，VCAM-1 基因缺失的小鼠难以用于研究，因为这是一种致死性表型。

目前，原发性肾小球疾病小管间质中 ICAM-1 和 VCAM-1 表达增加的机制还在进一步的研究中，初步猜测可能涉及以下几个方面：① 当滤过蛋白增加时，近端小管的负荷增加；② 缺血；③ 随血液、尿液或血管外组织液到达小管间质的肾小球细胞因子所产生的作用；④ 原发病累及小管间质。

3. 选择素　E- 选择素在正常肾脏中并无表达，但是在一些急性肾小球肾炎、狼疮性肾炎、IgA 肾病及感染性休克的患者中，常常可以发现其表达，如在狼疮性肾炎和严重的间质性肾炎的间质静脉的内皮细胞中可见其表达。在糖尿病肾病患者的肾小球和间质中发现有 P- 选择素和 E- 选择素的表达增加。小管周围毛细血管的 E- 选择素水平与间质中 CD14 阳性的细胞数目呈正相关，这说明 D- 选择素在间质的白细胞浸润中起到了一定的作用。肾小球 E- 选择素在高 TNF-α 循环的患者中常有显著增高，给实验动物肾动脉灌注 TNF-α 可以诱导 E- 选择素、ICAM-1 和 VCAM-1 的表达；在肾小球肾炎的实验模型中，如果预先用抗 -TNF-α 单克隆抗体或可溶性人类重组 TNF 受体预处理，则会发现黏附分子的表达有所减弱。在人肾小球肾炎中，肾小球中的 ICAM-1 的表达也与循环中的 TNF-α 水平密切相关。这些证据表明在肾小球炎症中 TNF-α 是黏附分子生物合成的重要刺激因子。在急性排斥反应时，内皮细胞中 E- 选择素的表达增高与 ICAM-1 和 VCAM-1 是平行的。在正常肾脏的微血管内皮细胞中有 ICAM-2、PECAM-1 及黏蛋白 CD34 的组成性表达，但是，目前还没有研究报道这些配体在肾脏疾病中的表达情况。此外，还有一系列的研究阐述了人肾小球肾炎中 ICAM-3-CD11a/CD18 的相互作用，说明这些黏附分子可能促进了间质中免疫细胞的浸润。

P-选择素在促进肾小球肾炎免疫细胞浸润方面的重要性仍然有待于进一步研究讨论，因为有较多的实验组在使用功能阻断性抗体时得到了截然相反的实验结果。P-选择素缺失的肾炎小鼠与野生型模型相比，虽然均可发现较为严重的 PMN 白细胞募集和蛋白尿，但是 P-选择素却并不是免疫细胞浸润的必要条件。可以加速 P-选择素介导的 PMN 血小板相互作用的抗炎性脂氧素的跨膜合成在这些动物中是降低的，可以部分解释基因缺失小鼠中炎症反应增强的原因。

（二）细胞－基质相互作用与蛋白尿相关肾脏病[26,27]

人类肾脏的免疫组化分析显示，成熟肾小球足细胞表达高水平的 ILK 蛋白。Kretzler 等人对芬兰型先天性肾病综合征患者的肾小球进行了差异显示筛选研究，发现 ILK mRNA 是增加的。随后又对两种蛋白尿鼠类模型的 ILK 表达进行检测，进一步发现 ILK 的诱导作用在进行性足细胞损伤中是普遍存在的。对 ILK 信号传导的研究显示，激酶活性因基质附着于足细胞而受到抑制，由于 GBM 的基质改变是许多肾小球疾病的一个标志，足细胞对其应答表现为足突消失和细胞骨架的变化，因而提示 ILK 是一个候选信号分子，可介导足细胞对 GBM 的变化做出的细胞应答。该研究进一步显示，ILK 不仅调节整合素的亲和力，而且涉及足细胞基质、细胞骨架和细胞表型之间的相互影响。除干扰足细胞基质的相互作用之外，ILK 的过表达还显著地改变了足细胞的表型，使之由一种分支状的细胞形态变成了增生的鹅卵石形状，这些变化与显著的细胞骨架重排平行。ILK 能够直接磷酸化 α-actin 并因此改变它与肌动蛋白的结合特异性而使 α-actin 重新分布，从张力丝的联合状态变为黏着斑的形状。因此，在完整的肾小球滤过屏障中，整合素 α3β1 以一种高亲和力的结合状态锚定在 GBM 上，ILK 处于非活性状态。而一旦足细胞损害或 GBM 基质改变激活了 ILK，有活性的 ILK 磷酸化整合素 β1 的细胞质结构域，导致一种低亲和力的结合状态，使足细胞从 GBM 脱离。由于已知 ILK 可通过调节核的 β-catenin（β-连环蛋白）与 LEF-1（lymphoid enhancer factor，淋巴增强因子）转录因子的相互作用而调控细胞的命运，Teixeira Vde P 等采用了嘌呤霉素评估 ILK 信号在足细胞损伤中的作用，发现 ILK 的活化（而不是突变）可诱导 β-catenin 向细胞核转移、LEF-1 表达以及 β-catenin 和 LEF-1 的核共区域化；而小分子 ILK 抑制剂 MC-5 能够阻断嘌呤霉素诱导的 β-catenin 的核转位、足细胞脱离、细胞增生以及裂孔膜分子 P-钙黏蛋白和 CD2AP（CD2 相关蛋白）的阻抑。所以，在足细胞损伤中，ILK 能够调节足细胞的细胞-基质相互作用、增殖及裂孔隔膜基因的表达。为了进一步评估 ILK 在体内的作用，El-Aouni C 等设计了 Cre 介导的足细胞特异性 ILK 失活的小鼠。这些小鼠在出生时似乎是正常的，但随后发生了进行性的局灶节段性肾小球硬化、并死于终末期肾脏病。白蛋白尿开始时最初的超微结构损伤是 GBM 的改变，厚度显著增加；伴随着非选择性蛋白尿的进展，足细胞足突消失，裂孔隔膜消失。在蛋白尿开始时，并没有观察到裂孔膜分子（podocin 和 nephrin）、关键的 GBM 成分（fibronectin、laminin 和 collagen Ⅳ 亚型）或足细胞整合素有显著的减少。然而，在 ILX 缺陷的足细胞中，整合素 α3 重新定位于沿 GBM 分布的颗粒中，表明整合素介导的基质装配发生了改变。由于 GBM 厚度的增加先于足细胞结构损伤，而 GBM 关键成分的表达与对照组相当，因此提示，ILK 对于维持 GBM 结构与足细胞功能之间的紧密联系是至关重要的。

许多学者深入研究了 IPP 复合体在足细胞基质黏附、形态学和生存中的作用。已有文献证实，在足细胞分化过程中，伴随着足突的形成，PINCH-1、ILK 和 α-parvin 的表达水平均显著增加。无论是采用 ILK 抑制剂使 PINCH-1-ILK-α-parvin 复合物破裂，还是用一个小的复合 ILK 抑制剂抑制 ILK 的活性，都会损害足细胞的细胞骨架结构和足细胞的存活。因此，PINCH-1-ILK-α-parvin 复合物很可能是足细胞行为的一个关键调节因素，其下调导致了足细胞结构的变化以及凋亡，并最终导致滤过屏障的崩溃和蛋白尿。此外，研究还表明 a-parvin N 端在足细胞-基质黏附、形态学和生存中有调节作用，其证据包括：① α-parvin N 端包含了几个磷酸化位点；② N 端磷酸化位点的缺失减少了磷酸化并随之减少了α-parvin与ILK的联系；③过表达α-parvin磷酸化突变体所诱导的表型改变与PINCH-1-ILK-α-parvin复合物分解所致的表型非常相似。这些证据均强烈提示parvin N端调节足细胞功能至少部分是通过影响PINCH-1-ILK-α-parvin复合物的形成来实现的。α-parvin N端参与了α-parvin与ILK磷酸化和相关性的调节，这一发现具有重要意义，它提示了一条新的通路将Ser/Thr‑磷酸化与PINCH-1-ILK-α-parvin复合物的结构相连接，由此调节足细胞-基质黏附、形态学和生存。因而，PINCH-1-ILK-α-parvin复合物作为一个重要的汇聚点，介导了改变足细胞-基质黏附、细胞结构和生存的多种上游刺激的效应。

还有研究发现氧化应激对于ILK活性的激活作用是呈剂量依赖性的，加入ILK的抑制物，则可恢复足细胞非增殖性、黏附性的表型[28]。Kang等[29]最近使用各种刺激物如阿霉素、TGF-β、高糖等，均能以时间和浓度依赖的方式诱导足细胞ILK表达增加，提示ILK上调可能是足细胞损伤的共同反应。Teixeira等[28]研究中发现加入ILK的抑制因子MC-5，可以明显减少蛋白尿。同时通过腺病毒载体引起足细胞ILK异位高表达，诱导间充质标志物如FN、α-SMA、Desmin的表达，高表达ILK的足细胞呈现异常细胞支架蛋白模式及白蛋白滤出增加，使用ILK小分子抑制剂能阻断上述异常表现。进一步对于体外培养的小鼠足细胞的研究发现，血管紧张素Ⅱ与高糖状态均可调节整合素-ILK系统，并认为这一系统在糖尿病肾病以及其他涉及足细胞损伤的肾脏疾病的发病机制中起到一定的作用[30]。

（三）细胞间及细胞‑基质相互作用与急性肾损伤[31]

缺血-再灌注损伤和药物的毒性作用仍然是导致急性肾损伤的主要原因。由于缺血或药物毒性作用造成的肾小管细胞代谢功能的变化，能够直接引发肾小管上皮细胞与小管基底膜之间的黏附与细胞间的相互作用，结果使得肾小管上皮细胞脱落、凋亡和坏死等。此外，与缺血-再灌注损伤相关的肾组织局部炎症反应，对于急性肾损伤的致病过程也有着重要的意义。临床病理观察和动物体内实验均证实，缺血-再灌注损伤能够促进肾脏固有细胞产生炎症细胞因子（如TNF-α、IL-6等）、诱导小管上皮细胞和血管内皮细胞表达与单核细胞等黏附相关的黏附分子（如E-cadherin、ICAM-1、VCAM-1等）表达上调，结果导致以中性粒细胞浸润、募集为病理特征的肾组织损伤。目前认为，中性粒细胞的作用可能主要参与较为晚期的急性肾损伤过程。体内研究结果表明，早期阻断单核细胞的黏附、浸润和聚集（如阻断ICAM-1或拮抗CD11b）均能够减轻缺血-再灌注造成的肾组织损伤，说明细胞间或细胞-基质的黏附与相互作用对于急性肾损伤发病机制有着十分重要的意义。

（四）细胞间及细胞‑基质相互作用与肾脏纤维化[32-34]

慢性肾衰竭是一个进展性的病变过程，作为决定肾功能恶化进展速度的肾组织病理学改变——肾小管间质纤维化，正受到各国肾脏病学者的广泛关注。现已证实，无论原发病的病因如何，肌成纤维细胞（myofibroblast）是ECM的主要来源，其增多与聚集是肾小管-间质纤维化的组织形态学特征。因此，对该细胞来源、生物学特性、影响和调节其功能的研究，以及ECM对于纤维化的意义已成为近年来肾脏病研究领域一个引人瞩目的热点课题。

从理论上讲，肾脏纤维化过程中肾组织内的肌成纤维细胞，可以来自包括间质成纤维细胞、肾小管细胞、血管平滑肌细胞，以及循环中的单核-巨噬细胞在内的多种细胞。在前些年里，肾小管上皮细胞-间质细胞转化（epithelial-mesenchymal transition，EMT）而成为肌成纤维细胞得到很大的关注。但是，近年的研究表明，在体内肾小管EMT转化为肌成纤维细胞的可能性小，即便参与其作用也十分有限。

EMT是指极化的上皮细胞通过去分化改变向间充质细胞转化的过程[35,36]。通常认为EMT是组织损伤或炎症反应后上皮细胞向成纤维细胞转变，进而合成大量纤维化产物，促进组织重构的过程，在正常生理过程中，上述反应在炎症停止后将逐渐减弱消失；但在疾病条件下，炎症刺激长期存在，纤维化EMT将持续不断，并最终导致组织结构破坏及器官纤维化。发生EMT的上皮细胞其主要生物学标志物改变包括上皮粘连蛋白（E-Cadherin）及紧密连接蛋白（ZO-1）表达下调以及间充质连接蛋白（N-, OB-Cadherin）表达上调，随后细胞重新合成纤维细胞特异性蛋白1

（FSP1），其细胞骨架蛋白由角蛋白（cytokeratin）向波形蛋白（vimentin）转换，最终具备成纤维细胞特点[37-39]。体外细胞研究发现，多种信号通路参与调控EMT细胞学改变，其中TGFβ-1是最为重要的调控因子，可通过Smad或非Smad通路参与细胞EMT过程[40,41]。然而，从严格意义上证实EMT的存在需要实时监控细胞形态学的变化，这对于体内研究则非常困难。利用细胞系追踪技术（lineage-tracing technique）构建的转基因动物模型是目前探讨EMT过程最有力的研究工具。最近在研究EMT与肾间质纤维化关系的过程中，不同研究团队通过转基因动物模型所获得的结论存在很大的差异，对肾脏纤维化过程中是否存在肾小管上皮细胞向成纤维细胞转分化提出了疑问，EMT也成为目前肾脏纤维化研究争议性最大的问题之一。2002年，Iwano等人通过转基因小鼠实验发现在UUO肾间质纤维化过程中有36%的肾成纤维细胞是来源于发生EMT的肾小管上皮细胞[42]。随后的大量实验室[43-48]及临床观察研究[49-52]分别探讨了EMT的发生机制，支持EMT可能是抗纤维化治疗的潜在性靶点。然而，近年来的一系列研究结果却对肾小管上皮细胞发生EMT提出了质疑[53,54]：首先，研究发现既往在体外实验中证实EMT的过程不一定反映体内的真实情况；其次，目前采用的EMT生物学标志物缺乏特异性，例如Fsp1在健康[55]或纤维化[56]的肾间质成纤维细胞中均有表达，同时还在损伤肾组织间质单核细胞及内皮细胞中均有表达[55,57,58]，而波形蛋白在损伤后的肾小管上皮细胞中的表达可能提示上皮细胞的去分化再生过程，而不是纤维化EMT[40,41]；最后，Humphreys等利用Cre/Loxp重组酶系统构建的转基因动物在肾脏纤维化过程中没有发现肾小管上皮细胞发生EMT的证据[59]。同时，Li[58]以及Koesters[60]在各自独立的转基因动物实验也证实了相似的结果，从而对EMT在肾脏纤维化过程中的作用提出了质疑。Duffield根据新的转基因动物细胞世系研究结果提出，在肾脏发育过程中起源于FOXD1基因的肾间质纤维细胞及血管周细胞（pericyte）是肾纤维化过程肌成纤维细胞的主要来源[61]。而通过对多种转基因小鼠模型的详细分析也发现在肾纤维化过程中仅5%的肌成纤维细胞可能来自肾小管上皮细胞[62]。因此，目前研究提示肾小管上皮细胞在肾纤维化过程中没有或极少发生EMT，而对于肾脏纤维化过程中肌成纤维细胞可能存在的其他各种来源仍需要进一步的研究明确。

总之，细胞间和细胞-基质间的相互作用不仅对于维持肾组织与细胞正常的结构与功能有着重要的意义，同时在肾脏疾病的发生、发展过程中也起到关键的作用。充分认识细胞间和细胞-基质间的相互作用的细胞-分子生物学机制，将有助于人们全面认识肾脏病的发病机制，为早期诊断和有效治疗提供理论和实践基础。

（董　政　周乐天）

参考文献

1. STREULI C. Extracellular matrix remodelling and cellular differentiation. Curr Opin Cell Biol, 1999, 11(5):634-640.

2. MIYAZAKI M, NISHINO T, ABE K, et al. Regulation of renal extracellular matrix metabolism. Contrib Nephrol, 2003, 139(139):141-155.

3. BRAGA VM. Cell-cell adhesion and signalling. Curr Opin Cell Biol, 2002, 14(5):546-556.

4. GEIGER B, BERSHADSKY A, PANKOV R, et al. Transmembrane crosstalk between the extracellular matrix–cytoskeleton crosstalk. Nat Rev Mol Cell Biol, 2001, 2(11):793-805.

5. SACHS N, SONNENBERG A. Cell-matrix adhesion of podocytes in physiology and disease. Nat Rev Nephrol, 2013, 9(4):200-210.

6. GRAHAMMER F, SCHELL C, HUBER TB. The podocyte slit diaphragm–from a thin grey line to a complex signalling hub. Nat Rev Nephrol, 2013, 9(10):587-598.

7. GRAHAMMER F, SCHELL C, HUBER TB. Molecular understanding of the slit diaphragm. Pediatr Nephrol,

2013, 28(10):1957-1962.

8. WELSH GI, SALEEM MA. Nephrin-signature molecule of the glomerular podocyte? J Pathol, 2010, 220(3):328-337.

9. GODEL M, HARTLEBEN B, HERBACH N, et al. Role of mTOR in podocyte function and diabetic nephropathy in humans and mice. J Clin Invest, 2011, 121(6):2197-2209.

10. ZHENG CX, CHEN ZH, ZENG CH, et al. Triptolide protects podocytes from puromycin aminonucleoside induced injury in vivo and in vitro. Kidney Int, 2008, 74(5):596-612.

11. SCHIFFER M, MUNDEL P, SHAW AS, et al. A novel role for the adaptor molecule CD2-associated protein in transforming growth factor-beta-induced apoptosis. J Biol Chem, 2004, 279(35):37004-37012.

12. KIM JM, WU H, GREEN G, et al. CD2-associated protein haploinsufficiency is linked to glomerular disease susceptibility. Science, 2003, 300(5623):1298-1300.

13. JAFFER AT, AHMED WU, RAJU DS, et al. Foothold of NPHS2 mutations in primary nephrotic syndrome. J Postgrad Med, 2011, 57(4):314-320.

14. LIPSKA BS, IATROPOULOS P, MARANTA R, et al. Genetic screening in adolescents with steroid-resistant nephrotic syndrome. Kidney Int, 2013, 84(1):206-213.

15. MATHIESON PW. The podocyte as a target for therapies–new and old. Nat Rev Nephrol, 2011, 8(1):52-56.

16. WILLIAMS AF, BARCLAY AN. The immunoglobulin superfamily–domains for cell surface recognition. Annu Rev Immunol, 1988, 6(9):381-405.

17. MAITRE JL, HEISENBERG CP. Three functions of cadherins in cell adhesion. Curr Biol, 2013, 23(14):626-633.

18. POZZI A, ZENT R. Integrins in kidney disease. J Am Soc Nephrol, 2013, 24(7):1034-1039.

19. WINOGRAD-KATZ SE, FASSLER R, GEIGER B, et al. The integrin adhesome: from genes and proteins to human disease. Nat Rev Mol Cell Biol, 2014, 15(4):273-288.

20. LEGATE KR, MONTANEZ E, KUDLACEK O, et al. ILK, PINCH and parvin: the tIPP of integrin signalling. Nat Rev Mol Cell Biol, 2006, 7(1):20-31.

21. ROONEY N, STREULI CH. How integrins control mammary epithelial differentiation: a possible role for the ILK-PINCH-Parvin complex. FEBS Lett, 2011, 585(11):1663-1672.

22. LEY K. The role of selectins in inflammation and disease. Trends Mol Med, 2003, 9(6):263-268.

23. BAGGIOLINI M. Chemokines and leukocyte traffic. Nature, 1998, 392(6676):565-568.

24. TAM FW. Role of selectins in glomerulonephritis. Clin Exp Immunol, 2002, 129(1):1-3.

25. LIU Y. New insights into epithelial-mesenchymal transition in kidney fibrosis. J Am Soc Nephrol, 21(2):212-222.

26. QIN J, WU C. ILK: a pseudokinase in the center stage of cell-matrix adhesion and signaling. Curr Opin Cell Biol, 2012, 24(5):607-613.

27. WU C. PINCH, N(i)ck and the ILK. network wiring at cell-matrix adhesions. Trends Cell Biol, 2005, 15(9):460-466.

28. TEIXEIRA VDE P, BLATTNER SM, et al. Functional consequences of integrin-linked kinase activation in podocyte damage. Kidney Int, 2005, 67(2):514-523.

29. KANG YS, LI Y, DAI C, et al. Inhibition of integrin-linked kinase blocks podocyte epithelial-mesenchymal transition and ameliorates proteinuria. Kidney Int, 2010, 78(4):363-373.

30. HAN SY, KANG YS, JEE YH, et al. High glucose and angiotensin II increase beta1 integrin and integrin-linked kinase synthesis in cultured mouse podocytes. Cell Tissue Res, 2006, 323(2):321-332.

31. SINGBARTL K, LEY K. Leukocyte recruitment and acute renal failure. J Mol Med. 2004, 82(2):91-101.

32. HE J, XU Y, KOYA D, et al. Role of the endothelial-to-mesenchymal transition in renal fibrosis of chronic kidney disease. Clin Exp Nephrol, 2013, 17(4):488-497.

33. ZEISBERG M, BONNER G, MAESHIMA Y, et al. Renal fibrosis: collagen composition and assembly regulates epithelial-mesenchymal transdifferentiation. Am J Pathol, 2001, 159(4):1313-1321.

34. LIU Y. Epithelial to mesenchymal transition in renal fibrogenesis: pathologic significance, molecular

mechanism, and therapeutic intervention. J Am Soc Nephrol, 2004, 15(1):1-12.

35. KALLURI R, NEILSON EG. Epithelial-mesenchymal transition and its implications for fibrosis. J Clin Invest 2003, 112(12):1776-1784.

36. THIERY JP, ACLOQUE H, HUANG RY, et al. Epithelial-mesenchymal transitions in development and disease. Cell, 2009, 139(5):871-890.

37. ZEISBERG M, NEILSON EG. Biomarkers for epithelial-mesenchymal transitions. J Clin Invest, 2009, 119(6):1429-1437.

38. NIETO MA. Epithelial plasticity: a common theme in embryonic and cancer cells. Science, 2013, 342(6759):1234850.

39. LAMOUILLE S, XU J, DERYNCK R. Molecular mechanisms of epithelial-mesenchymal transition. Nat Rev Mol Cell Biol, 2014, 15(3):178-196.

40. XU J, LAMOUILLE S, DERYNCK R. TGF-beta-induced epithelial to mesenchymal transition. Cell Res, 2009, 19(2):156-172.

41. MASSAGUE J. TGFbeta signalling in context. Nat Rev Mol Cell Biol, 2012, 13(10):616-630.

42. IWANO M, PLIETH D, DANOFF TM, et al. Evidence that fibroblasts derive from epithelium during tissue fibrosis. J Clin Invest, 2002, 110(3):341-350.

43. VENKOV CD, LINK AJ, JENNINGS JL, et al. A proximal activator of transcription in epithelial-mesenchymal transition. J Clin Invest, 2007, 117(2):482-491.

44. CHENG S, LOVETT DH. Gelatinase A(MMP-2) is necessary and sufficient for renal tubular cell epithelial-mesenchymal transformation. Am J Pathol, 2003, 162(6):1937-1949.

45. ZEISBERG M, HANAI J, SUGIMOTO H, et al. BMP-7 counteracts TGF-beta1-induced epithelial-to-mesenchymal transition and reverses chronic renal injury. Nat Med, 2003, 9(7):964-968.

46. MCMORROW T, GAFFNEY MM, SLATTERY C, et al. Cyclosporine A induced epithelial-mesenchymal transition in human renal proximal tubular epithelial cells. Nephrol Dial Transplant, 2005, 20(10):2215-2225.

47. IVANOVA L, BUTT MJ, MATSELL DG. Mesenchymal transition in kidney collecting duct epithelial cells. Am J Physiol Renal Physiol, 2008, 294(5):F1238-1248.

48. QI W, TWIGG S, CHEN X, et al. Integrated actions of transforming growth factor-beta1 and connective tissue growth factor in renal fibrosis. Am J Physiol Renal Physiol, 2005, 288(4):F800-809.

49. RASTALDI MP, FERRARIO F, GIARDINO L, et al. Epithelial-mesenchymal transition of tubular epithelial cells in human renal biopsies. Kidney Int, 2002, 62(1):137-146.

50. BARIETY J, HILL GS, MANDET C, et al. Glomerular epithelial-mesenchymal transdifferentiation in pauci-immune crescentic glomerulonephritis. Nephrol Dial Transplant, 2003, 18(9):1777-1784.

51. CARVAJAL G, DROGUETT A, BURGOS ME, et al. Gremlin: a novel mediator of epithelial mesenchymal transition and fibrosis in chronic allograft nephropathy. Transplant Proc, 2008, 40(3):734-739.

52. SIMONSON MS. Phenotypic transitions and fibrosis in diabetic nephropathy. Kidney Int, 2007, 71(9):846-854.

53. KRIZ W, KAISSLING B, LE HIR M. Epithelial-mesenchymal transition(EMT) in kidney fibrosis: fact or fantasy? J Clin Invest. 2011, 121(2):468-474.

54. QUAGGIN SE, KAPUS A. SCAR WARS. mapping the fate of epithelial-mesenchymal-myofibroblast transition. Kidney Int, 2011, 80(1):41-50.

55. LE HIR M, HEGYI I, CUENI-LOFFING D, et al. Characterization of renal interstitial fibroblast-specific protein 1/S100A4-positive cells in healthy and inflamed rodent kidneys. Histochem Cell Biol, 2005, 123:335-346.

56. PICARD N, BAUM O, VOGETSEDER A, et al. Origin of renal myofibroblasts in the model of unilateral ureter obstruction in the rat. Histochem Cell Biol, 2008, 130(1):141-155.

57. ROSSINI M, CHEUNSUCHON B, DONNERT E, et al. Immunolocalization of fibroblast growth factor-1 (FGF-1), its receptor(FGFR-1), and fibroblast-specific protein-1(FSP-1) in inflammatory renal disease. Kidney Int, 2005, 68(6):2621-2628.

58. LI L, ZEPEDA-OROZCO D, BLACK R, et al. Autophagy is a component of epithelial cell fate in obstructive

uropathy. Am J Pathol, 2010, 176(4):1767-1778.

59. HUMPHREYS BD, LIN SL, KOBAYASHI A, et al, Fate tracing reveals the pericyte and not epithelial origin of myofibroblasts in kidney fibrosis. Am J Pathol, 2010, 176(1):85-97.

60. KOESTERS R, KAISSLING B, LEHIR M, et al. Tubular overexpression of transforming growth factor-beta1 induces autophagy and fibrosis but not mesenchymal transition of renal epithelial cells. Am J Pathol, 2010, 177(2):632-643.

61. DUFFIELD JS. Cellular and molecular mechanisms in kidney fibrosis. J Clin Invest, 2014, 124(6):2299-2306.

62. LEBLEU VS, TADURI G, O'CONNELL J, et al. Origin and function of myofibroblasts in kidney fibrosis. Nat Med, 2013, 19(8):1047-1053.

第二章
肾脏疾病的免疫学发病机制

人类多数肾小球疾病、部分肾间质疾病和肾小管疾病为免疫介导疾病[1,2]。近年来对肾脏疾病免疫炎症发病机制的认识有了长足的进步，部分研究结果已经在临床上得以成功应用[2]。动物模型和肾脏病理学的研究揭示了免疫炎症在疾病发病机制中发挥重要作用。免疫反应分为天然免疫（innate immunity）和获得性或适应性免疫（adaptive immunity）。肾脏既是全身免疫系统的一个效应器官，又具有免疫器官的部分功能。本节重点介绍免疫因素介导的肾脏疾病，包括肾脏损伤的天然免疫机制、细胞免疫、补体和抗体介导的肾脏疾病，感染与自身免疫以及肾脏疾病和肾功能受损对全身免疫反应的影响。

第一节　肾脏内的免疫细胞

肾脏既是代谢器官，也是分泌器官。肾脏产生的几种激素可直接或间接影响免疫反应。例如维生素D既可以调节骨代谢，也可调节吞噬细胞（phagocyte）功能。正常生理情况下，肾脏内的免疫细胞包括树突状细胞（dendritic cells，DCs）、巨噬细胞和少数淋巴细胞[3,4]。DCs主要限于肾小管间质而非肾小球。研究小鼠发现，肾脏的DCs与其他非淋巴组织的DCs一样，细胞表面标记为$CD11c^+CD11b^+F4/80^+CX_3CR1^+CD8^-CD205^-$，且具有转录组[5,6]。肾脏的DCs源于单核细胞（monocyte）和共同的树突状细胞前体细胞（common DC precursors，CDPs），与其他器官不同的是，部分源于CDPs的肾脏DCs可以表达CD64（也称为FcγRI）[7]。肾脏内的DCs在生理情况下主要执行"警戒"任务，随时识别肾脏局部损伤和感染等异常的信号。例如细菌感染引起肾盂肾炎时，它们可以迅速产生趋化因子以快速招募中性粒细胞。事实上肾小管上皮细胞被感染也可以招募中性粒细胞，但是远不如DCs来得迅速。来自小鼠的动物实验发现，缺乏CX_3C-趋化因子受体1（CX_3CR1）的小鼠，其肾脏DCs选择性减少[8]，而高表达CX_3C-趋化因子配体1（CX_3CL1）[9]，该研究提示CX_3CR1-CX_3CL1趋化因子轴对于DCs在肾脏的募集能力至关重要，该趋化因子轴也可能成为治疗靶点，用于调节肾脏内DCs的细胞数目。肾缺血和输尿管梗阻时，肾脏DCs通过产生促炎因子造成组织损伤[10,11]。肾脏的巨噬细胞主要见于肾髓质和肾包膜[1]，生理情况下具有维持内环境稳定和修复功能[12]。肾小管间质也可见肥大细胞（mast cell），但其功能有待进一步研究[13-15]。此外，生理状态下肾脏内存在的少数淋巴细胞的作用尚不清楚。肾脏的引流淋巴结（draining lymphoid nodes）可能与肾脏免疫炎症损伤时致肾炎T细胞有关[16,17]。

部分经肾小球滤过的小分子蛋白质可以在数秒内被肾脏DCs捕获或到达肾脏的引流淋巴结[18]。由于滤过的小分子蛋白在近端肾小管被浓缩且超过85%被肾小管重吸收，因此，与其他器官相比较，肾脏DCs和淋巴结接收的循环中的小分子量蛋白质抗原的浓度可以超过10倍以上。例如一种功能尚未完全阐明的BATF3（basic leucine zipper transcriptional factor ATF-like 3）依赖的、表达CD103$^+$的肾脏DCs就可以在肾脏淋巴结中捕获这些蛋白质抗原，并可以交叉递呈（cross presentation）给CD8$^+$T细胞，这样就可以通过启动细胞凋亡程序而清除这些T细胞[19]。因此，在针对循环中如食物和激素等低分子蛋白质的免疫耐受方面，肾脏淋巴结发挥着重要作用。

第二节 免疫介导的肾脏疾病

肾脏是免疫性疾病最常见的受累器官，包括系统性自身免疫性疾病、免疫复合物介导的和补体异常活化介导的肾脏疾病。免疫介导的肾脏病的发生往往与肾小球滤过膜的分子屏障和电荷屏障密切相关，其决定了免疫复合物能否在肾脏沉积。此外，源于肾脏的自身抗原也可以诱发自身免疫性肾脏病。

根据我国最新的流行病学调查，我国成人慢性肾脏病（CKD）的患病率与国外发达国家类似，高达10.8%[20]，成为重要的公共卫生问题。造成CKD的肾脏损伤也往往直接或者间接为免疫系统异常所致（表2-2-2-1）。

表 2-2-2-1 与免疫因素相关的肾脏疾病 [2]

主要由免疫反应诱发或介导的肾脏疾病

1. 嗜肾脏的致病微生物引起的肾脏感染，包括大肠杆菌、汉坦病毒、BK病毒、钩端螺旋体、结核分枝杆菌和人类免疫缺陷病毒（HIV）等

2. 肾外感染累及肾脏，包括败血症肾损害、免疫复合物介导的肾小球肾炎（例如感染后肾炎、心内膜炎、肝炎和其他病毒相关的肾小球肾炎）、间质性肾炎和HIV肾病

3. 识别非特异性抗原的系统性自身免疫病，但是在肾脏诱发炎症反应。包括IgA肾病或过敏性紫癜、狼疮肾炎、干燥综合征、ANCA相关小血管炎、间质性肾炎、继发性膜性肾病和抗体介导的不典型溶血尿毒综合征（aHUS）

4. 针对肾脏抗原的免疫反应，包括抗肾小球基底膜（GBM）病、原发性膜性肾病和移植物的免疫排斥

5. 其他累及肾脏的系统性疾病，如涉及遗传因素（包括C3肾炎和aHUS）或原因不清（包括肾小球微小病变和结节病等）

以肾脏免疫炎症作为继发机制的肾脏疾病

1. 识别非特异性抗原的系统性自身免疫病累及肾脏并造成肾血管狭窄或缺血，包括硬皮病肾危象、结节性多动脉炎、巨细胞性动脉炎和抗磷脂抗体综合征

2. 其他可累及肾脏的系统性疾病，包括基因异常［Alport综合征和薄基底膜肾病、足细胞分子基因变异导致的局灶节段性肾小球硬化症（FSGS）、遗传性小管间质病和囊肿性肾脏病］；毒素导致的肾脏病如产志贺毒素大肠杆菌诱发的D+HUS，药物或对比剂介导的肾损伤；结晶体或副蛋白相关的肾病；重金属或经食物污染的毒素所致的肾损害

3. 影响血流动力学和血管系统的疾病也可以影响肾脏。包括动脉粥样硬化、血栓形成、大或小的动脉狭窄，休克、肝肾综合征、血栓性微血管病、先兆子痫、高滤过相关的FSGS和肾小球硬化症等

4. 梗阻性肾病和淀粉样变性

直接免疫介导的肾损害往往首先累及肾小球，引起各种形式的肾小球肾炎，当炎症反应扩展到肾小管间质则可造成不可逆的肾损害[21]。可能的扩散机制有以下几种假设：足细胞损伤后肾小球滤过功能受损、肾小管上皮细胞与其基底膜分离脱落[22]；肾小球毛细血管袢的破坏有可能导致下游肾小球管间质毛细血管网缺血；受损肾小球分泌或产生的促炎性的细胞因子可以引起肾小管间质部位的毛细血管网的炎症；肾小管上皮细胞从肾小球滤过液中大量重吸收滤过的蛋白后引起自身的应激（stress）反应；源于肾小球的抗原被肾小管间质附近的DCs捕获，从而刺激浸润的淋巴细胞分泌促炎性细胞因子；肾小管间质浸润的单个核细胞参与免疫病理和组织重建过程，募集纤维细胞并

最终导致肾小管萎缩和肾间质纤维化[23,24]。

免疫介导的CKD既可源于免疫复合物的沉积，也可由天然免疫和T细胞与肾脏局部免疫细胞相互作用引起。值得一提的是，免疫炎症促进CKD进展的机制不仅适用于免疫介导的肾脏疾病，部分机制也适用非免疫因素介导的肾脏疾病，因此，这些免疫炎症发病机制可成为治疗和干预的靶点。

1. 天然免疫与慢性肾脏病　临床上部分非免疫因素诱发的CKD，如肾缺血和急性中毒性肾损伤后遗留的CKD、糖尿病和高血压肾损害、各种结晶（如尿酸和含钙结石）在肾脏沉积等涉及了无菌性炎症反应。与其他脏器一样，肾脏的无菌性炎症反应通过内源性的损伤相关模式分子（damage-associated molecular patterns，DAMPs）来介导，该模式分子或者由即将死亡的肾实质细胞释放，或者由细胞外基质重塑过程中产生[25-28]。肾小管上皮细胞和内皮细胞均可以表达部分Toll样受体（如TLR1或TLR6）和炎症小体（inflammasome）的成分，说明这些细胞可以识别DAMPs，诱发天然免疫，从而导致肾脏炎症反应[29]。但是肾脏中NLRP3（NOD-，LRR- and pyrin domain-containing 3）炎症小体的活化仅限于肾脏中单个核的吞噬细胞。天然免疫引起的炎症取决于损伤因素的性质（如一过性、反复或持续性）以及累及肾脏的部位。例如抗体或者免疫复合物沉积在肾小球，激活补体和Fc受体的信号转导通路可诱发多种类型的免疫复合物性肾小球肾炎（表2-2-2-1）。

相比较而言，缺血、毒素、结晶沉积和尿道梗阻等主要影响肾小管间质，是由无菌性炎症介导的。肾小管上皮细胞具有强大的重吸收和分泌的能力，又处于肾小球毛细血管内血液循环的下游，因此对内在性氧化应激高度敏感，特别是肾髓质的间质小管对缺氧更为敏感。发生败血症和缺血再灌注时，坏死的肾小管上皮细胞和中性粒细胞可释放出高迁移率族1（HMGB1）蛋白、组蛋白、热休克蛋白、透明质酸（hyaluronan）、纤联蛋白、双糖（biglycan）和其他DAMPs分子，这些DAMPs可以激活肾实质细胞表面的TLR2和TLR4，以及肾脏DCs。激活的肾实质细胞和肾脏DCs又可以分泌趋化因子，从而促进中性粒细胞依赖的急性炎症反应[30-32]。另一个重要的DAMP分子是ATP，可以经过NLRP3炎症小体激活肾脏的无菌性炎症[33]，而腺苷受体A2a信号转导通路的活化则可使DCs失活，从而减轻肾损伤[34]。表达在肾小管上皮细胞的DAMP分子如肾损伤分子1（Kim-1）可以与髓系上的CD300b（CLM7）分子相结合，从而为缺血后的肾脏募集中性粒细胞[26]；因此，起始的炎症反应被浸润的中性粒细胞放大，随后又有巨噬细胞加入，从而造成急性肾损伤[35]。

肾小管上皮细胞对重吸收的小分子毒素极其敏感。毒素蓄积可造成肾小管上皮细胞坏死，从而继发TLR-4介导的肾小管间质炎症反应[36]。肾小管中的高渗透压和pH的变化可促进小分子滤过物形成晶体，如尿酸、草酸钙、磷酸钙、肌红蛋白和免疫球蛋白轻链。晶体形成可阻塞肾小管、直接损伤肾小管上皮，从而间接导致无菌性炎症。该机制导致的肾脏病包括肾石症、草酸盐肾病、急性尿酸盐肾病、腺苷肾病、胱氨酸肾病、横纹肌溶解诱发的急性肾损伤和骨髓瘤相关的管型肾病。近年新发现结晶体可在肾小管间质通过激活肾脏DCs的NLRP3炎症小体而直接诱发炎症反应[29]。尿流出道梗阻引起的无菌性炎症涉及多种机制。持续的肾脏炎症反应可导致肾小管上皮细胞萎缩和间充质细胞修复异常，最终造成肾小球硬化和肾间质纤维化。然而，目前尚不知如果阻断上述天然免疫途径后哪些肾脏病患者会受益。事实上，天然免疫直接导致纤维化进展仍存在争议[28,37]。此外，在肾小管上皮细胞，NLRP3还具有炎症小体非依赖的效应，例如NLRP3及其适配体（adaptor）分子ASC，在对TGF-β受体1信号发生反应时需要Smad2和Smad3磷酸化[38-40]。鉴于TGF-β受体1信号是上皮间充质细胞转分化（EMT）和肾纤维化的关键途径，NLRP3的这个非经典的效应有可能与肾脏硬化相关。该过程是否参与了其他类型的CKD有待进一步研究证实。

尿调蛋白（uromodulin）又称为Tamm-Horsfall蛋白，是一种肾脏特异表达的分子。由远曲小管上皮细胞合成并选择性分泌到肾小管腔。尿调蛋白是具有黏附能力的多聚体，可以与尿中多种微粒、致病原、晶体和细胞因子相结合而促进其清除。尿调蛋白缺乏可加重泌尿系感染、结晶聚集和细胞因子介导的肾小管腔内的炎症反应[41]。肾小管损伤后尿调蛋白可以渗透进入肾小管间质，通过

TLR4和NLRP3炎症小体活化肾脏DCs和血液中的单核细胞，也可将其视为一种DAMP分子[42,43]。这说明内源性分子脱离其正常生理环境后有可能成为免疫刺激的危险信号；尿调蛋白也有可能参与了CKD相关的系统性炎症反应，有待进一步研究。

总之，上述研究说明无菌性致病因素可以在肾脏诱发天然免疫反应，并导致异常免疫病理学改变。不同的免疫途径参与了部分肾脏无菌性炎症病变，例如NLRP3炎症小体与晶体相关的肾脏病。研究确定每一种肾脏疾病所涉及的主要免疫炎症反应的途径有助于发现潜在治疗和干预的靶点。

2. 补体异常调节与慢性肾脏病的发生和发展　近年来在补体生物学研究的进展促使一部分仅表现为补体成分沉积为主的肾小球肾炎进行了重新分类[44,45]。C3肾小球病（C3 glomerulopathies）是因为补体旁路途径自发活化或活化失控所致，活化失控的原因可以是补体成分本身基因发生了突变，或者是补体活化的调节蛋白如B因子、H因子、I因子、膜辅蛋白（MCP，又称CD46）和H因子相关蛋白的基因发生了突变[46-49]。C3肾小球病也可以为自身抗体所致，例如C3肾炎因子就是针对C3转换酶的自身抗体。该抗体可以稳定C3转换酶从而造成补体持续活化、C3持续降解并沉积在肾脏。C3的代谢产物在肾脏的沉积可有不同的肾脏病理表型，多表现为膜增生性肾小球肾炎样改变。近年的病例报道发现C5抑制性单克隆抗体eculizumab可有效治疗该病[50-52]。

血栓性微血管病（thrombotic microangiopathy，TMA）的特点是微血管内皮细胞损伤和血栓形成，可导致微血管病性溶血乃至贫血、血小板减少和器官功能异常。肾脏和大脑是最易受累的脏器，这些器官功能的损伤程度是决定患者预后的关键。虽然TMA的分类、发病机制和治疗策略仍存争议，临床上主要有三大类：① 产志贺毒素大肠杆菌感染引起的溶血尿毒综合征（STEC-HUS）；② 不典型溶血尿毒综合征（aHUS）；③ 血栓性血小板减少性紫癜（TTP）。

STEC-HUS最常见于儿童HUS，可以发生出血性肠炎，又称为（D+HUS）。发生了出血性肠炎就意味着志贺毒素已经从肠道上皮细胞进入了血循环并最终到达受累器官的毛细血管网。志贺毒素可以与肾小球内皮细胞高表达的糖脂受体——酰基鞘鞍醇三己糖（globotriaosylceramide，Gb3）结合，从而导致肾脏的微血管损伤。志贺毒素直接诱导人内皮细胞表达P-选择素，而P-选择素则可以经过旁路途径激活补体C3从而引起微血管内血栓形成[53]。应用小鼠STEC-HUS动物模型的研究发现，应用C3a受体拮抗剂可以防止微血管内血栓形成[53]。儿童STEC-HUS患者也存在补体的高度活化[54]。早期报道证实少数患者应用C5单抗eculizumab治疗有显效[55]。2011年德国北部STEC-HUS的暴发也有部分患者应用eculizumab有效。说明补体旁路活化在D+HUS的发病机制中也发挥了重要作用并可能成治疗靶点。

补体异常活化是aHUS发病机制的关键。该病罕见，可分为散发性和家族性。发病机制的关键在于补体活化失控，主要为补体调节系统先天或者获得性缺陷所致。值得一提的是，编码H因子、I因子、膜辅蛋白（MCP，CD46）和血栓调节素（thrombomodulin）的基因突变在aHUS的发病机制中发挥了重要作用[56]。目前C5单抗eculizumab已经开始用于aHUS的治疗[57]。令人不解的是引起aHUS的基因突变与C3肾小球病的基因突变类似。相同补体调节蛋白发生基因突变却表现为不同的临床和肾脏病理表型值得进一步研究。

TTP则为一类金属蛋白酶ADAMTS13缺乏或者活性下降所致，既可为基因突变，也可为自身抗体所致。该酶活性下降导致vWF多聚大分子的降解失常，从而造成微血管内血栓形成和微血管内皮损伤[58]。

在C3肾小球病和血栓性微血管病领域的最大进展是能够基于发病机制进行分类和有针对性的治疗。目前C5单抗eculizumab已成为aHUS的一线治疗手段，也可能由于其他类型的HUS。值得注意的是，C5a及其受体活性升高也见于其他疾病，例如ANCA相关性小血管炎[59]。

ANCA相关小血管炎是引起新月体肾炎的最重要的系统性自身免疫病，血清中多可见识别中性粒细胞成分蛋白酶3（PR3）或者髓过氧化物酶（MPO）的自身抗体，我国主要以抗MPO抗体阳性为主[60]。其肾脏病理特点为少免疫沉积（pauci-immune），意即肾活检标本无或者仅有较少免疫球蛋白和C3c沉积。然而在MPO自身抗体诱发的小鼠模型中证实补体旁路活化在发病机制中发挥着重要的致病作用[61]。北京大学第一医院在肾脏病理[62]水平上证实补体旁路途径参与了人类ANCA相关小血管炎的发病。随后又在患者循环[63]和尿液标本[64]的研究中证实补体旁路途径活化参与了小血管炎的发病机制。C5a及其受体活化后的信号传导通路的研究有可能成为潜在的治疗靶点[65]。

第三节　T淋巴细胞免疫与肾脏疾病

1. 新月体肾炎与延迟性T细胞免疫　新月体肾炎是最为严重的肾小球肾炎，可短期内进展至终末期肾衰竭。新月体由肾小球壁层上皮细胞和浸润的白细胞等构成。虽然100年前就已经建立了肾毒肾炎（nephrotoxic nephritis）小鼠动物模型，至今仍是广泛应用的新月体肾炎的动物模型。该小鼠模型通过注射特异性针对肾小球基底膜（GBM）的异种抗体获得。肾损伤开始仅为抗体所致，随后又涉及了抗原特异性的T细胞[66-68]。Holdsworth等[69]发现该模型中针对沉积于肾脏的异种抗体发生了T细胞依赖的延迟性过敏反应。

近年来的系列研究部分阐明了肾毒肾炎模型中T细胞的作用。抗体注射的第一天，天然免疫细胞包括中性粒细胞、肥大细胞[13]和产IL-17的γδT细胞[70]介导了肾损害。针对异种抗体的特异性T细胞同时在淋巴组织中得以预激活（priming）并开始进入肾脏。诱导肾炎的第4天，第一波T细胞就包括致病性的Th17细胞，可表达CC趋化因子受体6（CCR6）和视黄酸受体相关的孤儿受体γt（RORγt）[71-74]。其活性由表达CXC趋化因子受体6（CXCR6）、具有调节功能的不分型（invariant）的天然杀伤T（iNKT）细胞来调控，而iNKT细胞则是由未成熟的、能分泌CXC趋化因子配体16（CXCL16）的肾脏DCs募集的[75]。如果炎症不能消退，肾脏DCs则转变为成熟型，并通过产生CXCL9来募集CXCR3⁺Th1细胞[76,77]。在共刺激因子和IL-12存在的条件下，DCs则将抗原递呈给Th1细胞；而活化的Th1细胞可以募集更多的促炎细胞，包括单核细胞和纤维细胞[23]，还可刺激甘露糖受体依赖的巨噬细胞[78]产生损伤性介质如肿瘤坏死因子（TNF）和一氧化氮[69,72]。由于肾脏DCs主要位于肾间质而不在肾小球内，Th1细胞的激活发生在肾小球周围，紧邻肾小球的壁层上皮细胞；肾小球壁层上皮细胞和免疫细胞的增生反应造成新月体的形成。但是这个阶段CCR6⁺和CCR7⁺的调节T细胞（TReg）仍有可能控制炎症反应[79-81]。开始时损伤的严重程度影响着促炎和抗炎之间的平衡、肾组织中抗炎T细胞的多少，以及肾脏病走向缓解还是走向纤维化。注射抗体14天以后，宿主产生了针对异种抗体的自身抗体，更加重了肾损伤。

与人类新月体肾炎相比较，虽然肾毒肾炎模型的免疫反应是针对不同的抗原，该模型对阐明针对肾小球抗原的免疫反应机制仍然具有重要价值，也有利于发现治疗靶点。延迟性过敏反应在人类新月体肾炎所起的作用，以及这种细胞免疫机制是否适用于其他肾小球肾炎仍有待研究。

2. T细胞介导肾小球损伤的机制　T细胞在肾损伤中的作用一直存在争议[65-67]。近期研究利用转基因小鼠发现被动过继的CD4⁺Th细胞和肾小球抗原特异性的细胞毒性CD8⁺T细胞可引起肾损伤[17]；随后释放的肾小球抗原则启动了一个恶性循环，肾脏DCs捕获抗原并递呈给Th细胞，产生的趋化因子和细胞因子可募集更多CD8⁺T细胞和巨噬细胞，从而加重肾损伤。

上述研究结合肾毒肾炎模型的发现，强调了成熟型DCs与Th细胞交互作用的重要性。通过阻断CX₃CR1[17,82]或者基因敲除[8,83]清除小鼠肾脏DCs，可以快速减少单个核细胞的浸润并终止疾病进展。肾间质的DCs接触肾小球抗原的途径尚不清楚，它们递呈肾小球抗原给Th细胞有可能将肾小球的损伤带到肾间质[68]，这可能是肾脏疾病进展的重要机制。但是这种免疫致病机制在人类肾小球肾炎中是否如此尚未证实，特别是细胞毒性T淋巴细胞在（CTLs）人肾小球肾炎中的作用有待进一步研究。此外，递呈给Th细胞的肾小球自身抗原也有待阐明。最后，肾脏固有细胞如足细胞[84,85]、肾小管上皮细胞[86]均可递呈抗原给T细胞，但是其在疾病中的作用有待进一步研究和证实。

3. 蛋白尿与细胞免疫　肾小球滤过屏障破坏后血清蛋白可进入肾小球滤过液，造成尿液中蛋白浓度过高称之为蛋白尿。蛋白尿本身可以引起肾损伤，既可源于特殊蛋白的理化性质，也可仅因为大量的滤过蛋白。例如，纤维蛋白可以诱导肾小球壁层上细胞增生而加重新月体肾炎[86]。肾小管液中蛋白浓度增加也增加了肾小管上皮细胞重吸收的负担，如果超出其代谢的能力则可能导致细胞内溶酶体破裂并在细胞质中释放组蛋白酶。滤过的补体成分，特别是备解素（P 因子）与肾小管上皮细胞结合后可激活补体的旁路途径，从而损伤肾小管上皮细胞[87,88]。肾小管间质的 DCs 可直接捕获滤过的蛋白或者从肾小管上皮细胞捕获蛋白质抗原，并在局部递呈给浸润的 CTLs 或者 Th 细胞[82,89]，这种局部的抗原递呈在正常生理条件下可忽略不计，但是在病理条件下可能促进了免疫细胞向肾间质浸润和肾脏疾病进展。但是人类肾脏病中是否存在此机制有待证实。不论涉及哪种机制，利用肾素 - 血管紧张素系统的抑制剂或者受体拮抗剂非特异性地减少肾小球滤过压，从而减少蛋白尿在临床上是非常重要的治疗手段，不仅可以减少蛋白尿，还可以延缓肾脏病的进展。

第四节　B 淋巴细胞与肾脏疾病

　　动物模型的系列研究增加了我们对肾脏疾病免疫炎症机制的了解。通过研究免疫球蛋白和补体成分在肾脏沉积的模式，以及对发病机制的深入探索，最终成功地在抗 GBM 病和特发性膜性肾病中先后发现了相关的自身抗体及其靶抗原。本节通过近年来针对几个经典的肾脏病的研究进展来阐述抗体致病的免疫炎症发病机制。

　　1. 抗 GBM 病及其自身抗体　　抗 GBM 病又称为 Goodpasture 病，可引起新月体肾炎和肺出血。其特点是循环中存在识别肺和肾基底膜的自身抗体，其主要靶抗原位基底膜 IV 型胶原 α3 链非胶原区 1[α3（IV）NC1][90]。GBM 的 IV 型胶原由 5 条不同的 α 链组成，其中 α3、α4 和 α5 链形成三螺旋结构，其氨基端头头相连又形成六聚体结构且由新近发现的硫亚胺键来固定[91]。致病性的自身抗体可以结合到 α3（IV）NC1 分子上的两个构象性的抗原决定簇 E_A 和 E_B，以及 α5（IV）NC1 分子相当于 E_A 的部位[90,91]。在完整的 GBM 中，这 3 个抗原决定簇隐藏在六聚体中不能与抗体结合。当六聚体发生构象改变时暴露出的抗原决定簇才可以与自身抗体相结合，一旦抗体结合则可造成构象进一步改变并暴露更多隐藏的抗原决定簇，从而加重抗原抗体反应。当正常人的肾脏移植到 α5 链缺失的 Alport 综合征患者后，也可以诱发针对正常人 α5 链 E_A 的异种抗体，但是这种抗原抗体的结合则不需要抗原决定簇的改变[92]。

　　抗 GBM 病具有较强的基因易感性，特别是 HLA-II 类分子的某些单倍型。针对白人和亚洲人种的研究均发现多数患者携带 HLA-DRB1*15:01 等位基因[93,94]。该等位基因参与抗 GBM 病的直接证据来自体外的 T 细胞增殖实验[95,96]和人源化转基因小鼠的研究[97]。虽然体外研究利用抗原递呈细胞发现，部分源于 α3（IV）NC1 分子上的抗原肽可以与 HLA-DRB1*15:01 相结合[98]，但是它们在体外不能被患者 T 细胞识别，且可以有效抵抗抗原递呈酶（antigen-processing enzymes）。而能被 T 细胞识别的 4 个抗原决定簇则可被迅速消化降解[95,96]。这可能是患者体内识别 α3（IV）NC1 的特异性 T 细胞能够逃脱胸腺清除，打破免疫耐受的解释之一。自身免疫性抗 GBM 病的动物模型与人抗 GBM 病类似，均是由针对 α3（IV）NC1 上的抗原决定簇介导的[90,97]。但是，至少在小鼠，造成疾病轻重的主要原因主要是延迟型过敏反应的 T 细胞而非自身抗体[81]。在人抗 GBM 病中延迟型过敏反应的 T 细胞是否发挥了类似的关键作用有待进一步研究。事实上，在人类抗 GBM 病的急性期，α3（IV）NC1 特异性的 Th1 细胞占据主导地位，但是随后被抗原特异性的产生 IL-10 的 TReg 细胞取代，并伴随抗 GBM 抗体水平下降和疾病减轻[95]。这也提示 T 细胞可能发挥了重要作用。

　　人类抗 GBM 病临床表型的比较研究说明血清抗 GBM 抗体在该病的发生和发展过程中发挥了重要作用[90]。正常人血清中存在天然抗 GBM 抗体[99,100]，在转变为致病性自身抗体的过程中经历了一系列抗体免疫学特性的转换[90]，如分子内[101]和分子间抗原决定簇的扩展[102]、IgG 亚型的转换[90]。

鉴于抗体免疫学特性的转换由T细胞调控，再次说明T细胞可能发挥了重要作用。

2. 特发性膜性肾病及其自身抗体　膜性肾病是成人肾病综合征最常见的原因。其病理特点是GBM增厚和免疫复合物在肾小球上皮下呈颗粒样沉积。约75%为特发性，其余可继发于肿瘤、感染、药物、重金属和系统性自身免疫病。早在1983年，利用膜性肾病经典的Heymann肾炎模型证实大鼠血循环中存在针对足细胞表面的megalin（GP330）的自身抗体[103]。但是人类足细胞没有megalin，直到2009年，人类特发性膜性肾病的自身抗原才确定为足细胞上的分泌型磷脂酶A2受体（PLA2R，也称为CLEC13C）[104]。该抗体主要为IgG4亚型，见于50%～70%的特发性膜性肾病。随后又发现血清抗体水平与蛋白尿相关，可预测临床预后[105]和肾移植后的复发[106]。虽然至今不能证实抗PLA2R抗体具有直接的致病性，但是一项近年完成的全基因组关联研究（GWAS）发现，HLA-DQA1等位基因是特发性膜性肾病的易感遗传背景，而编码*PLA2R1*基因的多态性也可以影响易感性[107]，随后的研究提示*PLA2R1*和*HLA-DQA1*基因之间的相互作用可以影响抗PLA2R抗体的产生[108]。这些研究说明HLA-Ⅱ类分子有可能决定了针对PLA2R的自身免疫反应。但是只有50%～70%的特发性膜性肾病患者血清PLA2R自身抗体阳性，该抗体的病理生理学意义尚有待进一步研究。目前发现的其他足细胞自身抗原还有醛糖还原酶（aldose reductase）、锰超氧化物歧化酶（manganese superoxide dismutase，SOD2）和阳离子化牛血清白蛋白（BSA）[109]。然而，仍有约30%的特发性膜性肾病患者的血清不能识别上述任何一种足细胞的自身抗原。说明仍有未明确的自身抗原。

近年来，应用人α3(Ⅳ)NC1免疫小鼠后可造成典型的膜性肾病动物模型[110]。提示α3(Ⅳ)NC1有可能在足细胞表面表达成为足细胞的自身抗原，或者α3(Ⅳ)NC1诱发的免疫反应也可能通过抗原决定簇扩散产生了针对其他未知的足细胞抗原而导致膜性肾病。具体机制有待进一步阐明。

3. IgA肾病与自身抗体　IgA肾病是最为常见的原发性肾小球肾炎，也是引起我国ESRD的主要原因之一。该病的免疫炎症发病机制涉及多个环节。黏膜异常的B细胞通过某种未知的机制返回或影响骨髓，并分泌铰链区半乳糖缺失或不足的IgA1分子[111]，机体产生针对糖基化异常IgA1分子的IgG型自身抗体。这些IgG型的抗糖抗体也可能与黏膜的微生物抗原发生交叉反应有关。糖基化异常的IgA1分子不能被肝脏的受体有效清除，并与自身抗体在循环中形成免疫复合物而沉积在肾小球系膜区[112]。肾小球系膜区沉积的免疫复合物刺激局部表达促炎介质和生长因子而活化肾小球系膜细胞，分泌细胞外基质，从而导致肾小球纤维化。在大宗患者的随访研究中发现，IgG型抗糖基化异常IgA1分子的抗体与患者的病情进展密切相关[113-115]，提示这些糖基特异性的自身抗体可能具有致病性。但是糖基化异常IgA1分子产生的机制、自身抗体的抗原决定簇、含IgA1分子免疫复合物在肾小球系膜细胞上的沉积机制，补体活化及其调节异常在免疫炎症中的作用[116]；以及肾小球病变如何影响肾小管间质的免疫炎症反应均有待进一步研究和阐明。

4. 狼疮肾炎与自身抗体　系统性红斑狼疮（SLE）的发病机制涉及基因和遗传变异、免疫复合物和凋亡物质清除障碍等，导致对细胞核内的自身抗原如核小体的免疫耐受被打破[117]。核小体中的核酸成分本身就属于TLR依赖的自身免疫佐剂[118]。因此，内源性的核小体或者核颗粒（nuclear particles）往往被视为病毒颗粒（viral particles），从而活化干扰素-α的信号转导体系[119]，干扰素-α的产生则与SLE的病理生理机制相关。发生狼疮肾炎的可能机制既往认为主要与循环免疫复合物在肾小球沉积相关，近年发现也可能与自身抗体与肾小球固有细胞的自身抗原结合形成原位免疫复合物有关[120-122]。例如狼疮肾炎患者血清中的抗双链DNA抗体与肾小球系膜细胞和肾小球毛细血管袢内皮细胞的annexin-Ⅱ存在交叉反应[123]。肾小球免疫病理的严重程度和进展速度取决于免疫复合物在肾小球沉积的部位，不同部位形成的免疫复合物决定了肾小球内受累的细胞类型，也可能决定了不同的免疫炎症发病机制。

5. ANCA相关小血管炎　ANCA相关小血管炎是系统性自身免疫性疾病，是导致新月体肾炎的主要原因。病理学表现为少免疫沉积性局灶坏死性肾炎。ANCA的两个主要靶抗原是髓过氧化物酶（MPO）和蛋白酶3（PR3）。我国人群主要为MPO-ANCA阳性为主的显微镜下型多血管炎

（MPA）[60]。动物实验证实 MPO-ANCA 具有直接的致病性，可以导致类似人类的血管炎病变[124]。近年研究也发现多数血管炎患者血清存在针对溶酶体相关膜糖蛋白 2（LAMP2）的抗体，并认为系分子模拟机制将细菌感染与自身免疫联系起来的典范[125]，但是有待进一步研究证实。浸润的中性粒细胞通过脱颗粒或者经过外罗网方式（NETosis）[126] 将上述抗原释放到受损的肾小球，LAMP2 本身就可以在肾小球内皮细胞表达，因此认为自身抗体可以直接致病。但是该病的特征是少免疫（pauci-immune），说明病变局部沉积的免疫球蛋白和补体并不显著。但是研究发现血管炎病变部位有确切的补体旁路活化的证据[62]。患者血循环[63] 和尿液的研究[64] 也说明患者存在补体旁路途径高度活化。阻断 C5a 受体可防止小鼠 MPO-ANCA 模型发生肾炎[127]。此外，细胞免疫也参与了免疫炎症发病机制[128]，肾小球和肾间质可见淋巴细胞浸润，研究证实患者存在 MPO 和 PR3 特异性的 Th1 和 Th17 细胞[128]。需要引起重视的是，CD8[+] T 细胞升高并表达转录组信号可以预测患者复发[129]。基于大宗 ANCA 相关血管炎的全基因组关联研究（GWAS）发现 MPO-ANCA 和 PR3-ANCA 阳性的血管炎的基因易感背景迥异，因此认为两者可能属于两种不同的疾病[130]。

小鼠免疫 MPO 可以产生抗 MPO 自身抗体，也可以产生延迟型过敏反应表现为抗原特异性 Th1 和 Th17 细胞，但是小鼠一直保持健康，甚至缺乏自身免疫调节因子（AIRE）和胸腺髓系细胞存在大量 MPO 的情况下也能维持免疫耐受。AIRE 可以在胸腺髓质上皮细胞表达，可以促进组织特异性抗原的表达（包括 MPO）从而调节对这些自身组织抗原的中心耐受[131,132]。当小鼠注射了小剂量抗 GBM 抗体（低于引起抗 GBM 病的剂量）后则可以发生严重的少免疫局灶坏死性肾炎。然而 B 细胞缺乏的小鼠也可以出现肾损伤，说明并非由自身抗体所致[131]，通过 T 细胞转移试验和 IL-17A 缺乏小鼠的研究证实为延迟型过敏反应导致的肾损害[133,134]，而且疾病的炎症程度由分泌 IL-10 的肥大细胞所介导的 FOXP3[+] 的 TReg 细胞来调控。研究发现这些肥大细胞是经由小鼠免疫 MPO 后招募至局部淋巴结的。因此，肾脏内局部的免疫因素在血管炎的肾损害中发挥着重要作用。

血管炎患者可以产生细胞外罗网（NET）并可能与抗 MPO 自身抗体的产生相关[126]。直接注射或者转继 NET 和 DCs 均可导致针对 MPO 和 DNA 的自身免疫反应[135]。

ANCA 产生的确切原因不清，但一直怀疑与感染相关。临床上，鼻部金黄色葡萄球菌携带者与疾病复发相关[136]。源于该细菌的蛋白质可以刺激患者 B 细胞产生抗 PR3 的特异性抗体[137]。部分抗 PR3 抗体阳性血管炎患者血清中存在其抗独特性抗体（anti-idiotypic antibodies），该抗体可以识别 PR3 互补链（complementary）的氨基酸序列[138]。而 PR3 互补链的部分氨基酸序列与金黄色葡萄球菌和其他微生物蛋白类似，因此抗 PR3 抗体的产生可能与分子模拟机制有关。但是该研究尚待证实。近年来，研究发现中性粒细胞和内皮细胞的 LAMP2 分子与细菌黏附蛋白 FimH 可能存在分子模拟[125]。针对 LAMP2 的自身抗体与 FimH 存在交叉反应。应用 FimH 免疫 WKY 大鼠可产生识别人和大鼠 LAMP2 的抗体，并诱发大鼠少免疫局灶坏死性肾炎。说明两个分子之间存在分子模拟，而且诱导的抗 LAMP2 抗体具有致病性。

第五节　感染、自身免疫与肾脏疾病

多年的系列研究阐明了许多肾脏疾病下游的免疫炎症损伤机制，例如免疫复合物和自身抗体如何在肾脏沉积，如何活化补体以及肾脏本身如何做出反应等等。但是目前常见的多数肾脏疾病的病因并未阐明。最近 Couser 和 Johnson 根据目前已有的研究证据提出了一个大胆假设：多数肾小球肾炎的可能病因为感染，而且在疾病的发生和发展过程中可能触发了自身免疫[139]。一些针对感染源的免疫反应经过遗传因素和表观遗传因素的介导和调控有可能发展为自身免疫而导致肾小球肾炎（表 2-2-5-1）。

事实上很多慢性感染性疾病与自身抗体的产生有关，例如丙型肝炎病毒感染与冷球蛋白血

表 2-2-5-1　各种肾小球肾炎中支持自身免疫机制的证据 [139]

疾病名称	自身免疫的证据
急性链球菌感染后肾炎	抗 C1q 抗体，AECA，抗 DNA 抗体，ANCA，蛋白质二硫键异构酶（PDI），心肌肌球蛋白，C3 肾炎因子
IgA 肾病	抗糖抗体，AECA，抗肾小球系膜细胞抗体
抗 GBM 病	抗 GBM 抗体，ANCA（～30%）
ANCA 相关小血管炎	抗 MPO 抗体，抗 PR3 抗体，抗互补链 PR3 抗体，抗 NET 抗体，抗 DNA 抗体，AECA，抗 LAMP-2 抗体
狼疮性肾炎	抗双链 DNA 抗体，抗膜联蛋白（annexin）抗体，抗 MPO 抗体，抗 PR3 抗体，抗核小体抗体，抗 C1q 抗体，抗心磷脂抗体，抗 MBL 抗体，抗 NET 抗体
Ⅰ型 MPGN	C3 肾炎因子，C4 肾炎因子，抗 C1q 抗体
微小病变 / 局灶节段肾小球硬化症	尚未发现
膜性肾病	抗 PLA2R 抗体，抗 DNA 抗体，抗 NEP 抗体，抗醛糖还原酶抗体，抗 SOD2 抗体
致密物沉积病	C3 肾炎因子，C4 肾炎因子，抗 H 因子抗体，抗 B 因子抗体，抗 C1q 抗体
C3 肾病	C3 肾炎因子，抗 H 因子抗体
血栓性微血管病肾损害	C3 肾炎因子，抗 H 因子抗体，抗 ADAMTS-13 抗体
先兆子痫肾损害	C3 肾炎因子，抗 H 因子抗体，

注：AECA，抗内皮细胞抗体；ANCA，抗中性粒细胞胞质抗体；GBM，肾小球基底膜；LAMP-2，溶酶体相关膜蛋白 -2；MBL，甘露糖结合凝集素；MPO，髓过氧化物酶；NET，中性粒细胞外落网；PLA2R，磷脂酶 A2 受体；PR3，蛋白酶 3；SOD，过氧化物歧化酶

症（抗 IgG 的 IgM 型自身抗体），抗核抗体和 ANCA 等。感染免疫发展到自身免疫可能涉及的机制如下：致病微生物诱发机体的免疫反应，经过病原相关模式分子（pathogen-associated molecular patterns）与模式识别分子如 TLR 相结合激活固有免疫；在抗原的持续刺激下可进一步诱发获得性免疫，源于致病微生物的抗原肽经各种抗原递呈细胞分别或逐步活化 T/B 淋巴细胞，从而诱发抗原特异性免疫反应。正常情况下，免疫系统仅能对外来的致病微生物发生免疫反应而不能诱发自身免疫，因为在胸腺发育过程中自身反应性 T 细胞被剔除（中心耐受），部分逃脱的自身反应性 T 细胞即使进入循环中也可以被各种机制剔除或者抑制（外周耐受）。然而打破免疫耐受则可能发生自身免疫。

罹患自身免疫性疾病的患者往往存在遗传易感因素，例如 HLA-DRB1*1501 等位基因携带者易发生抗 GBM 病 [140]。分子模拟理论可以将感染与自身免疫联系起来。针对致病微生物的特异性免疫在 T 细胞和 B 细胞水平上均可能继发自身免疫，源于致病微生物的抗原决定簇与自身抗原之间发生了交叉反应。该现象既可能发生于免疫反应初期也可发生于抗原决定簇扩展期间；既可能发生于致病微生物和自身抗原的原有抗原决定簇之间的交叉反应，也可能因为免疫炎症反应导致自身抗原的构象发生变化从而发生交叉反应。如前所述，正常生理条件下，人体的天然免疫系统如免疫调节机制往往可以清除自身免疫的 T/B 淋巴细胞。因此，感染诱发自身免疫也可能与免疫调节机制缺陷或者感染本身抑制了免疫调节有关。

第六节　慢性肾脏病对免疫系统的影响

肾功能下降和 CKD 持续状态可以影响免疫系统。包括持续的系统性炎症和获得性免疫抑制 [141]。典型的变化包括促炎因子和急性期反应蛋白的浓度增加，如五聚体蛋白 CRP，以及功能异常的吞

噬细胞、B细胞和T细胞均可发生变化[142]。持续的系统性炎症造成骨量丢失，加速了动脉粥样硬化和身体的消耗；免疫抑制状态则易发感染合并症。这些反应加重了CKD患者的病情和死亡率。既往认为免疫失调源于透析，目前认为贯穿于整个CKD的进展过程[143]。下面介绍几个CKD状态下影响免疫反应的因素。

1. 尿毒症　慢性肾脏病可导致小分子物质的潴留，例如苯乙酸、同型半胱氨酸、各类硫酸盐、胍类复合物等等。这些小分子物质可以抑制免疫细胞的活化、促进白细胞凋亡、诱发吞噬细胞活性氧产物的呼吸爆发[144]。长期氧化应激增加了蛋白质的氧化，可降低酶类、细胞因子和抗体活性，造成CKD患者的全身炎症反应和免疫功能失调。氧化的低密度脂蛋白可以吸引并活化粒细胞，而具有抗粥样斑块形成作用的高密度脂蛋白也可改变为促粥样斑块形成的脂蛋白[145]。尿毒症可造成肠道菌群失调和肠道黏膜屏障受损，从而影响系统免疫反应[141,146]。尿毒症的代谢环境利于某些致病菌的生长，可在肠道内增加尿毒症的毒素水平，减少具有免疫调节功能的短链脂肪酸[147]。就像心力衰竭和肝硬化一样，尿毒症的高容量负荷可导致肠壁充血水肿，从而损伤肠壁的黏膜屏障并利于致病微生物相关模式识别分子（PAMPs）渗透进入血循环[141]。CKD患者的脂多糖（LPS）水平可以升高并在透析时达到最高[148]。但是矛盾的是，肠道内的PAMPs渗透入血不仅可以活化固有免疫系统引起炎症反应，也可以同时抑制免疫反应[149-151]。

2. 肾脏蛋白质代谢　生理情况下，分子量小于50kDa的蛋白和多肽经肾小球滤过，在肾小管重吸收并被肾小管上皮细胞代谢成为氨基酸而重新利用。CKD情况下这些蛋白和多肽在患者血液中蓄积，严重者可高达正常水平的10倍以上，可显著影响免疫功能[144]。例如蓄积的IgG轻链（25kDa）可以抑制B细胞和粒细胞功能；MHC的Ⅰ类分子的组成成分β2微球（45kDa）浓度升高可以凝集变性成为淀粉样纤维；蓄积的瘦素（leptin，16kDa）和粒细胞蛋白抗素（resistin，12kDa）可以灭活吞噬细胞的功能；升高的补体D因子（27kDa）上调了补体旁路的活化，产生了更多具有免疫抑制功能的B因子片段Ba（33kDa）[152]。蓄积的视黄醇结合蛋白（21kDa）可以影响TReg和Th17细胞的比例，提高细胞因子（10～40kDa）浓度从而导致系统炎症。

在发生蛋白尿的情况下，大于50kDa的蛋白从尿液排出。丢失的免疫球蛋白、补体成分、锌结合蛋白和铁蛋白使患者处于获得性细胞和体液免疫缺陷状态从而使大量蛋白尿如肾病综合征的患者易患继发感染合并症。此外，大量蛋白尿患者的也存在功能性T细胞和巨噬细胞缺陷[144]。

3. 源于肾脏的激素和高血压　维生素D在肾脏经过羟化而成为活性维生素D，CKD时维生素D水平下降可继发肾性骨病。由于维生素D本身具有免疫抑制功能，浓度下降则易患风湿性疾病[153]。事实上CKD患者中风湿性疾病较常见，但尚不知与维生素D的关系。此外，肾功能下降则不能产生足够的促红细胞生成素，可继发肾性贫血，并加重尿毒症毒素诱发的氧化应激[154]。特别是贫血时应用铁剂本身也加重氧化应激。

CKD时受损的肾单位因低灌注压而分泌肾素，引起肾素-血管紧张素-醛固酮系统（RAAS）活化而导致高血压。肾脏DCs的醛固酮受体被激活后可促进Th17细胞的极化[155]。醛固酮增加钠水潴留，小鼠动物实验发现高盐浓度本身也可以保持Th17细胞的极性并加重Th17细胞驱动的自身免疫[156,157]。IL-17本身还可以通过促进血管内皮炎症而升高血压[158]。钠潴留还可以促使巨噬细胞释放血管内皮生长因子C（VEGF-C），导致皮肤新淋巴血管的增生用于储存盐[159]。这样反过来又增加了细胞外容量和高血压。高血压可以促进组织炎症，而肾小管间质性肾炎又可以加重高血压形成恶性循环[160]。总之，RAAS系统、盐稳态、Th17细胞和单核巨噬细胞系统存在着复杂的反馈环路，失衡则可引起高血压和炎症，并诱发自身免疫。

第七节　小结

近年来在肾脏免疫领域进展迅速。对以往病因和发病机制未明的疾病有了深入了解。例如，阐明了肾脏特有的损伤相关模式分子DAMPs，如尿调蛋白可以驱动肾脏的非感染性炎症；发现了足细胞的PLA2R是特发性膜性肾病的自身抗原，建立了非创伤性诊断方法。系列研究揭示了为什么肾脏易于成为自身免疫的靶器官，特别是抗体、免疫复合物和补体成分对肾脏的损伤机制。这些研究有利于寻找潜在的治疗和干预靶点。对肾脏解剖和生理特点的了解使我们理解了肾脏为什么易患某些特殊类型的免疫介导的损伤，例如肾髓质的高渗性特点就易于发生结晶体的沉积并诱发炎症组的活化；肾小管上皮细胞特异的蛋白质代谢能力也使它们易于暴露给细胞毒性T细胞。与其他组织相比，细胞免疫损伤肾脏可能需要更多的时间，使肾脏成为研究免疫细胞相互作用的理想器官。

基于肾脏免疫炎症机制的研究结果也可能用于其他器官的疾病。例如肾脏参与了免疫耐受，肾脏清除毒素和维持水电平衡的能力可影响到免疫细胞的功能以及肠道菌群的微生态。作为维持稳态的重要器官，肾脏的维稳功能显然已经延伸到了免疫系统。

近年的肾脏免疫学研究有较大进展，但是仍在诸多科学问题需要进一步研究。虽然对很多肾脏疾病的进展机制有了长足的了解，但是IgA肾病、新月体肾炎和膜性肾病等多种肾脏疾病的病因仍未阐明。源于免疫炎症发病机制的新治疗手段已经开始用于临床。因此，针对肾脏免疫炎症机制的更深入研究有望不断解决肾脏病学领域面临的临床科学问题。

（赵明辉）

参考文献

1. 王海燕. 肾脏病学. 北京：人民卫生出版社，2008：692-711.

2. KURTS C, PANZER U, ANDERS HJ, et al. The immune system and kidney disease: basic concepts and clinical implications. Nat Rev Immunol, 2013, Oct;13(10):738-753.

3. KAISSLING B, LE HIR M. Characterization and distribution of interstitial cell types in the renal cortex of rats. Kidney Int, 1994, 45:709-720.

4. WOLTMAN AM, DE FIJTER JW, ZUIDWIJK K, et al. Quantification of dendritic cell subsets in human renal tissue under normal and pathological conditions. Kidney Int, 2007, 71:1001-1008.

5. GUILLIAMS M, HENRI S, TAMOUTOUNOUR S, et al. From skin dendritic cells to a simplified classification of human and mouse dendritic cell subsets. Eur J Immunol, 2010, 40: 2089-2094.

6. MILLER JC, BROWN BD, SHAY T, et al. Deciphering the transcriptional network of the dendritic cell lineage. Nature Immunol, 2012, 13: 888-899.

7. SCHRAML BU, VAN BLIJSWIJK J, ZELENAY S, et al. Genetic tracing via expression history of DNGR-1 defines dendritic cells as a hematopoietic lineage. Cell, 2013, 154:843-858.

8. HOCHHEISER K, HEUSER C, KRAUSE TA, et al. Exclusive CX3CR1-dependence of kidney dendritic cells impacts glomerulonephritis progression. Journal of Clinical Investigation, 2013, 123(10):4242-4254.

9. KIM KW, VALLON-EBERHARD A, ZIGMOND E, et al. In vivo structure/function and expression analysis of the CX3C chemokine fractalkine. Blood, 2011, 11(22)8:e156-e167.

10. DONG X, SWAMINATHAN S, BACHMAN LA, et al. Resident dendritic cells are the predominant TNF-secreting cell in early renal ischemia-reperfusion injury. Kidney Int, 2007, 71:619-628.

11. PINDJAKOVA J, HANLEY SA, DUFFY MM, et al. Interleukin-1 accounts for intra-renal Th17 cell activation during ureteral obstruction. Kidney Int, 2012, 81:379-390.

12. NELSON PJ, REES AJ, GRIFFIN MD, et al. The renal mononuclear phagocytic system. J Am Soc Nephrol,

2012, 23:194-203.

13. TIMOSHANKO JR, KITCHING AR, SEMPLE TJ, et al. A pathogenetic role for mast cells in experimental crescentic glomerulonephritis. J Am Soc Nephrol, 2006, 17:150-159.

14. SCANDIUZZI L, BEGHDADI W, DAUGAS E, et al. Mouse mast cell protease-4 deteriorates renal function by contributing to inflammation and fibrosis in immune complex-mediated glomerulonephritis. J Immunol, 2010, 185:624-633.

15. GAN PY, SUMMERS SA, OOI JD, et al. Mast cells contribute to peripheral tolerance and attenuate autoimmune vasculitis. J Am Soc Nephrol, 2012, 23:1955-1966.

16. DONG X, SWAMINATHAN S, BACHMAN LA, et al. Antigen presentation by dendritic cells in renal lymph nodes is linked to systemic and local injury to the kidney. Kidney Int, 2005, 68:1096-1108.

17. HEYMANN F, MEYER-SCHWESINGER C, HAMILTON-WILLIAMS EE, et al. Kidney dendritic cell activation is required for progression of renal disease in a mouse model of glomerular injury. J Clin Invest, 2009, 119:1286-1297.

18. LUKACS-KORNEK V, BURGDORF S, DIEHL L, et al. The kidney-renal lymph node-system contributes to cross-tolerance against innocuous circulating antigen. J Immunol, 2008, 180:706-715.

19. GOTTSCHALK C, DAMUZZO V, GOTOT J, et al. Batf3-dependent dendritic cells in the renal lymph node induce tolerance against circulating antigens. J Am Soc Nephrol, 2013, 24:543-549.

20. ZHANG L, WANG F, WANG L, et al. Prevalence of chronic kidney disease in China: a cross-sectional survey. Lancet, 2012, 379(9818):815-22.

21. MARKOVIC-LIPKOVSKI J, MÜLLER CA, RISLER T, et al. Association of glomerular and interstitial mononuclear leukocytes with different forms of glomerulonephritis. Nephrol Dial Transplant, 1990, 5:10-17.

22. KRIZ W, LEHIR M. Pathways to nephron loss starting from glomerular diseases-insights from animal models. Kidney Int, 2005, 67:404-419.

23. NIEDERMEIER M, REICH B, RODRIGUEZ GOMEZ M, et al. CD4+ T cells control the differentiation of Gr1+ monocytes into fibrocytes. Proc Natl Acad, 2009, 106:17892-17897.

24. ZOJA C, ABBATE M, REMUZZI G. Progression of renal injury toward interstitial inflammation and glomerular sclerosis is dependent on abnormal protein filtration. Nephrol Dial Transplant. 2015, 30(5):706-712.

25. ROCK KL, LATZ E, ONTIVEROS F, Kono H, et al. The sterile inflammatory response. Annu. Rev. Immunol, 2010, 28:321-342.

26. YAMANISHI Y, KITAURA J, IZAWA K, et al. TIM1 is an endogenous ligand for LMIR5/CD300b: LMIR5 deficiency ameliorates mouse kidney ischemia/reperfusion injury J Exp Med, 2010, 207: 1501-1511.

27. ANDERS HJ. Toll-like receptors and danger signaling in kidney injury. J Am Soc Nephrol, 2010, 21:1270-1274.

28. ROSIN DL, OKUSA MD. Dangers within: DAMP responses to damage and cell death in kidney disease. J Am Soc Nephrol, 2011, 22: 416-425.

29. MULAY SR, KULKARNI OP, RUPANAGUDI KV, et al. Calcium oxalate crystals induce renal inflammation by NLRP3-mediated IL-1β secretion. J Clin Invest, 2013, 123:236-246.

30. LEEMANS JC, STOKMAN G, CLAESSEN N, et al. Renal-associated TLR2 mediates ischemia/reperfusion injury in the kidney. J Clin Invest, 2005, 115:2894-2903.

31. WU H, CHEN G, WYBURN KR, et al. TLR4 activation mediates kidney ischemia/reperfusion injury. J Clin Invest, 2007, 117: 2847-2859.

32. ALLAM R, SCHERBAUM CR, DARISIPUDI MN. et al. Histones from dying renal cells aggravate kidney injury via TLR2 and TLR4. J Am Soc Nephrol, 2012, 23:1375-1388.

33. MCDONALD B, PITTMAN K, MENEZES GB, et al. Intravascular danger signals guide neutrophils to sites of sterile inflammation. Science, 2010, 330:362-366.

34. LI L, HUANG L, YE H, et al. Dendritic cells tolerized with adenosine A2AR agonist attenuate acute kidney injury. J Clin Invest, 2012, 122:3931-3942.

35. BONVENTRE JV, YANG L. Cellular pathophysiology of ischemic acute kidney injury. J Clin Invest, 2011,

121:4210-4221.

36. ZHANG B, RAMESH G, UEMATSU S, et al. TLR4 signaling mediates inflammation and tissue injury in nephrotoxicity. J Am Soc Nephrol, 2008, 19:923-932.

37. BABELOVA A, MORETH K, TSALASTRA-GREUL W, et al. Biglycan, a danger signal that activates the NLRP3 inflammasome via toll-like and P2X receptors. J Biol Chem, 2009, 284:24035-24048.

38. SHIGEOKA AA, MUELLER JL, KAMBO A, et al. An inflammasome-independent role for epithelial-expressed Nlrp3 in renal ischemiareperfusion injury. J Immunol, 2010, 185:6277-6285.

39. VILAYSANE A, CHUN J, SEAMONE ME, et al. The NLRP3 inflammasome promotes renal inflammation and contributes to CKD. J Am Soc Nephrol, 2010, 21:1732-1744.

40. WANG W, WANG X, CHUN J, et al. Inflammasome-independent NLRP3 augments TGF-β signaling in kidney epithelium. J Immunol, 2013, 190:1239-1249.

41. EDDY AA. Scraping fibrosis: UMODulating renal fibrosis. Nature Med, 2011, 17:553-555.

42. SAEMANN MD, WEICHHART T, ZEYDA M, et al. Tamm-Horsfall glycoprotein links innate immune cell activation with adaptive immunity via a Toll-like receptor-4-dependent mechanism. J Clin Invest, 2005, 115: 468-475.

43. SÄEMANN MD, WEICHHART T, ZEYDA M, et al. Uromodulin triggers IL-1β-dependent innate immunity via the NLRP3 Inflammasome. J Am Soc Nephrol, 2012, 23:1783-1789.

44. SETHI S, FERVENZA FC. Membranoproliferative glomerulonephritis-a new look at an old entity. N Engl J Med, 2012, 366:1119-1131.

45. FAKHOURI F, FREMEAUX-BACCHI V, NOEL LH, et al. C3 glomerulopathy: a new classification. Nature Rev. Nephrol, 2010, 6:494-499.

46. CHEN Q, MÜLLER D, RUDOLPH B, et al. Combined C3b and factor B autoantibodies and MPGN type II. N Engl J Med, 2011, 365: 2340-2342.

47. MARTÍNEZ-BARRICARTE R, HEURICH M, VALDES-CAÑEDO F, et al. Human C3 mutation reveals a mechanism of dense deposit disease pathogenesis and provides insights into complement activation and regulation. J Clin Invest, 2010, 120:3702-3712.

48. GALE DP, DE JORGE EG, COOK HT, et al. Identification of a mutation in complement factor H-related protein 5 in patients of Cypriot origin with glomerulonephritis. Lancet, 2010, 376:794-801.

49. BOMBACK AS, APPEL GB. Pathogenesis of the C3 glomerulopathies and reclassification of MPGN. Nature Rev Nephrol, 2012, 8: 634-642.

50. VIVARELLI M, PASINI A, EMMA F. Eculizumab for the treatment of dense-deposit disease. N Engl J Med, 2012, 366:1163-1165.

51. DAINA E, NORIS M, REMUZZI G. Eculizumab in a patient with dense-deposit disease. N Engl J Med, 2012, 366:1161-1163.

52. TRACHTMAN H, AUSTIN C, LEWINSK M, et al. Renal and neurological involvement in typical Shiga toxin-associated HUS. Nature Rev Nephrol, 2012, 8:658-669.

53. MORIGI M, GALBUSERA M, GASTOLDI S, et al. Alternative pathway activation of complement by Shiga toxin promotes exuberant C3a formation that triggers microvascular thrombosis. J Immunol, 2011, 187:172-180.

54. THURMAN JM, MARIANS R, EMLEN W, et al. Alternative pathway of complement in children with diarrhea-associated hemolytic uremic syndrome. Clin. J Am Soc Nephrol, 2009, 4:1920-1924.

55. LAPEYRAQUE AL, MALINA M, FREMEAUX-BACCHI V, et al. Eculizumab in severe Shiga-toxin-associated HUS. N Engl J Med, 2011, 364: 2561-2563.

56. NORIS M, MESCIA F, REMUZZI G. STEC-HUS, atypical HUS and TTP are all diseases of complement activation. Nature Rev Nephrol, 2012, 8:622-633.

57. LEGENDRE CM, LICHT C, MUUS P, et al. Terminal complement inhibitor eculizumab in atypical hemolytic-uremic syndrome. N Engl J Med, 2013, 368:2169-2181.

58. FURLAN M, ROBLES R, GALBUSERA M, et al. von Willebrand factor-cleaving protease in thrombotic

thrombocytopenic purpura and the hemolytic-uremic syndrome. N Engl J Med, 1998, 339:1578-1584.

59. SCHREIBER A, XIAO H, JENNETTE JC, et al. C5a receptor mediates neutrophil activation and ANCA-induced glomerulonephritis. J Am Soc Nephrol, 2009, 20:289-298.

60. XU PC, CHEN M, ZHAO MH. Antineutrophil cytoplasmic autoantibody-associated vasculitis in Chinese patients. Clin Exp Nephrol, 2013, 17(5):705-707.

61. XIAO H, SCHREIBER A, HEERINGA P, et al. Alternative complement pathway in the pathogenesis of disease mediated by anti-neutrophil cytoplasmic autoantibodies. Am J Pathol, 2007, 170(1): 52-64.

62. XING GQ, CHEN M, LIU G, et al. Complement activation is involved in renal damage in human antineutrophil cytoplasmic autoantibody associated pauci-immune vasculitis. J Clin Immunol, 2009, 29(3):282-291.

63. GOU SJ, YUAN J, CHEN M, et al. Circulating complement activation in patients with anti-neutrophil cytoplasmic antibody-associated vasculitis. Kidney Int, 2013, 83(1): 129-137.

64. GOU SJ, YUAN J, WANG C, et al. Alternative complement pathway activation products in urine and kidneys of patients with ANCA-associated GN. Clin J Am Soc Nephrol, 2013, 8(11):1884-1891.

65. YUAN J, CHEN M, ZHAO MH. Complement in antineutrophil cytoplasmic antibody-associated vasculitis. Clin Exp Nephrol, 2013, 17(5):642-645.

66. COUSER WG. Sensitized cells come of age: a new era in renal immunology with important therapeutic implications. J Am Soc Nephrol, 1999, 10:664-665.

67. BOLTON WK. What sensitized cells just might be doing in glomerulonephritis. J Clin Invest, 2002, 109:713-714.

68. SUNG SS, BOLTON WK. T cells and dendritic cells in glomerular disease: the new glomerulotubular feedback loop. Kidney Int, 2010, 77:393-399.

69. TIPPING PG, HOLDSWORTH SR. T cells in crescentic glomerulonephritis. J Am Soc Nephrol, 2006, 17:1253-1263.

70. TURNER JE, KREBS C, TITTEL AP, et al. IL-17A production by renal γδ T cells promotes kidney injury in crescentic GN. J Am Soc Nephrol, 2012, 23:1486-1495.

71. SUMMERS SA, STEINMETZ OM, LI M, et al. Th1 and Th17 cells induce proliferative glomerulonephritis. J Am Soc Nephrol, 2009, 20:2518-2524.

72. PAUST HJ, TURNER JE, STEINMETZ OM, et al. The IL-23/Th17 axis contributes to renal injury in experimental glomerulonephritis. J Am Soc Nephrol, 2009, 20:969-979.

73. TURNER JE, PAUST HJ, STEINMETZ OM, et al. CCR6 recruits regulatory T cells and Th17 cells to the kidney in glomerulonephritis. J Am Soc Nephrol, 2010, 21:974-985.

74. STEINMETZ OM, SUMMERS SA, GAN PY, et al. The Th17-defining transcription factor ROR γt promotes glomerulonephritis. J Am Soc Nephrol, 2011, 22:472-483.

75. RIEDEL JH, PAUST HJ, TURNER JE, et al. Immature renal dendritic cells recruit regulatory CXCR6+ invariant natural killer T cells to attenuate crescentic GN. J Am Soc Nephrol, 2012, 23:1987-2000.

76. PANZER U, STEINMETZ OM, PAUST HJ, et al. Chemokine receptor CXCR3 mediates T cell recruitment and tissue injury in nephrotoxic nephritis in mice. J Am Soc Nephrol, 2007, 18:2071-2084.

77. MENKE J, ZELLER GC, KIKAWADA E, et al. CXCL9, but not CXCL10, promotes CXCR3-dependent immune-mediated kidney disease. J Am Soc Nephrol, 2008, 19:1177-1189.

78. CHAVELE KM, MARTINEZ-POMARES L, DOMIN J, et al. Mannose receptor interacts with Fc receptors and is critical for the development of crescentic glomerulonephritis in mice. J Clin Invest, 2010, 120:1469-1478.

79. WOLF D, HOCHEGGER K, WOLF AM, et al. CD4+CD25+ regulatory T cells inhibit experimental anti-glomerular basement membrane glomerulonephritis in mice. J Am Soc Nephrol, 2005, 16:1360-1370.

80. PAUST HJ, OSTMANN A, ERHARDT A, et al. Regulatory T cells control the Th1 immune response in murine crescentic glomerulonephritis. Kidney Int, 2011, 80:154-164.

81. OOI JD, SNELGROVE SL, ENGEL DR, et al. Endogenous foxp3+ T-regulatory cells suppress anti-glomerular basement membrane nephritis. Kidney Int, 2011, 79:977-986.

82. HOCHHEISER K, ENGEL DR, HAMMERICH L, et al. Kidney dendritic cells become pathogenic during

crescentic glomerulonephritis withproteinuria. J Am Soc Nephrol, 2011, 22:306-316.

83. FENG L, CHEN S, GARCIA GE, et al. Prevention of crescentic glomerulonephritis by immunoneutralization of the fractalkine receptor CX3CR1 rapid communication. Kidney Int, 1999, 56:612-620.

84. GOLDWICH A, BURKARD M, OLKE M, et al. Podocytes are non-hematopoietic professional antigen-presenting cells. J Am Soc Nephrol, 2013, 24:906-916.

85. LI S, KURTS C, KONTGEN F, et al. Major histocompatibility complex class II expression by intrinsic renal cells is required for crescentic glomerulonephritis. J Exp Med, 1998, 188: 597-602.

86. GOLDWICH A, BURKARD M, OLKE M, et al. Plasma leakage through glomerular basement membrane ruptures triggers the proliferation of parietal epithelial cells and crescent formation in non-inflammatory glomerular injury. J Pathol, 2012, 228:448-494.

87. NEALE TJ, TIPPING PG, CARSON SD, et al. Participation of cell-mediated immunity in deposition of fibrin in glomerulonephritis. Lancet, 1988, 2:421-424.

88. ZAFERANI A, VIVÈS RR, VAN DER POL P, et al. Identification of tubular heparin sulfate as a docking platform for the alternative complement component properdin in proteinuric renal disease. J Biol Chem, 2011, 286:5359-5367.

89. MACCONI D, CHIABRANDO C, SCHIAREA S, et al. Proteasomal processing of albumin by renal dendritic cells generates antigenic peptides. J Am Soc Nephrol, 2009, 20:123-130.

90. CUI Z, ZHAO MH. Advances in human antiglomerular basement membrane disease. Nat Rev Nephrol, 2011, 7:697-706.

91. PEDCHENKO V, BONDAR O, FOGO AB, et al. Molecular architecture of the Goodpasture auto-antigen in anti-GBM nephritis. N Engl J Med, 2010, 363:343-354.

92. OLARU F, WANG XP, LUO W, et al. Proteolysis breaks tolerance toward intact α 345(IV) collagen, eliciting novel antiglomerular basement membrane autoantibodies specific for α 345NC1 hexamers. J Immunol, 2013, 190:1424-1432.

93. YANG R, CUI Z, ZHAO J, et al. The role of HLA-DRB1 alleles on susceptibility of Chinese patients with anti-GBM disease. Clin Immunol, 2009, 133(2):245-250.

94. PHELPS RG, REES AJ. The HLA complex in Goodpasture's disease: A model for analyzing susceptibility to autoimmunity. Kidney Int, 1999, 56:1638-1653.

95. CAIRNS LS, PHELPS RG, BOWIE L, et al. The fine specificity and cytokine profile of T-helper cells responsive to the α 3 chain of type IV collagen in Goodpasture's disease. J Am Soc Nephrol, 2003, 14:2801-2812.

96. ZOU J, HANNIER S, CAIRNS LS, et al. Healthy individuals have Goodpasture autoantigen-reactive T cells. J Am Soc Nephrol, 2008, 19:396-404.

97. OOI JD, CHANG J, O'SULLIVAN KM, et al. The HLA-DRB1*15:01-restricted Goodpasture's T cell epitope induces GN. J Am Soc Nephrol, 2013, 24:419-431.

98. PHELPS RG, JONES VL, COUGHLAN M, et al. Presentation of the Goodpasture autoantigen to CD4 T cells Is influenced more by processing constraints than by HLA class II peptide binding preferences. J Biol. Chem, 1998, 273:11440-11447.

99. CUI Z, WANG HY, ZHAO MH. Natural autoantibodies against glomerular basement membrane exist in normal human sera. Kidney Int, 2006, 69:894-899.

100. CUI Z, ZHAO MH, SEGELMARK M, et al. Natural autoantibodies to myeloperoxidase, proteinase 3, and the glomerular basement membrane are present in normal individuals. Kidney Int, 2010, 78(6):590-597.

101. CHEN JL, HU SY, JIA XY, et al. Association of Epitope Spreading of Antiglomerular Basement Membrane Antibodies and Kidney Injury. Clin J Am Soc Nephrol, 2013, 8(1):51-58.

102. ZHAO J, CUI Z, YANG R, et al. Anti-glomerular basement membrane autoantibodies against different target antigens are associated with disease severity. Kidney Int, 2009, 76:1108-1115.

103. KERJASCHKI D, FARQUHAR MG. Immunocytochemical localization of the Heymann nephritis antigen (GP330) in glomerular epithelial cells of normal Lewis rats. J Exp Med, 1983, 157:667-686.

104. BECK LH JR, BONEGIO RG, LAMBEAU G, et al. M-type phospholipase A2 receptor as target antigen in idiopathic membranous nephropathy. N Engl J Med, 2009, 361:11-21.

105. HOXHA E, THIELE I, ZAHNER G, et al. Phospholipase A2 receptor autoantibodies and clinical outcome in patients with primary membranous nephropathy. J Am Soc Nephrol, 2014, 25(6):1357-1366.

106. STAHL R, HOXHA E, FECHNER K. PLA2R autoantibodies and recurrent membranous nephropathy after transplantation. N Engl J Med, 2010, 363:496-498.

107. STANESCU HC, ARCOS-BURGOS M, MEDLAR A, et al. Risk HLA-DQA1 and PLA2R1 alleles in idiopathic membranous nephropathy. N Engl J Med, 2011, 364:616-626.

108. LV J, HOU W, ZHOU X, et al. Interaction between PLA2R1 and HLA-DQA1 variants associates with anti-PLA2R antibodies and membranous nephropathy. J Am Soc Nephrol, 2013, 24(8):1323-1329.

109. HERRMANN SM, SETHI S, FERVENZA FC. Membranous nephropathy: the start of a paradigm shift. Curr Opin Nephrol Hypertens, 2012, 21(2):203-210.

110. ZHANG JJ, MALEKPOUR M, LUO W, et al. Murine membranous nephropathy: immunization with α 3 (IV) collagen fragment induces subepithelial immune complexes and Fc γ R-independent nephrotic syndrome. J Immunol, 2012, 188(7):3268-3277.

111. SUZUKI H, MOLDOVEANU Z, HALL S, et al. IgA1-secreting cell lines from patients with IgA nephropathy produce aberrantly glycosylated IgA1. J Clin Invest, 2008, 118:629-639.

112. SUZUKI H, FAN R, ZHANG Z, et al. Aberrantly glycosylated IgA1 in IgA nephropathy patients is recognized by IgG antibodies with restricted heterogeneity. J Clin Invest, 2009, 119:1668-1677.

113. XU LX, ZHAO MH. Aberrantly glycosylated serum IgA1 are closely associated with pathologic phenotypes of IgA nephropathy. Kidney Int, 2005, 68(1):167-172.

114. ZHAO N, HOU P, LV J, et al. The level of galactose-deficient IgA1 in the sera of patients with IgA nephropathy is associated with disease progression. Kidney Int, 2012, 82(7):790-796.

115. BERTHOUX F, SUZUKI H, THIBAUDIN L, et al. Autoantibodies targeting galactosedeficient IgA1 associate with progression of IgA nephropathy. J Am Soc Nephrol, 2012, 23:1579-1587.

116. ZHU L, ZHAI YL, WANG FM, et al. Variants in Complement Factor H and Complement Factor H-Related Protein Genes, CFHR3 and CFHR1, Affect Complement Activation in IgA Nephropathy. J Am Soc Nephrol, 2014, 9: ASN. 2014010096.

117. BOSCH X. Systemic lupus erythematosus and the neutrophil. N Engl J Med, 2011, 365:758-760.

118. GUIDUCCI C, GONG M, XU Z, et al. TLR recognition of self nucleic acids hampers glucocorticoid activity in lupus. Nature, 2010, 465:937-941.

119. MIGLIORINI A, ANDERS HJ. A novel pathogenetic concept-antiviral immunity in lupus nephritis. Nature Rev. Nephrology, 2012, 8:183-189.

120. DU H, CHEN M, ZHANG Y, et al. Cross-reaction of anti-DNA autoantibodies with membrane proteins of human glomerular mesangial cells in sera from patients with lupus nephritis. Clin Exp Immunol, 2006, 145(1):21-27.

121. DU H, CHEN M, ZHANG Y, et al. Non-DNA-binding antibodies in patients with lupus nephritis could recognize membrane proteins of glomerular mesangial cells. J Clin Immunol, 2006, 26(2):138-144.

122. YUNG S, TSANG RC, LEUNG JK, et al. Increased mesangial cell hyaluronan expression in lupus nephritis is mediated by anti-DNA antibody-induced IL-1beta. Kidney Int, 2006, 69(2): 272-280.

123. MORTENSEN ES, REKVIG OP. Nephritogenic potential of anti-DNA antibodies against necrotic nucleosomes. J Am Soc Nephrol, 2009, 20:696-704.

124. XIAO H, HEERINGA P, HU P, et al. Antineutrophil cytoplasmic autoantibodies specific for myeloperoxidase cause glomerulonephritis and vasculitis in mice. J Clin Invest, 2002, 110(7):955-963.

125. KAIN R, EXNER M, BRANDES R, et al. Molecular mimicry in pauci-immune focal necrotizing glomerulonephritis. Nature Med, 2008, 14:1088-1096.

126. KESSENBROCK K, KRUMBHOLZ M, SCHÖNERMARCK U, et al. Netting neutrophils in autoimmune small-vessel vasculitis. Nature Med, 2009, 15:623-625.

127. XIAO H, DAIRAGHI DJ, POWERS JP, et al. C5a receptor(CD88) blockade protects against MPO-ANCA GN. J Am Soc Nephrol, 2014, 25(2):225-231.

128. ABDULAHAD WH, LAMPRECHT P, KALLENBERG CG. T-helper cells as new players in ANCA-associated vasculitides. Arthritis Res Ther, 2011, 13:236.

129. MCKINNEY EF, LYONS PA, CARR EJ, et al. A CD8+ T cell transcription signature predicts prognosis in autoimmune disease. Nature Med, 2011, 16:586-591.

130. LYONS PA, RAYNER TF, TRIVEDI S, et al. Genetically distinct subsets within ANCA-associated vasculitis. N Engl J Med, 2012, 367:214-223.

131. RUTH AJ, KITCHING AR, KWAN RY, et al. Anti-neutrophil cytoplasmic antibodies and effector CD4+ cells play nonredundant roles in anti-myeloperoxidase crescentic glomerulonephritis. J Am Soc Nephrol, 2006, 17:1940-1949.

132. TAN DS, GAN PY, O'SULLIVAN KM, et al. Thymic deletion and regulatory T cells prevent antimyeloperoxidase GN. J Am Soc Nephrol, 2013, 24:573-585.

133. OOI JD, CHANG J, HICKEY MJ, et al. The immunodominant myeloperoxidase T-cell epitope induces local cell-mediated injury in antimyeloperoxidase glomerulonephritis. Proc. Natl Acad, 2012, 109:E2615-E2624.

134. GAN PY, STEINMETZ OM, TAN DS, et al. Th17 cells promote autoimmune anti-myeloperoxidase glomerulonephritis. J Am Soc Nephrol, 2010, 21:925-931.

135. SCHREIBER A, KETTRITZ R. The neutrophil in antineutrophil cytoplasmic autoantibody-associated vasculitis. J Leukoc Biol, 2013, 94(4):623-631.

136. CHEN M, KALLENBERG CG. ANCA-associated vasculitides — advances in pathogenesis and treatment. Nature Rev, 2010, 6:653-664.

137. TADEMA H, ABDULAHAD WH, LEPSE N, et al. Bacterial DNA motifs trigger ANCA production in ANCA-associated vasculitis in remission. Rheumatology, 2011, 50:689-696.

138. JENNETTE JC, FALK RJ, HU P, et al. Pathogenesis of antineutrophil cytoplasmic autoantibody-associated small-vessel vasculitis. Annu Rev Pathol, 2013, 8:139-160.

139. COUSER WG, JOHNSON RJ. The etiology of glomerulonephritis: roles of infection and autoimmunity. Kidney Int, 2014, 86(5): 905-914.

140. LUO H, CHEN M, CUI Z, et al. The association of HLA-DQB1,-DQA1 and-DPB1 alleles with anti-glomerular basement membrane (GBM) disease in Chinese patients. BMC Nephrol, 2011, 13(12):21.

141. VAZIRI ND. CKD impairs barrier function and alters microbial flora of the intestine: a major link to inflammation and uremic toxicity. Curr Opin Nephrol Hypertens, 2012, 21: 587-592.

142. LECH M, ROMMELE C, ANDERS HJ. Pentraxins in nephrology: C-reactive protein, serum amyloid P and pentraxin-3. Nephrol Dial Transplant, 2013, 28:803-811.

143. CARRERO JJ, STENVINKEL P. Inflammation in end-stage renal disease-what have we learned in 10 years?Semin Dial, 2010, 23: 498-509.

144. COHEN G, HORL WH. Immune dysfunction in uremia-an update. Toxins, 2012, 4:962-990.

145. WEICHHART T, KOPECKY C, KUBICEK M, et al. Serum amyloid A in uremic HDL promotes inflammation. J Am Soc Nephrol, 2012, 23: 934-947.

146. ANDERS HJ, ANDERSEN K, STECHER B. The intestinal microbiota, a leaky gut, and abnormal immunity in kidney disease. Kidney Int, 2013, 83:1010-1016.

147. MEYER TW, HOSTETTER TH. Uremic solutes from colon microbes. Kidney Int, 2012, 81:949-954.

148. MCINTYRE CW, HARRISON LE, ELDEHNI MT, et al. Circulating endotoxemia: a novel factor in systemic inflammation and cardiovascular disease in chronic kidney disease. Clin J Am Soc Nephrol, 2011, 6:133-141.

149. HOTCHKISS RS, COOPERSMITH CM, MCDUNN JE, et al. The sepsis seesaw: tilting toward immunosuppression. Nature Med, 2009, 15: 496-497.

150. STEARNS-KUROSAWA DJ, OSUCHOWSKI MF, VALENTINE C, et al. The pathogenesis of sepsis. Annu. Rev. Pathol, 2011, 6:19-48.

151. SABATINO A, REGOLISTI G, BRUSASCO I, et al. Alterations of intestinal barrier and microbiota in chronic

kidney disease. Nephrol Dial Transplant, 2015, 30(6):924-933.

152. OPPERMANN M, KURTS C, ZIERZ R, et al. Elevated plasma levels of the immunosuppressive complement fragment Ba in renal failure. Kidney Int, 1991, 40:939-947.

153. PELAJO CF, LOPEZ-BENITEZ JM, MILLER LC. Vitamin D and autoimmune rheumatologic disorders. Autoimmun Rev, 2010, 9: 507-510.

154. VAZIRI ND. Oxidative stress in uremia: nature, mechanisms, and potential consequences. Semin. Nephrol, 2004, 24:469-473.

155. HERRADA AA, CONTRERAS FJ, MARINI NP, et al. Aldosterone promotes autoimmune damage by enhancing Th17-mediated immunity. J Immunol, 2010, 184:191-202.

156. KLEINEWIETFELD M, MANZEL A, TITZE J, et al. Sodium chloride drives autoimmune disease by the induction of pathogenic TH17 cells. Nature, 2013, 496:518-522.

157. WU C, YOSEF N, THALHAMER T, et al. Induction of pathogenic TH17 cells by inducible salt-sensing kinase SGK1. Nature, 2013, 496:513-517.

158. MADHUR MS, LOB HE, MCCANN LA, et al. Interleukin 17 promotes angiotensin II-induced hypertension and vascular dysfunction. Hypertension, 2010, 55:500-507.

159. MACHNIK A, NEUHOFER W, JANTSCH J, et al. Macrophages regulate salt-dependent volume and blood pressure by a vascular endothelial growth factor-C-dependent buffering mechanism. Nature Med, 2009, 15:545-552.

160. HARRISON DG, MARVAR PJ, TITZE JM. Vascular inflammatory cells in hypertension. Front. Physiol, 2012, 3:128.

第三章
补体介导的肾脏损害

补体系统是人体天然免疫的重要组成部分。在防御病原微生物感染，清除免疫复合物和凋亡物质以维持内环境稳定中发挥重要作用。但是补体系统活化也与诸多肾脏病的发生和发展密切相关[1]。近年研究发现，补体异常活化在部分血栓性微血管病以及新发现的C3肾小球病的发病机制中发挥了重要作用，且补体抑制剂治疗获得成功[2-6]。本章重点介绍补体系统及其介导的肾脏损害。

第一节 补体系统简介

补体系统由一系列可溶性和细胞表面的蛋白质成分组成。在防御病原微生物感染、清除免疫复合物和凋亡物质以维持内环境稳定方面发挥着重要作用。在病原微生物感染时，补体成分可以通过对入侵的微生物进行调理（opsonizing）以促进细胞吞噬，也可以通过趋化免疫细胞、直接裂解病原微生物等措施来抵御感染。然而，补体活化同样在一系列非感染性疾病的发病机制中发挥了重要作用。

补体活化可以经过3条途径，分别是经典途径（classical）、甘露糖凝集素（mannose-binding lectin，MBL）途径和旁路途径（alternative）。补体活化的触发因素包括病原微生物、自身细胞膜表面和细胞膜上分子的变异（如损伤、缺氧、病毒感染或者恶变所致）、凋亡的细胞和组织成分等。其中的关键分子包括C1q、MBL和备解素（properdin）。

C1q可以识别含IgG和IgM的免疫复合物、病原微生物的表面分子，从而启动经典途径；MBL可以识别病原微生物表面的甘露糖分子而启动MBL途径；备解素则是旁路途径的正性调节因子，从而加速旁路途径活化。上述3条活化途径分别形成C3转换酶，造成C3的活化，产生具有调理功能的C3b，随后在C3转化酶基础上又形成C5转换酶，从而最终形成补体活化的终末产物——膜攻复合物（C5b-9，MAC）[5]（图2-3-1-1）。C5b-9既可以穿破细胞膜的双磷脂层结构引起细胞损伤和坏死，也能激活中性粒细胞、内皮细胞和上皮细胞。

补体活化的3条通路包括经典途径、甘露糖凝集素途径和旁路途径。3条途径均可形成C3转换酶，经典途径和甘露糖凝集素途径形成的C3转换酶为C4b2a，而旁路途径形成的C3转换酶主要为C3bBb。C3转化酶可以把C3裂解产生C3b，而C3b可迅速通过一个正反馈环而产生更多的C3b，其中备解素properdin（CFP）是正性调节因子，从而加速旁路途径活化。C3b及其进一步的裂解产物可以与细胞膜表面上相应的受体相结合而介导多种生物学功能。C3b再次与C3转换酶结合可进一步形成C5转换酶。C5转换酶裂解C5产生的趋化因子C5a比C3a具有更强的对炎症细胞的趋化能力；而形成的C5b则可以进一步组装成补体活化的终末产物C5b-9，也称为膜攻复合物（MAC），从而

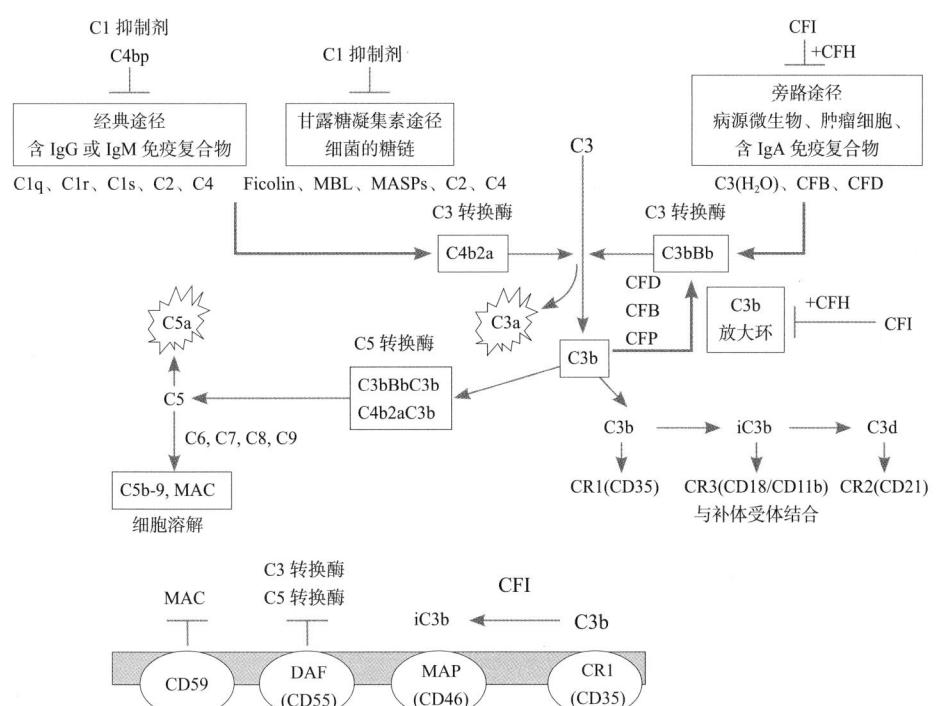

图 2-3-1-1　补体活化途径及其调节蛋白

注：CR1（CD35），补体受体 1；CR2（CD21），补体受体 2；CR3（CD18/CD11b），补体受体 3；DAF（CD55），衰变加速因子；MAC，膜攻复合物；MCP（CD46），膜辅助蛋白

具有穿透细胞膜的细胞溶解能力。机体为了避免补体活化伤及自身，补体系统在多个环节利用自身的调节蛋白来调解或者控制补体活化的程度。CFH 和 CFI 是旁路途径和 C3b 正反馈环路的关键调节蛋白。图 2-3-1-1 左下角展示了自身细胞膜上的调节蛋白。其中 CD59 是 MAC 仅有的调节蛋白。

补体活化过程可以产生 C3a 和 C5a 过敏毒素，它们是强效的炎症介质，可以趋化一系列免疫和非免疫细胞，包括巨噬细胞、中性粒细胞、活化的 T 和 B 淋巴细胞、嗜碱细胞和肥大细胞。过敏毒素可以调节血管扩张，增加小血管的渗透性；诱导平滑肌细胞收缩；诱发巨噬细胞、中性粒细胞和嗜酸细胞的呼吸爆发，释放超氧离子；诱导嗜碱细胞和肥大细胞释放组胺。C3a 和 C5a 还可以调解组织的再生和纤维化。

事实上在生理条件下，由于 C3 分子内的硫酯键可以被持续缓慢地水解而形成具有活性的 C3b 样的分子 C3(H$_2$O)，C3(H$_2$O) 在功能上相当于初始 C3 转换酶的一个亚单位，其持续产生则是旁路途径持续低水平活化（tick over）现象的基础[7]。经 C3 转换酶催化产生的 C3b 则可以形成 C3 转换酶复合物，从而形成旁路途径的正反馈环路。

不论在循环中，还是在细胞表面，补体活化均受到严格调控以避免自身受损。实现这一目标的是循环和细胞表面的多种补体调节蛋白。在循环的调节蛋白中，C1 抑制因子（C1-INH）可抑制经典途径活化；C4b 结合蛋白可灭活经典途径形成的 C3 转换酶并作为 I 因子（CFI）的辅助因子（cofactor）协助裂解 C4b；补体 H 因子（CFH）则可灭活旁路途径形成的 C3 转换酶，并作为辅助因子协助 CFI 灭活 C3b；蛋白 S（又称 vitronectin）和大分子的血浆糖蛋白聚集素（clusterin）主要用于阻止补体终末产物插入细胞膜；此外，羟肽酶 N（carboxypeptidase N）作为过敏毒素灭活因子可以抑制所有三条补体活化途径（表 2-3-1-1）。

表 2-3-1-1　调节补体活化的血浆蛋白 [1]

血浆蛋白	作用机制	生物学效应
C1 抑制因子	与活化的 C1 结合，使 C1q 与 C1r+C1s 分离	抑制活化的 C1，抑制经典途径的活化
C4 结合蛋白	结合 C4b 和 C3b I 因子的辅助因子 促进 C4b2a 的解离	抑制经典途径 C4，C3 和 C5 的活化

血浆蛋白	作用机制	生物学效应
H 因子（CFH）	I 因子的辅助因子 结合 C3b 促进 C3bBb 的解离 抑制 C5 与 C3b 的结合	抑制经典和旁路途径 C3 和 C5 的活化
I 因子（CFI）	丝氨酸蛋白酶，在辅助因子的存在下可降解 C4 和 C3	抑制经典和旁路途径 C3 和 C5 的活化 产生具有生物学活性的 C3
蛋白 S(vitronectin)	与 C5b-7 结合并抑制其插入细胞膜	抑制膜攻复合物在细胞表面上产生
Clusterin	可结合 C3、C8 和 C9 并抑制其插入细胞膜	抑制膜攻复合物在细胞表面上产生

　　细胞表面上也有众多的补体调节蛋白。其中补体受体 1（CR1，CD35）即 C3b 的受体，膜辅蛋白（MCP，CD46），和衰变加速因子（DAF，CD55）均可有效减少结合到细胞膜上的 C3 和 C5 转换酶的半衰期。需要注意的是循环中的 CFH 也可通过其 C 末端结合到细胞膜上并通过其 N 末端与 C3b 结合而灭活结合到细胞膜上的 C3 和 C5 转换酶（表 2-3-1-2）。如果补体活化程度超过了调节功能的能力则可引起细胞和组织损伤。

表 2-3-1-2　可调节补体活化的细胞膜蛋白 [1]

膜蛋白	作用机制	生物学效应
DAF（CD55）	抑制 C4bC2b 和 C3bBb 形成 促进 C3 和 C5 转换酶的灭活	抑制经典和旁路途径 C3 和 C5 的活化
MCP（CD46）	结合 C3b 和 C4b I 因子的辅助因子	与 I 因子一起抑制 C3 和 C5 的活化 产生具有生物活性的 C3 片段 抑制补体介导的细胞溶解
CR1（CD35）	结合 C3b 和 C4b I 因子的辅助因子 促进 C3 转换酶的灭活 抑制 C5 与 C3b 的结合	与 I 因子一起抑制 C3 和 C5 的活化 产生具有生物活性的 C3 片段 介导 C3b 包被的 particles 与细胞结合
C8bp	结合 C8	通过抑制 C8 与 C5b-7 的结合而抑制膜攻复合物形成 抑制补体介导的细胞溶解
CD59	与 C8 类似物结合	通过抑制 C8 与 C5b-7 的结合而抑制膜攻击复合物形成 抑制补体介导的细胞溶解

第二节　补体活化与肾损伤

　　补体活化参与了多数肾脏疾病的发病机制。包括自身抗体介导的肾小球肾炎、C3 肾小球病、不典型溶血尿毒综合征（aHUS）、移植肾缺血再灌注和抗体介导的移植肾排斥反应。不同的补体调节蛋白的缺陷或者功能异常可导致不同的临床表现和不同的肾脏结局，甚至是同一个调节蛋白（例如 CFH）的不同部位的基因突变或者存在针对不同部位的自身抗体也可能导致不同的临床和病理表型，乃至不同的疾病 [2-6]。

　　血清补体成分主要源于肝脏。然而在特殊条件下，部分非实质脏器的组织也可以产生和活化补体。事实上多数激活补体经典途径和旁路途径所需的补体成分可以在肾组织表达 [8]。肾脏局部产生的补体既可作为肾脏发生炎症反应的信号，也可作为损伤修复的信号。例如在缺血再灌注引起的肾损伤过程中，肾脏局部的补体成分在病理损伤和维持内环境稳定方面均发挥了重要作用 [9]。

肾小球肾炎是引起慢性肾脏病和终末期肾衰竭（ESRD）最为重要的原因之一，在我国则是ESRD的第一位原因。肾小球肾炎主要表现为血尿、蛋白尿和肾小球滤过率下降。一般认为自身抗体及其免疫复合物介导的肾小球肾炎可能涉及补体的经典途径，例如系统性疾病包括狼疮性肾炎、抗肾小球基底膜（GBM）病、ANCA相关小血管炎和过敏性紫癜；而局限于肾脏的疾病包括膜性肾病、膜增殖性肾炎和IgA肾病。另一方面C3肾小球病的病理生理背景则主要是补体旁路途径过度活化或者活化失控所致。下面介绍几类与补体相关的肾脏病。

（一）补体异常活化作为主要发病机制的肾脏病

1. 膜增生性肾炎和C3肾病　膜增生性肾炎（MPGN）并不常见。临床上表现为慢性肾炎综合征和肾病综合征。病理上表现为肾小球系膜细胞和内皮细胞增生，基底膜增厚和系膜插入造成双轨征。既往根据免疫病理和肾小球的超微结构把MPGN分为Ⅰ、Ⅱ（致密物沉积病）和Ⅲ型。新近的MPGN分型则更加注重免疫损伤的病理生理发病机制[10,11]。而新近命名的C3肾小球病则表现为MPGN样病变，但是免疫病理上以C3沉积为主，其中包括致密物质疾病。按照新的分型方法，Ⅰ型MPGN表现为肾小球系膜区和内皮下免疫复合物沉积，Ⅲ型还包括上皮下免疫复合物沉积，两者均可有C1q沉积，主要涉及补体的经典途径活化。

C3肾小球病的病理生理基础主要是补体旁路途径活化失控。多数患者血清中存在针对补体旁路途径C3转换酶（C3bBb）的IgG型自身抗体，又称为C3肾炎因子（C3NeF）。该自身抗体与C3转换酶结合以后就不易被补体调节蛋白CFH所灭活，造成C3持续裂解而引起获得性C3不足。此外，有研究报道针对C3b和B因子的自身抗体也具有稳定C3转换酶的能力[12]。在补体旁路途径的调节蛋白环节，CFH基因突变和CFH的自身抗体也可以影响CFH的调节功能，导致补体旁路途径活化失控而参与发病机制[13]。

2. 不典型溶血尿毒综合征　溶血尿毒综合征（HUS）属于血栓性微血管病（TMA），病因多样，典型者临床上表现为微血管病性溶血性贫血、血小板减少和急性肾损伤三联征。典型的HUS主要累及儿童，多为产志贺毒素的大肠杆菌所致；约10%的患者为不典型HUS（aHUS），可累及任何年龄且多无明显细菌感染和腹泻的证据，aHUS常有较为严重的肾脏受累，预后差。aHUS可与硬皮病、自身免疫病、妊娠、恶性肿瘤、器官移植、病毒感染和药物等诸多因素相关[14]。

补体旁路调节的缺陷是诱发aHUS的关键。超过60%的患者存在基因突变，既包括编码补体调节蛋白CFH、CFI、MCP和血栓调节素（thrombomodulin，THBD）的基因突变，也包括编码补体C3转换酶的主要成分C3和B因子的基因突变，甚至多种基因突变并存。血管内皮上补体活化失控则可能造成血栓性微血管病[15]。CFH是最为重要的补体旁路途径活化的调节蛋白，也是C3b灭活酶CFI的辅助因子。在CFH的20个短一致重复片段（SCRs）中，羧基端的SCR19和20具有结合到内皮细胞上的能力从而使循环中的CFH能结合到内皮细胞表面而在局部发挥补体活化的调节作用。约1/3的aHUS患者存在CFH突变，且主要发生于SCR19和20[16]。此外，约10%的aHUS患者，特别是儿童，可以检测到血清抗CFH抗体，抗CFH抗体多识别SCR19和SCR20，从而影响CFH与内皮细胞膜的结合。表达于内皮细胞表面的MCP（CD46）也是CFI的辅助因子，可裂解C3b和C4b。MCP的基因突变可见于15%的aHUS患者，多可造成MCP表达量下降[15,17]。少数患者也可见CFI、C3、CFB和THBD的基因突变。其中C3和CFB基因突变可增强相应的功能（gain of function），延长了C3转换酶的半衰期。需要重视的是，部分患者往往不止一个补体成分发生突变，例如CFH与MCP或CFI[18]。

补体成分基因突变主要是增加了aHUS的易感性，而不是直接的因果关系，往往需要二次打击而致病。约50%携带CFH、CFI和/或MCP的人群最终会发生aHUS，常见的二次打击包括感染、药物和妊娠等因素。目前认为CFH、CHI和C3基因突变较MCP基因突变的预后差[16]。

（二）补体异常活化与自身免疫性肾脏病

1. 系统性红斑狼疮和狼疮肾炎　系统性红斑狼疮（SLE）是系统性自身免疫病，而狼疮肾炎是我国最为常见的继发性肾小球疾病。其特征为针对细胞核抗原的自身免疫和循环免疫复合物[19]。

免疫复合物沉积在肾脏则可导致狼疮性肾炎。研究证实 SLE 患者不能有效清除凋亡物质，长期暴露于免疫系统而产生针对细胞核成分的自身免疫[20]。生理情况下，经过补体调理后的自身抗原与补体受体 1（CR1，CD35）和补体受体 2（CR2，CD21）结合后，机体可有效剔除自身反应性 B 细胞；但是在 SLE，因补体缺陷而不能有效清除自身反应性 B 细胞和自身抗体，从而形成大量循环免疫复合物而诱发 SLE。当疾病复发时，C1q 和 C4 消耗的增加与红细胞表面 CR1 的减少相关。近期研究又发现补体受体 3（CR3，CD18/CD11b）在补体介导的免疫复合物相关的肾小球肾炎中发挥了保护性的作用[3]，其是否在狼疮肾炎中发挥作用尚有待研究。

众所周知，补体的早期成分和红细胞表面的 CR1 在清除循环免疫复合物上均发挥着重要作用，所以，SLE 患者红细胞表面 CR1 表达的下调导致循环免疫复合物的增加，而 75%～90% 的纯合子 C1 复合物成分或 C4 基因缺失可发生 SLE[21]。约 20%～30% 的 SLE 患者存在血清抗 C1q 抗体，不但与患者血清 C3 和 C4 的下降密切相关，更与病情活动和发生狼疮肾炎密切相关[22-24]。体外研究发现源自狼疮肾炎患者的抗 C1q 抗体可有效抑制 C1q 介导的凋亡物质的清除和补体经典途径的活化[25]。

C1q 抑制因子可以调节补体经典途径的活化。SLE 患者血清中存在抗 C1 抑制因子的自身抗体，但是与狼疮性肾炎的发生无关[26]。MBL 途径的启动分子 MBL 在结构和功能上与 C1q 相似，有研究发现 SLE 患者血清中存在抗 MBL 自身抗体，但是未能证明其与疾病发生和病情活动相关[27]，也未能证明其与狼疮肾炎的发生相关[28]。

2. ANCA 相关小血管炎　根据 2012 年 Chapel Hill 新的命名体系，ANCA 相关小血管炎包括肉芽肿性多血管炎（GPA）、显微镜下型多血管炎（MPA）和嗜酸性肉芽肿性多血管炎（EGPA）[29]。其特点是小血管壁的炎症和纤维素样坏死，血清中存在抗中性粒细胞胞质抗体（ANCA），其靶抗原主要为髓过氧化物酶（MPO）和蛋白酶 3（PR3）。肾脏是主要受累脏器之一，肾脏免疫病理特点是缺乏免疫球蛋白和补体沉积。北京大学第一医院针对 112 例 ANCA 相关小血管炎患者的肾活检组织的研究发现约 1/3 患者有少量补体 C3c 沉积，临床上有补体沉积者蛋白尿多且肾功能差[30]。随后对 7 例肾活检无免疫沉积者进行的研究发现患者肾组织血管炎活动病变处有补体 C3 的裂解产物 C3d、B 因子和 MAC 共定位沉积，说明患者肾脏补体旁路途径活化[31]。进一步研究发现患者存在补体旁路途径的系统活化，患者血循环和尿液中均发现了补体旁路活化的证据[32,33]。除此以外，补体活化产物 C5a 在 ANCA 相关小血管炎的发病机制中也可能发挥了重要作用，ANCA 可诱导中性粒细胞释放 C5a，而 C5a 又可以趋化中性粒细胞回流从而加重免疫炎症反应[34-36]。在动物实验中证实了小分子的口服 C5a 抑制剂 CCX168 可有效减轻小鼠 MPO-ANCA 诱导的血管炎病变[37]，目前欧洲正在开展一项临床研究以证实 CCX168 是否有可能成为治疗 ANCA 相关小血管炎的手段之一。

3. 抗肾小球基底膜病　抗肾小球基底膜（GBM）病，又称为 Goodpasture 病。属于少见但是最为严重的肾小球肾炎，也是经典的累及肾脏的自身免疫病。该病主要由 IgG 型抗 GBM 抗体所致，可发生急进性肾炎（病理上表现为新月体肾炎）和肺出血而危及生命。抗 GBM 病的特点是循环中存在抗 GBM 抗体，并在肾小球毛细血管袢呈线样沉积。其靶抗原主要是 GBM 内的 IV 型胶原 alpha3 链。自身抗体可以激活补体、吸引中性粒细胞和巨噬细胞而导致肾小球损伤，肾活检通常可见补体 C3c 沉积。补体活化参与该病的机制既包括补体活化的终末产物膜攻复合物（C5b-9）的细胞溶解，也包括补体活化产物 C5a 的细胞趋化作用[38-40]。近年针对抗 GBM 病患者补体活化途径的研究又认为其并非经过经典途径[41]而是旁路途径[42]，但是仍有待进一步研究。

（三）补体异常活化参与了发病机制的其他肾脏病

1. 特发性膜性肾病　既往对特发性膜性肾病发病机制的研究集中在循环免疫复合物或者原位免疫复合物在肾小球上皮下沉积。经典的 Heymann 肾炎是公认的膜性肾病的大鼠动物模型，针对肾小管上皮细胞刷状缘蛋白 GP330（又称为 megalin）的抗体与足细胞的相同抗原在肾小球上皮下形成免疫复合物并吸引和活化补体而致病[43]。近年研究发现人类特发性膜性肾病的自身抗原主要是足细胞表达的 M 型磷脂酶 A2 受体（PLA2R）。其自身抗体多为 IgG4 亚型，理论上活化补体经典途径的能力较弱，因此可能涉及 MBL 途径或者旁路途径。已有少数研究发现特发性膜性肾病患者肾小球存在 MBL 和 C4b 的沉积[44,45]。但是有待进一步的研究证实。

2. IgA 肾病　IgA 肾病是我国最为常见的原发性肾小球疾病，临床和肾脏病理上与过敏性紫癜类似，是我国造成终末期肾衰竭的重要原因之一。其特点是 IgA 在肾小球沉积，往往伴有补体 C3c 的沉积。目前认为补体的旁路途径和 / 或 MBL 途径可能参与了 IgA 肾病的发病机制[46]。因为部分 IgA 肾病患者肾组织可见 IgA 和 C3c 沉积，而另一部分患者则还可见 C4，MBL 和 MASP-1 沉积[47]。进一步研究发现，肾组织有提示 MBL 途径的 C4d 沉积的患者其肾脏预后差。而尿补体 H 因子（CFH）的水平与 IgA 肾病患者的肾脏病变轻重密切相关[48]。针对 IgA 肾病开展的全基因组扫描（GWAS）发现存在 CFH 相关蛋白 1（CFHR1）和 3（CFHR3）缺失基因是 IgA 肾病发病的保护因素[49]。进一步研究发现 CFH，CFHR3 和 CFHR1 的基因变异均可以影响补体的活化，从而影响了疾病易感性[50]。

3. 子痫前期　妊娠期可以发生一系列以血栓性微血管病为病理特点的临床病理综合征，如抗磷脂综合征发生的病理产科合并症、子痫前期、HELLP 综合征和产后 HUS 等。其中抗磷脂综合征与凝血系统的自身免疫相关，产后 HUS 则与 aHUS 类似，而子痫前期和 HELLP 综合征则具有相对独特的病理生理机制，补体异常活化也同样发挥了重要作用。

为了适应胎儿的存在，母体的免疫系统在妊娠期间需要做出一系列调整，如需要耐受胎儿体内源于父亲的抗原、足月时诱发分娩[51]。人群中，子痫前期可发生于 5% ~ 8% 的妊娠，是妊娠期间的重要合并症，也是产妇和胎儿死亡的主要原因之一[51-53]。临床上子痫前期主要表现为妊娠 20 周以后发生的血管内皮功能紊乱，临床上表现为高血压和蛋白尿，病理上早期就可能存在胎盘发育不良。严重的子痫前期可发展到子痫和 HELLP 综合征（临床上出现溶血、肝酶升高和血小板减少）。

目前子痫前期的病因和发病机制尚未完全阐明。研究证实炎症、凝血和血管生成异常等均可能参与了子痫前期的发病机制。近年研究发现补体系统活化可能在子痫前期的病理生理过程中发挥了重要作用[54,55]。事实上，补体活化是正常妊娠所必需的，因此正常和病理妊娠均可发生补体活化，但是其活化程度被细胞膜上的调节蛋白（DAF，MCP 和 CD59）严格控制以免以及自身。如果不能有效控制补体活化可造成一系列妊娠合并症，包括子痫前期和反复流产。与健康未妊娠妇女相比，正常妊娠时循环 C4d、C3、C3a、C9、sC5b-9 和 CFH 均显著升高[56]，而子痫前期时循环 C4d、C3a、C5a 和 C5b-9 更高，但是 C3 则下降[54,56]。既往有人认为补体活化产物沉积在子宫与胎盘界面有助于避免感染[57]。但是子痫前期患者补体成分在胎盘沉积的非常显著，同时 DAF（CD55）和 CD59 的表达上调，有可能提示胎儿反馈来抑制母体补体的过度活化[55]。正常妊娠妇女循环中存在免疫复合物，病理情况下，因为产生和清除失衡而增加。滋养层细胞凋亡本身可以活化补体，子痫前期造成的胎盘缺氧和氧化应激均可增加滋养层细胞凋亡[56]。研究发现，妊娠早期代表补体旁路途径活化的循环标志物 Bb 水平升高与后期发生子痫前期相关[58]。

此外，部分子痫前期患者也发现了补体调节蛋白 MCP 和 CFI 的基因突变。进一步说明补体活化异常参与了子痫前期的发病机制[59]。

4. 肾移植　移植肾可经历缺血再灌注、体液和细胞免疫排斥以及移植后感染。缺血再灌注损伤、超急期排斥和感染的短期效应主要源于天然免疫，而细胞或抗体介导的同种异型免疫则与天然免疫和适应性免疫均相关。

缺血再灌注可引起移植相关的血管和实质细胞损伤，源于局部释放的 C3 导致补体旁路活化[60]。也有研究认为该型损伤涉及 MBL 和缺血导致的内皮细胞暴露了模式识别分子，从而活化了 MBL 途径[61]。

移植肾的长期预后主要取决于供肾的质量。一般而言，尸体供肾不如活体供肾。研究发现补体活化参与尸体供肾的早期损伤，早期移植肾活检发现 C3 的基因表达上调、C3d 沉积增加[62,63]。目前正在研究应用可溶性 CR1 作为潜在的尸体供肾的保护措施以延长的移植肾的存活期[64]。早在 2002 年 Pratt 等就发现不论是移植物自身产生的 C3 还是免疫细胞产生的 C3，均不仅可诱发早期的再灌注后损伤，也可诱发晚期的排斥相关的移植物损伤[65]。在移植物排斥反应中 C3 的作用存在以下几种学说：① C3 及其裂解产物。沉积于抗原递呈细胞的 C3b 和 C3d 可以增强抗原的摄取和递呈给 T 细胞的能力，从而有助于产生同种异型的反应性克隆[66]；② C3 阳性的抗原递呈细胞（树突状细胞、巨噬细胞和上皮细胞）在体外可增强 T 细胞反应[65]；而缺乏 C3 的巨噬细胞刺激 T 细胞的能力受损[67]；③ C3a 和 C5a 结合到 T 细胞受体可直接刺激其同种异型反应性；被补体活化的 T 细胞通过限制抗原诱导的细胞凋亡而加强了效应 T 细胞增生[4]；近年研究发现通过 C3a 和 C5a 受体介导的信号传导可以增加人抑制性 Treg 介导的对同种异型抗原的免疫耐受[4,68]。

抗体介导的肾移植排斥反应与供者特异性抗体相关，涉及补体经典途径活化。补体活化过程中，C4 被裂解成 C4b 并在抗体沉积部位结合到细胞膜上，随后迅速被蛋白水解酶降解，形成的 C4d 则以共价键的形式紧密结合到细胞膜上[67]。根据抗体介导排斥反应的 2009 年 Banff 标准，C4d 在小管周围毛细血管弥漫线样沉积（PTC-C4d）和伴随的组织病理改变被视为急性体液排斥的标志物[69]。为了避免创伤性的移植肾活检，近年有人发现以共价键集合到红细胞表面的 C4d 比 PTC-C4d 更好地反映肾组织的排异反应[70]，但是有待进一步研究证实。

第三节 拮抗补体活化的研究进展

针对补体的治疗在相关疾病中有望成为新的有效治疗手段。考虑到补体活化的瀑布体系，有可能在不同的水平上抑制补体的活化。既可以是循环补体成分的抑制剂，也可直接作用于细胞膜以避免补体介导的损伤；既可在补体活化体系的早期，也可在晚期来抑制补体活化。在 C3 水平可以阻断或抑制补体因子的免疫刺激功能；而在终末期可抑制或者预防膜损伤[67]。

率先注册的抗补体药物当属衣库单抗（eculizumab），其为人源化的单克隆抗体，开始用于治疗夜间阵发性血红蛋白尿，后用于治疗 aHUS，近期又成功用于 C3 肾小球病[71,72]、抗体介导的免疫排斥[73-75]和子痫前期[76]。目前正在进行的应用衣库单抗的临床研究包括 ANCA 相关小血管炎和肾移植。其他在肾脏疾病有应用前景的抗补体制剂包括 compstatin[77]、重组人 C1 抑制剂[78]、补体 C5a 受体抑制剂 CCX168（clinical trial NCT 01363388）和可溶性补体受体 CR1[64]。

（赵明辉）

参考文献

1. 王海燕.肾脏病学. 3 版.北京:人民卫生出版社,2008 :712-731.

2. THURMAN JM. Complement in kidney disease: core curriculum 2015. Am J Kidney Dis, 2015, 65(1):156-168.

3. ALEXANDER JJ, CHAVES LD, CHANG A, et al. CD11b is protective in complement-mediated immune complex glomerulonephritis. Kidney Int, 2015, 87(5):930-939.

4. MATHERN DR, HEEGER PS. Molecules Great and Small: The Complement System. Clin J Am Soc Nephrol, 2015, 10(9):1636-1650.

5. PICKERING M, COOK HT. Complement and glomerular disease: new insights. Curr Opin Nephrol Hypertens, 2011, 20(3):271-277.

6. KOŚCIELSKA-KASPRZAK K, BARTOSZEK D, MYSZKA M, et al. The complement cascade and renal disease. Arch Immunol Ther Exp(Warsz), 2014, 62(1):47-57.

7. BEXBORN F, ANDERSSON PO, CHEN H, et al. The tick-over theory revisited: formation and regulation of the soluble alternative complement C3 convertase(C3(H$_2$O)Bb). Mol Immunol, 2008, 45(8):2370-2379.

8. SONG D, ZHOU W, SHEERIN SH, et al. Compartmental localization of complement component transcripts in the normal human kidney. Nephron, 1998, 78(1):15-22.

9. SACKS S, ZHOU W. New boundaries for complement in renal disease. J Am Soc Nephrol, 2008, 19(10):1865-1869.

10. D'AGATI VD, BOMBACK AS. C3 glomerulopathy: what's in a name? Kidnsy Int, 2012, 82(4):379-381.

11. SETHI S, NESTER CM, SMITH RJ. Membranoproliferative glomerulonephritis and C3 glomerulopathy: resolving the confusion. Kidney Int, 2012, 81(5):434-441.

12. CHEN Q, MULLER D, RUDOLPH B, et al. Combined C3b and factor B autoantibodies and MPGN type II. N Engl J Med, 2011, 365(24):2340-2342.

13. GOODSHIP TH, PAPPWORTH IY, TOTH T, et al. Factor H autoantibodies in membranoproliferative glomerulonephritis. Mol Immunol 2012, 52: 200-206.

14. LOIRAT C, FREMEAUX-BACCHI V. Atypical hemolytic uremic syndrome. Orphanet J Rare Dis, 2011, 6:60.

15. ROUMENINA LT, LOIRAT C, DRAGON-DUREY MA, et al. Alternative complement pathway assessment in patients with atypical HUS. J Immunol Methods, 2011, 365:8-26.

16. KAVANAGH D, GOODSHIP TH. Atypical hemolytic uremic syndrome, genetic basis, and clinical manifestations. Hematology Am Soc Hematol Educ Program, 2011, 2011:15-20.

17. PROVAZNIKOVA D, RITTICH S, MALINA M, et al. Manifestation of atypical hemolytic uremic syndrome caused by novel mutations in MCP. Pediatr Nephrol, 2012, 27(1):73-81.

18. MAGA TK, NISHIMURA CJ, WEAVER AE, et al. Mutations in alternative pathway complement proteins in American patients with atypical hemolytic uremic syndrome. Hum Mutat, 2010, 31(6):E1445-E1460.

19. TSOKOS GC. Systemic lupus erythematosus. N Engl J Med, 2011, 365(22):2110-2121.

20. BIJL M, LIMBURG PC, KALLENBERG CG. et al. New insights into the pathogenesis of systemic lupus erythematosus (SLE): the role of apoptosis. Neth J Med, 2001, 59(2):66-75.

21. TAYLOR PR, CARUGATI A, FADOK VA, et al. A hierarchical role for classical pathway complement proteins in the clearance of apoptotic cells in vivo. J Exp Med, 2000, 192(3):359-366.

22. FANG QY, YU F, TAN Y, et al. Anti-C1q antibodies and IgG subclass distribution in sera from Chinese patients with lupus nephritis. Nephrol Dial Transplant, 2009, 24(1):172-178.

23. MARKS SD, TULLUS K. Autoantibodies in systemic lupus erythematosus. Pediatr Nephrol, 2011, 27(10):1855-1868.

24. TAN Y, SONG D, WU LH, et al. Serum levels and renal deposition of C1q complement component and its antibodies reflect disease activity of lupus nephritis. BMC Nephrol, 2013, 19(14):63.

25. PANG Y, YANG XW, SONG Y, et al. Anti-C1q autoantibodies from active lupus nephritis patients could inhibit the clearance of apoptotic cells and complement classical pathway activation mediated by C1q in vitro. Immunobiology, 2014, 219(12):980-989.

26. MÉSZÁROS T, FÜST G, FARKAS H, et al. C1-inhibitor autoantibodies in SLE. Lupus, 2010, 19(5):634-638.

27. PRADHAN V, MAHANT G, RAJADHYAKSHA A, et al. A study on anti-mannose binding lectin (anti-MBL) antibodies and serum MBL levels in Indian systemic lupus erythematosus patients. Rheumatol Int, 2013, 33(5): 1193-1199.

28. SEELEN MA, TROUW LA, VAN DER HOORN JW, et al. Autoantibodies against mannose-binding lectin in systemic lupus erythematosus. Clin Exp Immunol, 2003, 134(2):335-343.

29. JENNETTE JC, FALK RJ, BACON PA, et al. 2012 revised International Chapel Hill Consensus Conference Nomenclature of Vasculitides. Arthritis Rheum, 2013, 65(1):1-11.

30. CHEN M, XING GQ, YU F, et al. Complement deposition in renal histopathology of patients with ANCA-associated pauci-immune glomerulonephritis. Nephrol Dial Transplant, 2009, 24(4):1247-1252.

31. XING GQ, CHEN M, LIU G, et al. Complement activation is involved in renal damage in human antineutrophil cytoplasmic autoantibody associated pauci-immune vasculitis. J Clin Immunol, 2009, 29(3):282-291.

32. GOU SJ, YUAN J, CHEN M, et al. Circulating complement activation in patients with anti-neutrophil cytoplasmic antibody-associated vasculitis. Kidney Int, 2013, 83(1):129-137.

33. GOU SJ, YUAN J, WANG C, et al. Alternative complement pathway activation products in urine and kidneys

of patients with ANCA-associated GN. Clin J Am Soc Nephrol, 2013, 8(11):1884-1891.

34. SCHREIBER A, XIAO H, JENNETTE JC, et al. C5a receptor mediates neutrophil activation and ANCA-induced glomerulonephritis. J Am Soc Nephrol, 2009, 20(2):289-298.

35. YUAN J, GOU SJ, HUANG J, et al. C5a and its receptors in human anti-neutrophil cytoplasmic antibody (ANCA)-associated vasculitis. Arthritis Res Ther, 2012, 14(3):R140.

36. YUAN J, CHEN M, ZHAO MH. Complement in antineutrophil cytoplasmic antibody-associated vasculitis. Clin Exp Nephrol, 2013, 17(5):642-645.

37. XIAO H1, DAIRAGHI DJ, POWERS JP, et al. C5a receptor(CD88) blockade protects against MPO-ANCA GN. J Am Soc Nephrol, 2014, 25(2):225-231.

38. FOSTER MH. Novel targets for immunotherapy in glomerulonephritis. Biologics, 2008, 2(3):531-545.

39. MA R, CUI Z, LIAO YH, et al. Complement activation contributes to the injury and outcome of kidney in human anti-glomerular basement membrane disease. J Clin Immunol, 2013, 33(1):172-178.

40. TURNBERG D, COOK HT. Complement and glomerulonephritis: new insights. Curr Opin Nephrol Hypertens, 2005, 14(3):223-228.

41. HU SY, JIA XY, YANG XW, et al. Glomerular C1q deposition and serum anti-C1q antibodies in anti-glomerular basement membrane disease. BMC Immunol, 2013, 21(14):42.

42. MA R, CUI Z, HU SY, et al. The alternative pathway of complement activation may be involved in the renal damage of human anti-glomerular basement membrane disease. PLoS One, 2014, 9(3):e91250.

43. BECK LH JR, SALANT DJ. Membranous nephropathy: recent travels and new roads ahead. Kid Int, 2010, 77(9):765-770.

44. LHOTTA K, WURZNER R, KÖNIG P. Glomerular deposition of mannosebinding lectin in human glomerulonephritis. Nephrol Dial Transpl, 1999, 14(4):881-886.

45. VAL-BERNAL JF, GARIJO MF, VAL D, et al. C4d immunohistochemical staining is a sensitive method to confirm immuno-reactant deposition in formalin-fixed paraffin-embedded tissue in membranous glomerulonephritis. Histol Histopathol, 2011, 26(11):1391-1397.

46. CHEN M, DAHA MR, KALLENBERG CG. et al. The complement system in systemic autoimmune disease. J Autoimmun, 2010, 34(3):J276-J286.

47. HISANO S, MATSUSHITA M, FUJITA T, et al. Activation of the lectin complement pathway in Henoch-Schonlein purpura nephritis. Am J Kid Dis, 2005, 45(2):295-302.

48. ZHANG JJ, JIANG L, LIU G, et al. Levels of urinary complement factor H in patients with IgA nephropathy are closely associated with disease activity. Scand J Immunol, 2009, 69(5):457-464.

49. GHARAVI AG, KIRYLUK K, CHOI M, et al. Genome-wide association study identifies susceptibility loci for IgA nephropathy. Nat Genet, 2011, 43(4):321-327.

50. ZHU L, ZHAI YL, WANG FM, et al. Variants in Complement Factor H and Complement Factor H-Related Protein Genes, CFHR3 and CFHR1, Affect Complement Activation in IgA Nephropathy. J Am Soc Nephrol, 2014, 26(5):1195-1204.

51. DENNY KJ, WOODRUFF TM, TAYLOR SM, et al. Complement in pregnancy: a delicate balance. Am J Reprod Immunol, 2012, 69(1):3-11.

52. MONTE S. Biochemical markers for prediction of preclampsia: review of the literature. J Prenat Med, 2011, 5(3):69-77.

53. PENNINGTON KA, SCHLITT JM, JACKSON DL, et al. Preeclampsia: multiple approaches for a multifactorial disease. Dis Model Mech, 2012, 5(1):9-18.

54. BOIJ R, SVENSSON J, NILSSON-EKDAHL K, et al. Biomarkers of coagulation, inflammation, and angiogenesis are independently associated with preeclampsia. Am J Reprod Immunol, 2012, 68(3):258-270.

55. BUURMA A, COHEN D, VERAAR K, et al. Preeclampsia is characterized by placental complement dysregulation. Hypertension, 2012, 60(5):1332-1337.

56. DERZSY Z, PROHASZKA Z, RIGÓ J JR, et al. Activation of the complement system in normal pregnancy and preeclampsia. Mol Immunol, 2010, 47:1500-1506.

57. TEDESCO F, RADILLO O, CANDUSSI G, et al. Immunohistochemical detection of terminal complement complex and S protein in normal and preeclamptic placentae. Clin Exp Immunol, 1990, 80(2):236-240.

58. LYNCH AM, MURPHY JR, BYERS T, et al. Alternative complement pathway activation fragment Bb in early pregnancy as a predictor of preeclampsia. Am J Obstet Gynecol, 2008, 198(4):385. e1-9.

59. SALMON JE, HEUSER C, TRIEBWASSER M, et al. Mutations in complement regulatory proteins predispose to preeclampsia: a genetic analysis of the PROMISSE cohort. PLoS Med, 2011, 8(3):e1001013.

60. PRATT JR, ABE K, MIYAZAKI M, et al. In situ localization of C3 synthesis in experimental acute renal allograft rejection. Am J Pathol, 2000, 157(3):825-831.

61. MØLLER-KRISTENSEN M, WANG W, RUSEVA M, et al. Mannan-binding lectin recognizes structures on ischaemic reperfused mouse kidneys and is implicated in tissue injury. Scand J Immunol, 2005, 61(5):426-434.

62. DAMMAN J, NIJBOER WN, SCHUURS TA, et al. Local renal complement C3 induction by donor brain death is associated with reduced renal allograft function after transplantation. Nephrol Dial Transpl, 2010, 26(7):2345-2354.

63. DAMMAN J, DAHA MR, VAN SON WJ, et al. Crosstalk between complement and toll-like receptor activation in relation to donor brain death and renal ischemia-reperfusion injury. Am J Transpl, 2011, 11(4):660-669.

64. SACKS S, KAREGLI J, FARRAR CA, et al. Targeting complement at the time of transplantation. Adv Exp Med Biol, 2013, 735:247-255.

65. PRATT JR, BASHEER SA, SACKS SH. Local synthesis of complement component C3 regulates acute renal transplant rejection. Nat Med, 2001, 8(6):582-587.

66. TAKADA M, NADEAU KC, SHAW GD, et al. The cytokine-adhesion molecule cascade in ischemia/reperfusion injury of the rat kidney. Inhibition by a soluble P-selectin ligand. J Clin Invest, 1997, 99(11):2682-2690.

67. ZHOU W, PATEL H, LI K, et al. Macrophages from C3-deficient mice have impaired potency to stimulate alloreactive T cells. Blood, 2006, 107:2461-2469.

68. VAN DER TOUW W, CRAVEDI P, KWAN WH, et al. Cutting edge: receptors for C3a and C5a modulate stability of alloantigen-reactive induced regulatory T cells. J Immunol, 2013, 190(12):5921-5925.

69. SIS B, MENGEL M, HAAS M, et al. Banff '09 meeting report: antibody mediated graft deterioration and implementation of Banff working groups. Am J Transpl, 2010, 10(3):464-471.

70. HAIDAR F, KISSERLI A, TABARY T, et al. Comparison of C4d detection on erythrocytes and PTC-C4d to histological signs of antibodymediated rejection in kidney transplantation. Am J Transplant, 2012, 12(6):1564-1575.

71. BOMBACKAS, SMITH RJ, BARILE GR, et al. Eculizumab for dense deposit disease and C3 glomerulonephritis. Clin J Am Soc Nephrol, 2012, 7(5):748-756.

72. HERLITZ LC, BOMBACK AS, MARKOWITZ GS, et al. Pathology after eculizumab in dense deposit disease and C3 GN. J Am Soc Nephrol, 2012, 23(7):1229-1237.

73. GONZALEZ-RONCERO F, SUNER M, BERNAL G, et al. Eculizumab treatment of acute antibody-mediated rejection in renal transplantation: case reports. Transplant Proc, 2012, 44(9):2690-2694.

74. STEGALL MD, DIWAN T, RAGHAVAIAH S, et al. Terminal complement inhibition decreases antibody-mediated rejection in sensitized renal transplant recipients. Am J Transplant, 2011, 11(11):2405-2413.

75. STEWART ZA, COLLINS TE, SCHLUETER AJ, et al. Case report: eculizumab rescue of severe accelerated antibody-mediated rejection after ABOincompatible kidney transplant. Transplant Proc, 2012, 44(10):3033-3036.

76. BURWICK RM, FEINBERG BB. Eculizumab for the treatment of preeclampsia/HELLP syndrome. Placenta, 2013, 34(2):201-203.

77. DEANGELIS RA, REIS ES, RICKLIN D, et al. Targeted complement inhibition as a promising strategy for preventing inflammatory complications in hemodialysis. Immunobiology, 2012, 217(11):1097-1105.

78. TILLOU X, POIRIER N, LE BAS-BERNARDET S, et al. Recombinant human C1-inhibitor prevents acute antibody-mediated rejection in alloimmunized baboons. Kidney Int, 2010, 78(2):152-159.

第四章
炎症与炎症介质在肾损伤中的作用

绝大多数肾脏疾病始发于或伴随有免疫炎症反应，免疫调控的紊乱是肾脏疾病发生发展一个重要的病理机制。当肾脏组织遭受外界或自身原因导致损伤后，血液来源的免疫细胞以及肾脏组织的固有细胞通过表达和释放炎症介质，介导炎症反应的发生[1]。炎症反应的强弱和持续时间长短在肾脏疾病的发生发展和转归过程中发挥关键作用。

在炎症反应过程中，起主导作用的是炎症细胞和炎症介质。炎症细胞激活后可合成和释放大量的炎症介质，如趋化因子、细胞因子等，一方面参与组织损伤或修复；同时又募集和激活更多的炎症细胞，进一步释放炎症介质。炎症细胞和炎症介质之间相互调节，如果控制得当，则炎症消退，疾病好转；如果炎症持续存在或不断放大，则加重组织损伤，疾病迁延不愈。

第一节　炎症效应细胞在肾脏病发生发展中的作用

广义上讲，所有参与炎症反应应答的细胞均可称为炎症效应细胞，其中包括来自于血液循环的免疫细胞，如中性粒细胞、单核/巨噬细胞、淋巴细胞、树突状细胞等；还有部分是来自于肾脏组织固有细胞，如内皮细胞、系膜细胞、上皮细胞等（图2-4-1-1）。近些年研究已明确证实，肾脏固有细胞不仅仅是炎症损伤的被动受害者，同时也是主动参与者，其自身可表达或分泌多种炎症介质和细胞外基质，在炎症反应中发挥积极的作用[2]。

一、中性粒细胞

中性粒细胞是非特异性细胞免疫系统的主力军，处于机体抵御病原微生物，特别是化脓性细菌入侵的第一线。当炎症发生时，中性粒细胞被趋化，从血液中游走出来聚集于炎症部位，因其胞内含有大量溶酶体酶，因此能将吞入的细菌和组织碎片分解，防止病原微生物在体内扩散。当中性粒细胞自身崩解时，释放出多种溶酶体酶，溶解周围组织而形成脓肿。中性粒细胞的细胞膜还能释放出一种不饱和脂肪酸花生四烯酸，在酶的作用下，进一步生成一组旁分泌激素物质，如血栓素和前列腺素等，这类物质对调节血管口径和通透性有明显的作用，还能引起炎症反应和疼痛，并影响血液凝固。中性粒细胞受细菌产物、抗原抗体复合物等作用时，细胞的颗粒内容物向细胞外释放。释出的酸性蛋白酶和中性蛋白酶，可以分解血管基膜、肾小球基膜、结缔组织的胶原蛋白与弹性蛋白以及血浆中的补体C5、C15和激肽原等。其分解产物有的又是中性粒细胞趋化因子，能吸引更多的中性粒细胞。此外，中性粒细胞还能分泌多种活性氧簇（ROS），活性氮簇（reactive nitrogen species，RNS）和趋化因子，吸引其他的炎症细胞聚集，加重炎症反应。

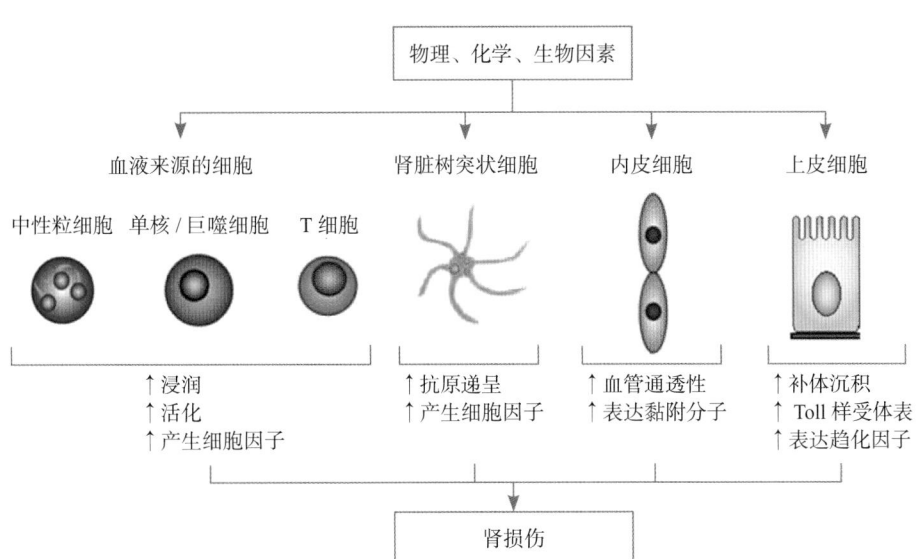

图 2-4-1-1　炎症反应介导肾脏组织损伤

在急性肾损伤的动物模型和病人肾脏组织活检中均发现大量中性粒细胞的聚集。缺血-再灌注30分钟后，中性粒细胞就大量聚集于肾脏皮髓交界处的肾小管周围毛细血管网周围。在一些黏附分子，如细胞间黏附分子-1（ICAM-1）、P-选择素的作用下，中性粒细胞黏附于血管内皮细胞，与红细胞、血小板共同引起毛细血管肿胀、充血。中性粒细胞脱颗粒，释放蛋白酶、过氧化物酶和细胞因子，同时产生活性氧，引起血管内皮细胞和外髓质区肾小管上皮细胞的损伤。浸润到间质的中性粒细胞通过增强血管通透性，损伤内皮细胞、上皮细胞完整性而加重肾脏损伤[3]（图2-4-1-2）。有研究发现，游走入间质的中性粒细胞与聚集于血管内壁的中性粒细胞有不同的细胞因子表达谱，如γ-干扰素（IFN-γ）、白细胞介素-4（IL-4）、白细胞介素-6（IL-6）、白细胞介素-10（IL-10）和肿瘤坏死因子-α（TNF-α）。此外，还有研究发现，中性粒细胞浸润程度与缺血-再灌注损伤严重程度呈一定相关性。

中性粒细胞还参与肾小球疾病的病理生理过程。当系膜区或内皮下有免疫复合物沉积时，常有中性粒细胞的聚集，中性粒细胞与免疫复合物接触后可被激活，产生蛋白溶解酶，消化肾小球基底膜；中性粒细胞产生的ROS可诱导肾脏固有细胞表型发生转变；中性粒细胞还可释放髓系过氧化物酶，与肾小球毛细血管壁上的负电荷物质结合，产生毒性更大的活性物质，损伤基底膜；此外，中性粒细胞还可生成并释放前列腺素、白三烯等磷脂代谢产物，以及组胺、5-羟色胺等血管活性物质，最终造成肾小球病变，产生蛋白尿。

二、单核/巨噬细胞

正常情况下，在血液中分化发育成熟的单核细胞透过血管壁游走进入组织中，继续增殖分化为组织巨噬细胞。巨噬细胞吞噬、消化体内衰老、死亡的细胞和组织中的碎片；同时还分泌多种细胞因子，活化淋巴细胞，介导炎症反应[4]。

单核/巨噬细胞浸润是肾小球和肾小管间质疾病最具特征性的表现之一。无论从急性损伤到慢性进展性肾病，从炎性肾病（如肾小球肾炎、急性间质性肾炎）到非炎性肾病（如糖尿病肾病、梗阻性肾病），从临床到动物实验，均可看到单核/巨噬细胞的浸润，其浸润程度通常被用来预测疾病的发展和转归[5]。

早在20世纪60年代，临床研究就已发现，在多种人类肾小球炎症病变中存在大量巨噬细胞的浸润。20世纪80年代发现单核/巨噬细胞是细胞新月体的组成部分。此外，在弥漫增殖性肾炎、抗肾小球基底膜（GBM）肾炎及狼疮性肾炎的系膜区，毛细血管腔内均有明显的单核/巨噬细胞浸润。

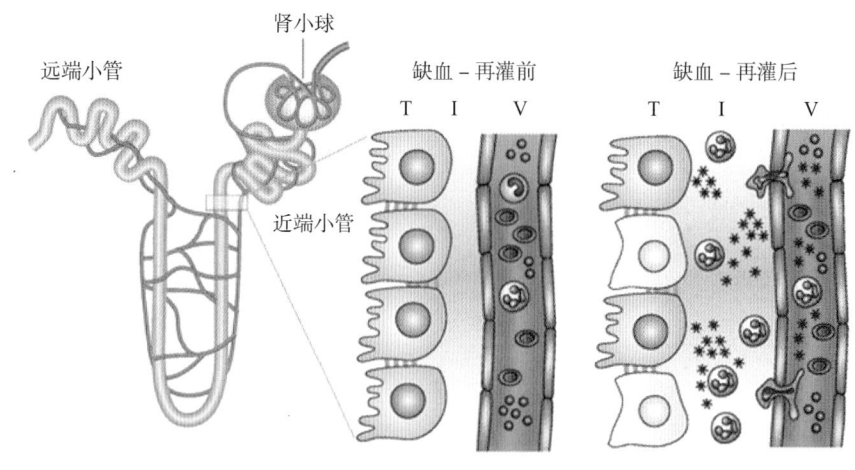

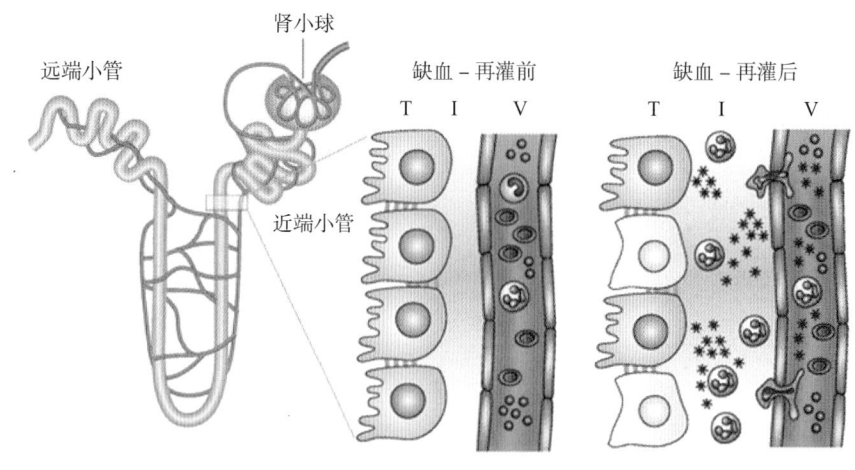

单核细胞 ⬤ 红细胞 ⬤ 中性粒细胞 ⁛ 血小板 ✳ 细胞因子

T：肾小管上皮细胞 I：肾间质 V：血管

图 2-4-1-2 缺血 - 再灌后中性粒细胞介导肾小管上皮细胞损伤和炎症反应 [3]

动物实验提示，一些肾炎的肾小球细胞增殖和损伤与肾小球内单核细胞的浸润有关。预先除去单核细胞或应用抗单核细胞血清可阻止或减轻蛋白尿的发生。有研究认为单核细胞参与肾小球肾炎发病，与促进辅助性 T 细胞兴奋，抑制性 T 细胞活性减弱有关。单核细胞在肾小球内聚集后，释放多种蛋白酶和胶原酶，破坏 GBM；同时产生活性氧、花生四烯酸产物（如白三烯、血栓素 A2），释放内皮素、血小板活化因子，直接损伤肾小球毛细血管；单核细胞产生细胞因子如 IL-1、IL-6、TNF、转化生长因子 -β（TGF-β）、血小板源生长因子（PDGF）等刺激肾小球系膜细胞增殖；单核细胞还可作为抗原提呈细胞，参与肾小球局部炎症反应的启动。

在糖尿病肾病早期，肾小球表达过量单核细胞趋化蛋白 -1（MCP-1）、血管细胞黏附分子 -1（VCAM-1）、ICAM-1 等，吸引单核/巨噬细胞浸润，浸润的单核/巨噬细胞产生氧化应激产物，活化金属蛋白酶，促进一氧化氮（NO）合成，产生氧自由基，分泌细胞因子，损伤肾小球基底膜，加速肾小球硬化的进程[6,7]。在对糖尿病小鼠巨噬细胞浸润与肾脏损害的关系研究中发现，肾脏巨噬细胞浸润与血糖水平明显相关。提示持续高血糖可能是肾脏巨噬细胞积聚的重要推动因素[8]。

近年来对巨噬细胞更进一步的研究发现，巨噬细胞其实是一群异质性细胞，虽然它们均来自于血液中的单核细胞，但在组织不同的微环境作用下，分别向功能不同的 M1 型或 M2 型（又分为 M2a、M2b、M2c）两极极化，在炎症反应和组织重构中发挥功能相反的作用[9]。

M1 型即"经典活化型"，主要指在有外来物感染或炎症信号刺激下，经过经典的免疫途径被诱导并活化，即在微生物产生的 IFN-γ、脂多糖（LPS）、TNF-α 等因子的作用下被活化，分泌 IL-1β、IL-6、IL-12、IL-23、TNF-α 等促炎因子，同时表达 MHC-Ⅱ 类分子，诱导 Th1、Th17 和 CD4$^+$ T 细胞活化，加剧炎症反应（图 2-4-1-3A）。

M2 型是"选择性活化型"，是在 IL-4、IL-13 等细胞因子作用下被诱导的，主要发挥抑制炎症反应的作用，避免 M1 型巨噬细胞造成的炎症过度，使炎症处于可控之中。M2 型巨噬细胞的活化往往被认为是继发于初始免疫或次级免疫之后的。M2 型巨噬细胞发挥炎症抑制的作用主要依赖于分泌大量炎症抑制因子，如 IL-10、TGF-β 等；同时还能够分泌精氨酸酶 1（arginase-1），可以通过抑制促炎因子 NO 的释放来抑制炎症反应；此外 M2 型巨噬细胞还能够产生 IL-1 受体的拮抗剂，从而抑制 IL-1、甘露糖受体的促炎作用（图 2-4-1-3A）。除了抑制炎症反应外，M2 型巨噬细胞还有很强的吞噬作用和异物清除能力，能够及时清除炎症反应中坏死的细胞和组织碎片；M2 型巨噬细胞还能够分泌营养因子，促进血管生成；产生纤连蛋白（FN）、基质相关蛋白 BIG-H3 和胰岛素样生长因子 -1（IGF-1），改善细胞外基质（ECM）的重塑，促进创伤组织修复，在组织重构方面发挥重要作用[10,11]。近年来还发现，脂肪组织中的M2型巨噬细胞还能够分泌基质金属蛋白酶-9（MMP-9），可以减弱肾脏的纤维性病变[12]。

正常情况下，肾脏组织浸润的M1、M2型巨噬细胞共同存在，各自发挥其生理功能，维持机体免疫稳态。当巨噬细胞M1、M2比例发生变化，其促炎、抗炎平衡被打破后，则导致肾脏组织损伤，疾病发生（图2-4-1-3B）[13]。组织活检发现，在肥胖相关肾病的肾脏组织中，M1、M2的比例发生明显变化，以M1型为主[14,15]。大量的M1型巨噬细胞分泌炎症因子TNF-α，造成组织剧烈的炎症反应和损伤。TNF-α一方面通过激活NF-κB信号通路，降低肾脏细胞抗衰老蛋白Klotho的表达，引起肾脏细胞的损伤；同时还能够促进脂肪细胞表达纤溶酶原激活剂抑制物（PAI-1），提高血浆中PAI-1浓度，从而减弱纤维蛋白降解，导致肾脏纤维化和终末期肾脏病[16]。TNF-α还能够通过激活肾系膜细胞的p38MAPK信号通路，诱导MCP-1的表达[17]。MCP-1是一个重要募集单核细胞的趋化分子，使更多的单核细胞聚集于肾小球内再分化为巨噬细胞；此外，M1型巨噬细胞释放的TNF-α还能促进脂肪细胞释放IL-6，进一步加重炎症反应和肾脏损伤[18]。

总的来说，在病变的急性期，受损的组织细胞分泌趋化因子，表达黏附分子，促使大量单核细胞从血液中游走出来而聚集于受损部位，此时的巨噬细胞以M1型为主，诱发炎症反应，造成周围组织损伤。为了控制炎症反应，修复受损组织，M1型巨噬细胞逐渐转为M2型。但若炎症未能有效控制，转为慢性期时，组织处于一种低水平炎症状态，M2型持续存在并分泌大量TGF-β，则促进肾小球硬化、间质纤维化，造成预后不良。事实上，巨噬细胞犹如一把"双刃剑"，既能造成组织损伤，又能促进创伤修复，如果能够有效地对巨噬细胞的活性、表型加以调控和利用，有望成为治疗肾脏病的新策略。

A

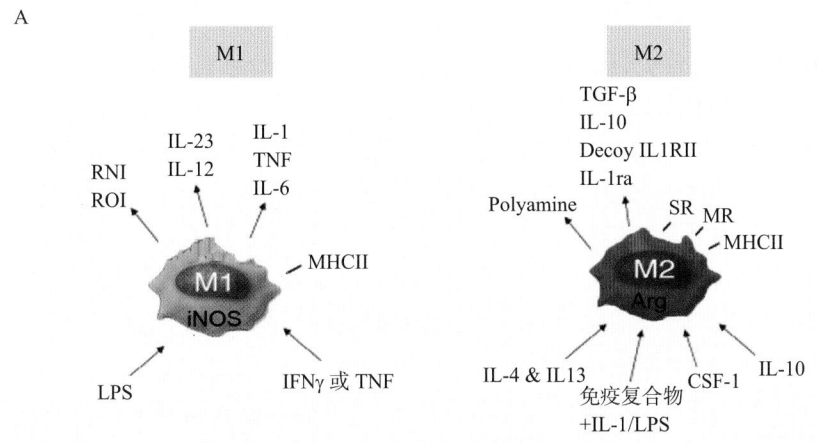

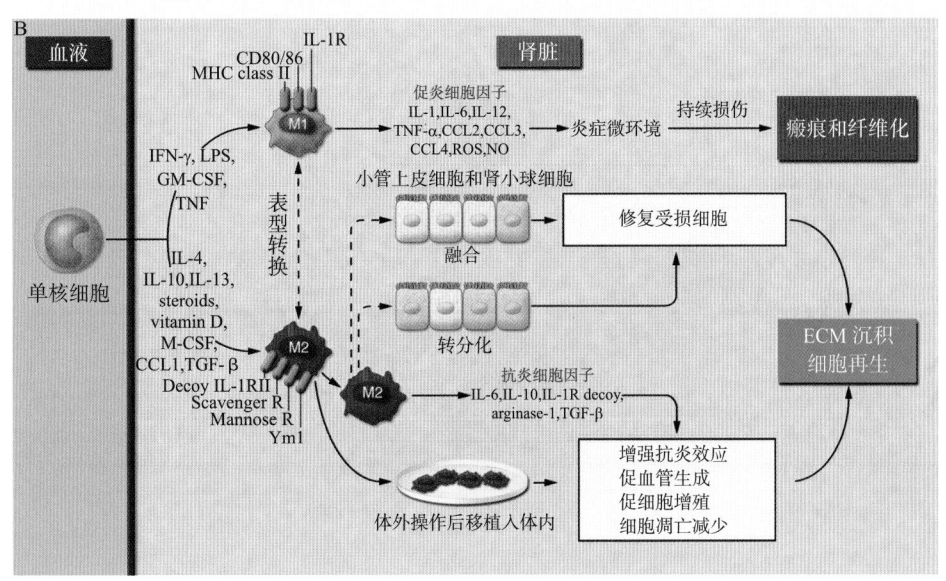

图2-4-1-3　巨噬细胞的表型（A）；肾脏受损后，巨噬细胞介导炎症反应和组织修复（B）[13]

三、T细胞

T细胞是淋巴细胞的主要组成,参与肾脏炎症发生发展的细胞类型主要是CD8$^+$及CD4$^+$T细胞。这些细胞通过细胞黏附分子的介导在肾组织内聚集和活化。它们可通过细胞毒作用直接杀伤细胞,或通过趋化或激活单核/巨噬细胞和自然杀伤(NK)细胞,诱导迟发型变态反应造成肾脏损伤。此外,还可通过释放各种细胞因子,参与及扩大炎症反应。CD8$^+$T细胞能够直接与靶细胞特异性结合,破坏靶细胞膜,直接杀伤靶细胞。

CD4$^+$T细胞接受抗原刺激后首先分化为Th0细胞,Th0细胞在微环境的作用下,通过特异的转录因子调控,逐渐分化为Th1、Th2、Th17和Treg四个主要的亚群。各亚群分泌的细胞因子决定了每个亚群的免疫效应功能,同时还调控各亚群的形成和扩增。Th1细胞主要通过分泌IFN、IL-2等细胞因子,介导细胞免疫,发生超敏反应;Th2细胞主要通过分泌IL-10、IL-4等细胞因子介导体液免疫(图2-4-1-4)。生理条件下,机体的Th1细胞和Th2细胞处于相对平衡状态,在疾病状态下,这种平衡被打破。临床发现,2型糖尿病患者存在Th1和Th2细胞亚群的失衡,在其肾脏病变发病的不同阶段,存在不同的Th1和Th2优劣势。2型糖尿病并伴有大量白蛋白尿患者的Th1数和Th1/Th2比值低于正常对照组,而2型糖尿病伴微量白蛋白患者的Th1数和Th1/Th2比值高于正常对照组。在Ⅳ型狼疮性肾炎患者中Th1/Th2比值是升高的,主要以Th1升高为主,这与Ⅳ型狼疮性肾炎是以免疫复合物沉积介导的免疫反应是一致的。临床发现IgA肾病中有反复发作性肉眼血尿的患者Th1细胞比例及Th1/Th2值均较无此病史组的高。多数患者在肉眼血尿发生前伴有上呼吸道感染表现,这可能与局部炎症时Th1细胞免疫应答增强有关,同时由于炎症的持续存在,刺激大量细胞因子的释放(如IL-1、IL-6)作用于肾脏,进一步加重炎症反应,导致肉眼血尿的发生。

Th17主要通过分泌IL-17A、IL-17F等参与机体炎症和自身免疫反应[19]。IgA肾病患者肾小管间质IL-17的表达水平与畸形红细胞计数、肾小管间质病理呈正相关,IL-17mRNA的表达与血肌酐呈正相关。以上结果提示IL-17可能是参与IgA肾病发病及进展的因素之一[20]。有研究表明,在IgA肾病患者中,IL-17可刺激单核细胞释放IL-1β、TNF-α,而IL-1β则可以抑制IL-17的上述作用。而IL-1β、TNF-α是重要的致炎因子,提示IL-17可能是参与IgA肾病肾脏内炎症反应的因素之一[21]。综上所述,异常糖基化的IgA易于聚集,或与IgG聚集,沉积于肾脏系膜区,从而活化系膜细胞,导致系膜细胞增生、释放多种细胞因子。而这些细胞因子可以激活Th17细胞,使其释放IL-17等,进一步介导肾脏的炎症、免疫反应,引起肾脏损伤。对于异常糖基化的IgA与Th17细胞是否具有功能上的联系,以及其确切的联系机制,目前尚无研究。

调节性T淋巴细胞(regulatory T cell,Treg)则是指一类在分化过程中表面高表达CD25且具

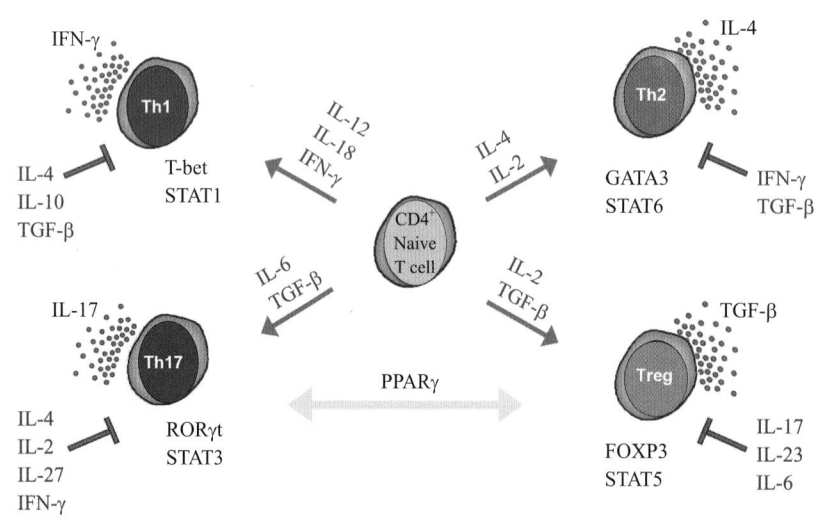

图2-4-1-4　CD4$^+$T细胞各亚群分化示意图

有免疫抑制功能的CD4$^+$T淋巴细胞亚群。其抑制功能的发挥主要是通过分泌IL-10、TGF-β等细胞因子和细胞接触机制来实现的[22]。在原发性肾病综合征动物模型中，可以通过诱导Treg的产生，降低蛋白尿，缓解肾小球的病变，减少T淋巴细胞在肾脏的浸润，这就表明Treg对肾脏有保护作用[23]。狼疮性肾炎患者血液中，Treg细胞明显降低，同时还伴有血清低表达TGF-β，尿液高表达TGF-β。经激素治疗后，Treg比例增加，提示Treg有可能成为狼疮活动性的一个指标[24]。目前2型糖尿病的发病机制并未明确，但国内、外的研究结果均表明2型糖尿病与其血管并发症的发生与免疫损伤相关，在2型糖尿病肾病患者中Treg细胞较对照组显著降低，而且随着病情的加重，Treg的降低更加明显，提示Treg细胞可能参与了2型糖尿病及其肾病的发生和发展，但其具体机制仍需进一步深入探讨。

四、树突状细胞

树突状细胞（dendritic cells，DC）是机体中功能最强的专职抗原递呈细胞，既能直接激活初始型T淋巴细胞（naive T cell），启动早期特异性免疫应答，又能诱导免疫耐受，已成为免疫学及相关领域的研究热点[25]。根据来源，DC细胞可被分为两类，即来源于髓系干细胞的髓样树突状细胞（myeloid DC）和来源于淋巴系干细胞的淋巴样树突状细胞（lymphoid DC）。这些DC因其组织分布情况或分化程度的不同而又有不同的名称，位于肾脏组织中的DC称为间质树突状细胞（interstitial DC）。

有研究在IgA肾病、狼疮性肾炎、急性肾损伤及单侧输尿管梗阻（UUO）模型中发现DC参与肾小管间质炎症反应，且DC向局部组织的迁徙与P-选择素的黏附介导有关。糖尿病肾病患者外周血单核细胞向DC分化的能力显著低于正常人；分化而成的DC能递呈抗原，但亚群比例失调。说明糖尿病肾病患者树突状细胞诱导调节T细胞能力异常。在原发性肾病综合征患者DC与T细胞相互作用时，DC激发T细胞活化的能力减弱，且倾向诱导Th向Th2分化，从而参与Th2占优势的内环境形成。在终末期肾病患者中发现，外周血单核细胞源性的DC发育不成熟，其趋化迁移功能以及外源性抗原递呈能力下降，免疫激活能力降低，可能导致T细胞功能缺陷，从而最终诱导机体特异性的免疫耐受[26]。

五、肾脏固有细胞

1. 内皮细胞 内皮细胞是位于循环血液与血管壁内皮下组织间的单层细胞，是维持毛细血管结构完整性并进行血液和组织间物质交换的选择性通透屏障。内皮细胞可感知血液中的炎性刺激、激素水平和压力等信号的变化，并通过分泌多种血管活性物质对这些信号作出反应。

当内皮细胞受损后，其抗凝活性下降，促进血小板、中性粒细胞的黏附与聚集，毛细血管微血栓形成；同时，内皮细胞表达多种黏附分子，如血小板/内皮细胞黏附分子-1（platelet-endothelial cell adhesion molecule-1，PECAM-1）、血管内皮钙黏蛋白（vasoendothelial-cadherin，VE-Cadherin）和CD99等，介导白细胞从血管内迁移至炎症损伤部位，经过一系列胞质蛋白酪氨酸磷酸化过程而致活化。目前已有实验证明，应用PECAM-1、CD99的抗体阻断它们的作用，可明显减少炎症细胞的外渗；但应用VE-Cadherin的抗体，则发现炎症细胞外渗增加[27]。在内膜新生血管中，VE-Cadherin的表达下调与内膜炎症密切相关。此外，内皮细胞还有合成多种炎症因子的潜能，损伤或激活的内皮细胞还产生促炎因子、急性期蛋白、C-反应蛋白和氧化低密度脂蛋白等，介导局部炎症的发生；内皮细胞同时上调表达选择素、趋化因子等多种细胞因子，进一步吸引组织中的炎症细胞聚集于肾小球，共同发挥炎症效应。总之，内皮细胞特性的改变，导致凝血纤溶的失衡、炎症反应的发生，是加重肾脏疾病进程，促进肾脏组织纤维化的重要原因[28]。

对糖尿病肾病的发病机制研究发现，内皮功能障碍是其发病的重要环节之一。血糖持续异常升高导致细胞组织损伤，血管内皮细胞是首要受害者。受损的内皮细胞表达细胞间黏附因子和血管黏附因子，分泌炎症因子，对内皮细胞的活化、白细胞黏附以及在免疫性小血管炎的发生中有重要作用，参与炎症反应、促进血栓形成[29]。糖尿病患者血液中可检测到内皮细胞抗体（anti-endothelial cell antibody，AECA），且检出率随着病程的发展而增加。该抗体对应的抗原是位于血管内皮细胞表面的异质性抗原，在肾小管周围毛细血管、肾小球毛细血管均有表达。AECA可介导免疫损伤进一步加重内皮细胞功能障碍，促进糖尿病肾病发生发展[30]。

2. 系膜细胞　系膜细胞具有收缩、吞噬、产生细胞外基质等多种功能，在维持肾脏正常生理功能及肾脏病变的发生发展中具有重要作用。生理条件下，系膜细胞增殖缓慢，分泌少量细胞外基质，且细胞外基质的分泌与降解维持动态平衡。在炎症和损伤等病理条件下，系膜细胞可被激活，表现为过度增殖同时大量分泌细胞外基质和炎症介质[31]。

系膜增生性肾炎患者的肾小球系膜区有免疫球蛋白和补体C3的沉积引起系膜细胞增殖。当系膜组织清除能力下降时，单核吞噬细胞系统功能受损，免疫复合物滞留于系膜区不能及时被清除，引起炎症反应。系膜细胞是炎症介质作用的靶细胞，通过自分泌和旁分泌方式，激活淋巴细胞，异常分泌细胞因子，促进系膜细胞增生；同时，系膜细胞还产生大量细胞外基质，细胞外基质又通过细胞表面的受体和整合素信号通路影响细胞功能[32]。

系膜细胞活化是肾小球对多种有害刺激反应的共同结果，免疫复合物、激活的补体成分、脂多糖、细胞因子、血管活性肽等均可引起系膜细胞活化[33]。以炎症为主的肾小球疾病，如IgA肾病、狼疮性肾炎、糖尿病肾病等，在早期常伴有肾小球系膜增生，系膜细胞的异常增殖并继发TNF-α、IL-6、MCP-1等炎症介质的释放，细胞外基质FN沉积，上述病理过程是肾小球硬化、使肾小球疾病走向终末期的中心环节之一[34]。在实验动物肾病模型中，也常常发现系膜增生并伴随细胞外基质增多和炎症介质分泌的病理学特征。

3. 肾小管上皮细胞　肾小管上皮细胞在肾脏功能中有着重要作用，然而它也是许多先天性疾病、代谢性疾病和炎症反应的主要损伤部位。正常的肾小管上皮细胞具有旺盛的代谢活性和潜在的增殖能力，并分泌多种细胞因子。在疾病状态下，肾小管上皮细胞极易发生结构和功能损伤，释放炎症介质，参与间质炎症、纤维化等过程。

肾组织急性缺血、缺氧，再恢复血液灌注时，肾小管上皮细胞受损，分泌一系列促炎因子和促纤维化因子，引起间质炎症反应，导致肾小管上皮细胞凋亡、肾小管萎缩、肾间质纤维化。在早期急性肾小管坏死期，有大量中性粒细胞浸润，产生ROS、表达黏附分子、分泌炎性趋化因子等。此时肾小管上皮Toll样受体-2（TLR2）表达增强，敲除TLR2基因，可以避免缺血导致的肾功能异常、中性粒细胞聚集、小管上皮细胞凋亡以及MCP-1、TNF-α、IL-6和IL-1的产生增加。在急性肾衰竭恢复期，以巨噬细胞和T细胞浸润为主。炎症细胞的大量浸润与小管上皮细胞黏附分子表达增加有关，如选择素、整合素等。动物体内研究发现，应用ICAM-1抗体中和或敲除ICAM-1基因对急性缺血引起的肾损伤有一定保护作用。

在慢性炎症过程中，长期的炎性刺激使小管上皮细胞受损，产生一系列趋化因子，募集炎症细胞于小管周围，造成局部的炎症微环境。这种微环境中的纤维化因子、细胞因子促使上皮细胞去分化，转化为间充质细胞，活化肌成纤维细胞，分泌大量胶原等细胞外基质沉积于小管周围，压迫、挤压小管并破坏组织结构。炎性浸润和上皮-间充质转分化（EMT）形成一个恶性循环，加重小管周围炎症，小管细胞去分化和间质纤维化[35,36]。在这个恶性循环中，分化抑制物1（inhibitor of differentiation 1，Id1）分子发挥着重要作用。肾小管上皮细胞受损时，近端小管上皮细胞Id1表达迅速增加，激活上皮细胞中NF-κB信号通路，并促进趋化因子RANTES表达，促进炎症细胞聚集。同时Id1还上调转录因子Snail1的表达，促进小管上皮细胞去分化。在Id1敲除的小鼠UUO模型中，可明显观察到小管周围炎症减轻，小管分泌RANTES减少；同时肌成纤维细胞活化减弱，细胞外基质沉积减少[37]。

4. 足细胞　足细胞是肾小球中一种高度终末分化细胞，附着于肾小球基底膜的外侧，连同肾小球基底膜和毛细血管内皮一起构成了肾小球血液滤过屏障，在维持肾小球通透性上起着关键作用。足细胞易受到多种因素造成的损伤，如免疫、炎症、毒物、感染、代谢、环境、遗传等因素。

足细胞损伤是肾小球损伤的中心环节，直接导致蛋白尿形成，肾小球硬化、纤维化。

多种炎症物质可以刺激足细胞，如TGF-α、IL-1、白三烯等可以促进足细胞增殖，TGF-β、IL-2、PGE2、脂多糖等则抑制足细胞增殖。在足细胞受到刺激后又能分泌补体、趋化因子、共刺激分子等多种炎症介质，同时还表达细胞因子受体、Toll样受体等，对炎症反应作出应答。

NF-κB介导的炎症信号通路的活化在足细胞损伤中也发挥着重要作用。足细胞中该通路的失活对小鼠的正常发育无任何影响，但在通过腹腔注射羊抗兔肾小球抗体诱导肾毒性肾炎模型中发现，该通路的失活明显可以减少肾小球内单核/巨噬细胞、中性粒细胞、T细胞的浸润，降低趋化因子MCP-1/CCL-2、CCL-7的分泌，促进受损足细胞形态的恢复，减少蛋白尿产生[38]。

病毒感染引起免疫复合物沉积是导致肾小球肾炎的常见原因之一，肾小球系膜细胞、肾小球内皮细胞识别病毒核酸物质，释放IFN-α、IFN-β，抑制肾脏前体细胞分化为成熟的足细胞；同时IFN-β还能增强足细胞通透性，引起足细胞死亡。在多柔比星诱导的肾病小鼠模型中，注射IFN-α、IFN-β后小鼠蛋白尿加重、肾小球区域巨噬细胞浸润增多、肾小球硬化明显。进一步研究发现，IFN-β可诱导足细胞进行有丝分裂，但该过程并非是促进足细胞增殖、细胞数目增多，而是促使足细胞从基底膜上脱落、死亡，导致足细胞数目减少，肾小球基底膜区域性裸露，裂隙隔膜遭到破坏，大量蛋白从此滤过，使肾小球形成"高滤过、高灌注和高跨膜压"，最终形成肾小球硬化、肾功能进行性丧失[39]。

糖尿病肾病是一种由代谢紊乱引起的炎症性疾病，既往研究认为肾小球基底膜成分改变及细胞外基质聚积是糖尿病肾病的关键性改变。近年来研究发现，足细胞超微结构改变及其相关分子表达变化在糖尿病肾病蛋白尿产生及发展过程中发挥重要作用。在高血糖、氧化应激、肾小球血流动力学改变等多种因素刺激下，MCP-1表达明显上调。MCP-1通过调控TGF-β和NF-κB信号通路促进肾小球纤维化，导致肾脏病变。TGF-β和Smad7可促进足细胞发生凋亡，两者相互具有协同效应，TGF-β1受体可通过p38MAPK和caspase3介导细胞凋亡，使细胞外基质降解减少、合成增多；而Smad7可通过调控NF-κB活性来介导足细胞凋亡[40]。基质金属蛋白酶是钙、锌依赖的内肽酶家族成员，在生理和病理状态下的组织重建过程中发挥作用。在高糖环境下，足细胞MMP-9活性降低，使系膜基质降解减少，在一定程度上导致肾小球毛细血管基底膜增厚和系膜基质增多[41]。

第二节　炎症介质在肾脏损害中的作用

免疫反应激活炎症细胞，使之表达或释放多种炎症介质，介导肾脏组织损伤；炎症介质吸引和募集更多的炎症细胞聚集，进一步扩大炎症反应，加重组织损伤。在这一系列过程中，涉及的炎症介质种类繁多，作用复杂。

一、趋化因子

趋化因子（chemokine）是一类一级结构相似，主要对白细胞具有化学趋化作用等多种生物学效应的小分子蛋白，在机体的防御和炎症反应等方面起着重要的调节作用。根据其N末端半胱氨酸残基的相对位置，主要分为CC、CXC、XC、CX四个亚家族（表2-4-2-1）。趋化因子介导白细胞的迁移是通过作用于靶细胞上相应的受体来完成的，目前已明确有20多种趋化因子受体（表2-4-2-1），均属于七次跨膜转运G蛋白偶联受体超家族[42]。

不同的趋化因子及其相应受体表达于不同类型的细胞（图2-4-2-1），总的来说，单核细胞表达受体CCR1、CCR2、CCR5，因此受到CCL的趋化；而粒细胞因表达CXCR1、CXCR2，所以受到CXCL的作用而被募集。Th1和NK细胞则通过膜表面受体CXCR3，CXCR6，CCR5和CX3CR1与趋化因子结合而参与I型细胞因子（IL-2、TNF-γ）介导的炎症反应。Th2细胞则通过CCR3、

CCR4和CCR8参与Ⅱ型细胞因子（IL-4、IL-5和IL-13）介导的炎症反应。CCR6和CXCR3则主要表达于Th17细胞上，CCR4–8、CXCR3、CXCR6则主要在Tregs上。在肾脏组织中，内皮细胞、足细胞、系膜细胞、小管上皮细胞、间质成纤维细胞在受到一定刺激后均可以产生趋化因子。

缺血-再灌注损伤时，中性粒细胞、单核细胞/巨噬细胞迅速聚集于肾脏损伤部位；此过程有赖于一系列特定趋化因子的表达，如中性粒细胞的聚集依赖于CXC亚家族的IL-8/CXCL8，Gro-α/CXCL1，Gro-β/CXCL2的高表达；而单核/巨噬细胞则依赖于CC亚家族的MCP-1/CCL-2和CX亚家族fractalkine/CX3CL1的表达。随后，CC亚家族的RANTES/CCL5表达也逐渐升高，募集淋巴细胞和更多的单核/巨噬细胞聚集（图2-4-2-1）。近年来也有报道，缺血-再灌注损伤时，MCP-1/CCL-2通过受体CCR2可以募集Treg细胞聚集于受损部位，并发挥一定的保护作用。DC细胞是连接初始免疫反应和继发免疫反应的一个重要桥梁，肾脏组织发生缺血-再灌注损伤后，DC细胞产生促炎因子TNF-α、IL-6、CCL及趋化因子MCP-1/CCL2和RANTES/CCL5，这些炎症介质进一步够募集更多的单核/巨噬细胞于损伤部位。受损的内皮细胞分泌fractalkine/CX3CL1，可增强巨噬细胞的浸润[42]。

临床和动物模型已有大量证据表明，在慢性肾损伤的进展过程中，趋化因子及其相应受体在募集炎症细胞过程中发挥重要作用[43]。临床发现，很多肾小球肾炎患者尿液中IL-8/CXCL8水平明显高于正常人[44]；在膜增生性肾炎、狼疮性肾炎、新月体性肾小球肾炎患者的肾小球和肾间质处有大量CXCR1阳性的中性粒细胞聚集。动物实验发现，采用抗IL-8/CXCL8的抗体可以减少炎症细胞的聚集和蛋白尿的产生。在慢性肾脏损伤中，除了有大量中性粒细胞、单核/巨噬细胞和树突状细胞浸润外，还有大量T细胞聚集。新月体肾小球肾炎患者尿液中MIP-1/CCL3显著升高，组织活检也发现，表达其相应受体CCR1和CCR5的CD3$^+$T细胞大量聚集于肾小球和肾间质部位[45,46]。

表 2-4-2-1　趋化因子的分类及其相应的受体[42]

1. CC 亚家族		2. CXC 亚家族	
趋化因子	受体	趋化因子	受体
I-309/CCL1	CCR8	IL-8/CXCL8	CXCR1/2
MCP-1/CCL2	CCR2/4/10	GCP-2/CXCL6	CXCR1/2
MCP-2/CCL8	CCR2	NAP-2/CXCL7	CXCR2
MCP-3/CCL7	CCR1/2	ENA-78/CXCL5	CXCR2
MCP-4/CCL13	CCR1/2	GROα/CXCL1	CXCR2
MIP-1α/CCL3	CCR1/5	GROβ/CXCL2	CXCR2
MIP-1β/CCL4	CCR5	GROγ/CXCL3	CXCR2
MIP-3α/CCL20	CCR6	PF4/CXCL4	未知
RANTES/CCL5	CCR1/3/5	IP-10/CXCL10	CXCR3
eotaxin-1/CCL11	CCR3	Mig/CXCL9	CXCR3
eotaxin-2/CCL24	CCR3	I-TAC/CXCL11	CXCR3
eotaxin-3/CCL26	CCR3	SDF-1α/β/CXCL12	CXCR4
HCC-1/CCL14	CCR1	BCA-1/CXCL13	CXCR5
HCC-2/CCL15	CCR1/3	CXCL16	CXCR6
HCC-4/CCL16	CCR1/3	BRAK/CXCL14	未知
TARC/CCR17	CCR4		
MDC/CCL22	CCR4	**3. XC 亚家族**	
ELC/CCL19	CCR7	趋化因子	受体
SLC/CCL21	CCR7	Lymphotactin/XCL1	XCR1
TECK/CCL25	CCR9	SCM-1b/XCL2	XCR1
CTACK/CCL27	CCR10		
MEC/CCL28	CCR10	**4. CX 亚家族**	
PARC/CCL16	未知	趋化因子	受体
MPIF-1/CCL23	未知	Fractalkine/CXCL1	CX3CR1
vMIP-II	多个		

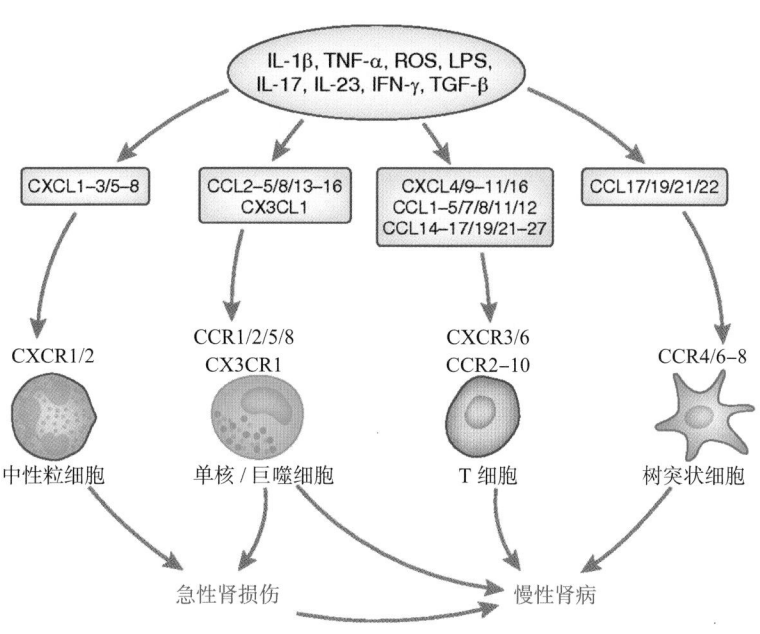

图 2-4-2-1 炎症过程中趋化因子通过受体募集炎症细胞，介导急、慢性肾损伤[42]

二、细胞因子

细胞因子是指由活化的炎症细胞和某些基质细胞分泌的、介导和调节免疫、炎症反应的多肽，是除免疫球蛋白和补体外的非特异性免疫效应物质（表2-4-2-2）。正常肾组织少量表达某些细胞因子，如TGF-β1，其生理意义目前还不清楚，推测可能与维持正常肾脏结构和功能有关。当肾脏疾病发生时，炎症细胞和肾脏固有细胞产生多种细胞因子，根据功能主要分为两类：一类是促炎因子，以Th1细胞表达为主，启动或促进肾脏组织炎症反应，加重组织损伤；另一类是抗炎因子，主要由Th2和Treg细胞表达，参与肾脏的自身防御，促进炎症消散和组织修复。这对"攻击"和"防御"因子的对决，决定着肾脏疾病的转归。

表 2-4-2-2 细胞因子分类及功能

细胞因子	细胞来源	靶细胞	功能
促炎因子			
TNF-（α、β、γ）	巨噬细胞 Th1细胞 树突状细胞 自然杀伤细胞 肾小管上皮细胞 系膜细胞	内皮细胞 中性粒细胞	增强通透性、促进黏附分子表达 活化
IFN-γ	Th1细胞 细胞毒性T细胞 NK细胞	T细胞 B细胞 巨噬细胞	Th1细胞的发育 表性转换 活化
IL-1	巨噬细胞 树突状细胞 系膜细胞 内皮细胞 足细胞 肾小管上皮细胞 成纤维细胞	淋巴细胞 内皮细胞 系膜细胞	增强反应性 活化 增殖，分泌细胞外基质

细胞因子	细胞来源	靶细胞	功能
IL-2	T 细胞	T 细胞	增殖
		NK 细胞	活化、增殖
		B 细胞	增殖
IL-6	巨噬细胞	B 细胞	增殖
	Th2 细胞	系膜细胞	增殖，分泌细胞外基质
	树突状细胞		
	内皮细胞		
	成纤维细胞		
IL-17	Th17 细胞	巨噬细胞	活化
	自然杀伤细胞	树突状细胞	活化
IL-18	巨噬细胞	T 细胞	分化发育
		B 细胞	表性转换
		NK 细胞	活化
		巨噬细胞	活化
抗炎因子			
IL-4	Th2 细胞	T 细胞	Th2 细胞的发育和增殖
	肥大细胞	B 细胞	增殖和表型转换
	嗜碱性粒细胞	巨噬细胞	抑制 IFN-γ 的活化
IL-10	巨噬细胞	T 细胞	抑制免疫应答
	Th2 细胞	巨噬细胞	抑制 IL-12 的产生
	成纤维细胞	树突状细胞	抑制促炎因子的合成
IL-12	巨噬细胞	CD4$^+$ Th 细胞	Th1 分化
	树突状细胞	NK 细胞	IFN-γ 合成
TGF-β	巨噬细胞	T 细胞	Th2 细胞的发育和增殖
	几乎所有的肾脏固有细胞	B 细胞	增殖和表型转换
		巨噬细胞	抑制活性
		肥大细胞	发育、成熟
		肾脏固有细胞	合成纤连蛋白、胶原、纤溶酶原激活物抑制剂
HGF	巨噬细胞	巨噬细胞	活化
	内皮细胞	肌成纤维细胞上皮细胞	抑制增殖、细胞因子释放，促凋亡
	系膜细胞	内皮细胞	促有丝分裂，抗凋亡；改变形态
	成纤维细胞	足细胞	促有丝分裂，抗凋亡；促血管生成
			抗凋亡

1. 促炎细胞因子　促炎因子是一系列可以促进炎症反应的细胞因子的总称，包括有 TNF、IFN-γ、IL-1，IL-2，IL-6，IL-17，IL-18 等，可由多种细胞产生，特别是 Th1 细胞、巨噬细胞。这类细胞因子促进 NO 和一些炎性介质的合成与释放，活化细胞毒性 T 细胞、NK 细胞和巨噬细胞，发挥促进炎症反应的作用[47]。

TNF 主要由单核/巨噬细胞、淋巴细胞产生，不仅对肿瘤细胞有杀伤作用，还是机体炎症反应的重要因子。根据其来源和功能不同，可分为 TNF-α、TNF-β、TNF-γ 三类。在顺铂或内毒素诱导的急性肾损伤模型中，TNF-α 是介导组织损伤的重要因素，抑制其表达能够减轻肾毒性作用[48,49]。在肾毒血清所致的新月体肾炎模型中，抗 TNF-α 治疗可以明显降低蛋白尿、减少尿液 MCP-1 含量，使血清肌酐和肾小球、肾小管间质的瘢痕减少。在肾毒性肾病小鼠模型中，给小鼠体内注射 IL-1 及 TNF，促进肾脏损伤；注射 IL-1 受体拮抗物或可溶性 TNF 受体以阻断 IL-1 或 TNF-α，可以减轻肾组织病理改变，减少蛋白尿产生，保护肾功能[50]。在狼疮肾炎、抗中性粒细胞胞质抗体相关性肾炎、抗肾小球基膜性肾炎等疾病中，浸润的白细胞释放的 TNF-α、IL-1β 可引起肾脏固有细胞的增殖，刺激其表达黏附分子并生成过多的细胞外基质和其他炎症介质。另有报道，肾小管间质性肾炎、抗GBM肾炎、免疫复合物肾炎的发病机制均与IL-1有关[51,52]。

IL-6除了可以加重炎症反应外，还可以促进系膜细胞增殖和系膜基质增多，采用抗IL-6单克隆抗体技术的研究发现，系膜增生性肾小球肾炎的肾小球IL-6分泌增多，且IL-6的增加与增殖的系膜细胞数有关。非肾病或轻微肾病患者的尿中检测不到IL-6，约7.4%的膜性肾病患者尿中IL-6为阳性，而系膜增生性肾小球肾炎则有50%的患者尿中可以检测到IL-6，且尿中IL-6的高低与该病的严重程度成正相关。Dohi等随访了IgA肾病患者尿IL-6活性、临床指标和组织病理学改变，结果显示，尿中IL-6活性持续增高的患者，IgA肾病的组织病理学改变有恶化趋势；而随访10个月期间尿中未检测到IL-6的患者，其组织学变化有所改善。尿中IL-6活性的检测不仅可用于原发性肾小球疾病的鉴别诊断，而且可以作为反映IgA肾病进展的辅助手段[53]。

IL-17、IL-18与多种免疫性肾炎密切相关。IL-17在狼疮肾炎小鼠血清和肾脏组织中的表达显著增加，应用抗IL-17抗体可抑制狼疮肾炎的炎症反应，减轻组织病理损害。临床发现新月体肾炎和狼疮肾炎患者的血、尿IL-18水平明显增高，且与疾病的活动程度呈正相关[54]。此外，小鼠体内研究还发现，肾小管急性坏死时尿液中有大量IL-18，由于该结果稳定可靠，检测方法简单，因此可作为急性肾小管坏死近端小管损伤的标志。

2. 抗炎细胞因子　与促炎症细胞因子相比，目前对抗炎细胞因子的认识还很有限。如同炎症的启动一样，炎症的消散也是一种动态的、有控制的、涉及多种抗炎症介质的过程。肾脏炎症被启动后，白细胞和血小板释放致病介质活化肾脏固有细胞；而肾脏固有细胞一旦被活化，又可以产生一系列"自我灭活"或"自我抑制"因子。这种自我调节方式构成了控制肾脏炎症过程的防御系统，其中抗炎细胞因子是一个重要的组成部分。抗炎细胞因子同样可由多种细胞产生，以Th2细胞为主，目前较为明确的有IL-4，IL-10，IL-12，TGF-β，肝细胞生长因子（HGF）等[55]。

体内、体外研究发现，抗炎细胞因子通过多种方式抑制炎症反应，有的抑制促炎症介质的生成；有的刺激促炎症介质拮抗物的生成；有的降低肾细胞对促炎症介质的反应；有的抑制肾细胞的增殖。例如IL-4可以抑制巨噬细胞的活化，减少IFN-γ的释放；IL-10可以抑制IL-1诱导的系膜细胞增生和ICAM-1的表达，同时还抑制脂多糖刺激的系膜细胞IL-1与TNF-α的产生。在新月体肾小球肾炎和系膜增生性肾炎模型中发现，联合使用重组鼠IL-4、IL-10可减少肾小球纤维蛋白的沉积和巨噬细胞、T细胞的浸润，显著降低新月体的形成，抑制系膜细胞增生，减少蛋白尿的产生；同时血清IgG2、IgG3同型免疫球蛋白降低，提示IL-4、IL-10通过选择性抑制Th1免疫应答延缓肾小球肾炎的发展。新月体肾小球肾炎模型中，IL-4或IL-10基因缺陷大鼠的病情较野生型严重[53]。TGF-β可以通过调控不同的下游分子来发挥不同的生物学功能；例如通过调控Smad2、Smad3和microRNA分子增强细胞外基质分泌，促进EMT和肾纤维化的发生；同时还通过Smad4和Smad7调控NF-κB信号通路而抑制肾脏组织炎症反应[56]。HGF可以作用于肾脏组织中多种细胞，例如在慢性肾衰的早期阶段，可以作用于肌成纤维细胞和肾小管上皮细胞，抑制促炎因子、促纤维化因子的释放[57]。

通过药物干预或基因治疗以重建肾脏的自身防御体系，将是肾脏病治疗的一个新途径。已有研究证实，小鼠体内注射IL-4或在肾小球内转移表达IL-10的系膜细胞载体可以减轻抗基底膜肾炎的蛋白尿和肾组织损害[58]。对早期新月体肾小球肾炎小鼠使用IL-4治疗，可减少蛋白尿的产生和肾小球炎症损伤；即使在炎症反应建立后应用，仍能有效减轻肾脏损害。

然而应该看到，对肾脏抗炎症因子网络的熟悉还很有限，抗炎细胞因子分子间的相互关系以及它们在病理状态下的表达调控仍有待阐明。某些抗炎细胞因子具有"双刃剑"的作用，如TGF-β，当组织遭受损伤出现炎症反应，TGF-β大量表达，能够抑制炎症反应，维持免疫稳态，避免造成组织损伤；但持续过度表达又造成细胞外基质合成增加，组织纤维化[59,60]。因此，在重建肾脏"防御体系"时必须把握好治疗的时机和强度，既能减轻组织炎症反应，缩短炎症持续时间，同时又不减弱炎症的保护性作用；既能促进受损组织恢复，又不致引起组织修复过度。

三、血管活性物质

当各种因素造成血管内皮损伤时，血管内皮细胞合成释放或活化多种血管活性物质，调节血管舒缩性，活化血小板，促进单核细胞黏附，血栓生成，脂质代谢紊乱，炎症反应发生，血管重塑等一系列病理生理改变，参与肾脏疾病的发生和发展。

目前已知的血管活性肽有血管紧张素、肾上腺素、去甲肾上腺素、内皮舒张因子（如NO）、内皮素、血管升压素、心房钠尿肽、激肽、组胺、前列腺素、阿片肽等，它们大多来源于大分子前体肽原。不同的血管活性肽分子和同一肽原体内的众多酶解片段共同构成了极其复杂的调节网络。血管内皮是内皮素、肾上腺素、NO等血管活性物质的主要来源；血管外膜成纤维细胞可分泌干细胞生长因子、NO等；单核/巨噬细胞除分泌细胞因子外，还分泌生长因子、血管活性肽等，调节自身和周围细胞的功能。

1. 肾素－血管紧张素－醛固酮系统　肾素-血管紧张素-醛固酮系统（RAAS）在慢性肾脏病和心血管系统疾病的发生和进展中发挥重要作用。血管紧张素Ⅱ（AngⅡ）是RAAS系统最主要的效应分子，通过与细胞膜上的1型受体（AT1）结合而发挥作用。AngⅡ不仅可以改变肾小球血流动力学促进肾小球硬化，还促进系膜细胞、内皮细胞和肾小管上皮细胞增生、TGF-β表达及细胞外基质积聚。近年来研究还发现，AngⅡ可以诱导巨噬细胞炎症因子IL-6、IL-1β和TNF-α的生成，导致炎症应答产生C-反应蛋白[61]。临床研究发现，血管紧张素Ⅱ受体拮抗剂（ARBs）具有独立于降压之外的肾保护作用。有学者提出，糖尿病患者即使血压正常也应尽早应用ARB类药物以期保护肾功能。AT1受体拮抗剂氯沙坦治疗早期糖尿病肾病其机制之一可能就是通过减少ICAM-1的产生，抑制炎症反应而保护肾脏。动物体内实验发现，早期用缬沙坦对糖尿病大鼠进行干预，糖尿病大鼠尿蛋白排泄明显减少，肌酐清除率增加，肾脏病理学改变减轻，肾组织巨噬细胞浸润减少，提示缬沙坦的肾保护功能可能与改善炎症微环境有关[62]。新近研究表明，RAAS中所有基因都受到Wnt/β-catenin信号通路所调控。在多柔比星诱导的小鼠肾病模型中发现，应用β-catenin的小分子抑制剂ICG-001能够有效降低RAAS的活化，抑制炎症反应和肾脏纤维化进程[63]。

2. 内皮素　内皮素（ET）最初是由日本学者Yanagisawa等于1988年在培养的猪主动脉内皮细胞中分离提纯的，是目前所知机体内最强的缩血管活性多肽。ET通过识别其特异的受体，内皮素受体-A（ET-A受体）或内皮素受体-B（ET-B受体）而调节血管收缩或舒张。内皮素至少有三种异构体，ET1、ET2和ET3，其中ET-1的生理功能最强[64,65]。

肾脏组织多种细胞可以合成分泌ET1，如血管平滑肌细胞及内皮细胞、肾小球系膜细胞、肾小球脏层上皮细胞、肾小管上皮细胞、集合管上皮细胞、成纤维细胞、巨噬细胞等。这些细胞在分泌ET1的同时又表达ET1受体。ET1通过自分泌和旁分泌作用发挥多种生理病理学效应。ET1能使肾脏血管产生强大收缩作用，减少肾血流量，降低肾小球滤过率；促使系膜细胞收缩减少肾小球滤过面积和超滤系数；ET-1还能刺激肾小管上皮细胞自分泌ET-1并促进其增殖。在胸腺细胞抗体诱发的大鼠系膜增生性肾炎中，肾小球产生的ET1明显增加。抑制ET-1基因的表达，能够抑制大鼠系膜细胞和系膜基质增生。提示ET1是刺激肾脏组织系膜细胞和系膜基质增生的重要炎症介质之一。此外，ET1还能促进肾间质成纤维细胞增生，上调Ⅰ型胶原、TGF-β、组织金属蛋白酶抑制物-1（TIMP-1）的表达，促进血管纤维化；同时趋化单核细胞并刺激其产生炎症介质，如上调ICAM-1的表达，促进MCP-1的释放等[54]。

四、黏附分子

近来免疫病理学研究已经证实黏附分子为炎症过程的枢纽，肾脏疾病与其关系密切。黏附分子由细胞产生，存在于细胞表面，介导细胞与细胞间或细胞与基质间相互接触和结合。根据结构和功能不同，黏附分子主要分为四个家族，即免疫球蛋白家族、选择素家族、整合素家族和钙黏蛋白家族。

1. 免疫球蛋白超家族（immunoglobulin superfamily） 在介导细胞相互识别、相互作用的黏附分子中，有许多分子具有与免疫球蛋白 V 区或 C 区相似的折叠结构，其氨基酸组成也有一定的同源性，将这类分子归为免疫球蛋白超家族。其中以 ICAM 和 VCAM 为代表。ICAM 包括 ICAM-1、ICAM-2 和 ICAM-3，在体内分布差异较大。ICAM-1 分布最广，可在多种细胞上表达，如巨噬细胞、血管内皮细胞、肾小球上皮细胞、成纤维细胞等。VCAM 则主要在活化的血管内皮细胞表达。IL-1、TNF-α、IFN、脂多糖等炎症信号均可上调上述两类分子的表达。炎症时，活化的内皮细胞表面的 ICAM、VCAM 可与中性粒细胞、巨噬细胞表面相应的受体结合，继选择素介导的中性粒细胞、巨噬细胞与内皮细胞的黏附作用之后，使其固着于炎症部位的血管内皮细胞上，分泌水解酶，破坏内皮细胞，从血管中穿出游走入组织。

在增殖性肾炎和IgA肾病的肾活检标本中，ICAM-1 的表达弥散分布，与肾组织内浸润的单核细胞和巨噬细胞的数量明显相关。在病理改变较重的狼疮性肾炎和紫癜性肾炎的肾脏活检标本中也可见ICAM-1的高表达以及T淋巴细胞和巨噬细胞的浸润[66]。在糖尿病肾病、单侧输尿管梗阻、中毒性肾炎、缺血-再灌注损伤的动物模型中也发现肾组织内ICAM-1表达明显上调，而将ICAM-1基因敲除后病变则明显减轻[67]。因此ICAM-1可看作是肾脏炎症活动的主要标志之一。

CD146又名黑色素瘤黏附分子，也是免疫球蛋白超家族的成员之一。CD146在正常肾组织中主要表达于内皮细胞、平滑肌细胞、系膜细胞。在慢性肾衰竭患者局部肾组织中，CD146不仅在上述组织中高表达，同时还在肾小管上皮细胞表达。进一步研究发现，CD146参与了白细胞的活化，能够促进炎症细胞向内皮细胞黏附、贴壁、游走，从而参与肾间质纤维化过程[68]。

2. 选择素家族（selectin family） 目前已发现选择素家族中有三个成员：L-选择素、P-选择素和E-选择素，其中对P-选择素研究较多。P-选择素位于血小板的α-颗粒和血管内皮细胞的Weibel-Palade小体内，它的配体表达于所有中性粒细胞、单核细胞、巨噬细胞、淋巴细胞等表面。静息状态下，血小板和内皮细胞表面不表达P-选择素，一旦被TGF-β、高糖等激活后，α-颗粒和Weibel-Palade小体迅速与细胞膜融合，使P-选择素在血小板和血管内皮细胞表面表达，介导活化的血小板、内皮细胞、粒细胞、单核细胞的黏附，启动一系列炎症反应。

近年来对选择素在肾脏病中作用的研究结果并不一致。Hirata等报道在糖尿病肾病模型中，肾小球内P-选择素表达上调与炎性细胞浸润数量显著相关。人工合成的选择素阻断剂SKK60037可显著抑制大鼠血栓性肾炎模型中的肾小球病变。然而Rosenkranz等利用P-选择素基因打靶鼠构建抗GBM肾炎模型，发现尿蛋白含量及肾小球病变并未减轻反而加重，说明选择素除了介导炎性细胞黏附外尚具有其他的重要功能，因此选择素在不同的肾脏疾病及其不同的发展阶段中所起的作用可能是不同的[54]。

3. 整合素家族（integrin family） 整合素家族是一组介导细胞黏附的细胞表面糖蛋白受体，其主要功能为介导细胞黏附和信号转导，参与肾脏发育、整体结构维持、细胞增生和基质更新以及新陈代谢等调节，其异常表达及其黏附机制紊乱在肾脏疾病中具有重要意义。肾间质纤维化是各种原因造成肾小管及间质病变的最终结果，也是导致终末期肾衰竭原因之一，该进程的主要病理特征是间质成纤维细胞增殖和ECM的过度积聚。整合素通过细胞黏附及其信号转导机制，参与小管上皮细胞EMT，激活成纤维细胞转化成肌纤维细胞并增殖，而致间质纤维化。研究表明肾损害时整合素介导炎症细胞尤其巨噬细胞与内皮细胞或ECM黏附而使其激活，释放大量的IL-1、TGF-β、结缔组织生长因子（CTGF）等细胞因子和生长因子，促进肾间质纤维化[69]。

4. 钙黏蛋白家族（cadherin family） 钙黏蛋白是一类Ⅰ型跨膜蛋白，是细胞连接、细胞黏附必不可少的分子，因其功能发挥需要钙离子，由此而得名。目前已知钙黏蛋白家族共有三个成员，E-钙黏蛋白，N-钙黏蛋白和P-钙黏蛋白。不同的钙黏蛋白分子在体内分布存在差异，且表达水平随细胞的分化、发育状态不同而改变。E-钙黏蛋白、N-钙黏蛋白表达于肾小管上皮细胞，对维持肾小管上皮细胞极性和完整性非常重要；N-钙黏蛋白也在系膜细胞中大量表达，通过与α-catenin、β-catenin和肌动蛋白相连，以维持系膜细胞之间以及与球旁细胞之间的缝隙连接，对稳定毛细血管袢的内压和滤过率非常重要。当肾脏组织遭受损伤时，钙黏蛋白会有不同程度的丢失。如在急性肾损伤患者和缺血 - 再灌注大鼠模型中，均发现近端肾小管 N- 钙黏蛋白表达明显下调[70]。慢性肾病患者体内，长期的 TGF-β 刺激，也导致肾小管上皮细胞 E- 钙黏蛋白表达减少，细胞完整性遭到破坏。有研究发现糖尿病肾病患者的钙黏蛋白排泄量随着肾病的加重明显增加，推测 E- 钙黏蛋白有可能成为一个新的糖尿病肾病的诊断标志物[71]。

五、炎症小体

炎症小体（inflammasome）是由 NOD 样受体家族（NLRs）参与组装的多蛋白水解复合物，此概念由 Tschopp 研究小组于 2002 年首次提出[72]。炎症小体能够识别病原相关分子模式（pathogen-associated molecular patterns，PAMPs）或者宿主来源的危险信号分子（damage/danger-associated molecular patterns，DAMPs），通过诱导细胞活化、炎症介质释放，引起炎症反应（图 2-4-2-2）。由于能被多种类型的病原体或危险信号所激活，因此炎症小体参与众多疾病的发生发展过程。

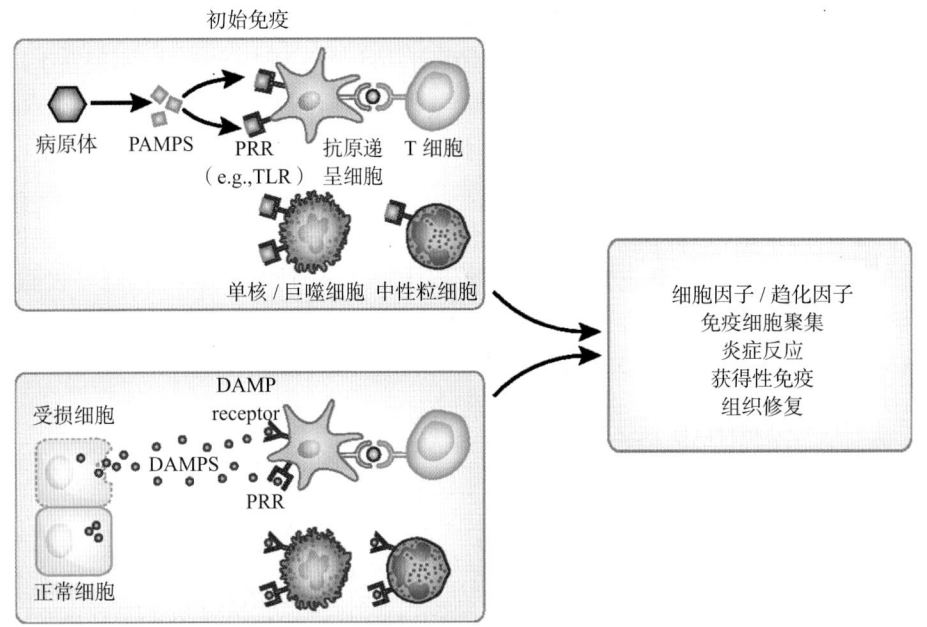

图 2-4-2-2　炎症小体介导炎症反应发生[73]

目前已有大量证据表明炎症小体参与多种类型的肾脏疾病，并在多个阶段发挥作用。比如缺血引起的急性肾损伤，近端小管受损产生 DAMPs，识别炎症小体中的 Toll 样受体（TLRs）和晚期糖化终产物受体（receptor for advanced glycation end products，RAGE）、高迁移率族蛋白 1（high-mobility group box 1，HMGB1）、热休克蛋白（HSPs），促进促炎因子、趋化因子的释放，诱导抗原递呈细胞的成熟和迁移；同时 HSPs 还通过增强 MHC I 类分子的表达而促进 T 细胞的活化[73]。细胞外基质中的蛋白聚糖是 DAMP 中一个促炎因子，给小鼠单侧输尿管结扎后 4 天，即可在小管上皮细胞中检测到二聚糖的升高，同时 NLRP3 炎症小体被激活，刺激体内产生促炎因子 IL-1β；而在二聚糖缺失的小鼠体内，NLRP3 炎症小体和 IL-1β 则被抑制[74]。

临床检测发现，在 IgA 肾病、微小病变肾病、膜性肾病、局灶节段性肾小球硬化症、狼疮性肾炎、高血压肾病、新月体肾炎及急性肾小管坏死，均有 NLRP3 表达显著上调，且表达量与患者血肌酐水平呈正相关，提示炎症小体参与急、慢性肾脏疾病[75]。

第三节　炎症介导的肾脏进行性损伤的病理过程

肾脏疾病，大体可分为急性肾损伤（AKI）和慢性肾脏病（CKD）。临床上，部分急性肾损伤在经过治疗后可达到临床痊愈或恢复正常，但相当比例的急性肾损伤会逐渐发展成为慢性肾脏病，最终进展为终末期肾病（ESRD）。无论是急性肾损伤还是慢性肾脏病，或两者之间的演变，在肾脏进行性损伤的病理过程中，炎症在各个环节发挥着重要作用；它既是引起肾脏损伤的始动因素，又是促进和加重肾脏损伤的推动力量。在本节，我们将重点讨论炎症细胞浸润与肾小管间质损伤之间的关系。首先需要明确的是，进展性肾间质纤维化典型的病理学特征是大量的炎性细胞浸润、间质肾小管萎缩、肌成纤维细胞激活及其导致的细胞外基质过度堆积，最终取代正常的肾脏结构，造成肾脏功能的永久性丧失或衰竭[76,77]。这一系列的病理变化，主要由聚集于肾小管间质的炎性细胞及其分泌的炎症因子所介导。具体来说，可以将进展性肾脏病理损伤分为以下四个时期（图2-4-3-1）：

一、初始期

肾脏组织固有细胞一旦遭受外界刺激，无论是物理、化学或生物损伤，首要反应是产生促炎分子，募集炎症细胞聚集于受损部位，诱发炎症反应。由于组织表达特定的黏附分子、趋化因子，因此募集来炎症细胞以初级免疫反应细胞为主，如中性粒细胞、单核/巨噬细胞等；且此时的炎症反应程度较弱，范围局限。

二、急性反应期

在急性反应期，肾脏受损部位所浸润的炎症细胞可进一步释放细胞因子、趋化因子等，活化T细胞等次级免疫反应细胞，进一步扩大炎症反应；同时造成局部损伤加重。诸如，在肾小管间质疾病中，活化的巨噬细胞一方面可直接促进细胞外基质的形成和聚集，另一方面其还通过分泌一系

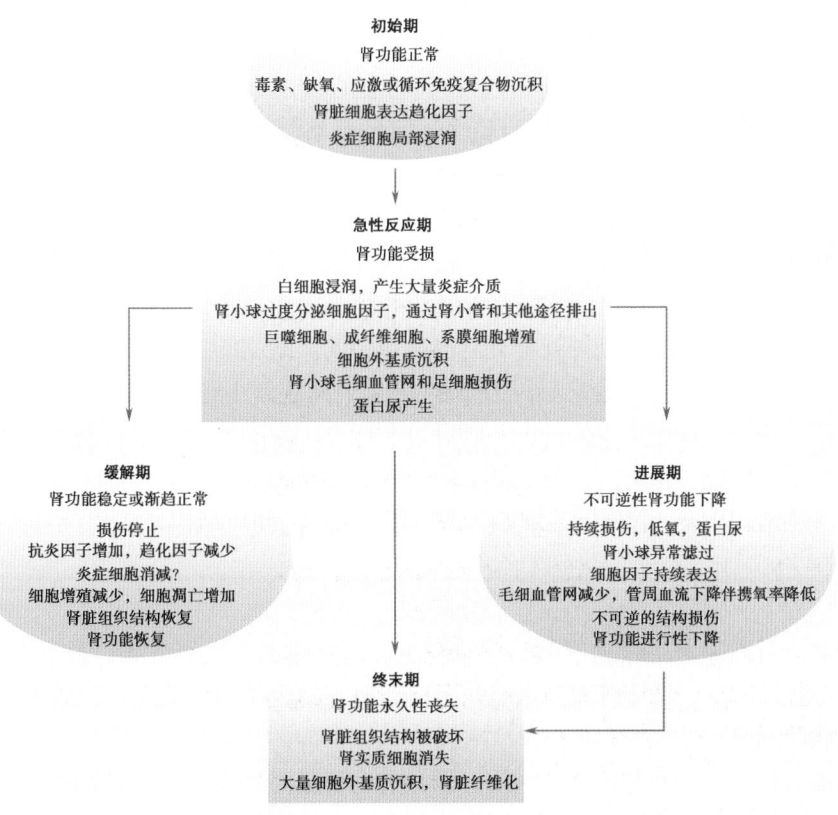

图 2-4-3-1　炎症反应介导肾脏疾病的发生发展

列生长因子，如成纤维细胞生长因子（FGF）、TGF-β、TNF-α、表皮生长因子（EGF）和PDGF等，造成成纤维细胞的异常增殖，并最终导致间质区域扩大和间质纤维化[78]。此阶段的成纤维细胞主要有三个来源，其中大部分是来自于间质中原有的成纤维细胞和血管周细胞（pericyte）的激活；部分来自于循环血液中尚未分化成熟的单核样纤维细胞（fibrocyte），当肾脏局部受损时，这部分细胞从血管中游走出来，聚集于损伤部位，逐渐分化为成熟的成纤维细胞[79]；还有部分成纤维细胞来自于经历了EMT的肾小管上皮细胞和血管内皮细胞[80]。

而在肾小球疾病中，由活化的巨噬细胞所分泌产生的细胞因子还可导致肾小球系膜细胞增生，细胞外基质合成增加，引起典型的系膜增生性肾小球肾炎；炎症细胞分泌的细胞因子还可导致足细胞结构发生改变，足突广泛融合，引发蛋白尿产生；融合的足突与肾小球基底膜粘连，形成局灶节段性肾小球硬化。此外，在原发性肾小球肾炎，如膜性肾小球肾炎、局灶节段性肾小球硬化、系膜增生性肾小球肾炎中均可观察到肾间质中有大量的成纤维细胞增殖。那么，肾小球疾病如何引起肾间质成纤维细胞的活化和增殖呢？在这一过程中，肾小管上皮细胞发挥着极其重要的调节作用。肾小球受损后，大量分泌的炎症因子、生长因子或者产生的尿白蛋白，在通过肾小管排出时可激惹肾小管细胞进一步分泌促炎、促纤维化的生长因子、细胞因子和趋化因子等，并通过肾小球-肾小管周围循环毛细血管网进一步促进了间质炎症细胞的浸润和聚集，从而加速了肾小球疾病中肾小管间质纤维化的进程[81]。

三、缓解期或进展期

如果机体有良好的免疫调节功能，那么肾脏组织在经历了急性炎症反应，及时消除了病原且不再继续遭受损伤，炎症反应会逐渐消退，此时有赖于一系列抑制炎症反应的炎症细胞和炎症介质。如巨噬细胞会发生表型转换，从促炎的M1型转换为抗炎的M2型，分泌TGF-β、IL-10等抑制炎症反应。在TGF-β、IL-4等抗炎细胞因子的作用下，原始CD4$^+$T细胞向促炎型的Th1细胞分化减少，转而向Th2、抑制性Treg细胞分化增多，这些细胞进一步分泌TGF-β、IL-4等抑制炎症反应。此外，组织细胞受损减弱，表达的黏附分子、趋化因子也逐步减少，炎症细胞不再大量聚集，逐渐从活化状态恢复为静息状态。由此，炎症反应逐渐消退。组织受损轻微的细胞开始修复，受损严重细胞走向凋亡，被新增殖的细胞所取代。肾脏组织结构和肾脏功能逐步恢复。

然而，如果外来损伤持续加重，或炎症反应未能及时得到有效控制，那么，肾脏固有细胞则产生大量细胞外基质，最终导致肾脏出现不可逆的结构和功能的改变。此时的肾脏组织的炎症状态不同于急性反应期的剧烈，而是一种相对较弱且持久不衰的状态，促炎、抗炎细胞共存且以抗炎细胞为主，抗炎细胞分泌大量促纤维化因子，促进组织纤维化。在急性肾损伤中，由于肾小管间质缺血可诱导肾小管细胞凋亡、坏死和炎症细胞浸润，当疾病转归进入慢性期后，肾小管间质中浸润的巨噬细胞、T细胞持续分泌促纤维化因子，可诱导成纤维细胞进一步扩增，产生大量细胞外基质[82,83]。而活化的上皮细胞也同时分泌产生细胞外基质和细胞因子、趋化因子等，在损伤过程中，部分上皮细胞可转分化为肌成纤维细胞并迁移到间质区域。间质细胞的自身浸润以及大量细胞外基质的沉积，导致间质区域明显扩大，使得肾小管周围毛细血管远离肾小管，破坏了氧气的弥散、肾小管重吸收和分泌功能。在肾小球内，浸润的巨噬细胞可刺激系膜细胞分泌Ⅳ型胶原、层粘连蛋白、纤维连接蛋白；引起系膜细胞扩张；扩张的系膜细胞导致肾小球毛细血管丛狭窄或闭塞，逐渐导致足细胞损伤，肾小球硬化以及肾小管周围毛细血管的破坏，肾小管间质结构异常[84]。

四、终末期

长期的慢性炎症刺激，导致肾脏毛细血管数目明显减少，组织弥漫性瘢痕形成，肾小管萎缩，肾小球硬化。肾实质细胞显著减少，细胞外基质大量沉积，肾脏正常组织结构消失，功能永久性丧失，临床进入终末期肾病阶段。

综上，由于肾脏局部损伤，表达和释放炎症介质，诱导炎症细胞浸润，启动局部炎症反应。如果此时炎症仅局限在一定范围内并能够及时消退，则疾病经历了急性期后逐渐转归正常；但如果炎症不能得到有效控制，或组织再次遭受损伤，则炎症反应不断加重和扩大，造成周围组织损伤，同时诱导肾脏固有细胞也积极参与炎症反应，促使整个肾脏成为一个炎症体，导致肾脏固有细胞丢失，成纤维细胞扩增，细胞外基质沉积，肾脏正常结构、功能被破坏，逐步走向纤维化。

结束语

目前对大多数肾脏疾病的发病机制和发展过程的认识还很有限，但毫无疑问炎症细胞和炎症介质介导的调控网络在肾脏疾病的发生、发展、转归和预后过程中都发挥着重要作用。深入认识和阐明其中的具体机制，寻找关键的始动因素和重要的节点事件，进行特定的干预和治疗，均衡促炎、抗炎两大势力的强弱，控制炎症反应的强度，促进炎症反应及时消退，将成为未来炎症相关性肾脏疾病治疗的有效策略。

（傅海燕　刘友华）

参考文献

1. KINSEY GR, LI L, OKUSA MD. Inflammation in Acute Kidney Injury. Nephron Exp Nephrol, 2008, 109(4):e102-107.

2. MENG XM, NIKOLIC-PATERSON DJ, LAN HY. Inflammatory processes in renal fibrosis. Nat Rev Nephrol, 2014, 10(9):493-503.

3. BOLISETTY S, AGARWAL A. Neutrophils in acute kidney injury:not neutral any more. Kidney Int, 2009, 75(7):674-676.

4. WYNN TA, CHAWLA A, POLLARD JW. Macrophage biology in development, homeostasis and disease. Nature, 2013, 496(7446):445-455.

5. WANG Y, HARRIS DC. Macrophages in renal disease. J Am Soc Nephrol, 2011, 22(1):21-27.

6. SASSY-PRIGENT C, HEUDES D, MANDET C, et al. Early glomerular macrophage recruitment in streptozotocin-induced diabetic rats. Diabetes, 2000, 49(3):466-475.

7. KATO S, LUYCKX VA, OTS M, et al. Renin-angiotensin blockade lowers MCP-1 expression in diabetic rats. Kidney Int, 1999, 56(3):1037-1048.

8. CHOW F, OZOLS E, NIKOLIC-PATERSON DJ, et al. Macrophages in mouse type 2 diabetic nephropathy: correlation with diabetic state and progressive renal injury. Kidney Int, 2004, 65(1):116-128.

9. GORDON S, TAYLOR PR. Monocyte and macrophage heterogeneity. Nat Rev Immunol, 2005, 5(12):953-964.

10. KLUTH DC. Pro-resolution properties of macrophages in renal injury. Kidney Int, 2007, 72(3):234-236.

11. GORDON S. Alternative activation of macrophages. Nat Rev Immunol, 2003, 3(1):23-35.

12. BOURLIER V, ZAKAROFF-GIRARD A, MIRANVILLE A, et al. Remodeling phenotype of human subcutaneous adipose tissue macrophages. Circulation, 2008, 117(6):806-815.

13. RICARDO SD, VAN GOOR H, EDDY AA. Macrophage diversity in renal injury and repair. J Clin Invest, 2008, 118(11):3522-3530.

14. DUFFIELD JS, TIPPING PG, KIPARI T, et al. Conditional ablation of macrophages halts progression of crescentic glomerulonephritis. Am J Pathol, 2005, 167(5):1207-1219.

15. WANG Y, WANG YP, ZHENG G, et al. Ex vivo programmed macrophages ameliorate experimental chronic inflammatory renal disease. Kidney Int, 2007, 72(3):290-299.

16. CAO YL, WANG YX, WANG DF, et al. Correlation between omental TNF-α protein and plasma PAI-1 in

obesity subjects. Int J Cardiol, 2008, 128(3):399-405.

17. MATOBA K, KAWANAMI D, ISHIZAWA S, et al. Rho-kinase mediates TNF-α-induced MCP-1 expression via p38 MAPK signaling pathway in mesangial cells. Biochem Biophys Res Commun, 2010, 402(4):725-730.

18. LEE DL, LEITE R, FLEMING C, et al. Hypertensive response to acute stress is attenuated in interleukin-6 knockout mice. Hypertension, 2004, 44(3):259-263.

19. PAWARIA S, RAMANI K, MAERS K, et al. Complement component C5a permits the coexistence of pathogenic Th17 cells and type I IFN in Lupus. J Immunol, 2014, 193(7): 3288-3295.

20. 林芙君, 刘秀君, 张文竹, 等. 白细胞介素 17 在 IgA 肾病肾小管间质的表达及意义. 临床肾脏病杂志, 2010, 10(10):453-456.

21. MATSUMOTO K, KANMATSUSE K. Interleukin-17 stimulates the release of pro-inflammatory cytokines by blood monocytes in patients with IgA nephropathy. Scand J Urol Nephrol, 2003, 37(2):164-171.

22. VIGNALI DA, COLLISON LW, WORKMAN CJ. How regulatory T cells work. Nat Rev Immunol, 2008(7), 8:523-532.

23. LE BERRE L, BRUNEAU S, NAULET J, et al. Induction of T regulatory cells attenuates idiopathic nephrotic syndrome. J Am Soc Nephrol, 2009, 20(1):57-67.

24. XING Q, SU H, CUI J, et al. Role of Treg cells and TGF-β1 in patients with systemic lupus erythematosus:a possible relation with lupus nephritis. Immunol Invest, 2012, 41(1):15-27.

25. TURLEY SJ. Dendritic cell: Inciting and inhibiting autoimmunity. Curr Opin Immunol, 2002, 14(6):765-770.

26. 吴俊逸, 张薇. 终末期肾病维持性血透患者树突状细胞分化成熟能力的研究. 上海交通大学学报医学版. 2013, 33(3):290-293.

27. TORZICKY M, VIZNEROVA P, RICHTER S, et al. Platelet endothelial cell adhesion molecule-1 (PECAM-1/CD31) and CD99 are critical in lymphatic transmigration of human dendritic cells. J Invest Dermatol, 2012, 132(4):1149-1157.

28. BASILE DP. The endothelial cell in ischemic acute kidney injury: implications for acute and chronic function. Kidney Int, 2007, 72(2):151-156.

29. KANWAR YS, WADA J, SUN L, et al. Diabetic nephropathy: mechanisms of renal disease progression. Exp Biol Med, 2008, 233(1):4-11.

30. ZIMERING MB, ZHANG JH, GUARINO PD, et al. Endothelial cell autoantibodies in predicting declining renal function, end-stage renal disease, or death in adult type 2 diabetic nephropathy. Front Endocrinol, 2014, 5(5):128.

31. PRÖLS F, HARTNER A, SCHÖCKLMANN HO, et al. Mesangial cells and their adhesive properties. Exp Nephrol, 1999, 7(2):137-146.

32. PICKEN MM. The role of mesangial homeostasis in glomerular injury progression: hope for mesangial sclerosis reversal. Kidney Int, 2009, 75(6):574-576.

33. MIGLIORINI A, EBID R, SCHERBAUM CR, et al. The danger control concept in kidney disease: mesangial cells. J Nephrol, 2013, 26(3):437-449.

34. YUNG S, CHEUNG KF, ZHANG Q, et al. Mediators of inflammation and their effect on resident renal cells: implications in lupus nephritis. Clin Dev Immunol. 2013,(2):317682.

35. BOOR P, OSTENDORF T, FLOEGE J. Renal fibrosis: novel insights into mechanisms and therapeutic targets. Nat Rev Nephrol, 2010, 6(11):643-656.

36. LOPEZ-NOVOA JM, NIETO MA. Inflammation and EMT: an alliance towards organ fibrosis and cancer progression. EMBO Mol Med, 2009, 1:303-314.

37. LI Y, WEN X, LIU Y. Tubular cell dedifferentiation and peritubular inflammation are coupled by the transcription regulator Id1 in renal fibrogenesis. Kidney Int, 2012, 81(9):880-891.

38. BRÄHLER S1, ISING C, HAGMANN H, et al. Intrinsic proinflammatory signaling in podocytes contributes to podocyte damage and prolonged proteinuria. Am J Physiol Renal Physiol, 2012, 303(10):F1473-1485.

39. MIGLIORINI A1, ANGELOTTI ML, MULAY SR, et al. The antiviral cytokines IFN-α and IFN-β modulate parietal epithelial cells and promote podocyte loss: implications for IFN toxicity, viral glomerulonephritis, and

glomerular regeneration. Am J Pathol, 2013, 183(2):431-440.

40. SCHIFFER M, BITZER M, ROBERTS IS, et al. Apoptosis in podocytes induced by TGF-beta and Smad7. J Clin Invest, 2001, 108(6):807-816.

41. 李金红,陶建瓴,李航. 足细胞损伤与糖尿病肾病的研究现状. 中国医学科学院学报. 2010,32(5):590-596.

42. CHUNG AC, LAN HY. Chemokines in renal injury. J Am Soc Nephrol, 2011, 22(5):802-809.

43. SCHLÖNDORFF D, NELSON PJ, LUCKOW B, et al. Chemokines and renal disease. Kidney Int, 1997, 51(3):610-621.

44. LI Y, TUCCI M, NARAIN S, et al. Urinary biomarkers in lupus nephritis. Autoimmun Rev, 2006, 5(6):383-388.

45. PANZER U, STEINMETZ OM, STAHL RA, et al. Kidney diseases and chemokines. Curr Drug Targets, 2006, 7(1):65-80.

46. VIANNA HR, SOARES CM, SILVEIRA KD, et al. Cytokines in chronic kidney disease: potential link of MCP-1 and dyslipidemia in glomerular diseases. Pediatr Nephrol, 2013, 28(3):463-469.

47. BADAL SS, DANESH FR. New insights into molecular mechanisms of diabetic kidney disease. Am J Kidney Dis, 2014, 63(2): 63-83.

48. RAMESH G, REEVES WB. TNF-alpha mediates chemokine and cytokine expression and renal injury in cisplatin nephrotoxicity. J Clin Invest, 2002, 110(6):835-842.

49. KNOTEK M, ROGACHEV B, WANG W, et al. Endotoxemic renal failure in mice: Role of tumor necrosis factor independent of inducible nitric oxide synthase. Kidney Int, 2001, 59(6):2243-2249.

50. KIR HM, ERALDEMIR C, DERVISOGLU E, et al. Effects of chronic kidney disease and type of dialysis on serum levels of adiponectin, TNF-alpha and high sensitive C-reactive protein. Clin Lab, 2012, 58:495-500.

51. LICHTNEKERT J, KULKARNI OP, MULAY SR, et al. Anti-GBM glomerulonephritis involves IL-1 but is independent of NLRP3/ASC inflammasome-mediated activation of caspase-1. PLoS One, 2011, 6(10):e26778.

52. KARKAR AM, TAM FW, STEINKASSERER A, et al. Modulation of antibody-mediated glomerular injury in vivo by IL-1ra, soluble IL-1 receptor, and soluble TNF receptor. Kidney Int, 1995, 48(6):1738-1746.

53. 王海燕. 肾脏病学. 3版. 北京:人民卫生出版社,2008;750-751.

54. ZUBAIR A, FRIERI M. Lupus nephritis: review of the literature. Curr Allergy Asthma Rep, 2013, 13(6):580-586.

55. LIU Y. Hepatocyte growth factor in kidney fibrosis: therapeutic potential and mechanisms of action. Am J Physiol Renal Physiol, 2004, 287(1):F7-16.

56. LAN HY. Diverse roles of TGF-β/Smads in renal fibrosis and inflammation. Int J Biol Sci, 2011, 7(7):1056-1067.

57. GIANNOPOULOU M1, DAI C, TAN X, et al. Hepatocyte growth factor exerts its anti-inflammatory action by disrupting nuclear factor-kappa B signaling. Am J Pathol, 2008, 173(1):30-41.

58. SINUANI I, BEBERASHVILI I, AVERBUKH Z, et al. Role of IL-10 in the progression of kidney disease. World J Transplant, 2013, 3(4):91-98.

59. LIU Y. Renal fibrosis: new insights into the pathogenesis and therapeutics. Kidney Int, 2006, 69(2):213-217.

60. GARCÍA-SÁNCHEZ O, LÓPEZ-HERNÁNDEZ FJ, LÓPEZ-NOVOA JM. An integrative view on the role of TGF-beta in the progressive tubular deletion associated with chronic kidney disease. Kidney Int, 2010, 77(11):950-955.

61. GUO F, CHEN XL, WANG F, et al. Role of angiotensin II type 1 receptor in angiotensin II-induced cytokine production in macrophages. J Interferon Cytokine Res, 2011, 31(4):351-361.

62. 唐平,刘丹,杨川,等. 缬沙坦对早期糖尿病鼠肾脏巨噬细胞浸润的影响. 中华全科医学. 2010, 8(2):136-137.

63. ZHOU L, LI Y, HAO S, et al. Multiple genes of the renin-angiotensin system are novel targets of Wnt/β-catenin signaling. J Am Soc Nephrol, 2015, 26(1):107-120.

64. DHAUN N, GODDARD J, WEBB DJ. The endothelin system and its antagonism in chronic kidney disease. J

Am Soc Nephrol, 2006, 17(4):943-955.

65. TAN RJ, ZHOU L, ZHOU D, et al. Endothelin receptor A blockade is an ineffective treatment for adriamycin nephropathy. PLoS One, 2013, 8(11):e79963.

66. KUROIWA T, LEE EG. Cellular interactions in the pathogenesis of lupus nephritis: the role of T cells and macrophages in the amplification of the inflammatory process in the kidney. Lupus, 1998, 7(9):597-603.

67. TRONCOSO P, ORTIZ AM, DOMÍNGUEZ J, et al. Use of FTY 720 and ICAM-1 antisense oligonucleotides for attenuating chronic renal damage secondary to ischemia-reperfusion injury. Transplant Proc, 2005, 37(10):4284-4288.

68. DANIEL L, BARDIN N, MOAL V, et al. Tubular CD146 expression in nephropathies is related to chronic renal failure. Nephron Exp Nephrol, 2005, 99(4):e105-111.

69. 孙桂芝, 周同. 整合素及其与肾脏疾病. 中国中西医结合肾病杂志. 2003, 4(6):362-364.

70. NÜRNBERGER J, FELDKAMP T, KAVAPURACKAL R, et al. N-cadherin is depleted from proximal tubules in experimental and human acute kidney injury. Histochem Cell Biol, 2010, 133(6):641-649.

71. JIANG H, GUAN G, ZHANG R, et al. Identification of urinary soluble E-cadherin as a novel biomarker for diabetic nephropathy. Diabetes Metab Res Rev, 2009, 25(3):232-241.

72. MARTINON F, BURNS K, TSCHOPP J. The inflammasome: a molecular platform triggering activation of inflammatory caspases and processing of pro-IL-beta. Mol Cell, 2002, 10(2):417-426.

73. ROSIN DL, OKUSA MD. Dangers within: DAMP responses to damage and cell death in kidney disease. J Am Soc Nephrol, 2011, 22(3):416-425.

74. BABELOVA A, MORETH K, TSALASTRA-GREUL W, et al. Biglycan, a dangersignal that activates the NLRP3 inflammasomevia Toll and P2X receptors. J Biol Chem, 2009, 284(36): 24035-24048.

75. VILAYSANE A, CHUN J, SEAMONE ME, et al. The NLRP3 Inflammasome Promotes Renal Inflammation and Contributes to CKD. J Am Soc Nephrol, 2010, 21(10):1732-1744.

76. LIU Y. Cellular and molecular mechanisms of renalfibrosis. Nat Rev Nephrol, 2011, 7(12): 684-696.

77. STRUTZ F, MÜLLER GA. Interstitial pathomechanisms underlying progressive tubulointerstitial damage. Kidney Blood Press Res, 1999, 22:71-80.

78. TAN RJ, LIU Y. Macrophage-derived TGF-β in renal fibrosis: not a macro-impact after all. Am J Physiol Renal Physiol, 2013, 305(6):F821-822.

79. LEBLEU VS, TADURI G, O'CONNELL J, et al. Origin and function of myofibroblasts in kidney fibrosis. Nat Med, 2013, 19(8):1047-1053.

80. LIU Y. Epithelial to mesenchymal transition in renal fibrogenesis: pathologic significance, molecular mechanism, and therapeutic intervention. J Am Soc Nephrol, 2004, 15(1):1-12.

81. ZHOU D, LI Y, ZHOU L, et al. Sonic hedgehog is a novel tubule-derived growth factor for interstitial fibroblasts after kidney injury. J Am Soc Nephrol. 2014, 25(10):2187-2200.

82. ZHOU D, TAN RJ, LIN L, et al. Activation of hepatocyte growth factor receptor, c-met, in renal tubules is required for renoprotection after acute kidney injury. Kidney Int, 2013, 84(3):509-520.

83. ZHOU D, LI Y, LIN L, et al. Tubule-specific ablation of endogenous β-catenin aggravates acute kidney injury in mice. Kidney Int, 2012, 82(5):537-547.

84. MARCUSSEN N. Tubulointerstitial damage leads to atubularglomeruli: Significance and possible role in progression. Nephrol Dial Transplant, 2000, 15(6):74-75.

第五章
反应性氧代谢在肾损伤中的作用

体内的细胞在代谢及其生物反应过程中产生一系列反应性氧代谢产物（ROS），可简称为活性氧。过多的活性氧可以通过氧化DNA、蛋白质、多元不饱和脂肪酸等方式，尤其是脂质的过氧化反应造成肾脏损伤，加速肾脏功能的进展。过去ROS被认为只是一类损伤细胞的毒性物质，新近研究发现ROS还可通过调控细胞信号通路转导、促进细胞表型转化等多种机制发挥重要的生物学作用。

第一节　反应性氧代谢物的组成、来源及其病理生理作用

一、反应性氧代谢物的组成

ROS是生物体内有氧代谢过程中产生的活性产物。体内的氧在正常情况下接受四个电子，直接变成水。但在生物体中，氧也能部分还原产生可能有毒性的活性氧，目前研究中最主要的有六种含氧的自由基包括超氧阴离子O_2^-、羟自由基OH^-、过氧化氢H_2O_2、过氧化脂类（LOOH）、单线态氧（$^1O_2$）和水（H_2O）。ROS的标准氧化还原电位高，氧化能量强，具有一定的毒性。

超氧阴离子和过氧化氢是反应性氧代谢产生的原发性化学物质[1]。反应过程中，铁盐起催化作用，超氧阴离子使Fe^{3+}还原成Fe^{2+}，Fe^{2+}还原H_2O_2成OH^-。

二、反应性氧代谢物的来源及其病理生理作用

ROS产生过程需要多种酶的参与，包括环氧化酶（cyclooxygenase）、脂氧化酶（lipoxygenase）、线粒体电子转运链（mitochondrial electron transport chain）、黄嘌呤氧化酶（xanthine oxidase）、超氧化物歧化酶（Superoxide Dismutase，SOD）、细胞色素P450单氧化酶（cytochrome P450 monooxygenase）、血红素氧化酶（heme oxygenase）及NAD(P)H氧化酶等[2,3]。

病理情况下，细胞内的氧代谢平衡被打破，抑制了线粒体清除氧自由基的能力，促进了ROS在体内的堆积。在缺氧情况下，大量ATP被水解成为ADP和AMP，并进一步被5'核苷酸酶代谢成为腺苷和次黄嘌呤核苷。次黄嘌呤核苷又进一步通过黄嘌呤氧化酶催化为能够产生黄嘌呤和过氧化氢的次黄嘌呤。黄嘌呤氧化酶亦可帮助黄嘌呤产生尿酸和过氧化氢，加重肾脏髓质微环境的损伤。

血管细胞中存在多种重要的血管源性ROS，其形成是由于O_2氧化为O_2^-，在SOD作用下，歧化成H_2O_2，H_2O_2在催化酶或GSH-PX作用下转变成H_2O，或与Fe^{2+}起反应生成OH^-。此外，O_2^-与NO快速反应生成$ONOO^-$。

NAD(P)H氧化酶催化由氧和NAD(P)H作用产生的超氧阴离子，见下面的反应：NAD(P)H+2O$_2$→NADP$^+$+H$^+$+2O$_2^-$。NAD(P)H氧化酶在巨噬细胞、嗜酸性粒细胞、单核细胞中大量存在，并成为ROS的主要来源。由NAD(P)H氧化酶产生的氧化剂包括过氧化物歧化产生的H$_2$O$_2$，2O$_2^-$+2H$^+$→O$_2$+H$_2$O$_2$。H$_2$O$_2$的代谢反应受到中性白细胞的髓过氧化酶（myeloperoxidase，MPO）调节，可产生高度毒性的ROS，包括次氯酸（HOCl）、O$_2^-$、H$_2$O$_2$、OH$^-$。

体内的一氧化氮（NO）合成与ROS产生之间有密切关系。体内的一氧化氮主要由一氧化氮合酶（NOS）作用产生。根据NOS表达的调节，将其分为三型：Ⅰ型主要存在于神经细胞，神经型NOS；Ⅱ型主要存在于巨噬细胞和中性粒细胞，称为诱导型NOS；Ⅲ型主要存在于内皮细胞，称为内皮型NOS。Ⅰ型和Ⅲ型在生理状态下即有表达，Ⅱ型一般在生理状态下不表达，在受细胞因子刺激后呈诱导性表达。活化的NOS可催化L-精氨酸中5个电子发生氧化，产生NO和瓜氨酸。

NO是一种具有广泛生理活性的旁分泌调节剂，脂溶性小分子，有一定水溶性，在液体介质中可快速弥散，能自由穿透细胞膜而无损耗，因此可作为细胞内和细胞间的气体信号分子。NO与氧及其代谢产物之间的反应，是体内最重要的生物反应。NO与氧均能以气体形式相互作用生成二氧化氮（NO$_2$），但在液态环境中两者相互作用主要生成亚硝酸盐（NO$_2^-$）。进入血流的NO能与血红蛋白迅速结合，生成硝酸盐（NO$_3^-$），NO$_2^-$和NO$_3^-$缺乏细胞活性，可作为NO代谢的终末产物从尿中被排出。生理上，血管内皮细胞产生NO，通过激活可溶性鸟氨酸环化酶形成血管扩张的cGMP，调节全身的血管张力，是调节髓质和肾小球毛细血管血流必需的。而在许多病理状态下，激活的炎症细胞可产生大量NO。通过细胞因子的作用，肾脏固有细胞触发产生大量ROS。

新近研究发现，NO自身毒性并不十分强，但当过氧化物超氧阴离子同时产生增多时，两者可迅速发生反应，生成不稳定的中间产物，过氧化硝酸盐（ONOO$^-$）[1]。在气体环境中ONOO$^-$可迅速分解为OH$^-$和NO$_2$；但在液体环境中，ONOO$^-$可在碱性成分中以阴离子形式稳定存在。尽管存在时间不长，但ONOO$^-$可使组织中硫基氧化，产生高度细胞毒性；还可作为氧化剂通过复杂机制，使铁硫中心、锌指结构以及蛋白质硫基等生物分子发生氧化；ONOO$^-$还可使SOD的酪氨酸硝基化，从而易化缺血后细胞演变，使高剂量SOD丧失组织保护作用[4-6]。

第二节 反应性氧化代谢物在肾脏疾病中的作用

ROS研究一直是肾脏病学者关注的热点问题，其可通过多种机制损伤肾脏，包括：直接损伤细胞DNA；活化和转录因子；改变细胞表型；影响细胞信号转导系统以及诱导肾小管上皮细胞凋亡等。体内还同时存在ROS的清除体系，使机体内的ROS处于动态平衡，不致引起机体损伤。机体存在两类抗氧化系统：① 酶抗氧化系统，包括超氧化物歧化酶（SOD）、过氧化氢酶（CAT）、谷胱甘肽过氧化物酶（GSH-Px）等；② 非酶抗氧化系统，包括维生素C、维生素E、谷胱甘肽（GSH）、α-硫辛酸、类胡萝卜素、微量元素铜、锌、硒等。两者之间的失衡启动了与超氧自由基产物的相关机制，从而对诸如脂蛋白修饰、转换和细胞功能及代谢产生损伤，还可对葡萄糖和糖蛋白的自身氧化作用和抗氧化酶的糖化作用产生影响[7]。

一、ROS中不同产物相互作用促进肾脏疾病进展

（一）超氧阴离子和过氧化氢

肾小球肾炎时的白细胞是产生O$_2^-$和H$_2$O$_2$的主要来源，两者均与肾小球基底膜损伤和蛋白尿的发生密切相关。给予某些实验性肾炎动物SOD歧化O$_2^-$、以过氧化氢酶分解H$_2$O$_2$，以去铁胺或对羟基苯甲酸螯合Fe^{2+}阻止OH$^-$生成、用二甲亚砜或二甲基硫脲增加谷胱甘肽过氧化物酶活性进而促进H$_2$O$_2$分解，均可减少肾炎动物的蛋白尿[8]。在体外培养的肾小球系膜细胞中，研究发现低密度脂

蛋白（LDL）可刺激细胞增殖或肥大以及经血管紧张素Ⅱ（AngⅡ）依赖的NAD（P）H氧化酶产生O_2^-，进而激活局部组织RAS产生血管氧化应激反应。而应用AngⅡ1型（AT1）受体拮抗剂氯沙坦可阻断过多的O_2^-产生，提示LDL产生O_2^-作用是经AT1受体介导；而O_2^-进一步使NO产生减少，其相互作用可能导致细胞增殖和细胞外基质沉积[9-11]。此外，H_2O_2经肾动脉注入可导致蛋白尿，但并不影响肾血浆流量和GFR。低剂量的H_2O_2在体外可刺激培养的鼠系膜细胞增殖。H_2O_2在体外刺激足细胞，导致足细胞特异性蛋白nephrin和podocin表达下降，线粒体失功，足细胞损伤[12]。

（二）一氧化氮及其衍生的氧化剂

NO通过CGMP引起血管扩张，使肾小球血流动力学改变，从而调节GFR。其与O_2^-作用产生的ROS也可能改变GFR。有证据显示ROS可减少肾小球和系膜细胞的表面积，增加肌球蛋白轻链磷酸化，提示它们能调节系膜细胞面积，因此修饰超滤分数，使GFR降低。推测前列腺素和血栓素产生的增加是各种实验性肾小球疾病包括抗GBM病、多柔比星产生的肾病综合征和补体引起的肾损伤的蛋白尿和/或GFR下降的重要介导剂。通过激活环氧化酶，ROS和NO能增加前列腺素和血栓素合成。因此，NO及ROS可能在调节GFR和肾血流量的改变中起重要作用。此外，肾脏疾病过程中，氮自由基（RNS）与ROS的相互作用对细胞反应十分重要，如在巨噬细胞凋亡相关调节中，利用ox-LDL和NO供体可触发转录因子P53和低氧诱导因子1α（HIF-1α），蓄积在人巨噬细胞中的P53和HIF-1α伴有ox-LDL产生自由基（如O_2^-），NO拮抗这个过程，而O_2^-调节NO诱导的HIF-1α稳定性。因此，ROS信号和RNS信号的相互作用对疾病状态下细胞病理反应十分重要[13-15]。目前研究认为，NO在肾脏疾病的作用中具有两面性：急性炎症期NO过多对组织有害，而在病变的慢性期，NO可能通过与肾脏局部RAS的相互作用而具有抗细胞增殖和抗纤维化的作用[9-11]。

（三）髓过氧化物酶-过氧化氢-卤化物系统（MPO-H_2O_2-Cl）

在肾小球和肾小管间质疾病中，中性多形核白细胞和单核细胞衍生的ROS可能有助于蛋白质、脂质和核酸的氧化修饰。MPO作为一种血红素蛋白和脂蛋白氧化的催化剂存在于上述细胞中。然而MPO激活后能从存在氯离子的H_2O_2中产生次氯酸/次氯酸盐，由此作用中MPO-H_2O_2-Cl系统可产生各种含氯蛋白质和脂质加合物，可能引起肾脏不同部分细胞的功能障碍。MPO-H_2O_2-Cl也可通过与其他氧化剂之间的相互调控发挥有益的作用，如：MPO-H_2O_2-Cl系统能拮抗NO-$ONOO^-$途径，MPO衍生的氯胺（chloramine），特别是牛磺酸氯胺（taurine chloramine）有抗炎症作用，牛磺酸氯胺能抑制白细胞产生细胞因子，阻断MCP-1，自由基产生和巨噬细胞中NO合成，MPO-H_2O_2-Cl还能下调NADPH氧化酶活性[16-18]。近年来，通过测定尿MPO介导的蛋白质、脂质，碳氢化合物改变以及对反应性MPO依赖的氧自由基和氮自由基进行免疫组织学和生化研究，已经得到了一些MPO参与人肾小球和肾间质疾病发病的证据。MPO遗传性缺陷患者的流行病学研究和MPO多形性研究将有望使MPO和它的氧化产物在肾脏疾病的作用进一步得到阐明[16]。

二、炎症性肾脏疾病中反应性氧代谢物的作用

大量研究已经证实了ROS在炎症性肾小球肾炎中起到重要作用[19]。在患者患败血症或全身炎症反应综合征（systemic inflammatory response syndrome，SIRS）时，微血管血栓形成缺血坏死涉及肾小球炎症和肾小管坏死，反应性氧代谢物在其中也发挥重要作用[20]。

自20世纪90年代起人们开始逐渐认识到白细胞中产生的ROS作为氧化剂的作用及其与肾脏病理生理现象的相关性。大多数炎症性肾小球疾病表现为蛋白尿，肾小球滤过率改变和某些病理形态改变。表2-5-2-1显示了支持ROS具有与这些病理生理状态相关的生物学作用的证据。

目前认为，在肾小球肾炎中，循环的多形核白细胞通过内皮迁移、黏附、浸润到免疫复合物沉着的系膜区和内皮细胞下。各种可溶性的微粒刺激能激活中性粒细胞和单核细胞，释放大量ROS和NO衍生的氧化剂。一些免疫反应物，如C3b受体刺激剂、Fc受体刺激剂以及免疫复合物和补体可触发细胞的氧化反应。NOS除产生NO外，还能产生O_2^-和H_2O_2。在患寡免疫复合物性坏死性血管炎和新月体性肾小球肾炎患者的血循环中存在抗中性粒细胞胞质抗体（ANCA），可使中性粒细

表 2-5-2-1　白细胞依赖性氧化剂与肾小球疾病的相关性证据

体外研究
各种可溶性微粒（免疫复合物、补体成分和 ANCA）刺激白细胞可增加氧化剂含量

体内研究
在抗 GBM 病和抗 Thy-1 肾小球肾炎中，白细胞可产生 O_2^- 和 H_2O_2
从兔抗 GBM 病或抗 Thy-1 模型的肾小球中分离出的巨噬细胞 O_2^- 和 H_2O_2 产生增加
从抗 Thy-1 模型中分离的肾小球 NO 产生增加
肾小球肾炎患者的肾活检组织或抗 GBM 抗体动物模型中浸润的白细胞可产生 NOS
在增殖性抗 Thy-1 肾小球肾炎模型中，NOS 抑制剂或限制 L- 精氨酸饮食具有肾保护作用

胞产生大量 O_2^-。因此，在炎症性肾小球损伤中激活的中性粒细胞或单核细胞可能是氧化剂的重要来源。其中，ROS 中的次氯酸或 $MPO-H_2O_2-$ 卤化物可激活明胶酶；氧化剂还能灭活 α1 蛋白酶抑制剂进而增加对蛋白酶解损害的敏感性，因此释放弹性酶使肾小球基底膜的细胞外基质成分遭受损伤，氧化剂还能损伤肾小球基底膜的肝素硫酸蛋白多糖合成。因此，白细胞产生的 ROS 可直接损伤肾小球基底膜引起蛋白尿。研究显示，ANCA 引起的中性粒细胞耗竭能防止抗 GBM）病的异源相的蛋白尿；抗单核细胞抗体耗竭单核细胞能防止抗 GBM 病自体相的蛋白尿，这些结果均支持白细胞介导了肾小球损伤相关的蛋白尿。

如前所述，反应性氧代谢产物（reactive oxygen metabolite，ROM）的作用还可通过对血流动力学的调节作用影响肾小球血管和系膜细胞而调节肾小球滤过率；MPO 和 H_2O_2 均可导致血小板聚集，内皮细胞肿胀和上皮细胞损伤，从而造成肾小球结构损伤。低浓度 ROM 还可通过系膜细胞中核转录因子 NF-κB 激活细胞内其他信号途径。

目前，在不同类型的炎症性肾小球疾病中均获得了 ROS 作用的证据：

（一）狼疮性肾炎

对狼疮性肾炎的患者研究显示，免疫复合物的沉积可激活炎症细胞释放大量的一氧化氮（NO）、超氧阴离子和其他活性氧自由基（ROS），使机体产生氧化损伤，加重肾脏损害[21]。另有研究表明，NO 是一种活性很强的自由基，在狼疮性肾炎活动期，NO 水平增高，体内循环免疫复合物沉积于肾小球和肾小管间质中，激活补体，趋化炎症细胞聚集并释放大量的 NO、超氧阴离子[22]。姜红等[23]发现，SOD 可阻断 ROS 连锁反应，抑制脂质过氧化，具有保护细胞膜、激活多种辅酶的功能，与 GSH-px 和 GSH 一道在清除 ROS、对抗 ROS 造成的氧化损伤中发挥作用，在狼疮性肾炎活动期，SOD、GSH-px 和 GSH 因消耗增加导致体内含量明显下降，因此狼疮性肾炎活动期患者抗氧化能力明显下降。

（二）ANCA 相关性血管炎

在 ANCA 阳性的坏死性肾小球肾炎中，显著的中性粒细胞和单核细胞浸润和 ANCA 分别结合到中性多形核白细胞的 MPO 或 PR3 表位，是此类 ANCA 相关性小血管炎的常见特征。在以 MPO 免疫的鼠中，以溶酶体的酶浸出液和 H_2O_2 灌注，可导致肾小球毛细血管内血栓形成，随后出现增生性肾小球肾炎，表现为肾小球毛细血管壁坏死、毛细血管外细胞增殖、中性粒细胞和单核细胞浸润并有血管炎。以 ANCA 激活的中性多形核白细胞可结合到血管内皮层，产生超氧阴离子和 H_2O_2，H_2O_2 可进一步加速 HOCl 的产生和不依赖 NO 合成酶的非酶性 NO 形成，导致肾脏损伤。

（三）新月体肾炎

抗 GBM 病是一种最具特征性的补体和中性粒细胞依赖性的肾小球损伤，其病变与中性粒细胞和巨噬细胞产生的大量超氧阴离子、H_2O_2 和 NO 密切相关。OH^- 清除剂 dimethiourea、$ONOO^-$ 清除剂 deferoxamin、过氧化氢酶以及 NOS 抑制剂 N-monomethl-L-arginine 等均可显著减少此类肾炎动物模型的蛋白尿。

三、反应性氧代谢物在蛋白尿相关肾脏疾病中的作用

在多种蛋白尿相关的原发或继发性肾小球疾病中，ROS的产生主要来源于损伤的肾脏固有细胞，部分与局部活化的单核巨噬细胞也参与ROS的产生。ROS与抗氧化防御机制之间的失衡是肾病综合征足细胞损伤的重要机制之一。建立实验性肾病综合征大鼠模型，用抗氧化酶预处理实验动物可以减轻足细胞病变、预防蛋白尿的产生，说明ROS可能介导足细胞损伤。在膜性肾病、微小病变肾病、局灶节段硬化性肾炎的动物模型中，均发现超量产生的ROS与足细胞损伤有关。ROS影响肾小球内皮细胞和上皮细胞，破坏正常的肾小球选择通透性，给予动物抗氧化剂能显著防止足突融合和蛋白尿。

（一）微小病变肾病

在类似人类微小病变肾病的嘌呤霉素氨基核苷模型研究中，提示ROM起到重要作用。证据包括[24]：① 当外源性嘌呤霉素氨基核苷加入刚分离的肾小球或培养的肾小球上皮细胞时，可产生超氧阴离子、H_2O_2和OH^-增加；② ROM清除剂可显著减少模型组的蛋白尿；③ 硒缺乏的饮食显著减少谷胱甘肽过氧化物酶，可增加蛋白尿；④ 糖皮质激素可产生抗氧化剂酶，能增加SOD活性，清除超氧阴离子，从而减少蛋白尿。

（二）局灶节段性肾小球硬化症

Daehn[25]等应用可特异性活化足细胞中的TGF-β通路，诱导局灶节段性肾小球硬化的转基因小鼠，用多柔比星诱导肾小球硬化，促进足细胞释放内皮素。内皮细胞损伤后，释放大量ROS，小鼠蛋白尿迅速增长、肾功能急剧进展；当抑制内皮素受体或阻断线粒体损伤激发的ROS反应时，可显著阻断足细胞损伤，减少蛋白尿和肾功能进展。Binder等用逆转录病毒插入导致*Mpv17*基因失活的小鼠模型模拟FSGS，发现*Mpv17*在ROS的过氧化物酶代谢中起着重要作用[26]。与野生型小鼠相比，*Mpv17*基因失活的小鼠肾小球中生成并释放出大量ROS分子，诱导足细胞病变，产生大量蛋白尿，加重肾脏损伤。

（三）膜性肾病

被动的Heymann膜性肾病模型是一种补体依赖、非中性粒细胞依赖的肾小球疾病模型，类似人类膜性肾病。ROM在膜性肾病模型中发挥重要作用。证据包括[24]：① 肾小球中显示存在H_2O_2；② OH^-清除剂、铁螯合剂减少蛋白尿；③ 喂缺硒食物产生谷胱甘肽过氧化物酶显著减少，加重蛋白尿；④ 喂缺铁食物减少蛋白尿。目前认为，OH^-激发脂质过氧化物是被动性Heymann肾炎出现蛋白尿的关键因素。脂质过氧化物造成的基底膜损伤可能改变肾小球基底膜的通透性，参与蛋白尿的发生机制[1]。

（四）糖尿病肾病

近年来，Brownlee教授提出线粒体电子传递链在电子传递过程中导致的过氧化物产生过多是高血糖诱导血管损伤的共同机制，其核心是高糖引起线粒体中超氧阴离子生成过多，导致组织细胞中发生氧化应激，而氧化应激可引起多元醇通路的激活、糖基化终末产物（AGEs）的形成、蛋白激酶C（PKC）途径及氨基己糖途径的激活，引起细胞代谢功能紊乱，最终导致包括糖尿病肾病在内的各种慢性并发症。这标志着对糖尿病慢性并发症发病机制的认识有了一个突破性的进展。

葡萄糖在自氧化过程中不产生分子氧，而是产生氧化反应的中间产物，包括超氧阴离子、羟自由基和过氧化氢。体内过度产生的活性氧可交联脂质、蛋白质等大分子活性物质，损伤血管内皮细胞，诱导炎症介质的释放，进一步造成肾脏损伤，加速糖尿病肾病进展[27,28]。其中，NAPDH氧化酶和线粒体电子传递链在高糖诱导的ROS生成中发挥重要作用[29]。ROS在糖尿病肾病损伤发生机制的研究中（图2-5-2-1），发现活性氧除直接损伤血管内皮以外，还可以作为信号通道的传递者，促进高糖诱导的信号通路的转导及介导前纤维化基因合成的转录因子的活化，包括激活信号转导途径如蛋白激酶C（PKC）、丝裂原活化蛋白激酶（MAPK）及转录因子如核转录因子（NF-κB）、活化蛋白（AP-1），严格控制血糖和阻断RAS系统激活均可降低ROS产生[28]。研究显示，红杉醇可

以抑制2型糖尿病肾病ob/ob小鼠肾脏损伤的进展，主要通过降低malondialdehyde（MDA）、ROS，抗氧化、抑制TGF-β表达发挥作用[30]。牛磺酸可通过降低2型糖尿病大鼠MDA和ROS水平发挥抗氧化作用，降低肾皮质VEGF和nephrin基因表达，延缓糖尿病大鼠肾脏病变进展[31]。在糖尿病肾病患者的肾小球中发现泡沫巨噬细胞浸润，在系膜区K-W结节中发现有氧化修饰的糖基化终产物和糖氧化产物高表达。研究进一步发现，糖基化氧化产物和补体的相互作用可引起肾内动脉中层平滑肌细胞损伤，促进糖尿病肾病的进展[32]。

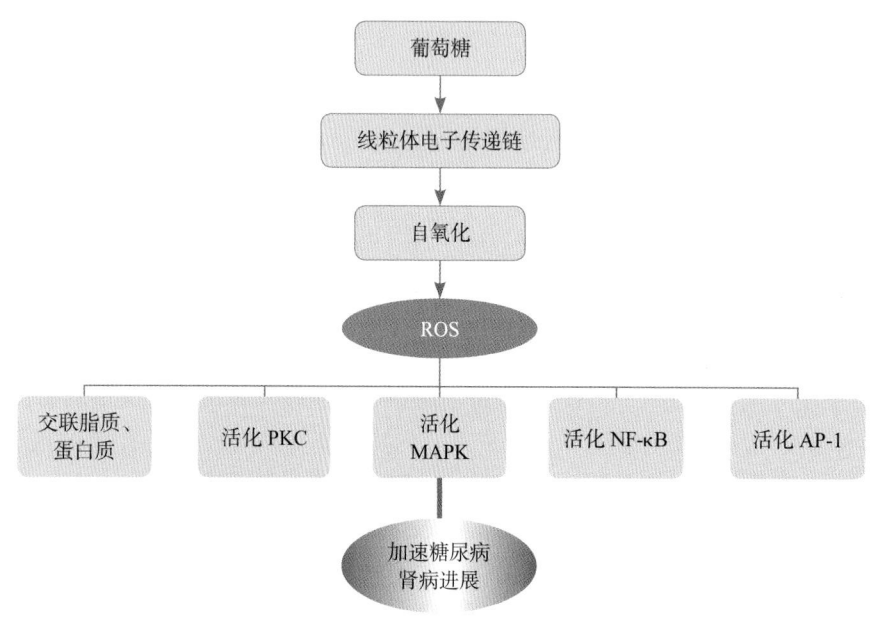

图2-5-2-1 ROS在糖尿病肾病发生机制中的作用

近期研究显示，NO在糖尿病肾病中的作用中存在争议。NO作为较强的血管舒张因子在血流动力学方面已作了大量的研究，然而学者们在对NO与糖尿病肾病的关系探讨中却得到很多相互矛盾的结论。有学者报道糖尿病肾病患者肾脏内皮型NOS表达增高，提示NO活性是被激活的，参与了肾小球高滤过状态及系膜基质的增生[33,34]。而Ishii等[35]和Tessari等[36]研究中却得出糖尿病肾病时NOS的表达下降的结论。Atul等[37]学者也对高脂喂养2周再注射小剂量STZ后6周的糖尿病大鼠进行研究，发现大鼠体内的NO水平是降低的，而且是通过影响解偶联的内皮型NOS的作用来实现的。Radko和Anderson[38]通过对大量研究结果的荟萃分析提出，体内实验得出NO升高或下降的结论与所观察的糖尿病肾病的特定时期有关，NO升高者多处于糖尿病肾病早期，而NO下降者则多表现在糖尿病肾病的晚期。确切的结论，尚需要进一步细致研究得出。

四、肾小球硬化和肾间质纤维化中反应性氧代谢物的作用

血管紧张素Ⅱ刺激细胞产生活性氧是肾脏病理生理机制中的主要信号传递物质，加速肾脏硬化和间质纤维化[39,40]。研究显示，血管紧张素Ⅱ可上调NADPH氧化酶亚单位，包括NOX1，p47phox，p67phox和p22phox[39]。另有研究显示，血管紧张素Ⅱ通过开放线粒体K_{ATP}通道[41]和诱导肾小管上皮细胞线粒体NADPH氧化酶亚单位NOX4表达[42]，促进线粒体ROS生成。研究发现，一种肠肽，Ghrelin，通过抑制ROS生成，减轻血管紧张素Ⅱ诱导的小鼠的肾小球硬化和间质纤维化[43]。

新近发现，奈比洛尔（一种选择性的β1受体拮抗剂）可改善肾小管、间质的超微结构，改善线粒体重塑，减轻线粒体损伤，降低NADPH氧化酶活性，抑制氧化应激，减轻肾间质纤维化的进展[44]。

五、急性肾损伤中反应性氧代谢物的作用

（一）缺血再灌注损伤

缺血再灌注损伤（ischemia reperfusion injury，IRI）是导致急性肾损伤（acute kidney injury，AKI）的关键原因之一。IRI诱导肾小管上皮细胞凋亡和坏死的确切机制尚不十分清楚。大量研究表明，肾脏IRI期间可通过氧自由基生成增加、细胞内钙超载、多种凋亡调控基因的表达改变和黏附分子表达增加等途径诱导细胞凋亡，其中氧化-抗氧化平衡系统紊乱可能是IRI导致急性肾小管上皮细胞凋亡和坏死的重要因素之一。研究显示，产生的大量氧自由基可通过多种机制发挥作用，包括：① 直接损伤细胞DNA；② 使具有酶活性的蛋白质丧失功能；③ 影响核基因转录，改变细胞表型；④ 引起细胞膜脂质过氧化；⑤ 影响细胞信号转导系统等途径诱导肾小管上皮细胞凋亡（图2-5-2-2）。氧自由基对肾小管上皮细胞和肾血管内皮细胞都能造成损伤，外源性SOD、还原型谷胱甘肽以及维生素E等氧自由基清除剂对肾都有一定的保护作用。研究表明，别嘌醇是黄嘌呤氧化酶抑制剂，在肾缺血再灌注模型中，能减少超氧阴离子的生成，减轻肾损害[45]。

（二）中毒性肾损伤

肾脏是体内最主要的代谢器官之一，其主要功能为生成尿液，排泄代谢产物，维持体液平衡和内环境的稳定。正常情况下，机体产生的过多自由基能被抗氧化系统及时清除，使自由基水平处于极低的微量平衡状态，但在化学毒物损伤的情况下，机体无法阻止氧化损伤，使肾脏功能受损，导致肾小球滤过作用降低，体内代谢终产物堆积[46,47]。此外，一些肾毒性药物的应用（如化疗药顺铂、免疫抑制剂及一些抗生素等）均可引起肾脏损伤，氧化应激在其中发挥重要作用。钙调磷酸酶抑制剂，如环孢素A，可通过增加氧化应激，上调H_2O_2诱导的DNA损伤[48]。为了防御活性氧自由基的损伤和破坏，组织和细胞中建立和形成了一整套完善的抗氧化防御系统（SOD、CAT、GsH-Px等）。SOD的主要功能是将氧的单价还原产物O_2^-歧化生成H_2O_2，构成氧自由基对机体的第一道防线。因此，SOD经常被用作环境胁迫与水域污染的潜在指标[49]。SOD活性的下降表明肾脏可能受到了氧自由基的攻击，而血清内该酶活性的下降，则进一步表明了整个机体受到超氧自由基的攻击造成了细胞损伤。在脂多糖（LPS）诱导的AKI研究中，发现益母草碱干预，可改善AKI小鼠肾脏功能，抑制氧化应激，下调反应性氧代谢物诱导的IκB磷酸化和转录因子NFκB（P65）的核转移[50]。

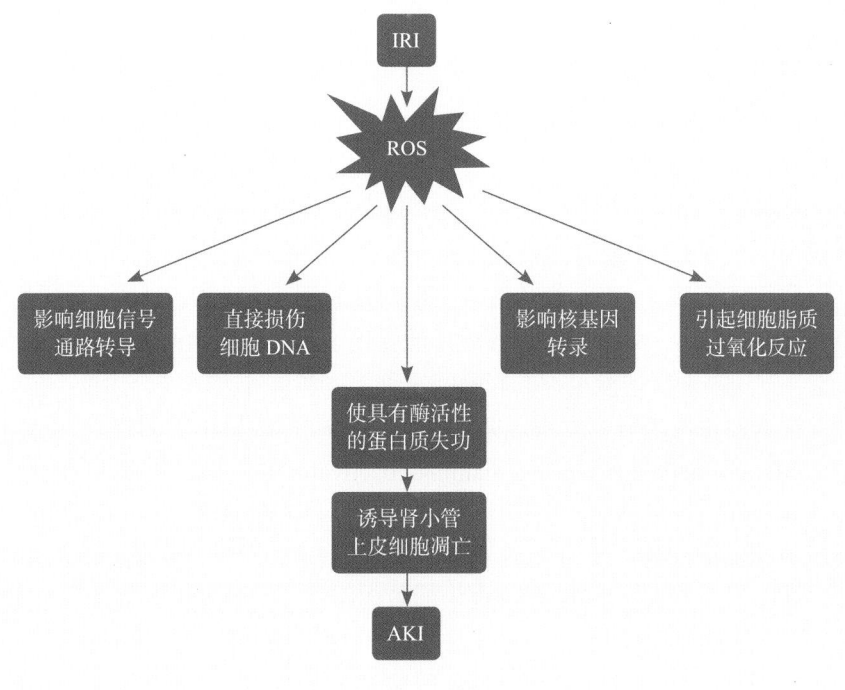

图2-5-2-2 IRI中ROS诱导急性肾损伤发生的机制

（三）造影剂肾病

造影剂肾病（CIN）是医院获得性急性肾损伤的第3位病因，约占医院获得性急性肾损伤的12%[51]。目前认为氧化应激参与CIN的发病。其机制可能与其诱导肾小管上皮细胞凋亡和坏死，尤其是肾脏外髓mTALs和S3节段的近曲小管细胞坏死，及肾脏血管痉挛加重肾脏缺血缺氧反应有关[52]。体外实验中发现，用不同种类的造影剂刺激人肾小管上皮细胞HK-2，造影剂导致细胞活性下降，同时发现造影剂下调了细胞生长、增殖的信号通路关键分子AKT和ERK1/2激活[53]。另有研究发现，造影剂可诱导肾小管上皮细胞中调控细胞凋亡、增殖的转录因子，如FoxO3a、STAT3的活化和失活[54,55]。Xiong等[56]发现非离子型造影剂ioversol可刺激大鼠肾小管皮细胞株NRK-52E细胞产生ROS，ROS进一步诱导NRK-52E细胞凋亡，证实了ROS介导造影剂对肾小管上皮细胞的损伤。Cetin等[57]发现高渗离子型造影剂能使大鼠肾脏脂质过氧化物MDA水平明显升高；Devrim等[58]报道低渗非离子型造影剂iomeprol使肾脏MDA水平升高，而抗氧化酶SOD、CAT和GSH-PX活性没有影响。

六、肾脏替代治疗中反应性氧代谢物的作用

肾脏替代治疗主要包括血液透析、腹膜透析和肾移植。维持性血液透析患者氧化应激增强和氧自由基清除系统的严重损伤，导致ROS产生增多，形成氧化和抗氧化系统失衡，其氧化应激的机制尚未完全阐明，目前研究显示可能与晚期糖基化终末产物、同型半光氨酸血症等刺激ROS生成、尿毒症毒素潴留和自身代谢紊乱导致的抗氧化酶活性降低，以及与血液透析本身透析膜不相容性、透析液污染使内毒素通过透析膜入血，激活单核巨噬细胞，促进细胞内ROS产生等多种因素密切相关[59-61]。方均燕等[62]将40例终末期肾疾病患者分为血液透析治疗组（HD组）和非血液透析治疗组（NHD组）；以同期接受体检的20名健康志愿者作为正常对照组（NC组）。采集各组静脉全血，结果显示与NC组比较，HD组和NHD组的CD3+、CIM+T细胞百分比及CD4+/CD8+比值均显著降低；CD4+ T细胞凋亡率上升，增殖率下降；IL-4含量增加，IFN-γ含量减少；血清超氧化物歧化酶（SOD）活性降低，丙二醛（MDA）水平升高。HD组与NHD组CD3+、CD4+ T细胞百分比、CD4+ T细胞凋亡率和IL-4、IFN-γ含量比较明显增高。相关性分析表明，在终末期肾脏病患者中，外周血CD4+ T细胞百分比与其细胞凋亡率呈显著负相关，与细胞增殖率呈显著正相关；CD4+ T细胞凋亡率与血清MDA水平呈显著正相关，与血清SOD活性呈显著负相关；细胞培养上清液中IL-4含量与血清MDA水平呈显著正相关。表明ESRD患者处于氧化应激状态，外周血辅助性T淋巴细胞数量减少且相关细胞因子分泌异常。其发生机制可能与诱导CD4+ T细胞过度凋亡和Th1/Th2细胞因子失衡使机体免疫功能缺陷发生相关。不同生物相容性的透析器对MHD患者ROS的影响一直是肾脏病学者研究的热点问题，有研究报道聚砜膜比铜仿膜对MHD患者ROS的清楚效果更好[63]。

腹膜透析是治疗终末期肾疾病ESRD的有效方法之一，而超滤衰竭（ultrafiltration failure，UFF）是腹透患者退出治疗的主要原因之一[64,65]。目前认为，高葡萄糖腹膜透析液引起细胞内线粒体所产生的活性氧ROS增加[66]，在PD患者腹膜间皮细胞氧化损伤、进而引起UFF过程中起关键作用，但具体机制并不清楚。研究证实[67,68]，高糖腹透液及其反应产物可引起HPMC ROS生成增多，从而导致腹膜间皮细胞的氧化应激损伤，可能是导致腹膜功能受损、通透性发生改变的重要原因之一。体外培养腹膜间皮细胞，发现高糖腹透液可抑制腹膜间皮细胞线粒体呼吸链复合物Ⅲ，抗氧化物酶活性明显下降，同时线粒体ROS明显升高，细胞凋亡增多。过氧化物酶体增殖物激活受体γ辅助激活因子（peroxisome proliferator activated receptor gamma coactivator 1-alpha，PGC-1α）蛋白的表达随高糖腹透液浓度升高而下降。研究显示，高糖腹透液可能通过抑制PGC-1α蛋白的表达，抑制线粒体呼吸链活性以及抗氧化物酶活性，促进ROS积聚，诱导细胞凋亡[69]。另有研究显示，高糖培养的HPMC可以产生较多的过氧化氢，而作为ROS中的重要一员，过氧化氢已被证实可以导致人多种细胞肥大、衰老，出现细胞周期停滞，而且可以影响细胞周期抑制蛋白P21、P27表达。唐等报道[70]，高糖、外源性过氧化氢均可使腹膜间皮细胞周期发生停滞，且高糖增加外源性过氧

化氢的毒性作用；高糖的这种作用与内源性活性氧致P21的表达增加有关，使用抗氧化剂可使之减弱。Lee等[71]体外研究发现高糖可能通过激活腹膜间皮细胞内DAG-PKC、NADPH氧化酶、线粒体的新陈代谢而增加细胞内ROS的生成，并上调FN的表达，ROS不仅是PKC的下游还是上游的信号分子，在高糖诱导腹膜间皮细胞表达FN的过程中发挥信号放大作用。另有研究发现，硫化氢可通过抑制氧化应激反应、抑制caspase 3活性、发挥抗凋亡效应，减轻高糖对腹膜间皮细胞的损伤作用[72]。

此外，在肾移植患者体内、体外实验研究中，亦发现ROS产生增加，氧化应激反应参与了移植宿主的免疫排斥反应[73,74]。环孢素A是肾移植患者最常用的抗排斥反应的免疫抑制剂之一，研究显示，环孢素A对肝肾的毒副作用，主要与线粒体损伤，ROS释放增多，诱导凋亡反应，导致肝肾功能损伤[75]。

综上所述，氧化应激可导致肾损伤，并在多种肾脏疾病发生与进展中起重要作用，肾脏损伤也可加剧氧化应激，两者相互联系，相互影响。如何改善肾脏病患者的氧化应激，从而改善肾损伤患者预后，这是当今学者研究的热点问题。总之，对氧化应激防治的深入研究将在提高肾脏病患者生活质量、降低其死亡率方面具有重要意义。

（刘　娜　庄守纲）

参考文献

1. ZOROV DB, JUHASZOVA M, SOLLOTT SJ. Mitochondrial reactive oxygen species(ROS) and ROS-induced ROS release, 2014, 94(3):909-950.

2. BAUER G. Targeting extracellular ROS signaling of tumor cells. Anticancer Res, 2014, 34(4): 1467-1482.

3. ANTONIO PISANI, ELEONORA RICCIO, MICHELE ANDREUCCI, et al. Role of reactive oxygen species in pathogenesis of radiocontrast-induced nephropathy. Biomed Res Int, 2013, 2013(4):868321.

4. RAKSHIT S, CHANDRASEKAR BS, SAHA B, et al. Interferon-gamma induced cell death: Regulation and contributions of nitric oxide, cJun N-terminal Kinase, reactive oxygen species and peroxynitrite. Biochim Biophys Acta, 2014, 1843(11): 2645-2661.

5. BADDING MA, FIX NR, ANTONINI JM, et al. A comparison of cytotoxicity and oxidative stress from welding fumes generated with a new nickel-, copper-based consumable versus mild and stainless steel-based welding in RAW 264. 7 mouse macrophages. PLoS One, 2014, 9(6): e101310.

6. YOSHIOKA N, ADACHI J, UENO Y, et al. Oxysterols increase in diabetic rats. Free Radic Res, 2005, 39(3):299-304.

7. LOPES JP, OHVEIRA SM, SOARCS FORTUNATO J. Oxidative stress and its effects oil insulin resistance and pancreatic beta cells dysfunction：relatiomhip with type 2 diabetes mellitus complications. Acta Med Port, 2008, 21(3):293-302.

8. SELDIN DW, GIEBISCH G. The kidney: Physiology and Pathophysiology. 3rd ed. Philadelphia: Lippincott Williams & Wilkins, 2000: 2676-2677.

9. PARK SY, SONG CY, KIM BC, et al. Angiotensin II mediates LDL-induced superoxide generation in mesangial cells. Am J Physiol Renal Physiol, 2003, 285(285): F909-F915.

10. PETERS H, BORDER WA, RUCKERT M, et al. L-arginine supplementation accelerates renal fibrosis and shortens life span in experimental lupus nephritis. Kidney Int, 2003, 63(4): 1382-1392.

11. CARLSTRÖM M, BROWN RD, YANG T, et al. L-arginine or tempol supplementation improves renal and cardiovascular function in rats with reduced renal mass and chronic high salt intake. Acta Physiol, 2013, 207(4): 732-741.

12. SU M, DHOOPUN AR, YUAN Y, et al. Mitochondrial dysfunction is an early event in aldosterone-induced

podocyte injury. Am J Physiol Renal Physiol, 2013, 305(4):F520-531.

13. BRUNE B, ZHOU J, VON KNETHEN A. Nitric oxide, oxidative stress, and apoptosis. Kidney Int, 2003, 63(84): S22-S24.

14. PETERS H, DAIG U, MARTINI S, et al. NO mediates antifibrotic actions of L-arginine supplementation following induction of anti-thyl glomerulonephritis. Kidney Int, 2003, 64(2):509-518.

15. ERDELY A, WAGNER L, MULLER V, et al. Protection of Wistar Furth rats from chronic renal disease is associated with maintained renal nitric oxide synthase. J Am Soc Nephrol, 2003, 14(10):2526-2533.

16. MALLE E, BUCH T, GRONE HJ. Myeloperoxidase in kidney disease. Kidney Int, 2003, 64(6):1956-1967.

17. PENG H, TAKANO T, PAPILLON J, et al. Complement activates the c-Jun N-terminal kinase/stress-activated protein kinase in glomerular epithelial cells. J Immunol, 2002, 169(5):2594-2601.

18. CHOI M, ROLLE S, RANE M, et al. Extracellular signal-regulated kinase inhibition by statins inhibits neutrophil activation by ANCA. Kidney Int, 2003, 63(1):96-106.

19. MANUCHA W. Mitochondria and oxidative stress participation in renal inflammatory process. Medicina (B Aires), 2014, 74(3): 254-258.

20. Baue AE, Faist E, Fry DE. Multiple organ failure. New York: Springer-Verlag, 2000: 167-175, 369-377.

21. 姜红,罗钢,王淑兰. 狼疮性肾炎患者氧化损伤及抗氧化功能的评价. 中华风湿学杂志,2003,7(3):181-183.

22. 张肇,陈孝文,江黎明,等. 狼疮肾炎患者白细胞介素-13 的血浆水平和基因表达. 中华肾脏病杂志,2000,16(1):20-23.

23. 姜红,王淑兰,罗钢. 谷胱甘肽转移酶 μ 基因缺失和氧化损伤与系统性红斑狼疮相关性研究. 中华风湿病学杂志,2001,5(3):156-159.

24. GONICK H. Current Nephology. Chicago: Mosby Year Book, 1997: 135-151.

25. DAEHN I, CASALENA G, ZHANG T, et al. Endothelial mitochondrial oxidative stress determines podocyte depletion in segmental glomerulosclerosis. J Clin Invest, 2014, 124(4):1608-1621.

26. BINDER CJ, WEIHER H, EXNER M, et al. Glomerular overproduction of oxygen radicals in Mpv17 gene-inactived mice causes podocyte foot process flattening and proteinuria: A model of steroid-resistant nephrosis sensitive to radical scavenger therapy. Am J Pathol, 1999, 154(4): 1067-1075.

27. HA H, HWANG IA, PARK JH, et al. Role of reactive oxygen species in the pathogenesis of diabetic nephropathy. Diabetes Res Clin Pract, 2008, 82:S42-45.

28. YUAN F, LIU YH, LIU FY, et al. Intraperitoneal administration of the globular adiponectin gene ameliorates diabetic nephropathy in Wistar rats. Mol Med Rep, 2014, 9(6):2293-2300.

29. NAM SM, LEE MY, KOH JH, et al. Effects of NADPH oxidase inhibitor on diabetic nephropathy in OLETF rats: the role of reducing oxidative stress in its protective property. Diabetes Res Clin Pract, 2009, 83(2):176-182.

30. LI XW, LIU Y, HAO W, et al. Sequoyitol ameliorates diabetic nephropathy in diabetic rats induced with a high-fat diet and a low dose of streptozotocin. Can J Physiol Pharmacol, 2014, 92(5):405-417.

31. KOH JH, LEE ES, HYUN M, et al. Taurine alleviates the progression of diabetic nephropathy in type 2 diabetic rat model. Int J Endocrinol, 2014, 2014(3):397307.

32. REUTOV VP, SOROKINA EG. NO-synthase and nitrite-reductase components of nitric oxide cycle. Biochemistry (Mosc), 1998, 63(7): 874-884.

33. BERND H, CHRISTIAN PM, BIRGIT H, et al. Analysis of NO synthase expression and clinical risk factors in human diabetic nephropathy. Nephrol Dial Transplant, 2008, 23(4):1346-1354.

34. HOSTETTER TH. Hyperfiltration and glomerulosclerosis. Semin Nephrol, 2003, 23(2):194-199.

35. ISHII N, PATEL KP, LANE PH, et al. Nitric oxide synthesis and oxidative stress in the renal cortex of rats with diabetes mellitus. J Am Soc Nephrol, 2001, 12(8):1630-1639.

36. TESSARI P, CECCHET D, COSMA A, et al. Nitric oxide synthesis is reduced in subjects with type 2 diabetes and nephropathy. Diabetes, 2010, 59(9):2152-2159.

37. ATUL A, HARLOKESH NY, SHARMA PL. Involvement of vascular endothelial nitric oxide synthase in

development of experimental diabetic nephropathy in rats. Mol Cell Bioch, 2011, 354:57-66.

38. RADKO K, ANDERSON S. Paradoxes of nitric oxide in the diabetic kidney. Am J Physiol Renal Physiol, 2003, 284(6):1121-1137.

39. SACHSE A, WOLF G. Angiotensin II-induced reactive oxygen species and the kidney. J Am Soc Nephrol, 2007, 18(9):2439-2446.

40. SHAH SV, BALIGA R, RAJAPURKAR M, et al. Oxidants in chronic kidney disease. J Am Soc Nephrol, 2007, 18(1):16-28.

41. KIMURA S, ZHANG GX, NISHIYAMA A, et al. Role of NAD(P)H oxidase-and mitochondria-derived reactive oxygen species in cardioprotection of ischemic reperfusion injury by angiotensin II. Hypertension, 2005, 45(5):860-866.

42. KIM SM, KIM YG, JEONG KH, et al. Angiotensin II induced mitochondrial Nox4 is a major endogenous source of oxidative stress in kidney tubular cells. PLoS One, 2012, 7(7):e39739.

43. FUJIMURA K, WAKINO S, MINAKUCHI H, et al. Ghrelin protects against renal damages induced by angiotensin-II via an antioxidative stress mechanism in mice. PLoS One, 2014, 9(4):e94373.

44. HAYDEN MR, HABIBI J, WHALEY-CONNELL A, et al. Nebivolol attenuates maladaptive proximal tubule remodeling in transgenic rats. Am J Nephrol, 2010, 31(3):262-272.

45. ZHANG G, ZOU X, MIAO S, et al. The anti-oxidative role of Micro-vesicles derived from human Wharton-Jelly mesenchymal stromal cells through NOX2/gp91(phox) suppression in alleviating renal ischemia-reperfusion injury in rats. PLoS One, 2014, 9(3):e92129

46. ATESSAHIN A, YILMAZ S, KALLHAN I, et al. Effects of lycopene against cisphfin induced nephrotoxicity and oxidative strauss in rats. Toxicology, 2005, 212:116-123.

47. NAZIROGLU M, KARAOGLU A, AKSOY AO. Selenium and high dose vitamin E administration protects cispatin induced oxidative damage to renal, liver and lens tissues in rats. Toxicology, 2004, 195:221-230.

48. HERMAN-EDELSTEIN M, ROZEN-ZVI B, ZINGERMAN B, et al. Effect of immunosuppressive drugs on DNA repair in human peripheral blood mononuclear cells. Biomed Pharmacother, 2012, 66(2):111-115.

49. ACHUBA FI. Superoxide dismutase and lipid peroxidation levels in fish from the Ethiope River in southern Nigeria. Bull Environ Contain Toxicol, 2002, 69(6):892-899.

50. XU D, CHEN M, REN X, et al. Leonurine ameliorates LPS-induced acute kidney injury via suppressing ROS-mediated NF-κB signaling pathway. Fitoterapia, 2014, 97:148-155.

51. PANNU N, WIEBE N, TONELLI M, et al. Prophylaxis strategies for contrast-induced nephropathy. JAMA, 2006, 295(23):2765-2779.

52. PISANI A, RICCIO E, ANDREUCCI M, et al. Role of reactive oxygen species in pathogenesis of radiocontrast-induced nephropathy. Biomed Res Int, 2013, 2013(4):868321.

53. ANDREUCCI M, FUIANO G, PRESTA P, et al. Radiocontrast media cause dephosphorylation of Akt and downstream signaling targets in human renal proximal tubular cells. Biochem Pharmacol, 2006, 72(10):1334-1342.

54. ANDREUCCI M, FAGA T, RUSSO D, et al. Differential activation of signaling pathways by low-osmolar and iso-osmolar radiocontrast agents in human renal proximal tubular cells. J Cell Biochem, 2013, 115(2):281-289.

55. ANDREUCCI M, LUCISANO G, FAGA T, et al. Differential activation of signaling pathways involved in cell death, survival and inflammation by radiocontrast media in human renal proximal tubular cells. Toxicol Sci, 2011, 119(2):408-416.

56. XIONG XL, JIA RH, YANG DP, et al. Rbesartan attenuates contrast media-induced NRK-52E cells apoptosis. Pharmacol Res, 2006, 54(4):253-260.

57. CETIN M, DEVRIM E, SERIN KILIQOGLN S, et al. Ionic high osmolar contrast medium causes oxidant stress in kidney tissue: partial protective role of ascorbic acid. Ren Fail, 2008, 30(5):567-572.

58. DEVRIM E, CETIN M, NAMUSLU M, et al. Oxidant stress due to non ionic low osmolar contrast medium in rat kidney. Indian J Med Res, 2009, 130(4):433-436.

59. BOBAN M, KOCIC G, RADENKOVIC S, et al. Circulating purine compounds, uric acid, and xanthine

oxidase/dehydrogenase relationship in essential hypertension and end stage renal disease. Ren Fail, 2014, 36(4):613-618.

60. YILDIZ G, AYDIN H, MAĞDEN K, et al. Influence of single hemodialysis session on serum paraoxonase-1, arylesterase activity, total oxidant status and total antioxidant status. Minerva Med, 2014, 105(1):79-87.

61. STOCKLER-PINTO MB, MAFRA D, MORAES C, et al. Brazil nut (Bertholletia excelsa, H. B. K.) improves oxidative stress and inflammation biomarkers in hemodialysis patients. Biol Trace Elem Res, 2014, 158(1):105-112.

62. 方均燕, 张薇. 终末期肾病患者氧化应激与辅助性 T 淋巴细胞的关联研究. 上海交通大学学报医学版, 2010, 30(10):1221-1225.

63. VARAN HI, DURSUN B, DURSUN E, et al. Acute effects of hemodialysis on oxidative stress parameters in chronic uremic patients: comparison of two dialysis membranes. Int J Nephrol Renovasc Dis, 2010, 3:39-45.

64. LEE SW, KIM HJ, KWON HK, et al. Agreements between indirect calorimetry and prediction equations of resting energy expenditure in end-stage renal disease patients on continuous ambulatory peritoneal dialysis. Yonsei Med J, 2008, 49(2):255-264.

65. BELLAVIA S, COCHE E, GOFFIN E. Exploration of ultrafiltration failure in peritoneal dialysis. Nephrol Ther, 2008, 4(7):590-596.

66. LU Y, SHEN H, SHI X, et al. Hydrogen sulfide ameliorates high-glucose toxicity in rat peritoneal mesothelial cells by attenuating oxidative stress. Nephron Exp Nephrol, 2014, 126(3):157-165.

67. ZHU X, LING G, XIAO L, et al. Role of mitochondrial respiratory chain complex III in high glucose peritoneal dialysate-induced hyperpermeability of HPMCs. Ren Fail, 2010, 32(9):1103-1108.

68. KIM YL, CHO JH, CHOI JY, et al. Systemic and local impact of glucose and glucose degradation products in peritoneal dialysis solution. J Ren Nutr, 2013, 23(3):218-222.

69. 朱雪婧, 文枫, 杨淡昳, 等. 高糖腹膜透析液对腹膜间皮细胞 PGC-1α 蛋白表达以及线粒体相关氧化凋亡的影响. 中南大学学报医学版, 2013, 38(11):1085-1091.

70. 唐知还, 张政, 姚建, 等. 高糖与活性氧对人腹膜间皮细胞 P21^{waf1} 表达的影响. 肾脏病与透析肾移植杂志, 2002, 11(6):527-532.

71. LEE HB, YU MR, SONG JS, et al. Reactive oxygen species amplify Protein kinase C signaling in high glucose induced fibronectin expression by human peritoneal mesothelial cells. Kidney Int, 2004, 65(4): 1170-1179.

72. LU Y, SHEN H, SHI X, et al. Hydrogen sulfide ameliorates high-glucose toxicity in rat peritoneal mesothelial cells by attenuating oxidative stress. Nephron Exp Nephrol, 2014, 126(3):157-165.

73. KRAAIJ MD, VAN DER KOOIJ SW, REINDERS ME, et al. Dexamethasone increases ROS production and T cell suppressive capacity by anti-inflammatory macrophages. Mol Immunol, 2011, 49(3):549-557.

74. KRAAIJ MD, KOEKKOEK KM, GELDERMAN KA, et al. The NOX2-mediated ROS producing capacity of recipient cells is associated with reduced T cell infiltrate in an experimental model of chronic renal allograft inflammation. Transpl Immunol, 2014, 30:65-70.

75. KOROLCZUK A, MACIEJEWSKI M, CZECHOWSKA MD PHD G, et al. Ultrastructural examination of renal tubular epithelial cells and hepatocytes in the course of chronic cyclosporin A treatment-a possible link to oxidative stress. Ultrastruct Pathol, 2013, 37(5):332-339.

第六章
凝血与纤溶异常在肾损伤中的作用

一、凝血和纤溶系统简介

凝血过程主要分为三个阶段：凝血酶原酶复合物形成、凝血酶原激活成凝血酶及纤维蛋白的生成。根据凝血酶原酶复合物形成的途径和参与的凝血因子，凝血过程可被分为内源性和外源性凝血途径。经内源性、外源性途径激活产生的凝血酶原酶复合物将无活性的凝血酶原（F II）激活成为凝血酶（F II a），凝血酶又进一步将血浆中的纤维蛋白原（F I）转化为纤维蛋白单体；此外，凝血酶会激活凝血因子XIII，将纤维蛋白单体连接形成不溶于水的纤维蛋白多聚体，形成血凝块。体内抗凝的主要物质包括：抗凝血酶（antithrombin，AT）、蛋白C系统、组织因子途径抑制物（tissue factor pathway inhibitor，TFPI）和肝素等（图2-6-0-1）。

纤维蛋白被分解液化的过程称为纤维蛋白溶解，简称纤溶。纤溶过程主要分为两个阶段，即纤溶酶原的激活和纤维蛋白（原）的降解。纤溶酶原在激活物的作用下可水解成纤溶酶，主要的激活物为组织性纤溶酶原激活物（tissue plasminogen activator，t-PA）、尿激酶型纤溶酶原激活物（uPA）、F XII a和激肽释放酶。激活产生的纤溶酶可将纤维蛋白和纤维蛋白原分解成为可溶性纤维蛋白降解产物（fibrin degradation products，FDP）。纤溶酶特异性较低，对F II、F V、F VIII、F X、F XII等也有部分降解作用。纤溶抑制物主要有：纤溶酶原激活物抑制物-1（plasminogen activator inhibitor-1，PAI-1）、α_2-抗纤溶酶（图2-6-0-2）。

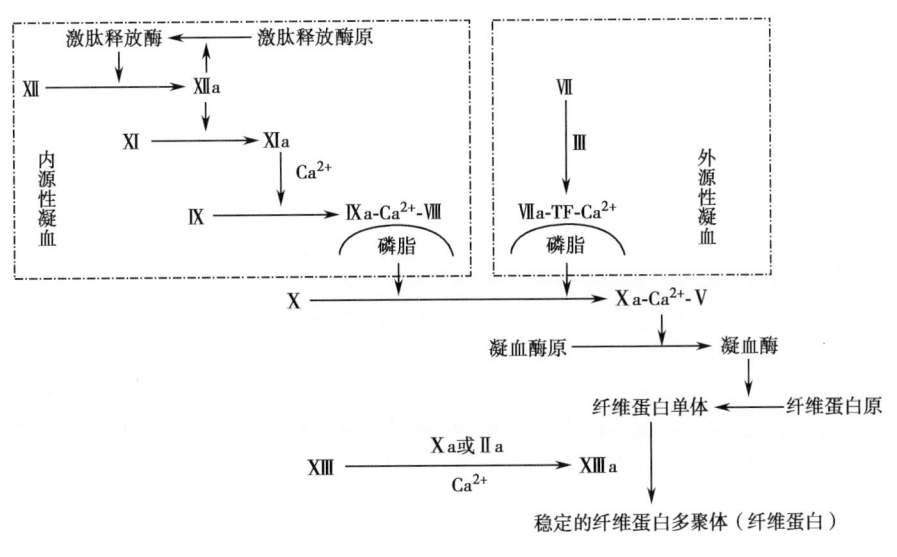

图 2-6-0-1 正常凝血系统

267

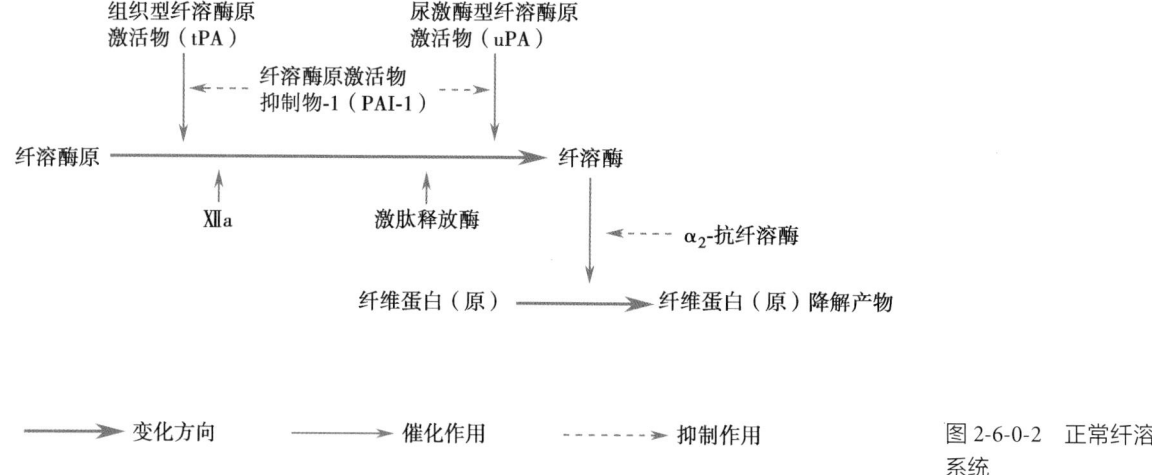

图 2-6-0-2　正常纤溶系统

二、慢性肾脏病时凝血纤溶机制的异常

慢性肾脏病患者常常合并有凝血和/或纤溶的异常，即便是早期慢性肾脏病的患者[1]。例如有研究报道，慢性肾脏病患者内皮细胞释放组织纤溶酶原激活物的功能受损[2]；慢性肾脏病患者循环中纤维蛋白原水平增高，后者与心血管病的风险增加有关[3]。慢性肾脏病患者还有组织因子水平的增高，后者不仅参与血小板的激活，同时还是一种炎症介质，因为组织因子可以激活蛋白酶活化受体-1（PAR-1）和诱导细胞内的炎性信号级联反应[4]。

慢性肾脏病患者中常有肾素-血管紧张素-醛固酮系统的激活，后者有促进凝血的作用。在高血压的患者中，肾素-血管紧张素-醛固酮系统的激活与血浆纤维蛋白原、D-二聚体和PAI-1水平的增加相关，而血浆纤维蛋白原和PAI-1水平的增加与终末器官损害（包括心脏和肾脏）是相关的[5]。在糖尿病肾病患者中，血浆PAI-1水平的升高与血管内皮功能障碍和炎症相关[6]。PAI-1可以抑制纤溶酶相关的细胞外基质转化，刺激巨噬细胞和肌成纤维细胞浸润，调节转化生长因子β1的表达，从而在慢性肾脏病和动脉硬化的进展中发挥致病作用[7,8]。在血管内皮功能障碍的情况下还可以有vWF和血栓调节蛋白的血浆水平升高[9]。其他凝血机制的异常还包括F XII a和F VII a活性增加、蛋白C水平增高等。

慢性肾脏病患者常见的凝血纤溶机制的异常见表2-6-0-1[10]。

表 2-6-0-1　慢性肾脏病患者常见的凝血和纤溶机制的异常

1. 组织因子水平增高

2. vWF 水平增高

3. XII a 因子水平增高

4. VII a 因子水平增高

5. 蛋白 C 水平增高

6. 纤维蛋白原水平增高

7. 组织纤溶酶原激活物水平下降

8. 纤溶酶原激活物抑制因子 1（PAI-1）水平增高

肾病综合征患者血栓栓塞的风险显著增高。在肾病综合征的状态下，伴随着大量蛋白尿，许多凝血因子从尿液中丢失，包括抗凝血酶Ⅲ（antithrombin Ⅲ，AT-Ⅲ）、蛋白C及蛋白S等；而肝脏合成一些凝血因子增加，包括Ⅴ、Ⅷ、Ⅹ因子和纤维蛋白原等。此外，最近的实验研究和临床研究都提示肾小球内皮细胞功能的异常在肾病综合征血栓栓塞并发症中也发挥了重要作用[11]。

三、血小板在肾脏损伤机制中的作用

血小板是外周血中含量最为丰富的细胞成分之一，它最基本的功能是参与止血和血栓形成的过程，但越来越多的研究证实血小板还参与免疫与炎症反应，在肾脏病的发病机制中也发挥重要作用。在慢性肾脏病的患者中，血小板可以发生过度的活化，例如可以表现为在二磷酸腺苷（ADP）或花生四烯酸等血小板刺激物的作用下，血小板表面过度表达GP Ⅱ b/ Ⅲ a[12]；而作为反映血小板活性的标志物，平均血小板容积可以预测肾病综合征患者对治疗的反应[13]。肾小球疾病时许多因素都可以刺激血小板发生活化，包括血管内皮损伤、基底膜胶原暴露、免疫复合物、补体和血小板活化因子（platelet activating factor，PAF）；血小板活化后释放多种因子，包括血栓素A2（thromboxane A2，TXA2）、5-羟色胺（serotonin，5-HT）、血小板源性生长因子（PDGF）等。各种生长因子以及凝血纤溶因子、血小板因子4（PF4）、血栓球蛋白β（β-thromboglobulin，β-TG）、黏附蛋白及ADP等，它们在肾脏疾病的发病机制中发挥着一系列的作用，例如PDGF是肾脏疾病中最具代表性的生长因子之一，PDGF信号途径的活化参与系膜增生、基质合成以及肾间质纤维化的过程，在IgA肾病的发病机制中发挥了尤为突出的作用[14]。

血小板活化后可以刺激肾小球系膜细胞的增生。例如系统性红斑狼疮患者的血小板可以刺激肾小球系膜细胞上调细胞表面的CD40并释放可溶性CD40，这一效应是通过与血小板表面的CD154的相互作用而实现的；这一CD40依赖性的效应可以刺激系膜细胞增生并释放TGF-β[15]。此外，血小板释放的5-羟色胺可促进系膜细胞增生；血小板分泌的PF4和血栓球蛋白β能中和硫酸肝素多糖，降低硫酸肝素多糖的抑制系膜细胞增生、抑制胶原纤维形成的作用[16]。血小板与血管内皮细胞发生相互作用，这一过程可以通过直接接触或者通过它们所分泌的免疫因子来实现，因此血小板免疫效应既可以发生在血小板活化的局部，也可以是系统性的[17,18]。血小板与内皮细胞的相互作用如果持续存在，将导致免疫的过度激活而造成组织损伤。活化的血小板可以释放微颗粒（microparticle），后者是循环中微颗粒的主要来源[19-21]，肾病综合征状态下循环中血小板微颗粒显著增加[22]，后者发挥了重要的促血栓形成和促炎症的作用。血小板微颗粒携带黏附分子（如P-选择素）和趋化因子（如RANTES等），血小板微颗粒通过与IL-1β的相互作用可以增加内皮细胞的通透性[23,24]，这一效应在动脉硬化的发病机制中发挥了重要的作用。

血小板除了与肾脏固有细胞发生作用之外，与各种炎症细胞和炎症分子还有广泛的交互影响，从而在肾脏病的炎症免疫反应中发挥了致病作用。

血小板可以与单核细胞发生相互作用，这一作用是通过血小板上的P-选择素以及单核细胞上P-选择素的受体即PSGL-1来实现的，这一相互作用可以导致血小板的活化，诱导产生含有组织因子的微颗粒形成，以及诱导单核细胞的促炎症作用[25,26]。血小板对T淋巴细胞的功能也有一定的影响，包括T淋巴细胞的转运、激活和分化等，例如，血小板释放的血栓素可以促进Th1细胞的分化以及Th17细胞的扩增，从而促进炎症反应[27]。另外，血小板与T淋巴细胞之间可以通过它们表面的CD40和CD40的配体的相互作用，导致血小板RANTES释放和T细胞进一步的募集[28]。

血小板的成分中包含三种颗粒，即α颗粒、致密颗粒和溶酶体颗粒，近年来有研究认为还有第四种颗粒，称为T颗粒[29]。这些颗粒中含有大约60种与免疫炎症有关的因子。例如α颗粒中含有血小板第4因子（PF4）、RANTES、SDF-1和亲血小板碱性蛋白（PPBP）等，它们可以招募并激活其他免疫趋化因子和细胞因子，诱导内皮细胞炎症[30,31]；致密颗粒中含有ADP、血清素、聚磷酸盐和谷氨酸盐等，许多具有免疫细胞的修饰效果，例如谷氨酸盐可以诱导T细胞的迁移[32,33]。

血小板表达多种的Toll样受体（TLR）家族成员，包括TLR1，TLR2，TLR4，TLR6，TLR8和TLR9等[34]，其中研究最为深入的是TLR4，后者可以导致血小板的活化，使血小板黏附于中性粒细胞，促使后者释放中性粒细胞细胞外罗网（neutrophil extracellular traps，NETs），NETs不仅具有抗感染的作用，还在一系列自身免疫性疾病中发挥致病作用，例如系统性红斑狼疮以及原发性小血管炎等[35]。TLR2的激活也可以导致血小板和中性粒细胞的黏附增加[36]炎症因子表达的增加[37]。

四、凝血纤溶异常在肾脏损伤机制中的作用

（一）内皮细胞调控凝血纤溶平衡的作用

内皮细胞具有抗凝和促凝双重功能。生理状态下的内皮细胞发挥着抗血栓形成的作用，维持血液的流动性，这一功能主要是通过以下机制来实现的：① 内皮细胞表面带有负电荷，可以抑制血小板和凝血因子的黏附和聚集；② 合成和分泌抗凝因子，如分泌血栓调节蛋白（thrombomodulin），可将凝血酶的促凝活性转变为抗凝活性，分泌肝素样物质以增强 AT-Ⅲ 的抗凝作用；以及组织因子途径抑制因子（TFPI）；③ 合成和分泌促进纤溶的因子，例如组织纤溶蛋白激活因子（t-PA）；④ 合成和分泌抑制血管扩张和血小板聚集的因子，例如前列环素；⑤ 分泌平滑肌松弛抑制因子（endothelial-derived relaxing factor，EDRF）等等。

然而，当由于炎症等原因造成内皮细胞损伤或活化时，内皮细胞将丧失其抗凝活性而发挥促凝活性，并介导炎症与凝血之间的交互作用，主要表现在：① 在炎症状态下，巨噬细胞等炎症细胞可以产生大量炎症因子例如肿瘤坏死因子α（TNFα）、补体C5a或IL-1等，它们可以促进内皮细胞合成和表达大量组织因子，同时在炎症状态下，由于内皮细胞受损，分泌组织因子途径抑制因子（TFPI）能力下降（TFPI可以与组织因子、Ⅴ因子和Ⅶ因子形成复合物并抑制组织因子的功能），从而促进外源性凝血途径的激活。② 抗凝血酶是重要的对抗凝血物质，但在严重炎症反应时，受损内皮细胞合成抗凝血酶减少[38]。③ 内皮细胞受损时，血栓调节蛋白分泌和表达下降，补体C4b结合蛋白（C4bBp）水平上升，蛋白S下调，蛋白C系统随之下调，凝血级联反应增强[39]。④ 在炎症状态下，内皮细胞分泌PAI-1增多，抑制纤溶系统活化。⑤ 在炎症因子的作用下，内皮细胞表面表达黏附分子异常，从而促进单核细胞和巨噬细胞的募集，这是在新月体性肾炎患者凝血活化中的关键步骤[40-43]。此外，内皮细胞还可以合成和释放一些凝血因子如Ⅷ因子[44]，这些分子机制打破了凝血/纤溶的平衡，导致内皮细胞表面的高凝状态和纤维蛋白的形成，从而破坏了毛细血管的通透性。因此，内皮细胞的直接作用是在肾小球基底膜（GBM）的周围维持炎症状态，并可以成为外部致病因素攻击的靶点。例如，在溶血尿毒综合征时，肠出血大肠杆菌产生志贺毒素黏附在内皮细胞表面的globotriaosylceramide（Gb3）分子上并进入细胞[45]，志贺毒素A亚单位发生水解和二硫键减少，A亚单位激活，抑制蛋白质的合成，导致细胞死亡，并且改变了内皮表面结构；组织因子暴露增加，产生的凝血酶，和血小板结合的纤维蛋白原裂解，导致纤维蛋白形成。

内皮细胞的损伤和功能障碍导致尿蛋白从肾小球漏出，而微量白蛋白尿是肾脏病患者心血管疾病和心血管死亡的独立危险因素，心血管疾病又进一步加重内皮细胞功能的障碍，形成一个恶性循环。

（二）凝血酶与蛋白酶活化受体（PAR）的作用

凝血酶可以裂解纤维蛋白原成为纤维蛋白单体。当凝血酶作用于细胞时，会引发了广泛的效应，如细胞增殖、细胞分裂和细胞的形态和运动性的改变，它诱导下游的信号转导级联，从而影响细胞电生理、代谢过程以及基因的表达。此外，凝血酶在急性和慢性炎症过程发挥着重要功能，例如它可以激活补体级联反应，或者作为免疫效应细胞的有丝分裂原[46,47]。

凝血酶可以直接激活血小板，也可以与特异性的受体即PAR相互作用激活血小板。PAR属于G蛋白偶联型受体家族，凝血酶与PAR结合后导致受体的内部裂解，释放出N端的一段短肽，暴露一个新的氨基末端域，通过分子内相互作用激活受体[48]；之后凝血酶受体可以发生内化[49]。凝血酶与血小板上的PAR结合后，可以引起血小板形态的改变，促使血小板释放ADP、血清素、血栓素以及多种趋化因子和生长因子。此外，它释放出的纤维蛋白原受体糖蛋白GPⅡb/Ⅲa整合素的复合物和P-选择素，并促使CD40配体迁移至血小板表面，前者可以促进血小板聚集，CD40配体则诱导内皮细胞分泌趋化因子和表达的黏附分子，从而促进白细胞的募集和白细胞外渗。凝血酶也可以引发血管内皮细胞的效应，包括形态和通透性改变，动员黏附分子如vWF、P-选择素以及各种细胞因子的产生[50]。

PAR在肾小球内皮细胞、系膜细胞和上皮细胞上均有大量表达,其生物学作用包括:细胞骨架重排、肾小球上皮细胞和成纤维细胞的增殖等。此外,凝血酶上调uPA、tPA及其抑制剂PAI-1的表达,而uPA受体的表达被下调,其净效应是纤维蛋白形成的纤维蛋白溶解系统功能的减退[51]。在肾小球性肾炎和溶血尿毒综合征的患者中,肾小球细胞的表面上的PAR-1蛋白的表达水平下调,而mRNA的表达上调[52],这提示凝血酶激活PAR-1后使得后者内化[53]。此外,在抗肾小球基底膜(GBM)抗体病的动物模型中,通过PAR-1介导的凝血酶促炎症细胞的效应与其促凝血效应同等重要。水蛭素是一种丝氨酸蛋白酶抑制剂,在动物实验中它可以显著降低肾小球病变,包括如巨噬细胞浸润、纤维蛋白沉积和新月体形成等,但应用PAR-1敲除的方法可以达到同样的效果。TRAP肽是一类具有激活PAR-1的活性但是缺乏凝血酶的蛋白酶活性的多肽,它可以减轻肾小球的损伤[54]。

PAR在许多免疫细胞上也有表达,包括巨噬细胞、单核细胞、树突状细胞、淋巴细胞和肥大细胞,凝血酶也影响这些细胞的功能。凝血酶可以趋化单核细胞,调节成纤维细胞产生细胞因子;同时,它也调节PAR信号的过度反应[55,56]。在补体系统中,活化的凝血酶能绕过了补体的经典途径、旁路途径和凝集素途径,活化C5产生C5a来触发补体活化[57]。然而,这一特质不限于凝血酶,凝血系统中许多丝氨酸蛋白酶均有此功能。凝血酶是凝血系统和补体系统交互作用的重要桥梁之一。此外,凝血酶促进激活各种促炎症途径,包括产生促炎性细胞因子(如肿瘤坏死因子、IL-1β和IL-6)和细胞因子,从而又反过来刺激凝血[46,57-59]。

(三)纤维蛋白的作用

越来越多的证据表明纤维蛋白(原)和纤维蛋白降解产物在炎症反应中发挥了作用[60]。在大多数情况下,纤维蛋白(原)的促炎功能是由于它与多种免疫细胞通过受体-配体的作用而实现的[61],而且,纤维蛋白(原)这些促炎症功能的信号转导途径并不与凝血系统中其他因子的促炎症作用相交叠。例如纤维蛋白(原)可以与白细胞上的CD11b/CD18整合素受体相结合,激活促炎症途径如NF-κB,导致在局部产生炎性细胞因子,如TNF-α和IL-1β[62-64],这一结合是通过纤维蛋白原的377～395氨基酸(特别是383～395)实现的[65,66]。单核细胞、巨噬细胞、中性粒细胞和某些B细胞上也可以结合纤维蛋白原[67,68]。另外,纤维蛋白原可以与肥大细胞上的αⅡbβ3结合,导致肥大细胞的激活,对于调节血压水平有一定作用[69,70]。

此外,纤维蛋白原还可以直接或间接通过一些其他的受体、黏附分子或细胞表面蛋白参与炎症过程。例如,纤维蛋白原可以通过TLR-4诱导巨噬细胞活化,释放趋化因子和细胞因子,包括MCP-1、巨噬细胞炎性蛋白-1、IL-6、IL-8、TNF-α、基质金属蛋白酶-1和基质金属蛋白酶-9等[71,72]。血纤维蛋白原通过血管内皮细胞钙黏蛋白(vascular endothelial cadherin)、ICAM-1以及几种整合素受体与内皮细胞、血小板、血管平滑肌细胞、白细胞相互作用,在血管疾病中发挥致病作用[73]。

由于纤维蛋白是凝血反应的最终产物,因此在研究凝血纤溶在肾小球肾炎的发病机制中的作用时,通常认为纤维蛋白是关键的环节。纤维蛋白凝块可以使肾小球毛细血管的血流量减少,导致肾小球缺血和坏死,并吸引巨噬细胞和白细胞。在动物实验中,去纤维蛋白的治疗可以减轻肾小球肾炎的严重程度[74];而且在纤维蛋白原A-α链缺乏的鼠中可以不发生新月体性肾炎[75]。因此,肾小球纤维蛋白沉积不仅仅是肾脏局部凝血/纤溶异常的病理产物,同时纤维蛋白沉积还具有重要的促炎症作用。

纤维蛋白在纤溶酶的作用下形成纤维蛋白降解产物(FDP),FDP有类似纤维蛋白的趋化作用,因此可能也在肾小球肾炎的发病机制中起一定的作用[76]。

(四)纤溶酶原激活物和纤溶酶原的作用

在肾小球的急性损伤中,凝血系统和纤溶系统的活性都是增强的,但纤溶系统的活性受到抗纤溶物质例如PAI和/或α2-抗纤溶酶(α2-AP)的影响,活性增强得并不显著。在抗GBM抗体病的动物模型中,Malliaros等发现肾小球内纤溶活性显著降低(40倍),肾小球上清组织纤溶酶原激活物(tPA)活性降低10倍,尿激酶(uPA)活性是不变的,而纤溶酶原激活因子抑制因子-1(PAI-1)的活性则增加了5倍[77]。有趣的是,在新月体性肾炎的患者中,尽管纤溶酶原激活物包括uPA以及

tPA 的 mRNA 水平上调，但纤溶活性可以减低[78]。然而，在抗 GBM 病的动物研究中，tPA 和纤溶酶原基因敲除小鼠相对于野生型小鼠病情更为严重，表现为更多的新月体、更多的纤维蛋白沉积和更严重肾衰竭，而抑制 uPA 及其受体 uPAR 的基因对小鼠的预后却影响不大，尽管 uPA[-/-] 小鼠肾小球的炎症细胞浸润更为严重。这些结果提示 uPA 和 tPA 的发挥了致病作用。肾小球内皮细胞所产生的 tPA 可能是局部纤溶酶原激活物的主要来源，参与清除肾小球的纤维蛋白[79]。

从 20 世纪 80 年代起，重组 tPA（rtPA）开始在动物实验中用于新月体肾炎的治疗。由于在纤维蛋白的作用下 tPA 的酶活性会增强，所以它比其他纤溶药物包括尿激酶和链激酶的出血风险小。Remuzzi 等 rtPA 用于抗 GBM 病的动物研究，未发现严重的出血事件，且可以减少新月体的形成、改善肾功能[80]，这提示在新月体肾炎的早期对抗纤维蛋白的治疗可能具有保护作用。Haraguchi 等研究了 tPA 在抗 Thy-1 肾炎中的作用，他们发现由于局部纤维蛋白的出现，rtPA 导致纤溶酶产生的增加，后者不仅参与纤溶的过程，还导致了细胞外基质的重塑，且肾小球 TGF-β 的含量不受纤溶酶活性增加的影响[81]。然而，近来还有研究发现纤溶酶原可以激活 TGF-β[82]。

近来有研究发现，在 ANCA 相关小血管炎患者血清中存在抗纤溶酶原抗体，其检出率为 18% ~ 24%，抗纤溶酶原的抗体与 ANCA 相关小血管炎的疾病活动度以及肾功能水平相关，进一步的研究发现，该抗体可以降低纤溶酶原的功能、抑制血栓的溶解，并参与炎症反应[83,84]。在部分系统性红斑狼疮合并抗磷脂抗体综合征患者循环中也能检测到该抗体，但其临床意义尚待进一步研究[85]。

尿激酶（uPA）及其受体（uPAR）在肾脏病的免疫炎症反应中也发挥了积极的作用。例如有观察性研究显示，局灶节段性肾小球硬化症患者血中可溶性 uPAR 水平较正常对照和微小病变肾病患者明显升高，在肾病综合征缓解时水平下降[86]；尿中可溶性 uPAR 的水平亦是如此，进一步的研究发现，可溶性 uPAR 可以促进足细胞运动能力的增强[87]。在炎症因子如 IL-1β 和 TNF-α 或细菌内毒素的作用下，许多细胞表达 uPA 的水平增加，包括内皮细胞、上皮细胞、单核细胞和中性粒细胞等[88]，而这种局部释放的 uPA 又通过与 uPAR 的作用导致中性粒细胞的活化，后者发生迁移和氧自由基的释放[89]；uPA 还可以使结合在细胞上的纤溶酶原转化成纤溶酶，导致促炎症因子的释放，激活基质金属蛋白酶，从而放大了急性炎症反应[90]。

（五）溶酶原抑制物（PAI）的作用

PAI-1 是纤溶酶原抑制剂中最主要的一种，它是一种丝氨酸蛋白酶抑制剂家族的糖蛋白，通过与 tPA 和 uPA 结合限制产生纤溶酶。PAI-1 也参与细胞黏附和细胞迁移：PAI-1 通过阻断 uPAR、整合素 αVβ3 玻璃体结合蛋白（vitronectin）的相互作用，PAI 可以阻止细胞与细胞外基质的黏附。另外三种 PAI 称为 PAI-2、PAI-3（一种蛋白 C 抑制剂）和蛋白酶连接蛋白 1（protease-nexin 1），它们在肾小球病发病机制中的作用尚不清楚。蛋白酶连接蛋白 1 在鼠的增生性肾小球肾炎模型表达上调，但其意义尚不清楚[91]。PAI-1 可以与 uPA 和 uPAR 在细胞表面形成复合物，该复合物与 uPAR 迅速被内化，并由低密度脂蛋白受体相关蛋白介导所降解，因此 uPAR 可能是 PAI-1 的清除受体[92]。

在许多类型的肾脏病包括各种原发性肾小球肾炎以及狼疮性肾炎和糖尿病肾病等继发性肾小球病中，都可见到患者血清 PAI-1 浓度升高和肾组织 PAI-1 的高表达，PAI-1 增加可以导致细胞外基质的聚集，促进肾脏组织纤维蛋白沉积；此外，PAI-1 的增多还可抑制基质金属蛋白酶系统（MMPs）的活性，从而减少细胞外基质的降解，促进肾纤维化的进程。例如在糖尿病肾病的动物模型中，PAI-1 可以通过上调 TGFβ 而增加细胞外基质的聚集，并通过抑制纤溶酶和 MMP-2 的活性而减少细胞外基质的降解[93]；PAI-1 基因敲除的鼠可以不患糖尿病肾病[94]。在抗 GBM 病的动物模型中，PAI-1 的基因转录和生物学活性都是增高的，PAI-1 敲除的动物病情较轻，表现为新月体比例低、纤维蛋白以及胶原聚集沉积少，而 PAI-1 过表达者肾脏病变较重[95,96]。血液透析的患者中 PAI-1 水平是增高的，且 PAI-1 水平高者容易发生心血管事件，这可能是与内皮细胞功能受损有关[8,97]。腹膜透析患者也有类似的情况[98]。

（陈　旻）

参考文献

1. THIJS A, NANAYAKKARA PW, TER WEE PM, et al. Mild-to-moderate renal impairment is associated with platelet activation: a cross-sectional study. Clin Nephrol, 2008, 70(4):325-331.

2. HRAFNKELSDOTTIR T, OTTOSSON P, GUDNASON T, et al. Impaired endothelial release of tissue-type plasminogen activator in patients with chronic kidney disease and hypertension. Hypertension, 2004, 44(3):300-304.

3. CANTIN B, DESPRES JP, LAMARCHE B, et al. Association of fibrinogen and lipoprotein(a) as a coronary heart disease risk factor in men (The Quebec Cardiovascular Study). Am J Cardiol, 2002, 89(6):662-666.

4. CETIN O, BEKPINAR S, UNLUCERCI Y, et al. Hyperhomocysteinemia in chronic renal failure patients: relation to tissue factor and platelet aggregation. Clin Nephrol, 2006, 65(2):97-102.

5. SECHI LA, NOVELLO M, COLUSSI G, et al. Relationship of plasma renin with a prothrombotic state in hypertension: relevance for organ damage. Am J Hypertens, 2008, 21(12):1347-1353.

6. ASTRUP AS, TARNOW L, PIETRASZEK L, et al. Markers of endothelial dysfunction and inflammation in type 1 diabetic patients with or without diabetic nephropathy followed for 10 years: association with mortality and decline of glomerular filtration rate. Diabetes Care, 2008, 31(6): 1170-1176.

7. HUANG Y, NOBLE NA. PAI-1 as a target in kidney disease. Curr Drug Targets, 2007, 8(9):1007-1015.

8. SEGARRA A, CHACON P, MARTINEZ-EYARRE C, et al. Circulating levels of plasminogen activator inhibitor type-1, tissue plasminogen activator, and thrombomodulin in hemodialysis patients: biochemical correlations and role as independent predictors of coronary artery stenosis. J Am Soc Nephrol, 2001, 12(6):1255-1263.

9. MALYSZKO J, MALYSZKO JS, MYSLIWIEC M. Endothelial cell injury markers in chronic renal failure on conservative treatment and continuous ambulatory peritoneal dialysis. Kidney Blood Press Res, 2004, 27(2):71-77.

10. JALAL DI, CHONCHOL M, TARGHER G. Disorders of hemostasis associated with chronic kidney disease. Semin Thromb Hemost, 2010, 36(1):34-40.

11. CHEN G, LIU H, LIU F. A glimpse of the glomerular milieu: from endothelial cell to thrombotic disease in nephrotic syndrome. Microvasc Res, 2013, 89:1-6.

12. GREMMEL T, MULLER M, STEINER S, et al. Chronic kidney disease is associated with increased platelet activation and poor response to antiplatelet therapy. Nephrol Dial Transplant, 2013, 28(8):2116-2122.

13. KOCYIGIT I, YILMAZ MI, SIMSEK Y, et al. The role of platelet activation in determining response to therapy in patients with primary nephrotic syndrome. Platelets, 2013, 24(6):474-479.

14. NAKAGAWA T, INOUE H, SASAHARA M. Platelet-derived growth factor and renal disease. Curr Opin Nephrol Hypertens, 2012, 21(1):80-85.

15. DELMAS Y, VIALLARD JF, SOLANILLA A, et al. Activation of mesangial cells by platelets in systemic lupus erythematosus via a CD154-dependent induction of CD40. Kidney Int, 2005, 68(5):2068-2078.

16. TAKUWA N, GANZ M, TAKUWA Y, et al. Studies of the mitogenic effect of serotonin in rat renal mesangial cells. Am J Physiol, 1989, 257:F431-439.

17. SMYTH SS, MCEVER RP, WEYRICH AS, et al. Platelet functions beyond hemostasis. J Thromb Haemost, 2009, 7(11):1759-1766.

18. SRIVASTAVA K, COCKBURN IA, SWAIM A, et al. Platelet factor 4 mediates inflammation in experimental cerebral malaria. Cell Host Microbe, 2008, 4(2):179-187.

19. ZHANG X, MCGEOCH SC, JOHNSTONE AM, et al. Platelet-derived microparticle count and surface molecule expression differ between subjects with and without type 2 diabetes, independently of obesity status. J Thromb Thrombolysis, 2014, 37(4):455-463.

20. GUIDUCCI S, DISTLER JH, JUNGEL A, et al. The relationship between plasma microparticles and disease manifestations in patients with systemic sclerosis. Arthritis Rheum, 2008, 58(9):2845-2853.

21. TRAPPENBURG MC, VAN SCHILFGAARDE M, MARCHETTI M, et al. Elevated procoagulant microparticles expressing endothelial and platelet markers in essential thrombocythemia. Haematologica, 2009, 94(7):911-918.

22. GAO C, XIE R, YU C, et al. Procoagulant activity of erythrocytes and platelets through phosphatidylserine exposure and microparticles release in patients with nephrotic syndrome. Thromb Haemost, 2012, 107(4):681-689.

23. HOTTZ ED, LOPES JF, FREITAS C, et al. Platelets mediate increased endothelium permeability in dengue through NLRP3-inflammasome activation. Blood, 2013, 122(20):3405-3414.

24. HOTTZ ED, OLIVEIRA MF, NUNES PC, et al. Dengue induces platelet activation, mitochondrial dysfunction and cell death through mechanisms that involve DC-SIGN and caspases. J Thromb Haemost, 2013, 11(5):951-962.

25. BAINTON CR, RICHTER DW, SELLER H, et al. Respiratory modulation of sympathetic activity. J Auton Nerv Syst, 1985, 12(1):77-90.

26. HRACHOVINOVA I, CAMBIEN B, HAFEZI-MOGHADAM A, et al. Interaction of P-selectin and PSGL-1 generates microparticles that correct hemostasis in a mouse model of hemophilia A. Nat Med, 2003, 9(8):1020-1025.

27. SAKATA D, YAO C, NARUMIYA S. Emerging roles of prostanoids in T cell-mediated immunity. IUBMB Life, 2010, 62(8):591-596.

28. DANESE S, DE LA MOTTE C, REYES BM, et al. Cutting edge: T cells trigger CD40-dependent platelet activation and granular RANTES release: a novel pathway for immune response amplification. J Immunol, 2004, 172(4):2011-2015.

29. THON JN, PETERS CG, MACHLUS KR, et al. T granules in human platelets function in TLR9 organization and signaling. J Cell Biol, 2012, 198(4):561-574.

30. DEPPERMANN C, CHERPOKOVA D, NURDEN P, et al. Gray platelet syndrome and defective thrombo-inflammation in Nbeal2-deficient mice. J Clin Invest, 2013: pii69210.

31. BLAIR P, FLAUMENHAFT R. Platelet alpha-granules: basic biology and clinical correlates. Blood Rev, 2009, 23(4):177-189.

32. GANOR Y, BESSER M, BEN-ZAKAY N, et al. Human T cells express a functional ionotropic glutamate receptor GluR3, and glutamate by itself triggers integrin-mediated adhesion to laminin and fibronectin and chemotactic migration. J Immunol, 2003, 170(8):4362-4372.

33. GANOR Y, GRINBERG I, REIS A, et al. Human T-leukemia and T-lymphoma express glutamate receptor AMPA GluR3, and the neurotransmitter glutamate elevates the cancer-related matrix-metalloproteinases inducer CD147/EMMPRIN, MMP-9 secretion and engraftment of T-leukemia in vivo. Leuk Lymphoma, 2009, 50(6): 985-997.

34. ASLAM R, SPECK ER, KIM M, et al. Platelet Toll-like receptor expression modulates lipopolysaccharide-induced thrombocytopenia and tumor necrosis factor-alpha production in vivo. Blood, 2006, 107(2):637-641.

35. CLARK SR, MA AC, TAVENER SA, et al. Platelet TLR4 activates neutrophil extracellular traps to ensnare bacteria in septic blood. Nat Med, 2007, 13(4):463-469.

36. BLAIR P, REX S, VITSEVA O, et al. Stimulation of Toll-like receptor 2 in human platelets induces a thromboinflammatory response through activation of phosphoinositide 3-kinase. Circ Res, 2009, 104(3):346-354.

37. BEAULIEU LM, LIN E, MORIN KM, et al. Regulatory effects of TLR2 on megakaryocytic cell function. Blood, 2011, 117(22):5963-5974.

38. KELLER TT, MAIRUHU AT, DE KRUIF MD, et al. Infections and endothelial cells. Cardiovasc Res, 2003, 60(1):40-48.

39. TSUDA H, URATA M, TSUDA T, et al. Four missense mutations identified in the protein S gene of thrombosis patients with protein S deficiency: effects on secretion and anticoagulant activity of protein S. Thromb Res, 2002, 105(3):233-239.

40. KAWASAKI K, YAOITA E, YAMAMOTO T, et al. Antibodies against intercellular adhesion molecule-1 and lymphocyte function-associated antigen-1 prevent glomerular injury in rat experimental crescentic glomerulonephritis. J Immunol, 1993, 150(3):1074-1083.

41. NISHIKAWA K, GUO YJ, MIYASAKA M, et al. Antibodies to intercellular adhesion molecule 1/lymphocyte function-associated antigen 1 prevent crescent formation in rat autoimmune glomerulonephritis. J Exp Med, 1993, 177(3):667-677.

42. SERON D, CAMERON JS, HASKARD DO. Expression of VCAM-1 in the normal and diseased kidney. Nephrol Dial Transplant, 1991, 6(12):917-922.

43. OGAWA T, YORIOKA N, ITO T, et al. Ultrastructural localization of vascular cell adhesion molecule-1 in proliferative and crescentic glomerulonephritis. Virchows Arch, 1996, 429(4):283-291.

44. EVERETT LA, CLEUREN AC, KHORIATY RN, et al. Murine coagulation factor VIII is synthesized in endothelial cells. Blood, 2014, 123(24): 3697-3705.

45. MOAKE JL. Thrombotic microangiopathies. N Engl J Med, 2002, 347(8):589-600.

46. RITTIRSCH D, FLIERL MA, WARD PA. Harmful molecular mechanisms in sepsis. Nat Rev Immunol, 2008, 8(10):776-787.

47. COUGHLIN SR. Thrombin signalling and protease-activated receptors. Nature, 2000, 407(6801):258-264.

48. VU TK, HUNG DT, WHEATON VI, et al. Molecular cloning of a functional thrombin receptor reveals a novel proteolytic mechanism of receptor activation. Cell, 1991, 64(6):1057-1068.

49. HOXIE JA, AHUJA M, BELMONTE E, et al. Internalization and recycling of activated thrombin receptors. J Biol Chem, 1993, 268(18):13756-13763.

50. DANCKWARDT S, HENTZE MW, KULOZIK AE. Pathologies at the nexus of blood coagulation and inflammation: thrombin in hemostasis, cancer, and beyond. J Mol Med (Berl), 2013, 91(11):1257-1271.

51. HE CJ, RONDEAU E, MEDCALF RL, et al. Thrombin increases proliferation and decreases fibrinolytic activity of kidney glomerular epithelial cells. J Cell Physiol, 1991, 146(1):131-140.

52. XU Y, ZACHARIAS U, PERALDI MN, et al. Constitutive expression and modulation of the functional thrombin receptor in the human kidney. Am J Pathol, 1995, 146(1):101-110.

53. WOOLKALIS MJ, DEMELFI TM JR., BLANCHARD N, et al. Regulation of thrombin receptors on human umbilical vein endothelial cells. J Biol Chem, 1995, 270(17):9868-9875.

54. CUNNINGHAM MA, RONDEAU E, CHEN X, et al. Protease-activated receptor 1 mediates thrombin-dependent, cell-mediated renal inflammation in crescentic glomerulonephritis. J Exp Med, 2000, 191(3): 455-462.

55. STEINHOFF M, BUDDENKOTTE J, SHPACOVITCH V, et al. Proteinase-activated receptors: transducers of proteinase-mediated signaling in inflammation and immune response. Endocr Rev, 2005, 26(1):1-43.

56. SHPACOVITCH V, FELD M, HOLLENBERG MD, et al. Role of protease-activated receptors in inflammatory responses, innate and adaptive immunity. J Leukoc Biol, 2008, 83(6):1309-1322.

57. HUBER-LANG M, SARMA JV, ZETOUNE FS, et al. Generation of C5a in the absence of C3: a new complement activation pathway. Nat Med, 2006, 12(6):682-687.

58. BEVILACQUA MP, POBER JS, MAJEAU GR, et al. Recombinant tumor necrosis factor induces procoagulant activity in cultured human vascular endothelium: characterization and comparison with the actions of interleukin 1. Proc Natl Acad Sci U S A, 1986, 83(12):4533-4537.

59. STOUTHARD JM, LEVI M, HACK CE, et al. Interleukin-6 stimulates coagulation, not fibrinolysis, in humans. Thromb Haemost, 1996, 76(5): 738-742.

60. ADAMS RA, SCHACHTRUP C, DAVALOS D, et al. Fibrinogen signal transduction as a mediator and therapeutic target in inflammation: lessons from multiple sclerosis. Curr Med Chem, 2007, 14(27):2925-2936.

61. ADAMS RA, PASSINO M, SACHS BD, et al. Fibrin mechanisms and functions in nervous system pathology. Mol Interv, 2004, 4(3):163-176.

62. FAN ST, EDGINGTON TS. Integrin regulation of leukocyte inflammatory functions. CD11b/CD18 enhancement of the tumor necrosis factor-alpha responses of monocytes. J Immunol, 1993, 150(7):2972-2980.

63. PEREZ RL, ROMAN J. Fibrin enhances the expression of IL-1 beta by human peripheral blood mononuclear cells. Implications in pulmonary inflammation. J Immunol, 1995, 154(4):1879-1887.

64. PEREZ RL, RITZENTHALER JD, ROMAN J. Transcriptional regulation of the interleukin-1beta promoter via fibrinogen engagement of the CD18 integrin receptor. Am J Respir Cell Mol Biol, 1999, 20(5):1059-1066.

65. UGAROVA TP, LISHKO VK, PODOLNIKOVA NP, et al. Sequence gamma 377-395(P2), but not gamma 190-202(P1), is the binding site for the alpha MI-domain of integrin alpha M beta 2 in the gamma C-domain of fibrinogen. Biochemistry, 2003, 42(31):9365-9373.

66. LISHKO VK, KUDRYK B, YAKUBENKO VP, et al. Regulated unmasking of the cryptic binding site for integrin alpha M beta 2 in the gamma C-domain of fibrinogen. Biochemistry, 2002, 41(43):12942-12951.

67. UGAROVA TP, YAKUBENKO VP. Recognition of fibrinogen by leukocyte integrins. Ann N Y Acad Sci, 2001, 936(1):368-385.

68. NHAM SU. Characteristics of fibrinogen binding to the domain of CD11c, an alpha subunit of p150, 95. Biochem Biophys Res Commun, 1999, 264(3):630-634.

69. BASHEER M, SCHWALB H, NESHER M, et al. Mast cell activation by fibrinogen-related homologous c-terminal peptides (haptides) modulates systemic blood pressure. J Allergy Clin Immunol, 2010, 126(5):1041-1048.

70. LOMINADZE D, DEAN WL, TYAGI SC, et al. Mechanisms of fibrinogen-induced microvascular dysfunction during cardiovascular disease. Acta Physiol (Oxf), 2010, 198(1):1-13.

71. SMILEY ST, KING JA, HANCOCK WW. Fibrinogen stimulates macrophage chemokine secretion through toll-like receptor 4. J Immunol, 2001, 167(65):2887-2894.

72. HODGKINSON CP, PATEL K, YE S. Functional Toll-like receptor 4 mutations modulate the response to fibrinogen. Thromb Haemost, 2008, 100(2):301-307.

73. DAVALOS D, AKASSOGLOU K. Fibrinogen as a key regulator of inflammation in disease. Semin Immunopathol, 2012, 34(1):43-62.

74. THOMSON NM, SIMPSON IJ, PETERS DK. A quantitative evaluation of anticoagulants in experimental nephrotoxic nephritis. Clin Exp Immunol, 1975, 19(2):301-308.

75. DREW AF, TUCKER HL, LIU H, et al. Crescentic glomerulonephritis is diminished in fibrinogen-deficient mice. Am J Physiol Renal Physiol, 2001, 281(6):F1157-1163.

76. ROBSON SC, SHEPHARD EG, KIRSCH RE. Fibrin degradation product D-dimer induces the synthesis and release of biologically active IL-1 beta, IL-6 and plasminogen activator inhibitors from monocytes in vitro. Br J Haematol, 1994, 86(2):322-326.

77. MALLIAROS J, HOLDSWORTH SR, WOJTA J, et al. Glomerular fibrinolytic activity in anti-GBM glomerulonephritis in rabbits. Kidney Int, 1993, 44(3):557-564.

78. LEE HS, PARK SY, MOON KC, et al. mRNA expression of urokinase and plasminogen activator inhibitor-1 in human crescentic glomerulonephritis. Histopathology, 2001, 39(2):203-209.

79. KITCHING AR, HOLDSWORTH SR, PLOPLIS VA, et al. Plasminogen and plasminogen activators protect against renal injury in crescentic glomerulonephritis. J Exp Med, 1997, 185(5):963-968.

80. ZOJA C, CORNA D, MACCONI D, et al. Tissue plasminogen activator therapy of rabbit nephrotoxic nephritis. Lab Invest, 1990, 62(1):34-40.

81. HARAGUCHI M, BORDER WA, HUANG Y, et al. t-PA promotes glomerular plasmin generation and matrix degradation in experimental glomerulonephritis. Kidney Int, 2001, 59(6):2146-2155.

82. LUTTUN A, LUPU F, STORKEBAUM E, et al. Lack of plasminogen activator inhibitor-1 promotes growth and abnormal matrix remodeling of advanced atherosclerotic plaques in apolipoprotein E-deficient mice. Arterioscler Thromb Vasc Biol, 2002, 22(3):499-505.

83. HAO J, WANG C, GOU SJ, et al. The association between anti-plasminogen antibodies and disease activity in ANCA-associated vasculitis. Rheumatology (Oxford), 2014, 53(2):300-306.

84. BERDEN AE, NOLAN SL, MORRIS HL, et al. Anti-plasminogen antibodies compromise fibrinolysis and associate with renal histology in ANCA-associated vasculitis. J Am Soc Nephrol, 2010, 21(12):2169-2179.

85. KOZMIN LD, SHIROKOVA IE, LISITSINA TA, et al. Anti-plasminogen autoantibodies from plasma of patients with systemic lupus erythematosus having anti-phospholipid antibody syndrome: isolation and some immunochemical properties. Biochemistry (Mosc), 2003, 68(3): 339-345.

86. HUANG J, LIU G, ZHANG YM, et al. Plasma soluble urokinase receptor levels are increased but do not distinguish primary from secondary focal segmental glomerulosclerosis. Kidney Int, 2013, 84(2):366-372.

87. HUANG J, LIU G, ZHANG YM, et al. Urinary soluble urokinase receptor levels are elevated and pathogenic in patients with primary focal segmental glomerulosclerosis. BMC Med, 2014, 12:81.

88. BLASI F. Urokinase and urokinase receptor: a paracrine/autocrine system regulating cell migration and invasiveness. Bioessays, 1993, 15(2):105-111.

89. ABRAHAM E, GYETKO MR, KUHN K, et al. Urokinase-type plasminogen activator potentiates lipopolysaccharide-induced neutrophil activation. J Immunol, 2003, 170(11):5644-5651.

90. VADAY GG, LIDER O. Extracellular matrix moieties, cytokines, and enzymes: dynamic effects on immune cell behavior and inflammation. J Leukoc Biol, 2000, 67(2):149-159.

91. MOLL S, SCHAEREN-WIEMERS N, WOHLWEND A, et al. Protease nexin 1 in the murine kidney: glomerular localization and up-regulation in glomerulopathies. Kidney Int, 1996, 50(6):1936-1945.

92. KOUNNAS MZ, HENKIN J, ARGRAVES WS, et al. Low density lipoprotein receptor-related protein/alpha 2-macroglobulin receptor mediates cellular uptake of pro-urokinase. J Biol Chem, 1993, 268(29):21862-21867.

93. LEE HB, HA H. Plasminogen activator inhibitor-1 and diabetic nephropathy. Nephrology (Carlton), 2005, 10(2):S11-13.

94. LASSILA M, FUKAMI K, JANDELEIT-DAHM K, et al. Plasminogen activator inhibitor-1 production is pathogenetic in experimental murine diabetic renal disease. Diabetologia, 2007, 50(6):1315-1326.

95. FENG L, TANG WW, LOSKUTOFF DJ, et al. Dysfunction of glomerular fibrinolysis in experimental antiglomerular basement membrane antibody glomerulonephritis. J Am Soc Nephrol, 1993, 3(11):1753-1764.

96. KITCHING AR, KONG YZ, HUANG XR, et al. Plasminogen activator inhibitor-1 is a significant determinant of renal injury in experimental crescentic glomerulonephritis. J Am Soc Nephrol, 2003, 14(6):1487-1495.

97. STEFONI S, CIANCIOLO G, DONATI G, et al. Low TGF-beta1 serum levels are a risk factor for atherosclerosis disease in ESRD patients. Kidney Int, 2002, 61(1):324-335.

98. PAWLAK K, MYSLIWIEC M, PAWLAK D. Haemostatic system, biochemical profiles, kynurenines and the prevalence of cardiovascular disease in peritoneally dialyzed patients. Thromb Res, 2010, 125(2):e40-45.

第七章
肾脏纤维化的发生机制

肾脏纤维化（renal fibrosis）是含原发性、继发性肾小球疾病，肾小管、间质及血管疾病和肾脏移植慢性排斥性病变在内的所有慢性肾脏疾病（CKD）发展至终末期肾脏病的最后共同通路。其主要病理改变为正常肾单位的丢失，取而代之以大量成纤维细胞及肌成纤维细胞的增生，细胞外基质如胶原纤维和纤粘连蛋白的产生和堆积，从而导致肾小球硬化、肾小管间质纤维化，最终导致肾脏功能丧失。在高血压和糖尿病肾病中，肾脏纤维化常伴随有小血管的硬化。此外，肾脏纤维化过程中也常伴有慢性炎症反应，如T细胞和单核巨噬细胞的浸润。

目前认为肾脏纤维化是不可逆的进行性病变，由此导致的终末期肾脏病需依赖透析治疗或肾脏移植生存，为此需要耗费大量的财力和物力，对患者、家庭以及社会来说都是沉重的负担。世界各国的肾脏病学者做了大量的工作，试图寻找抗肾脏纤维化的措施，但至今临床上仍缺乏有效可靠的抗纤维化治疗方法，其主要原因之一是肾脏纤维化的发生是一个非常复杂的慢性病理过程。很多细胞介质和生长因子都直接或间接地参与了这一过程，而目前对其发生机制尚缺乏全面的认识。本章的主要目的是阐述目前对肾脏纤维化发生机制的认识和研究上的进展。

一、细胞生长因子在肾脏纤维化发生和发展中的作用

（一）转化生长因子与肾脏纤维化

转化生长因子（TGF-β）是TGF-β超家族的主要成员之一，从De larco和Todaro等[1]在研究病毒时首次发现到现在的几十年中，它与肾脏等多种器官纤维化的关系是一个常讲常新的话题。TGF-β超家族广泛存在于哺乳动物体内，包括TGF-β家族、活化素（activin）、骨形态发生蛋白（BMP）三大类。TGF-β超家族具有广泛的生物学活性，在早期胚胎发生时机体的构建、内分泌功能、组织的纤维化、炎症反应、免疫反应和肿瘤的形成等多种生理病理过程中都具有重要的作用。

TGF-β在机体几乎所有组织中均表达，尤其在骨、肺、肾脏等组织中含量丰富。绝大多数的实质细胞都可以产生和分泌TGF-β，而一些浸润细胞如淋巴细胞、巨噬细胞、血小板等也可释放TGF-β。TGF-β的释放和激活导致细胞外基质（ECM）的生成增多和降解的减少，适量的激活导致正常结构的重塑和损伤的修复，而TGF-β过度的释放则将导致器官和组织的纤维化。在本章节中，我们将重点讨论TGF-β在肾脏纤维化中的作用。TGF-β是一种多功能、具有多向调节作用的细胞因子，它有着非常广泛的生物学活性。它的活性因其剂量、作用细胞的类型、分化程度、外界环境及是否有其他生长因子作用而异。它以自分泌、旁分泌和内分泌的方式通过细胞表面的受体信号传导途径参与细胞分化、增生与凋亡，与机体抗炎症反应、免疫调节、细胞黏附、ECM的合成以及多种肿瘤的发生有关。至今，已有大量的研究显示，TGF-β与肾脏纤维化关系密切。

1. TGF-β的结构、受体信号传导与生物学活性　在体内，TGF-β以无活性复合物的形式存在。机体在内源性蛋白酶的作用下形成12.5kD的TGF-β单体，其单体再以二硫键联结形成有功能的

同源二聚体即 TGF-β。新合二聚体以非共价键与一种无活性相关肽（latent associate peptide，LAP）形成无活性的休眠复合物，LAP 再以二硫键与休眠 TGF-β 结合蛋白（latent TGF-β binding protein，LTBP）形成大的休眠复合物，储存在血小板 α 颗粒中或分泌到胞外。新合成的 TGF-β 是无活性的，它只有被活化，即从基质上释放和从 LAP 裂解下来后才能发挥生物学效应。机体内大部分的细胞都能合成 TGF-β，如内皮细胞等。但静息时的内皮细胞合成 TGF-β 的量和活性均很低，而激活的内皮细胞即可合成大量且活性很高的 TGF-β。血浆中已激活的 TGF-β 与 α 巨球蛋白等结合形成的复合物可被肝细胞摄取和代谢，也可由炎症区的蛋白酶或弹性蛋白酶降解。

细胞膜上的 TGF-β 受体有 3 型：TGF-β-R Ⅰ，TGF-β-R Ⅱ，TGF-β-R Ⅲ。分子量分别为 53kD、70～80kD、300kD。R Ⅰ 和 R Ⅱ 与信号传导有关，R Ⅲ 与 TCF-β 贮存有关。其中 Ⅰ 型和 Ⅲ 型受体是丝氨酸/苏氨酸激酶受体，Ⅰ 型受体又被称为活化素 Ⅰ 型受体样激酶（activin receptor-like kinases，ALKs），它又分为 7 种亚型，ALK-1 是一种内皮细胞特异性 Ⅰ 型受体；ALK-2、ALK-3、ALK-6 是 BMPI 型受体，ALK-4、ALK-5 分别是活化素和 TGF-β 的 Ⅰ 型受体，而 ALK-7 的配体目前尚未知。Ⅰ 型受体有一个楔形的 GS 区插入激酶区，使之处于失活状态。Ⅱ 型受体是结构性自动磷酸化，它在未与配体结合时，已经发生磷酸化。在信号转导中，TGF-β 首先与 Ⅱ 型受体结合，Ⅱ 型受体自身发生二聚化，然后再与 Ⅰ 型受体结合形成四聚体，使 Ⅰ 型受体近膜 GS 区的丝氨酸/苏氨酸残基发生磷酸化并激活，进而磷酸化下游的信号传递介质，促进 TGF-β 的跨膜信号传导。

Massague 等[2] 于 1996 年研究证实 Smad 蛋白是 TGF-β 信号传导中的介质。Ⅰ 型受体磷酸化激活以后，将信号传至细胞内，使 Smad 蛋白磷酸化形成二聚体，并进入核内与 DNA 结合，调节靶基因的表达。TGF-β/Smad 信号通路与其他信号通路是相互影响的。有丝分裂刺激可以负向或正向调节 TGF-β/Smad 信号通路；ERK MAPK 在被肝细胞生长因子和内皮生长因子活化后，可以抑制配体所引起的 R-Smad 在核内的聚集；IFN-γ 通过 JAK1/STAT1 所介导的通路上调 Smad7 的表达，从而抑制 TGF-β 信号传导。TGF-β 在肾脏纤维化中的生物学活性包括：① 对 ECM 的影响：ECM 对维持正常的肾脏结构、影响细胞间的黏附等起着非常重要的作用。正常组织 ECM 的合成与降解保持着动态的平衡。而 TGF-β 对细胞外基质蛋白的调节作用主要包括两个方面，一是增加其合成，二是减少其正常的降解，从而促进 ECM 积聚，这其中含有基底膜成分，如 Ⅳ 型胶原、Laminin、硫酸肝素等；间质基质成分如 Ⅰ 型、Ⅲ 型胶原、纤粘连蛋白（FN）等。TGF-β 促进 ECM 积聚主要通过激活基质降解抑制酶如组织金属蛋白酶抑制剂（TIMPs）和纤溶酶原激活物抑制剂（PAI）的活性；抑制基质降解酶的活性，如基质金属蛋白酶（MMPs）和纤溶酶原激活物（PA）。② 对细胞增生的影响：TGF-β 可抑制上皮细胞（肾小管及肾小球上皮细胞）、支气管上皮细胞及内皮细胞生长。对于间充质来源的细胞，如肾小球系膜细胞、成纤维细胞，TGF-β 具有双重作用，高浓度时抑制细胞增生，低浓度时促进细胞增生。③ 对肾小管上皮细胞-肌成纤维细胞转分化的影响：体外实验中 TGF-β 可以诱导肾小管上皮细胞转分化为可以产生大量 ECM 的肌成纤维细胞。

2. TGF-β 在肾脏纤维化发生及发展中的作用　在肾脏几乎所有类型的肾脏细胞均可表达 TGF-β 及其受体。TGF-β 的表达与肾脏纤维化的密切关系已经得到了多方面临床与实验研究的证实。如：在基质增多不明显的薄基底膜肾病和微小病变中 TGF-β1 mRNA 水平与正常肾组织无明显差异，而在以 ECM 积聚为主要特征的 IgA 肾病、局灶节段增生性肾小球硬化、新月体性肾小球肾炎、糖尿病肾病等中，其肾小球和小管间质区 TGF-β1 mRNA 明显增高。这说明肾脏 TGF-β 的表达与基质的病理性增多有关，与其纤维化的程度成正比。2 型糖尿病患者中发现循环 TGF-β 水平较正常对照组高 2 倍。另外，在免疫介导的抗胸腺素 1（Thy-1）及抗肾小球基底膜（GBM）病实验模型中发现，应用 TGF-β 中和抗体可有效防止肾小球 ECM 的沉积。因此认为，TGF-β1 是介导 ECM 沉积的重要因子。在重复注射嘌呤霉素或多柔比星诱导的局灶节段性肾小球硬化及糖尿病肾病模型等非免疫炎症介导肾小球损伤的模型中，TGF-β 的表达均持续增高，并与 ECM 成分的增加成正相关。糖尿病鼠血浆 TGF-β 是正常组的 4 倍。支持 TGF-β 诱导肾小球硬化的最直接证据是利用脂质体将 TGF-β cDNA 经肾动脉导入正常鼠的肾脏，肾小球 TGF-β 蛋白表达增加，于 1 周内发生肾小球硬化[3]。这说明 TGF-β 是 ECM 沉积、肾小球硬化的强诱导剂。在 Kopp 等[4] 的研究中发现，TGF-β 转基因小鼠血浆 TGF-β 增高至正常的 8 倍，并伴有明显的肾小球纤维化，说明循环 TGF-β 和局部生成的 TGF-β 一样可诱导肾小球基质的堆积增生。体外研究中，高糖培养近曲肾小管上皮细胞、肾小球内皮细胞和系膜细胞时，细胞 TGF-β mRNA 和 TGF-β 的水平明显增高，同时伴有肾小球的肥大和胶原等 ECM 的增多，而抗 TGF-β 抗体和 TGF-β 反义寡核苷酸则能拮抗高糖的作用。糖基化终末期产物（AGEs）培养系膜细胞也可以增加其 TGF-β 的表达和胶原的生成。此外，TGF-β 也可刺激培养的小鼠肾小球系膜细胞、上皮细胞、近曲小管细胞合成 ECM。

肾小球的病变与肾间质病变往往是相互影响的，这可能与肾小球源性细胞因子释放到肾小管和间质有关。间质纤维化在某种程度上较肾小球的病变更能预示肾脏的损害及临床的预后。肾间质纤维化是以肾小管基底膜的增厚和间质成分如 Ⅰ 型、Ⅲ 型、Ⅳ 型胶原和 FN 的增多、基质的堆积为特征。在单侧输尿管结扎梗阻性（UUO）肾间质纤维化动物模型中，患肾 TGF-β mRNA 水平明显增高，而巨噬细胞数量也相应增多。在缺血性肾损害模型中，肾小管上皮细胞 TGF-β1 表达增高。可见，TGF-β 在间质纤维化中也是非常重要的。

3. TGF-β 的治疗前景 大量的动物实验和临床研究均已证实了 TGF-β 与肾脏纤维化的关系，因此，抑制 TGF-β 的作用对延缓肾脏纤维化的进展将有重要意义。Border 等[5] 应用天然 TGF-β 抑制剂 Decorin 可阻断肾硬化，Ziyadeh[6] 等应用抗 TGF-β 中和抗体可减轻糖尿病肾纤维化的发生和发展，共同提示抗 TGF-β 可能是防治肾纤维化的新方法。但必须指出的是，应用抗 TGF-β 抗体虽然可减轻糖尿病肾纤维化，但却加重了肾脏的炎症反应，也可导致肾功能的损害。Ma 等[7] 发现，应用大剂量 TGF-β 中和抗体对嘌呤霉素引起的肾炎模型没有保护作用。近期研究成果同样表明[8]，条件性敲除肾小管上皮细胞 TGF-β Ⅱ型受体或下游 Smad4，在减轻 UUO 所致肾脏纤维化的同时，也不同程度地增加了损伤区域的炎症反应，包括上调白介素 -1、肿瘤坏死因子 -α 的合成和 NF-κB 的激活[9]。由此可见 TGF-β 是一把"三刃剑"，抗 TGF-β 抗体在抗纤维化的同时也抑制了 TGF-β 的抗炎症作用和抗免疫作用，并可诱发肿瘤和自身免疫性疾病的发生。因此，还需要更多、更深入的研究来证实抗 TGF-β 的治疗作用和临床应用前景。

（二）碱性成纤维细胞生长因子与肾脏纤维化

成纤维细胞生长因子（fibroblast growth factor，FGF）是从大脑和垂体的提取物中部分纯化所得的成纤维细胞有丝分裂原，因其具有刺激成纤维细胞增生的活性而得以命名。它对酸和热敏感，等电点呈碱性，故称为碱性 FGF（basic-FGF，b-FGF）。b-FGF 是一种单链蛋白，有 146 ～ 157 个氨基酸残基。人机体内几乎各种细胞可产生 b-FGF。b-FGF 的分泌形式多为自分泌、旁分泌和内分泌，分泌后多与肝素高亲和力结合。b-FGF 受体为细胞膜上的膜蛋白，它也是单链多肽。b-FGF 与其结合后的信号传导通路有：① 诱导腺苷酸或鸟苷酸循环酶；② 激发磷脂酶降解磷脂酰肌醇产生第二信使二酰甘油和 IP3，然后激活蛋白激酶 C 并引起钙内流；③ b-FGF 受体与酪氨酸激酶有关。

在正常肾组织中，b-FGF 表达限于肾小球、血管和部分肾小管上皮细胞以及间质成纤维细胞样细胞。在肾脏肾小球内系膜细胞、足突细胞和上皮细胞均有分泌。而其自身也能作用于这些细胞，诱使上述细胞增生。近年来一系列动物和临床研究已证明，b-FGF 参与肾脏病的发病过程，与肾脏纤维化密切相关。正常肾脏 b-FGF mRNA 水平很低，而终末期肾脏病 b-FGF mRNA 明显上升。b-FGF 与肾间质和肾小管细胞的增生呈正相关。同时，b-FGF 可以诱导细胞 α-SMA 的表达升高，而对 Ⅰ 型胶原和 FN 合成无明显的影响。此外 b-FGF 可以降低细胞间黏附分子 E-cadherin 的表达，并通过诱导 MMP-2 影响肾小管基底膜的完整性，进而参与了肾小管上皮细胞-肌成纤维细胞转化的发生。体外培养的原代肾皮质成纤维细胞中表达 b-FGF 及其受体，抗 b-FGF 抗体可以阻抑 b-FGF 的促细胞生长作用。有实验者给大鼠注射致肾脏病亚剂量的抗 Thy1.1 抗体，24 小时后再注射 b-FGF，结果发现系膜细胞增生增强至 5 倍以上，而未经处理的大鼠给予相同剂量 b-FGF 则未见系膜增殖，这表明 b-FGF 为一种选择性的致细胞分裂剂，能增强亚临床损伤时系膜细胞的增殖。有趣的是，与血小板衍生生长因子（PDGF）能促进系膜细胞合成基质的作用相反，b-FGF 对基质合成无影响。

b-FGF不仅能诱导系膜细胞增殖，近年研究提示它还可能是肾小球硬化的一个媒介物。Kriz等[10]给大鼠每天注射b-FGF，观察13周。结果出现血肌酐升高和白蛋白尿，发生慢性肾功能不全；组织学上可见典型的局灶硬化。连续观察到足突细胞分裂相和大量多核的足突细胞，但细胞数量并没有增多，这可能因为b-FGF刺激足突细胞进入细胞增生周期引起核分裂。足突细胞为一高度分化细胞，不能完成细胞分裂全过程，所以出现双核或多核细胞。必须指出的是，这些多核细胞可发生变性，表现为胞体萎缩、足突融合，并与肾小球基膜分离。为防止这种分离，壁层细胞就连接到裸露的基膜区，使肾小囊发生簇状粘连样病灶。随着壁层上皮细胞的生长和侵袭，这些改变扩展到邻近的肾小球毛细血管襻，引起粘连和肾小球毛细血管破坏，最后发展为肾小球局灶硬化。

（三）血管紧张素Ⅱ与肾脏纤维化

血管紧张素Ⅱ（AngⅡ）是肾素-血管紧张素系统（RAS）中最为重要的生物活性物质。目前的研究已认识到：它不仅是一种血管活性物质，可引起系统血流动力学改变，导致高血压的发生；更为重要的是作为一种促生长因子，它调节着多种肾脏细胞因子和化学因子的表达以及肾脏细胞的生长、肾脏炎症和纤维化的发生发展，在以进行性纤维化为特征的慢性肾脏疾病的进展中起着非常重要的作用。

1. AngⅡ的生成　AngⅡ的生成有多条通路[11]：① 血管紧张素转换酶系统。在这一系统中，肾素将肝脏合成的血管紧张素原转化为血管紧张素Ⅰ，血管紧张素Ⅰ在血管紧张素转换酶（ACE）的作用下转化AngⅡ。ACE产生于多脏器，包括肺、肝、肾脏、心脏以及大脑。研究发现，在缺乏循环AngⅡ时，组织局部肾素-血管紧张素系统促使肾脏成为局部AngⅡ产生的主要器官。在肾内近端小管液、间质间液以及肾髓质中，AngⅡ的水平较循环中高。② 非ACE依赖通路。目前研究表明，体内多种物质具有ACE样作用，可替代ACE将血管紧张素Ⅰ转变为AngⅡ。如血管紧张素原在Tonin、Cathepsin G、组织凝血酶原激活物的作用下直接生成AngⅡ；而血管紧张素Ⅰ在Chymase、Cathepsin G的作用下可直接生成AngⅡ。在肾脏，约有40%的AngⅡ由非ACE依赖的通路来合成。其中，Chymase依赖性通路是AngⅡ产生的另一主要通路。Huang等[12]首先发现，在糖尿病肾脏，Chymase表达明显升高，与肾小球硬化、血管硬化和高血压有密切关系。

2. AngⅡ致纤维化机制　AngⅡ的生物学效应是由特异性的膜受体—血管紧张素Ⅱ受体（AⅡR）介导的。血管内皮上的受体由循环AngⅡ激活，而心脏、血管壁、肾脏等器官中的受体则由以自分泌或旁分泌生成的AngⅡ激活，机体内大量的AngⅡ都是在局部组织中产生的。近年来，在糖尿病肾病等多种肾脏疾病动物模型中均发现，肾脏局部组织AngⅡ浓度是明显增高的。细胞膜上的AⅡR至少分成两类，AT1受体（AT1R）和AT2受体（AT2R）。AT1R广泛分布于几乎所有的组织器官，如肝脏、肺、肾脏、心肌细胞、大脑、血管壁等处，其中肾脏、肾上腺、心脏和动脉中AT1R占优势。TGF-β的产生也是AngⅡ诱导肾脏纤维化的重要机制之一，它通过诱导各种细胞因子特别是TGF-β表达而促使系膜细胞等肾细胞肥大增生、ECM进行性积聚，从而促进肾纤维化的发生发展。近期的研究发现，AngⅡ可以直接激活TGF-β/Smad信号通路介导血管平滑肌细胞、系膜细胞以及小管上皮细胞ECM的生成；同时，在缺乏TGF-β受体的细胞中，AngⅡ可以不依赖TGF-β激活Smad诱导ECM生成。因此，TGF-β非依赖性的AngⅡ/Smad信号通路在肾纤维化中也扮演着重要的角色。通过EGFR，AngⅡ还可以激活ERK MAPK，而EGFR抑制剂（PD153035）可阻断AngⅡ诱导的ERK MAPK依赖的TGF-β和纤维联结蛋白的产生。另外，在成纤维细胞、内皮细胞、血管平滑肌细胞、系膜细胞中，AngⅡ可通过其受体激活细胞内的信号传导链，包括MAPK、酪氨酸激酶、PKC、NF-κB、AP-1等参与肾脏纤维化。AngⅡ也可刺激许多非受体酪氨酸激酶，如PLCγ、Src激酶、JAK、FAK、PI-3K等。

AngⅡ的非血流动力学生物学效应主要表现为其促纤维化作用。① 大量的体外研究发现，AngⅡ可促使细胞增生肥大以及ECM的生成。在肾系膜细胞、心肌细胞及成纤维细胞的研究中都发现AngⅡ有促细胞肥大的作用，AT1R拮抗剂则可抑制这种作用。在实验性肾病模型中，AngⅡ有促肾纤维化的作用，ACEI和AT1R拮抗剂均可延缓纤维化进程。目前认为，AngⅡ引起纤维化的机制主要是通过激活许多血管活性物质和生长因子所致，如内皮素-1、TGF-β、血小板衍化生长因子等，其中以TGF-β最为重要。在体外培养的系膜细胞、血管平滑肌细胞以及成纤维细胞中，Ang Ⅱ通过TGF-β依赖的信号通路诱导ECM的合成。② Ang Ⅱ在调节ECM的合成和降解中有非常重要的作用。肾系膜细胞的体外实验结果均显示，Ang Ⅱ的刺激可使其中多种成分，如Ⅰ型胶原、FN mRNA表达和合成增加，而抗TGF-β抗体可明显降低由Ang Ⅱ引起的ECM蛋白增加。有研究表明，抗TGF-β抗体可使FN的合成下降60%左右，提示Ang Ⅱ的促ECM合成作用主要由TGF-β介导。此外其他一些因子，如血小板衍化生长因子、内皮素也参与了这种作用。Ang Ⅱ不仅可使它们的表达增加，也可使其转化为活性形式，产生生物学效应。除了影响ECM蛋白合成外，Ang Ⅱ也影响ECM的降解。Ang Ⅱ上调内皮细胞、平滑肌细胞PAI-1 mRNA的表达，PAI-1的增加可抑制两种纤溶酶原激活剂-组织型纤溶酶原激活物和尿激酶样纤溶酶原激活物，而这两种纤溶酶原激活物可使纤溶酶原转化为纤溶酶，从而使ECM成分降解。纤溶酶也可通过激活金属蛋白酶（MMP）使ECM中各种胶原降解。所以，Ang Ⅱ通过上调PAI-1使ECM降解减少。可见，与TGF-β相似，Ang Ⅱ通过刺激ECM成分合成增加和降解减少而导致ECM聚集和肾脏的纤维化。Araim等在转染了肾素和血管紧张素原基因的小鼠肾小球中发现ECM增加，Ⅰ型及Ⅲ型胶原表达上调，进一步证明了Ang Ⅱ的促ECM聚集作用。

3. 抗Ang Ⅱ治疗与肾脏纤维化　Ang Ⅱ在肾脏疾病纤维化进程中的作用越来越受到人们的重视，目前的研究已认识到：它不仅可以改变肾小球血流动力学，而且更为重要的是它具有促生长效应，通过促进肾小球系膜细胞等增生及ECM堆积而导致了肾纤维化的发生和发展。目前，血管紧张素转换酶抑制剂（ACEI）与Ang Ⅱ受体拮抗剂（ARB）已广泛应用于临床治疗糖尿病、高血压及其相关的肾损害和延缓肾脏的纤维化。在糖尿病肾病中，血压的降低已不能完全解释血管紧张素转换酶抑制剂与Ang Ⅱ受体拮抗剂减轻尿蛋白的作用，这说明Ang Ⅱ在介导糖尿病肾病肾纤维化中有非血流动力学的效应[3]。在血压正常的非糖尿病肾病中，Ang Ⅱ的阻断仍有肾脏保护作用也是这一论点的有力证明[3]。在2004年公布的美国K/DOQI高血压治疗与降压药物应用指南中，已经明确了无论有无高血压的慢性肾脏病患者均应首选ACEI或ARB治疗以达到延缓肾功能恶化的目的。但是，Ang Ⅱ在肾脏纤维化进程中复杂的生物学效应以及信号传导通路仍有待进一步研究。

（四）肝细胞生长因子与肾脏纤维化

1. 肝细胞生长因子的特性　肝细胞生长因子（HGF）是一种可以促进肝细胞再生的多肽生长因子。人类HGF基因位于7号染色体7q11.2-21位点。其基因的启动子中包含正性和负性调节元素。HGF广泛表达于中胚层来源的器官，无活性的HGF前体在细胞外多种激活物（如丝氨酸蛋白激酶）的蛋白水解作用下或组织损伤时转变为活性形式，形成由69kD的α重链和34kD的β轻链构成的异二聚体。而其特异性的酪氨酸激酶受体c-met主要表达于肝脏、肾脏等组织的上皮细胞，其结构中包括胞膜外50kD的α链和跨膜的含有酪氨酸激酶结构域的β亚单位。当HGF与其受体结合后，即可激活酪氨酸激酶，诱导细胞内的多种信号传导分子的激活，如Gab-1、PLC-γ、Ras-GAP、PI-3K、c-Src、Shp-2、Crk-2以及Grb-2等。在体外培养的细胞中，PKC、PKA激活物cAMP启动因素、多种生长因子及炎症细胞因子可诱导HGF的产生，而TGF-β、Ang Ⅱ、糖皮质激素、1,25-(OH)$_2$D$_3$以及视黄酸等可抑制HGF的产生。

2. 肝细胞因子在肾纤维化中的保护作用　目前，越来越多的基础和临床研究已证实HGF是一种多功能的细胞因子，具有多种生物学效应：① 它具有有丝分裂原效应，可以刺激上皮细胞、内皮细胞以及多种间质细胞增生、分化；② 它是一种成形素（morphogen），在器官的发育和维持正常成年器官结构与功能中均有非常重要的作用；③ 它具有运动（motogenic）效应，可以促进细胞的运动、迁移；④ 抗细胞凋亡的作用；⑤ 影响细胞与细胞以及细胞与细胞外基质之间的相互作用，激活蛋白溶解系统，促使细胞外基质降解；⑥ 诱导肿瘤发生。简而言之，其主要的作用是组织结构发育与再生过程中的构建、重塑与保护功能。

在肾脏组织中，HGF表达于肾小管间质，如内皮细胞和巨噬细胞；在肾小球区域，HGF主要表达于系膜细胞和内皮细胞，以自分泌或旁分泌的形式作用于肾脏上皮、内皮细胞以及系膜细胞。近年来，研究者发现，在肾脏的多种急性或慢性的损伤过程中，HGF表达明显增高。在肾脏毒性物质 $HgCl_2$、glycerol、cisplatin、环孢素、Tacrolimus（FK506）等的作用下或肾缺血、尿路梗阻等病变及各种原因所致的急性肾衰竭、肾移植后急性排斥反应时，肾脏局部 HGF mRNA 和蛋白水平以及血浆 HGF 水平均明显增高，而在其他未受损伤的器官组织中，HGF 以无活性形式存在。这一现象使得研究者们进一步去研究 HGF 在肾脏损伤和纤维化过程中的作用。

至今，已有大量的研究结果证实 HGF 具有肾脏保护作用，可以延缓肾脏纤维化的发生发展。在 $HgCl_2$、环孢素、FK506 等肾毒性药物诱导的急性肾衰竭小鼠模型中，HGF 可以大大减轻肾脏组织病理改变和肾功能的损害。Okada 等[14]用具有肾毒性的中药成分马兜铃酸（aristolochicacid，AA）对 HGF 转基因小鼠每日进行腹腔注射，结果发现与 wild-type 组相比，HGF 转基因小鼠肾间质纤维化明显减轻；而在体外培养中，即使很低浓度的 HGF 也可以抑制 AA 诱导的肾小管上皮细胞的凋亡。在 UUO 肾纤维化动物模型中，肾小管 TGF-β I 型受体表达增多，上皮细胞表型向肌成纤维细胞转化，而外源性注射的 HGF 可抑制肌成纤维细胞的激活，阻断肾小管上皮细胞的转化，抑制 FN 的沉积，从而抑制肾间质的纤维化。另外，在应用基因转染技术进行 HGF 基因转染的 5/6 肾切除大鼠肾脏中，其肾小球硬化和间质纤维化程度较对照组均明显减轻。Mizuno 等[15]发现在 STZ 糖尿病鼠模型中，外源性 HGF 可以减轻肾小球肥大、抑制系膜 I 型胶原和纤维联结蛋白的生成以及 α-SMA 的表达，而抗 HGF 抗体可加重糖尿病的肾脏病理改变；高糖刺激的体外培养的系膜细胞在 HGF 的作用下，TGF-βmRNA 表达减少，Ⅳ型胶原及 α-SMA 的表达亦降低。

3. 肝细胞生长因子抗纤维化的机制　　HGF 抑制纤维化的现象促使人们进一步去探讨 HGF 抑制肾脏纤维化的机制。TGF-β 是目前公认的致纤维化因子，参与肾脏等多种组织器官纤维化的发生发展。TGF-β 的过度表达可以抑制 HGF，导致纤维化的发生；而给予外源性的 HGF 可以抑制 TGF-β 的表达，抑制纤维化。故目前认为，HGF 与 TGF-β 之间是相互制约、相互拮抗的作用（TGF-βvs HGF counter balance），这正是 HGF 抑制肾脏纤维化的机制所在。HGF 抗肾脏纤维化的作用主要体现在两个方面：① 促进 ECM 的降解[16]：ECM 的降解主要通过 MMPs/TIMPs 和 PAI 两条通路。而 HGF 可以增加小管 MMP-9 的表达，抑制 TGF-β 在小管间质对 TIMP-2 和 PAI-1 的诱导，从而减轻肾间质纤维化。② 抑制细胞上皮 - 间充质表型转化（EMT）：Yang 等[17]研究发现，HGF 可以维持肾小管上皮 E-cadherin 表型，抑制 TGF-β 诱导的 α-SMA 的表达，他们甚至发现 HGF 孵育肾间质成纤维细胞后可以重新诱导其间胚叶 - 上皮的表型转化。他们认为 HGF 抑制 TGF-β 诱导的 EMT 是通过 TGF-β 非依赖途径。HGF 不影响 TGF-β 诱导的 Smad2 的磷酸化和与 Smad4 结合发生核转位，也不影响抑制性 Smad7 在肾小管上皮细胞的表达，体外研究中发现，它特异性地诱导 Smad 转录共抑制子（co-repressor）SnoN 的表达，与活化的 Smad2 结合形成无活性的转录复合物，阻断 Smad 介导基因转录，从而阻断 EMT 和肾脏纤维化。而 Smad 转录共抑制子 SnoN、Ski 在纤维化的肾脏中是明显降低的。

HGF 现已在临床上用于肝纤维化的治疗，其在肾脏纤维化中的保护作用也处于研究阶段，但从基础研究到临床应用仍有较长的路要走。如何使 HGF 特异性地表达于病变的肾脏、如何避免 HGF 半衰期短、如何既要发挥其抗纤维化作用又不诱导肿瘤的发生等都是将来有待解决的问题。

二、肌成纤维细胞的主要来源及其在肾脏纤维化发生发展中的作用

肾小管间质纤维化是肾脏疾病发展到终末期肾脏病的共有病理改变。这一过程包括了肾小管的缺失和细胞外基质蛋白，如胶原（I、Ⅲ、Ⅳ、Ⅴ、Ⅶ型）、FN 和 laminin 等的堆积。表达 α 平滑肌肌动蛋白（α-smooth muscle actin，α-SMA）的肌成纤维细胞不仅是 ECM 的主要来源，也是肾脏疾病进展过程中的重要标志。它在形态上介于成纤维细胞和平滑肌细胞之间：它可以像成纤维细胞一样合成胶原 I、Ⅲ；也像平滑肌细胞一样具有收缩性，但与平滑肌细胞不同的是，它具有高度的分裂增生能力。尽管肌成纤维细胞在肾脏纤维化中扮演着重要的角色，但关于其来源目前还存在很

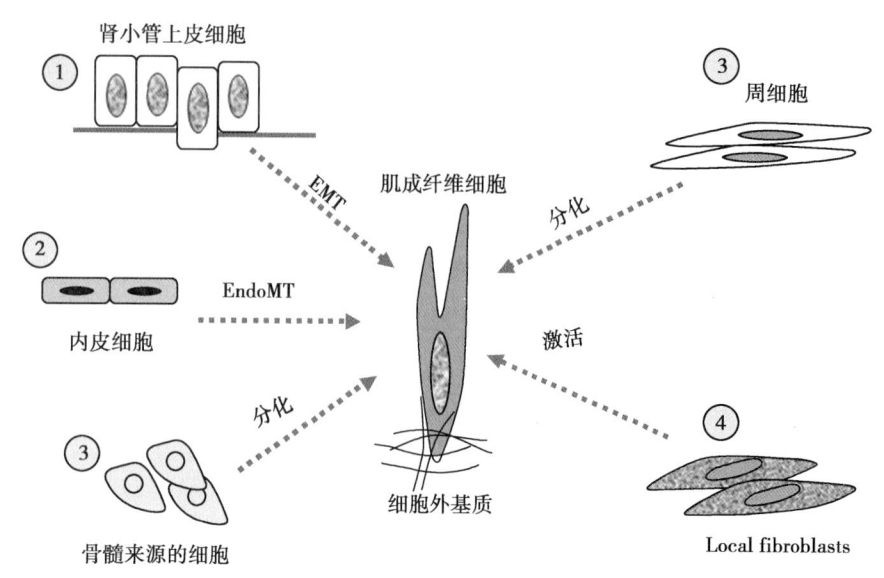

图 2-7-0-1　肾脏纤维化中肌成纤维细胞的来源

多争论（图 2-7-0-1）：目前观点认为它可能由肾小管上皮细胞和内皮细胞分别经过 EMT 和 EndoMT（endothelial-myofibroblast transdifferentiation）转分化而成，也可由周细胞（pericyte）和纤维细胞（local fibroblast）激活产生；此外，诸多证据表明骨髓来源的细胞亦可能是肌成纤维细胞的重要来源之一。

（一）EMT 和 EndoMT 在肾脏纤维化发生和发展中的作用

大量的体外实验结果表明，肾小管上皮细胞在受到刺激时可以逐渐丢失其标志物 E-cadherin，并开始表达肌成纤维细胞的标志物 α-SMA，这个过程被称之为 EMT。TGF-β 被认为是启动 EMT 发生发展的最主要生长因子，它可以通过激活下游 Smad3 或 Smad 非依赖的途径（如 P38MAPK，Akt/ PKB，RhoA，β-catnnin 等[18]）诱导 EMT 的发生。此外，上皮生长因子（EGF）、b-FGF 等生长因子也可诱导体外培养的 TECs 发生 EMT。IL-1β 可以通过调节 TGF-β 的表达与生物活性进而调控 EMT[19]。近来研究发现，在糖尿病肾病中，糖基化终末期产物（AGEs）可以通过 RAGE 以及 TGF-β 通路的介导诱导 EMT，这一现象在慢性糖尿病大鼠和人糖尿病肾病肾活检标本中均有发生。AngⅡ是另一促纤维化因子，并可以加强 TGF-β 对 EMT 的诱导，因此它在 EMT 中亦扮演着重要的角色。在众多的 EMT 调节因子中，HGF 和骨形态发生蛋白-7（BMP-7）对 EMT 具有负性调节作用。体内外研究均已证实 HGF 可以阻断 EMT。而在 5/6 肾切除残肾模型以及糖尿病肾病模型中均发现 BMP-7 可以阻断 EMT 减轻肾脏纤维化。Strutz 等[20]的研究表明，在小鼠抗肾小管基底膜疾病模型中，TECs 可以表达成纤维细胞的标志蛋白，即成纤维细胞特异蛋白 1（fibroblast-specific protein 1，Fsp-1）。Ng 等人[21]的研究从细胞表型和超微结构方面也证明，在大鼠 5/6 肾切除的残余肾脏中，TECs 可以转分化为 α-SMA 阳性表达的肌成纤维细胞。与动物研究相似，在人的肾活检组织中同样可以观察到 EMT 的现象[22,23]。然而，由于检测技术的进步，有研究者提出 EMT 现象在动物及人类标本中极少发生，最新的研究亦表明，EMT 在肌成纤维细胞来源中的贡献可能并没有之前想象中的重要[24]。

内皮细胞亦可能是肌成纤维细胞的来源之一[25]。以内皮细胞的特异性标志物 Tie-2、CD31 等进行的细胞谱系追踪（cell lineage tracing）结果存在很大差异：内皮细胞来源的肌成纤维细胞从 10%～50% 不等[24]，这可能是由不同的谱系追踪标志物、检测技术及不同的动物模型造成，尚需进一步的验证；此外，应用 Smad3 的抑制剂 SIS3 可以明显抑制糖尿病肾病中 EndoMT 的发生并减轻纤维化水平，提示 TGF-β 可通过 Smad3 依赖性的机制诱导 EndoMT 的发生[26]。

（二）周细胞和成纤维细胞的转化和激活在肾脏纤维化发生和发展中的作用

周细胞是一种存在于内皮细胞周边的间充质来源的细胞，与 1983 年在电子显微镜下被首次发现，它位于内皮细胞的管腔面，与内皮细胞紧密相连，在血管的稳定性中发挥了关键的作用。目前尚无合适的标志物区分周细胞和成纤维细胞，其主要区别在于成纤维细胞并不能与内皮细胞发生接触。周细胞有收缩功能，它参与了微血管形成的调控，此外周细胞还存在多向性的分化潜能。Lin等[27]应用在coll1a1启动子和增强子作用下绿色荧光蛋白（GFP）标记的转基因报告小鼠探索了肾脏疾病状态下胶原产生的主要细胞类型，发现位于内皮细胞（CD31$^+$）周围的coll1a1$^+$周细胞的PDGFR-β和TGF-β明显上调，并脱离内皮细胞进入到间质，促进肾脏纤维化。此外，研究者还使用FoxD1-Cre标记了间充质细胞（包括周细胞、血管周成纤维细胞等），并在梗阻性肾病和缺血性急性肾损伤模型中进行了细胞谱系追踪研究，提出了FoxD1$^+$间质衍生的周细胞可能是肌成纤维细胞的重要前体细胞。然而，最新研究对周细胞进行了谱系追踪并实施了特异性的敲除，结果显示敲除NG2$^+$和PDGFR-β$^+$的周细胞并不能减少浸润的肌成纤维细胞数量和纤维化程度，提示周细胞的作用或许并不关键。值得注意的是，后者实验中使用的NG2和PDGFR-β相比与FoxD1，是更可信的周细胞标志物。同时研究者指出，约半数的肌成纤维细胞由肾脏的成纤维细胞增生而成，而EMT来源的肌成纤维细胞也仅占有约5%的比例[24]。

（三）骨髓来源细胞的分化在肾脏纤维化发生和发展中的作用

骨髓来源的细胞（如fibrocyte和巨噬细胞等）在肌成纤维细胞的来源中扮演了重要的角色，最新的细胞谱系追踪实验结果显示，约40%的肌成纤维细胞可能从髓源细胞分化而来[24]。其中，fibrocyte是循环中一种骨髓来源的CD14$^+$单核细胞，它同时表达和白细胞相同的标志物（如CD45）及间充质细胞的标志物（如胶原Ⅰ）。由于细胞表面存在大量的趋化因子受体（如CCR2，CCR7和CXCR4），肾脏疾病时大量的fibrocyte被招募至肾脏损伤部位，在Th2促纤维化类因子的作用下，逐渐转化为肌成纤维细胞；Th1促炎类因子则抑制这个转化过程。巨噬细胞在肾脏炎症性疾病中起着非常关键的作用，其在纤维化疾病中的功能也得到了广泛关注[28]。研究结果显示巨噬细胞的浸润和纤维化的程度高度相关，且与肌成纤维细胞存在共定位。体外实验中，巨噬细胞可以转分化为类似肌成纤维细胞样细胞[29]，提示骨髓来源的巨噬细胞也可能是肌成纤维细胞的来源之一，此观点尚需进一步的证实。

三、信号传导通路在肾脏纤维化发生和发展中的作用

（一）TGF-β/Smad依赖性信号传导通路和microRNA在肾脏纤维化发生和发展中的作用

1. Smads蛋白家族与TGF-β信号传导　　Smads蛋白一词来源于 *Drosophila mothers against dpp*（Mad）和 *C.elegans Sma* 的融合。Smads蛋白家族是一个在脊椎动物、昆虫和线虫体内发现的转录因子家族，它是迄今为止发现的唯一已被证明的TGF-β受体的作用底物。在哺乳类中共发现了8种不同的Smad蛋白，分成3个不同的亚族：第一类是受体调节型Smads（receptor-regulated Smad，R-Smad），它是Smads蛋白的原型，包括Smad1，Smad2，Smad3，Smad5和Smad8。R-Smads可进一步分为BMP受体激活的Smad1，Smad5，Smad8和由TGF-β激活的Smad2，Smad3两类。第二类是共用Smad蛋白（common Smad，Co-Smad）。它不能被磷酸化，也不能结合TGF-β或BMP受体，但它可以稳定Smads多聚体复合物的结构，使其具有有效的转录活性。目前认为只有Smad4是共用调节分子，它几乎可以与所有活化的R-Smads蛋白结合，形成低聚体复合物，促进R-Smads入核与其靶基因结合，参与调节TGF-β信号传导。第三类Smads蛋白被称为抑制型Smads（inhibitory Smads，I-Smads），其作用是通过阻断R-Smads的激活而抑制TGF-β的信号转导。TGF-β通过Smad2/3诱导Smad7的产生，然而Smad6主要为BMP所诱导，所以Smad7对TGF-β主要起负调节作用。

R-Smads与Co-Smad其N-末端和C-末端具有高度相似的氨基酸序列，分别称为MH1（Mad homology）和MH2结构域。在MH1和MH2结构域之间具有不同序列长度的连接子（linker），但Co-Smad的C末端缺乏SSXS结构（Ser-Ser-X-Ser基序）。除Smad2外，R-Smads与Co-Smad的MH1结构域均可以与DNA的特异序列相结合。R-Smads与Co-Smad的MH2结构域与Smad同聚和异聚

复合体的形成是密切相关的。R-Smads的MH2结构域中的L3环决定了其与Ⅰ型受体作用的特异性。Smad1与ALK-1或ALK-2相互作用时，不仅识别L3环，而且还识别MH2结构域中的H1（α-helix）。I-Smads具有一个保守的MH2结构域，可以与Ⅰ型受体相互作用。I-Smads的N-末端与R-Smads和Co-Smad的MH1结构域差异很大，这可能决定了其信号转导的特异性。R-Smad在静息状态下主要以单体存在。在配体的刺激下，与活化的Ⅰ型受体短暂地相互作用后被磷酸化，磷酸化的R-Smads与Co-Smad形成异聚体，使其进入核内与靶基因结合而产生生物效应。

TGF-β超家族包括大量结构相关的多肽因子，如TGF-β、活化素（activin）、骨形态发生蛋白（BMP）三大类。以TGF-β为例，如图2-7-0-2所示，TGF-β首先与细胞膜表面的Ⅱ型受体结合，形成异二聚体复合物，Ⅱ型受体磷酸化Ⅰ型受体近膜GS区的丝氨酸和苏氨酸残基。活化的Ⅰ型受体使R-Smad磷酸化，磷酸化的R-Smad与Co-Smad形成异聚复合体并进入细胞核。在核内Smads可以与DNA结合，然后与许多转录协同子和抑制子相互作用，共同发挥基因转录调节作用。I-Smad与活化的Ⅰ型受体相互作用，使Ⅰ型受体降解，从而抑制R-Smad与活化的Ⅰ型受体结合。Smad7对TGF-β超家族的成员都有抑制作用。STRAP（serine/threonine kinase receptor-associated protein）与Smad7相互作用，将其聚集在TGF-β受体上。目前尚没有发现将Smad6聚集在TGF-β受体上的分子，它可能通过其他途径发挥其抑制作用，如和Smad4竞争结合活化的Smad1；与TGF-β活化激酶（TAK）1协同，干预BMP诱导的P38的激活。因此，Smad6可以在TGF-β超家族信号转导通路的不同水平起作用。TGF-β超家族成员可有效诱导Smad6和Smad7 mRNA的产生。因此，I-Smads可以通过自分泌负反馈方式来控制TGF-β信号的强度和持续时间。

2. Smad2和Smad3在肾脏纤维化中的作用　Smad2和Smad3是Smads家族的重要成员，是TGF-β信号传导的重要介质，但是，它们有共性也有其特殊性，在肾脏纤维化中的作用不尽相同。

Smads家族在结构上有很高的同源性。Smad2和Smad3结构也很相似，其氨基酸序列具有91%的一致性，都包含有一与DNA结合的N-末端MH1结构及启动核转位和调节靶基因转录的C-末端MH2结构。在动物和人糖尿病和梗阻性肾病肾纤维化中，Smad2和Smad3均是明显增加的。在一些体外研究中发现，TGF-β诱导系膜细胞肾小管上皮细胞胶原基质的生成是由Smad2和Smad3共同介导的；高糖刺激系膜细胞、小管上皮细胞、内皮细胞和血管平滑肌细胞生成胶原也依赖于Smad2

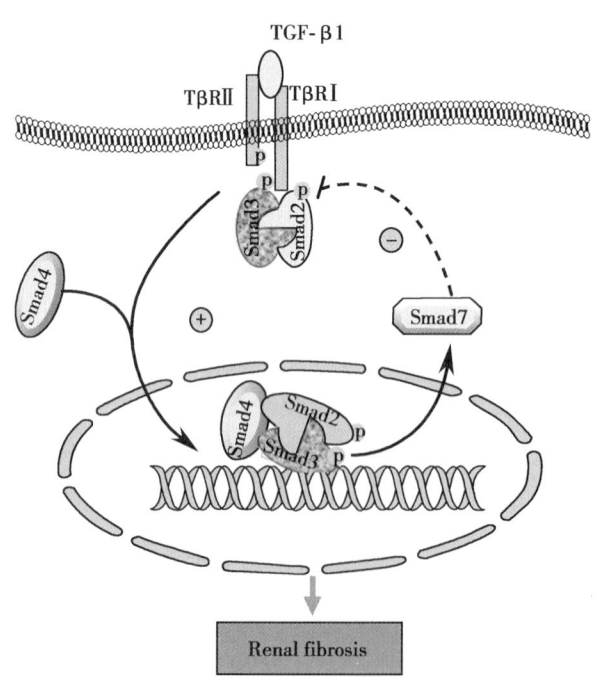

图 2-7-0-2　TGF-β信号传导通路

和Smad3的激活[30]。而过度表达Smad7以抑制Smad2/3可以明显减轻大鼠梗阻肾脏的纤维化[31]。

虽然Smad2和Smad3结构非常相似，但是它们各自起作用的方式和表现形式却不同。Smad3可以直接与DNA结合调节靶基因的活性，而Smad2则需要通过Smad3与其他DNA联结转录因子相结合并影响它们的活性来调节转录。很多致纤维化基因如*COL1A1*，*COL1A2*，*COL3A1*，*COL5A1*，*COL6A1*，*COL6A3*，*COL7A1*以及*MMP-1*是Smad3而非Smad2依赖性的[32,33]。据胚胎成纤维细胞9 000个基因分析显示，95%的TGF-β相关基因是Smad3依赖性的[32]。

Smad2和Smad3功能不同的一个有力证据是，Smad2$^{-/-}$小鼠在胚胎时即死亡，而Smad3$^{-/-}$小鼠却可以存活。又如，在小鼠胚胎成纤维细胞，TGF-β对MMP-2的诱导是选择性依赖Smad2的，而对c-fos的诱导则依赖Smad3，但是对PAI-1的诱导则需Smad2和Smad3的共同参与。近期发现，TGF-β诱导肾小管上皮细胞VEGF表达依赖于Smad3而不是Smad2。而且，在TGF-β诱导的小管上皮-间质转分化需要Smad2和Smad3，但它们在其中却起着各不相同的作用：Smad2调节上皮基因E-cadherin的丢失，而Smad3调节间质基因α-SMA的表达。最新研究表明，敲除Smad3基因可防止血管紧张素Ⅱ、糖尿病肾病及UUO等致病因素引起的小鼠肾脏纤维化。然而肾脏条件性敲除Smad2则明显加重UUO引起的肾脏胶原I的沉积并抑制胶原的降解，其机制可能与敲除Smad2加强Smad3磷酸化水平、核转位水平及Smad3与下游胶原启动子结合水平有关[34]。综上所述，这些证据进一步证实了Smad3在肾脏纤维化中的重要致病作用。

3. Smad 在肾脏纤维化中的治疗作用

（1）Smad7：Smad7是TGF-β/Smads信号传导通路的主要负调节因子，近年来关于Smad7的研究表明，Smad7在抑制肾脏纤维化中起着非常重要的作用。过度表达Smad7可以抑制Smads信号通路的激活并抑制Smad介导的ECM的合成。在体外的研究中，过度表达Smad7可以抑制TGF-β对肾脏TECs和MCs的致纤维化效应[35,36]。体内研究发现，在梗阻肾病模型中，Smad7转基因可以抑制TGF-β对Smad2和Smad3的激活。美国贝勒医学院的学者用一种新颖、安全有效的诱导基因治疗方法-超声微泡介导系统向肾脏转染doxycycline调控的Smad7基因，发现它可以特异性地阻抑TGF-β/Smad信号通路并减轻大鼠梗阻肾肾脏的纤维化，肌成纤维细胞的增生、胶原基质的生成也明显被抑制[31]。在高血压和糖尿病肾病大鼠中，过度表达Smad7可以完全抑制Smad2和Smad3的激活，减轻肾小球、肾小管间质的胶原基质的生成，并阻止肾功能进行性损害。研究还发现，在大鼠梗阻肾和5/6肾切除肾脏模型中，超声微泡介导doxycycline调控的Smad7可以抑制炎症细胞因子（如IL-1β、TNF-α）、黏附分子（如ICAM-1、VCAM-1）、趋化分子（osteopontin）以及巨噬细胞、T细胞的聚集。这些数据显示，诱导表达的Smad7不仅具有抗纤维化作用，还具有抗炎症和免疫抑制作用。

（2）BMP-7：BMP-7是TGF-β超家族的成员之一。BMP-7有其特异性的R-Smads:Smad1、Smad5和Smad8。而Smad4是TGF-β与BMP-7的共享成分，它也参与了BMP-7的信号传导。BMP-7通过其Ⅰ型受体ALK-2，ALK-3，ALK-6磷酸化Smad1/5/8，然后与Smad4形成异聚复合体，入核调节基因转录。与TGF-β作用不同，BMP-7在肾小管上皮细胞和乳腺上皮细胞中可以通过Smad5拮抗TGF-β/Smad3诱导的EMT。Zeisberg等[37]发现，在成人肾小管上皮细胞中，TGF-β可以诱导EMT，而BMP-7却可以拮抗其作用，通过增强E-cadherin的表达以维持上皮细胞的表型。在小鼠新月体肾炎模型中，BMP-7可以逆转肾小管上皮细胞EMT，促进肾小管肥大的修复和肾脏排泄功能的恢复。而在慢性肾脏纤维化中，BMP-7表达水平是降低的。

4. TGF-β/Smad 依赖的 microRNA 在肾脏纤维化中的功能与治疗作用　MicroRNA（miRNA）是一类内生的、长约20～24个核苷酸的小RNA，在细胞内具有多种重要的调节功能。成熟的miRNA由miRNA前体（pre-miRNA）经Dicer酶切割而成，可以与靶基因的3'UTR结合从而引导沉默复合体（RNA-induced silencing complex，RISC）降解mRNA或阻碍其翻译。研究结果显示，超过十种的miRNA参与了肾脏疾病的发生发展[38]。值得关注的是，作为最重要的促纤维化因子，TGF-β可诱导miR-21、miR-192、miR-377、miR-382、miR-491-5p的合成，同时降

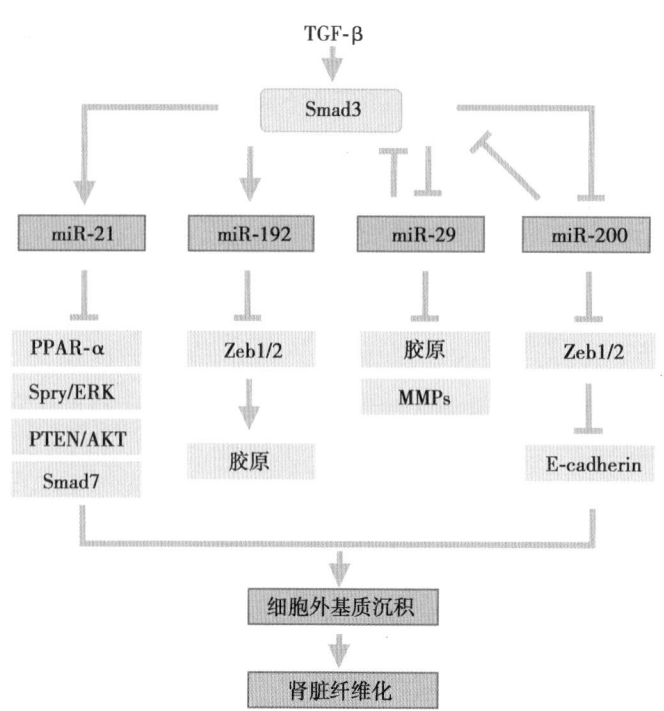

图 2-7-0-3　TGF-β 依赖的 miRNAs 在肾脏纤维化中的作用

低 miR-29 和 miR-200 的水平，而这些 miRNA 被证明与肾脏纤维化的发生发展密切相关。基于 Smad3 基因敲除小鼠的 miRNA 芯片分析的结果进一步提示，TGF-β 可能通过激活 Smad3 调控相关 miRNA 的表达（如 miR-21、miR-29、miR-192）[39]，进而发挥其促肾脏纤维化作用（图 2-7-0-3）。

研究表明 miR-21 在多种肾脏疾病中起致病作用，其中在小鼠梗阻性肾病和糖尿病肾病模型中，间质及小球内 miR-21 水平均明显上调，且与纤维化程度呈正相关。体外实验结果显示，在 TGF-β 或高糖环境刺激的小管上皮细胞和系膜细胞中，miR-21 可正向调控 ECM 及 α-SMA 的合成。而在体沉默 miR-21 可以明显减轻糖尿病及梗阻肾模型中炎症及纤维化水平。此外，敲除 miR-21 可以减轻 UUO 及肾脏缺血再灌注模型中肾小管萎缩及纤维化程度，其机制可能与 miR-21 抑制过氧化物酶体增生物激活受体-α（PPAR-α）有关。这些研究成果共同提示 miR-21 可能是潜在的抗纤维化治疗靶点之一。miR-192 在正常肾脏组织中高度表达，在系膜细胞和上皮细胞中，其表达可以被 TGF-β 和高糖进一步激活，功能学结果提示 miR-192 可通过下调 ZEB1/2 水平，介导 TGF-β 的促胶原合成作用；此外，抑制 miR-192 可以减轻 1 型糖尿病模型中的纤维化反应和肾功能损伤，其在糖尿病肾病中的致病作用在 miR-192 敲除小鼠上被进一步验证。miR-29 家族包括三个亚型，即 miR-29a，b，c。与 miR-21 和 miR-192 不同的是，miR-29 在多种纤维化疾病中均明显下调，而过表达 miR-29 则可显著降低梗阻性肾病和糖尿病肾病模型中 ECM 的沉积和纤维化的程度；体外实验亦提示，这可能是由于 miR-29 直接靶向结合于含胶原 I 在内的多种 ECM 相关基因，抑制其合成，进而减轻 TGF-β、高糖及盐引起的纤维化反应。miR-200 家族被认为是维持上皮分化的重要调控因素，其成员包括 miR-200a，b，c，miR-429 和 miR-141，研究表明 TGF-β 可以通过 Smad 依赖的机制下调 miR-200 的水平，更重要的是，单次注射 miR-200b 的前体即可明显减轻梗阻性肾病模型中的肾纤维化程度，因为在上皮细胞中，miR-200 家族可以下调 E-cadherin 的抑制因子 ZEB1 和 ZEB2[40]，进而阻断 EMT 的发生。然而，由于 EMT 在肾脏纤维化中的作用近来受到了质疑，我们需进一步探索 miR-200 抑制肾脏纤维化是否存在其他机制。

综上所述，miRNA 在肾脏治疗中的应用潜力已经受到了广泛关注，然而，给药方法及脱靶效应（off-target effect）是影响其广泛应用的两大障碍：首先，目前较常使用的是化学合成的寡核苷酸系统性给药，这对非病变组织难免会产生一定的毒副作用，尽管组织特异性的基因导入方法已经得到了证实，为最大程度减少副反应，miRNA 剂量的优化也显得格外重要；此外，脱靶效应同样需要得到重视，例如沉默miR-21或过表达miR-29有效治疗纤维化的同时可能会引起细胞的凋亡。这也就意味着miRNA应用于临床纤维化的治疗虽意义重大，但仍任重道远。

（二）非TGF-β依赖的Smad信号传导通路在肾脏纤维化发生和发展中的作用

有不少的证据已证明Smad除了依赖TGF-β被激活外，它也可以被其他非TGF-β依赖的信号通路激活。最近研究表明，多种因子，如EGF、HGF可通过激活ERK/P38 MAPK而促进Smad2/3活化。目前研究表明，ERK/P38MAPK依赖性的Smad2/3磷酸化可以在Smad2/3中间子（linker）或在MH2的N-末端。必须指出的是，不同位点的磷酸化可导致Smad2/3信号传导功能与作用的不同。如EGF引起的Smad2/3中间子的磷酸化可阻断其进入核与靶基因结合，而EGF引起的N末端Smad2的磷酸化可促进其进入核内引起生物学效应。最近的研究发现，在糖尿病的并发症中，AGEs是一关键的介质，它可以不通过TGF-β激活Smad2和Smad3[41]。在肾小管上皮细胞、肾小球系膜细胞、血管内皮细胞中，AGEs5分钟时即可激活Smad2和Smad3，30分钟时达高峰。Smad这一快速的激活并不依赖于TGF-β，因为这时用ELISA并不能测到TGF-β，而且，用抗TGF-β抗体也不能阻抑AGEs对Smad的诱导。而且，研究发现在TGF-βI型和II型受体突变的细胞中，AGEs依然可以激活Smad。其机制何在？用抗AGEs受体（RAGE）抗体和针对ERK1/2和P38特异性的MAPK抑制剂（PD98059和SB203580）可以抑制AGEs对Smad2/3的诱导，提示Smad的快速激活可能是通过ERK/P38MAPK-Smad的交互作用（crosstalk）通路。24小时后，AGEs可以通过TGF-β依赖通路激活Smad2/3。因此，如图2-7-0-4所示，AGEs介导糖尿病并发症的发生是直接由MAPK-Smad通路介导，间接通过经典的TGF-β-Smad信号通路。而有趣的是，ERK/P38 MAPK抑制剂可以明显抑制AGEs诱导的Smad的激活和胶原的产生，而抗TGF-β抗体只在一定程度上起作用，这说明ERK/P38 MAPK-Smad信号通路是AGEs介导的糖尿病纤维化病理过程中的重要机制。同时，在AngII诱导的高血压动物模型中也发现ERK/P38 MAPK-Smad也参与了纤维化的过程。如图2-7-0-4所示，在体内外的一系列实验中，阻断Smad通路可抑制TGF-β，AngII，AGEs所致纤维化。这一发现提示，Smad可能是纤维化的最后共同通路，而Smad7是阻断这一通路的有效治疗方法。

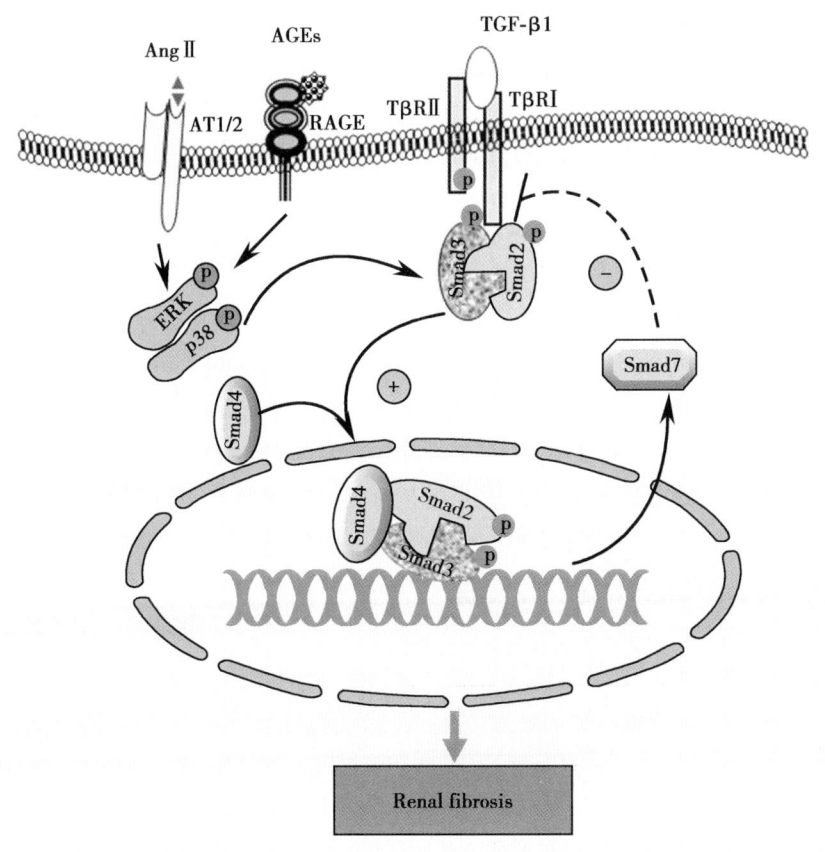

图 2-7-0-4 Smad 通路：纤维化的最后共同通路

除了 ERK/P38 MAPK 通路外，其他信号通路（如 JAK/STAT 通路、NF-κB 等）也可以激活 Smads。单一针对 TGF-β-Smad 信号通路的治疗，如抗 TGF-β 抗体并不足以抗肾脏纤维化。因此，抗肾脏纤维化的治疗还应从整个纤维化过程中细胞信号转导通路间的网络交互作用来进行全局的考虑。

（三）Wnt/β-catenin 信号传导通路在肾脏纤维化发生和发展中的作用

1. Wnt 家族及经典 Wnt 信号传导通路　Wnt 基因是从小鼠乳腺癌中克隆出的一种原癌基因，最初被称为 Int 基因，之后研究发现其与果蝇的 wingless 基因属同源基因，因而将两者合称为 Wnt。Wnt 参与了胚胎形成时间充质组织的正常发育，提示其在成纤维细胞的生物学功能及纤维化中可能扮演重要角色。迄今为止，19 种 Wnt 基因（Wnt1，Wnt2，Wnt2b，Wnt3，Wnt3a，Wnt4，Wnt5a，Wnt5b，Wnt6，Wnt7a，Wnt7b，Wnt8a，Wnt8b，Wnt9a，Wnt9b，Wnt10a，Wnt10b，wnt11 和 Wnt16）在人、小鼠和大鼠等脊椎动物中被发现。其受体包括已发现的 10 种 frizzled（FZD）受体、低密度脂蛋白受体相关蛋白 -5/6 等。Wnt 主要通过以下 3 个通路发挥作用：① 经典 Wnt 信号途径即 Wnt/β- 连环蛋白（β-catenin）信号通路。② Wnt/Ca^{2+} 通路。③ 平面细胞极性途径（the planar cell polarity，PCP），即 Wnt/PCP 通路。这其中，Wnt/β-catenin 信号通路迄今为止被研究地最为透彻：当 Wnt 蛋白与细胞表面 Frizzled（FZD）受体家族结合后，激活胞内的散乱蛋白（DSH），进而导致一种被称为摧毁复合体（由结肠腺瘤样息肉病蛋白 APC、轴蛋白 Axin、糖原合成酶激酶 3β 构成）中关键元件糖原合成酶激酶 3β 失活，从而抑制了 β-catenin 的降解使之在胞质中堆积，并进入胞核结合 TCF 和 / 或 LEF 调控靶基因的转录，调控细胞的增殖和分化。

2. Wnt/β-catenin 信号传导通路和肾脏纤维化　在多种纤维化模型中，Wnt/β-catenin 受到了不同的激活。在梗阻性肾病模型中，He 等 [42] 首次发现，除 Wnt-5b，Wnt-8b，Wnt-9b 外，其他 Wnt 亚型及 FZD 受体、Wnt 拮抗剂的表达均明显上调。而导入 DKK-1（Wnt 拮抗剂）可减少 β-catenin 在核内的堆积，并显著抑制肌成纤维细胞的激活和胶原的沉积。同样重组 sFRP4 蛋白（Wnt 的另一个拮抗剂）也可通过下调 β-catenin 减轻肾脏纤维化。研究结果还显示作为 Wnt/β-catenin 的靶基因，PAI-1 参与了其对纤维化的调控。此外，Wnt/β-catenin 在不同细胞种属上的功能也被深入研究：条件性敲除肾小管上皮细胞上的 β-catenin 虽然减少了 EMT 的发生，却阻断了 MMP-7 对纤维细胞凋亡的诱导，因此并不能显著减轻肾间质纤维化 [43]。最新研究表明，周细胞和纤维细胞特异性过表达 β-catenin 可明显增加肌成纤维细胞的数量，进而促进肾脏纤维化 [44]。在多柔比星诱导足细胞损伤中，Wnt1 及下游 β-catenin 被高度激活，促使肾小球足细胞损伤并加重蛋白尿，而使用帕立骨化醇阻断经典 Wnt/β-catenin 信号通路则可起到减轻足细胞损伤、减少蛋白尿和抑制纤维化的作用。

在高糖环境下，Wnt4，Wnt5a 和 β-catenin 明显激活。但 Wnt/β-catenin 通路在糖尿病模型中的作用却存在争议：有研究显示沉默 DKK1 或转染 Wnt4、Wnt5a 和 β-catenin，可以抑制系膜细胞 TGF-β1、纤连蛋白的表达和糖尿病肾病中细胞外基质的沉积 [44]，Wnt/β-catenin 亦可以参与足细胞的黏附、分化并提高其存活率。然而，足细胞特异性的敲除 β-catenin 却减轻了足细胞的功能失调和蛋白尿 [45]。这些证据共同提示在糖尿病肾病中，适当的 Wnt/β-catenin 活性可能是维持足细胞功能的重要因素 [46]。

（孟晓明　蓝辉耀）

参考文献

1.　DE LARCO JE, TODARO GJ. Sarcoma growth factor (SGF): specific binding to epidermal growth factor (EGF) membrane receptors. J Cell Physiol, 1980, 102(2): 267-277.

2.　MASSAGUE J. TGF beta signaling: receptors, transducers, and Mad proteins. Cell, 1996, 85(7): 947-950.

3.　ISAKA Y, FUJIWARA Y, UEDA N, et al. Glomerulosclerosis induced by in vivo transfection of transforming growth factor-beta or platelet-derived growth factor gene into the rat kidney. J Clin Invest, 1993, 92(6): 2597-2601.

4.　KOPP JB, FACTOR VM, MOZES M, et al. Transgenic mice with increased plasma levels of TGF-beta 1 develop progressive renal disease. Lab Invest, 1996, 74(6): 991-1003.

5.　BORDER WA, NOBLE NA, YAMAMOTO T, et al. Natural inhibitor of transforming growth factor-beta protects against scarring in experimental kidney disease. Nature, 1992, 360(6402): 361-364.

6.　ZIYADEH FN, HOFFMAN BB, HAN DC, et al. Long-term prevention of renal insufficiency, excess matrix gene expression, and glomerular mesangial matrix expansion by treatment with monoclonal antitransforming growth factor-beta antibody in db/db diabetic mice. Proc Natl Acad Sci U S A, 2000, 97(14): 8015-8020.

7.　MA LJ, JHA S, LING H, et al. Divergent effects of low versus high dose anti-TGF-beta antibody in puromycin aminonucleoside nephropathy in rats. Kidney Int, 2004, 65(1): 106-115.

8.　MENG XM, CHUNG AC, LAN HY. Role of the TGF-beta/BMP-7/Smad pathways in renal diseases. Clin Sci (Lond), 2013, 124(4): 243-254.

9.　MENG XM, HUANG XR, XIAO J, et al. Disruption of Smad4 impairs TGF-beta/Smad3 and Smad7 transcriptional regulation during renal inflammation and fibrosis in vivo and in vitro. Kidney Int, 2012, 81(3): 266-279.

10.　KRIZ W, HAHNEL B, ROSENER S, et al. Long-term treatment of rats with FGF-2 results in focal segmental glomerulosclerosis. Kidney Int, 1995, 48(5): 1435-1450.

11.　BREWSTER UC, PERAZELLA MA. The renin-angiotensin-aldosterone system and the kidney: effects on kidney disease. Am J Med, 2004, 116(4): 263-272.

12.　HUANG XR, CHEN WY, TRUONG LD, et al. Chymase is upregulated in diabetic nephropathy: implications for an alternative pathway of angiotensin II-mediated diabetic renal and vascular disease. J Am Soc Nephrol, 2003, 14(7): 1738-1747.

13.　BRENNER BM, COOPER ME, DE ZEEUW D, et al. Effects of losartan on renal and cardiovascular outcomes in patients with type 2 diabetes and nephropathy. N Engl J Med, 2001, 345(12): 861-869.

14.　OKADA H, WATANABE Y, INOUE T, et al. Transgene-derived hepatocyte growth factor attenuates reactive renal fibrosis in aristolochic acid nephrotoxicity. Nephrol Dial Transplant, 2003, 18(12): 2515-2523.

15.　MIZUNO S, NAKAMURA T. Suppressions of chronic glomerular injuries and TGF-beta 1 production by HGF in attenuation of murine diabetic nephropathy. Am J Physiol Renal Physiol, 2004, 286(1): F134-143.

16.　GONG R, RIFAI A, TOLBERT EM, et al. Hepatocyte growth factor modulates matrix metalloproteinases and plasminogen activator/plasmin proteolytic pathways in progressive renal interstitial fibrosis. J Am Soc Nephrol, 2003, 14(12): 3047-3060.

17.　YANG J, DAI C, LIU, Y. Hepatocyte growth factor suppresses renal interstitial myofibroblast activation and intercepts Smad signal transduction. Am J Pathol, 2003, 163(2): 621-632.

18.　LI Y, YANG J, DAI C, et al. Role for integrin-linked kinase in mediating tubular epithelial to mesenchymal transition and renal interstitial fibrogenesis. J Clin Invest, 2003, 112(4): 503-516.

19.　FAN JM, HUANG XR, NG YY, et al. Interleukin-1 induces tubular epithelial-myofibroblast transdifferentiation through a transforming growth factor-beta1-dependent mechanism in vitro. Am J Kidney Dis, 2001, 37(4): 820-831.

20.　STRUTZ F, OKADA H, LO CW, et al. Identification and characterization of a fibroblast marker: FSP1. J Cell Biol, 1995, 130(2): 393-405.

21.　NG YY, HUANG TP, YANG WC, et al. Tubular epithelial-myofibroblast transdifferentiation in progressive tubulointerstitial fibrosis in 5/6 nephrectomized rats. Kidney Int, 1998, 54(3): 864-876.

22.　JINDE K, NIKOLIC-PATERSON DJ, HUANG XR, et al. Tubular phenotypic change in progressive tubulointerstitial fibrosis in human glomerulonephritis. Am J Kidney Dis, 2001, 38(4): 761-769.

23.　RASTALDI MP, FERRARIO F, GIARDINO L, et al. Epithelial-mesenchymal transition of tubular epithelial cells in human renal biopsies. Kidney Int, 2002, 62(1): 137-146.

24. LEBLEU VS, TADURI G, O'CONNELL J, et al. Origin and function of myofibroblasts in kidney fibrosis. Nat Med, 2013, 19(8): 1047-1053.

25. ZEISBERG EM, POTENTA SE, SUGIMOTO H, et al. Fibroblasts in kidney fibrosis emerge via endothelial-to-mesenchymal transition. J Am Soc Nephrol, 2008, 19(12): 2282-2287.

26. LI J, QU X, YAO J, et al. Blockade of endothelial-mesenchymal transition by a Smad3 inhibitor delays the early development of streptozotocin-induced diabetic nephropathy. Diabetes, 2010, 59(10): 2612-2624.

27. LIN SL, KISSELEVA T, BRENNER DA, et al. Pericytes and perivascular fibroblasts are the primary source of collagen-producing cells in obstructive fibrosis of the kidney. Am J Pathol, 2008, 173(6): 1617-1627.

28. MENG XM, NIKOLIC-PATERSON DJ, LAN HY. Inflammatory processes in renal fibrosis. Nat Rev Nephrol, 2014, 10(9): 493-503.

29. PILLING D, GOMER RH. Differentiation of circulating monocytes into fibroblast-like cells. Methods Mol Biol, 2012, 904: 191-206.

30. LI JH, HUANG XR, ZHU HJ, et al. Role of TGF-beta signaling in extracellular matrix production under high glucose conditions. Kidney Int, 2003, 63(6): 2010-2019.

31. LAN HY, MU W, TOMITA N, et al. Inhibition of renal fibrosis by gene transfer of inducible Smad7 using ultrasound-microbubble system in rat UUO model. J Am Soc Nephrol, 2003, 14(6): 1535-1548.

32. VERRECCHIA F, CHU ML, MAUVIEL A. Identification of novel TGF-beta /Smad gene targets in dermal fibroblasts using a combined cDNA microarray/promoter transactivation approach. J Biol Chem, 2001, 276(20): 17058-17062.

33. ROBERTS AB, PIEK E, BOTTINGER EP, et al. Is Smad3 a major player in signal transduction pathways leading to fibrogenesis? Chest, 2001, 120(1 Suppl): 43S-47S.

34. MENG XM, HUANG XR, CHUNG AC, et al. Smad2 protects against TGF-beta/Smad3-mediated renal fibrosis. J Am Soc Nephrol, 2010, 21(9): 1477-1487.

35. LI JH, ZHU HJ, HUANG XR, et al. Smad7 inhibits fibrotic effect of TGF-Beta on renal tubular epithelial cells by blocking Smad2 activation. J Am Soc Nephrol, 2002, 13(6): 1464-1472.

36. CHEN R, HUANG C, MORINELLI TA, et al. Blockade of the effects of TGF-beta1 on mesangial cells by overexpression of Smad7. J Am Soc Nephrol, 2002, 13(4): 887-893.

37. ZEISBERG M, HANAI J, SUGIMOTO H, et al. BMP-7 counteracts TGF-beta1-induced epithelial-to-mesenchymal transition and reverses chronic renal injury. Nat Med, 2003, 9(7): 964-968.

38. LORENZEN JM, HALLER H, THUM T. MicroRNAs as mediators and therapeutic targets in chronic kidney disease. Nat Rev Nephrol, 2011, 7(5): 286-294.

39. CHUNG AC, YU X, LAN HY. MicroRNAs and nephropathy: emerging concepts. Int J Nephrol Renovasc Dis. 2013, 6:169-179.

40. XIONG M, JIANG L, ZHOU Y, et al. The miR-200 family regulates TGF-β1-induced renal tubular epithelial to mesenchymal transition through Smad pathway by targeting ZEB1 and ZEB2 expression. Am J Physiol Renal Physiol, 2012, 302(3): F369-379.

41. LI JH, HUANG XR, ZHU HJ, et al. Advanced glycation end products activate Smad signaling via TGF-beta-dependent and independent mechanisms: implications for diabetic renal and vascular disease. FASEB J, 2004, 18(1): 176-178.

42. HE W, DAI C, LI Y, et al. Wnt/beta-catenin signaling promotes renal interstitial fibrosis. J Am Soc Nephrol, 2009, 20(4): 765-776.

43. DIROCCO DP, KOBAYASHI A, TAKETO MM, et al. Wnt4/β-catenin signaling in medullary kidney myofibroblasts. J Am Soc Nephrol, 2013, 24(9): 1399-1412.

44. LIN CL, WANG JY, KO JY, et al. Dickkopf-1 promotes hyperglycemia-induced accumulation of mesangial matrix and renal dysfunction. J Am Soc Nephrol, 2010, 21(1): 124-135.

45. DAI C, STOLZ DB, KISS LP, et al. Wnt/beta-catenin signaling promotes podocyte dysfunction and albuminuria. J Am Soc Nephrol, 2009, 20(9): 1997-2008.

46. KAWAKAMI T, REN S, DUFFIELD JS. Wnt signalling in kidney diseases: dual roles in renal injury and repair. J Pathol, 2013, 229(2): 221-231.

第八章
肾脏损伤与修复

第一节 肾脏损伤的定义及分类

肾脏损伤是指由内源性或外源性因素所引发的肾脏结构和/或肾脏功能受损。其发病机制涉及免疫反应及非免疫反应。

肾脏损伤种类多样，根据病程、病因及严重程度进行分类。按病程长短可分为：急性肾损伤，慢性肾脏病；按病因可分为原发性肾脏疾病，继发性肾脏疾病；其中继发性肾脏疾病因致病因素不同，可细分为以下种类：外伤所致肾损伤、药物性肾损害、梗阻性肾损害、环境或职业因素所引起的肾损害、感染性疾病所致肾损害、自身免疫性疾病及结缔组织疾病肾损害、代谢性疾病肾损害、副蛋白血症病肾损害、肿瘤相关肾损害；按损伤主要部位可分为肾小球疾病、肾小管疾病、肾间质疾病及肾血管疾病；按肾功能损伤严重程度，其中慢性肾脏病按照肾小球滤过率下降程度可分为5期：正常、轻度下降、中度下降重度下降、肾衰竭，其中的中度下降期又细分为轻中度下降期和中重度下降期[1]；急性肾损伤按照2012KDIGO发布的最新标准可分为1期、2期、3期[2]。

第二节 肾脏损伤的作用机制

各种原因引起的肾脏损伤与肾脏病发生，发展有着十分密切的关系。目前研究证实肾脏损伤的作用机制复杂，目前可分为两大类：免疫[3-5]及非免疫[6-9]机制。临床上常见的肾小球疾病多为免疫介导，主要包括：体液免疫及细胞免疫。体液免疫主要指B淋巴细胞介导的抗原抗体反应，而细胞免疫主要指T淋巴细胞所介导的免疫调节作用，如单核/巨噬细胞活化等所引起的细胞因子，活性氧代谢产物，蛋白酶等释放所引起的肾脏损害。目前证据表明体液免疫及细胞免疫共同在肾小球疾病中发挥了重要作用[10-13]，图2-8-2-1描述了免疫性肾损伤的发生途径。

由图2-8-2-1可知，以下2种方式造成免疫性肾脏损伤：① 体液介导免疫肾脏损伤：其发病机制表现为免疫球蛋白或免疫复合物在肾脏的沉积，导致补体激活，引起中性粒细胞及血小板聚集及肾小球内皮细胞脱落；在免疫损伤过程中，活化的巨噬细胞/系膜细胞/中性粒细胞/血小板及受损的内皮细胞大量释放氧化物、蛋白酶，进一步造成肾小球毛细血管及肾小管上皮细胞的损害，导致蛋白尿及新月体的形成。② 细胞介导免疫肾脏损伤：当肾脏损伤时，致敏细胞（主要是T淋巴细胞）可进一步激活巨噬细胞/系膜细胞，继而引起大量炎症和生长因子、氧化物、蛋白酶的释放，造成肾小球毛细血管和肾小管上皮细胞的损害，导致蛋白尿及新月体的形成。

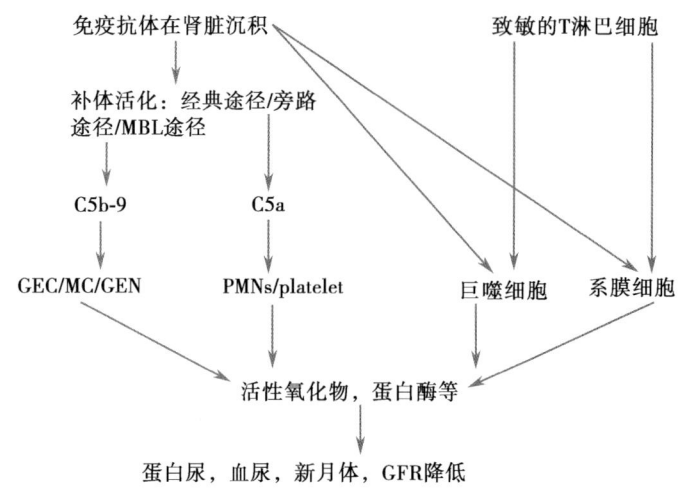

图 2-8-2-1　免疫性肾损伤发病机制

多数免疫性肾脏疾病的病因不清，既有外来因素所引发，也有自身免疫因素及遗传因素的参与。目前常见的外来因素所引发的免疫性肾脏疾病，多见于感染后的急性肾小球肾炎，乙型肝炎病毒相关性肾炎，丙型肝炎病毒相关性肾炎，药物性间质性肾损害等；经典的自身免疫性疾病如抗肾小球基底膜病、狼疮性肾炎、ANCA 相关性肾炎。不论免疫性肾脏疾病始动病因如何，最终造成的肾脏损害还同时受到患者遗传背景因素的影响，遗传背景与患者的易感性，疾病的严重程度，治疗反应及预后密切相关。总而言之，上述三种因素是导致免疫性肾脏疾病发生的重要病因。

第三节　肾脏修复的定义、分型、作用及机制

一、肾脏修复的定义及形式

何谓肾脏修复？简单而言，就是肾脏结构受到损害后自我恢复的一种过程。肾脏组织与脑及心脏等不同，肾组织急性受损后可以依靠存活细胞的自我增殖完全修复，恢复肾功能[14]。但实际上，临床上急性肾损伤完全恢复的比例很少，相当比例的患者会慢慢逐步进展到慢性肾脏病[15]，这与预先存在的慢性肾脏损害[16]及肾损伤的严重程度，持续时间及恢复情况有关。肾脏损伤后，有以下几种修复形式：一是具有细胞增殖导致功能组织的恢复；二是细胞外基质的增生导致瘢痕组织形成；三是通过再生修复的过程重启原始组织结构的恢复[17]。既往的研究对于肾脏修复主要是集中在细胞外基质增生所导致的肾脏间质纤维化这一领域，而近些年随着对急性肾损伤研究领域的展开，人们已经把研究热点开始转向细胞修复和组织重构方面[18]。在本章节中，我们主要集中在急性肾损伤受损肾小管上皮细胞再生增殖修复领域上。

二、肾脏修复在肾脏损伤中的作用

随着近年来急性肾损伤的定义，诊断标准全球化，急性肾损伤的发病率及重要性越来越受到大家重视，目前急性肾损伤已成为慢性肾脏病的重要危险因素[19,20]。研究表明肾脏体积及单位的丧失，血管功能不全，细胞周期的异常及不适当的肾脏修复机制都是导致肾脏病进展的重要因素[20]。目前临床对于急性肾损伤的防治仍缺乏特殊有效的方法，急性肾损伤已成为重症患者死亡的重要原因[21,22]；社区获得性急性肾损伤的发生率也逐步显著增加，已成为当今世界一项重要的公共健康问题[23]。

由于急性肾损伤是一种早期可以自我修复的可逆性疾病，因此近年来如何促进急性肾损伤细胞

再生修复已成为全球关注的研究热点。研究表明，动物及人类组织都具有细胞再生修复的能力。事实上，急性肾小管损伤后，大部分健存的肾单位组织已经开始启动细胞再生修复这一过程，所有的动物种类自原始胚胎肾组织开始都长期保留有这一能力。急性肾损伤后的再生修复主要是指细胞再生修复这一过程[17]；最重要的受损肾单位组织结构的完全修复目前只在低等动物中观察到[24]，在成熟的哺乳动物中未观察到这一现象[25]。

在肾脏的修复过程中，细胞增殖再生修复所引起的功能组织的恢复具有特别重要的意义，有利于加速肾脏损伤的恢复进程，促进肾功能好转，这一点已被很多研究证实[26]。目前研究表明受损肾脏小管，小球及间质均存在修复，并且受到多种因素的调控影响。

受损肾脏细胞再生修复受到多种因素的影响，如细胞因子、肾脏来源的祖/干细胞[27]和信号通路等[28-32]。肾小管上皮细胞是肾脏结构中最重要的一种细胞，肾小管上皮细胞的损伤程度与肾脏功能丧失密切相关[33]。肾脏急性受损后，损伤区域周围的肾小管上皮细胞立即启动修复机制，丧失细胞刷状缘，去分化成间充质表型。去分化后的小管细胞迁移到细胞坏死/凋亡或裸露的小管基底膜等区域，然后增殖，再分化成上皮样细胞，完成修复[26]。图2-8-3-1阐述了缺血再灌注急性肾损伤肾小管上皮细胞正常修复的过程。

肾脏细胞再生修复的程度及形式对于肾损伤的恢复及预后具有非常重要的作用：适应性好的修复能够恢复肾小管上皮细胞的完整性，肾功能得到完全恢复；适应性差的修复，如不完全的肾小管上皮修复，持续的小管-间质炎症，成纤维细胞的增生及细胞外基质的沉积等，最终形成慢性肾脏病，甚至可进展到终末期肾脏病（图2-8-3-2）。

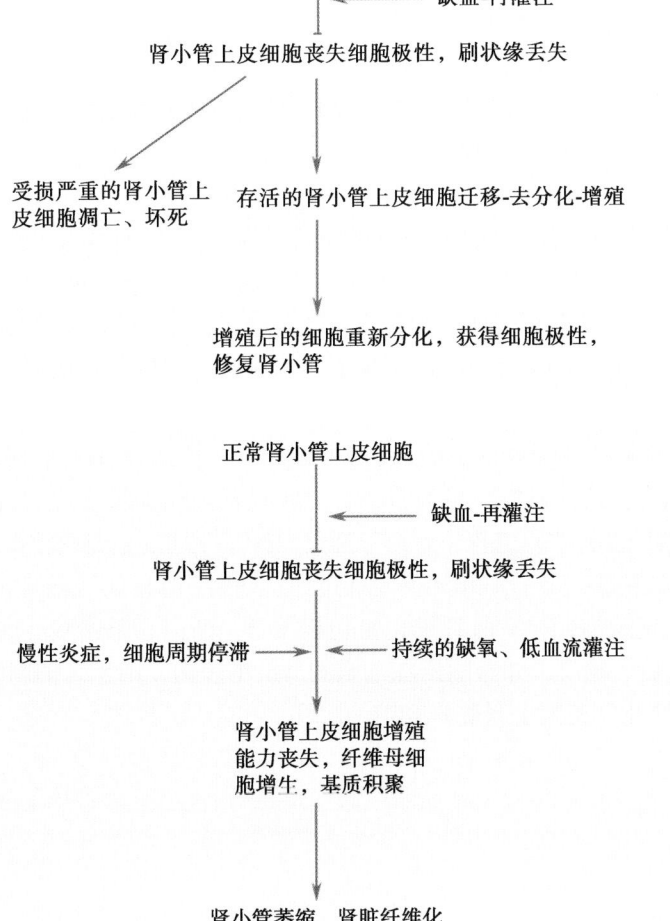

图 2-8-3-1 缺血再灌注急性肾损伤肾小管上皮细胞正常修复

图 2-8-3-2 缺血再灌注急性肾损伤肾小管上皮细胞异常修复

三、肾脏修复的机制

大量研究表明肾脏组织具有一定的自我修复的能力，促进肾脏组织修复能够显著改善肾脏病的预后，加速急性肾损伤恢复，延缓慢性肾脏病进程。因此，积极寻求受损肾脏再生修复的机制已成为当前肾脏病领域的研究重点。

近年来关于肾脏损伤后增殖修复肾小管上皮细胞主要起源于何种细胞一直备受争议，成为目前急性肾损伤再生修复的研究热点。目前研究表明，肾脏局部存活的上皮细胞[34,35]、骨髓间充质干细胞[36,37]，和肾脏祖细胞[35,38-40]都可能增生分化成肾小管上皮细胞。有研究指出骨髓间充质干细胞并不直接分化形成肾小管上皮细胞，而是通过对内环境的调整，以旁分泌方式促进肾小管上皮细胞的再生增殖[41,42]。也有研究发现，肾小管上皮细胞的修复来源于肾脏局部稀少，但具有分化能力的祖细胞[43]。所以，急性肾损伤的小管再生修复可能主要是通过局部存活的肾小管上皮细胞[44]去分化-增殖-再分化的过程实现的。

由于肾脏修复是一个复杂的病理生理过程，在整个修复进程中除了再生细胞的来源，参与肾脏细胞修复的内环境因素极其重要。细胞因子，炎症/免疫细胞，信号通路等交织而成复杂信号网络在肾脏损伤修复进程中扮演了十分重要的作用。研究表明，肾脏损伤后细胞因子在修复过程了发挥了重要作用[45,46]：其中包括各种促肾生长细胞因子[47]、如肝细胞生长因子[48]、表皮生长因子[49]、胰岛素生长因子[50]、肝素结合表皮生长样因子[51]、血小板衍生长因子[52]、干细胞因子[53]、促红素[54]、骨形态发生蛋白-7[55]和血管生成因子[56]。也有研究发现转录调节因子通过调控参与肾脏修复的因子表达也主动参与了肾脏修复，如Pax-2[57]和Hnf-1beta[58]。不少急性炎症因子，如C-反应蛋白（CRP），在急性肾损伤患者血清中高度表达，与肾脏不良预后密切相关[59-61]。为了揭示CRP在急性肾损伤中的作用，我们应用人CRP转基因小鼠，建立了肾脏急性缺血再灌注模型。结果显示，CRP转基因小鼠较野生型小鼠肾脏功能及结构损害显著，予以阻断CRP后可改善这一情况，促进受损小管上皮细胞增殖[62]。这一结果在体外培养HK-2细胞也得到证实。

众所周知，肾脏病与免疫炎症密切相关，肾脏损伤后，各种炎症/免疫细胞迅速激活并聚集到受损区域：如中性粒细胞[63]、单核/巨噬细胞[64,65]、树突状细胞[66]、T淋巴细胞[67,68]等共同参与了急性肾损伤-修复过程。值得注意的是，巨噬细胞[69,70]及T淋巴细胞[67,68,71]因表型不同，在肾脏损伤不同阶段发挥了不同作用，这一现象在其他器官损伤中也有同样发生[72]，但具体机制尚不十分明确，值得进一步探讨。最近研究发现，调节性T细胞（Treg）在急性肾损伤早期可通过抑制CD4$^+$ T淋巴细胞释放炎症细胞因子，促进肾脏修复[73]；Aghdami等发现在运用骨髓间充质干细胞治疗恒河猴急性缺血-再灌注模型时，治疗组较对照组肾小管出现大量的Foxp3$^+$的Treg细胞，与肾脏预后密切相关[74]。目前关于Treg细胞在肾脏损伤修复中的作用报道尚不多，待于进一步的研究及观察。这也让我们重新审视。在肾损伤-修复进程中除了如前所述的促肾脏细胞增殖修复因子外，同时还有一些负反馈调节因子抑制肾脏修复：如细胞因子信号3的抑制剂[75]，反馈调节因子Activin A[76,77]等可抑制肾脏修复，加剧肾脏损害。这些研究结果为将来临床治疗肾损伤提供可能的科学依据。最后，需要提出的是，在整个肾脏损伤-修复进程中，信号通路发挥了不同的重要调控作用。如Wnt、JAK2/STAT[57]、Bcl-2[78]等信号通路参与了肾脏增殖修复的过程。同时，Wnt信号通路的激活也参与慢性肾脏病的修复进程。如过度激活，与肾脏纤维化密切相关[79]。所以，阻断Wnt信号后可以减轻肾脏纤维化程度[80]，改善预后。相反，如敲除巨噬细胞的Wnt7b表达，则显著抑制了急性缺血-再灌注肾脏小管上皮细胞增殖再生，延缓了肾脏修复[81]。

第四节 减少肾脏损伤、促进肾脏修复的治疗手段

近期研究已证实，急性肾损伤是慢性肾脏病的重要原因之一，早期预防及干预急性肾损伤是降低慢性肾脏病发病率、延缓终末期肾病进程及促进肾脏修复的最积极有效的方法。但是，目前临床对于防治肾脏损伤的手段十分有限，效果也不理想。临床常见的治疗手段还是基于对病因及危险因素的控制：如控制血压、血糖、水电解质紊乱纠正、肾毒性药物的慎用、低血容量的纠正、造影剂使用前的水化处理等。

近10年来，由于干细胞在肾脏修复过程中的作用越来越受到重视，越来越多研究者把干细胞治疗急性肾损伤放在了极其重要的位置[27,82,83]，而且在基础研究中也得到很好的证实[43,84]。研究发现骨髓间充质干细胞[85,86]、造血干细胞[37]、羊水干细胞[87,88]、肾脏来源的祖/干细胞[89,90]、存活的肾小管上皮细胞[91,92]、内皮祖细胞[93]等均可促进肾脏细胞增殖再生修复，减轻肾脏损伤，改善肾功能。尽管很多基础研究证实干细胞的运用对于肾脏损伤修复具有很好的效果，但同时也有研究发现，如果补充注入的干细胞长期分化不佳，可以引起肾脏纤维化[94]。除此之外，干细胞疗效的程度还受到很多因素的影响，如干细胞干预的时间、干细胞移植的数量、干细胞到达受损区域的能力等。正是由于这些原因的存在使得目前干细胞治疗手段在临床干预治疗急性肾损伤还处于探索阶段，因此，预计干细胞临床干预治疗肾脏病还有相当长的一段路要走。

需要指出的是，虽然目前很多研究表明骨髓间充质干细胞对肾脏损伤修复有作用，但也有研究者提出不同观点：促进肾脏损伤修复的并不是间充质干细胞本身，骨髓间充质干细胞不能直接分化为肾脏上皮细胞，而是归咎于干细胞产生分泌的细胞因子[46,47,95]及干细胞所分泌exosome（膜性小囊泡）[96]等对微环境的影响，刺激促进存活的肾小管上皮细胞去分化或肾脏固有的祖细胞增殖，使受损小管上皮细胞得以修复[97]。因此研究者们又把目光聚焦在干细胞及微环境相互之间的作用对于肾脏损伤修复的影响。有学者发现预先用IGF-1因子预处理的干细胞能促进干细胞的迁移，提高其聚集到受损区域的能力，促进肾脏修复[98]。经CXCR4基因修饰后的骨髓间充质干细胞可通过激活下游的P13K/AKT和MAPK信号通路促进骨髓间充质干细胞迁移到肾损伤区域，加速肾功能的恢复[99]。另外，体内外研究发现，补充EPO可促进干细胞的迁移能力，促进急性肾损伤功能恢复[100]。目前对于干细胞在肾脏损伤修复中的运用还存在很多疑问，如该选取何种干细胞用于干预治疗？干预的时间应多长？干预的剂量应多少？内环境的调控因素有哪些？目前尚无统一认识[101,102]。继续探索干细胞在肾脏损伤修复的作用及相关调节机制仍将是肾脏病研究者们在今后所持续关注重点，这与全球的肾脏病预后密切相关，具有十分重要的意义。

（汤　颖　蓝辉耀）

参考文献

1. ADEERA LEVIN, PAUL E. STEVENS. Retraction: Summary of KDIGO guideline: behind the scenes, need for guidance, and a framework for moving forward. Kidney international, 2013, 85(1): 49-61.

2. KELLUM J A, LAMEIRE N, GROUP KAGW. Diagnosis, evaluation, and management of acute kidney injury: a KDIGO summary(Part 1). Critical Care, 2013, 17(1): 204.

3. KRONBICHLER A, MAYER G. Renal involvement in autoimmune connective tissue diseases. Bmc Medicine, 2013, 11(1): 95.

4. COUSER WG. Basic and translational concepts of immune-mediated glomerular diseases. Journal of the American Society of Nephrology Jasn, 2012, 23(3): 381.

5. PONTICELLI C, SALVADORI M, COPPO R. The kidney, a victim and culprit of autoimmune and alloimmune responses. Nephron Clinical Practice, 2011, 119(3): 200-204.

6. ZATZ R, FUJIHARA CK. Mechanisms of progressive renal disease: role of angiotensin II, cyclooxygenase products and nitric oxide. Journal of Hypertension Supplement Official Journal of the International Society of Hypertension, 2002, 20(3): S37-44.

7. ABT AB, COHEN AH. Newer glomerular diseases. Semin Nephrol, 1996, 16(6): 501-510.

8. SUI W, LI H, OU M, et al. Altered long non-coding RNA expression profile in patients with IgA-negative, mesangial proliferative glomerulonephritis. International Journal of Molecular Medicine, 2012, 30(1): 173.

9. BRAUN N, GRÖNE HJ, SCHENA FP. Immunological and non-immunological mechanisms of proteinuria. The Italian journal of urology and nephrology, 2009, 61(4): 385.

10. PANI A. Standard immunosuppressive therapy of immune-mediated glomerular diseases. Autoimmunity Reviews, 2013, 12(8): 848-853.

11. GOULD DB, WILLIAMS JW. Acute interstitial nephritis. Kidney International, 2010, 77(11): 956-961.

12. HOLDSWORTH SR, TIPPING PG. Leukocytes in glomerular injury. Seminars in Immunopathology, 2007, 29(4): 355-374.

13. COUSER W. Pathogenesis of glomerular damage in glomerulonephritis. Nephrology, dialysis, transplantation: official publication of the European Dialysis and Transplant Association-European Renal Association, 1998, 13 Suppl 1(Suppl 1): 10.

14. JOSEPH V. BONVENTRE, LI YANG. Cellular pathophysiology of ischemic acute kidney injury. The Journal of clinical investigation, 2011, 121(11): 4210.

15. COCA SG, YUSUF B, SHLIPAK MG, et al. Long-term risk of mortality and other adverse outcomes after acute kidney injury: A systematic review and meta-analysis. American Journal of Kidney Diseases the Official Journal of the National Kidney Foundation, 2009, 53(6): 961-973.

16. HSU C, CHERTOW GM, MCCULLOCH CE, et al. Nonrecovery of Kidney Function and Death after Acute on Chronic Renal Failure. Clinical Journal of the American Society of Nephrology, 2009, 4(5): 891-898.

17. ROMAGNANI P, LASAGNI L, REMUZZI G. Renal progenitors: an evolutionary conserved strategy for kidney regeneration. Nature Reviews Nephrology, 2013, 9(3): 137.

18. RICARDO SD, DEANE JA. Adult stem cells in renal injury and repair. Nephrology(Carlton, Vic.), 2005, 10(3): 276-282.

19. GOLDSTEIN SL, JABER BL, FAUBEL S, et al. AKI transition of care: a potential opportunity to detect and prevent CKD. Clinical Journal of the American Society of Nephrology Cjasn, 2013, 8(3): 476.

20. CHAWLA LS, KIMMEL PL. Acute kidney injury and chronic kidney disease: an integrated clinical syndrome. Kidney International, 2012, 82(5): 516.

21. WANG X, JIANG L, WEN Y, et al. Risk Factors for Mortality in Patients with Septic Acute Kidney Injury in Intensive Care Units in Beijing, China: A Multicenter Prospective Observational Study. Biomed Research International, 2014, 2014(6): 172620.

22. DHANALAKSHMI P. Epidemiology, outcomes and validation of RIFLE and AKIN criteria in acute kidney injury (AKI) in critically ill patients: Indian perspective. Renal Failure, 2014, 36(6): 831.

23. DE LFV, STUCKER F, SAUDAN P. Epidemiology of community-acquired acute kidney injury. Revue Médicale Suisse, 2014, 10(419): 470-473.

24. REIMSCHUESSEL R. A fish model of renal regeneration and development. ILAR J, 2001, 42(4): 285-291.

25. DAVIDSON AJ. Uncharted waters: nephrogenesis and renal regeneration in fish and mammals. Pediatric Nephrology, 2011, 26(9): 1435.

26. BONVENTRE JV. Dedifferentiation and proliferation of surviving epithelial cells in acute renal failure. Journal of the American Society of Nephrology Jasn, 2003, 14 Suppl 1(90001): S55.

27. MAESHIMA A, NAKASATOMI M, NOJIMA Y. Regenerative medicine for the kidney: renotropic factors, renal stem/progenitor cells, and stem cell therapy. Biomed Research International, 2014, 2014(3): 595493.

28. KULKARNI OP, HARTTER I, MULAY SR, et al. Toll-like receptor 4-induced IL-22 accelerates kidney

regeneration. Journal of the American Society of Nephrology Jasn, 2014, 25(5): 978-989.

29. ZHANG MZ, YAO B, YANG SL, et al. CSF-1 signaling mediates recovery from acute kidney injury. The Journal of clinical investigation, 2012, 122(12): 4519.

30. JANG HS, HAN SJ, KIM JI, et al. Activation of ERK accelerates repair of renal tubular epithelial cells, whereas it inhibits progression of fibrosis following ischemia/reperfusion injury. Biochimica Et Biophysica Acta, 2013, 1832(12): 1998-2008.

31. KAWAKAMI T, REN S, DUFFIELD JS. Wnt signalling in kidney diseases: dual roles in renal injury and repair. Journal of Pathology, 2013, 229(2): 221.

32. KWON DS, KWON CH, KIM JH, et al. Signal transduction of MEK/ERK and PI3K/Akt activation by hypoxia/reoxygenation in renal epithelial cells. European Journal of Cell Biology, 2006, 85(11): 1189-1199.

33. VAN KC, DAHA MR, VAN ES LA. Tubular epithelial cells: A critical cell type in the regulation of renal inflammatory processes. Experimental Nephrology, 1999, 7: 429.

34. HUMPHREYS BD, VALERIUS MT, KOBAYASHI A, et al. Intrinsic Epithelial Cells Repair the Kidney after Injury. Cell Stem Cell, 2008, 2(3): 284.

35. MAESHIMA A. Label-retaining cells in the kidney: origin of regenerating cells after renal ischemia. Clinical & Experimental Nephrology, 2007, 11(4): 269-274.

36. KALE S, KARIHALOO A, CLARK PR, et al. Bone marrow stem cells contribute to repair of the ischemically injured renal tubule. Journal of Clinical Investigation, 2003, 112(1): 42-49.

37. LIN F, CORDES K, LI L, et al. Hematopoietic stem cells contribute to the regeneration of renal tubules after renal ischemia-reperfusion injury in mice. Journal of the American Society of Nephrology Jasn, 2003, 14(5): 1188.

38. LINDGREN D, BOSTRÃ¶M AK, NILSSON K, et al. Isolation and characterization of progenitor-like cells from human renal proximal tubules. American Journal of Pathology, 2011, 178(2): 828-837.

39. ANGELOTTI ML, RONCONI E, BALLERINI L, et al. Characterization of renal progenitors committed toward tubular lineage and their regenerative potential in renal tubular injury. Stem Cells, 2012, 30(8): 1714-1725.

40. MAESHIMA A, YAMASHITA S, NOJIMA Y. Identification of renal progenitor-like tubular cells that participate in the regeneration processes of the kidney. Journal of the American Society of Nephrology, 2003, 14(14): 3138-3146.

41. ZHAO JJ, LIU JL, LIU L, et al. Protection of mesenchymal stem cells on acute kidney injury. Molecular Medicine Reports, 2014, 9(1): 91-96.

42. BRUNO S GRANGE, CDEREGIBUS MC, CALOGERO RA, et al. Mesenchymal stem cell-derived microvesicles protect against acute tubular injury. Journal of the American Society of Nephrology : JASN, 2009, 20(5): 1053.

43. HARARISTEINBERG O, METSUYANIM S, OMER D, et al. Identification of human nephron progenitors capable of generation of kidney structures and functional repair of chronic renal disease. Embo Molecular Medicine, 2013, 5(10): 1556.

44. YOKOO T. Kidney regeneration with stem cells: an overview. Nephron Experimental Nephrology, 2014, 126(2): 54.

45. WISE AF, WILLIAMS TM, KIEWIET MB, et al. Human mesenchymal stem cells alter macrophage phenotype and promote regeneration via homing to the kidney following ischemia-reperfusion injury. American Journal of Physiology Renal Physiology, 2014, 306(10): F1222.

46. FLAQUER M, ROMAGNANI P, CRUZADO JM. Growth factors and renal regeneration. Nefrología, 2010, 30(4): 385-393.

47. NIGAM S, LIEBERTHAL W. Acute renal failure. III. The role of growth factors in the process of renal regeneration and repair. American Journal of Physiology Renal Physiology, 2000, 279(1): F3.

48. MATSUMOTO K, MIZUNO S, NAKAMURA T. Hepatocyte growth factor in renal regeneration, renal disease and potential therapeutics. Current Opinion in Nephrology & Hypertension, 2000, 9(4): 395.

49. HUMES HD, CIESLINSKI DA, COIMBRA TM, et al. Epidermal growth factor enhances renal tubule cell regeneration and repair and accelerates the recovery of renal function in postischemic acute renal failure. Journal of Clinical Investigation, 1989, 84(6): 1757-1761.

50. DING H, KOPPLE JD, COHEN A, et al. Recombinant human insulin-like growth factor-I accelerates recovery and reduces catabolism in rats with ischemic acute renal failure. Journal of Clinical Investigation, 1993, 91(5): 2281.

51. M SAKAI, M ZHANG, T HOMMA, et al. Production of heparin binding epidermal growth factor-like growth factor in the early phase of regeneration after acute renal injury. Isolation and localization of bioactive molecules. The Journal of clinical investigation, 1997, 99(9): 2128.

52. NAKAGAWA T, SASAHARA M, HANEDA M, et al. Role of PDGF B-Chain and PDGF Receptors in Rat Tubular Regeneration after Acute Injury. American Journal of Pathology, 1999, 155(5): 1689.

53. STOKMAN G, STROO I, CLAESSEN N, et al. Stem Cell Factor Expression after Renal Ischemia Promotes Tubular Epithelial Survival. Plos One, 2010, 5(12): e14386.

54. LIU N, HAN G, CHENG J, et al. Erythropoietin promotes the repair effect of acute kidney injury by bone-marrow mesenchymal stem cells transplantation. Experimental Biology & Medicine, 2013, 238(6): 678.

55. MICHAEL ZEISBERG, JUNICHI HANAI, HIKARU SUGIMOTO, et al. BMP-7 counteracts TGF-|[beta]|1|[ndash]|induced epithelial-to-mesenchymal transition and reverses chronic renal injury. Nature medicine, 2003, 9(7): 964-968.

56. LEONARD EC, FRIEDRICH JL, BASILE DP. VEGF-121 preserves renal microvessel structure and ameliorates secondary renal disease following acute kidney injury. American Journal of Physiology-Renal Physiology, 2008, 295(6): F1648.

57. ZHANG SL, GUO J, MOINI B, et al. Angiotensin II stimulates Pax-2 in rat kidney proximal tubular cells: Impact on proliferation and apoptosis. Kidney International, 2004, 66(6): 2181.

58. STANISLAS F, NICOLAS M, AUDREY C, et al. Hnf-1β Transcription Factor Is an Early Hif-1α-Independent Marker of Epithelial Hypoxia and Controls Renal Repair. Plos One, 2013, 8(5): e63585.

59. BRAUN N, HAAP M, OVERKAMP D, et al. Characterization and outcome following Puumala virus infection: a retrospective analysis of 75 cases. Nephrol Dial Transplant, 2010, 25(9): 2997-3003.

60. SNAEDAL S, HEIMBÜRGER O, QURESHI AR, et al. Comorbidity and acute clinical events as determinants of C-reactive protein variation in hemodialysis patients: implications for patient survival. American Journal of Kidney Diseases, 2009, 53(6): 1024-1033.

61. GAO F, ZHOU YJ, ZHU X, et al. C-reactive protein and the risk of contrast-induced acute kidney injury in patients undergoing percutaneous coronary intervention. American Journal of Nephrology, 2011, 34(3): 203.

62. TANG Y, HUANG XR, LV J, et al. C-reactive protein promotes acute kidney injury by impairing G1/S-dependent tubular epithelium cell regeneration. Clinical Science, 2014, 126(9): 645-659.

63. AWAD AS, ROUSE M, HUANG L, et al. Compartmentalization of neutrophils in the kidney and lung following acute ischemic kidney injury. Kidney International, 2009, 75(7): 689.

64. WANG Y, WANG YP, ZHENG G, et al. Ex vivo, programmed macrophages ameliorate experimental chronic inflammatory renal disease. Kidney International, 2007, 72(3): 290.

65. LEE S, HUEN S, NISHIO H, et al. Distinct Macrophage Phenotypes Contribute to Kidney Injury and Repair. Journal of the American Society of Nephrology Jasn, 2011, 22(2): 317-326.

66. JOHN R, NELSON PJ. Dendritic cells in the kidney. Journal of the American Society of Nephrology : JASN, 2007, 18(10): 2628-2635.

67. ASCON DB, LOPEZ-BRIONES S, LIU M, et al. Phenotypic and functional characterization of kidney-infiltrating lymphocytes in renal ischemia reperfusion injury. Journal of Immunology, 2006, 177(5): 3380.

68. NOIRI E, DOI K, INAGI R, et al. Contribution of T lymphocytes to rat renal ischemia/reperfusion injury. Clinical & Experimental Nephrology, 2009, 13(1): 25-32.

69. HUEN SC, CANTLEY LG. Macrophage-mediated injury and repair after ischemic kidney injury. Pediatric Nephrology, 2015, 30(2): 199-209.

70. WILSON HM, WALBAUM D, REES AJ. Macrophages and the kidney. Current Opinion in Nephrology & Hypertension, 2004, 13(3): 285.

71. HAMID RABB, FRANK DANIELS, MICHAEL O'DONNELL, et al. Pathophysiological role of T lymphocytes in renal ischemia-reperfusion injury in mice. American Journal of Physiology-Renal Physiology, 2000, 279(3): F525-F525.

72. CALDWELL CC, OKAYA T, MARTIGNONI A, et al. Divergent functions of CD4+ T lymphocytes in acute liver inflammation and injury after ischemia-reperfusion. American Journal of Physiology Gastrointestinal & Liver Physiology, 2005, 289(5): G969.

73. GANDOLFO MT, JANG HR, BAGNASCO SM, et al. Foxp3+ regulatory T cells participate in repair of ischemic acute kidney injury. Kidney International, 2009, 76(7): 717.

74. MOGHADASALI R, AZARNIA M, HAJINASROLLAH M, et al. Intra-renal arterial injection of autologous bone marrow mesenchymal stromal cells ameliorates cisplatin-induced acute kidney injury in a rhesus Macaque mulatta, monkey model. Cytotherapy, 2014, 16(6): 734-749.

75. SUSNIK N, SÖRENSENZENDER I, RONG S, et al. Ablation of proximal tubular suppressor of cytokine signaling 3 enhances tubular cell cycling and modifies macrophage phenotype during acute kidney injury. Kidney International, 2014, 85(6): 1357-1368.

76. MAESHIMA A, ZHANG YQ, NOJIMA Y, et al. Involvement of the activin-follistatin system in tubular regeneration after renal ischemia in rats. Journal of the American Society of Nephrology Jasn, 2001, 12(8): 1685.

77. MAESHIMA A, NOJIMA Y, KOJIMA I. Activin A: An autocrine regulator of cell growth and differentiation in renal proximal tubular cells. Kidney International, 2002, 62(2): 446-454.

78. GOBÉ G, ZHANG XJ, CUTTLE L, et al. Bcl-2 genes and growth factors in the pathology of ischaemic acute renal failure. Immunology and cell biology, 1999, 77(3): 279-286.

79. HE W, DAI C, LI Y, et al. Wnt/β-Catenin Signaling Promotes Renal Interstitial Fibrosis. Journal of the American Society of Nephrology Jasn, 2009, 20(4): 765.

80. HE W, KANG YS, DAI C, et al. Blockade of Wnt/β-catenin signaling by paricalcitol ameliorates proteinuria and kidney injury. Journal of the American Society of Nephrology Jasn, 2011, 22(1): 90.

81. LIN SL, LI B, RAO S, et al. Macrophage Wnt7b is critical for kidney repair and regeneration. Proc Natl Acad Sci U S A, 2010, 107(9): 4194-4199.

82. HERRERA M, MIROTSOU M. Stem cells: potential and challenges for kidney repair. American journal of physiology. Renal physiology, 2014, 306(1): 12-23.

83. AGGARWAL S, MOGGIO A, BUSSOLATI B. Concise review: stem/progenitor cells for renal tissue repair: current knowledge and perspectives. Stem Cells Translational Medicine, 2013, 2(12): 1011.

84. SALLUSTIO F, COSTANTINO V, COX SN, et al. Human renal stem/progenitor cells repair tubular epithelial cell injury through TLR2-driven inhibin-A and microvesicle-shuttled decorin. Kidney International, 2013, 83(3): 392.

85. JIN M, XIE Y, LI Q, et al. Stem cell-based cell therapy for glomerulonephritis. BioMed research international, 2014, 2014(1): 124730.

86. MORIGI M, IMBERTI BC, CORNA D, et al. Mesenchymal stem cells are renotropic, helping to repair the kidney and improve function in acute renal failure. Journal of the American Society of Nephrology Jasn, 2004, 15(7): 1794.

87. HAUSER PV, DE FR, BRUNO S, et al. Stem cells derived from human amniotic fluid contribute to acute kidney injury recovery. American Journal of Pathology, 2010, 177(4): 2011-2021.

88. ROTA C, IMBERTI B, POZZOBON M, et al. Human amniotic fluid stem cell preconditioning improves their regenerative potential. Stem Cells & Development, 2012, 21(11): 1911-1923.

89. WANG PR. Mouse adult renal progenitor cells in combination with erythropoietin or suramin−a potential new strategy for the treatment of acute kidney injury. Stem Cell Research & Therapy, 2013, 4(4): 1-2.

90. GRANGE C, MOGGIO A, TAPPARO M, et al. Protective effect and localization by optical imaging of human

renal CD133+ progenitor cells in an acute kidney injury model. Physiological Reports, 2014, 2(5): e12009.

91. SMITH PL, BUFFINGTON DA, HUMES HD. Kidney epithelial cells. Methods Enzymol, 2006, 419(419): 194-207.

92. STIENNONHEUSON JA.[Control of renal tubular regeneration]Bulletin Et Mémoires De Lacadémie Royale De Médecine De Belgique, 1992, 147: 89.

93. ZHU XY, URBIETA-CACERES V, KRIER JD, et al. Mesenchymal Stem Cells and Endothelial Progenitor Cells Decrease Renal Injury in Experimental Swine Renal Artery Stenosis Through Different Mechanisms. Stem Cells, 2013, 31(1): 117-125.

94. ROMAGNANI P. Kidney regeneration: any prospects? Contributions to nephrology, 2011, 170: 228.

95. KAYS SE, SCHNELLMANN RG. Regeneration of renal proximal tubule cells in primary culture following toxicant injury: response to growth factors. Toxicology & Applied Pharmacology, 1995, 132(2): 273.

96. DORRONSORO A, ROBBINS PD. Regenerating the injured kidney with human umbilical cord mesenchymal stem cell-derived exosomes. Stem Cell Research & Therapy, 2013, 4(2): 39.

97. CHHABRA P, BRAYMAN KL. The use of stem cells in kidney disease. Current opinion in organ transplantation, 2009, 14(1): 72.

98. XINARIS C, MORIGI M, BENEDETTI V, et al. A novel strategy to enhance mesenchymal stem cell migration capacity and promote tissue repair in an injury specific fashion. Cell Transplantation, 2013, 22(3): 423-436.

99. LIU N, TIAN J, CHENG J, et al. Migration of CXCR4 gene-modified bone marrow-derived mesenchymal stem cells to the acute injured kidney. Journal of Cellular Biochemistry, 2013, 114(12): 2677.

100. LIU N, TIAN J, CHENG J, et al. Effect of erythropoietin on the migration of bone marrow-derived mesenchymal stem cells to the acute kidney injury microenvironment. Experimental Cell Research, 2013, 319(13): 2019-2027.

101. SAGRINATI C, RONCONI E, LAZZERI E, et al. Stem-cell approaches for kidney repair: choosing the right cells. Trends in Molecular Medicine, 2008, 14(7): 277-285.

102. BENJAMIN D. HUMPHREY S. Kidney Injury, Stem Cells and Regeneration. Current opinion in nephrology and hypertension, 2014, 23(1): 25-31.

第九章
脂质与肾脏

第一节　总论

　　肾脏疾病伴随有不同程度的脂质代谢紊乱，常见于肾病综合征、终末期肾脏病、透析和肾移植后，以及其他的慢性肾脏病（CKD）。这种脂代谢紊乱参与了肾脏疾病及其并发症的发生和发展。与原发性脂代谢紊乱相比，继发于CKD的脂代谢紊乱有其"复杂性"，除了脂质水平（量）的改变，还往往伴有脂蛋白大小和组成（质）的变化。另外肾脏病合并的慢性炎症状态和其他代谢紊乱（蛋白质氨基酸代谢紊乱、钙磷代谢紊乱、尿酸代谢紊乱、铁代谢紊乱等）也会影响脂代谢稳态，加重了脂代谢紊乱的复杂性。由于CKD患者脂代谢稳态出现了异常而不是简单的血脂水平的变化，表现为血低密度脂蛋白（LDL）胆固醇（LDL-C）水平并不与肾及血管损害的程度呈正相关，不能作为风险评估和指导临床降血脂治疗的指标。

　　肾脏病脂代谢紊乱既是肾脏病的结果，同时也会进一步导致肾脏病的发展。自1982年Moorhead提出"脂质肾毒性假说"以来，越来越多的实验和临床证据表明：脂质可以直接损伤肾单位，其机制与脂质引起动脉粥样硬化有类似之处[1,2]，因此提出"肾小球-动脉硬化"的概念。另外，心脑血管并发症是慢性肾脏疾病，肾透析和移植病人的主要致死原因，尤其是进入终末期肾脏病，心血管疾病死亡率进一步增高至总死因的45%～60%，血液透析患者心血管疾病引起的年死亡率比正常人群高33倍[3]，因此近年来CKD已经被列为心血管疾病独立的危险因素。虽然肾脏病人心血管死亡率高的病因很复杂，但伴发的血脂紊乱是其非常重要的危险因素之一。因此肾脏病患者的脂代谢异常直接影响肾脏病本身及其心脑血管并发症的发生和发展。

　　本章将先概要介绍脂蛋白、脂蛋白受体以及肾脏病脂质代谢紊乱的表现，进而阐述脂质损害肾脏的机制，并讨论炎症在其中的作用，最后讨论降脂治疗在肾脏病及其并发症防治中的应用。

第二节　脂蛋白的组成、代谢和脂蛋白受体

一、脂蛋白组成与代谢

　　脂质因不易溶于水，通常以与血浆中的脂蛋白结合的形式被运输。脂蛋白的内核由非极性中性脂（胆固醇酯及甘油三酯）构成，外包绕以极性分子（磷酸酯、游离胆固醇及载脂蛋白）。脂蛋白在肝脏及肠道合成，运输血循环中来自饮食及内源性合成的脂质。脂质的合成、装配及脂蛋白的运

输、储存、代谢受载脂蛋白、脂质调节酶、胆固醇酯转运蛋白及脂蛋白受体调节。任一环节的调节机制失衡，均可以引起脂质紊乱。

现已确认主要的脂蛋白有六种：乳糜微粒（CM）、极低密度脂蛋白（VLDL）、中间密度脂蛋白（IDL）、低密度脂蛋白（LDL）、脂蛋白（a）[LP(a)]、高密度脂蛋白（HDL）。六种脂蛋白的大小及所含脂质、脂蛋白成分各不相同，可应用电泳、超速离、亲和色谱法等技术加以分离（表2-9-2-1），人血清脂蛋白中的成分见表2-9-2-2，脂蛋白中载脂蛋白的成分详见表2-9-2-3。

乳糜微粒介导的途径代表了外源性脂蛋白的代谢过程。乳糜微粒富含甘油三酯，主要来源于食物，在小肠合成，然后分泌入淋巴管，继而进入血循环。在与Apo B48、Apo A I、Apo A II、Apo IV结合后被乳化，然后从HDL获得Apo C I、Apo C II、Apo C III及Apo E。乳糜微粒中80%的甘油三酯通过脂蛋白脂酶（LPL）的作用被清除。Apo C II激活LPL，Apo C III抑制其激活。在去脂化的过程中，一些载脂蛋白，如Apo A I、Apo A II被转运到HDL。VLDL亦富含甘油三酯，由肝脏合成。VLDL的去脂化过程与乳糜微粒类似，在血管内皮表面LPL使其转化为IDL。大约50%的IDL被肝脏直接清除，其余部分被肝脏脂肪酶进一步去脂化，转化为LDL。

LDL是空腹时血浆中脂蛋白的主要成分，它大约携带血浆中75%的总胆固醇。Apo B100是LDL中唯一的载脂蛋白。在正常情况下，几乎所有的LDL都是VLDL代谢的产物。HDL微粒由肝脏及小肠合成和分泌。新分泌的微粒，为薄薄的圆盘状，由磷酸酯、游离胆固醇、Apo A I、Apo E构成。在卵磷脂胆固醇酰基转移酶（LCAT）的作用下，HDL将由肝外组织及其他的脂蛋白获得的游离胆固醇转化为胆固醇酯，变成球形微粒。并将外周组织的胆固醇运输至肝脏代谢。胆固醇酯转运蛋白（CETP）能够将HDL中的胆固醇酯与VLDL、IDL中的甘油三酯进行交换。肝脂肪酶作用于HDL中的甘油三酯，将HDL2转化为HDL3。这样，在乳糜微粒与VLDL水解时，多余的表面成分被转运至HDL2，使这些微粒的体积增加。因此，HDL是调节乳糜微粒、VLDL、IDL脱脂环节中的关键因素，也在胆固醇逆转运（注：肝外组织中的游离胆固醇向肝脏的运输）中起重要作用。

脂蛋白颗粒中的蛋白质部分称为载脂蛋白，现已发现有十多种，其中主要的有Apo A、B、C、D、E五类。不同脂蛋白所含载脂蛋白种类及数量均可不同。载脂蛋白可结合脂类，并稳定脂蛋白结构，从而完成其结合和转运脂类的功用。此外某些载脂蛋白还有其特殊功能，如作为酶的激活剂、抑制剂、受体的配基等等。血浆脂蛋白代谢紊乱可以造成高脂蛋白血症，亦称高脂血症。系由于血中脂蛋白合成与清除紊乱所致。高脂蛋白血症是指血液中的一种或几种脂蛋白的升高。所有脂蛋白都含有脂质，因此只要脂蛋白过量（高脂蛋白血症），就会引起血脂水平升高（高脂血症）。

表2-9-2-1　六种主要的脂蛋白

	密度	来源	电泳	直径（nm）
乳糜颗粒（CM）	<0.95	小肠	原位	500
极低密度脂蛋白（VLDL）	<1.006	肝脏	Pre-β	43
中间密度脂蛋白（IDL）	1.006～1.019	VLDL 乳糜颗粒	Broad-β	27
低密度脂蛋白（LDL）	1.019～1.063	VLDL	β	22
Lp(a)	1.063～1.107			
高密度脂蛋白（HDL）	1.107～1.21	乳糜颗粒 VLDL; 肝脏 小肠	α	8

表 2-9-2-2　人血清脂蛋白的成分

重量 %	CM	VLDL	LDL	Lp（a）	HDL2	HDL3
蛋白质	2 ~ 4	8 ~ 12	20 ~ 25	26 ~ 36	42 ~ 45	50 ~ 55
磷脂	8 ~ 10	16 ~ 20	20 ~ 24	22 ~ 24	25 ~ 30	22 ~ 25
游离胆固醇	1 ~ 3	5 ~ 10	7 ~ 10	6 ~ 10	5	3 ~ 4
胆固醇酯	2 ~ 4	10 ~ 15	35 ~ 40	26 ~ 38	12 ~ 18	10 ~ 12
甘油三酯	85 ~ 90	50 ~ 65	6 ~ 10	4 ~ 9	4 ~ 6	3 ~ 5
分子量	0.4×10^9	$5 \sim 10 \times 10^6$	2.8×10^6	$3 \sim 8 \times 10^6$	3.6×10^5	1.8×10^5

表 2-9-2-3　人血清脂蛋白中的载脂蛋白成分

CM	VLDL	LDL	Lp（a）	HDL
主要成分				
Apo B48	Apo B100	Apo B100	Apo B100	
Apo C I	Apo C I		Apo（a）	
Apo C II	Apo C II			
Apo C III	Apo C III			
Apo E	Apo E			
次要成分				
Apo A I	Apo D			Apo C I
Apo A II				Apo C II
Apo A IV				Apo C III
Apo D				Apo E

二、脂蛋白受体

血循环中脂蛋白的清除大多在肝及肝外组织中以受体介导的方式进行。Goldstein 及 Brown 在对人皮肤成纤维细胞的研究中首先证实细胞表面存在 LDL 受体。近 20 年来，已鉴别出大量的脂蛋白受体。这些受体包括 LDL 受体、清道夫受体、HDL 受体、VLDL 受体及 LDL 受体相关的蛋白／α2 巨球蛋白受体（LRP）。

（一）LDL 受体

LDL 受体是结合、内化血浆源性的 LDL 胆固醇的主要受体，调节血浆 LDL 水平。在正常情况下，60% ~ 80% 的 LDL 通过 LDL 受体途径清除。人 LDL 受体基因位点位于 19 号染色体短臂远端，DNA 长约 45kb。基因由 18 个外显子间隔以 17 个内含子构成。在 LDL 受体的 5' 端启动子含有三个不完整的由 16 个碱基对组成的重复序列，并含有一个 TATA 盒。这三个重复的序列中，第一个和第三个重复的序列与阳性转录因子 SP1 结合，第二个重复序列在脂质介导的 LDL 受体转录抑制中具有重要作用，称为胆固醇反应元件（SRE）。Brown 及 Goldstein 发现，正常的生理状况下，因为 LDL 受体受细胞内胆固醇浓度的负反馈调节，通过 LDL 途径摄入胆固醇并不能在细胞内过量堆积。当 SREBP（steroid response element binding protein 2）裂解激活蛋白（cleavage-activating protein，SCAP）监测到细胞内胆固醇浓度降低时，SCAP 在内质网与 SREBP2 结合，将 SREBP2 运载到高尔基体被裂解。在酶的作用下，SREBP2 的 N 末端裂解片段进入细胞核与 LDL 受体启动子的胆固醇反应元件（SRE）结合，促进 LDL 受体基因的表达；反之，当细胞内胆固醇浓度增加时，细胞将减少 SREBP2 在高尔基的裂解，从而抑制 LDL 受体的表达，抑制细胞内胆固醇的合成，并增加游离胆固醇的酯化[4,5]。这是保持细胞内胆固醇稳态平衡的重要途径。

（二）清道夫受体

巨噬细胞能够通过清道夫受体，摄取并堆积大量化学/氧化修饰的LDL，使细胞内充满转化为胆固醇酯的脂滴。这些细胞的形态学特征与动脉粥样硬化斑块处的"泡沫细胞"具有显著的相似之处。对巨噬细胞、内皮细胞等清道夫受体与配基结合特性的分析表明：存在着多种清道夫受体。A型清道夫受体是其家族中第一个被证实的成员。人A型清道夫受体有两个亚型（Ⅰ和Ⅱ），由人类8号染色体单一基因编码。这两个亚型均能够结合、摄入乙酰化的LDL（AcLDL）、氧化修饰的LDL（OxLDL）以及其他多聚阴离子。与LDL受体不同，清道夫受体活性不被细胞内升高的胆固醇浓度所抑制，因此传统理论认为，A型清道夫受体是导致动脉硬化斑块处泡沫细胞中胆固醇大量堆积的主要受体。肾脏的系膜细胞上存在A型清道夫受体[6]，尤其是系膜增殖型的肾脏疾病A型清道夫受体会显著上调，并参与了肾小球损害[7]。

B型清道夫受体家族分为两种类型：CD36及清道夫受体B1（SRB1）。Endemann报道了第一个B型清道夫受体-CD36[8]。CD36能够结合修饰脂蛋白（acLDL，oxLDL）、带阴离子的磷酸酯、长链脂肪酸、胶原等。CD36主要在肾小管表达，介导长链脂肪酸的吸收并作为肾小管的主要能量来源[9]，在维持肾小管正常生理功能有重要作用。在肾脏疾病状态下，CD36会显著上调[10]，一方面介导大量脂肪酸的摄取，造成脂质聚集；同时也激活炎症反应[11]和肾小管纤维化[12]。

B型清道夫受体的另一个成员SRB1的蛋白序列大约30%与CD36同源。与CD36一样，SRB1对acLDL、oxLDL有高度的亲和力，但与别的多聚阴离子结合不多。SRB1也结合带阴离子的磷酸酯，提示SRB1可能参与识别衰老或凋亡的细胞。近来有人证实SRB1亦为HDL受体[13]。HDL与肝细胞表面的SRB1结合，转运胆固醇酯至细胞，然后HDL与细胞表面分离，重新进入循环。HDL胆固醇摄入的这种新型受体交换机制称之为选择性的脂质摄入，在胆固醇的逆转运中起重要作用。

（三）凝集素样氧化型低密度脂蛋白受体（LOX-1）

体内及体外培养的内皮细胞能摄入、降解oxLDL，但清道夫受体的活性很低。Sawamura在血管内皮细胞上克隆了一种新的oxLDL受体。这种受体是一种膜蛋白，结构属于C型凝集素家族，在血管内皮及血管丰富的器官表达[14]。LOX-1识别oxLDL的蛋白部分，并介导oxLDL的摄取。

（四）VLDL受体

VLDL受体被视为LDL受体家族的新成员。人VLDL受体蛋白与LDL受体蛋白大约有75%的序列同源性。VLDL受体的配基是富含Apo E的脂蛋白，例如VLDL、IDL、乳糜微粒残余物。在人的心脏、骨骼肌、卵巢、肾脏等组织中，VLDL受体表达很高，但在肝脏中表达不高。依其结构特征、配基特异性及mRNA的表达部位等推测，VLDL受体在脂肪酸代谢活跃的肝外组织中，调节Apo E结合的、富含甘油三酯的脂蛋白的摄入。人的系膜细胞也会通过VLDL受体摄取大量的VLDL[15]。

（五）LDL受体相关蛋白

LDL受体相关蛋白（LRP）通常只在肝脏、大脑、胎盘中表达。这种受体的蛋白结构包括许多LDL受体共有的结构序列。据认为，含有Apo E的脂蛋白是LRP的主要配基，其多来自于VLDL或乳糜微粒。然而，有证据显示，LRP也是一个多配基受体。它也是许多其他重要配基的受体，如βVLDL、乳铁传递蛋白、α2巨球蛋白、血浆酶原激活剂/抑制剂的复合物。

（六）ATP结合蛋白A1（ATP binding cassette A1，ABCA1）

ATP结合蛋白A1（ABCA1）是ATP结合转运蛋白家族中的一员。最近的研究表明：ABCA1在细胞内游离胆固醇的外流转运中起重要作用。外周组织细胞内的游离胆固醇经ABCA1介导被转运到HDL中Apo A1，然后由HDL转运到肝脏代谢[16]。ABCA1基因缺陷会导致丹吉尔病（Tangier disease），表现为在肝脏、脾脏、小肠、扁桃体有大量的胆固醇酯沉积。研究表明：肾脏细胞有ABCA1的表达，炎症状态下系膜细胞ABCA1的表达下降，导致胞内游离胆固醇外流减少，加重系膜泡沫细胞的形成[17]。

第三节 肾脏疾病的脂质代谢紊乱

高脂蛋白血症分为Ⅰ、Ⅱ、Ⅲ、Ⅳ和Ⅴ型。Ⅰ型患者由于脂蛋白脂酶（一种负责把乳磨微粒从血中清除出去的酶）缺陷或缺乏，而导致乳糜微粒水平的升高。乳糜微粒升高伴随着甘油三酯水平升高和胆固醇水平的轻度升高。Ⅱ型高脂蛋白血症是与动脉粥样硬化最密切相关的一型，主要表现为低密度脂蛋白（LDL）的增高（Ⅱa），或者LDL和VLDL同时升高（Ⅱb）。Ⅲ型是一种因VLDL向LDL的不完全转化而产生的一种异常脂蛋白疾病，这种异常升高的脂蛋白称为异常的LDL，它的成分与一般的LDL不同。异常的LDL比正常型LDL含高得多的甘油三酯。Ⅳ型的最主要特征是VLDL升高，由于VLDL是肝内合成的甘油三酯和胆固醇的主要载体，因此引起甘油三酯的升高，有时也可引起胆固醇水平的升高。Ⅴ型患者，乳糜微粒和VLDL都升高，由于这种脂蛋白运载体内绝大多数的甘油三酯，所以在Ⅴ型高脂蛋白血症中，血浆甘油三酯水平显著升高，胆固醇只有轻微升高。

慢性肾脏病患者的高脂血症及血脂紊乱主要是以高甘油三酯和低水平高密度脂蛋白为主，然而总脂蛋白或者LDL的水平则表现为正常或减低。伴有蛋白尿的慢性肾脏病病人和腹膜透析的病人比非蛋白尿的病人或者血液透析病人的LDL要高[18]。

一、肾病综合征

肾病综合征的血脂代谢紊乱发病率在70%左右[19]，多数表现为Ⅱ型高脂蛋白血症，也可为Ⅳ或Ⅴ型高脂蛋白血症，血脂的升高以血胆固醇及甘油三酯增加为主，在大量蛋白尿（>10g/d）的患者中尤为突出。大约半数病人的总胆固醇浓度在300mg/dl以上，80%的病人的LDL胆固醇浓度在130mg/dl以上。许多患者的TG水平升高并且HDL-C的亚组分异常（HDL3升高而HDL2下降）。血脂的这种变化主要是由LDL、VLDL和/或IDL微粒增加而HDL减少所致[20,21]。

载脂蛋白的变化表现为Apo B及Apo CⅢ水平增加，而Apo AⅠ、Apo AⅡ、Apo CⅡ水平不变。Apo CⅡ是LPL活性调节必需的辅助因子，Apo CⅢ为Apo CⅡ的竞争性抑制剂。Apo CⅢ/Apo CⅡ比例的增加可能减少LPL的活性，进而导致富含甘油三酯的脂蛋白微粒清除延迟。

肾病综合征时高脂血症的出现，通常是由于肝脏合成脂质及载脂蛋白增多。肝脏合成大量的脂蛋白代偿血浆蛋白丢失的机制还不是很清楚，可能是由于低蛋白血症引起的低血浆渗透压及高黏滞度刺激了肝脏脂蛋白的合成。富含甘油三酯VLDL、IDL的增加主要是由于清除率的降低。由于LPL酶活性的降低，导致了富含甘油三酯的脂蛋白清除延迟，是导致高VLDL血症的主要原因（图2-9-3-1）。

二、慢性肾脏病

慢性肾脏病患者的血脂代谢紊乱主要表现为Ⅳ型高脂蛋白血症，伴有中度的高甘油三酯血症。极低密度脂蛋白（VLDL）和中间密度脂蛋白（IDL）的浓度是增加的，主要原因是由于其分解代谢，特别是餐后的分解代谢降低。VLDL和乳糜微粒（CM）的水解作用降低，一部分是由于血管内皮的脂蛋白脂酶（LPL）减少；还有一部分是由于脂蛋白脂酶抑制剂载脂蛋白CⅢ增加。甘油三酯浓度的升高不仅表现为VLDL成分的增加，其他的脂蛋白亚型IDL、LDL、Lp(a)中甘油三酯含量也增高。由于卵磷脂胆固醇酰基转移酶和脂蛋白脂酶活性的功能缺失影响了高密度脂蛋白（HDL）的成熟，而HDL成熟直接影响到血循环中HDL水平，HDL含量降低；同时HDL成分和形态也出现异常，从而影响HDL介导的将游离胆固醇从肾脏和血管壁转运到肝脏代谢的过程（称为"胆固醇逆转运"）[22]，这样就会导致胆固醇在肾脏和血管的聚集。

慢性肾脏病患者LDL胆固醇水平变化不明显，主要表现为质的改变，如小颗粒高密度LDL增加。由于该类患者VLDL和甘油三酯（TG）浓度增加，在胆固醇酯转移蛋白（CEPT）作用下

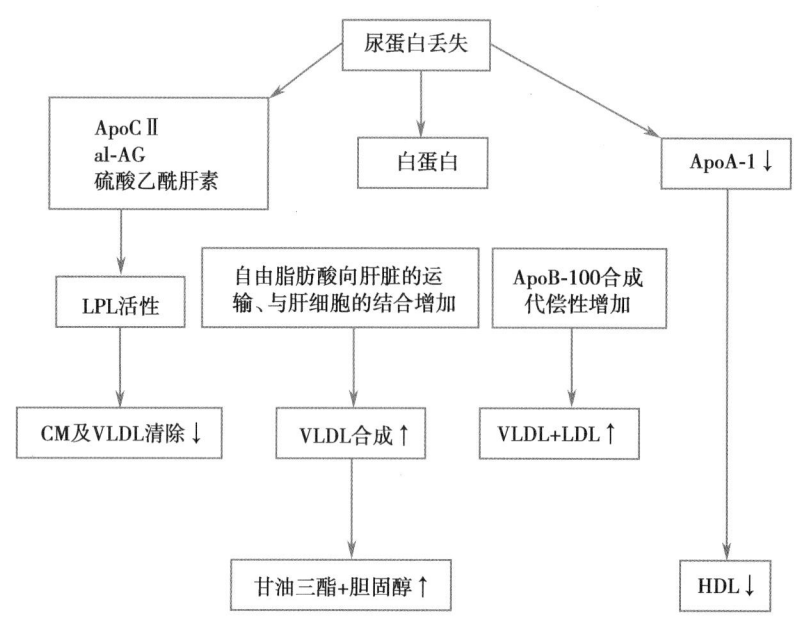

图 2-9-3-1 肾病综合征时高脂血症原因

VLDL中的甘油三酯会转移到LDL中期去，造成LDL中富含甘油三酯，而富含甘油三酯的LDL容易被脂蛋白酯酶水解，直径变小，产生小颗粒高密度LDL颗粒。这种小颗粒高密度LDL更容易进入血管内皮下，并容易被氧化修饰，造成更严重的血管损害。这些改变与胰岛素抵抗或糖尿病患者的血脂改变类似，是典型的致动脉硬化的脂蛋白表型[23]。

虽然高脂血症是很多肾脏疾病，尤其是肾病综合征时一个显著的生化特征，但慢性肾脏病患者LDL胆固醇水平变化不明显（甚至在正常范围），但心血管疾病的死亡率和正常人群比增加33倍以上。此类患者胆固醇改变的另一特征是血浆胆固醇水平与心血管疾病的死亡率关系与健康人群不一样，呈U型曲线相关关系，即血浆胆固醇的水平越低（＜50～150mg/dl），死亡率反而增高。这种现象被称为"逆流行病学"（reverse epidemiology）[24]。在肾脏损害的基础上，即使血胆固醇在正常范围，但由于局部或全身的炎症引起了胆固醇的代谢稳态失衡，导致脂质在肾脏、血管的沉积，引起或加重肾脏和血管损害。所以在慢性肾脏病患者没有一个安全的血脂浓度，血浆LDL胆固醇水平不能作为风险评估和指导临床用药的指标[25]。

载脂蛋白的异常主要表现为Apo AⅠ、Apo AⅡ减少，Apo B、Apo CⅠ，Apo E正常或轻度增加，Apo CⅡ降低、Apo CⅢ增加、Apo CⅢ/Apo CⅡ比例的显著增加。Lp(a)作为在动脉粥样硬化过程中一个独立的危险因素也增加。这种典型的致动脉硬化血脂谱甚至可以发生在肾小球滤过率正常的早期慢性肾脏病患者身上[26]。

三、透析

随着慢性肾脏病进展到需要透析的第Ⅴ期，血脂异常也越来越明显。血浆中的甘油三酯，VLDL和IDL都增高，并且伴随着HDL的减少。血液透析和腹膜透析对尿毒症患者的血脂异常有着不同的影响[27]。腹膜透析的患者LDL胆固醇、甘油三酯和Lp(a)的水平比血液透析患者高[28]。可能是因为相当一部分蛋白（7～14g/d）在腹膜透析过程中丢失，并且从透析液中吸收了（150～200g/d）的葡萄糖，这将导致了腹膜透析患者的甘油三酯，载脂蛋白B100增加，最终导致VLDL增加。这些改变致使透析患者心血管病发病概率明显增加。

四、肾移植

肾移植后常伴有高脂血症。脂代谢异常的类型包括胆固醇及甘油三酯浓度的增加，其发病率在16%～70%[29]。早期血清胆固醇增加可能是由于移植后使用大剂量激素的缘故。免疫抑制剂也可能影响高脂血症的程度。例如，与使用环孢素A的患者相比，应用他克莫司的患者血浆胆固醇水平较低。一些研究报道，环孢素A对脂代谢的影响是可逆的，停药后血清胆固醇及甘油三酯水平即可改善。晚期胆固醇的增加可能是由于肾功能恶化，肾小球滤过率减低及蛋白尿引起[30]。移植后高甘油三酯血症也有报道，与体重的相对增加及血肌酐的升高相关。移植患者HDL胆固醇水平可以正常、降低或升高。尽管一些研究显示应用环孢素A的患者Lp(a)水平较高，但肾移植患者的总Lp(a)水平正常。肾移植后载脂蛋白的改变主要表现为Apo CⅡ、Apo CⅢ及Apo E增加或正常、Apo CⅡ／Apo CⅢ比例降低。慢性排异中的肾血管改变与动脉粥样硬化有相似之处。移植肾的功能与血清总胆固醇的水平显著负相关[31]。

五、正常血脂谱的慢性肾脏病

虽然高脂血症是很多肾脏疾病，尤其是肾病综合征时一个显著的生化特征。但有一些肾脏病患者血脂一直在正常范围。越来越多的证据表明：在肾脏损害的基础上，即使血胆固醇在正常范围，但由于局部或全身的炎症引起了胆固醇的代谢失衡，导致脂质在肾脏的沉积，引起或加重肾损害。所以，对于慢性肾脏病的患者，没有一个安全的血脂浓度[32,33]。

第四节　脂质紊乱与肾脏疾病的关系

一、脂质加速肾脏疾病进展

（一）脂质肾毒性假说

早在1982年，Moorhead和同事就提出因尿中白蛋白丢失增多，代偿引起的肝脏合成脂蛋白增加可以加速肾脏疾病进展[1]。该假说提出脂蛋白可能破坏肾单位，进而加速肾脏疾病进展。尽管大量的动物实验支持脂质肾毒性假说，但最初的假说并不能很好的解释所有的实验和临床现象。例如Watanabe遗传性高脂血症（WHHL）兔，因为LDL受体缺陷并发高胆固醇血症，但很少伴有肾脏损害。家族性高脂血症的患者也很少有肾衰竭。另一方面，一些降脂治疗在防止脂质介导的肾损害上的结果也存在争论。这些说明了血脂水平与脂质介导的肾损害的关系非常复杂。

近年来，Ruan等通过研究慢性炎性对肾脏胆固醇代谢的影响，进一步完善了脂质肾毒性假说[25]。新的假说突出强调了炎症在脂质致肾脏损害中的作用，认为脂质与炎症协同导致肾毒性。炎症可破坏细胞胆固醇的动态平衡，表现为增加细胞对脂质的摄取，导致脂质从血循环向组织内"重新分布"；另外减少细胞内胆固醇的排出，从而导致胆固醇逆转运的减少，最后导致肾脏和血管的脂质大量聚集。所以只要有炎症存在，由于胆固醇重新分布，血浆LDL胆固醇水平就不能作为风险评估和指导临床降脂治疗的指标，就没有安全的血清胆固醇浓度。这也是为什么在慢性肾脏病患者中，血脂的水平与动脉硬化及肾小球硬化的发病率不成正相关，存在"逆流行病学"现象的原因之一。

（二）动物实验证据

目前已经在几种动物种系中建立了高胆固醇饮食引起局灶节段肾小球硬化症（FSGS）的模型。French等用含1%胆固醇饮食喂养豚鼠，引起严重的肾脏疾病。高胆固醇饮食（3%～4%）可以引起SD大鼠肾脏异常，表现为肾小球内含有脂滴、透明变性、肾小球细胞过度增殖和系膜基质增多、肾小球硬化和肾间质纤维化。高胆固醇饮食还引起大鼠肾小球内压力的轻度升高，这可能与高脂血症减少扩血管物质前列环素和一氧化氮的产生，增加缩血管物质血栓素A_2和内皮素的产生有关。有先天性高脂血症的动物也会有进行性的肾小球损伤。这些模型包括自发性高胆固醇血症SD大鼠，自发性肥胖和高血压鼠模型以及肥胖Zucker鼠。这些研究说明，即使没有潜在的肾小球损伤，长时间的高胆固醇饮食亦可引起大鼠肾脏损害。在已有肾单位减少或肾切除或高血压的情况下，高脂饮食引起的高脂血症将进一步加重肾小球的损伤。在有肾脏损伤的小鼠再给予高脂饮食，可以进一步加重蛋白尿肾脏纤维化[34]。在不同的动物模型上，已证明系列的降脂药物能延缓肾小球硬化的发展。

（三）临床证据

早在1860年，Virchow指出Brights病中脂质可能会破坏肾脏。1913年，Munk描述了在肾病综合征中，脂质广泛沉积在肾小球和肾小管上，并称其为"脂质肾病"。对糖尿病肾病患者临床资料的分析显示，肾间质和肾动脉上有脂质沉积，高血压和高胆固醇血症与肾病进展呈明确正相关。在FSGS患者的肾脏活检样本上常可以见到大量的泡沫细胞[35]。一些极度肥胖的家族性高脂血症患者，以及LCAT酶缺陷患者，由于胆固醇不能有效的酯化，HDL不能成熟，造成不正常的大体积的HDL颗粒，会造成肾脏大量的脂质聚集和肾脏损害，最后导致肾衰竭。在Alagille综合征患者的肾脏可以发现大量的脂质沉积。这种患者通常表现为肾脏体积缩小，血清肌酐和蛋白尿增加，疾病的进展与高胆固醇血症的水平，脂质在肾小球系膜区及肾小管的沉积呈显著相关。有些肝肾综合征和Fabry病的患者出现脂蛋白形态异常和肾小球病变恶化。在患肾病综合征的日本人中发现一类特殊的表现形式，表现为系膜细胞增殖、系膜基质增多、肾小球脂蛋白沉积、FSGS并伴有血Apo E水平增加[36]。此类疾病可能有遗传背景，被称之为"脂蛋白肾病"（LPD），在我国的北京、南京、广州也有病例报道[37]。Lee等用电镜观察了631例慢性肾脏病患者，发现在非硬化的肾小球中，8.4%有细胞外脂质沉积，提示脂质在肾损伤的早期阶段起重要作用[35]。随着全球肥胖人口的增加，肥胖相关性肾病（obesity-related glomerulopathy，ORG）过去15年发病率增加了10倍[38]。肥胖相关性肾病通常表现为FSGS，并伴有、或不伴有肾小球的肥大，也常常和糖尿病肾病，IgA肾病并发。肾脏组织的基因分析表明脂质代谢（比如LDL受体，脂肪酸结合蛋白，SREBP），炎症（TNFα，IL-6）和胰岛素抵抗相关基因参与了肥胖相关性肾病的发生[39]。脂质引起肾损伤的另一临床相关问题是移植肾慢性功能丧失。肾移植患者出现脂蛋白异常的发病率很高，血脂异常在引起移植肾慢性功能丧失中起重要作用。

目前很多实验研究显示降低血脂可以显著的改善肾功能。临床上有很多前瞻性小规模调查也表明了降低血脂能显著的延缓肾小球滤过率的降低，改善蛋白尿的水平[40]。但降血脂对肾脏的保护作用并没有被大规模多中心临床研究所证实[44]，还需要更多的，尤其是针对肾脏病早期进行干预的临床研究。

（四）脂质肾损害的病理机制

脂质引起肾损害的病理机制包括脂质通过血管内皮增加LDL沉积和氧化加速，单核-巨噬细胞浸润增加及活动病变区域内"泡沫细胞"的形成、系膜细胞增殖和系膜基质增多以及小管-间质病变。

1. 氧化应激　尽管脂质引起肾损伤的始动原因尚不明确，但LDL的氧化修饰被认为与之有关。免疫介导肾脏损伤本身会产生大量的氧自由基[46]。另外，由于慢性肾脏病患者有抗氧化能力的HDL水平的下降，导致系统抗氧化能力不足。进一步，在高脂血症状态下，动脉壁上的所有细胞类型，即内皮细胞、平滑肌细胞、单核-巨噬细胞和肾脏的系膜细胞及系膜基质均能氧LDL[47,48]，这样会加速机体产生大量的氧自由基（ROS）[49]。而氧化应激和oxLDL可以能引起内皮细胞功能紊乱，通过降低一氧化氮（NO）的活性和激活血管紧张素Ⅱ系统引起肾血管收缩[50]，提示脂代谢紊乱也能通过肾素-血管紧张素系统来损伤肾脏。oxLDL能诱导内皮细胞，平滑肌细胞和系膜细胞产生炎症因子，趋化因子和黏附因子，如：单核细胞趋化因子（MCP1），单核细胞集落刺激因子（mCSF）及其他黏附因子，这些因子会诱导单核-巨噬细胞浸润[33]。oxLDL还抑制单核细胞分化成巨噬细胞后的移动，从而使巨噬细胞大量聚集[51]。最近的研究表明：oxLDL及细胞内游离胆固醇可以诱导足细胞的凋亡[52]。oxLDL可以通过清道夫受体大量聚集在巨噬细胞和系膜细胞内，最后变成"泡沫细胞"[6]，这在脂质引起的肾小球硬化中起重要作用。

2. 内质网应激　细胞内质网存在UPR（unfolded protein response）反应以对付错误折叠蛋白质

的积累。UPR 由三个内质网跨膜蛋白［即 PKR 状 ER 调节激酶（PERK），肌醇需求型酶 -1(IRE-1)，并激活转录因子 -6-（ATF-6）］激发 [53]。不正常的 UPR 会导致内质网应激，在疾病的发生和发展中起重要作用。最近的研究表明：饱和脂肪酸和游离胆固醇都可以激发内质网应激，从而导致细胞凋亡，而清道夫受体 A 在调控内质网应激诱导的凋亡起重要作用 [54]。棕榈酸可以通过增加 IRE1 蛋白水平和激活的 c-Jun 氨基末端激酶（JNK）途径诱导内质网应激 [55]，而内质网应激通过活化的 JNK 和 IKK/NF-κB 的途径，促进炎症反应 [56]。

3. 炎症应激　以上的氧化应激和内质网应激都会激活炎症反应，从而加速慢性肾脏病的发展 [57]。慢性肾脏病患者通常合并有一个系统性的、低丰度的慢性炎症应激，表现为一些炎症因子（如 CRP、IL-1β、IL-6、和 TNFα 等）显著升高 [58]，并与慢性肾脏病患者的死亡率显著相关，因此慢性肾脏病也是一种慢性炎症性疾病。血清 C- 反应蛋白（CRP）不仅仅是炎性指标，还与慢性肾脏病患者的死亡率显著相关 [59]。有报道 CRP 能沉积在肾小管，直接参与肾脏损害 [60]。动物实验研究显示阻断 IL-6 受体，可以显著降低高脂诱导的肾脏细胞增殖，系膜脂质聚集，蛋白尿和肾脏疾病的发展 [61]。近来研究还表明炎症在肾脏病引起的血管钙化中也起重要作用 [62]。

慢性炎症产生有多种诱因，原发于肾脏病免疫介导的炎症反应在疾病早期的炎症反应中起重要作用。随着肾脏功能的减退，各种复杂性代谢紊乱的出现进一步加重了慢性炎症的发展。炎性因子和脂质协同作用可加重脂质介导的肾脏损害。越来越多的证据表明：随着脂代谢紊乱的出现，脂蛋白、氧化修饰的脂蛋白、游离脂肪酸本身就是潜在的炎性介质，一定浓度的 LDL，VLDL，和 IDL 都能刺激单核-巨噬细胞、内皮细胞、肾脏系膜细胞产生炎性因子、趋化因子、黏附因子，尤其是 LDL 的氧化修饰在启动慢性炎症反应和介导血管损害中起非常重要的作用 [63,64,57]。oxLDL 能诱导血管内皮细胞和平滑肌细胞产生趋化因子和黏附因子，如单核细胞趋化因子（MCP1），单核细胞集落刺激因子（mCSF），及其他黏附因子，这些因子会诱导单核-巨噬细胞向血管壁浸润；同时，oxLDL 还抑制单核细胞分化成巨噬细胞后的移动，从而使巨噬细胞在血管壁大量聚集，进一步加重炎症反应。另一方面，正常的 HDL 具有抗炎的作用，能下调血管内皮细胞 VCAM-1 和 E-selectin 并减少炎症反应，但慢性肾脏病患者由于 HDL 下降，与之结合的抗氧化特性相关的一些酶水平的下降（对氧磷酶 paraoxonase，谷胱甘肽氧化酶 glutathione peroxidase），导致 HDL 生物学功能从抗氧化、抗炎症转变为致炎症效果，增强炎症反应 [65]。以上这些病理生理改变都会启动、加重肾脏病患者的慢性炎症反应，导致血管和肾脏损害。

4. 系膜细胞增殖和基质增多　肾小球系膜细胞增殖和系膜基质增多是肾小球损伤的重要病理特征。实验证据表明低浓度 LDL（20 ~ 200μg/ml）增加系膜细胞增殖；高浓度 LDL（超过 200μg/ml）抑制细胞增殖。当浓度高于 500μg/ml 时，系膜细胞则出现不可逆的形态学损伤的表现。其他富含甘油三酯的脂蛋白 VLDL、IDL 也表现为在一定浓度时促进系膜细胞增殖，更高浓度则抑制细胞生长。oxLDL 更多的是聚集在系膜区，促进系膜细胞合成和分泌细胞外基质 [66-68]。这些结果提示沉积在肾小球并被氧化的 LDL 可能通过增加系膜基质生成，从而促进肾小球硬化的病理过程。

在脂质引起肾小球硬化的实验中，疾病早期显示肾小球系膜区基质增宽，免疫组化检测显示 TGFβ 增加、基质中胶原、层粘连蛋白和纤连蛋白含量增加，这些成分与肾小球硬化直接相关 [69]。

5. 小管 - 间质病变　脂蛋白相关的肾小管间质病变的概念来源于肾小管脂沉积的病理发现。在肾病综合征患者小管和间质中能检测到 Apo A 和 Apo B。脂质在肾小管细胞的聚集有极大的潜在危害性，可能引起小管间质病变。临床上观察到肾病综合征患者尿中有椭圆形脂肪颗粒，推测其可能在肾小管处形成。在高脂喂养的鼠中，除了表现出蛋白尿和进行性肾小球肾病，还有严重的肾间质病变。氧化修饰的 LDL 可引起人近端小管细胞脱落和死亡。体外实验显示，LDL 能促进肾小管上皮细胞（HK-2）增殖和纤维粘连蛋白分泌，被 LDL 活化肾小管上皮细胞进一步促进肾间质成纤维细胞表型改变，并大量分泌细胞外基质 [70]。这说明了 LDL 可能会直接导致肾小管间质损害。

由于肾小管的主要能量来源是长链脂肪酸，而 CD36 是长链脂肪酸的受体并且在肾小管高度表达[10]。慢性肾脏疾病患者常伴有高脂肪酸血症和蛋白尿。长链脂肪酸结合到白蛋白中并随蛋白尿从肾小球滤出，在肾小管通过CD36重吸收[9]。由于CD36除了介导脂肪酸的摄取和利用，同时也可以和TLR4,6形成复合物，激活NF-κB炎症信号通路[11]，造成肾小管脂质聚集，炎症反应和纤维化的发生[12]。

二、炎症加重脂质介导的肾脏损害

（一）炎症修饰脂质代谢

许多炎症因子，例如TNFα，IFNγ会增加血清甘油三酯的水平，这种现象可能是因为这些炎性介质增加肝脏VLDL合成和分泌；同时抑制脂蛋白脂酶的活性，从而延缓VLDL的清除。炎症因子同时也刺激HMG-CoA还原酶（注：胆汁合成途径中的一个重要酶）和抑制α水解酶，从而增加血胆固醇水平。一些炎症细胞因子降低HDL代谢相关的一些酶的活性，例如卵磷脂胆固醇酰基转移酶（LCAT），肝脂蛋白脂酶，和胆固醇酯转移蛋白（CETP），影响胆固醇的逆转运[33]。另外，慢性炎症可以改变HDL脂质的成分，比如肾脏病患者，随着血清淀粉样蛋白A（SAA）（一种类似CRP的炎性因子）水平的上升和HDL水平的下降，SAA逐步替代HDL中Apo A-1，使得HDL抗氧化、抗炎症反应的功能下降[7]。由于HDL抗氧化水平的下降，炎症可以通过增加中性粒细胞中的髓过氧化物酶（MPO）活性，修饰Apo B100中的络氨酸残基，导致LDL氧化修饰[72]。

（二）炎性影响胆固醇稳态平衡

慢性肾脏病患者存在的慢性炎症可以修饰脂代谢稳态，和脂质协同作用，加重脂质介导的肾脏损害。细胞胆固醇代谢稳态受多种脂蛋白受体和胆固醇敏感器的调节。有研究表明：炎性介质诱导肾脏系膜细胞表达清道夫受体（A型）（注：正常人的系膜细胞A型清道夫受体表达极低）[6]，小管细胞表达清道夫受体B（CD36），从而导致肾脏系膜细胞和小管细胞摄取大量的修饰的脂蛋白和脂肪酸。

由于LDL是人类的主要胆固醇载体，LDL细胞摄取主要由LDL受体介导，因此LDL受体在维持血浆LDL胆固醇稳定中起重要作用。正常的生理状况下，因为LDL受体通过SCAP/SREBP通路，受细胞内胆固醇浓度的反馈调节，LDL不会在细胞内聚积。最近的研究表明：炎性介质通过干扰SCAP，从而破坏LDL受体的负反馈调节，使血管、肾脏，肝脏可以大量吞噬LDL，并形成"泡沫细胞"[32]。这样，在炎症状态下，脂蛋白不需要任何修饰，便可以大量聚集在组织内，造成胆固醇从血循环向组织的"重新分布"[25,73]；同时相对的降低血LDL胆固醇的浓度。这就解释了临床上一些重度蛋白尿，并伴有高脂血症的肾脏病患者，随着肾脏病的进展，当进展到终末期肾脏病（ESRD），血浆胆固醇反而逐渐回落到正常水平，其原因之一是因为慢性炎症导致了胆固醇从血循环向组织内重新分布。临床上通过对透析患者血浆胆固醇水平、炎症因子与心血管死亡率之间的关联分析发现：在炎症组，透析患者的死亡率与血LDL胆固醇水平呈负相关（J形曲线），即低血浆胆固醇水平与高心血管疾病死亡率相关[74]，研究也证实了这种"逆流行病学"现象主要发生于伴有CRP和IL-6增加的慢性炎症性人群，说明了慢性炎症反应直接修饰了胆固醇的代谢稳态，导致了血胆固醇水平与病人预后不一致，这就是为什么这类病人血LDL胆固醇不高，但心血管事件的死亡率是正常人群的33倍的主要病理生理基础。另外炎症反应也刺激了HMG-CoA还原酶介导的胆固醇的合成[75]，进一步加重了细胞内胆固醇的聚集。

细胞内胆固醇摄取和排出的动态平衡决定了细胞内胆固醇的含量。生理状态下过多的游离胆固醇会通过ABCA1转运到细胞外，与Apo A结合形成HDL，并被转运到肝脏代谢，这个过程被称为"胆固醇逆转运"，在防止胆固醇在外周细胞聚集起重要作用。炎性因子IL-1β抑制ABCA1介导的胆固醇外流，其机理是IL-1β抑制核受体PPARs和LXRα（liver X receptor α，肝脏X受体）的表达，从而抑制了ABCA1的基因转录[7]。另有报道，一些细胞因子TNFα，IL-6可抑制Apo A1的产生，炎症状态下血管细胞胆固醇外流的减少以及Apo A水平的降低都会降低血HDL的形成，影响胆固醇的逆转运，导致胆固醇在血管壁的聚集。这也是慢性肾脏病患者HDL水平降低的原因之一。

三、肾脏病血脂紊乱特点以及风险评估的新概念

慢性肾脏疾病总伴随有不同程度的脂质代谢紊乱和慢性炎症反应。伴发于慢性肾脏病的慢性炎症反应可以进一步修饰脂代谢稳态，包括改变正常的脂质组份以及导致脂质从血循环向组织细胞内的异常重新分布[25]。这种重新分布可以体现在三个层次上，即从脂肪组织向肾脏分布（器官间）；血循环向细胞质；从细胞质向细胞器（内质网和线体）。由于胆固醇的重新分布，打破了正常的胆固醇代谢稳态，导致了血浆胆固醇水平与细胞（器）内不平行，甚至表现为血胆固醇水平越低，心血管事件的死亡率越高呈逆向流行病学关系。这些资料表面：在炎症应激状态下，单纯的血浆胆固醇浓度检测不能有效的作为风险评估和指导临床降血脂的指标。

第五节　肾脏疾病脂质代谢紊乱的治疗

心血管并发症是慢性肾脏病患者的主要致死原因[3]。因此积极治疗肾脏病患者高脂血症的目的，至少包括两个方面：其一，延缓肾脏病进展；其二，防治心血管并发症。目前常见的几种降脂治疗包括：他汀类（HMG-CoA还原酶抑制剂）药物、贝特类药物，树脂类及胆固醇吸收抑制药物，及另外还有低胆固醇及高多不饱和脂肪酸饮食，服用鱼油、抗氧化剂及吸附脱脂治疗等辅助疗法。

一、他汀类药物（HMG-CoA还原酶抑制剂）

（一）慢性肾脏病的他汀治疗

他汀类药物的主要作用是抑制肝脏合成胆固醇，增加肝脏LDL受体合成，从而促进肝脏对LDL和VLDL的清除。大量的多中心随机双盲大规模的临床试验表明：在正常人群中，他汀类能有效的降低LDL胆固醇30%～50%，总胆固醇25%，甘油三酯10%，并轻度增加HDL胆固醇水平[76]。他汀类药物同时能改善内皮细胞的功能[77]，抑制平滑肌细胞增殖，防止血小板聚集，降低血清炎性因子CRP水平，使心血管疾病的死亡率降低27%[76]。对于慢性肾脏病及透析患者，他汀类药物同样能有效的降低LDL胆固醇（20%～40%）、IDL、甘油三酯（14%～34%）及CRP的水平；增加HDL水平[78]，但其心血管和肾脏的保护作用存在着异质性。

1. 他汀的心血管保护作用　他汀降血脂治疗对肾脏病患者并发心血管疾病的防护作用已经被足够的循证医学证据所证明。近年来，多中心随机双盲的临床研究表明他汀类药物能给慢性肾脏病患者提供有效的心血管保护作用。SHARP多中心双盲随机临床研究[44]包含了9270位慢性肾脏病患者，给予每天辛伐他汀20mg加依替米贝10mg或者给予安慰剂的治疗，并随访了五年。33%的被观察者（3023人）随机接受了透析治疗，其中23%（2094人）患有糖尿病。他汀加依替米贝的治疗减低17%的动脉粥样硬化事件危险的发生（冠脉死亡，心肌梗死），并显著减低了非出血卒中的发生。这些研究说明不管是否患有慢性肾脏病，他汀都可以减少心血管疾病风险的发生。由于慢性肾脏病患者心血管疾病风险较高，因此使用他汀来降低心血管风险也显得更加重要。另外有研究表明：在有蛋白尿和无蛋白尿病人中，他汀治疗的心血管保护效果差不多[80,81]。

由于慢性肾脏病及透析患者血胆固醇水平与死亡率负相关，所以血清胆固醇水平不能作为是否用药的绝对指标。有研究表明：即使血胆固醇水平不高，使用他汀类也可显著降低心血管疾病的风险，这可能与他汀类药物的抗炎特性有关。另外他汀类药物能有效降低血清CRP的水平，并且与LDL胆固醇的降低无明显相关关系，说明他汀类药物的抗炎特性并不是由LDL胆固醇的降低所致。可能是因为他汀类药物不但阻断了胆固醇的合成，而且还抑制了有很多生物学功能的异戊烯化合物合成的缘故。

由于慢性肾脏病患者是患动脉硬化疾病的高危人群，再者他汀类药物副作用较少，个别患者应用后出现腹泻、肌病，目前认为应用他汀类药物是治疗慢性肾脏病血脂紊乱，防治动脉硬化的安全有效的选择[79]。KDIGO慢性肾脏病脂质控制的临床指南建议：对于慢性肾脏病患者（除透析）都应当给予他汀治疗，而且推荐在慢性肾病患者早期使用他汀，这样能更有效的降低心血管发病风险。

2. 他汀的肾脏保护作用 他汀对肾脏的保护作用目前仍然有争议。虽然有很多前瞻性小规模临床研究显示降脂药物能显著的延缓肾小球滤过率的降低，改善蛋白尿的水平[40]。Moorhead等研究了辛伐他汀在治疗成人肾病综合征患者中的效果，治疗组总胆固醇及LDL胆固醇水平分别降低33%和31%，但蛋白尿与对照组相比没有差异[41]。临床上也有辛伐他汀减少蛋白尿的报道，研究表明：大剂量的阿托伐他汀、辛伐他汀和普伐可以降低蛋白尿和血尿。在ARIC（Atherosclerosis Risk in Communities）研究中，HDL降低和非HDL胆固醇增高与CKD的发展和肾小球滤过率的降低相关[42,43]。但以上这些降低血脂对肾脏的保护作用并没有被一些大规模多中心随机双盲对照的临床试验证实。SHARP多中心双盲随机临床研究[44]中6247个随机的慢性肾病未给予透析治疗的患者［平均肾小球滤过率为27ml/（min·1.73m²）］，降脂治疗并没有降低终末期肾脏病的风险；严重并发症的风险在治疗组与安慰剂组也是相似的[45]，这些研究结果的差别可能与病人降血脂的治疗选择的时期太晚，治疗时间或者剂量不够。由于缺乏对肾脏病早期病人［比如肾小球滤过率轻度降低但大于60ml/（min·1.73m²）］的大规模临床研究，他汀对肾脏的保护作用目前还不十分肯定，还需要更多的临床研究来验证脂代谢紊乱对肾脏病发展的影响。

（二）透析患者他汀药物治疗

临床荟萃研究显示他汀对心血管事件的保护作用在透析和非透析患者中存在很大的异质性[82]。SHARP研究表明：他汀联合治疗没有明显降低3 000透析患者的动脉粥样硬化事件的发病风险[44]。这可能与SHARP研究中透析患者LDL胆固醇平均减少0.6mmol/L（23mg/dl），而非透析患者LDL胆固醇水平大约减少0.96mmol/L（37mg/dl）有关，需要进一步的临床实验来论证。4D研究包括了1 255名患有2型糖尿病的血液透析患者[44,83]，每天给予20mg阿托伐他汀或者安慰剂治疗。4周治疗后阿托伐他汀降低了42%的LDL胆固醇水平，但是在安慰剂治疗患者中LDL胆固醇只是减少了1.3%。在四年的后续观察中469个患者（37%）达到初级终点（包括心脏死亡，非致命的心肌梗死和致命的以及非致命的卒中），其中226个患者服用了阿托伐他汀，243个患者服用安慰剂，说明阿托伐他汀对于血透患者并不能有效降低心血管事件的死亡，但对于致死的卒中有一定的保护作用。在AURORA这个随机对照双盲研究中，2 776个血液透析患者每天接受瑞舒伐他汀10mg或者安慰剂治疗，连续观察3.8年。尽管在干预组病人LDL胆固醇降低了43%，但并没有降低心血管疾病、非致命心肌梗死或者非致命性卒中的发生。

这些研究表明：他汀对血透患者心血管保护作用是不确定的。即使他汀有潜在的预防透析患者心血管事件的发生，但临床获益的程度要比慢性肾脏病早期要小得多。因此，KDIGO推荐在慢性肾脏病患者早期使用他汀来更有效降低心血管发病风险，不推荐在血液透析患者使用他汀。在SHARP临床实验中，2 141（34%）患者在透析开始之前已经开始使用他汀，而且是有效的。因此对于已经服用他汀药物的早期血透患者，虽然与肾功能较好的患者相比可能临床获益会降低，但还是应该继续给药。对于那些心血管保护获益不确定，而且有潜在药物毒性危险的患者，可以考虑停药。对于那些LDL胆固醇水平较高的稳定透析患者，则既要考虑到他汀可能有的潜在的心血管保护作用，还要结合患者近期是否合并有心血管事件发生（心肌梗死或者卒中），根据患者的具体情况来决定是否使用他汀。

（三）关于他汀强化治疗

先前的指南强调通过增大他汀的量或者采取联合治疗来达到控制LDL胆固醇水平。由于缺少强有力的临床研究支持，考虑到LDL胆固醇水平与疾病风险关系的不确定性以及大剂量药物的毒性，KDIGO不建议对慢性肾脏病患者使用强化用药。但另一方面，他汀类药对防治肾脏病患者心血管事件的疗效不如其在正常人群中显著[83,84]，可能与这类伴发炎症的人群存在"他汀抵抗现象"有关[85,86]。其机制之一是炎症应激显著激活细胞内HMG-CoA还原酶的活性，使得他汀类药物不能有效抑制HMG-CoA还原酶的活性和细胞内胆固醇的合成，从而导致他汀药物抵抗。因此强化治疗或者联合用药可以克服他汀药物的抵抗。TNT临床研究表明：虽然低剂量（10mg/d）和高剂量（80mg/d）阿托伐他汀都能延缓肾功能减退，但高剂量有更好的保护作用[87]。进一步临床研究表明：高剂量阿托伐他汀能更好地降低蛋白尿和保护肾功能，提示强化治疗有潜在的肾脏保护作用，而且可能与他汀药物的种类有关[88]。

二、贝特类药物

（一）贝特类药与肾脏疾病脂代谢紊乱

贝特类主要通过增加LPL的活性而增加VLDL甘油三酯的降解，同时也减少肝脏VLDL的合成和分泌。因此能降低血浆甘油三酯和增加HDL水平。贝特类也减少LDL异质性，降低小颗粒高密度LDL水平。最近的实验研究表明：贝特类是核受体PPARs的配体，能激活PPAR，从而影响脂代谢，例如增加ABCA1介导的系膜细胞内胆固醇的外流，从而减少胆固醇在细胞内的沉积。同时该药还能有效地抑制炎症反应。目前对非诺贝特（fenofibrate）的研究相对多一些，目前认为非诺贝特主要用于重度高甘油三酯血症伴有或不伴有低水平HDL患者；混合型高脂血症患者；当他汀类药物为禁忌或不耐受时；以及高心血管风险患者，尤其是当甘油三酯和HDL水平控制不佳的患者[89]。非诺贝特能降低肾病综合征患者甘油三酯（41%）、胆固醇（19%）、VLDL-胆固醇（52%），并显著降低小颗粒高密度LDL[90]。其他贝特药物研究较少，有小规模的研究显示吉非罗齐（gemfibrozil）能降低肾病患者甘油三酯，提高HDL水平，而降低总胆固醇的作用不明显，对蛋白尿无明显改善。苯扎贝特（bezafibrate）能有效防治脂质性肾病患者肾小球内血栓的形成[91]。尽管该类药有一些副作用，如肌病、胆石症、肠胃功能紊乱等，但降低剂量并联合应用其他类降脂药（如他汀类），可能会拓展它的临床应用。尤其是当甘油三酯和HDL水平控制不佳时，与他汀联合用药来治疗慢性肾脏疾病的混合型高脂血症上有应用前景。

（二）关于与他汀联合用药治疗

近来的临床研究表明：贝特类药物能有效的降低心血管事件。由于非诺贝特不会影响他汀药物的代谢和药物动力学，不会增加他汀的副作用，因此非诺贝特可以用于当甘油三酯和HDL水平控制不佳时，与他汀联合用药，实现临床获益[89]。可以考虑两类药物同天给药或者间隔交替给药。值得注意的是，由于目前没有大规模针对慢性肾脏病人的联合用药的临床数据支持，提倡谨慎选择联合用药的患者，需要结合病人具体情况来决定，并对潜在的胰腺炎风险保持警惕。

三、树脂类和胆固醇吸收抑制药物

胆酸结合树脂这类药物可促进胆固醇转化为胆酸，减少肝脏胆固醇合成，增加LDL受体合成，使血浆LDL胆固醇下降。这些药物能使总胆固醇降低10%～30%，LDL胆固醇降低20%。胆汁酸螯合剂有使血甘油三酯增加的危险，尽管有报道它能使LDL/HDL比例改善，但无降低蛋白尿、延缓肾衰进展的效果。另外，胃肠道的副作用限制了其在肾脏病患者中的临床应用。

依折麦布（ezetimibe）作用机制与胆酸螯合剂（树脂类）不同，本药附着于小肠绒毛刷状缘，能特异的抑制小肠对胆固醇吸收的54%，从而降低小肠中的胆固醇向肝脏中的转运，使得肝脏胆固醇贮量降低从而增加血液中胆固醇的清除。依折麦布不增加胆汁分泌（如胆酸螯合剂），也不抑制胆固醇在肝脏中的合成（如他汀类）。与他汀药物合用可以进一步降低胆固醇水平，优于两种药物的单独应用。SHARP多中心双盲随机临床研究表明：辛伐他汀加依替米贝能显著的降低慢性肾脏病患者动脉粥样硬化事件危险的发生[44]。

四、饮食疗法和补充鱼油

（一）饮食疗法

临床上对于高脂血症的患者，推荐低热量，低胆固醇，低脂肪，低糖和高纤维素饮食。对于低脂肪饮食，推荐要控制饱和脂肪酸的食物摄入，多摄入含不饱和脂肪酸（PUFA）的膳食，比如大豆油、玉米油、红花油、葵花油、橄榄油、茶油等。越来越多的动物和临床研究表明：多不饱和脂肪酸能降低血浆总胆固醇、LDL 和 VLDL；对甘油三酯的影响报道较少，它不影响 HDL 水平。不饱和脂肪酸降低血脂的机制不是十分清楚。可能包括以下途径：减少肠道对脂质吸收；减少肝脏合成；增加脂质经肠道排出；改变脂蛋白合成/分解率。不饱和脂肪酸可以降低患者血肌酐水平；减少尿蛋白排泄；减低肾小球硬化发生率。

由于慢性肾脏病患者需要限制蛋白饮食，因此要适当增加患者碳水化合物和ω3不饱和脂肪酸食物，以保障患者总热量。建议 4 ～ 5 期慢性肾脏病患者每 3 个月；3 期患者每 6 个月做一次营养状态的评估，以防止营养不良。

（二）鱼油

鱼油富含ω3多聚不饱和脂肪酸。主要含二十碳五烯酸（EPA 20：5）和二十二碳六烯酸（DHA 22：6），其主要来源是鲱鱼油和鲑鱼油。ω3多聚不饱和脂肪酸对降血脂有益，主要降低甘油三酯，可有效降低 VLDL 的合成和分泌，可使 Apo E 下降，对 LDL 和 HDL 影响不大。有研究表明，ω3多聚不饱和脂肪酸（EPA，DHA）能激活核受体PPARs，显著的降低炎性转录因子NF-κB活性，抑制炎性介质的产生。所以鱼油具有降脂和抗炎的双重效果。鱼油还可以降低血液黏稠度、减少血小板聚集，有利于预防血栓形成。近来，一项大规模临床试验表明：ω3不饱和脂肪酸可以显著延缓大量蛋白尿的IgA肾病患者血肌酐上升[92]。对局灶节段性肾小球硬化症及膜性肾病的患者研究显示，ω3不饱和脂肪酸可显著降低蛋白尿，而对肾功能无不良影响。对于心血管病高风险患者，美国心脏病学会推荐每天 1g EPA 和 DHA；如果希望能达到降甘油三酯的效果，在医生的指导下可以增加到每天 2 ～ 4g[93]。

五、抗氧化剂及维生素 E

有研究表明：慢性肾脏病患者血清抗氧化的能力明显下降[94]，这为抗氧化剂的应用提供了依据。维生素E作为抗氧化剂在临床上广泛应用。虽然大规模的临床研究显示抗氧化剂治疗并不能减少心血管疾病和全因死亡或主要心血管事件，但维生素E的副作用较少，并且其抑制血小板聚集的功能可能对肾脏病患者有益。有小规模的临床试验肯定了它在慢性肾脏病、尤其是在血透患者中防治心血管并发症的作用。高剂量（800IU/d）维生素E能使心血管疾病的发生减少54%[28,95]。由于血透患者承受的氧化应激比正常人群高，所以抗氧化剂在这类病人中有应用价值[28]，其长期临床疗效有待进一步证实。

六、吸附脱脂治疗

LDL 吸附脱脂（LDL-apheresis）治疗通过用抗 Apo B 抗体或硫酸右旋糖酐结合LDL，可以使血循环中的LDL浓度迅速降到正常水平，并能选择性的清除LDL、VLDL、LP(a)[96]。这种方法在治疗家族性高胆固醇血症中得到广泛应用，并且十分有效。对肾病患者，尤其是对药物疗效不佳的肾病患者，LDL吸附脱脂治疗能有效的降低血浆中LDL水平[97]，并使血白蛋白显著增加，尿蛋白显著下降。吸附脱脂治疗副作用很少，主要表现为吸附后血浆纤维蛋白原减少及血浆凝血酶原时间延长。

七、其他治疗

用于降血脂的中草药有月见草油、山楂、黄芪和当归等。动物实验表明：黄芪和当归合剂具有调节脂代谢，减轻肾小球硬化的作用[98]，其临床疗效有待进一步证实。也有报道ACEI类药物赖诺普利（lisinopril）能直接有效的控制肾病综合征的高脂血症[99]。一些增加胆固醇逆转运的药物可能在防止脂质介导的肾脏损害中有应用前景。由于肾功能不全患者每天口服药物种类很多，出现药物毒性及副作用的机会相应增加，所以一些多功能的药物，如Sevelamer，既能治疗钙磷代谢紊乱，又能降低血脂，同时有抗炎作用（降低CRP），将会有很大的应用前景[28]。

第六节　小结

慢性肾脏病患者的脂质紊乱很常见，主要是以高甘油三酯，低高密度脂蛋白浓度，然而总的胆固醇和LDL胆固醇水平正常或者稍低。大多数的慢性肾脏病患者，无论是低水平或高水平的总胆固醇或者LDL胆固醇患者，心血管风险都很高。由于慢性肾脏病患者合并有慢性炎症等多种危险因素，这些因素可以修饰胆固醇代谢稳态，导致胆固醇从血循环向组织细胞内重新分布，加重泡沫细胞形成，并相应降低血循环中胆固醇浓度，由此会出现血胆固醇越低，心血管死亡率越高的"逆向流行病学"现象。同时慢性炎症也可能会直接影响到他汀药物的作用效果。因此在慢性肾脏病患者中，血循环中的胆固醇浓度不是理想的风险评估和指导临床降血脂治疗的指标。无论血浆LDL胆固醇是否增加，对于慢性肾脏病患者（除透析）都推荐使用他汀治疗，结合其他方法调整脂代谢稳态，防止脂代谢紊乱造成的血管和肾脏损害。

（阮雄中）

参考文献

1. MOORHEAD JF, CHAN MK, ELNAHAS M, et al. Lipid nephrotoxicity in chronic progressive glomerular and tubulo-interstitial disease. Lancet, 1982, 2(8311):1309.

2. ROSS R. The pathogenesis of atherosclerosis: a perspective for the 1990s. Nature, 1993, 362(6423):801.

3. LEVEY AS, BETO JA, CORONADO BE, et al. Controlling the epidemic of cardiovascular disease in chronic renal disease: what do we know? What do we need to learn? Where do we go from here? National Kidney Foundation Task Force on Cardiovascular Disease. American Journal of Kidney Diseases, 1998, 32(5):853.

4. NOHTURFFT A, DEBOSE-BOYD RA, SCHEEK S, et al. Sterols regulate cycling of SREBP cleavage-activating protein (SCAP) between endoplasmic reticulum and Golgi. Proceedings of the National Academy of Sciences of the United States of America, 1999, 96(20):11235.

5. BROWN AJ, SUN L, FERAMISCO JD, et al. Cholesterol Addition to ER Membranes Alters Conformation of SCAP, the SREBP Escort Protein that Regulates Cholesterol Metabolism. Molecular Cell, 2002, 10(2):237.

6. XIONG ZR, VARGHESE Z, POWIS SH, et al. Human mesangial cells express inducible macrophage scavenger receptor. Kidney International, 1999, 71(2):S163.

7. TAKEMURA T, YOSHIOKA K, AYA N, et al. Apolipoproteins and lipoprotein receptors in glomeruli in human kidney diseases. Kidney International, 1993, 43(4):918-927.

8. ENDEMANN G, STANTON LW, MADDEN KS, et al. CD36 is a receptor for oxidized LDL. Journal of Biological Chemistry, 1993, 268(16):11811-11816.

9. RUGGIERO C, ELKS CM, KRUGER C, et al. Albumin-bound fatty acids but not albumin itself alter redox balance in tubular epithelial cells and induce a peroxide-mediated redox-sensitive apoptosis. American Journal of Physiology Renal Physiology, 2014, 306(8):F896.

10. OKAMURA DM, PENNATHUR S, PASICHNYK K, et al. CD36 regulates oxidative stress and inflammation in hypercholesterolemic CKD. Journal of the American Society of Nephrology Jasn, 2009, 20(3):495.

11. STEWART CR, STUART LM, WILKINSON K, et al. CD36 ligands promote sterile inflammation through assembly of a Toll-like receptor 4 and 6 heterodimer. Nature Immunology, 2010, 11(2): 155-161.

12. KANG HM, AHN SH, CHOI P, et al. Defective fatty acid oxidation in renal tubular epithelial cells has a key role in kidney fibrosis development. Nature Medicine, 2015, 21(1):37.

13. ACTON S, RIGOTTI A, LANDSCHULZ KT, et al. Identification of scavenger receptor SR-BI as a high density lipoprotein receptor. Science, 1996, 271(5248):518-520.

14. SAWAMURA T, KUME N, AOYAMA T, et al. An endothelial receptor for oxidized low-density lipoprotein. Nature, 1997, 386(6620): 73-77.

15. QUASCHNING T, KÖNIGER M, KRÄMERGUTH A, et al. Receptor-mediated lipoprotein uptake by human glomerular cells: comparison with skin fibroblasts and HepG2 cells. Nephrology, dialysis, transplantation: official publication of the European Dialysis and Transplant Association-European Renal Association, 1997, 12(12):2528.

16. HIGGINS CF. ABC transporters: physiology, structure and mechanism–an overview. Research in Microbiology, 2001, 152:205-210.

17. RUAN XZ, MOORHEAD JF, FERNANDO R, et al. PPAR agonists protect mesangial cells from interleukin 1beta-induced intracellular lipid accumulation by activating the ABCA1 cholesterol efflux pathway. Journal of the American Society of Nephrology Jasn, 2003, 14(3):593-600.

18. RITZ E, WANNER C. Lipid Abnormalities and Cardiovascular Risk in Renal Disease. Journal of the American Society of Nephrology Jasn, 2008, 19(6):1065.

19. APPEL GB, BLUM CB, CHIEN S, et al. The hyperlipidemia of the nephrotic syndrome. Relation to plasma albumin concentration, oncotic pressure, and viscosity. New England Journal of Medicine, 1985, 312(24):1544.

20. APPEL GB, BLUM CB, CHIEN S, et al. The hyperlipidemia of the nephrotic syndrome. Relation to plasma albumin concentration, oncotic pressure, and viscosity. New England Journal of Medicine, 1985, 312(24):1544.

21. KAYSEN GA. Hyperlipidemia of the nephrotic syndrome. Kidney International Supplement, 1991, 31(31): S8-15.

22. QUASCHNING T, KRANE V, METZGER T, et al. Abnormalities in uremic lipoprotein metabolism and its impact on cardiovascular disease. American Journal of Kidney Diseases, 2001, 38(4):S14-S19.

23. WANNER C, KRANE V, METZGER T, et al. Lipid changes and statins in chronic renal insufficiency and dialysis. Journal of Nephrology, 2001, 14(4):S76.

24. KALANTARZADEH K, BLOCK G, HUMPHREYS MH, et al. Reverse epidemiology of cardiovascular risk factors in maintenance dialysis patients. Kidney International, 2003, 63(3):793-808.

25. RUAN XZ, VARGHESE Z, MOORHEAD JF. An update on the lipid nephrotoxicity hypothesis. Nature Reviews Nephrology, 2009, 5(12):713.

26. WANNER C, RITZ E. Reducing lipids for CV protection in CKD patients current evidence. Kidney International, 2008, 74(111): S24-S28.

27. Deighan CJ, Caslake MJ, Mcconnell M, et al. Atherogenic lipoprotein phenotype in end-stage renal failure: origin and extent of small dense low-density lipoprotein formation. American Journal of Kidney Diseases the Official Journal of the National Kidney Foundation, 2000, 35(5):852.

28. PRICHARD SS. Impact of dyslipidemia in end-stage renal disease. Journal of the American Society of Nephrology: JASN, 2003, 14:S315.

29. DRÜEKE TB, ABDULMASSIH Z, LACOUR B, et al. Atherosclerosis and lipid disorders after renal transplantation. Kidney International Supplement, 1991, 31(4):S24.

30. KASISKE BL. Epidemiology of cardiovascular disease after renal transplantation. Transplantation, 2001, 72:S5.

31. WANNER C, QUASCHNING T. Abnormal lipid metabolism after renal transplantation. Annals of Transplantation, 2001, 6(1):5.

32. XIONG ZR, VARGHESE Z, POWIS SH, et al. Dysregulation of LDL receptor under the influence of inflammatory cytokines: a new pathway for foam cell formation. Kidney International, 2001, 60(5):1716.

33. XIONG Z. RUAN, ZAC VARGHESE, JOHN F. Moorhead. Inflammation modifies lipid-mediated renal injury. Nephrology, dialysis, transplantation: official publication of the European Dialysis and Transplant Association-European Renal Association, 2003, 18(1):27-32.

34. VAN GOOR H, VAN DER HORST ML, ATMOSOERODJO J, et al. Renal apolipoproteins in nephrotic rats. The American journal of pathology, 1993, 142(6):1804-1812.

35. LEE HS, LEE JS, KOH HI, et al. Intraglomerular lipid deposition in routine biopsies. Clinical Nephrology, 1991, 36(2):67-75.

36. KOITABASHI Y, IKOMA M, MIYAHIRA T, et al. Long-term follow-up of a paediatric case of lipoprotein glomerulopathy. Pediatric Nephrology, 1990, 4(2):122-128.

37. CHEN YQ, ZHANG H, ZHU SL, et al. A 3-amino acid deletion of apolipoprotein E found in 3 Chinese lipoprotein glomerulopathy patients. National Medical Journal of China, 2003, 83(9):774.

38. KAMBHAM N, MARKOWITZ GS, VALERI AM, et al. Kidney International-Obesity-related glomerulopathy: An emerging epidemic. Kidney International, 2001, 59: 1498-1509.

39. WU Y, LIU Z, XIANG Z, et al. Obesity-related glomerulopathy: insights from gene expression profiles of the glomeruli derived from renal biopsy samples. Endocrinology, 2006, 147(1):44-50.

40. FRIED LF, ORCHARD TJ, KASISKE BL. Effect of lipid reduction on the progression of renal disease: a meta-analysis. Kidney International, 2001, 59(1):260-269.

41. MOORHEAD JF. Simvastatin therapy for hypercholesterolemic patients with nephrotic syndrome or significant proteinuria. Kidney International, 1993, 44(5):1124-1129.

42. MUNTNER P, CORESH J, SMITH JC, et al. Plasma lipids and risk of developing renal dysfunction: The Atherosclerosis Risk in Communities Study. Kidney International, 2000, 58(1):293-301.

43. SAMUELSSON O, ATTMAN PO, KNIGHTGIBSON C, et al. Complex apolipoprotein B-containing lipoprotein particles are associated with a higher rate of progression of human chronic renal insufficiency. Journal of the American Society of Nephrology Jasn, 1998, 9(8):1482.

44. BAIGENT COLIN, LANDRAY MARTIN J, REITH CHRISTINA, et al. The effects of lowering LDL cholesterol with simvastatin plus ezetimibe in patients with chronic kidney disease (Study of Heart and Renal Protection): a randomised placebo-controlled trial. Lancet, 2011, 377(9784):2181-2192.

45. SELIGER SL, STEHMAN-BREEN CO. Are HMG-CoA reductase inhibitors underutilized in dialysis patients?. Seminars in dialysis, 2003, 16(3):179.

46. THAISS F. Increased oxygen radical and eicosanoid formation in immune-mediated mesangial cell injury. Kidney International, 1992, 42(1):69-74.

47. FERNANDO RL, VARGHESE Z, MOORHEAD JF. Oxidation of low-density lipoproteins by rat mesangial cells and the interaction of oxidized low-density lipoproteins with rat mesangial cells in vitro. Nephrology, dialysis, transplantation: official publication of the European Dialysis and Transplant Association-European Renal Association, 1993, 8(6):512-518.

48. HEINECKE JW, BAKER L, ROSEN H, et al. Superoxide-mediated modification of low density lipoprotein by arterial smooth muscle cells. Journal of Clinical Investigation, 1986, 77(3):757.

49. VAZIRI ND. Causal link between oxidative stress, inflammation, and hypertension. Iranian Journal of Kidney Diseases, 2008, 2(1):1.

50. RAHMAN MM, VARGHESE Z, FULLER BJ, et al. Renal vasoconstriction induced by oxidized LDL is inhibited by scavengers of reactive oxygen species and L-arginine. Clinical Nephrology, 1999, 51(2):98.

51. QUINN MT, PARTHASARATHY S, FONG LG, et al. Oxidatively modified low density lipoproteins: a potential role in recruitment and retention of monocyte/macrophages during atherogenesis. Proceedings of the National Academy of Sciences of the United States of America, 1987, 84(9):2995.

52. BUSSOLATI B, DEREGIBUS MC, FONSATO V, et al. Statins prevent oxidized LDL-induced injury of glomerular podocytes by activating the phosphatidylinositol 3-kinase/AKT-signaling pathway. Journal of the

American Society of Nephrology Jasn, 2005, 16(7):1936.

53. RON D, WALTER P. Ron D, Walter P. Signal integration in the endoplasmic reticulum unfolded protein response. Nat Rev Mol Cell Biol, 2007, 8(7):519-529.

54. TABAS I. Consequences of cellular cholesterol accumulation: basic concepts and physiological implications. Journal of Clinical Investigation, 2002, 110(7):905.

55. BACHAR E, ARIAV Y, KETZINELGILAD M, et al. Glucose Amplifies Fatty Acid-Induced Endoplasmic Reticulum Stress in Pancreatic β-Cells via Activation of mTORC1. PloS one, 2009, 4(3):e4954.

56. KOVACS WJ, TAPE KN, SHACKELFORD JE, et al. Peroxisome deficiency causes a complex phenotype because of hepatic SREBP/Insig dysregulation associated with endoplasmic reticulum stress. Journal of Biological Chemistry, 2009, 284(11):7232.

57. GUIJARRO C, EGIDO J. Transcription factor-kappa B (NF-kappa B) and renal disease. Kidney international, 2001, 59(2):415.

58. BERGSTRÖM J, LINDHOLM B, JR LE, et al. What are the causes and consequences of the chronic inflammatory state in chronic dialysis patients?. Blackwell Science Inc, 2000, 13:163-164.

59. KAYSEN GA, KUMAR V. Inflammation in ESRD: causes and potential consequences. Journal of Renal Nutrition the Official Journal of the Council on Renal Nutrition of the National Kidney Foundation, 2003, 13(2):158.

60. SCHWEDLER SB, GUDERIAN F, DÄMMRICH J, et al. Tubular staining of modified C-reactive protein in diabetic chronic kidney disease. Nephrol Dial Transplant, 2003, 18(11):2300-2307.

61. TOMIYAMA-HANAYAMA M, RAKUGI H, KOHARA M, et al. Effect of interleukin-6 receptor blockage on renal injury in apolipoprotein E-deficient mice. American Journal of Physiology Renal Physiology, 2009, 297(3):F679.

62. MOE SM, CHEN NX. Inflammation and vascular calcification. Blood Purification, 2005, 23(1):64-71.

63. BERLINER JA, TERRITO MC, SEVANIAN A, et al. Minimally modified low density lipoprotein stimulates monocyte endothelial interactions. Journal of Clinical Investigation, 1990, 85(4):1260-1266.

64. CASES A, COLL E. Dyslipidemia and the progression of renal disease in chronic renal failure patients. Kidney Int Suppl, 2005, 68(99):S87-S93.

65. ASHBY DT, RYE KA, CLAY MA, et al. Factors influencing the ability of HDL to inhibit expression of vascular cell adhesion molecule-1 in endothelial cells. Arteriosclerosis Thrombosis & Vascular Biology, 1998, 18(9):1450.

66. LEE HS. Oxidized LDL, glomerular mesangial cells and collagen. Diabetes Res Clin Pract, 1999, 45:117-122.

67. ROH DD, KAMANNA VS, KIRSCHENBAUM MA. Oxidative modification of low-density lipoprotein enhances mesangial cell protein synthesis and gene expression of extracellular matrix proteins. American Journal of Nephrology, 1998, 18(4):344-350.

68. SHAN Z. Preferential binding of oxidized LDL to rat glomeruli in vivo and cultured mesangial cells in vitro. Kidney International, 1991, 39(5):858-866.

69. DING G, VAN GH, FRYE J, et al. Transforming growth factor-beta expression in macrophages during hypercholesterolemic states. American Journal of Physiology, 1994, 267(2):937-943.

70. LI J, LI X, WANG H. Human proximal tubular epithelial cells activated by low density lipoprotein promote phenotypic changes in renal interstitial fibroblasts. Zhonghua Yi Xue Za Zhi, 2000, 80(10):787-791.

71. KAYSEN GA, EISERICH JP. The role of oxidative stress-altered lipoprotein structure and function and microinflammation on cardiovascular risk in patients with minor renal dysfunction. Journal of the American Society of Nephrology, 2004, 15(3):538-548.

72. COCKERILL GW, HUEHNS TY, WEERASINGHE A, et al. Elevation of plasma high-density lipoprotein concentration reduces interleukin-1-induced expression of E-selectin in an in vivo model of acute inflammation. Circulation, 2001, 103(1):108.

73. XIONG ZR, MOORHEAD JF, VARGHESE Z. Lipid redistribution in renal dysfunction. Kidney International, 2008, 74(4):407-409.

74. LIU Y, CORESH J, EUSTACE JA, et al. Association between cholesterol level and mortality in dialysis patients: role of inflammation and malnutrition. JAMA, 2004, 291(4):451.

75. MA KL, VARGHESE Z, YIN K, et al. Sirolimus inhibits endogenous cholesterol synthesis induced by inflammatory stress in human vascular smooth muscle cells. American Journal of Physiology Heart & Circulatory Physiology, 2010, 298(6):H1646.

76. CHEUNG BM, LAUDER IJ, LAU CP, et al. Meta-analysis of large randomized controlled trials to evaluate the impact of statins on cardiovascular outcomes. British journal of clinical pharmacology, 2004, 57(5):640.

77. DOGRA GK, WATTS GF, HERRMANN S, et al. Statin therapy improves brachial artery endothelial function in nephrotic syndrome. Kidney International, 2002, 62(2):550-557.

78. SELIGER SL, WEISS NS, GILLEN DL, et al. HMG-CoA reductase inhibitors are associated with reduced mortality in ESRD patients. Kidney International, 2002, 61(1):297.

79. WHEELER DC. Lipid abnormalities in the nephrotic syndrome: the therapeutic role of statins. Journal of Nephrology, 2001, 14 Suppl 4(4):S70.

80. COLHOUN HM, BETTERIDGE DJ, DURRINGTON PN, et al. Effects of atorvastatin on kidney outcomes and cardiovascular disease in patients with diabetes: an analysis from the Collaborative Atorvastatin Diabetes Study(CARDS). American journal of kidney diseases: the official journal of the National Kidney Foundation, 2009, 54(5):810.

81. TONELLI M. Proteinuria, impaired kidney function, and adverse outcomes in people with coronary disease: analysis of a previously conducted randomised trial. Bmj, 2006, 332(7555):1426.

82. PALMER SC, CRAIG JC, NAVANEETHAN SD, et al. Benefits and harms of statin therapy for persons with chronic kidney disease: A systematic review and meta-analysis. Annals of Internal Medicine, 2012, 157(4):263-275.

83. WANNER C, KRANE V, MÄRZ W, et al. Atorvastatin in patients with type 2 diabetes mellitus undergoing dialysis. ACC Current Journal Review, 2005, 14(10):9-10.

84. FELLSTRÖM BC, JARDINE AG, SCHMIEDER R E, et al. Rosuvastatin and cardiovascular events in patients undergoing hemodialysis. New England Journal of Medicine, 2009, 360(14):1395.

85. CHEN Y, KU H, ZHAO L, et al. Inflammatory stress induces statin resistance by disrupting 3-hydroxy-3-methylglutaryl-CoA reductase feedback regulation. Arteriosclerosis Thrombosis & Vascular Biology, 2014, 34(2):365-376.

86. CHEN Y, ZHAO L, LI Q, et al. Inflammatory stress reduces the effectiveness of statins in the kidney by disrupting HMGCoA reductase feedback regulation. Nephrology, dialysis, transplantation:official publication of the European Dialysis and Transplant Association-European Renal Association, 2014, 29(10):1864.

87. JAMES SHEPHERD, JOHN JP KASTELEIN, VERA BITTNER, et al. Effect of Intensive Lipid Lowering with Atorvastatin on Renal Function in Patients with Coronary Heart Disease: The Treating to New Targets (TNT) Study. Clinical journal of the American Society of Nephrology: CJASN, 2007, 2(6):1131.

88. DE ZD, ANZALONE DA, CAIN VA, et al. Renal effects of atorvastatin and rosuvastatin in patients with diabetes who have progressive renal disease (PLANET I): a randomised clinical trial. Lancet Diabetes & Endocrinology, 2015, 3(3):181.

89. AGUIAR C, ALEGRIA E, BONADONNA RC, et al. A review of the evidence on reducing macrovascular risk in patients with atherogenic dyslipidaemia: A report from an expert consensus meeting on the role of fenofibrate-statin combination therapy. Atherosclerosis Supplements, 2015, 19:1-12.

90. DEIGHAN CJ, CASLAKE MJ, MCCONNELL M, et al. Comparative effects of cerivastatin and fenofibrate on the atherogenic lipoprotein phenotype in proteinuric renal disease. Journal of the American Society of Nephrology Jasn, 2001, 12(2):341.

91. ARAI T, YAMASHITA S, YAMANE M, et al. Disappearance of intraglomerular lipoprotein thrombi and marked improvement of nephrotic syndrome by bezafibrate treatment in a patient with lipoprotein glomerulopathy. Atherosclerosis, 2003, 169(2):293-299.

92. DONADIO JV. The emerging role of omega-3 polyunsaturated fatty acids in the management of patients with

IgA nephropathy. Journal of Renal Nutrition the Official Journal of the Council on Renal Nutrition of the National Kidney Foundation, 2001, 11(3):122.

93. PENNY M. KRISETHERTON, WILLIAM S. Harris, Lawrence J. Appel, et al. Fish Consumption, Fish Oil, Omega-3 Fatty Acids, and Cardiovascular Disease. Circulation, 2002, 106(2):2747-2757.

94. ZACHWIEJA J, BOBKOWSKI W, DOBROWOLSKA-ZACHWIEJA A, et al. Decreased antioxidant activity in hypercholesterolemic children with nephrotic syndrome. Medical Science Monitor International Medical Journal of Experimental & Clinical Research, 2003, 9(6):CR235.

95. SIEMS W, QUAST S, CARLUCCIO F, et al. Oxidative stress in chronic renal failure as a cardiovascular risk factor. Clinical Nephrology, 2002, 58 Suppl 1(1):S12.

96. THOMPSON GR. LDL apheresis. Atherosclerosis, 2003, 167(1):1.

97. BRUNTON C, VARGHESE Z, MOORHEAD JF. Lipopheresis in the nephrotic syndrome. Kidney International Supplement, 1999, 71(1):S6.

98. LU Y, LI J Z, ZHENG X. Effect of Astragalus Angelica mixture on serum lipids and glomerulosclerosis in rats with nephrotic syndrome. 中国中西医结合杂志 , 1997, 17(8):478.

99. RUGGENENTI P, MISE N, PISONI R, et al. Diverse effects of increasing lisinopril doses on lipid abnormalities in chronic nephropathies. Circulation, 2003, 107(4):586.

第十章
肾脏疾病的实验研究手段

第一节　肾脏疾病的动物模型

一、膜性肾病动物模型

目前经典的膜性肾病动物模型是Heymann肾炎（Heymann glomerulonephritis）模型，又称同种免疫复合物性肾炎模型。1951年Heymann等[1,2]用自体或同种大鼠肾皮质匀浆与弗氏佐剂混匀后给大鼠作腹腔注射，每隔2周注射1次，经3～6次后约80%受试动物表现为肾病综合征。而且肾组织病理表现也与膜性肾病相类似：免疫荧光显示IgG、C3呈颗粒样沿肾小球毛细血管袢分布；光镜下可见GBM增厚、弯曲，上皮细胞及内皮细胞肿胀，无明显细胞增殖；电镜下可见上皮下有大小不等的电子致密物。后来Van Damme等[3]和Couser等[4]相继证实在输入抗FxlA抗体后肾小球可形成沿肾小球毛细血管壁分布的免疫复合物，说明该模型的免疫病理机制是以肾小球非基底膜固有成分为抗原的原位免疫复合物形成，这与人类膜性肾病的发病机制也相类似。近年来国内外常采用给大鼠注射抗近曲小管刷状缘（FxlA）抗体，制作被动型Heymann肾炎模型，该制作方法因病变稳定、发病迅速而被推崇，具有较大的实用性[3,4]。传统被动型Heymann肾炎模型是通过给兔注射鼠FxlA抗原来生产抗体，最近有文献报道通过给兔注射鼠FxlA抗原，促使兔产生抗鼠Fx1A抗原的抗体和形成免疫复合物而引起膜性肾病。这是首次在不用弗氏佐剂的前提下制作Heymann肾炎抗体[5]。

二、局灶节段性肾小球硬化相关动物模型

局灶节段性肾小球硬化（focal segmental glomerulosclerosis，FSGS）相关动物模型在一定程度上可产生与人类FSGS相似的肾脏病理改变，表现为进行性，局灶性肾小球硬化，并伴随有肾功能进行性损伤，常用模型如下：

（一）嘌呤霉素肾炎模型

嘌呤霉素肾炎模型（aminonucleoside nephrosis）由1955年Frenk等[6]首先报道。他们应用嘌呤霉素（aminonucleoside）给大鼠注射，可产生一系列与人类肾病综合征极为相似的症状，之后不少学者重复了上述实验，并对其产生大量蛋白尿的机制进行了深入研究，发现一次性给大鼠静脉注射或腹腔注射大剂量嘌呤霉素（15mg/100g体重）与分10次小剂量每天皮下注射嘌呤霉素（1.5mg/100g体重）所产生的临床症状、肾脏病理变化及临床病变过程基本相同[7,8]。大鼠约在注射嘌呤霉素后5～6天出现蛋白尿，10天左右出现大量蛋白尿、全身水肿、高胆固醇血症和低蛋白血症。该大鼠模型肾组织免疫荧光检查阴性，早期光镜下肾小球基本正常，主要的病理变化是在电镜

下可见足细胞足突广泛融合、消失，胞质出现空泡，足细胞与GBM间有分离现象，少数动物可出现轻度系膜细胞及基质的增生。动物经多次注射嘌呤霉素后肾小球从仅有上皮细胞足突融合逐渐进展为FSGS。有学者也提出在上述方法的基础上合并应用一侧肾切除建立FSGS肾病模型。

（二）多柔比星肾病模型

1982年Bertani等[9]应用多柔比星给大鼠注射，约2周出现蛋白尿，4周后达病变高峰，大鼠呈现水肿、大量蛋白尿和高脂血症等肾病综合征表现。其病理改变也类似于嘌呤霉素肾病，主要为肾小球上皮细胞足突融合、消失和肾小球上皮细胞与GBM的局部分离。与氨基核苷嘌呤霉素有所不同的是多柔比星肾病鼠尿蛋白可持续数月，约半年可诱发肾小球硬化。已有许多研究显示，该模型大量蛋白尿原因主要和肾小球上皮细胞与GBM分离导致肾小球滤过膜静水压屏障减弱、丢失相关，而阴离子电荷屏障是否受损尚有很多争议。

三、系膜增生性肾小球肾炎动物模型

Thy-1抗原为鼠类胸腺细胞表面的糖蛋白，同样存在于大鼠系膜细胞表面。IshiKaki（1980年）首次报道应用抗大鼠胸腺细胞抗体诱发大鼠产生系膜病变的实验模型，这一模型也为后来许多学者所重复。一次性静脉注射抗Thy-1抗体后，30分钟大鼠肾小球系膜细胞严重变性；2小时后大部分系膜细胞溶解，但内皮细胞及GBM一般仍完整无损；24小时后溶解的系膜区可呈血管瘤样扩张，伴中性粒细胞、血小板及纤维蛋白的积聚；2～4天中性粒细胞逐步消失，取而代之为单核细胞为主，并开始有系膜细胞的增生；约8天可见系膜细胞呈节段样增生而单核细胞明显减少；18天出现明显的血管重建，白细胞消失，显示系膜溶解血管瘤样损伤的迅速修复；30～45天肾小球结构已基本恢复常，可伴有局灶、节段性肾小球硬化，残留的局灶性系膜增生现象[10,11]。该动物模型以系膜细胞表面Thy-1为抗原，选择性引起系膜病变，对研究肾小球炎症介质产生、肾小球增生及硬化过程中细胞外基质的变化及系膜细胞的功能具有一定的价值。

四、微小病变动物模型

至今，还没有令人满意的、能很好模仿人类肾脏微小病变发病特点的动物模型。有报道嘌呤霉素单次静脉注射可引起大量蛋白尿以及类似于人体微小病变的病理表现，而且该动物模型对糖皮质激素治疗较为敏感。但后来的研究表明，这种模型更具有FSGS的发病特点，因为这种模型除了表现出肾小球硬化病变之外，大部分肾病对糖皮质激素治疗出现抵抗，虽也有研究者提出，减少嘌呤霉素的剂量至10mg/kg体重应用，可改善激素抵抗现象。近年报道通过肾动脉灌注硫酸鱼精蛋白也可诱发微小病变类似的改变，如足突融合及大量蛋白尿，可以用于足细胞病变分子机制等的相关研究[12,13]。

五、IgA肾病动物模型

自1968年Berger等首次描述IgA肾病后，由于IgA肾病的高发病率，越来越多的学者开展对本病的研究，其中动物模型是一不可或缺的研究手段，目前主要有如下两种IgA肾病模型。

（一）口服免疫致IgA肾病模型

1983年Emancipator等[14]首先用口服乳白蛋白制作成功了小鼠IgA肾病模型，后来应用马脾铁蛋白、牛γ球蛋白和卵白蛋白等不同蛋白隔日饲喂小鼠，发现14周后动物发生IgA肾病的比例分别为50%、90%和50%。1986年Sato等[15]发现小鼠每天喂乳白蛋白并不产生IgA肾病，但若同时用胶状碳封闭单核吞噬细胞系统，30周后91.7%的小鼠发生IgA肾病。1987年北京大学第一医院报道应用饲喂BSA加部分肝叶切除可使绝大部分小鼠发生IgA肾病。东部战区总医院曾报道用甲醛化空肠弯曲杆菌诱发大鼠IgA肾病。口服免疫成功地制作IgA肾病模型，提供了黏膜免疫异常（胃肠道和呼吸道）导致IgA肾病的直接证据；此外，也证实了单核-吞噬细胞系统吞噬功能完整性受损在IgA肾病发病机制中的重要作用。

（二）继发于肝脏病变的 IgA 肾病模型

1983 年 Melvin 等[16]报道结扎大鼠胆管约 24 小时后，肾小球系膜区即可出现 IgA、IgG 和分泌片沉积，血清 IgA 显著升高。此外，用门静脉末端结扎和肝脾血吸虫病也可诱发 IgA 肾病模型。20 世纪 90 年代 Amore 等[17]给 Lewis 大鼠每周三次酒精（威士忌）灌胃（1.5ml/100g 体重）和／或喂养缺乏抗脂肪物质的食物（lipotrope-deficlent dict，LDD）可导致大鼠产生不同程度肝脏结构和功能损害，且 60%～70% 的大鼠肾脏肾小球系膜区出现 IgA 和 C3 沉积，并出现明显血尿和轻度蛋白尿。这些模型为研究继发性 IgA 肾病提供了重要支持。

六、抗肾小球基底膜肾炎动物模型

肾小球基底膜（GBM）是肾小球最为重要的结构之一，这类动物模型为抗 CBM 肾炎和 Goodpasture 综合征发病机制提供了有力的实验依据，该类动物模型的建立在实验性肾炎模型发展中具有里程碑的意义，主要有如下两种类型。

（一）马杉肾炎动物模型和抗 GBM 肾炎动物模型

马杉肾炎又称为抗肾抗体肾炎模型，该模型是在 1900 年由 Lindeman 首次介绍，其后由 Masugi 加以发展和特征化，故名 Masugi 肾炎。它的制作原理是用甲种动物的肾皮质匀浆免疫乙种动物，使后者产生抗甲种动物的抗肾血清（抗肾抗体），然后将这种抗肾血清注射给健康的甲种动物并使其产生肾炎。因抗肾抗体主要与肾小球毛细血管基底膜（或部分肾小管基底膜）结合，也称抗 GBM 肾炎。近年来，抗 GBM 肾炎的模型的制作已经被改良。它的制作原理是首先分离出甲种动物的 GBM，应用 GBM 匀浆免疫乙种动物，使后者产生抗甲种动物 GBM 抗体，然后将这种抗体注射给健康的甲种动物并使其产生抗 GBM 肾炎。根据病程，该模型一般可划分为两个时相：① 异种抗体相：当异种抗血清进入受试动物体内后很快经血循环与受试动物 GBM 相结合，激活补体，吸引多形核白细胞、单核细胞及血小板等，导致内皮细胞与 GBM 部分分离、足突融合等轻微的病理变化，免疫荧光可见异种抗体呈线条样沿 GBM 分布。异种抗体相大概持续 3～6 天，受试动物可产生短暂、轻度的蛋白尿。② 自体抗体相：注射异种动物抗血清后 7～10 天，受试动物逐步产生对沉积在 GBM 的异种抗血清的抗体，而进入自体抗体相。自体抗体相的病理改变有明显的 GMB 增厚、皱缩，进而可部分断裂甚至广泛的破坏，球囊粘连，最后导致新月体形成和纤维化，肾小管内有蛋白管型形成。此外，因为 GBM 与肺脏毛细血管基底膜的抗原相似，抗 GBM 抗体同时可以与肺脏毛细血管基底膜结合，而诱发肺出血性肾炎综合征（Goodpasture）。

（二）Stably 肾炎动物模型

又称为自身抗肾抗体性肾炎动物模型。1962 年 Stably 等[18]应用异种 GBM（人、大鼠、猴、狗）或同种 GBM（绵羊）与完全弗氏佐剂混匀后免疫绵羊，免疫 3～14 次后绵羊可出现蛋白尿、病理显示严重的新月体肾炎，受试动物发展为氮质血症、可死于尿毒症，有时可出现肺出血症状。Stably 肾炎证实了因感染或理化因素使 GBM 暴露、或者具有与 GBM 共同抗原决定簇的物质进入机体内，诱发机体产生抗 GBM 抗体所致病。免疫荧光可见自身抗体呈线条样沿 GBM 分布。所以，这型抗 GBM 肾炎为自身抗体引起，也称主动性抗 GBM 肾炎。

必须指出，虽然诱导抗 GBM 肾炎的方法各异，但其发病机制相似，是研究体液和细胞免疫机制以及开发免疫肾病治疗的经典模型。

七、狼疮性肾炎动物模型

（一）NZB/NZW Fl 狼疮性肾炎动物模型

NZB/NZW Fl 杂交鼠可自发产生狼疮细胞、抗核抗体、抗 DNA 抗体和抗 RBC 抗体，类似人类系统性红斑狼疮（SLE）并伴有免疫复合物肾炎。肾小球病变的特征为明显的肾小球细胞增多，GBM 增厚和偶见纤维素样坏死。免疫荧光检查显示免疫球蛋白沉积于系膜区，部分沿肾小球毛细血管壁分布。肾小球病变呈进行性发展至肾小球硬化和肾功能减退，小鼠伴溶血性贫血，出生 12

个月后，约半数NZB/NZW F1小鼠因肾衰竭而死亡[19,20]。这一模型在研究狼疮性肾炎发病机制中起重要作用[21]，还可利用该模型观察免疫抑制剂（如环孢素、环磷酰胺）治疗效果及其机制。

（二）MRL/lps狼疮性肾炎动物模型

MRL/lpr小鼠是另一种相似于人类SLE和狼疮性肾炎的实验模型[22]。MRL/lpr小鼠约8周血循环中免疫复合物开始明显升高，16周达顶峰；10周血浆抗DNA抗体可检出，16～18周达顶峰，尿蛋白12周开始持续升高。肾脏从10周起出现病理性改变，早期主要表现为肾小球增大，出现明显的肾小球固有细胞增生和白细胞浸润，系膜基质增多，后期可出现肾小球毛细血管襻坏死、血栓形成，并可见新月体形成；免疫荧光和电镜超微结构观察可见，免疫复合物和电子致密物呈颗粒状弥漫性沉积于系膜区和/或沿肾小球基底膜分布。病理改变呈持续性加重，肾功能约于12周起开始损伤，约6～8个月出现肾衰竭[23,24]。MRL/lpr小鼠整个病理生理过程符合人类SLE及狼疮性肾炎的临床和病理改变，是一种较为理想的自身免疫性疾病动物模型。近年来已应用该模型研究自身免疫性疾病中补体活化的作用、趋化因子受体、细胞因子表达和炎症细胞浸润等作用[25,26]。

（三）BXSB狼疮性肾炎

由C57BL/6雌性小鼠和SB/Le雄性小鼠交配产生，因雄性小鼠遗传了父代Y染色体上*Yaa*基因加速自身免疫反应使得雄鼠较雌鼠发病早且严重。BXSB雄性小鼠于1月龄时即可出现ANA增高，2月龄时出现IgG于肾脏沉积，且随着鼠龄的增加而增多，3月龄出现SLE样表现及狼疮性肾炎的早期病理改变，5～6月龄时出现细胞增生等典型的肾脏病理表现。笔者研究还发现BXSB小鼠肾脏干扰素（IFN）-γ水平也明显升高，可一定程度反映狼疮性肾炎的活动[27]。此模型的遗传背景也决定了其有一定缺陷，即雄性小鼠发病率明显高于雌性，与人类疾病状况相反，在发病机制及药物疗效等研究中受到了一定限制。

八、糖尿病肾病动物模型

糖尿病（diabetes mellitus，DM）是一种以血糖代谢紊乱为特点的常见的慢性疾病，最新DM流行病学调查结果表明：中国已超过印度，成为世界第一糖尿病大国，其中绝大部分是2型糖尿病患者。糖尿病肾病（diabetic nephropathy，DN）是DM患者最常见慢性并发症，是DM致残、致死的主要原因。动物模型是探讨防治DN的重要工具，下面以研究中常用的2型和1型DN模型加以介绍[28-33]。

（一）常用的2型DM动物模型

1. 基因突变动物模型　研究中广泛应用的有db/db、ob/ob及agouti基因突变小鼠模型。db/db小鼠是美国Jackson实验室于1966年首先发现的第4号染色体恶性突变所致的2型DM模型，表现为瘦素受体缺乏，有高血糖、高血脂、高胰岛素抵抗等特征。该模型除了持续的血糖升高和严重的胰岛β细胞功能衰竭之外，最大特点是可以发生明显的肾脏病变。ob/ob小鼠Ingalls等于1950年发现的第6号染色体*ob*基因隐性突变所致的DM模型，该鼠表现为食欲亢进、过度肥胖、高糖及高胰岛素血症，可一定程度表现出肾脏病变。鼠的*agouti*基因突变也可引起肥胖相关的2型糖尿病，并有报道其肾脏病变与糖尿病肾病早期病变较为类似，故可以作为研究糖尿病肾病早期病变的模型之一。

2. 新西兰肥胖小鼠　该小鼠是从伦敦帝国肿瘤研究基金实验室的远交系繁育出的纯系。此鼠幼年即表现为肥胖，成年后以高糖及高胰岛素血症为主要特征，一般合并有高血压。肾脏疾病表现方面，除了有高糖引起的病变之外，还有类似于狼疮性肾炎的病理表现，如肾小球的广泛增生、系膜区病变及基底膜增厚等。

3. 高脂饮食诱导的模型　利用高脂饮食诱导C57BL/6小鼠肥胖和胰岛素抵抗，是制备2型糖尿病的另一常用方法。一般而言，这种小鼠可出现高脂、高糖及高胰岛素血症，并伴有肥胖及高血压。肾脏表现为细胞外基质增多及肾小球其他病变，尿蛋白肌酐比升高。但高脂饮食产生的肥胖和胰岛素抵抗效果还主要依赖所选择的啮齿动物品系，很多大鼠对这种方法相对抵抗，所以我国部分学者在此基础上应用相对小剂量的链脲佐菌素（streptozotocin，STZ）加高脂饮食来诱导2型DM模型，小剂量STZ通过诱导部分胰腺β细胞凋亡而使胰岛素分泌减少，同时以高脂肪饲料造成外周组织对胰岛素抵抗，最终成功诱导DM及肾脏损伤。

4. 转基因及基因敲除动物模型　基因干预动物模型能更好模拟人体病变，故而转基因动物及基因敲除动物模型越来越受到人们重视。如GLUT1及GIPR[dn]转基因动物可表现白蛋白尿及蛋白尿，病理表现为足细胞萎缩、系膜区增宽、细胞外基质增多及肾小球硬化等；podIR基因敲除小鼠表现为白蛋白尿，足突消失、足细胞凋亡、基底膜增厚及肾脏纤维化等。

另外，OLETE、ZUCKER及GK大鼠等也是2型DM的常用模型，但由于肾脏病变较轻等原因，故而未广泛应用于DN的研究中。

（二）常用的1型DN动物模型

应用化学物质诱导是1型DM动物模型最常用制作方法。STZ是最常用的药物，根据我们的经验，一般空腹后一次性给予60～70mg/（kg·d）STZ即可使大部分大鼠诱导为DM[34]，但部分学者认为STZ除了对胰腺β细胞的毒性作用之外，极有可能对其他组织、器官也存在毒性作用，因此提出小剂量［30～50mg/（kg·d）］连续多日腹腔注射的方法。还可应用四氧嘧啶建立糖尿病动物模型，其可通过产生超氧自由基和羟基等破坏β细胞从而诱导DM模型。此外，也有报道应用胰腺手术切除、T细胞诱导以及自发性起病来实现1型DM模型的制作和研究，但在DN的研究中较少应用。

九、高血压动物模型

实验性高血压动物模型有神经性高血压、肾性高血压、激素性高血压、遗传性高血压以及转基因高血压等，其中肾血管性高血压、DOCA盐性高血压、自发性高血压和Dahl盐敏感性高血压大鼠是常用于观察高血压肾脏损害的动物模型。

（一）DOCA盐性高血压动物模型

Selye采用幼年（4～6周龄）大鼠皮下注射人工合成的去氧皮质酮醋酸盐（DOCA）并饮用NaCl溶液的方法建立DOCA盐性高血压大鼠模型。单给DOCA仅能够产生一过性短暂高血压，4周实验大鼠的血压可降至正常范围，只有合并应用DOCA和高盐才能建立稳定的高血压模型。有文献报道同时切除一侧肾脏可使血压上升得更明显。此动物模型与人的肾上腺皮质增生引起的高血压相似。本模型制备简单，是常用的一种高血压动物模型，也可用来研究高血压导致的肾小球和小管-间质病变。

（二）遗传性高血压动物模型

自发性高血压大鼠（spontaneously hypertensive rat，SHR）是日本Okamoto和Aoki于1963年首先报道的。SHR可能是研究人类原发性高血压的最佳动物模型，目前应用最为广泛。SHR的血压随着年龄的增加而增高，肾脏的病理生理异常主要有：明显的水钠潴留；肾血管对血管紧张素Ⅱ的反应性增强，使得入球小动脉收缩狭窄；肾内局部的血管活性物质合成与分泌代谢异常等。其肾脏病理改变与实验动物血压的水平和持续时间密切相关，可以见到毛细血管袢塌陷伴毛细血管壁明显增厚，伴或不伴有Bowman囊中轻微嗜酸性物质的填充。严重的包括肾小球塌陷、节段性坏死和节段性肾小球硬化。塌陷的肾小球灌注减少，而硬化或坏死的肾小球压力增高，小管-间质区细胞外基质增多等。

（三）肾血管性高血压动物模型

该模型又称Goldblatt高血压狗，由Goldblatt等首先采用使狗肾动脉狭窄的方法成功建立的肾性高血压动物模型。随后，人们采用银夹套建立了肾血管性高血压大鼠动物模型。通常情况下是造成左肾动脉狭窄而保留右肾动脉，称为二肾一夹型（简称：2K1C），如果切除右肾则是一肾一夹型（简称：1K1C），也有文献采用同时使双肾动脉狭窄的方法来建立肾血管性高血压模型，称为二肾二夹型（简称：2K2C）。2K1C大鼠未狭窄动脉侧肾脏就成为人们研究高血压肾损害的对象，由于

2K1C模型肾动脉狭窄侧的肾脏在短期内免受高血压的影响，而未狭窄的另一侧肾脏则暴露在增高的全身血压下，结果出现肾小球和血管损伤。肾小球病变有节段性或整个袢坏死伴粘连，并最终血管袢完全硬化，入球小动脉和小的肾血管也可出现纤维索样坏死。这一模型对于研究人类高压肾性（尤其是恶性高血压）损害有较大帮助。

十、多囊肾病动物模型

多囊肾是一种异常细胞增殖及大量体液积聚的遗传性疾病，大量细胞外基质、炎症因子及纤维化参与了肾脏的重塑。多囊肾主要有两种类型，分别为常染色体显性遗传型及常染色体隐性遗传型。显性遗传是许多基因疾病中的一种，是因PKD1或PKD2基因突变所致[35]。常染色体隐性遗传是因为PKHD1基因突变所致[35,36]。被广泛公认的多囊肾的动物模型主要有如下两种。

（一）自发遗传性动物模型

由于它是根据临床表现而辨别的，所以是较为典型的模型，它们一般有较明显的多囊肾疾病的表现。又可分为以下几种模型。

1. Han：SPRD-Cy鼠模型[37]　本模型与5号染色体上PKDR1基因（又叫Samd6或者Anks6）的外显子13的错位突变相关。其有三种基因型[38]，分别是纯合子（Cy/Cy）、杂合子（Cy/+）、野生型（+/+），在肾囊肿时多表现为纯合子（Cy/Cy）和杂合子（Cy/+）。

2. PCK鼠模型[39,40]　本模型与Pkhd1基因有关，其位于9号染色体上，是引起常染色体隐性遗传的同源性基因。其基因产物FPC存在于细胞纤毛上，可在肾脏、肝脏、胰腺等表达。

3. Pcy鼠模型[41]　与人类Nphp3基因的同源基因T1841G错义突变相关[42]。其基因产物nephrocystin-3表达于肾脏上皮细胞的纤毛上。

4. Jck鼠[43]　也叫Nek8或Nphp9，其致病基因定位于鼠的11号染色体。

（二）转基因或基因敲除模型

1. 转基因鼠模型[44,45]　此模型增加了PKD1基因产物PC1表达，因此对于了解人类多囊性疾病产生机制有很大帮助。

2. 靶基因鼠模型　本模型是在敲除了人类同源基因PKD、PKD1、PKD2及PKHD1等基础上建立的[46]。在杂合子PKD1基因鼠的疾病进展显得较为缓慢，甚至无疾病进展的表现。

3. PKD2靶基因鼠　Pkd2$^{WS25/-}$鼠具有不稳定的等位基因，其可作为药物治疗研究的重要模型[47]。它是Pkd2$^{+/-}$和Pkd2$^{WS25/+}$的杂交产物。本模型肾囊肿处的上皮细胞增殖及凋亡较其他正常组织要高。

4. Pkhd1靶基因鼠[48]　其与PCK鼠模型临床表现类似。

十一、急性肾损伤动物模型

（一）缺血-再灌注肾损伤动物模型

肾脏独特的组织结构、血管分布以及血流供应特点，使得肾小管对缺血/缺氧十分敏感。缺血-再灌注模型是用于研究急性肾小管损伤的经典动物模型。缺血时间一般为30～60分钟，通常在手术操作前要应用适量的肝素以防止缺血肾的肾内凝血。急性缺血或急性缺血-再灌注造成的肾组织损伤主要为肾小管上皮细胞刷状缘脱落，上皮细胞变性、坏死、脱落和凋亡，间质水肿和炎细胞浸润等，其病变程度与缺血-再灌注的持续时间相关。有学者在研究肾脏的缺血-再灌注对肾小管结构与功能的影响时发现，缺血-再灌注也可用于制造肾间质纤维化模型。SD大鼠肾脏预缺血30分钟后恢复血液灌流，实验的第8天可观察到肾小管变形、间质区增宽及炎细胞浸润，天狼猩红呈现存在肾小管间质纤维化的趋势。与8天后实施肾脏再次缺血40分钟，然后恢复灌注48小时，此时肾脏病理表现出明显的肾小管萎缩和扩张、小管基底膜增厚、小管上皮细胞缺失及间质区增宽。恢复灌注后第5周，可见病变肾脏体积增大，呈苍白色，横剖面外髓质部颜色发白，光镜下见外髓质部及皮质部出现间质区增宽和纤维化[49-51]。

（二）化学药物诱导的急性肾损伤模型

多种化学试剂可诱导动物出现急性肾小管损伤，是研究急性肾损伤的重要手段，而以氨基糖苷类抗生素及顺铂在现在研究中应用最为广泛。

1. 氨基糖苷类抗生素肾毒性动物模型[52-57]　通常多采用庆大霉素制备动物模型，大鼠是最常选用的模型动物，也有选用豚鼠。给药方式有皮下注射、肌内注射或腹腔内注射等。给药剂量从10～100mg/（kg·d）不等，用药时间4～28天。该类抗生素在肾皮质内的蓄积率取决于给药的剂量、用药的间隔以及连续用药时间长短。因此，氨基糖苷类抗生素的肾脏损害严重程度与用药总剂量，连续用药时间，有无低血压低血容量，休克或内毒素血症等有关。通常氨基糖苷类抗生素的中毒性肾损伤常表现为肾小管上皮细胞溶酶体增大，融合。可见排列呈板状的髓样小体，以及刷状缘脱落等，出现葡萄糖、电解质排泄丢失过多，溶酶菌酶尿、NAG 酶尿等。同时，尿比重降低，血肌酐和尿素氮水平升高，随后可导致非少尿型或低渗性多尿型肾衰竭。

2. 顺铂诱导的肾损伤动物模型　顺铂是一种应用较广的抗癌药，其主要副作用是肾毒性，所以是研究者常选的另一种制作化学药物诱发的急性肾损伤模型的化学制剂。此模型应用最多的为大鼠，也有应用小鼠制作模型的报道。给药方式多为腹腔内注射，给药剂量从一般为10mg/（kg·d）左右，1周后即可见到明显肾损害。用药后肾脏外观可变得苍白，甚至肾脏表面凹凸不平。光镜下可见到肾小管扩张，肾小管上皮细胞刷状缘脱落以及细胞固缩，可伴有或多或少的炎性细胞浸润。血肌酐和尿素氮水平升高，可伴有一定程度的蛋白尿。

（三）脓毒症致急性肾损伤动物模型

脓毒症是严重创伤、休克等常见的并发症，严重者可导致急休克及多器官衰竭，而急性肾小管损伤是其最为常见的并发症之一。动物模型的制作分为两大类：内毒素或细菌攻击模型及腹膜炎模型。常用的内毒素为脂多糖（LPS），一般采用静脉注射，可分为小剂量、大剂量及小剂量连续攻击模型。而细菌攻击模型（静脉注射一定量细菌）因动物死亡率高等缺陷，目前应用较少。腹腔感染模型主要包括盲肠结扎穿孔术（CLP）、腹腔注射菌液以及接种细菌三种方法，以第一种方法应用较为广泛。脓毒症动物模型一般可见到肾脏体积增大，皮质苍白，髓质淤血。肾小管上皮细胞明显肿胀，并出现泡、颗粒或脂肪变性；病变晚期出现不同程度的肾小管上皮细胞坏死，核固缩及溶解；管周间质可见充血水肿，伴大量炎性细胞浸润。脓毒症动物模型是研究炎性因子所致肾小管损伤发生机制的首选模型，为急性肾损伤的研究作出了较大贡献。

必须指出，与原发性急性肾损伤相比，复合型急性肾损伤在临床上颇为多见。病人表现为在原有疾病的基础出现急性肾损伤。其发生机制更为复杂。所以，建立复合型急性肾损伤模型，研究其发病机制和开发新的治疗方法显得更有临床意义。

十二、肾小管–间质纤维化动物模型

（一）单侧输尿管梗阻模型

小鼠、大鼠、兔、犬、羊和猴在内的多种动物均可通过单侧输尿管结扎建立 UUO 模型。依据实验选择动物的不同，其肾组织发生显著肾小管-间质纤维化的时间略有差异。比如小鼠在手术后7天即可表现肾间质纤维化，而大鼠肾间质纤维化的进展较慢。这种模型主要出现如下变化。① 肾组织形态学变化：梗阻肾在术后1天即表现体积的增大，3天时显著大于对侧，肾门可见隆起，外观略带白色或灰红色，镜下肾小管扩张，肾间质明显水肿和细胞数增多；术后7天，以远曲小管显著扩张为特征，可见近曲小管上皮细胞刷状缘消失，细胞增殖和凋亡并存，绝大多数的肾小管基底膜表现为不规则改变和完整性丧失，肾间质大量单核细胞浸润和成纤维细胞聚集，间质增宽和细胞外基质聚集，出现典型肾小管-间质纤维化表现；术后14天，严重的肾盂积水，肾皮质萎缩，肾小管结构严重毁损，管腔塌陷，大量的上皮细胞死亡，间质呈现广泛而严重的纤维化病变。② 血流动力学的变化：血管收缩是UUO模型梗阻侧肾脏的主要血管反应，由此而导致肾小球滤过率降低。

肾组织局部血管舒张收缩活性物质产生的失衡是导致UUO肾脏血流动力学异常的主要原因。③ 与纤维化相关的细胞/分子生物学改变：纤维化是指包括胶原蛋白在内的细胞外基质成分在组织中过度聚集。病变组织细胞合成细胞外基质成分过多，以及降解细胞外基质能力减低与纤维化有着十分密切的关系。研究证实，UUO模型能够表现出显著地与肾小管间质纤维化密切相关的细胞与分子生物学改变[58]。④ 肾小管上皮细胞转分化：现已证实，无论原发病的病因如何，肌成纤维细胞（myofibroblast）的聚集是肾小管间质纤维化均可呈现的组织形态学特征。作为细胞外基质主要来源的肌成纤维细胞，其在小管-间质纤维化中具有十分突出的作用。

（二）慢性马兜铃酸肾病动模型

马兜铃酸（aristoloehic acid，AA）是马兜铃属和细辛属植物中提取的主要成分之一，具有很强的生物学作用。20世纪60～90年代以前国内曾有马兜铃类植物药造成急性肾损伤的个例报告和慢性毒性试验报告，但是由于系统研究和临床观察总结，一直未引起广泛的重视。1993年比利时学者Vanherweghem等首先发现2例女性服用含有中草药（广防己、厚朴等）的减肥药"苗条丸"后出现了肾衰竭，病理改变呈"快速性进展性肾间质纤维化"。曾将此种肾损害称为"中草药肾病（Chinese herbs nephropathy）"。此后，有关中草药引起的肾损害的问题，引起国内外学者的广泛关注。现已明确造成该病的中药主要致病成分为马兜铃酸类化合物，因此，已改用"马兜铃酸肾病"（aristolochic acid nephropathy，ANN）命名本病。自慢性进展性AAN被认识以来，国内外学者通过多种方式建立慢性AAN动物模型，用以研究AA的毒理和肾脏纤维化机制。目前已经报告的试验方法包括：Cosyns等对新西兰兔给予腹腔内注射AA［0.1mg/（kg·d），5天/周，连续17～21个月］，观察到其肾小管功能异常，肾小管上皮扁平，肾皮髓交界部、髓放线的纤维化病变[59]；国内郑法雷等通过给予大鼠长达24周的腹膜内注射［AA（5mg/（kg·d）］，获得肾组织病变以灶性纤维化及肾小管萎缩为主的模型[60]。此后，Debelle等给予大鼠腹膜内注射单剂量呋塞米（4mg/kg），随后一周起在低钠（0.05%钠）饮食状态下再给大鼠注射AA-1［10mg/（kg·d），连续10～35天］，第10天观察到肾小管坏死及间质淋巴细胞浸润，至第35天时可见肾小管萎缩和间质纤维化，同时出现肾小管功能异常及血肌酐增高，从而建立了需时短、肾脏组织病变与功能异常均与人类慢性AAN相似的动物模型[61]。此外，也有学者报道应用不同剂量（50～200mg/kg）的AA类化合物在数日内口服或静脉注射也可导致大鼠或小鼠的急性肾损伤[62,63]。因此，马兜铃酸肾病动模型对于急性肾小管损伤的研究也有较高价值[64-66]。

（三）环孢素A肾毒性模型[67-69]

环孢素A（cyclosporine，CsA）是一种目前临床常用的、以影响T淋巴细胞功能为主的免疫抑制剂，主要作为器官抑制抗排斥和自身免疫性疾病的治疗药物。慢性肾毒性是影响该药临床应用的主要不良反应。CsA肾毒性作用包括肾小球滤过功能和肾小管-间质结构和功能异常两方面。组织形态学可见肾小球入球小动脉的透明样变，肾小管萎缩和肾间质纤维化等。小鼠、大鼠和兔等动物都可用来建立CsA肾病模型，通常以SD大鼠最为常见，近年来也有人用小鼠制备CsA肾病模型。绝大多数实验室建立该模型的方法是皮下注射CsA 15～25mg/（kg·d）连续注射4周，同时给予无钠或低钠饮食（含钠0.03%～0.05%）。低钠饮食条件下的CsA肾病大鼠模型才能观察到与人CsA肾病相似的形态学病变。用药初期的CsA肾毒性作用主要发生在肾小球，CsA可能引起肾脏局部血管收缩/舒张物质产生的失衡，导致肾脏血管的收缩和血管阻力增加，表现为有效肾血流量和肾小球滤过率的减少。连续用药造成肾小球入球小动脉管壁增厚，肾小管上皮细胞变性、凋亡萎缩，间质纤维化和肾小球硬化等。CsA肾毒性的作用机制并不清楚，可能主要与肾素血管紧张素系统（RAS）有关。

（四）尿酸性肾病动物模型

此模型多以应用腺嘌呤来造模型，其对肾功能的影响已在20世纪70年代为人们所知。如1975年Roth就报道了腺嘌呤对犬肾功能的影响。1986年Yokozawa报道应用腺嘌呤能够建立大鼠慢性肾功能不全动物模型。给药一周内可见肾脏体积增大和肾重量明显增加，肾小管有腺嘌呤代谢产物的结晶沉积，受累肾小管刷状缘脱落、消失，上皮细胞肿胀、变性、坏死，间质可见中性粒细胞为主的炎性浸润；随着给药时间的延长，肾脏表面呈灰黄色颗粒状，肾包膜和肾实质粘连不易剥离，切面皮髓质分界不清。因结晶沉积受累肾小管数目增多，在肾小管及间质内见大量腺嘌呤代谢产物结晶沉积的同时，部分肾小管破坏，萎缩消失，部分肾小管扩张。间质中性粒细胞浸润数目减少，淋巴细胞和单核细胞数目增加，其中可见成纤维细胞增生和间质纤维化。环绕腺嘌呤代谢产物结晶周围形成单核巨噬细胞为特征的肉芽肿样病变。腺嘌呤诱发大鼠慢性肾衰的机制可能是高度的腺嘌呤通过黄嘌呤氧化作用，形成极难溶于水的2,8-二羟基嘌呤代谢产物，以结晶的形式沉积于小管腔内，导致肾小管管腔梗阻，进而反馈性的影响肾小球的滤过功能，最终造成肾衰竭，与人类尿酸性肾病较为类似[70-73]。

十三、蛋白超负荷动物模型

（一）多柔比星肾病动物模型[9,74-77]

多柔比星（adriamycin，ADR）是一种临床上常用的蒽环类抗肿瘤抗生素。1972年Beretazolli等发现包括多柔比星在内的多种抗肿瘤药物能够造成用药患者肾功能异常，其表现为低钙血症、低镁血症和低钾血症等肾小管功能障碍。正是利用ADR的肾毒性，1982年Bertani等首先报道了多柔比星能够导致大鼠出现类似肾病综合征样病理生理变化。多柔比星首先造成肾小管上皮细胞空泡变性，同时使实验大鼠出现大量蛋白尿，是尿蛋白超负荷可供选择的动物模型之一。1984年Giroux等还强调多柔比星能够造成大鼠肾衰竭，模型大鼠的病变肾组织中肾小管上皮细胞的肿胀，同时还可观察到肾小球足细胞的空泡变性。在肾小球疾病模型中也可用于研究微小病变及FSGS等疾病。但另一方面，由于多柔比星本身对肾小管上皮细胞可能具有直接毒性作用，导致肾小管损害不一定单纯由尿蛋白所致，一定程度上影响该模型的可靠性。

（二）阳离子化牛血清白蛋白肾病模型

1982年Border[78]等根据GBM富有阴性电荷的特性，每天给兔静脉注射C-BSA（pI＞9.5），约2周即可产生蛋白尿、并发展为肾病综合征。根据我们的经验，啮齿类动物可先给予1mg C-BSA皮下注射预免疫，之后尾静脉给16mg/kg体重C-BSA，每周三次，连续三周即可制得较为稳定的蛋白超负荷动物模型[79]。但由于此模型可产生一定程度GBM病变，包括免疫荧光可发现IgG、C3等沿GBM颗粒状沉积，电镜下可见上皮下有细小电子致密物，病程后期可出现钉突和GBM增厚，病理类似于人类膜性肾病，故也用于膜性肾病机制的研究。但反过来，由于不能完全排除该模型的肾小管损伤可能由免疫因素所致，作为蛋白超负荷动物模型可靠性一定程度受到限制。特定足细胞相关蛋白敲除所致蛋白尿模型较本模型和多柔比星肾病动物模型更具优势。

十四、慢性肾衰竭动物模型

以肾大部分切除动物模型最常见。多用5/6肾切除方法，手术大鼠约2个月之内逐步出现尿蛋白、高血压和血肌酐上升，数月后出现肾衰竭。病程早期仅表现为肾小球代偿性增大，其后可呈现系膜增生，最后产生局灶节段性肾小球硬化的演变过程[80,81]。最近，Floeg等[82]报道5/6肾切除后10周约63%肾小球产生硬化。肾大部分切除（5/6肾切除）后，残余肾单位肾小球的球内压和血流的升高，引起系膜、上皮及内皮细胞损伤是造成肾衰竭的主要机制。

十五、腹膜透析实验动物模型

（一）急性Stockholm模型

可用于研究正常生理状态下腹膜的转运功能及测试新的腹透溶剂的生物相容性。方法：对雄性非尿毒症期的Sprague-Dawle大鼠于左下腹经皮置入多孔硅胶管。硅胶管主要用于灌注腹膜透析液及抽取标本。然后于腹腔注入4.25%含糖腹透液，并停留4小时，分别在不同时间点抽取腹透液及血液进行分析。4小时后，打开大鼠腹膜腔，并收集腹膜组织进一步分析[83,84]。

（二）急性Amsterdam及慢性Amsterdam模型

用于分析腹膜透析液对腹膜形态、腹膜局部防御机制的影响及了解感染情况[85]，包括如下几种模型。

1. 急性 Amsterdam 模型 分为腹膜透析组及感染组。首先于 Sprague-Dawle 大鼠的腹膜腔中放置一根 15cm 长的硅胶管道，管道端口穿过皮下至大鼠颈部区域。建立腹膜透析模型后，通过喂食管道，给予预防性抗生素。待大鼠机体恢复后，通过管道灌注腹膜透析液，每 3 小时进行一次腹膜透析液体的交换，后腹透液隔夜留腹 15 小时。在第一个 3 小时的液体交换后，注射细菌至感染组动物腹腔中。在不同时间点收集两组腹膜置换液进行细胞成分分析。

2. 慢性 Amsterdam 模型 于 Sprague-Dawle 大鼠腹腔中放置长约 15cm 硅胶管，管道连接微型血管通路端口，端口穿过皮下至大鼠颈部区域。6 天以后开始于腹腔灌注腹膜透析液，此法可持续至少 20 天，而没有明显并发症。12 周以后，大鼠模型与腹膜透析患者相似。

3. Gent 模型 首先构建尿毒症期小鼠模型，在成年雄性小鼠中行左肾部分切除术，1 周以后，结扎血管及输尿管，并将右肾摘除。3 周以后，将硅胶导管植入小鼠腹腔。置管至少 3 周后开始腹膜透析。此模型至少可维持腹膜透析 8 周，然而因较为费时、费力以及价格昂贵而限制了其应用。

腹膜透析模型也可在小鼠建立。由于小鼠体积小，不易经皮置入腹腔内多孔硅胶管。常采用直接于腹腔内注入 2 ～ 3ml 的 4.25% 含糖腹透液，每天一次，连续 4 周便可引起腹膜纤维化。

十六、转基因和基因敲除肾病模型

基因敲除技术是近年迅猛发展起来的一种新兴的生物技术，这一新技术的应用极大地拓展了动物模型的制备和相关研究范围。将含有与欲敲除基因具有高度同源性的外源基因通过载体转染到小鼠胚胎干细胞中，置换出欲敲除的靶基因，然后借助标记基因挑选出同源重组的胚胎干细胞并在体外扩增成囊胚，并将之移植到假孕鼠的子宫内发育成嵌合体，最后通过杂交的方法使外源基因纯合即建立成基因敲除动物模型[86]；而通过上述技术将外源基因导入动物基因组中即建成转基因实验动物模型。基因敲除和转基因动物模型制作复杂，一般实验室难以完成，但目前国内外不少大型实验动物中心可提供不同的基因敲除动物，部分可通过购买获得。当前用于肾脏疾病研究和药物筛选的基因敲除动物模型种类繁多，例如敲除足细胞相关基因 podocin 和 myo1e 等[87,88]而成功建成的各种动物模型已逐渐代替传统肾小球微小病变、局灶节段性肾小球硬化症和蛋白超负荷动物模型；又如香港中文大学蓝辉耀课题组应用系列 TGF-beta/Smads 信号通路基因修饰小鼠较为成功地开展了针对肾脏纤维化发生机制和防治的研究[89]。而多囊肾病[90]、Fabry病[91]及指甲-髌骨综合征[92]等基因敲除动物模型的成功建立和应用，为这些遗传性肾脏疾病研究开创了新的途径。

（刘华锋 蓝辉耀）

参考文献

1. HEYMANN W, LUND HZ. Nephrotic syndrome in rats. Pediatrics, 1951, 7(5): 691-706.

2. KERJASCHKI D, FARQUHAR MG. Immunocytochemical localization of the Heymann nephritis antigen (GP330) in glomerular epithelial cells of normal Lewis rats. J Exp Med, 1983, 157(2): 667-686.

3. VAN DAMME BJ, FLEUREN GJ, BAKKER WW, et al. Experimental glomerulonephritis in the rat induced by antibodies directed against tubular antigens. V. Fixed glomerular antigens in the pathogenesis of heterologous immune complex glomerulonephritis. Lab Invest, 1978, 38(4): 502-510.

4. COUSER WG, STEINMULLER DR, STILMANT MM, et al. Experimental glomerulonephritis in the isolated perfused rat kidney. J Clin Invest, 1978, 62(6): 1275-1287.

5. BARABAS AZ, COLE CD, SENSEN M, et al. Production of heterologous IgG antibody against Heymann nephritis antigen by injections of immune complexes. Int J Exp Pathol, 2012, 93(1): 11-17.

6. FRENK S, ANTONOWICZ I, CRAIG JM, et al. Experimental nephrotic syndrome induced in rats by aminonucleoside; renal lesions and body electrolyte composition. Proc Soc Exp Biol Med, 1955, 89(3): 424-427.

7. OLSON JL, RENNKE HG, VENKATACHALAM MA. Alterations in the charge and size selectivity barrier of the glomerular filter in aminonucleoside nephrosis in rats. Lab Invest, 1981, 44(3): 271-279.

8. GROND J, ELEMA JD. Glomerular mensangium. Analysis of the increased activity observed in experimental acute aminonucleoside nephrosis in the rat. Lab Invest, 1981, 45(5):400-409.

9. BERTANI T, POGGI A, POZZONI R, et al. Adriamycin-induced nephrotic syndrome in rats: sequence of pathologic events. Lab Invest, 1982, 46(1): 16-23.

10. YAMAMOTO T, WILSON CB. Quantitative and qualitative studies of antibody-induced mesangial cell damage in the rat. Kidney Int, 1987, 32(4): 514-525.

11. MENDRICK DL, RENNKE HG. Immune deposits formed in situ by a monoclonal antibody recognizing a new intrinsic rat mesangial matrix antigen. J Immunol, 1986, 137(5): 1517-1526.

12. PIPPIN JW, BRINKKOETTER PT, CORMACK-ABOUD FC, et al. Inducible rodent models of acquired podocyte diseases. Am J Physiol Renal Physiol, 2009, 296(2): F213-229.

13. SEILER MW, VENKATACHALAM MA, COTRAN RS. Glomerular epithelium: structural alterations induced by polycations. Science, 1975, 189(4200): 390-393.

14. EMANCIPATOR SN, GALLO GR, LAMM ME. Experimental IgA nephropathy induced by oral immunization. J Exp Med, 1983, 157(2): 572-582.

15. SATO M, IDEURA T, KOSHIKAWA S. Experimental IgA nephropathy in mice. Lab Invest, 1986, 54(4): 377-384.

16. MELVIN T, BURKE B, MICHAEL AF, et al. Experimental IgA nephropathy in bile duct ligated rats. Clin Immunol Immunopathol, 1983, 27(3): 369-377.

17. AMORE A, COPPO R, ROCCATELLO D, et al. Experimental IgA nephropathy secondary to hepatocellular injury induced by dietary deficiencies and heavy alcohol intake. Lab Invest, 1994, 70(1): 68-77.

18. STEBLAY RW. Glomerulonephritis induced in sheep by injections of heterologous glomerular basement membrane and Freund's complete adjuvant. J Exp Med, 1962, 116: 253-272.

19. SEEGAL BC, ACCINNI L, ANDRES GA, et al. Immunologic studies of autoimmune disease in NZB-NZW F1 mice. I. Binding of fluorescein-labeled antinucleoside antibodies in lesions of lupus-like nephritis. J Exp Med, 1969, 130(2): 203-216.

20. LAMBERT PH, DIXON FJ. Pathogenesis of the glomerulonephritis of NZB/W mice. J Exp Med, 1968, 127(3): 507-522.

21. JONES FS, PISETSKY DS, KURLANDER RJ. The clearance of a monoclonal anti-DNA antibody following administration of DNA in normal and autoimmune mice. Clin Immunol Immunopathol, 1986, 39(1): 49-60.

22. COHEN PL, EISENBERG RA. Lpr and gld: single gene models of systemic autoimmunity and lymphoproliferative disease. Annu Rev Immunol, 1991, 9: 243-269.

23. PEREZ DE LEMA G, MAIER H, NIETO E, et al. Chemokine expression precedes inflammatory cell infiltration and chemokine receptor and cytokine expression during the initiation of murine lupus nephritis. J Am Soc Nephrol, 2001, 12(7): 1369-1382.

24. GONG JH, RATKAY LG, WATERFIELD JD, et al. An antagonist of monocyte chemoattractant protein 1 (MCP-1) inhibits arthritis in the MRL-lpr mouse model. J Exp Med, 1997, 186(1): 131-137.

25. TESCH GH, MAIFERT S, SCHWARTING A, et al. Monocyte chemoattractant protein 1-dependent leukocytic infiltrates are responsible for autoimmune disease in MRL-Fas (lpr) mice. J Exp Med, 1999, 190(12): 1813-1824.

26. ELLIOTT MK, JARMI T, RUIZ P, et al. Effects of complement factor D deficiency on the renal disease of MRL/lpr mice. Kidney Int, 2004, 65(1): 129-138.

27. 刘华锋, 唐德燊, 路杰, 等. BXSB 狼疮小鼠外周血及脾肾组织干扰素 -γ 表达水平以及 FK506 对其表达的影响. 中国风湿病学杂志, 2005, 9(4): 202-205.

28. HUMMEL KP, DICKIE MM, COLEMAN DL. Diabetes, a new mutation in the mouse. Science, 1966, 153(3740): 1127-1128.

29. CHUA SC JR, CHUNG WK, WU-PENG XS, et al. Phenotypes of mouse diabetes and rat fatty due to mutations in the OB (leptin) receptor. Science, 1996, 271(5251): 994-996.

30. MELEZ KA, HARRISON LC, GILLIAM JN, et al. Diabetes is associated with autoimmunity in the New Zealand obese (NZO) mouse. Diabetes, 1980, 29(10): 835-840.

31. SURWIT RS, FEINGLOS MN, RODIN J, et al. Differential effects of fat and sucrose on the development of obesity and diabetes in C57BL/6J and A/J mice. Metabolism, 1995, 44(5): 645-651.

32. WANG Y, HEILIG K, SAUNDERS T, et al. Transgenic overexpression of GLUT1 in mouse glomeruli produces renal disease resembling diabetic glomerulosclerosis. Am J Physiol Renal Physiol, 2010, 299(1): F99-F111.

33. PAIK SG, FLEISCHER N, SHIN SI. Insulin-dependent diabetes mellitus induced by subdiabetogenic doses of streptozotocin: obligatory role of cell-mediated autoimmune processes. Proc Natl Acad Sci U S A, 1980, 77(10): 6129-6133.

34. LIU WJ, XIE SH, LIU YN, et al. Dipeptidyl peptidase IV inhibitor attenuates kidney injury in streptozotocin-induced diabetic rats. J Pharmacol Exp Ther, 2012, 340(2): 248-255.

35. HARRIS PC. Molecular basis of polycystic kidney disease: PKD1, PKD2 and PKHD1. Curr Opin Nephrol Hypertens, 2002, 11(3): 309-314.

36. TURKBEY B, OCAK I, DARYANANI K, et al. Autosomal recessive polycystic kidney disease and congenital hepatic fibrosis (ARPKD/CHF). Pediatr Radiol, 2009, 39(2): 100-111.

37. KASPAREIT-RITTINGHAUSEN J, RAPP K, DEERBERG F, et al. Hereditary polycystic kidney disease associated with osteorenal syndrome in rats. Vet Pathol, 1989, 26(3): 195-201.

38. BROWN JH, BIHOREAU MT, HOFFMANN S, et al. Missense mutation in sterile alpha motif of novel protein SamCystin is associated with polycystic kidney disease in (cy/+) rat. J Am Soc Nephrol, 2005, 16(12): 3517-3526.

39. KATSUYAMA M, MASUYAMA T, KOMURA I, et al. Characterization of a novel polycystic kidney rat model with accompanying polycystic liver. Exp Anim, 2000, 49(1): 51-55.

40. LAGER DJ, QIAN Q, BENGAL RJ, et al. The pck rat: a new model that resembles human autosomal dominant polycystic kidney and liver disease. Kidney Int, 2001, 59(1): 126-136.

41. TAKAHASHI H, CALVET JP, DITTEMORE-HOOVER D, et al. A hereditary model of slowly progressive polycystic kidney disease in the mouse. J Am Soc Nephrol, 1991, 1(7): 980-989.

42. OMRAN H, HAFFNER K, BURTH S, et al. Human adolescent nephronophthisis: gene locus synteny with polycystic kidney disease in pcy mice. J Am Soc Nephrol, 2001, 12(1): 107-113.

43. IAKOUBOVA OA, DUSHKIN H, BEIER DR. Localization of a murine recessive polycystic kidney disease mutation and modifying loci that affect disease severity. Genomics, 1995, 26(1): 107-114.

44. BURN TC, CONNORS TD, DACKOWSKI WR, et al. Analysis of the genomic sequence for the autosomal dominant polycystic kidney disease (PKD1) gene predicts the presence of a leucine-rich repeat. The American PKD1 Consortium (APKD1 Consortium). Hum Mol Genet, 1995, 4(4): 575-582.

45. Consortium IPKD. Polycystic kidney disease: the complete structure of the PKD1 gene and its protein. The International Polycystic Kidney Disease Consortium. Cell, 1995, 81(2): 289-298.

46. RENKEN C, FISCHER DC, KUNDT G, et al. Inhibition of mTOR with sirolimus does not attenuate progression of liver and kidney disease in PCK rats. Nephrol Dial Transplant, 2011, 26(1): 92-100.

47. WU G, MARKOWITZ GS, LI L, et al. Cardiac defects and renal failure in mice with targeted mutations in Pkd2. Nat Genet, 2000, 24(1): 75-78.

48. WILLIAMS SS, COBO-STARK P, JAMES LR, et al. Kidney cysts, pancreatic cysts, and biliary disease in a mouse model of autosomal recessive polycystic kidney disease. Pediatr Nephrol, 2008, 23(5): 733-741.

49. CAO CC, DING XQ, OU ZL, et al. In vivo transfection of NF-kappaB decoy oligodeoxynucleotides attenuate

renal ischemia/reperfusion injury in rats. Kidney Int, 2004, 65(3): 834-845.

50. GUELER F, GWINNER W, SCHWARZ A, et al. Long-term effects of acute ischemia and reperfusion injury. Kidney Int, 2004, 66(2): 523-527.

51. BASILE DP, DONOHOE D, ROETHE K, et al. Renal ischemic injury results in permanent damage to peritubular capillaries and influences long-term function. Am J Physiol Renal Physiol, 2001, 281(5): F887-899.

52. VOLPINI RA, BALBI AP, COSTA RS, et al. Increased expression of p38 mitogen-activated protein kinase is related to the acute renal lesions induced by gentamicin. Braz J Med Biol Res, 2006, 39(6): 817-823.

53. CHENG M, RAZZAQUE MS, NAZNEEN A, et al. Expression of the heat shock protein 47 in gentamicin-treated rat kidneys. Int J Exp Pathol, 1998, 79(3): 125-132.

54. BEGG EJ, BARCLAY ML. Aminoglycosides-50 yers on. Br J clin Pharmacol, 1995, 39(6): 597-603.

55. BROWN D, BROWN J, WHITING PH. Kidney and urine enzyme activity in experimental gentamicin nephrotoxicity in the Sprague-Dawley rat. Biochem Soc Trans, 1996, 24(2): 317S.

56. MOLITORIS BA. Cell biology of aminoglycoside nephrotoxicity: newer aspects. Curr Opin Nephrol Hypertens, 1997, 6(4): 384-388.

57. PAQUETTE M, PLANTE I, LABRECQUE G, et al. Dietary composition alters gentamicin-induced nephrotoxicity in rats. Physiol Behav, 2002, 77(1): 141-150.

58. 陆海英, 张悦, 周娟, 等. MMP-2 和 TIMP-2 在肾间质纤维化大鼠模型中表达和意义. 现代预防医学, 2009, 36(12): 2328-2331.

59. COSYNS JP, DEHOUX JP, GUIOT Y, et al. Chronic aristolochic acid toxicity in rabbits: a model of Chinese herbs nephropathy? Kidney Int, 2001, 59(6): 2164-2173.

60. 郑法雷, 张晓明, 黄庆元, 等. 慢性马兜铃酸肾病动物模型的建立及其意义. 中华医学杂志, 2001, 81(18): 1095-1100.

61. DEBELLE FD, NORTIER JL, DE PREZ EG, et al. Aristolochic acids induce chronic renal failure with interstital fibrosis in salt-depleted rats. J Am Soc Nephrol, 2002, 13(2): 431-436.

62. MENGS U. Acute toxicity of aristolochic acid in rodents. Arch Toxicol, 1987, 59(5): 328-331.

63. MENGS U, STOTZEM CD. Renal toxicity of aristolochic acid in rats as an example of nephrotoxicity testing in routine toxicology. Arch Toxicol, 1993, 67(5): 307-311.

64. VANHERWEGHEM JL, DEPIERREUX M, TIELEMANS C, et al. Rapidly progressive interstitial renal fibrosis in young women: association with slimming regimen including Chinese herbs. Lancet, 1993, 341(8842): 387-391.

65. PENA JM, BORRAS M, RAMOS J, et al. Rapidly progressive interstitial renal fibrosis due to a chronic intake of a herb (Aristolochia pistolochia) infusion. Nephrol Dial Transplant, 1996, 11(7): 1359-1360.

66. BUT PP, MA SC. Chinese-herb nephropathy. Lancet, 1999, 354(9191): 1731-1732.

67. JENNINGS P, KOPPELSTAETTER C, AYDIN S, et al. Cyclosporine A induces senescence in renal tubular epithelial cells. Am J Physiol Renal Physiol, 2007, 293(3): F831-838.

68. MCMORROW T, GAFFNEY MM, SLATTERY C, et al. Cyclosporine A induced epithelial-mesenchymal transition in human renal proximal tubular epithelial cells. Nephrol Dial Transplant, 2005, 20(10): 2215-2225.

69. STACCHIOTTI A, LAVAZZA A, REZZANI R, et al. Cyclosporine A-induced kidney alterations are limited by melatonin in rats: an electron microscope study. Ultrastruct Pathol, 2002, 26(2): 81-87.

70. ROTH GJ, MOORE GL, KLINE WE, et al. The renal effect of intravenous adenine in humans. Transfusion, 1975, 15(2): 116-123.

71. YOKOZAWA T, ZHENG PD, OURA H, et al. Animal model of adenine-induced chronic renal failure in rats. Nephron, 1986, 44(3): 230-234.

72. 徐志宏, 谌贻璞. 肾间质纤维化动物模型的制备和研究进展. 基础医学与临床, 2006, 26(11): 1281-1285.

73. 郑东平, 朱燕俐. 用腺嘌呤制作慢性肾功能衰竭动物模型. 中华肾脏病杂志, 1989(6): 342-344.

74. TAMAKI K, OKUDA S, ANDO T, et al. TGF-beta 1 in glomerulosclerosis and interstitial fibrosis of adriamycin nephropathy. Kidney Int, 1994, 45(2): 525-536.

75. MONTILLA P, TUNEZ I, MUNOZ MC, et al. Hyperlipidemic nephropathy induced by adriamycin: effect of

melatonin administration. Nephron, 1997, 76(3): 345-350.

76. GIROUX L, SMEESTERS C, BOURY F, et al. Adriamycin and adriamycin-DNA nephrotoxicity in rats. Lab Invest, 1984, 50(2): 190-196.

77. BERTANI T, CUTILLO F, ZOJA C, et al. Tubulo-interstitial lesions mediate renal damage in adriamycin glomerulopathy. Kidney Int, 1986, 30(4): 488-496.

78. BORDER WA, WARD HJ, KAMIL ES, et al. Induction of membranous nephropathy in rabbits by administration of an exogenous cationic antigen. J Clin Invest, 1982, 69(2): 451-461.

79. LIU WJ, LUO MN, TAN J, et al. Autophagy activation reduces renal tubular injury induced by urinary proteins. Autophagy, 2014, 10(2): 243-256.

80. 李惊子, 王海燕, 王丽, 等. 大白鼠大部分肾切除所致残留肾局灶性节段肾小球硬化. 中华肾脏病杂志, 1986, 2 : 174-178.

81. SHIMAMURA T, MORRISON AB. A progressive glomerulosclerosis occurring in partial five-sixths nephrectomized rats. Am J Pathol, 1975, 79(1): 95-106.

82. FLOEGE J, BURNS MW, ALPERS CE, et al. Glomerular cell proliferation and PDGF expression precede glomerulosclerosis in the remnant kidney model. Kidney Int, 1992, 41(2): 297-309.

83. WANG T, QURESHI AR, HEIMBURGER O, et al. Daily exposure to dialysis fluid results in changes in peritoneal transport. Perit Dial Int, 1997, 17(4): 379-386.

84. PARK MS, HEIMBURGER O, BERGSTROM J, et al. Evaluation of an experimental rat model for peritoneal dialysis: fluid and solute transport characteristics. Nephrol Dial Transplant, 1994, 9(4): 404-412.

85. HEKKING LH, AALDERS MC, VAN GELDEROP E, et al. Effect of peritoneal dialysis fluid measured in vivo in a rat-model of continuous peritoneal dialysis. Adv Perit Dial, 1998, 14: 14-18.

86. 朱孝荣, 薛猛. 基因敲除动物模型的建立. 徐州医学院学报, 2002, 22(1): 91-94.

87. CHASE SE, ENCINA CV, STOLZENBURG LR, et al. Podocyte-specific knockout of myosin 1e disrupts glomerular filtration. Am J Physiol Renal hysiol, 2012, 303(7):F1099-1106.

88. NIELSEN R, MOLLET G, ESQUIVEL EL, et al. Increased lysosomal proteolysis counteracts protein accumulation in the proximal tubule during focal segmental glomerulosclerosis. Kidney Int, 2013, 84(5):902-910.

89. LAN HY, CHUNG AC. TGF-β/Smad signaling in kidney disease. Semin Nephrol, 2012, 32(3):236-343.

90. METCALF D, MIFSUD S, DI RAGO L, et al. Polycystic kidneys and chronic inflammatory lesions are the delayed consequences of loss of the suppressor of cytokine signaling-1(SOCS-1). Proc Natl Acad Sci U S A, 2002, 99(2): 943-948.

91. TAKAHASHI H, HIRAI Y, MIGITA M, et al. Long-term systemic therapy of Fabry disease in a knockout mouse by adeno-associated virus-mediated muscle-directed gene transfer. Proc Natl Acad Sci U S A, 2002, 99(21): 13777-13782.

92. DREYER SD, ZHOU G, BALDINI A, et al. Mutations in LMX1B cause abnormal skeletal patterning and renal dysplasia in nail patella syndrome. Nat Genet, 1998, 19(1): 47-50.

第二节　肾脏细胞的体外培养方法及常用细胞株

一、肾小球系膜细胞

肾小球系膜细胞（glomerular mesangial cells，GMC）及系膜基质构成的系膜区定位于肾小球毛细血管祥间，系膜细胞在维护正常的肾小球结构和功能中发挥着重要作用，包括支持和保护肾小球毛细血管、调节肾小球微循环和滤过率、吞噬滤入系膜区异物等等，同时还参与肾小球局部损伤的修复。在病理情况下，系膜细胞与其他肾脏组织细胞一样，不但是疾病的受害者，而且也是直接参与者，它能通过自身细胞增殖及转分化，通过产生各种致炎症、致纤维化物质及其拮抗物而影响疾病过程[1,2]。

（一）肾小球系膜细胞的原代培养及鉴定

1. 分离提取肾小球　获取高纯肾小球是系膜细胞培养的第一步。提取肾小球的方法共有如下几种：

（1）自然沉降法或梯度离心法：利用肾小球与其他成分比重的差别来提取肾小球。1951年Krakower及Greenspon首先用自然沉降法提取肾小球成功，将肾皮质剁成"肉泥"后，在不锈钢筛上进一步碾碎，用生理盐水冲筛，留取筛下组织悬液。低速离心悬液，弃去上清（含有细胞及组织碎渣），留沉渣。用生理盐水悬浮沉渣，自然沉降后吸除上清（含肾小球碎块、肾小管节段及结缔组织碎片等），留沉淀。如此反复悬浮及反复沉降，直至从沉淀中获得高纯肾小球。1976年Norgaard改良上法，首先用差速离心提取肾小球成功。如上获得组织悬液后，低速离心留沉渣。反复清洗沉渣（悬浮后离心，去上清）数次，然后将其悬浮于Ficoll密度梯度离心液中再离心，收取肾小球，洗除Ficoll液。

（2）分样筛法：利用肾小球与其他成分体积的不同来提取肾小球。1974年Spiro首先利用此法提取肾小球成功。同上获得组织悬液，充分稀释后从重叠的两个分样筛上倒下。上筛孔径大，只阻挡体积较大的结缔组织块，其余成分都通过；下筛孔径较小，能阻挡肾小球，而肾小管节段、肾小球碎块及组织碎渣均过筛漏掉。悬液过筛后，再用生理盐水轻轻冲洗下筛，直至筛面仅剩高纯肾小球。但在一些肾脏疾病中肾小球体积会发生较大变化，如糖尿病肾病早期肾小球体积会增大，为了区分大小不同的肾小球，2007年Kim等[3]报道了肥大的肾小球不能被孔径为125μm的筛网滤过，而小的肾小球则不能被75μm的筛网滤过，故使用不同的筛网，可以将糖尿病大鼠的大、小肾小球进一步分离，获取高纯度肾小球。

（3）铁灌注法：利用肾小球毛细血管丛存留含铁灌注液，能被磁铁选择性吸附提取肾小球。1958年Cook及Pickering首先使用此法提取肾小球成功。1994年Baelde对上法进行了改良[4]。该法是从小鼠主动脉灌注四氧化三铁溶液，然后取肾，使用玻璃杵研碎肾脏并挤压使其通过75μm筛网，取筛网上组织制成皮质组织悬液，用磁铁吸附充满灌注液的肾小球，将其他成分去除，反复冲洗三次获取高纯度肾小球。2002年Takemoto等[5]提出一种新的以磁珠灌注配合肾小球分离的新行方法，使用Dynabeads®磁珠灌注后分离获得的肾小球纯度更高[6]。

2. 肾小球系膜细胞分离与培养　肾小球是一个多种细胞组成的"嵌合体"，要从中获得系膜细胞的纯培养并不容易，现常用下列方法来达到这一目的[7-9]。

（1）优生选择法："嵌合体"组织中不同种类的细胞生长潜力不同，故可在体外培养时创造某种特定条件，以促进其中一种细胞增生，而相对抑制其他细胞生长，通过优生选择达到纯培养。2010年尹燕志等[10]使用肾皮质组织块法联合优生选择法培养人胚胎肾小球系膜细胞，收到了不错效果。

（2）细胞克隆法：常采取如下方法克隆细胞。① 稀释法：将细胞悬液高度稀释，转种至96孔培养板，待细胞繁殖后，选择仅有单一克隆细胞的孔进行细胞扩增。② 克隆环法：转种细胞，至培养皿中出现典型细胞克隆后，用克隆环套取转种扩增。③ 琼脂分离法：细胞转种至琼脂铺底的培养皿中，待细胞克隆出现后，用毛细吸管移出带单个克隆的琼脂块，吹打琼脂块使细胞释出，然后转种扩增，采用含10%胎牛血清的RPMI 1640培养液进行培养。

3. 肾小球系膜细胞鉴定　由于目前的细胞鉴定方法均缺乏特异性，且某些方法尚有争议，故不宜选用单一方法作鉴定，而宜联用多种方法后综合分析[7-9]。

（1）形态学鉴定：系膜细胞为特殊的血管周细胞（pericyte），显微镜下生长旺盛的系膜细胞一般呈三角形或梭形等不规则形，单核，细胞核小而圆，一般单层排列不重，但密集生长时细胞可部分重叠。扫描下细胞表面有微丝束隆起，微绒毛少。

（2）免疫学鉴定：系膜细胞抗胸腺细胞、抗α肌动蛋白、抗肌球蛋白、抗波形蛋白等抗体染色阳性。

（3）其他鉴定方法：系膜细胞能被血管紧张素Ⅱ或内皮素刺激收缩，借此与其他肾脏固有细胞进行鉴别。

（二）肾小球系膜细胞系

原代培养细胞因未发生基因型/表型变化（genotypic/phenotypic changes）等变化，但因其培养难度大以及传代次数受限，很多学者开始将视野转向细胞系。细胞系能无限生长，而且在体外培养时易于存活繁殖。现在常用的肾小球系膜细胞系有人T-HMC、小鼠MMC及CSM、大鼠CRL-2573及1097等。这些细胞系在含10%胎牛血清的RPMI 1640培养液进行培养能很好地传代。

二、肾小球上皮细胞

肾小球上皮细胞（glomerular epithelial cells，GEC）包括壁层上皮细胞和脏层上皮细胞。

肾小球壁层上皮细胞（glomerular parietal epithelial cells，GPECS）附着于Bowman囊基底膜，呈单层扁平状，在肾小球尿极处与近端小管上皮连续，在近肾小球血管处与足细胞相连，这些与足细胞直接相连的GPECs被称为壁层足细胞[11]。目前对壁层上皮细胞生理和病理功能研究较少，但在某些病理情况时，壁层上皮细胞可明显病变，如Weinstein等[12]发现壁层上皮细胞与足细胞一样对嘌呤霉素毒性反应敏感。本节重点肾小球脏层上皮细胞的培养及应用。

肾小球脏层上皮细胞（glomerular visceral epithelial cells，GVECS）又称足细胞（podocyte），是肾小球主要的固有细胞之一，它体积最大，细胞形态特殊，结构最复杂。足细胞是终末分化、结构复杂的多突状上皮细胞，正常情况下缺乏增生、分裂能力。足细胞可分为结构和功能不同的三个部分：细胞体、主突和足突。足细胞通过其足突紧密地附着于肾小球基底膜（GBM）外侧，其胞体和主突悬浮于Bowman囊腔。足细胞足突之间相互交联，之间形成裂孔，其上覆一层拉链状蛋白结构，称为裂孔隔膜（slit diaphragm），裂孔隔膜上有重要的离子选择通道，如TRPC6等[13]。裂孔隔膜是构成滤过膜机械屏障的基础。除此之外，足细胞顶膜区还覆盖有带负电荷的唾液酸糖蛋白，参与维持滤过膜的电荷屏障。除了参与肾小球的滤过功能外，足细胞在维持GBM代谢平衡、对抗肾小球内压、维持肾小球空间结构等方面也发挥重要的作用。所以，足细胞损伤、过度凋亡以及从基底脱落等病变是多种肾脏疾病加速进展的重要原因。

（一）足细胞的原代培养与鉴定

1. 足细胞的分离与培养　不同种系的足细胞原代培养主要依据Kreisberg等和Harper等建立的培养方法[14,15]，但目前一般采用鼠和人的原代足细胞。

培养大体操作步骤如下：首先分离出纯净的肾小球（参见本章第一节），然后将肾小球接种于含10%胎牛血清的DMEM/F12培养液、Ⅰ型胶原涂布的培养皿中培养，至5~7天时即可见从肾小球长出卵石样上皮细胞，在相差显微镜下，用克隆环收集卵石样细胞并传代扩增细胞。

2. 细胞鉴定

（1）形态学鉴定：在体外培养条件下，从培养肾小球早期长出的足细胞呈多边形，无突起伸出，细胞迅速生长至融合状态，呈卵石样外观。这种去分化状态的多边形或卵石形细胞具有增生能力，属于未分化足细胞，之后逐渐转变成树状细胞而失去增生能力[16]，此即成熟分化成熟的足细胞。

（2）免疫学鉴定：是培养足细胞主要鉴定方法，一般应用间接荧光标记足细胞表达的特异分子。目前认为，未成熟和成熟足细胞WT-1和nephrin免疫标记均为阳性，分化充分或成熟的足细胞podocalyxin、synaptopodin、α-actinin-4、nephrin、GLEPP1、podocin和CD2AP免疫标记阳性[17]；而Ⅷ因子和碱性磷酸酶无论在未分化或分化成熟的细胞均为阴性表达。

（3）其他鉴定方法：嘌呤霉素毒性试验、中间丝蛋白表达等方法已被证明缺乏特异性，不能将脏层上皮细胞（足细胞）与壁层上皮细胞区别开来。

338

（二）永生化足细胞系

20世纪90年代初期 Delarue 等[18] 及 Ardaillou 等[19] 首先利用 SV40 基因转染人原代培养足细胞，这些细胞在免疫、形态学和细胞功能上与其亲代足细胞相似，有很强的增生能力，但不具有足突结构。1997年 Mundel 等从含有 SV40LT 抗原的转基因小鼠（H-2Kb-tsA58）培养和建立了一种条件永生化足细胞系[20]，这种永生化转化细胞在允许温度（33℃）条件下培养增殖迅速，细胞呈卵石样，而在非允许温度（37℃）条件下培养14天时，细胞停止增殖而出现许多分化成熟足细胞的表型变化，如伸出突起和表达 synaptopodin，两种温度条件下生长的足细胞均表达 WT-1 抗原。最近 Saleem 等[21] 利用 SV40LT 抗原基因转染人原代培养足细胞，也成功建立了人永生化足细胞系，已经证明这种转化的人足细胞在非允许温度条件下培养时，除表达 synaptopodin 外，还表达一些新发现于体内成熟足细胞的蛋白分子，包括 nephrin、podocin 和 CD2AP。但也有学者认为 Delarue 等建立的有限永生化足细胞株和 Saleem 等建立的条件永生化足细胞株都来源于婴儿或儿童肾脏，与成人的成熟足细胞表型存在差异，不能较好地代表肾脏的生理学和病理学状态。另外，小鼠永生化细胞系如 MPC5 等也成功建立并被人们所熟知，目前 MPC5 细胞已能较稳定在体外进行培养及传代，在研究足细胞多种特有蛋白表达水平、细胞凋亡、黏附能力以及多种细胞内信号通路中得以广泛应用。

三、肾小球内皮细胞

肾小球内皮细胞（glomerular endothelial ceLls，GEC）被覆于肾小球毛细血管壁管腔侧，构成了肾小球毛细血管壁的第一道机械屏障，阻拦血细胞及一些大分子物质滤出，此外，其表面负电荷也参与构成滤过膜的电荷屏障；肾小球内皮细胞构成血液与肾小球组织之间的分界面，能够递送氧气和营养，对于肾小球其他固有细胞的生存是必需的；内皮细胞对基底膜的合成及修复也起一定的作用。在体外培养条件下，肾小球内皮细胞不易生长和扩增，尽管如此，人们已经对人类、牛、鼠肾脏肾小球内皮细胞培养进行了一些探索。

（一）肾小球内皮细胞的原代培养及鉴定

1. 肾小球内皮细胞的分离与培养　同肾小球其他细胞培养一样，肾小球内皮细胞培养也需要分离出纯净的肾小球（参见本章第一节）。下面介绍几种内皮细胞分离及培养方法。

（1）1986年 Castellot 研究小组[22] 利用胶原酶消化裂解肾小球后，通过直径 1μm 的滤膜后，再利用细胞亚克隆纯化内皮细胞。这种方法对酶的消化时间控制需要比较严格，此外由于滤过膜孔径单一，单细胞悬液成分复杂，细胞克隆难度较大。

（2）1989年 Ballermann[23] 建立了牛肾小球内皮细胞培养方法。他用一周龄的小牛皮质肾组织经Ⅳ型胶原酶消化后，经过系列筛网分离获得肾小球，在内皮细胞培养基中培养及克隆内皮细胞后，进行形态学、免疫细胞化学和酶标记物鉴定。

（3）1992年 Creen 等通过用 V 型或 Ⅲ 型胶原酶的消化和机械分离方法，从人和狒狒的肾脏分离培养到纯净的肾小球内皮细胞[24]，但因成本较高未得到广泛应用。

（4）1995年我国解放军总医院肾脏病研究所在国内首次成功分离培养肾小球内皮细胞。他们用机械分离的方法用三层不同的筛网分离出纯净的肾小球，继之以梯度离心和酶消化法分离得到细胞悬液，再以特定培养基进行培养获得肾小球内皮细胞。

2. 肾小球内皮细胞鉴定

（1）形态学鉴定[25]：生长活跃的内皮细胞体积中等，为扁平的多边形、卵圆形或纺锤形，大小均匀。胞核清晰，多居中央，呈圆形和椭圆形。少部分细胞质形成细长突起似毛细血管样。生长成片后体外培养内皮细胞成单层"铺路石样"镶嵌排列生长，并有接触抑制现象。电子显微镜见单层内皮细胞层中细胞之间有紧密连接、细胞内有丰富的细胞骨架和微管及微细纤维、大量的线粒体和发育良好的高尔基体以及怀布尔-帕拉德体（内皮细胞特征小体），细胞表面可以观察到稀少的微绒毛。

（2）免疫学鉴定[25]：利用间接免疫荧光法检测Ⅷ因子和 CD31 抗原，结蛋白（desmin）、角蛋白（keratin）、Ⅳ型胶原、纤维连结蛋白（fibronectin）和层粘连蛋白（laminin）等对内皮细胞进行鉴定和鉴别。

（二）肾小球内皮细胞系

1993年，芬兰学者Laulajiainen等利用电穿孔和脂质体转染的方法将腺病毒31（Ad31）直接感染新近分离的大鼠肾小球内皮细胞，他们得到可稳定传代的细胞系（传代超过120代），细胞系的形态学检测也符合内皮细胞特征，且肾小球脏层上皮细胞Ⅷ因子相关抗原染色阳性[26]。1994年，日本学者Nitla等用脂质体转染重组质粒方法转染第二代的牛肾小球内皮细胞，挑出一个克隆在含10%胎牛血清的RPMI-1640中传代繁殖。这个细胞系可以在没有成纤维细胞生长因子或者包被纤粘连蛋白及明胶的情况下良好生长，经80代传代后，细胞倍增时间是32小时。这些细胞可微弱表达Ⅷ因子相关抗原，轻微吸收乙酰化低密度脂蛋白和分泌血管紧张素转化酶。这是首次建立的在形态学、表型及功能上均保持牛肾小球内皮细胞特性的永生化细胞系[27]。2004年荷兰学者Rops等从H-2Kb-tsA58转基因鼠分离提取出肾小球，然后利用包被CD31、CD105、CSI I-B4以及ULEX的磁珠从肾小球分离肾小球内皮细胞，然后再进行克隆和免疫学鉴定，证实了细胞具有肾小球内皮细胞的特征，并验证了该细胞包含没有隔膜的窗结构[28]。2005年日本学者Harada等利用培养了5代的人肾小球内皮细胞（HGRC）感染猿猴空泡病毒40（SV40）获得3株永生化的人肾小球内皮细胞系，这些细胞系不仅表达SV40大T抗原和von Willebrand因子，而且还表达ICAM-l（CD54）、PECAM-1（CD31）和E-selectin（CD62E）等内皮细胞黏附分子。这些细胞系能在传至60代以后仍保持人肾小球内皮细胞的形态和功能特征。

四、肾小管上皮细胞

肾小管主要参与肾脏水、电解质、有机分子转运以及某些物质的分泌和重吸收。组织学上将肾小管分为三段：① 近端小管，包括近曲小管和髓袢降支粗段；② 髓袢细段，包括降支细段和升支细段；③ 远端小管，包括髓袢升支粗段和远曲小管。通过体外培养方法可以获得肾小管不同部位的上皮细胞，但目前应用最多的是近端肾小管上皮细胞。

（一）近端肾小管上皮细胞的原代培养及鉴定

1. 近端肾小管上皮分离及培养　目前该细胞分离纯化方法有酶分离法、筛网分离法、显微解剖分离法、流式细胞仪分离法、免疫分离法和化学分离法等[29]。其中单独酶分离法因其纯度差，已很少用，笔者曾应筛网分离法获得肾小管节段后直接贴块培养获得较高纯度的原代大鼠肾小管上皮细胞，并可传至4～6代[30]。显微解剖分离法常应用于兔，因兔肾含很少纤维组织，肾单位排列整齐，不互相缠绕；流式细胞仪分离法利用定位酶和标志抗体，能快速分离荧光标记的肾细胞群，所分离的活细胞达99%；免疫分离法需要利用特殊细胞的抗体和酶活性探针，可高纯度地分离近端肾小管上皮细胞[31]；化学分离法即Percoll连续或不连续密度梯度分离法，将肾脏原位灌注，取皮质进行胶原酶消化获得近端肾小管节段，再用Percoll分离液离心纯化，此法获得细胞数量较多，纯度较高[32]。

2. 近端肾小管上皮细胞鉴定

（1）形态学鉴定：近端肾小管上皮细胞为多边形鹅卵石样或梭形，体积较大，光镜下透明度及折光性强，各细胞紧密相靠，相互衔接，融合成片[33]。扫描电子显微镜下细胞呈极性，顶端可见微绒毛，细胞间有紧密连接[34]。

（2）免疫学鉴定：所有肾小管上皮细胞均表达特异性表型标志物细胞角蛋白（cytokeratin，CK18）。此外，各段肾小管上皮细胞还表达不同的标记分子，近端肾小管上皮细胞表达碱性磷酸酶、γ谷氨酰转肽酶、亮氨酸氨基转肽酶等，远端肾小管上皮细胞则表达Tamm-Horsfall蛋白，而集合管上皮细胞则表达水通道蛋白-2（aquaporin-2，AQP-2）。

（二）近端肾小管上皮细胞系

目前常用的肾小管上皮细胞系有如下：

1. 人近端肾小管上皮细胞系 HK-2　由美国华盛顿大学 Fred Hutchinson 癌症研究中心的 Zager 教授于 1994 年建立[35]，目前应用最为广泛。这一细胞是从正常成人分离获得，经转染重组表达单纯疱疹病毒片段 16 E6/E7 的逆转录病毒 pLXSN 后建立成细胞系。该细胞系表达近端肾小管上皮细胞的标记蛋白，如碱性磷酸酶、γ 谷氨酰转肽酶、亮氨酸氨基转肽酶等，并且具有近端肾小管上皮细胞的基本功能（如葡萄糖转运功能等[36]）。该细胞系常以 DMEM/F12 等培养液培养。

2. 人近端肾小管上皮细胞系 HKC　来自人近端肾小管上皮细胞，经转染 SV40 建成细胞系，是目前应用较普遍的另一近端肾小管上皮细胞系。HKC 可表达近端肾小管上皮细胞系的标记蛋白，具有近端肾小管上皮细胞的生化特性，常用 MEM/Ham F12 培养液培养，如果培养液中加入表皮生长因子（EGF）和甲状旁腺素（PTH），细胞生长则处于最佳状况，可具有刷状缘酶和葡萄糖转运功能。

3. 大鼠肾小管上皮细胞系 NRK-52E　来自正常大鼠的肾小管上皮细胞，属近端肾小管上皮细胞，培养条件为高糖 DMEM，并且需补充 L- 谷氨酰胺[37]。

4. 其他种属近端肾小管上皮细胞系　包括猪近端肾小管细胞（LLC-PKI）、狗近端肾小管上皮细胞系（MDCK）、小鼠肾小管上皮细胞系（MCT）、负鼠肾皮质近端肾小管上皮细胞系（OK）、羊近端肾小管上皮细胞系（MDOK）、正常兔肾小管上皮细胞系（RKI3）等等。

五、肾间质成纤维细胞

肾间质包括肾血管外及肾小管之间的组织，由间质细胞和细胞外基质（ECM）构成。肾间质细胞主要有成纤维细胞（fibroblast）、血管周细胞（pericytes）和单个核细胞（monocyte）。其中成纤维细胞是间质中的主要细胞，是肾脏纤维化过程中过量 ECM 产生的重要来源。此外，成纤维细胞还具分泌功能，如肾脏皮质和外髓部分小管周围的成纤维细胞能产生促红细胞生成素[38]，髓质成纤维细胞可产生糖胺多糖[39]、前列腺素以及其他降压物质[40]。成纤维细胞的主要功能是分泌 ECM 成分包括胶原 I、胶原 III 和纤粘连蛋（fibronectin，FN）。生理情况下，成纤维细胞及其他细胞产生的 ECM 其合成与降解处于平衡状态，肾脏正常结构得以维持，一旦肾脏发生了损伤，肾脏成纤维细胞便增殖活化，分泌大量 ECM 以发挥创伤修复功能，但如果成纤维细胞的活化在肾间质中持续存在，则肾脏不可避免地走向纤维化结局。

目前，肾皮质成纤维细胞、肾小管 - 间质成纤维细胞和髓质成纤维细胞的体外培养方法均已经建立并在研究中得到应用。成纤维细胞来源于中胚层间充质，增殖能力旺盛，皮质成纤维细胞和肾小管间质成纤维细胞约可传 5 ~ 8 代，髓质成纤维细胞比前两类成纤维细胞体外生存时间长。

（一）肾间质成纤维细胞的原代培养

1. 肾间质成纤维细胞的分离与培养　肾脏成纤维细胞的培养方法最早采用肾脏切块组织培养[41]，这方法一直沿用到现在。方法是先把肾皮质、髓质分开切下并尽可能的切碎，以胰蛋白酶消化或不消化，然后种植在铺垫胶原或纤粘连蛋白的细胞培养皿上，培养约 3 天即可见细胞长出，继续培养至融合时传代。因为细胞中混有上皮细胞，因此在培养液中以右旋缬氨酸（D-Valine）代替左旋缬氨酸（L-Valine）作为选择性培养基，在此条件下成纤维细胞不断生长，而上皮细胞生长抑制，最后可获得纯的成纤维细胞。

2. 肾间质成纤维细胞的鉴定

（1）形态学鉴定：体外培养的正常肾脏成纤维细胞胞体呈棱形或不规则三角形，当融合成单层时，细胞为长梭形，呈火焰样或漩涡状生长方式。细胞中央有单个核，圆或卵圆形，染色浅淡，核仁明显，胞质向外伸出 2 ~ 3 个长短不同的突起。髓质成纤维细胞胞质内含有类脂包含体或脂粒，呈均质状，界膜不明显。电镜下可见微丝，胞质富含粗面内质网、游离核糖体，以及发达的高尔基复合体，表明其蛋白质合成功能旺盛。

（2）分子标记及免疫学鉴定：成纤维细胞属于中胚层来源的间充质细胞，因此细胞均表达细胞骨架中间丝波形蛋白（vimentin）。另外，肾皮质成纤维细胞还可表达成纤维细胞特异蛋白FSP-1及cadherin-9等。当上皮细胞过量表达FSP-1等基因时，即转分化为成纤维细胞。

（二）肾间质成纤维细胞系

目前常用的成纤维细胞系包括人肾间质成纤维细胞（包括肾皮质、髓质）和肾乳头成纤维细胞系。人肾间质成纤维细胞系最初由德国哥廷根大学医学院Muller等首先建立[42]，他们先后建立了正常人肾间质成纤维细胞系tNKF和纤维化患者肾间质成纤维细胞系tFKIF[43]，随后又以转染SV40技术建立了正常人肾间质成纤维细胞系TK173和纤维化患者肾间质成纤维细胞系TKI88[44]。澳大利亚学者Hewltson等利用大鼠肾脏原代培养，分离、培养肾皮质间质成纤维细胞的纯度可达到70%以上，再经过传代、选样培养，最后可得到处于活化状态的肌成纤维细胞（mvofibroblast，MvoF），纯度可达到95%以上[45]。国内程丽静[46]、潘晓勤[47]等人曾分别建立了成人及胚胎的肾乳头间质成纤维细胞培养法。

肾脏成纤维细胞系较多，目前较常见的肾成纤维细胞系如下。

1. 正常非洲绿猴肾脏细胞（normal African green monkey kidney cells，CV-I）　该细胞系于1964年从成年雄性非洲绿猴肾脏中分离建立。细胞最初用于研究病毒诱发肿瘤的转化机制研究，如劳氏肉瘤病毒（Rous sarcoma virus，RSV）。目前广泛应用于艾滋病病毒和细胞转化病毒SV40的研究。

2. 转化的非洲绿猴肾成纤维细胞系[48]　包括COS-1和COS-7，来自于CV-1细胞，由CV-1细胞转染缺失突变的SV40病毒建成。细胞培养条件为高糖浓度的DMEM，并且需要补充L-谷氨酰胺。

3. 仓鼠肾脏细胞BHK-21　BHK21是Macpherson和Stoker于1961年建立的，来源于新生1天的仓鼠肾脏。细胞培养条件为高糖浓度的DMEM，并且需要补充L-谷氨酰胺。

4. 大鼠肾脏成纤维细胞NRK-49F　NRK-19F是来源于正常大鼠的肾间质成纤维细胞。细胞表达成纤维细胞标记蛋白，正常培养时无MyoF表型特征。该细胞生长迅速，最好在细胞融合前传代，否则细胞容易转化。细胞培养条件为高浓度的MEM，并且需要补充L-谷氨酰胺。

5. 人肾脏成纤维细胞[44]　最早建立的人肾脏成纤维细胞系包括tNKF和tFKIF，前者来自正常人肾脏，后者来自纤维化病变肾脏。主要为肾髓质成纤维细胞，具备成纤维细胞形态和功能，如分泌胶原Ⅰ、Ⅲ，但传代数有限。上述tNKF和tFKIF细胞分别转染sv40病毒后，分别建成了正常人肾脏成纤维细胞系TK17和肾脏纤维化患者成纤维细胞系TK188。

六、肾脏局部的巨噬细胞

近年来，越来越多的证据表明肾脏局部浸润的炎症细胞在肾脏疾病的发生、发展和转归过程中起重要的作用[49,50]，其中单核-巨噬细胞最受关注。外周血单核细胞（monocyte）在血流中仅存留几小时至数1小时，在疾病状态下，单核细胞可以黏附到局部毛细血管内皮细胞，穿过毛细血管壁，迁移到全身各组织并发育成熟为巨噬细胞（macrophage）。组织损伤和炎症可加速单核细胞向组织移行。巨噬细胞在组织中寿命可达数月至数年。在不同组织中存留的巨噬细胞由于局部微环境的差异，其形态及生物学特征均有所不同。浸润至肾脏局部巨噬细胞可以产生和分泌多种炎症因子、化学趋化因子和细胞生长因子，如一氧化氮（NO）、活性氧代谢产物（ROS）、白细胞介素（IL）、TGFβ、TNF-α、PDFF、巨噬细胞抑制因子（MIF）、MCP-l、MIP、RANTIES，还可以产生和分泌补体、凝血因子、生物活性酯（如花生四烯酸衍生物）等等，这些活性物质均参与肾脏炎症、细胞生长、细胞外基质代谢，乃至肾小球硬化和肾间质纤维化。因此，巨噬细胞在肾小球和肾间质炎症硬化过程中是除肾脏固有细胞以外最重要的炎症细胞。

（一）肾脏局部巨噬细胞的培养

1. 肾脏局部巨噬细胞的分离及培养　巨噬细胞属于终末分化细胞，在体外培养时一般不能传代培养和增殖，但在适当培养条件下可以存活2～3周。目前培养外周巨噬细胞一般是从动物腹腔中取材，肾脏局部巨噬细胞也可以从肾小球和肾间质中取材，分离和培养方法叙述如下。

（1）从肾小球分离和培养巨噬细胞：为了刺激小鼠或大鼠肾脏产生大量的巨噬细胞，先给动物注射抗GBM抗体，制备加速型肾毒血清肾炎模型[51]。3天后处死动物，无菌条件下切开腹腔，取出双肾置于冰上，剪开肾脏，切下肾皮质并碾碎，然后通过不同孔径的金属筛网分离、收集肾小球。肾小球用培养液洗3次，再种植到培养瓶中培养24小时，显微镜下可见到肾小球爬出细胞并贴壁，此即为巨噬细胞。吸去肾小球，并用培养液洗3次，刮下细胞，重新转种在细胞培养平皿中。

（2）从肾间质培养巨噬细胞：经上述处理并取下的肾脏尽可能切成小块，然后直接种植到培养瓶中培养24小时，显微镜下见到肾脏组织块爬出细胞并贴壁，此即为巨噬细胞。

2. 肾脏局部巨噬细胞鉴定

（1）形态学鉴定：巨噬细胞一般为圆形，大小不等，直径约10～30μm或更大，常有伪足，呈多形性。核为圆形或椭圆形，胞质中富含溶酶体及其他各种细胞器。

（2）免疫学鉴定：巨噬细胞具有共同的表面分化抗原如Mac-120，CD11b，表达特异的共刺激分子VSIG4，人类和小鼠巨噬细胞还表达特异的分化抗原CD68，而大鼠巨噬细胞可表达特异分化骨髓源性ED-1抗原和组织源性ED2和ED3抗原。

（二）巨噬细胞系

虽从肾小球及肾间质爬出的巨噬细胞生长几天后可以贴壁，不能在体外繁殖培养，因此现有的巨噬细胞系都不是从肾脏局部组织取材，目前尚缺乏肾脏局部的巨噬细胞系。目前常用的巨噬细胞系主要来自小鼠腹腔的巨噬细胞发展而来，包括：AW309 Cr.1、RAW 264.7、P388.Dl[52]、H36.12a和H38.12j等。在研究肾脏组织局部巨噬细胞时，有时可以应用这些细胞系作为参照。

（刘华锋　蓝辉耀）

参考文献

1. GRENNER BM. The kidney. 7th ed. Vol I . Philadelphia: Saunders, 2004: 105-198.

2. RODRIGUEZ-BARBERO A, L'AZOU B, CAMBAR J, et al. Potential use of isolated glomeruli and cultured mesangial cells as in vitro models to assess nephrotoxicity. Cell Biol Toxicol, 2000, 16(3): 145-153.

3. KIM JJ, LI JJ, JUNG DS, et al. Differential expression of nephrin according to glomerular size in early diabetic kidney disease. J Am Soc Nephrol, 2007, 18(8): 2303-2310.

4. BAELDE JJ, BERGIJK EC, HOEDEMAEKER PJ, et al. Optimal method for RNA extraction from mouse glomeruli. Nephrol Dial Transplant, 1994, 9(3): 304-308.

5. TAKEMOTO M, ASKER N, GERHARDT H, et al. A new method for large scale isolation of kidney glomeruli from mice. Am J Pathol, 2002, 161(3): 799-805.

6. BLUTKE A, BLOCK C, BERENDT F, et al. Differential glomerular proteome analysis of two murine nephropathy models at onset of albuminuria. Proteomics Clin Appl, 2011, 5(5-6): 375-381.

7. 杨霁云, 白克敏 . 小儿肾脏病基础与临床 . 北京：人民卫生出版社, 2000: 97-104.

8. 谌贻璞, 王海燕, 高进, 等 . 肾小球系膜细胞培养 . 中华医学会全国肾小球疾病学术会议论文摘要汇编 . 西安, 1987：335-336.

9. 周素娟, 杜贵友, 赵雍等 . 广防己提取物致大鼠慢性肾间质纤维化的机制研究 . 中国中药杂志, 2006, 31(22)：1882-1885.

10. 尹燕志, 张李梅, 鞠建伟, 等 . 人肾小球系膜细胞原代培养方法的改进 . 中国组织工程研究, 2010, 14(11)：1939-1942.

11. BARIETY J, MANDET C, HILL GS, et al. Parietal podocytes in normal human glomeruli. J Am Soc Nephrol, 2006, 17(10): 2770-2780.

12. WEINSTEIN T, CAMERON R, KATZ A, et al. Rat glomerular epithelial cells in culture express characteristics of parietal, not visceral, epithelium. J Am Soc Nephrol, 1992, 3(6): 1279-1287.

13. ZHANG H, DING J, FAN Q, et al. TRPC6 up-regulation in Ang II-induced podocyte apoptosis might result from ERK activation and NF-kappaB translocation. Exp Biol Med (Maywood), 2009, 234(9): 1029-1036.

14. KREISBERG JI, KARNOVSKY MJ. Glomerular cells in culture. Kidney Int, 1983, 23(3): 439-447.

15. HARPER PA, ROBINSON JM, HOOVER RL, et al. Improved methods for culturing rat glomerular cells. Kidney Int, 1984, 26(6): 875-880.

16. PAVENSTADT H, KRIZ W, KRETZLER M. Cell biology of the glomerular podocyte. Physiol Rev, 2003, 83(1): 253-307.

17. KRTIL J, PLATENIK J, KAZDEROVA M, et al. Culture methods of glomerular podocytes. Kidney Blood Press Res, 2007, 30(3): 162-174.

18. DELARUE F, VIRONE A, HAGEGE J, et al. Stable cell line of T-SV40 immortalized human glomerular visceral epithelial cells. Kidney Int, 1991, 40(5): 906-912.

19. ARDAILLOU N, LELONGT B, TURNER N, et al. Characterization of a simian virus 40-transformed human podocyte cell line producing type IV collagen and exhibiting polarized response to atrial natriuretic peptide. J Cell Physiol, 1992, 152(3): 599-616.

20. MUNDEL P, REISER J, ZUNIGA MEJIA BORJA A, et al. Rearrangements of the cytoskeleton and cell contacts induce process formation during differentiation of conditionally immortalized mouse podocyte cell lines. Exp Cell Res, 1997, 236(1): 248-258.

21. SALEEM MA, O'HARE MJ, REISER J, et al. A conditionally immortalized human podocyte cell line demonstrating nephrin and podocin expression. J Am Soc Nephrol, 2002, 13(3): 630-638.

22. CASTELLOT JJ JR, HOOVER RL, KARNOVSKY MJ. Glomerular endothelial cells secrete a heparinlike inhibitor and a peptide stimulator of mesangial cell proliferation. Am J Pathol, 1986, 125(3): 493-500.

23. BALLERMANN BJ. Regulation of bovine glomerular endothelial cell growth in vitro. Am J Physiol, 1989, 256: C182-189.

24. GREEN DF, HWANG KH, RYAN US, et al. Culture of endothelial cells from baboon and human glomeruli. Kidney Int, 1992, 41(6): 1506-1516.

25. 陈香美, 于力方. 肾小球内皮细胞培养及产生细胞外基质的实验研究. 中华医学杂志, 1995(1): 25-28.

26. LAULAJAINEN T, JULKUNEN I, HALTIA A, et al. Establishment and characterization of a rat glomerular endothelial cell line. Lab Invest, 1993, 69(2): 183-192.

27. NITTA K, HORIBA N, UCHIDA K, et al. Establishment and characterization of an immortalized bovine glomerular endothelial cell line. Nihon Jinzo Gakkai Shi, 1994, 36(8): 883-889.

28. ROPS AL, VAN DER VLAG J, JACOBS CW, et al. Isolation and characterization of conditionally immortalized mouse glomerular endothelial cells lines. Kidney Int, 2004, 66(6): 2193-2201.

29. 喻陆. 肾小管上皮细胞分离方法与原代培养. 国际检验医学杂志, 1995(6): 257-259.

30. 杜胜华, 唐德燊, 刘华锋. SD 大鼠肾小管上皮细胞两种原代培养及传代方法的比较. 广东医学院学报, 2005, 23(1): 10-13.

31. SMITH PL, BUFFINGTON DA, HUMES HD. Kidney epithelial cells. Methods Enzymol, 2006, 419: 194-207.

32. 吴珊, 王光兰, 陈爽, 等. 改良的大鼠近端肾小管上皮细胞分离纯化方法. 中华肾脏病杂志, 2010, 26(4): 300-303.

33. DU SH, LIU HF, TANG DS, et al. Expressions of IL-18Ralpha and IL-18Rbeta on rat primary renal tubular epithelial cells. Xi Bao Yu Fen Zi Mian Yi Xue Za Zhi, 2005, 21(3): 293-295.

34. 黄珀, 邓勇, 郭勇, 等. 肾小管上皮细胞培养技术研究进展. 泸洲医学院学报, 2001, 24(3): 266-267.

35. RYAN MJ, JOHNSON G, KIRK J, et al. HK-2: an immortalized proximal tubule epithelial cell line from normal adult human kidney. Kidney Int, 1994, 45(1): 48-57.

36. TANG Y, ZHOU L. Characterization of adenosine A1 receptors in human proximal tubule epithelial (HK-2) cells. Receptors Channels, 2003, 9(2): 67-75.

37. HAVERTY TP, KELLY CJ, Hines WH, et al. Characterization of a renal tubular epithelial cell line which

secretes the autologous target antigen of autoimmune experimental interstitial nephritis. J Cell Biol, 1988, 107(4): 1359-1368.

38. BACHMANN S, LE HIR M, ECKARDT KU. Co-localization of erythropoietin mRNA and ecto-5'-nucleotidase immunoreactivity in peritubular cells of rat renal cortex indicates that fibroblasts produce erythropoietin. J Histochem Cytochem, 1993, 41(3): 335-341.

39. PITCOCK JA, LYONS H, BROWN PS. Glycosaminoglycans of the rat renomedullary interstitium:ultrastrural and biochemical observations. Exp Mol Pathol, 1998, 49(3): 373-387.

40. GUAN Y, CHANG M, CHO W, et al. Cloning, expression, and regulation of rabbit cyclooxygenase-2 in renal medullary interstitial cells. Am J Physiol, 1997, 273: F18-26.

41. LE HIR M, ECKARDT KU, KAISSLING B. Anemia induces 5'-nucleotidase in fibroblastsnof cortical labyrinth of rat kindney. Renal Physiol Biochem, 1989, 12: 313-319.

42. GRIMWOOD L, MASTERSON R. Propagation and culture of renal fibroblasts. Methods Mol Biol, 2009, 466: 25-37.

43. RODEMANN HP, MULLER GA. Characterization of human renal fibroblasts in health and disease:II. In vitro growth, differentiation, and collagen synthesis of fibroblasts from kidneys with interstitial fibrosis. Am J Kidney Dis, 1991, 17(6): 684-686.

44. MULLER GA, FRANK J, RODEMANN HP, et al. Human renal fibroblast cell line (tFKIF and tNKF) are new tools to investigate pathophysiologic mechanisms of renal interstitial fibrosis. Exp nephrol, 1995, 3(2): 127-133.

45. STRUTZ F, RENZIEHAUSEN A, DIETRICH M, et al. Cortical fibroblast culture from human biopsies. J Nephrol, 2001, 14(3): 190-197.

46. HEWITSON TD, WU HL, BECKER GJ. Interstitial myofibroblasts in experimental renal infection and scarring. Am J Nephrol, 1995, 15(5): 411-417.

47. 程丽静,谌贻璞,高进. 人肾间质成纤维细胞的培养与鉴定. 北京医科大学学报,2000,32(1): 79-81.

48. GLUZMAN Y. SV40-transformed simian cells supprot the replication of early SV40 mutants. Cell, 1981, 23(1): 175-182.

49. TIPPING PG, LOWE MG, HOLDSWORTH SR. Glomerular interleukin 1 production is dependent on macrophage infiltration in anti-GBM glomerulonephritis. Kidney Int, 1991, 39(1): 103-110.

50. SHIOZAWA S. Participation of macrophages in glomerular sclerosis through the expression and activation of matrix metalloproteinases. Pathol Int, 2000, 50(6): 441-457.

51. 蔡松敏,李惊子,黄海长. 实验性肾炎鼠肾小球巨噬细胞的炎症效应及磷脂酸的介导作用. 中国病理生理杂志,2003,19(6): 721-725.

52. DAWE CJ, POTTER M. Morphologic and biologic progression of a lymphoid neoplasm of the mouse in vivo and in vitro. Am J Pathol, 1957, 33: 603-607.

第三节 分子生物学技术在肾脏病学中的应用

一、概述

分子生物学是从分子水平研究生命本质的一门新兴学科，它以核酸和蛋白质等生物大分子的结构及其在遗传信息和细胞信息传递中的作用为研究对象，是当前生命科学中发展最快并与其他学科广泛交叉与渗透的重要前沿学科。自1953年Watson和Crick提出DNA双螺旋结构学说以来，分子生物学理论和技术得到了飞速发展，20世纪60年代中期遗传信息传递的中心法则初步确立，20世纪70年代基因重组理论和技术全面崛起，近年RNA干扰技术和基因敲除技术的建立和推广应用，均预示分子生物学重大突破还将不断涌现。

随着分子生物学理论与技术的不断发展，分子生物学技术已广泛应用于生物医学的各个领域，肾脏疾病的临床和科研也是分子生物学技术发挥重要作用的领域，当前肾脏疾病的病因及发病机制等方面的研究已离不开分子生物学实验技术，分子生物学实验也已越来越广泛地应用于肾脏疾病的诊断以及新型治疗药物和治疗手段的开发。

二、常用分子生物学技术及其在肾脏研究中的应用

（一）基因扩增技术

基因扩增技术即聚合酶链反应（polymerase chain reaction，PCR）是体外酶促合成特异DNA片段的一种技术，由美国PE-Cetus公司人类遗传研究室Mullis等于1985年发明。该技术一改传统分子克隆技术的模式，无须通过活体细胞，经过高温变性、低温退火和适温延伸三个步骤反复循环，在数小时内可将极微量的DNA特异地扩增上百万倍，大大提高了对DNA分子的分析和检测能力。目前已衍生出多种PCR技术，如RT-PCR、实时荧光定量PCR和巢式PCR等。其中实时荧光定量PCR和巢式PCR技术是目前研究基因转录水平常用技术。

PCR技术具有快速、简便、敏感性及特异性高等优点，在医学领域有着巨大的应用价值和广阔的发展前景。PCR已被广泛地用于基因克隆和突变的研究，是阐明遗传性肾脏疾病致病基因不可或缺的手段。PCR及其衍生技术可用于病毒快速检测、病菌感染及遗传疾病的鉴别，可以迅速判断人体内是否存在病原体（如HBV、HIV等）DNA或RNA。例如应用原位PCR及杂交技术在肾组织中检测到HBV-DNA[1]，为肾组织HBV直接感染的存在提供了直接的证据。PCR技术业已进入肾脏疾病领域的临床应用，例如PCR方法可快速检测血清中的巨细胞病毒（HCMV），且敏感性及特异性高，为肾移植病人HCMV感染的早期诊断、及时进行有效的治疗提供帮助[2-4]。

（二）印迹技术

印迹技术（blotting）是将各种生物大分子物质从凝胶转移到固定基质上的过程。Marmur和Doty于1961年首先发现DNA复性现象，为核酸杂交技术提供了理论基础。目前，印迹技术主要包括DNA印迹（Southern blotting）技术、RNA印迹（Northern blotting）技术和免疫印迹（Western blotting）技术，分别用于DNA、RNA及蛋白质的检测与分析。印迹技术具有高度的灵敏性和特异性，广泛应用于克隆基因的筛选、基因的定性及半定量检测。其中Western blotting技术应用最为广泛，主要用于蛋白质的定性、半定量检测及蛋白质相互作用等方面研究。Western blotting技术的基本原理是通过聚丙烯酰胺凝胶，将蛋白质分子按照分子量大小进行分离，然后将蛋白质转移到固相载体如硝酸纤维膜或PVDF膜上，利用抗体与固相载体上的蛋白质抗原进行免疫反应，通过酶标的二抗底物显影，最终对目标蛋白质进行半定量的方法。在肾脏病领域，印迹技术已成为肾脏病研究不可或缺的手段。无论在基础研究如致病因子的筛选[5]、特定蛋白的检测[6,7]等，还是在临床研究如尿蛋白成分分析[8,9]、轻链蛋白的检测[10]等方面，Western blotting都具有广阔的应用前景。

（三）重组DNA技术

重组DNA技术（recombination DNA technique），亦称基因工程（gene engineering），是20世纪70年代兴起的一门新技术。其主要原理是用人工的方法，把生物的遗传物质（DNA）分离出来，在体外进行基因切割、连接、重组、转移和表达的技术。基因工程包括四个步骤：一是克隆目的基因；二是将目的基因与DNA载体连接成重组DNA；三是将重组DNA引入细胞内使其增殖；四是将表达目的基因的受体细胞挑选出来，使目的基因表达相应的蛋白质或其他产物。目前基因的转移已经不限于同一类物种之间。自1977年成功地用大肠杆菌生产出生长释放抑制因子以来，胰岛素、生长激素、胸腺肽、干扰素、尿激酶、肿瘤坏死因子、乙型肝炎病毒疫苗、甲型肝炎病毒疫苗等数十种基因工程产品相继问世[11,12]。在肾脏病领域，最为经典的是应用重组DNA技术成功研制出重组人促红细胞生成素，成为治疗肾性贫血最为关键的药物，为肾性贫血患者带来了福音[13-16]。

（四）基因修饰技术

基因修饰技术包括基因敲除术和转基因技术。基因敲除是20世纪80年代末发展起来的一种新型分子生物学技术，是通过一定的途径使机体特定的基因失活或缺失的技术。基因敲除主要是应用DNA同源重组原理，用设计的同源片段替代靶基因片段，从而达到基因敲除的目的。转基因技术是将外源性基因插入受体的基因组中，改变原有的基因性状，从而达到改造生物的目的。常用的方法包括显微注射法、基因枪法、电破法及脂质体法等。转基因技术最初用于研究基因的功能，近年来，广泛应用于改良生物和培育新的生物品种。利用基因修饰技术可建立各种各样的人类肾脏疾病动物模型，例如肾素-1基因敲除模型、血管紧张素原基因敲除模型、一氧化氮合成酶基因敲除模型等，这些基因修饰模型的建立对各种急、慢性肾脏病的研究发挥了极其重要的作用[17-19]。而多囊肾病[20,21]、Fabry病[22-24]及指甲-髌骨综合征[25]等基因敲除动物模型的成功建立，大大推动了遗传性肾脏疾病的研究进展。

（五）RNA干扰技术

RNA干扰（RNA interference，RNAi）是近年分子生物学研究的热点，继2001年被Science杂志评为十大科学成就之一，2002年又被*Science*杂志评为十大科学成就之首。其基本原理是将与mRNA对应的正义RNA和反义RNA组成的双链RNA（dsRNA）导入细胞，使mNRA发生特异性降解，导致其相应的基因沉默。RNAi具有以下重要特征：转录后基因沉默；特异性高，能够特异地降解与之相应的单个内源基因mRNA；抑制效率高；抑制基因表达的效应能穿过细胞间隙，在不同细胞间长距离的传递和维持[26-29]。RNAi在疾病的发病机制研究、基因治疗、新药开发等方面具有广阔的应用前景。在肾脏病领域，RNAi技术已应用于肾小管-间质纤维化[30-32]、肾脏肿瘤[33]等多个研究领域。但值得注意的是，目前RNAi技术尚不成熟，如何有效地把siRNA导入细胞或体内及有效避免脱靶效应，并将特异性的siRNA通过载体保持其长期有效性等方面还有待进一步研究，而且目前RNAi技术主要用于基础研究，要真正将该技术引入临床治疗，尚有大量工作要做。随着RNAi技术的不断发展与完善，必将为肾脏疾病的研究和治疗开辟崭新的途径。

（六）芯片技术

生物芯片（biochip）技术作为新一代生物技术，是继集成电路之后又一次具有深远意义的科技革命。它是指采用光导原位合成或微量点样等方法，将大量生物大分子如核酸片段、多肽分子、细胞等生物样品有序地固化于支持物的表面，然后与已标记的待测生物样品中靶分子结合，通过特定的仪器对杂交信号的强度进行快速、高效的检测与分析，从而判断样品中靶分子的数量[34,35]。根据芯片上固化的生物材料的不同，生物芯片分为基因芯片、蛋白质芯片、细胞芯片和组织芯片等。基因芯片技术可用于大规模、快速检测致病基因、疾病相关基因及分析基因差异表达、基因组表达谱等；而蛋白质芯片技术在疾病诊断、药物筛选和蛋白质功能分析等方面具有独特的优势。目前我国已经成功研制出HBV基因芯片、HCV基因芯片及包括肾肿瘤在内的多种恶性肿瘤基因芯片。在肾脏病领域，Moch[36]等应用基因芯片技术筛选出肾肿瘤相关基因。随着该项技术的发展和制作成本的下降，相信不久的将来，各种生物芯片将在肾脏疾病的研究和临床诊断广泛应用。

（七）蛋白质与蛋白质的相互作用

蛋白质是人体最重要的组成成分之一，机体正常的生命活动是通过蛋白质之间的相互作用共同完成的，如酶的催化、信号传导和免疫反应等。后基因时代重要课题是蛋白质功能的研究。酵母杂交系统是研究蛋白质相互作用的常用方法，包括酵母单杂交系统、酵母双杂交系统、酵母三杂交系统及酵母反向杂交系统，其中，酵母双杂交系统应用最为广泛。酵母双杂交系统是在真核模式生物酵母中进行的，研究活细胞内蛋白质相互作用，对蛋白质之间微弱的、瞬间的作用能够通过报告基因的表达产物敏感地检测得到，它是一种具有高度灵敏的研究蛋白质之间关系的技术，在许多研究领域（如发现新的蛋白质和蛋白质的新功能、筛选药物作用位点、建立基因组蛋白连锁图等方面）得到广泛应用。Soehn等[37]利用酵母双杂交发现了新蛋白Synphilin-1，并证明了其与帕金森病的发病有密切关系。张小驰等[38]成功构建人类肾脏组织特异性蛋白网络，为明确蛋白质的功能及其相互作用提供了有益参考。目前蛋白质相互作用的研究存在诸多问题，如高通量、快速、简便的研究技术尚待进一步开发；蛋白质不如DNA稳定，易于变性；部分蛋白质功能尚未被鉴定等，但其涉及巨大的蛋白网络，有着广阔的应用前景，必将成为肾脏疾病研究的重要工具。

三、总结及展望

随着现代分子生物学技术的飞速发展，将给肾脏疾病的研究带来了新的思路和手段，也将为临床肾脏疾病的诊断、治疗及预后评估等方面开辟更为广阔的前景。

（刘华锋　蓝辉耀）

参考文献

1. LAI KN, PUN CO, LEUNG JW. Study of hepatic venous wedge and intraperitoneal pressures in cirrhotic patients with refractory ascites treated by dialytic ultrafiltration. J Gastroenterol Hepatol, 1989, 4(4): 325-330.

2. ZHANG CW, CHEN XQ, BAI YH, et al. Establishment of a real-time PCR assay for simultaneously detecting human BKV and CMV DNA and its application in renal transplantation recipients. Bing Du Xue Bao, 2013, 29(4): 410-414.

3. ZHANG CB, LAI HY, XU HT, et al. Clinical application of real time-polymerase chain reaction in determining cytomegalovirus viral DNA load in renal transplant recipients. Chin Med J(Engl), 2012, 125(19): 3575-3577.

4. RHEE JY, PECK KR, LEE NY, et al. Clinical usefulness of plasma quantitative polymerase chain reaction assay: diagnosis of cytomegalovirus infection in kidney transplant recipients. Transplant Proc, 2011, 43(7): 2624-2629.

5. MURPHY M, GODSON C, CANNON S, et al. Suppression subtractive hybridization identifies high glucose levels as a stimulus for expression of connective tissue growth factor and other genes in human Mesangial Cells. J Biol Chem, 1999, 274(9): 5830-5834.

6. TANG R, YANG C, TAO JL, et al. Epithelial-mesenchymal transdifferentiation of renal tubular epithelial cells induced by urinary proteins requires the activation of PKC-α and βI isozymes. Cell Biol Int, 2011, 35(9): 953-959.

7. ISHIMOTO T, SHIMADA M, GABRIELA G, et al. Toll-like receptor 3 ligand, polyIC, induces proteinuria and glomerular CD80, and increases urinary CD80 in mice. Nephrol Dial Transplant, 2013, 28(6):1439-1446.

8. O'SEAGHDHA CM, HWANG SJ, LARSON MG, et al. Analysis of a urinary biomarker panel for incident kidney disease and clinical outcomes. J Am Soc Nephrol, 2013, 24(11):1880-1888.

9. LIESKE JC, BONDAR O, MILLER WG, et al. A reference system for urinary albumin: current status. Clin Chem Lab Med, 2013, 51(5): 981-989.

10. KOMATSUDA A, OHTANI H, SAWADA K, et al. Proliferative glomerulonephritis with discrete deposition of monoclonal immunoglobulin γ1 CH 2 heavy chain and κ light chain: a new variant of monoclonal immunoglobulin deposition disease. Pathol Int, 2013, 63(1): 63-67.

11. STRYJEWSKA A, KIEPURA K, LIBROWSKI T, et al. Biotechnology and genetic engineering in the new drug development. Part I: DNA technology and recombinant proteins. Pharmacol Rep, 2013, 65(5):1075-1085.

12. TOKAREVA O, MICHALCZECHEN-LACERDA VA, RECH EL, et al. Recombinant DNA production of spider silk proteins. Microb Biotechnol, 2013, 6(6): 651-663.

13. MAGWOOD JS, LEBBY A, CHEN B, et al. Emerging drugs for treatment of anemia of chronic kidney disease. Expert Opin Emerg Drugs, 2013, 18(4): 421-429.

14. SATO Y, YANAGITA M. Renal anemia: from incurable to curable. Am J Physiol Renal Physiol, 2013, 305(9): F1239-1248.

15. GIANELLA P, MARTIN PY, STUCKER F. Management of renal anemia in 2013. Rev Med Suisse, 2013,

9(375): 462-464, 466-467.

16. TRKULJA V. Treating anemia associated with chronic renal failure with erythropoiesis stimulators: recombinant human erythropoietin might be the best among the available choiccs. Mcd Hypotheses, 2012, 78(1): 157-161.

17. RUBERA I, HUMMLER E, BEERMANN F. Transgenic mice and their impact on kidney research. Pflugers Arch, 2009, 458(1): 211-222.

18. TRAYKOVA-BRAUCH M, SCHÖNIG K, GREINER O, et al. An efficient and versatile system for acute and chronic modulation of renal tubular function in transgenic mice. Nat Med, 2008, 14(9): 979-984.

19. BEIROWSKI B, WEBER M, GROSS O. Chronic renal failure and shortened lifespan in COL4A3+/−mice: an animal model for thin basement membrane nephropathy. J Am Soc Nephrol, 2006, 17(7): 1986-1994.

20. METCALF D, MIFSUD S, DI RAGO L, et al. Polycystic kidneys and chronic inflammatory lesions are the delayed consequences of loss of the suppressor of cytokine signaling-1 (SOCS-1). Proc Natl Acad Sci U S A, 2002, 99(2): 943-948.

21. JILG CA, DRENDEL V, BACHER J, et al. Autosomal dominant polycystic kidney disease: prevalence of renal neoplasias in surgical kidney specimens. Nephron Clin Pract, 2013, 123: 13-21.

22. TAKAHASHI H, HIRAI Y, MIGITA M, et al. Long-term systemic therapy of Fabry disease in a knockout mouse by adeno-associated virus-mediated muscle-directed gene transfer. Proc Natl Acad Sci U S A, 2002, 99(21): 13777-13782.

23. H MUKDSI J, GUTIÉRREZ S, BARRÓN B, et al. A renal variant of Fabry disease: A case with a novel Gal A hemizygote mutation. J Nephropathol, 2012: 1(3) 194-197.

24. FAGGIANO A, SEVERINO R, RAMUNDO V, et al. Thyroid function in Fabry disease before and after enzyme replacement therapy. Minerva Endocrinol, 2011, 36(1): 1-5.

25. DREYER SD, ZHOU G, BALDINI A, et al. Mutations in LMX1B cause abnormal skeletal patterning and renal dysplasia in nail patella syndrome. Nat Genet, 1998, 19(1): 47-50.

26. HANNON GJ. RNA interference. Nature, 2002, 418(6894): 244-251.

27. Crowell KH. Nurturing biotechnology's future. Chem Biol, 2005, 12(1):1-3.

28. LEHMAN N. RNA in evolution. Wiley Interdiscip Rev RNA, 2010, 1(2): 202-213.

29. ALI N, DATTA SK, DATTA K. RNA interference in designing transgenic crops. GM Crops, 2010, 1(14): 207-213.

30. XIA Z, ABE K, FURUSU AM, et al. Suppression of renal tubulointerstitial fibrosis by small interfering RNA targeting heat shock protein-47. Am J Nephrol, 2008, 28(1): 34-46.

31. LIU Y. Renal fibrosis: new insights into the pathogenesis and therapeutics. Kidney Int, 2006, 69(2): 213-217.

32. LIU BC, LI MX, ZHANG JD, et al. Inhibition of intergrin-linked kinase via a siRNA expression plasmid attenuates connective tissue growth factor induced human proximal tubular epithelial cells to mesenchymal transition. Am J Nephrol, 2008, 28(1): 143-151.

33. WHITE NM, YOUSEF GM. MicroRNAs: exploring a new dimension in the pathogenesis of kidney cancer. BMC Med, 2010, 8: 65.

34. BRENNER S, JOHNSON M, BRIDGHAM J, et al. Gene expression analysis by massively parallel signature sequencing(MPSS) on microbead arrays. Nat Biotechnol, 2000, 18(6): 630-634.

35. COMAN D, GRUISSEM W, HENNIG L. Transcript profiling in Arabidopsis with genome tiling microarrays. Methods Mol Biol, 2013, 1067: 35-49.

36. MOCH H, SCHRAML P, BUBENDORF, et al. High-throughput tissue microarray analysis to evaluate genes uncovered by cDNA microarray screening in renal cell carcinoma. Am J Physiol, 1999, 154(4): 981-986.

37. SOEHN AS, FRANCK T, BISKUP S, et al. Periphilin is a novel interactor of synphilin-1, a protein implicated in Parkinson's disease. Neurogenetics, 2010, 11(2): 203-215.

38. 张小驰,宫秀军. 人类肾脏组织特异性蛋白网络构建及分析. 广西大学学报:自然科学版,2013,38(5): 1108-1116.

第四节　系统生物学在肾脏疾病研究中的应用

一、概述

（一）系统生物学的定义

系统生物学（systems biology）是一个以生物学为基础的新兴交叉学科，采取整体研究取代传统还原论，利用数学模型和仿真工具对来源于生物体的大规模数据反复分析，研究生物系统中复杂的相互关系[1-4]。

（二）系统生物学的提出和发展

早在20世纪中期，理论生物学家和哲学家Von Bertalanffy L提出了系统生物学重要的指导理论—"一般系统论"[5]；在1968年俄亥俄州举办的"系统理论和生物学"国际研讨会上，系统理论家Mesarovic MD首先提出以系统论方法研究生物学的体系，宣告了系统生物学作为一个独立的学科的诞生[6]；人类基因组计划的发起人之一，Hood L则于2000年创立了世界上第一个系统生物学研究所。目前美国、日本以及中国等都建立了多个以系统生物学研究为主的科研中心。

21世纪以来，以机械论、还原论为理论指导思想，分子生物学为主要研究工具和假设驱动为主要研究方法的现代实验医学科学研究，极大地丰富了人类的医学科学知识，然而其不足之处也日益凸显。基因决定蛋白，蛋白决定生物学功能的单一、线性的基因决定论，无法合理解释慢性复杂性疾病、脑科学等相关领域。基于对现代医学科学发展的回顾和对未来发展方向的思考，越来越多的生物学家和生物医学工作者意识到，研究对象应从少数分子和通路转变为细胞活动的网络和生物大分子之间复杂的相互作用关系。日新月异的分子生物学技术使高通量检测生物大分子成为可能，飞速发展的计算机技术则为大规模数据的采集和分析提供了技术保证。加之集约型研究的出现，使大规模的跨单位、跨地区、跨国家的联合研究已成为当前的主要潮流。生物学和生物医学研究已逐渐进入了系统生物学时代。

（三）系统生物学的理论思想及基本工作流程

系统生物学的理论指导思想是系统论。系统论认为复杂生命系统具有组成系统的生物大分子所不具备的新属性，且新属性不能完全由生物大分子的物理、化学等简单属性所推导解释，只有通过研究和整合去发现和理解涌现出的生命系统新属性。系统生物学的基本工作流程分四个阶段：首先是明确组成生命系统的所有组分，以及组分之间的相互关系，构建初始系统模型；接下来，通过干预系统内部组分或施加外部刺激，观察系统内部所有组分数量结构的变化，以及系统属性的变化；再次是对比实验数据和计算机模拟模型变化，修订系统模型；最后通过反复验证，反复修订，最终建立理想的模型，能够反映预测真实的生命系统[7]。

二、系统生物学的主要研究内容

目前系统生物学的研究内容主要是基因组学、转录组学、蛋白组学及代谢组学等各种"组"学研究。但系统生物学不是停留在"组"学研究上，而是要整合各种组学研究成果，最终能够模拟生物体的复杂系统，为人类疾病的预防、诊断及治疗药物的开发提供帮助[8-10]。

（一）基因组学

基因组学（genomics）是遗传学的一个分支学科，指利用重组DNA技术、DNA测序技术以及生物信息学等方法，对人类基因组全部DNA进行测序、数据收集和分析，以阐明整个基因组的全部基因功能、基因之间的相互关系及调控机制。全基因组关联分析和混合连锁不平衡分析是现代基因组学主要的研究方法。二者都是基于对单核苷酸多态性的分析，来寻找与疾病表型相关的基因位点[11]。利用全基因组关联分析，余学清教授课题组[12]在研究汉族人群中IgA肾病患者时发现，参与天然免疫和炎症的基因附近的多个突变与IgA肾病密切相关。而利用混合连锁不平衡分析，Kao[13]

等研究发现MYH9与局灶性节段性肾小球硬化症（FSGS）和人类免疫缺陷病毒相关性肾病高度相关。随着新一代DNA测序技术的诞生，利用全基因组外显子测序技术，Mele[14]等发现MYO1E突变与儿童原发性糖皮质激素抵抗型FSGS密切相关。基因组学研究对预测和治疗肾脏疾病提供了帮助，但其对样本量和经费需求巨大，且研究结果真实性仍需经典实验加以反复验证。

（二）表观遗传组学

表观遗传学（epigenetics）是指基因组DNA序列不变的情况下，基因的表达调控和性状可在外界刺激下发生可遗传的变化，主要包括DNA的甲基化和组蛋白修饰两类[15]。而在全基因组水平进行基因调控机制的研究，就是表观遗传组学（epigenomics）。研究方法包括全基因组DNA甲基化测序和染色质免疫共沉淀测序等。表观遗传组学在肾脏疾病中的应用才刚刚起步，主要受限于其细胞类型依赖性的特性，即不同类型的细胞在相同环境刺激下可能有完全不同的DNA甲基化和组蛋白修饰状态。利用表观遗传组学方法，Ko YA[16]等发现促纤维化关键基因的增强子编码区的胞嘧啶甲基化异常参与了慢性肾脏疾病的进展。而Bechtel W[17]等则发现甲基化转移酶Dnmt1介导的RASAL1基因超甲基化修饰，与成纤维细胞持续活化和促纤维化密切相关。

（三）转录组学

转录组学（transcriptomics）是一门在整体水平上研究一定条件下，细胞、组织或生命体中所有基因转录及转录调控规律的学科。转录组学的研究对象包括mRNA和非编码RNA等。mRNA主要行使遗传信息从DNA向蛋白质专递的作用，而非编码RNA则起到调控基因表达的功能。目前，高通量深度RNA测序技术已逐步取代微列阵技术成为转录组学研究的主要方法。通过转录组学研究，不仅可能筛选出与疾病密切相关的RNA，作为疾病诊断、判断预后及评估治疗效果的生物标志物；而且可以作为治疗疾病的直接靶点，进行干预。因此，转录组学是目前系统生物学研究中的热点。在肾脏疾病研究中，利用激光显微切割捕获的肾小球和肾小管细胞群为标本，筛查疾病相关mRNA的转录组学研究，已在糖尿病肾病[18]，FSGS[19]及狼疮性肾炎[20]等研究中开展。近年来，转录组中的小分子非编码RNA在肾脏疾病中的研究也屡见报道[21-23]。而作为转录组学研究的新星，长链非编码RNA在肾脏疾病中的研究值得肾脏科研工作者密切关注与参与[24]。

（四）蛋白组学

蛋白质组学（proteomics）广义上讲是对生命体在整个生命周期内所拥有的全部蛋白质的结构和功能的研究。现阶段，主要是针对特定细胞、组织或者体液在特定刺激下所拥有的全部蛋白质的研究[25]。蛋白质组学在系统生物学研究中最为复杂，因蛋白质的表达量、细胞定位、修饰程度以及和其他蛋白的相互作用都影响着细胞的生理状态和功能。蛋白质组学的关键研究方法包括X-射线晶体衍射、双向凝胶电泳、质谱分析及核磁共振波谱技术等。在肾脏疾病研究方面，研究对象主要是肾组织和尿液蛋白[26,27]。血液因其富含大量非靶标蛋白，较少用于检测。目前，尿液蛋白因其无创性、便于收集以及蛋白低丰度易于检测，成为蛋白质组学在肾脏疾病研究中的首选对象。肾病科研工作者致力于在尿液蛋白中筛选出能够早期诊断肾损伤的新型生物标志物，以及能够揭示肾损伤机制的蛋白质[28-30]。目前，尿液蛋白的收集储存方法，影响标本质量，直接干扰蛋白质组学分析的准确性，这是限制尿蛋白质组学研究的主要障碍。

（五）代谢组学

代谢组学（metabolomics）是针对生物系统生命活动中所产生的所有小分子代谢物（分子量小于1 000道尔顿）集合的系统研究，主要目标是定量生物系统在病理生理变化、外界刺激下或本身基因突变引起的代谢物水平的多元动态反应。代谢组学的主要研究方法有电泳、液相色谱、核磁共振波谱技术及质谱分析等[31]。在肾脏疾病研究方面，代谢组学研究在近几年刚刚兴起，研究对象主要是血液、尿液和肾组织中的代谢产物，研究目的主要是筛选能早期准确反映肾损伤的生物标志物[32]，可看做是肾脏蛋白质组学的有力补充和拓展。例如，Sharma[33]研究发现，通过尿液代谢组学研究，可以获得新型的、可靠的糖尿病并发症生物标志物。

（六）计算机技术

人工无法正确处理由各组学研究所产生的巨大信息，必须依靠合理的统计学和强大的计算机才能完成。分析策略一般是先将表达相近和生物功能相关的基因和蛋白分群，再分析各基因簇和蛋白簇之间的相关性，最后将各基因簇和蛋白簇的变化与细胞或组织器官的病理生理变化相联系[34]。采用例如信息理论为基础的方法，有助于各组学研究构建细胞内各分子网路模型[35]。而利用显微计算机断层扫描技术，可以三维重建肾单位模型[36,37]。日后目标是将形态学变化、生理功能及细胞内分子网络整合分析。总之，强大的计算机技术和统计学方法是系统生物学研究必不可少的工具和内容。

三、总结及展望

系统生物学作为一门新兴学科在肾脏疾病方面的研究方兴未艾。各组学研究在今后一段时间内依然是肾脏病系统生物学研究的主要内容。目前虽然我们仅能将组学研究成果和少数临床参数相整合分析，尚不具备系统分析能力[38]。但是随着科学技术的发展，各组学知识的不断丰富，整合分析各组学能力的不断提高，终将使构建模拟肾脏疾病模型成为可能，解决预防、诊断及治疗肾病药物[39]的开发的问题，为人类的医疗卫生事业提供帮助。

（刘华锋　蓝辉耀）

参考文献

1. PROKOP A, CSUKAS B. Systems Biology: integrative biology and simulation tools. Dordrecht: Springer Publishing Company, 2013:6-7.

2. IDEKER T, GALITSKI T, HOOD L. A new approach to decoding life: systems biology. Annu Rev Genomics Hum Genet, 2001, 2: 343-72.

3. KITANO H. Systems biology: a brief overview. Science, 2002, 295(5560): 1662-1664.

4. KITANO H. Computational systems biology. Nature, 2002, 420(6912): 206-210.

5. BERTALANFFY LV. General System theory: Foundations, Development, Applications. New York: George Braziller Inc, 1956: 10.

6. MESAROVIC MD. Systems Theory and Biology. Berlin: Springer, 1968.

7. HOOD L, HEATH JR, PHELPS ME, et al. Systems biology and new technologies enable predictive and preventative medicine. Science, 2004, 306(5696):640-643.

8. 刘志红, 黎磊石. 系统生物学—推动肾脏病临床研究的新动力. 肾脏病与透析肾移植杂志, 2005, 14(1): 1-3.

9. HE JC, CHUANG PY, MA'AYAN A, et al. Systems biology of kidney diseases. Kidney Int, 2012, 81(1):22-39.

10. JIANG S, CHUANG PY, LIU ZH, et al. The primary glomerulonephritides: a systems biology approach. Nat Rev Nephrol, 2013, 9(9):500-512.

11. HILDEBRANDT F. Genetic kidney diseases. The Lancet, 2010, 375(9722): 1287-1295.

12. YU XQ, LI M, ZHANG H, et al. A genome-wide association study in Han Chinese identifies multiple susceptibility loci for IgA nephropathy. Nat Genet, 2011, 44(2):178-182.

13. KAO WH, KLAG MJ, MEONI LA, et al. MYH9 is associated with nondiabetic end-stage renal disease in African Americans. Nat Genet, 2008, 40: 1185-1192.

14. MELE C, IATROPOULOS P, DONADELLI R, et al. MYO1E mutations and childhood familial focal segmental glomerulosclerosis. N Engl J Med, 2011, 365(4): 295-306.

15. DWIVEDI RS, HERMAN JG, MCCAFFREY TA, et al. Beyond genetics: epigenetic code in chronic kidney disease. Kidney Int, 2011, 79(1): 23-32.

16. KO YA, MOHTAT D, SUZUKI M, et al. Cytosine methylation changes in enhancer regions of core pro-fibrotic genes characterize kidney fibrosis development. Genome Biol, 2013, 14(10): R108.

17. BECHTEL W, MCGOOHAN S, ZEISBERG EM, et al. Methylation determines fibroblast activation and fibrogenesis in the kidney. Nat Med, 2010, 16(5): 544-550.

18. MARTINI S, EICHINGER F, NAIR V, et al. Defining human diabetic nephropathy on the molecular level: integration of transcriptomic profiles with biological knowledge. Rev Endocr Metab Disord, 2008, 9(4): 267-274.

19. BERTHIER CC, ZHANG H, SCHIN M, et al. Enhanced expression of Janus kinase-signal transducer and activator of transcription pathway members in human diabetic nephropathy. Diabetes, 2009, 58(2): 469-477.

20. HODGIN JB, BORCZUK AC, NASR SH, et al. A molecular profile of focal segmental glomerulosclerosis from formalin-fixed, paraffin-embedded tissue. Am J Pathol, 2010, 177(4): 1674-1686.

21. CHUNG AC, HUANG XR, MENG X, et al. miR-192 mediates TGF-beta/Smad3-driven renal fibrosis. J Am Soc Nephrol, 2010, 21(18): 1317-1325.

22. HO J, NG KH, ROSEN S, et al. Podocyte-specific loss of functional microRNAs leads to rapid glomerular and tubular injury. J Am Soc Nephrol, 2008, 19(11): 2069-2075.

23. GODWIN JG, GE X, STEPHAN K, et al. Identification of a microRNA signature of renal ischemia reperfusion injury. Proc Natl Acad Sci U S A, 2010, 107(32): 14339-14344.

24. ZHOU Q, CHUNG AC, HUANG XR, et al. Identification of novel long noncoding RNAs associated with TGF-β/Smad3-mediated renal inflammation and fibrosis by RNA sequencing. Am J Pathol, 2014, 184(2):409-417.

25. 吕杨, 谢院生, 陈香美. 蛋白质组学在肾小球疾病研究中的应用. 中国中西医结合肾病杂志, 2010, 24(4): 597-601.

26. YAMAMOTO T. Proteomics database in chronic kidney disease. Adv Chronic Kidney Dis, 2010, 17(6): 487-492.

27. MAGNI F, SARTO C, VALSECCHI C, et al. Expanding the proteome two-dimensional gel electrophoresis reference map of human renal cortex by peptide mass fingerprinting. Proteomics, 2005, 5(3): 816-825.

28. PIEPER R, GATLIN CL, MCGRATH AM, et al. Characterization of the human urinary proteome: a method for high-resolution display of urinary proteins on two-dimensional electrophoresis gels with a yield of nearly 1400 distinct protein spots. Proteomics, 2004, 4(4): 1159-1174.

29. ROSSING K, MISCHAK H, DAKNA M, et al. Urinary proteomics in diabetes and CKD. J Am Soc Nephrol, 2008, 19(7): 1283-1290.

30. HAUBITZ M, WITTKE S, WEISSINGER EM, et al. Urine protein patterns can serve as diagnostic tools in patients with IgA nephropathy. Kidney Int, 2005, 67(6): 2313-2320.

31. WEISS RH, KIM K. Metabolomics in the study of kidney diseases. Nat Rev Nephrol, 2011, 8(1): 22-33.

32. HIRAYAMA A, NAKASHIMA E, SUGIMOTO M, et al. Metabolic profiling reveals new serum biomarkers for differentiating diabetic nephropathy. Anal Bioanal Chem, 2012, 404(10): 3101-3109.

33. SHARMA K, KARL B, MATHEW AV, et al. Metabolomics reveals signature of mitochondrial dysfunction in diabetic kidney disease. J Am Soc Nephrol, 2013, 24(11): 1901-1912.

34. PETERSON KS, HUANG JF, ZHU J, et al. Characterization of heterogeneity in the molecular pathogenesis of lupus nephritis from transcriptional profiles of laser-captured glomeruli. J Clin Invest, 2004, 113(12): 1722-1733.

35. MARGOLIN AA, NEMENMAN I, BASSO K, et al. ARACNE: an algorithm for the reconstruction of gene regulatory networks in a mammalian cellular context. BMC Bioinformatics, 2006, 7(Suppl 1): S7.

36. ZHAI XY, THOMSEN JS, BIRN H, et al. Three-dimensional reconstruction of the mouse nephron. J Am Soc Nephrol, 2006, 17(1): 77-88.

37. NEAL CR, CROOK H, BELL E, et al. Three-dimensional reconstruction of glomeruli by electron microscopy reveals a distinct restrictive urinary subpodocyte space. J Am Soc Nephrol, 2005, 16(5): 1223-1235.

38. SONG X, DI GIOVANNI V, HE N, et al. Systems biology of autosomal dominant polycystic kidney disease

(ADPKD): computational identification of gene expression pathways and integrated regulatory networks. Hum Mol Genet, 2009, 18(13): 2328-2343.

39. LEWIS EJ, HUNSICKER LG, BAIN RP, et al. The effect of angiotensin converting-enzyme inhibition on diabetic nephropathy. The Collaborative Study Group. N Engl J Med, 1993, 329(20): 1456-1462.

第三篇

肾脏疾病的
遗传学基础

第一章
临床遗传学基础及基本概念

一、人类染色体结构

染色体（chromosome）是遗传物质（基因）的载体，主要由核酸（主要是脱氧核糖核酸，DNA）和蛋白质（组蛋白和非组蛋白）组成（图3-1-0-1A）。人类染色体可以在特定的细胞周期（主要是中期）经特殊染色用显微镜看见（图3-1-0-1B）。人类体细胞的染色体数目为23对；含两个染色体组（二倍体），前1～22对为男女所共有，称为常染色体；另外一对为决定性别的染色体，称为性染色体；男性为XY，女性为XX。这些成对的染色体，一条来自父亲，一条来自母亲。典型中期染色体由两条姐妹染色单体组成，借着丝粒（centromere）连接，分为短臂（用p表示，"perit"）和长臂（用q表示，因字母表顺序紧接p）。位于染色体末端的端粒（telomere），在维持染色体结构稳定性上有重要作用，并与体细胞老化有关。染色体显带技术有助于识别染色体及其结构，区带顺序根据着丝粒到两臂末端依次确定（图3-1-0-1C）。根据人类细胞遗传学命名的国际体制（ISCN）的规定，依次书写染色体号、臂符号、区符号、带符号，比如6q21。根据1971年巴黎会议共识，阿拉伯数字代表全部染色体数，紧接性染色体组成，如果染色体增加用"+"表示；如果染色体缺失用"−"表示；比如，一例女性唐氏综合征（21三体）可表示为47，XX+21（图3-1-0-1B）。相互易位用"t"表示，其后圆括号内包含受累的染色体数和臂，比如t(13p;18q)代表13号染色体短臂和18号染色体长臂相互交换了遗传物质。

新生儿染色体异常的发生概率大约是9.2‰，大约50%～60%自发流产。这些染色体异常可以是数量异常也可以是结构异常（表3-1-0-1，图3-1-0-2）。染色体的增加或丢失被称为异倍体（aneuploidy）。常染色体异倍体常导致躯体和/或智力发育缺陷，而性染色体异倍体对疾病表型的危害相对较小。比如，X染色体三体47，XXX（健康人群0.28‰）可增加系统性红斑狼疮（2.5‰）和干燥综合征（2.9‰）的发病风险[1]。

表 3-1-0-1　染色体异常的分类

数量异常（numerical abnormalities）	结构异常（structural abnormalities）
三体（trisomy）	缺失（deletions）
单体（monosomy）	重复（duplications）
多倍体（polyploidy）	倒位（inversions）
	环状染色体（ring chromosomes）
	转座（translocations）
	脆性位点（fragile sites）

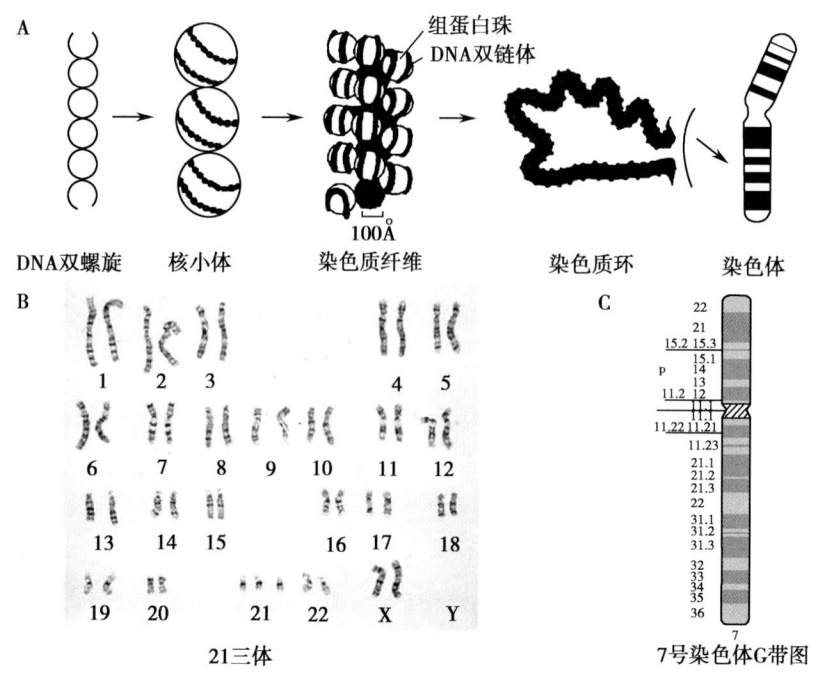

图 3-1-0-1 染色体的结构

A：染色体的组成；
B：显微镜下 21 三体染色体的构成；C：7 号染色体 G 显带图

组蛋白珠
DNA双链体

100Å

DNA双螺旋　核小体　染色质纤维　　染色质环　　染色体

21三体

7号染色体G带图

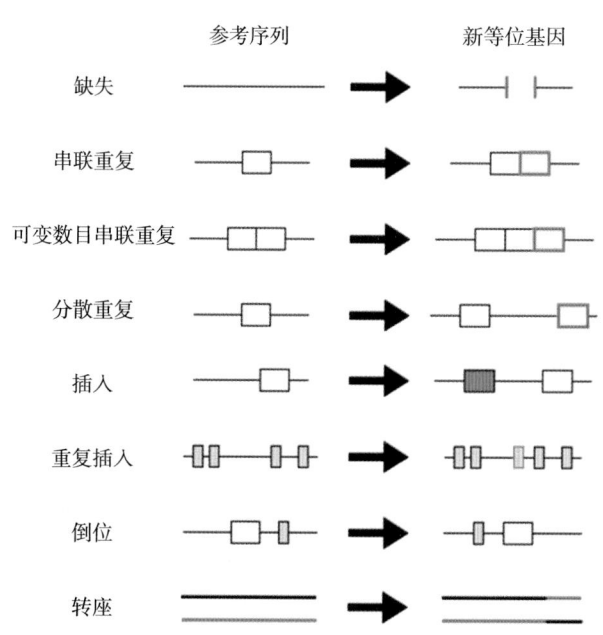

图 3-1-0-2 结构变异示意图

参考序列　新等位基因

缺失

串联重复

可变数目串联重复

分散重复

插入

重复插入

倒位

转座

二、基因及基因突变

基因是遗传信息的基本单位，编码蛋白质或RNA等具有特定功能产物，是染色体或基因组的一段核苷酸序列；包括编码序列（外显子）、编码区前后对于基因表达具有调控功能的序列和单个编码序列间的间隔序列（内含子）。人类基因组大概有30亿对碱基，包括2万～2.5万个蛋白编码基因（protein-coding genes）；其他一些基因编码非编码RNA（non-coding RNAs，比如线粒体RNAs，micro RNAs）和目前未知功能意义转录本（non-coding transcripts）。尽管蛋白编码基因仅占人类基因组的不到1.5%，但是据估测人类基因组大约5%经历负性选择（negative selection）并可能有功能意义；这些非蛋白编码基因可能在基因表达调控中起重要作用；有些非保守序列可能新近在人类出现，仅在人类起重要作用。有多种基因突变改变DNA序列，可导致基因功能改变。据估测遗传性突变的发生率大约是每碱基2×10^{-8}，提示每个人携带有大约120个新发变异。绝大多数位于基因编码区之外或高度保守的序列，并不引起表型改变。

绝大多数的常见突变是单个碱基的替换。转变（transitions），由嘌呤-嘌呤（A→G或G→A）或嘧啶-嘧啶（C→T或T→C）转换，比颠倒转变（transversions），由嘌呤-嘧啶，或嘧啶-嘌呤转换常见。由于CpG岛甲基胞嘧啶脱氨基形成胸腺嘧啶脱氧核苷，C→T转变是人类基因组最常见的突变形式。由于基因编码的冗余性，基因编码区碱基序列的改变，可能不引起编码蛋白序列改变而没有功能意义，但也可能导致转录RNA表达差异而引起蛋白表达改变，或蛋白复合体折叠时机改变，或者引起剪切位点改变。

三、单基因遗传病（孟德尔遗传病）

人们对"有其父必有其子"的认知已有近万年历史，但是原因并不清楚，直到150年前孟德尔对豌豆的研究（1866年）才为遗传传递的机制奠定了基础。由单个基因缺陷导致的单基因病，又被称为"孟德尔疾病"，可表现为常染色体遗传或性染色体遗传模式。

在常染色体显性遗传疾病（autosomal dominant inheritance，AD），患者常表现为杂合子，其后代有50%的机会患病，且与性别无关（表3-1-0-2，图3-1-0-3）。这类疾病比如常染色体显性多囊肾病（autosomal dominant polycystic kidney disease）[2-5]、结节性硬化（tuberous sclerosis）、强制性肌营养不良（myotonic dystrophy）。

在常染色体隐性遗传病（autosomal recessive inheritance，AR）中，患者常常是纯合子（携带两拷贝异常基因或基因完全缺失）；患者父母都是杂合子；子代将有50%概率是健康携带者，25%

表 3-1-0-2　常染色体显性遗传特点

常染色体显性遗传特点
连续几代患病
代代传递（一代传下一代）
遗传与性别无关（男女均可发病，且机会和严重性相等）
患者本身就是杂合子，当其与正常人结婚时，子代患病与不患病的机会均为50%
患者的父母至少有一个人患病，一般双亲无病，子女不会得病
部分存在差异表达（患者之间临床表现差异）和不完全外显（携带者不显示性状）

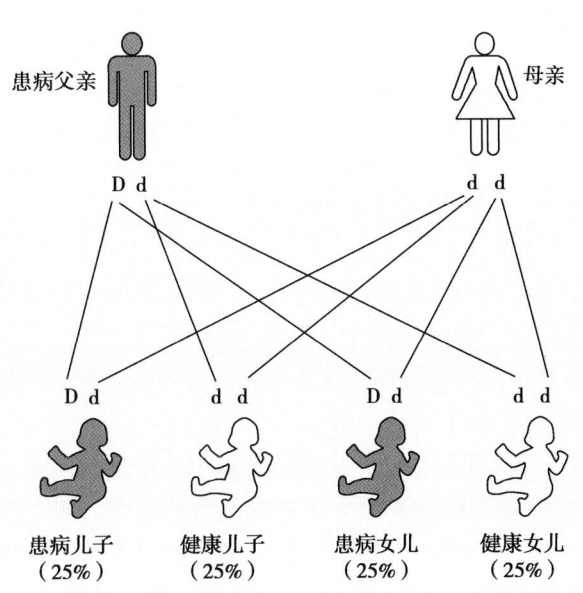

图 3-1-0-3　常染色体显性遗传分离现象

359

概率患者，25%概率完全正常（表3-1-0-3、图3-1-0-4）。常染色体隐性遗传病多表现严重，多见于代谢或复杂发育异常综合征。比如常染色体隐性遗传多囊肾病、Bardet-Biedl综合征和囊性纤维化。

表 3-1-0-3　常染色体隐性遗传特点

常染色体隐性遗传特点
父母无病的家系中常常只累及一代
往往隔代遗传，常出现散发病人
遗传与性别无关（男女均可发病，且机会和严重性相等）
父母均是健康携带者，子代患病风险是 25%
在特定人群更为多见，比如镰状细胞贫血、先天性芬兰型肾病综合征
近亲婚配发病风险增加

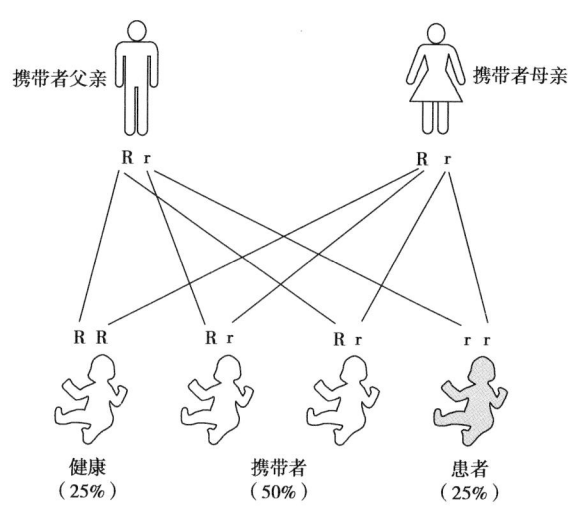

图 3-1-0-4　常染色体隐性遗传分离现象

在X连锁隐性遗传病中，遗传性状由X染色体决定，疾病由女性健康携带者传给男性患儿，并只在男性出现（表3-1-0-4，图3-1-0-5）。只有极少的情况可见女性患病，主要由于"非随机X染色体失活，skewed X-inactivation"或X染色体结构异常。许多X连锁隐性遗传病都非常严重甚至致命，因此患儿多不能存活至生育年龄。

表 3-1-0-4　常染色体隐性遗传特点

X连锁隐性遗传特点
通常只有男性患病
母系遗传
没有男传男现象
隔代遗传：患者的女儿都是携带者，儿子都不患病

在X连锁显性遗传疾病中，遗传性状由X染色体决定，可见于女性杂合子以及男性纯合子（表3-1-0-5）；比如维生素D抵抗软骨病。

Y连锁遗传病，由Y染色体决定，仅见于父传子；比如毛耳显示此种遗传模式。

值得注意的是，某些遗传疾病表型并不是表现出上述这些典型的遗传方式。比如，不完全外显，指的是携带有突变型基因型的个体并不表现出疾病；其原因可能包括特定环境暴露（比如感染、营养素缺乏）促进带有突变型基因型的个体发病；可能存在其他修饰基因（genetic modifiers）

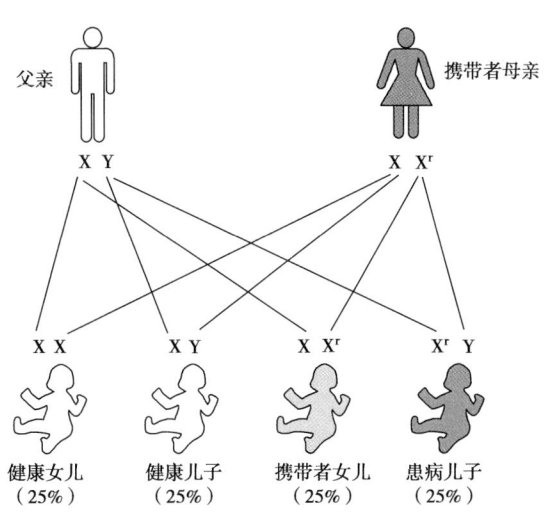

图 3-1-0-5　X 连锁隐性遗传分离现象

表 3-1-0-5　常染色体显性遗传特点

X 连锁显性遗传特点
多代传递
男女均可患病，但女性更多见
男性患者表型更重
没有男传男现象
男性患者的所有女儿都患病
女性患者的儿女中一半患病

保护个体发病；以及疾病还可能与年龄相关。存在年龄依赖性外显性的孟德尔疾病比如多囊肾病导致的终末期肾病、BRCA1 突变导致的乳腺癌等。遗传模式也可能由于拟表型（phenocopies）不服从孟德尔定律，家系里可能有个体患病但不携带突变，这增加了在人群中对复杂性疾病基因定位的困难。而携带有突变的患者也可能由于差异表达（variable expressivity）显示出不同的表型，比如 CFTR 基因突变导致肺囊性纤维化，但是有些有此基因突变的男性表现出先天性输精管缺如而没有肺病；再比如，有多囊肾病基因突变的部分患者颅内动脉瘤发病风险增高。

四、多基因复杂性疾病

绝大多数常见病都是多基因病或复杂性疾病，多个基因和环境相互作用导致疾病发生。临床常见的疾病都属于此类疾病，比如终末期肾脏病（ESRD）、高血压、糖尿病、脂代谢紊乱、肥胖、哮喘、自闭症、精神分裂症等。遗传参与疾病易感性的证据有很多：比如同卵双生子（100% 基因同源）比异卵双生子（50% 基因同源）更容易患同种疾病；患者亲属比一般人群发病率更高（家族聚集现象）；人群发病率差异等。这些疾病的分离现象常不显示经典孟德尔遗传方式；也很难估测遗传导致疾病风险的百分比，难以推算有多少基因参与发病以及单个基因的致病效应的大小。由于复杂性疾病的异质性、多基因遗传的差异性和单个基因贡献的微效性等原因，自 1918 年 Fisher 首次提出"多基因遗传"的概念至今，虽然已过去近百年时间，但是长期以来探索复杂性疾病遗传基础的工作十分艰辛。直至近十年，随着人类基因组序列、基因分型技术、遗传统计和遗传研究队列的建立和不断完善，复杂性疾病遗传背景的研究才逐渐获得长足的发展和实质性进步。迄今为止，已发现近千个与复杂性疾病具有可靠关联的遗传变异，这为我们认识复杂性疾病遗传构型（genetic architecture）提供了重要线索。

第二章
分子遗传学常用技术及研究策略

一、分子遗传学常用技术

分子遗传学检测技术的发展促进了人类疾病遗传学研究的快速进步。在低通量研究技术的时代，疾病致病基因常仅能定位到某个染色体或某个染色体区段，而近年高通量技术的出现使得我们可能发现致病基因。

限制性核酸内切酶由细菌产生，可以识别特定的回文序列，高度特异性地剪切外源双链DNA分子，由于限制性核酸内切酶的识别部位可以有一个或者多个核苷酸变异，这种变异导致内切酶不能识别，酶切分析就会产生不同长度的片段，被称为限制性片段长度多态性（restriction fragment length polymorphism，RFLP）。因此限制性片段长度多态性研究用于DNA基因组物理图谱的组建、基因的定位和基因分离、DNA分子碱基序列分析、比较相关的DNA分子和遗传工程等。聚合酶链反应（polymerase chain reaction，PCR）根据双链DNA变性与复性和分子杂交原理设计，可将微量DNA大量扩增。通过变性—退火—延伸，在2小时左右可将目的片段扩增百万倍。分子杂交（molecular hybridization）指的是具有互补核苷酸序列的两条单链核苷酸分子片段，在适当条件下，通过氢键结合，形成双链杂交分子（DNA-DNA，DNA-RNA，RNA-RNA）。核酸杂交技术可用来检验缺失、插入，比较DNA之间的同源性。Southern blot将凝胶上的DNA片段转移到硝酸纤维素膜上进行印记杂交；Northern blot将RNA变性后转移到纤维素膜上进行杂交，一般以cDNA为探针，检测细胞总RNA中某特定mRNA的存在。基因克隆是20世纪70年代发展起来的一项具有革命性的研究技术，可概括为：分、切、接、转、筛，最终目的在于通过相应技术手段，将目的基因导入寄主细胞，在宿主细胞内目的基因被大量的复制。上述分子生物学技术及其联合应用在早期分子遗传学研究中发挥了巨大的作用。

基因分型的技术包括用于全基因组关联分析（genome wide association study，GWAS）的系统（数十万 ~ 数百万SNPs），如：Affymetrix GeneChip；Illumina Infinium Beadchips，Perlegen，Invader等，还有一些常用于验证（validation）、重复（replication）、连锁分析（linkage analysis）、候选基因分析（candidate gene approaches）的系统（1万 ~ 10万SNP）。Affymetrix和Illumina芯片是GWAS中使用最多的平台，所能提供的SNP密度最高，例如Illumina Human 1M芯片可以覆盖大约CEU(欧洲人群）93%，CHB+JPT（亚洲人群）92%和YRI（非洲人群）68%的常见SNPs信息。Molecular Inversion Probes（MIP，Affymetrix），iPlex Assays on the MassARRAY Platform（Sequenom），The Centaurus Assay（Nanogen），SNPlex（Applied Biosystems），Goldengate and Infinium Assays（Illumina），The TaqMan Assay and the OpenArray System（Applied Biosystems），SNPstream（Beckman Coulter）是现在最常见的用于重复或者验证的技术。其他的还包括Dynamic Allele Specific Hybridization（DASH），Molecular Beacons，Primer Extension followed by MALDI-TOF，Pyrosequencing和KASPar等。另外，拷贝数变异（CNVs）也可以通过高密度的SNP芯片检测。在未来，有必要进一步降低

成本并提高样本输出。从十年一份"人类基因组计划"草图到2009年一年十份基因组图谱，这是新一代DNA测序技术发展的成果。"人类基因组计划"经过美、英、法、德、日和中国等多国科研人员合作，总耗资30亿美元，这是第一代DNA测序法，主要有Sanger等（1977）发明的双脱氧链末端终止法和Maxam和Gilbert（1977）发明的化学降解法。第二代测序技术的平台包括Illumina sequencing（Bentley等，2008），454 Life Sciences（Roche）pyrosequencing（Margulies等，2005），Applied Biosystems SOLiD sequencing（Fu等，2008）和cPAL sequencing（Drmanac等，2009）。所有这些新型测序仪都使用了一种新的测序策略——循环芯片测序法（cyclic-array sequencing）。但第二代测序技术可能很快会面临第三代测序技术的挑战，也被称为"下、下一代的测序（next-next-generation sequencing）"，可能包括Oxford Nanopore, Pacific Biosciences和Complete Genomics等，这些方法的单分子读取技术有着更快的数据读取速度，应用潜能也势必超越第二代测序。第二代高通量测序，它们共同的缺点是每条读出的DNA序列太短，大致在35 ~ 250bp之间，使得后续的装配工作困难重重。而三代中如纳米孔（nanopore）和依赖DNA聚合酶内在反应速度的Pacific Biosciences技术都有望实现长序列测序。此外，第三代测序还有两个应用是二代测序所不具备的：直接测RNA的序列和直接测甲基化的DNA序列。究竟哪种技术将成功出现并占主导尚不完全明确，但是肯定的是，以后的测序工作有望可以在普通的实验室进行，成本进一步降低，进而推动人类遗传学和医学的发展。测序技术除了在DNA水平上的进步，它在RNA水平如上所述也推动了遗传学的进步。与以往的方法（建立克隆文库）相比，大范围并行RNA测序（massively parallel sequencing of RNA，RNA-Seq）可以显著增加RNA测序通量并广泛评价转录本丰度。第二代测序技术对cDNA进行直接测序，并发现了大量新的转录本，包括已知基因转录本的亚型，新的编码和非编码基因，进而加深了我们对于调节机制的认识，如转录水平（不同转录起始点的不同亚型）和转录后水平（相同转录起始点的不同剪切形式）。RNA-Seq还为我们提供了非编码转录本的表达模式信息，如长链非编码RNA（long non-coding RNAs，ncRNAs）。

二、致病／易感基因研究策略

鉴定致病基因即鉴定一个性状的遗传基础。位置克隆是最典型的方法，首先，通过与遗传标记的连锁分析分析得出大致的候选区域；然后，对候选区域的所有基因进行分析和突变扫描，初步功能分析，在模式生物建立疾病模型；最后，阐明疾病发病机制。

1. 连锁分析（linkage analysis） 使用连锁分析策略，致病基因被定位在与其相邻某一座位的相同染色体上，这些座位被称为"连锁（linked）"。利用多态性标记（polymorphic DNA markers），在一个家系的多个成员中进行分型，追踪遗传标记在家系中传递的情况，直到这个标记与疾病共分离（co-segregation）。如果一个已知染色体定位的遗传标记在多个疾病家系中存在分离现象，就可以发现致病基因。

连锁分析依赖于减数分裂中同源染色体回交（cross over）或重组（recombination）的频率。遗传标记与致病基因越靠近，他们在减数分裂中分开的可能性越低（连锁），如果在往下一代传递的过程中，这两个位点之间发生交换，就导致两个位点之间发生重组。重组率（recombination fraction）指发生交换的概率，用θ来表示。连锁分析的目的是估计标记位点与致病位点间的重组率，从而判断致病位点的可能位置。两个标记连锁可能性常通过LOD值（对数优势比）估算，计算时需要疾病遗传模式，遗传标记的频率及其在染色体上的位置等信息。根据两个非此即彼的假设，计算数据的整体或然性，以确定两个基因座或是按一定的重组率而相互连锁的可能性或是互不连锁的可能性；这两种可能性之比，是基因座实际上为连锁的可能性；这个比率的10作底的对数就是对数优势比。为了确定两对基因之间是否存在连锁，一般要求或然比大于1 000：1，即LOD>3；而要否定连锁存在，则要求或然比小于1：100，即LOD<-2。通常判定连锁关系是以LOD值大小为依据。LOD值为0，意味着连锁假设与不连锁假设的可能性相等；LOD值为正值，有利于连锁；LOD值为负值，表示有一定重组率的连锁。LOD=+3时，连锁的概率为95%；-2和+3之间

不显著。但对全基因组范围连锁分析，LOD值为3相当于显著性水平为0.09，Lander与Kruglyak认为在全基因组范围显著性要达到0.05，则参数连锁分析LOD=3.3作为域值，而受累同胞对研究显著连锁的域值是3.6，而非常显著则LOD>5.4（对应p值$3 \times 10^{-7} \sim 2 \times 10^{-5}$）[6,7]。

然而，连锁分析研究方法在很多情况下很难寻找足够数目的疾病家系提供统计学效能（statistical power）以保证分析。通常的解决方法是对小家系进行扩展分析，对于一些相对隔离的群体而言，这是一个有效的解决方法。此外，这种策略在孟德尔遗传病（单基因病）的基因定位中比较成功（如：多囊肾病），但是对于复杂性疾病（如：IgA肾病）的遗传背景进行研究还受到很多的限制。IgA肾病可以表现为家族聚集性[8,9]，对家族性IgA肾病的研究发现，其遗传方式可表现为不完全外显的常染色体显性遗传[10]，提示可能存在影响IgA肾病易感性的主效基因。因此，Gharavi等进一步对30个IgA肾病家系进行全基因组扫描，显示60%家系中IgA肾病患者与6q22-23一个6.5cM的区间呈强的连锁关系，该区域被命名为IGAN1[11]。后来通过家系连锁分析的方式还发现一些连锁区域，如4q22.1-31.21、7q33-36.3[12]、2q36等[13]。但是，迄今为止对这些染色体区域进行分析均没有找到明确的致病基因。以下几个方面的原因可能部分解释目前的结果：首先，IgA肾病的诊断需要经过肾脏活检来确诊，导致表型确认困难；同时，IgA肾病是高度异质性疾病，在不同的家系中可能有不同的基因起主要作用；家系的收集困难，导致统计学效能不足；而增加家系的数量又将增加异质性；实验数据本身的可靠性等，这些均严重限制了复杂性疾病基于家系为基础的连锁分析。

2. 候选基因研究（candidate gene studies） 由于人类基因组序列数据库的建立，一旦一个疾病相关的染色体得到定位，位于相关区域内及附近的基因就可以进行作为候选基因进行分析，确认基因突变就可以有助于致病基因的确认，这是"定位候选基因（positional candidate gene）"的策略。与此类似，基于疾病可能的发病机制，通过检索基因数据库，寻找那些可能参与疾病重要生理病理环节的基因进行分析是另外一种研究策略。除此以外，人类疾病可能会在其他物种有相似的表型，可能会提示一些其他的候选基因。

候选基因关联分析的目的是分析一个或者多个多态性位点与某种性状的联系，这种性状可以是连续的数量性状（continuous traits），也可以是离散的质量性状或者疾病状态（dichromous traits）[14]。连锁分析对一个中等作用强度基因的定位效力低于关联分析，并且同样定位一个基因，尤其是基因型相对危险度低时，关联分析需要的样本数量要少得多，因而其可行性也就相应要高，既可以在家系也可以在散发群体样本中开展。当分析显示一个多态性位点与一种疾病存在关联时，可能是以下几种可能性：① 直接关联（direction association），该多态性位点就是致病位点；② 间接关联（indirection association），该多态性位点不是致病位点，但与邻近的致病位点连锁；③ 混杂关联（confounded association），这种关联是由于其他一些混杂因素所致。关联分析显然需要努力排除所有混杂因素的影响，寻找真正的致病性变异位点。

候选基因关联分析在过去的几十年里是人类复杂性疾病遗传学研究的主要策略，其也将继续发挥重要的作用。但是，由于早期候选基因病例对照关联分析常常存在样本量不大导致的统计学效能不足（insufficient statistical power）、病例-对照不匹配（matching）、阳性结果发表偏倚（publication bias）等问题，如果没有得到广泛多重验证（multiple replications），这些结果都应该谨慎看待。另外，候选基因的策略常常基于一种看起来合理的假设，但是假设合理性不能抹煞了强烈并可重复的统计学证据。

3. 全基因组关联分析（genome-wide association study，GWAS） 全基因组关联分析（GWAS），是近10余年出现的一种新的手段，和候选基因关联分析一样，其基本原理基于关联分析的研究策略。GWAS的特点是其不依赖于任何前提假设和生物学意义，而是基于全基因组分析水平对数百万个假设同时考虑[15-17]。

目前绝大多数的GWAS研究主要集中在单核苷酸多态性（single-nucleotide polymorphisms，SNPs）[18]。2001年人类基因组计划初步完成，报道了人类基因组中数量最多的遗传变异是单核苷酸多态性（single nucleotide polymorphisms，SNPs），在两个同源染色体之间大约每 1 ~ 2kb 就会出现一个 SNP。随后，在对测序结果的分析中发现，相邻 SNPs 的等位基因（allele）相互关联，也就是说他们紧密连锁（linkage disequilibrium，LD），形成了一定数目的单倍型（haplotype）。在人类，LD 并不随距离逐渐衰减，而是形成单倍型块（haplotype block），不被减数分裂重组所打破。这些观察进而促进了国际人类基因组单体型图计划（The International HapMap Project，2003）的开展。如果单倍型里存在与疾病相关联的致病性遗传变异，那么选择标签 SNP（'tag' SNP，tSNP）以代表单倍型就可以捕捉到具有致病意义的遗传变异，即遗传学间接关联分析。因此，在全基因组水平上选择一定数目的 tSNP，就成为了全基因组关联分析（The genome-wide association study，GWAS）的基础。据估测人类有大约 100 万个常见 SNPs（次等位基因频率>5%）以单倍型的方式遗传，而基因分型、测序技术、遗传统计学的进步，促进了 GWAS 的迅速发展。即便早期对 GWAS 质疑不断，但是，已经证明它是一种有效发现疾病易感基因的始动发现研究手段（discovery-driven approach）。GWAS 有可能发现既往从未认识的疾病发病机制，或者揭示非基因区域的遗传效应。比如，北京大学第一医院参与的 IgA 肾病的国际 GWAS 研究发现了十多个 IgA 肾病易感基因座位，这些基因座位包括参与抗原提呈（*MHC*）、补体系统的调节（*CFHR1/3* 及 *ITGAM-ITGAX*）、IgA 分子产生的调控（*TNFSF13* 和 *LIF/OSM*）、固有免疫的调节（*DEFA*，*CARD9*，*ITGAM-ITGAX*，和 *VAV3*）等病生理过程的多种基因[19,20]，并且发现危险型等位基因总和与发病年龄负相关、与人群患病率及进展至 ESRD 正相关[21,22]，为进一步深化 IgA 肾病发病机制、预测疾病发病风险及预后评估提供了重要线索。

GWAS 可以采取多种设计，包括家系研究[23]，病例-对照研究，队列研究，临床试验研究等。GWAS 研究多采取分层设计策略，在 GWAS 研究中发现的一组 SNP（发现研究）在其他人群进行独立验证（验证研究），最终产生更少的一组疾病关联 SNP，以降低假阳性。在数据整合的过程中，严格的质控更加重要[24]。迄今为止，已经有针对约 500 个表型或者疾病的近千个人类 GWAS 研究发表，已发现近千个与疾病相关联的 SNPs（$p<1 \times 10^{-8}$）并得到独立验证，而且这一数量还在不断增长。但是，绝大多数这些已发现的疾病关联 SNPs 仅有微弱的效应（OR 1.1 ~ 1.5），可解释的遗传率（heritability）也并不高[25]。另外，发现的关联信号并不一定代表致病性变异（causal variants）的所在。于是，有人假设致病性变异可能存在不明显的调节效应，即 eQTLs（expression quantitative trait loci）假设，其含义是基因表达水平的差异是可遗传的，这种复杂数量性状受某些特定的染色体座位控制；eQTL 可以分为顺式作用 eQTL 和反式作用 eQTL，顺式作用 eQTL 就是某个基因的 eQTL 定位到该基因所在的基因组区域，表明可能是该基因本身的差别引起 mRNA 水平的差别，反式作用就是 eQTL 定位到其他基因组区域，表明其他基因的差别控制该基因 mRNA 水平的差异。在这样的假设下，全基因组范围的基因表达在多种组织得到分析，已经发现多个影响基因表达的多态性（eSNPs），也进一步扩大了候选基因的数量并更新了疾病发病遗传机制的认识。

除此以外，以上已开展的 GWAS 和 eQTL 分析基于的理论前提多是常见病/常见变异假设（common disease/common variant，CDCV hypothesis），由于 HapMap 主要关注常见的 SNPs，故不能提供少见 SNPs（rare SNPs，MAF<0.05）的信息，同时基因组结构变异包括插入/缺失（insertions/deletions，indels）、转位（inversions）和拷贝数变异（copy number variants，CNVs）的信息也不能直接获得[26]。为发现少见多态性（rare variant，MAF 0.001 ~ 0.05）和拷贝数变异的遗传效应，千人基因组计划随之开展并完成（the 1 000 Genomes Project，1kG Project，2010），促进了评价低频率遗传变异的 GWAS 研究，也发现了一些少见变异赋予疾病发病更高的风险。例如，自闭症、智力缺陷、癫痫和精神分裂症遗传学研究显示存在少见的结构变异影响基因。北京大学第一医院的研究也发现，*CFH* 基因常见遗传多态性通过调控补体 H 因子表达，并协同 *CFHR1* 和 *CFHR3* 基因与 *CFH* 基因编码蛋白的竞争性抑制调控，影响系统补体活化，并最终影响致病 IgA1 分子复合物形成及肾小球沉积的机制[27]。除此之外，*CFHR5* 基因中的少见变异也参与影响 IgA 肾病的发病，通过功能学研究，进一步发现拥有部分少见变异的 CFHR5 蛋白，与 C3b 的结合能力受损，进而影响其对

补体活化的去调控功能[28]。因此，常见病/常见变异假设（CDCV hypothesis）与常见病/少见变异假设（common disease/rare variant，CDRV hypothesis）的争论再次凸显[29-31]。为了捕捉少见变异的疾病关联信号，就有必要对整个基因组进行测序分析而不是仅仅对一组变异进行基因分型。目前已经逐步开展的外显子测序（whole-exome sequencing）和全基因组测序（whole-genome sequencing）已经证明可以发现少见的致病性遗传变异，为疾病的遗传学研究策略提供了非常重要的补充。

第三章
肾脏疾病遗传学研究进展及应用

绝大多数疾病的发病机制目前尚不十分清楚，利用遗传学手段探讨发病机制有其独特价值[32-35]。在过去的30余年中，遗传学领域发现了2 000余个致病基因，这些发现极大革新了我们对疾病发病机制的认识，在肾脏病研究领域亦如此。多囊肾病（polycystic kidney disease）的病理生理机制的进展即是最好的例子[2]。30年前，Reeders利用Southern Blot方法将*PKD1*基因定位于16号染色体[3]，这在当时是非常耗时耗力的工作。随着常染色体显性基因*PKD1*和*PKD2*、常染色体隐性基因*PKHD1*的克隆[4,5,36]，多囊肾病的病理生理学研究得到迅速发展，多囊肾病动物模型随之出现并用来评价治疗。更为重要的是，对于多囊肾病致病基因的不断深入研究，纤毛参与囊肿形成的重要性逐渐得到重视，进而斑马鱼的基因筛查支持纤毛缺陷在囊性疾病中的中心地位（"从鱼到哲学家"——斑马鱼成为重要的研究工具）[37]，为很多疾病的病理生理学研究开拓了思路。利用遗传性疾病的极端表型也促进了复杂性疾病的发病机制认识，比如对先天性肾病综合征基因筛查中对*Nephrin*基因的成功克隆促进了足细胞生理学的进步[38]。除此之外，分子遗传学的进步促进了新的或高效的治疗手段的出现，如Fabry病遗传学研究提示溶酶体储存障碍是其主要的遗传学基础，而使用重组的α-半乳糖苷酶可有效治疗此病[39-41]。因此，随着遗传学研究的进展以及高通量基因检测技术的迅猛发展，肾脏疾病遗传学研究的意义亦将不断彰显。

1. 基因检测有助于明确诊断　对于个体而言，发现一个遗传性疾病的致病性突变/变异有非常重要的价值[42]。比如，临床评价儿童液体丢失的来源常非常困难，对怀疑有Batter综合征的低血压的患儿进行外显子测序并没有发现已知基因突变，却发现*SLC26A3*基因突变，进而明确患儿的病因是先天性氯化物性腹泻（congenital chloride diarrhea）[43]，这是世界上首次将外显子测序用于分子诊断的病。再如，临床上相当一部分儿童和成人的终末期肾脏病（ESRD）病因不清[44,45]，这些患者实际可能有可治疗的少见的遗传性疾病，比如Fabry病、胱氨酸贮积症[40,46]，这时对于部分患儿进行基因检测就有可能改变治疗策略；另一方面，一些即便是肾活检诊断明确的FSGS、IgA肾病、MPGN的患者中，可能存在Ⅳ型胶原的基因突变，应该属于Alport综合征的变异形式[47,48]；而有*PAX2*基因突变（renal-coloboma综合征）的患者临床可表现为FSGS[49]，这些患者并不会从免疫抑制治疗中获益，反而可能出现副作用；这些情况可能代表了*COL4A5*和*PAX2*基因突变的表型扩大（phenotype extension）。随着更多的肾脏病患者进行的基因检测，突变相关的临床表型定义更为清晰，表型扩大将会逐渐得到重视。

2. 基因检测有助于优化治疗　比如，有肾病综合征的患者病因可以是细胞骨架和肾滤过屏障的遗传性结构异常，但是突变基因不同，疾病的起病时间、严重性、病理表现也存在差别[50-52]。在激素抵抗肾病综合征，合并先天畸形的患者95%存在基因突变，小于5岁起病的患者40%存在基因突变，成人起病的患者11%存在基因突变[53]。在一个纳入了1783例激素抵抗肾病综合征的家系研究中[54]，29.5%接受对27个已知致病基因的筛查，研究发现绝大多数病人对激素联合免疫抑制剂治疗无效，这提示早期基因筛查可以避免不恰当的治疗。而一些基因相关疾病表型可得到较好的治疗，比如，同时有激素抵抗肾病综合征和线粒体脑病的患者携带有参与 CoQ10 合成相关基因的突变，简单增加辅酶 Q10 就可以改善治疗[55]。再比如，许多不典型溶血尿毒综合征（atypical hemolytic uremic syndrome）的患者携带补体系统编码基因的突变（如：C3、H 因子、I 因子、MCP 等），导致补体异常激活，这些病人可能将对抑制 C5 的单抗 eculizumab 治疗反应良好[56-63]；而 *DGKE* 基因突变的患者不存在补体调控异常，也对抗补体治疗无效[64-66]。

3. 基因检测有助于评价预后、产前咨询　确定了致病基因和突变的类型可以为患者提供预后信息，确定遗传方式有助于对家族成员的产前咨询（详见下文），对家族成员进行基因检测有助于发现风险评估并选择合适的移植供者[67]。如，Alport 综合征，可以是 X 连锁（COL4A5），也可以是常染色体显性或隐性（COL4A3 和或 COL4A4），并且有较高的新发突变率。新发突变的患者在妊娠中再次生产患儿的可能性较低，但是如果是常染色体显性或隐性遗传，将有 50% 和 25% 的概率导致后代致病，这有利于遗传咨询。突变基因、突变类型不同，患者表现和进展也明显差异[68-70]。

4. 遗传咨询、产前诊断　遗传学研究的一个重要的意义就是在于提供遗传咨询和产前诊断。精确的诊断是遗传咨询的前提。记录遗传信息的标准方式是建立家系图（图 3-3-0-1）。精确计算遗传风险依赖于遗传方式，家系图有助于理解疾病发生和传递的情况，而一定的检测有助于发现携带者（比如在有多囊肾病风险的个体进行双肾超声检查）。绝大多数遗传性疾病都是少见的，反复详细的文献检索及回顾数据库是必需的[71]。由于遗传性疾病的诊断常导致整个家庭的压力，需要与家庭探讨疾病的长期影响，尤其是疾病的自然病程、预后、治疗等，遗传咨询是对有遗传性疾病的家庭提供发病原因、遗传方式、诊断、预后、复发风险、婚育问题等参考的过程，但是由于绝大多数遗传性疾病缺乏特异性治疗使得该过程非常困难。

绝大多数有遗传疾病的家庭都面临生育的问题，这涉及复发风险以及是否产前诊断。产前诊断可以帮助有遗传病的夫妻是否决定怀孕、是否接受宫内治疗、是否终止妊娠；也可能可以帮助一些有低危遗传风险但产前焦虑的孕妇。遗传筛查可能提供突变信息，但是很多时候筛查是阴性结果，尤其绝大多数肾脏发育异常就是如此。目前大约有100余种遗传性疾病可累及肾脏，包括染色体疾病（13三体、18三体、21三体、Turner综合征等）、孟德尔遗传疾病（Alport综合征、多囊肾病、结节性硬化病等）、非孟德尔或发育性异常疾病（Lowe综合征、Prune-Belly综合征、肾缺如、VACTERL综合征等）。

5. 基因治疗　人类遗传学和基因传递、基因编辑技术的进步使得直接调控细胞内基因成为可能。尽管这些技术还没有应用于临床，但是肾脏病动物实验研究以及其他疾病领域临床研究的成果使得基因治疗前景广阔。目前，主要利用病毒或非病毒的载体运送基因调控复合物进入细胞，替代缺陷等位基因、表达正常的基因或抑制致病基因的表达。比如，在器官移植领域，已开始关注体外修饰肾组织促进移植物存活、抑制免疫反应，这可能成为免疫抑制剂使用的有效替代方案。而在肾脏单基因病领域[72]，Alport 综合征和 Fabry 病已有一些相关研究。在 Alport 综合征，有大约 85% 的患者与 X 染色体编码 α5(Ⅳ) 胶原基因突变有关，利用腺病毒将 α5 转运至肾小球细胞核膀胱平滑肌细胞可在治疗 5 周后导致 α5 链沉积[73]。而注射体外注射诱导表达野生型基因的骨髓细胞，可长期恢复 α-Gal A 活性，达到治疗 Fabry 病的效果。在慢性肾炎领域，针对血小板源生长因子（platelet-derived growth factor，PDGF）以及 TGF-β 以调控系膜细胞增生、细胞外基质聚集可能为肾脏纤维化防治带来希望[74]。而需要发挥全身效应的治疗，比如目前依赖于血浆治疗或蛋白的疾病，骨骼肌表达可能是比较好的方式。

肾脏病基因治疗尚不成熟，还需要进一步基因运输/编辑技术的研究，需要寻找可持续、稳定表达器官特异性基因的载体。尽管如此，随着技术的进步、疾病发病机制的进展，基因治疗必将成为一种重要的治疗选择。

6. 伦理问题　遗传学的进步给有遗传风险的人们带来潜在获益。但是，和其他医学学科一样，临床遗传学也面临伦理问题，且越来越突出。比如，就基因诊断而言，它涉及患者及其家属；一部

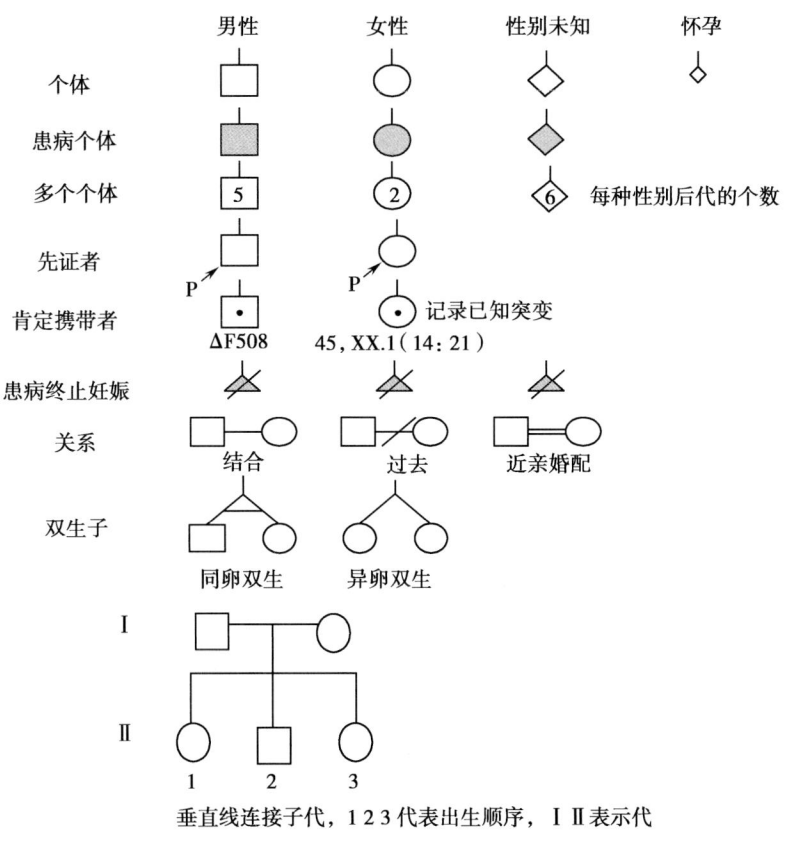

个体

患病个体

多个个体

先证者

肯定携带者 记录已知突变

ΔF508　45,XX.1（14：21）

患病终止妊娠

关系　结合　过去　近亲婚配

双生子　同卵双生　异卵双生

垂直线连接子代，1 2 3 代表出生顺序，ⅠⅡ表示代

图 3-3-0-1　家系图常用符号

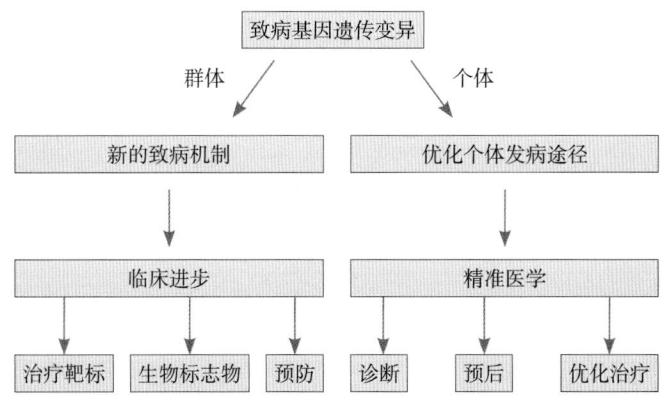

图 3-3-0-2　临床遗传学的重要意义

分人获益的同时，可能会给其他不想接受此信息的人带来困扰。不管患者及其家属持何种态度，保密是研究中重要的问题；任何信息的传递（发表论文、医生交接）都必须经过知情同意。任何检测、治疗都应该获得当事人的自主选择及知情同意；这其中需要提供精准的信息以保证知情有效。

遗传学的研究进展具有重要的临床意义，对于某一个疾病，可以使我们认识疾病的发病机制，指导诊断和治疗；对于某一个个体，可以使我们有可能实现个体化治疗和改善患者的生活质量（图 3-3-0-2）。

（周绪杰　张　宏）

参考文献

1. LIU K, KURIEN BT, ZIMMERMAN SL, et al. X Chromosome Dose and Sex Bias in Autoimmune Diseases: Increased Prevalence of 47, XXX in Systemic Lupus Erythematosus and Sjogren's Syndrome. Arthritis Rheumatol, 2016, 68(5):1290-1300.

2. ONG AC, DEVUYST O, KNEBELMANN B, et al. Autosomal dominant polycystic kidney disease: the changing face of clinical management. Lancet, 2015, 385(9981):1993-2002.

3. REEDERS ST, BREUNING MH, DAVIES KE, et al. A highly polymorphic DNA marker linked to adult polycystic kidney disease on chromosome 16. Nature, 1985, 317(6037):542-544.

4. MOCHIZUKI T, WU G, HAYASHI T, et al. PKD2,a gene for polycystic kidney disease that encodes an integral membrane protein. Science, 1996, 272(5266):1339-1342.

5. HUGHES J, WARD CJ, PERAL B, et al. The polycystic kidney disease 1(PKD1) gene encodes a novel protein with multiple cell recognition domains. Nat Genet, 1995, 10(2):151-160.

6. LANDER E, KRUGLYAK L. Genetic dissection of complex traits: guidelines for interpreting and reporting linkage results. Nat Genet, 1995, 11(3):241-247.

7. WILTSHIRE S, CARDON LR, MCCARTHY MI. Evaluating the results of genomewide linkage scans of complex traits by locus counting. Am J Hum Genet, 2002, 71(5):1175-1182.

8. SABATIER JC, GENIN C, ASSENAT H, et al. Mesangial IgA glomerulonephritis in HLA-identical brothers. Clin Nephrol, 1979, 11(1):35-38.

9. TOLKOFF-RUBIN NE, COSIMI AB, FULLER T, et al. IGA nephropathy in HLA-identical siblings. Transplantation, 1978, 26(6):430-433.

10. SCOLARI F. Inherited forms of IgA nephropathy. J Nephrol, 2003, 16(2):317-320.

11. GHARAVI AG, YAN Y, SCOLARI F, et al. IgA nephropathy,the most common cause of glomerulonephritis,is linked to 6q22-23. Nat Genet, 2000, 26(3):354-357.

12. BISCEGLIA L, CERULLO G, FORABOSCO P, et al. Genetic heterogeneity in Italian families with IgA nephropathy: suggestive linkage for two novel IgA nephropathy loci. Am J Hum Genet, 2006, 79(6):1130-1134.

13. PATERSON AD, LIU X Q, WANG K, et al. Genome-wide linkage scan of a large family with IgA nephropathy localizes a novel susceptibility locus to chromosome 2q36. J Am Soc Nephrol, 2007, 18(8):2408-2415.

14. PLOMIN R, HAWORTH CM, DAVIS OS. Common disorders are quantitative traits. Nat Rev Genet, 2009, 10(12):872-878.

15. MANOLIO TA. Genomewide association studies and assessment of the risk of disease. N Engl J Med, 2010, 363(2):166-176.

16. IOANNIDIS JP, THOMAS G, DALY MJ. Validating,augmenting and refining genome-wide association signals. Nat Rev Genet, 2009, 10(5):318-329.

17. MCCARTHY MI, ABECASIS GR, CARDON LR, et al. Genome-wide association studies for complex traits: consensus,uncertainty and challenges. Nat Rev Genet, 2008, 9(5):356-369.

18. PETTERSSON FH, ANDERSON CA, CLARKE GM, et al. Marker selection for genetic case-control association studies. Nat Protoc, 2009,4(5):743-752.

19. GHARAVI AG, KIRYLUK K, CHOI M, et al. Genome-wide association study identifies susceptibility loci for IgA nephropathy. Nat Genet, 2011, 43(4):321-327.

20. KIRYLUK K, LI Y, SCOLARI F, et al. Discovery of new risk loci for IgA nephropathy implicates genes involved in immunity against intestinal pathogens. Nat Genet, 2014, 46(11): 1187-1196.

21. ZHOU X J, QI YY, HOU P, et al. Cumulative effects of variants identified by genome-wide association studies in IgA nephropathy. Sci Rep, 2014, 4:4904.

22. KIRYLUK K, LI Y, SANNA-CHERCHI S, et al. Geographic differences in genetic susceptibility to IgA nephropathy: GWAS replication study and geospatial risk analysis. PLoS Genet, 2012, 8(6):e1002765.

23. OTT J, KAMATANI Y, LATHROP M. Family-based designs for genome-wide association studies. Nat Rev Genet, 2011, 12(7):465-474.

24. WINKLER TW, DAY FR, CROTEAU-CHONKA DC, et al. Quality control and conduct of genome-wide association meta-analyses. Nat Protoc, 2014, 9(5):1192-1212.

25. ANTONARAKIS SE, CHAKRAVARTI A, COHEN JC, et al. Mendelian disorders and multifactorial traits: the big divide or one for all? Nat Rev Genet, 2010, 11(5):380-384.

26. WRAY NR, YANG J, HAYES BJ, et al. Pitfalls of predicting complex traits from SNPs. Nat Rev Genet, 2013, 14(7):507-515.

27. ZHU L, ZHAI YL, WANG FM, et al. Variants in Complement Factor H and Complement Factor H-Related Protein Genes, CFHR3 and CFHR1, Affect Complement Activation in IgA Nephropathy. J Am Soc Nephrol, 2015, 26(5):1195-1204.

28. ZHAI YL, MENG SJ, ZHU L, et al. Rare Variants in the Complement Factor H-Related Protein 5 Gene Contribute to Genetic Susceptibility to IgA Nephropathy. Journal of the American Society of Nephrology Jasn, 2016, 27(9):2894.

29. HUNT KA, MISTRY V, BOCKETT NA, et al. Negligible impact of rare autoimmune-locus coding-region variants on missing heritability. Nature, 2013, 498(7453):232-235.

30. DIOGO D, KURREEMAN F, STAHL EA, et al. Rare, low-frequency, and common variants in the protein-coding sequence of biological candidate genes from GWASs contribute to risk of rheumatoid arthritis. Am J Hum Genet, 2013, 92(1):15-27.

31. GIBSON G. Rare and common variants: twenty arguments. Nat Rev Genet, 2011, 13(2):135-145.

32. RICHARD P LIFTON, STEFAN SOMLO, GERHARD H GIEBISCH, et al. Genetic Diseases of the Kidney. Elsevier Inc, 2009.

33. FLINTER F, MAHER E, SAGGAR-MALIK A. The genetics of renal disease. Oxford:Oxford University Press, 2003.

34. DAVID B. MOUNT, MARTIN R. Pollak. Molecular and Genetic Basis of Renal Disease, A Companion to Brenner & Rector's The Kidney. Elsevier Inc, 2008.

35. BENIGNI A, REMUZZI G. Gene Therapy for Renal Diseases and Transplantation. KARGER, 2008.

36. ONUCHIC LF, FURU L, NAGASAWA Y, et al. PKHD1, the polycystic kidney and hepatic disease 1 gene, encodes a novel large protein containing multiple immunoglobulin-like plexin-transcription-factor domains and parallel beta-helix 1 repeats. Am J Hum Genet, 2002, 70(5):1305-1317.

37. SUN Z, AMSTERDAM A, PAZOUR GJ, et al. A genetic screen in zebrafish identifies cilia genes as a principal cause of cystic kidney. Development, 2004, 131(16):4085-4093.

38. KESTILA M, LENKKERI U, MANNIKKO M, et al. Positionally cloned gene for a novel glomerular protein−nephrin−is mutated in congenital nephrotic syndrome. Mol Cell, 1998, 1(4):575-582.

39. BERNSTEIN HS, BISHOP DF, ASTRIN KH, et al. Fabry disease: six gene rearrangements and an exonic point mutation in the alpha-galactosidase gene. J Clin Invest, 1989, 83(4):1390-1399.

40. ENG CM, GUFFON N, WILCOX WR, et al. Safety and efficacy of recombinant human alpha-galactosidase A−replacement therapy in Fabry's disease. N Engl J Med, 2001, 345(1):9-16.

41. SCHIFFMANN R, KOPP JB, AUSTIN HR, et al. Enzyme replacement therapy in Fabry disease: a randomized controlled trial. JAMA, 2001, 285(21):2743-2749.

42. PRAKASH S, GHARAVI AG. Diagnosing kidney disease in the genetic era. Curr Opin Nephrol Hypertens, 2015, 24(4):380-387.

43. CHOI M, SCHOLL UI, JI W, et al. Genetic diagnosis by whole exome capture and massively parallel DNA sequencing. Proc Natl Acad Sci USA, 2009, 106(45):19096-19101.

44. REMUZZI G, BENIGNI A, FINKELSTEIN FO, et al. Kidney failure: aims for the next 10 years and barriers to success. Lancet, 2013, 382(9889):353-362.

45. WUHL E, VAN STRALEN KJ, WANNER C, et al. Renal replacement therapy for rare diseases affecting the kidney: an analysis of the ERA-EDTA Registry. Nephrol Dial Transplant, 2014, 29 Suppl 4:v1-v8.

46. BRODIN-SARTORIUS A, TETE MJ, NIAUDET P, et al. Cysteamine therapy delays the progression of nephropathic cystinosis in late adolescents and adults. Kidney Int, 2012, 81(2):179-189.

47. ADAM J, CONNOR TM, WOOD K, et al. Genetic testing can resolve diagnostic confusion in Alport syndrome. Clin Kidney J, 2014, 7(2):197-200.

48. MALONE AF, PHELAN PJ, HALL G, et al. Rare hereditary COL4A3/COL4A4 variants may be mistaken for familial focal segmental glomerulosclerosis. Kidney Int, 2014, 86(6):1253-1259.

49. BARUA M, STELLACCI E, STELLA L, et al. Mutations in PAX2 associate with adult-onset FSGS. J Am Soc Nephrol, 2014, 25(9): 1942-1953.

50. SAMPSON MG, POLLAK MR. Opportunities and Challenges of Genotyping Patients With Nephrotic Syndrome in the Genomic Era. Semin Nephrol, 2015, 35(3):212-221.

51. GEE HY, SADOWSKI CE, AGGARWAL PK, et al. FAT1 mutations cause a glomerulotubular nephropathy. Nat Commun, 2016, 7:10822.

52. BRAUN DA, SADOWSKI CE, KOHL S, et al. Mutations in nuclear pore genes NUP93, NUP205 and XPO5 cause steroid-resistant nephrotic syndrome. Nat Genet, 2016, 48(4):457-465.

53. LIPSKA BS, IATROPOULOS P, MARANTA R, et al. Genetic screening in adolescents with steroid-resistant nephrotic syndrome. Kidney Int, 2013, 84(1):206-213.

54. SADOWSKI CE, LOVRIC S, ASHRAF S, et al. A single-gene cause in 29. 5% of cases of steroid-resistant nephrotic syndrome. J Am Soc Nephrol, 2015, 26(6):1279-1289.

55. DESBATS MA, LUNARDI G, DOIMO M, et al. Genetic bases and clinical manifestations of coenzyme Q10 (CoQ 10) deficiency. J Inherit Metab Dis, 2015, 38(1):145-156.

56. BESBAS N, KARPMAN D, LANDAU D, et al. A classification of hemolytic uremic syndrome and thrombotic thrombocytopenic purpura and related disorders. Kidney Int, 2006, 70(3):423-431.

57. FAKHOURI F, ROUMENINA L, PROVOT F, et al. Pregnancy-associated hemolytic uremic syndrome revisited in the era of complement gene mutations. J Am Soc Nephrol, 2010, 21(5):859-867.

58. GEORGE JN, NESTER CM. Syndromes of thrombotic microangiopathy. N Engl J Med, 2014, 371(7):654-666.

59. LAPEYRAQUE AL, MALINA M, FREMEAUX-BACCHI V, et al. Eculizumab in severe Shiga-toxin-associated HUS. N Engl J Med, 2011, 364(26): 2561-2563.

60. LEVY GG, NICHOLS WC, LIAN EC, et al. Mutations in a member of the ADAMTS gene family cause thrombotic thrombocytopenic purpura. Nature, 2001, 413(6855):488-494.

61. MALINA M, ROUMENINA LT, SEEMAN T, et al. Genetics of hemolytic uremic syndromes. Presse Med, 2012, 41(3 Pt 2):e105-e114.

62. NORIS M, BRIOSCHI S, CAPRIOLI J, et al. Familial haemolytic uraemic syndrome and an MCP mutation. Lancet, 2003, 362(9395):1542-1547.

63. WARWICKER P, GOODSHIP TH, DONNE RL, et al. Genetic studies into inherited and sporadic hemolytic uremic syndrome. Kidney Int, 1998, 53(4):836-844.

64. LEMAIRE M, FREMEAUX-BACCHI V, SCHAEFER F, et al. Recessive mutations in DGKE cause atypical hemolytic-uremic syndrome. Nat Genet, 2013, 45(5):531-536.

65. OZALTIN F, LI B, RAUHAUSER A, et al. DGKE variants cause a glomerular microangiopathy that mimics membranoproliferative GN. J Am Soc Nephrol, 2013, 24(3):377-384.

66. MELE C, LEMAIRE M, IATROPOULOS P, et al. Characterization of a New DGKE Intronic Mutation in Genetically Unsolved Cases of Familial Atypical Hemolytic Uremic Syndrome. Clin J Am Soc Nephrol, 2015, 10(6):1011-1019.

67. PHELAN PJ, CONLON PJ, SPARKS MA. Genetic determinants of renal transplant outcome: where do we stand?. J Nephrol, 2014, 27(3): 247-256.

68. WANG Y, SIVAKUMAR V, MOHAMMAD M, et al. Clinical and genetic features in autosomal recessive and X-linked Alport syndrome. Pediatr Nephrol, 2014, 29(3):391-396.

69. FALLERINI C, DOSA L, TITA R, et al. Unbiased next generation sequencing analysis confirms the existence of autosomal dominant Alport syndrome in a relevant fraction of cases. Clin Genet, 2014, 86(3):252-257.

70. STOREY H, SAVIGE J, SIVAKUMAR V, et al. COL4A3/COL4A4 mutations and features in individuals with autosomal recessive Alport syndrome. J Am Soc Nephrol, 2013, 24(12):1945-1954.

71. DEVUYST O, KNOERS NV, REMUZZI G, et al. Rare inherited kidney diseases: challenges, opportunities, and perspectives. Lancet, 2014, 383(9931):1844-1859.

72. TOMASONI S, BENIGNI A. Gene therapy: how to target the kidney.

73. IMAI E, TAKABATAKE Y, MIZUI M, et al. Gene therapy in renal diseases. Kidney Int, 2004, 65(5):1551-1555.

74. ISAKA Y. Gene therapy targeting kidney diseases: routes and vehicles. Clin Exp Nephrol, 2006, 10(4):229-235.

第四篇

肾脏疾病的临床流行病学研究

第一章
流行病学研究对于肾脏病学科的影响

一、关于流行病学研究

尽管流行病学研究在20世纪之前就已经出现，这一学科真正成形和发展是在20世纪之后。从20世纪中期开始，流行病学研究的重点从传染性疾病扩展到慢性非传染性疾病，研究方法也在不断发展和完善中，并且与其他学科交叉融合，不断形成新的学科分支。时至今日，就流行病学研究方法的有效性和结果的可靠性，仍不断有新的观念和新的方法涌现。

流行病学研究对于疾病防治和健康促进的巨大影响是毋庸置疑的，最广为人知的是美国的弗莱明汉心脏研究（Framingham Heart Study）。这一起始于1949年且仍在进行中的队列研究，奠定了医学界和公众对于心血管疾病发生原因的认知，为心血管疾病的危险因素带来了海量的信息，为日后的干预性研究奠定了基础。例如，在20世纪50—60年代，关于血压升高到底是人体"生理性的代偿"、还是需要药物干预的疾病，心血管界存在激烈的争议；一些著名的心内科专家提出"即使存在能够降低血压的药物，也不应该予以干预"。进入20世纪60年代，弗莱明汉心脏研究的结果显示血压升高与发生冠心病[1]和脑卒中[2]的风险独立相关；由此用科学的流行病学研究结果终止了医疗界关于高血压的争论。基于这些研究结果，美国政府于1972年启动了"全国高血压教育项目"，向医务人员和公众广泛宣传高血压的害处以及降压治疗的获益。美国疾病预防控制中心的数据显示，从20世纪70年代中期开始，美国心血管疾病和脑卒中的发病率以及心血管死亡率呈现持续下降趋势[3]，为流行病学研究对于疾病防治和健康促进的影响提供了强有力的证据。

二、流行病学研究对于肾脏病学科的影响

（一）肾脏病学科流行病学研究的转折点——慢性肾脏病（chronic kidney disease，CKD）和急性肾损伤（acute kidney injury，AKI）的明确定义

2002年之前，医学界对于肾脏病的研究多集中在特定病因的肾脏疾病或终末期肾脏病，其主要原因是肾脏疾病病因复杂、临床表现多样、缺乏明确可行的统一定义；肾脏疾病也被认为是发病率不高的少见疾病，与高血压和糖尿病等其他慢性非传染性疾病相比甚少受到关注。

2002年美国肾脏病协会公布的"美国肾脏病与透析患者生存质量指导指南"[4]首次对于CKD进行了明确定义，即"肾损伤和（或）肾小球滤过率<60ml/（min·1.73m^2）、持续3个月以上"；这一定义至今仍被沿用。CKD概念的诞生成为肾脏病流行病学研究的里程碑。在这个定义中，首次采用简单明了的指标对于CKD进行了明确界定；自此在大规模人群中开展肾脏病的研究具备了可操作性、肾脏病的流行病学研究成为肾脏病领域的新热点。

除了CKD外，肾脏病领域的另一个重要的症候群——急性肾衰竭也存在类似的情况。在以往的文献中，对于急性肾衰竭一直缺乏统一的定义和诊断标准；有学者粗略统计在各种文献中关于急性肾衰竭的定义方法多达30余种[5]。2004年，ADQI（acute dialysis quality initiative）工作组首次提

出了AKI的定义，应用血肌酐和尿量的定量标准对于AKI进行了统一、定量的界定[6]。几经修订，目前"肾脏疾病：改善全球预后"（Kidney Disease: Improving Global Outcome；KDIGO）提出的AKI定义[7]更适合非重症监护室的患者应用，从而也为在大规模人群中了解AKI的发病或患病情况提供了可能性。

（二）流行病学研究揭示了肾脏疾病的疾病负担

2002年后，关于肾脏病的流行病学研究开始大量涌现，尤其是评价CKD患病率的横断面研究。美国的全国健康营养调查为CKD的患病情况及动态变化提供了详实的资料[8]。美国全国健康营养调查1988—1994年资料表明，肾功能下降的患病率为5.6%，白蛋白尿的患病率为8.2%，CKD的患病率为10.0%。时隔10年后（1999—2004），肾功能下降、白蛋白尿和总体CKD的患病率分别显著上升，升至8.1%、9.5%和13.1%。来自我国的全国性横断面调查也提示[9]，我国成年人人群中CKD的患病率为10.8%。此外，来自世界多个国家的横断面调查均提示CKD的患病率并不低、是常见慢性疾病，需要从公共卫生的角度予以防控。

除了横断面研究外，大量前瞻性研究开始关注CKD对于终末期肾脏病（ESRD）以外不良预后的影响，尤其是心脑血管不良预后。Go AS等[10]对于1 120 295例患者为期2.84年的随访提示，eGFR≥60 ml/（min·1.73m²）的人群心血管事件发生率为2.11/100人年，而eGFR在45～59ml/（min·1.73m²）之间、30～44ml/（min·1.73m²）之间、15～29ml/（min·1.73m²）之间及<15ml/（min·1.73m²）的人群中则分别为3.65/100人年、11.29/100人年、21.80/100人年及36.60/100人年，随肾功能下降呈现显著的增高趋势。这篇研究用大样本人群的数据证实了之前相对小样本研究中揭示的CKD与心血管疾病的关系。之后，在KDIGO的框架下成立了CKD预后联盟（CKD Prognosis Consortium，CKD-PC），系统收集和整理全球范围内关于eGFR和尿白蛋白水平与全因死亡和其他终点事件关联的研究，并开展荟萃分析。CKD-PC纳入的研究涵盖了一般人群、高危人群（如高血压和糖尿病患者）以及CKD患者人群；所开展的系列研究显示不同人群中肾脏损伤指标对于各种不良预后（包括全因死亡、心血管死亡、心血管事件、脑卒中、AKI等）都有独立的负面影响，从而为CKD的疾病负担提供了大量证据。CKD-PC的相关研究内容在相关章节中有具体阐述。除了以上不良预后外，也有研究证实ESRD患者恶性肿瘤风险呈现增加趋势。来自澳大利亚的研究[11]显示进入肾脏替代治疗前的ESRD患者发生肿瘤的风险为一般人群的1.16倍（95%置信区间1.08～1.25），而已进入透析患者的风险为一般人群的1.35倍（95%置信区间1.27～1.45）。另一项在美国人群中进行的研究[12]采用类似的研究方法、将美国的移植受者登记系统与不同种类的肿瘤登记系统进行匹配，同样发现了多种肿瘤风险的增加。众所周知，恶性肿瘤和心脑血管疾病是全球重要的死亡原因，大量流行病学研究揭示CKD与这些慢性非传染性疾病关系密切，再加上CKD的高患病率以及治疗终末期肾脏病所需的昂贵医疗支出，使得对于CKD的认识上升到了全球性的公共卫生问题层面。

除了CKD以外，由于具有了统一定量的AKI诊断标准，大量流行病学研究也显示在高收入国家和低收入国家都可以观察到AKI发病率呈现持续上升趋势，但不同国家和地区AKI病因有所不同[13]。在世界卫生组织的"0 by 25"项目（即以"在2025年之前、没有因延误治疗和未治疗的AKI而造成患者死亡"为目的的全球改善AKI诊断和治疗行动计划）的支持下，北京大学第一医院肾内科牵头、于2013年启动了全国性AKI患病率的调查[14]；根据研究估计2013年我国有AKI患者140万～290万人。在以往的传统观念中，认为AKI的负面作用仅限于急性期、一旦恢复后便无异于健康人。但是，近年来的荟萃分析显示AKI患者演变为CKD和进入ESRD的风险显著升高，危险比分别为8.8（95%置信区间3.1～25.5）和3.1（95%置信区间1.3～3.1）[15]。除此之外，AKI患者心血管疾病和充血性心力衰竭的风险也呈现增加趋势[15]。AKI演变成为CKD的风险以及与其他慢性疾病的关系会对于社会经济和公共卫生造成显著的负面影响，也使得对于AKI的认识从少见的急危重症变成了全球性的公共卫生问题[13]。

综上，在过去十余年间，肾脏疾病成为了在临床各个学科中发展最为迅猛的专科之一；对于肾脏疾病的认识也发生了长足的进步。其最主要的原因，就是因为大量流行病学研究为肾脏疾病的疾病负担提供了大量的科学数据。

（三）流行病学研究对于肾脏疾病防治的影响

在现代医学中，临床决策不再只是依赖少数医生的经验，而是应该基于现有的、最佳的临床研究证据；这也就是循证医学（evidence-based medicine）的理念。在循证医学中提到的"临床研究证据"，实际上就是来自流行病学研究。在前文中提到的关于高血压干预的范例，就是利用流行病学研究结果指导临床决策、最终改变人群发病和预后。因此，在医学的各个领域，流行病学研究对在潜移默化中推动着疾病的防治。

在肾脏疾病领域，这样的范例更是比比皆是；例如关于肾素-血管紧张素-醛固酮系统抑制剂对于肾功能下降的保护作用、关于肾性贫血患者血红蛋白控制的靶目标值、关于CKD患者血压控制的靶目标值等，这些肾脏领域重要问题的答案都有赖于流行病学研究来提供。一般认为，在不同的研究设计中，最高质量的是随机对照临床试验（randomized clinical trial，RCT）；但是根据一项统计，在各个临床专科中肾脏领域的RCT数量最少、远低于心血管、神经科和肿瘤等专科[16]。其中可能的原因之一是要达到肾脏疾病的终点（一般常用的是血肌酐倍增和（或）进入ESRD），往往需要相当长的随访期，研究成本过高。考虑到有研究显示[38]2年内eGFR下降超过30%的患者10年内进入ESRD的风险显著增加（64%，95%置信区间52% ~ 77%），并且在CKD患者中所占比例较高，目前美国食品药品监督管理局正在论证是否能够接受将此作为肾脏领域RCT的替代终点，以推动肾脏领域相关研究的开展。另外值得指出的是，对于"随机对照研究"也不可盲从，应对于其研究设计与执行情况（包括随机方法、终点指标判断方法、研究的内部有效性和外部有效性等）进行仔细推敲，对其质量及可信任度作出自己的独立评价。

为了更好地整合研究证据、指导临床诊疗，国际上或各国都有若干专家以各自领域的RCT或观察性研究的结果为基础、结合临床实际情况写出临床实践指南，例如之前提到的KDIGO指南。毋庸置疑，临床指南对于临床提供了大量有益的指导，具体内容在本篇第七章具体讨论。但是，正如我国著名的肾脏病学家王海燕教授指出的[17]，"即使一个高质量的临床实践指导（clinical practice guidelines，CPG）也只是指出了某种疾病防治的一般规律，避免了临床工作中的随意性和盲目性；但是临床工作中又不能将此套用，必须结合每个病人的具体情况（如：年龄、疾病程度、伴随疾病及合并症的情况、经济情况等等）个体化处置，这才是每个医生的医疗水平之所在。只有认真地按照高质量的CPG并根据每一个病人的实际情况进行临床工作才能将提高CKD的医疗水平落到实处。"

三、流行病学研究的类型

在流行病学的研究类型中，根据是否人为给予干预措施分为观察性研究和干预性研究。观察性研究包括横断面研究、病例对照研究和队列研究；后者则指各种人为给予治疗措施的临床试验，其中包括了被认为是"金标准"的RCT[18]。横断面研究主要是基于一个时间断面，获得疾病和危险因素分布的描述性信息；主要用于了解疾病的患病率，例如之前提到的针对CKD患病率的调查。关于其他类型的流行病学研究，在以下的内容中会逐一介绍。此外，除了这些直接产生数据的研究外，还有系统综述和荟萃分析对于原始文献的结果进行复习、分析和统计；从而解决了单一研究由于样本量过少或研究人群过于局限的问题。关于系统综述和荟萃分析，也会在本篇第五章中详细讨论。

（张路霞　王晋伟）

第二章
衡量关联性的指标

一、什么是衡量关联性的指标

在流行病学研究中，暴露（exposure）对于疾病终点（outcomes）的影响通过效应（effects）的大小来衡量。然而，直接测量效应、甚至只是估计其大小都是很难做到的。在实际流行病学研究中，常常通过关联（association）来近似反映效应。

人群中某种疾病的发病率称为绝对风险（absolute risk）。绝对风险能够表明具有特定暴露的人群发生疾病的可能性大小；但是由于没有与非暴露人群进行比较，绝对风险无法表明暴露与疾病的关联强度。例如，要探讨吸烟与肺癌的关系，仅仅知道在吸烟人群中肺癌的发病率，并不能说明两者之间的关系。因此如果要估计关联强度，需要使用额外风险（excess risk）的指标，包括危险度差和危险度比。以吸烟与肺癌的例子来讲，危险度差就是指吸烟和不吸烟人群中，肺癌发病率的差值；而危险度比则是吸烟和不吸烟人群中，肺癌发病率的比值。在公共卫生研究中，危险度差由于描述了暴露组与非暴露组的绝对风险的差异，能够给出暴露带来的发病人数差异，从而为疾病防控提供人群规模估计，更具有公共卫生意义。而危险度比反映关联的强度，更具有病因学的意义。比如，在甲乙两地研究某种暴露因素与疾病发生风险的关联，甲地暴露组和非暴露组的发病率分别为40%和10%，乙地分别为90%和60%。虽然两地的发病率差值同为30%，但甲地的危险度比为4.0，而乙地仅为1.5，说明暴露因素在甲地与疾病发生的关联强度更大。

效应测量若仅以危险度差或发病率差的形式表示，对于病因效应的评价将有失偏颇。例如，在某一队列人群中吸烟与不吸烟状态下肺癌的发病率分别为2‰与0.5‰，心血管疾病则分别为5‰与2‰。此时，肺癌发病的危险度差要低于心血管疾病（分别为2‰−0.5‰=1.5‰和5‰−2‰=3.0‰）。但若用危险度的比值来表示，则会发现吸烟对于肺癌的病因效应更强（2‰/0.5‰=4倍对比5‰/2‰=2.5倍）。因此，在目前常用的临床研究中、尤其探讨可能的病因或危险因素时，常用危险度比值来衡量强度；在下文中将详细介绍。

二、衡量关联性指标的定义及解读——相对危险度、危险比、比值比

根据研究设计的不同，衡量关联性的指标包括危险比（risk ratio，RR）、比值比（odds ratio，OR）和风险比（hazards ratio，HR）；以上又可以统称为相对危险度（relative risk）。

在队列研究中或RCT中，RR是指暴露组疾病的风险与对照组疾病风险的比值；也即暴露组发生疾病的概率与对照组发生疾病的概率的比值；其具体计算参见表4-2-0-1和表4-2-0-2。从RR的计算方法可以看出，如果RR等于1，则暴露组和对照组的疾病风险相等、那么不支持暴露和疾病存在关联；如果RR大于1，既暴露组的疾病风险大于对照组、则支持暴露增加疾病的风险；反之如果RR小于1，则支持暴露降低疾病的风险、既可能有保护效应。虽然RR的结果非常有利于理解暴露与疾病的关系，但是由于其在计算中难以对于其他混杂因素进行校正（在本篇第六章中具体介

绍），实际临床研究中应用较少。

在病例对照研究中，研究对象为已患病的病例组和未患病的对照组。研究者收集两组的暴露信息，因为无法直接计算暴露组和非暴露组的发病率，也就得不到相对危险度。此时可以计算OR值，用以反映暴露和疾病的关联强度。OR为病例组暴露与未暴露比例和对照组暴露与未暴露比例的比值；其计算方法参见表4-2-0-1和表4-2-0-2。由于其计算是按照四格表对角线乘积相除的方式进行计算，OR值也被称为交叉乘积比（cross-products ratio）。与RR类似，OR的解读也是等于1表示暴露与疾病无关联，大于1时提示暴露与疾病正相关，而小于1时则提示暴露与疾病负相关。在常用的统计分析中，logistic回归模型能够计算得出OR的结果。

表 4-2-0-1　队列研究中危险比的计算

	发生疾病	未发生疾病	合计	发病率
暴露	a	b	a+b	P1=a/(a+b)
非暴露	c	d	c+d	P2=c/(c+d)

危险比 =P1/P2

表 4-2-0-2　病例对照研究中比值比的计算

	病例组	对照组
暴露	a	b
未暴露	c	d

比值比 = （a×d)/(c×b)

除了RR和OR外，在队列研究和RCT（带有时间序列的研究）中，还可以应用Cox比例风险回归模型（Cox's proportional hazards regression model）来计算HR；其解读也与上面提到的RR类似。

在队列研究中可以直接计算HR和OR，一般更常用HR来反映关联的强度；但对于小样本、短随访时间的队列研究，HR和OR的结果近似。在病例对照研究中只能计算OR。当满足以下三个条件时，OR可以近似等于RR，实际上在很多研究中对于OR的解读都是近似按照RR来进行的。这三个条件包括：① 病例组能够代表人群中所有同类的病例；② 对照组来自产生病例的人群中所有的非病例；③ 该种疾病的发病率很低。对于RCT，可以计算RR和HR；但一般研究还是采用HR来反映关联的强度。

三、从关联到因果关系的推断

在通过流行病学研究获得了关联的强度后，接下来需要考虑这种关联是否反映了真实的因果关系。在做出因果关系的判断之前，必须仔细思考是否存在偏倚和混杂因素的影响造成了假阳性的结果；关于偏倚和混杂因素，在本篇第六章中有具体介绍。除此之外，还有一些标准协助判断暴露与疾病之间的因果关系；其中主要是基于1965年由Austin Bradford Hill提出的Hill标准[18]，具体包括以下内容。

1. 关联的强度　关联的强度（相对危险度和比值比）越强，则存在病因效应的可能性越大。

2. 关联的一致性　研究发现的关联可以被重复验证；比如同一项研究的不同亚组、不同研究中、以及不同人群中重复某项研究的阳性发现。

3. 特异性　只是推断标准之一，实际某种暴露因素可能不只与某一种特定的疾病相关。比如，吸烟是肺癌的病因，但也是心血管疾病的危险因素。但如果满足这条标准，会更加确信关联代表了真实的病因效应。

4. 时间关系　构成因果关系的一个必要条件是因在前、果在后，这也是为何横断面研究不能做出因果关系推断的原因所在。

5. 生物学机制支持因果关系 这也是构成因果关系的一个重要条件。例如研究可能会得出"口袋装有打火机与罹患肺癌有关"的结论，但这种没有生物学机制支持的结论显然不能转化为进一步的干预性研究。

6. 存在量效关系 如果随着暴露剂量的增加、暴露与疾病关联的强度也增加，会增加对于因果关系判断的可行性。当然，对于某些存在阈值效应的暴露因素，这条标准可能不适用。

7. 充分考虑其他替代的解释 能够为所发现的关联找到各种可能的解释，并且依据已有的研究证据进行推断和排除。

8. 暴露的终止效应 如果暴露因素是疾病发生的病因，那么当暴露减弱或被移除时，疾病发生的风险应相应降低。

需要提出的是，因果关系的判断通常是非常难以确定的，也很难设计一个研究同时探讨以上标准的各个方面；因此在进行研究结果解读的时候，需要格外谨慎、不要轻易就做出因果关系的断言。

（张路霞　王晋伟）

第三章
队列研究和病例对照研究

一、队列研究的特点

队列研究（cohort study）是流行病学经典的研究设计类型；比如著名的弗莱明汉心脏研究就采取了队列研究的设计。在队列研究中，研究者根据是否暴露于感兴趣的危险因素（或是否接受某种治疗）选择两组或多组人群，观察随访他们的终点事件发生情况（图4-3-1-1）。通过比较暴露组和非暴露组的终点事件发生率来计算相对危险度，从而得到暴露与终点事件的关联强度。从研究设计的角度看，队列研究中的暴露发生在事件之前（不论前瞻性队列还是回顾性队列），具有时间序列上的合理性，这在由关联推断病因时非常重要。与RCT不同的是，队列研究中的暴露因素或治疗是基于自然形成的状态、并未给予主动的干预，这一点也是观察性研究和干预性研究最大的区别。除了暴露因素或治疗不是"随机"给予的以外，队列研究在本质上最近似于RCT。

队列研究中的研究对象的选择一般有两种方式。第一种是根据暴露/治疗与否入组研究对象，建立所需的研究人群。如通过媒体广告的形式招募吸烟者作为研究对象，并通过其他方式建立非吸烟的对照组。第二种是在事先不知道暴露状态的情况下，首先根据与暴露无关的因素定义一个人群，再通过问卷调查、临床体检和实验室检查等手段获得所需的暴露信息。例如弗莱明汉心脏研究就是纳入了美国马萨诸塞州弗莱明汉地区所有的成年居民，再通过调查获知研究参与者的吸烟情况。

队列研究需要随访研究对象直至终点事件的发生；足够的终点事件数目是保证队列研究数据分析效能的主要决定因素。对于从接受暴露到发生终点事件时间漫长的疾病，可能需要相当长的研究周期。而对于发病率很低的疾病，则需要较大的样本量。在中国的国情下，长时间随访大样本的人群（尤其是疾病人群）存在较大的难度；这也是我国肾脏疾病队列研究相对缺乏的原因所在。但是值得一提的是，队列研究一旦进入成熟期（一般认为至少需要5年的时间），由于其可以针对多个终点事件进行研究，其科研产出也是惊人的。以弗莱明汉心脏研究为例，2000—2009年平均每年产生科研论文约90篇左右。此外，对于发病率极低的疾病，可能采用病例对照研究的设计方法更为适合。

如同之前提到的，在其他疾病领域已经有非常成熟的队列研究范例，比如弗莱明汉心脏研究、ARIC（Atherosclerosis Risk in Communities Study）研究等；此外还有来自中国的CMCS（11省市队列）[19]以及中国成人慢性病前瞻性研究[20]等。但是在肾脏疾病领域相关研究相对较少。美国的慢性肾功能不全队列研究（Chronic Renal Insufficiency Cohort Study，CRIC）是唯一受到美国国立卫生研究院（NIH）资助的CKD患者队列，迄今启动已经超过10年、为CKD患者的预后及相关因素等提供了大量研究证据[21]。CRIC的目的是识别一些能够影响CKD患者肾功能进展和心血管并发症发生的危险因素、建立高危人群的预测模型、为后续的干预性临床试验和预防措施的制定提供参考。CRIC研究入组了近四千例成年CKD患者，其中包括50%的糖尿病肾病患者。研究详细评估了他们的基本信息、生活方式、生活质量、心理状况、心血管并发症的情况，并建立了生物标本库，开展每年一次的规律随访。研究从2002年启动，截至目前已陆续发表近50篇科研论文，内容涉及不同性别、年龄段和种族人群CKD患者的肾功能进展和死亡情况的描述、CKD患者认知和生活质量的评价、多种血清生物学标志物与肾功能下降的关联探索以及CKD患者心血管疾病的危险因素探索等。与CRIC研究设计类似的还有德国的德国慢性肾脏病研究（German Chronic Kidney Disease Study，GCKD）[22]、日本的慢性肾脏病日本队列（Chronic Kidney Disease Japan Cohort，CKD-JAC）[23]、以及来自我国的中国慢性肾脏病患者多中心前瞻性队列研究（Chinese Cohort Study of Chronic Kidney Disease，C-STRIDE）[24]。C-STRIDE研究由北京大学第一医院肾内科发起、全国共有39家大型医院的肾脏内科参与，主要研究目的为：探讨我国CKD患者肾功能变化进程以及与CKD患者肾功能恶化的相关因素；探讨我国CKD患者心血管事件发生情况以及CKD患者中心血管事件的危险因素；探讨我国CKD患者肾功能恶化及心血管事件发生是否因原发肾脏病因而异[24]。C-STRIDE研究从2010年开始筹备，2011年正式启动，已经完成3 000余例不同分期的CKD患者入组；并且构建了研究参与者的生物学标本库。C-STRIDE的基线资料分析已经为我国CKD患者的诊疗现状提供了数据，并将继续为我国CKD患者的防治提供更多证据。

二、病例对照研究的特点

病例对照研究（case-control study）是另一种常用的观察性研究设计。在病例对照研究中，研究者选择一组所研究疾病的患者，并从未罹患该疾病的人群中选择一组对照。通过比较病例组和对照组暴露与非暴露的比例（OR值）得到暴露与疾病关联强度的估计。当研究者怀疑某项暴露因素与疾病发生相关时，用实施相对简单、研究成本低、研究周期短的病例对照研究获得一定的研究证据，再使用队列研究进行确认往往是更为实际的选择。如前所述，对于某些罕见疾病以及从暴露到发病时间较长的疾病，开展队列研究可能会耗费巨大的人力物力，开展病例对照研究就更为恰当。从研究本质上，病例对照研究是"逆时间顺序"的队列研究，因此也有人形象地把病例对照研究称为"trohoc"研究，也即把"cohort"逆序拼写。

病例对照研究的病例组主要在医院患者中募集，也可以通过疾病登记系统获得患者信息。医院来源的患者群体往往具有特殊性，如医院的专科特色导致特定临床亚型或特征的患者集中于某家医院。这时，通过多中心研究的方式能选择更具代表性的研究对象。此外，在病因探索研究中，更倾向于选择新发病例，而不是现患病例作为研究对象；这是因为现患病例的特征往往和他们病后的生存状态相关、而不是和导致疾病发生的危险因素相关。在对照组的选择方面，同样应该注意代表性。理想的对照组是所有未患病人群的代表。在以医院为基础的病例对照研究中，尤其应注意对照组不能简单来自"非病"人群，其来源人群的特征应与所研究的疾病和暴露均无关。比如，欲研究环境污染暴露与膜性肾病发生的关系，膜性肾病的病例组来自行肾穿刺活检的肾病患者人群；此时对照组不应简单选择那些行肾穿刺检查者中的"非膜性肾病"患者，而最好从其他科室选择对照组（例如从外科中选择因外伤导致住院的患者）。

在实际研究设计中，病例对照研究还经常对病例组和对照组按某些特征进行匹配，目的是防止除暴露以外的其他因素在两组间的分布不均。匹配的方式包括成组匹配和个体匹配。成组匹配是指某项特征在整个病例组和对照组中的比例是相当的，如病例组中男性的比例为70%，那么要求对照组也为70%左右。个体匹配则是根据每名研究对象的某些特征单个地为其匹配对照。例如，47岁的女性IgA肾病患者，根据性别相同和年龄相似找到一名非IgA肾病的正常人作为对照。匹配的因素应当是所研究疾病的危险因素，但又不应该是感兴趣的危险因素；这是因为匹配后就无法再研究中探索该危险因素和疾病的关联。此外，用于匹配的因素不应过多。

三、基于队列的病例对照研究

队列研究和病例对照研究的设计不同，各有优势。前者做病因推断的时间序列、具有较高的研究证据等级；而后者易于开展，能够提供病因研究的初步证据。为了能够充分整合两种研究的优点，一种基于队列的病例对照研究设计应运而生。其基本思想是在一个稳定的队列中，基线时收集研究对象的信息并采集生物标本；在跟踪随访过程中，以新发生疾病的人群作为病例组，在其他未发病的人群中筛选建立对照组。根据对照组选择方式的不同，分为巢式病例对照研究（nested case-control study）和病例队列研究（case-cohort study）两种主要类型。

在巢式病例对照研究中，一个固定的队列中发生一例疾病时，该患者被纳入到病例组；与此同时在其他未发病的人群中匹配一名研究对象纳入对照组。这名对照具有发生疾病的风险，但即使在随访进行中真的发生疾病，也已经被纳入到对照组中。而在病例队列研究中，病例组的选择方式同巢式病例对照研究，但对照组的选择不是基于单个匹配，而是在累积一定的病例后从整个队列的基线数据中随机抽取一定数量的研究对象作为对照。开展基于队列的病例对照研究具有一些优势。首先，在基线时已经获得了研究对象的暴露信息，这样早于疾病的发生，暴露和疾病的因果关系时序合理，也不会受到回忆偏倚的影响。其次，研究者不需要像队列研究一样对所有基线人群都调查暴露的发生情况（比如检测生物标本中的某种标志物），以区分暴露和非暴露组；而只需检测纳入研究的那一小部分人群，这将大大降低研究的成本和工作量。最后，巢式病例对照研究和病例队列研究的病例组和对照组都来自一个固定的随访人群，两组间的可比性要优于传统的病例对照研究设计。在CRIC队列中，就可以见到采用相应设计方法的文章发表[25]。

（张路霞　王晋伟）

第四章
随机对照临床试验在肾脏疾病中研究应用

一、临床试验的定义

临床试验（clinical trial）是在人群中进行的前瞻性研究，旨在评估关于干预措施（intervention）的有效性（effectiveness）和具体疗效的大小。关于临床试验具有如下特点：① 首先应当是前瞻性研究，即入选研究对象需要前瞻性随访观察，任何一个入组的研究对象都有一个明确设定的起始时间，然后顺序向前观察随访，任何回顾性研究（如病例对照研究或者利用住院/门诊信息开展的研究）均不属于临床试验。② 其次必须有临床干预措施，包括任何预防、诊断/治疗性药物、治疗策略、设备或生活方式等等，因此任何有关随访性研究而不加以主动干预措施的研究均属于观察性研究而非临床试验。③ 临床试验必须设立对照，对照组通常是接受目前已知的标准治疗模式，应当尽可能的保证研究组和对照组之间基线的最大程度匹配，这样两组之间疗效上的差异才能说明是和干预措施相关的。两组匹配上最理想的方法是随机（randomization）[26]。

随机对照试验（RCT）的核心是随机，病人完全由机会（chance）来决定他分配到治疗组或对照组，因此两组（或多组）在基线上除了干预措施以外，其他均是匹配的，能够去除很多由于偏倚或混杂因素对结果带来的影响，成为目前评估干预措施有效性的金标准[27]。

关于临床试验的效力（efficacy）和效果（effectiveness），效力是指干预措施在理想的状态下取得的效果；而有效果是在具体实践的过程中（考虑到方案不依从性）干预措施取得的具体临床疗效。而我们临床医生更多的考虑是在临床实践中具体的效果。

本章节要重点讨论的内容是随机对照试验，侧重于肾脏病研究开展临床试验方面的注意事项和设计要点，而有关随机对照试验的详细基础知识可参照流行病学教材。

二、随机对照临床试验对于肾脏病防治的重要意义

在CKD患者中开展临床试验研究最早可以追溯到20世纪60年代，在肾病综合征患者中探讨糖皮质激素对比激素联合免疫抑制剂治疗的研究，而后续的系列临床试验成为推动CKD治疗的重要基石和临床实践指南制定的主要依据。

1984年Ponticelli C等在62例膜性肾病患者中采用随机对照试验证明糖皮质激素（以下简称激素）联合苯丁酸氮芥较对照组显著提高肾病综合征缓解率（72% vs 30%）和保持肾功能稳定[28]，该研究奠定了膜性肾病激素联合细胞毒药物/免疫抑制剂治疗的基础，后续开展的关于激素联合环磷酰胺对比激素联合氮芥的随机对照试验（1998年）[29]以及小剂量激素联合环孢素对比单纯激素治疗激素抵抗的膜性肾病的随机对照试验（2001年）[30]，从而奠定了目前较为成熟的膜性肾病一线治疗方案，即足量激素联合环磷酰胺或者小剂量激素联合环孢素治疗方案。

20世纪90年代初开始陆续开展有关血管紧张素转化酶抑制剂（ACEI）类药物在治疗1型糖尿病肾病中的随机对照试验。1996年AIPRI研究组采用随机双盲对照试验探讨了贝那普利在583例

慢性肾功能不全的患者中疗效，发现贝那普利较安慰剂组减少了53%肾衰竭的风险[31]；1997年以后陆续公布了REIN研究的系列结果，该研究同样采用随机双盲对照试验研究证明雷米普利可以显著降低非糖尿病肾病（主要肾小球肾炎）患者蛋白尿水平并延缓肾功能（GFR）进展[32]；2005年国内的侯凡凡等开展的一项随机双盲对照研究专门探讨了贝那普利在晚期慢性肾脏病（血肌酐大于3.1mg/dl）患者中疗效和安全性，结果显示ACEI同样可以明显降低肾衰竭风险，而且与安慰剂相比没有增加不良事件的风险[33]。后续一些高质量临床试验（例如RENNAL研究）证实了尤其是ARB类药物在糖尿病或非糖尿病肾病中的肾脏保护效应，正是基于这一系列里程碑式的研究使得RAAS阻断剂应用成为了CKD干预主要措施之一[34,35]，临床实践也显示RAAS阻断剂使用显著减少了ESRD的发生。

三、临床试验分期

随机对照试验最终目标是对一种或几种干预措施的疗效和安全性进行评价，但是在获得最终结果之前往往通过分步骤或分期临床试验来获得。

Ⅰ期临床试验（phase Ⅰ trial）主要目的是获取研究药物对于人体的耐受性，通常选取少量对现有的标准治疗没有反应的病人，获取对于研究用药能够耐受的最大剂量，严格地讲这一期的临床试验并不符合随机对照试验的定义。Ⅱ期临床试验（phase Ⅱ trial）是评估研究用药是否具有生物活性或疗效以及其不良反应的发生。这一阶段通常是按照Gehan等的研究方案，第一步是排除那些无效或基本无效的药物，通常会设定一个有效的最低值，比如服用药物至少20%的患者有效，否则不再继续进行。如果初步验证有效则进一步增加患者数，通常Ⅱ期临床试验选择小于30例患者，用来评估药物的有效率。这些数据对于设计Ⅲ期临床试验非常重要。Ⅲ/Ⅳ期临床试验（phase Ⅲ/Ⅳ trial），Ⅲ期临床试验就是前述的标准的随机对照试验，它的设计很多假设来自Ⅰ/Ⅱ期临床试验的数据，对于一些非药物的临床试验（比如器械）也同样适用于这一概念。Ⅲ期临床试验通常观察时间较短，尤其对于慢性病而言，而且其更重视的是其疗效。因此对于Ⅲ期临床试验证实有效的药物在临床实践中仍然需要长期监测，这种长期观察性研究（不需要对照组）称之为Ⅳ期临床试验。

四、随机对照试验的设计和实施

随机对照试验研究从目标治疗人群中筛选符合入组对象的患者（符合入组标准，并且不符合排除标准），然后通过随机系统，分为治疗组和干预组，经过一段时间的随访来评价干预措施的疗效和安全性。这里面几个核心的要点，第一：随机对照的试验的核心是真正意义上的随机，只有如此才能真正做到两组完全的匹配，从而去除偏倚和混杂因素，真实的评价干预措施的疗效和安全性；第二：从目标人群到入组对象，这中间会产生偏倚，这种选择上偏倚有可能会影响到将来研究结果的推广性；第三：随机后的患者，在实际执行过程中，患者可能产生治疗的换组（cross）、人群的失访，这些也必然会产生一定的偏倚。这些也是我们在临床试验设计和运行过程中的注意事项，要竭尽全力去控制。临床研究设计的四个要点为研究对象（Participant）、干预措施（Intervention）、对照（Control）、结局（Outcome），我们简称为PICO，以下就有关在肾脏疾病研究设计中一些具体事项一一阐述。

（一）研究对象的确立

一个试验能否成功的关键在于能否找到足够的研究对象，并且在预期的研究时间内获得足够的终点事件数，这样才能获得预期的研究把握度，这两项可能是我们在研究中确立入选和排除标准要考虑的具体两点问题。

第一：对于一个研究措施而言，要找到合适的（适应证）人群才能真正客观地评估其疗效和安全性；对于肾脏病而言，如果病因明确，并且存在针对病因特异性治疗，那么理论上这一治疗可以针对任何相关疾病的患者，但是事实上几乎很少有这样的情况存在。对于大多数CKD患者而言，包括糖尿病肾病和原发性肾小球疾病，其治疗措施往往是针对疾病进展中的一些中间环节或者一些危险因素，因此这中间必定有一些适应人群问题，而不一定适用于所有人群；其次，任何一项干预措施既有疗效，也有副作用风险，而一个试验设计成败的关键也在于选择的患者是否为副作用小的人群。

例如，对于CKD而言血管紧张素转化酶抑制剂（ACEI）联合血管紧张素Ⅱ受体阻断剂（ARB）治疗的疗效和安全性一直以来存在争议，现有的指南并不推荐ACEI联合ARB治疗。但是ACEI联合ARB治疗最重要的疗效是较单药治疗能够额外降低蛋白尿，因此这一治疗策略最可靠的适应人群应当是伴有显性蛋白尿的患者人群，这也许就是ONTARGET研究没有发现雷米普利联合替米沙坦在肾脏保护方面优于单独的雷米普利疗效的原因，该研究入选了主要是心血管疾病而非伴有蛋白尿的人群作为研究对象[36]。而在另外一个研究NA-NEPHRON-D中，入选了伴有显性蛋白尿的糖尿病肾病人群，发现了可能ACEI联合ARB在疗效上优于单独的ARB类药物的肾脏保护（HR 0.78，95%CI 0.58～1.05）[37]，但是由于发现高钾血症和急性肾损伤的副作用风险过大而提前终止了该试验。该研究主要选择平均年龄在60岁以上的伴有糖尿病的退伍老兵患者，可能相当部分患者存在肾脏动脉硬化的基础，因此属于ACEI联合ARB发生AKI或高钾血症副作用的高风险人群。反之，如果选择肾小球肾炎患者作为研究对象，该人群蛋白尿程度重（疗效可能最大），相对人群发病年龄小（肾动脉硬化可能小，相应副作用风险最小），可能是这一治疗策略的最佳适应人群，临床试验可能会得出阳性结论。因此，在临床试验入选对象确立时应当充分考虑这一点，做到精准人群设计。

第二：人群的选择上应当尽可能地有代表性，这样出来的结果才能够推广到我们希望的目标人群。我们要意识到一些单中心或单一种族研究可能会带来一定人群选择的偏倚。举例来说，评价糖皮质激素治疗IgA肾病的两个大的多中心临床试验，一个是来自德国多中心随机对照STOP-IgAN研究入组162例患者，发现在充分支持治疗的情况下，糖皮质激素或联合免疫抑制剂没有产生任何的肾脏额外保护效应；而同样的另外一个由北京大学第一医院联合澳大利亚乔治研究所牵头的一个国际多中心随机双盲对照研究TESTING研究，入组了262例IgA肾病患者，发现糖皮质激素显著降低了蛋白尿和减少了三分之二以上的肾衰的风险。而两个研究在入选病人上是非常相似的，无论蛋白尿程度还是血压肾功能水平都接近，然而进一步分析会发现STOP研究对照组尽管本身蛋白尿持续水平升高，但是患者预后非常良好，GFR下降速率非常慢；而同样的蛋白尿水平，TESTING研究组患者每年GFR下降速率是STOP组的两倍以上。为什么会造成这样的差异？在STOP研究中选择的主要是门诊的老（prevalent）患者，这些患者本身已经经过了时间的筛选，预后差的已经可能发生了不良肾脏事件，而在门诊上遗留下来的可能是一些肾功能已经趋于稳定的患者，这些患者本身预后很好，也就显示不出激素的疗效；而TESTING研究选择基本是肾活检没有经过筛选的新诊断的（incident）患者，这些患者中相当部分是高危患者，肾功能进展快，因此能够显示出激素疗效。因此患者一旦入选了代表性有偏倚的人群同样会得出有偏差的结果。

第三：确立研究对象的另外一个原则是要考虑研究的实际可行性，那就是尽量入选高危人群，以达到在预期的时间范围达到预定的终点事件数，但是如果患者限制的太窄了又会影响患者的代表性以及增加患者筛选的困难，因此在实际入选过程中要平衡这两方面的要求，协调不好则会增加试验难度。一个好的办法是在一个代表性人群中进行相应的验证。例如表4-4-0-1所示，在血浆置换治疗重型新月体IgA肾病研究中在定义入选对象人群选择时，我们发现在北京大学第一医院肾内科肾活检患者中新月体IgA肾病所占比例不到5%，我们在推算患者入组标准中血肌酐数值多少合适时，计算了如下数据表，入组患者如果选择入选标准为血肌酐>200μmol/L，这些患者在新月体IgA肾病所占比例60%，比较容易筛选，相对代表性也大，但是由于患者病情相对轻，到1年随访结束时发生的肾衰竭（终点事件）数目少，因此所需的样本量也大，至少得需要筛选接近4 000例才能完成入组的样本量，加之血浆置换的成本，所需的研究经费大和研究持续时间长，反之如果入选血肌酐大于500μmol/L的患者，则所需的成本要低很多，但是这样患者代表性要差很多，这就需要研究者根据自身的经费条件来具体定患者入组标准。

表 4-4-0-1 血浆置换治疗重型新月体 IgA 肾病样本量计算

入选标准	占新月体 IgA 肾病的比例	1 年时终点事件（ESKD）的比例	所需样本量	需要筛选 IgA 肾病
血肌酐 >200μmol/L	0.60	0.59	118	3933
血肌酐 >300μmol/L	0.44	0.76	87	3955
血肌酐 >400μmol/L	0.31	0.93	47	3032
血肌酐 >500μmol/L	0.32	0.94	44	2750

　　总之，在确定研究对象时要从研究的科学性和实际可行性两个角度来具体设计自身的临床试验。

　　（二）干预措施

　　干预措施（intervention）通常是临床试验设计的核心目标，通常研究的措施包括验证性措施（confirmatory）以及探索性（exploratory）两种类型。探索性往往是一些新的药物或全新的治疗策略，往往能够为疾病治疗带来一些革新，具有重要的意义。而验证性干预措施往往是现存的但是存在一定不确定性的治疗措施，通过高质量的临床试验来评价其准确的疗效和安全性。值得指出的是通常一项应用广泛的治疗措施往往需要一个或几个高质量的临床试验予以证实。因此，作为肾脏疾病的研究者需要仔细的评估一些现有的临床证据，是否已经有足够强的证据来支持，而不要片面地认为只有"国际首次"的研究才是有意义的研究。比如高尿酸血症是肾脏科病人常常面临的问题，也有不少的研究认为高尿酸血症是患者发生肾衰竭的独立危险因素，肾脏科医生进行降尿酸治疗也非常常见，尽管已经有一些小的低质量研究提示降尿酸治疗可能有助于肾脏保护，但是目前仍然缺乏大样本高质量的临床试验予以证实。考虑高尿酸血症的普遍性，显然这样一项验证性的临床试验意义非常大。

　　（三）对照

　　设置对照组（control）的主要目的是去除包括疾病自然转归、回归中位以及安慰作用的影响。部分疾病在患者和疾病斗争过程中，可以自发的趋于好转，例如急性肾小管坏死或损伤可以自行恢复，膜性肾病也可以相当自发地临床缓解，如果不设置对照，可能会误认为干预措施的疗效。回归中位作用，是指体内任何随时间波动的指标可能会存在类似的影响，例如体温、血压、血糖和血脂。举个例子，肾脏病经常研究血压问题，如果测量血压时恰好为患者高的那一刻，这种血压即使不经过任何治疗也会"回归正常"；同样蛋白尿也会随时间出现很大的波动，包括一些活动、饮食因素都会一过性影响蛋白尿水平，但是这些也会随着时间趋于它本有的平均水平，同样如果不设置对照，这些指标的下降会被误认为是治疗措施的特异性疗效，因此我们在开展临床试验时必须设置对照。设立对照或者安慰剂并不等于不治疗，通常选取的对照是标准治疗，也就是基于现有的证据情况下最好的治疗的方法，这也是基于医学伦理方面的要求。安慰剂在整个研究中发挥重要作用，特别是研究很多主观性指标（例如疼痛、生活质量）尤其受到了治疗措施的安慰作用。比如同样血压问题，即使服用与降压药物外形相同的安慰剂，也可能发挥降压作用，这主要受到患者对于治疗的信心和期望，产生积极心理的安慰，而这一因素可能会对血压的下降产生积极效应，通过设置安慰剂可能会去除这一非特异性的作用，而获得研究措施的真实疗效。

　　（四）临床试验的结局

　　研究的结局（outcomes）包括有效性结局和安全性结局两个方面。因此我们在关注治疗措施的疗效时要综合考虑，例如糖皮质激素治疗 IgA 肾病可能会减少因为肾衰竭导致的死亡（直接作用），但是可能会增加患者因为感染导致的死亡（间接作用），这一间接作用可能会降低激素治疗的直接作用。所以 TESTING 研究结果提示足量激素治疗可以减少三分之二的肾衰竭作用，但是同时增加五倍的副作用风险，那么足量激素治疗即使有很好的疗效，仍然不能广泛应用于临床治疗。无论是设计还是解读临床试验在确定研究结局的指标上一定要全盘考虑，要强调收集和评价所有的结局指标。

开展肾脏病临床试验面临很大的困难就是肾脏结局终点的设置，好的临床试验结局指标一定要"足够硬"，毫无疑问ESRD是理想的硬终点，但是若达到这些终点往往是需要若干年的时间，因此无形中给肾脏病临床试验的开展增加了很多的难度。例如某临床试验入选一个GFR是60ml/min的肾小球疾病患者，如果平均每年GFR下降4ml/min，那么进展至ESKD至少12年以上，很少有临床试验完全采用ESKD作为主要终点事件。血肌酐倍增（doubling serum creatinine，相当于GFR下降57%）也成为目前公认的一个ESRD的替代终点（surrogate），事实上目前临床试验的肾脏终点几乎都采用了包括血肌酐倍增在内的复合终点事件（composite end points）。此外，很多学者在探讨一些更为容易的替代终点事件。近期基于国际慢性肾脏病预后协作组（CKD-PC）对35个队列涉及170万和12 344个ESRD事件的分析发现GFR下降30%和40%也是一个比较可靠的ESRD的替代终点[38]，这一结果与基于37个临床试验进行的荟萃结果一致，因此来自美国的肾脏病基金会NKF和食品药品管理局FDA的一个科学工作推荐以上两个终点也可以作为临床试验的可接受的终点事件，尤其是40%GFR下降更为可靠[39]。但是如果干预措施本身对GFR产生急性的影响，应用时可能会受到限制。例如强化降压和应用RAAS阻断剂本身短时间会导致GFR下降，但是长期反而会减少ESRD的发生；此外有些措施虽然不会对GFR产生影响，但是会影响到肌酐的产生（例如蛋白摄入的限制），从而对估算的GFR产生影响，这样也会影响临床试验的结果。因此这些替代终点仍然需要进一步的评估。

（五）随机分组的方法

如何做到准确的随机（randomization）是保证临床试验科学性最为重要的环节，确保基线资料匹配，控制混杂因素或偏倚。例如在西那卡塞治疗透析患者甲状旁腺功能亢进的随机对照试验（EVOLVE研究）中入组3 883透析患者随机分组为西那卡塞组和安慰剂组[40]，结果发现西那卡塞治疗并没有减少心血管疾病风险（HR 0.93，95%CI 0.85 ~ 1.02，P=0.11），但是西那卡塞组患者较安慰剂组平均年龄小1岁，而在透析患者中年龄是影响心血管或死亡的重要危险因素，虽然仅仅是1岁之差但是足以产生重要影响[41]，在校正年龄等基线危险因素后结果发现西那卡塞降低心血管疾病（HR 0.88，95% CI 0.79 ~ 0.97，P=0.008）或死亡风险（HR 0.86，95% CI 0.78 ~ 0.96，P=0.006），并具有显著统计学意义。因此科学的随机以保证两组患者的匹配至关重要，也是临床试验核心所在[41]。

随机具体过程应当注意，一是正确的随机产生，应当由随机数字表或者电脑产生，而一些按照病历号、出生日期、奇数偶数等方法均不算正确的随机，属于假随机（pseudo-randomization）或类随机分组（quasi-randomization）；二是隐藏分组（concealment），隐藏分组是指防止研究人员或患者在分组前知道随机分组的方案，如果在患者入组前已经知道随机数字分组就会难免会存在患者分组受到影响。例如在TESTING研究激素治疗IgA肾病的研究中，如果事先看到了随机数字难免产生一些伴有病理上活动性病变的患者会分组到激素治疗组，从而产生偏倚。要做到隐藏随机，通常将随机数字表放在独立临床试验以外的第三方人员，或者采用中心随机（例如电话应答系统或网络应答系统），或者随机数字表保存在不透明的信封中直到确认患者已经入组再打开信封确认分组情况。因此只有随机分组结合隐藏随机才能算是真正的随机对照试验。事实上不采用隐藏随机临床试验平均较采用的研究高估疗效40%。

随机既可以采取简单的随机方案，也有相对复杂随机方法。当样本量小时简单随机可能不能有效保证组间可比和组间人数相当，所以需要考虑复杂的随机分组方法，常用的区组随机（blocked randomization），其他还有固定终末比例随机（random allocation rule）重抽式随机分组（replacement randomization）等。而为了保证一些影响治疗效果或者预后的因素在组间具有可比性，比如上述的EVOLVE研究中的年龄因素，往往需要结合分层分组（random permuted blocks within strata）以及最小差异法（minimization）。较为常用的办法就是分层区组分组，来保证两组患者人数相当并且在重要的影响因素组间匹配。

（六）临床试验的盲法和安慰剂

随机过程只是保证了临床试验基线资料的匹配，而在临床试验执行过程中常常会发生患者发生退出、失访，而这些往往并非随机发生的，可能会受到干预因素的影响。比如分配在对照组的患者，往往会由于主观上认为没有接受有效的治疗而更容易发生退出和失访；而研究者因为患者处在对照组，也可能会给患者增加更多的其他治疗；而在接受一些风险性治疗（比如糖皮质激素治疗）的时候如果分配在干预组患者会因为一些副作用主动退出；在结果评估方面分配到治疗组患者更容易报告阳性感受，研究者主观上希望阳性结果，因此也会在评估上偏向于治疗组，这些因素不可避免的导致实际过程中两组不匹配，从而破坏了随机对照试验的精华。因此，在这种情况下使用盲法至关重要，可以减少上述偏倚因素，特别是使用安慰剂来蒙蔽分组情况，使得与研究有关的人员（研究的医生、研究对象、资料收集人员、结果评估人员以及统计人员）均不清楚分组情况，尽最大可能保证两组的匹配，即使不太完美的盲法，如有可能也应当使用，比如安慰针灸。

很多肾脏病学者在开展临床试验时往往不太重视安慰剂，而且认为增加临床试验的困难，事实上增加安慰剂对照既能增加患者的依从性（主观上认为接受了有效治疗），又提高临床试验的质量，所以尽可能使用。当然给患者安慰剂并不是不给患者有效的治疗，事实上无论患者分配到治疗组还是对照组都应当接受目前已经确认的最佳治疗策略。

（七）临床试验的样本量计算

随机对照试验从本质上一个是针对目标人群的抽样研究，因此存在抽样误差问题，为了评估干预措施真实而又准确的疗效和安全性，需要减少抽样误差，主要的手段就是增大样本量。然而片面增大样本量会显著增加临床试验的成本，因此需要合理的计算样本量。举例而言如果我们评估一项减少肾小球疾病蛋白尿疗效的药物，如果样本量过小，那么可信区间就会非常宽，比如评估出来后95%的可信区间（confidence interval，CI）是0.1～10g/d，那么临床指南制定者就会很难做出决定是否推广这项治疗措施，因为如果真是的疗效是0.1g/d，那么即使有统计学上的意义，但是实际上可能没有任何的临床治疗意义。而且当我们面临一个带有风险的治疗模式（比如激素治疗），为了权衡疗效和副作用，我们更得需要足够的样本量。

在计算一个临床试验样本量的时候需要考虑以下因素：① 研究的把握度（power），也就是β值（Ⅱ类错误），1-β值就是研究的把握度，通常考虑至少80%，最好在90%以上；把握度越大样本量也就越大；② Ⅰ类错误，即α，要求控制在5%以下；③ 研究的假设也就是有效性检验（superiority）还是非劣效性检验（non-inferiority）；④ 干预措施的疗效估计，比如评估某种ACEI降压药物降低蛋白尿的幅度有多大，或者糖皮质激素降低IgA肾病患者肾衰竭风险有多少；⑤ 研究的终点类型，是连续性变量？比如蛋白尿，还是分类变量？比如是否发生肾衰竭；⑥ 研究随访的时间；⑦ 病人失访率，失访率越低越好，通常要控制在10%以内。计算样本量通常需要研究者提供以上数据，然后借助专业统计人士和统计软件（比如PASS）进行计算。临床试验作为制定临床治疗政策的重要依据，需要准确地提供干预措施的疗效。

在提供以上数据时可能几个重要的数据需要研究人员进行重点考虑，一是研究的干预措施的预期的疗效合理估计，疗效越大需要的样本量就越小。这个疗效估计需要基于以往的研究、系统综述和荟萃分析结果，通常小的临床试验会过大评估干预措施的疗效。比如关于强化降压对于肾脏保护，在REIN-2研究[42]在样本量计算时，估算在伴有蛋白尿的患者中血压控制到130/80mmHg以下较常规降压140/90mmHg降低肾衰竭的风险高达50%，因此计算样本量仅仅需要320例患者，显然过大估计了强化降压的疗效，因为在荟萃分析结果显示强化降压降低衰竭或者心血管保护没有获益可能是一个假阴性结果；事实上在美国NIH资助的研究SPRINT研究[43]估算强化降压可能降低20%的主要心血管事件，由此计算样本量需要9 250例患者，该研究发现收缩压降至120mmHg以下较常规140mmHg以下可以降低25%的主要心血管事件；第二要重点考虑终点事件的发生率，终点事件发生率越多，所需要的样本量也就越小。同样强化降压的研究中，NIH资助的另外一个研究

ACCORD研究[44]中评估对照组每年心血管事件（终点事件）发生率是4%，因此计算样本量4 200例，而事实上对照组终点事件发生率只有2%，因此在该研究中存在研究把握度不够，最终得出强化降压无益的结论，正是基于ACCORD研究的教训，SPRINT研究利用2.2%的终点事件发生率重新估算样本量需要9 250例，最终也获得足够把握度，证明了强化降压的疗效。因此大多数研究为了降低研究成本和样本量往往喜欢选择高危的病人作为入选标准。

（八）临床试验的数据分析和报告

临床试验由于设计上已经去除了混杂和偏倚因素，因此分析通常比较简单明了，如果是二分类变量考虑采用卡方检验，连续变量采用t检验，而非正态分布采用非参数检验。考虑到很多临床试验中每个人随访时间是不同的，因此更多采用生存分析（Log Rank test），而更复杂的则采用Cox比例风险分析（Cox proportional hazards）。有关数据分析应当考虑以下原则，并且事先写进研究方案和统计分析计划（statistical analysis plan，SAP）。

分析过程中应当考虑到交叉问题（crossovers），分配到治疗组没有接受研究的治疗，或者分配到对照组的却得到了干预治疗。因此在试验分析过程中采用意向性分析（intension-to-treat，ITT），即按照随机分配的组别进行分析，无论研究对象是否遵从被分配的治疗，其次分析应当是一旦接受随机，就应当纳入分析。这种分析原则可能低估治疗的总体效应，但是能有效避免结果出现重大的偏倚。另外一种与意向性分析相对的是按照"符合方案"的分析（per-protocol，PP），即只包括遵从了方案的受试者进行分析，然而依从研究治疗和方案的受试者和不依从的受试者往往存在系统的偏倚，这些偏倚可能与结局相关，因此当按照ITT分析和PP分析结果不同时，意向性分析结果通常在效应估计时占主导地位。因为ITT分析的两组人群是完全遵从了随机原则，是完全匹配的两个人群。

亚组分析定义为针对试验队列中一个子集按照随机分组之间的比较，实施这些分析主要是在于发现亚组间存在效应修饰（effect modification）或者交互作用（interaction）。例如在美国黑种人高血压肾损害的研究（African American patients with hypertensive chronic kidney disease，AASK）强化降压的研究发现强化降压组（血压低于125/75mmHg）比常规降压组（血压降至140/90mmHg）没有额外的肾脏保护效应，但是在亚组分析过程中发现在基线合并蛋白尿患者发现强化降压明显减少肾衰竭的作用，提示蛋白尿和强化降压的疗效存在交互作用[45]，因此KDIGO临床实践指南推荐在伴有蛋白尿CKD患者采取强化降压，而不伴有蛋白尿的患者推荐常规降压目标。然而有时候这种研究也具有误导性，这是因为每一个亚组人数少于整体试验人数，因此并没有足够的把握度去发现重要的差异，因此不能夸大亚组分析的阴性结果，同样亚组分析做的足够多时由于概率的问题也会出现假阳性结果，因此在试验开始前就应当定义好亚组分析（pre-specified），并且报告亚组分析的数量。在AASK的研究方案就明确了按照蛋白尿肌酐比值（PCR）0.22进行亚组分析。

中期分析也是统计分析报告中重要事项，中期分析可用于监察试验的安全性和有效性，如果看到干预措施具有明确的有效性、安全性问题或者无益性，可终止试验的继续进行。例如在SPRINT研究中期分析中发现了明确的强化降压到120mmHg以下对于包括CKD在内的心血管高危人群具有显著的心血管保护效应而提前终止[43,46]；TESTING研究因为发现了足量糖皮质激素治疗IgA肾病的安全性顾虑而及时终止研究，并及时调整了方案（ERA-EDTA 2016维也纳late-breaking trials section）；REIN-2研究因为发现肾炎患者强化降压到130/80mmHg以下没有额外的肾脏获益而终止试验[42,43]。中期分析实际上是一个涉及重复分析试验结果（"多次窥视"），是多重假设检验的一种形式，会增加Ⅰ类错误的可能性。就如同分析20次就有可能出现一个阳性结果（P=0.05），这完全是一个机会（chance）的原因。为了解决这个问题需要降低每次中期分析的α值，以确保总体α值近似等于0.05，简单的办法是Bonferroni法，就是检验的总次数为N时，$\alpha_i=\alpha/N$，例如α=0.05，如果三次中期分析则α=0.017，另外一个方法O'Brien-Fleming方法最初的检验中使用很小的α_i以后每次检验逐渐增加。但是设定中期分析在决定是否终止研究时一定要相当谨慎，试验一旦提前终止，往往丧失很多明确结果的机会，因此不到万不得已，不要轻易终止试验。

（九）临床试验的伦理问题

医学研究应当遵从三条基本的伦理原则，首先是尊重个体的原则，也就是所有人员有权决定是否参与研究，而且允许参与者在任何时间点退出研究，要充分保护决策能力不足的弱势参与者。因此充分的知情同意交代是必需的；其次有利原则，要求从研究中获得科学知识必须大于参与者造成的不利和风险，并且要把风险降低到最低，风险包括身体和心理的伤害，比如患者隐私信息的保护，监测不良风险。大部分临床试验建立独立数据和安全监察委员会（DSMC），他们可以定期审查研究数据，并且可以在发生非预期的伤害时有权终止研究；再次为公平的原则，也就是公平的选择研究对象，不能因为弱势群体容易获得、合作和随访而选择他们进入研究。

在临床研究中部分研究人员有时候会不够重视伦理的问题，由此可能会危及整个研究。例如COOPERATE是一个评估联合ACE抑制剂和ARB对于慢性肾脏病保护作用的随机对照试验[47]，该研究发现双阻断治疗较单药治疗可以显著降低蛋白尿和减少肾衰竭的风险，该试验2003年在著名医学期刊《柳叶刀》发表，并被广泛引用超过900多次，但是发表6年后《柳叶刀》杂志社进行调查时发现该研究未经伦理委员会批准，书面知情同意书也是在研究进行过程中获得（而非入组前），事实上该研究也存在其他重要问题，因此该研究最终被杂志撤稿[48]。

（十）临床试验的实施

一个临床试验在实施过程需要考虑以下问题：首先要很好整合资源，临床研究与基础研究有很大的区别，他需要一个完整的研究队伍。需要临床医生去发现临床问题，需要和临床试验学家（有经验的研究医生本身具有这个角色的能力和经验）、统计学家合作来设计好临床研究，需要组织好参与的临床医生来实施研究，还得需要有经验的质量控制协调员按照GCP要求来进行质量的控制。当然更需要根据研究的设计来申请足够的基金，在基金有限的情况下需要调整好研究计划以确保临床试验最关键部分的执行。

其次，做好各种准备工作，避免在研究过程中出现方案的重大修改，包括定好研究方案和操作手册，获得伦理的审批，确定好招募的计划，准备好电子数据表格和数据库。如开展大的临床研究，最好之前做好预测试或数据调查，要充分考虑临床试验的难度，往往会比预想的难度大得多。例如英国膜性肾病多中心随机对照试验比较了苯丁酸氮芥、环孢素和支持治疗对于进展性膜性肾病的治疗效果[49]，该研究从1998—2008年整整花费了10年时间才完成108例患者入选，至2013年正式发表，跨度15年，而在整个研究执行过程中膜性肾病的治疗模式已经发生非常大的改变。所以做临床研究需要有耐心和恒心来支持研究者继续开展下去的热情。

再次，研究过程中要做好质量控制，应当遵循没有记录就是没有发生的原则，因此在研究执行过程中包括每一次的监察与会议讨论一定要有文件记录。如果是多中心研究需要有质量控制协调员监督下确保研究的质量，特别是保证数据的真实性；标准化的操作流程应当包括操作手册、人员培训、定期报告和团队会议；数据管理的质量控制，确保数据及时收集、录入、分析数据完整性、准确性和真实性，任何数据必须要有原始记录的支持。

最后，需要指出的是临床试验本身是一个难度非常大的研究类型，往往要耗费很大时间和金钱，作为临床医生或设计者非常渴望收集很多的数据，包括海量的基线数据、进行更多次的随访收集数据和标本，希望将来发表更多的研究结果。但是太多的数据收集必然花费更多的成本和时间，增加试验的难度，使得真正执行试验的参与医生变得疲倦和烦恼，从而影响试验的进度和质量，所以在研究设计时候一定要明确要解决的主要问题是什么，从而针对性的设计数据收集项目，要讨论每一个数据项目是否有必要，删除不必要的项目，使得研究变得简易可行，始终要记住完成试验是最为重要的，不要因为某些细节影响整个研究。

（吕继成）

第五章
系统综述和荟萃分析

一、系统综述的定义

系统综述（systematic review）是针对某一个特定的研究问题而对有关的研究进行全面、系统的评估，从而得出针对该问题的结论。相比于传统综述，系统综述使用定义明确的方法来确定相关的所有的（发表或未发表）研究、并对研究的质量进行客观的评估，如果获得足够数据的对研究结果进行合并统计，称之为荟萃分析（meta-analysis），因此荟萃分析即是系统综述中的统计部分。

二、系统综述在肾脏病研究中的意义

系统综述是针对一个科学问题全面评价现有的所有研究：具有明确的研究方案，全面的文献检索策略，清晰的研究入排标准，客观的研究质量评价标准，全面的统计方法，并且能够定期更新，因此一个好的系统综述能够整合现有研究结果，通过合并所有的研究可以得到更大的样本量而提高效能，因此在临床实践指南制定过程中发挥了重要的作用。对于新的研究者而言通过完成一项好的系统综述，可以很好熟悉要研究问题的相关文献，并能从中发现科学问题，因此开始一项临床研究之前进行系统综述是非常必要的。通过系统综述可以塑造成为该领域的"专家"，在系统综述过程中能够对现有研究的优点和局限性进行很好的评价，有助于发现新的科学问题。系统综述尽管会花费大量的时间和精力，但是由于几乎不需要太多的经济或其他资源，就能发表很好的高质量的研究结果。例如北京大学肾脏病研究所通过对于激素治疗IgA肾病的系统综述[50]发现了科学问题，进而启动了激素治疗IgA肾病国际多中心临床试验TESTING研究，同样也正是通过系统综述和荟萃分析改变了人们对于强化降压[51,52]和贝特类降脂药的作用的看法[53]。

　　一个好的系统综述在肾脏病临床实践和研究中可能会发挥重要的作用。例如他汀降脂药物在CKD患者中应用一直存在很大的争议，一方面CKD作为心血管的高危人群理论上需要他汀降脂药物来降低其风险，尤其是缺血性心血管病变，但是包括4D[54]、AURORA[55]、SHARP[56]研究在内的大型随机双盲对照试验对于他汀降脂药在CKD人群中疗效存在很大争议：4D研究研究了瑞舒伐他汀在透析人群、AURORA研究探讨了阿托伐他汀在糖尿病肾病透析人群中的疗效，结果均未发现他汀降脂药物具有心血管保护效应，而大型SHARP研究入选了包括晚期CKD和透析人群，发现辛伐他汀联合依折麦布可以显著降低17%的主要心血管事件。而另一方面服用他汀降脂药还存在发生急性肾损伤的风险，因此CKD人群是否需要服用他汀降脂药物，疗效和安全性到底如何需要进行全面的评估，以指导临床。基于此，KDIGO指南组、Cochrane循证医学以及北京大学肾脏病研究所分别独立地开展了系统综述，评估了所有的在CKD人群开展的他汀降脂药治疗的随机对照干预试验。KDIGO研究指南组评估18个在CKD人群中的临床试验，发现他汀降脂药可以显著减少CKD患者的心血管事件（RR 0.78，95%CI 0.71 ~ 0.86）或心血管死亡（RR 0.82，95%CI 0.74 ~ 0.91）；Cochrane组共评估了80项研究，包括CKD、透析以及肾移植的随机对照试验，发现他汀降脂药在CKD患者中可以减少心血管死亡（RR 0.78，95%CI 0.68 ~ 0.89）和心血管事件（RR 0.76，95%CI 0.73 ~ 0.80），但是在透析人群中没有明显作用；为了进一步探讨这些临床试验中他汀降脂药的疗效差异，北京大学肾脏病研究所进行了Meta回归分析，结果显示在CKD患者中他汀降脂药对于心血管保护作用明显受到肾功能的影响，其疗效随着肾功能的下降而下降，在透析人群中则接近无效[57,58]；57个临床试验（超过14万受试者）的数据分析显示，他汀降脂药能够轻微的延缓GFR下降速率和轻度降低蛋白尿，而没有明显增加肾衰竭的风险[59]。因此通过上述系统综述我们可以比较全面而又清楚地了解他汀降脂药物在CKD人群中对于肾脏和心血管的效应；特别是通过回归分析发现了在单个临床试验中不能发现的效应，即他汀降脂药的心血管保护效应会随着病人CKD肾功能下降而下降，在透析人群中无明显疗效，这就很好地解释了由于不同临床试验纳入人群的肾功能不同而得出他汀降脂药疗效有争议的结果。这些发现对于指导临床实践显然具有重要的意义，相应的结果被最新的KDIGO临床实践指南采纳。

三、如何开展高质量的系统综述和荟萃分析

系统综述可以为临床实践指南制定提供可靠依据，指导临床治疗；同时也是启动临床研究前发现问题、做好设计的重要基础，也是研究者开始临床研究的第一步。以下阐述如何开展一个高质量的系统综述，着重强调的是如何开展干预性研究的系统综述，详细内容可以参照Cochrane的手册（http://handbook.cochrane.org/）。

（一）立题

如同任何一个临床研究一样，做系统综述和荟萃分析之前首先要立题。有关立题原则可以参见本篇第四章临床试验干预措施部分，简单说立题总体原则是从目前临床实践出发，对于目前治疗策略或方式存在疑问的方面入手，同任何一个临床研究相似，要强调研究的质量，不单一地考虑该立题是否为"第一次"。例如在分析关于心血管高危的高血压人群的降压目标是否需要比140/90mmHg更低的研究中，ACCORD研究中入选了4 733例糖尿病高血压人群，随机分为常规降压目标（收缩压140mmHg以下）和强化降压目标（收缩压120mmHg以下），研究结论是强化降压治疗不能减少主要心血管事件或者死亡风险；然而ACCORD研究是一个因为低血糖事件提前终止的研究，加之该研究对照组心血管事件发生率下降，导致该研究主要终点事件数目显著下降，而研究终点数目直接影响研究的把握度，所以该研究发现强化降压虽然有降低主要心血管事件的倾向，但是没有达到统计学意义（HR 0.88，95%CI 0.73 ~ 1.06，P=0.20），这完全有可能是一个假阴性结果，而采用荟萃分析用更多的临床试验完全可以解决这一问题；因此北京大学肾脏病研究所进行的关于强化降压的系统综述和荟萃分析，发现强化降压可以减少12%的主要心血管事件（RR 0.88，95%CI 0.78 ~ 0.98，P=0.005）[52]，这一结果也与后续发表的SPRINT研究结果一致[60]。当然，对于大多数研究者来说，系统综述需要结合拟开展的临床研究方向立题。

（二）研究方案和实施

开展系统综述是一项临床研究，因此开展之前需要撰写研究方案，这是和一般性综述的差别之处。在研究方案中需要明确：① 研究背景：总结研究的现状，并提出科学问题和开展研究的目的；② 研究对象：也就是纳入的研究人群，包括入选标准和排除标准；③ 干预的措施：准备研究的治疗措施，或者要研究的疾病危险因素，需要根据研究目的来界定；④ 研究入选的类型，如果是研究的干预措施则入选临床试验（如随机对照试验），如果研究某一项疾病的危险因素则入选队列研究；⑤ 研究的效应指标：也就是研究的终点事件；⑥ 统计分析：需要在研究方案中事前明确统计运用的数学模型、亚组分析或回归分析等统计方案；⑦ 研究文献检索策略，这部分通常需要图书馆管理人员来协助。

下面我们以上述的CKD患者中有关应用他汀降脂药的系统综述为例，阐述如何设计和实施一项系统综述和荟萃分析。

第一步 撰写研究方案

目前开展系统综述和荟萃分析建议提前进行注册，可以在Cochrane或者PROSPERO（http://www.crd.York.ac.uk/prospero/）进行注册。研究方案包括的内容如下：

1）研究题目：在本研究中我们的命题是CKD患者应用他汀降脂药物对于心血管和肾脏的疗效和安全性。

2）研究背景：简要的描述开展本课题的价值和意义，并提出科学问题。目前认为CKD是心血管疾病的高危人群，因此作为一个心血管事件的干预措施，尤其是缺血性的心脏或脑血管病患者有效的治疗措施-他汀降脂药，能否同样在CKD患者中有效的预防或治疗心脑血管疾病是一个非常重要的课题。如上所述在该人群中开展的三个大的随机对照试验，包括4D研究、AURURA研究及SHARP研究，得出完全不同的研究结果，而另外一个方面在他汀降脂药是否本身产生肾脏不良反应，也是临床医生一个很大的顾虑，因此系统地研究他汀降脂药对于CKD人群的心血管疾病的防治以及肾脏产生的影响无疑具有普遍的临床意义。

3）研究目的：也就是研究拟解决的问题，其一是在CKD人群中服用他汀降脂药是否可以减少心血管疾病（cardiovascular outcomes）的风险及其安全性，其二是服用他汀降脂药物对肾脏本身的影响（renal outcomes）

4）研究入选的人群：根据研究的目的确立的人群——CKD患者，根据KDIGO临床指南定义为肾小球滤过率低于60ml/（min·1.73m^2），或者尿检异常，主要是合并白蛋白尿的患者。

5）研究的干预因素：主要是他汀降脂药或者他汀联合依折麦布治疗。

6）研究类型：随机对照试验，考虑到收集临床终点事件，因此定义随访时间至少半年以上，由于针对CKD的RCT相对较少，为了更全面的分析这一结果对于报告CKD亚组人群的RCT也纳入了本研究。

7）研究的效应指标：根据研究目的，心血管事件定义为复合终点事件，包括了心肌梗死、卒中、需要住院的心衰以及心血管疾病导致的死亡；肾脏终点，考虑到这些研究主要针对的是心血管事件，报告的终点事件较少，因此一些替代指标也纳入分析，包括了GFR下降25%、30%、50%以上以及ESKD均纳入分析。

8）统计分析计划：为了保证分析的客观性需要制定一个严格的统计分析计划，包括荟萃分析所选择的效应模型（随机效应还是固定效应模型），特别是事先需要界定一些亚组的分析和回归分析，避免假阳性结果的报告。比如在该研究中一个重要的分析是有关他汀降脂药疗效和肾功能分期的亚组分析。CKD患者发生的心血管事件很重要的一个病理生理学机制是由于随着肾功能下降，病人磷的排泄下降而血磷相应的升高，血磷水平的升高和钙磷在血管沉积引起的缺血性心脑血管病变有关，因此这部分人群缺血性心脑血管病变可能并非单纯的血管粥样斑块导致，这尤其是在透析人群中明显，因此可能会导致他汀降脂药疗效大打折扣，而且随着肾功能下降病人心血管事件主要是表现为心肌病变，这些也非他汀降脂药能发挥作用，所以他汀降脂药可能会受到肾功能的影响，因此在统计计划中我们特别要求进行根据肾功能来进行亚组分析。

9）文献检索策略：通常需要检索的数据库包括Medline、EMBASE、CCRT（考克蓝图书馆）三大数据库。检索策略的制定需要专业人员的协助。比如他汀在CKD应用的随机对照试验制定检索策略就应当具备以下三个条件：第一是所有有关他汀降脂药物的药名的检索词；第二是所有有关RCT的检索词；第三是所有有关CKD的检索词；上述三套检索策略应用"AND"进行合并就能最大程度的筛选出相应的文献。

第二步 系统综述的实施

一般一个系统综述的实施，需要两位研究者根据书写好的研究方案独立进行，以保证结果的可靠性，在开展之前需要制定相应的标准数据表格。

1）文献筛选：通过文献检索一般会产生数百到数千篇文献，这需要制定筛选文献数据表格，界定文献排除的统一标准。然后将检索产生的文献导入数据库软件（比如End Note），根据统一的标准剔除无关的文献。如：根据本研究的立题是查找有关他汀降脂药在CKD中的随机对照试验，排除的标准可以是非随机对照试验、非CKD的研究、随访时间小于6个月、非关于人的研究（例如动物试验）、非原始论著（比如综述）作为筛选文献过程中的排除标准。通常先通过文献的题目和摘要进行筛选，然后再进行全文筛查。在文献检索过程中如果两位研究者遇到不一致的情况，需要进行协商，达不到一致的意见则需要上级研究者进行介入讨论。在系统综述正式报告中关于研究的筛选过程需要用一个流程图来显示。

2）数据提取：通过阅读摘要和全文，筛选出最终纳入的研究，下一步需要提取研究数据。数据的提取也需要事先制定统一数据库，对需要收集的数据项目进行定义，然后两个研究人员分别提取、录入数据，双提取可以很好的避免提取数据有误。提取数据的内容应当包含广泛的基线资料、干预治疗、对照组、终点事件以及安全性事件，另外还得包括研究质量的评估数据（例如随机方法、是否采用隐藏随机、是否采用盲法等）。

3）数据统计：当相关研究足够多时，可以对提取的数据采用一定的统计学方法进行数据的合并，称之为荟萃分析（Meta-analysis）。其本质是根据每个研究的把握度的大小和质量给予一定权重，然后根据每个研究的结果按照权重的比例和一定的数学规则进行相加，并最终得出干预措施的平均疗效，通常这一过程由特定的软件如STATA或Review Manager完成。由于荟萃分析涉及很多的研究，这些研究必然有异质性，比如纳入的人群、病情、应用的药物剂量等等具有很大的异质性，因此要非常重视对于这些异质性进行分析，包括进行亚组的分析或者回归分析，而这些分析过程可能对临床的治疗产生重要的影响。例如北京大学肾脏病研究所关于降脂治疗的两个大型荟萃分析，一个是贝特类降脂药物的应用：很长时间以来关于贝特类降脂药在心血管防治过程中一直存在很大争议，主要是由于相关的RCT并没有得出一致性的疗效，通过荟萃回归分析发现，这些研究之所以得出不同的结论（研究结果的异质性）是由于采取的降脂药物降低甘油三酯的程度不同导致的，降脂幅度大的研究往往得出肯定的结论，而且相应的心血管获益也大，而反之则获益小甚至得出阴性结论[53]；同样他汀类降脂药物在CKD人群中应用存在争议，通过亚组分析发现他汀降脂药物疗效会随着研究所纳入人群的肾功能下降而下降，在透析人群中几乎无效，这一亚组分析也为他汀降脂药物的临床应用提供了重要的依据[57]。

4）撰写报告：系统综述和荟萃分析应当按照PRISMA原则报告结果和撰写论文。具体按照PRISMA界定，包括如何撰写题目、摘要、前言、方法学、结果、讨论以及基金共7大项27小项进行具体描述。详细可以参照PRISMA声明关于系统综述及荟萃分析的撰写原则（http://www.bmj.com/content/339/bmj.b2535.long）。系统综述和荟萃分析通常认为属于二次数据分析，常以论著形式发表。

总之，系统综述和荟萃分析作为一项临床研究的第一步工作，用于发现研究问题和为新的研究设计做准备，尤其对于临床研究的初学者而言尤为重要，需要予以掌握，通过对于数据的再分析有时能够获得原始研究不能发现的新结果，对于临床实践指南制定提供全面客观的依据。

（吕继成）

第六章
混杂因素、偏倚对临床研究的影响及对策

一、偏倚及对于临床研究的影响

偏倚（bias）是指在流行病学研究的设计、实施和分析阶段产生的系统误差，导致错误估计暴露因素的效应。流行病学的各种研究设计类型均可能产生偏倚，需要避免和有效控制。常见的偏倚类型包括选择偏倚和信息偏倚。

在队列研究中，选择偏倚经常由研究对象的选择性入组、无应答或失访导致。可以想象，如果在计算暴露组和非暴露组的发病率时，发病的人群更容易失访，那必然会导致所计算发病率的降低，从而使相对危险度趋向于无统计学意义。在病例对照研究中，本篇第三章已经谈及选择偏倚的问题：单中心研究的病例组往往具有与诊疗医院相关的特征，难以代表整体患病人群的情况；而对照组应当代表产生病例的"来源人群"中未患病人群的特征。在实际研究中，对照组在选取时常因为受到与暴露因素相关的其他因素影响而产生选择偏倚。例如，20世纪80年代的一项研究发现经常喝咖啡能够增加胰腺癌发生的风险[61]，这在当时医学界引起很大争议。后来发现，这项研究的结果在很大程度上是由于对照组选取不当导致的。研究的病例组是胰腺癌的患者；而为了方便选取对照组，研究医生在自己管理的其他患者中选择对照。而由于病例组主要来自消化科，导致对照组就包括很多诸如食管炎和胃溃疡等疾病的患者。这些患者由于自身疾病所限，很少有喝咖啡的习惯，所以暴露的比例明显较低，因此就不难理解为何与病例组存在较大的暴露率差异，以致发现了喝咖啡与胰腺癌存在关联。事实上，在更新近的前瞻性队列研究中，并未观察到喝咖啡与胰腺癌之间存在相关性[62]。

队列研究的信息偏倚可能来自对暴露组和非暴露组特征的测量差异，比如，研究者主观上更加重视暴露组，期望得到有意义的结果。因此不仅对暴露组的危险因素测量更加准确，也更加密切随访他们结局事件的发生情况。相比之下，对非暴露组则不能采用同样的标准。在数据分析阶段，也同样可能受到主观因素的驱使而倾向于发现阳性结果。这种信息偏倚也就是为什么在RCT中需要设置"盲法"的主要原因。对于病例对照研究来讲，回忆偏倚是信息偏倚的主要形式。由于病例对照研究需要调查研究人群对于过去暴露的情况，而病例和非病例对于过去情况的重视程度往往差别很大，因此导致了假阳性结果的发生。比如，在母亲感染暴露与新生儿出生缺陷的研究中，有缺陷的新生儿（病例组）的母亲会竭力回忆自己过去的感染暴露情况，而正常新生儿（对照组）的母亲可能就对自己的感染情况不那么在意，以至于忘掉一些暴露的经历。这样就会使研究倾向于发现暴露和疾病有关联。因此，在病例对照研究中更适合采用客观指标评价过往的暴露因素。

需要强调的是，一旦在研究结束后发现存在偏倚，不能通过后期的数据处理与分析予以校正；因此偏倚对于研究结果有效性的影响是致命性的，必须在研究设计阶段进行缜密的思考、尽量避免偏倚的产生。

二、混杂因素及对于临床研究的影响

（一）混杂因素及其对于临床研究的影响

在观察性流行病学研究中，当在研究设计阶段充分避免了偏倚对于研究结果的影响而得到了有统计学意义的关联后，仍然不能确定暴露因素是否就是疾病的病因，因为还需要考虑到这种关联是否因为混杂因素（confounder）的影响而导致。混杂因素是研究暴露因素以外的其他因素、满足四个条件时便成为混杂因素：① 是终点事件的危险因素；② 与所研究的暴露因素相关；③ 在暴露组和非暴露组分布不均衡；④ 不是暴露因素导致终点疾病作用机制的中间环节。例如，当研究者发现了饮用咖啡和胰腺癌的关联时，考虑到以往研究已经证实吸烟是胰腺癌的危险因素，并且吸烟与饮用咖啡经常作为相伴随的个人嗜好而共同出现，吸烟也不是从咖啡到胰腺癌的作用过程的中间环节，因此需要考虑所观察到的饮用咖啡与胰腺癌的关联是否由吸烟的混杂作用导致。

如果用实际数据举例的话，假设在一个病例对照研究中发现了某种暴露因素与疾病存在关联、OR值为1.95（表4-6-0-1）；但是怀疑这种关联可能由年龄这一混杂因素的影响造成，于是按照年龄进行分层分析（表4-6-0-2）。首先，年龄≥60岁者71.4%发生了疾病、显著高于年龄<60岁组的38.4%（年龄是疾病的危险因素）；其次，年龄≥60岁者合并暴露因素的比例也高于年龄<60岁者，分别为50.0%和10.0%（年龄与暴露因素相关）；此外，暴露组和非暴露组年龄≥60岁的比例不同，分别为72.9%和23.0%（分布不均衡）；最后，通过查阅文献得知年龄不是暴露与疾病因果关系的中间环节。因此，在这个分析中，年龄已经满足了混杂因素的所有条件；事实上按照年龄进行分层分析后，也发现暴露因素与疾病并没有关联、两个年龄组中的OR值都为1（表4-6-0-2）。

表 4-6-0-1　混杂因素举例 - 未按照年龄分层的暴露因素与疾病关联强度

暴露因素	病例组	对照组	比值比
是	30	18	$(30 \times 82)/(70 \times 18)=1.95$
否	70	82	
合计	100	100	

表 4-6-0-2　混杂因素举例 - 按照年龄分层的暴露与疾病关联强度

年龄组	暴露因素	病例组	对照组	合计	比值比
< 60 岁	是	5	8	13	$(5 \times 72)/(45 \times 8)=1.00$
	否	45	72	117	
	合计	50	80	130	
≥ 60 岁	是	25	10	35	$(25 \times 10)/(25 \times 10)=1.00$
	否	25	10	35	
	合计	50	20	70	

值得一提的是，需要区分混杂因素和交互作用因素的区别。交互作用是指当两个或多个暴露因素同时存在时，其对于疾病事件的效应要明显大于（或小于）这些因素单独作用时的加和/或乘积。交互作用因素同样与所研究的暴露因素和疾病结局都存在关联；但与混杂因素不同的是，交互作用是两个或多个因素间真实影响效应的体现，而非由于某种因素在组间分布不均掩盖或歪曲了另一个因素的作用。在处理方式上，我们要尽量通过研究设计去避免，以及借助统计方法去控制混杂因素的影响。但对于交互作用，我们应当竭力去识别发现、按照分层分析的结果报告研究结论。

（二）如何减少混杂因素对于临床研究的影响

与偏倚不同，混杂因素并非由于研究设计和实施过程中的系统误差导致，而是实际存在的、需要识别并评估其影响的因素。混杂因素的影响在于误导对于研究发现的解释；一般来讲，混杂因素对于研究结果的影响是导致"假阳性"的结果，这也是在流行病学研究中需要尽力避免的。因为"假阳性"的结果一旦发表，造成的负面影响面更大。因此，在研究的各个阶段都采取措施减少混杂因素的影响。例如，在研究的设计和实施阶段，可以通过匹配的方式使可能的混杂因素在暴露组和非暴力组间尽可能的分布均衡（即不再满足混杂因素的第三个调节）。比如，在成组匹配的病例对照研究中，我们常常要求病例和对照组的年龄和性别分布匹配，这是因为在多数分析中年龄和性别都是可能的混杂因素。还有不太常用的方法是"限制"，例如仅将研究对象限制在年龄≥60岁的人群；这种设计方法通常会影响到研究结论的外推性（generalizability），所以较少应用。更为重要的是，在数据分析阶段可以通过分层分析和多因素模型校正的方式控制混杂因素；流行病学研究中常用的logistic回归模型和Cox比例风险回归模型都可以通过将潜在的混杂因素作为协变量纳入多因素回归方程而控制混杂因素的影响。在具体应用时可以请教相关的统计学专家。

总之，混杂因素和偏倚的概念是流行病学的基本概念，它们的存在会对于流行病研究的有效性造成负面影响、甚至导致错误的结果。在解读、设计和实施流行病研究时，永远需要缜密地考虑是否存在混杂因素和偏倚的影响，才能对于研究结果进行更加客观的理解。

（张路霞　王晋伟）

第七章
循证医学、临床指南在肾脏病学科中的应用及真实世界的研究

　　一直以来RCT被认为是流行病学研究的"金标准"，但近年来关于RCT也有一些理性的反思。最主要的问题在于，为了保证RCT研究能够按照预设的研究方案严格执行，多数RCT都具有复杂的入选标准与排除标准，并且对于研究参与者的依从性有较高的要求，这些都是为了保证研究的"内部有效性"。但随之而来的问题就是，这种高度选择出来的研究参与者与日常临床实践中遇到的患者往往存在较大差异、从而导致研究结果很难外推到这些患者，也就是损失了"外部有效性"。此外，与真实世界的患者数目相比，RCT相对样本量小、随访时间短，尤其不利于发现一些药物的副作用。基于此，近年来开始提倡基于真实世界（real world）的数据进行流行病学研究，也称为"比较效果研究"（comparative effectiveness research，CER）。从研究理念上，CER强调在"真实"临床实践的环境下进行研究，因此在研究设计和终点指标的选择上更加接近临床实际；在研究类型上，CER其实就是队列研究，多数数据来源为注册登记系统或对于临床或管理数据库的回顾性分析。近5～10年来，在顶级医学杂志上开始陆续刊登一些CER的研究、或进行CER方法学的一些探讨，尤其是新英格兰医学杂志[63,64]。不能回避的是，CER研究也会受到观察性研究固有缺陷的影响，如偏倚和混杂的问题，在解读研究结果时需要注意。此外值得指出的是，RCT研究和CER研究虽然存在很多差别，但并不是对立的，而是相辅相成的。以药品研究为例，RCT研究主要用于药品上市前的有效性和安全性评价；其严格的研究设计保证了研究结果的内部可靠性，是药品监管部门的主要参考依据。没有RCT研究的支持，任何外部有效性研究的结果都将受到质疑。基于RCT研究和相应系统综述和荟萃分析的结果也成为临床指南制定的依据。而CER研究是RCT的有力补充，是药品上市后的临床研究。它能够发现药品在真实环境下的效益和风险，为临床实践提供进一步的指导[65]。目前在肾脏病领域，尚没有高质量的CER研究。

　　此外，大数据作为一个迅速兴起的跨学科领域，近年来在各个行业中开始扮演着颠覆性的角色；大数据的特点使其在趋势的把握和国家策略的制定方面具有独特的优势。有鉴于此，各国纷纷将大数据作为传统领域的重要新兴发展方向。医学作为社会发展的一个重要变量，也应该大数据科学的重要支柱之一。在我国，由于人群基数庞大、存在全国性医疗保障体系以及政府强大的执行力，都为医学大数据的获得和研究提供了得天独厚的优势。近年来，随着互联网、云计算和物联网技术的快速发展，数据规模急剧增大；医疗卫生领域每年都会产生巨量的数据，一般的医疗机构每年会产生1TB-20TB的相关数据，个别大规模医院的年医疗数据甚至达到PB级。区域医疗数据通常来自拥有上百万人口和上百家医疗机构的区域，并且数据量持续增长。按医疗行业的相关规定，一个患者数据通常需保留50年以上。数据形式多样，包括各种结构化数据表，非（半）结构化文本文档等。此外，可穿戴设备与技术在中国的迅猛发展，使得有可能将大数据的来源由基于患者的医学大数据拓展到包括健康人群的健康大数据。如果能够将这些数据进行整合和后结构化处理，将形成极大规模的真实世界数据。利用这些真实世界大数据，不仅可以通过对数据挖掘分析、支持临

床决策；还可以进行疾病趋势检测、对疾病危险因素进行分析和预警。对于医学大数据的分析，势必会对传统的流行病学研究造成冲击；大数据近乎"整体"（而非"样本"）的特点，也会对传统的统计学方法提出挑战。如果能够在肾脏疾病领域进行医学大数据挖掘，势必会极大推动我国肾脏疾病临床诊疗、患者管理、资源配备、相关政策制定的进程。关于医学大数据对于肾脏疾病研究的影响，虽然已经初见端倪；但是其具体发展方向，还需要假以时日方能明确。

（吕继成　张路霞）

参考文献

1. KANNEL WB, SCHWARTZ MJ, MCNAMARA PM. Blood pressure and risk of coronary heart disease: the Framingham study. Dis Chest, 1969, 56(1): 43-52.

2. KANNEL WB, WOLF PA, VERTER J, et al. Epidemiologic assessment of the role of blood pressure in stroke. The Framingham study. JAMA, 1970, 214(2): 301-310.

3. ERGIN A, MUNTNER P, SHERWIN R, et al. Secular trends in cardiovascular disease mortality, incidence, and case fatality rates in adults in the United States. Am J Med, 2004, 117(4): 219-227.

4. National Kidney Foundation. K/DOQI clinical practice guidelines for chronic kidney disease: evaluation, classification, and stratification. Am J Kidney Dis, 2002, 39(2 suppl 1): S1-266.

5. JAMES M, BOUCHARD J, HO J, et al. Canadian Society of Nephrology commentary on the 2012 KDIGO clinical practice guideline for acute kidney injury. Am J Kidney Dis, 2013, 61(5): 673-685.

6. BELLOMO R, RONCO C, KELLUM JA, et al. Acute renal failure-definition, outcome measures, animal models, fluid therapy and information technology needs: the Second International Consensus Conference of the Acute Dialysis Quality Initiative (ADQI) Group. Crit Care, 2004, 8(4): R204-212.

7. KDIGO Clinical Practice Guideline for Acute Kidney. Injury Kidney Int. Suppl, 2012, 2(1): 1-138.

8. CORESH J, SELVIN E, STEVENS LA, et al. Prevalence of chronic kidney disease in the United States. JAMA, 2007, 298(17): 2038-2047.

9. ZHANG L, WANG F, WANG L, et al. Prevalence of chronic kidney disease in China: a cross-sectional survey. Lancet, 2012, 379(9818): 815-822.

10. GO AS, CHERTOW GM, FAN D, et al. Chronic kidney disease and the risks of death, cardiovascular events, and hospitalization. N Engl J Med, 2004, 351(13): 1296-1305.

11. VAJDIC CM, MCDONALD SP, MCCREDIE MR, et al. Cancer incidence before and after kidney transplantation. JAMA, 2006, 296(23): 2823-2831.

12. YANIK EL, CLARKE CA, SNYDER JJ, et al. Variation in Cancer Incidence among Patients with ESRD during Kidney Function and Nonfunction Intervals. J Am Soc Nephrol, 2016, 27(5): 1495-1504.

13. LAMEIRE NH, BAGGA A, CRUZ D, et al. Acute kidney injury: an increasing global concern. Lancet, 2013, 382(9887): 170-179.

14. YANG L, XING G, WANG L, et al. Acute kidney injury in China: a cross-sectional survey. Lancet, 2015, 386(10002): 1465-1471.

15. COCA SG, SINGANAMALA S, PARIKH CR. Chronic kidney disease after acute kidney injury: a systematic review and meta-analysis. Kidney Int, 2012, 81(5): 442-448.

16. PALMER SC, SCIANCALEPORE M, STRIPPOLI GF. Trial quality in nephrology: how are we measuring up? Am J Kidney Dis, 2011, 58(3): 335-337.

17. 王海燕. 肾脏病学, 3 版. 北京: 人民卫生出版社, 2008: 2360-2364.

18. ROTHMAN KJ, GREENLAND S, LASH TL. Modern epidemiology. 3rd ed. Philadelphia: Wolters Kluwer Lippincott Williams and Wilkins, 2008. 113-258.

19. LIU J, HONG Y, D'AGOSTINO RB SR, et al. Predictive value for the Chinese population of the Framingham

CHD risk assessment tool compared with the Chinese Multi-Provincial Cohort Study. JAMA, 2004, 291(21): 2591-2599.

20. DU H, LI L, BENNETT D, et al. Fresh Fruit Consumption and Major Cardiovascular Disease in China. N Engl J Med, 2016, 374(14): 1332-1343.

21. FELDMAN HI, APPEL LJ, CHERTOW GM, et al. The Chronic Renal Insufficiency Cohort (CRIC) Study: Design and Methods. J Am Soc Nephrol, 2003, 14(7 Suppl 2): S148-153.

22. ECKARDT KU, BARTHLEIN B, BAID-AGRAWAL S, et al. The German Chronic Kidney Disease (GCKD) study: design and methods. Nephrol Dial Transplant, 2012, 27(4): 1454-1460.

23. IMAI E, MATSUO S, MAKINO H, et al. Chronic Kidney Disease Japan Cohort (CKD-JAC) study: design and methods. Hypertens Res, 2008, 31(6): 1101-1107.

24. GAO B, ZHANG L, WANG H, et al. Chinese cohort study of chronic kidney disease: design and methods. Chin Med J (Engl), 2014, 127(11): 2180-2185.

25. RHEE EP, CLISH CB, WENGER J, et al. Metabolomics of Chronic Kidney Disease Progression: A Case-Control Analysis in the Chronic Renal Insufficiency Cohort Study. Am J Nephrol, 2016, 43(5): 366-374.

26. ROTHMAN KJG, SANDER LASH, TIMOTHY L. Modern Epidemiology, 3rd ed. Philadelphia: Wolters Kluwer Lippincott Williams and Wilkins, 2008. 113-128.

27. 彭晓霞,唐迅.临床研究设计.4版.北京:北京大学医学出版社,2017 :135-148.

28. PONTICELLI C, ZUCCHELLI P, IMBASCIATI E, et al. Controlled trial of methylprednisolone and chlorambucil in idiopathic membranous nephropathy. N Engl J Med, 1984, 310(15): 946-950.

29. PONTICELLI C, ALTIERI P, SCOLARI F, et al. A randomized study comparing methylprednisolone plus chlorambucil versus methylprednisolone plus cyclophosphamide in idiopathic membranous nephropathy. J Am Soc Nephrol, 1998, 9(3): 444-450.

30. CATTRAN DC, APPEL GB, HEBERT LA, et al. Cyclosporine in patients with steroid-resistant membranous nephropathy: a randomized trial. Kidney Int, 2001, 59(4): 1484-1490.

31. MASCHIO G, ALBERTI D, JANIN G, et al. Effect of the angiotensin-converting-enzyme inhibitor benazepril on the progression of chronic renal insufficiency. The Angiotensin-Converting-Enzyme Inhibition in Progressive Renal Insufficiency Study Group. N Engl J Med, 1996, 334(15): 939-945.

32. Randomised placebo-controlled trial of effect of ramipril on decline in glomerular filtration rate and risk of terminal renal failure in proteinuric, non-diabetic nephropathy. The GISEN Group (Gruppo Italiano di Studi Epidemiologici in Nefrologia). Lancet, 1997, 349(9069): 1857-1863.

33. HOU FF, ZHANG X, ZHANG GH, et al. Efficacy and safety of benazepril for advanced chronic renal insufficiency. N Engl J Med, 2006, 354(2): 131-140.

34. JAMES MT, HEMMELGARN BR, TONELLI M. Early recognition and prevention of chronic kidney disease. Lancet, 2010, 375(9722): 1296-1309.

35. XIE X, LIU Y, PERKOVIC V, et al. Renin-Angiotensin System Inhibitors and Kidney and Cardiovascular Outcomes in Patients With CKD: A Bayesian Network Meta-analysis of Randomized Clinical Trials. Am J Kidney Dis, 2016, 67(5): 728-741.

36. MANN JF, SCHMIEDER RE, MCQUEEN M, et al. Renal outcomes with telmisartan, ramipril, or both, in people at high vascular risk (the ONTARGET study): a multicentre, randomised, double-blind, controlled trial. Lancet, 2008, 372(9638): 547-553.

37. FRIED LF, EMANUELE N, ZHANG JH, et al. Combined angiotensin inhibition for the treatment of diabetic nephropathy. N Engl J Med, 2013, 369(20): 1892-1903.

38. CORESH J, TURIN TC, MATSUSHITA K, et al. Decline in estimated glomerular filtration rate and subsequent risk of end-stage renal disease and mortality. JAMA, 2014, 311(24): 2518-2531.

39. LEVEY AS, INKER LA, MATSUSHITA K, et al. GFR decline as an end point for clinical trials in CKD: a scientific workshop sponsored by the National Kidney Foundation and the US Food and Drug Administration. Am J Kidney Dis, 2014, 64(6): 821-835.

40. CHERTOW GM, BLOCK GA, CORREA-ROTTER R, et al. Effect of cinacalcet on cardiovascular disease in

patients undergoing dialysis. N Engl J Med, 2012, 367(26): 2482-2494.

41. PERKOVIC V, NEAL B. Trials in kidney disease-time to EVOLVE. N Engl J Med, 2012, 367(26): 2541-2542.

42. RUGGENENTI P, PERNA A, LORIGA G, et al. Blood-pressure control for renoprotection in patients with non-diabetic chronic renal disease (REIN-2): multicentre, randomised controlled trial. Lancet, 2005, 365(9463): 939-946.

43. WRIGHT JT, WILLIAMSON JD, WHELTON PK, et al. A Randomized Trial of Intensive versus Standard Blood-Pressure Control. N Engl J Med, 2015, 373(22): 2103-2116.

44. CUSHMAN WC, EVANS GW, BYINGTON RP, et al. Effects of intensive blood-pressure control in type 2 diabetes mellitus. N Engl J Med, 2010, 362(17): 1575-1585.

45. APPEL LJ, WRIGHT JT, GREENE T, et al. Intensive blood-pressure control in hypertensive chronic kidney disease. N Engl J Med, 2010, 363(10): 918-929.

46. WRIGHT JT, WHELTON PK, REBOUSSIN DM. A Randomized Trial of Intensive versus Standard Blood-Pressure Control. N Engl J Med, 2016, 374(23): 2294.

47. NAKAO N, YOSHIMURA A, MORITA H, et al. Combination treatment of angiotensin-II receptor blocker and angiotensin-converting-enzyme inhibitor in non-diabetic renal disease (COOPERATE): a randomised controlled trial. Lancet, 2003, 361(9352): 117-124.

48. Retraction-Combination treatment of angiotensin-II receptor blocker and angiotensin-converting-enzyme inhibitor in non-diabetic renal disease (COOPERATE): a randomised controlled trial. Lancet, 2009, 374(9697): 1226.

49. HOWMAN A, CHAPMAN TL, LANGDON MM, et al. Immunosuppression for progressive membranous nephropathy: a UK randomised controlled trial. Lancet, 2013, 381(9868): 744-751.

50. LV J, XU D, PERKOVIC V, et al. Corticosteroid therapy in IgA nephropathy. J Am Soc Nephrol, 2012, 23(6): 1108-1116.

51. XIE X, ATKINS E, LV J, et al. Intensive blood pressure lowering-Authors'reply. Lancet, 2016; 387(10035): 2291.

52. XIE X, ATKINS E, LV J, et al. Effects of intensive blood pressure lowering on cardiovascular and renal outcomes: updated systematic review and meta-analysis. Lancet, 2016, 387(10017): 435-443.

53. JUN M, FOOTE C, LV J, et al. Effects of fibrates on cardiovascular outcomes: a systematic review and meta-analysis. Lancet, 2010, 375(9729): 1875-1884.

54. WANNER C, KRANE V, MARZ W, et al. Atorvastatin in patients with type 2 diabetes mellitus undergoing hemodialysis. N Engl J Med, 2005, 353(3): 238-248.

55. FELLSTROM BC, JARDINE AG, SCHMIEDER RE, et al. Rosuvastatin and cardiovascular events in patients undergoing hemodialysis. N Engl J Med, 2009, 360(14): 1395-1407.

56. BAIGENT C, LANDRAY MJ, REITH C, et al. The effects of lowering LDL cholesterol with simvastatin plus ezetimibe in patients with chronic kidney disease (Study of Heart and Renal Protection): a randomised placebo-controlled trial. Lancet, 2011, 377(9784): 2181-2192.

57. HOU W, LV J, PERKOVIC V, et al. Effect of statin therapy on cardiovascular and renal outcomes in patients with chronic kidney disease: a systematic review and meta-analysis. Eur Heart J, 2013, 34(24): 1807-1817.

58. XIE X, LIU Y, PERKOVIC V, et al. Renin-Angiotensin System Inhibitors and Kidney and Cardiovascular Outcomes in Patients With CKD: A Bayesian Network Meta-analysis of Randomized Clinical Trials. Am J Kidney Dis, 2016, 67(5): 728-741.

59. SU X, ZHANG L, LV J, et al. Effect of Statins on Kidney Disease Outcomes: A Systematic Review and Meta-analysis. Am J Kidney Dis, 2016, 67(6): 881-892.

60. WRIGHT JT, WILLIAMSON JD, WHELTON PK, et al. A Randomized Trial of Intensive versus Standard Blood-Pressure Control. N Engl J Med, 2015, 373(22): 2103-2116.

61. MCMICHAEL AJ. Coffee, soya, and pancreatic cancer. Lancet, 1981, 2(8248): 689-690.

62. GUERTIN KA, FREEDMAN ND, LOFTFIELD E, et al. A prospective study of coffee intake and pancreatic cancer: results from the NIH-AARP Diet and Health Study. Br J Cancer, 2015, 113(7): 1081-1085.

63. WEINTRAUB WS, GRAU-SEPULVEDA MV, WEISS JM, et al. Comparative effectiveness of revascularization strategies. N Engl J Med, 2012, 366(16): 1467-1476.

64. TINETTI ME, STUDENSKI SA. Comparative effectiveness research and patients with multiple chronic conditions. N Engl J Med, 2011, 364(26): 2478-2481.

65. 黄卓山,罗燕婷,刘金来.真实世界研究的方法与实践.循证医学,2014,6(14):364-368.

第五篇

肾脏病的
实验室检查

第一章
尿液的采集和保存 [1,2]

尿液是血液经肾小球滤过，肾小管重吸收和排泌产生，反映机体内环境和肾脏局部变化。尿液检查对于疾病诊断、观察病情变化、监测药物或毒物浓度、判断预后均有重要作用。所有化验检查均需质量控制，以保证检验结果的可靠性和准确性。合理、规范的尿液标本采集和保存程序是尿液检验前质量控制的重要环节。欧洲、美国、日本等国家的尿液分析指南中均有对尿液采集和保存条件的专门阐述。

随机采集的点时间尿是最常用的尿液采集方法，无需特殊准备，特别方便门诊患者使用。留尿时应弃去初始的尿液部分，留取中段尿液，因其受到污染的概率比较低。标本应以广口清洁容器留取，有盖容器储存。留取尿标本的容量不少于10ml，若为细胞学检查则应达到30～50ml。留取过程中注意避免月经、阴道分泌物、精液、粪便的污染，以及异物的混入。

第一节　清晨空腹尿液采集

清晨起床后，在空腹和未运动状态下排泄的第一次尿，简称晨尿，可用于各种以点时间尿为标本的尿液分析。经过一夜的睡眠，尿液不会受到饮食、饮水、运动的影响，一般存留膀胱的时间在4小时以上，尿液比较浓缩，偏酸性，尿中有形成分保存较好，特别适用于尿有形成分的检查。留尿时也应留取中段尿液。为防止尿液中化学物质的变化和有形成分的破坏，尿沉渣的检查应在排尿后的30～60分钟内进行，干化学法的检验也不宜超过2小时。转运及保存途中，应避免阳光直射。

第二节　定时尿液采集

尿液中的一些溶质（肌酐、蛋白质、糖、电解质、尿素以及激素）在一天中的不同时间内排泄度并不相同，为准确定量，有时需要收集定时尿。如收集服药期间尿液、卧位休息时的尿液，或8小时、12小时、24小时尿液。其中24小时尿是最常用的定时尿方式。准确的计时和规范的留取方法是保证结果可靠的重要前提。

以留取24小时尿为例，标本收集方法如下：排空清晨第一次尿，尿标本弃去不留，并记录留尿时间（如清晨7点）。此后连续24小时内排出的全部尿液均存放在同一容器中，保存在阴凉避光处。第二天清晨7点，排空膀胱中的尿液，收集在盛尿的容器中。使用带刻度的量具（精确至毫升）称量24小时尿量。将尿标本充分混匀后取出部分送检，并同时报告尿量。女性避免月经期留尿。

24小时尿标本的分析仍然是一些检验项目的金标准，例如尿蛋白定量。对于肾脏病的诊断和疗效判断非常关键。但是24小时尿的准确留取并不方便，也并不容易。Miler[3]等发现，大约一半的患者不能遵从要求正确留取24小时尿标本，如丢弃部分尿液、使用不正确的容器、测量尿液不准确等，约有1/3的患者改变了饮水习惯。因此在留取前医生应充分告知患者标本收集方法和具体步骤，并尽可能提供书面说明。

24小时尿标本适用于各种尿液化学成分或蛋白质的定量检测、清除率试验。但不适用于尿液干化学法的检测。

第三节　特殊检查尿液采集

用于细菌学检查的尿液标本要求受检者充分清洁外阴及尿道口周围，自然排尿，使尿液不间停，留取中段尿液。标本需要使用专门的灭菌容器储存，不使用防腐剂、立即送检。也可采用经耻骨上膀胱穿刺的方法留取标本，是鉴别上、下尿路感染的手段之一。经导尿管留取的尿标本应弃去起始的15ml再送检。应避免为行尿细菌学检查而导尿，容易将尿道细菌引致膀胱，反而增加医源性感染。

尿渗透压检查宜在禁水后进行。要求患者夜间不进食水时间应不短于8小时。留取清晨空腹的第一次尿，送检时同时抽取空腹血检查血浆渗透压。莫氏试验（Mosenthal test）是另一种了解远端肾小管和集合管重吸收功能及浓缩功能的检查方法。具体做法是：试验前日晚8时后禁食水。试验当日正常进食，每餐含水分约500ml，不再饮水。晨8时排尿弃去，此后每2小时收集尿液1次，至晚8点共6次尿（日间尿）。晚8点至次晨8时所有尿液留在同一容器中（夜间尿），每次需完全排空膀胱。测定各次尿量及比重。改良的莫氏试验仅需检测前3次的尿比重。

诊断直立性蛋白尿需进行立卧位尿蛋白的检测。睡前排空膀胱，睡眠时间应不少于8小时，次晨醒后立即排尿，为卧位蛋白尿。起床直立活动2小时后再次留尿为立位尿标本。腰椎前突位站立30分钟后留取的立位尿标本可提高阳性检出率。

尿液标本留取后应尽早送检。如需保存，可置于4℃保存6～8小时。冷藏可抑制微生物生长，维持尿液pH，减少生化指标和有形成分形态的改变。但是低温情况下，磷酸盐和尿酸盐容易析出，影响有形成分观察。尿液常用的防腐剂包括甲苯、麝香草酚、甲醛、盐酸（适用于检测尿17-羟类固醇、17-酮类固醇等激素的检查）等。干化学法检测不应使用含有防腐剂的尿标本，防腐剂对某些成分的检测产生影响，如甲醛具有还原性，干扰尿糖的检测。

（王　芳）

第二章
尿蛋白检查

正常肾小球毛细血管壁的电荷屏障和孔径屏障，阻挡血液中大分子量蛋白质通过，小分子蛋白可以自由通过肾小球毛细血管襻，但在近端肾小管上皮细胞被大部重吸收。正常人尿中的蛋白包括来自血浆的如α_2-微球蛋白、载脂蛋白、酶类和肽类激素，以及肾小管分泌的如Tamm-Horsfall蛋白、IgA和尿激酶。尿蛋白排泄总量为30～130mg/天。人体每日排出的尿蛋白总量上限为150mg～200mg/天。当① 肾小球滤过屏障被破坏，通透性增加，导致血液中大分子蛋白进入尿液；② 肾小管上皮损伤导致经由肾小球自由滤过的小分子蛋白不能被重吸收而进入尿液；③ 血浆蛋白成分产生过多，滤过增加，超过肾小管重新收能力，导致尿中蛋白增加。

尿蛋白是肾脏病的重点特征和临床表现之一，选择适当的方法检测尿蛋白对肾脏病明确诊断、评价治疗效果和判断预后均有重要作用。

第一节　尿蛋白的定量检查 [2]

24小时尿蛋白定量是检测尿蛋白的金标准。临床常用的检测方法为双缩脲比色法，丽春红S法 [3]。检测的是包括白蛋白、球蛋白轻链、肾小管性蛋白等在内的总蛋白。而干化学法或免疫法不同，主要对白蛋白敏感。

留取24小时尿的过程繁琐，标本收集的不准确是影响检验结果的重要因素。为简化留尿方式，很多研究探讨是否可以以点时间尿（如晨尿或随机尿）代替24小时尿检测尿蛋白。点时间尿液标本中蛋白浓度受到机体水化的影响（即尿标本可能被稀释或者浓缩），而全天内机体肌酐的排出通常是恒定的，因此通常同时检测尿肌酐用于校正尿液的浓度，以尿蛋白浓度/尿肌酐（PCR）表示。与报告尿蛋白浓度相比，报告PCR对于全天随机尿液标本同样可以显著地降低个体内差异（平均由97%下降至39%）[4]。北京大学第一医院资料显示，在Ccr>10ml/min的患者中，晨尿PCR和24小时尿蛋白定量高度相关，r值0.84（$P<0.01$），随机尿PCR和24小时尿蛋白定量相关系数r值0.83（$P<0.01$）。晨尿PCR与随机尿PCR相关性好，但门诊患者随机尿PCR高于晨尿PCR（$P=0.003$）。故可以以点时间尿PCR代替24小时尿蛋白定量，晨尿和随机尿均可收集，以晨尿最佳 [5]。

第二节 微量白蛋白尿及其意义

正常情况下，人体排出尿白蛋白的量<30mg/天，超出此范围称为白蛋白尿。白蛋白定量30～299mg称为微量白蛋白尿（microalbuminuria），大致相当于点时间尿标本白蛋白/肌酐（ACR）30～300mg/g或3～30mg/mmol。24小时尿白蛋白定量超过300mg称为大量白蛋白尿（macroalbuminuria），相对于点时间尿标本ACR≥300mg/g（≥30mg/mmol）。

（一）白蛋白尿检测的意义

微量白蛋白尿最早用于糖尿病肾病的诊断。近年来的研究发现白蛋白尿是多种原因导致的肾损伤的敏感指标，测定尿白蛋白比尿总蛋白可以更特异和敏感地反映肾小球通透性的变化，并与肾脏不良预后及心血管事件相关。慢性肾脏病预后研究协作组（CKD-PC）荟萃全球超过100万例参与者的资料显示在普通人群中[6]，ACR与总死亡率和心血管死亡率均呈高度相关，并独立于eGFR和其他危险因素。以ACR 5mg/g为参考，ACR 10mg/g组的全因死亡风险比（HR）为1.2（1.15～1.26），ACR 30mg/g组的全因死亡HR为1.63（1.50～1.77）。对于不同性别，女性ACR 30mg/g死亡HR为1.69（1.54～1.84），高于男性1.43（1.31～1.57，$P<0.01$）[7]。在糖尿病患者[8]、高血压人群[9]中，均发现ACR与不良预后密切相关。尿白蛋白还是肾脏病进展的独立危险因素。预防肾脏和血管终末期疾病研究（PREVEND研究）是一个前瞻性、基于人群的队列研究[219]。PREVEND研究评估了6 894个样本人群4年的数据，报告了整个人群的eGFR下降速度是$2.3ml/(min \cdot 1.73m^2)/4$年，ACR>300mg/24h者eGFR下降速度增快至$7.2ml/(min \cdot 1.73 m^2)/4$年[10]。来自CKD-PC的研究也显示，白蛋白尿可增加进展至ESRD的风险，HR在男性和女性中分别为1.33和1.63[7]。

从检验的角度，尿蛋白浓度较低时，总蛋白检测准确性和敏感性都比较差，而白蛋白的检测主要为免疫学方法，使其可以在低浓度时特异和精确地对白蛋白进行定量。尿总蛋白是尿中多种蛋白成分的混合物，无法定义一种标准参考物质，不同的检测方法和校准品不可避免地造成不同实验室之间的明显差异。而白蛋白检测有国际推荐的标准化方式。因此，白蛋白尿是KDIGO推荐的对于慢性肾脏病的筛查和预后判断具有重要价值的指标[1]。

（二）白蛋白尿的检测方法

实验室最常用的检测尿白蛋白的方法为免疫比浊法，其他的方法还有放射免疫法、酶联免疫吸附法和高压液相色谱等。不同方法间的线性相关性良好，相关系数可达0.98。但是仍然存在一定变异性，特别是在尿白蛋白浓度较低时。多数试验室使用欧洲委员会IRMM提供的基于血清的标准品（CRM 470）进行白蛋白检测标准化，该方法同样被KDIGO推荐。

在各种留取尿的方法中，以清晨第一次尿标本作为首选，检测尿白蛋白浓度/尿肌酐比值，因为ACR与24小时尿白蛋白排泌率相关性较好。在一项研究中发现，与尿白蛋白浓度相比，ACR将尿白蛋白变异度由80%减少至52%[4]。晨尿标本ACR的个体间生物学变异度为31%，而尿白蛋白浓度测定的变异度则为36%[2]。如果不能获得清晨尿液标本，随机尿液标本也是可以接受的。

白蛋白尿的检测也可通过试纸条法。白蛋白特异的试纸条操作简便，可以半定量。但是与实验室方法相比，试纸条方法检测尿白蛋白不够敏感，无法经过尿液浓度的校正。此外，不同的制造商之间没有标准化。一项研究发现，使用Albustix试纸条，诊断白蛋白尿的敏感性和特异性分别为81%和55%，假阴性率几乎达到50%[3]。另一研究采用Micro 20mg/L的推荐界值与24小时尿白蛋白排泌的符合率仅为55.8%[4]。KDIGO 2012《慢性肾脏病评价及管理临床实践指南》不鼓励使用试纸条法检测尿总蛋白和白蛋白以诊断和监测慢性肾脏病，而应定量测定白蛋白尿和蛋白尿。如果使用试纸条的方法，需要经过进一步实验室检测确定[1]。

影响尿白蛋白的因素很多，代谢紊乱和血流动力学因素如高血糖、尿路感染、剧烈运动、发热、充血性心力衰竭等情况均可使其增加，直立性蛋白尿的主要成分也是白蛋白尿。这些情况下的尿蛋白升高应与肾脏病导致的白蛋白尿区分。第三次美国健康和营养调查（NHANES Ⅲ）和北京市慢性肾脏病筛查项目对部分白蛋白尿阳性的人进行了复查工作。结果显示仅有58.5%～63.2%的第一次尿蛋白阳性的被调查者有持续性尿白蛋白。因此，指南建议诊断微量白蛋白尿需在3～6个月期间有复查的阳性结果。

（三）KDIGO指南对于白蛋白/白蛋白尿检测的评价[11]

鉴于白蛋白尿对CKD诊断的意义，KDIGO推荐使用以下方法作为蛋白尿的初始检测，其排列顺序代表了推荐的优先次序，尿标本以晨尿为最佳（推荐等级2B）：

1）尿白蛋白/肌酐比值（ACR）。

2）尿蛋白/肌酐比值（PCR）。

3）采用自动读数的试纸条尿液分析方法检测总蛋白。

4）采用人工读数的试纸条尿液分析方法检测总蛋白。

对随机非定时尿ACR ≥ 30mg/g（≥ 3mg/mmol）的结果，采用清晨尿标本进行确定（推荐等级未分级）。对于试纸条法阳性的白蛋白尿和蛋白尿的结果，指南推荐需采用定量的方法进行确证，并尽可能表示为与肌酐的比值（推荐等级未分级）。

第三节　尿蛋白选择性

根据蛋白尿中是否存在大量大分子蛋白将尿蛋白分为选择性蛋白尿和非选择性蛋白尿。选择性蛋白尿以白蛋白为主，可有少量低分子量蛋白。而非选择性蛋白尿除了白蛋白，还出现较多大分子蛋白。以尿蛋白的选择指数（selectivity index，SI）来描述肾小球对大分子蛋白通透性的变化，以大分子蛋白如IgG、IgM或α-巨球蛋白与白蛋白或转铁蛋白的清除率表示。选择指数 =（尿大分子蛋白/血浆大分子蛋白）×（血浆白蛋白/尿蛋白）。SI<0.1为选择性蛋白尿，SI>0.2为非选择性蛋白尿。

在糖尿病肾病和微小病变肾病中，以选择性蛋白尿为主，而一般认为非选择性蛋白尿是肾小球毛细血管壁严重损伤断裂的结果。可见于其他各种肾小球疾病。目前尚缺乏通过蛋白尿的选择性来判断肾小球疾病病因及预后的依据。有学者认为肾小球疾病患者的间质病变程度、预后与非选择蛋白尿的程度相关。

第四节　直立性蛋白尿

直立性蛋白尿又称为体位性蛋白尿。常见于儿童和青春期。在青少年的发病率约为2%～10%。临床常无水肿、高血压、肾功能异常等症状，在尿检时被发现。表现为晨起尿蛋白定性阴性，定量<50mg/8h或<75mg/12h。起床后直立活动后再次检测尿蛋白为阳性。24小时尿蛋白定量极少大于1g/天，白天尿蛋白定量明显超过夜尿蛋白尿定量。直立性蛋白尿的主要成分以白蛋白为主。临床上常采用直立试验进行检查，具体方法为：排空膀胱后，靠墙站立，尽量使双脚和头紧贴墙壁，使得脊柱前凸。保持至少20分钟，检测直立后尿蛋白。如为体位性蛋白尿，应在卧位时尿蛋白阴性，直立试验后尿蛋白阳性。

体位性蛋白尿发生机制尚不完全了解，可能的机制为：① 直立位脊柱前凸，肝脏向前下方转动，压迫下腔静脉，使肾静脉压力增加，肾小球毛细血管压力升高而产生蛋白尿；② 自卧位转为站立位时，腹腔内脏器血流减少，交感张力增高，儿茶酚胺分泌增加，肾素-血管紧张素活性增加，引起肾血管收缩，导致蛋白尿产生；③ 肠系膜上动脉自腹主动脉发出，与腹主动脉间形成45°～60°的夹角。左肾静脉自此夹角走行，汇入下腔静脉。在青春期身高快速增长、体型消瘦、腹部脂肪量少，缺乏对该处的垫衬、或肾下垂等情况下，该夹角角度变小，左肾静脉受到压迫，称为左肾静脉受压综合征或胡桃夹现象。这时左肾淤血，可以出现血尿、蛋白尿，卧位时夹角增大，部分患者症状可以缓解，表现为体位性改变。

本症一般预后良好。Thompson 报告 43 例体位性蛋白尿患者 10 年的随访结果，29 例蛋白尿消失（67.4%），2 例出现持续性蛋白尿，5 例有一过性蛋白尿，7 例仍为体位性蛋白尿（16%），肾功能和血压均正常。但是自开展肾活检技术后，发现部分诊断体位性蛋白尿的人肾脏有实质性疾病，如微小病变，局灶性肾炎等。因此体位性蛋白尿的病人需长期随访。诊断本病前应排除其他肾脏疾病，患者应无肾脏病的病史，无其他可导致肾脏受累的系统性疾病，患者无临床症状，即无高血压、尿沉渣异常、肾功能异常、尿路 X 线异常。24 小时尿蛋白定量一般不超过 1g，以白蛋白尿为主，且夜间尿蛋白量应小于 75mg/12h。

第五节 特殊尿蛋白检测

1. 本周蛋白 又称凝溶蛋白，是免疫球蛋白的轻链单体或其二聚体，属溢出性蛋白尿。由异常增生的浆细胞分泌，见于多发性骨髓瘤、华氏巨球蛋白血症，肾淀粉样变性等。在一定 pH 条件下，该种蛋白加热至 46～60℃发生沉淀，温度加热至 100℃时沉淀消失，再冷却后沉淀再次出现。但当尿中存在大量白蛋白时，观察不到该现象。利用该原理的热沉淀反应法可作为本周蛋白的定性试验。其他的检测方法有免疫浊度法、ELISA 法等。本周蛋白的确证试验采用的是电泳免疫分析法。本周蛋白在 α-γ 球蛋白区出现浓聚条带。进一步将尿液与抗 κ 或 λ 轻链的血清进行免疫学测定，以区分轻链类型。

2. 尿血红蛋白/肌红蛋白 属溢出性蛋白尿。尿色呈透明的鲜红色（含氧血红蛋白）或暗红色（含高铁血红蛋白），严重者呈浓茶色或酱油色，离心后颜色不变，尿常规中尿隐血试验阳性，但尿沉渣中无红细胞。血红蛋白和肌红蛋白分子中均含血红素基团，具有过氧化物酶样活性，使色原（常用邻联甲苯胺、氨基比林、联苯胺等）氧化显色。肌红蛋白能溶于 80% 的硫酸铵溶液中，而血红蛋白不能，可行鉴别。ELISA 法也是常用的检测方法。

血液中游离血红蛋白超过 1.0～1.35g/L，出现血红蛋白尿。见于血型不合输血、阵发性睡眠性血红蛋白尿、寒冷性血红蛋白尿、药物或毒物导致的急性溶血等。也可见于重症感染、烧伤、体外循环等引起的红细胞破坏。肌红蛋白尿见于磷酸化酶缺乏等导致的遗传性肌红蛋白尿，或各种病因导致的大量肌红蛋白自受损的肌肉组织中释放，如创伤、地震等灾害后的挤压综合征、剧烈运动、肌炎、癫痫。

3. 尿 β_2-微球蛋白 是体内除成熟红细胞和胎盘滋养层细胞外的所有细胞上的组织相容性抗原的轻链蛋白成分，分子量 11.8kD，因电泳时出现在 β_2 区带而得名。正常情况下由肾小球自由滤过，99.9% 在近端肾小管被重新收，尿中含量甚微。

尿 β_2-微球蛋白的检测需与血 β_2-微球蛋白同时进行。若同时出现血、尿中 β_2-微球蛋白增高，则尿中 β_2-微球蛋白的升高是由于血中浓度升高，超过肾小管的重吸收阈值而产生。见于多种实体肿瘤和血液系统肿瘤、如淋巴瘤等。只有尿中 β_2-微球蛋白升高而血中 β_2-微球蛋白正常反映肾小管重吸收功能受损。β_2-微球蛋白在酸性尿中易分解破坏，故应在标本采集后及时测定。常用放免法或 ELISA 法检测。

4. 尿 α_1-微球蛋白 为肝细胞和淋巴细胞产生的一种糖蛋白，分子量 33kD。血浆中游离的 α_1-微球蛋白可由肾小球自由滤过，约 99% 在近端肾小管被重新收，尿中含量甚微。尿 α_1-微球蛋白升高是反映近端肾小管损伤的敏感指标。与 β_2- 微球蛋白相比，不受恶性肿瘤的影响，酸性尿环境中更稳定。

5. N- 乙酰 -β-D 氨基葡萄糖苷酶（NAG） NAG 是一种细胞内溶酶体酶，分子量 130kD，以肾近端肾小管上皮细胞含量最高。正常情况下，尿中的 NAG 被肾小管上皮细胞分泌，以胞饮方式进入细胞和溶酶体，形成次级溶酶体，分解蛋白质为氨基酸重新进入血液循环，每天只有小于 20% 以胞外分泌的方式进入肾小管管腔，尿中 NAG 含量低。当 NAG 受到急性损伤时，尿中 NAG 增加。见于重金属、氨基糖苷类药物、造影剂等对肾脏的损伤，或者大量蛋白尿导致的肾小管损伤。

（王　芳）

参考文献

1. European urinalysis guidelines. Scand J Clin Lab Invest Suppl, 2000, 231:1-86.

2. 叶应抚,王毓三,申子瑜.全国临床检验操作规范:中华人民共和国卫生部医政司.2006.

3. MILER M, SIMUNDIĆ AM. Low level of adherence to instructions for 24-hour urine collection among hospital outpatients. Biochem Med (Zagreb), 2013, 23(3): 316-320.

4. NEWMAN DJ, PUGIA MJ, LOTT JA, et al. Urinary protein and albumin excretion corrected by creatinine and specific gravity. Clin Chim Acta, 2000, 294(1-2):139-155.

5. 辛岗,王芳,王梅,等.点时间尿蛋白与尿肌酐比值检测的临床应用评价.中华肾脏病杂志,2005,21(5): 247-250.

6. CHRONIC KIDNEY DISEASE PROGNOSIS CONSORTIUM, MATSUSHITA K, VAN DER VELDE M, ET AL. Association of estimated glomerular filtration rate and albuminuria with all-cause and cardiovascular mortality in general population cohorts: a collaborative meta-analysis. Lancet, 2010, 375(9731):2073-2081.

7. NITSCH D, GRAMS M, SANG Y, et al. Associations of estimated glomerular filtration rate and albuminuria with mortality and renal failure by sex: a meta-analysis. BMJ, 2013, 346:f324.

8. FOX CS, MATSUSHITA K, WOODWARD M, et al. Associations of kidney disease measures with mortality and end-stage renal disease in individuals with and without diabetes: a meta-analysis. Lancet, 2012, 380(9854):1662-1673.

9. MAHMOODI BK, MATSUSHITA K, WOODWARD M, et al. Associations of kidney disease measures with mortality and end-stage renal disease in individuals with and without hypertension: a meta-analysis. Lancet, 2012, 380(9854):1649-1661.

10. HALBESMA N, KUIKEN DS, BRANTSMA AH, et al. Macroalbuminuria is a better risk marker than low estimated GFR to identify individuals at risk for accelerated GFR loss in population screening. J Am Soc Nephrol, 2006, 17(9): 2582-2590.

11. Group. KDIGKCW. KDIGO 2012 Clinical Practice Guideline for the Evaluation and Management of Chronic Kidney Disease. Kidney inter, Suppl, 2013: 3: 1-150.

12. HOWEY JE, BROWNING MC, FRASER CG. Selecting the optimum specimen for assessing slight albuminuria, and a strategy for clinical investigation: novel uses of data on biological variation. Clin Chem, 1987, 33(11):2034-2038.

13. SAWICKI PT, HEINEMANN L, BERGER M. Comparison of methods for determination of microalbuminuria in diabetic patients. Diabet Med, 1989, 6(5):412-415.

14. INCERTI J, ZELMANOVITZ T, CAMARGO JL, et al. Evaluation of tests for microalbuminuria screening in patients with diabetes. Nephrol Dial Transplant, 2005, 20(11):2402-2407.

第三章
尿有形成分检查

第一节　尿沉渣有形成分的检查方法 [1-4]

（一）尿标本采集和处理

参见本篇第一章第一节，但需特别强调：① 采集晨尿标本，因晨尿比较浓缩、偏酸性，其中有形成分保存相对完好；② 清洗外阴后留取中段尿液于清洁干燥容器中；③ 尿标本勿做冷藏处理，避免盐类结晶析出；也不要加防腐剂；④ 新鲜标本尽量在1小时内处理完毕，以防沉渣中有形成分破坏和微生物生长；⑤ 尿标本处理应规范，才有可比性。通常先将新鲜尿标本混匀，取10ml于试管中，平衡后以相对离心力（RCF）400g离心5分钟，弃上清，留沉渣0.2ml，混匀并吸取20μl滴于载玻片上，盖18mm×18mm盖玻片，静置片刻。然后置显微镜下，用低倍镜（10×10）观察全貌，再换高倍镜（10×40）细观每个有形成分。尿沉渣中有形成分包括：各类细胞，管型，结晶，细菌和微生物等。管型检查20个低倍视野（low power field，LPF），细胞检查10个高倍视野（high power field，HPF）。报告方式：以××个管型/LPF，××个细胞/HPF。

（二）常用的检查方法

1. 离心沉淀法　尿标本经离心，沉渣在光学显微镜或相位差等特殊显微镜下，进行半定量或定量检测。

2. 仪器分析法　用于定量检测的仪器有流式尿液有形成分分析仪，流动型影像尿液有形成分分析仪，和用于定性检测的静止型影像尿液有形成分分析仪。

3. 干化学分析法　虽然干化学分析法和仪器检查法明显提高了检测速度，但特异性不够，只能作为尿有形成分的筛查。如隐血试验阳性者不等于镜下血尿，因肌红蛋白尿和盐酸普鲁卡因也能引起隐血试验阳性；而维生素C、硫代硫酸钠可使隐血试验呈假阴性。白细胞尿也是如此，其检测原理是尿白细胞的酯酶将试带中的化学色原水解而显色，细菌尿、妇女白带污染均可致反应呈阳性。因此，干化学分析阳性标本须再做尿沉渣显微镜检，确认细胞成分。

（三）尿沉渣染色

通常尿沉渣不必染色，需作细胞鉴别时可选择适当的染色法。

1. 化学染色法

（1）Sternheimer-Malbin（S-M）染色法和瑞氏-吉姆萨复合染色法：可区分单个核和多形核细胞（中性、嗜酸性、嗜碱性粒细胞），方法简便、常用。

（2）苏丹Ⅲ染色法：用于脂肪类染色。

（3）Hansel染色：鉴别嗜酸性粒细胞。

2. 免疫细胞化学法　近年此项技术已用于尿沉渣有形成分的检查，其原理是应用特异性抗体与细胞表面或细胞内特异性抗原的反应来确定各种细胞。根据抗体上标记物的性质，分为荧光抗体法、酶标抗体法和同位素标记抗体法。将标记的标本用镜检或用流式细胞仪进行检测。目前市面上销售的单克隆抗体很多，如细胞角蛋白（keratins，cytokeratin）抗体用于确认上皮细胞，CD68单克隆抗体确认巨噬细胞；CD8 检测 T 细胞，OKT$_3$ 抗体辨认淋巴细胞，抗 podocalyxin（pcx）、抗 α3-integrin 和抗 44kD 蛋白（pp44）抗体等识别肾小球足细胞[5,6]。

第二节 尿红细胞

显微镜下红细胞比白细胞稍小，直径 7 ~ 8μm 左右，正面呈圆形，侧面呈双凹形，淡浅黄色，无核。正常人离心尿沉渣有少量外形皱缩体积偏小的变形红细胞，计数 <3 个 /HPF。尿液中红细胞数量增加称血尿，可分肉眼血尿和镜下血尿。镜下血尿外观无血色，镜检 RBC ≥ 3 个 /HPF，如果每高倍视野均有 1 ~ 2 个红细胞，即使未达到镜下血尿诊断标准，也应密切追踪观察。血尿多数由泌尿系疾病引起，应用相位差显微镜观察尿红细胞形态，根据其细胞大小均一、形态正常，或细胞大小不一致、形态多样，将血尿分为非肾小球源性和肾小球源性（图 5-3-2-1A，图 5-3-2-1B）。前者见于泌尿外科疾患，后者见于各类肾小球疾病。肾小球源血尿和非肾小球源血尿与肾活检病理诊断或外科手术的诊断符合率在 70% 至 90% 之间[7]。

尿棘红细胞形态特异，在面包圈基础上凸出 1 ~ 3 个小泡（图 5-3-2-2）。它是肾小球源血尿的特异标志，若以棘红细胞数量多少来区分肾小球源与非肾小球源血尿，各家报道自 ≥2% 至 10% 不等[8]。

临床常见混合型血尿，即显微镜下既有变形红细胞又有正常红细胞，曾以其中变形红细胞所占的百分率再区分混合型血尿系肾小球源或非肾小球源，各家报道差别较大（50% ~ 80%）[9,10]。实际上肾小球疾病的混合型血尿随病程进展，血尿减轻，变形红细胞百分比增加。因此，尿红细胞形态检查只能作为一种初筛血尿来源的方法，需结合临床及其他检查结果，若有明显蛋白尿或（和）红细胞管型，有助于肾小球源血尿的确定。目前有细胞容积分析、流式细胞分析及自动扫描尿沉渣分析等方法，但均不能完全取代显微镜检。

此外，尿红细胞需与真菌、单水草酸钙结晶、脂肪滴及精子头部等鉴别。鉴别方法：① 加稀醋酸红细胞破坏消失，而真菌胞膜厚不受影响；或将标本在室温下放置 2 小时，真菌可见芽孢或菌丝。② 偏振光显微镜检查，单水草酸钙结晶呈粉白色，脂肪滴折光性强并显现"马耳他十字交叉"。③ 精子头部呈椭圆形、大小不一致、折光性强。

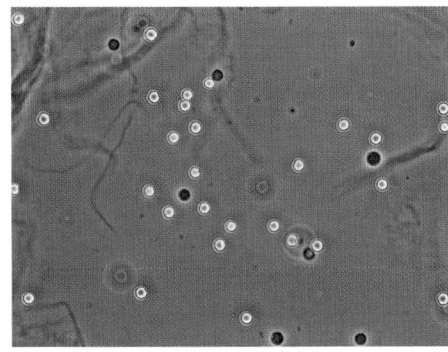

图 5-3-2-1A 尿正常形态红细胞（相位差显微镜 ×200）

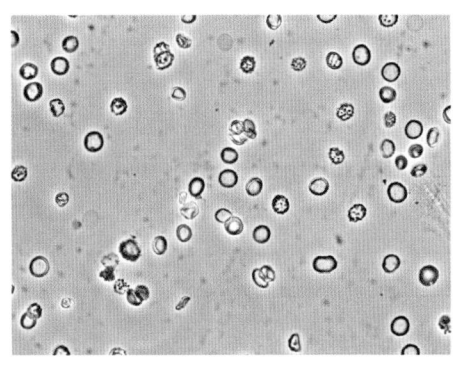

图 5-3-2-1B 尿变形红细胞（相位差显微镜 ×400）

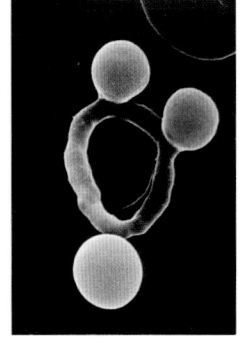

图 5-3-2-2 尿棘红细胞（扫描电镜 ×15 000）

第三节 尿有核细胞

尿有核细胞来自血液和肾单位、尿路脱落的上皮细胞，正常中段尿有核细胞可达2 000个/ml。

（一）白细胞

成人离心尿沉渣白细胞数<5个/HPF，计数<20万个/h。尿白细胞中最常见的是中性粒细胞，其次是淋巴细胞，嗜酸性粒细胞、单核细胞较少见。

1. 中性粒细胞　显微镜下细胞呈圆形，大小与末梢血的中性粒细胞相同，有2～3个分叶核。于尿沉渣滴片中加稀醋酸（3%～5%）一滴，使细胞核膜清晰，易于辨认。尿中性粒细胞数增加，见于泌尿系感染，急性间质性肾炎，急性肾小球肾炎，急进性肾炎早期及狼疮性肾炎等。

2. 嗜酸性粒细胞　瑞氏染色可辨认嗜酸性粒细胞，但不如 Hansel 染色特异。嗜酸性粒细胞呈圆形，大小与中性粒细胞相似，有一个或两个核形似"墨镜"，胞质呈淡红色并可见嗜酸性颗粒。尿白细胞计数嗜酸性粒细胞>5%即有临床意义，严重者甚至可达30%。嗜酸细胞尿主要见于过敏性间质性肾炎，偶见于尿路血吸虫感染，急进性肾小球肾炎，前列腺炎[11-13]。

3. 淋巴细胞　尿淋巴细胞呈圆形，有一个圆形细胞核位于细胞中心或偏位，需染色才能辨认。淋巴细胞尿见于肾移植排异反应，丝虫病和淋巴细胞白血病，也可见于局灶节段肾小球硬化，狼疮性肾炎等。

4. 巨噬细胞　尿巨噬细胞较中性粒细胞大，呈圆形、卵圆形或不规则形，有一个大而明显的核偏于细胞一侧，胞质中有较多颗粒和吞噬物，常有空泡。见于进展性肾疾病[14,15]，急性膀胱炎，肾盂肾炎，尿道炎等。

（二）上皮细胞

尿的上皮细胞来自肾小囊、肾小管、肾盂、输尿管、膀胱、尿道及尿道外口等处，女性脱落的阴道上皮细胞亦能混入尿液。不同部位的上皮细胞各具形态特点。

1. 肾小囊脏层上皮细胞亦称足细胞　足细胞是肾小球的终末分化细胞，通过它的足突环绕在基底膜外，控制肾小球滤过屏障的选择通透性。足细胞在光镜下不易辨认，需用免疫化学法通过对其特异性标记蛋白染色而确认。目前已知足细胞的特异性标记蛋白有 podocalyxin（Pcx）、WT1、synaptopodin 和 podocin 等。应用上述特异抗体免疫荧光或免疫组化染色，镜下观察足细胞呈圆形体积较白细胞大，有一个圆形单或双核位于细胞中央或偏一侧（图 5-3-3-1）。检测尿足细胞的临床意义的研究报道较多，如：作为肾病综合征病因（微小病变肾病或局灶节段肾小球硬化）鉴别指标，评估糖尿病肾病进展的程度，监测肾小球病变的活动性，和先兆子痫辅助诊断的指标等[16-19]。最近发现健康人尿排出活的足细胞~400个/d，糖尿病和其他慢性肾小球疾病肾小球内足细胞数进行性减少与尿排出足细胞增加（~60 000个/d）呈平行变化，排出的足细胞经培养可增殖，提示可能具有去分化过程[20]。尿足细胞检测技术的应用正受到临床医师的关注。

2. 肾小管上皮细胞　肾小管上皮细胞较白细胞大，有一个圆形大核，核膜厚，胞质内常含有颗粒，其形状有圆形、柱状或不规则形，取决于脱落时肾小管所处状态。若肾小管上皮细胞仍保留其柱状特征、摄入血红蛋白或脂肪，则较易辨认。含脂肪球的肾小管上皮细胞称卵圆脂肪小体，偏振光下脂肪球呈"马耳他十字交叉"，易与其他细胞区别（图 5-3-3-2）。正常尿很少见到肾小管上皮细胞。大量肾小管上皮细胞见于急性肾小管坏死和小管间质炎，此外肾病综合征、大量蛋白尿、肾移植一周内或移植肾排异，均可见较多肾小管上皮细胞（图 5-3-3-3）。

3. 移行上皮细胞　来自肾盂、输尿管、膀胱和后尿道，形态差别较大。总的变化规律是从表层至中层和底层，细胞由大变小，而核由小变大；器官处于充盈状态时脱落的上皮细胞体积大，处于收缩状态时脱落的上皮细胞体积小。尿沉渣中移行上皮细胞增多见于泌尿系炎症，其中尾状上皮细胞见于肾盂肾炎，大圆形上皮细胞见于膀胱炎。

4. 扁平上皮细胞　扁平上皮细胞来自尿道或阴道表层上皮，胞质呈多角形，有一个小而圆或

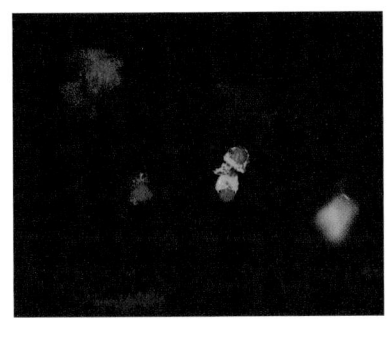
图 5-3-3-1　尿足细胞（PCX 抗体荧光阳性 ×400）

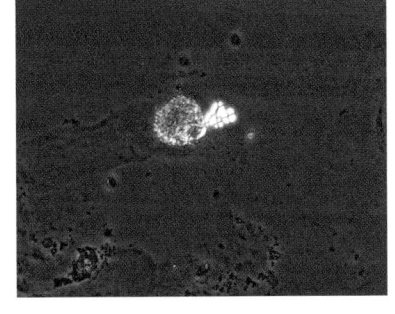
图 5-3-3-2　脂肪卵圆小体（偏振光显微镜 ×400）

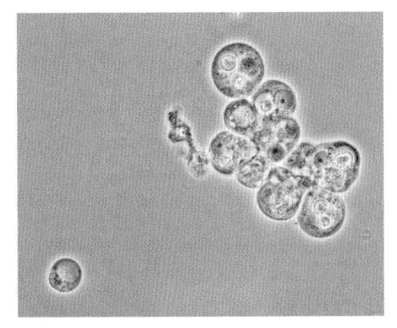
图 5-3-3-3　尿小管上皮细胞（相位差显微镜 ×400）

椭圆形的核。正常尿液中有少量扁平上皮细胞，炎症或炎症恢复期增多。女性患者若有大量扁平上皮细胞伴成堆中性粒细胞可能是白带污染，应冲洗外阴后再留尿镜检。

5. 多核巨细胞　形态呈多角形、椭圆形，体积较大，内有数个椭圆形核，胞质内可见嗜酸性包涵体。通常认为由尿道的移行上皮细胞脱落而来。见于病毒感染，如麻疹、水痘、腮腺炎等。

（三）肿瘤细胞

泌尿系统除肾脏外都是中空器官，脱落细胞可进入尿液中，通过尿脱落细胞检查，为泌尿系肿瘤诊断提供帮助。恶性肿瘤细胞的形态特征是细胞体积大，呈多形性，细胞核大，直径可超过1/2细胞直径，核/质比例增加，核染色质颗粒粗糙，核仁增大、增多，易出现多个核。腺癌细胞的核仁增大较明显，核膜清楚[21]。

第四节　管型尿

（一）管型的形成

髓袢升支厚壁段上皮细胞分泌TH（Tamm-Horsfall，TH）糖蛋白，锚合于细胞腔面上，经蛋白酶剪切脱落进入管腔内形成网状结构，然后网罗尿液中的细胞、颗粒及一些有形成分，在远端肾小管和集合管内凝聚而形成两边平行、末端钝圆的圆柱形管型。小管液浓缩和偏酸性有利于管型形成。管型长短、粗细不一，所含有形成分不同可分多种类型，其临床意义也不相同。尿沉渣中除少量透明管型外，其他管型都属于病理状态[22,23]。

（二）管型种类及意义

1. 透明-细颗粒管型　由 TH 蛋白和少量清蛋白组成，其内可含少量细颗粒。管型质地菲薄，无色、半透明，折光性差，长短粗细不一。正常尿中偶见，发热、剧烈运动后可一过性增加。大量蛋白尿、肾病综合征可见较多此类管型。

2. 细胞管型　根据管型内包含的细胞成分不同可分以下数种。

（1）红细胞管型：管型内以红细胞为主体，相位差显微镜下可见细胞、颗粒，呈血色、棕黄色、褐色，管型易折断（图5-3-4-1）。主要见于肾小球急性增殖性炎症。以往认为红细胞管型可作为鉴别肾小球疾病与小管间质病的标志物之一，但近年发现小管间质病也可见红细胞管型[24]。

（2）白细胞管型：管型内以白细胞为主体，一般为中性粒细胞，细胞呈圆形、体积较上皮细胞小，有时可见分叶核，当细胞破坏后不易与上皮细胞管型区分（图5-3-4-2）。可采用S染色法，管型基质呈淡蓝色，细胞质淡红色、核深蓝色。见于肾盂肾炎，间质性肾炎，急性肾小球肾炎。

（3）肾小管上皮细胞管型：管型由分散脱落或成片脱落的肾小管上皮细胞组成，细胞形态不一，体积较白细胞大，胞内含一个大而圆的胞核（图5-3-4-3）。必要时可用酯酶（阳性）或过氧化酶（阴性）染色与白细胞管型区分。见于急性肾小管损伤或坏死。

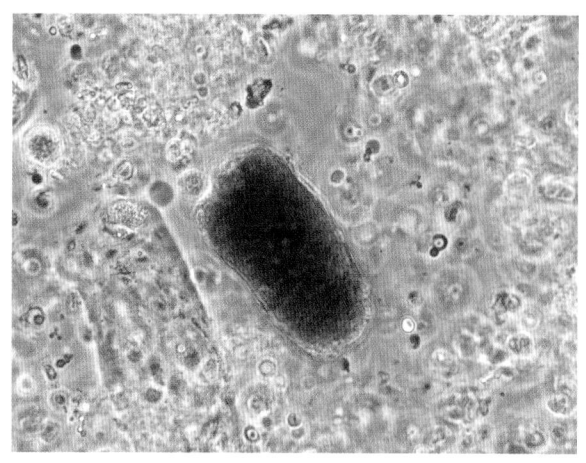

图 5-3-4-1 红细胞管型（相位差显微镜 ×400）

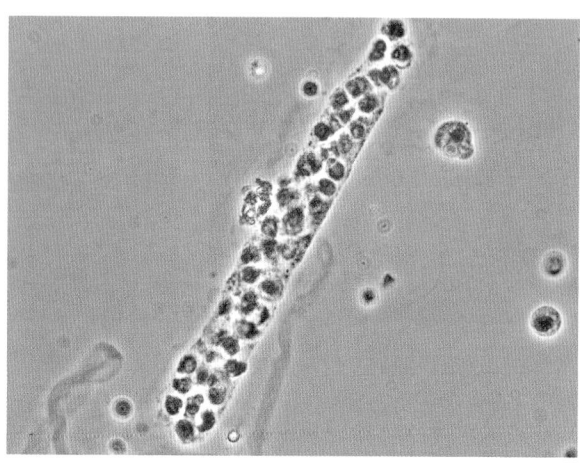

图 5-3-4-2 白细胞管型（相位差显微镜 ×400）

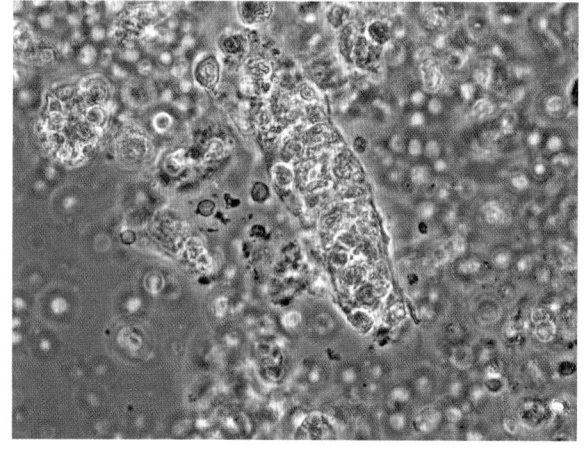

图 5-3-4-3 肾小管上皮细胞管型（相位差显微镜 ×400）

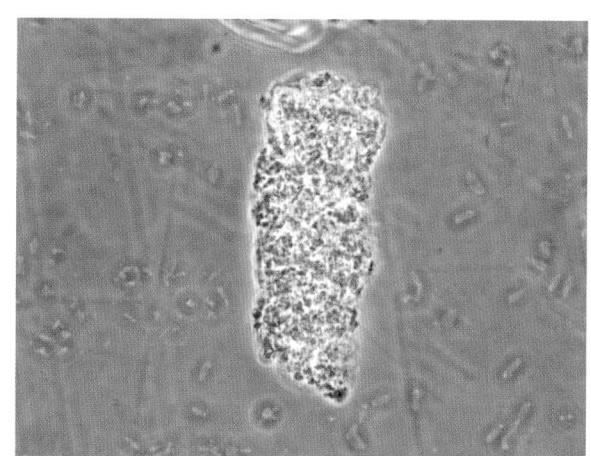

图 5-3-4-4 颗粒管型（相位差显微镜 ×400）

（4）混合细胞管型：管型内同时包含两种以上细胞，其中某类细胞超过管型长度 1/3，可称为这种细胞管型；当细胞辨认不清时，可统称为细胞管型。见于小管间质炎症。

3. 颗粒管型　管型内含大小不等的颗粒，分细颗粒管型和粗颗粒管型。一般认为颗粒由细胞崩解而来，进而粗颗粒变为细颗粒；另一观点认为粗颗粒管型过氧化酶染色阳性，提示来自粒细胞，而细颗粒管型酯酶染色阳性，过氧化酶染色阴性，则来自肾小管上皮细胞。总之颗粒管型的来源尚未完全清楚。颗粒管型体积较大，呈短粗状，色暗（图 5-3-4-4）。见于各类急、慢性肾脏疾病。

4. 脂肪管型　管型内含大小不等、折光强的脂质，偏振光显微镜下脂肪滴呈白色、中心有"马耳他十字"，管型基质呈黑色（图 5-3-4-5）；苏丹Ⅲ染色脂滴显红色。见于肾病综合征。当脂肪管型内所含脂质颗粒细小，于低倍相位差显微镜下呈浅棕色，勿误认为红细胞管型。

5. 蜡样管型　管型内基本上不含细胞或颗粒，质地均匀蜡烛样，折光度很强。管型边缘清晰常有切迹，管型大小和长短不一，很易折断，断端可呈锯齿状（图 5-3-4-6）。常见细胞或颗粒管型的一端或边缘呈蜡样，可称前蜡样管型。蜡样管型见于肾衰竭[25]。

6. 宽大管型　管型形体粗大，为一般管型的 2 ~ 6 倍，内可含上述各类管型的所有成分。宽大管型在损伤、扩张的肾小管内形成。见于肾小管坏死和肾衰竭。

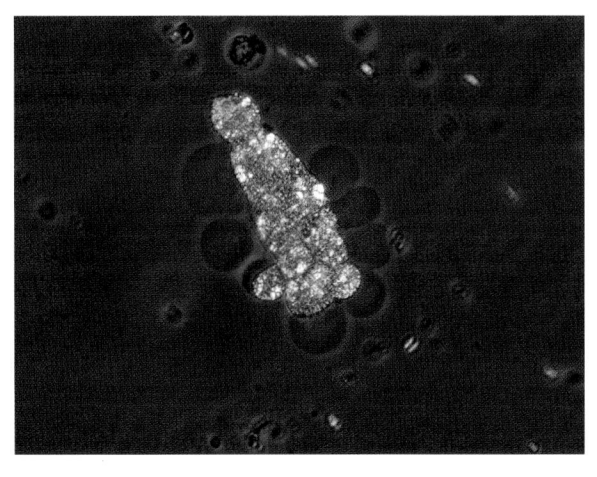

图 5-3-4-5　脂肪管型（偏振光显微镜 ×400）

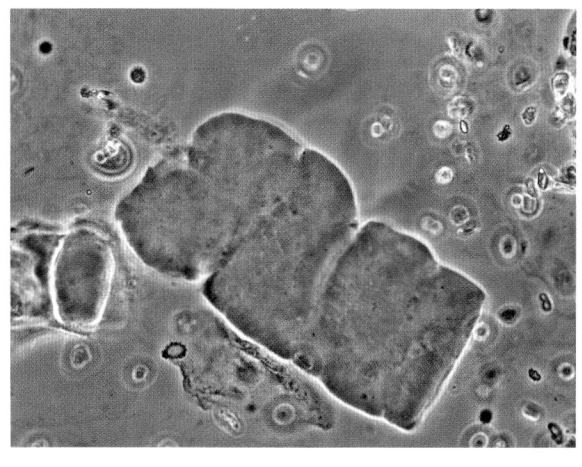

图 5-3-4-6　蜡样管型（相位差显微镜 ×400）

第五节　结晶尿及其他

（一）尿结晶

尿结晶分生理性结晶、病理性结晶和药物结晶3类。当尿液较浓缩、偏酸性，冷藏后出现的盐类结晶没有病理意义。酸性尿常见的结晶有草酸钙结晶、尿酸结晶和非晶形尿酸盐（图5-3-5-1）。碱性尿常见的结晶有磷酸盐结晶、尿酸铵结晶、非晶形磷酸盐，加酸加热能使其溶解。大量、持续出现的结晶尿可能是疾病的征兆，如胱氨酸、亮氨酸、酪氨酸、胆固醇、磺胺类药物、氨苄青霉素结晶等均为病理性[2,4]。此外，产尿素酶细菌（变形杆菌、克雷伯菌和摩根菌）引起的尿路感染可出现白色结晶尿，这是因为细菌释放尿素酶将尿素分解为氨和二氧化碳，促使尿液碱化。可能是形成磷酸铵镁结晶的原因[26]。常见尿结晶及鉴别见表5-3-5-1。

表 5-3-5-1　常见尿结晶及鉴别方法

结晶类别	名称	来源	尿 pH	结晶形态特点	鉴别	
					溶解	不溶解
生理性结晶	草酸钙结晶	进食植物性食物	碱性	双面凹哑铃形（单水），方形对角线有交叉条纹（双水）	盐酸	乙酸，氢氧化钠
	磷酸盐（① 非晶形磷酸盐，② 磷酸铵镁，③ 磷酸钙等）结晶	食物和机体代谢组织分解，细菌（产尿素酶）	碱性	① 白色小颗粒，② 屋顶形、折光性强，③ 不规则片状、柱状	10% 乙酸、盐酸	氢氧化钾
	尿酸结晶	核蛋白中嘌呤代谢产物	酸性	形态多样、大小不一，偏振光下五彩缤纷	氢氧化铵	乙酸，盐酸
病理性结晶	胱氨酸结晶 ♦	蛋白质分解产物		无色六边形薄片、折光性强	盐酸、氨水	乙酸
	酪氨酸结晶 ♣	蛋白质分解产物	酸性	针状和毛发样、黑色	加热、盐酸	丙酮、乙醇
	放射造影剂结晶	各种造影检查	比重高	束状、球状、多形态	氢氧化钠	有机溶剂
	磺胺甲噁唑结晶	磺胺噻唑乙酰化	偏酸性	正方或长方六面体、很厚	丙酮	

续表

结晶类别	名称	来源	尿 pH	结晶形态特点	鉴别	
					溶解	不溶解
病理性结晶	阿昔洛韦	抗病毒药物	中性或弱碱性	细针样		

附：◆胱氨酸试验：将少许尿沉渣置于载玻片上，加稀硫酸和卢戈碘液各一滴，呈现蓝色或绿色为阳性反应。♣酪氨酸试验：取尿沉渣少许于玻璃试管中，加试剂 1～2ml，混匀加热至沸腾，呈绿色为阳性反应。试剂配方（甲醛 1ml，浓硫酸 55ml，蒸馏水 45ml）

（二）尿液中常见其他成分

细菌，酵母样真菌，脂肪滴，精子和滴虫等。尿液中的细菌或真菌最常见于尿液被污染，尤其是标本留取不当或器皿不清洁或标本留置时间过长。但肾炎患者经长期大剂量糖皮质激素治疗，或大剂量广谱抗生素应用后易出现真菌感染（图5-3-5-2）。女性患者尿滴虫见于尿道炎和阴道炎。脂肪滴见于肾病综合征患者，也见于Fabry病[27]。

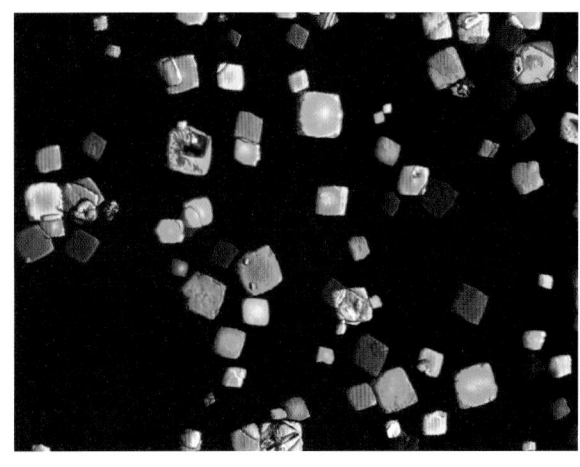

图 5-3-5-1 尿酸结晶（偏振光显微镜 ×200）

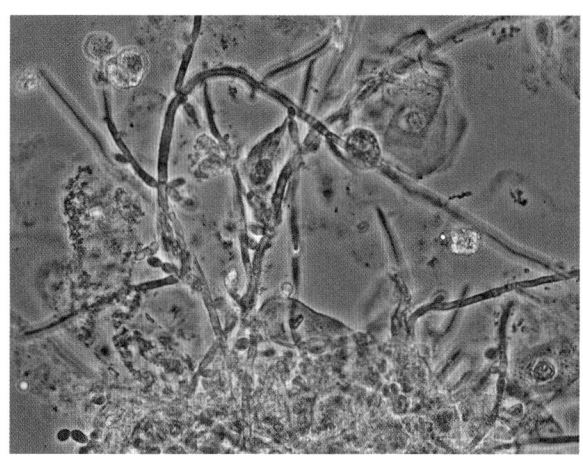

图 5-3-5-2 尿真菌菌丝（相位差显微镜 ×400）

第六节 尿液检查的整合分析

尿液检查是临床各类疾病的常规检查方法，尿沉渣有形成分显微镜检是尿常规检查中的重要部分。但随着科技发展，各种新型诊断技术的应用和肾活检技术的开展，肾脏病理已成为肾疾病诊断的金标准，曾被誉为"无创肾活检"的尿检（离心沉淀法）没有得到应有的重视。而临床上许多肾脏病患者由于医疗条件和本身病情所限不能进行肾活检，尤其随诊中不易采用重复肾活检来判断肾病变的进展或缓解。因此，我们有必要也有可能在肾病理确诊的基础上观察各类病理损伤者的尿有形成分。通过对沉渣中有形成分的仔细辨认，梳理，整合尿蛋白定量，确定尿沉渣谱，再结合临床解读沉渣谱的意义。就像拼图赏画一样，不是孤立地看待尿沉渣中的各单一成分的多少，而主要看其有形成分的组成。根据尿沉渣谱类型可预测肾损伤的部位和性质，为患者及时提供诊治信息，也为判断治疗反应提供参考[28-30]。

（一）尿沉渣谱分型

在显微镜确认沉渣中有形成分的基础上，再结合尿蛋白定量，将尿沉渣谱分为3个类型，它基本上能覆盖肾内科常见肾实质疾病的尿检异常所见，表5-3-6-1。

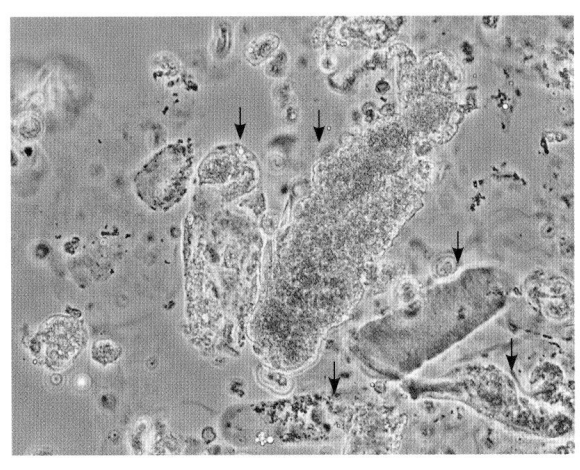

图 5-3-6-1　膜增殖性狼疮肾炎 LN- Ⅳ G（A）尿沉渣，箭头自左至右上皮细胞管型，红细胞管型，蜡样管型，颗粒管型，伴红细胞、白细胞（相位差显微镜 ×400）

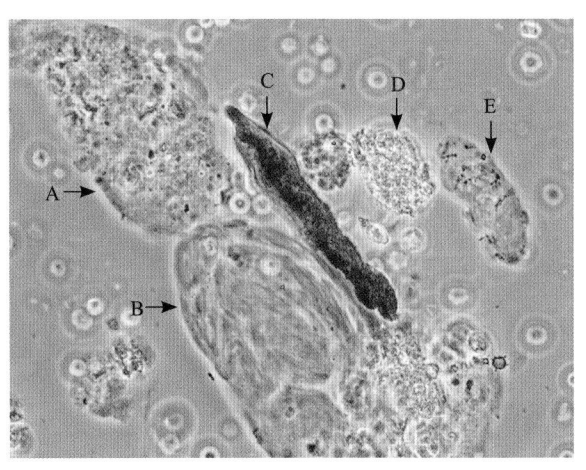

图 5-3-6-2　新月体肾炎 - Ⅰ型的尿沉渣，箭头 A. 颗粒管型（体积大），B. 前蜡样管型（体积大），C. 血色管型（红细胞管型），D. 粗颗粒管型，E. 细颗粒管型（位相差显微镜 ×400）

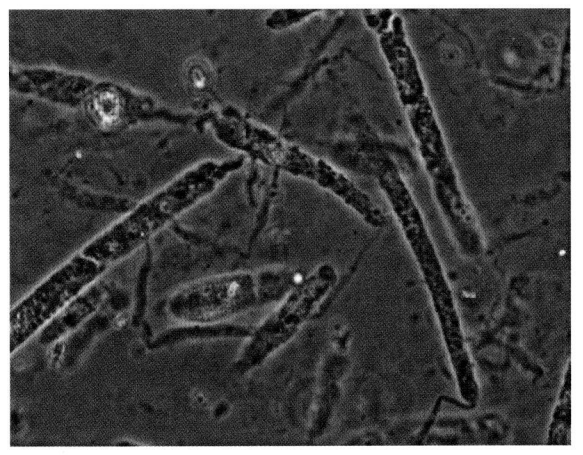

图 5-3-6-3　膜性肾病尿沉渣，多数透明 - 细颗粒管型和黏液丝，少细胞（相位差显微镜 ×200）

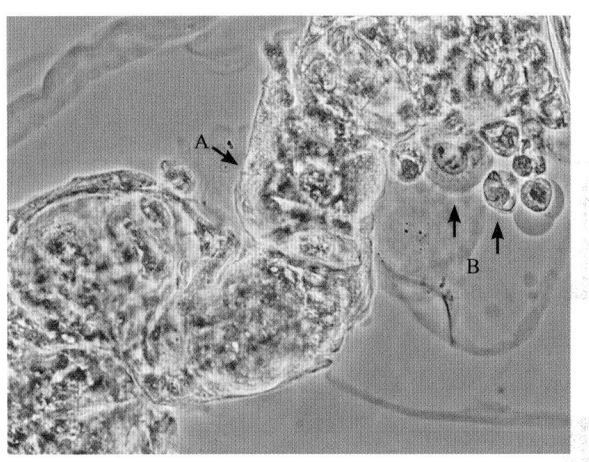

图 5-3-6-4　急性肾小管坏死尿沉渣，箭头 A. 肾小管上皮细胞管型（体积大、边缘呈蜡样），B. 肾小管上皮细胞（相位差显微镜 ×400）

表 5-3-6-1　肾小球和小管间质病的尿沉渣谱分型

类型	尿沉渣有形成分	尿蛋白定量 g/24h
Ⅰ	变形红细胞，中性粒细胞，吞噬细胞等 红细胞管型，颗粒管型，有核细胞管型	多少不定
Ⅱ	脂肪滴或卵圆脂肪小体，少细胞， 透明 - 细颗粒管型	≥ 3.0
Ⅲ	肾小管上皮细胞和 / 或管型，粗颗粒管型等	<2.0
非特异	偶见红细胞或白细胞	<0.5

　　Ⅰ型尿沉渣谱：沉渣中有多种细胞（变形或混合型红细胞、中性粒细胞、单个核细胞、吞噬细胞），多种管型（红细胞管型、有核细胞管型、粗颗粒管型等）和蛋白尿（量多少不等）。主要见于肾小球增殖性病变（图 5-3-6-1、图 5-3-6-2）。

　　Ⅱ型尿沉渣谱：蛋白尿为主（肾病综合征或肾病范围蛋白尿），沉渣中无或少量细胞，可见透明或细颗粒管型。见于肾小球非增殖性病变（图 5-3-6-3）。

　　Ⅲ型尿沉渣谱：沉渣中可见肾小管上皮细胞，白细胞及有核细胞管型，颗粒管型等。尿蛋白量少。见于肾小管间质病（图5-3-6-4）。

此外，部分病例为非特异性尿沉渣所见，沉渣中缺少有形成分，蛋白量也很少。见于肾小球轻微病变，肾小球硬化间质纤维化和急性小管间质病恢复期。以上各型沉渣谱间可交叉重叠出现在同一份尿标本中，如Ⅱ型+Ⅲ型提示该患者系肾小球非增殖性病变伴肾小管间质损伤。各型尿沉渣谱均可出现蜡样管型，提示肾功能损伤[31-33]。

（二）临床常见不同病理类型肾疾病的尿沉渣谱与特点

1. **增殖性肾小球肾炎** 这一类肾小球疾病的病理特点是肾小球系膜细胞和/或内皮细胞弥漫性增生，常伴有炎症细胞浸润、或毛细血管袢节段性纤维素样坏死伴新月体形成。临床表现为各种肾炎综合征或急进性肾炎综合征。

（1）新月体性肾小球肾炎：血尿（肉眼或镜下）明显，尿沉渣镜检变形红细胞，少量白细胞、吞噬细胞，多种管型（红细胞管型、白细胞管型、肾小管上皮细胞管型或混合细胞管型、粗颗粒管型、蜡样管型），90%以上病例为Ⅰ型尿沉渣谱。若在沉渣中找到有核细胞团更支持新月体肾炎的可能性[34]。

（2）IgA肾病：临床及肾病理表现多样，尿沉渣谱也呈多样性，尿沉渣谱类型与病理类型相关。90%以上病例有肾小球源血尿（肉眼或镜下）。单纯中等量血尿多见于系膜增生性和局灶增生性IgA肾病；而多细胞多管型尿主要见于毛细血管内增生和/或毛细血管外增生、袢坏死及部分局灶增生伴肾小管间质病或部分新月体形成；少数病例呈Ⅱ型尿沉渣谱[35-39]。

（3）狼疮性肾小球肾炎：病理分6型，活动性狼疮肾炎主要指Ⅲ和Ⅳ型，尿沉渣谱特点是肾小球源血尿（肉眼或镜下）伴白细胞尿，常见吞噬细胞、细胞碎片及有核细胞团，并有红细胞管型、白细胞管型等多种管型。其中Ⅳ型80%为Ⅰ型尿沉渣谱，Ⅴ型为Ⅱ型尿沉渣谱，而Ⅲ或Ⅳ型+Ⅴ型，则既有大量蛋白尿又有血尿、管型尿。尿沉渣谱呈多样性。

2. **肾小球非增殖性疾病** 肾小球病理的特点是无明显的细胞增生和炎症细胞浸润，仅表现为肾小球滤过膜变性或系膜基质增生或特殊蛋白沉积。常见的疾病有微小病变肾病（MCD），膜性肾病（MN），局灶节段肾小球硬化（FSGS），淀粉样变性肾病等。临床表现大量蛋白尿或肾病综合征，伴或不伴肾功能损伤。尿检的共同特点是大量蛋白尿，无肉眼血尿。沉渣镜检少细胞，可有透明-细颗粒管型，部分病例有脂质尿。各疾病间的尿沉渣无明显的差异，90%病例为Ⅱ型尿沉渣谱。一般情况下除MCD尿沉渣镜检基本上无细胞和管型外，其他几种疾病均可见轻度镜下血尿（3~15个/HPF），易见肾小管上皮细胞及管型。此外，FSGS尿沉渣易见足细胞[16]。

3. **肾小管间质疾病** 肾病理以肾小管损伤为主的疾病可出现肾小管上皮细胞轻重不等的变性、脱落甚至坏死，肾小管萎缩。临床表现为轻重不等的肾功能损伤乃至肾衰竭。以肾间质损伤为主的疾病可见肾间质弥漫水肿、淋巴细胞、单核细胞和嗜酸性粒细胞浸润，见于急、慢性间质性肾炎等。尿检蛋白量少，沉渣镜检呈有核细胞（肾小管上皮细胞和/或白细胞）尿，有核细胞和粗颗粒管型。通常血尿不明显，但也有报道有血尿和红细胞管型[40]。多数病例为Ⅲ型尿沉渣谱。

总之，常规尿检设备简单、经济、易行，可早期为临床提供肾损伤部位和性质的信息。尤其对那些无条件或病情不允许肾活检的患者，或确诊后的随访观察及药物治疗反应的评估，尿沉渣镜检值得肾科医生重视和应用。

（李惊子）

参考文献

1. FOGAZZI GB, PIROVANO B. Urinalysis. Comprehensive clinical nephrology. Philadelphia: Mosby, 2007.

2. 王海燕. 肾脏病学, 2版. 北京：人民卫生出版社, 2008.

3. ISRANI AK, KASISKE BL. The kidney. Philadelphia: Mosby, 2012.

4. 张时民. 实用尿液有形成分分析技术. 北京:人民卫生出版社,2008.

5. 刘颖,李惊子,黄海长. 免疫细胞化学法检测尿足细胞的临床应用. 中国中西医结合肾病杂志,2007,8(9):511-513.

6. DOLFF S, ABDULAHAD WH, ARENDS S, et al. Urinary CD8+ T-cell counts discriminate between active and inactive lupus nephritis. Arthritis Research & Therapy, 2013, 15(1):R36.

7. 李惊子,谌贻璞,毕增祺. 应用相差显微镜鉴别血尿的来源. 中华内科杂志,1984,23(11):688-691.

8. 李普庆,陶文源,李惊子. 棘红细胞-肾小球源性血尿标志. 临床肾脏病杂志,1997,1(2):63-64.

9. OHISA N, YOSHIDA K, MATSUKI R. A Comparison of Urinary Albumin-Total Protein Ratio to Phase-Contrast Microscopic Examination of Urine Sediment for Differentiating Glomerular and Nonglomerular Bleeding. American Journal of Kidney Diseases, 2008, 52(2): 235-241.

10. MARGULIS V, SAGALOWSKY AI. Assessment of hematuria. Medical Clinics of North America, 2011, 95(1): 153-159.

11. REIMERT CM, MSHINDA HM, HATZ CF, et al. Quantitative assessment of eosinophiluria in Schistosoma haematobium infections: a new marker of infection and bladder morbidity. Am J Trop Med Hyg, 2000, Jan;62(1):19-28.

12. FLETCHER A. Eosinophiluria and acute interstitial nephritis. New England Journal of Medicine, 2008, 358(16): 1760-1761.

13. MURIITHI AK, NASR SH, LEUNG N. Utility of Urine Eosinophils in the Diagnosis of Acute Interstitial Nephritis. Clinical Journal of the American Society of Nephrology, 2013, 8(11): 1857-1862.

14. OSAMU HOTTA, HIROSHI KITAMURA, YOSHIO TAGUMA. Detection of Mature Macrophages in Urinary Sediments: Clinical Significance in Predicting Progressive Renal Disease. Renal failure, 1998, 20(2), 413-418.

15. SWENSON-FIELDS KI, VIVIAN CJ, SALAH SM, et al. Macrophages promote polycystic kidney disease progression. Kidney international, 2013, 83(5): 855-864.

16. 李月红,黄海长,刘刚,等. 检测肾病综合征患者尿中足细胞的临床意义. 北京大学学报(医学版),2004,36:135-138.

17. 李惊子,黄海长,刘颖,等. 检测尿足细胞在活动性肾小球疾病中的意义. 北京大学学报(医学版),2005,37(5):463-466.

18. 李惊子,刘颖,鄂洁,等. 尿足细胞监测活动性狼疮肾炎的意义. 中华内科杂志,2007,46(2).

19. LEEUWIS JW, NGUYEN TQ, DENDOOVEN A, et al. Targeting podocyte-associated diseases. Adv Drug Deliv Rev, 2010, 62(14):1325-1336.

20. MAESTRONI S, MAESTRONI A, DELL'ANTONIO G, et al. Viable Podocyturia in Healthy Individuals: Implications for Podocytopathies. American Journal of Kidney Diseases the Official Journal of the National Kidney Foundation, 2014, 64(6):1003-1005.

21. 夏同礼. 现代泌尿病理学图谱. 北京:人民卫生出版社,2013.

22. BASNAYAKE K, STRINGER SJ, HUTCHISON CA, et al. The biology of immunoglobulin free light chains and kidney injury. Kidney Inter, 2011, 79:1289-1301.

23. KANT KS, PESCE AJ, CLYNE DH, et al. Urinary cast formation—pH-dependence and interaction of Tamm-Horsfall mucoprotein with myoglobin, hemoglobin, Bence Jones protein,and albumin. Kidney Int, 1976, 10: 559A.

24. FERRARI B, FOGAZZI GB, GARIGALI G, et al. Acute interstitial nephritis after amoxycillin with hematuria, red blood cell casts and hematuria-induced acute tubular injury. AJKD, 2012, 60(2)330-332.

25. SPINELLI D, CONSONNI D, GARIGALI G. Waxy casts in the urinary sediment of patients with different types of glomerular diseases: Results of a prospective study. Clinica Chimica Acta, 2013, 424(23):47-52.

26. SAKAGUCHI S, NISHI K, YAMASHITA Y, et al. White urine due to urinary tract infection. Kidney International, 2014, 86(3):655.

27. SELVARAJAH M, NICHOLLS K, HEWITSON TD, et al. Targeted urine microscopy in Anderson-Fabry Disease: a cheap,sensitive and specific diagnostic technique. Nephrology Dialysis Transplantation, 2011,

26(10): 3195-3202.

28. CHAWLA LS, DOMMU A, BERGER A, et al. Urinary sediment cast scoring index for acute kidney injury: a pilot study. Nephron Clinical Practice, 2008, 110(3): c145-c150.

29. 李惊子. 尿沉渣显微镜检的临床应用价值. 中华检验医学杂志, 2012, 35(009): 780-783.

30. BHAGYALAKSHMI1 A, SIRISHA1 O, UMA1 P, et al. Role of urine sediment cytology in the diagnosis of renal disorders in comparison with biochemical and histopathological findings. Int J Res Med Sci, 2014, May;2(2):560-568.

31. 李惊子, 陈育青, 王素霞, 等. 常规尿检整合分类作为肾病理损伤的标志物. 北京大学学报: 医学版, 2010, 42(002): 169-172.

32. FOGAZZI GB, SAGLIMBENI L, BANFI G, et al. urinary sediment features in proliferative and non-proliferative glomerular diseases. J Nephrol, 2005, 18(6):703-710.

33. 李惊子, 钱潞, 王芳, 等. 50 例急性肾衰竭患者尿沉渣镜检与肾活检病理对比分析. 中华肾脏病杂志, 2007, 23(7):422-425.

34. 李惊子, 陈育青, 王素霞, 等. 新月体肾小球肾炎的尿沉渣谱及其临床意义. 中华医学杂志, 2010, 90(28): 1978-1981.

35. WEN YK, CHEN ML. The spectrum of acute renal failure in IgA nephropathy. Renal Failure, 2010, 32:428-433.

36. 李惊子, 王素霞, 秦小琪, 等. 尿沉渣谱与肾病理类型的相关性. 北京大学学报: 医学版, 2014, 46(6):920-925.

37. NAKAYAMA K, OHSAWA I, MAEDA-OHTANIA, et al. Prediction of Diagnosis of Immunoglobulin A Nephropathy Prior to Renal Biopsy and Correlation With Urinary Sediment Findings and Prognostic Grading. Journal of Clinical Laboratory Analysis, 2008, 22:114-118.

38. HERLITZ LC, BOMBACK AS, STOKES MB, et al. IgA nephropathy with minimal change disease. Clinical Journal of the American Society of Nephrology Cjasn, 2014, 9(6):1033.

39. 李惊子, 王素霞, 秦小琪, 等. IgA 肾病尿沉渣谱与肾脏病理改变的相关关系. 中华肾脏病杂志, 2015, 31(2):91-96.

40. MORENO JA, MARTı́N-CLEARY C, GUTIE´RREZ E, et al. AKI Associated with Macroscopic Glomerular Hematuria: Clinical and Pathophysiologic Consequences. Clinical Journal of the American Society of Nephrology, 2012, 7(1):176-184.

第四章
尿液其他检查

在本篇的第二章和第三章，分别叙述了临床常用的尿蛋白检查和尿沉渣检查。除了这些肾科常用的检查，还有一些重要的尿液检查方法，对判断组织损伤部位、类型和程度，监测对治疗的反应性和预测疾病发展具有重要价值。为了保持完整性，在其他篇章有详细介绍的尿液检查项目，在本章也一一列出。

在本书其他篇章详细介绍的尿液检查项目包括：① 尿比重和尿渗透压的测量对鉴别诊断也十分有价值，将在肾小管功能检查中细述。② 24小时尿钠、钾、磷、尿酸、氨基酸排泄量对鉴别诊断饮食中相应物质的摄入量、或肾小管重吸收功能有重要价值。例如，磷排泄分数的升高，可能是磷摄入增加，也可能是相应激素作用于肾小管的结果，或者是肾小管间质肾病时肾脏重吸收障碍等的结果。结合患者具体临床情况，可做出判断，从而给出治疗建议。这些内容将分别在相应章节详细介绍。③ 尿细胞学检查对鉴别诊断泌尿系统肿瘤性疾病十分有帮助，可参见泌尿外科专著。④ 尿细菌培养对诊断尿路感染有决定性价值，而尿中抗体包裹细菌对上尿路感染和下尿路感染有重要鉴别诊断价值。这些将在相应章节详细介绍。⑤ 当结合血液检查时，还能测量肾脏的某些功能指标。例如测量钠排泄分数对鉴别诊断肾前性氮质血症或急性肾小管坏死有很大的价值，将在急性肾小管坏死章节中介绍。

生物标记物是近年来随着免疫学和分子生物学技术的发展而提出的一类与细胞生长增殖有关的标志物。生物标记物不仅可从分子水平探讨发病机制，而且在准确、敏感地评价早期、低水平的损害方面有着独特的优势，可协助早期诊断，协助判断疾病严重程度、预后和对治疗的反应。原尿是肾小球滤过膜对血液的滤过液，原尿流经肾小管和集合管进入肾盂，再从肾盂流经输尿管、膀胱，最后自尿道排出体外，尿液中的细胞、细胞微粒（囊泡）、蛋白质或多肽等在内的多种标志物即来自相应组织，对诊断肾脏或肾脏以外的组织损伤有重要价值。

尿可溶性生物标志物更可来源于肾组织或血液。当血液中含有组织损伤标志物，且此标志物分子量低于白蛋白并无蛋白结合时，此标志物可经肾小球滤过出现在尿液中。因此尿液某些蛋白或多肽的增加，可代表相应组织的早期损伤，例如血红蛋白、肌红蛋白、尿轻链蛋白、β_2-微球蛋白、α_1-微球蛋白等。尿生物标志物在急性肾损伤（AKI）和糖尿病肾病领域研究较多。

随着功能性基因组学和蛋白质组学的发展，研究人员从尿液样本中逐渐筛选出一些有临床应用前景的AKI新型生物标志物。AKI时，尿液中性粒细胞明胶酶相关脂质运载蛋白（NGAL）[1,2]、白介素-18（IL-18）[3]、肾损伤分子-1（KIM-1）[4,5]、肝脏型尿脂肪酸结合蛋白（L-FABP）[6,7]、N-乙酰-β-D-氨基葡萄糖苷酶（NAG）[8,9]、尿胎球蛋白A[10]等比肌酐升高要早24~48小时；在缺血再灌注模型中，尿富半胱氨酸蛋白61（CYR-61）[11]在肾缺血后3小时即可升高。因此这些指标是早期诊断AKI的生物标志物，其中有些指标的持续升高还是AKI转慢性化的预测因子[12]。

尿液中有丰富的来自血循环或肾组织的蛋白质，联合使用这些尿液中异常升高的蛋白成分，对早期预警糖尿病肾病大量蛋白尿的出现。Zurbig等使用273种尿生物标记物判断糖尿病导致的肾脏损伤（CKD273），结果发现该联合指标出现异常后平均4.9年后出现大量蛋白尿，比微量白蛋白尿平均早了1.5年[13]。

当肾脏发生损伤时，尿中可有脱落的细胞，可有肾脏来源的细胞碎片或囊泡，研究较多的是足细胞；可有肾组织来源的蛋白质，这些蛋白质的异常增加代表了相应肾脏部位的损伤。

足细胞损伤或功能异常导致肾小球疾病持续进展早就获得临床关注。Pagtalunan[14]1997年首先报告糖尿病肾病时肾小球足细胞数量减少，蛋白尿程度越重足细胞数量越少。1998年Hara等[15]发现尿足细胞排泄反映了儿童肾炎的活动度。之后有大量的有关足细胞排泄与肾小球疾病的关系研究。根据这些研究，在多种肾小球损伤患者尿中可检测到足细胞排泄增加并能反映疾病的活动度[16]，包括局灶节段性肾小球硬化症、IgA肾病、膜型肾病、子痫、高血压肾病以及血栓性微血管病等。不同种类的肾小球疾病足细胞排泄量虽有不同，但不足以作为鉴别诊断依据；另一方面，足细胞排泄量与肾小球疾病的活动度有关，可作为监测治疗反、判断预后的良好指标。

可以用免疫荧光技术标记尿中足细胞特异性蛋白，从而对尿足细胞排泄进行定性或定量测定。其他可用的技术包括尿足细胞培养、流式细胞仪、或用PCR或ELISA方法检测足细胞特异性分子[17]。

细胞微粒是从细胞膜脱离出来的微粒，直径0.1 ~ 1.0μm，有细胞膜包绕着细胞质，细胞膜和细胞质中有细胞特异性抗原，用特异性抗体识别这些抗原即可识别囊泡的细胞来源。Wiggins在1987年最早报告尿中细胞囊泡[18]。尿中出现足细胞微粒或称足细胞囊泡，足细胞囊泡含有丰富的足细胞特异性蛋白质和mRNA，是判断足细胞损伤和脱落的方法。有作者给体外培养的足细胞以高糖刺激或张力刺激，在培养液中可检测到足细胞囊泡浓度增加；该作者有发现糖尿病模型大鼠尿足细胞囊泡明显增多，这个增多出现在微量蛋白尿出现之前[19]。

可使用流式细胞技术、微粒跟踪分析或电镜检测足细胞微粒。也可以直接测量尿中足细胞特异性蛋白或其mRNA来检测足细胞囊泡[20,21]。

当前的动物实验和对患者的长期随访研究已经证实，在传统手段发现肾损伤之前，尿中已经出现异常浓度的细胞、细胞囊泡以及一些可溶性标志物，这些标志物的持续升高或对治疗缺乏反应，是预示预后不良的指标。但这些包括脱落细胞及其碎片在内的生物标志物检测方法复杂或昂贵，或得到检测结果后并无特异治疗措施。如果将这些指标有选择性地合理地应用于临床实践，从而不但达到预防慢性病进展、阻止急性病发生的目的，同时也降低总体医疗花费，是值得进一步研究的课题。

（左　力）

参考文献

1. GABBARD W, MILBRANDT EB, KELLUM JA. NGAL: an emerging tool for predicting severity of AKI is easily detected by a clinical assay. Crit Care, 2010, 14(4): 318.

2. TORREGROSA I, MONTOLIU C, URIOS A, et al. Urinary KIM-1, NGAL and L-FABP for the diagnosis of AKI in patients with acute coronary syndrome or heart failure undergoing coronary angiography. Heart Vessels, 2015, 30(6): 703-711.

3. LIN X, YUAN J, ZHAO Y, et al. Urine interleukin-18 in prediction of acute kidney injury: a systemic review and meta-analysis. J Nephrol, 2015, 28(1): 7-16.

4. REN H, ZHOU X, DAI D, et al. Assessment of urinary kidney injury molecule-1 and interleukin-18 in the early post-burn period to predict acute kidney injury for various degrees of burn injury. BMC Nephrol, 2015, 16: 142.

5. LI W, YU Y, HE H, et al. Urinary kidney injury molecule-1 as an early indicator to predict contrast-induced

acute kidney injury in patients with diabetes mellitus undergoing percutaneous coronary intervention. Biomed Rep, 2015, 3(4): 509-512.

6. NEGISHI K, NOIRI E, SUGAYA T, et al. A role of liver fatty acid-binding protein in cisplatin-induced acute renal failure. Kidney Int, 2007, 72(3): 348-358.

7. PARIKH CR, THIESSEN-PHILBROOK H, GARG AX, et al. Performance of kidney injury molecule-1 and liver fatty acid-binding protein and combined biomarkers of AKI after cardiac surgery. Clin J Am Soc Nephrol, 2013, 8(7): 1079-1088.

8. WELLWOOD JM, ELLIS BG, PRICE RG, et al. Urinary N-acetyl-beta-D-glucosaminidase activities in patients with renal disease. Br Med J, 1975, 3(5980): 408-411.

9. HEI ZQ, LI XY, SHEN N, et al. Prognostic values of serum cystatin C and beta2 microglobulin, urinary beta2 microglobulin and N-acetyl-beta-D-glucosaminidase in early acute renal failure after liver transplantation. Chin Med J (Engl), 2008, 121(14): 1251-1256.

10. ZHOU H, PISITKUN T, APONTE A, et al. Exosomal Fetuin-A identified by proteomics: a novel urinary biomarker for detecting acute kidney injury. Kidney Int, 2006, 70(10): 1847-1857.

11. MURAMATSU Y, TSUJIE M, KOHDA Y, et al. Early detection of cysteine rich protein 61 (CYR61, CCN1) in urine following renal ischemic reperfusion injury. Kidney Int, 2002, 62(5): 1601-1610.

12. LIANGOS O, PERIANAYAGAM MC, VAIDYA VS, et al. Urinary N-acetyl-beta-(D)-glucosaminidase activity and kidney injury molecule-1 level are associated with adverse outcomes in acute renal failure. J Am Soc Nephrol, 2007, 18(3): 904-912.

13. ZURBIG P, JERUMS G, HOVIND P, et al. Urinary proteomics for early diagnosis in diabetic nephropathy. Diabetes, 2012, 61(12): 3304-3313.

14. PAGTALUNAN ME, MILLER PL, JUMPING-EAGLE S, et al. Podocyte loss and progressive glomerular injury in type II diabetes. J Clin Invest, 1997, 99(2): 342-348.

15. HARA M, YANAGIHARA T, TAKADA T, et al. Urinary excretion of podocytes reflects disease activity in children with glomerulonephritis. Am J Nephrol, 1998, 18(1): 35-41.

16. WICKMAN L, AFSHINNIA F, WANG SQ, et al. Urine podocyte mRNAs, proteinuria, and progression in human glomerular diseases. J Am Soc Nephrol, 2013, 24(12): 2081-2095.

17. CAMICI M. Urinary biomarkers of podocyte injury. Biomark Med, 2008, 2(6):613-616.

18. WIGGINS R, GLATFELTER A, KSHIRSAGAR B, et al. Lipid microvesicles and their association with procoagulant activity in urine and glomeruli of rabbits with nephrotoxic nephritis. Lab Invest, 1987, 56(3): 264-272.

19. BURGER D, THIBODEAU JF, HOLTERMAN CE, et al. Urinary podocyte microparticles identify prealbuminuric diabetic glomerular injury. J Am Soc Nephrol, 2014, 25(7): 1401-1407.

20. SPANU S, VAN ROEYEN CR, DENECKE B, et al. Urinary exosomes: a novel means to non-invasively assess changes in renal gene and protein expression. PLoS One, 2014, 9(10): e109631.

21. ZHOU H, KAJIYAMA H, TSUJI T, et al. Urinary exosomal Wilms' tumor-1 as a potential biomarker for podocyte injury. Am J Physiol Renal Physiol, 2013, 305(4): F553-559.

第五章
肾功能检查

第一节　肾小球滤过功能检查

一、概述

肾脏是生命的重要器官之一，其主要功能是通过肾小球的滤过及肾小管的重吸收和分泌功能生成尿液，排泄代谢废物和维持体内水、电解质酸碱等代谢平衡；同时也兼有内分泌功能（如产生肾素、红细胞生成素、活性维生素D等）以调节血压、红细胞生成和钙磷代谢。当肾小球滤过功能正常时，血液中的水溶性小分子和中分子物质几乎全部从肾小球滤过，形成原尿进入肾小囊，再从肾小囊进入肾小管。原尿流经肾小管腔时，肾小管上皮细胞以主动或被动的方式根据机体的需求重吸收原尿中的水分、电解质等，同时一些物质也从肾小管上皮细胞分泌进入肾小管腔，最终形成尿液，经肾盏、肾盂、输尿管、膀胱和尿道排出体外。当肾小球滤过功能下降时，原尿形成发生障碍，将发生水分和代谢废物潴留、电解质紊乱和酸中毒；当肾小管功能异常时，即使肾小球滤过功能正常，也会发生电解质紊乱和酸中毒。本节对肾小球滤过功能、近端肾小管功能和远端肾小管功能检查法进行了介绍和评价。

二、肾小球滤过功能检查方法及评价

肾小球滤过功能是肾脏最重要的功能之一，用肾小球滤过率 $[GFR,ml/(min \cdot 1.73m^2)]$ 表示。临床上，准确评估GFR对于正确判断慢性肾脏疾病（CKD）的分期、评价肾功能进展速度和评价干预治疗的效果、调整原型或代谢产物经肾脏排泄的药物剂量及判断开始肾脏替代治疗时机等方面均有重要意义。本文将复习目前常用的评估GFR方法并对其各自的临床实用性进行评价。

（一）GFR及其检测标志物

GFR是指单位时间内（min）经肾小球滤出的血浆液体量，也可解释为单位时间内（min）两侧肾脏生成的超滤液量（ml/min）。GFR不能直接测定，只能用某种标志物的肾脏清除率或血浆清除率来推测。

理想的标志物应当具有这样的特征：① 如果是内源性标志物，其生成应当稳定；② 如果是外源性物质，进入人体后能迅速均匀分布在整个细胞外液中，对人体无害，不参与任何的机体代谢，也不被机体利用；③ 在血液中不和蛋白质结合，全部以游离的形式存在；④ 相对分子质量小，可以被肾小球自由滤过；⑤ 不被肾小管上皮细胞重吸收、分泌或代谢；⑥ 不经肾脏外途径清除；⑦ 易从血、尿中进行定量测定，检测方法准确且可重复性好。目前，完全理想的标志物并不存在。

常用的测定GFR的标志物可分为两大类：

（1）内源性标志物：是指体内存在的物质，如肌酐、尿素氮、中低相对分子质量蛋白质（β_2-微球蛋白、胱抑素C）等。

（2）外源性标志物：① 多糖类：如菊粉（inulin）；② 放射性核素标记物：水溶性标记螯合物如^{51}Cr-EDTA、^{99m}Tc-二乙烯三胺五醋酸（^{99m}Tc-DTPA），^{125}I或^{131}I标记的造影剂如泛影酸盐（diatrizoate）（泛影葡胺，hypaque）和脑影酸盐（iothalamate）（碘酞葡胺，conray）；③ 非放射性标记的造影剂如：碘海醇（iohexol）（欧乃派克，omnipaque）。

内源性标志物应当具有稳定的血液浓度；当使用外源性标志物时，应当采用持续静脉注射或皮下注射的方法获得稳定的血液浓度，这样就可以根据一定时间内尿中标志物的排泄量计算该物质的肾脏清除率。标志物（X）的肾脏清除率（Cl，ml/min）是指单位时间内（min）肾脏排出的标志物来自于已知浓度的血浆的体积数（ml），可通过同时测定标志物的血浆浓度及尿排出量来计算，公式中Px与Ux分别代表X在血浆中和尿内的浓度；V代表单位时间内的尿量：

$$Cl(ml/min) = \frac{Ux \times V}{Px \times T} \qquad （公式5-5-1-1）$$

$$GFR = Cl \qquad （公式5-5-1-2）$$

弹丸式静脉注射标志物，注射后一定时间内多次采血，根据单室或多室模型计算标志物血浆清除率，是估计GFR的另一种方法。这种方法需要多次采血，但具有以下优点：① 不用留尿；② 内源性标志物肾脏清除率只能用于正常人群或慢性肾功能不全患者，而不能用于急性肾损伤（AKI）患者，这是因为一则AKI者，内源性标志物浓度上升有延迟现象，在留尿期间AKI者GFR已经发生重大变化，而肾脏清除率不能发现。血浆清除率克服了肾脏清除率的上述障碍。

可在弹丸式注射标志物后数小时内多次采血获得准确的GFR，近年的研究表明，两次采血方法具有和多次采血方法几乎一样的准确性，甚至可以被用作临床科学研究的金标准。两次采血法的GFR计算公式如下[1]，D为注入药物的放射性计数；T$_1$：自弹丸式注入放射性标记物至第一次采血时间；P$_1$：T$_1$时血浆中的放射性计数；T$_2$：自弹丸式注入放射性标记物至第二次采血的时间；P$_2$：T$_2$时血浆中的放射性计数。D、P$_1$和P$_2$的单位为cpm/（min·ml），T$_1$和T$_2$的单位为min：

$$GFR(ml/min) = \frac{D \times \ln\left(\frac{P_1}{P_2}\right)}{T_2-T_1} \exp\frac{[T_1 \times \ln(P_2)]-[T_2 \times \ln(P_1)]}{T_2-T_1} \qquad （公式5-5-1-3）$$

GFR受多种因素影响，如性别、年龄、体表面积、蛋白质摄入量、盐摄入量、水潴留状态、体位等，因此变异度很大。用性别、年龄及体表面积校正后其变异度仍可达15%左右；同一个体日间也存在大约10%的差异。

（二）评价GFR的金标准

1. 菊粉（Inulin）清除率 菊粉清除率是检测GFR的金标准。菊粉是由32个果糖组成的多聚糖，相对分子质量5.2kD，可从大丽菊等植物的块茎中提取，是理想的GFR标志物。1938年，Homer Smith首先报道使用菊粉肾脏清除率（Inulin clearance，Clin）来评价GFR，该方法一直沿用至今，仅稍有修改。患者于夜间空腹静卧，次日晨口服温开水10～15ml/kg，留置导尿管，使尿液不断流出，并维持入量以保证尿量稳定在4ml/min。先予负荷量的菊粉，后维持静脉输入维持量，以维持血浆菊粉浓度稳定。当达到稳定状态时，可收集数次（3～4次）尿液标本（约每30分钟一次），并同时采血测量血中菊粉浓度，通过下述公式计算得到Clin。取数次计算所得的平均值为最终结果。

$$Clin(ml/min) = \frac{尿菊粉浓度 \times 尿量（ml/min）}{血浆菊粉浓度 \times 稀释倍数} \qquad （公式5-5-1-4）$$

$$稀释倍数 = \frac{实际尿量 + 冲洗液量}{实际尿量} \qquad （公式5-5-1-5）$$

虽然Clin是评价GFR的金标准，但其在临床应用上存在很多缺点。① 尿液的留取：标准测量Clin时需置入尿管，否则自然留尿的标本会由于膀胱排空不完全，影响测量的准确性，特别是对于有前列腺疾病或神经源性膀胱的患者。但尿管的置入会带来一定的风险，不易被患者接受。目前还没有对自然留尿及尿管留尿对测量值影响的比较研究。另外，在测量过程中，为保证稳定的尿量，患者需摄入大量水分，这会给患者带来不适。② 持续静脉点滴及多次静脉采血给患者亦带来不适。③ 菊粉有时可引起发热。

菊粉血浆清除率避免了留尿的不方便。如果以某恒定速度注射能维持血浓度稳定，则注射速度就等于清除速度，其血浆清除率等于菊粉的注入速度除以血中的浓度。菊粉的血浆清除率和Clin的相关性较好，但要维持稳定的血菊粉浓度非常困难[2]。也有学者弹丸式静脉注射菊粉，根据单室或双室动力学模型，采用单血浆法、双血浆法或多血浆法计算Clin解决了持续输注带来的问题。

虽然菊粉清除率准确性高，被公认为估计GFR的金标准，用于临床研究或实验室研究。但因其测量方法繁琐，给病人造成痛苦，价格昂贵，临床上不能常规使用。

2. 放射性核素对评价GFR　应用使用某些放射性核素标记的造影剂来评价GFR比菊粉更方便易行，也不牺牲准确性，可被认为是临床工作中评价GFR的"金标准"。可通过测定其血浆清除率、肾脏清除率来评价GFR。最初，人们使用 ^{51}Cr-EDTA 的清除来测定GFR，因为它的清除与菊粉的清除很接近，为一实用的示踪剂，在欧洲使用广泛。后来人们发现，^{99m}Tc-DTPA 与 ^{51}Cr-EDTA 的清除相关性很好，且更为经济、放射剂量低、并具有可以进行 γ- 显像的优点，因此得到广泛使用。

（三）临床上常用的其他评价GFR的方法

1. 尿素相关评价指标

1）血清尿素（urea）：尿素的相对分子质量为60D，是人体蛋白质代谢的终末产物，主要在肝脏生成。尿素是最早被用来评价GFR的物质之一，现已证明其准确性及敏感性均欠佳[1]，当肾小球滤过功能下降到正常的1/2以上时血中尿素浓度才会升高，测定尿素仅可粗略估计GFR。

血中尿素的浓度受很多肾外因素的影响。高蛋白饮食、消化道出血、四环素的使用、感染、有效血容量降低及充血性心力衰竭等，均可使血中尿素浓度升高；而低蛋白饮食、多饮水大量排尿、酒精中毒及慢性肝脏疾病均可导致血中尿素浓度的下降；血液中的某些物质可使尿素测定水平升高，如醋磺己脲、尿囊素、氨基水杨酸、胆红素、水合氯醛、右旋糖酐、游离血红蛋白、乙内酰脲衍生物、脂醇、磺胺类药物、四环素、硫脲及尿酸等，另外一些物质可使尿素测定水平降低，如维生素C、左旋多巴、脂醇及链霉素等。

因此一般不单用血清尿素来判断GFR。血清尿素与血清肌酐同时测定更有意义，肾功能正常时，尿素氮（mg/dl）与血肌酐（mg/dl）比值应为（10～15）：1，比值升高多为肾前性因素，比值降低多为肾性病变。

2）尿素清除率（urea clearance）：肾小管对尿素的重吸收会导致尿素清除率对GFR的过低估计，而肾小管对肌酐的排泌会导致肌酐清除率对GFR的过高估计。因此，曾有某些学者认为使用尿素清除率和肌酐清除率的平均值来评价GFR是合理的[3,4]，然而，尽管在某一人群中肾小管对尿素的重吸收和肾小管对肌酐的排泌造成的误差可相互抵消，但是影响肾小管对肌酐排泌的因素与影响尿素重吸收的因素是不同的，且对于同一个体两种影响因素不一定同时出现，因此，实际上使用尿素清除率和肌酐清除率的平均值来评价GFR对某一个体可能造成更大的误差。

2. 血清胱抑素C（cystatin C）　由于使用血肌酐、尿素评价GFR存在很多问题，人们努力寻找其他内源性小分子物质来替代肌酐。Crubb及Simonsen等[5,6]首先研究了血中低相对分子质量蛋白质（β_2- 微球蛋白，视黄醇结合蛋白，胱抑素C）浓度与GFR（^{51}Cr-EDTA 清除率）的相关性，发现血清胱抑素C，β_2- 微球蛋白，视黄醇结合蛋白浓度的倒数与GFR的相关系数 γ 分别为0.75，0.7，0.39，血清肌酐浓度倒数与GFR的相关系数 γ 为0.73。可见胱抑素C是低分子蛋白质中与GFR相关性最好的内源性标志物，甚至优于血清肌酐。虽然血 β_2- 微球蛋白水平会随着肾功能的下降而升高，但其在炎症、肿瘤及免疫疾病时也可升高，故不是理想的 GFR 内源性标志物。视黄醇结合蛋白的代谢十分复杂，且部分与前白蛋白结合，不能经肾小球自由滤过，故视黄醇结合蛋白浓度倒数与 GFR 的相关性最差，不能作为 GFR 的内源性标志物。继 Crubb 之后，很多学者通过研究认为，血清胱抑素 C 对于评价肾功能是很好的指标 [1-12]。

胱抑素 C 是一种低相对分子质量碱性非糖化蛋白，相对分子质量为 13kD，由 120 个氨基酸残基组成，是一种分泌性蛋白质。胱抑素 C 的基因是"看家基因"（house-keeping gene），即此基因在所有有核细胞恒定持续的转录及表达，无组织学特异性，故机体胱抑素 C 产生率相当恒定，不受炎症或肿瘤的影响，也不受肌肉容积，性别的影响。肾脏是清除循环中胱抑素 C 的唯一脏器，所以其浓度主要由 GFR 决定。因其为小相对分子质量蛋白质且在生理状态下带正电荷，可经过肾小球自由滤过，不被肾小管排泌，在近曲小管被重吸收并降解，尿中浓度很低 [12]，因此使用尿中胱抑素 C 的水平评价 GFR 是不可能的，但某些学者认为，尿中胱抑素 C 可能是用来评价肾小管功能的潜在指标 [13]。

自 1985 年起，评价胱抑素 C 评估 GFR 的实用性的研究越来越多，但结论并不统一。使用胱抑素 C 评价 GFR 的敏感性及特异性分别为 94% 和 95%，而血肌酐的敏感性及特异性分别为 94% 和 80% [14]，提示在评价轻度肾功能不全的患者 GFR 时胱抑素 C 可能更为敏感。近期研究表明，其评价潜在肾功能不全的能力高于肌酐 [15]。

（四）肌酐相关 GFR 评价方法

1. 血清肌酐（serum creatinine） 肌酐是生物体肌肉组织中储能物质肌酸的代谢终产物。肌酸结构可分为三部分，即脒基、甲基和甘氨酸。食物中的蛋白质通过胃肠道消化吸收成为血液中的氨基酸，精氨酸和蛋氨酸分别提供脒基和甲基，与甘氨酸在肾脏、肝脏及胰腺合成肌酸，肌酸通过血流运转到肌肉，发生磷酸化生成高能化合物磷酸肌酸。磷酸肌酸是重要的储能物质，其中的高能磷酸键在磷酸肌酸激酶的催化下转移给 ADP 生成 ATP。磷酸肌酸自行分解形成肌酐，每天的转变量占肌肉内肌酸的 1% ~ 2%，一般机体每 20g 肌肉每日代谢产生 1mg 肌酐，每天肌酐的生成量是恒定的 [16]。

肌酐的相对分子质量为 113D，无毒性，不被肾脏代谢，在血液循环中不与蛋白质结合，可自由通过肾小球，可被肾小管排泌。肾小管对肌酐的排泌在同一个体不同时间段及不同个体间均存在差异 [17]，且随着肾功能的进行性下降，由肾小管排泌的肌酐占肾脏清除肌酐总量的比例亦增加 [18]，而肾脏排出肌酐的总量则下降。有学者发现当 GFR 低于 20ml/min 时，肾小管对肌酐的排泌开始下降。肾小管对肌酐的排泌可被西咪替丁、甲氧苄啶、乙胺嘧啶及氨苯砜抑制 [19-21]。肾小管对肌酐重吸收的相关报道较少，但也有不少学者注意到此现象 [22]，如在狗及正常人群，尿流率小于 5ml/min 时已观察到此现象。另外，在新生的小猪、小狗及新生儿均观察到肌酐清除率（Ccr）过低估计 GFR 的现象。此现象亦见于充血性心力衰竭、血糖未有效控制的糖尿病患者及急性肾衰竭患者中，推测是由于已滤过的肌酐从肾小管上皮回渗造成的。此外，肌酐亦可通过胃肠道细菌被分解为二氧化碳和甲胺经胃肠道排泄 [23]，肾功能下降时，经胃肠道排出肌酐量增加。

血清肌酐包括内源性肌酐及外源性肌酐，内源性肌酐由肌酸代谢产生，与肌肉容积及肌肉活动情况相关；外源性肌酐与饮食关系密切，来自动物的骨骼肌，饮食中摄入的肌酸可转变为肌酐，特别是食用加热后的动物肌肉（其中肌酸转变为肌酐，肌酐在胃肠道中能被迅速吸收）会导致血肌酐水平迅速增高 [24]，食物中摄入的肌酐可达肌酐排泄总量的 30% [25]。在肌肉容积及活动相对稳定、肾小管对肌酐的排泌及肌酐的肾外排泄恒定（严重肾功能不全患者，体重 70kg，肾外肌酐排泄率为 2ml/min [26]）并严格控制饮食情况下，血清肌酐水平取决于肾小球滤过功能。由于血清肌酐的测量方便且经济，目前是间接评价 GFR 应用最广泛的指标。

在实际操作中，以下因素会影响血肌酐对 GFR 的评价：

（1）肌肉容积：内源性肌酐的生成量与肌肉容积正相关，且日间变异小 [27]。如果肌肉容积是在一段相对长的时间内发生变化，肌酐的生成量也会随之发生变化 [28-30]。另外，肌肉容积亦可能在短时间内发生变化，如在接受肾移植的患者[31]中可观察到尿肌酐的排泄在短时间内的明显下降，推测肌肉容积在短时间内发生了变化，造成该变化的原因是复杂的，其中包括糖皮质激素的作用。年龄和性别的差异会导致肌酐生成的差异，这很大程度上由肌肉容积的差异造成[32]。对于GFR在25～50ml/min的患者，往往需要较长时间的低蛋白饮食，会造成肌肉容积的减少，从而肌酐的生产量亦减少，此时血清肌酐值可能会过高的估计GFR[33]。

（2）肾小管对肌酐的排泌及肌酐的肾外排泄：当GFR下降到正常的1/3时，血清肌酐才开始上升，这是因为肌酐存在肾小管排泌及肾外排泄途径。严重肾脏疾病的患者约2/3的肌酐从肾外排泄，且从尿中排泄的肌酐约60%来自肾小管的排泌[34]。因此，肾脏功能下降的早期和晚期都不能直接应用血清肌酐来判断GFR的实际水平，否则会造成对GFR的过高估计。

（3）肌酐测量的误差：误差是指测定值与真实值之差。影响因素包括：

1）对肌酐测定方法本身的影响因素：血清肌酐的测量尚缺乏统一标准。目前常用的肌酐测定方法主要分为两类，即碱性苦味酸法（Jaffe反应）及酶法。

Jaffe反应指在碱性环境下，苦味酸与肌酐反应生成苦味酸肌酐橘红色加成物，后通过比色法测定含量。Jaffe反应对肌酐的显色不是很特异，血浆中能与碱性苦味酸反应的物质有蛋白质、葡萄糖、抗坏血酸、丙酮、α-酮酸、胍类、头孢菌素等，但这类非肌酐物质反应速度比肌酐慢。非肌酐类反应物显色造成的误差可使肌酐的测定值上升20%[35]，对于肾功能正常的个体，非肌酐类反应物显色干扰占14%（4.5%～22.3%），对于中重度肾功能不全的患者，由于其肌酐水平较高（5.6～29.4mg/dl），非肌酐物质的干扰相对较小占5%（0～14.6%）。为了改进苦味酸肌酐反应的特异性，国内外都进行了不少研究，概括有两类：一类是用吸附去除干扰物，如使用Lloyd试剂（硅酸铝，纯化漂白土）和离子交换树脂等预处理制备无蛋白滤液以去除干扰物，但该方法繁琐，不利于进行全自动分析仪操作；另一类是速率法，测定苦味酸-肌酐加成物形成的假一级反应速率，推算肌酐的浓度，此法较特异、快速，可自动化测定。肌酐-苦味酸加成物生成速度很快，集中在试剂和标本混合后的最初20秒，而干扰物的颜色生成在80～100秒后，在20～80秒的时间区段，肌酐的反应占绝对优势。故选择测定20～60秒的反应速率，提高了特异性。但α-酮酸仍可产生正干扰，胆红素可致负干扰。

酶法分析包括两类：一类应用肌酐酶催化肌酐降解成N-甲基乙内酰脲与铵离子。另一类应用肌酐水解酶催化肌酐水解为肌酸，此类方法会受到高血糖[36]及抗真菌药物5-氟胞嘧啶的影响[37]。酶法相对特异性好，但成本较高。

2）体内肌酐测量的误差：个体内肌酐的测量误差首先来自于随机误差。变异系数取决于血清肌酐的绝对值及其检测方法，该变异系数曾被报道为1%～11%[27,38]。该误差的第二个来源是肾功能每日短暂波动导致的血清肌酐水平波动。肾功能的波动主要与细胞外容积、每日不同的时间点及不同的体位有关[39,40]。近来一项在7～28天内对某一特定人群的GFR水平进行多次测量的研究显示，血清肌酐日间变异系数在12%～17%之间[41]。因此，血清肌酐在短时间内经多次测量其数值会有一定的波动。

2. 肌酐清除率（creatinine clearance rate，Ccr） 临床上使用Ccr来评价GFR避免了肌肉容积变化及肌酐肾外清除的影响，但依然存在其他缺点。肾小管对肌酐的排泌、留尿过程中血清肌酐的波动、血、尿肌酐测量的误差及留取尿液标本不标准是影响使用肌酐清除率评价GFR可靠性的主要原因。曾有学者认为，对于评价GFR，肌酐清除率比血清肌酐更不可靠，应被废弃[42]。因此，多年来许多研究试图探讨其影响因素及克服上述缺陷的方法。

（1）肾小管对肌酐的处理：肾小管对肌酐的重吸收会造成Ccr对GFR的过低估计，可见于充血性心力衰竭、血糖未有效控制的糖尿病患者及急性肾衰竭患者[14,15]，目前尚缺乏深入的研究资料。而肾小管对肌酐的排泌可导致Ccr过高估计GFR。研究表明，当GFR为25ml/（min·1.73m^2）时，Ccr造成的偏差约为5ml/（min·1.73m^2）[43]。由于肾小管对肌酐的排泌在同一个体不同时间段及不同个体间均存在差异，我们不可能通过Ccr的变化来准确推测GFR的变化。在某一人群中，若血、尿的肌酐均由 Jaffé 方法测定，由于血中的肌酐受血浆中非肌酐显色物的影响，测量值偏大，但尿肌酐的测量几乎不受影响，由血和尿肌酐计算出的 Ccr 会相对偏小，可抵消由肾小管分泌造成的对 GFR 的过高估计[44]。但是这两种误差是独立的，在某一个体两种误差是否发生在同一数量级是不可预计的。因此，由 Ccr 测量 GFR 的精确性不一定提高，可能反而会使其变异度增加。为克服肾小管排泌对使用 Ccr 评价 GFR 的影响，可采用以下两种方法：① 使用尿素清除率及肌酐清除率的平均值来评价 GFR。某些研究认为对于严重肾功能不全患者［菊粉清除率 GFR<20ml/（min·1.73m²）］，使用尿素清除率及肌酐清除率的平均值来评价 GFR 较为精确[25]。也有报告当 GFR<15ml/（min·1.73m²）时，使用尿素清除率及肌酐清除率的平均值来评价 GFR 更为精确[45]。但该方法可能带来更大的变异性（四个测量值），并受尿液标本留取情况的影响；② 使用抑制肾小管排泌肌酐的药物（西咪替丁）。据文献报道，当 GFR 中度异常时［30～60ml/（min·1.73m²）］，Ccr 通常高估 GFR 50%～100%。近年来，许多学者尝试使用西咪替丁抑制肾小管的排泌后计算 Ccr 以提高其准确性[46-49]。使用西咪替丁安全、方便，有研究报道患者（622 名）使用西咪替丁副作用的发生率（10.9%）与使用安慰剂相同（10.1%）[49]。西咪替丁改进的 Ccr 测量方法简便，在绝大多数临床实验室均可测量，尤其对于目前无法应用复杂的 GFR 测定技术的地区。但对该方法的研究仅是在少数患者中进行的研究，目前对于西咪替丁使用剂量及方法尚无统一标准。在实际应用中，若肾小管的排泌未被全部阻断，使用西咪替丁后所得 Ccr 仍会过高估计 GFR。

（2）留尿过程中血肌酐的波动：原则上肾脏的肌酐清除率应为尿肌酐除以血清肌酐浓度-时间曲线下面积（留尿时间内）来获得。但临床工作中均以尿肌酐除以单次血清肌酐浓度作为 Ccr 的结果，这是以血清肌酐浓度在留尿时间内恒定为前提的。但实际上血清肌酐水平在留尿的 24 小时内是波动的，主要受饮食及运动的影响，因此临床条件下，使用单次血清肌酐浓度降低了 Ccr 的准确性。

（3）血、尿肌酐测量的误差：血清肌酐的日间变异系数约为 8%[50]。肌酐清除率是通过血、尿肌酐两个测量值计算出的结果，其变异系数应大于单纯血清肌酐的变异系数，实际上 Ccr 的变异系数至少为 11.3%。此推算值至少与一项研究的结果相符[42]。某些研究认为，按临床常规方法测得 Ccr 的变异系数可高达 27%[51]。

（4）尿液标本收集和测量的不标准：尿液标本收集和测量的不标准会影响尿肌酐的测量值，从而影响 Ccr 的结果。有研究表明，对于已经过培训的患者，由于留取尿液标本不标准造成的 Ccr 的变异为 3%～14%，而未接受培训的患者该变异可高达 70%[52]。另外，较高的温度及较低的 pH 会促进尿中的肌酸转变为肌酐。实际上，在不标准的条件下留取并保留 24 小时尿液标本会使尿中肌酐的测量值上升 20%[53]。通过冰箱保存尿液或及时测量尿肌酐含量可解决以上问题。

（5）尿量：尿量多会使测得的 Ccr 偏高，高度浮肿少尿者测定的 Ccr 值偏低。Ccr 受到尿流率的影响，正常肾功能人群中，当尿流率在 1ml/min 时，Ccr 所测值最大；肾功能受损人群中，当尿流率在 1.5ml/min 时，Ccr 所测值最大[54]。

3. 血清肌酐相关公式　由于测定 Ccr 需要留取尿液，尿液的收集和测量不准确会造成 Ccr 结果的误差，而应用经验公式通过血肌酐的数值计算 Ccr 或 GFR，不会受到留取尿液的影响，在评价 GFR 方面更为精确，更适用于少尿的患者。目前已总结出许多经验公式[55-81]（表 5-5-1-1）。因血清肌酐与 GFR 存在明确的独立负相关关系，所有公式都把它作为最重要的独立变量[68,69]。理想条件下，GFR 应等于血清肌酐浓度的倒数乘以稳定的肌酐肾脏排泌率，然而肌酐生成量的变异（个体内及个体间的变异，特别是肌肉容积的差异），肾小管的排泌及肌酐的肾外清除均会影响此方法的准确性（非理想状态）。

1976 年，Cockcroft 和 Gault 以 Ccr 为标准推导出了 Cockcroft-Gault 公式[70]，该公式考虑到年龄和性别对结果的影响，减低了在不同性别和年龄人群使用 Scr 评价 GFR 的变异性，仍未考虑到在相同年龄及相同性别个体间的差异、同一个体在不同时间内的肌酐水平的差异、肾小管的排泌、肌酐的肾外清除及肌酐测量误差等的影响。在肥胖及水肿人群中，Cockcroft-Gault 仍会过高的估计

表 5-5-1-1　应用血清肌酐及其他临床参数评估 GFR 的经验公式

作者	公式	单位
Jelliffe	$\dfrac{100}{Scr}$ –(12 男性)–(7 女性)	$ml/(min \cdot 1.73m^2)$
Mawer	男性 = $\dfrac{体重 \times (29.3-0.204 \times 年龄)}{Scr \times 14.4}$ ；女性 = $\dfrac{体重 \times (29.3-0.175 \times 年龄)}{Scr \times 14.4}$	ml/min
Jelliffe	$\dfrac{98-16 \times (年龄 -20)}{20/Scr} \times (0.90 女性)$	$ml/(min \cdot 1.73m^2)$
Cockroft	$\dfrac{(140- 年龄) \times 体重 (kg)}{72 \times Scr} \times (0.85 女性)$	ml/min
Hull	$\left(\dfrac{145- 年龄 }{Scr} -3 \right) \times (0.85 女性)$	$ml/(min \cdot 70kg)$
Bjornsson	男性 = $\dfrac{27-(0.173 \times 年龄)}{Scr}$ ；女性 = $\dfrac{27-(0.175 \times 年龄)}{Scr}$	ml/min
Levey	$GFR(ml/min/1.73m^2)=170 \times (Scr, mg/dl)^{-0.999} \times (年龄 , 岁)^{-0.176} \times (BUN, mg/dl)^{-0.170} \times (Alb, g/dl) \times (0.726 女性) \times (1.180 黑人)$	$ml/(min \cdot 1.73m^2)$
Levey	$186 \times (Scr, mg/dl)^{-1.154} \times (年龄 , 岁)^{-0.203} \times (0.742 女性) \times (1.210 黑人)$	$ml/(min \cdot 1.73m^2)$
Lewis	$222 \times Scr^{-0.974} \times 年龄^{-0.267} \times (0.757 女性) \times BUN^{-0.108} \times Alb^{+0.372}$	$ml/(min \cdot 1.73m^2)$
Nankivell	$\dfrac{体重 (kg)}{4} - \dfrac{BUN}{2} - \dfrac{100}{身高 (m^2)} +(35 男性 ,25 女性)$	ml/min

Scr: 血清肌酐，单位 mg/dl；BUN: 血清尿素，单位 mg/dl；Alb: 白蛋白，单位 g/dl

GFR；在另一个对年龄 70 ~ 84 岁的老年患者 GFR>60ml/min 的研究中[71]，Cockcroft-Gault 方程低估 GFR ［(51.8 ± 21.3) ml/min vs (65.2 ± 34.3) ml/min］，可能与该公式受年龄影响较大有关。在不同研究中差别悬殊（–14% ~ 23%）[72]，但因该公式参数测量简单，目前仍被广泛应用。AASK 研究表明[73]，门诊患者采用收集 24 小时尿液标本计算所得 Ccr 的精确性不高于 Cockcroft-Gault 公式，且更为费时费力。该公式与放射性核素所测的 GFR 有较好的相关系数（R^2=0.84），但因其数据主要来源于肾功能正常人群[68]，在 GFR 水平较低的患者，会过高估计其真实值，且变异较大[72]。Salazar 在 1988 年提出使用机体非脂肪组织量及血肌酐推算 Ccr 的公式即瘦体重公式并证实此公式在肥胖患者其准确性优于 Cockcroft-Gault 公式[74]。Cockcroft-Gault 方程在我国应用也是最多的，许多研究表明敏感性高于血肌酐及 Ccr，但也都表明与 GFR 真实值有偏差[75]，Cockcroft-Gault 是根据西方人种特征开发的，梁波等[76]针对我国人群特征对其进行了改进，作者认为用于中国南方汉族人时，比原公式有更高的准确性：

$$GFR(ml/min) = \frac{[148.4-1.06 \times 年龄 (岁)] \times 体重 (kg) \times (0.85 女性)}{72 \times 血肌酐 (mg/dl)} +23.75 \quad （公式 5-5-1-6 ）$$

1999 年，Andrew S Levey 等学者[45]从 MDRD（Modification of Diet in Renal Disease）（1 070 名患者）研究中总结出了新的评价 GFR（以 ^{125}I- 碘他拉酸盐肾脏清除率为参考标准）的公式，该系列公式通过临床上易获得的 GFR 独立相关因素（血肌酐水平、年龄、性别、种族、血清尿素氮水平及血清白蛋白水平）计算 GFR，被称为 MDRD 公式或 Levey 公式，现已得到不同程度肾功能不全患者的验证。该公式不仅避免了留尿的影响，而且其精确性高于测量所得的 Ccr 及 Cockcroft 公式计算出的 Ccr。对于血肌酐大于 2.5mg/dl 的患者，该公式仍然精确。MDRD 方程有 7 种形式，方程 1 ~ 5 分别为血肌酐浓度、改良的 Cockcroft-Gault 方程、肌酐和尿素清除率的均数、肌酐清除率和尿素清除率及人口学特征，方程6包含人口学特征及血肌酐、血和尿尿素氮指标，以方程6计算的GFR与^{125}I-碘他拉酸盐肾脏清除率相关性最高（R^2=0.912），方程7中去除了尿液化验指标，比方程6的准确性仅有很小的降低（R^2=0.903），而更便于临床使用。

2000年，为了临床使用更加简便，作者对MDRD方程7进行了简化，仅包含血清肌酐、年龄、性别和种族4个变量，其预测值具有与MDRD方程7几乎相同的准确性，被广泛应用，称为简化的MDRD方程[77]：

$$GFR(ml/min/1.73m^2)=186 \times (Scr, mg/dl)^{-1.154} \times (年龄，岁)^{-0.203} \times (0.742女性) \times (1.210黑人)$$

（公式5-5-1-7）

MDRD研究组用大样本的MDRD研究人群（数量>500）对方程7进行了验证，表明有很好的符合率，偏差只有$-3 \sim 3ml/(min \cdot 1.73m^2)$。90%以上的估计值在测量值30%的范围内，98%的估计值在测量值50%以内。比Cockcroft-Gault方程（其预测值在测定值30%范围内的为75%左右）有更高的准确性。但该方程也有一些缺点：① MDRD公式是用MDRD人群中一组亚组的数据开发的，未包括所有人群亚组，如1型糖尿病，2型糖尿病胰岛素治疗者，小于18岁的儿童，大于70岁的老人，孕妇，肾移植者等；② MDRD公式是用MDRD研究中另一个人群亚组验证的，发表时没有在MDRD以外人群进行验证；③ 由于是用Scr建立的方程，因此预测结果与营养状况有关，因此不适合营养不良、肥胖、骨骼肌病变、瘫痪及血肌酐不稳定者（如急性肾衰竭患者）；影响Scr水平的药物、Scr的不同测定方法都会影响方程的准确性[78]。比如，MDRD人群中，糖尿病患者极少，当把该公式应用于糖尿病患者时，有些学者认为准确性差[79]。一些研究认为MDRD公式应用于正常肾功能人群也在一定程度上缺乏准确性[80,81]。对于接受肾移植后存在慢性移植物功能异常的患者，使用MDRD公式也是有效的[45]。美国国家肾脏基金会（NKF）的K/DOQI指南认为在成人中使用MDRD公式是可靠的，欧洲专家组对血液透析最佳实践指南在Cockcroft-Gault公式及MDRD公式之间，对重度肾功能不全的患者更建议使用MDRD公式进行评价[82]。

近年来，大量研究对MDRD公式在不同人群、不同肾功能范围的准确性进行了验证。总的看来，MDRD方程在用于GFR<90ml/（min·1.73m²）的CKD者可以较精确地估测GFR，比Cockcroft-Gault方程有更高的准确性，能满足临床需要。而在正常人、大于70岁的老年人及水肿病人符合性较差。

预测公式可以快速简便地估测GFR，费用低廉，可以作为CKD患者常规检查，对临床判断肾功能有很大意义。MDRD公式对GFR下降的CKD患者监测GFR有较高的准确性，正符合临床工作的需要。MDRD公式所需的生化指标可以由检验科的自动生化分析仪分析得出，年龄、性别、种族资料稳定并且容易得到，不需要收集尿标本，GFR的计算也可由计算机轻松完成，临床易于应用。许多研究已表明该公式对于CKD患者可以较精确地估测GFR，值得推荐使用。MDRD方程是从包括白种人和黑人的样本中获得的，充分考虑到了种族和性别对预测结果的影响。我国eGFR协作组于2006年发表了适合我国人群的GFR估计公式[83]，公式的形式为：

$$GFR(ml/min/1.73m^2)=175 \times (Scr, mg/dl)^{-1.234} \times (年龄，岁)^{-0.179} \times (0.79女性)$$

（公式5-5-1-8）

MDRD公式在开发时，入选人群的GFR普遍偏低，其用于肾功能较好的健康人或慢性肾脏病患者时表现出明显的低估GFR的倾向。2009年Levey等发布了一个新的基于肌酐的GFR估计公式（CKD-EPI公式），用于开发这个公式的人群的GFR较高，用此公式估计的GFR与GFR真实值相比明显缩小[84]，公式形式间表5-5-1-2）。

北京大学第一医院将适合我国人群的MDRD公式与CKD-EPI公式进行了比较，发现其准确性与CKD-EPI相似[85]。

表 5-5-1-2　CKD-EPI 公式

性别	血肌酐范围	应采用的公式
Female	$Cr_{Standard} \leqslant 0.7mg/dl$	$144 \times (Cr_{Standard}/0.7)^{-0.329} \times (0.993)^{Age}$
	$Cr_{Standard} > 0.7mg/dl$	$144 \times (Cr_{Standard}/0.7)^{-1.209} \times (0.993)^{Age}$
Male	$Cr_{Standard} \leqslant 0.9mg/dl$	$141 \times (Cr_{Standard}/0.9)^{-0.411} \times (0.993)^{Age}$
	$Cr_{Standard} > 0.9mg/dl$	$141 \times (Cr_{Standard}/0.9)^{-1.209} \times (0.993)^{Age}$

同时结合了血清胱抑素C和肌酐的公式可能具有更好的准确性[85,86]，最近的研究表明，结合了胱抑素C的GFR估计公式能更好地预测死亡和终末肾病[87]。

由于不同实验室采用的肌酐方法不一致，导致直接使用这些基于肌酐的公式时出现计算误差。因此在使用这些公式之前，需要对血清肌酐进行矫正[88]。

三、GFR 的标准化

健康个体的GFR存在生理上的变异，正常GFR范围很难界定[89,90]。很多学者希望通过研究将GFR标准化。近年来常使用体表面积作为标准化指标，其根本原因在于肾脏的重量及基础代谢率与不同年龄、体型个体的体表面积成正比[90,91]。DuBios公式（使用身高及体重）已被用于体表面积的计算，但该公式在年龄过高过低时准确性较差[92]。此外，肥胖也会影响体表面积与肾血流动力学的关系。有学者提出，细胞外体液容积应被用来作为GFR的标准化指标，因为肾脏的主要功能是为了保持细胞外体液容积的稳定。分别使用细胞外体液容积和体表面积作为标准化指标，发现两种方法得到类似的结果[91]。与细胞外体液容积的情况相似，血容量与体表面积的相关性也较好。另外，肾脏及肾小球的体积与体表面积也有相关性。目前，体表面积的测量最为方便，仍被广泛用来作为GFR的标准化指标。但最近有学者提出不同看法，认为GFR不应当用体表面积标准化，其一，对于体重在正常范围者，体表面积标准化GFR和GFR绝对值没有差异，标准化或不标准化，不影响医生对疾病的判断。但对于肥胖的病人，往往有肾小球的高滤过和与之相关的肾小球硬化，标准化GFR显著低于GFR绝对值，使医生无法判断病人是否有高滤过状态[92]。

虽然正常个体GFR的变异性可通过体表面积等标准化方法而降低，但还有其他指标会影响GFR的变异性，如年龄、蛋白质的摄入、盐的摄入、液体的消耗、体位及每日正常的变异均可影响正常个体的GFR。对于女性，月经周期也可能为影响因素。研究证明，口服大量蛋白质后会动员GFR的储备而增加GFR。若使肾脏在短时间内发挥最大的功能，则个体内的GFR的生理变异将有可能会减少。口服大量蛋白质或使用其他调动肾功能的方法，使肾功能最大化，则会减少由于肾功能的自动调整而造成的GFR的生理波动。但此方法可能使检测过程变得复杂，且花费高。

综上所述，目前评价GFR的方法很多，但尚没有一种测量方法完全适用于所有的临床情况。一般来讲，检测准确性和精确性较高的方法往往花费高且不易操作。在临床工作中，选择何种方法来评价GFR，需要临床医师综合考虑各种测量方法的准确性、精确性、安全性、花费及是否便于操作等因素，结合特定的患者人群特征，从中选择出最适合于临床情况的合适方法。

由于肾小球疾病的发病率明显高于肾小管间质疾病，因此既往对于GFR评价指标的研究多见于肾小球疾病人群或以其为主的人群，而对于以肾小管间质疾病为主的人群研究较少。从理论上讲小管间质的损伤会影响某些肾小管功能相关的GFR评价方法的准确性，特别是肌酐相关评价方法，因其准确性很大程度上受到肾小管对肌酐排泌及重吸收的影响。目前，尚无研究对此类方法在慢性肾小管间质性疾病患者中的实用性进行评估。

（左　力）

参考文献

1. BLAUFOX MD, AURELL M, BUBECK B, et al. Report of the Radionuclides in Nephrourology Committee on renal clearance. J Nucl Med, 1996, 37(11): 1883-1890.

2. VAN GULDENER C, GANS RO, TER WEE PM. Constant infusion clearance is an inappropriate method for accurate assessment of an impaired glomerular filtration rate. Nephrol Dial Transplant, 1995, 10(1): 47-51.

3. RICKERS H, BROCHNER-MORTENSEN J, RODBRO P. The diagnostic value of plasma urea for assessment of renal function. Scand J Urol Nephrol, 1978, 12(1): 39-44.

4. LAVENDER S, HILTON PJ, JONES NF. The measurement of glomerular filtration-rate in renal disease. Lancet, 1969, 2(7632): 1216-1218.

5. GRUBB A, SIMONSEN O, STURFELT G, et al. Serum concentration of cystatin C, factor D and beta 2-microglobulin as a measure of glomerular filtration rate. Acta Med Scand, 1985, 218(5): 499-503.

6. SIMONSEN O, GRUBB A, THYSELL H. The blood serum concentration of cystatin C(gamma-trace) as a measure of the glomerular filtration rate. Scand J Clin Lab Invest, 1985, 45(2): 97-101.

7. JUNG K, JUNG M. Cystatin C: a promising marker of glomerular filtration rate to replace creatinine. Nephron, 1995, 70(3): 370-371.

8. NEWMAN DJ, THAKKAR H, EDWARDS RG, et al. Serum cystatin C: a replacement for creatinine as a biochemical marker of GFR. Kidney Int Suppl, 1994, 47:S20-21.

9. NEWMAN DJ, THAKKAR H, EDWARDS RG, et al. Serum cystatin C measured by automated immunoassay: a more sensitive marker of changes in GFR than serum creatinine. Kidney Int, 1995, 47(1): 312-318.

10. RANDERS E, ERLANDSEN EJ. Serum cystatin C as an endogenous marker of the renal function–a review. Clin Chem Lab Med, 1999, 37(4): 389-395.

11. LATERZA OF, PRICE CP, SCOTT MG. Cystatin C: an improved estimator of glomerular filtration rate? Clin Chem, 2002, 48(5): 699-707.

12. GRUBB A. Diagnostic value of analysis of cystatin C and protein HC in biological fluids. Clin Nephrol, 1992, 38 Suppl 1:S20-27.

13. UCHIDA K, GOTOH A. Measurement of cystatin-C and creatinine in urine. Clin Chim Acta, 2002, 323(1-2): 121-128.

14. ODDOZE C, MORANGE S, PORTUGAL H, et al. Cystatin C is not more sensitive than creatinine for detecting early renal impairment in patients with diabetes. Am J Kidney Dis, 2001, 38(2): 310-316.

15. KAZAMA JJ, KUTSUWADA K, ATAKA K, et al. Serum cystatin C reliably detects renal dysfunction in patients with various renal diseases. Nephron, 2002, 91(1): 13-20.

16. ROCHE FH, FARBER D. Greatine and creatinine metabolism. Physiol Rev, 2000, 80(3): 1108-1213.

17. LEVEY AS, BERG RL, GASSMAN JJ, et al. Creatinine filtration, secretion and excretion during progressive renal disease. Modification of Diet in Renal Disease (MDRD) Study Group. Kidney Int Suppl, 1989, 27:S73-80.

18. SHEMESH O, GOLBETZ H, KRISS JP, et al. Limitations of creatinine as a filtration marker in glomerulopathic patients. Kidney Int, 1985, 28(5): 830-838.

19. OLSEN NV, LADEFOGED SD, FELDT-RASMUSSEN B, et al. The effects of cimetidine on creatinine excretion, glomerular filtration rate and tubular function in renal transplant recipients. Scand J Clin Lab Invest, 1989, 49(2): 155-159.

20. MYRE SA, MCCANN J, FIRST MR, et al. Effect of trimethoprim on serum creatinine in healthy and chronic renal failure volunteers. Ther Drug Monit, 1987, 9(2): 161-165.

21. OPRAVIL M, KEUSCH G, LUTHY R. Pyrimethamine inhibits renal secretion of creatinine. Antimicrob Agents Chemother, 1993, 37(5): 1056-1060.

22. MATOS P, DUARTE-SILVA M, DRUKKER A, et al. Creatinine reabsorption by the newborn rabbit kidney. Pediatr Res, 1998, 44(5): 639-641.

23. DUNN SR, GABUZDA GM, SUPERDOCK KR, et al. Induction of creatininase activity in chronic renal failure: timing of creatinine degradation and effect of antibiotics. Am J Kidney Dis, 1997, 29(1): 72-77.

24. MAYERSOHN M, CONRAD KA, ACHARI R. The influence of a cooked meat meal on creatinine plasma concentration and creatinine clearance. Br J Clin Pharmacol, 1983, 15(2): 227-230.

25. LEW SW, BOSCH JP. Effect of diet on creatinine clearance and excretion in young and elderly healthy subjects and in patients with renal disease. J Am Soc Nephrol, 1991, 2(4): 856-865.

26. MITCH WE, COLLIER VU, WALSER M. Creatinine metabolism in chronic renal failure. Clin Sci (Lond), 1980, 58(4): 327-335.

27. HEYMSFIELD SB, ARTEAGA C, MCMANUS C, et al. Measurement of muscle mass in humans: validity of the 24-hour urinary creatinine method. Am J Clin Nutr, 1983, 37(3): 478-494.

28. KAW DG, LEVY E, KAHN T. Decrease of urine creatinine in vitro in spinal cord injury patients. Clin Nephrol, 1988, 30(4): 216-219.

29. HORBER FF, SCHEIDEGGER J, FREY FJ. Overestimation of renal function in glucocorticosteroid treated patients. Eur J Clin Pharmacol, 1985, 28(5): 537-541.

30. COCCHETTO DM, TSCHANZ C, BJORNSSON TD. Decreased rate of creatinine production in patients with hepatic disease: implications for estimation of creatinine clearance. Ther Drug Monit, 1983, 5(2): 161-168.

31. KASISKE BL. Creatinine excretion after renal transplantation. Transplantation, 1989, 48(3): 424-428.

32. JAMES GD, SEALEY JE, ALDERMAN M, et al. A longitudinal study of urinary creatinine and creatinine clearance in normal subjects. Race, sex, and age differences. Am J Hypertens, 1988, 1(2): 124-131.

33. LEVEY AS. Measurement of renal function in chronic renal disease. Kidney Int, 1990, 38(1): 167-184.

34. PERRONE RD, MADIAS NE, LEVEY AS. Serum creatinine as an index of renal function: new insights into old concepts. Clin Chem, 1992, 38(10): 1933-1953.

35. MOLITCH ME, RODMAN E, HIRSCH CA, et al. Spurious serum creatinine elevations in ketoacidosis. Ann Intern Med, 1980, 93(2): 280-281.

36. GERARD S, KHAYAM-BASHI H. Negative interference with the Ektachem (Kodak) enzymic assay for creatinine by high serum glucose. Clin Chem, 1984, 30(11): 1884.

37. HERRINGTON D, DRUSANO GL, SMALLS U, et al. False elevation in serum creatinine levels. JAMA, 1984, 252(21): 2962.

38. JONES CA, MCQUILLAN GM, KUSEK JW, et al. Serum creatinine levels in the US population: third National Health and Nutrition Examination Survey. Am J Kidney Dis, 1998, 32(6): 992-999.

39. KOOPMAN MG, KOOMEN GC, KREDIET RT, et al. Circadian rhythm of glomerular filtration rate in normal individuals. Clin Sci (Lond), 1989, 77(1): 105-111.

40. WAN LL, YANO S, HIROMURA K, et al. Effects of posture on creatinine clearance and urinary protein excretion in patients with various renal diseases. Clin Nephrol, 1995, 43(5): 312-317.

41. PERRONE RD, STEINMAN TI, BECK GJ, et al. Utility of radioisotopic filtration markers in chronic renal insufficiency: simultaneous comparison of 125I-iothalamate, 169Yb-DTPA, 99mTc-DTPA, and inulin. The Modification of Diet in Renal Disease Study. Am J Kidney Dis, 1990, 16(3): 224-235.

42. MORGAN DB, DILLON S, PAYNE RB. The assessment of glomerular function: creatinine clearance or plasma creatinine? Postgrad Med J, 1978, 54(631): 302-310.

43. CORESH J, TOTO RD, KIRK KA, et al. Creatinine clearance as a measure of GFR in screenees for the African-American Study of Kidney Disease and Hypertension pilot study. Am J Kidney Dis, 1998, 32(1): 32-42.

44. BAUER JH, BROOKS CS, BURCH RN. Renal function studies in man with advanced renal insufficiency. Am J Kidney Dis, 1982, 2(1): 30-35.

45. LEVEY AS, BOSCH JP, LEWIS JB, et al. A more accurate method to estimate glomerular filtration rate from serum creatinine: a new prediction equation. Modification of Diet in Renal Disease Study Group. Ann Intern Med, 1999, 130(6): 461-470.

46. VAN ACKER BA, KOOMEN GC, KOOPMAN MG, et al. Creatinine clearance during cimetidine

administration for measurement of glomerular filtration rate. Lancet, 1992, 340(8831): 1326-1329.

47.　IXKES MC, KOOPMAN MG, VAN ACKER BA, et al. Cimetidine improves GFR-estimation by the Cockcroft and Gault formula. Clin Nephrol, 1997, 47(4): 229-236.

48.　SERDAR MA, KURT I, OZCELIK F, et al. A practical approach to glomerular filtration rate measurements: creatinine clearance estimation using cimetidine. Ann Clin Lab Sci, 2001, 31(3): 265-273.

49.　RICHTER JM, COLDITZ GA, HUSE DM, et al. Cimetidine and adverse reactions: a meta-analysis of randomized clinical trials of short-term therapy. Am J Med, 1989, 87(3): 278-284.

50.　ROSANO TG, BROWN HH. Analytical and biological variability of serum creatinine and creatinine clearance: implications for clinical interpretation. Clin Chem, 1982, 28(11): 2330-2331.

51.　BROCHNER-MORTENSEN J, RODBRO P. Selection of routine method for determination of glomerular filtration rate in adult patients. Scand J Clin Lab Invest, 1976, 36(1): 35-43.

52.　WALSER M. Assessing renal function from creatinine measurements in adults with chronic renal failure. Am J Kidney Dis, 1998, 32(1): 23-31.

53.　FULLER NJ, ELIA M. Factors influencing the production of creatinine: implications for the determination and interpretation of urinary creatinine and creatine in man. Clin Chim Acta, 1988, 175(3): 199-210.

54.　VREE TB, HEKSTER YA, HAFKENSCHEID JC, et al. The influence of urine flow on renal clearance of creatinine in patients with normal and impaired kidney function. Drug Intell Clin Pharm, 1981, 15(3): 194-198.

55.　JELLIFFE RW, JELLIFFE SM. Estimation of creatinine clearance from changing serum-creatinine levels. Lancet, 1971, 2(7726): 710.

56.　MAWER GE, LUCAS SB, KNOWLES BR, et al. Computer-assisted prescribing of kanamycin for patients with renal insufficiency. Lancet, 1972, 1(7740): 12-15.

57.　KAMPMANN J, SIERSBAEK-NIELSEN K, Kristensen M, et al. Rapid evaluation of creatinine clearance. Acta Med Scand, 1974, 196(6): 517-520.

58.　SINTON TJ, DE LEACY EA, COWLEY DM. Comparison of 51Cr EDTA clearance with formulae in the measurement of glomerular filtration rate. Pathology, 1986, 18(4): 445-447.

59.　GAULT MH, LONGERICH LL, HARNETT JD, et al. Predicting glomerular function from adjusted serum creatinine. Nephron, 1992, 62(3): 249-256.

60.　HULL JH, HAK LJ, KOCH GG, et al. Influence of range of renal function and liver disease on predictability of creatinine clearance. Clin Pharmacol Ther, 1981, 29(4): 516-521.

61.　SAWYER WT, CANADAY BR, POE TE, et al. A multicenter evaluation of variables affecting the predictability of creatinine clearance. Am J Clin Pathol, 1982, 78(6): 832-838.

62.　TROLLFORS B, ALESTIG K, JAGENBURG R. Prediction of glomerular filtration rate from serum creatinine, age, sex and body weight. Acta Med Scand, 1987, 221(5): 495-498.

63.　BJORNSSON TD, COCCHETTO DM, MCGOWAN FX, et al. Nomogram for estimating creatinine clearance. Clin Pharmacokinet, 1983, 8(4): 365-369.

64.　TAYLOR GO, BAMGBOYE EA, OYEDIRAN AB, et al. Serum creatinine and prediction formulae for creatinine clearance. Afr J Med Med Sci, 1982, 11(4): 175-181.

65.　GATES GF. Creatinine clearance estimation from serum creatinine values: an analysis of three mathematical models of glomerular function. Am J Kidney Dis, 1985, 5(3): 199-205.

66.　JELLIFFE RW. Letter: Creatinine clearance: bedside estimate. Ann Intern Med, 1973, 79(4): 604-605.

67.　ROLIN HA, 3RD, HALL PM, WEI R. Inaccuracy of estimated creatinine clearance for prediction of iothalamate glomerular filtration rate. Am J Kidney Dis, 1984, 4(1): 48-54.

68.　WALSER M, DREW HH, GULDAN JL. Prediction of glomerular filtration rate from serum creatinine concentration in advanced chronic renal failure. Kidney Int, 1993, 44(5): 1145-1148.

69.　VERVOORT G, WILLEMS HL, WETZELS JF. Assessment of glomerular filtration rate in healthy subjects and normoalbuminuric diabetic patients: validity of a new (MDRD) prediction equation. Nephrol Dial Transplant, 2002, 17(11): 1909-1913.

70.　COCKCROFT DW, GAULT MH. Prediction of creatinine clearance from serum creatinine. Nephron, 1976,

16(1): 31-41.

71. VAN DEN NOORTGATE NJ, JANSSENS WH, DELANGHE JR, et al. Serum cystatin C concentration compared with other markers of glomerular filtration rate in the old old. J Am Geriatr Soc, 2002, 50(7): 1278-1282.

72. TOTO RD, KIRK KA, CORESH J, et al. Evaluation of serum creatinine for estimating glomerular filtration rate in African Americans with hypertensive nephrosclerosis: results from the African-American Study of Kidney Disease and Hypertension (AASK) Pilot Study. J Am Soc Nephrol, 1997, 8(2): 279-287.

73. LEWIS J, AGODOA L, CHEEK D, et al. Comparison of cross-sectional renal function measurements in African Americans with hypertensive nephrosclerosis and of primary formulas to estimate glomerular filtration rate. Am J Kidney Dis, 2001, 38(4): 744-753.

74. SALAZAR DE, CORCORAN GB. Predicting creatinine clearance and renal drug clearance in obese patients from estimated fat-free body mass. Am J Med, 1988, 84(6): 1053-1060.

75. 方炜, 张庆怡, 钱家麒, 等. 应用 ~(99m)Tc-DTPA 清除率测定肾小球滤过率及与传统方法的比较研究. 中华肾脏病杂志, 1998, 14(3), 42-45.

76. 梁波, 麦慈光, 黄效维, 等. 探讨并改进 Cockcroft-Gault 公式的有效性. 中华肾脏病杂志, 2001, 17(3): 195-196.

77. LEVEV A, GREENE T, KUSEK J. A simplified equation to predict glomerular filtration rate from serum creatinine. J Am Soc Nephrol, 2000, 11:A 0828.

78. CORESH J, ASTOR BC, MCQUILLAN G, et al. Calibration and random variation of the serum creatinine assay as critical elements of using equations to estimate glomerular filtration rate. Am J Kidney Dis, 2002, 39(5): 920-929.

79. WAZ WR, QUATTRIN T, FELD LG. Serum creatinine, height, and weight do not predict glomerular filtration rate in children with IDDM. Diabetes Care, 1993, 16(8): 1067-1070.

80. BERTOLATUS JA, GODDARD L. Evaluation of renal function in potential living kidney donors. Transplantation, 2001, 71(2): 256-260.

81. STOVES J, LINDLEY EJ, BARNFIELD MC, et al. MDRD equation estimates of glomerular filtration rate in potential living kidney donors and renal transplant recipients with impaired graft function. Nephrol Dial Transplant, 2002, 17(11): 2036-2037.

82. European Best Practice Guidelines Expert Group on Hemodialysis ERA. Section I. Measurement of renal function, when to refer and when to start dialysis. Nephrol Dial Transplant, 2002, 17 Suppl 7: 7-15.

83. MA YC, ZUO L, CHEN JH, et al. Modified glomerular filtration rate estimating equation for Chinese patients with chronic kidney disease. J Am Soc Nephrol, 2006, 17(10): 2937-2944.

84. LEVEY AS, STEVENS LA, SCHMID CH, et al. A new equation to estimate glomerular filtration rate. Ann Intern Med, 2009, 150(9): 604-612.

85. MA YC, ZUO L, CHEN JH, et al. Improved GFR estimation by combined creatinine and cystatin C measurements. Kidney Int, 2007, 72(12): 1535-1542.

86. KONG X, MA Y, CHEN J, et al. Evaluation of the Chronic Kidney Disease Epidemiology Collaboration equation for estimating glomerular filtration rate in the Chinese population. Nephrol Dial Transplant, 2013, 28(3): 641-651.

87. SHLIPAK MG, MATSUSHITA K, ARNLOV J, et al. Cystatin C versus creatinine in determining risk based on kidney function. N Engl J Med, 2013, 369(10): 932-943.

88. VAN BIESEN W, VANHOLDER R, VEYS N, et al. The importance of standardization of creatinine in the implementation of guidelines and recommendations for CKD: implications for CKD management programmes. Nephrol Dial Transplant, 2006, 21(1): 77-83.

89. MCCANCE RA, WIDDOWSON EM. The correct physiological basis on which to compare infant and adult renal function. Lancet, 1952, 2(6740): 860-862.

90. SILKENSEN F, KASISKE BL. Laboratory assessment of kidney disease: clearance urinalysis and kidney biopsy. in: Barry M, Brenner. The kidney, seventh edition. 2004. 1118-1119.

91. WHITE AJ, STRYDOM WJ. Normalisation of glomerular filtration rate measurements. Eur J Nucl Med, 1991, 18(6): 385-390.

92. DELANAYE P, RADERMECKER RP, RORIVE M, et al. Indexing glomerular filtration rate for body surface area in obese patients is misleading: concept and example. Nephrol Dial Transplant, 2005, 20(10): 2024-2028.

第二节 肾小管功能检查

一、近端肾小管功能评价方法

近端肾小管的主要功能是重吸收，当某种或某些成分重吸收不良时，出现于尿液中或在尿液中浓度升高[1]。

（一）葡萄糖的重吸收

葡萄糖在肾小球自由滤过，原尿中的浓度等于血清浓度。当血清葡萄糖浓度正常时，原尿中的葡萄糖经由近端肾小管完全重吸收。

进入近端肾小管管腔的葡萄糖首先通过上皮细胞管腔侧的钠依赖葡萄糖转运蛋白（SGLT1和SGLT2）进入肾小管上皮细胞[2-6]，再通过基底膜侧的转运载体（GLUT）转移出上皮细胞[7-9]。被近曲肾小管重吸收的葡萄糖可用下式计算：$TGlu=(GFR \times PGlu)-(UGlu \times V)$。式中，TGlu为葡萄糖吸收量［$mmol/(min \cdot 1.73m^2)$］，GFR为肾小球滤过率［$ml/(min \cdot 1.73m^2)$］，PGlu为血浆葡萄糖浓度（mmol/ml），UGlu为尿葡萄糖浓度（mmol/ml），V为尿量（ml/min）。只要肾小球滤出的葡萄糖不超过近曲肾小管的最大重吸收能力（TmGlu），则葡萄糖不出现于尿中，即（$UGlu \times V$）=0，这样肾小管重吸收的葡萄糖等于肾小球滤出的葡萄糖，即$TGlu=(GFR \times PGlu)$。如果尿中出现了葡萄糖，表明肾小球滤过的葡萄糖超出了肾小管的重吸收能力，此时的TGlu即为肾小管的最大重吸收能力TmGlu。由于TmGlu受GFR的影响，因此需要用GFR进行标准，即TmGlu/GF。TmGlu和TmGlu/GFR的正常值分别为（1.37 ± 0.2）$mmol/(min \cdot 1.73m^2)$和（12.4 ± 0.98）$mmol/(L \cdot 1.73m^2)$[10,11]。

如果在血糖正常情况下尿糖阳性，可视为肾脏重吸收葡萄糖能力下降，或称为肾性糖尿。注意需要同时测定空腹尿糖及空腹血糖进行判断。葡萄糖最大重吸收试验可以测定肾小管重吸收葡萄糖的最大能力。给予患者静脉葡萄糖负荷后，以不断增加的速率静脉点滴葡萄糖溶液，动脉插管多次取血，并留置导尿，测定动脉血和尿液葡萄糖随输液的变化，同时还需要测定GFR[12]。由于临床操作复杂并给受试者造成痛苦，临床应用并不广。肾性糖尿可由近端肾小管*SGLT1*或*SGLT2*基因突变所致，亦可继发于多种原发或继发性肾脏实质性疾病，例如特发性或药物过敏性间质性肾炎、多发性骨髓瘤肾损害等，后者往往同时伴发其他物质的重吸收障碍，例如磷、尿酸、氨基酸等。因此需要进行多种检测明确肾性糖尿是单发的还是合并的。近年来，SGLT2抑制剂已经作为一类新型治疗糖尿病药物在临床应用，其作用原理为抑制近端肾小管细胞对葡萄糖的重吸收，使过量的葡萄糖从尿液中排出，降低血糖[13]。

（二）氨基酸的重吸收

约98%的氨基酸在近端肾小管重吸收。可以测定近端肾小管针对每一种氨基酸的最大重吸收能力。但临床上仅仅使用尿中是否出现氨基酸、氨基酸排泄分数和尿氨基酸/肌酐比值来诊断氨基酸尿。氨基酸转运障碍包括单种或多种氨基酸。

（三）尿酸的转运

近端肾小管不但重吸收尿酸盐，同时也分泌尿酸盐，最终肾脏的尿酸排泄分数为9%～15%。当尿酸重吸收减少或分泌增加，导致低尿酸血症；若尿酸分泌减少可导致高尿酸血症。很多药物可以影响肾脏对尿酸的重吸收或分泌。例如吡嗪酰胺或噻嗪类利尿剂可抑制尿酸分泌或刺激其重吸收，从而引起高尿酸血症；丙磺舒、苯溴酮等可促进尿酸分泌，从而降低血清尿酸浓度。

（四）肾脏对磷酸盐的处理

磷的重吸收几乎全部发生在近端肾小管[14]，近端肾小管是磷吸收的限速步骤。在近端肾小管，磷通过2a型钠依赖磷载体（NPT2a）被吸收进入肾小管上皮细胞。磷的重吸收受甲状旁腺激素调节，甲状旁腺激素可减少NPT2a在肾小管上皮的表达，从而较少磷的重吸收增加磷排泄。

生理状态下，正常成人磷排泄分数约为20%，和葡萄糖最大重吸收能力类似，近段肾小管也存在磷的最大重吸收能力，如果给予受试者磷负荷超出肾脏的最大重吸收率（Tmpi），则随着血磷浓度增加，尿磷排泄量线性增加。Tmpi需要用GFR标准化（Tmpi/GFR）[15,16]。由于直接测定Tmpi困难，有作者提出根据血磷和血肌酐、尿磷和尿肌酐计算Tmpi的公式如下（血和尿标本来自清晨空腹）：当磷排泄分数小于0.14时，Tmpi/GFR=（1-磷排泄分数）×血清磷（mmol/L）；当磷排泄分数大于0.14时，Tmpi/GFR=[（0.3×（1-磷排泄分数））/（1-0.8×（1-磷排泄分数））]×血清磷（mmol/L）。正常成人男性，Tmpi/GFR正常参考范围0.8~1.35mmol/L，女性为0.8~1.44mmol/L[17,18]，该值是血清磷水平的主要决定因素。当遇有低磷血症或高磷血症时，测定Tmpi/GFR可协助判断血磷异常是否为肾性，但解释Tmpi/GFR时要结合血甲状旁腺激素水平。Tmpi/GFR下降，如果甲状旁腺激素水平正常，伴低磷血症，可见于家族性低磷性佝偻病、Fanconi综合征、和NPT2a基因突变。低磷血症的病因和病理生理变化详见相关章节。

（五）低分子量蛋白的重吸收

低分子量蛋白是指分子量小于25kDa或者直径小于2.3nm的蛋白质，经由肾小球自由滤过，由近端肾小管上皮细胞重吸收并经由溶酶体进行降解，少部分回吸收入血。循环中的低分子量蛋白约30%~80%经由肾脏清除[19-21]。

1. 血和尿 β_2- 微球蛋白（β_2-microglobulin，β_2m） β_2m 是由 100 个氨基酸残基组成的单链多肽低分子蛋白，分子量为 11.8kDa，由于血清蛋白电泳出现在 β_2 区，故称为 β_2m[22]。该蛋白起源于人体间质，上皮细胞和造血系统的正常细胞均能合成 β_2m。正常人 β_2m 的合成速度较为恒定，约为 0.13mg/（h·kg）。体液中 β_2m 以游离单体形式存在，由于分子量小，可从肾小球自由滤过，其中 99.9% 被近端肾小管以胞饮形式摄取，转运到溶酶体降解。β_2m 肾清除率大约 22~60μg/min，但尿液排泄甚微，约 5μg/h 左右。血清 β_2m 水平决定于其产生速度和肾小球排泄速度，并不能反应肾小管功能。β_2m 血清正常值为（1.0±4.6）μg/ml。其血清浓度增加往往反映合成增加或肾小球滤过减少。例如多种血液系统及实体性肿瘤，以慢性淋巴细胞性白血病、淋巴瘤和多发性骨髓瘤增高较多。此时组织细胞更新快或破坏降解快，β_2m 便以游离形式释放到体液内，导致其血清浓度升高。肝炎、肝硬化、某些风湿性疾病如干燥综合征等也可见血清 β_2m 升高。由于慢性肾功能不全时，β_2m 经肾小球滤过减少，导致其血清水平升高。尿 β_2m 减少意义较少。如前所述，如果能排除合成增加因素，则尿 β_2m 增加是由于近端肾小管重吸收障碍引起[23]。近曲肾小管上皮细胞是体内唯一分解 β_2m 的场所，故近曲肾小管受损时尿 β_2m 明显升高。Sethi 发现应用氨基苷类抗生素后，在血肌酐增高前 4~6 天，可见到尿 β_2m 增加 2 倍以上[24]。此外，尿 β_2m 升高还见于低钾性肾病、重金属中毒性肾病、镇痛剂肾病、子痫等[25,26]。急性上尿路感染时，因肾脏实质受累，尿 β_2m 升高，可区别于急性膀胱炎。如果急性肾盂肾炎控制后尿 β_2m 仍高，应考虑有否转为慢性肾盂肾炎可能。β_2m 易受尿 pH、温度及蛋白水解酶的影响，庆大霉素和细菌对其有降解作用。尿液 pH（5.7~5.8）可使 β_2m 大量降解，在 pH 4 的尿中 4℃保存 24 小时后只能保留 85.7% 的活性，因此应留新鲜尿液并尽快检测[27,28]。另外，由于其尿中含量极微，需要用放射免疫分析法（RIA）测定，给临床常规应用造成一定困难。

2. α_1 微球蛋白（α_1-microglobulin，α_1m） α_1m 由 182 个氨基酸残基的多肽链组成，分子量约33kDa，主要由肝脏细胞产生，广泛存在于人体各种体液。血清 α_1-m 含量与肌酐和尿素呈正相关，与菊粉清除率、24 小时内生肌酐清除率等呈负相关，是评价成人 GFR 的指标之一，含量增高则表示 GFR 及肾血流量降低，或体内合成增多，血清浓度对诊断肾小管损伤价值不大。若尿含量增高则表明肾小管重吸收降低或机能障碍。α1m 稳定性比 β₂m 好，在室温下保存 4 天仍能保留 86.4% 的活性[28]，测定方法除 RIA 以外，可用免疫浊度法自动分析，简便快速。α1m 的另一个优势是尿中排出量（5 ~ 50mg/ 天）高于 β₂m，可减少测定误差，提高准确度，重复性好，是判断近曲肾小管损害比较理想的指标[29]。

3. 视黄醇结合蛋白（retinal binding protein，RBP） RBP 在肝细胞中合成，受到视黄醇刺激后分泌出来，特异性地结合全反式视黄醇。RBP 为一种单一肽链的蛋白质，分子量约 21kDa，含有 184 个氨基酸残基[30]。正常时，RBP 的尿排出量很少，因为经肾小球滤过的 RBP 大部分在近曲肾小管吸收而分解。其尿浓度升高可反映近端肾小管重吸收能力下降。在近曲肾小管受损时，尿 RBP 排量增加[31-33]。在酸性尿中 RBP 较 β₂m 稳定，故认为 RBP 比 β₂m 更容易发现近端肾小管损伤。肾衰竭时肾小球滤过 RBP 减少，血清 RBP 相应增高。

二、肾脏的浓缩和稀释能力检查

肾脏对维持机体的水平衡起着举足轻重的作用[34]。从肾小球滤过的水分在近端肾小管、细支降段和集合管重吸收。近端肾小管重吸收水分是等渗的，水分随着溶质的重吸收而被重吸收，如果尿中溶质不能被近端小管重吸收，则水分也不能被重吸收，产生利尿作用，称为渗透性利尿，例如糖尿病血糖控制不良导致的糖尿、静脉输注甘露醇等。在升支粗段和远曲肾小管没有水分的净吸收。如果没有抗利尿激素的作用，远端肾小管和集合管对水分的通透性极差，只有在抗利尿激素的作用下，水分才能通过远端小管和集合管被重吸收。如果抗利尿激素的水平足够高，集合管全段均可重吸收水分，导致尿液极度浓缩。

（一）尿浓缩功能检查

检查前一天晚上六点开始禁食禁水和一切饮料，次日晨抽血、留尿。其血浆渗透压正常（280 ~ 295mOsm/kgH₂O），尿渗透压可达到 600mOsm/kgH₂O。如果禁水 18 小时以上，尿流率可降低到 0.4ml/min 以下，尿渗透压可达到 1 000mOsm/kgH₂O 以上。但是长时间禁水对存在尿浓缩功能不良的患者可能存在危险，因此需要每小时监测体重和血压，每两小时监测血浆渗透压。如果尿渗透压超过 800mOsm/kgH₂O，应当终止试验，因为能达到这个数值，表明肾脏不存在明显的浓缩功能下降，没有必要继续试验。如果血浆渗透压超过正常高限（296mOsm/kgH₂O），也应当停止试验。如果继续试验，患者血浆渗透压将进一步升高，可出现容量不足、低血压威胁生命。此外，可通过皮下注射 1- 脱氨 -8-D- 精氨酸 - 血管加压素（dDAVP）4μg，协助诊断是肾性尿崩症还是中枢性尿崩症。对于中枢性尿崩症，注射 dDAVP 后 2 小时内尿渗透压可达到 750mOsm/kgH₂O 以上；而肾性尿崩症的尿渗透压对注射 dDAVP 没有反应[35,36]。如上述试验必须进行，务必严密观察，并做好抢救准备工作。尿浓缩功能除了和血管加压素有关外，还和肾脏皮质和髓质的渗透压梯度有关系，当慢性肾脏病时，例如特发性或药物过敏性间质性肾炎、慢性肾小球肾炎、成人型多囊肾、髓质海绵肾、镰状细胞贫血肾损害等，肾脏皮质髓质渗透梯度损害，因此也表现尿浓缩功能下降。

（二）肾脏稀释功能

试验时让患者大量饮水（20 分钟内饮水 20ml/kg）。正常情况下，尿渗透压可于 2 小时内降到 100mOsm/kgH₂O 甚至更低，并且 4 小时内排出 80% 的饮水量，而血浆渗透压始终正常。肾脏稀释功能下降可见于血管加压素部分抑制、肾上腺功能下降、甲状腺功能低下、低钾血症或某些肝脏疾病。进行稀释试验需要注意：对于肾功能不全或严重肾病综合征等尿量减少的患者，大量饮水可能导致水分潴留，对于充血性心力衰竭的患者可能诱发肺水肿。因此对这些患者进行试验要慎重。

（三）渗透压清除率和纯水清除率

肾脏保留和排出水分的能力可用纯水清除率（CWater）和渗透压清除率（COsm）表示。可以这样理解，出现于尿中的水分可以分为两部分，等渗部分包含了全部溶质，并且和血浆是等渗的，这个值一定是正值；纯水部分不包含任何溶质，这个值可能是正值（当尿渗透压小于血浆渗透压时），也可能为负值（当尿渗透压高于血浆渗透压时）。像肌酐清除率一样，渗透压清除率可以计算为：COsm(ml/min)=(UOsm×V)/POsm。由于V=CWater+COsm，因此CWater可计算为：CWater(ml/min)=1−COsm=(POsm−UOsm)×V/POsm。

三、尿酸化功能检查

机体代谢不断产生氢离子，氢离子立即被缓冲系统所缓冲，以保证正常血清pH值。肾脏对酸碱平衡调节的实现是通过重吸收被肾小球滤出的碳酸氢根、再生碳酸氢根、分泌氢离子并产生缓冲物质结合氢离子排出体外。

（一）碳酸氢根的重吸收

大部分肾小球滤过的碳酸氢钠是从近端肾小管重吸收的。近端肾小管重吸收碳酸氢钠是通过在肾小管上皮管腔侧的钠/氢交换实现的，肾小管腔中的钠进入细胞，同时细胞内的氢离子进入管腔。氢离子也通过细胞管腔侧的氢-ATPase分泌进入管腔。管腔中的氢离子和碳酸氢根反应，生成碳酸，后者在4型管腔碳酸酐酶的作用下分解为二氧化碳和水。二氧化碳迅速弥散进入上皮细胞。胞质内的2型碳酸酐酶将二氧化碳和水合成碳酸，碳酸分解为氢离子和碳酸氢根。碳酸氢根在上皮细胞基底膜侧和氯交换进入组织和血液。静脉输注碳酸氢盐时，肾小球滤过碳酸氢盐的量增加，当超过肾小管的最大重吸收能力后，随着血液碳酸氢盐浓度的增加，从尿中排出碳酸氢根与血浆水平平行升高。类似葡萄糖最大重吸收试验，可测量碳酸氢根的最大重吸收能力。在2型肾小管酸中毒，即近端肾小管酸中毒时，碳酸氢根的重吸收能力下降，导致其从尿液丢失，血浆碳酸氢根浓度逐步下降，当血浆浓度降到肾脏重吸收阈值以下，肾小管能完全吸收经肾小球滤过的碳酸氢根，尿液pH呈酸性，机体在酸性环境达到氢离子产生和排泄的平衡。但当给病人补充碳酸氢盐等碱性药物，血浆碳酸氢根浓度提高，超出肾小管重吸收能力从尿液排出，尿即呈碱性。近端小管酸中毒可以是Fanconi综合征的一部分，也可以单独存在。可见于间质性肾炎、多发性骨髓瘤肾损害等。

（二）尿中氢离子的缓冲系统

正常成人每日产生大约50～80mEq的氢离子，必须从尿液排出。如此大量的氢离子如果不经缓冲出现于尿中，尿液pH值将极低，而实际上尿液pH罕见低于4.5。这是因为氢离子排出体外前经过了磷酸盐和铵离子的缓冲。大约30%的氢离子和磷酸盐结合，称为可滴定酸；70%的氢离子和氨结合形成铵离子。因此尿中氢离子的净排泄量可计算为：铵离子+可滴定酸-碳酸氢根。氨产生自近端肾小管，酸中毒和低钾血症可刺激氨的产生，氨在肾小管上皮细胞内或管腔内和氢离子结合形成铵[37,38]。

对于原因不明的酸中毒，测定尿铵对鉴别诊断很有帮助。尿铵排泄减少，见于肾小管酸中毒、慢性肾衰竭等。如果铵排泄增加则需考虑氢离子产生过多，例如酮症酸中毒、高分解代谢、某些药物如水杨酸、酒精中毒等。盐皮质激素水平不足导致的慢性高钾血症可抑制氨产生，此时虽然尿净酸排泄量是减少的，但由于缺乏缓冲系统，可表现为酸性尿。

并不是所有的实验室可测定尿铵离子，可以通过计算尿阴离子间隙（UAG）=尿（钠+钾−氯）间接代替铵离子。在血浆阴离子间隙正常的酸中毒患者，可以通过计算UAG判断是否为肾脏泌铵障碍。如果计算值为正值，提示肾脏泌铵减少；如果计算值为负值，提示氢离子产生过多[39,40]。

（三）远端肾小管对氢离子的分泌

升支粗段、远曲肾小管和集合管均可分泌氢离子，这些部位分泌氢离子的详细机制参见相关章节。如果静脉注射或口服一定剂量的碳酸氢盐，过量的碳酸氢盐逃逸近端肾小管的重吸收进入远端肾小管，在远端肾小管内和远端肾小管分泌的氢离子结合形成碳酸，后者缓慢降解为二氧化碳和水，二氧化碳不能弥散进入集合管，而完全从尿中排出。这样，根据尿中二氧化碳的多少可确定远端肾小管分泌氢离子的能力。具体操作时，在给予碳酸氢钠负荷后，每30分钟进行血气和尿气分析。正常情况下，当尿pH超过血pH后，尿二氧化碳分压将远远超过血二氧化碳分压；而在Ⅰ型肾小管酸中毒，尿二氧化碳分压超出血二氧化碳分压不明显，但近端肾小管对碳酸氢根的最大重吸收能力正常。在慢性肾衰竭患者，碳酸氢钠负荷甚至不能使尿二氧化碳分压超过血液。由于二氧化碳是挥发性气体，因此血液和尿液离开人体时要立即与空气隔绝。动脉血气检查有专门的血气采集空针；要事先在收集尿液的容器内放置足量的石蜡油，嘱病人直接将尿尿入容器内，使尿液完全覆盖在石蜡油下。

四、肾脏对钠、钾、钙的转运能力

（一）钠重吸收率

钠的重吸收发生在肾单位的全段，但不同部位机制不同。① 近曲肾小管重吸收滤过钠的60%，通过耗能的过程，钠离子和有机或无机溶质偶联，或通过钠-氢交换的形式被主动转运进入上皮细胞；或者经过细胞间途径被浓度梯度吸引进入肾小管周围组织。② 升支厚段重吸收滤过钠的30%，通过钠-钾-2氯联合转运或钠-氢交换进入肾小管细胞，呋塞米通过抑制钠-钾-2氯ATPase而抑制钠重吸收。③ 远曲肾小管重吸收滤过钠的10%，通过噻嗪类敏感的氯化钠载体进入上皮细胞。在肾小管的各段，上皮细胞内的钠都是通过钠-钾ATPase被泵出上皮细胞。

肾小管重吸收钠的总体能力用钠排泄分数（FENa%）表示：$FENa=(UNa \times V)/(PNa \times GFR)$。在采用菊粉清除率评估GFR的情况下，由于$GFR=(Uinulin \times V) / Pinulin$，经过转换可知：$FENa=(U/P)Na/(U/P)inulin$。其中，UNa和PNa分别代表尿和血浆钠离子浓度，Uinulin和Pinulin分别代表尿和血浆菊粉浓度，V代表尿量。由于用菊粉肾脏清除率的方法测定GFR非常困难，临床多用肌酐清除率代替菊粉清除率，这样FENa公式变为：$FENa=(U/P)Na/(U/P)creatinine$。

FENa可用于辅助鉴别诊断肾前性急性肾损伤与急性肾小管坏死[40,41]，但是对急性肾损伤的预后判断没有显著意义[42]。在肾前性急性肾损伤，即由肾脏低血流灌注导致的GFR下降，由于肾小管功能正常，因此钠重吸增加，FENa低于1%；而在急性肾小管坏死时，肾小管钠重吸收减少，FENa常高于2%。

（二）肾脏对钾的排泄

近端肾小管重吸收原尿中~70%的钾，通过细胞间途径和伴随钠重吸收，因此近端肾小管不直接调节肾脏钾的排泄。在升支粗段，钾通过钠-钾-氯联合载体被主动重吸收，同时，钾再循环进入管腔使管腔产生正电位，利于其他二价离子重吸收。调节钾排泄的部位是集合管的主细胞，钠通过ENaC通道进入上皮细胞，这样肾小管管腔产生负电位，有利于钾从肾小管排出。盐皮质激素可增加钠重吸，刺激钾分泌。与主细胞分泌钾相反，集合管的铰链细胞α和β主要从肾小管腔内重吸收钾，并通过氢/钾ATPase排泄氢离子。

肾脏净排泄钾的能力可用以下方法进行评估：跨肾小管钾浓度梯度（TTKG）、钾排泄分数（FEK）、24小时尿钾、一次尿钾/肌酐比值（U_K/U_{Cr}）。如果肾脏对钾的调节功能正常，则在低钾血症时，钾的排泄减少，而高钾血症时钾排泄增高，否则应当怀疑肾脏对钾的调节能力出现缺陷，例如慢性肾衰竭时高钾血症是由于肾单位减少导致GFR下降和远端肾小管总体排泄钾的能力下降的共同结果；而在急性间质性肾炎、Barter综合征等的低钾血症，是由于肾脏排钾病理性升高所致。

1. 跨肾小管钾浓度梯度（TTKG） $TTKG=(U/P)K/(U/P)Osm$。该公式的使用有一定条件，否则不能真实反映肾小管排泄钾的能力。一是尿液渗透压需要高于血浆渗透压，二是远端肾小管腔内应有足够的钠（>30 ~ 40mM/L）以利于钾的排泄。低钾血症时，TTKG<2 提示为肾外因素导致；如果 TTKG>6，应考虑肾性失钾所致。高钾血症时，TTKG>10 提示为肾外因素导致；如果 TTKG<6，应考虑肾脏排泄钾能力受损[43-45]。

2. 钾排泄分数（FEK） $FEK=(U/P)K/(U/P)creatinine$。当临床出现低钾血症或高钾血症时，可测量 FEK[46,47]。

3. 24 小时尿钾 肾外原因所致低钾血症时，24 小时尿钾应 <15mmol。如低钾血症时，24 小时尿钾 >20mmol，存在肾性失钾。

4. 随机尿钾/肌酐比值（U_K/U_{Cr}） 肾外原因所致低钾血症应 <1.5mmol K/mmol Cr（或 <13mmol K/g Cr）。肾外原因所致高钾血症时，应 >20mmol K/mmol Cr（或 >200mmol K/g Cr）。

（三）钙和镁在肾脏的转运

在近端小管，60%的钙和镁随着水和其他溶质的吸收而被重吸收。在升支厚段，二价离子的重吸收和钠－钾－氯载体的活性有关，与钠的重吸收平行（和钾的再循环有关）。如果使用呋塞米等袢利尿剂抑制该载体，可引起高尿钙和高尿镁。在Barter综合征（一种钾通道基因突变所致），也可出现高尿钙和高尿镁。有两个因素可以促进升支厚段对钙的重吸收：甲状旁腺激素可以刺激钠－钾－氯载体，促进钙重吸收；上皮基底膜侧存在钙受体，血浆离子钙和该受体结合可抑制钠－钾－氯转运体的活性，从而抑制钙重吸收。在远曲肾小管，钙通过上皮细胞钙通道ECaC进入上皮细胞，通过钠－钙交换或钙ATPase从上皮细胞基底膜侧进入组织。钠通道ENaC被噻嗪类利尿剂抑制，或Gitelman综合征时，钙重吸收增加，尿钙排泄降低。甲状旁腺激素和维生素D促进钙重吸收。

有两种方法测定肾脏对钙的排泄，每日尿钙排出量和晨尿钙浓度。每日尿钙排泄量和钙的摄入、胃肠道重吸收、肾脏重吸收多种因素有关，其尿中的最终浓度大约为1～7.5mmol/d，常常用体重标准化，如果每千克体重超过0.1mmol，应当认为存在钙排泄异常，需要查找原因。清晨空腹钙浓度常常用尿肌酐标化，称为尿钙肌酐比值，正常人该比值小于0.5mmol/mmol。

判断肾脏调控钙的功能是否正常应当结合血清其他化验，例如甲状旁腺激素、维生素D和离子钙浓度，进行分析。当血浆钙离子浓度下降，肾脏将增加钙的重吸收，而当血浆钙离子浓度升高，肾脏将增加肾脏的排泄。肾小管升支厚段基底膜侧的钙敏感受体可发生两种类型的突变，分别导致高尿钙性低钙血症和低尿钙性高钙血症。低钙饮食3天，如果血钙正常而尿钙排泄仍高，提示肾脏保留钙能力下降并同时提示存在溶骨性改变。还有一种情况称为吸收性高钙尿症，表现清晨空腹尿钙/肌酐比值正常，而每日总钙排泄增加，给这类病人口服一定量的钙负荷，可见尿钙/肌酐比值明显增加。

（杨　莉　左　力）

参考文献

1. KLOOTWIJK ED, REICHOLD M, UNWIN RJ, et al. Renal Fanconi syndrome: taking a proximal look at the nephron. Nephrol Dial Transplant, 2015, 30(9): 1456-1460.
2. SZABLEWSKI L. Distribution of glucose transporters in renal diseases. J Biomed Sci, 2017, 24(1):64.
3. POULSEN SB, FENTON RA, RIEG T. Sodium-glucose cotransport. Curr Opin Nephrol Hypertens, 2015, 24(5): 463-469.
4. TAVAKKOLIZADEH A, BERGER UV, STEPHEN AE, et al. Tissue-engineered neomucosa: morphology, enterocyte dynamics, and SGLT1 expression topography. Transplantation, 2003, 75(2): 181-185.
5. KANAI Y, LEE WS, YOU G, et al. The human kidney low affinity Na^+/glucose co-transporter SGLT2. Delineation of the major renal reabsorptive mechanism for D-glucose. J Clin Invest, 1994, 93(1): 397-404.
6. MACKENZIE B, LOO DD, PANAYOTOVA-HEIERMANN M, et al. Biophysical characteristics of the pig kidney Na^+/glucose cotransporter SGLT2 reveal a common mechanism for SGLT1 and SGLT2. J Biol Chem, 1996, 271(51): 32678-32683.
7. DOMINGUEZ JH, CAMP K, MAIANU L, et al. Molecular adaptations of GLUT1 and GLUT2 in renal proximal tubules of diabetic rats. Am J Physiol, 1994, 266: F283-290.
8. WALLNER EI, WADA J, TRAMONTI G, et al. Status of glucose transporters in the mammalian kidney and renal development. Ren Fail, 2001, 23(3-4): 301-310.
9. CALADO J, SANTER R, RUEFF J. Effect of kidney disease on glucose handling (including genetic defects). Kidney Int Suppl, 2011, (120): S7-13.
10. PONTOGLIO M. Hepatocyte nuclear factor 1, a transcription factor at the crossroads of glucose homeostasis. J

Am Soc Nephrol, 2000, 11 Suppl 16: S140-143.

11. PONTOGLIO M, PRIE D, CHERET C, et al. HNF1alpha controls renal glucose reabsorption in mouse and man. EMBO Rep, 2000, 1(4): 359-365.

12. MCPHAUL JJ JR, SIMONAITIS JJ. Observations on the mechanisms of glucosuria during glucose loads in normal and nondiabetic subjects. J Clin Invest, 1968, 47(4): 702-711.

13. FIORETTO P, ZAMBON A, ROSSATO M, et al. SGLT2 Inhibitors and the Diabetic Kidney. Diabetes Car, 2016, 39 Suppl 2: S165-171.

14. MURER H, HERNANDO N, FORSTER I, et al. Proximal tubular phosphate reabsorption: molecular mechanisms. Physiol Rev, 2000, 80(4): 1373-1409.

15. BIJVOET OL, MORGAN DB, FOURMAN P. The assessment of phosphate reabsorption. Clin Chim Acta, 1969, 26(1): 15-24.

16. BIJVOET OL. Relation of plasma phosphate concentration to renal tubular reabsorption of phosphate. Clin Sci, 1969, 37(1): 23-36.

17. PAYNE RB. Renal tubular reabsorption of phosphate(TmP/GFR): indications and interpretation. Ann Clin Biochem, 1998, 35(Pt 2):201-206.

18. MINISOLA S, PACITTI MT, SCARDA A, et al. Serum ionized calcium, parathyroid hormone and related variables: effect of age and sex. Bone Miner, 1993, 23:183-193.

19. POST FA, WYATT CM, MOCROFT A. Biomarkers of impaired renal function. Curr Opin HIV AIDS. 2010, 5(6):524-530.

20. Parikh CR, Lu JC, Coca SG, Devarajan P. Tubular proteinuria in acute kidney injury: a critical evaluation of current status and future promise. Ann Clin Biochem. 2010, 47(Pt 4):301-312.

21. TESCH GH. Serum and urine biomarkers of kidney disease: A pathophysiological perspective. Nephrology (Carlton). 2010, 15(6):609-616.

22. Drüeke TB, Massy ZA. Beta2-microglobulin. Semin Dial. 2009, 22(4):378-380.

23. 方群, 冯穗华, 陈健生, 等. 胎儿血清 β2-微球蛋白及 α1-微球蛋白评估泌尿系畸形胎儿肾功能. 中华医学网络杂志, 2004, 1 :1-8.

24. SETHI K, DIAMOND LH. Aminoglycoside nephrotoxicity and its predictability. Nephron, 1981, 27(4-5): 265-270.

25. EOM SY, SEO MN, LEE YS. Low-Level Environmental Cadmium Exposure Induces Kidney Tubule Damage in the General Population of Korean Adults. Arch Environ Contam Toxicol, 2017, 73(3): 401-409.

26. PAKZAD-VAEZI K, PEPPLE KL. Tubulointerstitial nephritis and uveitis. Curr Opin Ophthalmol, 2017, 28(6): 629-635.

27. BLUMSOHN A, MORRIS BW, GRIFFITHS H, et al. Stability of beta 2-microglobulin and retinol binding protein at different values of pH and temperature in normal and pathological urine. Clin Chim Acta, 1991, 195(3):133-137.

28. DONALDSON MD, CHAMBERS RE, WOOLRIDGE MW, et al. Stability of alpha 1-microglobulin, beta 2-microglobulin and retinol binding protein in urine. Clin Chim Acta, 1989, 179(1): 73-77.

29. JOTWANI V, SCHERZER R, ESTRELLA MM, et al. HIV Infection, Tenofovir, and Urine α1-Microglobulin: A Cross-sectional Analysis in the Multicenter AIDS Cohort Study. Am J Kidney Dis, 2016, 68(4): 571-581.

30. 梁学颖, 徐琪寿. 视黄醇结合蛋白的分子生物学. 生理科学进展, 2000, 31 :277-279.

31. GUY JM, MCMURRAY JR. Urinary retinol binding protein: stability and pre-analytical handling of specimens for its measurement. Ann Clin Biochem, 1993, 30(Pt 1):77-82.

32. WU J, SHAO X, LU K, et al. Urinary RBP and NGAL Levels are Associated with Nephropathy in Patients with Type 2 Diabetes. Cell Physiol Biochem, 2017, 42(2): 594-602.

33. BASTARD JP, FELLAHI S, LESCURE FX, et al. Interest of the combined measurement of selected urinary proteins in the diagnosis approach in nephrology. Ann Biol Clin (Paris), 2017, 75(3): 327-333.

34. GUTHRIE D, YUCHA C. Urinary concentration and dilution. Nephrol Nurs J, 2004, 31(3): 297-301.

35. LU HA. Diabetes Insipidus. Adv Exp Med Biol, 2017, 969: 213-225.

36. WEINER ID, VERLANDER JW. Ammonia Transporters and Their Role in Acid-Base Balance. Physiol Rev, 2017, 97(2): 465-494.

37. 37. WEINER ID, VERLANDER JW. Renal ammonia metabolism and transport. Compr Physiol, 2013, 3(1): 201-220.

38. YAXLEY J, PIRRONE C. Review of the Diagnostic Evaluation of Renal Tubular Acidosis. Ochsner J, 20, 16(4): 525-530.

39. SHARMA S, GUPTA A, SAXENA S. Comprehensive clinical approach to renal tubular acidosis. Clin Exp Nephrol, 2015, 19(4): 556-561.

40. WESTHOFF JH, FICHTNER A, WALDHERR S, et al. Urinary biomarkers for the differentiation of prerenal and intrinsic pediatric acute kidney injury. Pediatr Nephrol, 2016, 31(12): 2353-2363.

41. LABIB M1, KHALID R, KHAN A, et al. Volume management in the critically ill patient with acute kidney injury. Crit Care Res Pract, 2013, 2013:792830.

42. BELCHER JM, GARCIA-TSAO G, SANYAL AJ, et al. Urinary biomarkers and progression of AKI in patients with cirrhosis. Clin J Am Soc Nephrol, 2014, 9(11): 1857-1867.

43. BRENNER BM, RECTOR JR FC. The Kidney. 9th ed. Philadelphia: Saunders WB, 2012.

44. JOO KW, CHANG SH, LEE JG, et al. Transtubular potassium concentration gradient (TTKG) and urine ammonium in differential diagnosis of hypokalemia. J Nephrol, 2000, 13(2):120-125.

45. CHOI MJ, ZIYADEH FN. The utility of the transtubular potassium gradient in the evaluation of hyperkalemia. J Am Soc Nephrol, 2008, 19(3): 424-426.

46. BHATIA V, DHAWAN A, ARORA NK, et al. Urinary potassium loss in children with acute liver failure and acute viral hepatitis. J Pediatr Gastroenterol Nutr, 2013, 57(1):102-108.

47. ELISAF M, SIAMOPOULOS KC. Fractional excretion of potassium in normal subjects and in patients with hypokalaemia. Postgrad Med J, 1995, 71(834): 211-212.

第六篇

肾脏病理学检查

第一章
肾脏活体组织检查

肾活检概述

近几十年来，肾脏病学不论在基础研究还是临床研究领域都取得了迅速的发展，人们对肾脏病的认识水平不断提高，其中肾脏病理学的进展日新月异，对传统肾脏疾病的认识不断深入细分，新的肾脏疾病不断被发现认知。而作为获取人体肾脏活体组织的唯一手段——肾脏活体组织检查（简称肾活检）技术的广泛普及应用，在肾脏病理学的进步中起了巨大的推动作用。

肾活检技术能为肾脏病的实验室研究提供不同类型及各个病期的人体肾脏疾病组织标本，为人体肾脏病理的诊断和分类研究提供了大量内容丰富翔实的资料，同时，与尸检的最大区别是肾活检提供的是新鲜的肾脏组织，这就使得对一些肾脏病的免疫病理、超微病理以及一些细胞生物学、分子生物学研究成为可能[1]，近年来人们新认识的一些肾脏疾病如薄基底膜肾病、免疫触须样肾小球病等[2,3]的发现无不建立在大量的肾活检资料之上。

肾活检技术不但对肾脏病的研究工作具有重大意义，而且对肾脏病的临床工作也具有不可替代的重要作用，其意义在于以下几个方面：① 明确肾脏疾病的病理变化和病理类型，并结合临床作出疾病的最终诊断；② 根据病理变化、病理类型和严重程度制订治疗方案；③ 根据病理变化、病理类型和严重程度判断患者的预后；④ 通过重复肾活检，探索该种肾脏疾病的发展规律，判断治疗方案的正确与否，为治疗计划的继续实施或修正提供依据[4]。

第一节　肾活检的种类与特点

肾活检技术始于20世纪20年代，在全世界范围内广泛开展也仅有50多年的历史，到目前为止，人们用于获得活体肾组织的方法有以下五类：

一、开放肾活检

这是最原始的肾活检方法，由Gwyn于1 923首先报道[5]，即在全身麻醉下，切开皮肤暴露肾下极，然后用手术刀在肾下极楔形切取肾组织，缝合止血。此后又派生出多种方法，除全身麻醉外，也有用局部麻醉方式的，但均需要手术直接暴露肾下极，取材方法改用负压穿刺针或活体钳，手术切口较小，取材局部电灼或直接压迫止血，安全性有所提高[6,7]。

开放式肾活检具有直视下取材的特点，因此取材的成功率高，达100%[8,9]，可用于经皮肾穿刺活检不成功而又必须做肾活检的患者。另外，开放肾活检还可以多部位取材，对于局灶性肾脏疾病的病理诊断有利[8,10,11]。但必须注意到，开放肾活检作为一项纯外科手术，存在一定的麻醉风险、手术风险，尽管文献报道对于一些存在出血倾向等高危患者使用开放肾活检可以减少盲目性，并可以直视下止血[12]，但总的来说，开放肾活检的并发症仍高于其他肾活检方法，达5% ~ 10%[8,11]，因此应权衡利弊，慎之又慎。

二、腹腔镜肾活检

腹腔镜下肾活检仍属于一种开放式肾活检，但近年来作为微创外科的标志，腔镜外科技术在很多领域方兴未艾，已经成为独立于传统开放式外科手术的一门学科。腹腔镜下肾脏肿瘤切除乃至全肾切除技术已经日趋成熟，具有损伤小、时间短、恢复快等传统外科手术不具备的优点，因此，腹腔镜下肾活检也逐渐被人们认识并接受。2003年，Shetye等总结了9年74例腹腔镜肾活检资料，结果表明，成功率为96%，平均时间123分钟，平均出血量67ml，43例患者于24小时内可以活动，明显的出血并发症仅3例[13]。因此，在一些不适于经皮肾穿刺活检的患者，如过度肥胖、孤立肾、凝血障碍等，腹腔镜肾活检可能是一个安全的、有效的选择[14]。

三、经皮肾穿刺活检

经皮肾穿刺活检（简称肾穿刺）是目前国内外采用最为广泛的肾活检技术，该方法于1944年由Alwall率先开展[15]，此后在国际上得到广泛普及。我国于1958年由赵魁单、周惠英最先开展[16]。关于肾穿刺活检的特点以及其他内容，本文下面将着重介绍，在此不再赘述。

四、经静脉肾活检

此方法由Mal等人于1990年首先报道[17]，该方法采用导管造影技术，由右侧颈内静脉插入导管，在透视造影下将导管插到右肾静脉并沿静脉分支到右肾下极，然后在导管内置入负压穿刺针，将穿刺针刺进肾实质，负压抽吸肾组织（图6-1-1-1，图6-1-1-2）。

此方法的最大优点是一旦有出血合并症时，血液直接流入血管内。但如果穿刺过深，也会造成肾实质贯通伤并出现肾周血肿，如果穿刺过浅，则会造成获取的肾组织髓质过多，皮质过少，对肾小球疾病的诊断有一定影响。

2000年，Cluzel P等人总结了经静脉肾活检及经皮肾穿刺活检各400例的临床病理资料并进行了对比[18]，两组的取材成功率分别为经静脉肾活检组95.8%及经皮肾穿刺组95.5%。两组的病理学检查成功率均为98.2%。供光镜检查的肾小球数目，经静脉组肾活检组为9.8 ± 7.6，似乎少于经皮肾穿刺组的11.2 ± 7.7，但两组差别无统计学意义。而供免疫荧光检查的肾小球数目。经静脉肾活检组为4.6 ± 4.6，经皮肾穿刺组为6.4 ± 5.3，两组有显著性差异。两组的合并症发生率分别为经皮肾穿刺组0.75%及经静脉肾活检组1%，其中经静脉肾活检组的合并症主要是肾周血肿。严重者也需要栓塞及输血治疗。最近有人将此方法中的负压吸引针改为切割针，也取得了成功，但仍有较高的肾被膜穿通率（73.9%）[19]。必须指出的是，经静脉肾活检所选择的患者往往都是具有经皮肾穿

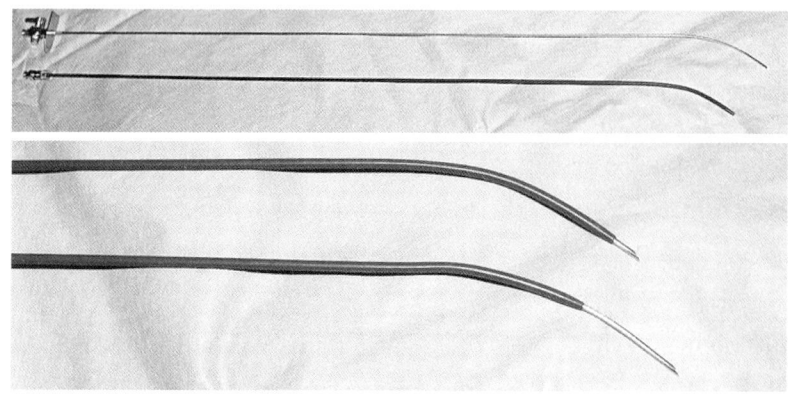

图6-1-1-1 经静脉肾活检的活检针

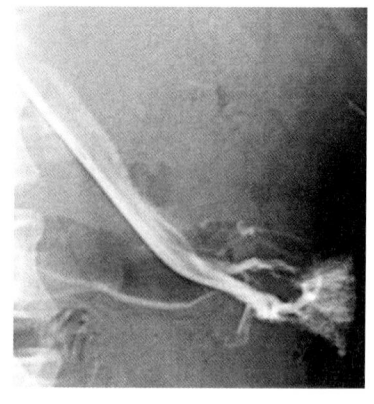

图6-1-1-2 造影下经静脉肾活检

刺活检禁忌证的患者，比如患者有出血倾向等，导致该方法的合并症可能会较多[20]。因此，该方法仍局限于一些有肾活检必要但又存在经皮肾穿刺禁忌证的患者。

五、经尿道肾活检

此方法是膀胱镜技术的延伸，在膀胱镜下将一8F导管沿输尿管插到肾上盏，再用一18G穿刺针刺入肾实质取材，具有痛苦小，损伤小的特点。但有关此方法的报道不多，目前仅有个例报道[21]。

综上所述，肾脏活体组织检查在肾脏病的临床和科研工作中有着极其重要的意义，经皮肾穿刺活检方法是目前应用最广泛的标准肾活检方法。但在一些特殊情况下，经静脉、经腹腔镜、经尿道甚至开放式肾活检仍是值得选择的。

第二节 肾穿刺的适应证和禁忌证

一、适应证

理论上讲，对于大多数肾实质疾病，在没有禁忌证的情况下，均应该行肾穿刺检查。国外最近的观点是对于蛋白尿、镜下血尿、不好解释的肾衰竭以及有肾脏表现的系统性疾病均有肾穿刺的适应证[22]。但在实际工作中，考虑到肾穿刺技术毕竟是一种有创伤的检查，我们觉得在选择的时候还是要慎重。因此，在临床工作中，可以分成两类：① 先治疗，后穿刺；② 先穿刺，后治疗。

（一）可以先治疗，后穿刺的疾病

1. 急性肾小球肾炎　对于临床上典型的急性链球菌感染后肾小球肾炎，可以暂时不予以肾穿刺检查，因为该病为自限性疾病，经过支持和对症治疗可以自愈。

2. 原发肾病综合征　对于儿童和青少年的单纯原发肾病综合征，即仅有大量蛋白尿、低蛋白血症而不伴有血尿、高血压和肾功能减退的原发肾病综合征，可以先用糖皮质激素正规治疗8周以上，如果临床上无效，再行肾穿刺。

（二）必须先穿刺，然后根据病理结果再进行治疗的疾病

1. 不典型的急性肾小球肾炎　虽然典型的急性肾小球肾炎为自限性疾病，不需要肾穿刺活检明确诊断。但当肾功能出现急剧恶化，临床上表现为类似急进性肾炎时，应尽早肾穿刺活检明确诊断，以免贻误治疗时机。即或肾功能一直稳定，但临床上治疗2～3个月后仍无好转，也应尽早行肾穿刺活检，明确诊断。

2. 急进性肾炎综合征　此综合征病因多样，进展迅速，如不及时治疗，预后很差，因此均应先明确病理诊断，再制订治疗方案，即使存在一定的相对禁忌证，也应尽量纠正，创造条件，尽早肾穿刺活检。

3. 原发肾病综合征　中老年肾病综合征，或合并血尿、高血压、肾功能损伤的肾病综合征，均应该及早行肾穿刺检查。

4. 急性肾损伤　各种急性肾损伤，如果临床上原因不明，只要没有禁忌证，均应及早行肾穿刺活检。

5. 继发性肾小球疾病　各种继发性肾小球疾病，均建议先行肾穿刺活检，明确诊断和病理类型后再决定治疗方案。

6. 移植肾　当移植的肾功能明显减退原因不清时；当移植肾出现排异反应，临床治疗效果不好，难以决定是否要切除移植肾时；当怀疑原有的肾脏疾病又在移植肾上出现时，均可行移植肾穿刺活检[23,24]。

二、一些特殊情况的肾穿刺适应证

（一）重复肾穿刺[1,13,15]

在一些肾脏病的发展过程中，其病理类型或病理表现会发生一些变化，而这些变化对于判断原病理诊断的正确与否、治疗效果的好坏以及调整治疗方案、判断预后有着较大的意义。在这种情况下，就会涉及重复肾穿刺活检的选择问题。但究竟什么情况下必须行重复肾穿刺，目前尚无统一的意见。我们建议，在出现下述情况时，应考虑重复肾穿刺活检：

（1）怀疑原来肾穿刺活检病理诊断的正确性。比如微小病变经过糖皮质激素及免疫抑制剂的正规治疗效果不好，临床上又找不出造成糖皮质激素抵抗的原因。

（2）对一些糖皮质激素及免疫抑制剂治疗效果不好的病理类型，如局灶性节段性肾小球硬化（FSGS），为了追踪病情发展、调整治疗方案或判断预后，建议重复肾穿刺活检。

（3）临床上对正规糖皮质激素及免疫抑制剂治疗反应较好的病例，但反复复发，变得对治疗效果不好，如微小病变病、早期膜性肾病等，考虑病理类型有所变化，为了进一步选择治疗方案，可以考虑重复肾穿刺活检。

（4）重症肾小球疾病：如新月体肾炎，经过糖皮质激素冲击等治疗后，部分病例可考虑进行重复肾穿刺活检，以判断病变恢复情况，并以此作为是否进一步强化免疫抑制治疗的依据。

（5）狼疮肾炎：狼疮肾炎在其发展过程中，临床表现与肾脏病理的变化可能并不平行。治疗好转、治疗过程中发生病情波动或疾病缓解后复发时，其肾小球病变的活动情况可发生较大的变化，甚至发生病理类型的转换。重复肾穿刺活检来导进一步的治疗并判断预后。

（二）移植肾的"零小时"肾穿刺活检

移植肾在手术前实行的肾穿刺活检，也被称为"零小时"肾穿刺活检（zero-hour biopsy），有人认为对于预测移植肾的存活状况有意义[25]。但是否能作为移植肾穿刺的适应证甚至常规检查，目前尚无定论。

三、禁忌证

作为一项有创性的检查，肾穿刺是存在一定的风险的，实际上，对任何一个有适应证的病人选择肾穿刺检查，都是一次权衡利弊的过程。当考虑到风险大于收益时，即应认为存在肾穿刺的禁忌证。过去有人将肾穿刺的禁忌证分成绝对禁忌证和相对禁忌证[1]，现在看来，随着肾穿刺技术的进步和整体医疗技术的进步，过去认为的一些绝对禁忌证现在经过积极准备也是可以行肾穿刺活检的，比如出血倾向和重度高血压，纠正后仍可以行肾穿刺活检。因此，笔者认为肾穿刺活检的禁忌证应该辩证分析。目前，公认的肾穿刺活检禁忌证有：

（一）孤立肾

不论是先天的还是后天的孤立肾，目前多数人的观点是不宜做肾穿刺检查，理由是一旦出现较严重的并发症，会导致病人丧失掉这个唯一的肾脏而无对侧肾脏之代偿。如果必须要做肾脏病理学检查，只能行开放肾活检[26]。但也有人持不同观点，认为肾穿刺导致的肾切除发生率并不比全身麻醉造成的死亡率高，即全麻下作开放肾活检并不比肾穿刺活检安全[8]。

（二）明显的出血倾向

无论何种原因造成的出血倾向，均不宜行肾穿刺检查。必须将出血倾向纠正后，方可考虑肾穿刺活检。

（三）重度高血压

高血压的存在，可以明显增加病人穿刺后出血的机会，延长止血的时间。因此，将血压控制在合理的范围后才能行肾穿刺检查。但具体安全血压的数值目前未见定论，我们认为，作为肾穿刺活检时的安全血压，应在160/90mmHg之下。

（四）精神疾病

在一些精神疾病状态下，患者可能不能配合完成肾穿刺活检，或者操作本身可以诱发一些精神疾病，这些均应予以考虑。

（五）体位不良

过度肥胖、大量胸腹水或者病人病情不允许搬动、翻身等情况存在时，不宜行肾穿刺检查。

（六）肾脏感染

包括各种感染，如活动性肾盂肾炎、肾脓肿、肾盂积水、肾结核、肾周脓肿等。

（七）肾脏肿瘤

在穿刺部位有各种肿瘤时，如恶性肿瘤、血管瘤、大的囊肿等，并无法躲开时，均不宜肾穿刺活检。

（八）肾脏位置过高或游走肾

无论如何吸气憋气，病人的肾脏均不能到达十二肋以下或者不能固定位置，穿刺针无法安全到达肾脏，这时不宜行肾穿刺。

（九）慢性肾衰竭

多数情况下，慢性肾衰竭已无病理检查的必要，而且，由于肾脏组织大量的纤维化，造成出血的危险大大增加，因此多数人认为慢性肾衰竭属于肾穿刺的禁忌证[7,11]。但当认为病人在慢性肾衰竭的基础上出现了一个新的病变，或者病人的病理变化对于判断慢性肾衰竭是否还存在可逆因素有着重要意义时，经过严密准备，也可以行肾穿刺检查[15]。

（十）其他

心力衰竭、休克、严重贫血、妊娠、年迈等情况存在时，不宜肾穿刺检查。但这些情况也不是绝对的，还是要根据病人的具体情况进行判断，比如年龄限制，过去我们一直掌握的标准是大于70岁为肾穿刺禁忌证，但也有人做过研究发现，大于75岁的病人肾穿刺活检仍是比较安全的[27]。

必须指出的是，肾穿刺的禁忌证并不一定是肾活检的禁忌证，当肾穿刺无法进行时，如果病人必须要进行肾脏病理学检查，我们要考虑其他的肾活检方法，比如开放肾活检、腹腔镜肾活检、经静脉肾活检或者经尿道肾活检[28]。

第三节　肾穿刺活检方法

一、肾穿刺活检术前准备

像任何一种有创伤的检查或手术一样，术前准备是不可忽视的一项重要内容。包括以下两部分内容：

（一）患者及家属方面的准备

向患者及家属解释肾穿刺活检的必要性，简单介绍肾穿刺的方法和过程，消除患者及家属的疑虑和恐惧心理，一定要征得患者及家属的理解和同意，并签署手术同意书。

教会患者肾穿刺活检时的体位，一般为俯卧位并在腹部垫一高度约10cm的枕头，确定的患者能耐受这种体位。教会患者在这种体位下憋气，最好分别练习吸气末憋气、呼气末憋气以及吸气中憋气，以便在肾穿刺活检时可以较灵活的调整患者肾脏的高低。由于目前肾穿刺技术的进步，憋气的时间不需要很长，一般20秒左右即可。

让病人练习平卧状态下的大小便，这一点往往被患者及医生忽视，造成患者肾穿刺活检后无法在床上卧床排尿或大便，以至于需导尿等不必要的操作。

（二）医生方面的准备

① 了解患者出凝血状态，必须要进行血小板计数、凝血酶原时间测定和部分凝血活酶时间测定（APTT）；② 了解患者的肾功能，做血肌酐、尿素氮及肌酐清除率检查；③ 行肾脏超声检查，了解双肾的位置，大小和结构，选择拟行肾穿刺活检的肾脏[29]，一定要仔细测量肾脏的大小，特别是肾脏实质厚度，如果肾实质厚度小于1.5cm，该肾脏的穿刺活检要慎重[30,31]；④ 做血型检查并备血；⑤ 若用静脉肾盂造影方法定位行肾穿刺活检，还应按照静脉肾盂造影的要求进行一些特殊准备，如用缓泻剂清空肠道、造影剂的过敏试验等；⑥ 必要的器材准备。

（三）一些特殊情况的准备

（1）不论是急性肾损伤还是慢性肾衰竭，由于体内毒素的蓄积，可以造成血小板数量或功能的下降以及凝血因子活性的下降，使得肾穿刺活检后出血的危险性大大增加，因此对于这部分患者，肾穿刺活检术前需要做一些特殊的准备。首先要严格控制好血压，对于严重贫血的患者，最好用输血的方法将血红蛋白提高到80g/L以上。

（2）不论何种原因造成的血小板减少，均应该首先纠正，必要时可于术前24小时内输血小板或新鲜全血。必要时术前行几次血液透析以降低毒素水平，减轻其对出凝血系统的不利影响[1,32]。

（3）对于已经行血液透析的患者，至少在行肾穿刺活检前24小时停止透析，并用鱼精蛋白中和透析过程中所用肝素，并在肾穿刺活检前再次检查凝血时间，以确保患者的凝血状态正常[1,32]。如果有条件，最好行无肝素透析。

（4）对于一些如肾病综合征等合并高凝状态的患者，往往在肾穿刺活检前已经使用了抗凝治疗，我们认为，在肾穿刺前2～3天，须停用各种抗凝药物和血小板抑制药物，并于肾穿刺活检前再次复查凝血时间，以确保患者凝血状态正常。

二、穿刺点选择

经皮肾穿刺活检的穿刺点一般选择在肾下极稍偏外侧（图6-1-3-1），此处能最大限度地避开肾门附近的大血管以及肾盂肾盏，减少肾穿刺后并发症的发生；另外此处的肾皮质较多，能保证取材满意[1]。

为保证穿刺针准确进入上述理想位置，首先要在体表寻找适当的穿刺针进入点，也就是所谓的肾穿刺体表定位。临床上有多种定位方法，从经验定位到CT定位以及血管造影定位，甚至同位素定位等等不下十余种[1]。但目前在临床上除少部分医院有采用静脉肾盂造影定位外，广泛应用于B超定位，其他方法或者已被淘汰，或者因太繁琐不具备临床实用性而无法广泛开展。因此，本文

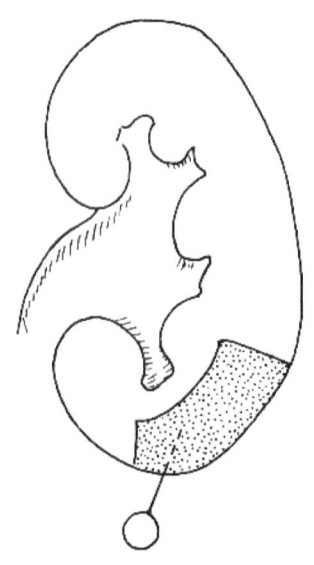

图6-1-3-1 穿刺部位示意图

仅就上述两种定位方法做一介绍。

（一）静脉肾盂造影定位

此方法 1956 年由 Lusted 等首先提出[33]，此后又发展为在静脉肾盂造影时直视下穿刺活检[34]。此方法定位精确，且在电视屏幕下，可直接看到进针方向并能随时调整，但由于无法测量皮肤与肾脏的距离，有时候判断穿刺针是否进入肾脏仍需要靠观察肾脏随呼吸的摆动来确定，不是十分可靠和安全。但是采用造影的方法显示肾脏本身即存在的一些缺陷，如当肾功能不好时肾脏显影可能不满意甚至不显影。此外，造影剂过敏，造影剂本身的肾毒性等均限制了该方法在肾穿刺活检中的应用。况且，不论保护措施如何严密，病人及工作人员还是存在接受放射线辐射的威胁。

（二）B 型超声定位

此方法为目前国内外采用最为广泛的肾穿刺活检定位方法，具有安全可靠、操作简单灵活、造价低廉的优点。最早的 B 超定位采用矩形探头，在患者背部探查并确定进针点，然后测量皮肤与肾脏的垂直距离，随后的穿刺过程探头离开患者，术者根据测量的距离掌握进针深度垂直进针，并不断观察穿刺针随呼吸的摆动情况，当穿刺针刺入肾脏被膜时，穿刺针的摆动幅度加大，提示穿刺针已经进入肾脏，即可嘱患者憋气，进行穿刺取材。此方法在穿刺活检时没有实时的监视，穿刺针进入肾脏的部位和深度不可确定，仍存在一定的盲目性。

（三）B 型超声引导穿刺

20 世纪 80 年代，随着扇形穿刺探头的问世，B 超引导下的活体组织检查得到了广泛开展，肾脏穿刺活检也很快使用了这种技术[35]。该方法严格讲已经不再是简单意义上的定位问题，整个穿刺过程探头始终不离开患者，对穿刺针的方向、深度及所到达的位置进行实时监控，大大提高了穿刺的成功率和安全性。这种穿刺探头体积较小，不太占用穿刺的术野，探头上有一个导引装置，使用这种装置时，屏幕上有一条斜行的指示线，穿刺针沿该导引装置进针时，在屏幕上可清楚地看到针体沿该指示线行进，针尖所到达的层次很清楚，不再需要在体表标记进针点，也不再需要测量肾脏距皮肤的距离，因此该方法被称为 B 超引导下肾穿刺活检。但此方法也有一些缺陷：导引装置虽然保证了穿刺针的清楚显示，但也限制了穿刺的进针方向，当一些肾脏位置不好，穿刺针需垂直或严重倾斜进针时，该导引装置不能满足需要；另外，导引装置一旦使用，穿刺针即被固定在一个方向，如果针尖已到达肾脏，患者未能配合憋气，呼吸过程时上下移动的肾脏可能会被牢牢固定住的穿刺针划伤[36]。为了克服上述缺点，我们改良了这种方法，去掉导引装置，只要保证穿刺针与探头在同一个平面，针体和针尖在屏幕上仍能清楚显示，但没有了导引装置的束缚，穿刺针的进针方向可灵活掌握，并随患者肾脏位置的改变可以随时改变进针方向，即使穿刺针进入肾被膜，肾脏的突然移动也会带动穿刺针随之移动而不容易划伤肾脏。当然，这对操作者的熟练程度有一定要求，但我们十几年数代人的经验证明，该方法掌握起来并不难。肾脏的穿刺活检操作如图 6-1-3-2 所示。国外也有人做过类似的尝试，他们的方法是 B 超探头在背部选好穿刺点后移至侧腹部，对准穿刺针的进针途径进行监视，此方法的最大好处是探头不一定用穿刺探头，并且可以不消毒，不占用术野[37]。

近年来，为了减少术后的合并症，国外有人开始尝试用一种增强的彩色多普勒超声引导肾穿刺，该超声技术可以发现一些较细小的血管，初步的观察表明，该方法可明显减少肾穿刺活检后肉眼血尿和血肿的发生率[38]。

尽管 B 超在肾穿刺活检中的使用是目前国际上的主流方法，但其前提条件是 B 超下肾脏能比较清楚地显示。当过度肥胖时，脂肪对超声波的衰减非常严重，可能导致肾脏显示不清，在这种情况下，B 超的优势将不存在，穿刺也就无从顺利进行。

三、穿刺针的选择与使用

纵观肾穿刺活检技术几十年的历程，各种各样的穿刺针层出不穷，取材的满意程度、操作的难易程度、损伤的大小各不相同。目前国内常见的主要有以下两类穿刺针：

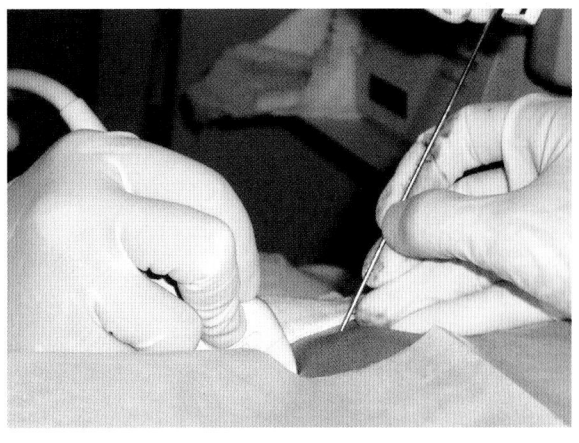

图 6-1-3-2　B 型超声引导穿刺

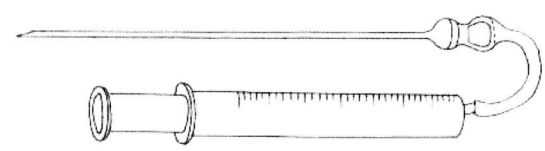

图 6-1-3-3　Menghini 针

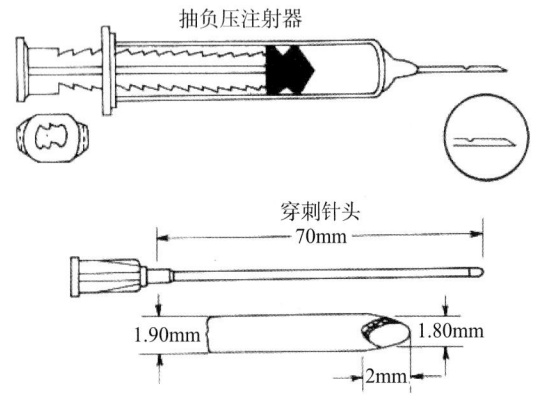

抽负压注射器

穿刺针头
70mm

1.90mm　1.80mm
2mm

图 6-1-3-4　Jamshidi 针

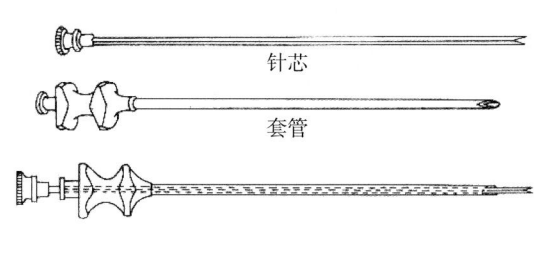

针芯

套管

图 6-1-3-5　Vim-silverman 分叶针

（一）负压吸引针

包括 Turkey 针和 Menghini 针，目前多用后者（图 6-1-3-3），该针长 11 ～ 15cm，外径 1.6 ～ 1.8mm，内径 1.3 ～ 1.5mm，针尖呈单斜面，锐利，有针芯[1]。穿刺时将针连同针芯一起刺入皮肤及皮下组织和肌肉，到达肾被膜后，拔除针芯，放入一段 2 ～ 3cm 长的小针芯（该小针芯正好能卡在穿刺针尾部里面，既不能掉入穿刺针里面，也不能进入注射器，这样就可以避免负压抽出的肾组织进入注射器）。接上一端连有注射器的橡胶管，注射器内预先充满生理盐水，助手回抽注射器以在穿刺针内造成负压，术者在嘱患者憋气后迅速将穿刺针刺入肾脏约 2cm，然后迅速把穿刺针拔出体外，助手再用注射器内的盐水将穿刺针内的肾组织冲到一块纱布上。

此种穿刺针结构简单，造价低廉，即使一次性使用也较为经济，对于操作熟练者来说，穿刺成功率较高，安全性也较好。唯一不便之处是需要两个人操作。后来国外也出现了一个人操作的负压吸引针，如 Roholm 针和 Jamshidi 针（图 6-1-3-4）[39]，操作有所简化。

（二）切割针

主要有 Franklin 改进的 Vim-silverman 分叶针（图 6-1-3-5）和 Tru-Cut 槽形切割针，Vim-silverman 分叶针目前已经少用，应用最广泛的是 Tru-Cut 槽形切割针（图 6-1-3-6，图 6-1-3-7）。

Tru-Cut 槽形切割针主要有两部分组成：一为带有 2cm 凹槽的针芯，该槽距呈斜面的针尖 0.5cm；另一部分为紧包在针芯外面的套管针，该套管针尖端也成斜面，边缘锐利，斜面方向和针芯斜面相反，正常状态下，套管推到头时刚好能包住针芯上的凹槽，穿刺取材时先把针芯刺入肾实质，再把外面的套管向前推进到头，这样充满在凹槽里面的肾组织就被套管完整的切割下来并保存在凹槽里，穿刺针拔出体外后，再向前推出针芯，凹槽中的肾组织就暴露出来并被转移到一块纱布上。

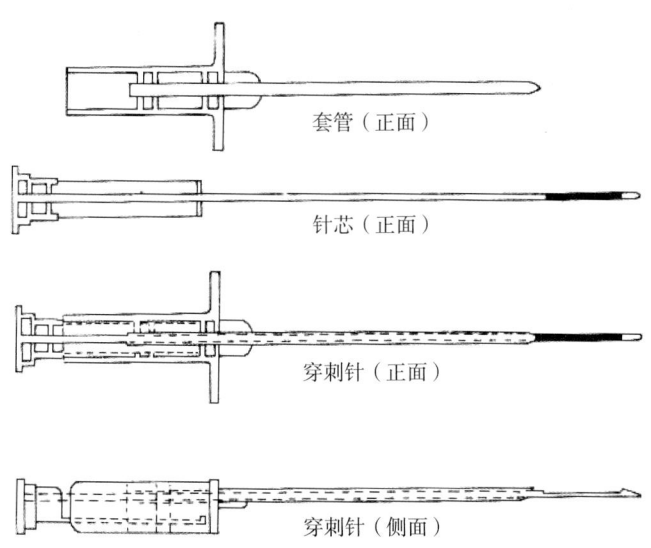

套管（正面）

针芯（正面）

穿刺针（正面）

穿刺针（侧面）

图 6-1-3-6 Tru-Cut 槽形切割针

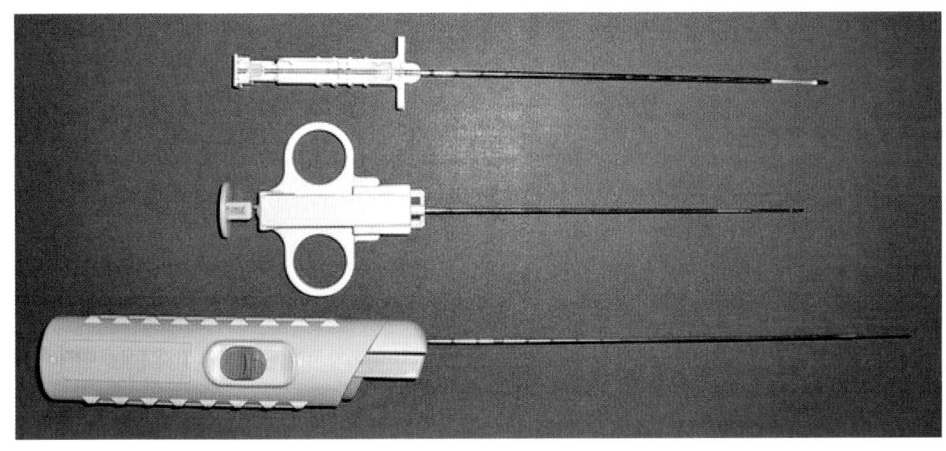

图 6-1-3-7 三种不同的 Tru-Cut 槽形切割针

该方法主要分两步进行，一是针芯刺入肾实质，二是套管切割肾组织，这两步动作分别由两只手先后进行，要求双手配合熟练，比如说针芯刺入肾脏时要求外面的套管固定不动，推进套管时又要保持针芯不动。而且两步动作要紧密连贯，一气呵成。这就要求操作者事先多多练习直到手法相当熟练才行。为了简化操作，提高成功率和安全性，后来人们把该方法的第二步也就是推进套管针的过程改为由弹簧驱动，产生了目前被广泛采用的所谓半自动穿刺枪，该装置大大简化了操作，在将穿刺针芯刺入肾实质后，再用力向下推针芯即可启动套管针的弹簧，将套管针迅速推到顶端，完成切割动作，这样一来，穿刺过程就可一只手完成。近几年，人们又在此基础上研制出全自动活检枪，将上面提到的两步动作分别交由两个弹簧完成，操作者仅需在穿刺前分别上好两个弹簧，进入肾被膜后，按动一个开关，即可启动两个弹簧，在一瞬间完成两步动作，大大简化了操作过程，提高了成功率，减少了并发症[40,41]。该全自动穿刺枪又分为一次性使用和可重复使用两种，但均较为昂贵。

不论哪种穿刺针，目前国内常用的规格为16G×（15 ~ 20）cm，取出的组织大小能充分满足肾脏病理检查的需要，在一些特殊情况下，如肾功能较差、肾脏较小等，可以使用18G穿刺针，该针稍细，相对安全，但取出的组织较小，肾小球数目也较少，可能会给诊断带来一定的困难。

四、肾穿刺活检的步骤

肾穿刺活检的步骤根据所选择的定位方法和穿刺针的不同而有所不同，不能一概而论，但基本要求大同小异，即要求操作者熟练使用穿刺针，B超医生提供准确的定位和引导。

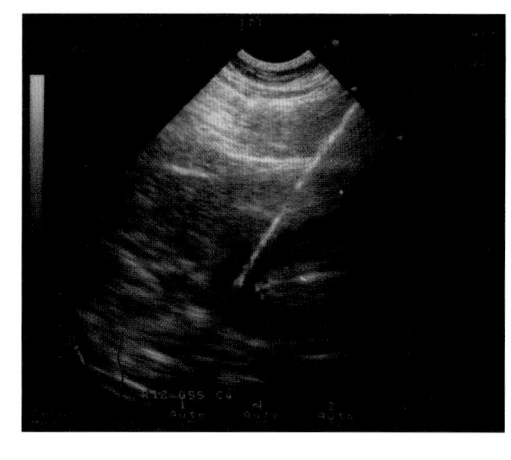

图 6-1-3-8 穿刺针进入肾脏的瞬间

患者一般采用俯卧位，腹下垫一10cm左右厚的硬枕，将肾脏顶向背部并保证后背平坦，常规消毒整个背部皮肤并铺好手术巾。

超声探头应提前用福尔马林熏蒸消毒好，耦合剂可以用消毒石蜡油或生理盐水。对于一些紧急情况下肾穿刺，来不及用福尔马林消毒探头时，可采用无菌手术手套包裹探头。

选择好穿刺的肾脏和穿刺进针点后，沿穿刺针进针方向局麻皮肤及皮下组织，最好在B超监视下局麻，可了解局麻针是否沿穿刺针进针方向进入体内，并为穿刺针进入体内提供指引。

用尖刀片切开穿刺点皮肤一个小口，将穿刺针刺入，在B超监视下缓慢进针，当看到针尖部分已经快要接触到肾脏被膜时，嘱患者憋气并尽可能向下顶住肾脏，使之不能再向下移动，然后开始穿刺取材（图6-1-3-8）。注意，在患者没有憋住气并保持肾脏不移动之前，一定不要将穿刺针刺入肾被膜或肾实质，以免划伤肾脏。不论用哪种穿刺针，穿刺取材的瞬间要迅速果断，尽量减少穿刺针在肾实质内停留的时间。

移植肾的穿刺步骤与上述基本相同，但患者可仰卧位，多数情况下肾脏不随呼吸移动，故可不用让患者憋气。

遇到穿刺取材不满意时，可以重复穿刺，但要先分析取材失败的原因，一般来讲，Tru-Cut穿刺针能允许的穿刺次数最好不超过六次。切忌一侧肾脏取材不满意后立即改穿另一侧肾脏。

穿刺取出的组织最好由在现场的病理技术员用放大镜或解剖显微镜初步了解有无肾小球[42]，熟练的技术员也可不用放大镜凭肉眼初步判断，若无肾小球时应重复取材。目前满足肾脏病理学检查要求需要至少两条组织。

五、肾穿刺活检术后处理

（一）患者的观察及处理

由于目前肾穿刺活检技术的进步，安全性比以前有较大的提高，病人的损伤也较小，因此过去常用的沙袋压迫，腹带捆绑等手段基本上已经不再需要，仅在穿刺部位覆盖纱布即可。患者可保持俯卧位用担架或平车送回病房，然后平卧在病床上24小时，嘱患者不要用力活动。连续查三次尿常规，观察尿的颜色及变化。密切观察患者的血压和心率，在病情允许的情况下，可以鼓励患者多饮水，增加尿量，减少血块堵塞尿路的发生。也曾有人认为，现在的肾穿刺活检技术已经很安全，发生有生命危险的并发症的机会小于0.1%，因此，仅需术后观察6～8小时，如果没有并发症就可以让患者适当活动[43,44]。但最近的研究结果表明，仍有33%的并发症发生在穿刺8小时以后，因此仍建议在肾穿刺活检后观察24小时[45]。

术后常规予以抗生素三天预防感染，如果有出血发生，酌情给予止血药。

（二）肾组织标本处理

详见本篇第二章。

第四节　肾穿刺活检的成功率和并发症

早期肾穿刺活检的成功率较低，随着定位技术的提高，穿刺针的改进及B超引导技术的广泛使用，目前肾穿刺的成功率已经由最初的50%左右提高到近期的93% ~ 100%[16,29,36,41,46,47]。

但是，肾穿刺活检技术毕竟是一种有创伤的检查，尽管穿刺技术不断改进，安全性越来越高，但并发症仍不可能完全避免，主要的并发症是出血[37]。

一、血尿

镜下血尿的发生率几乎100%，因为有些肾脏病本身即存在镜下血尿，因此对于镜下血尿一般不作为肾穿刺的并发症处理，多数1 ~ 2天内自行消失[7,11,48]。

除非患者肾穿刺前即存在肉眼血尿，肾穿刺活检后出现肉眼血尿即应视为并发症。但发生率一般不超过5%[7,49]，多数在数日内即可自行消失，但也有持续2 ~ 3周的[7,50,51]。多数肉眼血尿发生在肾穿刺活检后当天，个别也有术后数日才出现[7]。绝大多数肉眼血尿不会引起血压心率的变化，也不会引起血红蛋白下降，无需输血，仅延长卧床时间即可[7]。

如果尿的颜色较深，甚至接近鲜血的颜色，或者尿中含有血块，这往往提示出血量大，意味着肾脏的损伤较大，随时有血压下降的可能，应立即开放输液，如果有血红蛋白的下降，应予以输血。在充分输血输液仍不能维持血压稳定时，应立即行外科手术治疗，可行部分肾切除或全肾切除[51]。有条件的话，也可选择肾动脉造影，找出出血部位，行动脉栓塞治疗[48,49]（图6-1-4-1、图6-1-4-2）。

有时血块可能会刺激输尿管引起肾绞痛，或者堵塞尿道造成急性膀胱潴留，可予以解痉或逆行插管冲洗处理[1,52]。

二、肾周血肿

肾周血肿的发生也很普遍，据报道可高达48% ~ 85%。但多为无症状的小血肿，可自行吸收，临床上不需要任何处理。较大的血肿发生率并不高，最近有人统计仅1.9%[46]。但可引起患者出现明显的症状，如腰痛、腹痛、恶心呕吐、严重的甚至影响呼吸而出现呼吸困难。如果血肿较大，也可引起血压及血红蛋白的下降，处理不当也会出现生命危险。故对于术后病人出现明显的腰痛腹

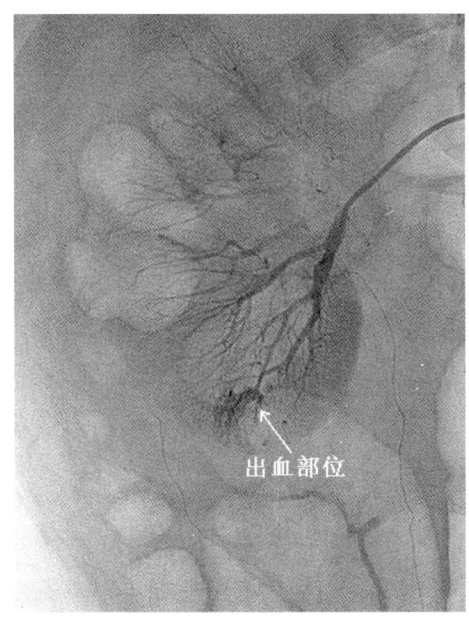
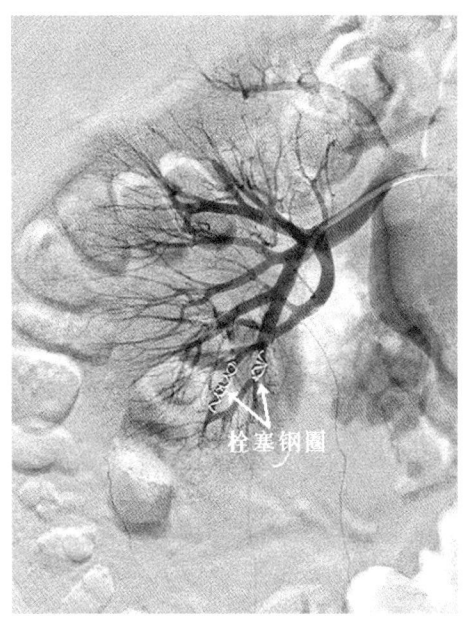

图 6-1-4-1　肾穿后出血　　　　　　　　图 6-1-4-2　选择性动脉栓塞后出血停止

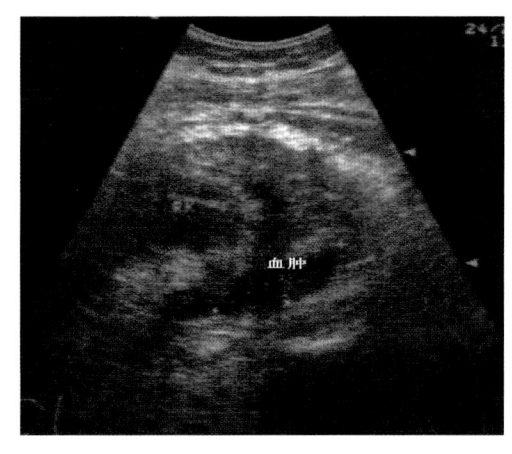

图 6-1-4-3　血肿

痛，应立即作床旁 B 超检查，证实存在较大血肿后（图 6-1-4-3），应严格限制患者活动，必要时输血输液稳定血压，效果不好时应及时外科手术处理[1,46]。一般来讲，只要血压稳定，大血肿往往能在三个月内自行吸收，但应该注意不要出现血肿的继发感染，抗生素的使用是必要的[49]。

三、动静脉瘘

动静脉瘘是由于肾穿刺活检时造成的动静脉直接短路，多发生在高血压、慢性肾衰竭等患者的肾穿刺后[53,54]，多数能自行闭合，但也有长期不闭合达数年之久的[54]。临床上常无明显症状，只有严重的动静脉瘘才有症状，可以表现为血尿、肾周血肿、顽固性高血压、腰痛及腰部血管杂音、进行性心力衰竭及肾衰竭[1,53,54]。彩色多普勒和选择行动脉造影可发现动静脉瘘，现在多使用动脉栓塞治疗，可取得明显的效果[1,49,53,55]。

总之，目前肾穿刺活检技术的主要并发症是各种出血及相关的并发症，有人对肾穿刺并发症的发生时间、类型以及比率作了回顾性分析，结果可供参考[46]（表 6-1-4-1 ~ 表 6-1-4-3）。

表 6-1-4-1　肾穿刺后并发症出现的累计时间[46]

	n	小时（肾穿刺后）				
		≤ 4	≤ 8	≤ 12	≤ 24	>24
总计	91	42%	67%	85%	89%	11%
轻度并发症	46	46%	67%	80%	87%	13%
重度并发症	45	38%	67%	89%	91%	9%

表 6-1-4-2　并发症的类型和比率[46]

	n	%（所有并发症中）	%（全部肾穿刺）
轻度并发症			
轻度肉眼血尿	23	46	3.1
小血肿	16	32	2.1
两者均有	8	16	1.1
其他	3	6	0.4
总计	50	100	6.7
严重并发症			
严重肉眼血尿	12	25	1.6
大血肿	14	29	1.9
两者均有	13	27	1.7

	n	%（所有并发症中）	%（全部肾穿刺）
动静脉瘘	3	6.3	0.4
梗阻/急肾衰	2	4.2	0.3
血红蛋白下降	2	4.2	0.3
其他	2	4.2	0.3
总计	48	100	6.4

表 6-1-4-3　肾穿刺后并发症的类型和出现时间 [46]

	小时（肾穿刺后）				
	≤4	5~8	9~12	13~24	>24
轻度并发症					
轻度肉眼血尿	12	5	2	1	1
小血肿	5	3	2	2	3
两者都有	3	1	1	0	2
其他	1	1	1	0	0
总计（n=46）	21	10	6	3	6
严重并发症					
严重肉眼血尿	4	4	2	0	2
大血肿	4	6	2	0	1
两者都有	6	2	2	0	1
动静脉瘘	2	0	1	0	0
梗阻/急肾衰	1	0	1	0	0
血红蛋白下降	0	0	2	0	0
其他	0	1	0	1	0
总计（n=45）	17	13	10	1	4

四、其他并发症

肾穿刺活检技术开展之初，尚可见到感染、误穿其他脏器等并发症，现在随着肾穿刺活检技术的进步，这些并发症已几乎见不到[1]。

（金其庄）

参考文献

1. 金其庄.肾脏活体组织检查 // 王海燕.肾脏病学.3版.北京:人民卫生出版社,2008: 549-563.
2. 章友康,王海燕,耿琳,等.薄基底膜肾病八例分析.中华内科杂志,1992,31:160-162.
3. 章友康,邹万忠.纤维样肾小球病和免疫触须样肾小球病.中华内科杂志,1997,36:782-784.
4. 邹万忠.肾活检的临床病理诊断 // 郑法雷.肾脏病的诊断进展.北京:人民军医出版社,2005:25.
5. GWYN NB. Biopsies and completion of certain surgical procedures. Can Med Ass J,1923,13(11): 820.
6. LOFGREN S,SNELLMAN B. Instrument and technique of kidney biopsy. Acta Med Scand,1957,157(2): 93-

96.

7. MADAIO MP. Renal biopsy. Kidney Int, 1990, 38(3):529-543.

8. BOLTON WK, VAUGHAN ED JR. A comparative study of open surgical and percutaneous renal biopsies. J Urol, 1977, 117(6): 696-698.

9. Heath and Public Policy Committee, American College of Physicians. Clinical competence in percutaneous renal biopsy. A position paper. Ann Intern Med 1988; 108: 301.

10. 刘平. 肾脏活体组织检查 // 王叔咸, 吴阶平. 肾脏病学. 北京: 人民卫生出版社, 1987. 218-226.

11. GAULT MH, MUEHRCKE RC. Renal biopsy: current views and controversies. Nephron, 1983, 34(1): 1-34.

12. BACH D, HANRATHS M, MAAR K, et al. Ultrasound guided percutaneous biopsy or operative biopsy in patients with renal impairment. Int Urol Nephrol, 1988, 20(5): 519-523.

13. SHETYE KR, KAVOUSSI LR, RAMAKUMAR S, et al. Laparoscopic renal biopsy: a 9-year experience. BJU Int, 2003, 91(9): 817-820.

14. MUKHTAR Z, STEINBRECHER H, GILBERT RD, et al. Laparoscopic renal biopsy in obese children. Pediatr Nephrol, 2005, 20(4): 495-498.

15. SAMIK J. Double renal biopsy with Menphini needle. Int Urol Nephrol, 1976, 8:331.

16. 赵魁单, 周惠英. 肾脏穿刺活体组织检查初步报告. 中华内科杂志, 1958, 6:694.

17. MAL F, MEYRIER A, CALLARD P, et al. Transvenous renal biopsy: a preliminary report on 36 patients. Kidney Int, 1990, 37:279.

18. CLUZEL P, MARTINEZ F, BELLIN MF, et al. Transjugular versus percutaneous renal biopsy for the diagnosis of parenchymal disease: comparison of sampling effectiveness and complications. Radiology, 2000, 215(3): 689-693.

19. THOMPSON BC, KINGDON E, JOHNSTON M, et al. Transjugular kidney biopsy. Am J Kidney Dis, 2004, 43(4): 651-662.

20. ABBOTT KC, MUSIO FM, CHUNG EM, et al. Transjugular renal biopsy in high-risk patients: an American case series. BMC Nephrol, 2002, 3:5.

21. LEAL JJ. A new technique for renal biopsy: the transurethral approach. J Urol, 1993, 149(5): 1061-1063.

22. KORBET SM. Percutaneous renal biopsy. Semin Nephrol, 2002, 22(3): 254-267.

23. 王晓南, 李汉忠, 黄庆元, 等. 肾活检在移植肾功能损害诊断中的应用 -30 例分析及文献复习. 中华肾脏病杂志, 1990, 6 :338.

24. 郭应禄, 邹万忠, 张季伦, 等. 肾穿刺活检在肾移植术后的应用. 中华外科杂志, 1980, 18 :464.

25. SZANYA J, SZAKALY P, MAGYARLAKI T, et al. Predictive morphological findings in "zero-hour" biopsies of renal allografts. Acta Chir Hung, 1997, 36(1-4): 346-348.

26. STILES KP, YUAN CM, CHUNG EM, et al. Renal biopsy in high risk patients with medical diseases of the kidney. Am J Kidney Dis, 2000, 36(2): 419-433.

27. LABEEUW M, CAILLETTE A, DIJOUD F. Renal biopsy in the elderly. Presse Med, 1996, 25(13): 611-614.

28. WHITTIER WL, KORBET SM. Renal biopsy: update. Curr Opin Nephrol Hypertens. 2004, 13(6): 661-665

29. KORBET SM. Percutaneous renal biopsy. Semin Nephrol, 2002, 22(3): 254-267.

30. ROGER SD, BEALE AM, CATTELL WR, et al. What is the value of measuring renal parenchymal thickness before renal biopsy? Clin Radiol, 1994, 49(1): 45-49.

31. 周敬勉, 姚丽婷, 杨鸣. 超声引导下经皮肾穿刺活检术在慢性肾脏病中诊断价值. 临床军医杂志, 2015, 43 (5):490-492.

32. 赵明辉, 谌贻璞. 急性肾功能衰竭时经皮肾穿刺的体会. 中华肾脏病杂志, 1993, 9 :1

33. LUSTED LB, MORTIMORE GE, HOPPER JJ, et al. Needle renal biopsy under image amplifier control. Am J Roentg Rad Ther Nucl Med, 1956, 75: 953-955.

34. KARK RM, BUENGER RE. Television monitored fluoroscopy in percutaneous renal biopsy. Lancet, 1966, 1(7443): 904-905.

35. RAPACCINI GL, POMPILI M, CATURELLI E, et al. Real-time ultrasound guided renal biopsy in diffuse renal disease:114 consecutive cases. Surg Endosc, 1989, 3(1): 42-45.

36. BIRNHOLZ JC, KASINATH BS, CORWIN HL. An improved technique for ultrasound guided percutaneous renal biopsy. Kidney Int, 1985, 27(1): 80-82.

37. HOJS R. Kidney biopsy and power Doppler imaging. Clin Nephrol, 2004, 62(5): 351-354.

38. KARK RM. The development of percutaneous renal biopsy in man. Am J Kidney Dis, 1990, 16(5): 585-589.

39. CARYTON CA. New aspiration-needle syringe for percutaneous renal biopsy. Nephron, 1979, 24(2): 96-97.

40. MORRISON RT, BARR JG, WILDOWSKI MJ, et al. A new technique for percutaneous renal biopsy. Kidney Int, 1990, 37:281.

41. WISEMAN DA, HAWKINS R, NUMEROW LM, et al. Percutaneous renal biopsy utilizing real time ultrasound guidance and semiautomated biopsy device. Kidney Int, 1990, 38(2): 347-349.

42. HEFTER LG, BRENNAN GG. Transillumination of renal biopsy specimens for rapid identification of glomeruli. Kidney Int, 1987, 20(3): 411-415.

43. FRASER IR, FAIRLEY KF. Renal biopsy as an outpatient procedure. Am J Kidney Dis, 1995, 25(6): 876-878.

44. JONES B, PUVANESWARY M, NANRA R, et al. Reduced duration of bed rest after percutaneous renal biopsy. Clin Nephrol 1991; 35:44-45.

45. SIMCKES AM, BLOWEY DL, GYVES KM, et al. Success and safety of sameday kidney biopsy in children and adolescents. Pediatr Nephrol, 2000, 14(10-11): 946-952.

46. WHITTIER WL, KORBET SM. Timing of complications in percutaneous renal biopsy. J Am Soc Nephrol 2004; 15:142-147.

47. IVERSEN P, BRUN C. Aspiration biopsy of the kidney. Am J Med 1951;11:324.

48. MUTH RG. The safty of percutaneous renal biopsy:an analysis of 500 consecutive cases. J Urol, 1965, 94:1-3.

49. 谌贻璞, 俞雁平, 等. 经皮肾穿刺的并发症 1000 例分析. 中华内科杂志, 1993, 32 :392.

50. PARRISH AE. Complications of percutaneous renal biopsy: a review of 37 years' experience. Clin Nephrol, 1992, 38(3): 135-141.

51. LEE DA, RODER R, et al. Late complications of percutaneous renal biopsy. J Urol, 1967, 97(5): 793-797.

52. ALTEBARMAKIAN VK, GUTHINGER WP, YAKUB YN, et al. Percutaneous kidney biopsy: complications and their management. Urology, 1981, 18(2): 118-122.

53. ETTORRE GC, FRANCIOSO G, FRANCAVILLA I, et al. Renal arteriovenous fistulas after renal biopsy. Percutaneous embolization. Radiol Med, 2000, 100(5):357-362.

54. HORCICKA V JR, KREJCI K, ZADRAZIL J, et al. Arteriovenous fistula as a complication of renal biopsy. Vnitr Lek, 2002, 48(5):432-437.

55. RIBERA L, RODRIGUEZ JORNET A, FALCO J, et al. Arteriovenous fistula: complication of renal biopsy. Superselective embolization. Nefrologia, 2004, 24(4): 372-375.

第二章
肾脏病理学检查

第一节 供病理检查的肾标本的初步处理

肾穿刺活检所获得的肾组织在病理检查前的正确处理非常重要，是保证后续检查的基础。所获得的肾标本应保证光学显微镜（光镜）、免疫病理学和电子显微镜（电镜）检查的需要；由于肾小球、肾小管、肾间质和肾血管在解剖和功能方面关系密切、相互影响，所以，要求在同一标本中，都应包含上述组织成分。对新鲜的穿刺标本可在解剖显微镜或高倍放大镜下进行即刻观察，标本中若无肾小球，可作补救穿刺。为保证三种检查中，均可对肾小球、肾小管、肾间质和肾血管进行全面观察，可将标本自皮质端（针尾端）至髓质端（针头端）依次分割，皮质端一小部分（1mm）做电镜检查，相接一部分（2mm）做荧光检查，其余部分做光镜检查。也可以连续切成1mm的小块，相间进行电镜、免疫病理学和光镜检查。为保证病理检查的成功，也可进行两针或多针穿刺，一针做光镜检查，另一针做免疫病理学和电镜检查。光镜切片是一般肾脏疾病病理诊断的基础，应保证包含10个以上的肾小球，否则对肾小球疾病的诊断将引起误诊[1]（图6-2-1-1）。穿刺所得的肾组织，切不可与B超定位时所用石蜡油等高张物质接触，以免组织干固。供免疫荧光检查的标本，用盐水纱布包裹，置于冰箱冷冻冰格中保存，供光镜和电镜检查的标本应即刻及时固定，将肾穿刺组织尽快浸入固定液内，使其迅速凝固，防止自溶和腐败。光镜标本常用10%的中性甲醛或其他固定液，供电镜检查的标本常用3%的戊二醛，有时用多聚甲醛，在室温下保存，4℃环境下更好[1]。

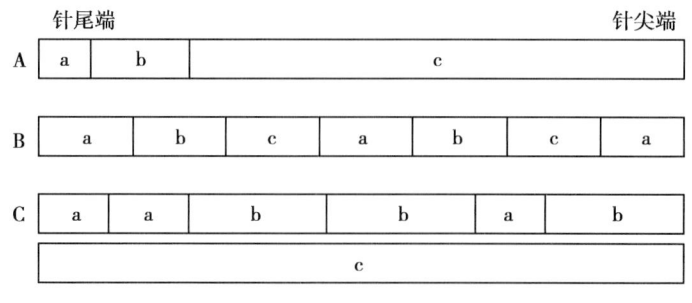

图 6-2-1-1　肾活检标本的取材
A、B：一条肾组织；
C：两条肾组织；
左：针尾端；右：针尖端；a：电镜；
b：荧光；c：光镜

第二节 光镜检查标本的制备及检查

将穿刺获得的肾组织的光镜检查部分，经固定、脱水、透明、包埋、切片、染色等步骤，做成玻璃片，通过电光源，照明的光线射到标本上，再通过物镜和目镜等一系列光学系统，成像和放大，进行观察，是肾活检病理检查的最基本的方法。分辨距离约为0.2μm。

肾活检光镜检查的标本制作方法：

固定：固定的目的是使肾组织的蛋白和其他成分凝固，尽量保持离体前的形态，这是固定的目的。穿刺标本应立即置入4%中性甲醛（又称10%福尔马林，Formalin）固定液，室温或4℃保存。甲醛具有穿透力强、固定均匀、可以保存组织内的脂类物质、使组织很少收缩和增加柔韧性的优点，便于切片。95%的乙醇也是常用的固定液，它除固定作用外，尚有脱水作用，可保存组织内的糖类物质及尿酸结晶，其不足之处是使组织收缩明显，并使组织内脂类物质溶解。甲醛和乙醇混合固定液（4%甲醛、冰醋酸和95%乙醇混合）可避开各自缺点。苦味酸固定液的优点是固定的组织柔韧而且收缩少。Zenker固定液对免疫球蛋白的固定效果较好。

固定液配制不规范、新鲜组织块贴覆于瓶壁而固定不佳、穿刺组织与B超定位所用的石蜡油相混、组织固定时温度过高等因素，均可导致固定不充分而影响后续的切片和染色，最终影响观察和诊断。

脱水：固定的组织中，含有一定的水分，为使组织和细胞能与非水溶性石蜡紧密结合，必须脱水。常用由低到高的梯度乙醇脱水。

透明：透明的目的是将能与石蜡结合的媒介剂浸入组织，并将不能与石蜡结合的脱水剂（酒精）置换出来，并使组织透明，为包埋做准备。

浸蜡：浸蜡的目的是使组织内有一定的支撑物，使之具备一定的硬度和韧度，便于切出满意的切片。常用石蜡的熔点为60～62℃，有时为保存组织内的抗原，可用48～50℃的低熔点石蜡。

包埋：将浸蜡彻底的组织用石蜡包埋成规整的长方形块状物体，便于在切片机上切片。

切片：将石蜡包埋块置于切片机切片。为防止细胞重叠和特殊染色的需要，并充分显示所获得标本的病理变化，肾活检病理检查的切片一定保证2～3μm的薄切片，而不同于一般病理检查的7μm的切片。

染色：为了观察组织的结构和病变，必须进行染色。染色的目的是便于在光镜下观察标本的组织结构的变化、固有细胞的多少和分布、炎症细胞浸润、细胞外基质的多寡、基底膜的变化等，为此，肾活检病理切片要求数种必需的染色方可在显微镜下观察。染色前，必须将石蜡切片中的石蜡去除，否则水溶性染料不能与组织结合，这一步骤称脱蜡。脱蜡程序与脱水包埋法正相反，先将石蜡切片置于二甲苯中使石蜡溶解，再用由高到低的梯度酒精水化，之后用自来水或蒸馏水冲洗后便可染色。染色后，为使切片清晰和便于保存，还应再脱水和透明，之后用二甲苯透明，最后滴加树胶封片。一般要具备四种染色，各有不同的观察目的[2]。天然和合成的染料均为含有发色团的有机化合物，当染料具有助色团成为盐类物质时，即可溶解于水并具有电荷，与组织和细胞亲和而着色。含有氨基、二甲氨基的助色团偏碱性，带阳电荷，称碱性染料，含羧基、羟基或磺基助色团偏酸性，带阴电荷，称酸性染料，借此，组织和细胞的不同生化成分，染成不同的颜色，供观察和分析。

不同染色的光镜标本均有各自的观察要点和不同成分的表现特点。

HE（hematoxin eosin）或苏木素伊红染色：细胞核显紫色，细胞质显红色。染色方法较容易，可观察标本全貌，并可观察细胞的种类和数量（图6-2-2-1）。

PAS（periodic acid Schiff）或过碘酸希夫反应：该法对糖原和糖蛋白染成红色，所以可显示肾小球和肾小管的基底膜以及增生的系膜基质等细胞外基质，并可根据基底膜的轮廓判断固有细胞的种类：基底膜外侧的细胞为足细胞，基底膜包绕的毛细血管腔内者为内皮细胞，毛细血管之间者为

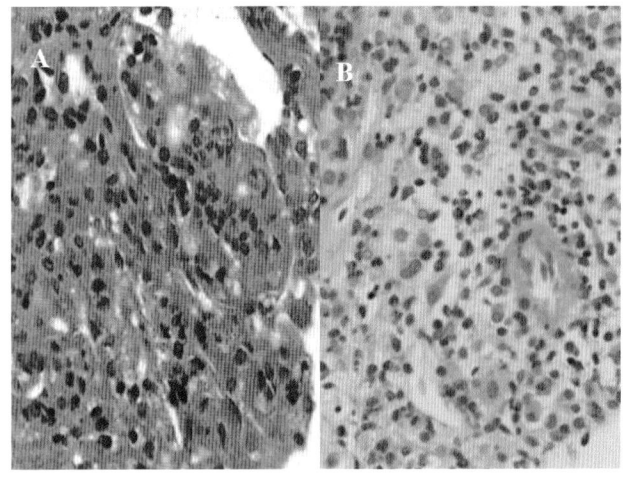

图 6-2-2-1 HE 染色
A: 肾小球内细胞增生,白细胞浸润,核碎形成(HE×400);
B: 肾间质嗜酸性粒细胞等浸润(HE×400)

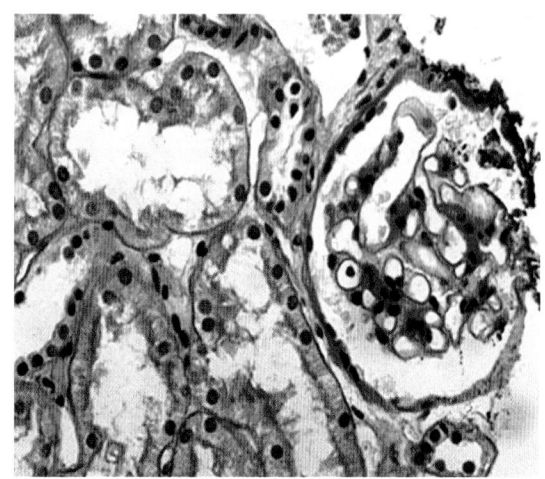

图 6-2-2-2 PAS 染色
基底膜呈红色,系膜细胞和基质轻度增生(PAS×400)

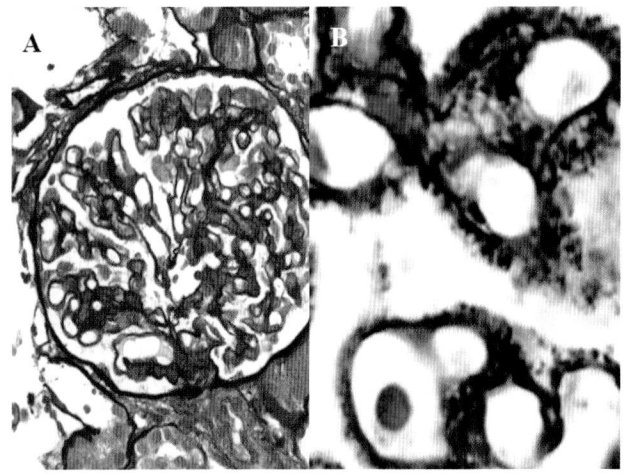

图 6-2-2-3 PASM 染色
A: 基底膜呈黑色(PASM×400);B: 精细地显示基底膜增厚,
钉突状结构形成(PASM×600)

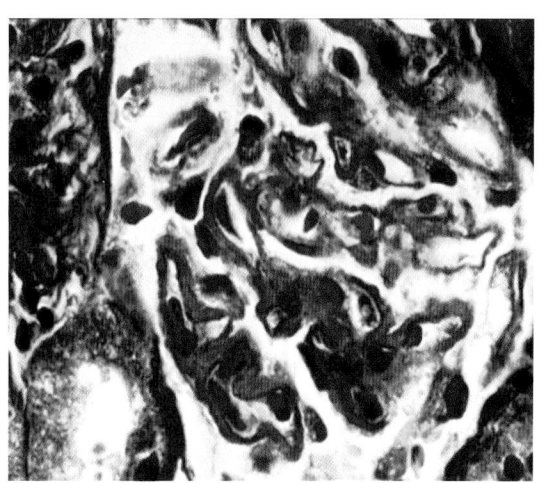

图 6-2-2-4 Masson 染色,免疫复合物呈红色
(Masson×400)

系膜细胞(图6-2-2-2)。

PASM(periodic acid-silver methenamine)或六胺银染色:该法在过碘酸氧化的基础上,加染银,使基底膜和系膜基质以及Ⅳ型胶原显黑色,并根据肾小球细胞与基底膜位置判断细胞种类,较PAS法显示更精细(图6-2-2-3)。

Masson's trichrom stain或马松三色染色:基底膜和Ⅲ型胶原显蓝色或绿色,免疫复合物或血浆、纤维蛋白显红色。可观察基底膜和免疫复合物(图6-2-2-4)。

上述各种染色均应做苏木素复染,以显示细胞核。也可将PASM与Masson两种染色用于同一切片,可使免疫复合物的沉积定位显示更精确。

除上述必需的染色外,有时根据需要进行其他的特殊染色,如显示纤维蛋白的Lendrom染色,显示淀粉样物质的刚果红染色等。

详细的染液配方可参阅肾活检病理技术书籍或文章。

理想的光镜切片要薄,染色方法齐备,所含肾小球要超过10个,否则不易判断肾小球疾病的严重程度,特别是局灶性肾小球肾炎和肾小球病[3]。

第三节 免疫荧光标本制备及检查

肾脏疾病中，内源性或外源性抗原物质、特殊的异常物质很多，可以通过荧光标记方法观察。

通过荧光显微镜可观察标本中的自发荧光物质，也可用荧光素标记的抗体及抗抗体观察组织或细胞内的抗原或抗体。肾活检病理检查多用后者。荧光显微镜是以高压汞灯产生的短波紫外线为光源，并配有激发、阻断、吸热和吸收紫外线等滤片系统，标本中的荧光物质在紫外线激发下，发出各种颜色（决定于荧光素的种类），精细地显示组织和细胞内的抗原和抗体种类。

免疫荧光标本在不同情况下，有不同的制作方法。

（一）冰冻切片直接免疫荧光法

为最大限度保存肾组织的抗原和抗体，做冰冻切片的标本应尽快以盐水纱布包裹，以免干涸，并尽快冷冻保存（0℃以下），冰冻切片机切片后，采用标准化的荧光素标记的抗体与肾内的抗原或免疫球蛋白、补体进行结合，进而说明标本中有无相应抗原或免疫复合物存在。

将荧光素标记抗体直接滴加于肾组织冰冻切片上，在荧光显微镜下观察，称直接免疫荧光法（图6-2-3-1）。根据显现的荧光强度来判断免疫复合物的多少，常用半定量法，阴性：低倍镜和高倍镜下均无荧光。±：低倍镜下阴性，高倍镜下似乎可见。+：低倍镜下似乎可见，高倍镜下模糊可见。++：低倍镜下明显可见，高倍镜下清晰可见。+++：低倍镜下清晰可见，高倍镜下可见耀眼的荧光。++++：低倍镜下耀眼，高倍镜下可见刺眼的荧光。根据导致肾脏疾病的常见免疫复合物种类，常规进行IgG、IgA、IgM等免疫球蛋白，旁路激活的补体C3和经典途径激活的补体C1q、C4以及纤维蛋白（FRA）等检测。根据荧光素的种类，可发出不同颜色的荧光（如异硫氰荧光素发绿色荧光，罗丹明发红色荧光）。有时，根据需要还要进行抗原的检测，如乙型和丙型肝炎病毒抗原（HbsAg、HBcAg、HCAg）、κ和λ轻链蛋白等检测。观察时，还应注意荧光显现的图像和部位：细线状、颗粒状、团块状。沉积部位，肾小球毛细血管壁（冰冻切片较厚，不能区分出毛细血管基底膜）、系膜区、肾小管基底膜、肾间质浸润的细胞、小动脉等（图6-2-3-2）[4,5]。

（二）冻切片间接免疫荧光法

有时试剂公司出售的标准抗体未进行荧光素标记，可加用第2抗体，第2抗体是荧光素标记的、而且一定是抗第1抗体的动物血清（图6-2-3-3）。与直接免疫荧光法相比，不必每种抗体均标荧光素，而且有一定的放大作用。

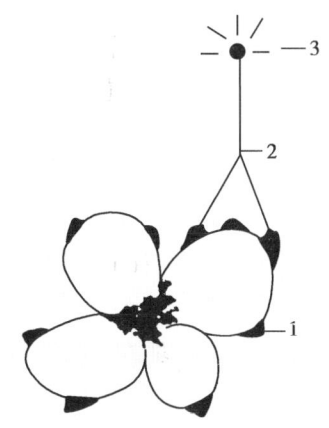

图6-2-3-1 直接免疫荧光法
1：含IgG的免疫复合物；2：兔抗人IgG血清；3：荧光素

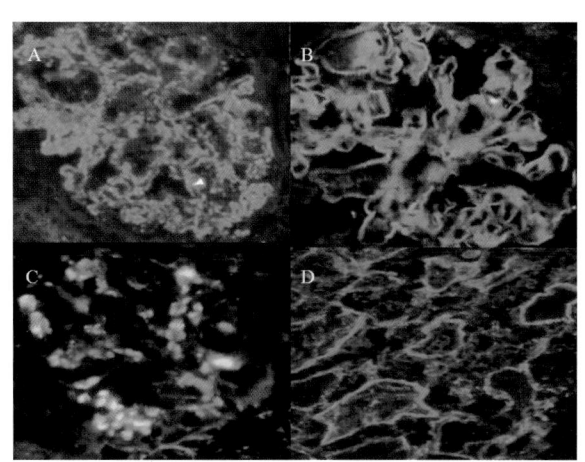

图6-2-3-2 直接免疫荧光法
A：IgG沿肾小球毛细血管壁颗粒状沉积，++++；B：IgG沿肾小球毛细血管壁细线状沉积，++++；C：IgA沿肾小球系膜区团块状沉积，++++；D：IgG沿肾小管基底膜线样沉积，+++（免疫荧光×400）

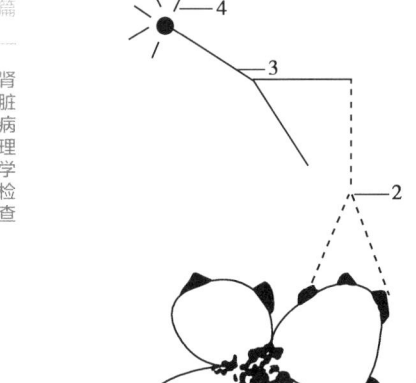

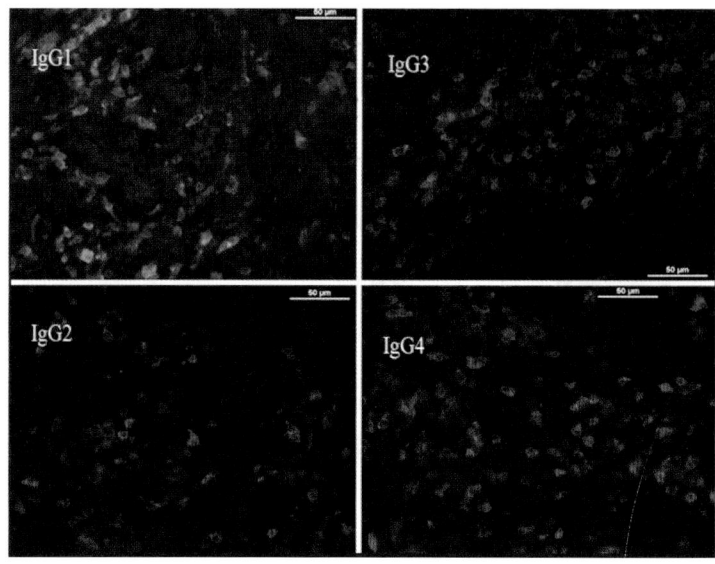

图 6-2-3-3　间接免疫荧光法
1: 含 IgG 的免疫复合物; 2: 兔抗人 IgG 血清;
3: 羊抗兔 IgG 血清; 4: 荧光素

图 6-2-3-4　CD138 显绿色荧光（DAB 显色），IgG1～IgG4 显红色荧光（罗丹明显色）（荧光 ×400）

具体的观察方法和量化，与直接免疫荧光法相同[4]。

（三）石蜡切片免疫荧光法

有时供免疫荧光检查的冰冻标本中，无肾小球，但对肾小球疾病的病理诊断又非常重要，可用石蜡包埋的组织进行免疫荧光检查。石蜡包埋的标本由于经过了高温和有机溶酶的作用，其中抗原成分已被破坏或被屏蔽，因此，在滴加抗体前要先经物理或化学方法修复抗原。石蜡切片免疫荧光法的结果与上述两种方法相同，只是在量化判断上，应加一级，以弥补抗原的损失[6-8]。

（四）多重免疫荧光法

利用不同的荧光素可发出不同颜色的荧光特点，可在同一切片上同时显现两种或数种抗体标记物[9]（图 6-2-3-4）。

第四节　免疫组织化学技术及其应用

免疫组织化学法简称免疫组化，是利用抗原和抗体能特异性结合的特点，通过化学反应使标记于结合后的特异性抗体上的显示剂（如酶、金属离子、同位素等）显色，在光学显微镜下观察，可以确定待检抗原或抗体的性质、定位等，是近年来免疫病理学发展的重要部分。

免疫组化标本具有特殊的制备方法和流程。

1. 抗原修复　肾活检标本制成石蜡切片后，应用低温石蜡包埋，其中的抗原决定簇必然与甲醛结合而被覆盖，破坏严重，所以必须先经过酶消化法（胰蛋白酶、胃蛋白酶等）或物理解聚法（微波炉、高压锅等加热）将抗原修复[10]。

2. 再经过放大系统和显色系统方法使抗原成分显示出来[11,12]。基本原理是将抗体与酶结合，常用的是辣根过氧化物酶（HRP）[11]，酶结合的抗体与肾组织内抗原结合后，使酶与底物作用，生成不溶性的有色产物，观察抗原或抗体的位置。HRP 的底物是 DAB（3,3-二氨基联苯胺），催化时需要供氢体，通过反应，生成有色的氧化型染料，常用的供氢体是 H_2O_2，显棕色。常用的方法有：PAP 法[13]，通过将辣根过氧化物酶、抗过氧化物酶并连接桥抗体后，再催化显色剂，使检测物显现。ABC 法[14]、卵白素（avidin）和生物素（biotin）的亲和力很大，而生物素又与免疫球蛋

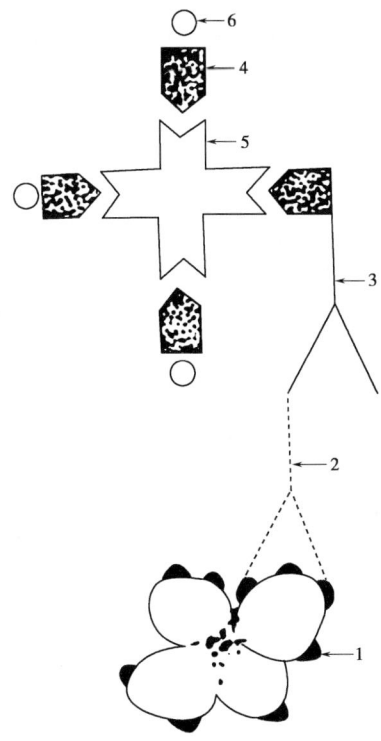

图 6-2-4-1 免疫组化
SP 法
1: 含 IgG 的免疫复
合物; 2: 兔抗人 IgG
血清; 3: 羊抗兔 IgG
血清; 4: 链酶菌抗
卵白素; 5: 生物素;
6: 辣根过氧化物酶

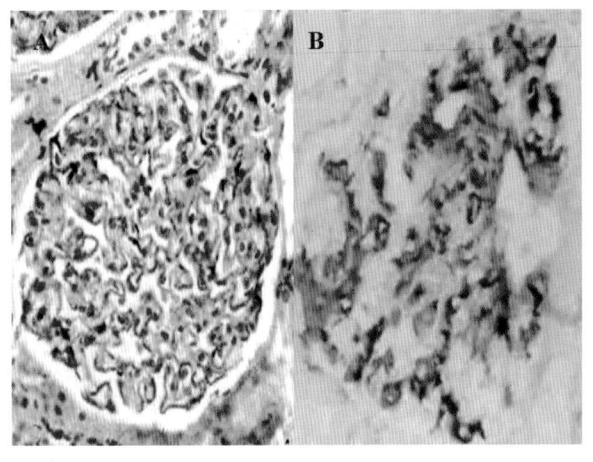

图 6-2-4-2　EnVision 法
A: IgG 沿肾小球毛细血管基底膜颗粒状沉积; B: IgA 沿
肾小球系膜区团块状沉积(免疫组化 ×400)

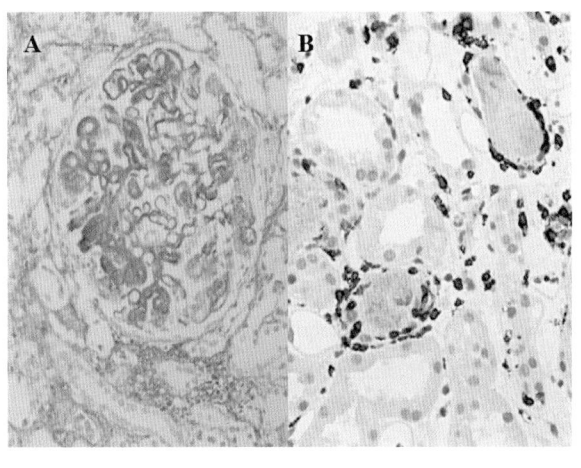

图 6-2-4-3　EnVision 法
A: Ⅲ型胶原沿肾小球基底膜和系膜区颗粒及团块状沉积;
B: CD8 淋巴细胞浸润肾小管壁(免疫组化 ×400)

白、抗原物质和过氧化物酶结合能力很强,所以生物素化的桥抗体可以与卵白素生物素复合物和过
氧化物酶大量结合,使检测物显现(图6-2-4-1)。但是,肾小管上皮细胞具有较丰富的内源性过氧
化物酶,所以,肾活检标本的免疫组化常有较强的背景染色,影响阳性结果的判断。SP、LSAB、
SABC法与ABC法相似,只是用链酶菌抗卵白素取代了ABC法中的卵白素。EnVision、Power
Vision法则将第二抗体与酶标分子结合于多聚物,与第一抗体反应,可以避免内源性过氧化物酶的
干扰(图6-2-4-2、图6-2-4-3)。

　　多重免疫组化方法:根据不同显色剂的不同显色原理,可在同一张切片上显示两种或多种抗体
标记[12](图6-2-4-4)。

　　免疫荧光法与免疫组化法的比较:前者的优点是方法简单、快速、人为因素少、定量准确,缺
点是设备复杂、荧光在短时间淬灭。免疫组化法的优点是设备简单、长时间保存,缺点是人为因素
干扰大、背景非特异染色不易消除、不易定量。

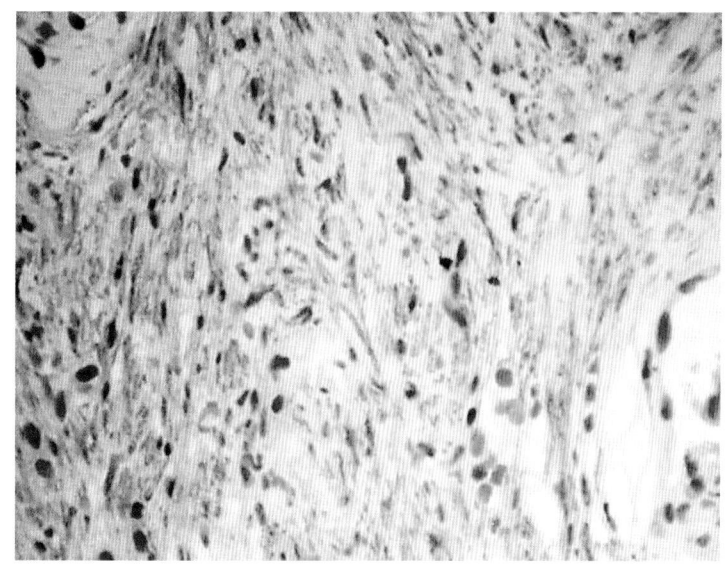

图 6-2-4-4 免疫组化 PAP 法
α-SMA 显示浸润的肾间质单核细胞阳性
（DAB 显棕黄色），Ⅳ 型胶原显示肾间
质阳性（碱性磷酸酶显蓝色）（免疫组化
×400）

（邹万忠）

参考文献

1. 邹万忠. 肾活检标本的处理和病理检查方法 // 邹万忠. 肾活检病理学. 3 版. 北京：北京大学医学出版社，2014:359-371.

2. 孙淑芬，马福成，李江，等. 染色的基本原理、生物染料和苏木精—伊红染色方法 // 王伯沄、李玉松、黄高昇，等. 病理学技术. 北京：人民卫生出版社，2000:95-134.

3. 中华医学会. 临床技术操作规范. 病理学分册. 北京：人民军医出版社，2004:130-204.

4. Madaio MP. Renal biopsy. Kidney Int, 1990, 38(3): 529-543.

5. Lajoie G, Silva FG. Technical Aspects of renal biopsy processing.//Silva FG, D'Agati VD, Nadasdy T. Renal Biopsy. Churchill Livingstone. New York, Edinburgh, London, San Francisco, Tokyo, 1996:423-435.

6. 董鸿瑞，程虹，谌贻璞，等. 甲醛固定石蜡包埋肾组织做荧光染色在病理诊断中的应用. 中华肾脏病杂志，2005, 21:315-319.

7. 张燕，陈剑，刘海静，等. 石蜡切片免疫荧光法在肾病穿刺组织中的应用. 北京：北京大学学报（医学版），2011, 43:900-902.

8. 李昌水，张英杰，郑江江，等. 蛋白酶 K 修复石蜡切片免疫荧光染色在肾活检病理诊断中的应用. 中华病理学杂志，2014, 43:38-41.

9. 王伯沄. 免疫荧光技术 // 汪美先. 免疫学基础. 西安：陕西科学技术出版社，1981:279-295.

10. 周小鸽，王鹏，陆鸣，等. 加热抗原修复对内源性生物素蛋白结合物的影响及其对策. 中华病理学杂志，2002, 31:491-496.

11. 倪灿荣，马大烈，戴益民. 免疫组织化学实验技术及应用. 北京：化学工业出版社，2006.

12. 梁英杰. 免疫组织化学常用染色方法与染色阳性结果判断 // 吴秉铨，刘彦仿. 免疫组织化学病理诊断. 2 版. 北京：北京科学技术出版社，2013:29-34.

13. Sternberger LA, Hardy PHJ, Cuculis JJ, et al. The unlabeled antibody enzyme method of immunohistochemistry, preparation of soluble antigen-antibody complex (Horse-radish peroxidase-antihorse-radish complexes) and its use in identification of spirochetes. J Histochem Cytochem, 1970, 18:315-333.

14. Hsu SM, Watts G. The use of antiavidin and avidin-biotin peroxidase complex in immunoperoxidase technics. Am J Pathol, 1981, 75(6):816-821.

第五节 透射电镜技术及其应用

透射式电子显微镜，简称透射电镜（transmission electron microscope），是生物医学领域应用最广泛的一种电子显微镜，其基本原理是利用电子束作为照射源，高速电子束穿透极薄的样本后进行逐级放大，并在荧光屏成像，可反映样本内部的超微结构。

透射电镜较光学显微镜的优势是具有极高的分辨率，通常可以达到0.2nm，较光学显微镜的分辨率（0.2μm）提高了1 000倍，因此，透射电镜能够观察到组织细胞的亚显微结构，包括细胞膜、细胞核、细胞器、胞质内各种包涵体、微丝和微管的细胞骨架等超微结构。

一、透射电镜样本的包埋块制备与超薄切片法

要得到高质量的超微结构图像，除了具备高分辨率的电镜设备外，对电镜样本的制作也提出了很高的要求。透射电镜样本的制作较为复杂，包括电镜样本包埋块以及组织超薄切片的制备。电镜样本包埋块的制作过程，包括取材、固定、脱水、浸透、包埋等步骤，每一步均要遵守严格的操作规程。取材是第一步，要求做到快、小、冷、准。快：组织离体或断血后尽快投入固定液内；小：组织块不能太大，以1mm³立方体或截面为1mm³长方体为宜，否则，固定液不易穿透；冷：固定液预先在0 ~ 4℃冰箱储存，置入组织后的运输和储存的环境温度不宜过高，尽量在保温桶内运输，0 ~ 4℃冰箱储存。切不可冷冻，否则，会形成冰晶，破坏超微结构。准：取材部位准确，如肾活检组织应取皮质区，保证含有肾小球结构。电镜样本的固定，常用2% ~ 3%戊二醛和1%锇酸的双重固定方法。戊二醛对蛋白质、核酸和糖原等固定效果好，但不能固定脂质，也无提高电子反差的作用；而锇酸对脂质的固定效果好，且有助于提高电子反差。组织固定后，需要进行系列梯度（30%→50%→70%→90%→100%）丙酮或乙醇的脱水，浸透是将组织浸入包埋剂与脱水剂的混合液，以便将脱水剂置换掉，最后，将组织用环氧树脂Epon812包埋，并在高温（60 ~ 80℃）聚合成硬度适中的包埋块。为便于透射电镜观察，需将组织制成50 ~ 100nm厚度的超薄切片。首先将组织块进行修快，制成1μm厚度的半薄切片，经过甲苯胺蓝染色，光学显微镜下进行定位，选择需要观察的区域进行超薄切片，为了提高生物样本的反差，还需要进行电子染色，通常采用枸橼酸铅和醋酸铀进行双染色，干燥后可在透射电镜观察。

二、透射电镜在肾脏疾病诊断和研究中的作用

（一）透射电镜在肾活检病理诊断中的作用及其局限性

随着人们对肾脏疾病认识的提高，发现透射电镜在肾脏病诊断中发挥越来越重要的作用，大多数医疗中心已经将其列为肾活检病理检查的常规项目[1,2]。透射电镜对肾活检组织的观察内容，与肾脏组织的结构及肾脏疾病的发病机制有关。肾小球是透射电镜观察的主要结构，其中滤过屏障是完成肾脏滤过功能的结构基础，因此，肾小球滤过屏障包括足细胞及其足突、基底膜和内皮细胞的结构，是透射电镜观察的重点，包括足细胞足突的融合程度及其胞质内包涵体、基底膜的厚度及其结构、内皮细胞肿胀及内皮下间隙增宽等（图6-2-5-1）。其次，免疫复合物介导的发病机制是原发性和继发性肾小球肾炎的重要发病机制，免疫复合物在电镜下表现为电子致密物，因此，通过观察电子致密物的沉积及其沉积的部位，有助于判断肾脏疾病的病理类型（图6-2-5-2，图6-2-5-3）。如膜性肾病以上皮下多数块状电子致密物沉积为特点；肾小球系膜区和副系膜区团块状电子致密物沉积，提示为IgA肾病；肾小球上皮下散在分布的驼峰状电子致密物沉积，提示为感染后毛细血管内增生性肾小球肾炎；若发现上皮下、基底膜内、内皮下和系膜区多部位的电子致密物沉积，提示为狼疮肾炎等继发性肾炎。此外，异常代谢和特殊蛋白沉积性肾脏病，也可见特殊结构和结晶包涵体的形成，如淀粉样变的纤维结构、冷球蛋白的结晶、免疫球蛋白轻链的结晶等[3,4]，上述结构在光镜组织学水平无法观察到，必须通过电镜检查才能分辨（图6-2-5-4）。

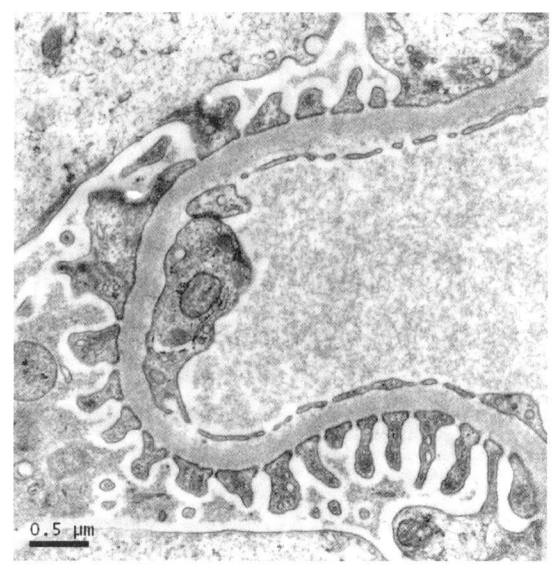

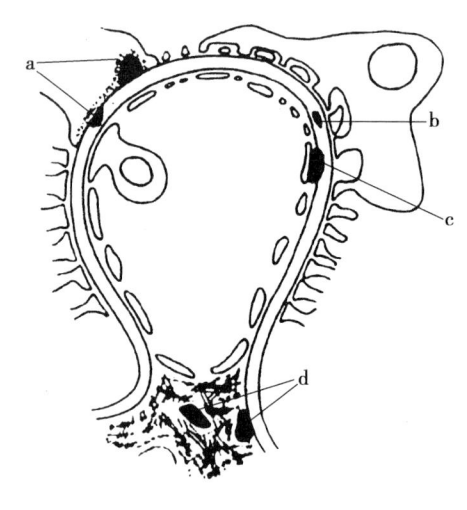

图 6-2-5-1 肾小球滤过屏障　　　　　　　图 6-2-5-2 肾小球电子致密物沉积

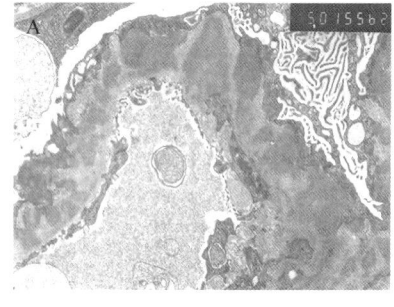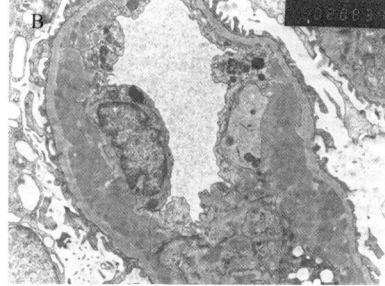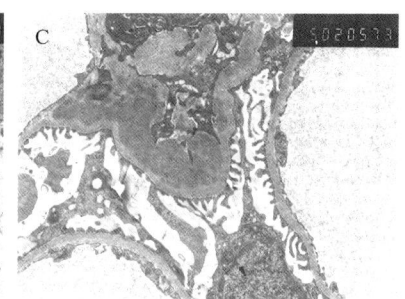

图 6-2-5-3 肾小球电子致密物沉积
A. 上皮下；B. 内皮下；C. 系膜区（A ~ C，电镜 ×5000）

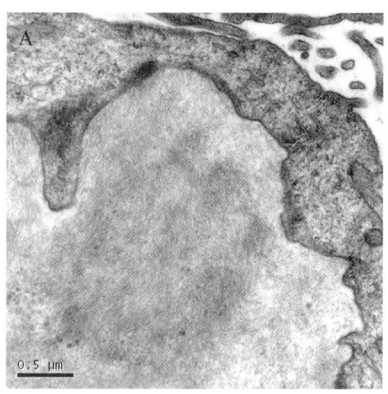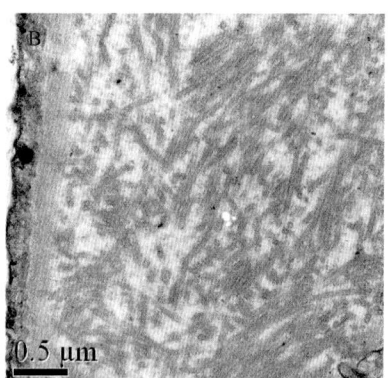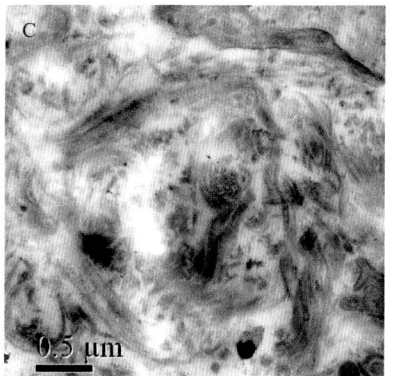

图 6-2-5-4 肾小球内的特殊结构
A. 淀粉样纤维；B. 冷球蛋白结晶；C. Ⅲ型胶原纤维（A ~ C，电镜 ×40000）

　　透射电镜检查的优势在于其高分辨功能，能够观察到光镜下不能分辨的超微病理改变和特殊结构，但由于电镜观察的视野有限，也造成了其局限性。因此，电镜检查必须与光镜、免疫荧光检查相结合，三种检查方法各有所长，优势互补，构成肾活检病理诊断的统一体系。为了评估透射电镜在肾脏病诊断中的价值，根据其在最终病理诊断中的作用，将其分为三类：① 决定性诊断作用：透射电镜检查对于该类疾病的诊断不可缺少，见于下列病理类型：肾小球微小病变、致密物沉积病、薄基底膜肾病、Alport综合征、纤维样肾小球病、免疫触须样肾小球病、Fabry病、Ⅲ型胶原肾小球病、以及早期的膜性肾病、糖尿病肾病和淀粉样变。② 重要参考和辅助诊断作用：超微病理特点对疾病的诊断有重要提示和辅助诊断作用，以及对其病理分型、分期、活动性病变、继发性病因和伴随病变提供了重要证据。辅助诊断作用见于脂蛋白肾病、纤连蛋白肾小球病、血栓性微血管病、冷球蛋白血症、单克隆免疫球蛋白沉积病、病毒感染相关肾脏病等；对膜性肾病的分期、膜增生性肾小球肾炎的分型、合并疾病（如IgA肾病合并薄基底膜肾病）等诊断与鉴别诊断提供依据。③ 与光镜、免疫荧光检查的互补或印证作用：透射电镜检查对多数病例的初步诊断（根据光镜和免疫荧光检查结果）进一步核实，其中，对免疫荧光结果的真实性印证非常必要。由于免疫荧光标本处理不当或运送时间过长时，易产生假阴性结果，特别是异地送检的标本。透射电镜能够直接观察到有无电子致密物的沉积及其精确定位，可以防止由于免疫荧光标本保存不当而造成的误诊、漏诊。北京大学第一医院和美国Hass等通过对大宗病例的客观分析，证实透射电镜对约30% ~ 50%的肾活检病例的诊断提供重要信息[1,2]。因此，建议所有肾活检病例常规送检透射电镜检查，如由于经济因素无法做到这点时，应该在肾活检时先留取电镜标本，以便需要时再补做透射电镜检查。

（二）透射电镜在足细胞病及肾脏病实验研究中的应用

透射电镜是肾脏病实验研究中常用的技术之一，除了人体组织，还广泛应用于各种实验动物模型、培养细胞的超微结构研究。其中，足细胞病是临床上导致肾病综合征的主要病因，其相关的病理类型包括肾小球微小病变、局灶节段性肾小球硬化症和膜性肾病等，对人类肾组织和肾病动物模型的足细胞损伤研究，均离不开透射电镜。早在1974年Rodewald和Karnovsky等通过透射电镜观察大鼠足细胞足突之间的裂孔隔膜，就提出了裂孔隔膜的结构为一种类似"拉链样"结构的特殊化的细胞连接[5]。Berg等比较了肾病期、缓解期及复发的肾小球微小病变病例的足突宽度，与达到肾病水平蛋白尿的IgA肾病进行比较，发现足突融合程度与蛋白尿水平无相关性，而与其内在的原发病有关，而且，当缓解期蛋白尿消失后，足突融合仍然存在，说明足突形态的恢复晚于蛋白尿的消散[6,7]。Lahdenkari等利用电镜研究足细胞超微结构改变与蛋白尿的关系，通过观察芬兰型先天性肾病综合征与缓解期、复发的肾小球微小病变的足突结构，发现表现严重蛋白尿时，未见到足突剥脱以及基底膜裸露，反而表现足突之间的裂孔缩窄或闭锁，足突宽度增大，足突与基底膜的贴服似乎"更紧密"。说明蛋白尿与裂孔隔膜的分子结构异常有关，足突的形态结构改变可能是继发性适应性改变[8]。该研究提出了与以往报道的足突剥脱导致蛋白尿的观点完全不同，为研究足细胞的结构与功能的关系提出了新观点。

肾脏疾病的发病机制研究中，各种肾脏疾病的动物模型也经常应用透射电镜，包括嘌呤霉素和多柔比星的大鼠肾病模型，糖尿病肾病的大鼠模型等。造模过程中其早期的轻微病理改变，以及足细胞及其足突的结构、基底膜的病变等，通过透射电镜得到精确的观察和评估[9,10]。透射电镜还用于培养细胞的形态学鉴定，如系膜细胞的胞质内可见丰富的粗面内质网以及核旁微丝束等特点；与未分化的足细胞相比，分化状态的足细胞株，形成细长、丰富的细胞突起[11]。近年来对细胞凋亡和细胞自噬的研究中，通过透射电镜观察凋亡小体和自噬小体的结构，对这方面的研究提供了直接的证据[12]。

第六节　免疫电镜技术及其应用

免疫电镜是免疫组织化学与电镜技术相结合的产物，由于免疫组织化学方法只能在组织学水平检测抗原、抗体、补体或免疫复合物的分布，无法进行精确的定位；而透射电镜虽然能够观察到电子致密物或特定结构等在超微结构水平的分布，但无法确定沉积物或超微结构内在物质的生化成分。免疫电镜正是将两种方法的优势进行结合，能够在超微结构水平进行特定抗原、受体等成分的定位分析。

免疫电镜样本的处理，既要尽可能保存抗原的活性，又要保证高质量的超微结构形态，因此，对免疫电镜样本的固定和包埋等均提出了特殊的要求。常规电镜的固定液，包括2.5%戊二醛和1%锇酸，会影响蛋白质的抗原活性。一般选取对抗原活性影响小的多聚甲醛作为免疫电镜的固定液，但其对超微结构的保存较差，为了兼顾两者，常采用混合固定液，即4%多聚甲醛加0.05%～0.5%戊二醛。免疫电镜样本的包埋过程，应在低温状态进行，避免高温对抗原活性的破坏。

一、免疫电镜样本的制备及其免疫标记技术

免疫电镜样本的制备，分为包埋前法和包埋后法。前者是组织样本在用电镜包埋剂包埋前，先进行抗原抗体的特异结合反应，然后按照常规电镜样本的制作方法制备。包埋前法适用于暴露于细胞表面的抗原标记，导致其应用的范围受到限制。包埋后法常应用低温包埋剂，脱水、浸透和包埋过程均在低温（–20～40℃）状态进行，常用的低温包埋剂为丙烯酸类Lowicryl K4M和LR White/Gold resin，两者均为水溶性包埋剂，有利于抗原抗体的穿透和结合。其中，Lowicryl K4M需要在紫外线（波长365nm）照射下才能聚合[13]。也有研究显示，环氧树脂包埋的标本，经过对树脂的蚀刻或抗原修复处理，也可以得到特异的免疫电镜标记结果，可应用于回顾性研究[14,15]。

免疫电镜标记技术需要电镜下有显示的特定标记物，反映抗体与抗原的结合反应，最常用的电镜标记物为胶体金颗粒。根据胶体金制备方法的不同，可以得到直径3～150nm之间的各种大小不同的胶体金颗粒，使用不同直径的胶体金颗粒标记不同的抗体，可以在同一切片上显示两种或两种以上的抗原，即双标记和多标记。通过对胶体金颗粒的计数，也可以进行定量分析。包埋后法的免疫标记过程是在电镜载网上进行。首先，将切好的组织超薄切片捞于镍网或不锈钢网，用含牛血清白蛋白（BSA）的PBS缓冲液进行封闭，滴加Ⅰ抗，4℃过夜或室温2小时，洗涤后加胶体金标记的Ⅱ抗，室温1小时，充分洗涤后，醋酸铀复染，干燥后电镜观察。

二、免疫电镜在肾脏疾病诊断和研究中的作用

（一）免疫电镜在肾脏病诊断与鉴别诊断中作用

免疫电镜技术较少用于肾脏病的病理诊断，一般作为免疫荧光的印证或替补方法。见于免疫荧光标本未取到肾小球或出现假阴性时，可通过免疫电镜标记，判定沉积的电子致密物的成分，用于肾脏病的诊断与鉴别诊断。如遇到免疫荧光显示肾小球为阴性或IgA弱阳性时，电镜观察到系膜区及副系膜区团块状电子致密物沉积，高度怀疑IgA肾病时，可通过免疫组化或免疫电镜检测系膜区沉积的电子致密物是否为IgA阳性，以明确IgA肾病的诊断。同样，在膜性肾病伴发IgA肾病的病例，通过免疫电镜证实，IgG定位于上皮下沉积的电子致密物，而IgA定位于系膜区沉积的电子致密物，与不典型膜性肾病进行鉴别[16,17]。另有，对于早期的淀粉样变或轻链沉积病，通过标记淀粉样变纤维或肾组织内特殊沉积物的轻链成分，对于早期AL型淀粉样变或轻链沉积病的诊断具有决定性作用[18,19]。

（二）免疫电镜在肾脏疾病研究中的应用

免疫电镜在肾脏疾病发病机制的研究中应用较广泛。如为了研究足细胞裂孔隔膜上分布的相关蛋白，通过免疫电镜可以精确定位Nephrin分布于相邻足突之间的裂孔隔膜；而在肾小球微小病变、局灶节段性肾小球硬化症或膜性肾病时，不仅nephrin的表达量降低，而且，nephrin的分布从裂孔隔膜转变为足细胞足突的胞质内[20,21]。通过免疫电镜双标记技术，证实与细胞连接相关的蛋白ZO-1与P-cadherin共表达，ZO-1定位于与裂孔隔膜锚定部位的足突胞质内侧，而P-cadherin定位于裂孔隔膜，说明裂孔隔膜属于一种特化的细胞连接[22]。通过免疫电镜标记足细胞骨架蛋白的关键分子α-actinin-4的分布，发现肾病综合征时，α-actinin-4的表达均有明显增加，肾小球微小病变时α-actinin-4的分布与正常对照相似，但膜性肾病的α-actinin4主要聚集于紧邻电子致密物的足突内，提示足细胞损伤是其胞质内微丝骨架的重新排列，可能提示其不同的损伤机制[23]。又如，通过免疫电镜研究膜性肾病的基底膜成分的变化，包括Ⅳ型胶原α链、fibronectin，laminin等成分的定量和定位分析，发现Ⅳ型胶原α4链的表达主要位于肾小球基底膜的中层，导致基底膜增厚，而

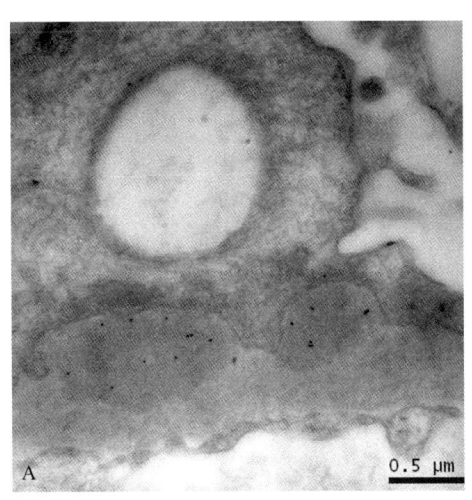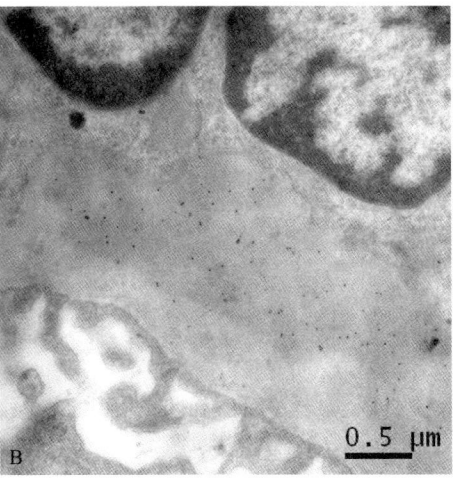

图 6-2-6-1 膜性肾病合并 IgA 肾病的免疫电镜标记
A. IgG 定位于上皮下电子致密物（EM×50 000）；B. IgA 定位于系膜区电子致密物（EM×40 000）

fibronectin 的分布主要以基底膜内侧及其中层为主，与肾小球硬化有关（图 6-2-6-1）[24]。总之，与肾脏结构和功能相关的各种蛋白分子，通过免疫电镜的定位标记和定量分析，为肾脏疾病的发病机制研究提供了重要方法。

第七节　扫描电镜技术及其应用

扫描电镜的工作原理不同于透射电镜，是收集样品表面发射的二次电子成像，其原理与电视或电传真照片的工作原理基本相似。由电子枪产生的电子束，经过聚光镜和物镜后聚集为极细的电子流，并聚焦于样品表面，在偏转线圈的控制下沿样品表面逐点逐行扫描，并激发样品表面产生二次电子，由检出器收集二次电子信号，形成放大的视频信号，经过显像管显示为荧光屏上的样品表面像。

扫描电镜的优点是能够观察组织细胞的表面立体结构，图像真实生动；而且，可以观察较大体积的样本，避免了透射电镜视野小的缺点，其景深较大，可以清晰地显示不同层次的结构。其缺点是分辨率低于透射电镜，常规 30kV 扫描电镜的分辨率为 3nm。因此，扫描电镜多用于观察细胞表面的突起、微绒毛和纤毛，也可用于观察腺腔、血管腔等内表面的结构，对于细菌和真菌等病原体结构的观察也具有重要作用。

一、扫描电镜样本的取材、固定及其制备

扫描电镜样本的制备，要求尽可能保持观察面的结构原貌，因此，取材时避免对组织表面的钳夹和牵拉，同时，还需要对样品表面覆盖的黏液、血液、坏死组织等进行清洗，使其表面结构充分暴露。固定液和固定方法同透射电镜，采用戊二醛和锇酸的双固定，经过系列丙酮脱水和醋酸异戊酯置换后，为避免表面张力的影响，通常进行临界点干燥，之后在真空镀膜仪进行喷金镀膜，增加样品表面的导电性，以保证扫描电镜像的清晰度和稳定性。此外，利用组织细胞冷冻割断法，将锇酸固定后样本，浸入二甲基亚砜溶液浸泡，置入液氮冷冻后进行切割，之后按照扫描电镜标本制作，可以对切割面暴露的细胞内部结构的立体形态进行观察。

二、扫描电镜在肾脏疾病研究中的作用

（一）足细胞形态的扫描电镜观察

通过扫描电镜可以观察到肾小球足细胞的立体形态（图 6-2-7-1），其由椭圆形的胞体以及初级突起、次级突起和终末的足突构成，形似"章鱼"，被覆于毛细血管壁的外侧。足突似指状突

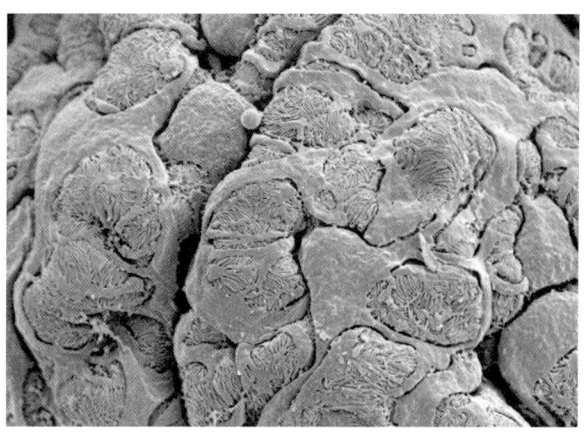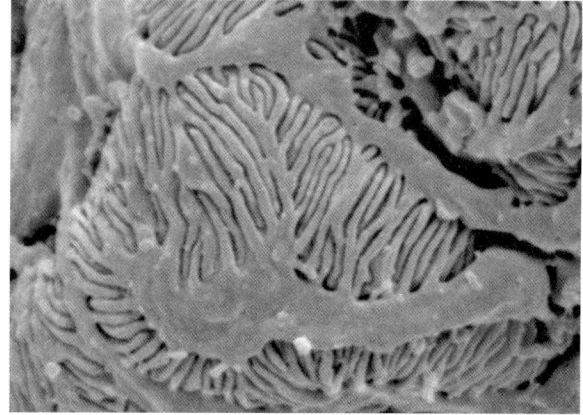

图 6-2-7-1　足细胞的扫描电镜

起，犬牙交错的排列，相邻足突间可见裂孔隔膜相连[25]。有报道通过高分辨的扫描电镜观察足突间裂孔隔膜的结构，发现在连接相邻足突之间的膜性结构中央可见直径9.8 ~ 14.7nm（平均直径为12.1nm）的椭圆形孔构成，这一发现与以往根据透射电镜推测的裂孔隔膜的"拉链式"结构存在不一致[26]。由此对裂孔隔膜的结构模式提出了挑战。

（二）扫描电镜在肾脏疾病实验研究中的应用

在表现为肾病综合征的微小病变的肾活检组织，可见足细胞胞体肿胀，初级突起扁平，次级突起和足突消失，胞体和初级突起的胞膜表面形成细长的微绒毛样结构，与透射电镜所见微绒毛样变性相对应[8]。在各种肾病动物模型的研究中，通过扫描电镜也观察到相似的肾小球足细胞的形态及其足突的变化[27-29]。在嘌呤霉素肾病模型，通过组织细胞冷冻切割法制备样本，扫描电镜观察到足细胞内部的微丝骨架排列的改变及其与基底膜的分离，与大量蛋白尿的发生相关[30]。总之，随着高分辨电镜技术的应用，人们对肾脏疾病的发病机制认识也不断取得新的进展。

（王素霞）

参考文献

1. HASS M. A reevaluation of routine electron microscopy in the examination of native renal biopsies. J Am Soc Nephrol, 1997, 8(1):70-76.

2. 王素霞,章友康,邹万忠,等. 电镜检查在肾活检标本病理诊断中的作用. 中华医学杂志,1998,78 :782-784.

3. 王素霞,邹万忠,王海燕. 透射电镜检查在冷球蛋白肾损害诊断中作用. 中华肾脏病杂志,2005,21 :328-332.

4. HERRERA GA, TURBAT-HERRERA EA. Renal diseases with organized deposits. An algorithmic approach to classification and clinicopathologic diagnosis. Arch Path lab Med, 2010, 134: 512-531.

5. RODEWALD R, KARNOVSKY MJ. Porous substructure of the glomerular slit diaphragm in the rat and mouse. J Cell Biol, 1974, 60(2): 423-433.

6. BERG JG, BERGH WEERMAN MA, ASSMANN KJM, et al. Podocyte foot process effacement is not correlated with the level of proteinuria in human glomerulopathies. Kidney Int, 2004, 66(5): 1901-1906.

7. LIU XJ, ZHANG YM, WANG SX, et al. Ultrastructural changes of podocyte foot processes during the remission phase of minimal change disease of human kidney. Nephrology, 2014, 19(7): 392-397.

8. LAHDENKARI AT, LOUNATMAA K, PATRAKKA J, et al. Podocyte are firmly attached to glomerular basement membrane in kidneys with heavy proteinuria. J Am Soc Nephrol, 2004, 15(10): 2611-2618.

9. GUNDERSEN HJ, SEEFELDT T, OSTERBY R. Glomerular epithelial foot processes in normal man and rats. Distribution of true width and its intra-and inter-individual variation. Cell Tissue Res, 1980, 205(1): 147-155.

10. RYAN GB, KARNOVSKY MJ. An Ultrastructural study of the mechanisms of proteinuria in aminonucleoside nephrosis. *Kidney Int*, 1975, 8(4):219-232.

11. MUNDEL P, REISER J, ZUNIGA-MEJA BORJA A, et al. Rearrangements of the ctoskeleton and cell contacts induce process formation during differentiation of conditionally immortalized mouse podocyte cell lines. Exp Cell Res, 1997, 236(1):248-258.

12. CHEN Y, AZAD MB, GIBSON SB. Methods for detecting autophagy and determining autophagy-induced cell death. Can J Physiol Pharmacol, 2010, 88(3):285-295.

13. SCALA C, CENACCHI G, FERRARI C, et al. A new acrylic resin formulation: a useful tool for histological, ultrastructural, and immunocytochemical investigations. J Histochem cytochem, 1992, 40:1799-1804.

14. GOODE NP, SHIRES M, CRELLIN DM, et al. Post-embedding double-labeling of antigen-retrieved ultrathin sections using a silver enhancement-controlled sequential immunogold (SECSI)technique. J Histochem Cytochem, 2004, 52(1):141-144.

15. 王素霞,邹万忠,王盛兰,等.肾活检标本包埋后免疫电镜技术.北京大学学报(医学版), 2002, 34(3):306-309.

16. IHLING C, OLIVIERI V, BANFI G, et al. Immunolectron microscopy of different forms of glomerulonephritis in routine biopsy material. Pathol Res Pract, 1994, 190(5): 417-422.

17. 王素霞,邹万忠,杨莉,赵明辉.膜性肾病合并 IgA 肾病的临床病理特点.中华病理学杂志, 2007, 36:171-174.

18. 王素霞,邹万忠,王梅,等.肾轻链沉积病和轻链型淀粉样变的电镜及免疫电镜研究.北京大学学报(医学版), 2003, 35(6):576-580.

19. HERRERA GA, TURBAT-HERRERA EA, VIALE G, et al. Ultrastructural immunolabeling in renal diseases. Past, present and future expectations. Pathol Immunopathol Res, 1987, 6(1):51-63.

20. RUOTSALAINEN V, LJUNGBERG P, WARTIOVAARA J, et al. Nephrin is specifically located at the slit diaphragm of glomerular podocytes. Proc Natl Acad Sci USA, 1999, 96(14): 7962-7967.

21. WERNERSON A, DUNÉR F, PETTERSSON E, et al. Altered ultrastructural distribution of nephrin in minimal change nephrotic syndrome. Nephrol Dial Transplant, 2003, 18(1): 70-76.

22. REISER J, KRIZ W, KRETZLER M, et al. The glomerular slit diaphragm is a modified adherens junction. J Am Soc Nephrol, 2000, 11:1-8.

23. GOODE NP, SHIRES M, KHAN TN, et al. Expression of α-actinin-4 in acquired nephrotic syndrome: a quantitative immunoelectron microscopy study. Nephrol Dial Transplant, 2004, 19(4):844-851.

24. ZHANG YZ, LEE HS. Quantitative changes of the glomerular basement membrane components in human membranous nephropathy. J Pathol, 1997, 183:8-15.

25. SOLEZ K, RACUSEN LC, WHELTON A. Glomerular epithelial cell changes in early postischemic acute renal failure in rabbits and man. Am J pathol, 1981, 103(2):163-173.

26. GAGLIARDINI E, CONTI S, BENIGNI A, et al. Imaging of the porous ultrastructure of the glomerular epithelial filtration slit. J Am Soc Nephrol, 2010, 21(12): 2081-2086.

27. ELGER M, KRIZ W. Podocyte and the development of segmental glomerulosclerosis. Nephrol Dial Transplant, 1998, 13:1368-1373.

28. INOKUCHI S, SAKAI T, SHIRATO I, et al. Ultrastructural changes in glomerular epithelial cells in acute puromycin aminonucleoside nephrosis: a study by high-resolution scanning electron microscopy. Virch Arch A, Pathol Anat Histopathol, 1993, 423(2):111-119.

29. RICARDO SD, BERTRAM JF, RYAN GB. Antioxidants protect podocyte foot processes in puromycin amuninucleoside-treated rats. J Am Soc Nephrol, 1994, 4(12): 1997-1986.

30. WHITESIDE CI, CAMERON R, MUNK S, et al. Podocyte cytoskeletal disaggregation and basement-membrane detachment in puromycin aminonucleoside nephrosis. Am J pathol, 1993, 142:1641-1653.

第三章
肾脏疾病的基本病变及其分类

肾脏疾病的病理生理过程可通过肾脏组织的病理变化得以反映，肾脏的各个部分包括肾小球、肾小管、肾间质和肾血管等均可出现相应的病理改变。根据病因学和发病机制，可分为免疫性、感染性、缺血性和中毒性等不同性质的肾脏病变；根据病程，可分为急性、亚急性和慢性病变；根据病变的组织学特点，可分为增生性、坏死性、渗出性、硬化性等病变。最常见的病变分类是根据病变部位进行分类，分为肾小球病变、肾小管病变、肾间质病变和肾血管病变[1,2]。

肾脏各种基本病变的发生、发展与特定的病因和发病机制有关，具有一定的规律性。原发性肾脏疾病常表现为以肾脏某一部位的病理改变为主，而其他部位为继发性改变。如肾小球疾病以肾小球病变为主，但可继发肾小管和肾间质的病变；继发于系统性疾病的肾脏病变，常表现为肾脏多个部位的受累。因此，肾脏疾病的病理学分类主要依据病变部位进行分类，分为肾小球疾病、肾小管疾病、肾间质疾病和肾血管疾病；进一步结合病因和发病机制，分为原发性和继发性肾脏疾病。

肾脏病理的常规检查方法，包括光学显微镜、免疫荧光和透射电子显微镜，对于肾脏基本病变的检查各具优势，通过将组织病理学、免疫病理和超微结构水平的病理变化的有机结合，能够准确反映各种病变的病理特征及其病理生理机制。肾脏疾病的病理变化与临床表现具有密切的联系，但两者之间的关系也极其复杂。同一临床表现可表现为不同的病理变化；而同一病理改变也可见于多种不同的肾脏疾病。因此，本章在着重描述各种基本病变的病理特征的同时，也将其常见的病因及其相关的临床疾病做简要介绍。

第一节　肾小球病变

一、肾小球体积的变化（图 6-3-1-1）

生理状态下，肾小球的体积受多种因素影响，包括年龄、身高、体重和组织样本的处理方法等。我国正常成年人肾小球的直径为（142.1 ± 20.4）μm[3]。

1. **肾小球体积增大**　指肾小球毛细血管襻的直径增大，鲍曼囊腔狭窄。见于血流动力学改变导致的代偿性肥大，包括肥胖、糖尿病、先天性发绀型心脏病、寡而大肾小球病、手术切除后残余肾等。

2. **肾小球体积缩小**　见于肾单位萎缩性病变，如病变晚期的硬化肾小球，缺血性萎缩导致的肾小球皱缩和硬化。

3. **胎儿型肾小球**　肾小球结构发育不良，表现为肾小球体积缩小，毛细血管襻的数量较少，

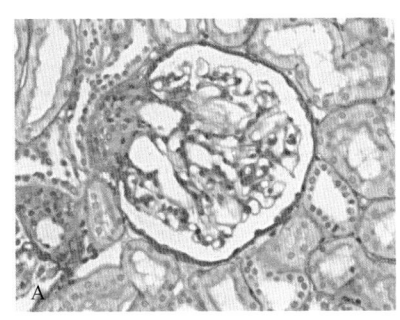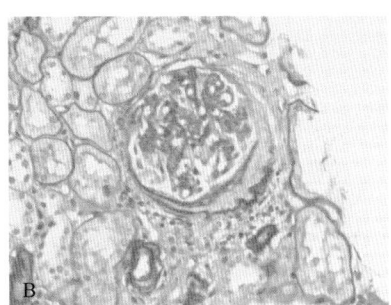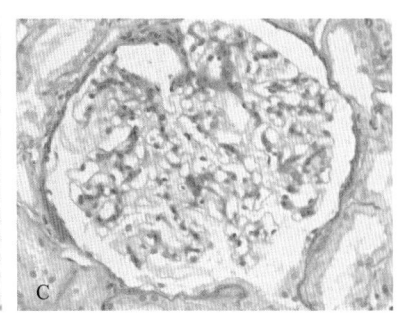

图 6-3-1-1　肾小球体积变化（PAS×200）
A. 正常肾小球；B. 肾小球体积缩小；C. 肾小球肥大

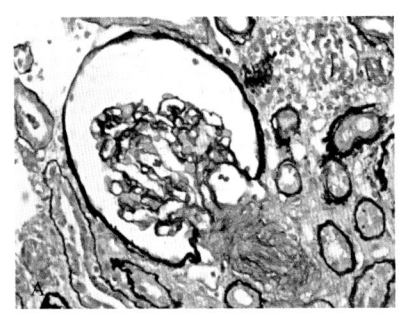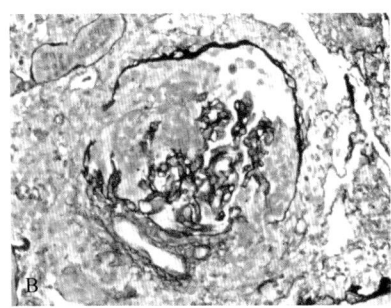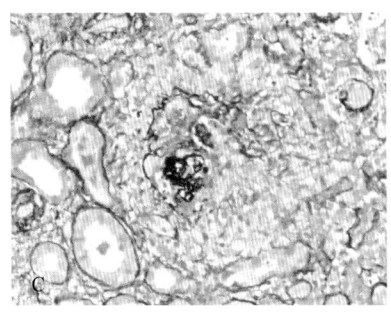

图 6-3-1-2　肾小囊病变
A. 肾小囊腔扩张；B. 肾小囊基底膜断裂；C. 肾小囊壁破坏伴球周肉芽肿结构（PASM+Masson×200）

襻腔开放不良，足细胞数目增多。

二、肾小囊的病变

肾小囊也称为鲍曼囊（Bowman's capsule），是肾小球的最外层结构，囊壁由基底膜和壁层上皮细胞构成，与足细胞之间构成肾小囊腔，其与近端肾小管相通（图6-3-1-2）。

1. 肾小囊腔扩张与狭窄　正常肾小囊腔呈裂隙状，当其扩张增大时，可见肾小球毛细血管襻被挤压至血管极侧，见于缺血性皱缩，泌尿道梗阻或肾小管管型堵塞时。肾小囊腔狭窄见于肾小球肥大或肾小球内细胞弥漫性增生时，毛细血管襻占据肾小囊腔，致使其缩小变窄。

2. 球囊粘连　肾小球毛细血管襻部分与肾小囊壁粘连，常伴有节段性硬化病变，见于各种肾小球肾炎或肾小球病损伤的后期，也可见于原发性局灶节段性肾小球硬化症[4]。

3. 肾小囊壁增厚　主要指肾小囊壁基底膜增厚，PASM染色可见基底膜呈深染的条带状，见于萎缩的肾小球。

4. 肾小囊壁断裂　肾小球囊壁破坏和断裂，常伴有炎症细胞渗出反应，见于新月体性肾小球肾炎或间质性肾炎。

5. 肾小囊周围肉芽肿形成　肾小囊周围炎症细胞增生，包括淋巴单核细胞、上皮样细胞、中性粒细胞以及成纤维细胞等，形成以肾小球为中心的肉芽肿病变，有时伴有肾小囊壁的断裂或消失，见于新月体肾小球肾炎、间质性肾炎等。尤其是ANCA相关性多血管炎肾损伤时，易见肾小球囊周肉芽肿结构形成。

6. 肾小囊周围纤维化　肾小囊周围纤维细胞及胶原纤维增生，沿球周呈同心圆样排列，见于慢性间质性肾炎、肾小球肾炎的慢性期或缺血性肾损伤。

7. 新月体形成（图6-3-1-3）　肾小囊内出现以壁层上皮增生为主的细胞或其他有形成分，挤压毛细血管襻，形似半月，故称新月体。早期形成的新月体主要含细胞成分，以壁层上皮和脏层上皮的增生、纤维素渗出以及单核巨噬细胞浸润为主，增生和浸润的细胞至少为两层及其以上，称为细胞性新月体；随着病程进展，可见成纤维细胞及胶原纤维增生，称为细胞纤维性新月体，晚期

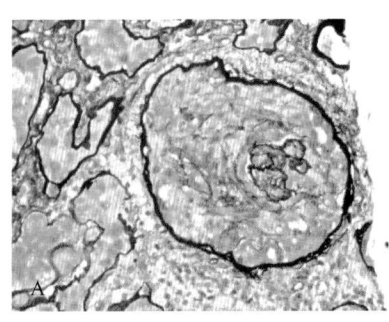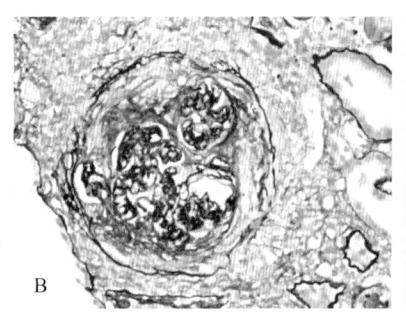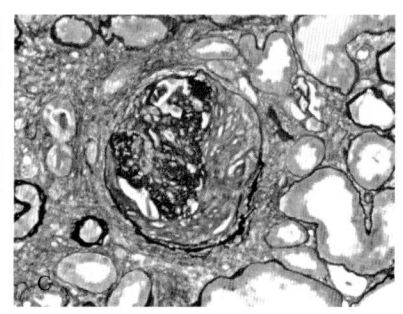

图 6-3-1-3 新月体形成
A. 细胞性新月体；B. 细胞纤维性新月体；C. 纤维性新月体（PASM+Masson×200）

转化为胶原纤维，称为纤维性新月体。根据新月体的大小所占肾小囊腔的比例，分为小新月体（新月体范围 <50% 肾小囊腔）和大新月体（新月体范围 ≥ 50% 肾小囊腔）。若肾小囊腔内仅见增生和浸润的细胞，则称为盘状体，是由于肾小球的切面偏向一侧，仅显示新月体，未切到毛细血管襻所致。见于各型新月体性肾小球肾炎、伴新月体形成的各种肾小球肾炎。

新月体形成的发病机制，主要与各种原因导致的肾小球毛细血管襻破坏及断裂有关。肾小球内血液流入肾小囊腔，趋化单核巨噬细胞甚至中性粒细胞浸润，促发凝血启动，纤维蛋白渗出，各种炎症因子和促纤维化因子的释放，刺激壁层上皮、脏层上皮增生，成纤维细胞增生及胶原纤维的分泌，形成各种新月体。另一种导致新月体形成的机制与肾间质炎症反应有关。当肾间质严重的炎症细胞浸润时，可导致肾小囊壁的破坏和断裂，由间质的炎症细胞和纤维细胞侵入肾小囊内而形成新月体。

三、肾小球脏层上皮细胞（足细胞）的病变（图 6-3-1-4）

1. 足细胞蛋白质吸收滴 足细胞吞噬蛋白质，形成胞质内透明滴状变性（PAS 染色），伴胞体肿胀。电镜下可见足细胞胞质内大量溶酶体形成。见于大量蛋白尿或肾病综合征时，尤其是 HIV 相关性肾小球病、局灶节段性肾小球硬化症时多见。

2. 足细胞空泡变性 足细胞胞质透明，似泡沫细胞样，见于足细胞脂肪变性和 Fabry 病时，由于胞质内的脂类物质被有机溶剂溶解掉而形成。前者电镜下可见足细胞胞质内大小较一致的脂质空泡；Fabry 病时可见足细胞胞质内同心圆样髓磷脂样小体或斑马小体形成。

3. 足细胞胞质内细胞器变化 电镜下可见足细胞线粒体肿胀、嵴断裂，粗面内质网肿胀，溶酶体增多，胞质内囊泡或假囊状结构形成，见于导致大量蛋白尿或肾病综合征的各种足细胞病，包括局灶节段性肾小球硬化症等，也可见于中毒或缺血导致的足细胞损伤。

4. 足细胞胞质内结晶包涵体 电镜下可见足细胞胞质内形成各种各样的结晶，见于特殊蛋白聚集，如免疫球蛋白轻链形成的结晶[5]。

5. 足细胞足突融合与剥脱（图 6-3-1-5） 电镜下可见足细胞的足突融合为条带样，胞质内微丝聚集成团，裂孔隔膜消失；严重者可见足突剥脱，基底膜裸露。见于肾小球微小病变和局灶节段性肾小球硬化症。

6. 足细胞微绒毛样变性 电镜下可见足细胞的次级突起消失，足细胞胞体周围多数纤细、短小的胞质突起，似微绒毛脱至肾小囊腔，称为微绒毛样变性，实则为足细胞的初级突起伸出的细长突起，在超薄切片显示为游离的微绒毛样结构。见于大量蛋白尿或肾病综合征时，如肾小球微小病变、局灶节段性肾小球硬化症等。

7. 足细胞肥大与增生（图 6-3-1-6） 肾小囊内可见毛细血管襻外缘的上皮样细胞增生，细胞肥大，常伴胞质内空泡变性或滴状变性，有时，增生的细胞排列成排覆盖于毛细血管襻外侧，形似足细胞冠；有时可见两层以上的细胞增生，称为假新月体。理论上，足细胞为终末分化的细胞，不会发生增生；但当各种原因导致足细胞严重损伤时，会发生转型而退分化，获得增殖能力，足细

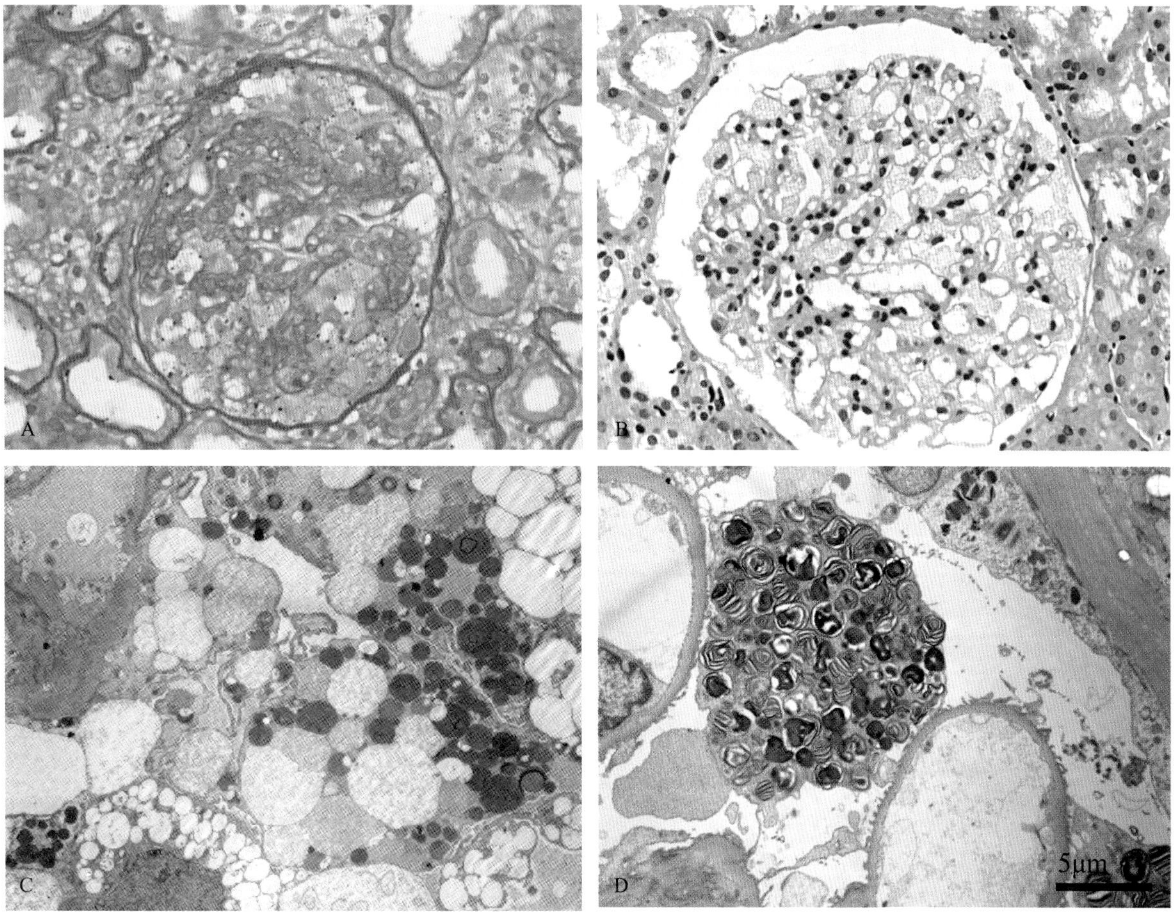

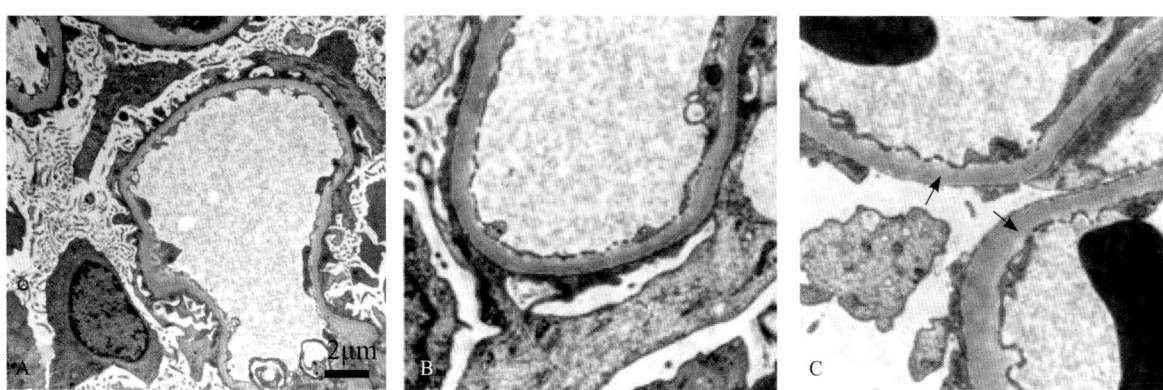

图 6-3-1-4　足细胞滴状与空泡变性

A. 足细胞胞质空泡及蛋白质吸收滴（PAS×400）；B. 足细胞胞质空泡变性（HE×400）；C. 足细胞胞质内脂质空泡及溶酶体颗粒（电镜 ×4000）；D. 足细胞胞质内髓磷脂样小体（电镜 ×6000）

图 6-3-1-5　足细胞足突病变

A. 足细胞微绒毛样变（电镜 ×8000）；B. 足突广泛融合；C. 足突节段性剥脱，GBM 裸露（↑）（B、C，电镜 ×20000）

胞增生，见于细胞型或塌陷型局灶节段性肾小球硬化症，也可见于 HIV 相关性肾小球病 [6,7]。

四、肾小球基底膜的病变

肾小球基底膜是肾小球滤过屏障的重要组成部分，是各种肾小球疾病最常受累的结构。光镜下 PASM、PAS 和 Masson 三色染色均可观察基底膜，其中，以 PASM 染色观察最为清晰。透射电镜是观察基底膜结构的最精确方法。

1. 基底膜空泡变性　正常时肾小球基底膜在 PASM 染色时呈细线状，当足细胞足突发生融合

485

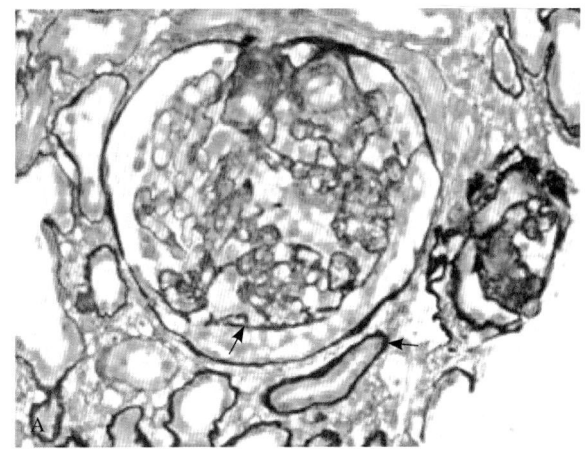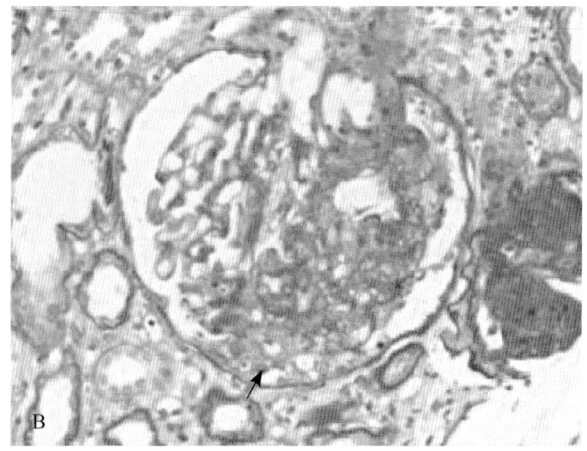

图 6-3-1-6 足细胞增生与肥大

A. 肾小球节段性硬化,足细胞肥大与空泡变性(↑)(PASM×200);B. 足细胞增生肥大(↑)(PAS×200)

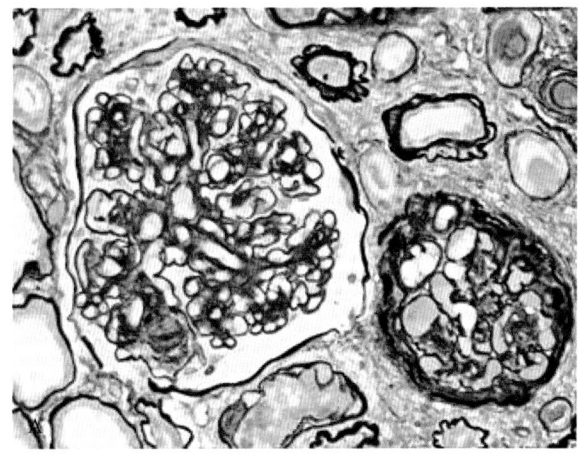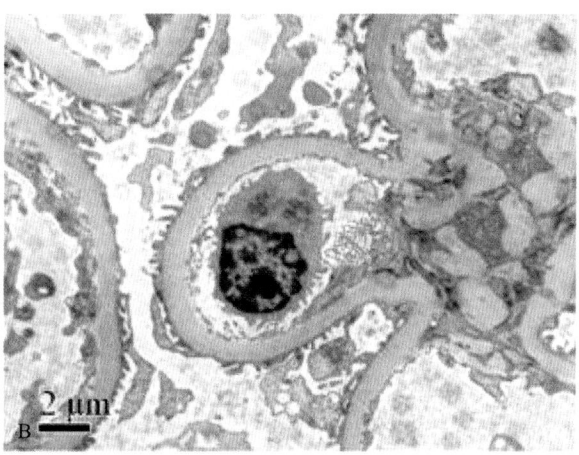

图 6-3-1-7 肾小球基底膜均质性增厚

A. 糖尿病肾病可见系膜细胞和基质轻至中度增生,GBM 弥漫均匀性增厚(PASM×200);B. GBM 弥漫均质性增厚(电镜 ×8000)

时,足突匍匐于基底膜上,使其失去细线状而呈带状,并伴有细小空泡状改变。常见于有表现大量蛋白尿和肾病综合征的足细胞病和各种肾小球肾炎。

2. 基底膜均质性增厚(图 6-3-1-7) 基底膜弥漫均匀性增厚,免疫荧光可见 IgG 和白蛋白沿基底膜线样沉积,电镜未见电子致密物沉积,见于糖尿病肾病。

3. 基底膜增厚伴免疫复合物沉积(图 6-3-1-8) 免疫复合物可沉积于基底膜各部位,包括上皮下、基底膜内和内皮下等。电镜可见上皮下电子致密物沉积,伴基底膜钉突样增厚;基底膜内电子致密物沉积及其溶解吸收,可导致基底膜增厚呈双轨状或链环状。内皮下电子致密物沉积,可与上皮下和基底膜内电子致密物沉积伴发;免疫荧光可见 IgG 和 C3 沿毛细血管壁颗粒样沉积。见于原发性和继发性膜性肾病。

4. 基底膜增厚伴致密物沉积(图 6-3-1-9) 电镜可见基底膜致密层均匀高密度嗜锇物质沉积,多数为不连续飘带样或腊肠样,导致基底膜增厚、僵硬;免疫荧光可见 C3 沿肾小球毛细血管基底条带样膜强阳性沉积,无或微量其他免疫反应成分的沉积,以往诊断为 Ⅱ 型膜增生性肾小球肾炎,目前将其归为 C3 肾小球病的特殊类型,即致密物沉积病(dense deposit disease,DDD)[8]。

5. 基底膜内特殊有形结构形成(图 6-3-1-10) 基底膜增厚伴致密层出现胶原纤维结构,见于指甲-髌骨综合征;基底膜内疏松层大量 Ⅲ 型胶原纤维沉积,见于 Ⅲ 型胶原肾小球病;基底膜上皮下、内皮下及全层均可出现淀粉样变细纤维沉积,导致基底膜结构破坏,见于淀粉样变。近年来报道了一类肾小球病,以肾小球基底膜内出现有膜包裹的管泡状结构为特点,因与足细胞微绒毛样

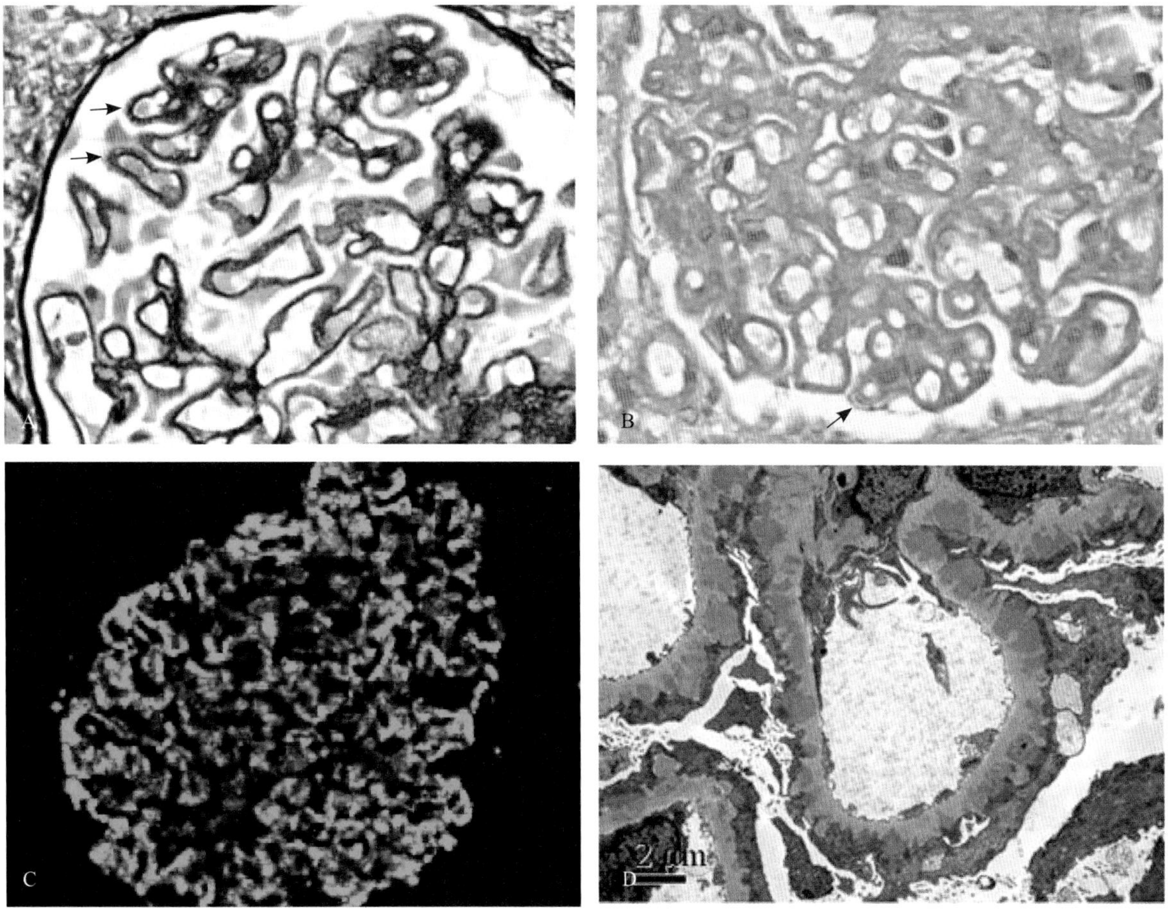

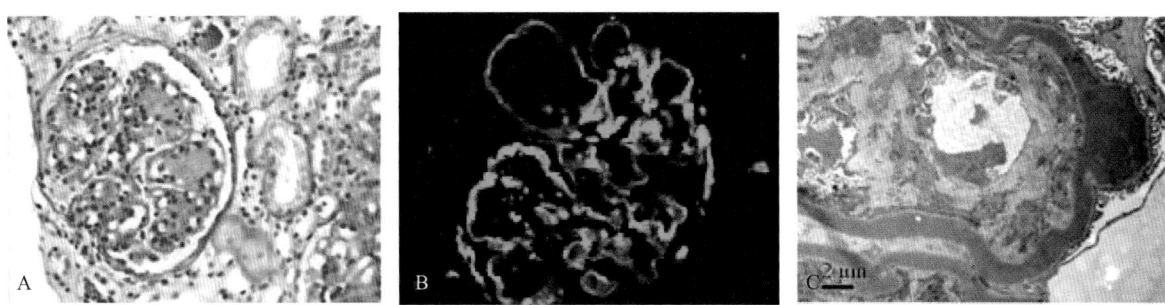

图 6-3-1-8　肾小球基底膜增厚伴免疫复合物沉积

A. GBM 增厚伴钉突形成（↑）（PASM×400）；B. GBM 增厚伴上皮下嗜复红蛋白沉积（↑）（Masson×400）；
C. IgG 沿 GBM 颗粒样沉积（IF×400）；D. GBM 增厚伴上皮下电子致密物沉积，足突广泛融合（电镜 ×8000）

图 6-3-1-9　肾小球基底膜内条带样电子致密物沉积

A. 肾小球毛细血管襻呈分叶状，GBM 增厚呈条带状（PAS×200）；B. 免疫荧光可见 C3 沿 GBM 呈条带样沉积（IF×400）；
C. 电镜可见 GBM 致密层均匀条带样电子致密物沉积（电镜 ×8000）

变性的突起形态相似，推测其由于足细胞突起的卷曲或折叠入基底膜内所致，将其称为 podocytotic infoldings glomerulopathy，光镜表现为基底膜增厚的膜性病变，可伴有节段性硬化[9]。

　　6. 基底膜增厚伴双轨征（图 6-3-1-11）　由于系膜细胞和基质增生，沿基底膜内侧插入，导致基底膜增厚伴双轨征，常伴有内皮下免疫复合物沉积，大量沉积物时形成白金耳样结构，见于膜增生性肾小球肾炎；也可见于继发性肾脏病，如狼疮性肾炎或冷球蛋白血症。

　　7. 基底膜内疏松层增厚（图 6-3-1-12）　基底膜内疏松层水肿增宽，电镜下可见电子透明的绒毛样或无定形物质分布，见于导致内皮细胞损伤的血栓性微血管病、移植性肾小球病等。

　　8. 基底膜变薄（图 6-3-1-13A）　先天基底膜发育异常，基底膜弥漫性变薄，见于薄基底膜肾病；局灶、节段性基底膜变薄，伴节段性分层状改变，可见于 Alport 综合征和 IgA 肾病等。

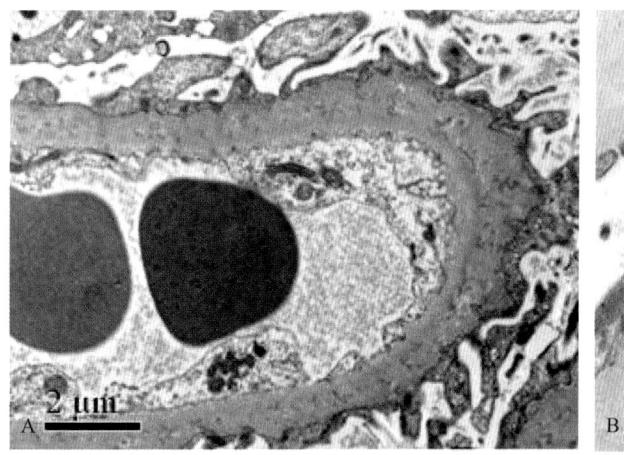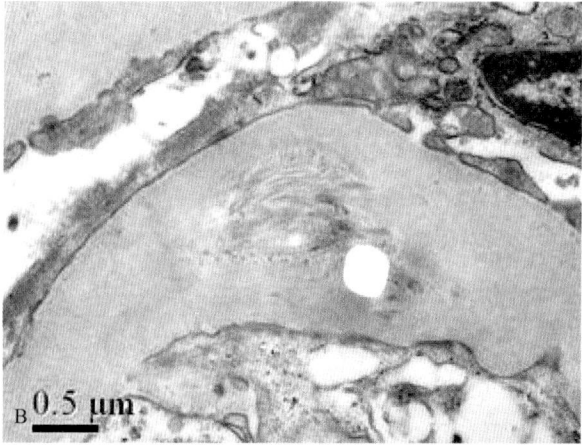

图 6-3-1-10 肾小球基底膜内特殊结构

A. GBM 内可见颗粒样或有膜的囊泡状、小管状结构，被称为足细胞折迭病（电镜 ×15000）；B. GBM 增厚，致密层可见带横纹的纤维结构（电镜 ×40000）

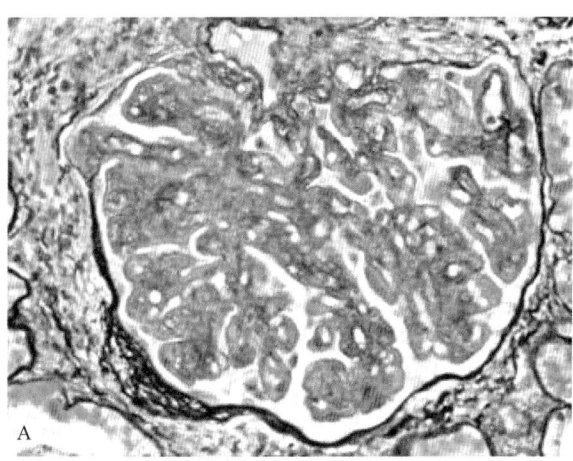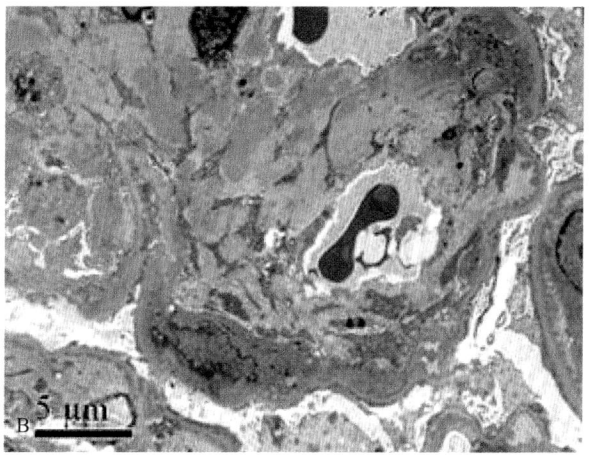

图 6-3-1-11 肾小球基底膜增厚伴双轨征

A. 肾小球系膜增生伴插入，内皮下嗜复红蛋白沉积呈白金耳样（PASM+Masson×400）；B. GBM 增厚伴双轨征，系膜区和内皮下电子致密物沉积（电镜 ×6000）

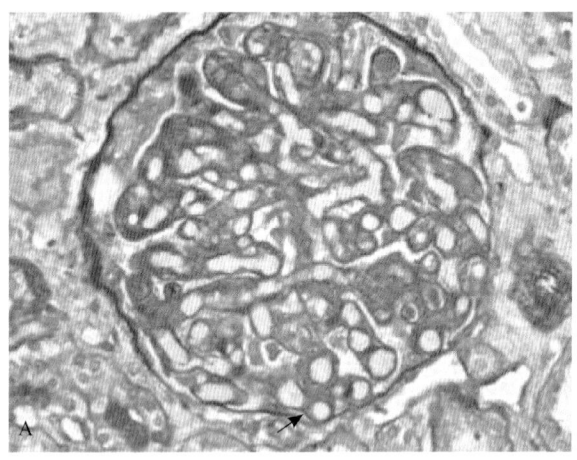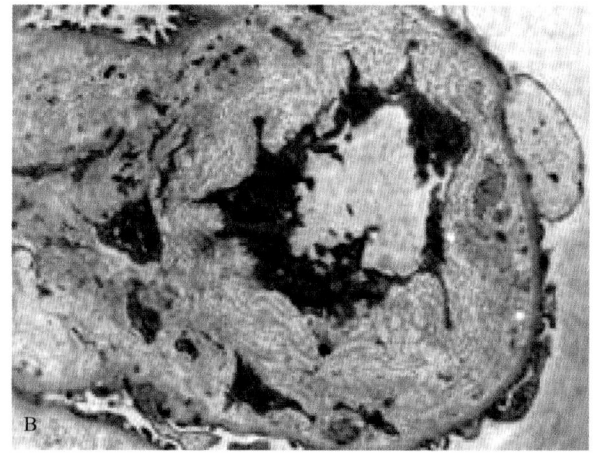

图 6-3-1-12 肾小球基底膜增厚伴内疏松层增宽

A. 肾小球内皮细胞肿胀，GBM 增厚伴双轨征（↑）（PAS×400）；B. GBM 内皮下间隙增宽伴电子透明的绒毛状结构（电镜 ×8000）

9. 基底膜劈裂及分层（图6-3-1-13B） 由于Ⅳ型胶原的基因突变，导致基底膜结构呈现厚薄不均一，节段性变薄与增厚交替存在，致密层呈劈裂、分层状改变，见于 Alprot 综合征。

10. 基底膜断裂伴毛细血管襻坏死（图6-3-1-14A） 基底膜出现裂口或缺失，形成不连续的片段，常伴有细胞核碎裂、纤维蛋白渗出和各种血浆成分流入肾小囊腔，又称为毛细血管襻纤维素样坏死，可继发新月体形成，见于局灶坏死性或新月体性肾小球肾炎，也可见于 IgA 肾病和各种继发性肾脏病，如狼疮性肾炎等。

11. 基底膜皱缩（图6-3-1-14B） 肾小球缺血可导致基底膜皱缩，严重者导致缺血性硬化，见于高血压细动脉硬化、肾动脉狭窄、恶性高血压等；此外，肾小囊内新月体形成，可压迫基底膜皱缩；肾小管间质慢性病变，尤其是管型堵塞，可导致原尿排除受阻，肾小囊腔压力增高，也可导致基底膜压迫性皱缩。

12. 基底膜塌陷 肾小球基底膜皱缩，毛细血管腔塌陷及闭塞，可表现为节段性或球性病变，见于塌陷性肾小球病或塌陷型局灶节段性肾小球硬化症，多数与 HIV 感染或其他病毒感染、药物损伤等有关[10]。

13. 基底膜扩张伴微血管瘤形成 由于系膜基质溶解，导致其对毛细血管襻的固定作用减弱，毛细血管襻基底膜高度扩张，形成微血管瘤，见于糖尿病肾病、血栓性微血管病、放射性肾病等。

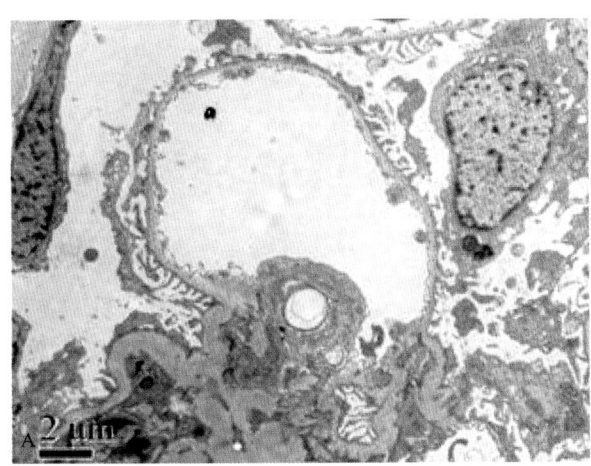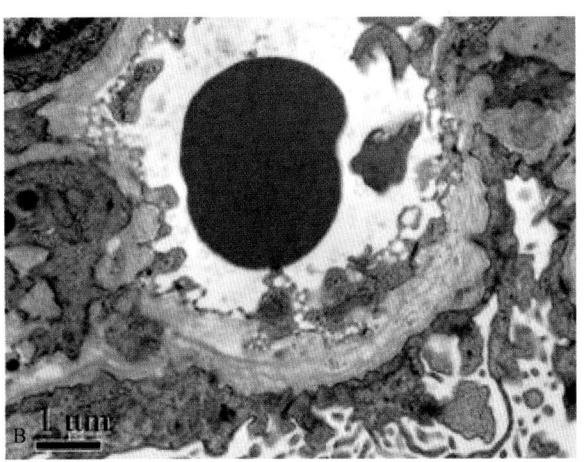

图 6-3-1-13 肾小球基底膜结构异常
A. GBM 弥漫性变薄（电镜 ×8000）；B. GBM 致密层呈劈裂、分层状改变（电镜 ×20000）

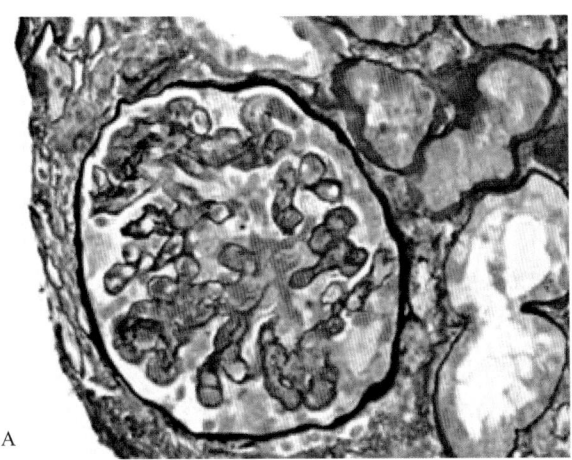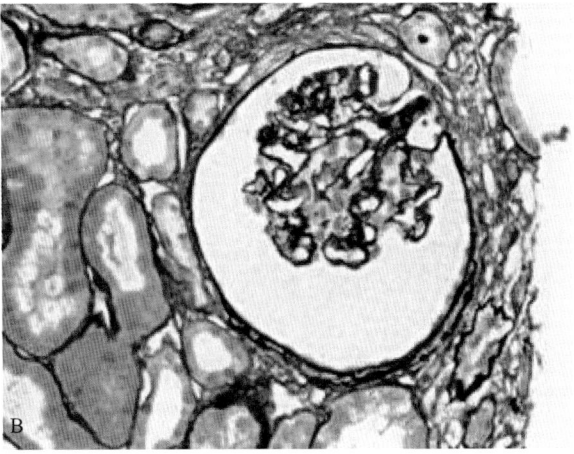

图 6-3-1-14 肾小球基底膜病变
A. 肾小球基底膜断裂伴纤维素样坏死；B. 肾小球基底膜皱缩（A、B，PASM+Masson×200）

五、肾小球内皮细胞的病变

1. 内皮细胞空泡变性（图6-3-1-15） 内皮细胞胞质透亮呈泡沫细胞样改变，电镜可见胞质内吞噬脂质的溶酶体增多，见于伴肾病综合征的各型肾小球肾炎、局灶节段性肾小球硬化症、妊娠相关性肾小球病等，也可见于遗传性卵磷脂胆固醇酰基转移酶缺乏症（LCAT）。

2. 内皮细胞肿胀变性及内皮下间隙增宽 内皮细胞胞质肿胀增大，细胞器包括线粒体、内质网等扩张，常伴有内皮下间隙增宽，其内含无定形基质伴有纤维蛋白、破碎的红细胞或其他细胞碎片等，常见于血栓性微血管病以及其他原因导致的内皮细胞损伤。

3. 内皮细胞增生（图6-3-1-16） 肾小球毛细血管腔内内皮细胞数目增多，多伴有中性粒细胞或单核巨噬细胞浸润，导致毛细血管腔开放不良，肾小球滤过率降低；同时，电镜可见上皮下散在分布的驼峰状电子致密物沉积。见于感染后毛细血管内增生性肾小球肾炎。

4. 内皮细胞内包涵体 内皮细胞胞质内可见膜性结构形成的微管相互连接成网状，形成包涵体，又称为管网状包涵体（tubular reticular inclusion，TRI），见于系统性红斑狼疮、类风湿性疾病以及HIV感染相关性肾损害等；同时，在血管内皮或肾间质浸润的淋巴细胞胞质内也可见TRI。

5. 肾小球内皮下沉积物（图6-3-1-17） 肾小球内皮下免疫复合物沉积，常伴发毛细血管腔内炎症细胞浸润；内皮下大量沉积物，可形成白金耳样结构，巨大沉积物可突入毛细血管腔内，类似透明血栓。见于膜增生性肾小球肾炎、狼疮性肾炎、冷球蛋白血症、感染相关性肾小球肾炎等。

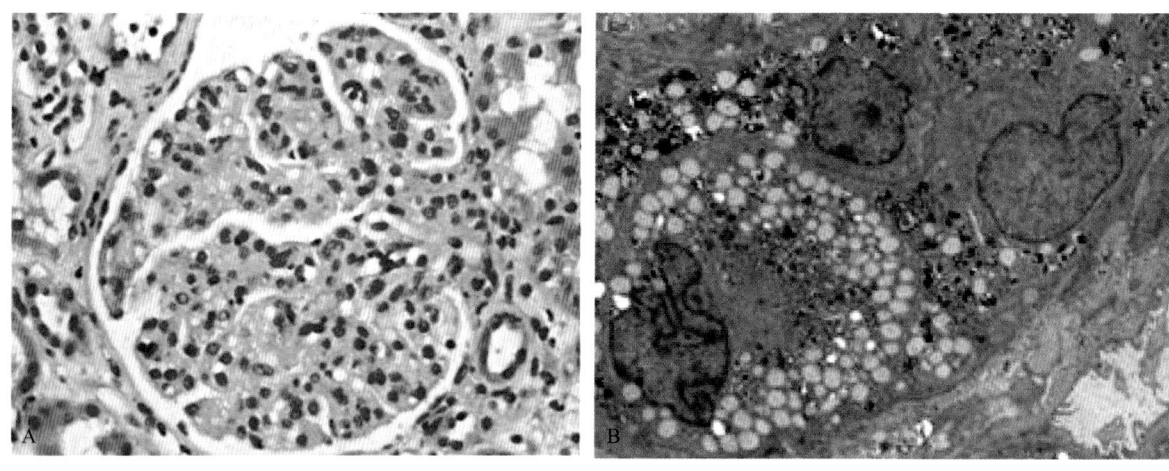

图 6-3-1-15 肾小球内皮细胞
A. 肾小球内皮细胞增生及空泡变性（PAS×400）；B. 内皮细胞胞质内可见脂质空泡（电镜 ×5000）

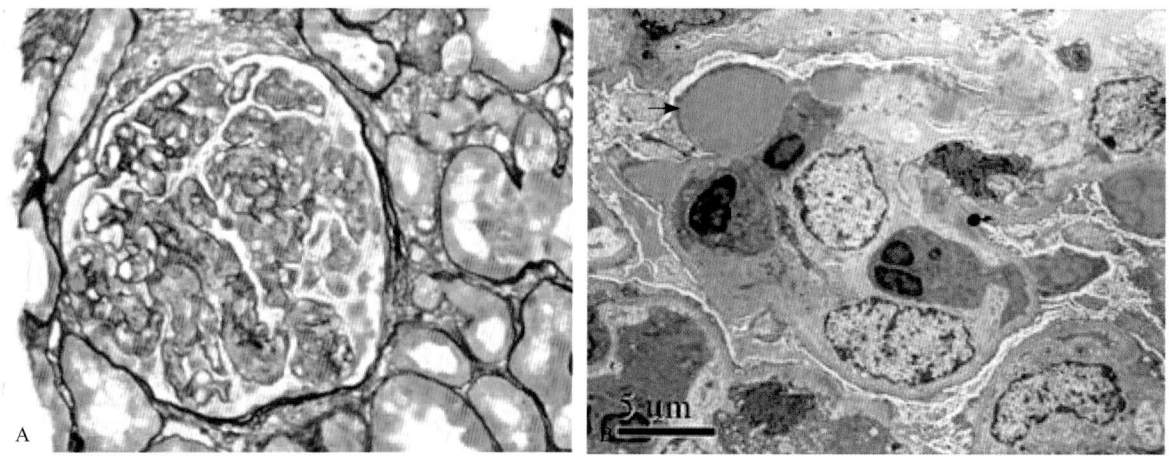

图 6-3-1-16 肾小球毛细血管内细胞增多
A. 肾小球内皮细胞增生，毛细血管腔开放不良（PASM+Masson×200）；B. 肾小球内皮细胞增生，伴毛细血管腔内中性粒细胞浸润，上皮下"驼峰"样电子致密物沉积（↑）（电镜 ×6000）

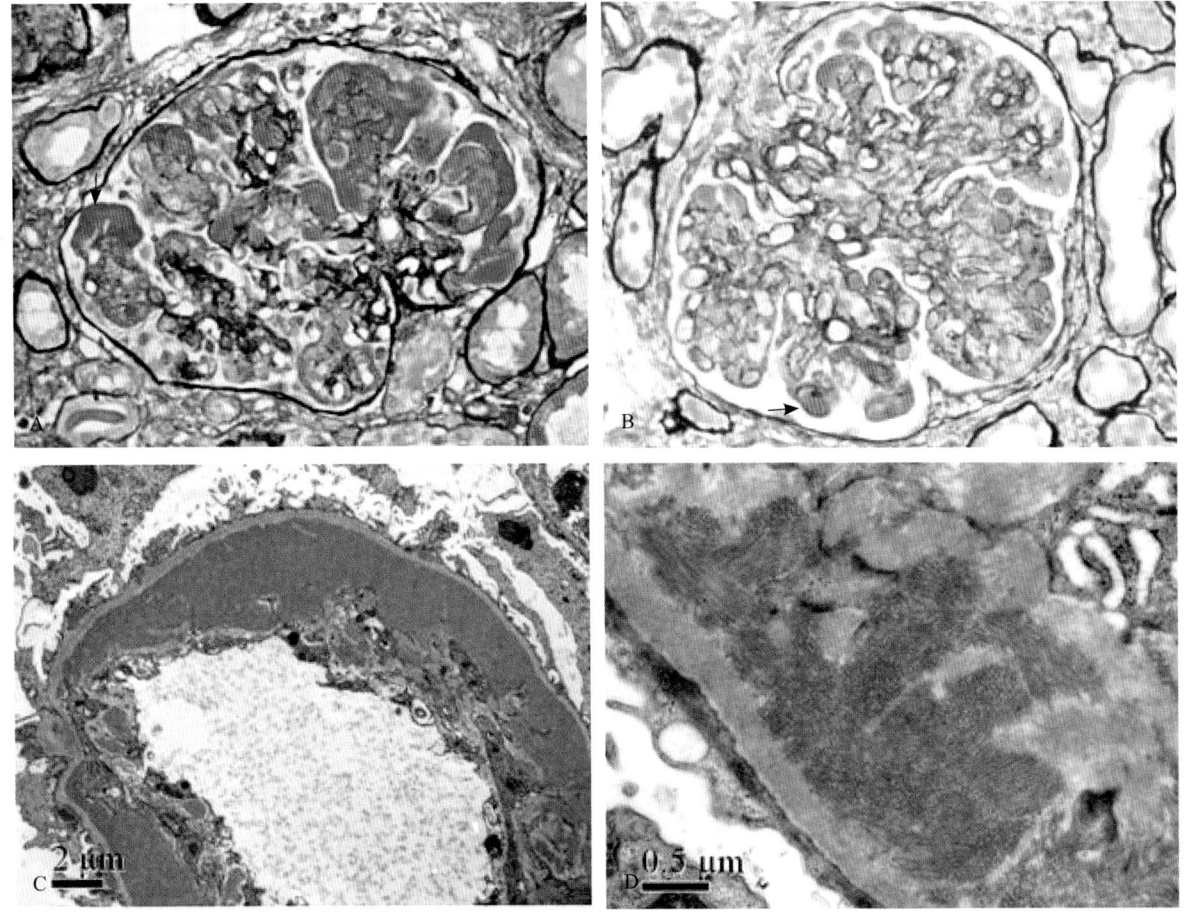

图 6-3-1-17　肾小球内皮下免疫复合物沉积

A. 肾小球内皮下大量嗜复红蛋白沉积，"白金耳"形成（↑）；B. 肾小球毛细血管腔内透明血栓形成（↑）（A、B，PASM+Masson×400）；C. 肾小球内皮下大量电子致密物沉积（电镜×8000）；D. 肾小球内皮下电子致密物呈微管样结构（电镜×40000）

内皮下沉积物的成分以 C3 沉积为主时，且常伴有系膜区沉积，见于 C3 肾小球病[11]。

六、肾小球毛细血管腔的病变

1. 毛细血管腔内血栓形成（图 6-3-1-18）　肾小球毛细血管腔内可见由血小板、红细胞和纤维蛋白构成的血栓。各种原因导致内皮细胞损伤、毛细血管襻坏死、凝血机制异常等均可导致血栓形成，见于溶血性尿毒症综合征、血栓性血小板减少性紫癜、弥散性血管内凝血、抗磷脂综合征、恶性高血压等。

2. 毛细血管腔内透明血栓形成　指肾小球毛细血管腔内均质状半透明的血栓形成，主要成分为免疫复合物、大分子巨球蛋白 IgM 或冷球蛋白，又被称为蛋白性栓子，见于狼疮性肾炎、巨球蛋白血症、冷球蛋白血症、亚急性细菌性心内膜炎等。

3. 毛细血管腔内脂蛋白栓子栓塞　肾小球毛细血管腔扩张，内可见淡染的栓子填塞。电镜可见毛细血管腔内细碎的脂质空泡，部分呈层状排列成同心圆或漩涡样。栓子的成分为载脂蛋白和脂质构成，冷冻切片进行油红 O 染色，栓子呈阳性；免疫荧光可见载脂蛋白 ApoE 或 ApoB 阳性。

4. 毛细血管腔内炎症细胞浸润（图 6-3-1-19）　各种增生性肾小球肾炎的急性渗出期，可见肾小球毛细血管腔内中性粒细胞、单核巨噬细胞浸润，少数可见嗜酸性粒细胞浸润，见于感染后毛细血管内增生性和膜增生性肾小球肾炎；也可见于继发性肾脏疾病，如狼疮性肾炎、冷球蛋白血症、血液系统或淋巴增殖性疾病等肾损害。

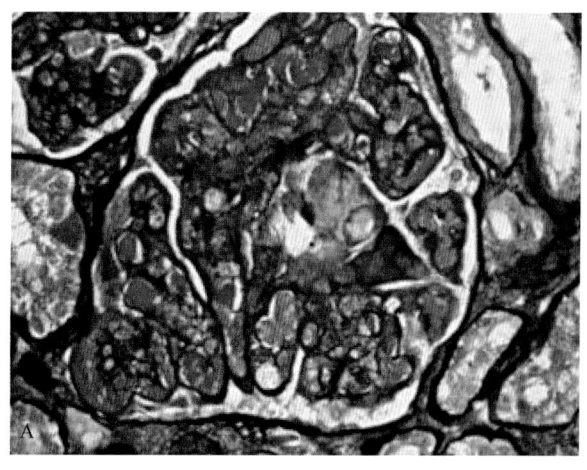
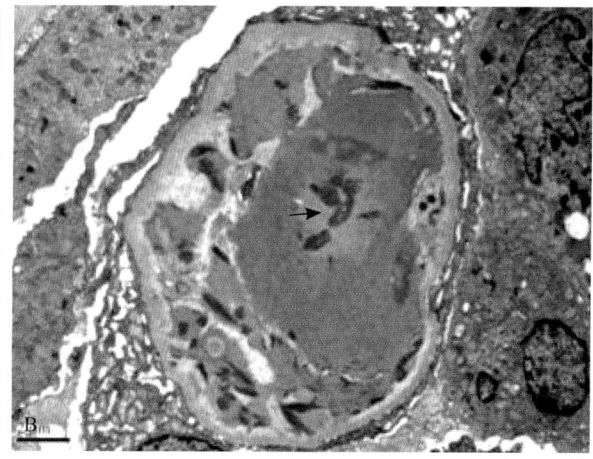

图 6-3-1-18　肾小球毛细血管腔内血栓
A. 肾小球毛细血管腔内血栓形成（PASM+Masson ×400）；B. 毛细血管腔内含纤维蛋白的血栓（↑）（电镜 ×10000）

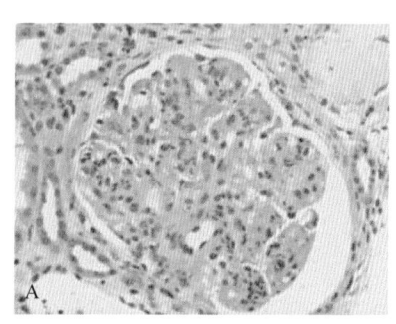
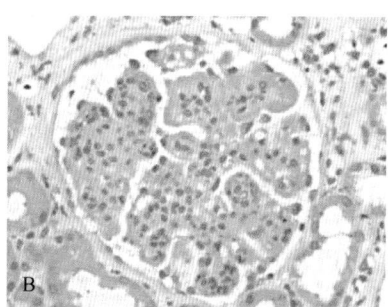
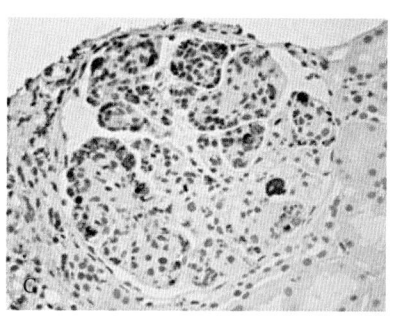

图 6-3-1-19　肾小球毛细血管腔炎症细胞浸润
A. 肾小球毛细血管腔内多形核中性白细胞浸润；B. 肾小球毛细血管腔内单核细胞浸润；C. 毛细血管腔内髓过氧化物酶阳性的中性粒细胞胞浸润（A、B，HE×400；C，免疫组化 ×400）

七、肾小球系膜的病变

肾小球系膜区由系膜细胞和系膜基质组成，具有支撑和固定毛细血管襻的作用。此外，系膜细胞还具有平滑肌细胞的收缩功能以及类似巨噬细胞的吞噬功能。当受到各种炎症介质和细胞因子刺激后，系膜细胞可发生增生并分泌细胞外基质，导致系膜增生及硬化。

1. 系膜增生（图 6-3-1-20）指系膜区增宽，包括系膜细胞和系膜基质的增生。正常时每个系膜区的系膜细胞核数目不超过 3 个，系膜区的宽度不超过毛细血管襻的直径。系膜增生可分为轻度、中度和重度。① 轻度系膜增生：增生的系膜组织对肾小球毛细血管襻无明显影响，系膜区宽度不超过毛细血管襻直径；② 中度系膜增生：增生的系膜组织对肾小球毛细血管襻有轻度压迫，系膜区宽度近似或略超过毛细血管襻直径；③ 重度系膜增生：增生的系膜组织严重挤压肾小球毛细血管襻，导致襻腔狭窄，系膜区呈结节状或团块状增生，伴有节段性系膜插入，或伴球囊粘连形成节段性硬化病变。

2. 系膜结节状硬化　以系膜基质中重度增生为主，可伴少量系膜细胞增生，系膜区呈结节状改变，主要成分为Ⅳ胶原、fibronectin 及其他糖蛋白等细胞外基质[2]。见于糖尿病、慢性肝病、重度吸烟者等，均可表现为系膜结节状硬化。系膜区结节状增生伴特殊蛋白沉积时，可见于单克隆免疫球蛋白沉积病、淀粉样变性、fibronectin 肾小球病等，通过免疫病理和电镜检查，可予以鉴别。

3. 系膜插入（图 6-3-1-21）肾小球系膜中重度增生时，可沿着肾小球基底膜内侧与内皮细胞间插入，并形成新生的基底膜样结构，光镜下 PASM 或 PAS 染色时，可见新生的基底膜与原有的基底膜形成双轨征；电镜下可见内皮下增生的细胞和细胞外基质，常伴有内皮下电子致密物沉积。弥漫性系膜插入，见于膜增生性肾小球肾炎；节段性系膜插入，见于重度系膜增生性肾小球病

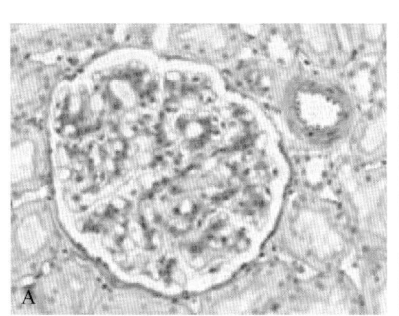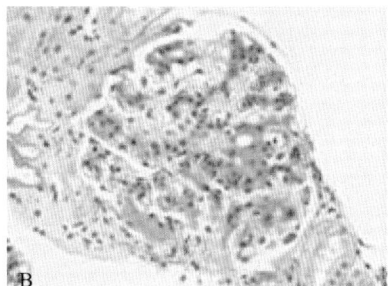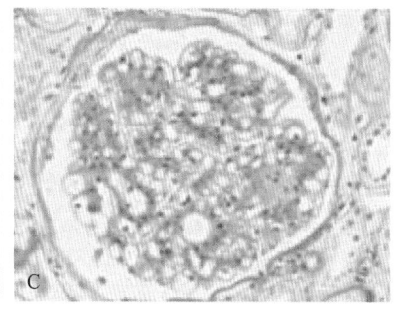

图 6-3-1-20　肾小球系膜增生
A. 肾小球系膜细胞轻度增生；B. 肾小球系膜细胞中度增生；C. 肾小球系膜细胞重度增生（A-C, PAS×200）

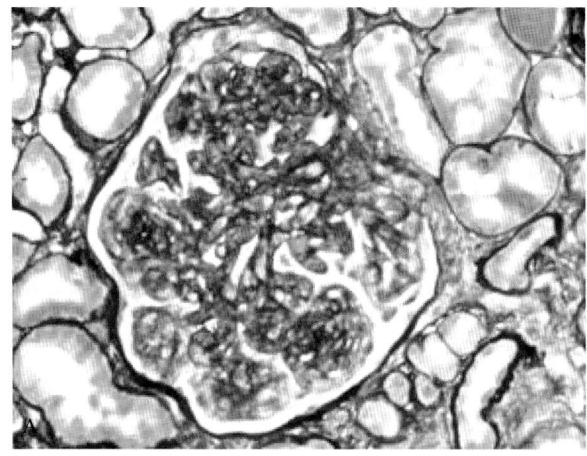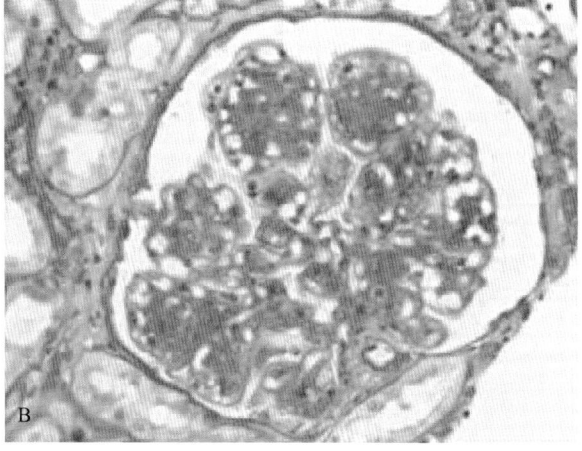

图 6-3-1-21　肾小球系膜增生与系膜插入
A. 肾小球系膜重度增生伴插入，GBM 增厚伴双轨征（PASM+Masson×200）；B. 肾小球系膜和基质增生呈结节状，系膜插入伴 GBM 双轨征（PAS×200）

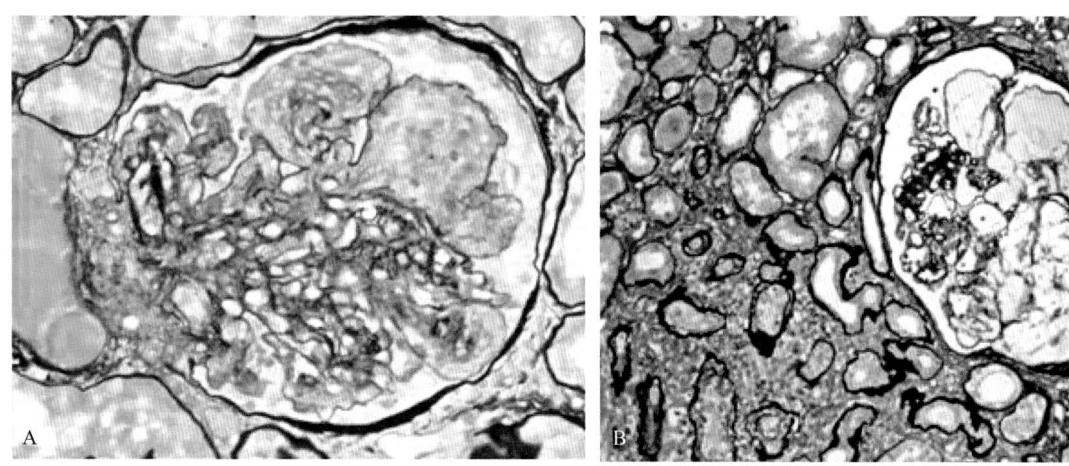

图 6-3-1-22　肾小球系膜溶解
A. 肾小球系膜增生，节段性系膜溶解伴毛细血管襻微血管瘤形成（PASM+Masson×400）；B. 肾小球系膜严重溶解及消失，毛细血管襻微血管瘤样扩张（PASM+Masson×100）

变，包括 IgA 肾病、糖尿病肾病等。

　　4. 系膜溶解（图 6-3-1-22）　各种原因导致的系膜细胞损伤变性，可导致系膜基质溶解，表现为 PASM 染色时系膜区淡染或染色消失，常伴有毛细血管襻基底膜高度扩张呈微血管瘤样。这是由于系膜溶解导致其对毛细血管襻的牵拉作用消失所致，后期溶解的系膜区修复增生，可形成结节状硬化，见于糖尿病结节状肾小球硬化、血栓性微血管病慢性期改变、放射性肾病、化疗相关肾损伤等[13]。

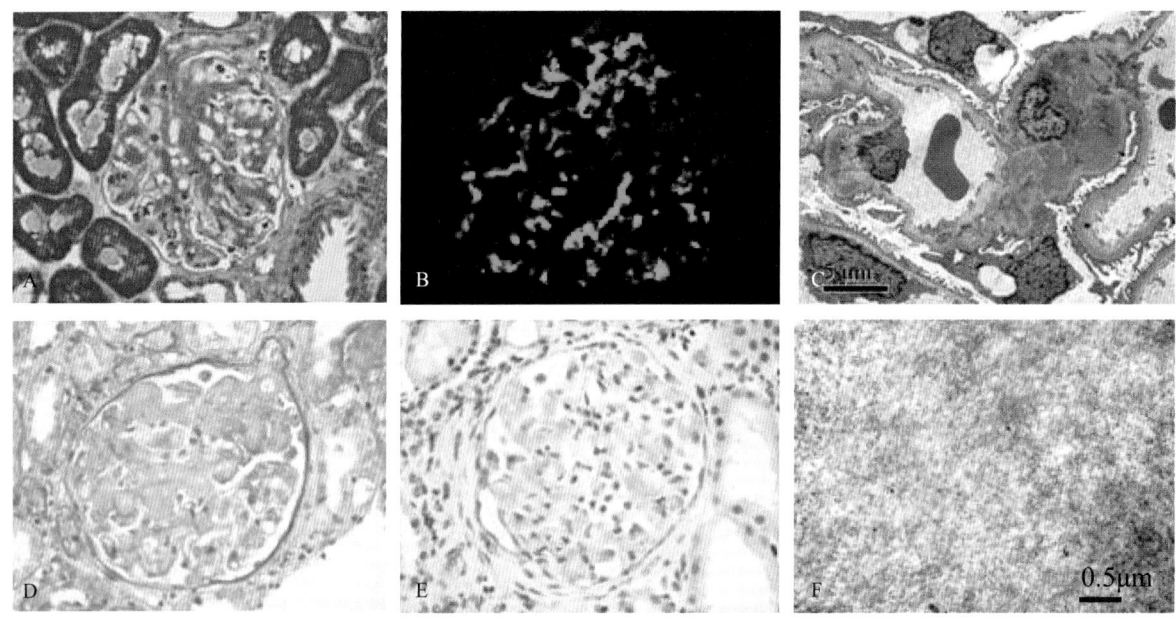

图 6-3-1-23　肾小球系膜区沉积物

A. 肾小球系膜区嗜复红蛋白沉积（Masson×200）；B. IgA 在肾小球系膜区团块状沉积（IF×400）；C. 肾小球系膜区团块状电子致密物沉积（电镜 ×40000）；D. 肾小球系膜区无细胞性增宽伴均质状物质沉积（PAS×200）；E. 系膜区沉积物呈刚果红染色阳性，符合淀粉样变（刚果红 ×200）；F. 系膜区可见直径约 10nm 的细纤维结构分布（电镜 ×40000）

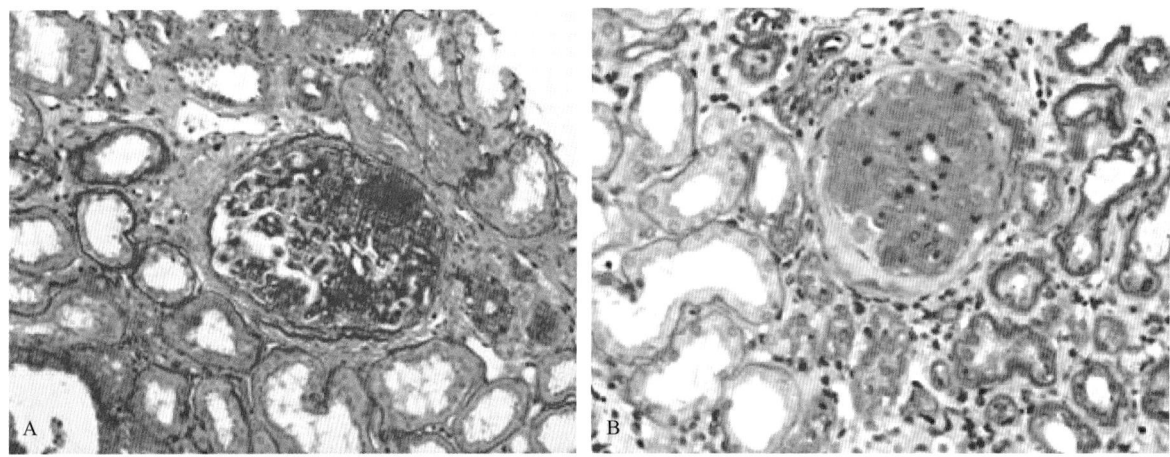

图 6-3-1-24　肾小球硬化病变

A. 肾小球节段性硬化（PAS×100）；B. 肾小球球性硬化（PAS×100）

5. 系膜区沉积物（图 6-3-1-23）　多种原发性和继发性肾小球肾炎，均可见免疫复合物沉积于系膜区，光镜 Masson 三色染色可见系膜区嗜复红蛋白沉积，电镜下可见系膜区及副系膜区电子致密物沉积。见于系膜增生性肾小球肾炎、IgA 肾病、膜增生性肾小球肾炎、狼疮性肾炎等。C3 肾小球病也可见系膜区的类似沉积物，但其沉积物的成分为补体代谢产物[11]。

八、肾小球硬化（图 6-3-1-24）

1. 节段性肾小球硬化　肾小球系膜基质增生，或节段性毛细血管襻塌陷，导致节段性毛细血管襻实性变，可伴有球囊粘连，或足细胞肿胀、增生及肥大，常见于局灶节段性肾小球硬化症、各种原发性和继发性肾小球肾炎的进展期。

2. 球性硬化　肾小球毛细血管襻完全闭塞实性变，可有节段性肾小球硬化或纤维性新月体等发展而来，见于各种原发性和继发性肾小球肾炎和肾病。

3. 缺血性硬化　以肾小球基底膜皱缩为特点，多无系膜基质增生或毛细血管基底膜的断裂。见于各种原因导致的肾缺血。

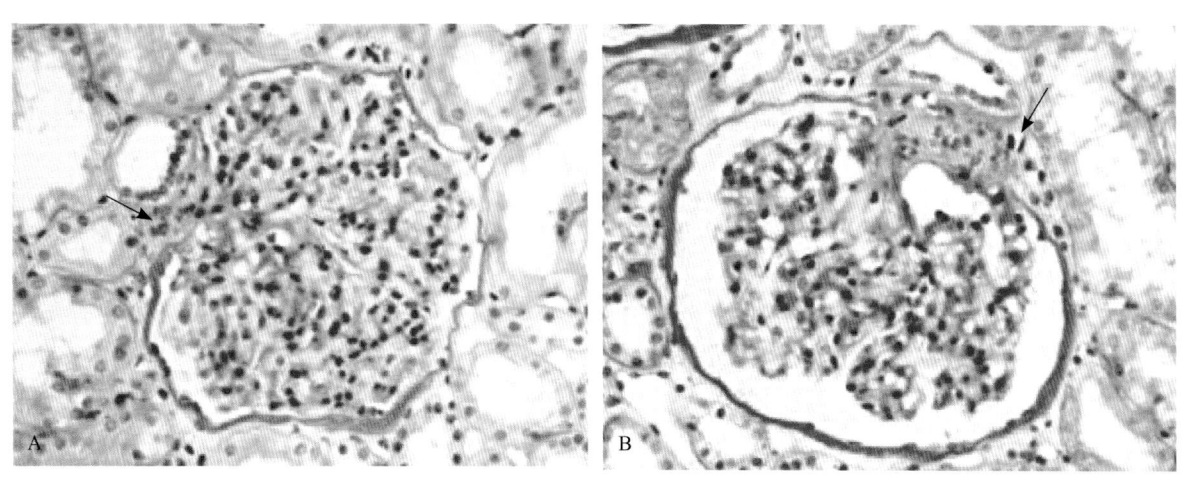

A. 肾小球旁器（↑）（PAS×200）；B. 肾小球旁器肥大（↑）（PAS×200）

九、肾小球旁器的病变

1. 肾小球旁器肥大（图 6-3-1-25）　指肾小球旁器的面积增大或细胞数目增多，电镜下可见球旁细胞胞质内高尔基复合体和粗面内质网发达，可见高密度的菱形结晶或椭圆形颗粒，免疫电镜证实其为含肾素的分泌颗粒。见于 Bartter 综合征、高血压肾损伤、肾动脉狭窄等。

2. 肾小球旁器萎缩　指肾小球旁器面积缩小，细胞数目减少，电镜下球旁细胞胞质内细胞器萎缩，分泌颗粒减少，见于原发性醛固酮增多症（Conn 综合征）及容量过多等。

第二节　肾小管病变

（一）肾小管急性损伤病变

1. 肾小管上皮颗粒变性　由于缺血或中毒导致肾小管上皮细胞器肿胀，光镜可见细胞质浑浊肿胀，胞质内细颗粒样改变；电镜可见线粒体、粗面内质网等细胞器肿胀。此种病变为可逆性，当病因解除后可消失。

2. 肾小管上皮滴状变性（图 6-3-2-1）　近端肾小管上皮重吸收大量蛋白后，胞质内可见 PAS 阳性的玻璃样滴状颗粒，PASM 染色为黑色颗粒，电镜下可见胞质内吞噬了蛋白质的溶酶体增多。免疫荧光可见肾小管胞质内白蛋白和 IgG 等从肾小球滤出的蛋白呈颗粒样分布，见于大量蛋白尿或肾病综合征时，特别是肾小球微小病变、局灶节段性肾小球硬化症等。

3. 肾小管上皮空泡变性（图 6-3-2-2）　多种病因可导致肾小管上皮发生不同程度和不同形状的空泡变性，主要包括以下几种类型：① 细小空泡变性：肾小管上皮胞质内可见质地淡染，边界清楚的细小空泡，见于严重的缺血、中毒导致的细胞器高度扩张形成囊泡状改变；也可见于脂质或糖原的沉积所形成，电镜可见溶酶体内脂滴、糖原等增多，见于大量蛋白尿或肾病综合征、先天性糖原累积病等。② 粗大空泡变性：肾小管上皮胞质内可见大小不均一的空泡形成，可见个别巨大的、边界不规则的空泡，见于低钾血症时导致电解质代谢紊乱，如肠道疾病导致的慢性长期失钾、钾代谢异常等。③ 等立方空泡变性：肾小管上皮胞质内可见大小均一的细小空泡，可见于输入高渗性利尿剂时导致的渗透性肾病、过度输入丙种球蛋白时以及环孢素中毒等。④ 脂质空泡变性：肾小管上皮胞质被透明的大空泡充填，似泡沫细胞样，同时伴有肾间质泡沫细胞浸润，见于肾病综合征、高脂血症等；也可见于 Alport 综合征。

4. 肾小管上皮刷状缘脱落　近段肾小管上皮顶端的微绒毛脱落，上皮变为扁平细胞，管腔扩

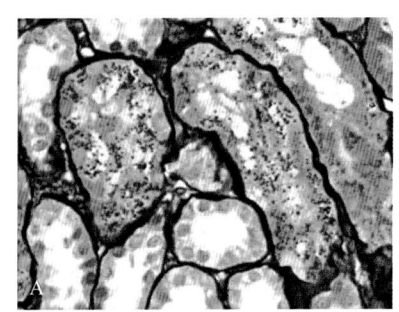
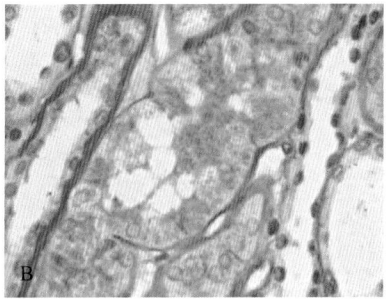
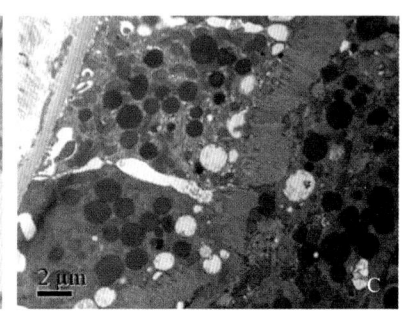

图 6-3-2-1　肾小管上皮滴状变性
A. 近端肾小管上皮胞质内银染颗粒（PASM×400）；B. 近端肾小管上皮胞质内蛋白质吸收滴（PAS×400）；C. 近端肾小管上皮内溶酶体增多（电镜 ×8000）

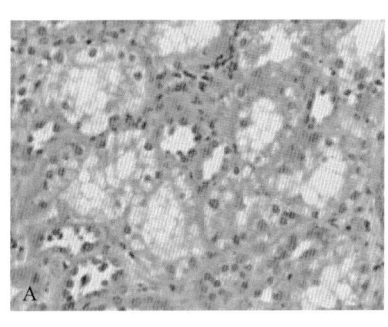
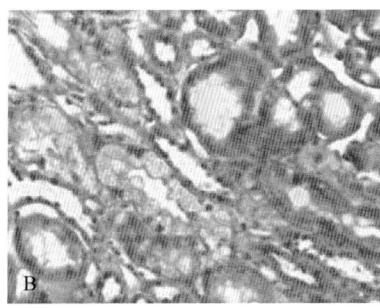
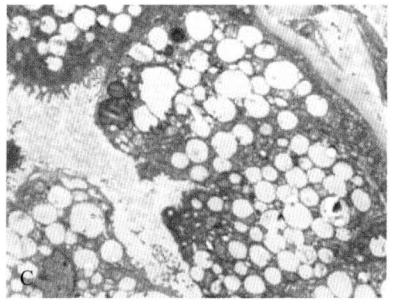

图 6-3-2-2　肾小管上皮空泡变性
A. 近端肾小管上皮空泡变性（HE×200）；B. 肾小管上皮胞质内等立方空泡变性（Masson×200）；C. 肾小管上皮胞质内脂质空泡变性（电镜 ×2700）

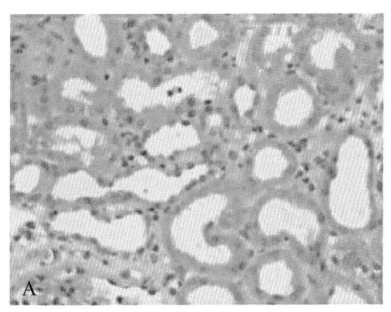
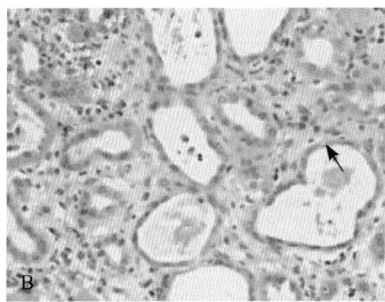
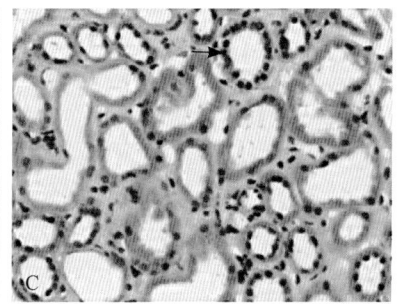

图 6-3-2-3　肾小管上皮急性损伤、坏死与再生
A. 肾小管上皮刷状缘脱落，细胞变低平，管腔增大（HE×200）；B. 肾小管上皮灶状崩解与脱落，裸基底膜形成（↑）（HE×200）；C. 肾小管上皮灶状脱落，灶状再生（↑）（HE×200）

张，有时可见脱落坏死的细胞碎屑掉入肾小管腔，属于急性肾小管损伤，严重者伴有肾小管坏死。

5. 急性肾小管炎　肾小管上皮细胞间可见浸润的淋巴细胞，见于急性间质性肾炎、移植肾的急性细胞性排斥反应。

（二）急性肾小管坏死（图6-3-2-3）

指肾小管上皮的凝固性坏死，可见上皮崩解脱落，伴有核碎、核溶解等，肾小管上皮与基底膜分离，导致裸基底膜形成，管腔内可见坏死脱落的细胞碎屑堵塞。见于急性肾缺血、药物中毒等。

（三）肾小管上皮再生（图6-3-2-3）

肾小管上皮坏死脱落后，会出现再生现象，再生的上皮特点为细胞核增大、深染，胞质较少，细胞排列拥挤、紊乱。

（四）肾小管上皮色素沉积

近端肾小管上皮重吸收尿中各种蛋白，包括血红蛋白、肌红蛋白、胆色素等，在胞质内可见各种色素的沉积，电镜下可见溶酶体增多，溶酶体体积最大，其内容物呈高密度的颗粒基质，见于输注异种血、各种原因导致的血管内溶血、黄疸等。

（五）肾小管上皮细胞包涵体形成（图6-3-2-4）

各种病原微生物特别是病毒感染，可在肾小管上皮细胞核内或胞质内形成病毒包涵体。如巨细胞病毒感染时，上皮细胞显著增大，胞核嗜碱性深染，电镜可见膜包裹致密核心的病毒粒子似"牛眼"状；腺病毒或多瘤病毒感染时，可见细胞核增大，呈模糊的污秽样表现，电镜下可见不同大小的病毒颗粒排列为副结晶样。

（六）肾小管萎缩（图6-3-2-5A）

肾小管上皮体积缩小、基底膜增厚，管腔狭窄，属于肾小管损伤的慢性不可逆病变，肾小球硬化也可导致相应肾单位的肾小管萎缩。

（七）肾小管肥大（图6-3-2-5B）

肾小管上皮体积增大，管腔扩张。由于高滤过、高代谢导致的肾小管肥大，常伴有肾小球肥大；另一方面，大部分肾小管萎缩后，可见局灶肾小管的代偿性肥大，见于各种肾小球肾炎或肾病的晚期。

（八）肾小管扩张

由于肾小管上皮刷毛缘脱落，可导致肾小管腔的相对扩张，见于急性肾小管损伤及肾小管坏死；肾小管腔的绝对扩张，常见于泌尿道梗阻或肾小管腔管型堵塞，严重者可伴有肾小球的压迫性皱缩和硬化。

（九）肾小管腔内结晶（图6-3-2-6）

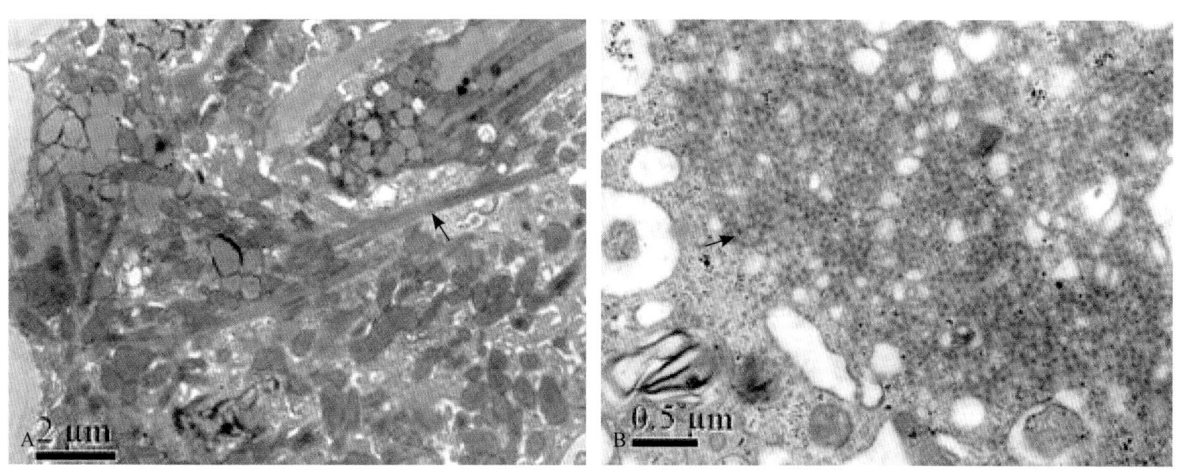

图 6-3-2-4　肾小管上皮内包涵体
A. 肾小管上皮内棒状结晶包涵体（↑）（电镜 ×12000）；B. 肾小管上皮胞质内病毒包涵体类似副结晶（↑）（电镜 ×40000）

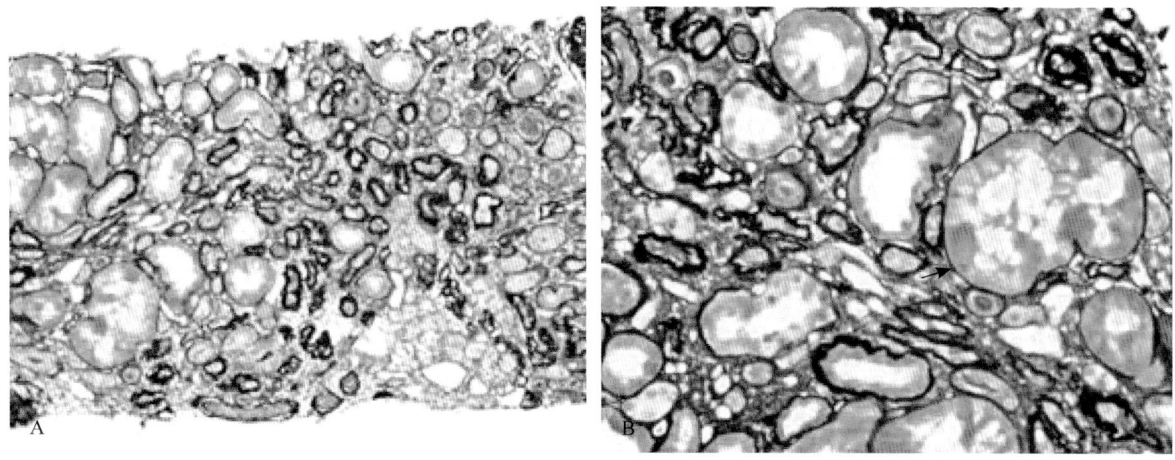

图 6-3-2-5　肾小管萎缩与肥大
A. 肾小管上皮萎缩，基底膜增厚（PASM×100）；B. 肾小管上皮灶状代偿性肥大（↑）（PASM×200）

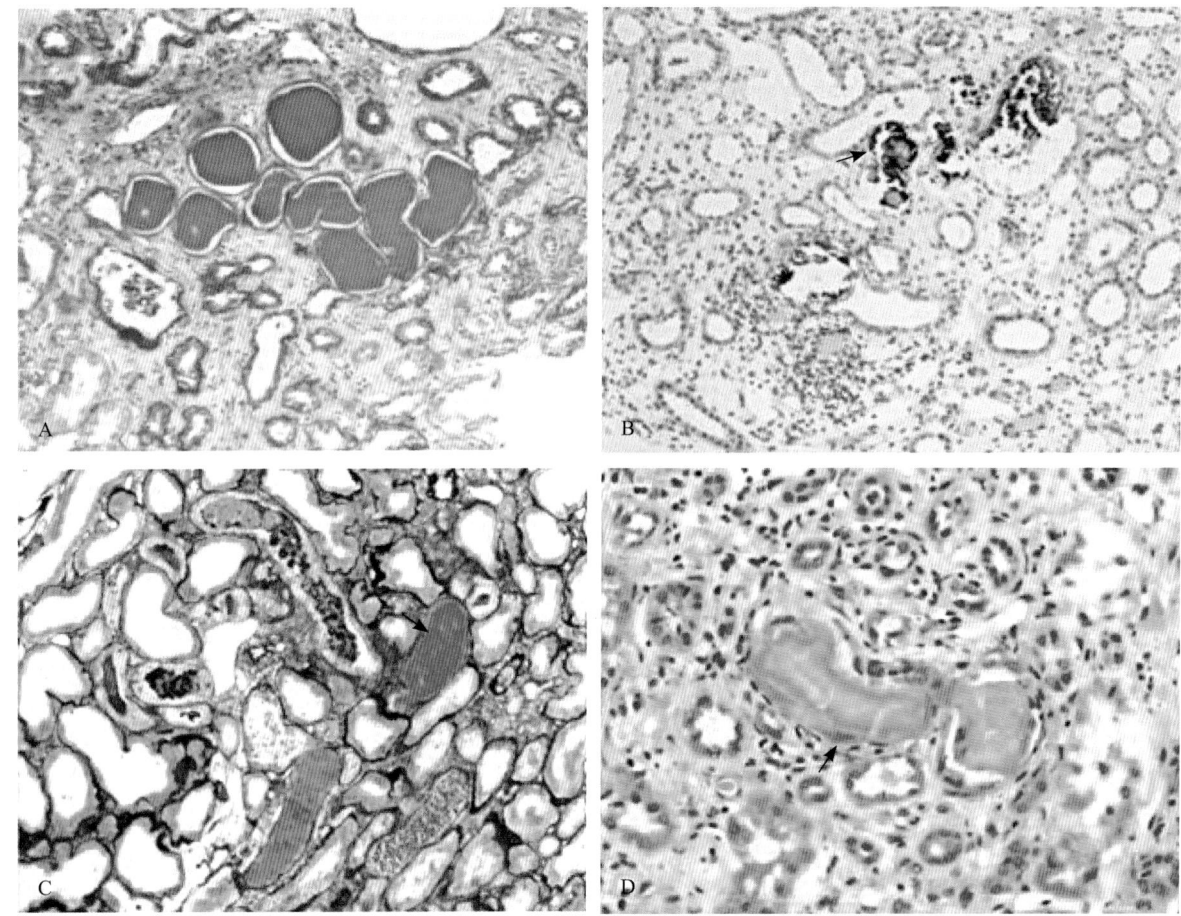

图 6-3-2-6 肾小管腔内结晶与管型

A. 肾小管管腔内蛋白管型（PAS×100）；B. 肾小管腔内钙盐结晶（↑）（HE×100）；C. 肾小管腔内红细胞管型（↑）和颗粒管型（PASM×200）；D. 肾小管腔内带裂纹的管型伴单核细胞浸润（↑）（HE×200）

尿液中各种盐类可在肾小管腔形成结晶。最常见的结晶为草酸盐，HE 染色为透明结晶，偏振光下可见折光，见于原发性和继发性高草酸血症；尿酸盐结晶呈针状或放射状，见于痛风等高尿酸血症；磷酸盐则呈不透明的嗜碱性结晶，以磷酸钙的形式沉积（von Kossa 染色阳性），不具有折光性，见于手术前清洗胃肠道时口服磷酸钠溶液所致 [14]。

（十）管型（图 6-3-2-6）

尿液中的蛋白以及红细胞、白细胞、脱落的上皮细胞、足细胞等有形成分，在肾小管尤其是远端小管和集合管等腔内，通过与 Tamm-Horsfall 蛋白作用及交联，聚集形成管型。根据其构成成分，分为透明蛋白管型、含 Bence-Jones 蛋白的特殊浓稠蛋白管型、红细胞管型、含上皮细胞的粗颗粒管型、含胆色素的胆汁管型、肌肉溶解导致的肌红蛋白管型等。一般见于临床表现为大量蛋白尿或肾病综合征、血尿、急性肾小管坏死以及合并慢性肾功能不全时。

（十一）肾小管基底膜病变（图 6-3-2-7）

1. 肾小管基底膜增厚　常见于萎缩的肾小管，可伴有分层或皱缩；另一种肾小管基底膜增厚与特殊物质的沉积有关，如糖尿病、轻链沉积病、致密物沉积病等，可见基底膜外侧 PAS 染色阳性的条带样沉积物，导致肾小管基底膜局灶性或弥漫性增厚。

2. 肾小管基底膜的免疫复合物沉积　继发于系统性疾病的肾脏疾病，免疫复合物除沉积于肾小球外，也可见沉积于肾小管基底膜，包括狼疮性肾炎、IgG4 相关性肾病等 [15]。

3. 肾小管基底膜结构异常　肾小管基底膜先天发育异常，可见基底膜厚薄不均，基底膜撕裂分层状改变，见于肾髓质囊肿性疾病 [16]。

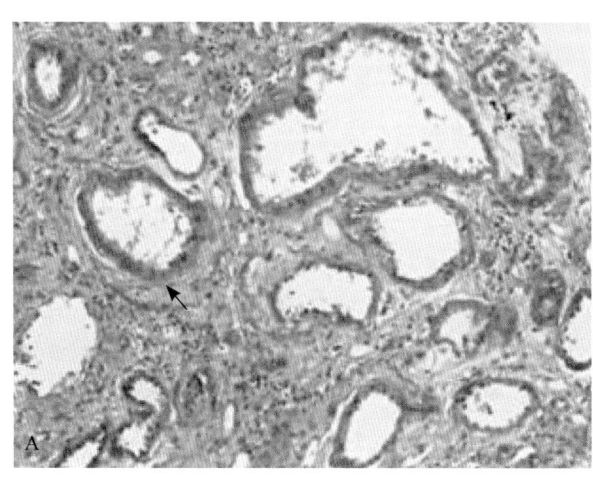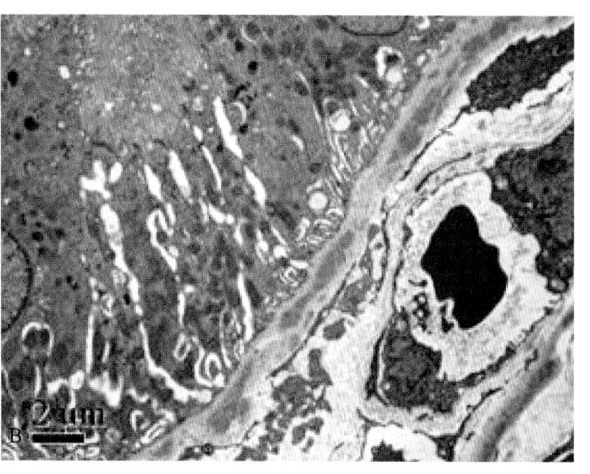

图 6-3-2-7　肾小管基底膜病变
A. 肾小管基底膜增厚伴分层（↑）（Masson×200）；B. 肾小管基底膜内电子致密物沉积（电镜 ×8000）

第三节　肾间质病变

（一）肾间质急性病变

1. **肾间质水肿**　正常肾组织的肾间质很少，肾小管呈"背靠背"密集排列。肾间质水肿时，相邻肾小管的间隙增宽，淡染疏松状，Masson 三色染色呈淡蓝色，电镜下可见少量稀疏的胶原纤维。见于急性重度肾小管损伤、肾静脉血栓形成。

2. **肾间质炎症细胞浸润**（图 6-3-3-1）　肾间质浸润的炎症细胞包括淋巴和单核细胞、中性粒细胞、嗜酸性粒细胞、浆细胞等，不同病因导致的肾间质炎症，其浸润的细胞类型也不同。当肾间质浸润的细胞以中性粒细胞为主时，同时伴有肾小管腔内白细胞管型形成，提示感染导致的急性肾盂肾炎；当浸润的细胞中可见较多嗜酸性粒细胞时，提示药物过敏性间质肾炎，若同时伴有新月体或小动脉血管炎时，考虑为 Churg-Strauss 综合征以及其他多血管炎肾损伤；当浸润的细胞可见较多的浆细胞时，应考虑干燥综合征肾损害，也可见于 IgG4 相关性肾小管间质肾病。各型间质性肾炎均可见淋巴和单核细胞浸润。根据肾间质炎症细胞浸润的程度，分为局灶性（＜总面积 25%）、多灶状（占总面积的 25% ~ 50%）、大片状（占总面积的 50% ~ 75%）和弥漫性（＞总面积的 75%）。

3. **肾间质肉芽肿形成**（图 6-3-3-2）　肾间质出现由上皮样细胞、多核巨细胞、成纤维细胞、淋巴和单核细胞等构成的结节性病变时，称为肉芽肿性炎，见于结核病、结节病、尿酸性肾病以及药物或感染相关的间质性肾炎；也可见于肉芽肿性多血管炎。

4. **肾间质出血**（图 6-3-3-2）　指肾间质小血管包括管周毛细血管、静脉以及、小叶间动脉、入球小动脉等出现通透性增高或坏死时，红细胞进入肾间质，见于汉坦病毒感染导致的肾出血热综合征、肾皮质坏死、血管炎和严重的移植肾急性排斥反应[17]。

（二）肾间质内沉积物（图 6-3-3-3）

1. **肾间质免疫复合物沉积**　以 IgG 型免疫复合物沉积于肾间质多见，见于狼疮性肾炎、IgG4 相关性肾病等。

2. **肾间质特殊沉积物**　单克隆免疫球蛋白沉积病常见轻链蛋白以颗粒、团块样形式，沉积于肾小管基底膜外侧和肾间质；致密物沉积病可见以 C3 为主的补体片段在肾间质的沉积。肾间质也可见淀粉样变物质的沉积，可为 AL 型，但载脂蛋白或白细胞趋化因子 2 型的淀粉样变以肾间质沉积更突出；其他包括尿酸盐结晶、钙盐结晶等也可见于肾间质等。

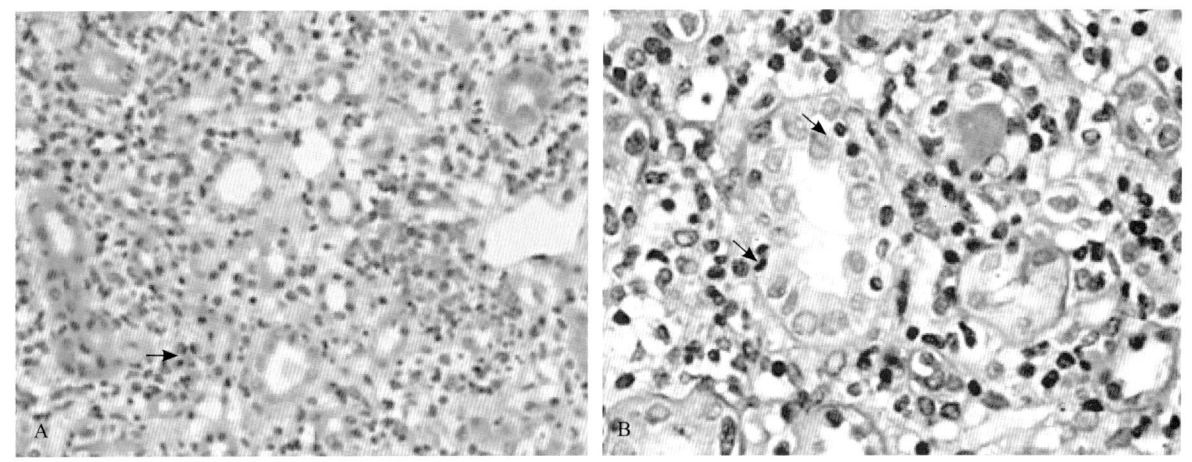

图 6-3-3-1 肾间质炎症细胞浸润

A. 肾间质淋巴和单核细胞及嗜酸性粒细胞浸润（HE×200）；B. 肾间质淋巴细胞浸润至肾小管上皮内（↑）形成小管炎（PAS×400）

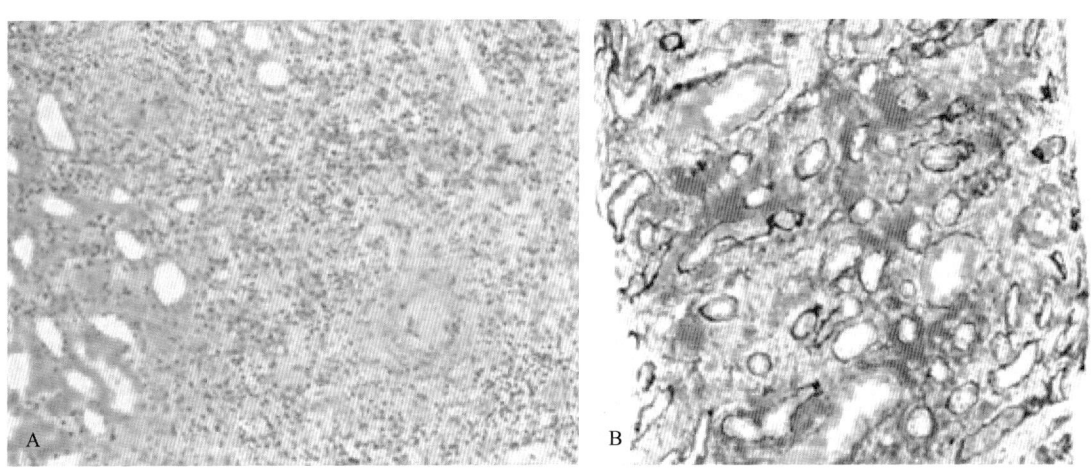

图 6-3-3-2 肾间质肉芽肿与间质出血

A. 肾间质内淋巴和单核细胞及上皮样细胞形成肉芽肿结构形成（HE×100）；B. 肾间质水肿，毛细血管扩张伴出血（PASM+Masson×100）

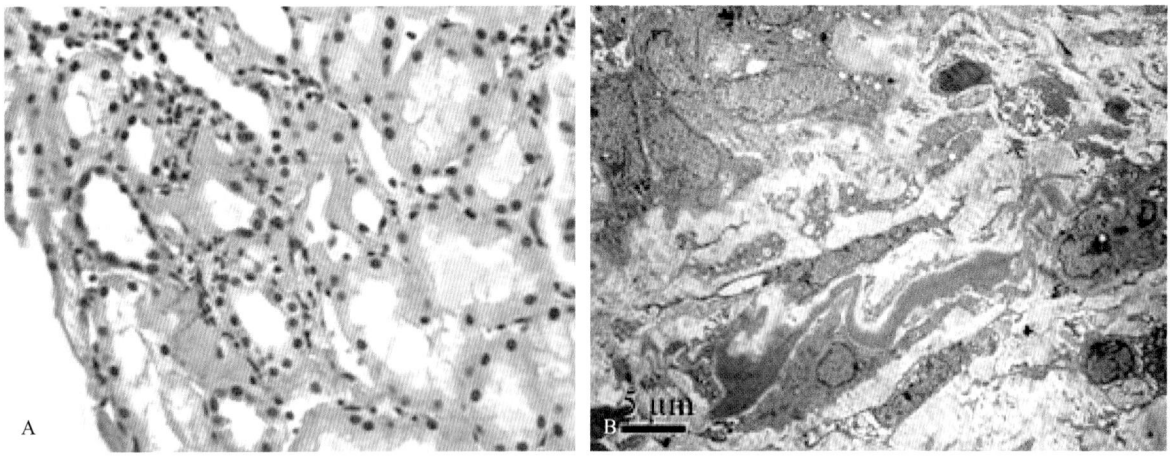

图 6-3-3-3 肾间质沉积物

A. 肾间质内刚果红阳性的淀粉样变蛋白沉积（刚果红×200）；B. 肾间质内条带状电子致密物沉积（电镜×4000）

（三）肾间质肿瘤细胞浸润（图6-3-3-4）

肾间质内如发现细胞形态均一的幼稚细胞浸润时，要警惕肿瘤细胞浸润。以恶性淋巴瘤、淋巴细胞性白血病、多发性骨髓瘤等多见；少数也可见实体肿瘤的肾转移。通过对肿瘤细胞标志物的免疫组化染色，进一步明确肿瘤细胞的浸润及其组织学来源。

（四）肾间质泡沫细胞形成

肾间质可见胞质透亮的细胞，是巨噬细胞吞噬脂质成分所形成，见于大量蛋白尿或肾病综合征、脂质代谢异常、Alprot综合征等。

（五）肾间质慢性病变

1. 肾间质纤维化（图6-3-3-5） 肾间质炎症发展到晚期，炎症细胞减少，而成纤维细胞、纤维细胞和胶原纤维出现增生和分泌，肾间质充填以大量胶原纤维和细胞外基质，Masson染色呈深蓝色，为不可逆性病变。常伴有肾小管萎缩和消失。见于各种肾小球肾炎和间质性肾炎的晚期、慢性马兜铃酸肾病等。

2. 肾间质纤维化伴席纹样结构 肾间质增生的胶原纤维成束呈编席样排列，称之为"席纹样"结构，可伴有分泌IgG4为主的浆细胞浸润，见于IgG4相关性肾病[18]。

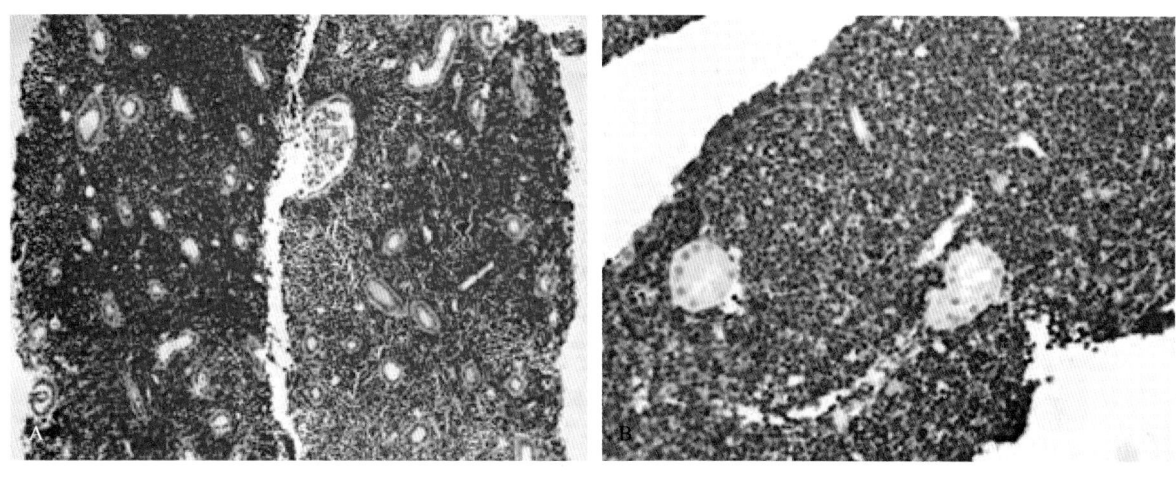

图 6-3-3-4 肾间质肿瘤细胞浸润
A. 肾间质形态均一的肿瘤细胞浸润，肾小管萎缩和消失（HE×100）；B. 浸润细胞表达PAX5阳性，属于B淋巴母细胞淋巴瘤（免疫组化 ×200）

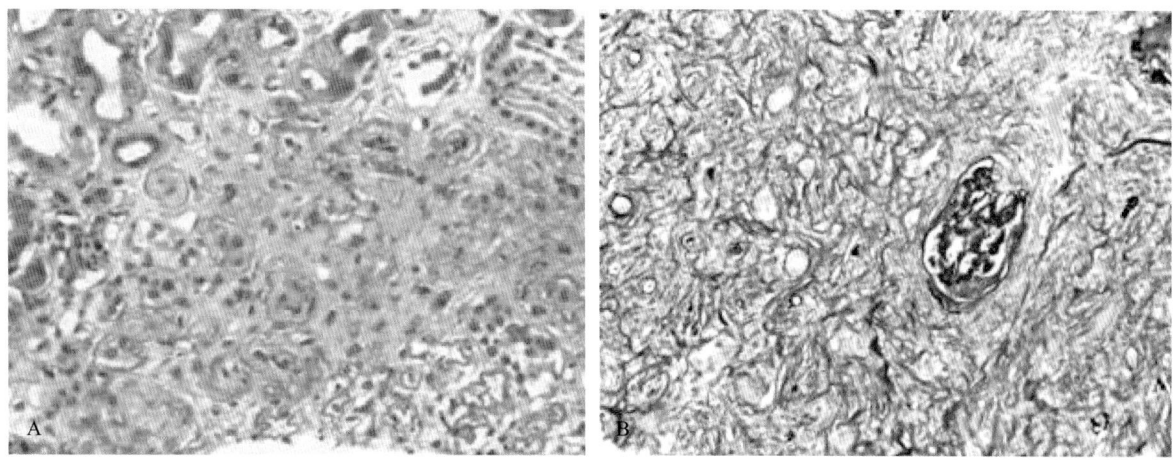

图 6-3-3-5 肾间质纤维化
A. 肾间质胶原纤维增生（Masson×100）；B. 肾间质大量胶原纤维增生呈席纹征（PASM×100）

第四节 肾血管病变

（一）肾小动脉硬化

弓状动脉及其分支，小叶间动脉属于小动脉，内膜纤维组织增生，导致内膜增厚，管腔狭窄。见于高血压、动脉粥样硬化症以及动脉炎修复期等。

（二）肾小动脉玻璃样变（图6-3-4-1）

小叶间动脉和入球小动脉的管壁可见血浆蛋白浸渍而形成均质状、PAS深染的玻璃样蛋白沉积，质地半透明，又称为透明变性。早期见于血管内膜下呈滴状，严重者可见血管壁全层的玻璃样变性，常伴有平滑肌细胞萎缩。见于长期慢性的高血压、糖尿病血管病变以及老年性动脉硬化。

（三）肾小动脉内膜病变（图6-3-4-2A）

可见动脉内膜下水肿、黏液样变性伴内皮肿胀，导致管腔狭窄，可伴有血栓形成，属于血管内膜损伤的急性病变，见于恶性高血压、硬皮病、以及其他原因导致的血栓性微血管病。

（四）肾小动脉洋葱皮样改变（图6-3-4-2B）

小动脉内膜可见纤维细胞、胶原纤维以及肿胀的黏液样物质同心圆样聚集，管腔严重狭窄，导致肾脏缺血性损伤。可由小动脉内膜急性损伤发展而来，属于不可逆性病变，见于恶性高血压、硬皮病、溶血性尿毒症综合征的慢性期以及移植肾的慢性血管排斥反应等。

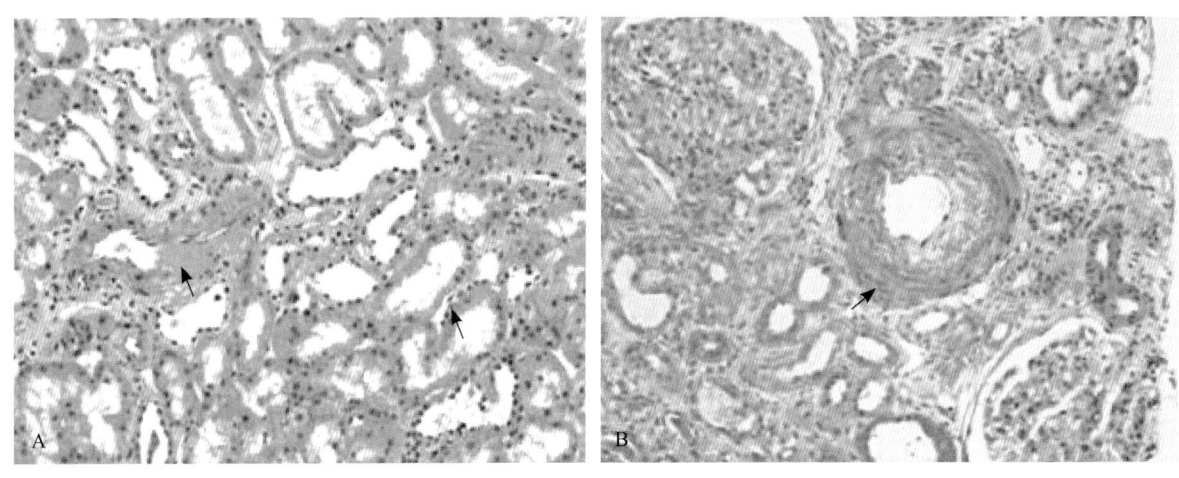

图 6-3-4-1 小动脉玻璃样变与内膜硬化
A. 小动脉壁节段性玻璃样变性（↑）（HE×200）；B. 小动脉壁内膜纤维增生伴硬化（↑）（Masson×200）

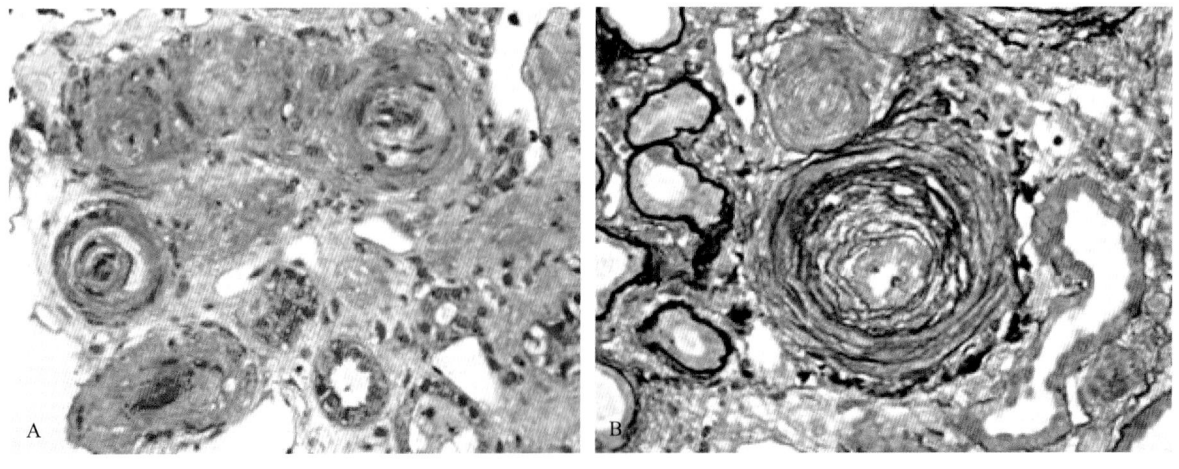

图 6-3-4-2 小动脉内膜病变
A. 小动脉内膜黏液样水肿伴血栓形成（Masson×200）；B. 小动脉内膜增厚呈洋葱皮样改变（PASM+Masson×200）

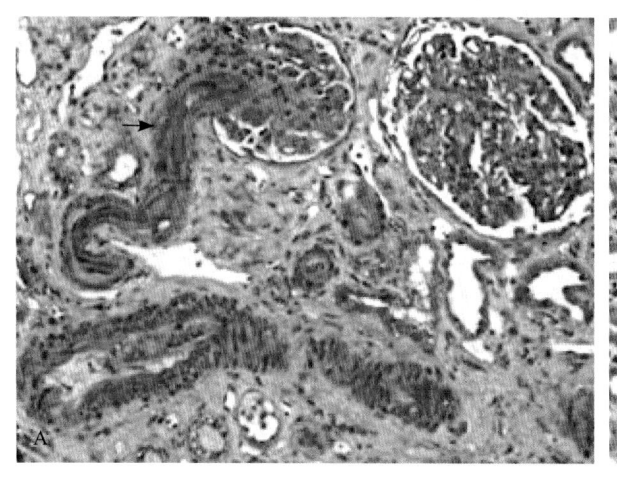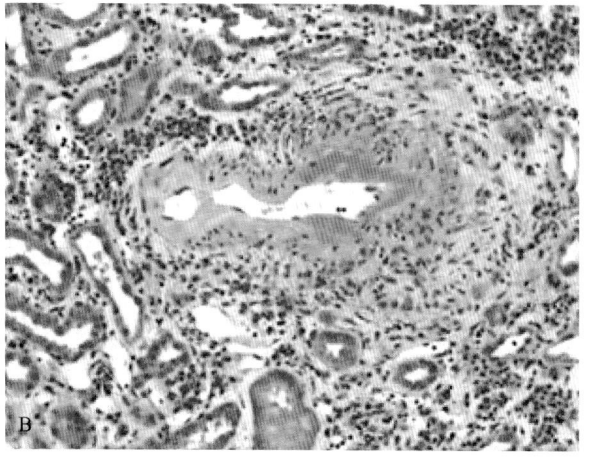

图 6-3-4-3　小动脉壁纤维素性坏死及血栓形成
A. 肾小球入球小动脉内血栓形成（↑）（Masson×100）；B. 小动脉壁纤维素样坏死伴炎症细胞浸润（HE×100）

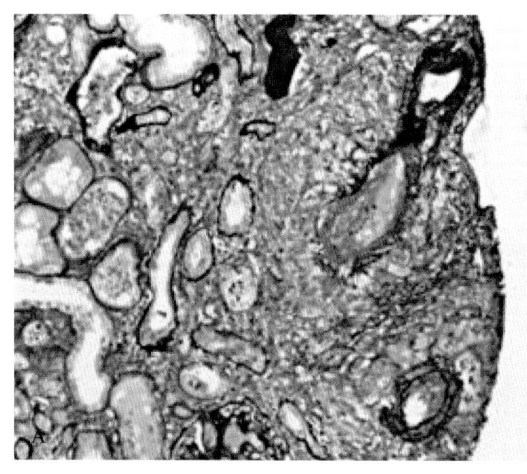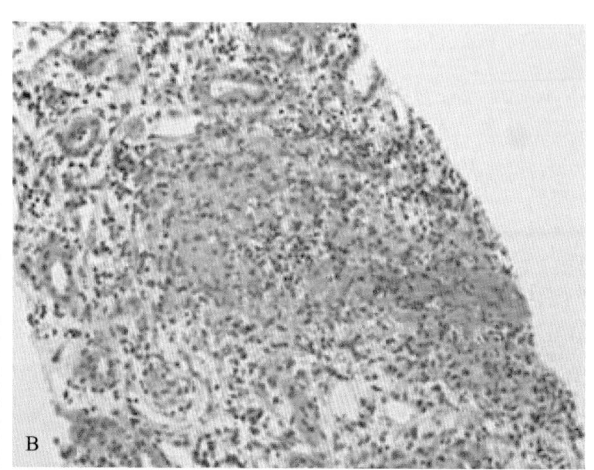

图 6-3-4-4　小动脉炎及肉芽肿病变
A. 小动脉壁纤维素养坏死伴肉芽肿形成（PASM+Masson×200）；B. 小动脉壁炎症细胞浸润伴肉芽肿形成（HE×100）

（五）肾小动脉纤维素性坏死（图6-3-4-3）

小动脉壁内膜断裂、结构不清晰伴有核碎裂，可见纤维蛋白沉积，常伴有血栓形成，见于急性血栓性微血管病及狼疮性肾炎的血管病变。当血管壁纤维素样坏死伴有明显的炎症细胞（包括中性粒细胞、嗜酸性粒细胞和淋巴、单核细胞）的浸润时，见于结节性多动脉炎、ANCA 相关性多血管炎、Churg-Strauss综合征等。

（六）肾小动脉血栓形成

小动脉内膜损伤或动脉壁纤维素样坏死时，可伴发血栓形成，见于血管炎及血栓性微血管病。

（七）肾小动脉炎及肉芽肿病变（图6-3-4-4）

小动脉管壁可见以中性粒细胞为主的炎症细胞浸润，伴有内弹力膜的断裂，以内膜炎症细胞浸润突出，严重者可见动脉全层的透壁性坏死，伴有核碎裂，动脉周围可见中性粒细胞、淋巴和单核细胞、多核巨细胞、嗜酸性粒细胞以及上皮样细胞等浸润及增生，形成肉芽肿病变。见于结节性多动脉炎、ANCA 相关小血管炎、Churg-Strauss综合征等。

（八）肾动脉血管瘤样扩张

多见于叶间动脉和弓状动脉及其分支等，动脉壁纤维素样坏死后，常伴有出血和血栓形成，动脉周围炎症细胞浸润及肉芽肿样增生，由于局部受血流的压力，导致动脉壁向外扩张形成血管瘤样病变。见于结节性多动脉炎及小动脉炎等。

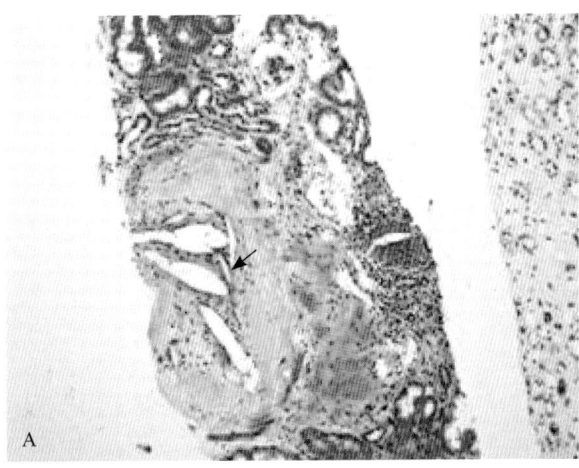
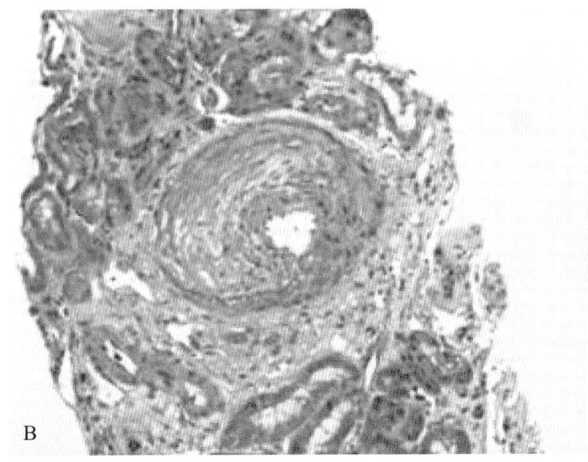

图 6-3-4-5 小动脉胆固醇结晶栓塞
A. 小动脉腔内胆固醇结晶栓塞（↑）（HE×100）；B. 小动脉壁偏心性增厚，纤维组织增生（Masson×200）

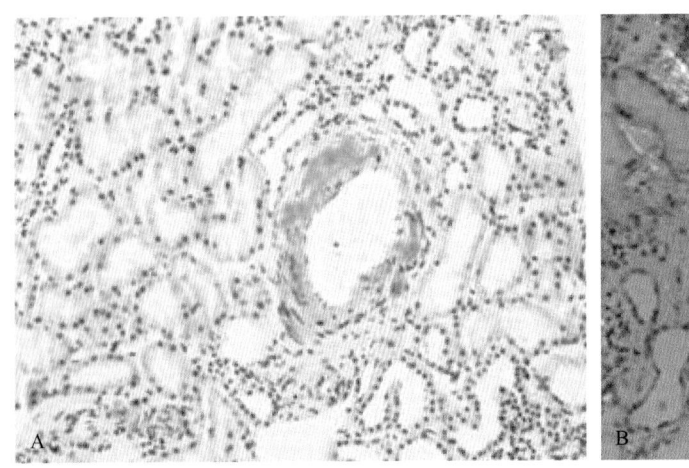
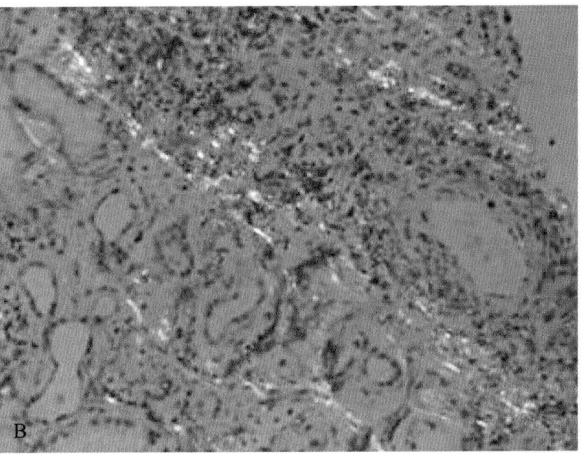

图 6-3-4-6 小动脉壁淀粉样变蛋白沉积
A. 小动脉壁刚果红阳性的淀粉样变蛋白沉积（刚果红 ×100）；B. 偏振光下可见苹果绿双折光（×100）

（九）肾动脉内膜纤维化

叶间动脉和弓状动脉等中动脉的内膜，可见纤维组织增生，有时管壁呈偏心性增厚，见于动脉粥样硬化症以及老年性动脉硬化。

（十）肾动脉胆固醇结晶栓塞（图6-3-4-5）

弓状动脉分支和小叶间动脉的管腔，可见透明的针状裂隙，周围伴有单核巨噬细胞、多核巨细胞浸润及纤维组织增生，称为胆固醇结晶栓塞，见于高血压、动脉粥样硬化、冠心病等，尤其是血管介入治疗后易于发生栓塞。

（十一）肾动脉壁沉积物

动脉壁可见免疫复合物沉积于内膜下或肌中膜平滑肌层，见于狼疮性肾炎；也可见淀粉样变物质沉积于中、小动脉壁，呈均质粉染状，刚果红染色阳性，动脉壁的正常结构被取代，见于系统性淀粉样变（图6-3-4-6）。

（十二）管周毛细血管病变（图6-3-4-7）

肾小管周围的毛细血管可见以中性粒细胞浸润为主的炎症，称为管周毛细血管炎，见于移植肾的抗体介导的急性排斥反应、狼疮性肾炎、急性间质性肾炎等。管周毛细血管扩张，伴有红细胞淤积，严重者红细胞进入肾间质，称为间质出血，见于流行性出血热。

（十三）静脉病变

可见静脉周围淋巴和单核细胞浸润形成静脉炎；也可见静脉内血栓形成，有时为机化的陈旧性

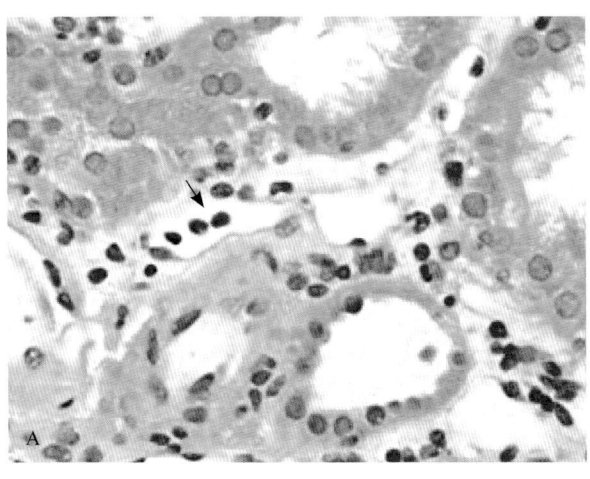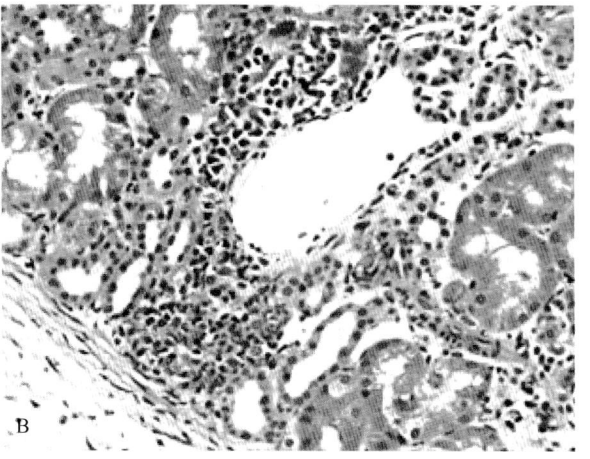

图 6-3-4-7　肾小管管周毛细血管炎与静脉炎
A. 肾小管周毛细血管炎，管腔内中性粒细胞浸润（↑）（HE×400）；B. 肾间质静脉周围炎（HE×200）

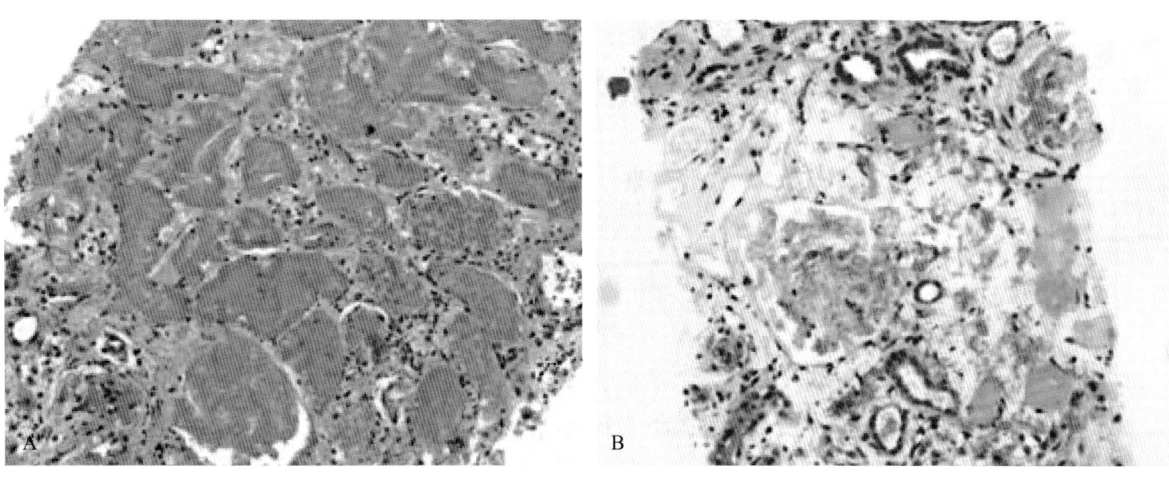

图 6-3-4-8　肾皮质坏死
肾皮质局灶性坏死，细胞结构破坏，细胞核溶解和消失（A, B, HE×100）

血栓。见于血液高凝状态、肾病综合征时。

（十四）肾皮质坏死和肾梗死（图6-3-4-8）

由于肾动脉供血的突然中断，导致肾组织的凝固性坏死，可见肾单位包括肾小球、肾小管间质等组织的结构消失，细胞核碎裂和溶解。小动脉的痉挛、血栓性微血管病等，可导致肾皮质坏死；而中等动脉及其分支的血栓等病变，导致呈楔状坏死灶的肾梗死。

第五节　肾脏疾病的病理学分类

概述：肾脏病理改变的常用术语

1. 活动性病变（active lesion）和慢性病变（chronic lesion）　活动性病变指坏死、渗出、细胞增生等急性病变；慢性病变指细胞外基质增多伴硬化、萎缩、纤维化等非活动性病变。

2. 局灶性（focal）和弥漫性（diffuse）病变　对于肾小球疾病的描述，当受累的肾小球比例小于50%时，称为局灶性病变，病变累及50%及以上的肾小球时，称为弥漫性病变。对于肾小管间质病变的描述，一般根据病变范围占肾皮质总面积的百分比进行分级：Ⅰ级：<25%，Ⅱ级：

505

25%～50%，Ⅲ级：50%～75%，Ⅳ级：>75%。受累范围 <50%，为局灶性病变；大于或等于 50% 属于弥漫性病变。

3. 节段性（segmental）和球性（global）病变　对于受累的肾小球，当小于 50% 的毛细血管襻受累时，属于节段性病变；当大于或等于 50% 的毛细血管襻受累时，属于球性病变。

一、肾小球疾病的病理学分类

目前，国际上普遍采用的分类方法是1995年WHO修订的肾小球疾病的病理学分类方法[19]，具体如下：

1. 原发性肾小球疾病（肾小球肾炎及其相关的疾病）

（1）肾小球轻微病变和微小病变。

（2）局灶/节段性肾小球病变：包括局灶节段性肾小球硬化症及局灶性肾小球肾炎。

（3）弥漫性肾小球肾炎：① 膜性肾小球肾炎（膜性肾病）。② 增生性肾小球肾炎：a.系膜增生性肾小球肾炎；b.毛细血管内增生性肾小球肾炎；c.系膜毛细血管性肾小球肾炎（膜增生性肾小球肾炎，Ⅰ型和Ⅲ型）d.新月体性（毛细血管外性）肾小球肾炎和坏死性肾小球肾炎。③ 硬化性肾小球肾炎。

（4）未分类的肾小球肾炎。

2. 系统性疾病导致的或继发性肾小球肾炎

（1）狼疮性肾炎。

（2）IgA肾病（Berger病）。

（3）过敏性紫癜性肾炎。

（4）抗基底膜性肾小球肾炎（Goodpasture综合征）。

（5）全身感染相关的肾小球病变：① 败血症；② 感染性心内膜炎；③ 分流性肾炎；④ 梅毒；⑤ 获得性免疫缺陷综合征；⑥ 乙型和丙型肝炎病毒感染；⑦ 衣原体感染；⑧ 立克次体感染。

（6）寄生虫相关性肾脏病变：① 疟疾；② 血吸虫病；③ 黑热病；④ 丝虫病；⑤ 旋毛虫病；⑥ 类圆线虫病；⑦ 后睾吸虫病。

3. 血管性疾病导致的肾小球病

（1）系统性血管炎。

（2）血栓性微血管病（溶血性尿毒症综合征和血栓性血小板减少性紫癜）。

（3）肾小球血栓病（血管内凝血）。

（4）良性肾硬化。

（5）恶性肾硬化。

（6）硬皮病（系统性硬化）。

4. 代谢性疾病导致的肾小球病

（1）糖尿病肾病。

（2）致密物沉积病。

（3）淀粉样变性。

（4）单克隆免疫球蛋白沉积病。

（5）纤维样肾小球肾炎。

（6）触须样免疫性肾小球病。

（7）华氏巨球蛋白血症。

（8）冷球蛋白血症。

（9）肝病性肾病。

（10）镰状细胞性肾病。

（11）发绀型先天性心脏病和肺动脉高压导致的肾病。

（12）肥胖相关性肾小球病。

（13）Alagille综合征（先天性肝内胆管发育不良症或动脉-肝脏发育不良综合征）。

5. 遗传性肾病

（1）Alport综合征。

（2）薄基底膜综合征（良性复发性血尿）。

（3）指甲-髌骨综合征。

（4）先天性肾病综合征（芬兰型）。

（5）婴儿型肾病综合征（弥漫性系膜硬化）和Drash综合征。

（6）Fabry病及其他脂类沉积病。

6. 其他原因的肾小球病

（1）妊娠相关性肾病（先兆子痫性肾病）。

（2）放射性肾病。

7. 终末期肾。

8. 移植性肾小球病变。

二、肾小管间质疾病的病理学分类

肾小管与肾间质的结构紧密相连，两者的功能也密切相关。因此，肾小管与肾间质的疾病也相互影响，同时并存，常将其归为一类肾小管间质疾病（tubule-interstitial disease）。有时，病理损伤以肾小管病变为主，肾间质病变为继发性改变，将其称为肾小管疾病，如缺血或中毒导致的急性肾小管损伤和急性肾小管坏死，肾间质仅可见水肿；有时，以肾间质病变为主，肾小管为继发性损伤，称其为肾间质性疾病，如急性药物过敏性间质肾炎，以肾间质的淋巴、单核细胞和嗜酸性粒细胞浸润为主，继发肾小管上皮的变性，严重者肾间质炎症细胞浸润至肾小管上皮内，导致小管炎。另外，肾小管间质损伤也可以继发于肾小球和肾血管的病变，如肾小管间质的慢性病变，既可以由急性肾小管间质病变发展而来，也可以继发于肾小球疾病。

关于肾小管间质疾病的病理分类，比较公认的是1985年WHO提出的肾小管间质肾病的病理学分类[20]，具体如下：

1. 感染性肾小管间质肾炎

（1）急性感染性肾小管间质肾炎（急性肾盂肾炎）：急性细菌性、真菌性、病毒性感染。

（2）系统感染伴发的急性肾小管间质肾炎：急性A组链球菌、白喉杆菌、弓形虫、Legionnaire病、布氏杆菌病、病毒和其他感染。

（3）慢性感染性肾小管间质肾炎（慢性肾盂肾炎）：① 非阻塞性反流性肾盂肾炎；② 慢性阻塞性肾盂肾炎；③ 黄色肉芽肿性肾盂肾炎；④ 软斑病；⑤ 巨细胞病毒性间质肾炎；⑥ 其他感染的肾盂肾炎。

（4）特殊病原体感染：结核分枝杆菌、麻风分枝杆菌、梅毒螺旋体、流行性出血热病毒等。

2. 药物性肾小管间质肾炎

（1）急性药物中毒性肾小管损伤：① 直接损伤；② 间接损伤。

（2）药物过敏性肾小管间质肾炎。

（3）慢性药物性肾小管间质肾炎：镇痛药肾病、锂中毒肾病、氯乙基环己基亚硝基脲中毒等。

3. 免疫性肾小管间质肾炎

（1）肾小管抗原抗体反应：① 抗基底膜肾小球肾炎或Goodpasture综合征伴肾小管损伤；② 免疫复合物介导的肾小球肾炎和肾小管损伤。

（2）药物。

（3）移植肾。

（4）特发性。

（5）肾外性自身变态反应免疫复合物性肾小管间质肾炎：① 系统性红斑狼疮；② 混合性冷球蛋白血症；③ 细菌性免疫复合物介导性肾小球肾炎伴肾小管损伤；④ 干燥综合征；⑤ 伴血管炎的低补体血症性肾小球肾炎伴肾小管损伤；⑥ 移植肾。

（6）细胞免疫反应性肾小管间质肾炎：细菌、病毒、寄生虫感染、药物、化学物质、移植肾。

（7）速发型变态反应（IgE 型）肾小管间质肾炎：药物、寄生虫感染。

4. 尿路梗阻性肾小管间质肾炎

（1）不伴感染的肾盂积水。

（2）伴有感染的肾盂积水、肾盂积脓。

5. 反流性肾病。

6. 伴肾乳头坏死的肾小管间质肾炎　糖尿病肾病、尿路梗阻、镇痛药肾病、镰刀细胞病肾病、新生儿出血性肾乳头坏死、血管性肾损伤、结核病等。

7. 重金属中毒性肾小管和肾间质病变　铅中毒肾病、汞中毒肾病、顺铂中毒肾病、镉中肾病毒以及金、银、铜、铁中毒等肾病。

8. 急性肾小管损伤和坏死　中毒性、缺血性、严重挤压伤、流产、严重烧伤、休克、败血症、血型不符的输血和肌红蛋白尿等。

9. 代谢异常导致的肾小管和肾小管间质性肾病　高钙血症性肾病、高尿酸肾病、高草酸血症性肾病、高胱氨酸血症性肾病、低钾血症肾病、高渗性肾病、糖原沉积症肾病、脂肪变性、玻璃滴状变性、胆色素肾病、铜沉积（Wilson 病）、铁沉积等。

10. 先天性和遗传性肾小管间质疾病　髓质囊肿病（青少年肾痨）、家族性间质肾炎、Alport 综合征。

11. 肿瘤性肾小管间质肾炎　浆细胞病（骨髓瘤、轻链肾病）、IgG-IgM 混合性冷球蛋白血症、巨球蛋白血症、白血病和淋巴瘤浸润。

12. 肾小球病和血管性疾病导致的肾小管间质病变　急性和慢性肾小球疾病、缺血性萎缩、终末期肾脏病。

13. 其他疾病导致的肾小管间质病变　放射性肾炎、巴尔干肾病、结节病肾病、特发性肾小管间质肾病（急性、肉芽肿性、慢性）。

其中，新命名的肾小管间质疾病但未收入上述分类中的类型，包括 IgG4 相关肾小管间质肾炎应归入免疫性肾小管间质肾炎一类。

三、肾血管疾病的病理学分类

血管性疾病的分类，按照受累血管的类型，分为大动脉疾病、中动脉疾病、小动脉疾病、静脉疾病和毛细血管疾病；按照病因和发病机制的不同，分为代谢性血管疾病、血管神经性血管疾病、发育异常性血管疾病、血管炎等。比较系统的分类方法，是 1987 年 WHO 提出的肾血管疾病的病理学分类[21]，具体如下：

1. 高血压性肾疾病

（1）原发性高血压：① 良性肾硬化症；② 恶性肾硬化症。

（2）继发性高血压病：① 非肾性高血压；② 弥漫性肾实质性肾损伤导致的高血压。

2. 肾动脉阻塞

（1）动脉粥样硬化症。

（2）肾动脉发育异常。

（3）其他原因导致的肾动脉阻塞。

3. 动脉粥样硬化性肾硬化症。

4. 肾脏增生性动脉病和血栓性微血管病

（1）血栓性微血管病：① 溶血尿毒综合征；② 血栓性血小板减少性紫癜；③ 特发性产后急性

肾损伤；④ 避孕药介导微血管病；⑤ 其他药物介导的微血管病。

（2）硬皮病（进行性系统性硬化病）：① 急性；② 慢性。

5. 肾脏血管炎

（1）特发性系统性血管炎：① 结节性多动脉炎：a 经典型，b 显微镜下型；② 小血管炎；③ 肉芽肿性多血管炎（Wegener 肉芽肿）；④ 嗜酸细胞性肉芽肿性多血管炎（Churg-Strauss 综合征）；⑤ 巨细胞性动脉炎；⑥ Takayasu 动脉炎。

（2）系统性疾病伴发的血管炎：① 结缔组织疾病；② IgG-IgM 混合性冷球蛋白血症；③ 过敏性紫癜；④ 感染；⑤ 药物反应；⑥ 其他。

（3）肾小球肾炎伴发的血管炎。

6. 代谢性疾病导致的血管病变

（1）糖尿病。

（2）高脂血症和高胆固醇血症。

（3）淀粉样变性病。

（4）Fabry 病。

7. 血栓、栓塞和梗死

（1）肾动脉血栓。

（2）肾静脉血栓。

（3）栓塞。

（4）梗死。

（5）肾皮质坏死。

（6）肾乳头坏死。

（7）新生儿出血性肾髓质坏死。

8. 移植肾的排斥反应

（1）超急性排斥反应。

（2）急性血管性排斥反应。

（3）慢性血管性排斥反应。

（4）移植性肾小球病。

9. 其他

（1）放射性肾炎。

（2）Bartter 综合征。

（3）神经纤维瘤病（Recklinghausen 病）。

（4）透析后血管硬化。

（5）其他。

其中，血管炎的分类以美国 Chapel Hill 关于血管炎分类和命名的国际会议的标准为公认标准，2012 年对该分类进行了修订[22]，详见系统性血管炎的内容。

（王素霞）

参考文献

1. JENNETTE JC, OLSON JL, SCHWARTZ MM, SILVA FG. Heptinstall's pathology of the kidney. 6th ed. Lippincott Williams & Wilkins, 2007:98-122.

2. 邹万忠. 肾活检病理学. 第 2 版. 北京：北京大学医学出版社, 2009:33-56.

3. 董鸿瑞, 林瑞琦, 程虹, 等. 国人肾小球大小正常值测定及测量方法探讨. 中华肾脏病杂志, 2010, 26: 155-159.

4. D'AGATI VD, KASKEL FJ, FALK RJ. Focal segmental glomerulosclerosis. N Engl J Med, 2011, 365(25):2398-2411.

5. ELLIOTT MR, CORTESE C, MORENO-ASPITIA A, et al. Plasma cell dyscrasia causing light chain tubulopathy without Fanconi syndrome. Am J Kidney Dis, 2010, 55(6):1136-1141.

6. STOKES MB, VALERI AM, MARKOWITZ GS, et al. Cellular focal segmental glomerulosclerosis: Clinical and pathological features. Kidney Int, 2006, 70(10):1783-1792.

7. ROSS MJ, KLOTMAN PE. HIV-associated nephropathy. AIDS, 2004, 18(8):1089-1099.

8. FAKHOURI F, FRÉMEAUX-BACCHIV, NOËL LH, et al. C3 glomerulopathy: a new classification. Nat Rev Nephrol, 2010, 6(8):494-499.

9. NAZNEEN A, NAKASHIMA Y, ZHA Y, et al. Unusual glomerulopathy with atypical thickening of the glomerular basement membrane and intramembranous microparticles. Clin Exp nephrol, 2008, 12(6):501-503.

10. ALBAQUMI M AND BARISONI L. Current views on collapsing glomerulopathy. J Am Soc Nephrol, 2008, 19(7):1276-1281.

11. SETHI S, FERVENZA FC, ZHANG YZ, et al. C3 glomerulonephritis: clinicaopathological findings, complement abnormalities, glomerular proteomic profile, treatment, and follow-up. Kidney Int, 2012, 82(4):465-473.

12. NASR SH, VALERI AM, CORNELL LD, et al. Renal monoclonal immunoglobulin deposition disease: a report of 64 patients from a single institution. Clin J Am Soc Nephrol, 2012, 7(2):231-239.

13. TROXELL ML, HIGGINS JP, KAMBHAM N. Renal pathology associated with hematopoietic stem cell transplantation. Adv Anat Pathol, 2014, 21(5):330-340.

14. MARKOWITZ GS, STKES MB, RADHAKRISHNAN J, et al. Acute phosphate nephropathy following oral sodium phosphate bowel purgative: an underrecognized cause of chronic renal failure. J Am Soc Nephrol, 2005, 16(11):3389-3396.

15. SATOSKAR AA, BRODSKY SV, NADASDY G, et al. Discrepancies in glomerular and tubulointerstitial/vascular immune complex IgG subclasses in lupus nephritis. Lupus, 2011, 20(13):1396-1403.

16. HILDEBRANDT F, ZHOU W. Nephronophthisis-associated ciliopathies. J Am Soc Nephrol, 2007, 18(6):1855-1871.

17. KRAUTKRÄMER E, ZEIER M, PLYUSNIN A. Hantavirus infection: an emerging infectious disease causing acute renal failure. Kidney Int, 2013, 83(1):23-27.

18. SAEKI T, SHINICHI N, IMAI N, et al. Clinicaopathological characteristics of patients with IgG4-related tubulointerstitial nephritis. Kidney Int, 2010, 78(10): 1016-1023.

19. CHURG J, BEMSTEIN J, GLASSOCK RJ. Renal disease-Classification and atlas of glomerular disease. Second edition. New york: Ikagu-Shoin medical publishers Inc, 1995. 4.

20. CHURG J, COTRAN RS, SINNIAH R, et al. World Health Organization (WHO) Monograph. Renal Disease: Classification and Atlas of Tubulo-Interstitial Diseases. Tokyo: Igaku-Shoin, 1985.

21. CHURG J, HEPTINSTALL RH, OLSON TS, et al. World Health Organization (WHO) Monograph. Renal Disease: Classification and Atlas. Vascular Diseases and Development and Hereditary diseases. Tokyo: Igaku-Shoin, 1987.

22. JENNETTE JC, FALK RJ, BACON PA, et al. 2012 revised international Chapel Hill consensus conference nomenclature of vasculitis. Arthritis Rheum, 2013, 65: 1-11.

第四章
肾脏病理检查在肾脏疾病诊断中的应用

肾脏病理是肾脏疾病诊断中的重要辅助检查手段之一，在内科性和外科性的许多肾脏病诊断中都有重要的应用价值，包括明确疾病诊断、判断病变损害程度和活动性、指导治疗及判断预后[1-3]。

第一节　肾脏病理检查在肾脏疾病诊断中的应用及其意义

一、肾脏病理技术的应用 [1-4]

大多数肾脏病理检查需要光镜、免疫病理（免疫荧光或免疫组织化学）及电镜检查相结合。免疫病理检查对于很多肾脏病诊断是必需的，如：IgA肾病、非IgA系膜增生性肾小球肾炎、C1q肾病、Ⅰ型新月体性肾小球肾炎、紫癜性肾炎、乙型肝炎病毒相关性肾小球肾炎、淀粉样变性病、轻链沉积病、管型肾病、移植肾体液免疫性（C4d型）排异反应、纤粘连蛋白肾病、脂蛋白肾病等。缺乏电镜检查将难以诊断以下疾病：薄基底膜肾病、微小病变肾病、Alport综合征、纤维样肾小球病、免疫触须样肾病、致密物沉积病、胶原Ⅲ肾病、甲-髌综合征、脂蛋白肾病、早期肾淀粉样变性病等。

为保证肾脏病理诊断的质量，肾活检组织的制备应达到以下要求：

光镜：需要多层次，每个层次连续多张切片，常规染色应有苏木素伊红染色（HE）、过碘酸-雪夫染色（PAS）、马松三色染色（Masson）、六胺银染色（PASM），必要时进行特殊染色。

免疫荧光：常规应包括IgG、IgA、IgM、C3、C1q、κ、λ、纤维蛋白原、白蛋白，移植肾要有C4d。IgG阳性者，应进行IgG亚型检测。

电镜：患者原有肾脏的疾病应常规接受电镜检查；在移植肾的病理检查中，电镜可不作为常规，但也应将标本保存好，以待需要时进一步检查。

二、肾脏病理诊断中的分型、分期以及量化指标的应用

某些肾脏病可有多种病理表现同存，如：狼疮性肾炎、IgA肾病、局灶节段性肾小球硬化等，在给予病理诊断的同时，还会给出分型，这样可以使患者的病理特点易于掌握，有利于治疗、预后观察和临床研究。有的肾脏疾病病理表现虽然比较一致，但在部分患者中，可能有所演变，如：原发性膜性肾病，可采用分期予以描述。有些肾脏病，如狼疮性肾炎，其活动性指标与患者短期内的病情进展及治疗有关，而慢性化指标与远期预后关系密切；病理学家大多在病理报告中对它们进行描述，有的还采用半定量的方法对它们进行评分，用以观察治疗反应及预后。

应用时需要注意的共性问题包括：① 有时病变难以把握，不同的病理医生之间也可能存在一定差异。② 总体评分结果可能弱化某种特定病理改变与疾病的关系。如：IgA 肾病的牛津分型中，没有包括新月体情况，而新月体型 IgA 肾病病情加重且以后差。③ 随着时间推移，证据的积累，这些分型、分期的国际指南会不断修订，需要肾脏病临床医师和病理医师不断学习更新。在实际应用时，应注意吸取其中的精华所在，灵活运用，切忌机械性地套用。

三、肾脏病理在肾脏内科疾病诊断中的意义 [1-3]

肾脏病的诊断如其他疾病的诊断一样，应当是在现有医学认识水平的条件下，对某一肾脏疾病性质的全面准确的判断。它应当包括：临床诊断、病因诊断、病理诊断、肾功能诊断及合并症诊断。只有综合了所有这些方面，对于大多数的肾脏病患者才能给出完整正确的疾病诊断。病理诊断作为组成之一，具有重要的辅助诊断意义。

在肾脏病理学已比较成熟的今天，其对肾脏内科疾病临床工作的主要影响包括：① 在大约 25% ~ 53% 的患者中，改变我们原来临床推断的诊断；有助于发现多种肾脏疾病并存的情况；帮助确立以前未被发现的新疾病。② 改变约 20% ~ 34% 患者的治疗方案，不仅是由于提高了诊断的准确性，而且是因为了解了病变的活动性及慢性化程度（如狼疮性肾炎）。③ 改变 32% ~ 57% 患者的原有预后评价。

第二节　合理整合高水平的肾脏病理诊断以提高肾脏病整体诊断水平

一、高水平的肾活检标本制片技术是前提 [1-6]

病理学是"眼见为实"的学科，因此，为肾脏病理医师提供高质量的肾脏病理制片是必不可少的起点。要达到的满意标准是：① 标本量要"够"。对于累及部分肾小球的局灶性病变，取材量对于诊断的影响很大，有研究表明：当某一病变仅累及肾小球总数的 10%，若肾活检仅取到 10 个肾小球，将有 35% 的可能性不能发现该病变，若肾活检超过 20 个肾小球，将使之降至 12%。因此，即使肾活检取到 10 个肾小球这一最低要求，也可能会漏诊某些局灶节段性病变，30 个肾小球可能更为适宜。② 制片的背景要"净"。这要求切片时不同于大病理的 4μm，而要 1 ~ 2μm 的超薄切片，染色背景要干净，才能符合病理阅片的要求。③ 制片的颜色要"正"。这要求该显示的结构一定要正常着色，如：Masson 三色染色显示砖红色的嗜复红蛋白、亮红色的纤维素样物质等。④ 特殊的病变要有特殊的技术支持。如：刚果红染色显示淀粉样变性病，免疫组化 CD20 显示浸润的 B 淋巴细胞、BK 病毒感染时的 SV40 阳性细胞等。因此，对于优秀制片技术人员的培养是肾脏病理诊断中心建设的重要组成。

二、高水平的肾脏病理医师是关键

这要求他们应有丰富的系统病理知识，有敏锐、客观的阅片观察力，对于肾脏病有深入的了解，懂得临床医师诊断疾病的要求。因此，虽然目前国内多数单位使用受过病理训练的临床医师做出病理报告，但我们倾向于由受过肾脏病理诊断专门训练的病理科医师签发病理报告能更好地反映上述的总体要求，这也是目前国际上一流的肾脏病中心都是由病理医师签发病理报告的原因。

三、充分认识肾脏病理在疾病诊断中的辅助作用

肾脏病理诊断是对患者肾脏病理形态学改变的判断，结合完善的临床资料多数患者可以获得准

确的疾病诊断。但是，很多肾脏疾病没有特定的病理改变（不能一一对应），不同的疾病可能病理表现相同，相同的疾病可能病理改变不同，随时间的推移病理可以发生变化，肾脏组织的各个部分可以相互影响（如：肾小球病继发肾小管、肾间质改变），同一患者可有多种肾脏病存在等。因此，临床医师不应盲目迷信病理诊断，只有充分认识了病理形态学观察的这些局限性，才能坚持病理检查只是重要辅助手段的观点，为临床综合各方面信息最终作出正确的疾病诊断提供重要的信息。

四、合理应用分子生物学技术以提高病理诊断水平 [7,8]

绝大多数的病理诊断仅需要病理染色及免疫病理技术即可获得。但在特殊疾病情况下，分子生物学技术可以提高病理诊断能力。如：为确定病毒是否在肾组织内复制，需要原位杂交、原位PCR等技术。再如：某些罕见类型的肾脏淀粉样变性病，常规的轻链、AA蛋白的免疫荧光都阴性，可以采用激光未切割技术、提取蛋白并经质谱分析予以明确。

五、肾脏病专科医师与肾脏病理医师的密切配合是正确诊断的保证

在进行肾脏病诊断时，应当明确肾脏内科医师的主导作用及责任，更应该与肾脏病理医师充分交换意见、相互提示、互为补充。北京大学第一医院肾内科坚持了30多年的传统——临床病理讨论，是一个优质高效的方法。这样不但可以最大限度地提高诊断准确性，进行科研协作，也有利于这两个方面专业人才的培养。

（刘　刚）

参考文献

1. JENNETTE JC, SILVA FG, OLSON JL, et al. Primer on the Pathologic Classification and Diagnosis of Kidney Disease. // Jennette JC, Olson JL, Silva FG, et al. eds. Heptinstall's Pathology of the Kidney. 7th ed. Philadephia: Lippincott-Raven, 2014:92-119.

2. BRENNER BM. The kidney. 9th ed. Philadelphia: Saunders, 2012: 1006-1015.

3. DHAUN N, BELLAMY CO, CATTRAN DC, et al. Utility of renal biopsy in the clinical management of renal disease. Kidney Int, 2014, 85(5):1039-1048.

4. FOGO AB. Approach to renal biopsy. Am J Kidney Dis, 2003, 42(4):826-836.

5. CORWIN HL, SCHWARTZ MM, LEWIS EJ. The importance of sample size in the interpretation of the renal biopsy. Am J Nephrol, 1988, 8(2):85-89.

6. AMANN K, HAAS CS. What you should know about the work-up of a renal biopsy? Nephrol Dial Transplant, 2006, 21(5): 1157-1161.

7. SEDOR JR. Tissue proteomics: a new investigative tool for renal biopsy analysis. Kidney Int, 2009, 75(9):876-879.

8. LIAPIS H, GAUT JP. The renal biopsy in the genomic era. Pediatr Nephrol, 2013, 28(8):1207-1219.

513

第七篇

肾脏影像学及核素检查

第一章

肾脏的影像学检查

第一节　肾脏的 X 线检查

影像学检查对肾脏病的诊断有一定的价值，这是由于快速发展的临床放射学越来越多地改进了原有的检查方法，并出现新的诊断手段。这些方法和手段大多数是无创性或无痛苦性技术，对了解肾脏的形态及功能可提供许多重要资料。以下就常用的X线检查及电子计算机断层扫描（computed tomography，CT）做一介绍，这些方法各有其特点与作用，可以彼此相互补充，为临床正确诊断提供有益信息，根据病情需要选择应用。

一、泌尿系统平片

肾脏影像学检查中最简单易行的是泌尿系统平片（简称腹部平片）。由于肾脏病往往与整个泌尿系统有关，故这种检查应包括上腹部两侧肾区、中下腹部、盆腔，以及这些部位的骨骼及软组织。为了使腹部清洁，拍X线片前一日，患者需服缓泻剂，排出肠内粪便及气体。腹部平片一般在仰卧位投照，拍照前应详细询问患者在近期是否做过钡餐胃肠造影或钡剂灌肠，若3～4日内做过相关检查，应先行清洁洗肠或择日拍片。正常泌尿系统平片（kidney uretha bladder，KUB）上（图7-1-1-1），两侧肾脏轮廓清楚，腰肌阴影对称，骨骼清晰可见，小肠内一般见不到积气现象。在整个泌尿系统内，应无致密阴影，见不到软组织肿块阴影。

二、常规静脉泌尿系统造影

常规静脉泌尿系统造影是肾脏检查方法之一，目前已较少使用。

（一）原理

静脉泌尿系统造影所用的对比剂为三碘有机化合物，既往常用的有泛影葡胺（meglumine diatrizoate），或碘肽胺（meglumine iothalamate）；目前多使用更为安全的静脉泌尿系统对比剂——非离子型对比剂，如优维显（ultravist）、碘海醇（omnipaque，欧乃派克）等。这类对比剂具有等渗透压、碘分子量大、吸收电离辐射程度高、副作用少等特点。

药物动力学：静脉内注入对比剂后，对比剂进入血管内，随血液到达器官组织，通过毛细血管迅速进入间质。在肾内，对比剂经肾小球滤过随尿液排出，使血浆内对比剂浓度呈指数下降。肾功能正常患者，对比剂注入30分钟后，15%随尿排出；注入3个小时后，清除大约50%；1天后，清除大约90%。原尿内对比剂浓度与血浆相同，由于肾小管重吸收水分，尿液内对比剂浓度逐渐增高。对比剂随尿液进入肾脏集合系统、输尿管和膀胱，从而使之显影（图7-1-1-2）。

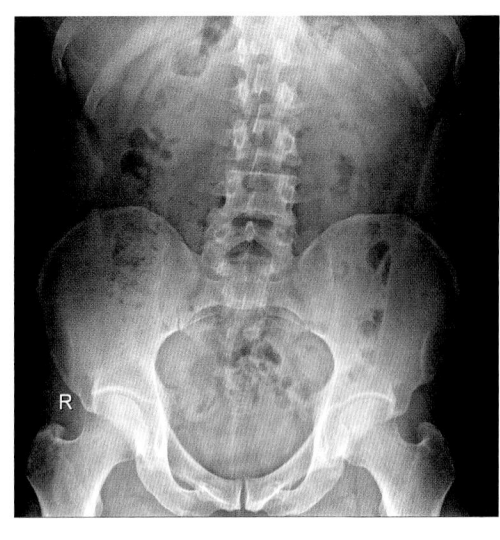
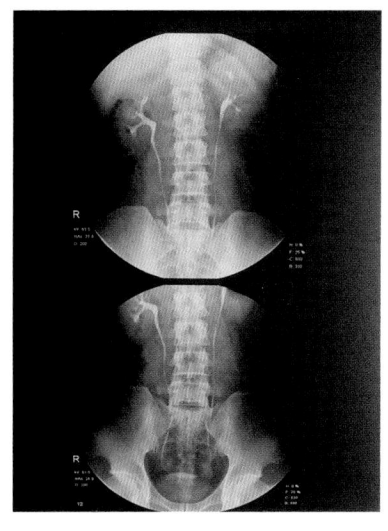

图 7-1-1-1　泌尿系统平片（KUB）　　　图 7-1-1-2　静脉泌尿系统造影片

（二）适应证及禁忌证

凡疑有肾、输尿管、膀胱病变时，或有不能解释的泌尿系统症状，均可做静脉泌尿系统造影，以便发现或除外泌尿系统疾患。

下列患者为禁忌证范围：

1. 对碘过敏的患者。

2. 有过敏史或过敏体质的患者，如哮喘、荨麻疹等。

3. 慢性肾脏病 3～5 期的患者　此期患者是对比剂肾病的高危人群，特别是糖尿病肾病伴肾功能损害者应注意选择低渗或等渗对比剂并注意水化。

4. 多发性骨髓瘤　静脉造影时常限制饮水或禁水，使肾小管回吸收水分增加，造成管腔内的异常免疫球蛋白及其轻链浓度增高，形成管型堵塞肾小管。加之滞留于肾小管中的高渗对比剂损伤肾小管上皮，常可诱发急性肾小管坏死，导致急性肾损伤。如必须接受此项检查，应在充分水化情况下进行，并严密观察。

5. 严重的心力衰竭　由于静脉注射高张性药物或大量的钠盐，可使循环系统负荷增加，此外肾血流量减少对显影不利，故在此时一般不做此项检查。

6. 严重的肝功能不全　注入体内的对比剂由三条途径即肾、肝、小肠排出体外，此时前两条途径已发生障碍，所以有可能引起一定的危险，不宜做此项检查。

7. 妊娠期一般不做静脉泌尿系统造影，一方面因为在妊娠早期，X 线照射胎儿可引起畸形或发育障碍；另一方面，妊娠时肾盂、肾盏、输尿管常有不同程度的扩张，影响判断其是否正常，故最好分娩后再做此项检查。

8. 嗜铬细胞瘤的患者，做静脉泌尿系统造影可导致高血压危象发作，如必须要做此项检查时，应做好急救的准备工作。

9. 各种原因引起的恶液质。

（三）照相技术

1. 造影前的准备　造影检查前 2 天，进软食，于检查前晚给予缓泻剂，确保肠道内气体吸收及肠道清洁。应禁食及禁水 6～8 小时，检查前先排解大小便。

目前常用的对比剂是非离子型碘对比剂。

2. 操作程序　患者仰卧，先拍腹部平片，于 5 分钟内缓慢将对比剂自肘前静脉注射完毕。这时，立即在两侧输尿管下 1/3 处加压迫带，一般于注射完毕后第 5～7 分钟、15 分钟各照一片。若这两张 X 线照片显影满意，可于第 30 分钟解除腹部压迫带，立即再拍一张全部尿路（包括两肾、输尿管及膀胱）片。在尿路有阻塞时，应延迟至注射对比剂 1～2 小时以后再拍片。

三、逆行肾盂造影

（一）造影方法

患者造影前准备与静脉肾盂造影相同，于造影前一日晚服缓泻剂，鼓励多饮水，在检查当天早上应禁食。患者取仰卧位，先照泌尿系统平片，而后将导管经膀胱镜插入两侧输尿管中。每侧输尿管内可注入 7 ~ 10ml 的碘对比剂，有设备条件时可在电视监视下进行，注射压力不可过高，以免发生损伤或逆流现象。患者取仰卧位，于前后方向加活动滤线器照相（图 7-1-1-3）。照相后立即冲洗照片，以决定是否需要重照或加照其他位置及角度的照片。若设备完善，在观察充盈情况下可同时照相或录像。

（二）适应证

逆行肾盂造影并发感染和医源性损伤的发生率高，常用于静脉肾盂造影不能充分评价肾脏集合系统、输尿管、膀胱和尿道时，或超声、核素、甚至 CT 不能诊断的病例。具体适应证如下：

1. 常规静脉泌尿系统造影观察不满意或疑有问题，需进一步肯定者。

2. 为了详细观察肾盂、肾盏、输尿管的解剖形态。

3. 确定血尿患者肾盂、肾盏、输尿管内有无占位病变。

4. 确定泌尿系统平片上观察到的腹部致密钙化阴影与尿路的关系。

5. 对离子型对比剂有轻度过敏反应的患者，可使用非离子型对比剂或者等渗对比剂做逆行尿路造影。

（三）禁忌证

有严重的膀胱疾患，如感染、结核等，以及尿道狭窄、窦道、外伤及感染时，均不宜做逆行肾盂造影。

四、排尿性膀胱尿道造影

当疑有膀胱输尿管反流性肾病时[1,2]，可做排尿性膀胱尿道造影。造影前令患者排尿，使膀胱内不滞留尿液，然后让膀胱充盈造影，对比剂为碘对比剂。一种方法是将导管插入膀胱，注入 100 ~ 200ml 对比剂，待膀胱充满后拔出导尿管，令患者排尿时摄影，照片包括双肾及膀胱。还有一种方法是在做完静脉泌尿系统造影后，放松压迫带使肾及输尿管内对比剂下流入膀胱，将膀胱充满后，令患者排尿，再按上法照包括膀胱、尿道及肾脏的照片。当患者有反流性肾病时，可见对比剂逆行向上充盈输尿管，甚至达肾盂及肾盏。

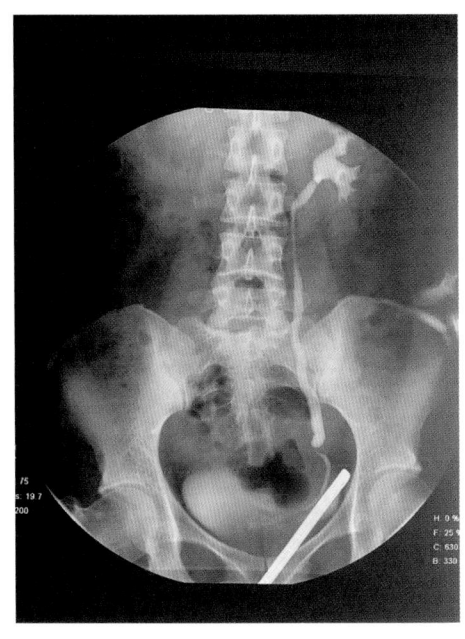

图 7-1-1-3　逆行肾盂造影

五、肾血管造影

肾血管造影可分两种：即肾动脉造影和肾静脉造影。

（一）肾动脉造影

用放射学方法观察肾动脉的情况是诊断某些肾脏病的重要检查方法之一。将对比剂充盈肾脏动脉血管树，来观察肾动脉的病变。这需要有一定的条件，首先要有适宜的对人体安全的对比剂；其次要有血管造影机，如快速换片高压注射器、高性能的X线发生器、导管。若做数字减影血管造影，还应有其相应的后处理工作站。

肾动脉造影是一种创伤性检查方法，对患者有一定的危险性，其适应证为：

1. 肾血管性高血压。

2. 肾血管性病变。

3. 肾脏占位病变　当其他检查方法未能明确性质者，可用该法鉴别肾肿块的性质，如为实性肿瘤则其中有血管成分，囊肿则一般无血管成分。

4. 肾创伤　其他检查方法未能发现病变，而肾动脉损伤症状明显时，可做肾动脉造影。

5. 不明原因的外科血尿　当一般检查方法不能明确原因，肾动脉造影可作为一种辅助诊断方法（肾脏手术前需除外其他肾疾患，如肾盂肾炎、肾积水等）。

肾动脉造影具体操作：腹股沟区常规消毒铺巾，局麻后，采用改良Seldinger法穿刺股动脉，之后引入导丝，沿导丝引入动脉鞘。之后在导丝配合下将猪尾导管置于肾动脉开口水平（多为胸12~腰1椎体水平）。连接高压注射器注入对比剂，10~15ml/秒，总量25~30ml。

腹主动脉造影可显示腹主动脉、肾动脉开口及其主要分支。对于肾动脉开口存在变异或存在副肾动脉的情况下，可以对之后的选择性肾动脉造影起指示作用。这种方法称为腹主动脉-肾动脉造影技术（图7-1-1-4）。约有25%~30%的人有一支或数支副肾动脉，多半开口于肾动脉的下方或上方的主动脉，更有少数人可起源于髂动脉，供应某一肾段的血流。为了解肾动脉的全部情况，做腹主动脉-肾动脉造影还是有一定意义的。若不做腹主动脉-肾动脉造影，这些变异的肾动脉是不能显示的，甚至在之后选择肾动脉造影时出现困难。但腹主动脉-肾动脉造影由于腹主动脉分支较多，对比剂被稀释，肾动脉的肾段以下的叶间动脉等细微结构则显示不清；且腹主动脉的分支与肾动脉血管彼此相互重叠，难于判断是否异常。因为这些缺点，故目前多做选择性肾动脉造影。选择性肾动脉造影是有目的地将动脉导管选择至肾动脉开口进行造影，注射对比剂4~6ml/s，总量8~15ml。这种造影技术的优点是肾动脉或其分支不与主动脉的其他分支重叠，肾内细小分支均可清晰显示；另一优点是使用的对比剂用量较少，对患者较安全。故只有腹主动脉-肾动脉造影与选择性肾动脉造影同时做，方能完整地了解肾动脉情况（图7-1-1-5）。

此外，为了提高造影效果，在X线影像处理上可应用"减影技术"（subtractiontechnique）、录像或X线电影照相技术。近年来利用电子计算机可以把影像信号数字化，并储存于计算机储存器内，经过处理、数字图像转换等原理制成的数字减影式血管造影（digitalsubtractionangiography，DSA）应用于临床，受到广泛的重视[3]。数字减影血管造影的优点是：

1）不需插管，通过肘静脉一次性推入对比剂，即可照肾动脉造影相。

2）减影处理后，血管以外的组织均被消除，成为"纯"血管相，显示清楚。但其缺点是空间分辨率低，许多血管同时显示，血管彼此干扰较多，易出现假象。目前将导管送入主动脉或肾动脉，注射对比剂做动脉内数字减影血管造影，则上述缺点，可以避免。肾动脉造影的显影过程可以分三个阶段：

动脉期：注入对比剂的最初2~4秒，可见到肾动脉的主干及其前支与后支、肾内各节段动脉（供血肾锥体部）、弓形动脉以及小叶间动脉（供血肾皮质部）等显影。

肾实质期：注入对比剂后3~4秒开始，在第8~10秒达到高潮，可见全肾实质均匀致密显影，皮质部较髓质部致密。此期开始时，对比剂充盈小动脉、肾小球及小静脉，在15~20秒以后密度

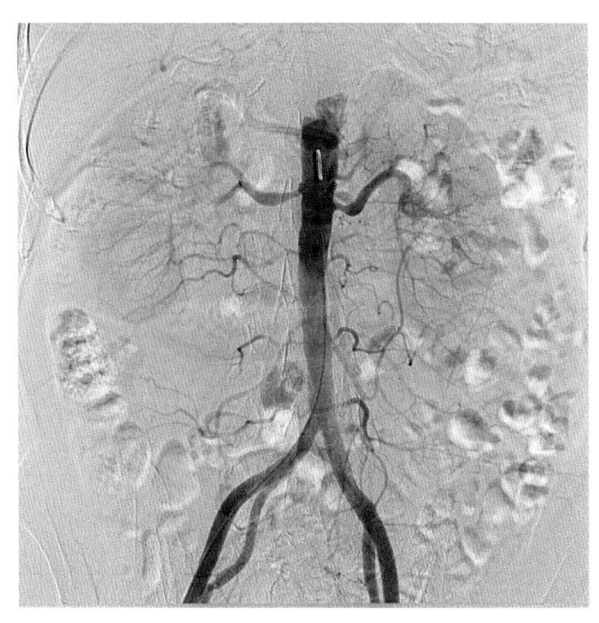
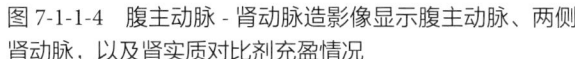

图 7-1-1-4　腹主动脉 - 肾动脉造影像显示腹主动脉、两侧肾动脉，以及肾实质对比剂充盈情况

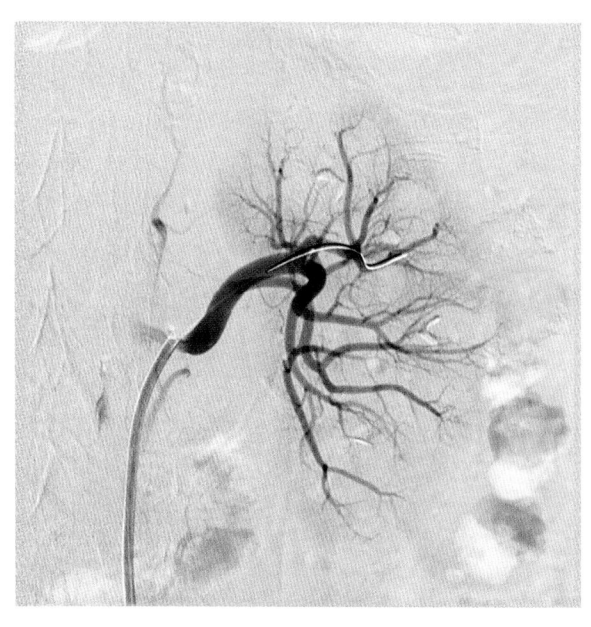

图 7-1-1-5　选择性肾动脉造影用较少的对比剂，清楚地显示左侧正常肾动脉血管，及肾实质对比剂的均匀充盈

逐渐变淡，这是由于肾小管内有新的不含对比剂的滤过液逐渐增多所致。

静脉期：注射第 8 秒开始出现，持续 4 ~ 5 秒，可见大的静脉显影，中、小静脉则不易看出。

肾动脉造影最大的并发症是对比剂的中毒和过敏反应，严重者可以致死。导管留置于肾动脉或其分支内可引起血栓等。此外对于动脉硬化严重患者，导管选择肾动脉时存在一定肾动脉损伤、斑块脱落等风险。动脉穿刺可引起血管损伤、出血、动静脉瘘及血栓形成等。肾动脉造影有可能发生意外，其禁忌证如下：

1）对碘或对比剂过敏者。

2）严重的肝、肾功能损伤，主动脉高度硬化者。

3）血液病患者，尤其是出血、凝血时间异常者。

（二）肾静脉造影

对诊断肾静脉疾患，如肾静脉血栓形成、肾静脉内瘤栓形成及肾内外肿块压迫肾静脉等以及观察脾肾静脉分流术后吻合口情况均有重要价值。

肾静脉造影的操作：腹股沟区常规消毒铺巾，局麻后，单壁针穿刺股静脉。之后在导丝配合下导管送至肾静脉内。既往为了使肾静脉最大限度地被对比剂充盈，减少血液稀释，在肾静脉造影前，经右股动脉将 COOK7F 肾动脉导管分别插入左、右肾动脉，经导管注入 10μg 肾上腺素，间歇 15 ~ 20 秒后再做肾静脉造影。目的是使肾动脉收缩，减少肾静脉血回流，使肾静脉内对比剂更好地充盈。肾动脉内注入血管收缩剂肾上腺素，肾静脉可显示五级分支以上的血管，比单纯造影多显示 1 ~ 2 级血管，因而有可能发现微小血栓，使诊断的敏感性大大提高。但目前已很少使用。肾静脉数字减影血管造影与普通血管造影相比较，突出的优点是密度分辨率高，所用对比剂的量仅为普通肾静脉造影的一半，图像显示也可令人满意。它的缺点是空间分辨率差，在显示微血管结构方面不如普通肾静脉造影，常可少显示 1 ~ 2 级血管。如果数字减影肾静脉造影与肾动脉内注射肾上腺素（血管收缩）相结合可弥补这一缺点。肾静脉血栓形成的主要影像学表现为管腔内充盈缺损或管腔截断[4]。血栓在主干内未造成管腔完全性阻塞时，不规则的充盈缺损位于管腔的一侧；血栓在各分支内常常造成完全性管腔阻断，呈典型的杯口状缺损，凸面常指向下腔静脉，该分支的各远端小分支常不能显示。急性血栓形成时，除病变之外，其余各支因淤血而增粗，肾外形增大，无侧支循环形成。慢性血栓形成时，除病变支特点外，肾外形增大不太明显，常可看到侧支循环形成，表现为精索静脉、卵巢静脉、腰升静脉异常增粗。

肾静脉造影可能发生的并发症如下：

1）肾静脉血栓脱落形成肺栓塞：预防的方法是操作时尽量轻柔细致，避免导管在肾静脉内频繁插送或停留时间过长。

2）对比剂对肾功能的损伤：对慢性肾脏疾病的患者使用对比剂应慎重，时刻警惕对比剂对肾功能的损伤，如有可能可使用数字减影肾静脉造影会减少此种损害。

3）穿刺部位血栓形成：由于肾病综合征患者的血液呈高凝状态，若穿刺部位血管壁损伤则易在局部血栓形成。因此，尽量避免股静脉损伤。

六、电子计算机断层扫描

电子倍增设备、影像贮存器、电子计算机、扫描技术等协调地结合起来，准确地测量出体内某一平面的各种不同组织的X线衰减特性的极微小差异，通过电子计算机处理用数字表示出来，再经数字模拟转换器转化成图像信号，在影像显示器上形成高分辨率的横断面影像。这种现代化设备已经很成功地应用于检查肾脏疾患。

（一）肾脏疾病CT检查的适应证

1. 对肾及肾区肿块的定位定性诊断，CT有较高的诊断价值。例如肾的囊性疾患、各种肾脏原发肿瘤及转移性肿瘤、肾脏炎性包块等，均为CT扫描的适应证。

2. 对肾脏肿瘤，包括良性的肾血管平滑肌脂肪瘤、结节硬化综合征、肾素瘤、肾腺瘤等以及肾的恶性肿瘤，如肾细胞癌、肾盂癌、淋巴瘤累及肾脏等，均能作出诊断或提供诊断的可能性，对一些疾患还可作出术前的分期，有利于制订治疗方案和判断预后。

3. 对B型超声检查后，仍不能明确性质的肾脏病变，可进一步做CT扫描，探讨性质。

4. 对肾的创伤，包括钝伤、穿刺伤，如包膜下血肿、肾周围血肿、肾实质挫伤、肾撕裂、肾门大血管创伤等。一般可以确定创伤的分类、分级，也可以同时发现存在的其他脏器创伤。

5. 对肾移植前、后可做CT扫描，了解其情况。

（二）肾脏CT扫描技术

目前常用的为多层螺旋CT扫描，该方法系容积数据采集，采集速度快，屏气一次即可完成整个肾脏的扫描，大范围、小薄层提高了病变的检出率，同时能获得肾脏不同时相的强化图像，对病变定性起很重要的作用。多层螺旋CT扫描时间明显缩短，空间分辨率提高，使得三维空间内各方向的空间分辨率一致（异向同相性），能很好进行肾脏血管和输尿管的三维重建，显示其微小病变。下面简要介绍该技术：

（1）扫描前的准备工作：在做肾脏增强CT扫描前，应空腹，至少禁食、水4～6小时。

（2）照定位片（scout view）：仰卧位，制定扫描范围。

（3）平扫以层厚8～10mm、螺距（pitch）1～1.5，覆盖全肾范围进行螺旋扫描。病变较小时，可将层厚降至3～5mm进行薄层扫描。

（4）增强扫描应用高压注射器控制，从肘静脉以流率3ml/s单相（uniphase）一次性推注非离子对比剂（优维显或碘海醇），分别在注射开始后20～30秒、60～70秒及2～3分钟时行全肾扫描，获得全肾动态增强三期，即皮髓质期、肾实质期和分泌期图像。

（5）分别照出平扫及增强各期的CT照片。

螺旋CT的特殊检查方法

（1）螺旋CT血管造影（spiral CT angiography）技术：常规静脉注入对比剂，在肾动脉充盈高峰期，自肠系膜上动脉起始部至L3椎体中水平或腹主动脉分叉处进行薄层（<1mm）螺旋扫描，数据采集后进行三维重建，以最大密度投影（maximum intensity projection，MIP）或表面塑形方式显示血管影像。MIP的优点是可以显示血管壁的钙化。可展示肾动脉及副肾动脉2～3支及其分支。临床应用于以下几方面：① 血管病变，包括肾动脉狭窄、肾血管畸形以及血栓形成等；② 肾区大肿瘤，根据供血来源可区别是肾上腺还是肾脏；③ 活体供肾的术前评估；④ 肾肿块术前分期。CT

血管造影（computed tomographic angiography，CTA）因其操作简单，安全经济，无创伤性，图像分辨率高，已成为无创性血管造影的主要手段。随着多层螺旋CT（multislice spiral CT，MSCT）在临床的广泛应用以及强大而高质量的影像后处理软件的不断更新，CT血管造影有了长足的发展。文献报道螺旋CT诊断肾动脉狭窄的敏感性、特异性分别为94.1%和100%[5]。

（2）排泄性螺旋CT泌尿造影（excretory phase CT urography）技术：螺旋CT泌尿造影是螺旋CT容积数据采集与常规静脉尿路造影有机结合起来的一种新的检查方法。传统方法：用高压注射器自肘静脉注射对比剂后2～3分钟，从肾上极CT扫描至耻骨联合，数据采集后，进行MIP或多层面、曲面重建。此方法与常规静脉肾盂造影比较，具有以下优点：① 创伤小；② 可任意多方位旋转，从不同角度来观察集合系统，了解病变与周围组织的关系；③ 去除骨骼、肌肉、腹内脏器的重叠，图像更为清晰；④ 观察肾实质肿块与肾盂以及肾盂和肾实质病变、肾囊肿与肾盂源性囊肿的关系；⑤ 对轻微扩张的输尿管远端进行多方位旋转观察，可发现梗阻原因如小结石；⑥ 可有助于输尿管肿瘤、输尿管炎及输管瘘的诊断。

目前国内外对泌尿系统疾病优先推荐的CT检查方法是双次团注双期CTU，具体方法：用高压注射器自肘静脉首次团注对比剂，走动10～15分钟，再进行第二次团注对比剂及生理盐水，延时75秒左右，从肾上极扫描至耻骨联合。与传统单次团注多期CTU检查比较，图像质量相同或更高，同时对比剂使用及辐射剂量减少，且不影响疾病的检出和正确诊断。

（3）应用CT进行肾功能的测定

1）肾小球滤过率的测定：非离子型对比剂的生理特性与菊粉类似，其血浆清除率是测定肾小球滤过率的新的"金标准"[6]。由于对比剂的浓度可通过CT值的测量来反映，可通过：① 延迟CT扫描法；② 动态CT扫描法；或者③ 多期CT扫描法获得肾小球滤过率。

2）肾灌注的CT评价：多层螺旋CT应用对比剂首过通过法，可评价肾的灌注状态。并得到血容量（blood volume，BV），血液流速（blood flow，BF），平均通过时间（mean transfer time，MTT）及表面渗透率（permeability surface，PS）等参数。这些参数可用于肾血管病变，肾肿瘤的评价[7]。

应用CT测定肾功能具有可重复性，并可量化。但目前尚处于研究探索中，尚未进行广泛临床应用。

（三）正常肾脏的CT表现

1. 肾　正常肾脏的横断面形态因不同的断面而形态各异。在接近肾脏上下极的断面，其形态外形为光滑或略有分叶状结构，其前方的中央有时可见凹形切迹，左肾上极的前外侧边缘有时可见驼峰状隆起，属正常变异，勿误认为器质性病变[8]。肾脏断面的中央可见不规则的肾窦，向肾门部位逐渐扩大。在通过肾脏中部的断面上，其内前方凹陷，为肾门所在，可见出入肾门的结构，包括肾动脉、肾静脉和输尿管等。

（1）肾的平扫（或非增强扫描）：正常肾实质密度均匀，密度稍低于肝脏和脾脏，CT值一般为30～50HU左右。外形随扫描平面而异，呈圆形或卵圆形，边缘光滑。在肾门平面呈卵圆形。肾窦内因含一定量的脂肪组织，密度较低，CT值与肾周围脂肪的密度接近。肾脏周围的低密度区为肾周脂肪所在，其CT值在−70～−130HU范围内。在脂肪的对比下，窗宽、窗位调整在合适的范围，CT图像上常可见薄层的肾筋膜。在肾门部位，可见出入肾门的结构，如肾动脉、肾静脉和输尿管等，其密度低于肾实质。肾血管的CT值一般在20～30HU左右，肾盂肾盏的CT值更低，接近于水。壶腹型肾盂和肾外型肾盂，CT图像上有时可表现为类似肾盂积水的改变，CT增强扫描和适当的延迟扫描可有助于鉴别。

（2）增强扫描：经静脉内快速注射对比剂后动态扫描肾脏，可见肾皮质、肾髓质和肾盂肾盏依次增强。注射对比剂后10～30秒内，可见肾皮质首先明显增强，可分辨皮质和髓质的界限，并可见伸向髓质内的肾柱（图7-1-1-6）。肾皮质密度均匀，厚薄一致。30秒后可见肾髓质开始增强，密度逐渐增高，约1分钟后与皮质等密度，此时已不能分辨皮质与髓质（图7-1-1-7）。注射对比剂后，

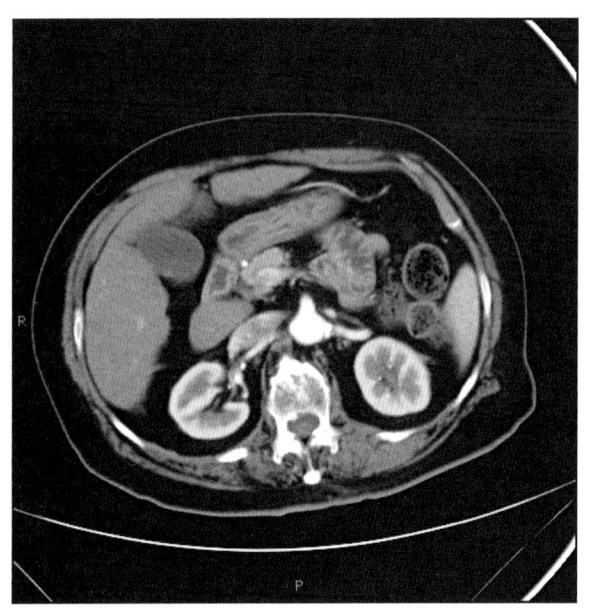
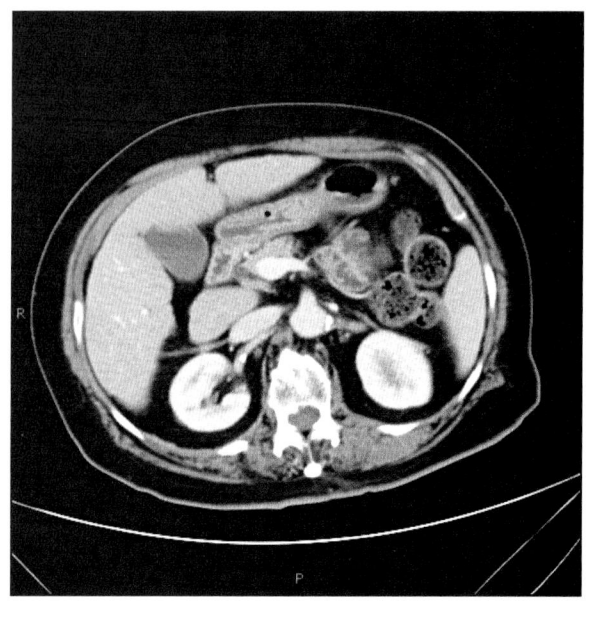

图 7-1-1-6　CT 肾脏皮髓质期图像，可见肾皮质首先明显增强，可分辨皮质和髓质的界限

图 7-1-1-7　CT 肾脏实质期图像，皮质与髓质均匀强化。肾脏的密度明显增高，CT 值可达 80 ~ 120HU 或更高

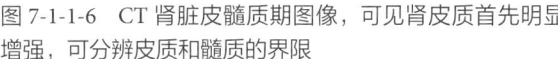

肾脏的密度明显增高，CT 值可达 80 ～ 120HU 或更高。根据两侧肾脏注射对比剂后肾实质密度的增强，也可大致估计和比较肾脏的功能情况。肾盂肾盏在注射对比剂剂后，因尿液含有对比剂，其密度较增强扫描前明显增高，CT 值远高于肾实质及主动脉。输尿管内如有对比剂充盈也可显示，位于肾脏内侧腰大肌的前方，呈小圆点状或椭圆形。需要谨记的是，输尿管有自律收缩性，其横断面大小在其行程中可发生改变，勿误认为病变。

大多数人不需注射对比剂，借助腹膜后和肾周围脂肪的对比，即可显示肾动脉、肾静脉，主动脉和下腔静脉。当然，注射对比剂后这些血管可显示得更清楚。肾动脉起自腹主动脉后外方。肾静脉管径较肾动脉为粗，位于肾动脉前方。左肾静脉通过腹主动脉及肠系膜上动脉的夹角而进入下腔静脉，右肾静脉在肝脏后方直接进入下腔静脉。肾动脉和肾静脉在 CT 图像上均为轴向断面图像，呈长条状。主动脉多呈圆形，位于椎体左前方或前方；下腔静脉多为卵圆形，位于椎体右前方。血管的密度在注射对比剂前后 CT 图像上可见有显著改变，增强扫描动脉的 CT 值迅速上升达高峰，后迅速下降。静脉的 CT 值上升的速度及幅度均较动脉低。

2. **肾脏的邻近器官**　在两肾上极的前内侧分别可见同侧的肾上腺，其断面形态是三角形、人字形、"Y"字形或长条状。在两肾上部的内侧，沿椎体的两旁，可见弧形条状的膈脚。椎体的前方左侧有腹主动脉，右侧为下腔静脉，断面均呈圆形或椭圆形。右肾上部的外侧有肝右叶的下部；左肾上部的外侧为脾脏。两肾中下部的内侧、腰椎两侧为腰大肌的横断面。输尿管位于同侧肾脏的前内侧。

3. **肾周筋膜与肾周间隙**　后腹膜腔可分为肾前、肾周及肾后间隙，其间有筋膜相隔。肾脏周围有大量脂肪组织形成的脂肪囊，脂肪囊外为致密的肾筋膜。肾筋膜的前层与后层在结肠后方融合后，形成侧锥筋膜，再向前与壁腹膜相连。

（1）肾前间隙：在肾前筋膜壁层与后腹膜之间，侧缘为侧腹筋膜，两侧肾前间隙在中线处可相通。肾前间隙内有胰腺十二指肠及肝、脾和胰腺的血管。

（2）肾后间隙：肾后间隙在肾后筋膜及横筋膜间。肾后间隙内只有薄层脂肪组织，而无任何脏器。两侧肾后间隙因内侧的横筋膜与腰肌筋膜融合而左右互不相通。

（3）肾周间隙：肾周间隙由肾筋膜、肾后筋膜和肾外侧筋膜相连而围成，肾脏、肾上腺、肾的血管、肾周围脂肪和输尿管近段位于此间隙内。肾筋膜上方与膈肌筋膜融合，侧方与侧筋膜融合，下方和髂筋膜融合。肾周间隙在冠状面上呈倒置的锥形，下方通髂窝。

4. 腹膜下腔（subperitonium）　腹膜下腔是指血管、神经、淋巴管周围外膜下面的间隙，并沿这些结构的分支分布于脏器的微结构。炎症及肿瘤可沿着此间隙浸润，形成独特的表现，即相应脏器肿大、而外形轮廓正常，这一点尤其应该注意。

（四）肾脏病变的CT表现

CT检查对诊断多种肾脏疾患很有价值，如肾癌、肾囊肿、肾血管平滑肌脂肪瘤等占位病变均可做出定性诊断[9,10]。图7-1-1-8示一个男性患者，无症状，仅在腹部CT检查时发现左肾背侧有一肿块增强扫描皮髓质期明显强化，延时扫描，病灶密度低于正常肾实质，诊断为肾癌，后经手术证实。此外，CT对肾癌还可做出术前分期诊断[11]（图7-1-1-9）。对诊断肾囊肿（图7-1-1-10）和肾血管平滑肌脂肪瘤（图7-1-1-11），CT的准确度均甚高。

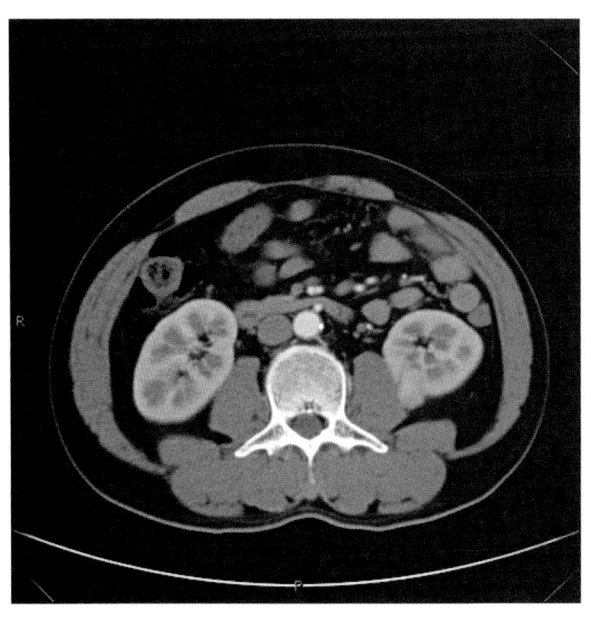

图7-1-1-8　CT肾脏皮髓质期图像，显示左肾背侧明显强化肿块

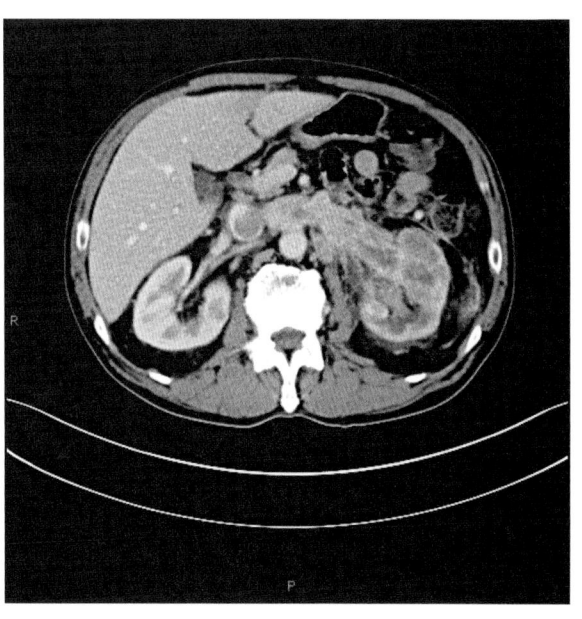

图7-1-1-9　CT肾脏皮髓质期图像，显示左肾肿块，左肾静脉及下腔静脉内瘤栓形成

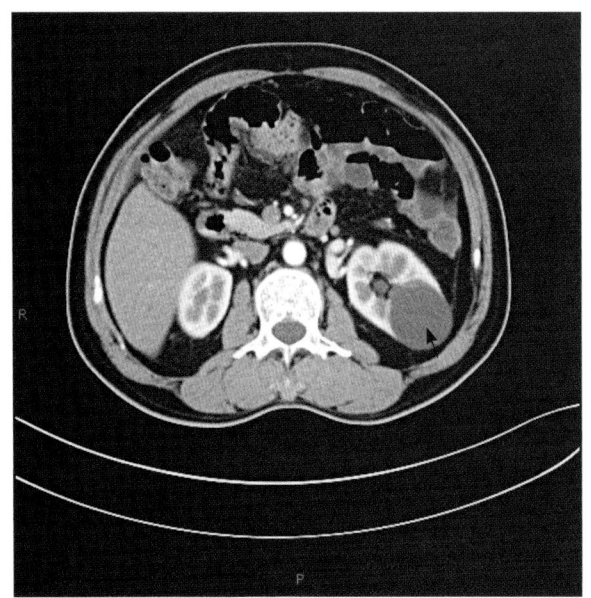

图7-1-1-10　CT肾脏皮髓质期图像，显示左肾无壁、无强化、水样密度（CT值0～20HU）病灶，提示为肾单纯囊肿（箭头）

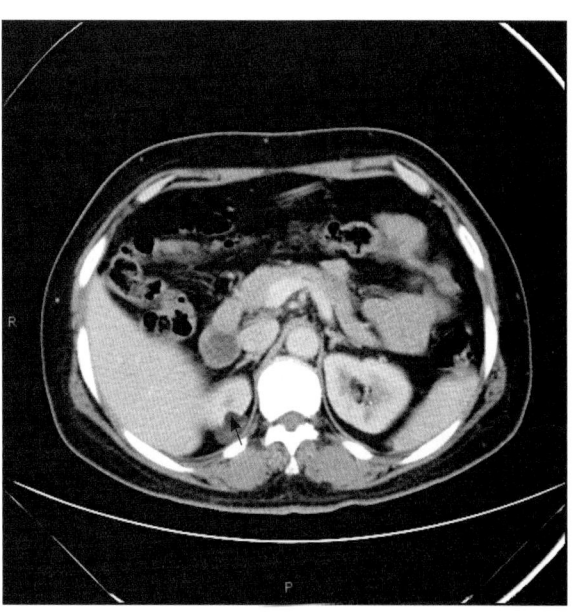

图7-1-1-11　CT肾脏实质期图像，显示右肾上极背侧实质内低密度占位病变，CT值测量其内含脂肪（CT值-38HU），提示为肾血管平滑肌脂肪瘤（箭头）

七、泌尿系统 X 线影像的阅片注意事项

读泌尿系统X线影像时，首先应观察双肾区域，其次沿输尿管下行通路至膀胱区。不仅要观察尿路本身，还要注意其周围组织，如腰大肌、肋骨、脊柱、骨盆骨骼等情况，有无异常的钙化或软组织肿块阴影。除了注意形态学变化外，还要注意有无功能方面的异常。现重点叙述如下：

（一）肾影

正常肾脏位于腹膜后、脊柱两旁。其长轴自上内向下外倾斜，长约12 ~ 13cm，宽约5 ~ 6cm，厚约4cm，相当于三个脊柱椎体范围。上缘约在第十二胸椎体的上缘水平，下缘在第二腰椎体下缘水平。肝脏稍向下推移右肾，故右肾影比左肾低2cm。仰卧位改为直立位时，肾影可下降1 ~ 3cm。正常肾脏呈豆形，边缘光滑，其周围有层含脂肪的结缔组织，密度较低，将肾外形衬托出来。读片时应注意肾区有无致密阴影，以发现含钙的阳性结石、结核或肿瘤的钙化等。同时也应注意肾大小、形状和位置的异常。肾萎缩或发育不全时，肾脏变小。肾盂积水或肾实质肿瘤肾脏可以增大，并可变形。位置过高、过低、移位等，都可能是病理现象。有时一侧或双侧肾影看不到，如非技术原因所致，则应想到是否一侧或双侧无肾，或为异位肾、游走肾，或已被切除等可能性，需要进一步检查，明确原因。

（二）肾盂、肾盏

右侧肾盂的位置相当于第二腰椎横突水平，左侧约高2cm。如果肾盂低于第三腰椎下缘，或其内缘距腰椎侧缘超过2cm以上，都属正常。肾小盏形如喇叭，呈杯口状凹陷，6 ~ 8个小盏汇合成2 ~ 4个肾大盏，大盏汇合形成肾盂。观察肾盂及肾盏时，要注意其中有无充盈缺损、肿瘤、血块或结石等表现为缺损的改变；还应注意观察有无压迫、移位、拉长、变形等改变。肾或肾周围的肿瘤、囊肿均可引起此类变化。肾盂、肾盏可由于侵蚀破坏而边缘不整，或形成空洞、窦道等病变，常见于结核、肿瘤等疾患。若静脉尿路造影时肾盂、肾盏显影不佳或不显影，说明肾功能受损。若小盏顶端杯口变平或呈杵状，说明肾盂、肾盏扩张，则为尿路阻塞肾盂积水的表现，此时显影延迟。

（三）输尿管

输尿管长约25 ~ 29cm，宽约3mm，有三个生理狭窄区：① 在肾盂输尿管连接处；② 在骨盆边缘处；③ 输尿管进入膀胱处。勿将正常输尿管的蠕动误认为狭窄。注意有无移位、压迫、充盈缺损或致密阴影，这些变化可由外部肿块、内部肿瘤、结石等引起，需要仔细鉴别。

（四）肾盂

对比剂逆流是指尿自肾的集合系统逆流至肾实质而言。在X线上表现为对比剂自肾盂流入肾盏周围，呈角状、块状或多形带状阴影；对比剂也可沿血管周围间隙进入静脉；若外溢到肾间质并迅速被淋巴系统吸收可出现蜿蜒迂曲的淋巴管显影现象；有时对比剂也可逆流至肾包膜下，包绕肾出现环形致密影。这些现象勿认为是器质性改变，因为它们的发生可能与肾盂内压过高有关，也可能与对比剂刺激有关。

（五）肾血管造影

正常肾动脉一般可见前后两大分支，前支较后支大，两支各分成节段支供给肾锥体部血流，以后形成弓形动脉，并进入肾皮质部。主肾动脉在第一腰椎平面起自腹主动脉，右肾动脉的走向稍向尾端及外侧，而左肾动脉则直向外侧。此外，如前文所述，可见到动脉期、肾实质期、静脉期的情况。要注意这些血管有无畸形、狭窄、阻塞、缺如、侧支循环、分布异常等。肾静脉造影时，可见肾静脉分成两部分：肾内部分与肾外部分。右肾静脉较短，与下腔静脉呈锐角汇合，左肾静脉较长，跨过主动脉前方，走行于腹主动脉和肠系膜上动脉之间，与下腔静脉呈直角汇合。要注意观察肾静脉有无栓塞、狭窄、压迫，移位等异常表现，尤其左肾静脉，当腹主动脉或肠系膜上动脉异常压迫左肾静脉时，即可出现临床上所谓的"胡桃夹"现象。

（六）其他

除了观察尿路部分外，还应注意观察双侧腰大肌影是否对称，脊柱椎体有无病变，骨盆骨质有无破坏。这些部位的异常改变，常有助于确定肾脏本身病变的性质，例如肾结核、肾肿瘤等。

八、肾造影检查的过敏与中毒反应和防护问题

（一）肾造影检查的过敏与中毒反应

大量统计材料说明，做静脉尿路造影、肾血管影及CT增强扫描时均可能发生对比剂过敏与中毒反应[12,13]，此种过敏反应大致可分为三类：

1. 轻微反应　出现恶心、呕吐、荨麻疹等，一般在造影检查结束后很快消失，无须特殊处理。

2. 严重反应　表现为血管神经性水肿、广泛皮肤红斑、甚至休克等，需要紧急抢救处理。

3. 死亡　是对对比剂严重过敏引起，发生概率为1/1000万。对这种过敏反应重要的是做好抢救准备。对比剂中毒主要是对比剂在肾小管内形成高渗状态引起，损伤肾小管上皮细胞，严重时导致急性肾小管坏死。肾功能减退患者造影时必须慎重，必须做此检查时，应于检查前后充分水化，或选择新型对肾脏损害小的对比剂，如非离子型碘对比剂等。

（二）辐射线的防护问题

做尿路X线检查的工作人员，应当高度重视X线的防护问题，因为对他们自己和患者都可能发生X线损伤。人体内生殖腺细胞对电离辐射最敏感，而尿路X线检查时，医务人员和患者的这部分器官均可能接受较大量的X线照射。

1. 对工作人员的防护措施　国际上目前认为一个人一生中积累的放射剂量不应超过5（N-18）伦琴当量（rems），N为工作人员的年龄，伦琴当量是一测量单位，表示与放射源的相对生物效应有关的吸收剂量。X线的相对生物效应为1，故X线的伦琴当量值即等于拉德（rad）数值。对工作人员说，每周最大允许接受的剂量是100mr。做检查的工作人员不应直接暴露在X线照射野内；透视时应在影像增强器或遥控下进行。

2. 对患者的防护　为了避免不必要的照射，应严格按照适应证检查。工作人员要求技术熟练，并尽量选用高速增感屏及高敏度的X线胶片，尽量使用高电压技术，减少毫安秒值，并应用2.5mm铅过滤器，减少二次散射线，照射野应严格控制不超过胶片面积，这些措施可使患者接受的剂量减低。

（吴静云　王霄英）

参考文献

1. BILCKMAN JG, TAYLOR GA, LEBOWITZ RL. Voiding cystoure thrography: the initial radiologic study in children with urinary tract infection. Radiology, 1985, 156(3):659-662.

2. HELLSTROM M, JACOBSSON BO, MÄRILD S, et al. Voiding cystoure thrograpgyasa predict orofreflux nephropathy in children with urinary-tract infection. Am J Radiol, 1989, 152:801-804.

3. 李松年. 数字减影血管造影在泌尿系统疾患中应用现况. 中华泌尿外科杂志,1983,4：11.

4. 徐广利,彭勃. 肾静脉造影诊断肾静脉血栓形成. 中华放射学杂志,1990,24：29.

5. 周存升,袁振国,柳澄,等. 螺旋CT血管造影诊断肾动脉狭窄的临床价值. 中华放射学杂志,1998,32：256-259.

6. FRENNBY B, STERNER G, ALMEN T, et al. Extra renal plasma clearance ofiohexol, chrominm-51-ethyediaminete trace ticacid and inulin in pigs. Acad Radiol, 1996, 3:145-153.

7. JEAN-FRANCOIS, PATRICIA U, MARC S, et al. Unilateral renal artery stenosis: perfusion pattern with electron beam dynamic CT preliminary experience. Radiology, 2001, 221: 261-265.

8.　李果珍 . 临床体部 CT 诊断学 . 北京 : 人民卫生出版社 , 1986 : 174-190.

9.　JOHNSON CD, DUNNICK NR, COHAN RH, et al. Renal adeno carcinoma: CT staging of 100 tumors. Am J Radiol, 1987, 148: 59-63.

10.　LEVIN E, HUNTRAKOON M, WETZEL LH. Small renal neoplasms: clinical, pathologic, and imaging features. AmJRadiol, 1989, 153:69.

11.　FEIN AB, LEE JKT, BALFE DM, et al. Diagnosis and staging of renal cell carcinomas: acomparison of MR imaging and CT. Am J Radiol, 1987, 148: 749-753.

12.　COHAN RH, DUNNICK NR. Intravascular contrast media: adverse aerations. Am J Radio, 1987, 149: 665-670.

13.　MCCLENNAN BL. Ionicand nonion iciodinated contrast media: evolution and strategies foruse, Am J Radiol, 1990, 155: 225-233.

第二节　肾脏的磁共振检查

一、肾脏的磁共振成像技术

磁共振（magnetic resonance，MR）或称为磁共振成像（magnetic resonance imaging，MRI）是利用人体内氢原子核在强大的外磁场作用下，能够吸收射频脉冲信号，产生共振现象而形成的影像。它展现出人体组织的T1值、T2值、氢质子密度及流动效应等组织学特征。MRI与其他影像学相比，具有较高的软组织分辨率，可多平面成像，新序列多，能在分子代谢水平揭示病变的一些特性，因而在临床应用中越来越受到人们的重视。

应用于肾脏检查的MRI基础序列是自旋回波（spin echo，SE）和梯度回波（gradient echo，GE）序列。由于两者成像技术的差异，所形成的图像也有不同，SE序列可产生T1加权（T1weighted-imaging，T1WI）、T2加权（T2 weighted-imaging，T2WI）和质子密度（proton density，PD）图像来反映组织的T1、T2和质子密度的特性；而血流不产生信号，为流空效应，这也是SE序列的特性之一，即不用对比剂可鉴别血管和周围软组织。常规SE序列成像时间长，大约需要3分钟以上，不利于腹部的检查，目前腹部所用的SE序列都采用快速SE序列（fast SE，FSE）。梯度回波图像特点：① 反映组织的T2特性，对磁敏感。② 脂肪组织信号较SE序列低。③ 血管呈高信号。梯度回波依据残余横向磁化量的处理方法不同，有许多成像方法，腹部常用的有同相位（in-phase）和反相位（out-of-phase）序列。此序列对于检查含脂肪性病变具有重要价值。限制MRI在腹部广泛应用的主要问题是如何解决呼吸运动对图像的影响，早期MRI机受软、硬件的限制，仅能采取增加数据平均次数来平均掉呼吸运动形成的伪影，进而改善图像的质量，但这种方法形成的图像无法满足临床需要，迫使研究者不断探索，研究新方法。目前随着MRI机工艺的改进以及计算机软件的发展，MRI成像时间明显缩短，可达到屏一口气即可完成整个腹部的扫描，从而使MRI能广泛应用于腹部检查，并且能与CT一样，静脉注射对比剂后动态扫描观察病变的性质。然而屏气扫描仍存在一些缺陷，诸如严重心、肺疾病患者屏不住气；每次呼吸深度不一，造成错误登录，使成像出现假象；每次检查都需训练患者的配合等，更有甚者，Holland认为屏气并不能消除膈肌运动[1]。这样，产生了呼吸门控技术，一是用胸/腹带检测胸/腹壁运动，触发扫描，但胸腹壁扩张度与胸腹内脏器位置不恒定；二是导航（navigator）技术的应用，检测膈肌运动来触发扫描。呼吸门控技术的应用，使得患者在自由呼吸状态下即可完成扫描[2,3]。

正是这些技术的综合应用，使得MRI检查肾脏已逐渐成熟。目前，能够完成全面肾脏检查包括肾实质MR成像、肾血管MR成像术和尿路集合系统MR成像术。肾实质MR成像常用检查的方法分为造影前成像和造影后成像，造影前成像包括屏气同相位（in-phase）和反相位（out-of-phase）T1WI，清楚显示腹部解剖结构，必要时加权压脂T1WI，鉴别脂肪和出血；屏气快速自旋回波

（FSE）T2WI，若屏气困难，可用呼吸门控FSET2WI，揭示肾脏内病变及其特征，鉴别血管和淋巴结。矢状位和冠状位常有助于观察肾脏病变的上下缘、确定病变是囊性或实性、充分显示病变的范围及其与周围器官的关系等。与CT增强扫描一样，造影后分别在皮髓质期、实质期和分泌期成像，可观察病变的血供，精确定性病变。尿路集合系统MR成像术（magnetic resonance urography，MRU）又称泌尿系水成像（图7-1-2-1），是近年来发展的MR最新技术之一，有2种不同的类型：一为非增强的MR泌尿系成像术，基于重T2WI水成像脉冲序列；另一为钆-二乙烯五胺乙酸（gadolinium-diethylenetriaminepentacetic acid，Gd-DTPA）增强的排泄性MR泌尿造影，即静脉注射Gd-DTPA 0.1mmol/kg，与传统静脉肾盂造影相同，Gd(钆)经肾排泄进入集合系统、输尿管和膀胱，使T1WI上尿液的信号增高，从而使泌尿系显像。实践中，常将两者联合应用，可获得快速和完全的肾盂及输尿管疾病的诊断资料，评价梗阻性和非梗阻性输尿管病变。可同时显示输尿管梗阻端的改变和梗阻部位以上肾盂、输尿管积水的程度。对急、慢性肾衰竭、碘过敏、年老体弱不能承受腹部加压以及妊娠期间的妇女，MRU作为一种无X线辐射损伤、不需碘对比剂的检查，不失为一种安全、准确、无创伤的诊断方法。肾血管MR成像术采用屏气Gd增强3D快速成像序列，利用最大强度投影（maximum intensity project，MIP）技术重建。可显示肾动脉病变的解剖改变及其肾动脉灌注和对比剂排泄的功能性变化。

二、正常肾脏的 MRI 表现

正常肾脏的肾周筋膜在MR图像上表现为一层菲薄的低信号阴影。正常的肾包膜不能显示，在肾含水组织和脂肪囊之间常有一层化学位移伪影，勿误认为肾包膜。肾周围、肾旁及肾窦内的脂肪产生强MR信号，呈白色。穿过肾门的肾血管在SE序列上因流空现象可清楚显示。正常肾脏髓质的T1弛豫时间和T2弛豫时间均高于肾皮质，其数值随各组织的含水量而改变，如肾皮质血浆容量增加可使皮质的T2延长，髓质内集合管的尿量增加可使T1时间不延长。正常人肾脏的皮质与髓质分界清楚。肾脏发生弥漫性病变时，此皮质-髓质分界现象可消失，钙化组织氢质子密度很低，信号微弱，故肾结石、肾内钙化、肾肿瘤内的钙化均不能显示。肾周间隙和肾门在MR图像上很易显示，如肾周积液，可区分血液和尿液（图7-1-2-2、图7-1-2-3）。

三、肾脏病变的 MRI 表现

（一）肾实质病变

1. 肿块

（1）良性肿块

1）囊性肿块：常见的是单纯性肾囊肿（simple cyst），位于皮质，边缘光滑锐利，常向皮质外

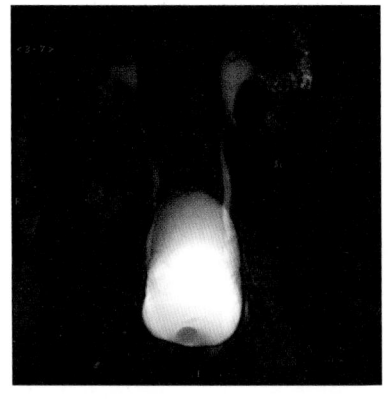

图 7-1-2-1　非增强的泌尿系水成像，显示两侧肾盏、肾盂、输尿管及膀胱

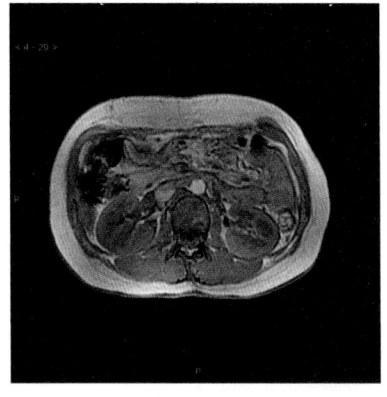

图 7-1-2-2　正常人肾脏的 T1WI，图像皮质与髓质分界清楚。皮质信号高于髓质

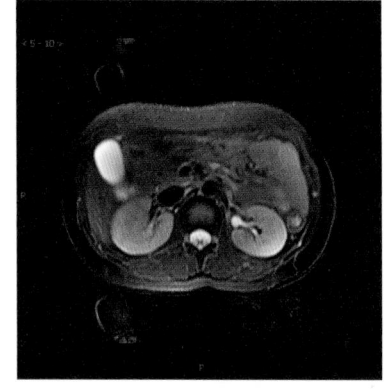

图 7-1-2-3　T2WI 压脂图像，肾实质为高信号，集合系统内的尿液为明显高信号

隆起。囊液的信号与水接近，因而T1加权上呈低信号，T2加权上呈明显高信号，增强时囊壁不强化。当其合并出血、感染则称复杂囊肿。感染时，囊壁不规则增厚，增强后强化，不易与肿瘤鉴别；出血则依据血的代谢产物成分不一，信号表现不同。其他囊性病变包括常染色体显性遗传的多囊肾、先天发育异常的多囊性发育不良（multicystic dysplastic kidney）、髓质海绵肾、肾盂旁囊肿、分隔性囊肿以及肾获得性囊肿如并发于透析、结节性硬化和Von Hippel-Lindau病的囊肿等，信号特征与单纯性肾囊肿类似，但其数目、位置及临床病史不同，诊断时必须认真分析（图7-1-2-4，图7-1-2-5）。

2）血管平滑肌脂肪瘤：由三种成分构成，即血管、平滑肌和脂肪组织。三者比例不同，则MRI表现不一。三种成分中，脂肪组织的识别往往是最重要的。脂肪组织在T1、T2加权像上均呈高信号，压脂T1加权上表现为低信号。反相位成像具有异常重要的作用[4]。

3）腺瘤：良性肿瘤，但影像学上不易与肾细胞癌鉴别，MRI上表现为<4cm的圆形肿块，T1加权信号稍低，T2加权信号稍高。随访其是否生长有助于诊断。一般原则：发现后3个月、6个月、1年分别进行影像检查，之后每年一次，密切观察其生长[5]。

（2）恶性肿块

1）肾细胞癌：发病高峰年龄50～60岁，男性好发，常单发，5%多发。MRI表现为边缘不清的不规则形肿块，可有出血、钙化。T1加权上信号稍低，T2加权上信号稍高，增强扫描，大多数在皮质期明显不均质强化（富血管），20%为乏血管，皮质期强化不明显，实质期则呈低信号[6]。还应注意肾静脉内是否有瘤栓以及周围是否有淋巴结转移，帮助临床分期（图7-1-2-6，图7-1-2-7）。

2）Wilm瘤：75%发生于5岁以下儿童，肿块巨大，常越过腹部中线，生长较快。MRI信号无明显特异性，表现为T1信号稍低、T2信号稍高[7]。

3）淋巴瘤：非霍奇金病较霍奇金病常见，尤其B细胞型。肾脏表现有三型，即腹膜后巨大肿块直接侵犯肾脏、肾脏局部肿块、肾脏弥漫性浸润。坏死少见，即使肿块很大也不易出现瘤栓，但极易侵犯腰大肌。MRI表现为T1信号稍低，T2信号稍低或等信号，增强扫描无论早期或延迟期强化都很轻微[8]。

4）转移瘤：肾脏转移瘤是癌肿的晚期表现，常表现为双侧多发，也可独立发生。其原发灶多见于乳癌和肺癌。

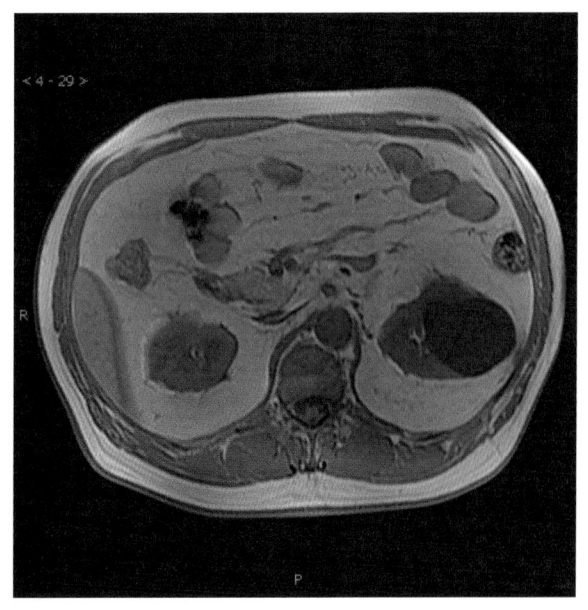

图7-1-2-4 腹部T1WI像，显示右肾单纯囊肿，为明显低信号

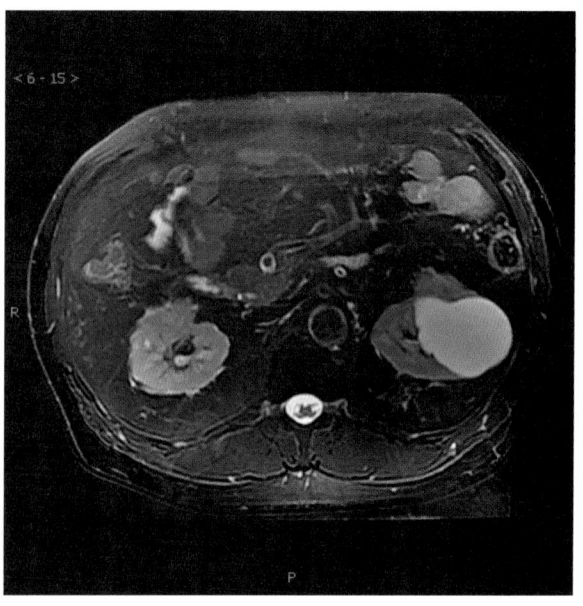

图7-1-2-5 与图7-1-2-4为同一患者同一部位的T2W压脂图像，显示右肾囊肿为明显高信号

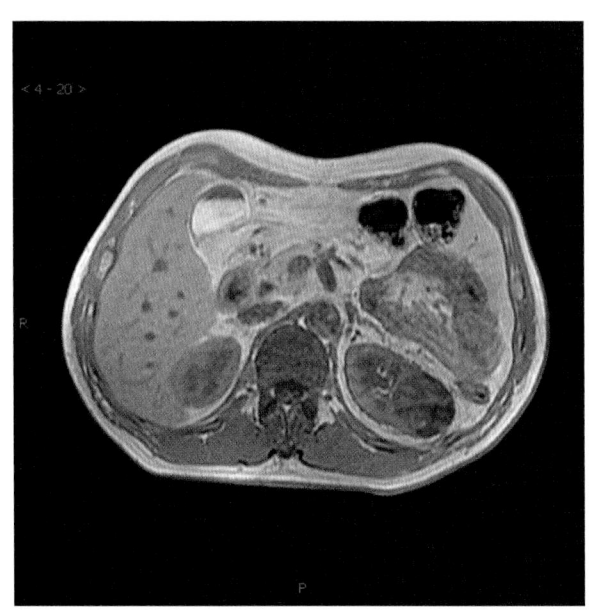

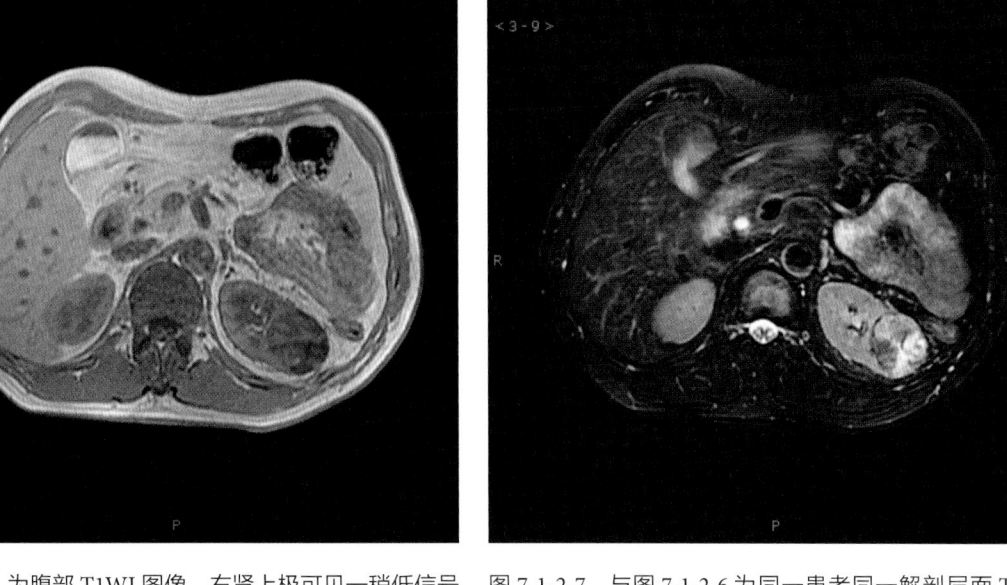

图 7-1-2-6　为腹部 T1WI 图像，右肾上极可见一稍低信号结节

图 7-1-2-7　与图 7-1-2-6 为同一患者同一解剖层面 T2WI 压脂图像，右肾上极病变为不均匀略高信号，MR 检查提示为肾癌

2. 肾实质弥漫性病变　MRI 诊断肾实质弥漫性病变的价值不大，常见双侧肾脏体积正常或稍小，大多数患者主要表现为皮髓质界限消失。Semelka 认为，皮髓质与血肌酐有一定的关系，当血肌酐 >3.0mg/dl 时，梯度回波 T1 加权显示皮髓质界限消失，血肌酐 >8.5mg/dl 时，皮质期增强显示皮髓质界限消失 [9]。

3. 感染　急性肾盂肾炎常由革兰阴性杆菌上行感染引起，受累肾脏肿大，肾周出现积液，当肾小管内出现蛋白样物质时，T1 加权压脂表现为高信号 [10]。脓肿在 MRI 上表现为中心无信号的不规则肿块，肾周围可见炎症索条状影，借此可与肿瘤坏死鉴别。黄色肉芽肿性肾盂肾炎见于尿路慢性梗阻，是一种少见的慢性感染。MRI 上肾脏增大，Gd-DTPA 增强后，皮质期轻微强化，实质期信号逐渐增强，肾周炎性改变显著，集合系统扩张，无对比剂排泄 [11]，有时可见钙化。

4. 出血　肾或肾周出血见于出血性疾病、创伤和肿瘤。T1、T2 加权表现为高信号或混合高信号，肾周出血有时可见分层现象。

（二）肾脏集合系统病变

1. 肿块

（1）移行细胞癌：占尿路上皮恶性肿瘤的90%，见于膀胱、输尿管和肾盂，MRU 常呈偏心性充盈缺损，表浅蔓延，具有侵及肾实质倾向，多为乏血管肿瘤。30% ~ 50%呈多灶性，15% ~ 25%双侧发生。可累及肾静脉等。仔细观察有助于进行 MRI 分期。

（2）鳞状细胞癌：50% ~ 60%患者合并结石，另外，慢性感染、白斑以及长期药物应用也与此病有关。影像学上不能与移行细胞癌鉴别，早期表浅播散，随着肿块增大边缘不规则。

（3）转移瘤：输尿管转移瘤罕见，常见原发肿瘤是乳癌、胃肠道肿瘤、前列腺癌、宫颈癌和肾癌。压脂增强 T1 加权表现为小结节强化。

2. 结石　在 MRI 所有序列上都无信号，最好在尿液呈高信号的序列上如 MRU 观察。

3. 集合系统扩张　常见原因是梗阻，MRU 对尿路梗阻的诊断有很重要的帮助。静脉内注入 Gd-DTPA 后动态增强扫描可揭示梗阻引起的肾功能状态。肾小盏憩室，延迟增强扫描可见与集合系统相通。

（三）MRI 在肾移植中的应用

1. 移植　肾功能正常 T1 加权上皮髓质界限清晰，注射 Gd-DTPA 后立即强化。

2. 排异反应　急性排异时，肾脏增大，增厚。T1WI压脂成像显示皮髓质界限消失，动态增强程度与排异反应严重度有关，长期严重排异反应可引起肾脏形态缩小等改变[11,12]。MRI动态增强扫描时，肾脏皮髓质灌注量明显减低。

3. 环孢素中毒性肾损害T1WI压脂成像显示皮髓质界限消失。必须指出的是肾移植的排斥反应在MRI上表现是多种多样的。其MRI表现，包括动态增强扫描并不能鉴别急性排斥反应与其他内科并发症如：急性肾小管坏死、环孢素引起的肾毒性反应等。因此，当形态学特征不足以作出诊断时，依靠活检来诊断。

4. 评价 术后并发症：① 尿外渗；② 增强3DMRA可准确评价肾血管通畅性以及术后；③ 肾代谢功能丧失：31P波谱图像（MR spectroscopy，MRS）可能对移植肾无功能时的肾代谢评价有一定的意义。

（四）应用MRI进行肾功能测定

1. 肾小球滤过率 磁共振对比剂Gd-DTPA的排泄方式与菊粉类似，也可作为测定肾小球滤过率的标记物。同时MR具有较高的时间及空间分辨率，可观察到对比剂在肾皮质，髓质和集合系统内的聚集过程，这就是所谓的"MR肾图"[13]。利用时间密度曲线反映出Gd-DTPA的浓度变化，可反映出肾小球滤过率的情况。

2. MR肾灌注的评价 MR对肾灌注的研究方法较多[14]，有Gd-DTPA的首次通过法，血管内对比剂法，血氧水平依赖法等。它们可以无创地测量出肾组织的血流量和氧合水平。在肾血管狭窄，肾移植术后及急性肾小管坏死方面有一定的应用价值。

3. MR扩散加权成像（diffusion-weightedimaging，DWI）对肾脏的评价 DWI是目前唯一能够检测活体组织内水分子扩散运动的无创性方法，其物理基础是分子的扩散运动，可以反映细胞结构特点。在鉴别肾脏肿瘤的良、恶性，及区分恶性肿瘤的病理亚型，评估肿瘤化疗术后疗效有一定的应用价值。

4. 肾脏氧代谢的研究 MR血氧水平依赖（blood oxygenation level dependent，BOLD）成像能检测脱氧血红蛋白及氧和血红蛋白比例、反映氧代谢的特性。其优势是能够在不可逆损伤发生之前检测到氧代谢的异常，有助于慢性肾病的早期诊断。目前BOLD成像已经被应用于许多肾脏疾病，例如肾动脉狭窄[15]、肾性高血压[16]、糖尿病肾病[17]、单侧尿路梗阻[18]、移植肾排斥反应等[19]研究。

MRI的肾功能影像学检查像CT的肾功能检查一样，目前尚处于研究开发阶段。然而，现有的研究结果表明，这些影像学检查方法具有独特的优势，显示出良好的前景。尤其是MR，将有可能成为一种有效的、无创的评价肾小球、肾小管和集合管功能的影像学方法。

四、展望

目前MRI技术基本上可准确显示肾脏正常解剖及病变，然而对某些病变的定性尚不够满意，随着MRI扫描机工艺的发展，近年来出现了许多新的技术能从病变的化学组成及分子水平揭示病变的构成，初步应用取得一定的进展。MRI作为一项无创性功能检查方法，在肾脏病变的诊断中是很有前途的。

（吴静云 王霄英）

参考文献

1. SACHS TS, MEYER CH, HU BS, et al. Real-time motion detection inspiral MR Iusing navigators. Magn Reson Med, 1994, 32(5): 639-645.
2. ROTHPEARL A, FRAGER D, SUDRAMANIAN A, et al. MR urography technique and application.

Radiology, 1995, 194(1): 125-130.

3. HOLLAND AE, GOLDFARB JW, EDELMAN RR. Diaphragmatic and cardiac motion during suspended breathing: preliminary experience and implications for breath-hold MR imaging. Radiology, 1998, 209(2): 483-489.

4. BELLIN MF, RICHARD F, ATTIAS S, et al. Renal angiomyolipoma: Comparison of MRI and CT results for diagnosis. Eur Radiol, 1992, 2: 465-472.

5. BOSNIAK MA, BIRNBAUM BA, KRINSKY GA, et al. Small renal parenchy malneoplasms: Further observation song rowth. Radiology, 1995, 197(3): 589-597.

6. SEMELKA RC, HRICAK H, STEVENS SK, et al. Combined gadolinium-enhanced and fatsaturation MR imaging of renal masses. Radiology, 1991, 178(3): 803-809.

7. GYLYS-MORINV, HOFFER FA, KOZAKEWICH H, et al. Wilms tumor and nephroblastomatosis: Imaging characteristic satgadolinium-enhanced MR imaging. Radiology, 1993, 188(2): 517-521.

8. SEMELKA RC, KELEKIS NL, BURDENY DA, et al. Renal lymphoma: Demonstration by MR imaging. Am J Radio, 1996, 166(4): 823-827.

9. SEMELKA RC, CORRIGAN K, ASCHER SM, et al. Renal corticomedullary differentiation: Observation in patient with differing serum creatinine levels. Radiology, 1994, 190(1): 149-152.

10. GOLDMAN SM, FISHMAN EK. Upper urinary tract infection: The current role of CT, Ultrasound, and MRI. Semin Ultrasound CT MR, 1991, 12(4): 335-360.

11. HANNA S, HELENON O, LEGENDRE C, et al. MR imaging of renal transplant rejection. Acta Radiol, 1991, 32(1): 42-46.

12. LIOUJ TS, LEE JKT, HEIKEN JP, et al. Renal transplants: Can acute rejection and acute tubular necrosis be differentiated with MR imaging. Radiology, 1991, 179(1): 61-65.

13. LEE VS, RUSINE KH, JOHNSON G, et al. MR renography with low-dose gadopentetated imeglumine: feasibility. Radiology, 2001, 221(2): 371-379.

14. AMEBROSE JH, VIVIA SL, HERRY R. MR imaging of renal function. Radio lC linNAm, 2003, 41(5): 1001-1017.

15. TEXTOR SC, GLOCKNER JF, LERMANL O, et al. The use of magnetic resonanceto evaluate tissue oxygenation in renal artery stenosis. J Am Soc Nephrol, 2008, 19(4): 780-788.

16. GOMEZ SI, WARNER L, HAAS JA, et al. Increased hypoxia and reduced renal tubular response to furosemide detected by BOLD magnetic resonance imaging in swinereno vascular hypertension. Am J Physiol Renal Physiol, 2009, 297(4): F981-F986.

17. EPSTEIN FH, VEVES A, PRASAD PV. Effect of diabetes on renal medullary oxygenation during water diuresis. Diabetes Care, 2002, 25(3): 575-578.

18. THOENY HC, KESSLER TM, SIMON-ZOULA S, et al. Renal oxygenation changes during acute unilateral ureteral obstruction: assessment with blood oxygen level-dependent mr imaging-initial experience. Radiology, 2008, 247(3): 754-761.

19. THOENY HC, ZUMSTEIN D, SIMON-ZOULA S, et al. Functional evaluation of transplanted kidneys with diffusion-weighted and BOLDMR imaging: initial experience. Radiology, 2006, 241(3): 812-821.

第三节　超声在肾脏疾病诊断治疗中的应用

　　肾脏是腹膜后脏器，借助毗邻肝和脾，在超声检查中形成良好的透声窗，配合患者的呼吸，随肾脏的位移可有效避免肠气、肺气及肋骨对肾脏扫查的影响。通过超声扫查，可得到肾脏结构及肾脏血管等多方面信息，因其无创、便捷、廉价、可重复性强，已成为临床医师了解肾脏结构、诊断肾脏疾病的重要手段之一。

一、正常肾脏超声检查

（一）检查方法[1-4]

1. 仪器选择　成人选用3 ～ 5 MHz凸阵或扇形相控阵探头，儿童及婴幼儿选用频率为 5 ～ 8MHz探头。彩色多普勒超声仪除了用于探查肾脏结构，还可以检查肾脏内、外相关的血管。

2. 检查前准备　肾脏超声检查一般不需要做特殊准备，检查肾血管应该空腹至少8 ～ 12小时。因肠胀气严重而影响效果时，可在检查前1 ～ 2天适量服用缓泻药。

3. 检查体位及方法

（1）体位：常采用仰卧位或侧卧位；必要时取俯卧位、站立位或坐位。

（2）检查技巧

1）仰卧或侧卧位时，嘱患者上臂举至头部，可通过增大肋间隙空间减少肋骨遮挡。

2）对探头适当加压，能有效地排除肠气干扰并缩短探头与肾脏之间的距离。

3）深吸气末屏气是最常用的辅助方法。

4）检查肾脏需要经不同体位从多路径多切面进行扫查，从而达到由二维图像推测出三维结构之目的。

（二）观察内容及正常肾脏声像图[1-9]

1. 观察内容

（1）肾数量、位置、轮廓、大小和形态；

（2）肾实质厚度，皮、髓质分界清晰度，回声强度和均匀性；

（3）肾窦形态，有无分离、扩张；

（4）发现与肾相关异常回声时，观察其数量、位置、大小、形态、边界、有无包膜、内部回声强度及均匀性、其侧方与后方回声情况，是否突出肾包膜，与毗邻脏器和血管的关系，肾周是否有肿大淋巴结等；

（5）彩色多普勒（CDFI）观察肾内外血管分布与走行，是否有动脉狭窄或闭塞、静脉血栓、动静脉异常通道等。如有异常回声，其内部及周边的血流信号分布及血流频谱等情况。

2. 正常肾脏标准切面及声像图

（1）二维超声标准切面

1）冠状切面：患者侧卧位或仰卧位，探头置于侧腰部8 ～ 11肋间，声束指向内前方，可获得肾脏的最大冠状切面图像，是最常用切面。标准肾脏冠状切面（图7-1-3-1）呈外凸内凹的"蚕豆"形，此切面可观察肾轮廓、包膜、肾实质、肾窦和肾门结构，并获得肾脏最大的长径和宽径。

2）横切面：在冠状扫查的位置旋转探头90°，可获得肾脏的横切面图像。标准肾门部横切面似"马蹄"形或"C"形（图7-1-3-2）。此切面应在显示肾门结构的前提下，使切面的前后径（厚度）和宽径最小。肾门上、下部的肾脏横切面呈卵圆形或"O"形，肾窦强回声区被实质低回声带包绕。

3）矢状切面：探头置于腰背部或季肋部纵向扫查，并使声束向上倾斜，即获得肾脏矢状切面图。冠状和矢状切面可统称为肾脏的长轴切面。

4）经背部扫查切面：在上述切面显示不满意的情况下偶尔使用；经皮肾穿刺时使用。

（2）正常肾脏二维声像图

1）正常肾实质显示为包绕肾窦的弱回声带。正常皮质回声均匀，其回声水平等于或略低于肝脏或脾脏回声；肾髓质（肾锥体）呈顶端指向肾窦的圆钝三角形低回声，被皮质分隔。

2）肾窦包括肾盂、肾盏及肾门内血管、脂肪等组织，为被实质包绕的强回声，边界清楚，由肾门向外延伸。

3）新生儿及幼儿肾脏皮质和髓质差别很明显，髓质锥体大而回声低，肾窦回声不像成人显著。由于胎儿肾叶的痕迹回声，肾表面可呈分叶状。这些征象可随年龄增长而逐渐消失，2岁后接近

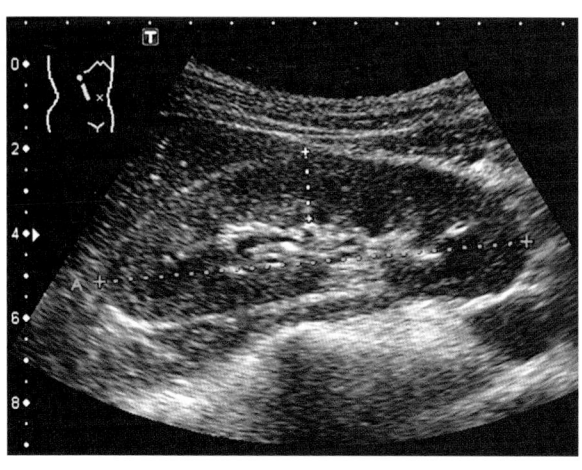 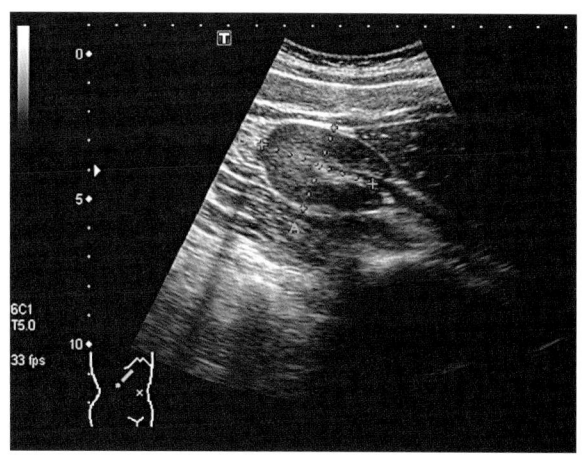

图 7-1-3-1　正常肾脏冠状切面　　　　　　　图 7-1-3-2　正常肾脏横切面

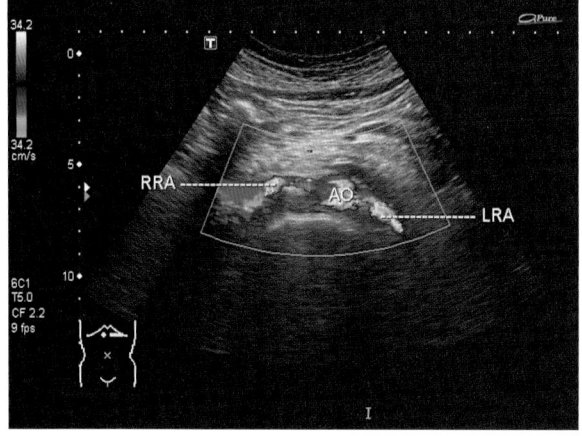 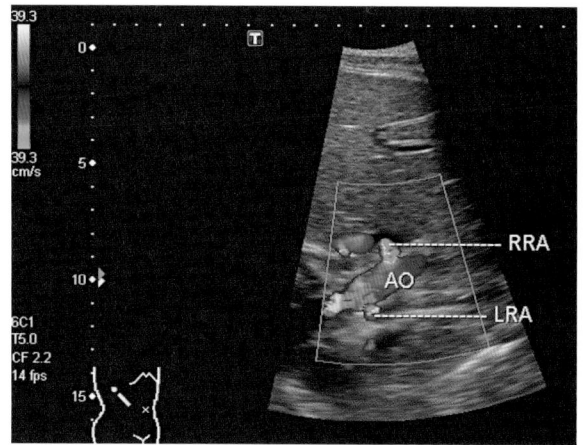

图 7-1-3-3　腹正中横切面正常肾动脉　　　　图 7-1-3-4　侧腰部冠状切面正常肾动脉

成人。

4）肾脏表面自内向外有三层组织包绕。内层为纤维膜，呈紧贴肾皮质的强回声线，纤细而平滑；脂肪囊显示为纤维膜外包绕肾脏的回声带，与肾窦回声相延续，其宽窄和回声水平因人而异；肾筋膜为位于脂肪囊外面的强回声线。

（3）肾血管彩色多普勒超声检查：通过探查各血管内径及频谱相关参数，为诊断相关疾病提供有效信息。

1）肾动脉

a. 采用腹正中横切面（图7-1-3-3）或侧腰部冠状切面、前腹肋间或肋缘下横切面可显示肾动脉起始部或者主干全程，与前方同名肾静脉伴行，内径约0.4～0.7cm，为低阻频谱，收缩期峰值流速约<150cm/秒，与腹主动脉血流速度之比<3.0。利用彩色多普勒超声在肾冠状切面可以显示肾内的树状血流信号，包括段动脉、叶间动脉、小叶间动脉，通过调节仪器敏感性及脉冲重复频率（PRF），甚至可以显示部分弓状动脉。阻力指数（resistance index，RI）在0.5～0.7之间，正常成年人肾动脉阻力指数常随着年龄增长而增长。加速时间（acceleration time，AT）<0.07秒。

b. 同一切面很难显示肾动脉主干全程，探查时需不停调整探测角度。叶间动脉垂直于肾皮质，而弓形动脉平行于肾皮质。

c. 在侧腰部冠状切面（图7-1-3-4）、前腹肋间或肋缘下横切，有时可以同时看见左、右肾动脉起始部，称为"banana征"。

d. 如果探查到副肾动脉，注意观察副肾动脉走行，因为其变异较多，可经过多切面扫查，确认其走行及其与主肾动脉主干的关系，还要确认副肾动脉进入肾脏的位置，有助于推断其血供

535

范围。

2）肾静脉

a. 伴行于肾动脉前外侧，内径约0.8～1.1cm，容易显示其全段。于胰头钩突下方汇入下腔静脉。

b. 在冠状切面或经过肾门的横切面，可以扫查肾动静脉主干全程。

c. 为了判断是否有胡桃夹现象，在胰腺下方的肠系膜上动脉和腹主动脉之间扫查左肾静脉是否受压。

（三）正常肾脏超声测量方法及正常值

1. 肾脏二维超声测量方法[4]

（1）肾脏长径：标准肾脏冠状切面，从上极的上缘至下极的下缘（图7-1-3-1A线）。

（2）肾脏宽径：标准肾门部横切面，从肾门内上缘至外侧缘（图7-1-3-2B线）。

（3）肾脏厚径：标准肾门部横切面，从前缘至后缘（图7-1-3-2A线）。

（4）实质厚度：标准冠状切面的中部，从肾窦的外缘至肾皮质的外缘（包括皮质和髓质）（图7-1-3-1箭头）。

（5）皮质厚度：标准冠状断面的中部，从肾髓质（锥体）的外缘至肾皮质的外缘。

2. 肾脏测量正常值

（1）成人肾脏大小与其体表面积有关[10]，如表7-1-3-1所示。Halpern等认为左肾略大于右肾[11]，王正滨等认为男性略大于女性[1]。肾窦回声的宽度在不同断面有一定差别，此外，还存在年龄和个体的差异[12]，通常其宽度约占肾横断面宽度的1/2～2/3。

表7-1-3-1 正常人肾脏大小

结构	长径（cm）	宽径（cm）	前后径（厚径）（cm）
成人	9～11	4～6	2.5～4
新生儿	3.5～5	2～3	1.5～2.5

（2）刘玉春等对120名健康人的肾脏体积进行超声测量，测量结果显示70岁以后肾体积明显减小[13]。

（3）肾脏体积可以用公式V=0.49×（长×宽×厚）估测[10]。

（4）正常人实质厚度1.5～2.5cm，随年龄增长实质厚度逐渐变薄。

（5）肾盂无回声区宽度小于1cm。当膀胱高度充盈时，双侧肾盂可轻度扩张，但是一般不超过1.5cm。

二、肾脏疾病超声检查

（一）肾脏的正常变异

1. 肥大肾柱（Bentin's column） 其特征为与皮质无分界的均匀低回声突入肾窦，侧方肾窦强回声线构成其边界。其回声因断面不同可能略高或低于皮质，但不会与皮质有明显差别，CDFI显示其内具有弓状动脉或有叶间动脉穿过。

2. 分叶肾（lobulation of kidney）与肾叶发育异常 少数人肾脏表面有明显切迹，实质呈分叶状，此为胚胎肾小叶融合的痕迹。偶尔可以见到肾叶表面未完全融合而形成叶间沟。常出现于肾脏中、上三分之一处。声像图表现为由皮质外伸入实质的"楔形"强回声区，严重者可与肾窦相接，造成实质缺损或"断裂"的错觉。

3. 驼峰肾（humped kindey） 是一种肾脏形态正常的局部变形，多见于左肾，表现为肾包膜的局部隆起。

（二）肾脏先天性异常

1. 数目异常（单独肾、额外肾等）。

2. 位置异常（盆腔肾、胸腔肾、逆反异位肾、肾下垂、游走肾等）。

3. 形态异常或解剖变异（肾发育不全、重复肾、肾叶畸形、肾旋转异常、融合肾、巨大肾盂、肾盏等）。

4. 肾血管异常（副肾动脉、肾动脉先天发育异常等）。

5. 先天性多囊性病变（常染色体显性遗传性多囊肾、常染色体隐性遗传性多囊肾、髓质囊性病、多囊性发育异常、髓质海绵肾等）。

上述肾脏先天性异常容易被超声检查发现，分别阐述如下：

1. 先天性缺如（renal agenesis）　本症胎儿20周胎龄仍不能通过超声显示肾脏结构，伴有宫内发育迟缓及多发畸形，羊水量极少，连续数次检查均未见胎儿充盈的膀胱，则高度提示双侧肾发育不良，胎儿不能存活。单肾发育不良者，脊柱两侧仅见一个肾脏结构，外形增大，实质增厚，但内部回声正常，成为单独肾。有可能存在旋转不全或合并其他泌尿系畸形。

2. 先天性肾发育不全（hypoplasia of kidney）　本症可以发生在双侧，也可单侧，多数为全肾，极少数呈节段性肾发育不全（segmental hypoplasia）。

全肾发育不全声像图表现为肾脏体积小于正常的50%；表面欠光滑，呈分叶状；实质变薄，回声正常或增强；肾锥体结构比正常减少，肾窦回声清楚；彩色多普勒显示肾内血流信号少。部分病例可能有肾动脉狭窄的征象；单侧肾发育不全者，对侧肾脏常代偿性增大。女性患者25%~50%合并生殖系统畸形。节段性肾发育不全声像图表现为肾脏外形明显异常；体积减小不显著；常为肾脏中部向肾窦回缩，形成宽而深的切迹；本病与肾外伤、肾梗死的鉴别主要依靠病史。

真正的肾发育不全较少见，多数变小的肾脏有后天性病因。故需排除后天原因才能作出诊断。

3. 额外肾（supernumerary kidney）　除正常的双肾外，还有一个体积较小的第三个肾脏，也称附加肾。通常靠近主肾的尾侧，实质与正常肾脏不相连，是罕见的先天性异常。可伴有输尿管发育异常。

4. 异位肾（renal ectopia，ectopia of kidney）　肾脏在发育过程中由盆腔渐渐上升至正常的肾窝。在该过程中，肾轴向内旋转使肾门朝向中线，若肾脏不能上升到正常位置，会导致盆腔肾或者胸腔肾，有时也会异位至对侧，位于对侧肾脏下方，即为交叉异位肾，若其上极与对侧肾脏下极融合，即为双侧交叉性异位肾，长径较大，视为独立肾。超声扫查在正常肾脏位置无肾脏，而在其他位置显示肾脏回声，并且不能还纳，不随体位改变移动位置，即可诊断为异位肾。声像图显示肾门位置及肾动脉主干走行异常。交叉异位肾多数合并肾盂积水。需要与游走肾、肾下垂鉴别。

5. 肾下垂（nephroptosis）与游走肾（floating kidney）　正常肾位置是肾门对着第1、2腰椎横突，右侧略低于左侧。立位时，肾可下降2~5cm，超过此范围者，称为肾下垂。少数病人，肾被腹膜包裹而肾蒂松弛，能在腹部广范围移动，有的降到下腹部或骨盆内，有的跨过中线到对侧腹部，此类肾下垂又称游走肾。一般多见于右侧。常并发肾脏发育不全，肾旋转不良，血管畸形及输尿管过长等异常。

6. 重复肾（duplex kidney）与双肾盂（duplex collecting system）　声像图突出特征为一侧肾长径大，肾内有上下两个相互独立的肾窦强回声团，肾实质呈桥状分隔两个肾窦。每个肾窦回声团较正常肾窦回声小，尤其以上位肾窦更为显著，其形态不完整，而且中央多有肾窦积水形成的不规则无回声区。在肾窦发育不全时，积水呈囊状，极似肾上极囊肿。个别反复感染的病例，积水内有细点状回声，酷似肿瘤。重复肾伴重复输尿管，可显示两个肾门。双肾盂可见两个肾盂在肾门外汇合，最终汇入一个输尿管。

7. 肾旋转反常（abnormal renal rotation）　正常的肾脏位于肾窝中，肾盏朝向侧壁，肾盂则开口向中线内侧，否则称之为旋转异常。应当先除外由于外力因素如腹膜后肿瘤推挤等所致的异常再诊断本病。男女发病率约为2:1，左右侧肾脏无差异。

8. 融合肾（fused kidney） 融合肾分为两大类：

（1）两肾在中线一侧融合者称为同侧融合肾；

（2）两肾在中线附近融合者称为两侧融合肾或横过型融合肾。

声像图主要特征为：

（1）双肾实质在同一侧或对侧相互连接并融合，位置较低，形态失常，伴旋转不全（肾门向前，肾盂输尿管连接位置较高）；

（2）各自独立、相互分离的肾窦回声；

（3）无另一个肾脏存在。

根据声像图所显示的解剖形态进一步分为：

蹄铁型或马蹄肾（horseshoe kidney）（图7-1-3-5）；"S"型肾（S-shaped kidney）或乙状肾（sigmoid kidney）；盘状肾（disk kidney）；团块肾（lump kidney）。须注意与重复肾、同侧异位交叉肾鉴别。

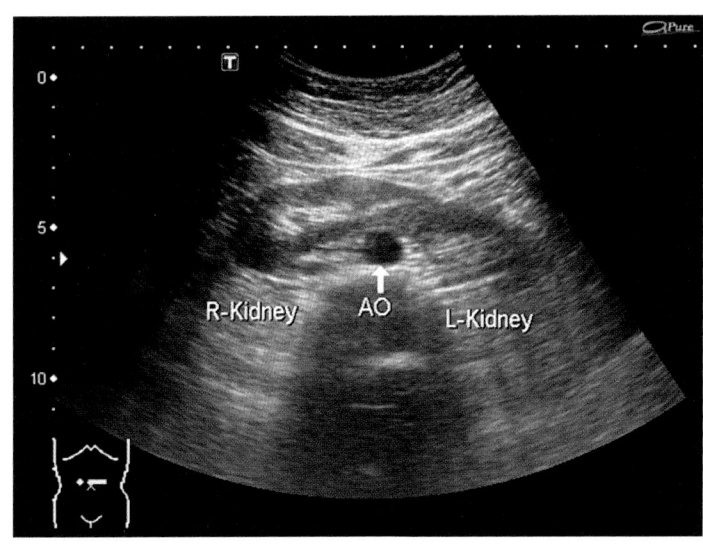

图 7-1-3-5 马蹄肾

9. 肾血管畸形与变异

（1）异位血管及副血管：指肾动脉主干不起始于腹主动脉或者两根以上肾血管供应同一肾节段。

（2）先天性动静脉瘘：多见于女性及右侧，多位于肾中央区靠近肾门，肾内可探及动静脉之间异常交通支，血管迂曲或螺旋状排列，该处频谱流速增高，阻力较同一肾脏正常部位肾动脉偏低。

（3）肾动脉瘤：见于肾动脉肌纤维发育不良，通常位于肾动脉主干与大分支，超声见局部管腔囊样或短梭形扩张。

（三）肾脏囊性病变

肾囊性病变病因复杂，种类繁多、病理类型复杂。较常见的情况如下：

1. 单纯性肾囊肿（simple renal cyst） 是最常见的肾良性囊性病变，可能继发于肾小管或血管阻塞，或者因局灶性炎症所致[4]，可发生在肾脏任何部位，任何年龄均可发生，以老年者居多。Kissone 报道对 50 岁以上的患者尸解，其发生率超过 50%。

典型声像图：单纯囊肿多呈圆形或椭圆形无回声区；囊壁菲薄，光滑；其后方回声增强。多数囊肿两侧壁可见到因折射所致的侧壁回声失落。囊肿在肾内常造成肾皮质和肾窦弧形压迹，也可向肾外突出，囊肿内部无血流信号。起源于肾窦内淋巴管、侵入肾窦的囊肿，称肾盂旁囊肿。肾盂源性囊肿是与肾盂肾盏交通的囊肿，囊肿直径一般 1～1.5cm，很少大于3cm，也称肾盏憩室，通常不易与单纯肾囊肿区分，但囊内常含钙乳或泥沙样结石，有点状强回声附于囊肿后壁。

2. **复杂肾囊肿（complex renal cyst）**　是指不完全具备单纯性肾囊肿声像图特征的肾实质囊性病变。其中大部分仍属于单纯性肾囊肿或单纯性肾囊肿出现并发症，另一部分为囊液成分异常或囊壁增厚、钙化。包括：多房性囊肿、多发性囊肿、出血性囊肿、感染性囊肿、钙化性囊肿等，也包括个别恶性肿瘤。尽管复杂性囊肿不具备囊肿的全部特征，但是仍然具备囊肿的部分声像图的共性，如病变呈圆形或椭圆形，边缘清晰，有明显外壁，加压时易变形，后方回声增强，侧壁回声失落，内部无血流信号。根据这些征象可以确定为囊性病变。

3. **多囊肾（polycystic kidney）**　多囊肾是一种较常见的先天性遗传性疾病，约占长期透析患者的10%。根据遗传学特点，分为常染色体隐性遗传性多囊肾（ARPKD）和常染色体显性遗传性多囊肾（ADPKD）两类，两者的表现形式和病程、预后截然不同。

（1）常染色体显性遗传性多囊肾病（ADPKD）：又称成人型多囊肾（adult polycystic renal disease APRD），是较常见的遗传性疾病。遗传外显率几乎100%。呈家族内聚集发病，男女受累机会相等。>90%累及双肾。大多数在胎儿期即存在，随年龄增长而增大，成人以后才出现症状。约30%～60%伴发肝囊肿；10%伴发胰腺囊肿；约20%患者伴发脑动脉瘤，是造成ADPKD死亡的主要原因之一。临床表现因病变程度、年龄及伴随病变等的不同有很大差异。声像图表现为肾脏体积增大，肾内弥漫分布大小不等的囊状无回声，难以计数的囊肿互相挤压、重叠、变形（图7-1-3-6）。囊肿合并出血或感染时，显示囊肿内有密集的细点状回声或囊腔内出现可移动的实性回声。部分囊肿囊壁可出现钙化，或囊肿内形成结石，呈点状强回声。难以显示正常肾实质回声。肾窦变形，甚至难以鉴别肾窦回声。有时可伴有肾盂积水，积水的肾盏很难与囊肿鉴别。患者常伴有多囊肝。

（2）常染色体隐性多囊肾病（ARPKD）：又称婴儿型多囊肾（infantile polycystic renal disease，IPCD），成人罕见。患婴常于出生后不久即死亡，只有极少数病变较轻者可存活到儿童。典型病例的声像图特征为：双侧肾脏显著增大，甚至占据大部分腹腔；无正常肾实质回声，肾实质与肾窦、周围脂肪组织的界限不清；肾内充满不计其数的小囊，肾脏回声增粗、增强；围生期型者可见宫腔内羊水量过少，胎儿膀胱不充盈，胎肺血流信号显著减少；少年型者肝脏回声增强、增粗，常伴有脾大等门静脉高压的声像图表现。还有新生儿型和婴儿型。

4. **其他囊性病变**

（1）多囊性肾发育不良（multicystic dysplastic kidney，MCDK）：MCDK也称多房性肾囊性变，是先天性肾发育不全的一种类型，与遗传无关，多为单侧。成人MCDK肾脏外形多数不大，但形态失常；超声不能分辨肾实质和肾窦回声，呈多数大小不等的不规则囊性无回声区，最突出的或最大的囊肿往往偏向肾的某一部分；囊壁钙化明显时，超声检查仅显示多数密集强回声及其声影，难以显示囊肿。节段性或局灶性病变囊肿小而少，形似实性肿块，也有呈巨大囊肿，对侧肾脏代偿性增大。

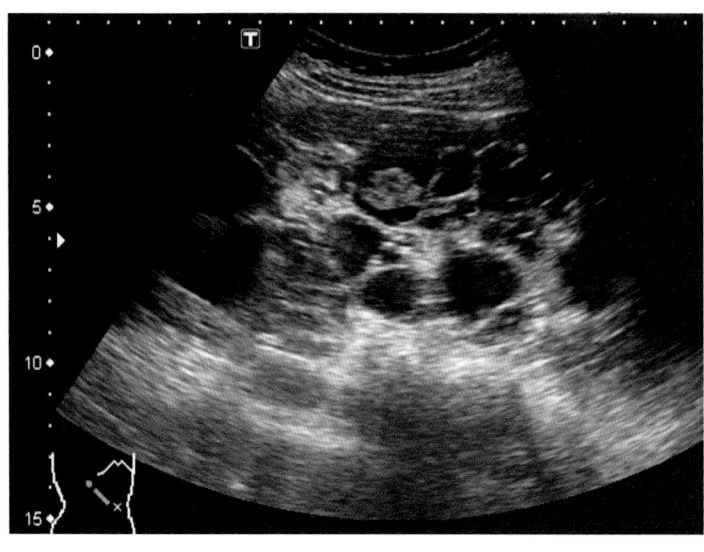

图7-1-3-6　多囊肾

肾脏先天性异常超声诊断价值和局限性：超声检查不受患者条件和肾功能的影响，廉价、便捷、无创、无辐射，不但能够全面评估肾脏数目、位置、形态、内部结构及合并畸形外，还可以应用CDFI了解其血供来源及肾内血流分布情况，对先天性肾脏异常的诊断和鉴别诊断具有重要价值，是首选的影像学检查方法。但是对肾盂和输尿管异常的评估受到一定限制，尚需做其他影像学检查作为补充。

（2）肾包虫囊肿（renal hydatid cyst）：需与复杂性囊肿进行鉴别，患者有流行区生活史，仔细观察肾包虫囊肿内能找到"囊砂"回声，典型声像图呈囊内囊特征。

（3）获得性囊肿性肾脏病：常继发于慢性肾功能不全或者移植肾患者。40% ~ 50%长期血液透析患者伴有获得性肾囊肿。多位于肾窦周围、皮质与髓质之间，直径0.5 ~ 1.0cm。

（4）肾髓质囊性病[2]（medullary cystic disease of kidney）：指在肾髓质出现的囊性病变，有两种类型，即髓质海绵肾（medullary sponge kidney）（图7-1-3-7），又称肾小管特发性扩张、非尿毒症性髓质囊性病等和幼年性肾痨髓质囊性病（juvenile nephronophthisis-medullary cystic complex），前者为常染色体显性遗传病，20 ~ 40岁易发病。男女发病比例约2∶1，多数为双侧病变，偶有一侧或个别乳头受累者。后者为常染色体隐性遗传病，是儿童和青年导致终末期肾病的常见原因，可能是一组联合病，除肾病变外，病人或家系成员有色素性视网膜炎、白内障、黄斑变性、近视或眼球震颤等。髓质海绵肾为乳头部集合管扩张形成肾髓质无数大小不等的囊腔，并伴发感染、出血和微小结石。但是超声难以显示扩张的集合管。典型声像图特征为：髓质回声显著增强，光亮的肾锥体呈细网点状强回声，可有声影。肾皮质及肾窦回声正常。幼年性肾痨髓质囊性病髓质内有可分辨的小囊肿，发病年龄小，有多尿、烦渴、低钾等症状。需与其他肾乳头及其周围钙化性病变鉴别，如肾盏结石和肾乳头坏死，这两种疾病的钙化部位大多位于局部。

（5）其他囊性病变

1）von Hippel-Lindau病（VHL）：是一种常染色体显性遗传病，主要表现为中枢神经系统和视网膜的成血管瘤。相应肾脏疾病出现较晚，肾囊肿发病率60% ~ 70%。因为高达45%患者并发肾腺癌，所以VHL的超声筛查有重要意义。

2）结节性硬化症：是一种罕见的多系统疾病，表现多样。高达75%患者发生多发性肾囊肿和/或多发性平滑肌脂肪瘤。偶有患者发生RCC，趋向于年轻人。

3）对于不典型囊肿，超声检查的重点是筛选可疑有恶性倾向的病灶，并严密随访其变化，必要时行CT检查，进行Bosniak分级。囊性肾恶性肿瘤少见，主要为肾囊腺癌及部分肾透明细胞癌。对于有下列声像图表现的复杂肾囊肿，提示有恶性的可能：

a. 声像图显示囊壁不光整、局限性增厚、在其分隔或分隔的起始部有软组织钙化强回声斑，伴有软组织回声；

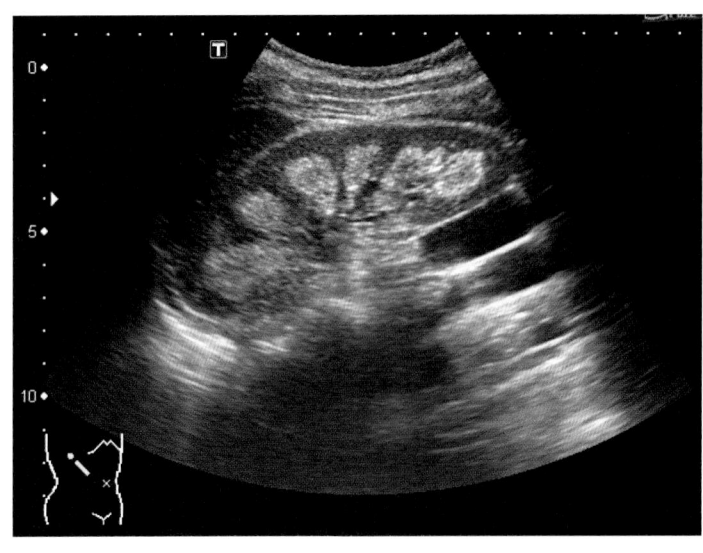

图 7-1-3-7　髓质海绵肾

b. CDFI显示增厚的囊壁或分隔上有异常动脉血流信号；

c. 超声引导穿刺囊肿进行囊液检查和囊肿造影，对鉴别囊肿性质有一定价值。恶性囊肿的囊液为血性或暗褐色，脂肪和蛋白质含量明显增高，肿瘤标志物CA_{50}水平增高，囊液内可能找到瘤细胞；而感染性囊肿囊液混浊，囊液菌培养可以确定感染菌种和敏感药物，抽出囊液注入造影剂或气体，能较清楚地显示囊壁情况，良性囊肿的囊壁光滑，无结节。

对于可疑恶性囊肿须进一步进行增强CT和/或MRI检查。对于复杂性肾囊肿，特别是出血性囊肿，即使声像图无恶性囊肿的征象，也应定期随访。

（四）肾脏实质肿瘤

1. 肾脏良性肿瘤

1）肾血管平滑肌脂肪瘤（renal angiomyolipoma，AML）：又称良性间叶瘤、错构瘤（hamartoma）。肿瘤常位于皮质，体积较小，无临床症状。较小的AML为边界清楚的强回声结节，内部结构呈网状，无声衰减；较大的AML常呈强、弱回声相间的不均匀结构，形似洋葱切面，有出血、坏死时，内部可见较大的不规则无回声区，或有强回声斑块，可使肾窦偏移。彩色多普勒检查AML内很少检测到血流信号。声学造影在较小的肿瘤内为均匀性增强和消退。较大的AML皮质期常为均匀性增强。超声检查AML敏感性很高，适用于长期随访观察肿瘤变化。

2）肾嗜酸细胞瘤（oncocytoma）：占肾实质肿瘤的3%~7%。声像图表现为肾实质内均匀等回声或低回声类圆形肿块，很难与肾恶性肿瘤鉴别。肿瘤中央瘢痕形成的"星状"强回声条纹为本病的特征性表现。周边可见少量血流信号。声学造影可见肿瘤内部均匀性增强，周边有明显的造影剂回声环绕增强。

3）肾血管瘤（hemangioma of kidney）：为扩张的血管球组织，一般体积较小。多位于肾实质内，但是常累及肾盏。间歇性肉眼或镜下血尿为本病主要临床症状。声像图可见肾窦旁或者髓质乳头处见略高回声结节，其内无明显血流信号。

4）肾脂肪瘤（renal lipoma）：多有纤维包膜，与周围组织分界清晰。生长缓慢，常见于中年肥胖女性。肿瘤较小时，表现为高回声结节，肿瘤较大时，可压迫肾窦使之变形。

5）后肾腺瘤（metanephric adenoma，MA）：是极罕见的良性肿瘤。超声图像上多为界清、类圆形、低或高回声的低回声结节，内可有液性暗区及周围低回声环；囊肿样表现者罕见。

2. 肾脏恶性肿瘤

1）肾细胞癌（renal cell carcinoma，RCC）：占肾恶性肿瘤的80%~90%。其声像图回声类型与肿瘤大小、内部结构有关。较大的肿瘤或位于肾皮质表面的肿瘤常致肾局限性增大，表面不平整，肾被膜回声中断或突出肾脂肪囊外，突破肾周筋膜向周围浸润；肿瘤压迫肾窦或侵及肾盂肾盏时，肾窦回声出现压迹、变形、移位或中断。少数可出现肾盂肾盏积水征象；CDFI对判断RCC向周围浸润具有重要作用，在被侵犯部位常能显示来自瘤体的血流信号。癌组织常侵犯肾静脉，并向下腔静脉延伸。RCC致淋巴结转移时，声像图显示肾门部大于1cm的椭圆形低回声结节。

2）肾盂癌（renal pelvic carcinoma）：多见于40岁以上的男性，其中约90%来源于移行细胞癌（transitional cell carcinoma，TCC）。声像图表现为肾窦强回声区内边缘不规则的低回声团块。合并肾积水时，可见围绕实性肿块排列的扩张肾盏，颇具特征性。输尿管受累梗阻者，可见重度肾积水征象。膀胱种植者，膀胱壁可见肿瘤回声。晚期病例常有肾周围淋巴结肿大。彩色多普勒显示肾血管移位或血管内瘤栓征象。

3）肾母细胞瘤（nephroblastoma）又称Wilm瘤：是来自胚胎性肾组织的儿童最常见泌尿系恶性肿瘤，声像图表现为肾脏形态失常，肾包膜局限性包块；瘤体较大，呈圆形或椭圆形，表面光整。肾实质和肾窦回声被推压。多数肿瘤内部回声杂乱，呈强弱不等、分布不均的粗点状和斑片状回声，常见其内混有不规则囊性无回声区。

4）淋巴瘤（renal lymphoma）：绝大多数来源于其他部位淋巴瘤播散。多为非霍奇金淋巴瘤（non-Hodgkin lymphoma）。声像图表现为肾脏内弱回声或无回声，边界欠清晰；内部回声极低而均匀，有时似囊肿，但多数后方回声不增强；若压迫集合系统，可见肾盏扩张；弥漫肾内浸润者肾外形增大、光整，肾内可见密集的弱回声区，取代了正常的肾实质回声，类似肾多囊性病变；病灶可以在肾周间隙内生长蔓延，声像图可见包绕全肾的极低回声带，酷似肾周围积液。

5）肾转移癌（metastasis carcinoma in kidney）：声像图表现多为低回声结节，超声造影表现为造影剂充填较快。

（五）肾脏感染疾病

肾脏感染性疾病的病原绝大多数为细菌。感染途径以上行性感染较多，其次为血行性感染。发病率女性高于男性。

1. 肾盂肾炎（pyelonephritis） 超声检查对多数肾盂肾炎早期不能发现异常。患侧肾盂壁模糊、增厚被视为感染的征象，但容易被忽略。随病情加重，声像图表现为肾体积弥漫性或局限性增大；肾实质回声减低，皮髓质分界不清，局部出血可致回声增强，肾盂壁表现为两层（或者三层）强回声带中间夹一层（或者两侧）低回声带，形成"双线征"或者"三线征"[14]；瘢痕形成者引起肾窦变形，集合区常有少量积水，肾窦分离；合并肾盂积脓即脓肾（pyonephrosis）者，明显分离的肾窦内出现细点状或团块状组织碎屑回声。偶尔能见到肾窦或肾实质内气体回声，表示已产生坏疽（气肿型肾盂肾炎）。慢性肾盂肾炎晚期可见肾外形变形缩小，包膜不光滑，实质变薄，回声增强，实质与肾窦分界不清，有时其间可见残存肾组织呈低回声团，容易误认为肿瘤。

2. 黄色肉芽肿性肾盂肾炎（xanthogranulomatous pyelonephritis，XGP） 本病致病菌主要为奇异变形杆菌或希氏大肠杆菌，多发生于中年和糖尿病患者，是肾盂肾炎的特殊类型。病变累及肾实质，可见充满脂质的巨噬细胞，常有坏死液化、脓肿和结石。病变可为弥漫性，也可为节段性或局限性，有向肾周扩展的倾向，多数有慢性尿路梗阻。

XGP声像图复杂。弥漫性病变肾脏增大，形态基本正常；内部回声增强、不均，其间可见不规则液性无回声区，部分显示结石强回声团，使整个肾脏回声显著不均匀。实质和髓质分界不清，肾盂和肾盏有不同程度的扩张；节段性病灶表现为单一扩张的肾盏相对的一个或数个异常回声团。局灶性病灶多出现于实质内，呈孤立性强回声团，酷似肿瘤。其间可有液化和钙化征象。合并肾周积液者，声像图可见包绕肾脏的无回声带。CT或MRI发现病灶内有脂肪组织，有助于本病的定性诊断。本病与肾肿瘤很难鉴别，病程长而无转移征象，多次尿液离心镜检可见泡沫细胞是本病的特点。

3. 肾脓肿（abscess of kidney） 脓肿可位于肾实质、肾盂或肾周。病因较多，但多数是急性肾盂肾炎未得到治疗或治疗不当的结果。

脓肿早期声像图表现肾脏弥漫性或局限性增大；肾实质内显示边界模糊不清低回声结节，内部回声不均匀；超声随访观察，在数天内回声发生显著变化，由类实质性回声变为以液性为主的不规则无回声区，透声差，其间为浮动的细点状回声或混杂组织条块回声，壁厚而不规则，似虫蚀样改变；脓肿局部肾包膜与周围组织固定，使肾脏运动明显受限。彩色多普勒可见脓肿处叶间动脉、段动脉走行无改变，局部流速可较周边正常区域增快。结合患者有感染的症状，或经抗感染治疗后肿块逐渐消失等特征，容易做出诊断。

肾周围炎（perinephritis）和肾周围脓肿（perinephric abscess）是指肾包膜和肾周筋膜之间的脂肪囊内发生感染。声像图表现为：肾周围脂肪囊膨大，壁较厚而粗糙；形态不规则，回声减低，紧贴肾脏，包绕肾实质；脓肿张力较大时肾脏可有移位或局部压迹；嘱患者深呼吸，肾脏活动度明显减低或消失；病变累及腰大肌时，肾区有明显的探头压触痛。

4. 肾结核（renal tuberculosis） 泌尿系统是肺外结核最常见部位，多见于一侧发病，仅依靠超声通常难于做出诊断。结核病理类型不同，其声像图表现复杂。早期超声改变不明显，可显示肾实质内无回声区并有细小点状回声，当肾实质继续破坏形成干酪样坏死、脓肿、液化性空洞、纤维化和钙化时，出现多种多样的异常回声。肾实质破坏变薄，内部出现小片或大片无回声区，内伴有钙化强回声。肾脏严重破坏后，肾内淤滞有大量脓液，肾脏外形可显著增大，包膜隆突不平，肾盂、肾盏明显扩张，壁增厚，不均匀，其内有钙化灶或细点状回声。肾结核晚期，难以显示肾盂和肾盏回声，代之以形态不规则强回声，后方有明显声影，或呈一弧状强回声带，后方结构不能显示。肾结核病灶内大量钙盐沉着，可致肾脏广泛钙化，当肾功能完全丧失，临床称为肾自截或"油灰肾"。

结核可蔓延至腹腔的邻近器官，如腰大肌和胃肠道，有的形成椎旁脓肿，在超声扫查中可以发现。

5. 艾滋病 HIV 感染或者艾滋病患者肾脏可以受累。抗反转录病毒的药物常常具有肾毒性，可以引起肾病，也常会导致结石形成。超声表现[5]：肾脏体积增大，皮质回声增强，肾盂肾盏增厚和肾窦脂肪回声缺失。

（六）肾创伤（renal trauma）

按美国创伤外科协会的标准分为5级：Ⅰ级肾挫伤或包膜下血肿无肾实质裂伤，超声图像：局部损伤肾实质内见不规则异常回声，低回声或无回声说明损伤时间不长，强回声表明出血机化，肾包膜完整，包膜下血肿则在包膜下与肾实质之间出现低回声；Ⅱ级肾周围血肿局限在腹膜后间隙，超声可以探查到血肿范围至腹膜后间隙；Ⅲ级肾实质裂口超过1.0cm，但无尿外渗；Ⅳ级实质裂伤超过皮髓交界处并进入集合系统，肾段动脉和静脉损伤；超声图像表现：可见肾周围积液（积血），即肾包膜外为无回声或低回声包绕，破裂处包膜中断。局部肾实质内见低回声带（血肿），彩色多普勒超声可见段动脉和/或静脉血流信号断续；Ⅴ级肾粉碎伤、肾蒂撕裂、肾动脉血栓形成。超声图像：肾粉碎性创伤肾脏外形明显增大，实质轮廓不清晰，包膜断续或显示不清，实质回声模糊分离，与外渗尿液、血肿或凝血块回声混合成不均质回声。肾窦回声存在或消失。合并肾盏、肾盂破裂者可见肾窦内无回声区或凝血块强回声，单纯肾盂裂伤者肾实质回声无明显异常。肾盏撕裂伤往往与实质裂伤并存，在肾中央区见无回声区与实质界限不清；肾蒂损伤者肾体积可以增大，肾实质增厚、回声减低。也可因动脉栓塞致肾梗死而出现实质片状异常回声区。肾血管锐器伤可能导致肾动静脉瘘、假性动脉瘤（见"肾血管疾病"）。自发性肾实质破裂常继发于肾肿瘤等，肾盂破裂常继发于尿路梗阻。声像图除显示实质内或肾区破裂征象外，可同时显示原发病灶，可对病因作出某种程度的诊断；肾损伤常伴有肝、脾等腹腔其他脏器的损伤，超声图像可能显示相关的异常。医源性肾损伤可以通过超声随访肾损伤范围及肾周血肿范围。

应用超声造影检查可以提高敏感性[16]，表现为：动脉相放射状增强特征在损伤区中段；实质相损伤区较正常肾实质增强延迟；包膜破裂时动脉相至消退期可见微气泡向肾外呈"喷射状"增强；消退期正常肾组织造影剂回声已经明显减弱，损伤区回声仍较强；血肿形成时，各时相血肿均无增强效应。

（七）肾石病（calculusin renal，nephrolithiasis）

肾石病是指一些晶体物质和有机基质在肾脏的异常沉积。多发生于集合系统，称肾结石，也可发生于实质内，称肾钙质沉着症（nephrocalcinosis）或钙化灶。肾皮质钙化常见病因是急性肾皮质坏死、慢性肾小球肾炎、慢性高钙状态、镰状细胞病及肾移植排斥等。肾髓质钙质沉着的最常见的原因是原发性甲状旁腺功能亢进症，也见于肾小管酸中毒、髓质海绵肾、结节病、慢性肾盂肾炎、肾乳头坏死、维生素D过剩、多发性骨髓瘤、转移性肿瘤等。

通常所谓肾结石（renal stone）是指集合系统结石。典型声像图表现为：肾内斑点状或团状强回声，后伴有声影。回声强度与结石成分和结石前面介质的性质相关。如草酸钙、磷酸钙及其他成分混合的结石，多数坚硬而光滑，强回声后声影明显（图7-1-3-8）；尿酸、胱氨酸和黄嘌呤结石能被超声部分穿透，后方声影可能较弱或无明显声影，易与肾窦强回声混淆。较小的肾结石多积聚于肾下盏的后部。结石嵌入肾盏内或肾盏颈部造成梗阻时可引起肾盏扩张；结石移动至肾盂输尿管连接部并造成梗阻时，表现肾窦扩张积水；肾结石可产生明显的混响彩色伪像，表现为后方与声束方向一致的马赛克彩色束，利用此伪像有助于确认声影不明显的结石。

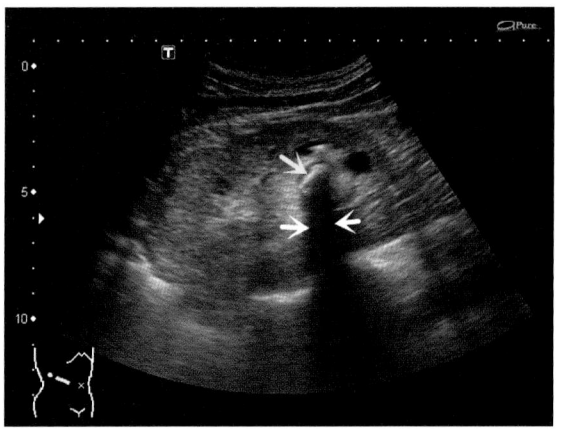

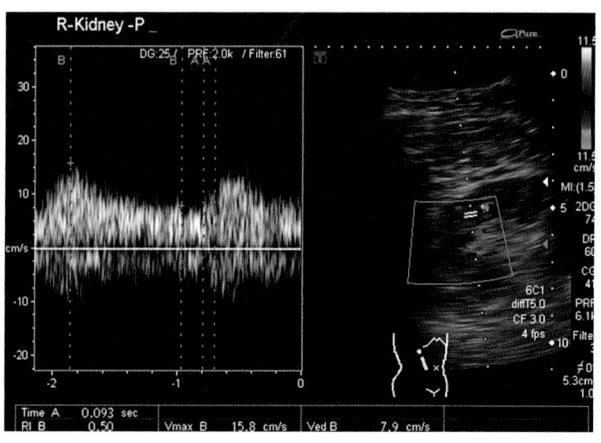

图 7-1-3-8 肾结石

图 7-1-3-9 肾动脉狭窄

（八）肾积水

造成肾积水的病因很多，最常见的病因是泌尿系统梗阻，常见梗阻原因是结石。积水程度也不一定与梗阻程度一致。长期梗阻可能造成肾实质变薄，体积变小。

典型声像图表现为：肾窦分离，肾积水根据肾盏扩张的范围和程度不同可以分级：

Ⅰ级：在皮质厚度正常，中央肾窦轻度分离。

Ⅱ级：肾盂出现更明显的分离扩张，中央回声复杂，但皮质厚度不变。

Ⅲ级：随着中度至重度肾积水，肾盂的扩张更加明显，皮质变薄。

Ⅳ级：肾盏明显扩张，呈球样改变，内充满液体，肾盂扩张，实质明显变薄，肾脏体积增大，似胶囊样改变。

虽然，通常超声检查很容易诊断肾积水，但要注意与肾脏囊性病变鉴别。

（九）肾血管疾病

1. 动脉疾病

1）肾动脉狭窄（renal artery stenosis，RAS）[17-21]：肾动脉狭窄可由多种原因引起。其中动脉粥样硬化是首要病因，发病年龄多大于50岁，其他病因还有多发性大动脉炎（发病人群多为年轻女性）、纤维肌肉增生（发病人群多为年轻女性）、主动脉狭窄性疾病或者腹主动脉夹层动脉瘤（部分患者为马方综合征患者）等，临床以高血压及缺血性肾脏病为主要表现。临床表现为药物难以控制的高血压，或原有高血压突然加重。肾动脉相当部分病例很难直接显示狭窄的动脉管腔，更多的诊断依据动脉血流动力学评价，超声诊断虽然不能替代动脉造影的金标准，但是已经成为肾动脉狭窄的筛选首选方法。可对狭窄程度≥50%患者作出诊断。肾动脉狭窄声像图表现：直接征象：仪器调节适当、肾动脉主干尤其是开口处及近段显示清晰的前提下，二维图像部分可见斑块回声及狭窄管腔，狭窄处局部呈五彩镶嵌血流信号，部分局部可见震颤或血流束变细，频谱多普勒可获取高速血流，收缩期峰值流速（systolic peak velocity，PSV）大于150cm/秒和200cm/秒被认为是RAS>50%和>60%的诊断标准，与同水平段腹主动脉收缩期峰值流速比值（the ratio of PSV of the renal artery and abdominal aorta，RAR）≥3.0，或者与肾内叶间动脉收缩期峰值流速比值（the ratio of PSV of the renal artery and renal interlobar artery，RIR）≥5.0；间接征象：在70%以上的狭窄，肾内血流各级分支可以显示减少，肾内频谱多普勒特征为呈低速低阻低搏动波形改变（又称为小慢波）（Tardus-Parvas），加速时间≥0.07秒（图7-1-3-9）。对50～70%的狭窄，肾内指标无明显特征性改变。

超声造影不仅可以评价肾动脉狭窄程度，还可以评价肾实质血流灌注情况[22]。

如果有副肾动脉，其狭窄与高血压也密切相关，副肾动脉狭窄对肾内指标的影响与副肾动脉的血供范围亦相关。

肾动脉狭窄支架置入术后，超声是监测支架是否存在再狭窄的是首选的复查手段，PSV>200cm/秒，RAR>3.5是支架再狭窄>50%的诊断标准[23]。

2）肾动脉闭塞（renal artery occlusion）[24]：超声声像图表现取决于闭塞部位、闭塞时间长短及闭塞前肾脏结构。肾内小动脉闭塞可无临床症状，超声表现为相应供血区域肾脏楔形低回声区，局部未见血流信号充盈。主干及大分支急性血栓或栓塞可导致肾梗死，超声表现为肾脏回声减低、体积增大，肾动脉主干或大分支供血区域肾内未见血流信号充盈。由肾动脉狭窄逐渐发展而导致的主干闭塞，闭塞后近期检查，肾脏二维图像与闭塞前相比无明显改变，随时间推移，闭塞引起肾脏缺血，患侧肾脏萎缩，皮质回声增强，结构紊乱，动脉管腔逐渐变细，管壁结构模糊，若有侧支循环，肾内可见部分血流信号显示，可探及小慢波频谱。

3）肾动脉先天发育不良（renal artery congenital dysplasia）：双侧肾动脉管径有明显差异，发育不良一侧全程管径明显较健侧细，彩色血流未见局限性五彩镶嵌，未探及局限性流速增高。双侧肾脏大小可以有差异。

4）肾动静脉瘘（renal arteriovenous fistula）：动静脉瘘是指动脉与静脉之间存在的异常通道，分先天性和后天性两种。先天性动静脉瘘常累及众多细小的动静脉，瘘口一般多发，而后天性动静脉瘘瘘口一般是单发的，多由医源性因素引起。肾动静脉瘘因瘘口的位置、大小、分流量不同超声对其显示率有较大差异。其共同表现为瘘口部不规则"囊状"无回声区，囊腔与扩张的肾静脉连通；CDFI显示无回声区内充满血流信号，流速最高处即为瘘口位置。瘘口近端肾动脉呈高速低阻型频谱。肾静脉显著扩张，以致肾窦内出现宽大的无回声区，并向肾实质延伸，易被误认为肾盂积水。频谱多普勒显示为静脉血流速度明显增高，呈动脉样搏动。分流量大者，可引起下腔静脉扩张，右心室扩大，周围静脉扩张。多数小的肾动静脉瘘二维超声无明显异常，易被漏诊。灵敏的彩色多普勒超声检查对肾动静脉瘘有很高的敏感性和特异性，因其无创、便捷、廉价常常成为临床首选检查手段，最终诊断和治疗仍有赖于血管造影及相关治疗。

2. 静脉疾病

1）肾静脉血栓（renal vein thrombosis）：指肾静脉主干和/或分支内血栓形成，常见于引起血液高凝状态的肾病综合征，可由肾脏病变、高凝血状态、肾静脉受压、肾肿瘤、肾外伤、胰腺疾病等多种原因引起；原发性肾小球疾病中的膜性肾病等患者更容易发生肾静脉血栓。超声显示肾静脉主干充满实性条索状回声，管腔内完全或部分无血流信号显示。患侧肾外形均匀性增大，内部回声明显减低，皮质和髓质分界不清。

2）左肾静脉受压综合征（left renal vein entrapment syndrome）[25]：本病也称胡桃夹现象（nutcracker phenomenon）或胡桃夹综合征，多见于青春期男性，病因是由于左肾静脉在通过肠系膜上动脉与腹主动脉之间受压而引起静脉回流障碍所致。声像图表现为肠系膜上动脉与腹主动脉之间的夹角明显减小，左肾静脉在两者间出现受压迫、管腔明显缩小，其远端静脉内径明显扩张（图7-1-3-10）。由仰卧位变为脊柱充分后伸位20分钟后检查，上述改变常加重。其诊断标准为：仰卧位左肾静脉狭窄前扩张部位近端内径比狭窄部位内径宽2倍以上，脊柱后伸位15～20分钟后，其扩张部位内径比狭窄部位内径宽4倍以上，取两个体位即可诊断。

（十）肾实质弥漫性疾病

弥漫性肾病是指由各种原因引起的肾实质损害。病因包括：感染、自身免疫、遗传、药物和环境等。

弥漫性肾脏疾病的病变主要在肾实质，实质声像图改变尤为重要。轻度肾实质弥漫性病变无明显声像图异常，肾实质损害较重时，声像图发生相应改变。

1）肾脏体积随着病情改变可先增大后缩小。

2）实质厚度随病情加重发生如下改变：肾实质轻度增厚-中度增厚-轻度增厚-萎缩变薄。

3）实质回声同时随之发生变化：正常低回声-轻度增强-增强-明显增强。

通常使用两种方法评价实质回声：一是与周围正常组织对比。在相同检查条件下，如果肝脏和

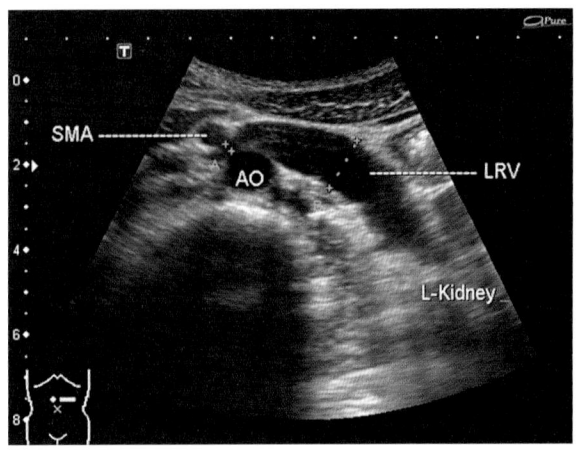

图 7-1-3-10　左肾静脉受压综合征

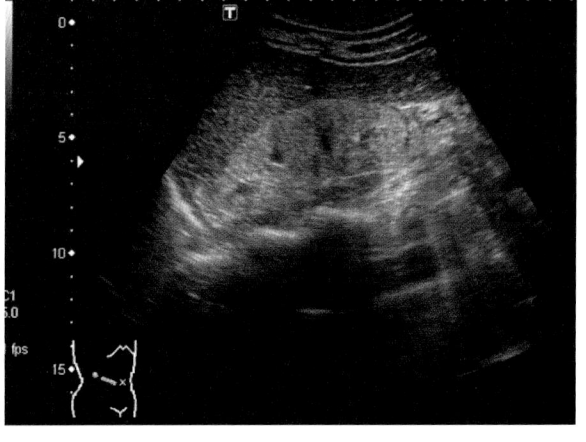

图 7-1-3-11　肾实质回声增强

脾脏无病变，右肾实质回声明显高于肝脏，左肾实质回声明显高于脾脏，有助于提示肾实质回声异常（图 7-1-3-11）。二是与自身相比。若肾皮质回声显著高于髓质，或皮质回声明显低于髓质回声，也应提示实质回声异常。

4）肾实质与肾窦分界不清，也是肾实质弥漫性病变的佐证。

5）某些肾弥漫性病变与肾血管病变或肾脏血流灌注相关，可引起肾血供改变，导致肾内血流信号减少或者肾内动脉阻力增高（RI>0.7）。

6）超声造影可应用于评价肾实质血流灌注情况。

7）有文献报道应用弹性成像技术，通过剪切力速度评价肾脏弹性。

但是超声对弥漫性肾病的诊断敏感性较低[26]，实质性疾病早期声像图无明显异常；一旦发现异常，即提示肾实质损害较重；肾实质回声强度及肾内结构紊乱程度与疾病的严重程度有一定相关性。故超声检查尽管对弥漫性肾病的病因诊断无价值，但是在判断肾脏损害的程度及监测其发展或转归方面有一定参考价值。

超声检查的另一重要用途是对尿液检查异常者进行筛选，通常能够方便而快捷地鉴别内科或外科肾疾患；特别在急症鉴别某些危重病情（如急性或慢性肾衰竭），有重要的参考价值。

（十一）肾衰竭（renal failure）

肾衰竭可分为急性和慢性。

1. 急性肾衰竭依其发生的原因，可分为肾前性、肾性和肾后性。

1）肾前性急性肾衰竭显示肾形态和内部回声多数正常。CDFI 可能发现肾动脉血流及阻力异常。特别是肾动脉主干严重狭窄时，肾内动脉正常树枝状血流信号消失，小叶间和弓形动脉血流信号明显减少或者部分消失，段动脉血流充盈差，色彩暗淡，血流速度显著下降，RI 降低，加速时间延长。

2）肾实质性急性肾衰竭大多表现为肾体积不同程度增大；肾实质增厚、回声减低或增强；肾锥体增大，回声明显减低，与肾皮质和肾窦分界格外清晰。由于肾窦黏膜和肾包膜水肿，有时在肾窦内或肾周围可见纤细的低回声带。

3）肾后性急性肾衰竭，可见双侧肾积水或一侧肾严重损害伴另一侧肾积水。若为肾静脉血栓，显示为肾脏体积明显增大，静脉增宽，血流缓慢，色彩暗淡，血流信号消失或充盈缺损，同时可伴有肾动脉 RI 增高，CDFI 通常能显示血栓位置。

2. 慢性肾衰竭的声像图与原发疾病有关，如双侧肾结核、多囊肾及双侧尿路不全梗阻等征象。弥漫性肾病在肾功能代偿期，声像图可无明显异常或仅表现为肾实质回声轻度增强。在氮质血症期之后，肾体积通常逐渐缩小，包膜不光滑，与肾周围组织分界不清；肾实质回声明显增强，高于正常肝脏和脾脏实质回声。严重者肾实质与肾窦分界不清，肾内结构紊乱。

3. 肾衰竭的严重程度和声像图异常程度存在一定相关性，但不一定平行。肾衰竭的诊断必须依据病史和实验室检查结果，超声只能提供肾脏形态学资料；对病史不清的危重患者，超声检查有助初步判断急性或慢性肾衰竭，部分病例有助于病因的诊断。

（十二）免疫性疾病肾损害

免疫性肾炎分为原发性和继发性免疫性肾炎。常见的有 ANCA 相关小血管炎、抗肾小球基底膜抗体病、IgA 肾病、IgG4 相关肾病和狼疮性肾炎等。本病肾脏声像图多无特异性征象，但部分疾病的肾外声像图可以为诊断提供一定帮助，如 IgG4 肾病可见腹膜后纤维化征象，可伴有其他器官的相应改变[27]。

三、移植肾与并发症[24]

超声因其便捷、无创、实时、廉价的优点，在肾移植术前评估受体肾脏、明确髂血管有无变异，术中及时发现超急性排斥反应等情况及术后动态监测并发症中起到重要作用。尤其是移植早期的诸多并发症，常致使移植失败，甚至可能危及患者生命。

移植肾并发症大致可分为功能性和器质性两大类。前者主要包括急、慢性排斥反应、急性肾小管坏死、环孢素毒性反应等，影像诊断不如病理活检意义大，后者又分为血管性和非血管性，在超声影像中有不同表现。分别阐述如下：

1. 肾动脉狭窄和血栓　肾动脉狭窄早期移植肾可表现为正常，时间长可引起移植肾皮髓质分界不清，内部结构不清，体积缩小。肾外动脉狭窄最直接的表现是狭窄处血流束细窄，色彩亮度增加，局部血流速度显著增高，流速峰值（PSV）>2m/秒，或者局部 $PSV_{肾动脉}/PSV_{髂动脉}$>3，远端可见湍流信号，>70% 狭窄时可见 Tardus-Parvas 波形。段动脉或其分支发生狭窄时，肾边缘动脉呈 Tardus-Parvas 波形，主肾动脉流速及波形正常。广泛肾内小动脉阻塞的频谱多普勒与肾外动脉阻塞有所不同，肾外动脉通畅，但是阻力明显增加，而肾内小动脉血流加速度减慢不明显。肾动脉主干血栓形成时其内及肾内动脉均无血流信号充盈。段动脉或者更小分支栓塞，远端动脉无血流信号充盈，供血相应部分肾实质回声随时间由高回声变成低回声，甚至出现表面切迹。

2. 肾静脉血栓、狭窄和阻塞　移植肾静脉血栓形成和阻塞常发生于术后早期，发生率较肾动脉狭窄低。病因除与手术本身有关外，血容量减少，髂、股静脉血栓延伸，外部受压和扭结等原因均可能诱发，脱落可导致肺栓塞等疾病。移植肾静脉血栓的声像图表现与前述肾静脉血栓相似，须注意由于血流输出受阻，肾动脉也可能形成血栓。数日后静脉内血栓收缩，可出现血管内部分再通或者侧支循环，肾内可见稀疏的血流信号。肾静脉狭窄时上游静脉流速减低，狭窄处流速增快，大于上游 3 倍即可诊断。

3. 肾动静脉瘘和肾动脉瘤　动静脉瘘和假性动脉瘤是肾移植活检的潜在并发症。小的动静脉瘘在临床上常较隐匿，声像图不易显示，但 CDFI 很容易发现。其声像图表现同前述。小瘘口可自行闭合。动脉瘤可在瘤体内探及涡流，瘤颈处可探及随收缩 - 舒张红蓝交替改变的血流信号。

4. 尿路梗阻和尿囊肿　移植肾尿路梗阻多见于输尿管膀胱吻合处。尿路梗阻引起集合系统和输尿管扩张。Platt 等认为肾内动脉 RI 升高（≥0.75）和集合系统扩张同时存在，则表明尿路有梗阻；尿囊肿常于术后 2 周内形成，多数来源于输尿管缺血坏死或吻合口处尿漏。声像图表现为边界清晰的无回声囊。压迫输尿管可致尿路梗阻，破入腹腔时形成尿性腹水。

5. 血肿　移植肾术后早期，多数肾周围可见不同程度的液性无回声区，其中多为血肿，多于数周内吸收或机化，无重要临床意义。血肿的声像图表现因发生的时间不同而有所差别。急性期为不均质回声，其后逐渐变为低回声，最终形成机化组织或假囊肿。大血肿可致肾脏受压变形，甚至影响血供或发生尿路梗阻。团注超声静脉造影剂，可以看到造影剂从破口处进入血肿内。

6. 淋巴管囊肿　多数发生于术后 1~3 周。常因手术时髓质部淋巴管破裂引起，也可发生于肾周围。声像图表现为肾周或集合系统内囊状无回声区，多数有分隔，较大者充填集合系统或压迫输尿管引起梗阻。对小囊肿采用超声随访，对大囊肿可行穿刺抽液治疗。

此外，移植肾周围的血肿、尿漏、梗阻等继发的感染、脓肿，也容易被超声检查发现，其表现与自体肾脓肿类同。

7. 排异反应　加速型和急性排异反应声像图表现为移植肾体积异常增大，以厚径更明显。皮质和髓质均增厚，分界不清或分界异常清晰都可能是异常表现。肾锥体因水肿而显著增大，回声减低。锥体由三角形变为类似圆形；肾窦缩小，回声减低；严重时与肾实质分界不清，有时显示肾盂壁增厚。急性排异反应对小动脉影响较大。

8. 环孢素（cyclosporine）毒性反应　声像图类似急性排异反应，很难与急性排异反应和肾小管坏死鉴别，必须予以注意。

9. 慢性排异反应　多数是急性排异反应的延续。声像图表现为肾内结构模糊，实质与肾窦回声分界不清楚，肾实质回声明显增强；CDFI 可见肾动脉管腔不同程度的狭窄，流速增快，弓状动脉血流显示不清楚，RI 也可增高，但远不如急性排异反应明显。

四、超声造影在肾脏疾病诊断中的作用 [28,30]

1. 超声造影在鉴别肾脏良、恶性肿瘤中的诊断价值　超声造影可以清晰显示肾脏病变血流灌注特征，有助于鉴别肾脏肿瘤良、恶性 [31]。

2. 超声造影在肾脏感染性疾病中的应用　Mitterberger 等 [32] 证明超声造影可发现肾实质变化，对局灶性肾盂肾炎和脓肿的鉴别诊断具有重要意义，并能检测到肾盂肾炎区域内很小的脓肿 [33]。

3. 超声造影在肾动脉狭窄诊断中的应用　有文献报道 [34]，超声造影诊断肾动脉狭窄的敏感性、特异性和准确性高于彩色多普勒超声，同时可以反映肾内血流灌注特征。

4. 超声造影在肾梗死中的应用　一些研究表明，无论是在正常或病理条件下，超声造影都能很好地对肾血流量进行检测，该技术是检测急性肾梗死的一种有效且可重复的成像模式 [35]，可在急症病人的床旁完成，如果有熟练的操作员，超声造影应作为肾功能不全病人的首选检查方法。

5. 超声造影在肾脏的血流灌注评价中的应用　超声造影可以实时动态观察肾脏的微血管灌注情况，对检测肾微血管灌注缺损的严重程度很有帮助 [36]，且因其无辐射、成本低、可实时多维成像、造影剂不经肾脏代谢等优点，将成为评价肾功能的一项具有重要意义的新技术。

6. 超声造影在肾移植及其并发症中的应用　超声造影对肾移植急性和亚急性并发症的早期诊断有着重要的价值，对移植肾术后排斥反应的诊断有着广阔的应用前景 [37]。

7. 超声造影在肾脏肿瘤射频消融术中的应用　肾肿瘤射频消融术后的局部假性强化是不可避免的，通过超声造影对肾细胞癌术后疗效评价得出，射频消融在一定程度上是有效的 [38]。

五、三维超声在肾脏超声中的应用

1. 应用三维成像测量肾脏体积 [39]。
2. 应用三维超声动态观察移植肾体积变化 [40]。

六、肾脏疾病的介入性超声诊断和治疗 [41,42]

（一）超声在肾穿刺活检中的作用和意义

1. 肾穿刺活检前可通过超声了解双肾位置、大小、内部结构及血管分布、欲穿刺部位有无占位性病变等信息，选择拟行肾穿刺的肾脏。仔细测量双侧肾脏大小，特别是实质厚度，如果小于 1.2cm，通常不行肾穿刺活检。对于肥胖患者，测量肾下极纤维膜至皮肤距离，以免穿刺针长度不够。

2. 穿刺点的选择　通常选右肾下极实质较厚处，避开肾窦回声，避开肾下极囊肿，避开有较粗大血管分布部位。

3. 超声实时引导肾穿刺活检　使用体积较小的探头在实时超声引导下活体组织检查不再仅局限于定位，而是整个穿刺过程探头始终不离开皮肤，对穿刺针的方向、深度及所到达的位置进行实时监控，大大地提高了穿刺的成功率和安全性。北京大学第一医院肾脏内科使用改良穿刺方法，不使用引导架，在保证穿刺针与探头位于同一个平面的前提下，针体和针尖在屏幕上仍能清楚显示，随患者肾脏位置的改变可以随时改变进针方向，肾脏的突然移动也会带动穿刺针随之移动而不容易划伤肾。

4. 术后超声监测并发症

（1）可以了解血肿范围、部位及动态观察其变化，因为可以床旁检查，在术后24小时之内具有明显优势。

（2）彩超可以检测出部分动静脉瘘，作为无创性、快速诊断依据，可以为介入性栓塞治疗提供可靠依据。

（二）介入性治疗在肾脏疾病中的应用[29]

1. 肾盂造瘘术　目的是用于引流，改善肾功能，控制感染，对肾盂和上尿路疾病进行诊断和治疗。

2. 肾囊肿穿刺诊断及硬化治疗　使囊腔缩小或闭合，从而减轻或消除相应临床症状。

3. 肾肿瘤微波或射频消融治疗　多用于不能进行手术治疗患者，达到减瘤目的。

4. 术中超声在泌尿外科的应用

（1）定位不可触及的隐蔽的小的肾脏肿瘤，引导手术切除；

（2）探查、定位、引导肾切开取石或经皮肾镜取石；

（3）移植肾术中监测。

（陈　真）

参考文献

1. 郭万学. 超声医学. 6 版. 北京：人民军医出版社, 2012:1047-1110.

2. 曹海根, 王金锐. 实用腹部超声诊断学. 2 版. 北京：人民卫生出版社, 2006:238-282.

3. 张武. 现代超声诊断学. 北京：科学技术文献出版社, 2008:208-307.

4. SANDRA L. ANSERT H. Textbook of Diagnostic Ultrasonography. 7th ed. United States: Andrew Allen, 2011:355-421.

5. 王海燕. 肾脏病学. 3 版. 北京：人民卫生出版社, 2008:496-517.

6. BERTHOLD BLOCK. Abdominal Ultrasound-Step by Step. 2nd ed. Italy: LEGO S. p. A., Vicenza, 2012.

7. ZWIEBEL W, PELLERITO J. Introduction to Vascular Ultrasonography. 5th ed. Saunders, 2004.

8. MICHAEL P. FEDERLE R. BROOKE J, et al. Diagnostic Imaging Abdomen. 2nd ed. Canada:Amirsys, 2010.

9. LC GUPTA, UC SAHU. Diagnostic Ultrasound. 2nd ed. India: Jaypee Brothers Medical Publishers, 2007.

10. Curry RA, Tempkin BB. Sonography. 3rd ed. United States of America: Saunders, 2010: 258-283.

11. GOLDBERG BB, JOHN P, MCGAHAN. Atlas Ultrasound Measurements. 2nd ed. Singapore: Mosby, 2008.

12. EMAMIAN SA, NIELSEN MB, PEDERSEN JF, et al. Kidney dimensions at sonography: correlation with age, sex, and habitus in 665 adult volunteers. AJR Am J Roentqenol, 1993, 160(1):83-86.

13. 刘玉春, 王海燕, 田绍荣, 等. 老年人肾体积及功能变化的探讨. 中华医学杂志, 1986, 66:611-613.

14. 文革, 郑晓蓝, 云永兴. 急性肾盂肾炎的超声诊断. 中国超声诊断杂志, 2006, 11(7):836-837.

15. GUPTA SK, EUSTACE JA, WINSTON JA, et al. Guidelines for the management of chronic kidney disease in HIV-infected patients: recommendations of the HIV Medicine Association of the Infectious Diseases Society of America. Clin Infect Dis, 2005, 40(11):1559-1585.

16. 李叶阔, 周晓东, 张军, 等. 超声造影评价闭合性神损伤的实验研究. 中华超声影像学杂志, 2006, 15(9):709.

17.　WILHELM SCHÄBERLE. Ultrasonography in Vascular Diagnosis. Germany: Springer, 2005.

18.　秦卫,王芳,王梅,等.彩色多普勒超声在动脉粥样硬化性肾动脉狭窄诊断中的应用.中华超声影像学杂志, 2005, 14(7): 508-511.

19.　SABA L, SANFILIPPO R, MONTISCI R, et al. Accessory renal artery stenosis and hypertension: Are these correlated? Evaluation using multidetector-row computed tomographic angiography. Acta Radiol, 2008, 49(3): 278-284.

20.　中国医师协会超声医师分会.血管超声检查指南.北京:人民军医出版社, 2011.

21.　REGINE G, ATZORI M, FABBRI R. Contrast-Enhanced Ultrasound of the Urinary Tract. Rome: Springer, 2013.

22.　张岚,梁卫,薛冠华,等.超声造影评价肾动脉狭窄患者肾实质血流灌注的可行性.中华医学杂志, 2010, 90(11): 752-755.

23.　MOHABBAT W, GREENBERG RK, MASTRACCI TM, et al, Revised duplex criteria and outcomes for renal stents and stent grafts following endovascular repair of juxtarenal and thoracoabdominal aneurysms, J Vasc Surg, 2009, 49(4): 827-837.

24.　唐光健.泌尿生殖系统影像诊断与临床.北京:人民军医出版社, 2008.

25.　田绍荣,杨霁云,张惠,等.时超声诊断儿童直立性蛋白尿和非肾性血尿—胡桃夹现象.中国超声医学杂志, 1997, 13(9):37-38.

26.　陆敏,杜联芳.弹性成像技术在慢性肾病中的应用.中国医学影像学杂志, 2013, 5(22): 389-391.

27.　周洁莹,唐杰.超声诊断 IgG4 相关疾病的应用研究进展.中华医学超声杂志(电子版), 2012, 9(7): 589-592.

28.　刘学会,聂芳.超声造影在肾脏疾病中的应用及前景.国际医学放射学杂志, 2014, 37(6): 556-559.

29.　GRANATA A, FLOCCARI F, LOGIAS F, et al. Contrast enhanced ultrasound in renal diseases, Ital Nefrol, 2012, 29(57):S25-35.

30.　MCARTHUR C, BAXTE GM. Current and potential renal applications of contrast-enhanced ultrasound. Clin Radiol, 2012, 67(9): 909-922.

31.　张晟,王晓庆,忻晓洁,等.超声造影在肾脏良恶性病变诊断中的价值.中华肿瘤杂志, 2013, 35(5): 382-385.

32.　MITTERBERGER M, PINGGERA GM, COLLESELLI D, et al. Acute pyelonephritis: comparison of diagnosis with computed tomography and contrast enhanced ultrasonography. BJU Int, 2008, 101(3): 341-344.

33.　FONTANILLA T, MINAYA J, CORTÉS C, et al. Acute complicated pyelonephritis: contrast-enhanced ultrasound. Abdom Imaging, 2012, 37(4): 639-646.

34.　CICCONE MM, CORTESE F, FIORELLA A, et al. The clinical role of contrast-enhanced ultrasound in the evaluation of renal artery senosis and diagnostic superiority as compared to traditional echocolor-Doppler flow imaging. Int Angiol, 2011, 30(2): 135-139.

35.　BERTOLOTTO M, MARTEGANI A, AIANI L, et al. Value of contrast-enhanced ultrasonography for detecting renal infarcts proven by contrast enhanced CT. A feasibility study. Eur Radiol, 2008, 18(2): 376-383.

36.　MA F, CANG Y, ZHAO B, et al. Contrast-enhanced ultrasound with SonoVue could accurately assess the renal microvascular perfusion in diabetic kidney damage. Nephrol Dial Transplant, 2012, 27(7):2891-2898.

37.　RENNERTA J, FARKAS S, GEORGIEVA M, et al. Identification of early complications following pancreas and renal transplantation using contrast enhanced ultrasound(CEUS)-first results. Clin Hemorheol and Microcirc, 2014, 58(2): 343-352.

38.　KONG WT, ZHANG WW, GUO HQ, et al. Application of contrast enhanced ultrasonography after radiofrequency ablation for renal cell carcinoma: is it sufficient for assessment of therapeutic response. Abdom Imaging, 2011, 36(3): 342-347.

39.　KIM HC, YANG DM, LEE SH, et al. Usefulness of renal volume measurements obtained by a 3-dimensional sonographic transducer with matrix electronic arrays. Ultrasound Med, 2008, 27(12):1673-1681.

40.　曹兵生,盛林,董宝玮,等.三维超声动态观察移植肾体积变化及其临床意义.中国临床医学影像杂志, 2005, 16(2): 699-701.

41. 中国医师协会超声医师分会. 介入性超声应用指南. 北京：人民军医出版社, 2014.

42. 周永昌, 陈亚青. 泌尿系疾病超声诊断与介入治疗. 北京：科学技术文献出版社, 2008.

第四节　肾脏介入放射学

介入放射学（interventional radiology）是在影像学设备包括血管造影机、超声、CT、MR定位引导下，通过人体自身的通道或建立新的通道的基础上，进行诊断、治疗的较新的学科。最早由美国医生 Margolis 在 1967 年率先提出。1976 年 Wallace 医生对介入放射学进行了系统的阐述。并于1979 年，在欧洲放射学会第一次介入放射学会议上作了专题介绍，此命名才被国际学术界正式认可。由于介入放射学打破了传统内科、外科治疗的局限性，具有传统治疗无可比拟的优势，已被视为医学另一支柱性学科。

一、肾动脉狭窄的介入诊断与治疗

肾动脉狭窄是指肾动脉主干或其主要分支狭窄>50%[1]，可以发生于单侧、双侧、孤立肾动脉或移植肾动脉。肾动脉狭窄可以导致患者高血压、缺血性肾病[2-6]。1978 年 Gruntzig 报道了第 1 例球囊扩张治疗肾动脉狭窄[7]。由于介入治疗具有微创、可重复等优势，从 20 世纪 90 年代开始，介入治疗逐渐代替手术成为治疗肾动脉狭窄的首选方法。

（一）病因

肾动脉狭窄的首要病因为动脉粥样硬化，占所有患者的90%。其他病因主要有纤维肌发育不良（fibromuscular dysplasia，FMD）和大动脉炎；少见病因有主动脉夹层、神经纤维瘤病、动脉受压及放射损伤等[8]。

（二）诊断

动脉造影一直是肾动脉狭窄诊断的金标准。随着超声、CTA、MRA 技术的逐步发展，其诊断的准确性已经接近动脉造影。并且由于无创、经济等特点，在临床中广泛用于筛查、术前诊断和术后随访[9-11]。

1. 肾动脉造影

（1）造影方法：通常首先使用 4 ~ 5F（French）猪尾导管，置于约胸 12 椎体水平，手推少量造影剂，确认导管位置无误。接高压注射器，10 ~ 20ml/秒，总量约 30ml 造影剂，行腹主动脉数字减影血管造影（digital subtraction angiography，DSA）方式采集图像（6 帧/秒以上）。显示双侧肾动脉情况，包括起源异常、多支肾动脉等少见情况。之后通常选用 Cobra 导管、SOS 导管等选择目标肾动脉，行肾动脉造影。注射造影剂 4 ~ 7ml/s，注射时间 2 秒。对于多支肾动脉情况，要逐一选择。需要注意的是，操作时动脉导管尽可能置于肾动脉起始段，不宜过深，以保证部分造影剂可以反流入腹主动脉，充分显示肾动脉开口有无狭窄。必要时多方向调整角度，充分显示肾动脉病变。

（2）造影表现

1）动脉粥样硬化：其典型病变累及肾动脉主干开口及近段1/3。狭窄病变多呈偏心性（图 7-1-4-1）。

2）纤维肌发育不良（FMD）：通常累及肾动脉主干中远段及一级分支，典型者肾动脉呈"串珠样"改变[12-14]（图 7-1-4-2）。

3）动脉炎（Takayasu's arteritis，TA）：从主动脉近端（包括冠状动脉）至髂动脉及其分支均可受累。其受累动脉的好发部位依次为：锁骨下动脉、降主动脉、肾动脉、颈动脉、升主动脉等。

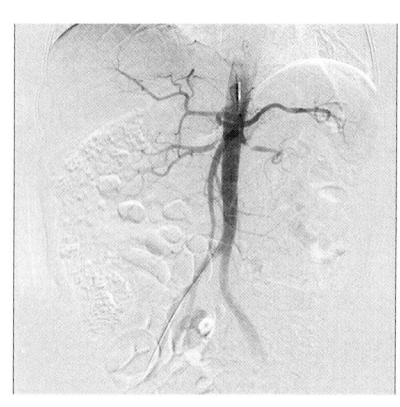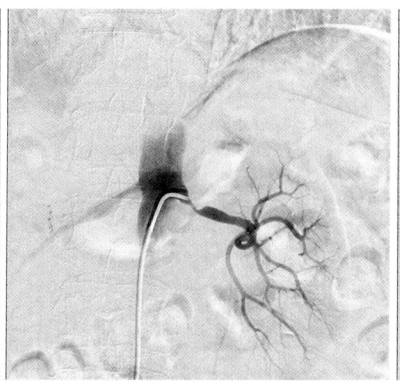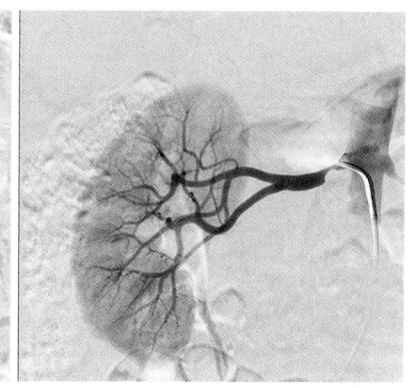

图 7-1-4-1　动脉硬化

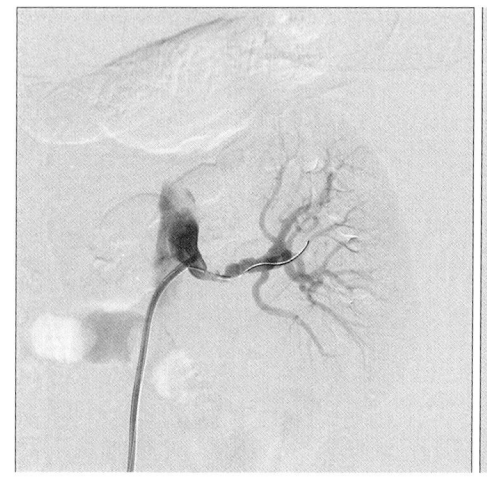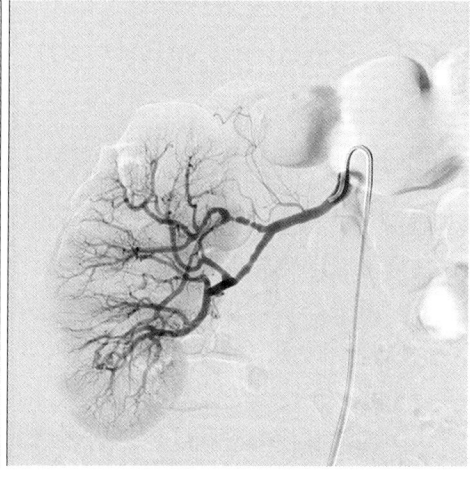

图 7-1-4-2　纤维肌发育不良

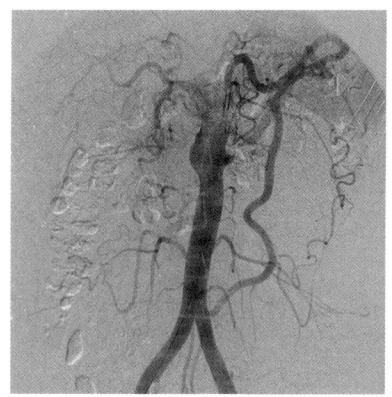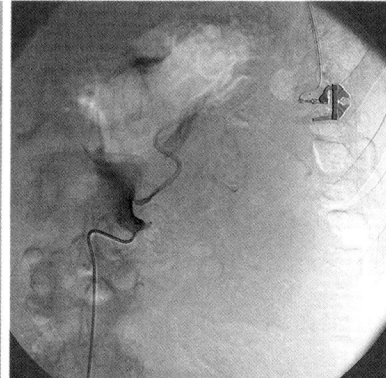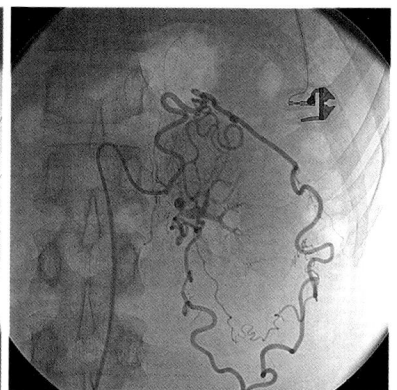

图 7-1-4-3　多发性大动脉炎

造影形态变化较多，可见节段性动脉管腔狭窄后扩张，狭窄段管壁相对较光滑。病变累及范围较广泛[15-18]（图 7-1-4-3）。

（三）肾动脉狭窄的介入治疗

1. 适应证（表 7-1-4-1）

近年有限的随机对照研究结果显示肾动脉狭窄的介入治疗效果存在一定争议。

ASTRAL 研究中，共选入 806 例动脉硬化性肾动脉狭窄（atherosclerotic renal arterial stenosis，ARAS）患者，受试者随机分为单纯药物治疗和药物治疗加肾动脉支架植入治疗 2 组。随访时间 5 年，结果显示肾动脉介入治疗组较药物治疗组，肾功能改善没有显著性差异。该论文发表后在学术界引起很大的争论，其中每一中心入选患者过少，介入治疗手术技术成功率过低，并发症过高，暴露出该研究中部分中心明显缺乏介入治疗经验。且该研究的入选标准也被广泛质疑。

CORAL 研究在 ASTRAL 研究的基础上进行了完善，入选标准也更为严格。共入选了 947 名

表 7-1-4-1 2005 年 ACC/AHA 推荐 RAS 血管重建治疗的指征 [8]

指征	等级	证据水平
无症状的单侧、双侧或孤立肾 RAS	Ⅱb	C
RAS 患者及具有评价 RAS 的 Ⅰ 级临床指征	Ⅰ	B
双侧或孤立肾 RAS 合并进展性 CKD	Ⅱa	B
单侧 RAS 合并进展性 CKD	Ⅱb	C
RAS 合并无法解释的肺水肿或反复发作 CHF	Ⅰ	B
RAS 合并不稳定型心绞痛	Ⅱa	B

注：ACC/AHA，American College of Cardiology/American Heart Association，美国心脏病学会 / 美国心脏学会；RAS，renal artery stenosis，肾动脉狭窄；CKD，Chronic kidney disease，慢性肾脏病；CHF，chronic heart failure，慢性心功能不全

ARAS 患者，其中 459 例患者行肾动脉支架植入术，472 例单纯药物治疗作为对照组。中位随访时间为 43 个月。结果显示，支架治疗组收缩压较单纯药物治疗组下降了 2.3mmHg，但其主要终点：心血管及肾脏不良事件的发生率两组间无统计学差异 [19]。当然该研究也有一定的局限性：首先，在研究的医疗机构中，符合研究入选条件的患者最终是否入选都是由主治医生来判断的。也就是说符合入选条件的患者因为医生认为需要直接行支架治疗就没有进入随机研究。医生根据现有的指南和经验判断患者接受支架治疗是必要的，就不可能违反伦理让患者进入研究随机治疗，而这一部分患者是以往被认为最有可能从支架治疗中获益的。其次，患侧肾动脉狭窄导致肾小球滤过率（GFR）下降时，健侧 GFR 会代偿性升高，血肌酐和肾小球滤过率估计值（eGFR）不会有显著变化。介入治疗后，患侧肾脏 GFR 可以上升，健侧肾脏结束或减少超负荷，GFR 下降，而血肌酐和 eGFR 也没有显著变化。所以单纯通过血肌酐和 eGFR 评估肾脏功能有无改善是恰当的。此外，入选患者已有严重的动脉粥样硬化，有过多的临床合并症：心梗、心衰、慢性肾脏病 3 期以上的患者。以至于 3 ~ 5 年内心血管事件及死亡率过高等也受到质疑。

所以，仅凭目前几个临床试验的结果不能否定肾动脉介入治疗的临床意义。关键问题是如何筛选出，哪类患者更可能从介入治疗中获益。但至目前尚无一相对公认的指征标准。

2. 禁忌证 作为相对较新的治疗方式，介入治疗无绝对禁忌证。相对禁忌证可概括为：

a. 介入操作禁忌证：生命体征不平稳，不能耐受或配合介入手术，包括严重的心脑血管基础疾病。凝血功能异常，动脉穿刺可能带来明确的出血风险。

b. 肾动脉治疗禁忌证：动脉入路闭塞，肾动脉广泛狭窄、累及肾动脉全长。

3. 术前准备 术前充分评估患者基本情况，如果没有明确禁忌，术前三天口服双联抗血小板药物，通常为阿司匹林 100mg/d，氯吡格雷 75mg/d。术前 4 小时禁食水，腹股沟区备皮。

4. 术中操作

（1）动脉造影：按前述行腹主动脉和肾动脉造影，明确肾动脉狭窄程度，具有腔内治疗指征后行腔内治疗。

（2）腔内治疗：明确手术指征后，给予静脉 3 000 ~ 5 000U 肝素。引入 7F 动脉鞘及导引导管（或直接使用 6F 动脉长鞘），选至患侧肾动脉开口，使用 0.014inch 导丝通过肾动脉狭窄病变至远端分支。造影确认位置无误，引入 3 ~ 4mm 直径球囊导管，对病变行预扩张。之后根据狭窄近远端直径选择支架规格，常用直径 5 ~ 7mm，长度 15 ~ 19mm，以充分覆盖病变为原则（图 7-1-4-4）。

5. 术后处理 术后常规进行心电监护，继续前述双联抗血小板治疗 6 个月，此后根据复查情况，酌情调整为单联抗血小板治疗。术后 1、3、6 个月定期复查肾动脉彩超、肾动态、肾功能等检查。

6. 注意事项

a. 长鞘或导引导管的使用需要根据腹主动脉及髂动脉迂曲程度、肾动脉开口角度等综合考虑。

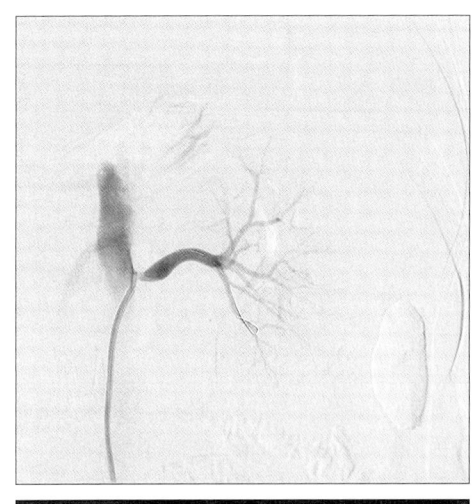
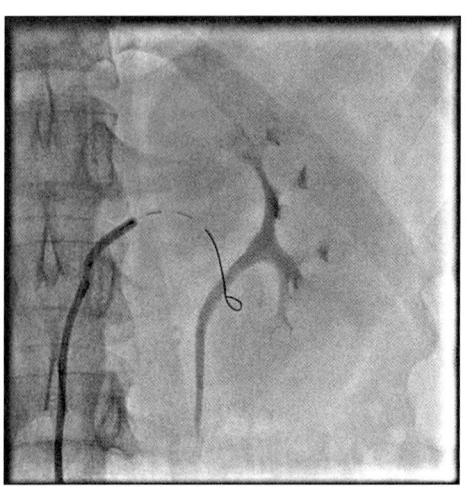
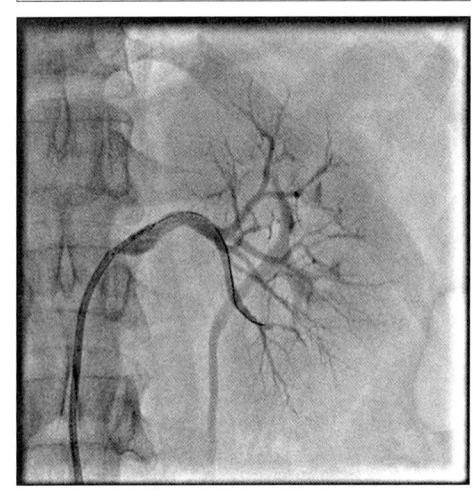
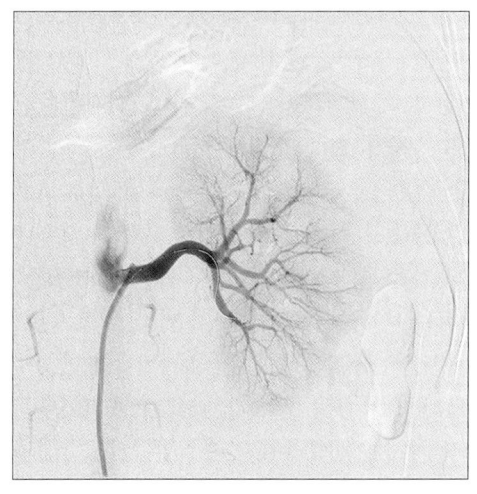

图 7-1-4-4　肾动脉腔内成形术

b. 入路选择：多数情况下，狭窄肾动脉的患侧股动脉入路优先考虑，股动脉走行重度迂曲的情况下，可考虑肱动脉入路。

c. 尽管临床工作中可选用自膨式支架和球囊扩张式支架，但由于后者具有定位准确的特点，而更为广泛的应用于临床工作中。

d. 1999 年，Feldman 曾提出避免导引导管或长鞘触碰腹主动脉壁，以减少内膜损伤及胆固醇结晶栓塞[20]。近年来，no-touch 技术被重新提起。但目前尚缺乏更多的临床研究证实这一技术的优势。

7. 并发症及处理

a. 穿刺点并发症：由于肾动脉介入治疗过程中，为满足球囊及支架的推送系统进出需要，动脉鞘较粗，加之抗血小板及抗凝药物的使用，穿刺点血肿概率随之增加。这就需要术者在选择穿刺点时尽可能使穿刺针进入股动脉位置位于股骨头上方，便于术后以股骨头作为支撑压迫止血。另外，穿刺点局部动静脉瘘及假性动脉瘤是较为少见并发症，多数情况可通过局部压迫、超声引导下压迫控制。必要时也可选用覆膜支架封堵瘘口。

b. 急性肾动脉血栓、闭塞：肾动脉治疗过程中，支撑导管接触肾动脉开口、导丝通过狭窄病变等操作过程中，均有可能损伤肾动脉内膜，造成动脉夹层，导致肾动脉血栓或闭塞。处理的要点在于恢复动脉血供。急性动脉血栓形成可采取溶栓的方式，如尿激酶25万单位稀释后于肾动脉开口缓慢推注。肾动脉闭塞时应尽可能以导丝选回至远端真腔，采取球囊扩张、支架植入的方式恢复肾动脉血流。

c. 出血：部分患者肾动脉硬化明显，导丝通过狭窄病变后，头端接触动脉壁造成损伤出血。患者可以出现患侧腰部疼痛、恶心、呕吐等症状。此时应当及时行动脉造影，查找出血动脉行栓塞止血治疗。对于动脉造影无法显示的较小的出血，当出血达到一定量时，可以局部对出血动脉形成压迫，自行止血，大多可以经保守治疗缓解。

二、肾脏肿瘤疾病的介入治疗

肾脏肿瘤疾病的介入治疗主要是指对肾脏良恶性肿瘤通过介入方式经动脉对病变进行栓塞或化疗栓塞，以控制病变进展、减少术中出血的治疗。临床工作中，常见为肾癌和肾脏血管平滑肌脂肪瘤的介入治疗。

肾癌的介入治疗主要是指经动脉栓塞，早已成为肾癌治疗的重要方式之一[21-23]。随着介入器械的发展及手术技术的进步，经动脉栓塞在复发性肾癌、肾癌转移病灶以及外科手术后出血的治疗方面，也体现出优势[24-27]。

肾脏血管平滑肌脂肪瘤，过去也称为错构瘤，是最常见的肾脏良性肿瘤。肿瘤由血管、平滑肌和脂肪组成。由于其病变多发，外科手术很难完全充分切除全部病灶。介入治疗微创、有效及可反复操作的优势得以体现[28-31]。

（一）适应证

1. 肾脏良恶性肿瘤　经超声、CT、MR确诊为肾脏肿瘤，并且显示有动脉供血。

2. 肾脏肿瘤　受患者病变本身情况、患者基本情况影响，不适于外科手术或不能耐受外科手术。

3. 作为外科手术前后的止血辅助治疗。

（二）禁忌证

同肾动脉狭窄相仿，肾脏肿瘤的治疗无绝对禁忌证。相对禁忌证包括：生命体征不平稳，不能耐受或配合介入手术，包括严重的心脑血管基础疾病。凝血功能异常，动脉穿刺可能带来明确的出血风险。

（三）手术准备及操作

术前无需特别准备，择期手术术前禁食4小时。

手术操作：

1. 肾动脉造影　同肾动脉狭窄操作一致。

2. 超选择肾动脉造影　在前述造影的基础上，使用微导管、微导丝，送至肿瘤供血动脉，造影以明确病变及导管位置无误。

3. 使用栓塞药物进行栓塞　包括：明胶海绵颗粒、聚乙烯醇颗粒、碘化油和无水乙醇。

4. 再次行患侧肾动脉造影，评估栓塞效果。

术后予心电监护，检测患者血压（图7-1-4-5，图7-1-4-6）。

（四）注意事项

1. 术前造影，应全面寻找肿瘤供血动脉，包括腰动脉、膈动脉等。

2. 超选择肾动脉栓塞时，在充分栓塞病变的前提下，尽可能多的保留正常的肾脏组织，特别是在栓塞双肾多发血管平滑肌脂肪瘤病变时，显得尤为重要，以减少、避免患者栓塞后出现肾功能不全。

3. 术后部分患者可出现血压升高、疼痛、发热等不适，对症处理。

三、肾脏出血性疾病的介入治疗

除肿瘤出血外，临床中相对常见的肾脏出血性疾病主要有：动脉瘤、医源性肾出血、外伤。

肾动脉瘤是一种少见病，在接受肾动脉造影检查的人群中其发现率约1%[32]。近年来，由于临床工作中影像学检查的普及，使得许多无症状的肾动脉瘤被发现并得到相应治疗。肾动脉瘤如果发生破裂，有着较高的死亡率[33]。外科手术曾是肾动脉瘤的首选治疗方法，随着血管腔内技术的不断进步及介入设备、器材的不断发展。血管腔内治疗逐渐成为肾动脉瘤的首选治疗方式[34-36]。

医源性肾出血是指在医疗诊断、治疗过程中，由于医疗操作造成的肾脏出血，本文中主要介绍经皮肾脏穿刺活检及经皮肾镜术后出血。

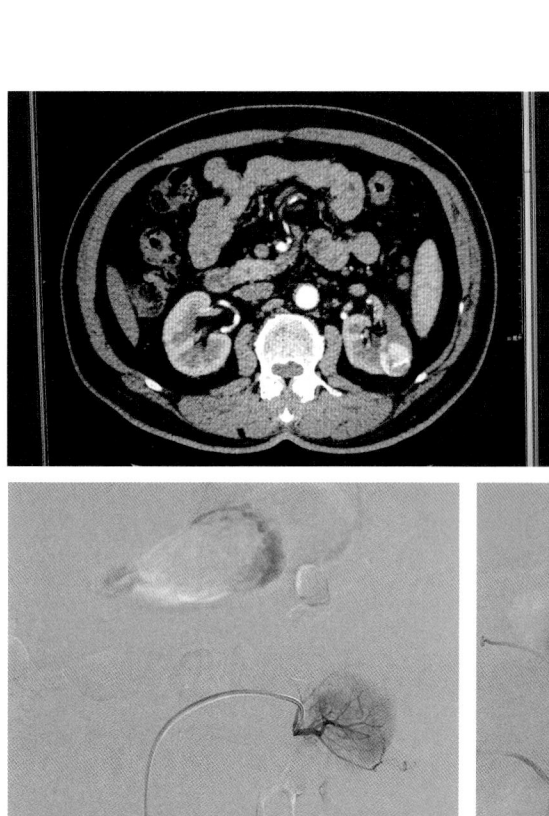
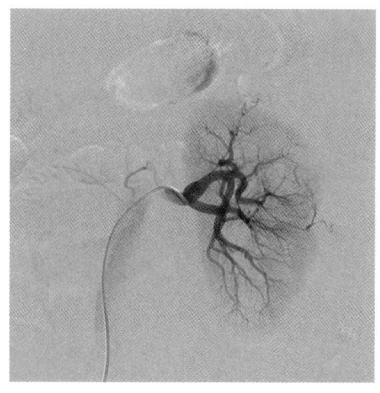
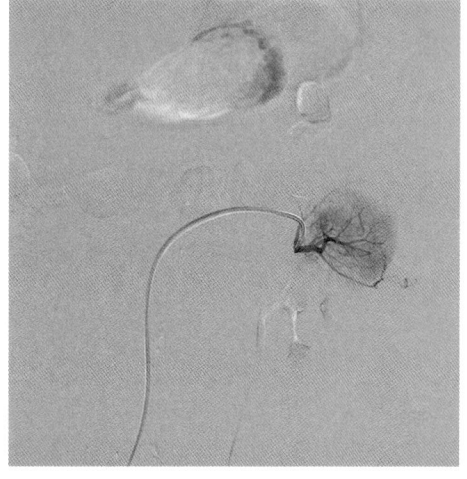
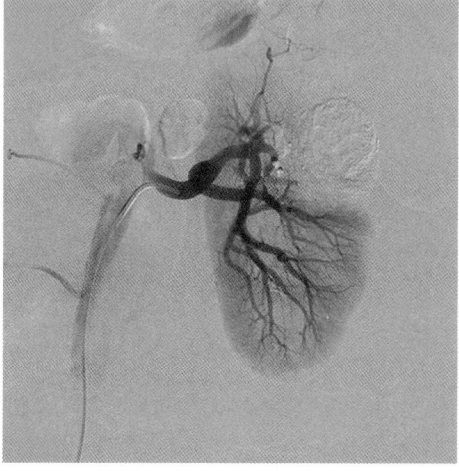

图 7-1-4-5　左肾癌经动脉栓塞术

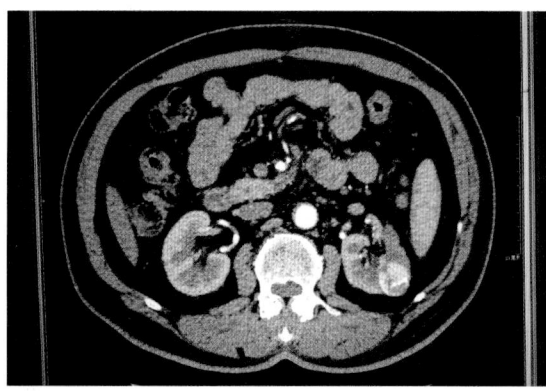
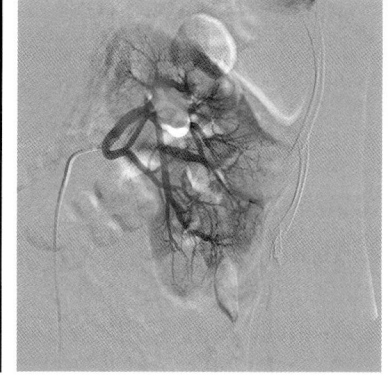
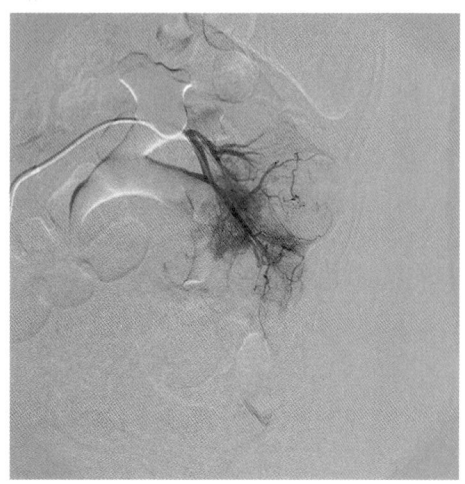
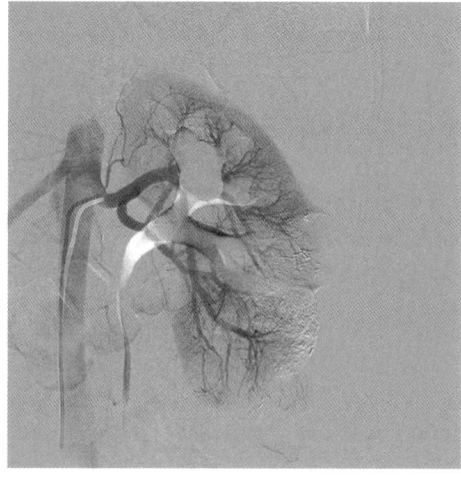

图 7-1-4-6　左肾血管平滑肌脂肪瘤经动脉栓塞术

由于肾脏疾病种类繁多，病因及发病机制复杂。为了更好的诊断病因、评估预后，经皮肾脏穿刺活检已经越来越广泛的应用于临床工作中。肾穿后出血是经皮肾脏穿刺活检主要并发症之一[37-39]，是由穿刺针损伤穿刺通路上动脉所致，可以表现为肾周血肿、动静脉瘘等[40,41]。对于保守治疗无效的病例，介入治疗的有效性及安全性被广泛认可，并视为首选治疗方式[42-44]。

经皮肾镜取石术，是经皮入路，在肾镜直视下，通过取石、碎石等手段，解除梗阻的治疗手段，其出血原因与经皮肾脏穿刺活检一致，也是损伤穿刺通路动脉所致。介入治疗在止血的同时，可以最大限度地保存患肾功能，也是首选治疗方式[45-48]。

急性外伤性肾出血一般病情较重，既往在保守治疗无效的情况下，只能选择患肾全切或者大部切除。介入治疗可以最大限度地保留患肾功能，有效止血[49]。

（一）适应证

对于肾脏出血性疾病，止血是首要目的。所有经保守治疗无效、效果不佳的患者，均可行动脉造影，如明确出血动脉，可选择栓塞治疗。

（二）禁忌证

患者存在危及生命的出血时，介入栓塞不存在绝对禁忌证。相对禁忌证包括：不能耐受或配合介入手术，包括严重的心脑血管基础疾病。凝血功能异常，动脉穿刺可能带来明确的出血风险。

（三）手术操作

1. 肾动脉造影　同前述肾动脉造影操作一致。

2. 如发现肾动脉分支病变，超选择肾动脉造影：在前述造影的基础上，选择病变动脉，必要时使用微导丝、微导管。

3. 使用海绵颗粒、弹簧圈、支架、覆膜支架封闭、闭塞出血动脉。

4. 再次行患侧肾动脉造影，评估栓塞效果。

5. 选取相邻腹主动脉分支，造影确认有无病变，如存在病变，采用颗粒、弹簧圈进行栓塞，并造影确认栓塞效果。

6. 术后予心电监护，检测患者血压（图7-1-4-7，图7-1-4-8）。

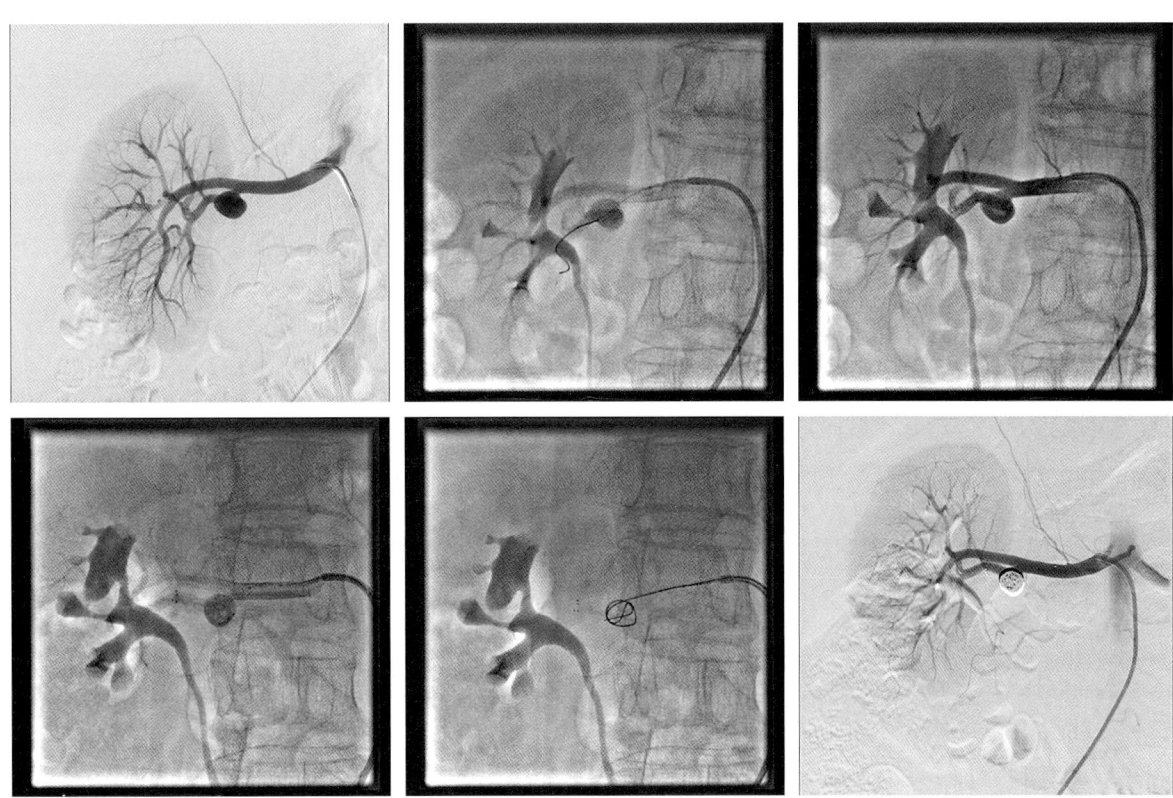

图7-1-4-7　肾动脉瘤腔内修复术

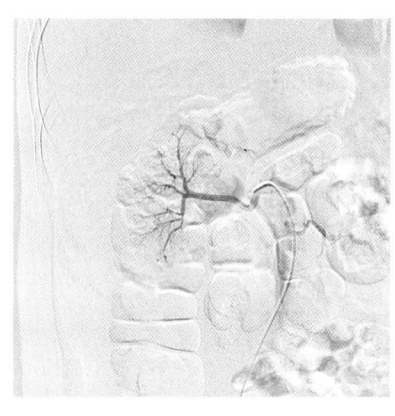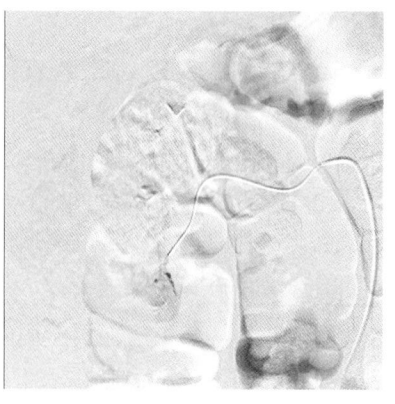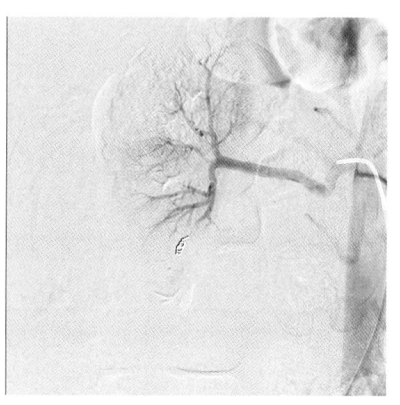

图 7-1-4-8　右肾穿刺活检后。患者腰痛，血压下降

（四）注意事项

1. 术前造影，应全面寻找病变动脉，包括腰动脉、膈动脉等。

2. 全面评估病变动脉，必要时行3D旋转造影，尽可能以最小的肾脏损失，达到止血的目的。

3. 对于迂曲的病变动脉，使用金属裸支架、覆膜支架时，需充分考虑支架柔顺性限度及释放可能性。

四、透析通路的介入治疗

透析通路是血液透析患者的生命线。透析通路功能不佳，直接影响透析质量，降低患者生活质量，甚至危及患者生命。临床中常见的透析通路疾病主要包括动静脉瘘狭窄、中心静脉狭窄。本文主要介绍动静脉瘘狭窄的介入治疗。

上肢动静脉瘘是建立动静脉瘘的首选部位。动静脉瘘建立后，因血流动力学发生改变、反复穿刺及穿刺后压迫等原因，导致内瘘狭窄，是导致其失去功能的主要原因。介入治疗由于其微创、可重复操作等优势，并保留了原位动静脉瘘再使用的可能性，已成为动静脉瘘狭窄的重要治疗方式[50]。

对于怀疑动静脉瘘狭窄的患者，应完善彩超检查，了解狭窄部位、狭窄程度。必要时可以行增强CT检查，更为全面直观的了解病变情况。

（一）适应证

1. 动静脉瘘血流量不佳，影响透析。

2. 彩超、CT等影像学检查提示动静脉瘘狭窄。

（二）禁忌证

1. 生命体征不平稳，不能耐受或配合介入手术，包括严重的心脑血管基础疾病。

2. 凝血功能异常，动脉穿刺可能带来明确的出血风险。

3. 非局限性狭窄、狭窄静脉端流出道不佳。

（三）手术操作

1. 顺行穿刺肱动脉（或压迫静脉端近心侧情况下，穿刺静脉端），造影明确狭窄部位。

2. 路径图下导丝通过狭窄病变。

3. 跟进导管，造影确认位置无误。

4. 根据狭窄近远端直径，引入球囊，反复多次行球囊扩张。

5. 术后造影明确治疗效果，并压迫止血（图7-1-4-9）。

（四）注意事项

1. 部分患者受血管走行、静脉瘤形成等原因，首选的穿刺点入路不易通过狭窄病变，需更换穿刺点获得更好的操作入路。

2. 操作过程中，注意肝素化，减少血栓形成。

3. 穿刺点压迫止血时，以止血并且可触及震颤的力度为佳。

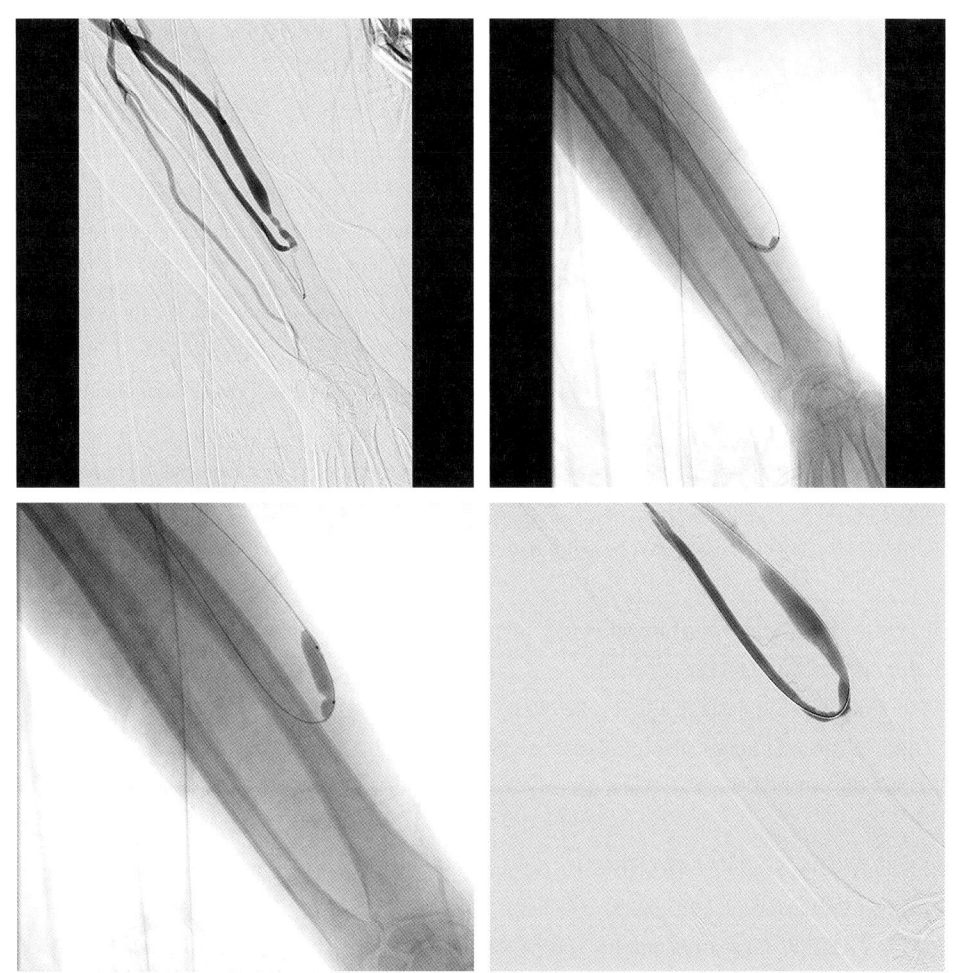

图 7-1-4-9　左上肢动静脉瘘腔内成形术

4. 局部形成不影响血流动力学的夹层时，可加用 1 ~ 3 天抗凝治疗。

介入治疗在肾脏疾病中的应用还有很多方面，如：中心静脉通路狭窄、动静脉瘘窃血、肾上腺静脉取血等。受篇幅所限，不能一一列举。随着介入技术的进步及器械的发展，介入治疗在肾脏疾病的诊治中会有着更为广阔的前景。

（牛国晨　邹英华）

参考文献

1. RUNDBACK JH, SACKS D, KENT KC, et al. Guidelines for the reporting of renal artery revascularization in clinical trials. American Heart Association. Circulation, 2002, 106(12): 1572-1585.

2. VENSEL LA, DEVEREUX RB, PICKERING TG, et al. Cardiac structure and function in renovascular hypertension produced by unilateral and bilateral renal artery stenosis. Am J Cardiol, 1986, 58(7):575-582.

3. BIANCHI G, CAMPOLO L, VEGETO A, et al. The value of plasma renin concentration per se, and in relation to plasma and extracellular fluid volume in diagnosis and prognosis of human renovascular hypertension. ClinSci, 1970, 39(5): 559-576.

4. PETERSSON MJ, RUNDQVIST B, JOHANSSON M, et al. Increased cardiac sympathetic drive in renovascular hypertension. J Hypertens, 2002, 20(6):1181-1187.

5. TEXTOR SC. Pathophysiology of renal failure in renovascular disease. Am J Kidney Dis, 1994, 24(4):642-651.

6. KRZESINSKI JM. Renal artery stenosis: acute congestive heart failure as a possible cause. Rev Med Liege, 2002, 57(5): 253-257.

7. GRUNTZIG A, KUHLMANN U, VETTER W, et al. Treatment of renovascular hypertension with percutaneous transluminal dilatation of a renal-artery stenosis. Lancet, 1978, 1(8068): 801-802.

8. HIRSCH AT, HASKAL ZJ, HERTZER NR, et al. ACC/AHA 2005 guidelines for the management of patients with peripheral arterial disease (lower extremity, renal, mesenteric, and abdominal aortic): executive summary a collaborative report from the American Association for Vascular Surgery/Society for Vascular Surgery, Society for Cardiovascular Angiography and Interventions, Society for Vascular Medicine and Biology, Society of Interventional Radiology, and the ACC/AHA Task Force on Practice Guidelines (Writing Committee to Develop Guidelines for the Management of Patients With Peripheral Arterial Disease) endorsed by the American Association of Cardiovascular and Pulmonary Rehabilitation；National Heart, Lung, and Blood Institute；Society for Vascular Nursing；TransAtlantic Inter-Society Consensus；and Vascular Disease Foundation. J Am Coll Cardiol, 2006, 47(6):1239-1312.

9. NELEMANS PJ, KESSELS AG, DE LEEUW P, et al. The cost-effectiveness of the diagnosis of renal artery stenosis. Eur J Radiol, 1998, 27(2):95-107.

10. DOWLING RJ, LAING AD, VINCENT JM. Imaging and stenting for renal artery stenosis. Hosp Med, 1999, 60(5):329-336.

11. CARMAN TL, OLIN JW. Diagnosis of Renal Artery Stenosis: What is the Optimal Diagnostic Test? Curr Interv Cardiol Rep, 2000, 2(2):111-118.

12. GARNIER P. Fibromuscular dysplasia of arteries. Rev Prat, 2013, 63(7):941-942.

13. MOUSA AY, GILL G. Renal fibromuscular dysplasia. SeminVasc Surg, 2013, 26(4): 213-218.

14. KELLE S, TELLER DC, FLECK E, et al. Renal denervation in fibromuscular dysplasia. BMJ Case Rep, 2013, 2013.

15. ALIBAZ-ONER F, AYDIN SZ, DIRESKENELI H. Advances in the diagnosis, assessment and outcome of Takayasu's arteritis. ClinRheumatol, 2013, 32(5): 541-546.

16. CHAUDHRY MA, LATIF F. Takayasu's arteritis and its role in causing renal artery stenosis. Am J Med Sci, 2013, 346(4):314-318.

17. MASON JC. Takayasu arteritis–advances in diagnosis and management. NatRewRheumatol, 2010, 6(7):406-415.

18. NUMANO F. Contribution of Japanese researchers to progress in the study of allergy and collagen disease in the last 100 years: Takayasu's arteritis. Nihon Naika Gakkai Zasshi, 2002, 91(9):2616-2620.

19. COOPER CJ, MURPHY TP, CUTLIP DE, et al. Stenting and medical therapy for atherosclerotic renal-artery stenosis. N Engl J Med, 2014, 370(1):13-22.

20. FELDMAN RL, WARGOVICH TJ, BITTL JA. No-touch technique for reducing aortic wall trauma during renal artery stenting. Catheter Cardiovasc Interv, 1999, 46(2):245-248.

21. GOLDSTEIN HM, MEDELLIN H, BEYDOUN MT, et al. Transcatheter embolization of renal cell carcinoma. Am J Roentgenol Radium Ther Nucl Med, 1975, 123(3): 557-562.

22. KATO T, NEMOTO R, MORI H, et al. Transcatheter arterial chemoembolization of renal cell carcinoma with microencapsulated mitomycin C. J Urol, 1981 ；125(1):19-24.

23. GIULIANI L, CARMIGNANI G, BELGRANO E, et al. Therapeutic embolization of renal cell carcinoma. Eur Urol, 1977, 3(4): 197-201.

24. AKHTAR K, LEE G, KHAN M, et al. The role of embolization in the management of tumour recurrence after radical nephrectomy. Br J Hosp Med (Lond), 2010, 71(1): 52.

25. LOFFROY R, RAO P, OTA S, et al. Renal artery embolisation prior to radical nephrectomy for renal cell carcinoma: when, how and why? Br J Radiol, 2010, 83(991): 630 ；author reply 1-2.

26. CARRAFIELLO G, DIONIGI G, BONI L, et al. Current role of interventions in metastatic kidney tumors: single center experience. Updates Surg, 2011, 63(4): 259-269.

27. JUNG S, MIN GE, CHUNG BI, et al. Risk factors for postoperative hemorrhage after partial nephrectomy. Korean J Urol, 2014, 55(1): 17-22.

28. MOORHEAD JD, FRITZSCHE P, HADLEY HL. Management of hemorrhage secondary to renal

angiomyolipoma with selective arterial embolization. J Urol, 1977, 117(1): 122-123.

29. UCHINO A, TANAKA M, YOSHIDA M, et al. Therapeutic embolization of renal angiomyolipoma–a case report. Rinsho Hoshasen, 1982, 27(6): 671-674.

30. PATATAS K, ROBINSON GJ, ETTLES DF, et al. Patterns of renal angiomyolipoma regression post embolisation on medium-to long-term follow-up. Br J Radiol, 2013, 86(1024): 20120633.

31. URCIUOLI P, D'ORAZI V, LIVADOTI G, et al. Treatment of renal angiomyolipoma: surgery versus angioembolization. G Chir, 2013, 34(11-12):326-331.

32. THAM G, EKELUND L, HERRLIN K, et al. Renal artery aneurysms. Natural history and prognosis. Ann Surg, 1983, 197(3): 348-352.

33. CHEN R, NOVICK AC. Retroperitoneal hemorrhage from a ruptured renal artery aneurysm with spontaneous resolution. J Urol, 1994, 151(1): 139-141.

34. CLARK TW, SANKIN A, BECSKE T, et al. Stent-assisted Gugliemi detachable coil repair of wide-necked renal artery aneurysm using 3-D angiography. Vasc Endovascular Surg, 2007, 41(6): 528-532.

35. XIONG J, GUO W, LIU X, et al. Renal artery aneurysm treatment with stent plus coil embolization. AnnVasc Surg, 2010, 24(5): 695 e1-3.

36. TERAUCHI Y, NOGUCHI T, TANIOKA K, et al. A case of percutaneous transluminal renal angioplasty for partial coverage of a renal artery by a stent graft after endovascular aneurysm repair. Cardiovasc Interv Ther, 2014, 29(2): 146-150.

37. CHEN YP, YU YP, HUANG HE. Complications of percutaneous renal biopsy: an analysis of 1000 consecutive biopsies. Zhonghua Nei Ke Za Zhi, 1993, 32(6): 392-395.

38. PARK SB, JOO I, KIM HC, et al. Superselective embolization in the treatment of active bleeding after percutaneous renal biopsy. Nephron, 1996, 73(2): 363-364.

39. TOLEDO K, PEREZ MJ, ESPINOSA M, et al. Complications associated with percutaneous renal biopsy in Spain, 50 years later. Nefrologia, 2010, 30(5): 539-543.

40. BUCZEK M, POPIELA TJ, URBANIK A. Pseudoaneurysma as iatrogenic complication of renal biopsy: management by transcatheter embolization. Przegl Lek, 2012, 69(7): 357-359.

41. RIBERA L, RODRIGUEZ JORNET A, FALCO J, et al. Arteriovenous fistula: complication of renal biopsy. Superselective embolization. Nefrologia, 2004, 24(4): 372-375.

42. URETZKY G, SHAPIRO A, RING E. Arterial embolization of bleeding pseudoaneurysm caused by percutaneous renal biopsy. Urology, 1979, 14(3): 295-297.

43. IITAKA K, ISHIDATE T, SATO Y, et al. Partial renal embolization for the treatment of a false aneurysm developed after percutaneous renal biopsy. Int J Pediatr Nephrol, 1982, 3(4): 315-319.

44. LOPEZ LOPEZ R, ALCARAZ ROMERO A, ALVAREZ BLANCO O, et al. Embolisation using selective renal angiography for the treatment of haemorrhage after performing percutaneous renal biopsy. An Pediatr (Barc), 2011, 75(2): 148-150.

45. CANNON GM, JR., AMESUR NB, AVERCH TD. Renal pseudoaneurysm following percutaneous nephrolithotomy. Can J Urol, 2006, 13(1): 2984-2487.

46. RASTINEHAD AR, ANDONIAN S, SMITH AD, et al. Management of hemorrhagic complications associated with percutaneous nephrolithotomy. J Endourol, 2009, 23(10): 1763-1767.

47. NUNO DE LA ROSA I, PALMERO JL, MIRALLES J, et al. Treatment of hemorrhagic complications of percutaneous nephrolithotomy in Galdakao position. Actas Urol Esp, 2013, 37(9): 587-591.

48. KERVANCIOGLU S, GELEBEK YILMAZ F, ERTURHAN S. Endovascular management of vascular complications after percutaneous nephrolithotomy. Vasa, 2014, 43(6): 459-464.

49. RICHMAN SD, GREEN WM, KROLL R, et al. Superselective transcatheter embolization of traumatic renal hemorrhage. AJR Am J Roentgenol, 1977, 128(5): 843-846.

50. TANG S, LO CY, TSO WK, et al. Percutaneous transluminal angioplasty for stenosis of arteriovenous fistulae: a review of local experience. Hong Kong Med J, 1998, 4(1): 36-41.

第二章
放射性核素检查

第一节 概述

一、放射性核素示踪技术原理

放射性核素示踪技术（radionuclide tracing technology）是根据研究的需要，将适当的放射性核素标记到被研究物质的分子上作为示踪剂（tracer），将其引入生物机体或生物体系（如离体细胞、无细胞酶体系等）中，标记物（labeled compound）将参与代谢及转化过程，应用射线探测方法来检测它的行踪，以研究示踪剂在生物体系或外界环境中运动规律的核技术。

放射性核素标记化合物与被研究的非标记化合物具有相同的化学性质和生物学行为，通过检测标记物所发射的核射线，可间接了解被研究物质在生物机体或生物体系中的动态变化规律，从而得到定性、定量及定位结果。放射性核素标记的化学分子与未被标记的同一种化学分子具有同一性和可测性，这两个基本性质是放射性核素示踪技术的基础。

1. **同一性** 放射性核素标记化学分子和相应的非标记化学分子具有相同的化学及生物学性质。同一种元素的所有同位素化学性质相同，在生物体内所发生的化学变化、免疫学反应和生物学过程也完全相同。同理可以得知，标记的化学分子与未被标记的同类化学分子，也具有相同的生物学性质和代谢途径。因为放射性核素对分子进行标记基本上未改变化学分子的原有的基本结构，也不影响该化学分子的原有性质。例如在核医学中，用放射性 ^{131}I 来研究稳定性 ^{127}I 的生物学行为；用 ^{3}H 标记的胸腺嘧啶脱氧核苷（^{3}H-TdR）来研究细胞增殖功能等。

当使用某种放射性核素标记一化合物分子结构时，虽然这种放射性核素并非该化合物所固有，但一般也不会导致该化合物的原有性质发生明显改变。这种带有放射性核素的化学分子与未经标记的化学分子，它们在体内的运动规律基本一致，同样也可以用放射性核素标记的化学分子来代表未经标记的化学分子在体内的行为。一般临床核医学中更多采用此类示踪剂，如 ^{131}I、^{99m}Tc、^{113m}In、^{75}Se 等。常用的放射性核素标记方法是核素化学合成法、络合物合成法等。

2. **可测性** 放射性核素与稳定性核素在物理学方面性能不同，放射性核素会发生核衰变，在其过程中会自发地发射出射线，射线可以有效地被相应的放射性探测仪器检测到，可对标记的物质进行精确的定性、定量及定位的研究。

应用放射性核素示踪技术应当建立的一个重要概念，那就是：放射性核素标记的化学分子在生物机体或者生物系统的生物学行为取决于被标记的化学分子，标记在化学分子上的放射性核素及其发射出来的射线只是起着能被测量的示踪作用，标示着受它标记的化学分子的代谢及转化过程。

二、基本条件

(一)检查仪器

核医学仪器是实现核医学工作必不可少的基本工具。核医学仪器的飞速发展，促进了核医学诊疗水平的不断进步，提高了该学科在临床应用中的地位。核医学常规仪器包括诊疗工作中使用的显像仪器、脏器功能测定仪器、体外样本分析测量仪器、辐射防护仪器和放射性核素治疗仪器等，其中显像仪器是最重要的组成部分。

1958年Anger发明了第一台γ照相机，1962年第一台商用Anger照相机于俄亥俄州立大学投入使用。随着计算机技术的广泛发展和推广应用，20世纪80年代推出了单光子发射型计算机断层仪（single photon emission computed tomography，SPECT），大大提高了核素显像的空间分辨率，同时提高了诊断灵敏度和准确性，借此推动了临床核医学的飞速发展。在我国，配置SPECT是三级甲等医院必备的条件之一。随后出现的正电子发射型计算机断层仪（positron emission tomography，PET）是目前最先进的核医学显像设备，PET的应用，极大地促进了分子影像学的发展。近年来，以SPECT和PET为基础，配准CT、MRI成像系统，实现衰减校正（attenuation correction，AC）和图像融合（fusion imaging，FI），可将机体待检部位的功能代谢信息和精确解剖定位信息有效整合，进一步提高了诊断的灵敏度和精确度，PET/CT和SPECT/CT目前已成功应用于临床；PET/MRI也在临床上成功应用。

(二)药物

放射性药物（radiopharmaceuticals）是指含有放射性核素、用于医学诊断和治疗的一类特殊制剂。获得国家药品监督管理部门批准文号的放射性药物又称为放射性药品。放射性药物一般由两部分组成：放射性核素和放射性核素标记化合物。除标记化合物外，被标记物可以是血细胞、抗体等。标记化合物的化学或生物学性能决定着放射性药物的体内生物学特性和体内分布（解剖/组织学的靶向定位作用），因其分子内含有放射性核素原子，放射性核素的衰变发出射线可以被探测，可用于医学诊断或利用其辐射生物效应治疗疾病。

放射性药物种类繁多，通常按照临床核医学的用途将其分为体内放射性药物和体外放射性药物两大类。体外放射性药物主要指放射性核素标记的免疫诊断试剂；体内放射性药物又可分为诊断用放射性药物和治疗用放射性药物。

放射性药物是一类特殊药物，与普通药物不同，它具有以下几方面的特点：

1. **具有放射性** 放射性药物中放射性核素可以发出粒子或射线是医学诊断和治疗的应用基础，与普通药物的药理作用基础明显不同，且直接归核医学科管理。放射性有着特殊的双重性评价：一方面，合理、恰当地使用可以达到诊断或治疗疾病的目的，对患者不会造成明显的辐射损伤，这是放射性药物的有效性评价；另一方面则是危害性评价，即在放射性药物生产、制备或使用不当时，放射性会对生产人员、患者、医护人员等造成辐射损伤，乃至对环境带来放射性污染。因此，在制备、运输、贮存和使用过程中应严格执行国家制订的《放射性药品管理办法》等有关法规。

2. **具有特定的物理半衰期和有效期** 由于放射性药物中的放射性核素会自发地进行放射性衰变，放射性的量会随时间增加而不断减少，其内在质量也可能改变。因此，大多数放射性药物的有效期比较短，不能长期贮存，且在每次使用时均需根据特定核素的物理半衰期作衰减校正。

3. **计量单位和使用量** 放射性药物以放射性活度为计量单位。与普通药物的一次用量（g或mg水平）相比，放射性药物引入的化学量相对少得多，如锝［^{99m}Tc］标记的放射性药物，一次静脉注射370 MBq（10mCi），其中^{99m}Tc的化学质量仅为$10^{-9} \sim 10^{-10}$mol，其他组分也不过毫克水平，因此几乎不会在体内引起化学危害。

4. **脱标及辐射自分解** 放射性药物在贮存过程中，标记的放射性核素会脱离被标记物，致使放射化学纯度及比活度改变。另外，某些被标记物对射线作用较敏感，在射线的作用下可以发生化学结构变化或生物活性丧失，导致放射性药物在体内的生物学行为改变，这种现象称作辐射自分解

（radiation self-decomposition）。发生辐射自分解的程度，通常与放射性药物的放射性浓度或比活度成正比，还与放射性核素的射线种类、能量有关，放射性浓度、比活度越高，辐射自分解作用越明显；电离密度大而射线能量低、射程短的 β- 射线辐射自分解作用越强。

三、放射性核素示踪技术在肾脏病应用及进展

放射性核素示踪技术测定肾脏功能始于 20 世纪 50 年代初。随着 γ 照相机与 SPECT 的普及，以及 ^{99m}Tc 标记的各种肾脏示踪剂的广泛临床应用，在理论和技术方法上已形成了核肾脏病学（nuclear nephrology），并成为临床核医学的经典内容。其中，放射性核素肾显像与肾功能测定已常规用于评价肾脏与上泌尿道疾病时的病理生理变化，膀胱显像特别有助于判断儿童输尿管反流。PET/CT 显像在肾脏肿瘤的分期、疗效评价及预后判断方面具有重要的临床应用价值。肾脏是淀粉样变最易受累的器官之一，肾病综合征是肾淀粉样变的主要临床表现，后期可导致肾衰竭。随着诊断手段和认识水平的提高，肾淀粉样变已不再被视为少见病。肾脏病理学检查是诊断淀粉样变的最可靠手段之一，但为有创检查。最近有国外学者报道利用 ^{123}I-SAP 诊断肾脏淀粉样变，并观察全身其他部位的受累情况。

第二节　常用肾脏病核素检查方法

一、肾动态显像及功能测定（肾图检查）

肾动态显像（dynamic renography）包括肾血流灌注显像和肾实质功能动态显像两部分。本法既可显示双肾位置、大小与功能性肾组织形态，也能对肾血流、功能及上尿路通畅性进行定性评价和定量测定，尤其在判断肾功能方面具有敏感性高、准确性好的优点，是临床核肾脏病学的重要组成部分。

（一）肾动态显像

1. 原理　静脉注射经肾小球滤过或肾小管分泌而不被回吸收的放射性药物，用 SPECT 或 γ- 照相机快速连续采集包括双肾和膀胱区域的放射性分布影像，可依序观察到显像剂灌注腹主动脉、肾动脉后迅速聚集在肾实质内，随后由肾实质逐渐流向肾盏、肾盂，经输尿管到达膀胱的全过程。

2. 方法和显像剂　患者检查前 30 ~ 60 分钟饮水 300 ~ 500ml，显像前排空膀胱。受检者取坐位或仰卧位，γ 照相机探头后置，视野包括双肾和膀胱；肾移植者取仰卧位，探头前置以移植肾为中心。经肘静脉"弹丸"式注射显像剂，同时以 1 ~ 2 秒 / 帧速度，采集 60 秒为肾血流灌注相，随后以 30 ~ 60 秒 / 帧速度，采集 20 ~ 30 分钟为肾功能动态相，必要时可采集延迟影像。通过感兴趣区（region of interest，ROI）技术获取双肾血流灌注和实质功能的时间 - 放射活性曲线（time-activity curve，TAC），并得到分肾高峰时间、半排时间等肾功能参数。显像剂的种类可以根据临床需要选择，要观察肾小球功能可选用锝 [^{99m}Tc] 标记的二乙三胺五乙酸（technetium-99m-diethylenetriaminepentaacetic acid，^{99m}Tc-DTPA），欲了解肾小管情况可选用 ^{99m}Tc 标记的巯基乙酰基三甘氨酸（technetium-99m-mercaptoacetyltriglycine，^{99m}Tc -MAG3）或 ^{99m}Tc 标记的双半胱氨酸（technetium-99m-ethylenedicysteine，^{99m}Tc-EC）。也可用 ^{99m}Tc-DTPA 和碘 [^{131}I] 标记的邻碘马尿酸（iodine-131-orthoiodohippurate，^{131}I-OIH）进行双核素显像。

3. 图像分析

（1）血流灌注相：肘静脉"弹丸"式注射显像剂后 9 ~ 15 秒腹主动脉上段显影，其后 2 秒左右双肾显影，4 ~ 6 秒肾影轮廓显示清楚，并逐渐增浓清晰，此时反映肾内小动脉和毛细血管床的血流灌注，左右肾影出现的时间差 <1 ~ 2 秒。双肾影大小一致，形态完整，放射性分布均匀且对称，

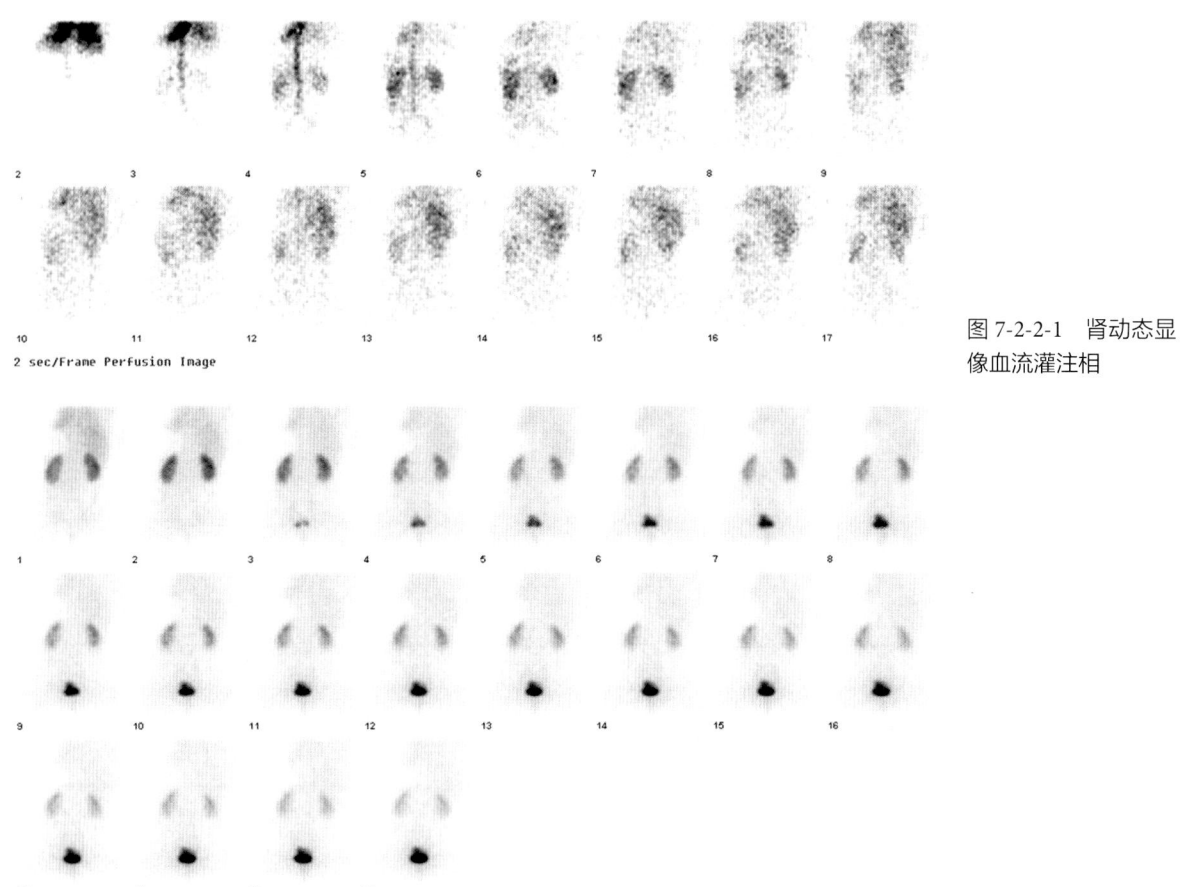

图 7-2-2-1 肾动态显像血流灌注相

图 7-2-2-2 肾动态显像功能动态相

双肾峰时差<1 ~ 2秒，峰值差<25%（图7-2-2-1）。

（2）功能动态相：静脉注射示踪剂后1分钟双肾显影，并随时间逐渐增强。2 ~ 4分钟肾实质影像最清楚，形态完整，呈蚕豆形，核素分布均匀且对称。随着放射性尿液离开肾实质，肾盏、肾盂处放射性聚集逐渐增高，肾皮质影像开始减弱，随后膀胱逐渐显影、增浓、增大。20 ~ 25分钟双肾影基本消退，大部分显像剂清除入膀胱。输尿管一般不显影（图7-2-2-2）。

（二）肾功能测定（肾图检查）

1. 原理　静脉注射由肾小管上皮细胞分泌而不被重吸收的放射性示踪剂，立即启动专用的肾图仪连续记录示踪剂到达双肾，被肾脏浓聚和排出的全过程，并以 TAC 表示，称为放射性肾图（radiorenogram），简称肾图，用以评价分肾的血供、实质功能和上尿路通畅性。

2. 方法　患者准备同肾动态显像。目前最常用的示踪剂为 ^{131}I-OIH，剂量 155 ~ 555kBq。受检者取坐位，根据需要可取仰卧位，肾图仪的两个探测器分别紧贴于背部左、右肾中心体壁，经肘静脉弹丸式注射示踪剂后，立即启动肾图仪自动记录 15 ~ 20 分钟，即可获得肾图曲线。肾移植患者检查时，两个探头分别对准移植肾和膀胱区。

3. 结果分析

（1）正常肾图：正常肾图曲线由a、b、c三段组成，各段反映肾脏的不同生理功能，左、右两侧肾图曲线形态和高度基本一致（图7-2-2-3）。

（2）肾图曲线的定量分析：肾图指标有多种，应根据临床情况选用适当的指标来反映肾脏的功能。常用指标的计算方法及其正常参考值见表7-2-2-1。尿路通畅时，肾脏指数（renal index，RI）是评价肾功能的可靠指标。正常人RI>45%，RI为30% ~ 45%时提示肾功能轻度损害，20% ~ 30%者为中度损害，<20%者为重度损害。分浓缩率则是上尿路引流不畅时评价肾功能的参考指标。

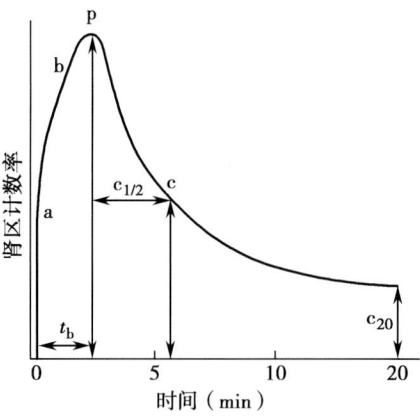

图 7-2-2-3 正常肾图曲线

表 7-2-2-1 肾图常用定量指标及正常参考值

指标	计算方法	参考正常值	目的
肾脏指数（RI）	$\{[(b-a)^2+(b-c_{15})^2]/b^2\} \times 100\%$	>45%（平均 60%）	评价尿路通畅时的肾功能
高峰时间（t_b）	从注射到曲线高峰的时间	<5min（平均 2 ~ 4 min）	同上
半排时间（$C_{1/2}$）	从高峰下降到峰值一半的时间	<8min（平均 4min）	同上
15min 残留率	$(C_{15} / b) \times 100\%$	<50%（平均 30%）	同上
分浓缩率	$[(b-a)/a \cdot t_b] \times 100\%$	>6%（平均 18%）	评价尿路不畅时的肾功能
肾脏指数差	$[|RI_右-RI_左|/RI] \times 100\%$	<25%	观察左、右两侧肾功能之差
峰时差	$|t_{b右}-t_{b左}|$	<1min	同上
峰值差	$[|b_右-b_左|/b] \times 100\%$	<30%	同上

（3）异常肾图类型：肾图异常定性观察包括两方面，一是分侧肾图曲线的自身异常，二是两侧肾图曲线对比的异常。

常见的异常类型：① 急剧上升型，单侧多见于急性上尿路梗阻，双侧多见于急性肾性肾衰竭和继发于下尿路梗阻所致的上尿路引流障碍；② 高水平延长线型，多见于上尿路不全梗阻和肾盂积水并伴有肾功能损害；③ 抛物线型，主要见于脱水、肾缺血、肾功能损害和上尿路引流不畅伴轻、中度肾盂积水；④ 低水平延长线型，常见于肾功能严重损害，慢性上尿路严重梗阻，以及急性肾前性肾衰竭，偶见于急性上尿路梗阻；⑤ 低水平递降型，可见于肾脏无功能、肾功能极差、先天性肾缺如、肾摘除或对位落空等；⑥ 阶梯状下降型，多见于尿反流和因疼痛、精神紧张、尿路感染、少尿或卧位等所引起的上尿路不稳定性痉挛，此型重复性差；⑦ 单侧小肾图，多见于单侧肾动脉狭窄，也可见于游走肾坐位采集者和先天性小肾脏。

（三）临床应用

1. 判断肾实质功能 肾动态显像在评价肾实质功能方面具有灵敏度高、简便安全和无创等特点，明显优于 X 线静脉肾盂造影。本方法已较为广泛用于评价泌尿系统疾患时的肾功能状态、非肾脏疾病对肾功能的影响，以及治疗效果的判断。尤其在判断严重肾盂积水或其他原因所致的残余肾功能，协助外科确定治疗方案中具有重要作用。

2. 上尿路梗阻的诊断与鉴别诊断 上尿路梗阻时，根据梗阻部位、程度、时间及患侧肾功能状态的不同，肾动态显像有不同的表现。上尿路梗阻可分为肾外上尿路机械性梗阻（obstructive hydronephrosis）与非梗阻性尿路扩张（non-obstructive dilatation）。肾外上尿路机械性梗阻与非梗阻性尿路扩张引起的肾盂或肾盂输尿管积液在常规核素肾动态显像、静脉肾盂造影（intravenous pyelography，IVP）或超声检查的表现均有重叠，通常较难以进行鉴别。然而，通过利尿药物介入试验能有效鉴别机械性梗阻与非梗阻性尿路扩张，尿流量足够大时诊断准确率可达 90%。

3. 诊断肾血管性高血压　肾血管性高血压（renovascular hypertension，RVH）是指继发于肾动脉主干或其主要分支狭窄，肾动脉低灌注而引起的高血压。常规肾动态显像可间接反映肾动脉狭窄。血管紧张素转化酶抑制剂（ACEI）介入试验能有效地诊断和鉴别诊断 RVH，其中卡托普利（captopril）是最常用的 ACEI。

4. 肾移植的检测　可分为血流灌注影像或功能动态影像。肾移植术后常见的并发症主要有急性肾小管坏死（ATN），急性排异（acute rejection，AR）与慢性排异（chronic rejection，CR），尿瘘与尿路梗阻，以及环孢素 A 肾中毒等。这些并发症均可危及移植肾的存活，早期、准确的诊断和及时采取正确的治疗措施有助于防止不可逆肾损伤。肾动态显像已广泛用于监测肾移植术后移植肾的并发症。

5. 其他方面的应用　肾动态显像可评价患肾血管疾病时的患侧肾功能状况，及创伤对肾血流和功能造成的损害。在不要求灵敏度和特异性时，肾动态显像可以鉴别诊断肾内占位性病变的良恶性。

二、肾小球滤过率及有效血浆流量测定

（一）肾小球滤过率测定

临床上评价肾功能准确度不高，在血浆尿素氮、肌酐水平升高前，患者可能已有明显肾功能降低。肾小球滤过率（glomerular filtration rate，GFR）是公认评价肾功能的重要指标，它可以直接反映肾脏的滤过功能。肾功能受损时，GFR 的改变要早于外周血肌酐和尿素氮的变化。以往经典测定方法相当麻烦，需要静脉点滴，多次取血，经导尿管多次取尿，难以广泛采用。放射性核素技术的应用，为简化测定方法提供了条件。放射性核素测定 GFR 具有操作简便、敏感性高、准确性与重复性好等特点。GFR 测定分为显像法与体外血浆标本法，本小节重点介绍显像法。

1. 原理　肾小球滤过率是指单位时间内经肾小球滤过的血浆容量（ml/min）。静脉注射仅从肾小球自由滤过，而不被肾小管重吸收的放射性示踪剂，肾脏早期摄取该示踪剂的速率与肾小球滤过率成正比。通过测定肾脏摄取示踪剂的放射性计数或不同时相血液中示踪剂的放射性活度，利用相应的数学公式便可计算出 GFR 值，显像法能提供左、右分肾 GFR 及双肾总 GFR。

2. 方法　常用示踪剂为 ^{99m}Tc-DTPA，剂量 185 ~ 740MBq。受检者三天内停服利尿药物并禁行 IVP 检查，其余准备及患者体位、仪器条件与显像剂注射方式同肾动态显像。目前的 γ 照相机和 SPECT 均配置有专门测定 GFR 的采集和处理程序，仅要求输入受检者身高（cm）、体重（kg）和检查前后注射器内示踪剂的活度，并按照程序提示进行操作，即可自动计算出分肾 GFR。本方法操作简便，既不收集尿液也不取血，患者易于接受，两次检测结果重复性好（r=0.99），并与内源性肌酐清除法测得的 GFR 之间具有良好的相关性（r=0.99）。

3. 临床应用　正常人群中，GFR 随着年龄的增加有所下降，40 岁以后大约平均每年下降 1%。

肾小球滤过率是反映肾功能的重要指标之一，也是评价总肾和分肾功能比较敏感的指标。对肾功能受损者，当其总 GFR 下降 40 ~ 50ml/min 时才会出现血浆肌酐、尿素氮水平升高，GFR 的随访则能较早期发现肾小球功能的异常变化。因此，GFR 测定可作为判断肾功能受损程度、选择治疗方法、观察疗效及监测移植肾术后肾功能的客观指标，同时结合肾有效血浆流量（ERPF）测定，有助于鉴别肾脏损害的主要部位。

（二）肾有效血浆流量测定

1. 原理　肾脏在单位时间内完全清除某种物质的血浆毫升数称为该物质的肾清除率（ml/min）。若血浆中的某种物质（如马尿酸类衍生物或酚红）一次流过肾脏时，经由肾小球滤过和肾小管摄取与分泌，完全被清除而不被重吸收，此即肾脏的最大清除率。这种情况下，每分钟该物质通过尿液排出的量应等于流经肾脏血浆中所含的量，因此该物质的血浆清除率等于每分钟流经肾脏的血浆容量。

肾动脉血流的92% ~ 96%供应肾泌尿部分（肾单位），其余供给肾被膜、肾盂等非泌尿部分。由于流经肾单位以外肾血流中的上述物质不被清除，所以测得的肾最大清除率低于实际每分钟肾脏的血浆流量，故称为肾有效血浆流量（effective renal plasma flow，ERPF）。因此，ERPF定义为单位时间内流经肾单位的血浆容量。

2. 方法 ERPF测定有显像法与血浆标本法两种，最常用示踪剂为 ^{131}I-OIH，剂量9.25 ~ 11.1MBq，受检者的准备与GFR测定相同。其中显像法也可通过仪器配置的专门采集与处理程序，按照提示进行操作自动计算出分肾ERPF。如果使用 ^{99m}Tc-MAG$_3$ 与 ^{99m}Tc-EC测定ERPF，由于这两种示踪剂与 ^{131}I-OIH 在血浆蛋白结合率、肾清除率等方面存在差异，因此需要对ERPF的计算公式作相应修正，并应建立各自参考正常值。

3. 临床应用 ERPF是反映肾脏血流动力学比较敏感的指标，也是判断肾功能的重要指标之一，可因测定方法不同有一定差异，并随年龄增加有所下降。推荐显像法的参考正常值为：左肾（281.51 ± 54.82）ml/min，右肾（254.51 ± 65.48）ml/min，总肾（537.85 ± 109.08）ml/min。

ERPF测定所用示踪剂主要经肾小管分泌，因此主要反映肾小管功能。而测定GFR的示踪剂由肾小球滤过，无肾小管分泌，主要反映肾小球功能。临床上常同时测定ERPF和GFR，可用于：

（1）早期发现肾功能异常；

（2）判断肾脏疾病时的功能改变和肾外疾病对肾功能的影响；

（3）观察受损肾功能的治疗效果；

（4）监测移植肾的功能与排异反应；

（5）评价新药对肾功能的损害；

（6）肾滤过分数（GFR/ERPF比值）有助于鉴别病变部位，降低提示以肾小球功能受损为主，而增高表明以肾小管受损为主。

三、介入试验

（一）利尿试验

肾外上尿路机械性梗阻与非梗阻性尿路扩张引起的肾盂或肾盂输尿管积液在常规核素肾动态显像、IVP或超声检查的表现均有重叠，通常较难进行鉴别。然而，通过利尿药物介入试验能有效鉴别机械性梗阻与非梗阻性尿路扩张，尿流量足够大时诊断准确率可达90%。以下简要介绍利尿剂介入试验（diuresis intervention test）的原理、方法、结果判断与临床价值。

1. 原理 当肾盂、输尿管肌肉松弛、结构异常或尿路感染等非梗阻性因素引起上尿路扩张时，因其局部容积增加，尿流动力学发生改变，尿液流速率减慢，尿液潴留于扩张尿路的时间延长，动态显像及肾图检查显示上尿路放射性持续滞留的假性梗阻征象。应用利尿剂后，短时间内由于尿量明显增多，尿流速率加快，通过加速排出淤积在扩张尿路中的示踪剂。而机械性梗阻所致的尿路扩张，应用利尿剂后虽然尿流率增加，但由于梗阻未解除，示踪剂不能有效排出。

2. 方法 目前利尿介入试验大多采用单次法：常规肾图检查表现为持续上升型曲线（详见第二节）或肾动态显像15 ~ 20分钟肾盂有明显放射性滞留且影像增大即梗阻时，嘱受检者保持原有体位，静脉缓慢注射利尿剂，并继续描记肾图曲线15分钟或动态采集影像20分钟。常用利尿剂为呋塞米（furosemide）。

3. 结果判断 非梗阻性尿路扩张的典型影像表现为注射利尿剂后2 ~ 3分钟，淤积在肾区的放射性浓聚影快速减弱，肾图曲线相应表现为排泄段明显下降（图7-2-2-4）。高度机械性梗阻应用利尿剂后，肾动态影像与肾图曲线无明显变化，甚至肾盂影有增强，肾图曲线进一步上升（图7-2-2-5）。

4. 临床价值 利尿剂介入试验是鉴别上尿路机械性梗阻与非梗阻性尿路扩张的可靠方法，能够明确诊断约85%的可疑性尿路梗阻，为临床正确制定处置方案及客观判断疗效提供依据。本法可用于定期随访部分性梗阻者的肾功能变化。单纯性肾盂扩张虽然不存在肾功能快速恶化的危险，但同

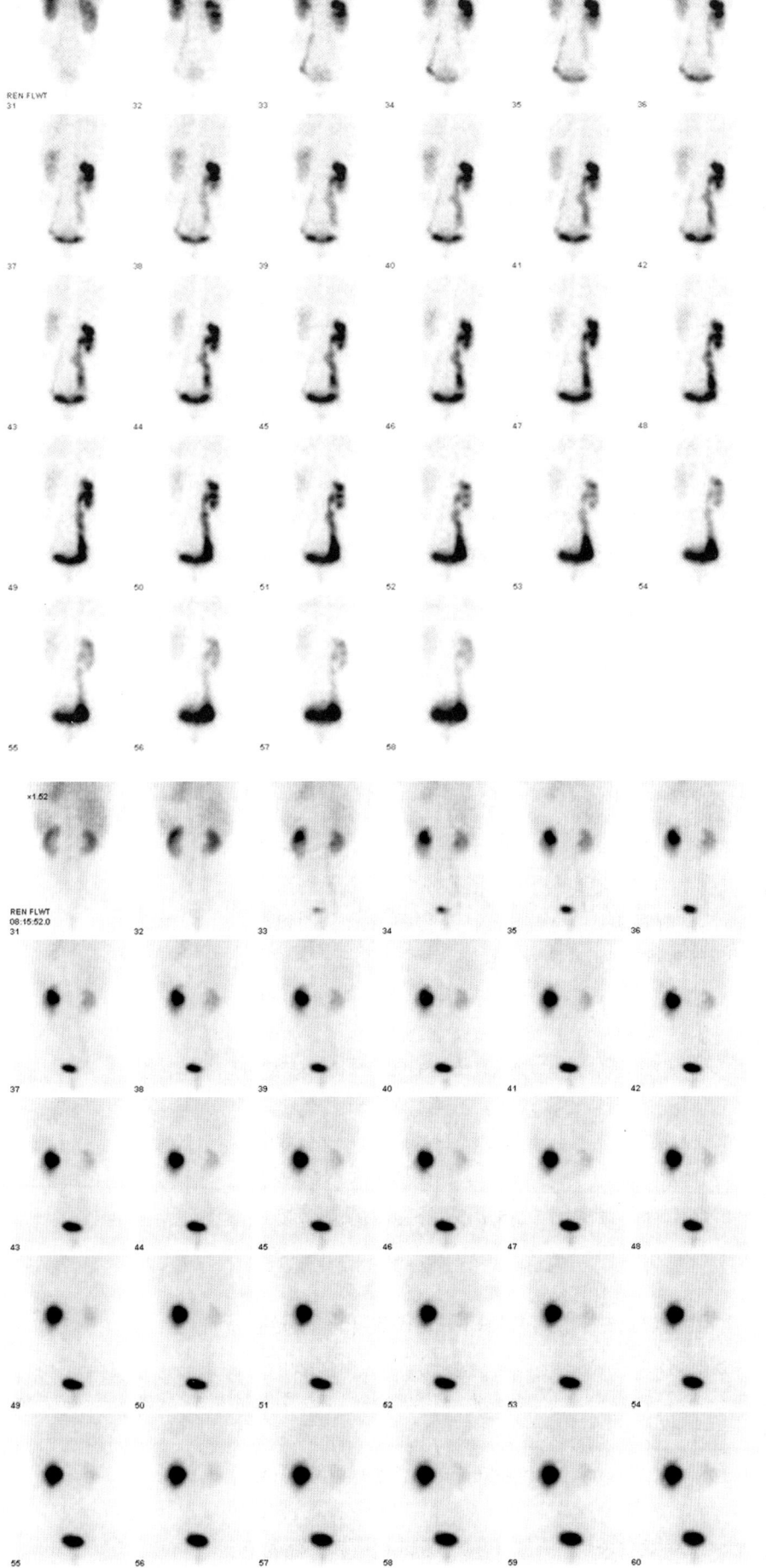

图 7-2-2-4　右侧上尿路非梗阻性扩张 ^{99m}Tc-DTPA 利尿肾动态显像

图 7-2-2-5　左侧上尿路机械性梗阻 ^{99m}Tc-DTPA 利尿肾动态显像

样应对其进行定期随访。轻度梗阻对利尿剂的反应与单纯扩张相似，在解释结果时应结合临床资料进行全面分析后方可作出慎重判断。此外，患者个体对利尿剂反应的差异，特别是肾功能状态对利尿剂的利尿效果有明显影响，当肾功能严重受损时，由于生成的原尿减少，应用利尿剂后可以不发生明显的利尿效应，将直接影响到利尿肾显像的结果，因此分析影像时需结合肾功能状态加以考虑。

（二）卡托普利试验

肾动脉狭窄（renal artery stenosis，RAS）的诊断并不困难，X线肾动脉造影是金标准，但属有创检查，超声能敏感探测血管狭窄程度及肾血流变化，常规肾动态显像可间接反映肾动脉狭窄（RAS）。然而，对于合并有RAS的高血压患者，上述三种检查均不能提供RAS与高血压之间关系的证据。ACEI介入试验能有效地诊断和鉴别诊断RVH，其中卡托普利（captopril）是最常用的ACEI，以下简要介绍其原理、方法、结果判断及临床价值。

1. 原理　当RVH患者的肾动脉轻度狭窄时，肾血流灌注减低，刺激患侧肾脏的近球小体释放肾素增加，促进血管紧张素原（angiotensinogen）转化为血管紧张素Ⅰ（angiotonin Ⅰ，AT Ⅰ），AT Ⅰ在血管紧张素转化酶的作用下生成血管紧张素Ⅱ（AT Ⅱ）。AT Ⅱ通过收缩出球小动脉，维持肾小球毛细血管滤过压，以保持GFR正常。因此，常规肾动态显像与肾图可表现为正常或轻微异常。

卡托普利通过抑制血管紧张素转化酶使AT Ⅱ生成减少，阻断正常代偿机制，解除出球小动脉的收缩，使肾小球毛细血管滤过压降低和GFR下降。而正常肾血管对卡托普利则无反应。因此，应用卡托普利后，患侧肾动态影像和肾图曲线出现异常或原有异常加剧，从而提高对VRH诊断的敏感性和准确性。

2. 方法　对临床疑RVH者，首先进行卡托普利介入肾显像。受检者需停用ACEI 3～5天，检查当日早晨可进食液体食物。建立静脉输液通道，检查前1小时口服卡托普利，成人25～50mg，儿童0.5mg/kg（最大剂量25mg）。服用卡托普利后每隔15分钟测量并记录血压直至检查结束，当出现血压严重下降时，可静脉输注生理盐水。静脉注射显像剂时同时注入呋塞米20～40mg。其余同常规肾动态显像步骤一致。若介入试验正常，则勿需进一步检查。反之，若介入肾显像出现任何异常，则需于24小时后在无卡托普利介入的条件下再次进行肾动态显像即基础肾显像。

3. 结果判断　正常肾脏和与肾动脉狭窄无关的高血压者，卡托普利介入肾显像与基础肾显像相比无变化。单侧肾血管性高血压的典型表现为：

（1）介入试验患侧肾脏显影延迟，影像减弱，肾实质影消退明显延缓，GFR降低；患侧肾图曲线显示峰值降低，峰时后延和排泄段下降缓慢（图7-2-2-6）。

（2）基础肾显像：左、右肾显示正常的摄取与清除影像，两侧肾图曲线基本一致。

四、肾静态显像

（一）原理与方法

1. 原理　肾静态显像（static renography）又称为肾皮质显像（renal cortical scintigraphy），是利用缓慢通过肾脏的显像剂，随血液流经肾脏后分别由肾小管分泌（^{99m}Tc-DMSA）或肾小球滤过（^{99m}Tc-GH），其中部分被近曲小管上皮细胞重吸收并与胞浆内巯基结合，从而较长时间滞留于皮质内，通过平面显像或断层显像能够清晰显示肾皮质影像，以了解肾脏的位置、大小、形态与实质功能，并可显示占位病变。

2. 方法　受检者一般无需特殊准备，检查前排空膀胱。不合作者（如儿童、意识障碍者）可给予适量的镇静剂，以确保患者体位不变。静脉注射显像剂后1～3小时进行显像，必要时可行延迟3～6小时显像。平面显像时受检者取仰卧位或坐位，探头视野覆盖腹腔及盆腔，常规采集后位、左后斜位和右后斜位影像，必要时加做前位和侧位显像。平面显像病灶显示不清时需加做断层显像，采集结束后重建图像，选用适当的滤波函数，进行衰减校正，并获得横断、冠状与矢状三个方向的断层影像。

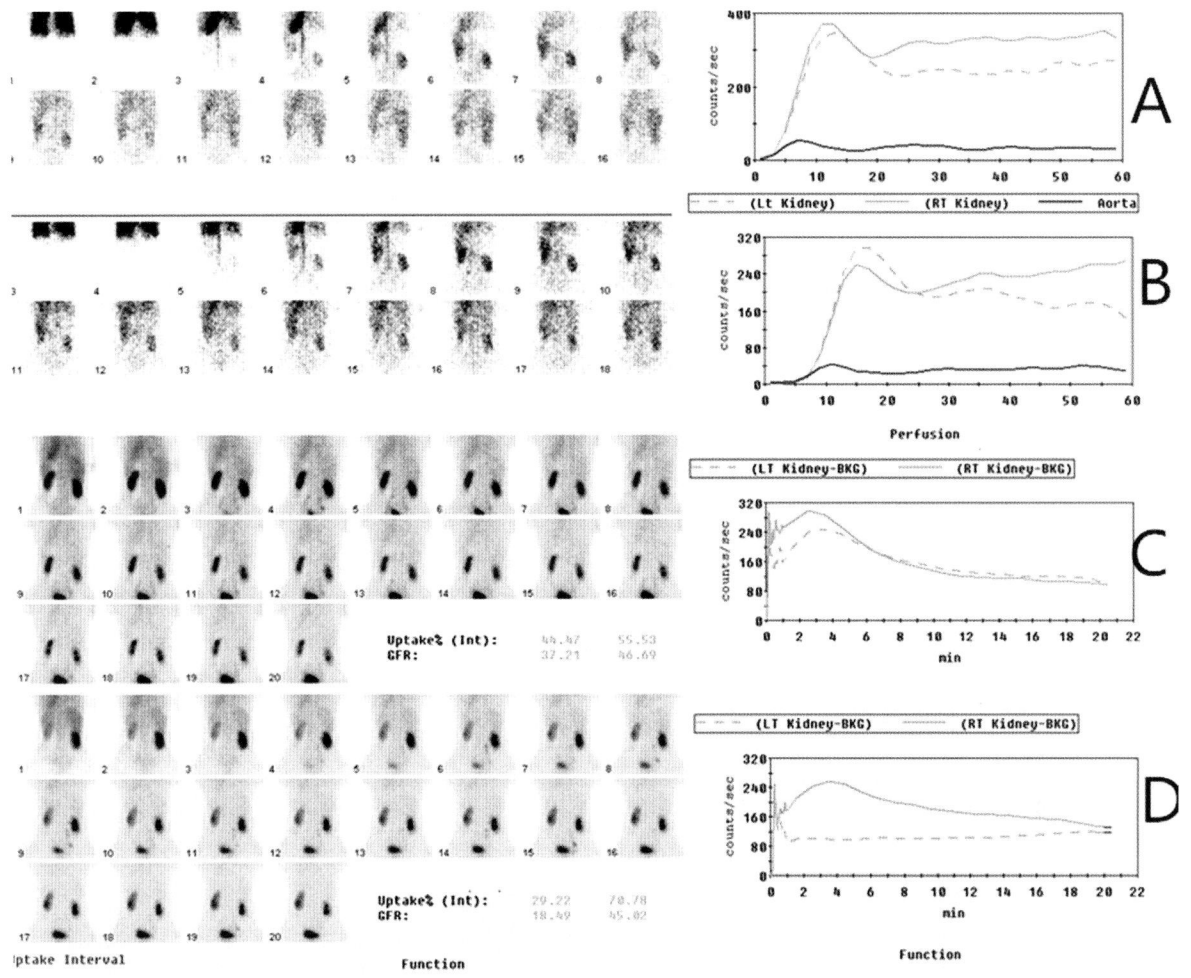

图 7-2-2-6　卡托普利试验阳性患者
A、C 为基础肾动态显像，B、D 为介入试验后

（二）图像分析

1. 正常影像　正常肾静态影像双肾呈蚕豆状，轮廓清晰，边缘整齐。双肾纵轴呈"八"字形，位于腰椎两侧，肾门平第 1 ~ 2 腰椎，右肾常较左肾稍低和宽，但短于左肾，大小约为 11cm×6cm，两肾纵径差 <1.5cm，横径差 <1.0cm。肾影周边放射性分布较高，肾门区和中心处稍低，两侧基本对称（图 7-2-2-7），平均左肾放射性占双肾总放射性的 50.3%±3.8%，右肾占 49.7%±4.0%。两肾放射性分布无明显差异。

2. 异常影像及其临床意义　不同的肾脏疾病会引起局部或整体的肾功能损害，可表现为肾脏位置、形态、数目异常，局部放射性分布稀疏或缺损，局部放射性增高，肾影淡或不显影等。

（1）肾影位置、大小、形态异常；

（2）一侧肾影放射性低于对侧，示淡侧肾功能降低；

（3）双侧肾影显示不良，本底高，示双肾功能减低；

（4）肾内局限性放射性减低或缺损，示肾内局限性病变，但无特异性，受现有核医学仪器空间分辨率的限制，小于1cm的病变难以显示。

（三）临床应用

1. 肾脏先天性异常的诊断　肾静态显像通过获取肾实质影像，可明确显示先天性异常，优于超声和CT等影像学检查方法，还可用于鉴别腹部和盆腔肿物与肾脏的关系。常见异常包括：

（1）肾脏数目异常，如先天性独肾，表现为一侧肾脏不显影，对侧肾代偿增大，需与单侧肾功能丧失相鉴别（图7-2-2-8）；

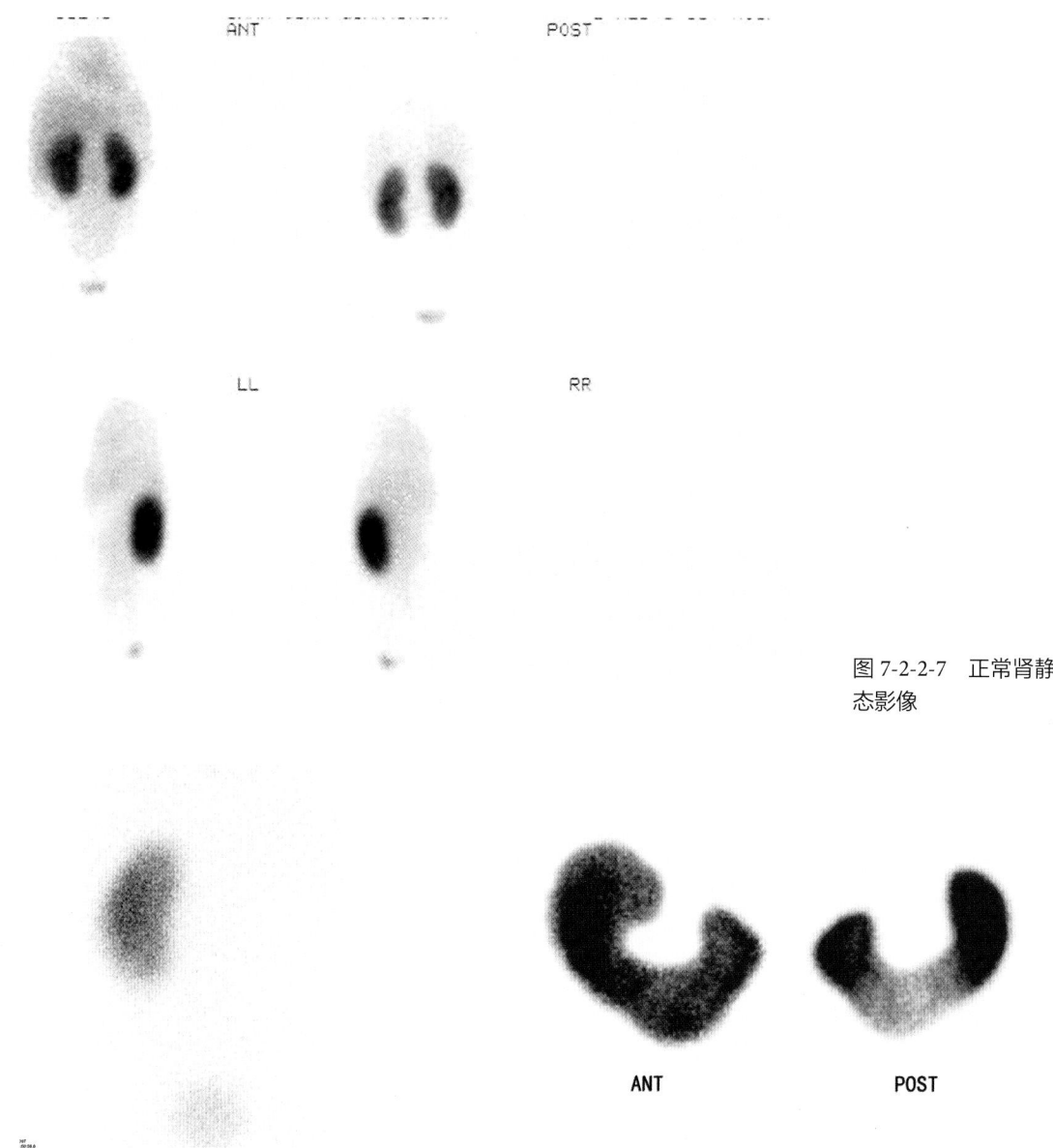

图 7-2-2-7　正常肾静态影像

图 7-2-2-8　左侧孤立肾　　　　　　　　图 7-2-2-9　马蹄肾

（2）肾脏位置异常，各体位肾影中心下降>3.0cm者属于肾下垂。坐位时肾影明显下移，而卧位时则在正常位置者为游走肾；正常肾区仅有一侧肾影，而在下腹部或盆腔存在另一形态失常或体积缩小的肾影，即异位肾；

（3）肾脏形态异常，肾囊肿表现为肾影增大，形态异常，放射性呈斑片状稀疏或大小不等的圆形缺损区。马蹄肾者双肾下极相连，呈倒"八"字形（图7-2-2-9）。

2. 急性肾盂肾炎的诊断　肾静态显像对肾盂肾炎、肾脏瘢痕的诊断阳性率明显高于B超、CT、IVP等影像学检查。急性肾盂肾炎时，肾静态影像表现为肾内局限性放射性减低或缺损区，可为单发或多发（图7-2-2-10），可发生于一侧或双侧肾脏，优于IVP与超声检查，显示病灶数约为超声的两倍、IVP的四倍。慢性肾盂肾炎则表现为肾影缩小，瘢痕形成处显像剂摄取降低，整个肾脏放射性分布不均匀。肾静态显像既能诊断急性肾盂肾炎，又能了解病变范围和严重程度，还可用于评价疗效及判断预后。

3. 肾脏占位病变　随着超声和CT等影像技术的发展，肾静态显像的临床应用已明显减少。目前，主要是肾脏畸形、位置异常的诊断和泌尿系统感染的鉴别诊断。如肾脏肿瘤、囊肿、脓肿或血管瘤等，肾静态显像表现为肾影增大，形态不规则，放射性分布呈单发或多发局限性稀疏或缺损

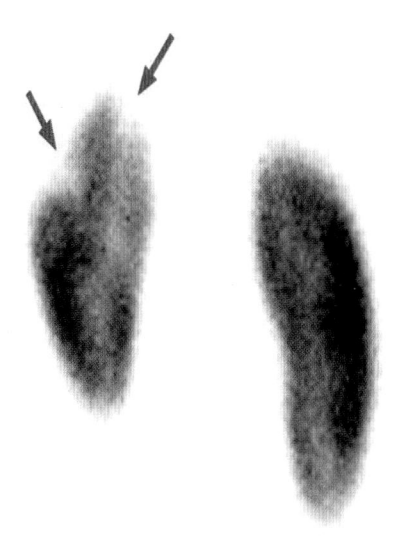

图 7-2-2-10　急性肾盂肾炎患者肾静态影像，示左肾"瘢痕"征

区，但其特异性较超声、CT 和 MRI 低。若结合肾血流灌注显像则对鉴别良、恶性病变有一定帮助。

五、膀胱输尿管反流显像

膀胱输尿管反流（vesicoureteral reflux，VUR）是指排尿的同时尿液反流至输尿管肾区，多见于儿童，发生率为1‰。尿反流除了影响儿童本身生长发育外，感染性尿液反流则是引起上尿路反复感染的原因，严重者可造成肾损害、肾脏瘢痕、高血压甚至肾衰竭。膀胱显像是目前常用诊断 VUR 的方法，敏感性高于 X 线膀胱造影，对患者的辐射剂量低。

（一）原理与方法

1. 原理　膀胱显像（radionuclide cystography）是将放射性示踪剂引入膀胱后，通过观察肾脏、输尿管和膀胱放射性分布变化，判断有无膀胱输尿管反流及其程度，同时可评价膀胱动力学功能，可用于随访尿路感染患者，并可为某些泌尿系疾病提供辅助信息。

2. 方法　根据给药途径的不同，膀胱显像分为直接法与间接法。

（1）直接法是将放射性示踪剂（常用 ^{99m}Tc-硫胶体，剂量37MBq）经导尿管直接注入膀胱，通过显像观察膀胱充盈及其后排尿过程中输尿管或肾内有无放射性出现，是最常用的膀胱显像方法。

（2）间接法作为肾动态显像的一部分，显像结束后嘱受检者不排尿。待肾区和输尿管放射性显著减少时，受检者取坐位，探头后置，分别行常规、憋尿并下腹部加压及排尿动态显像。利用 ROI 技术从动态系列影像中得到膀胱、双肾和双侧输尿管（全程或某段）区的 TAC。

膀胱显像过程中，分别于排尿前、后各采集1帧静态图像，收集排出尿液并记录尿量。利用 ROI 技术测定出现反流时膀胱区与尿反流影像区的放射性计数率，以及排尿前、后膀胱计数率，可按以下公式计算尿反流量和膀胱残留尿量：

尿反流量（%）＝尿反流影像区的计数率/膀胱区计数率＋尿反流影像区的计数率 × 100%

膀胱残余尿量（ml）＝排尿量（ml）× 排尿后膀胱计数率/排尿前膀胱计数率－排尿后膀胱计数率

（二）图像分析

1. 直接法　正常时显像过程中仅有膀胱影像。一旦输尿管或肾区内出现放射性影像，即可确定存在膀胱尿液反流。通过计算尿反流率和膀胱残留尿量，可客观判断反流程度和膀胱动力学功能。本法的优点是不受肾功能和肾积水的影响，缺点为需留置导尿管，并存在尿管周围溢尿污染图像视野的可能。

2. 间接法　正常时肾脏和输尿管影像进一步减弱，相应 TAC 呈进行性下降。若肾脏和/或输尿管有明显放射性增加或 TAC 呈上升表现，提示存在尿液反流。本法优点是无需留置导尿管，可同时观察肾脏的功能与形态。缺点为检查时间过长，部分患儿依从性较差，检查结果的判断易受肾功能不全或肾积水的影响。

根据示踪剂反流的部位及其形态，反流程度可分为：轻度，反流仅限于输尿管；中度，反流达肾盂肾盏；重度，反流至扩张的肾集合系统，并可见增粗、迂曲的输尿管影。

（三）临床应用

膀胱显像主要用于诊断VUR，判断反流程度，评价和随访疗效。反复上尿路感染和下尿路梗阻患者，当输尿管与肾脏区出现放射性（直接法）或放射性分布增强与曲线呈上升型表现（间接法）时，即可诊断VUR，敏感性明显高于X射线膀胱造影，能探测到1ml的反流量。对比研究显示，膀胱显像单独观察到17%的反流。此外，膀胱显像能准确测定膀胱残余尿量，可作为评价膀胱动力学的客观指标。膀胱显像对性腺的辐射吸收剂量低，仅为膀胱造影的1/200～1/50。

六、体外分析

体外分析技术是核医学不可缺少的重要组成部分。虽然体外分析技术繁多，但它们都是在放射免疫分析（radioimmunoassay，RIA）技术上发展起来的，它是多种体外分析技术的基础，建立最早，应用最广泛，经过几十年的实践，是在理论上得到证实的技术。至今仍是临床和医学研究超微量分析的主角，被公认的"金标准"。

（一）基本原理

RIA的基本原理是利用放射性标记的抗原和非标记抗原同时与限量的特异性抗体进行竞争性免疫结合反应。

（二）基本试剂

放射免疫分析的反应中主要包括三种试剂：抗体、标记抗原、非标记标准抗原（标准品），除此之外，现在许多试剂盒还提供分离试剂或材料，缓冲液及质量控制用品等。

（三）质量控制

质量控制的目的是对整个分析过程中的任何环节造成的误差进行经常性的检查，以保证分析误差控制在可接受的范围内，因此严格的质量控制非常重要。

放射免疫分析法经过了几十年的历程，日趋完善，随着单克隆抗体技术的进步，以及标记和分离技术的不断发展，这种超微量分析技术在医学上的应用范围不断扩大。在放射免疫分析理论的基础上相继衍生出许多非放射性标记免疫分析技术。一是用体内其他具有特异结合能力的一对结合体代替抗原、抗体建立的方法，有竞争性受体结合分析法、竞争性蛋白结合分析法等。二是用其他的灵敏度高的标记方法代替放射性核素标记，主要有荧光、酶、化学发光、电化学发光、稀土元素标记、荧光极化免疫分析等。三是放射性非竞争结合分析（non-competitive radioactive binding assay），代表方法是免疫放射分析（immunoradiometric assay，IRMA）。

目前肾脏病常用的体外分析项目主要包括血、尿β_2-微球蛋白，肾素-血管紧张素-醛固酮等。

第三节　临床应用

一、肾功能评价

（一）急性肾损伤和慢性肾衰竭

肾衰竭是肾脏功能部分或全部丧失的病理状态，按其发作之急缓分为急性肾损伤和慢性肾衰竭。

B型超声检查急性肾损伤时，肾体积常增大、肾皮质可增厚，而慢性肾衰竭时肾体积常缩小、肾皮质变薄。

患者尿量急骤卜降至400ml/d以下时，出现急性肾损伤的症状，此时需尽快查明原因，才能正确治疗。急性肾损伤病因包括肾前性，肾实质性和肾后性；有单纯的急性肾损伤，也有发生在慢性肾病基础上者。肾前性包括各种原因的肾循环血量降低，以及肾动脉或肾静脉闭塞，肾小球滤过率降低，肾灌注显像分别表现为双侧灌注不良和一侧或双侧的无灌注。肾实质性主要是ATN，它可以起源于肾前性原因，亦可由于肾中毒，如X线造影剂、抗生素和大量肌红蛋白尿所致。其特点是DTPA三项动态显像灌注尚好，肾实质吸收功能差。因肾小管受损最重，故OIH动态现象肾影不清，肾滤过分数降低，其诊断符合率达95%左右。肾动态显像对肾后性原因更易于揭示。DMSA延迟肾静态显像显示肾影明显小，是原来已有慢性肾脏病的证据。

急性肾损伤而OIH不显影者，常很难恢复，需进行透析。OIH显影则意味着功能将逐渐恢复。

（二）肿瘤患者化疗后

肾脏是机体代谢并排出代谢废物、化学物质及各种药物的重要器官，因此也是这些物质导致损伤的主要靶器官。由于职业、环境理化或药物所造成的肾损伤统称为中毒性肾脏病，而药物性肾损害则是其中最常见的类型之一。化疗药物常引起的临床病变为急性肾小管坏死和肾后性急性肾损伤。诊断主要依据与发病密切相关的用药史、具有可疑药物所致肾损害的主要临床特征，停药后肾脏病变可完全或部分恢复等线索。肾动态显像可用于肿瘤患者化疗后是否存在肾功能受损的诊断及观察肾功能的变化情况。

（三）尿毒症透析评估

肾脏的基本功能是排泄代谢废物和水分，当肾衰竭时，代谢废物和水分潴留导致一系列的症状和体征，危及患者的生命。当肾衰竭达到一定程度后，需要进行肾脏替代治疗，主要的替代方式有血液透析、腹膜透析及肾脏移植。尿毒症毒素在体内积聚，是引起肾衰竭患者尿毒症症状和多个系统功能失调的主要原因之一。肾动态显像可了解尿毒症患者的肾功能情况、评估尿毒症透析的效果。

二、肾血管疾病

（一）单侧肾动脉狭窄性高血压

1. 原理　肾血管性高血压是由单侧或双侧肾动脉主干或主要分支狭窄引起，狭窄的肾动脉经外科方法矫正后，其高血压可恢复正常或缓解。

2. 诊断方法　对引起高血压的肾动脉狭窄进行矫正的时间越早，RVH的治愈机会就越高。临床上，部分高血压患者合并有与其高血压无关的RAS。因此，对于具有高血压又有RAS的患者，正确区别是RVH还是高血压合并RAS至关重要，因为两者的治疗原则不同，RVH经血管成形术能有效地缓解高血压，而后者即使血管成形术后也需终身服药控制高血压。

肾动脉狭窄的诊断并不困难，X线肾动脉造影是金标准，但属有创检查，超声能敏感探测血管狭窄程度及肾血流变化，常规肾动态显像可间接反映肾动脉狭窄。然而，对于合并有RAS的高血压患者，上述三种检查均不能提供RAS与高血压之间关系的证据。肾动态显像是无创性筛查肾血管性高血压的理想技术，其影像学特点：患侧肾血流灌注减低，影像延迟，肾实质影像小，多伴有不同程度的肾功能受损，典型肾图曲线呈小肾图型。诊断可疑时，可行卡托普利介入实验，能明显提高单侧肾血管性高血压的诊断阳性率。最终尚需行肾动脉造影明确肾动脉狭窄及其程度。

（二）急性肾动脉闭塞或栓塞

肾动脉主干急性闭塞，96%是由于栓塞，栓子76%来源于心脏，50%呈双侧性。急性肾动脉闭塞的临床症状典型，放射性核素肾灌注单侧或双侧不显影时，可以确诊，属急诊处理范围。肾动脉分支栓塞，症状常不明显，由于反射作用，IVP可以不显影，但放射性核素检查方法可多表现为局部灌注不良和吸收不良。陈旧性肾动脉分支栓塞，IVP检查时，相应肾盏可以被来自邻近肾盏的造影剂充盈而显影正常，核素方法则显示局部灌注和吸收不良，甚至肾影局部皱缩。有一组9例节段性肾梗死患者，IVP7例正常，核素方法9例皆见异常。本法还十分便于观察溶栓疗效。

三、糖尿病肾损害

糖尿病损害肾脏可累及肾脏所有结构，发生不同的病理改变，具有不同的临床意义。这些损害包括与代谢异常有关的肾小球硬化症、小动脉性肾硬化，和感染有关的肾盂肾炎，以及和缺血坏死有关的肾乳头坏死等。但只有肾小球硬化症与糖尿病有直接关系，被称为"糖尿病肾病"，是糖尿病全身微血管并发症之一。

根据糖尿病肾病的病程和病理生理演变过程，Mogensen曾建议把糖尿病肾病分为以下5期：

Ⅰ. 肾小球高滤过和肾脏肥大期。这种糖尿病肾脏受累的初期改变与高血糖水平一致，血糖控制后可得到部分缓解。

Ⅱ. 正常白蛋白尿期。肾小球滤过率高于正常水平。如果在这一期能良好的控制血糖，患者可长期稳定于该期。

Ⅲ. 早期糖尿病肾病期。GFR开始下降到正常。

Ⅳ. 临床糖尿病肾病期。该期的特点是尿蛋白不随GFR下降而减少。

Ⅴ. 终末期肾衰竭。尿毒症症状明显。最后需要透析治疗。

肾动态显像可了解糖尿病肾病患者的肾功能变化情况，辅助糖尿病肾病的分期。

四、肾盂肾炎或感染

急性和慢性肾盂肾炎的病理变化十分多样，有肾实质功能受损、缺血、瘢痕形成、肾萎缩、肾盏局部梗阻、肾盂张力下降而张弛、尿路激惹等。病变可以是双侧性的，也有近半数以一侧为主。因此，肾图和肾显像也呈多样化异常表现，异常率明显多于IVP和超声检查。本法所揭示的肾功能和尿路机能性变化非超声检查和CT所能提供。因此，肾图和肾显像对肾盂肾炎的诊断病变定位、疗效和转归观察等有重要价值。美国国家小儿医学中心已将^{99m}Tc-DMSA肾显像瘢痕症作为慢性肾盂肾炎的诊断参考标准，对正确治疗有重要意义。断层显像对瘢痕症的诊断可提高20%，但也增加了5%假阳性。

急性肾盂肾炎时，肾静态影像表现为肾内局限性放射性减低或缺损区，可为单发或多发，可发生于一侧或双侧肾脏，优于IVP与超声检查，显示病灶数约为超声的两倍、IVP的四倍。慢性肾盂肾炎则表现为肾影缩小，瘢痕形成处显像剂摄取降低，整个肾脏放射性分布不均匀。肾静态显像既能诊断急性肾盂肾炎，又能了解病变范围和严重程度，还可用于评价疗效及判断预后。

肾小球肾炎患者的肾图变化也多样化，多为双侧性，发作期DTPA肾图的阳性率高于OIH肾图。急性期的少尿期或恢复初期肾小球滤过率低或伴有肾小管回吸收不良，肾图表现为双侧排出不良型，不要误诊为"双尿路梗阻"。肾动态显像可见肾实质穿通时间延长，放射性不向肾盂集中，表明放射性滞留在肾实质。随病情好转肾图可很快恢复正常。

柠檬酸镓-67（^{67}Ga）静脉注入24小时，正常肾区基本无放射性存留，各种炎症，如肾盂肾炎、肾脓肿、间接性肾炎、抗生素所致肾损害等可以有肾内局部或弥散的异常聚集。急性肾盂肾炎的阳性率达85%。但恶性肿瘤也可浓聚^{67}Ga。有的作者还报道急性肾小管坏死、急性肾损伤、血管炎、结节病及淀粉样变也有异常聚集。故现在一般已不采用本法进行诊断。当尿细菌培养阳性时，可利用本法对肾内炎症病变进行定位。也有用铟-111（^{111}In）标记的白细胞进行这方面工作。

泌尿系统感染者的肾图正常或仅有c段痉挛波，示感染部位在肾以下，或在肾内损伤较轻。肾图异常则提示病损在肾内，且可提供病损程度及何侧损伤较重等信息。应注意肾周围感染可明显影响肾功能，肾图和肾显像都会有相应改变，与肾内病变相似，必须结合临床情况判断。

（一）肾瘢痕征

感染性尿液反流则是引起上尿路反复感染的原因，严重者可造成肾脏瘢痕。急性和慢性肾盂肾炎也可造成肾脏瘢痕形成。

肾静态显像对肾脏瘢痕的诊断阳性率明显高于B超、CT、IVP等影像学检查。美国国家小儿医学中心已将^{99m}Tc-DMSA肾显像瘢痕症作为慢性肾盂肾炎的诊断参考标准，对正确治疗有重要意义。断层显像对瘢痕症的诊断可提高20%，但也增加了5%假阳性。

（二）诊断膀胱输尿管反流

膀胱输尿管反流是指患者排尿过程中尿液反流至输尿管和/或肾区，是反复泌尿系感染的重要原因。多见于儿童。膀胱输尿管反流显像（vesicoureteric reflux imaging）是指放射性核素显像剂引入膀胱，待膀胱充盈后，患者用力排尿或膀胱区加压致使尿液反流到输尿管和/或肾区，通过显像仪器动态采集该过程，可获得膀胱充盈、排尿过程和排尿后的膀胱输尿管影像。主要用于膀胱-输尿管反流的诊断及反流程度评价，为某些泌尿系疾病的诊断和鉴别提供信息。

1. 直接法检查膀胱输尿管反流

（1）原理：是指通过导尿管将显像剂注入膀胱内，在膀胱不断充盈和排尿过程中观察输尿管和/或肾区是否有异常放射性出现，由此来判断是否存在膀胱输尿管反流。输尿管或肾区出现放射性影像，是尿反流存在的证据。

（2）检查方法：受检者仰卧，γ照相机探头从床下面对位于膀胱和双肾区。将导尿管插入膀胱后，注入1mCi DTPA，然后持续缓慢灌入生理盐水。在膀胱逐渐充盈的过程中，每1~2分钟照相一帧。照相用高亮度使肾区有少量放射性即可显影。每次照相时记录灌入生理盐水量，以观察出现尿反流时的膀胱容量。当患者膀胱已充盈到难以耐受时，乃让患者用力排尿，在整个排尿过程中也持续快速照相。排尽后再连续照两帧。用"ROI"计数积分的方法，对比尿反流区的计数和排尿前膀胱内的总计数，可计算出尿反流量（%）。

（3）优缺点：本法的优点是与X线膀胱造影灵敏度相近且性腺辐射剂量小（仅为X线的1%），结果不受肾功能的影响，可重复检查。时间短，小儿易于耐受。缺点是经导尿道插管，存在造成尿路感染的可能性；显示膀胱细微结构异常的分辨率较X线差。

2. 间接法检测膀胱输尿管反流

（1）原理：是在进行常规肾动态显像结束后，待静脉注射的肾显像剂大部分已排至膀胱时，受检者用力憋尿，随后用力排尿，通过显像仪器观察该过程中输尿管和肾内有无异常放射性增高。

（2）检查方法：检查前半小时饮水300ml，不排尿，坐位静脉注入DTPA或OIH，当药物已大部分排至膀胱内，肾区放射性已明显下降到足以能看见任何回流时，将γ照相机探头从受检者后背对位于膀胱区和双肾区，采集一帧静态影像。然后在下腹部逐渐加压并令受检者用力憋尿然后突然排尿，在此过程中每1~2秒连续拍片，若输尿管或肾内有任何明确的放射性增加，即提示膀胱有尿反流。

（3）优缺点：优点是不用插导尿管，并能同时提供肾动态影像，可以观察肾脏的功能和形态。其缺点：① 为了等待肾区放射性明显降低和膀胱内充盈足够的放射性，需要较长时间地憋尿，但儿童和尿失禁患者难以做到；② 肾功能不良和肾积水者肾区放射性可长久不下降，也难以观察，特别是对较小量的反流；③ 本法适用于膀胱明显充盈时，患者常难达到这种充盈程度，故会漏诊部分病患。

五、肾梗阻性疾病

（一）肾积水

肾动态显像是评价肾实质功能非常灵敏、简便、无创的检查方法，尤其对严重肾盂积水或其他原因所致的残余肾功能评价方面。

肾动态显像在肾积水的治疗策略中具有重要的指导价值。例如，临床对肾积水通常采用的治疗策略是：受累肾功能大于35%者，采用保守观察治疗；受累肾功能小于35%和两次肾动态显像定量的肾功能下降10%以上者，则采用肾盂成形术；肾切除的手术指征则要具体分析，有人主张梗阻解除后患肾功能在10%以下者可考虑肾切除术，但要充分考虑年龄等其他因素。

（二）急性尿路梗阻

肾动态显像能敏感探测结石、输尿管狭窄、肿瘤浸润或压迫等引起的上尿路梗阻或引流不畅时的尿流动力学的异常变化，对梗阻时肾功能的判断较IVP敏感。急性尿路梗阻尚未影响到肾功能时，肾图表现为持续上升型，梗阻解除后，肾图曲线可恢复正常。

六、肾占位性病变

肾动态功能显像显示单侧或双侧肾脏内单发或多发局限性放射性分布稀疏或缺损区，血流灌注也出现缺损或稀疏，通常为良性病变，如囊肿、脓肿、缺血性病变等；若血流灌注出现显像剂分布正常或增高影，多提示为肾内恶性病变。

由于γ照相机空间分辨率低，直径<1.0cm的病变较难发现，同时局部放射性减低又无特异性，故在发现和定性诊断肾内占位性病变方面仅与IVP近似，一般不如超声和CT检查，故已很少应用。当需排除占位性病变系"肾柱"（bertin column）肥大或肾小管腺瘤时，可进行DMSA肾静态显像，它们的典型表现是局部放射性高于临近正常组织。

随着超声和CT等影像技术的发展，肾静态显像的临床应用已明显减少。目前，主要用于肾脏畸形、位置异常的诊断和泌尿系感染的鉴别诊断。因肾内占位性病变较小，核素显像方法诊断的灵敏度和特异性均低于B超、CT等其他影像学方法，故常规不做首选。

（一）肾癌

Whal等首先在1991年对PET在肾癌诊断中的价值进行了研究，此后¹⁸F-FDG PET或PET/CT在肾脏肿瘤的临床应用陆续有几篇文献报道，其灵敏度40% ~ 94%不等。

肾癌局部淋巴结或远处转移对分期、治疗方案选择有重要的临床意义。有研究报道，24例肾癌患者，PET/CT发现2例局部淋巴结转移及5例远处转移，而CT、MRI发现2例淋巴结转移及1例远处转移，4例肾癌患者分期及治疗方案得以改变。既往的报道也证明了PET/CT在探测转移灶方面较CT、MRI更具优势（图7-2-3-1）。

（二）结外肾淋巴瘤

肾脏淋巴瘤亦不少见，PET/CT在肾脏淋巴瘤、疗效观察方面有非常重要的临床价值（图7-2-3-2）。

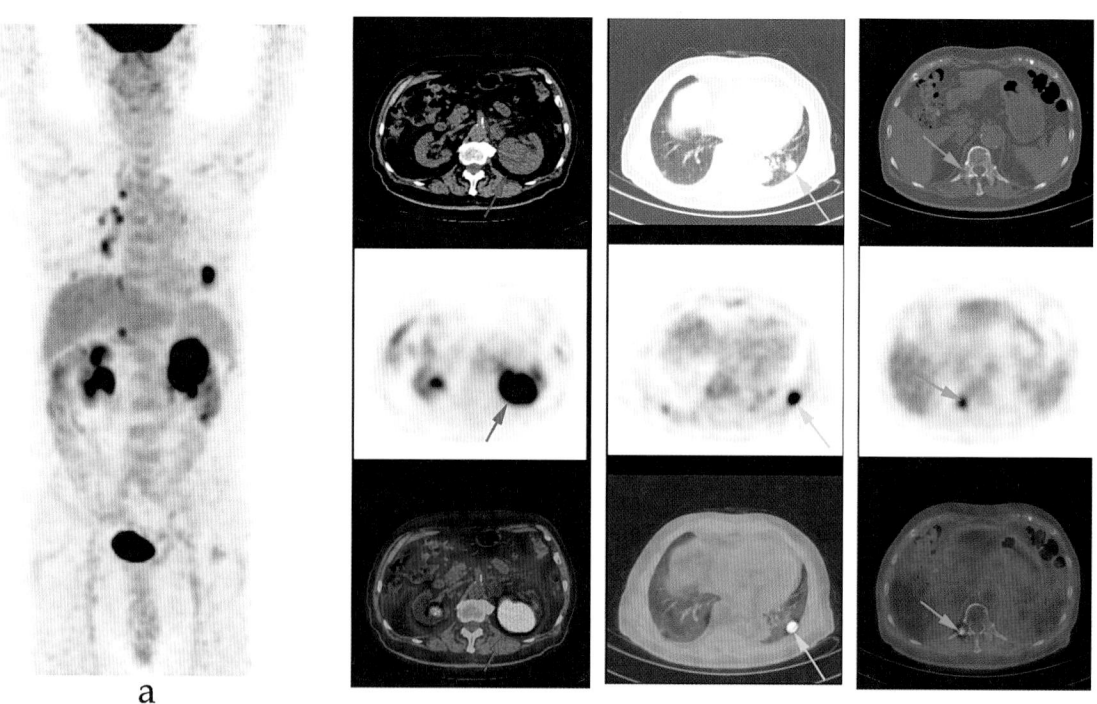

a

图7-2-3-1　患者男，72岁，图a为PET/CT MIP图像，PET/CT诊断左肾癌（红色箭头，SUVmax为13.90）伴肺、骨转移（绿色箭头），肾肿物病理为透明细胞癌

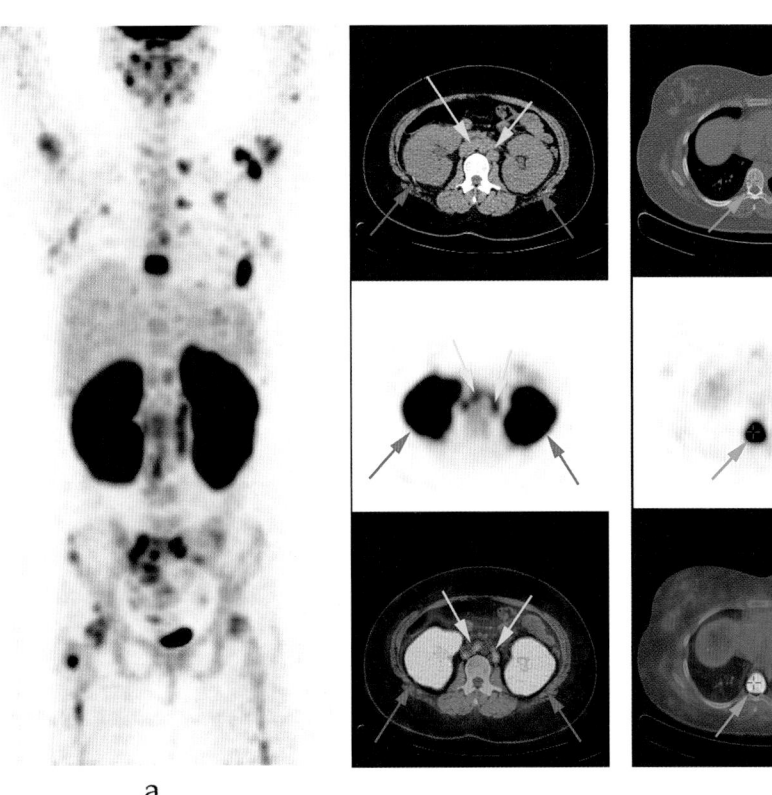

图 7-2-3-2 患者女，20 岁，患者急性肾损伤，怀疑肾脏肿瘤，CT 示双肾弥漫性肿大，图 a 为 PET/CT MIP 图像，PET/CT 示双肾（红色箭头，SUVmax 为 16.40）、腹主动脉旁淋巴结（黄色箭头）、胸膜（蓝色箭头）、骨髓（绿色箭头）多发 FDG 摄取增高病灶，CT 图像示骨质未见破坏，肾穿刺活检病理示淋巴母细胞淋巴瘤。患者分期改变

a

（三）转移性肾癌

肾脏是转移性肿瘤的好发部位，国外文献报道的尸检阳性率为 3% ~ 15%。肾转移瘤多来源于肺（19.8% ~ 23.3%）、乳腺（12.3%）、胃（11.1% ~ 15.3%）和胰腺、结肠、肾和食管等。肾转移瘤并不少见，但较少出现临床症状，多无血尿或氮质血症。PET/CT 作为一种安全的、无创性的显像方法，在原发肿瘤早期诊断及探测转移灶上具有较高敏感性和特异性，为肿瘤的准确分期提供了一个较好的诊断方法（图 7-2-3-3）。

七、肾移植评价

（一）肾移植供者肾功能评估

肾动态显像可以检测供者的总肾及分肾功能状况，在活体供肾的术前评估中占有非常重要的地位。首先要保证供体拿出一个肾脏以后，剩余的肾脏能够维持机体代谢的需要，确保供者的安全，另一方面，取出的供肾功能可以满足受者的需要。目前公认：小于 40 岁候选供者的 GFR 应不低于 80ml/min；40 岁以后，随着年龄的增加，GFR 也相应下降，60 岁候选供者的 GFR 可以为 68ml/min。

（二）肾移植术后肾功能的评价

移植肾是否成活、功能状况如何、有无排斥反应及并发症的发生是临床医师非常关心的问题。肾移植手术后合并症可以是机械性的（包括血管及收集系统的完全或部分梗阻、撕裂或瘘管形成）和肾实质性（主要是 ATN 和排异）。肾动态显像在移植肾检测方面具有独特的优势。

1. **移植肾正常影像** 功能良好的移植肾影像表现与正常肾脏类似；肾血流灌注影清楚，动态功能影像早期肾实质轮廓清晰、形态完整、放射性分布均匀，清除相皮质影明显消退，膀胱放射性浓聚逐渐增强，输尿管通常不显影（图 7-2-3-4）。

2. **急性肾小血管坏死** 肾血管性病变在血流灌注相中肾影出现延迟，影像模糊，轮廓不清。急性肾小管坏死的肾血流灌注仅轻度减少，但肾皮质摄取和清除显像剂明显延缓。尸体异体肾由于热缺血，多有一定程度的 ATN。ATN 绝大多数发生在 24 小时内，可见到肾灌注轻度减少，但肾实质早期吸收明显低下，膀胱内很少或无放射性。

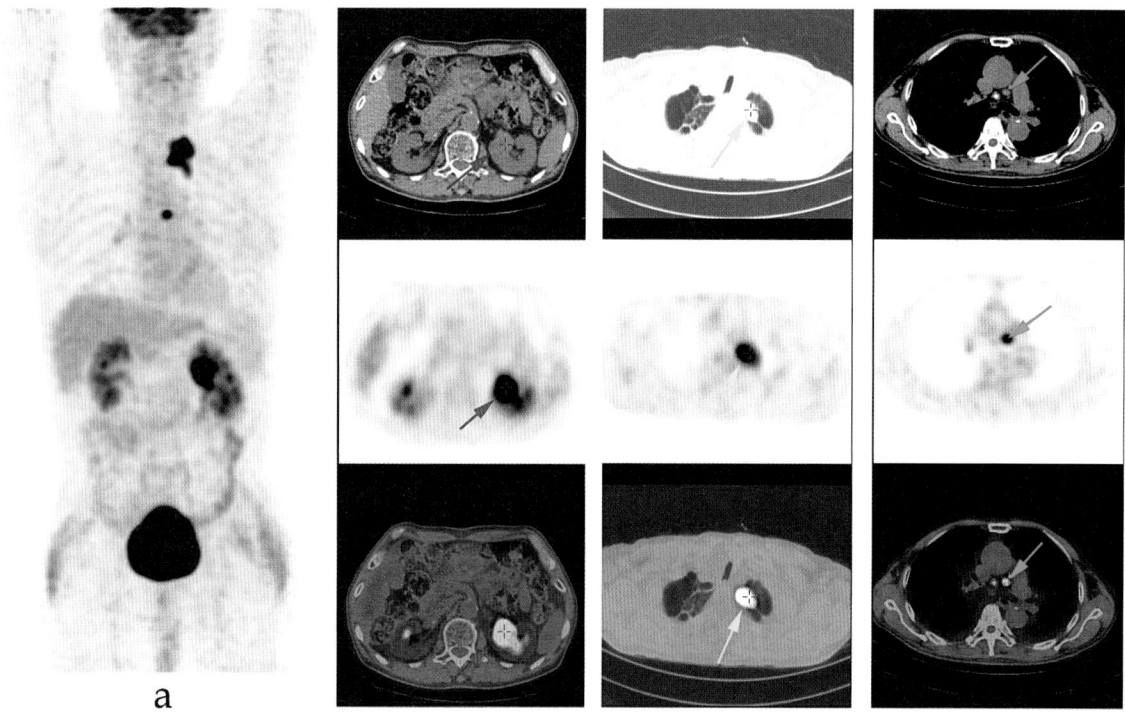

图 7-2-3-3　患者男，65 岁，CT 怀疑左肾转移瘤，活检病理示鳞癌转移，图 a 为 PET/CT MIP 图像，PET/CT 示左肾、左肺及纵隔 FDG 摄取增高病灶，考虑左肺癌（黄色箭头），伴左肾（红色箭头，SUVmax 为 13.30）、纵隔 4 区淋巴结转移（绿色箭头）

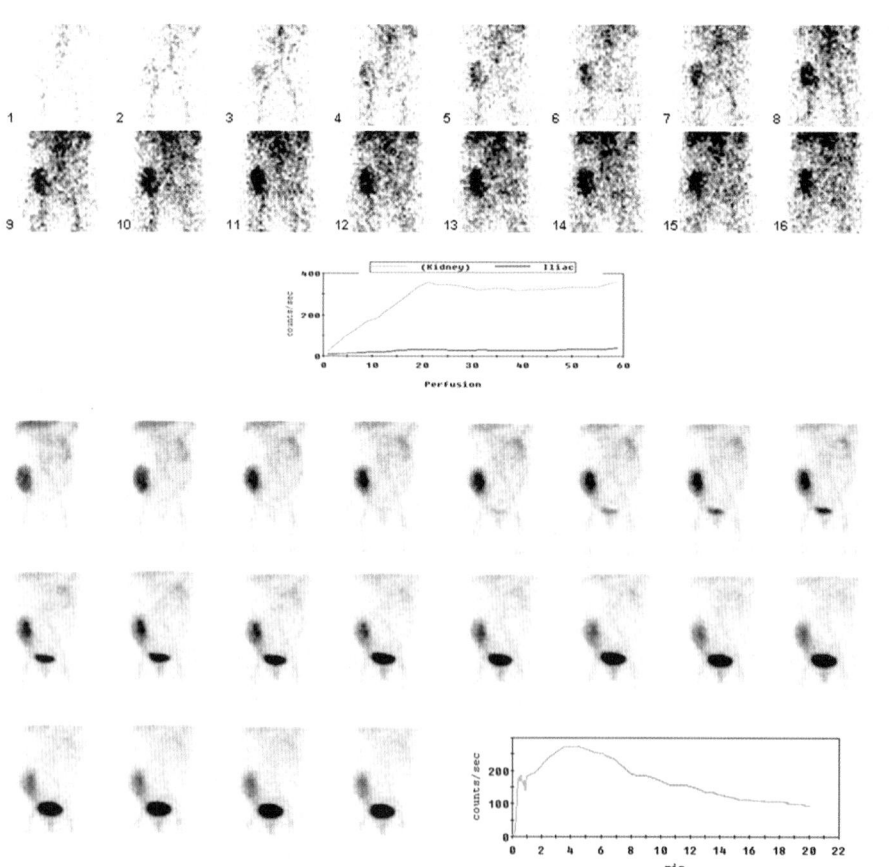

图 7-2-3-4　移植肾正常影像

3. 排斥反应　超急性排斥反应通常术后即刻出现，表现为移植肾无血流灌注和功能丧失，显像剂分布缺损。但近来术前皆实行免疫配对，超急性排异已很少见。术后 2 ~ 3 天发现肾灌注及吸收功能同时恶化，应高度考虑急性排异发生。但与肾实质其他合并症和血管狭窄较难区别，常需结合其他检查结果考虑。急性排斥反应多发生于术后的 5 ~ 7 天，移植肾血流灌注减低，皮质摄取减慢，清除延缓。术后 3 周灌注或吸收不良，多为急性细胞排异。慢性或体液性排异发生的更晚，慢性排斥反应可发生于移植术后半个月到半年，可出现各种肾功能受损表现，肾影缩小。

4. 尿瘘和尿路梗阻　尿瘘是肾移植外科并发症之一，发生率为 2% ~ 5%，最常见原因为输尿管缺血引起的输尿管 - 膀胱吻合口瘘。肾动态显像表现为移植肾血流灌注与功能正常，泌尿系统外出现形状不规则，边界不清的持续放射性浓聚，膀胱可呈缺损区。

移植肾上尿路梗阻发生率为 3% ~ 10%，原因有尿囊肿，输尿管吻合口狭窄，外源性积液压迫等。尿路梗阻时，肾盏肾盂内可见明显放射性滞留（图7-2-3-5）。

（三）注意事项

1. 移植肾邻近膀胱内的放射性对肾图可以有明显干扰，必须在了解准直器性能的基础上，采取一定角度以避开膀胱的干扰。最好是在膀胱区同时测得时间 - 放射形曲线对照观察。

2. 肾图 c 段下降不良几乎是所有合并症的共同表现，需结合 b 段，a 段和比较多次检查结果，并充分考虑临床情况加以判断。最好作肾动态显像进一步鉴别。

3. 重复测定时，需事先测得移植肾区域的残留放射性作为"本底扣除"。

八、肾病综合征高凝状态伴发肺栓塞

多种肾脏病理损害所致的严重蛋白尿及其引起的一组临床表现称为肾病综合征。血栓、栓塞性并发症是肾病综合征严重的、致死性并发症之一。已公认肾病综合征时存在高凝状态，这与本征凝血、抗凝及纤溶因子的变化相关，加之低蛋白、高脂血症所致血液浓缩、血液黏稠度增加使本征时凝血、血栓形成倾向更严重。过度使用强利尿剂也可加重血液浓缩从而加重高凝状态。本征时主要

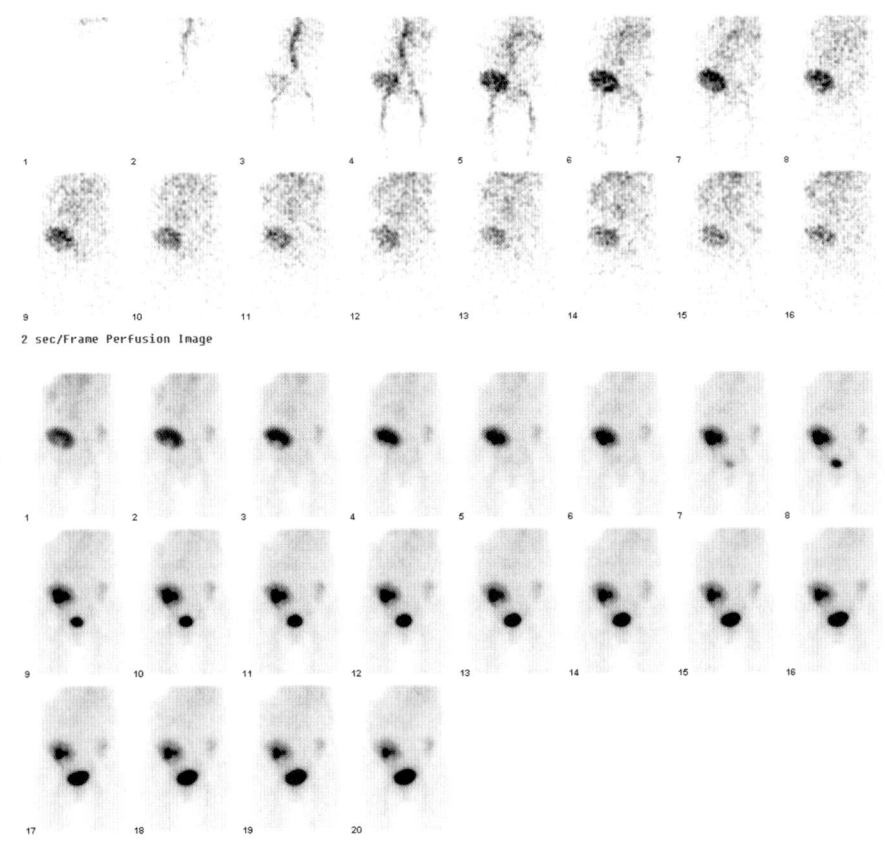

图 7-2-3-5　移植肾上
尿路梗阻

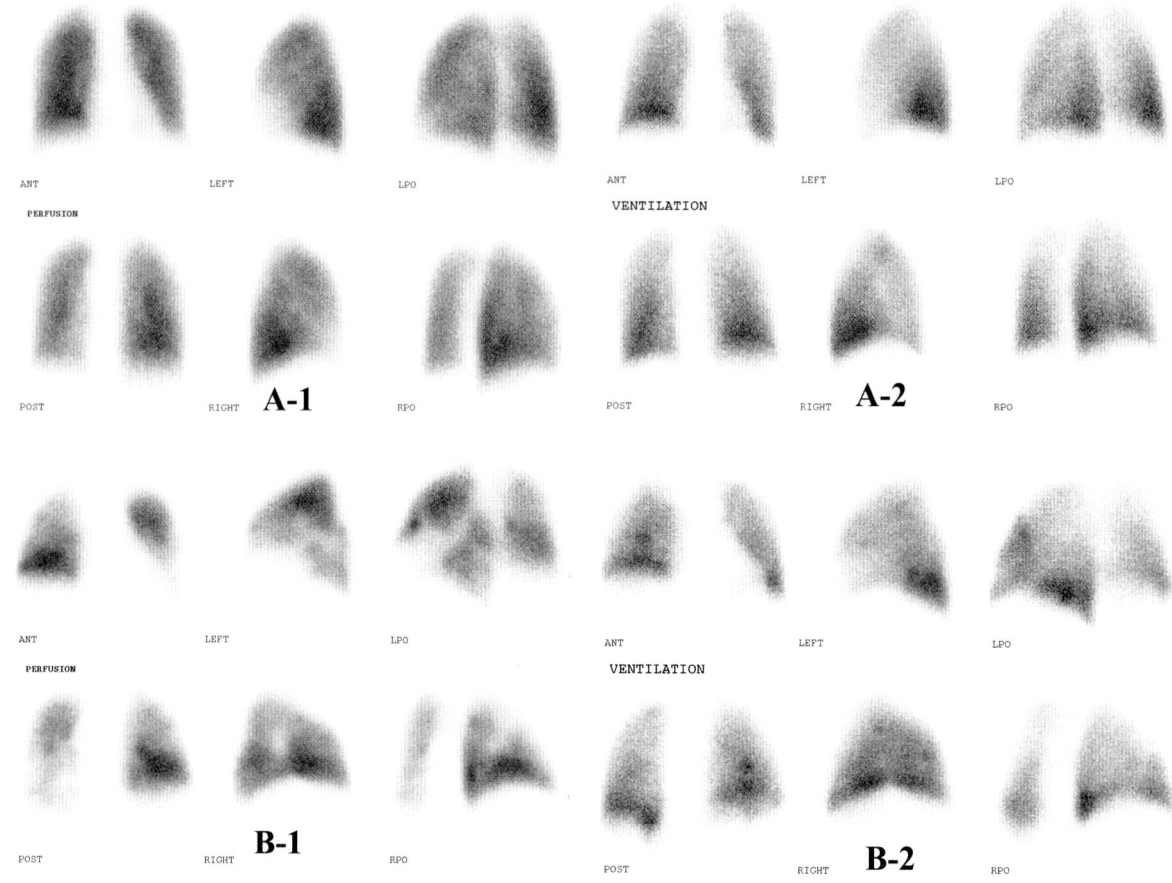

图 7-2-3-6 A：正常肺灌注（A-1）、肺通气显像（A-2）；B：肾病综合征并发肺栓塞的肺灌注（B-1）和通气显像（B-2）

的血栓、栓塞性并发症为肾静脉血栓及其脱落后形成的肺栓塞（图 7-2-3-6）。

长期以来，肺灌注/通气显像多体位平面显像作为诊断肺栓塞的常规筛查方法沿用至今。然而，多年来的临床实践表明，仍有 20% ~ 50% 的病例被误诊或漏诊。分析其原因，主要是肺平面灌注显像受病灶周围射线散射的影响，深部病灶和小病灶被掩盖，使得无法正确判断。而 SPECT 肺灌注显像从冠状、矢状和水平三个断面显示病灶，避免了周围射线散射对深部病灶和小病灶的影响。2008 年欧洲心脏病学会（European Society of Cardiology，ESC）急性肺栓塞诊疗指南明确指出：肺灌注平面显像最大问题是非诊断性结果（低或中度可能）的比例较高，而断层显像可以增加诊断的准确性同时降低非诊断性结果的比例。

（王荣福 张建华）

参考文献

1. 王荣福 . 核医学 . 3 版 . 北京 : 北京大学医学出版社 , 2013.
2. 李少林 , 王荣福 . 核医学 . 8 版 . 北京 : 人民卫生出版社 , 2013.
3. 王海燕 . 肾脏病学 . 3 版 . 北京 : 人民卫生出版社 , 2008.
4. 中华医学会 . 临床技术操作规范 · 核医学分册 . 北京 : 人民军医出版社 , 2004.
5. 张永学 , 黄钢 . 核医学 . 2 版 . 北京 : 人民卫生出版社 , 2010.
6. 章友康 . 肾淀粉样变的研究现状 . 中华肾脏病杂志 , 1996, 12（2）: 114-116.
7. CYTAWA W, TEODORCZYK J, LASS P. Nuclear imaging of amyloidosis. Pol J Radiol, 2014, 79(7): 222-227.
8. NOORDZIJ W, GLAUDEMANS AW, SLART RH, et al. Clinical use of differential nuclear medicine

modalities in patients with ATTR amyloidosis. Amyloid. 2012, 19(4): 208-211.

9. WAHL RL, HARNEY J, HUTCHINS G, et al. Imaging of renal cancer using positron cmission tomography with 2-deoxy-2-(18-F)-fluoro-Dglucose:pilot animal and human studies. J Urol, 1991, 146(6): 1470-1474.

10. AIDE N, CAPPELE O, BOTTET P, et al. Efficiency of [(18)F]FDG PET in characterising renal cancer and detecting distant metastases: a comparison with CT. Eur J Nucl Med Mol Imaging, 2003, 30(9): 1236-1245.

11. KANG DE, WHITE JR RL, ZUGER JH, et al. Clinical use of fluorodeoxyglucose F 18 positron emission tomography for detection of renal cell carcinoma. J Urol, 2004, 171(5): 1806-1809.

12. MAJHAIL NS, URBAIN JL, ALBANI JM, et al. F-18 fluorodeoxyglucose positron emission tomography in the evaluation of distant metastases from renal cell carcinoma. J Clin Oncol, 2003, 21(6): 3995-4000.

13. KUMAR R, CHAUHAN A, LAKHANI P, et al. 2-deoxy-2-[F-18] fluoro-D-glucose-positron emission tomography in characterization of solid renal masses. Mol Imaging Biol, 2005, 7(6): 431-439.

14. OZULKER T, OZULKER F, OZBEK E, et al. A prospective diagnostic accuracy study of F-18 fluorodeoxyglucose-positron emission tomography/computed tomography in the evaluation of indeterminate renal masses. Nucl Med Commun, 2011, 32(4): 265-272.

15. 王荣福. PET/CT—分子影像学新技术应用. 北京:北京大学医学出版社,2011.

16. 张建华,王荣福,范岩,等. ^{18}F-FDG PET/CT 在肾脏肿瘤诊疗中的应用. 中国医学影像技术,2012,28(3):548-553.

17. 于丽娟,锻玉,梁秀艳,等. ^{18}F-FDG PET/CT 显像在肺癌诊断及探测转移灶中的价值. 中国医学影像技术,2007,23(4):605-607.

18. GOTTSCHDK A,HOFFER PB. Diagnostic Nuclear Medicine. 2nd ed. Baltimore:Williams and Wilkms,1988 :940-966.

第八篇

水、电解质、酸碱代谢紊乱与肾脏

第一章
水代谢平衡与紊乱

人体内水占体重的55%～65%，随年龄、性别、肌肉容量的不同而有所变化。体内的总水（total body water，TBW）包括2/3细胞内水，1/3细胞外水。人体内水的平衡包括水的外平衡和水的内平衡，而无论是水的外平衡还是内平衡都和钠有密切的关系。水的外平衡是指水每日的更新，即摄入水和排出水。水的每日更新和每日营养的摄入、代谢废物的排出均密切相关，是生命活动必需的过程。水的外平衡的重要部分是肾脏对水分排出的精确调节。肾脏对排出水分的调节主要依赖于肾小管对水的浓缩稀释功能，而肾小管浓缩稀释功能实现的基础是钠在髓袢升支粗段重吸收而构成的肾髓质浓度梯度。水的内平衡是指细胞内水和细胞外水之间的交换和流动。水的内外平衡具有精确的调控机制。钠作为细胞外液最主要的阳离子，血浆钠浓度下降时，细胞外的水会流入细胞内，导致细胞水肿，为避免该情况的发生，人体会通过一系列的调节排出多余的水；血浆钠浓度上升时，细胞内的水会流向细胞外，导致细胞脱水。同样，为避免该情况的发生，人体会通过一系列的调节保存更多的水。

人体对水的调节能力与生物进化可能存在密切的关系。生物进化学说认为物种起源于海洋，由于海洋中含有丰富的钠，最早的生物体体内的钠和外环境的钠浓度相同，可以和周围环境间的液体和离子进行自由交换，而不影响内环境的稳定。随着海洋面积的减少，一些脊椎动物迁徙入淡水，在淡水内生存，生物体内的钠高于外环境，因此进化出生物膜和周围环境之间不再进行水和物质的自由交换，同时进化出肾脏，具备了保存钠、排出低张液体的能力，实质上是稀释尿液的功能。最终脊椎动物进入陆地，面临缺水的环境，又发展出了浓缩尿液的能力。在这样的进化过程中，人类肾脏对水和钠的处理进化的极为密切和复杂。

第一节　水平衡的调节

无论是水的外平衡还是内平衡，血浆的钠浓度都起重要的作用。钠离子是细胞外液最主要的阳离子，细胞外液产生渗透压主要靠钠离子维持。为了更好阐述水平衡的调节，首先简单介绍几个概念。

（一）渗透压和渗透分子浓度

渗透压（osmotic pressure）：隔以半透膜，一方为水，另一方为溶液，水通过半透膜向溶液一方渗透。为阻止水的移动，在溶液侧所加的压力称为渗透压。溶液渗透压和溶液中溶质微粒量有关。单位体积溶液中溶质微粒越多，溶液渗透压越高；反过来，溶质微粒越少，溶液渗透压越低。当半透膜两侧渗透压不相等时，水会从渗透压低的一侧进入渗透压高的一侧。

渗透克分子浓度（osmotic concentration）：液体的溶质或颗粒浓度称为渗透克分子浓度。1g分子的溶质含有1mol（6.02×10^{23}）微粒，溶于1kg水时，产生17 004mmHg渗透压，或1渗克分子浓度（Osm）。1mg分子的溶质含6.02×10^{20}微粒，溶于1kg水产生17mmHg渗透压，称为1毫渗克分子浓度（mOsm）。渗透克分子浓度又分为重量渗克分子浓度（osmolality）和容积渗克分子浓度（osmolarity）。重量渗克分子浓度是指每千克溶剂（水）所含的渗克分子，可通过渗透压计测量，与溶液的压力和温度无关，单位是Osm/kg·H_2O。容积渗克分子浓度指的是每升溶液所含的渗克分子，和溶液内的溶质，温度压力有关，单位是Osm/L。重量渗克分子浓度（osmolality）和容积渗克分子浓度（osmolarity）两者的概念和测量方法不同，有微小的差异，同一溶液容积渗克分子浓度略低于重量渗克分子浓度，但是临床上经常通用。

渗透性溶质可分为两类。一类是可自由通过细胞膜的，由这类物质导致细胞外液渗透性溶质增高的同时，细胞内渗透性溶质随之升高，未形成细胞内外的渗透性溶质梯度差，水分没有跨细胞膜移动，细胞功能得以保持。此类渗透性物质称为无效渗透溶质。另一类形成了细胞内外的浓度差，导致水分跨细胞移动和功能紊乱，这类溶质称为有效渗透溶质。细胞膜两侧的渗透压的平衡对于维持细胞的形态和功能有重要意义，如果细胞外是低张力的环境，细胞外的水会转移到细胞内，导致细胞水肿，如果细胞外是高张力的环境，细胞内的水会移至细胞外，引起细胞皱缩。

（二）血浆钠浓度和渗透克分子浓度（渗透压）的关系

钠是人体细胞外液中最主要的阳离子，血浆钠浓度维持在135 ~ 145mmol/L，一个很窄的范围内波动，是血浆中最主要的有效渗透溶质。血浆的容积渗克分子浓度（osmolarity）可根据血浆内主要渗透物质的浓度进行计算：

血浆容积渗克分子浓度（osmolarity）=2(Na+K)+glucose+BUN(单位为mmol/L)。

或 =2[Na+K]+[glucose]/18+[BUN]/2.8(glucose 和 BUN 单位为 mg/dl)。

血浆容积渗克分子浓度（osmolarity）正常范围280 ~ 295mOsm/L或重量渗克分子浓度（osmolality）280 ~ 295mOsm/kg·H_2O。渗透浓度升高，细胞脱水；渗透浓度降低，细胞水肿。由于钠是主要的产生渗透压的物质，钠浓度的变化对渗透压的影响较大。

另外临床上通常使用渗透压这个词，实际上指的是渗克分子浓度，为了描述方便，下文中将使用渗透压。

（三）人体对血浆晶体渗透压的调节

人类对血浆晶体渗透压调节十分严格，由于晶体渗透压主要由血浆钠的水平决定，血钠浓度的变化因此受到严格的调节。血浆晶体渗透压的调节主要依靠渴感和抗利尿激素系统。

1. 血管升压素（arginine vasopressin，AVP） 是人类的抗利尿激素。由于血管升压素具有调节位于肾集合管的水通道的作用，肾脏的浓缩稀释过程最终都要依靠血管升压素增加或减少得以实现。血管升压素由位于下丘脑的室上核和室旁核分泌，最初分泌的是无活性的前体，然后切割成有活性的血管升压素，包裹于神经分泌颗粒内转至神经垂体储存。血管升压素从神经垂体的释放有两个调节途径。一是渗透调节途径，另一个是非渗透调节。

（1）渗透调节途径：血浆渗透压的改变调节AVP的分泌，这也是引起AVP分泌的最敏感的因素。正常的渗透克分子浓度为280 ~ 295mOsm/kg·H_2O。血浆渗透克分子浓度280mOsm/kg·H_2O，是AVP基础分泌的阈值。血浆渗透克分子浓度小于280mOsm/kg·H_2O，用目前的方法检测不到AVP的分泌；大于280mOsm/kg·H_2O时，血浆渗透克分子浓度每升高1mOsm/kg·H_2O，血浆AVP水平上升0.4 ~ 1.0pg/ml。血浆AVP随着渗透克分子浓度上升的速率和多种因素有关，部分取决于基因的影响。

大量出汗，严重呕吐或腹泻等情况使机体失水时，血浆的渗透克分子浓度升高，可引起AVP分泌增多，使肾脏对水的重吸收活动明显增强，导致尿液浓缩和尿量减少。相反，大量饮清水后，血浆的渗透克分子浓度下降，AVP分泌减少，肾脏对水的重吸收降低，尿液被稀释，尿量增加，从而使机体内多余的水排出体外。例如，正常人一次饮用100ml清水后，约过半小时，尿量就开始增加，到第一小时末，尿量可达最高值；随后尿量减少，2～3小时后尿量恢复到原来水平。如果饮用的是等渗盐水（0.9% NaCl溶液），则排尿量不出现饮清水后那样的变化。这种大量饮用清水后引起尿量增多的现象，称为水利尿。

（2）非渗透调节途径：除了血浆的渗透克分子浓度升高可引起血管升压素分泌增加之外，血压下降和血容量减少也可导致血管升压素的释放。机体对于有效循环血容量的维持，优于对渗透压变化的调节。因此，即使是血钠降低的状态，如果有效循环血容量不够，血管升压素分泌仍然增加，心衰或肝硬化时出现稀释性低钠和有效循环血容量不足有关。

有效循环血容量下降，引起血管升压素的释放，受压力感受器的调节。心房扩张时，位于心房的压力感受器感受心房压力的变化，通过迷走神经传递信号，减少血管升压素的释放，促进水的排出。而位于主动脉的压力感受器在感受血管内压力下降时，通过迷走神经和舌咽神经释放信号，促进血管升压素的释放，促进水的重吸收，使容量回复正常。

血管升压素的释放还有其他的一些非渗透调节的途径，如情绪压力，疼痛等，其机制仍存在争议。

（3）血管升压素的作用机制：血管升压素通过位于细胞膜上的受体起作用，目前克隆的受体为V1和V2受体，V1受体广泛存在于细胞膜表面，V2受体主要位于肾集合管的上皮细胞。血管升压素和V2受体结合后，调节水通道的分布和表达，改变集合管对水的通透性，从而调节水在肾集合管的重吸收过程。

2. 渴感调节　主要位于下丘脑的渴感中枢，可以感受细胞外液渗透压的细微变化，当渗透压升高时，人的渴感增加，会主动的摄入水分，摄入水分使细胞外液渗透压下降，渴感下降，减少水的摄入。

3. 尿液的浓缩和稀释　肾脏的浓缩稀释功能依赖于独特的肾小管和集合管系统及供应肾小管、集合管的肾血管系统。AVP作用于肾集合管上的血管升压素受体，调节集合管上皮细胞上水通道的分布，从而调节水的重吸收，达到稀释或浓缩尿液的目的。

肾脏的集合管系统横跨整个肾脏，从非常表浅的肾皮质到肾髓质内带的尖端。从皮质到肾乳头依次为皮质集合管，髓质外带集合管外部，髓质外带集合管内部，髓质内带集合管的起始部和尾部。集合管从皮质开始，笔直的穿过髓放线和外髓部，彼此独立。从髓质部开始，不同的集合管开始汇集，直至肾乳头。髓袢的升支和降支是产生逆流倍增机制的重要结构。另外一个重要的结构是供应肾髓质的直血管系统，直血管的降支接受近髓肾单位出球小动脉的血流，在髓质不同的层面分支形成小的血管从，供应髓质血流。然后汇聚成升支，升支与降支在髓质内带及髓质外带的内部的部分位置靠近，形成类似肾小管的袢状的结构，因此存在血流的逆流交换机制。整个皮质部的渗透压值与血浆渗透压相等外，髓质部存在一个渗透压梯度，由低到高依次为皮髓质交界部、髓质外带、髓质内带、肾乳头部。此渗透压梯度体液浓缩的情况下更为明显，而在体液被稀释的情况下被削弱。在近端肾小管渗透压值与血浆渗透压近似，约290mOsm/kg·H$_2$O左右。然后随着髓袢下降支逐步向髓质深部延伸，渗透压值逐渐加大。在长髓袢肾单位，到达内髓部转折处的渗透压值为1 200mOsm/kg·H$_2$O左右[1]；经过近曲小管对水及溶质的等渗吸收，容量减少的等渗尿流入髓袢的降支。由于髓袢降支细段有水通道（AQP1），而无钠的转运通道，水逐渐被重吸收，肾小管液进一步减少，尿的渗透压增高；进入髓袢升支，该段肾小管没有水通道的分布，因此对水的通透性很低，但是氯化钠的主动重吸收增加，尿量变化不大，但是尿渗透压下降；经过远曲小管后，低渗尿进入集合管，集合管上有大量的水通道（AQP2）分布，水的重吸收增加，尿量进一步减少，尿渗透压升高。在这个过程中，髓袢升支重吸收NaCl构成了肾髓质外层的渗透浓度梯度，这种由皮质到髓质逐渐增高的溶质浓度梯度，是水重吸收的动力[2]。而尿液的浓缩过程实际上发生了两轮，第一轮发生在髓袢的降支，第二轮发生在集合管。由于髓袢降支上分布的多为AQP1，而集合管上为AQP2，所以只有在集合管发生的浓缩过程可被血管升压素调控。人体对终尿的尿量及渗透压的调节主要发生在集合管。

目前大家都比较认可肾髓质外带的渗透梯度的存在依赖于逆流倍增机制，而这种逆流倍增机制的基础是髓袢升支粗段对氯化钠的主动转运[3,4]；但是位于肾髓质内带的髓袢升支细段没有对氯化钠的主动转运的功能，肾髓质内带形成渗透梯度的主要溶质是尿素。

（四）自由水清除

这是一个人为定义的概念。尿液可分为两个部分，一部分为含有溶质的尿液，这部分尿液溶质的浓度是和血浆中溶质浓度相同，这部分尿液可用"可产生渗透压的物质的清除"表示（osmolar clearance，C_{osm}）；另一部分是完全不含有溶质的水，可用自由水表示（solute-free water，C_{H_2O}）。尿量用V表示，我们可得到如下的公式：

$$V=C_{osm}+C_{H_2O}$$
$$C_{H_2O}=V-C_{osm}$$
$$C_{osm}=[尿渗透压(U_{osm})\times 尿量(V)]/血浆渗透压(P_{osm})$$

因此

$$C_{H_2O}=V-(U_{osm}\times V)/P_{osm}$$
$$C_{H_2O}=V\times(1-U_{osm}/P_{osm}) \qquad\qquad 公式8-1-1-1$$

通过公式-1，我们可以比较好的理解自由水的概念：

1. 如果$U_{osm}=P_{osm}$，$C_{H_2O}=0$，排出的尿液为等渗尿。

2. 如果$U_{osm}>P_{osm}$，$C_{H_2O}<0$，排出的尿液为高渗尿，自由水的重吸收增加，可稀释体液，使细胞外液渗透压下降。

3. 如果$U_{osm}<P_{osm}$，$C_{H_2O}>0$，排出的尿液为低渗尿，自由水的清除增加，可浓缩体液，使细胞外液渗透压上升。

自由水清除的概念和公式对于临床理解和判断低血钠和高血钠的原因有重要的意义和实用价值。

（五）每日溶质负荷和尿量变化

根据健康成人平均每日饮食摄入量，每天大约需要排出600mOsm的溶质，而溶解这些溶质的水的范围可波动在一个很大的范围，与肾脏的浓缩稀释能力和水的摄入量有关。肾脏的最大稀释能力是使尿液的渗透克分子浓度低至60mOsm/kg·H_2O，所以肾脏最多可排出10L水；肾脏最大的浓缩能力可使尿液的渗透克分子浓度达到1 200mOsm/kg·H_2O，人体仅需要500ml水就可以排出代谢废物。

尽管正常人的肾脏浓缩和稀释的范围很大，可耐受的缺水和饮水过多的能力很强，但是当肾脏的浓缩功能受损时，尿量增加才能排出600mOsm的溶质。慢性肾脏病肾损伤时，肾脏的浓缩能力下降，只有排出更多的水才能排出必要的溶质，因此当渴感减弱，或者无法饮水时，慢性肾病患者容易出现高血钠和脱水。

第二节　低钠血症

一、概述

血浆钠<135mmol/L，称为低钠血症。低钠血症是最常见的水电解质紊乱，临床症状变异大，症状可以轻到无法察觉，症状严重的随时可导致死亡。低钠血症定义的是血浆钠浓度，血钠的浓度高低和人体总钠的含量并不完全一致，钠浓度不仅取决于钠含量，还与体内水含量相关，发生水钠潴留时，如果水的潴留大于钠的潴留，血钠的浓度反而会降低，称为稀释性低钠；钠水丢失时，钠的丢失少于水的丢失，会有低钠血症。临床上不应把低钠血症等同于钠缺失。

只有血渗透压降低（血渗透压<275mOsm/kg·H_2O）的低钠血症可以引起严重的临床症状，增加患者的死亡率。在某些特殊情况下，虽然有低钠血症，但是血渗透压仍维持正常甚至升高，被称为高渗性低钠或等渗性低钠。高渗性低钠常见于不能穿过细胞膜的溶质（如血糖）急剧升高，使细胞外渗透压升高，血渗透压>295mOsm/kg·H_2O，细胞内的水转移到细胞外，出现稀释性的低钠。等渗性低钠常出现在高脂血症和高蛋白血症的患者。当甘油三酯、胆固醇或蛋白质显著升高时，细胞外水的体积减小，溶解在水里的钠离子浓度仍然是正常的，但是如果以整个血浆计算，就会出现低钠血症，实际上目前多数实验室使用离子特异电极，可以避免这样的测定结果。临床上在使用低钠血症这个概念时通常是指低渗性的低钠血症。

低钠血症的病因众多，但是从根本说低钠血症是水平衡的紊乱，即机体总水相对总钠过多，超过了正常状态下水与机体总钠的适宜比例。由于血管升压素（抗利尿激素）是非常重要的调节水平衡的激素，因此各种低钠血症的共同机制是血管升压素的作用增强或相对增强，即各种原因的状态需要肾脏排出自由水时，肾脏不能完成调节。

二、临床表现

1. 低钠血症出现症状体征的多少、轻重与血钠的水平，血钠下降的速度、患者的年龄有关。血钠水平越低症状越重。通常青壮年对低钠的耐受程度较好。通常认为血钠<130mmol/L可以出现神经系统症状，但是低钠血症引起神经系统症状不仅和血钠的水平有关，还和细胞外液渗透压的下降速度有关。急性的低血钠（48小时内），当血钠降至125～130mmol/L时，青壮年患者即可出现严重的中枢神经系统症状，而慢性的低钠（>48小时，甚至几周），即使是老年人也可耐受低达110mmol/L的血钠浓度。

2. 低钠血症的分型 由于临床症状的轻重和治疗与血钠下降的速度和水平有关，临床上也可对低钠血症进行分型。急性低钠血症指低血钠发生于48小时之内，通常发生于术后患者，对于手术患者应注意预防。慢性低钠血症发生超过48小时。血钠低于120mmol/L，容易出现中枢神经系统症状，也有人称为重症低钠，但是并不是所有的患者血钠低于120mmol/L时均有神经系统症状。

3. 多系统症状体征 低渗性的低血钠，基本的病生理机制是血浆渗透压下降，导致了细胞外液的渗透压低于细胞内的渗透压，细胞外水通过水通道进入细胞内，引起细胞水肿，因而引起临床症状。

1）消化系统：出现最早，但是症状不特异，可有厌食，恶心，呕吐等症状，很少受到关注或引起患者的注意。

2）中枢神经系统：低钠血症引起的中枢神经系统症状，也被称为低钠脑病。低钠脑病的病生理基础是脑水肿。低血钠时细胞外液渗透压下降，大量的水进入脑细胞内，短期内表现为脑细胞水肿，由于颅腔的容量有限，快速严重脑水肿可引起脑疝。脑水肿可引发神经源性肺水肿，加重脑细胞缺氧。脑干水肿严重时，可导致呼吸中枢受抑制，引发死亡。另一方面，脑细胞对渗透压的变化具有一定的调节能力。如果血钠缓慢下降，脑细胞通过向细胞外转移离子和氨基酸等渗透物质，可代偿血浆钠下降引起的渗透压差，使脑细胞的水肿减轻。长时间的低血钠，脑细胞丢失大量的离子和谷氨酸等渗透物质，出现脱髓鞘疾病。神经系统受累较轻时，仅表现为冷漠、头痛、昏睡；中度受累可有兴奋、运动失调、混乱、定向力障碍、精神异常，惊厥；严重时可有木僵、昏迷、假性延髓麻痹、死亡。

三、低钠血症的诊断和鉴别诊断

（一）评估临床症状轻重

发生低钠血症首先要评估临床症状的轻重，重症患者随时有死亡风险，应立即开始治疗。由于低钠血症引起的症状和血钠的水平并不完全一致，而且低钠血症的时间对症状的轻重及治疗有关键的影响，所以应该从血钠水平，临床症状和发病时间三个方面进行评估。

根据血钠的水平，可分为轻度血钠下降130～135mmol/L，血钠中度下降125～129mmol/L，血钠明显下降<125mmol/L。一些研究显示血钠低于125mmol/L时，神经系统症状比较常见，而且治疗时纠正血钠的速度应该严格控制，避免过快纠正造成永久性的神经系统损伤。

根据血钠发生的时间，可分为急性低钠血症，低血钠发生时间<48小时；慢性低钠血症，低血钠的发生时间>48小时；时间不确定时，通常归类为慢性低钠血症。

根据神经系统症状轻重，可分为中度神经系统症状和重度神经系统症状两类。中度神经系统症状包括恶心，意识混乱，头疼。重度神经系统症状包括，呕吐，心肺窘迫，睡眠异常和深睡眠，癫痫发作，昏迷。

（二）低钠血症的原因和诊断流程（图8-1-2-1）。

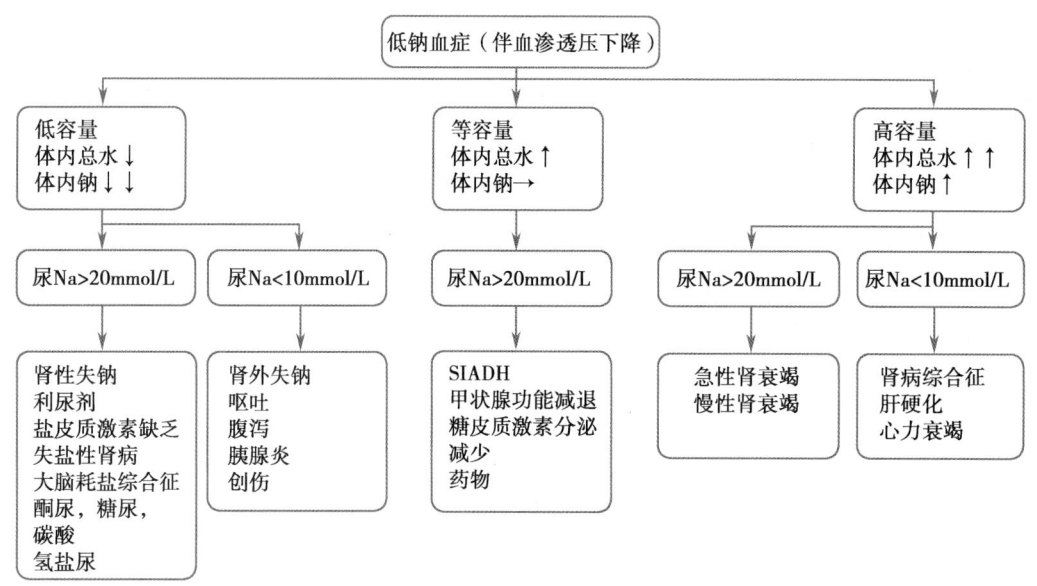

图 8-1-2-1　低钠血症的诊断流程

1. 判断是否存在低渗透压性低血钠　只有血渗透压降低的低钠血症（血渗透压<275mOsm/kg·H_2O）可以引起严重的临床症状，增加患者的死亡率。在某些特殊情况下，虽然有低钠血症，但是血渗透压仍维持正常甚至升高，被称为高渗性低钠或等渗性低钠。

2. 评估细胞外液容量　引起低渗性低钠的原因十分复杂。由于钠离子的变化同时与细胞外液容量和细胞外渗透压相关，评估细胞外液的容量状态对于分析低钠血症的病因及治疗很重要。对于细胞外液容量的评估主要根据病史，体征及一些实验室检查。低容量性低钠血症，伴随钠、水的丢失，体内总钠量下降。高容量的低钠血症，临床上多伴有水肿状态，出现钠水潴留，但是水潴留超过了钠，出现稀释性低钠。上述两种低钠血症都伴有明显的容量改变。等容量的低钠血症，出现水潴留，体内的总钠没有变化，同样也属于稀释性低钠。由于对容量状态的评估主要通过临床表现，敏感性和特异性较差，当临床对容量的判断比较模糊时，可试验性扩容治疗，用0.5～1 L（0.9%）NaCl静脉输入，低容量性低钠的患者血钠开始上升，并且容量负荷不加重。抗利尿激素分泌不当综合征患者，尿钠将增加，而血钠没有变化或下降。

3. 最后针对不同容量状态下低钠血症，进行具体病因鉴别。各种容量状态下的低钠血症均可有多种病因，需要加以鉴别。

（1）低钠血症伴随细胞外液容量下降：通常机体丢失钠会伴随细胞外液量的下降，当有效循环血量下降时，容量的保持是第一位要求，即使机体存在钠的丢失，即使血管升压素并不在渗透压的调节区域，血管升压素的分泌也会显著增加，导致水潴留，以首先保证血管外容量恢复，可能导致低钠血症。钠的丢失通常分为肾外丢失和肾脏丢失两大类。肾外失钠常见于呕吐、腹泻导致胃肠道失钠；胰腺炎和腹膜炎时钠向腹膜腔转移，大量出汗或烧伤导致皮肤丢失增加等。严重腹泻导致的容量和钠的下降，会促使正常的肾脏增加钠和水的重吸收，因此尿钠的浓度很低。呕吐时，酸性胃液的丢失，会导致代谢性碱中毒，近端肾小管碳酸氢根排出增多，也会使尿钠的浓度增高，但是由于肾素血管紧张素醛固酮系统激活，尿钠浓度升高不多。

肾脏失钠时，肾脏是钠和容量丢失的原发部位，尿钠排出量明显增加，尿钠浓度升高。

1）利尿剂：最常见的肾脏失钠的原因是使用利尿剂。噻嗪类利尿剂是常见的引起低钠血症的利尿剂，袢利尿剂较罕见。袢利尿剂作用于肾小管髓袢升支粗段，抑制钠钾氯的协同转运，由于髓袢升支粗段钠的重吸收构成了肾髓质渗透压梯度，而这个浓度梯度对于集合管部位的尿液浓缩十分重要，袢利尿剂破坏了肾髓质渗透梯度，使集合管自由水重吸收下降，不易形成低钠血症。噻嗪类利尿剂引起低钠血症的机制仍有争议，有可能和噻嗪类利尿剂增加了集合管对血管升压素的反应有关，而且噻嗪类利尿剂引起低钠血症和个体反应有关，使用噻嗪类利尿剂导致低钠血症的患者，再次使用该类利尿剂仍会发生低钠血症[5]。

2）原发性肾上腺皮质功能不全：可引起低醛固酮血症，引起肾脏钠的重吸收减少，导致低容量，低血钠。原发性肾上腺皮质功能不全通常合并其他的临床症状和激素的异常，但是有时，低钠血症是唯一的临床表现[6]。

3）大脑耗盐综合征（cerebral salt wasting）：蛛网膜下腔出血的患者中，可以见到肾性失钠，低钠血症，有学者称之为大脑耗盐综合征。有研究认为脑型利钠肽的水平增加和肾性失钠有关[7]。这类患者由于脑部损伤的存在，可能同时合并抗利尿激素分泌不当，或继发性肾上腺皮质功能不全，因此大脑耗盐综合征难于诊断[8]，同时由于该类患者需要补充容量的治疗，而抗利尿激素分泌不当应限制液体的摄入，因此鉴别诊断十分重要。

4）原发肾脏失钠：另一大类肾脏失钠的疾病原因是肾脏原发的钠水丢失，包括药物和毒物的导致严重的肾小管损伤，遗传性肾小管钠转运障碍等（表8-1-2-1）。

表 8-1-2-1 低容量性低钠血症的常见病因

肾脏丢失
利尿剂
大脑耗盐综合征
盐皮质激素缺乏（原发性）
自身免疫性疾病累及肾上腺
肾上腺出血
肾上腺感染：结核，真菌，巨细胞病毒
失盐性肾病
肾外丢失
胃肠道丢失：呕吐，腹泻
第三间隙丢失：肠梗阻，胰腺炎，肌肉创伤
皮肤丢失：烧伤，大量出汗（长时的耐力运动，汗液分泌异常）

（2）低钠血症伴随细胞外液容量升高：机体存在钠水潴留，但是水的潴留超过钠的潴留，为稀释性低钠。充血性心衰，肝硬化和肾病综合征是常见的原因，尽管体内的水和钠都是增加的，血管内的有效循环血容量下降，尿钠排出减少。急性肾衰和慢性肾衰时，由于肾单位的大量减少，残余的肾单位通过增加钠的排泄分数维持体内钠的平衡，但是由于尿量的明显减少，尿钠总排出量是减少的。

1）充血性心力衰竭：20% ~ 30%的NYHA分级 Ⅲ ~ Ⅳ级的心衰患者会发生低钠血症，低钠血症是充血性心力衰竭预后不良的危险因素[9,10]。心功能正常的情况下，存在着数种心房-肾脏反射，负责调节肾脏水钠的排出。左心房压力升高时，抗利尿激素的释放受抑，出现水利尿（Henry-Gauer反射）；刺激心房利钠肽的分泌，使得肾排水排钠增加；同时肾脏交感神经系统张力下降，肾素血管紧张素醛固酮的分泌减少，促进钠水的排出。出现充血性心力衰竭时虽然心房压力升高，这些反射却被阻断，不能正常增加水钠的排出。左心室内，颈动脉体和主动脉弓和肾小球旁器有高张力感受器，这些感受器感受张力的变化，发出冲动，经过交感神经纤维，调节中枢抗利尿激素的释放，这种调节与渴感无关。正常状态下，血管内液体产生的张力抑制中枢释放抗利尿激素，而心衰状态，心搏出量下降，血管的张力下降，抗利尿激素释放增加，而且不被细胞外液低渗透压所抑制。因此，充血性心力衰竭时，血渗透压降低，抗利尿激素水平增高（张力感受器-介导的非渗透性抗利尿激素释放）伴有血去甲肾上腺素水平增高和交感神经张力增高。交感神经的活性增强，刺激肾素血管紧张素醛固酮的分泌，交感神经和RAAS共同作用于肾脏，引起进一步促进水钠潴留。

2）肝硬化：低钠血症发生率30%～35%，同样是预后不良的危险因素[11]。肝硬化时动静脉血流短路，和全身的血管扩张，可能导致有效循环容量下降，和心衰类似，激活压力感受器介导的血管升压素释放，肾素-血管紧张素-醛固酮系统和交感系统同样被激活，导致水钠进一步潴留。

3）肾病综合征：肾病综合征合并低钠血症较少见，一般见于肾小球滤过率下降，不能排出水分；或严重低白蛋白血症（<2g/dl），导致有效循环容量下降，引起血管升压素释放增加的情况。血管升压素释放增加，使水的潴留明显，同时因水肿合并使用利尿剂，导致钠从肾脏丢失，易发生低钠血症。

4）肾小球滤过率明显下降：急性肾损伤或慢性肾脏病时，肾小球滤过率明显下降排出的水减少；或肾小管细胞萎缩，间质纤维化，肾脏浓缩和稀释的功能明显下降，使得尿液排出基本是等渗尿，自由水的排出受限，如果患者不能很好地控制水分的摄入，易发展成低钠血症。

（3）低钠血症伴随细胞外液容量基本正常：体内总钠量不变，体内的水增多，因此容量轻度增加，但没有明显的水肿。一般发生于自由水排出能力受损，而液体摄入过量的患者，如抗利尿激素分泌不当综合征（SIADH）等。

1）如抗利尿激素分泌不当综合征（inappropriate secretion of antidiuretic hormone，SIADH）：此时血管升压素的分泌不再受血渗透压和血容量调节，可以是垂体分泌或异位产生。在抗利尿不当综合征的患者中，增强的抗利尿激素的作用，会导致低钠血症持续发展，直到机体的保护作用"血管升压素逃逸"这一功能使得血管升压素V2受体和水通道2下调[12]。由于尿液的浓缩，尿渗透压会不正常的升高，通常大于100mOsm/L。到目前为止抗利尿激素分泌不当综合征仍然是排除性诊断（表8-1-2-2）。引起抗利尿激素分泌不当综合征的原因很多，主要的原因见表8-1-2-3[13,14]。要注意的是全身麻醉，呕吐，疼痛，压力和一些常用的药物也可以引起SIADH，而通常被临床医生忽视。

2）继发性肾上腺皮质功能不全：继发性肾上腺皮质功能不全的患者，盐皮质激素下降的情况较原发性肾上腺皮质功能不全轻，不会引起明显的肾性失钠。但是由于同时存在糖皮质激素的分泌减少，对中枢的反馈抑制下降，会导致血管升压素的分泌增加，而发生低钠血症[15]。

3）甲状腺功能减退：虽然甲状腺功能减退常被列入低钠血症的原因，但是临床研究显示严重的甲状腺功能减退才会引起明显的低钠血症[16,17]。

4）精神性多饮：产生低钠血症的原因是摄入过多的水，而溶质摄入不足，摄入的水已经超过了肾脏能排出的范围，引发低钠血症。该类患者通常会排出低渗尿，尿渗透压<100mOsm/kgH$_2$O，可与SIADH鉴别。患者可合并精神性疾病[18]。

（三）诊断低钠血症需要鉴别的重要临床实验室参数

1. 血渗透压　低钠血症引起神经系统症状是因为低血钠导致血渗透压下降，导致细胞内外水平衡的紊乱，一些特殊情况下，虽然出现低血钠，但是血渗透压正常，不会导致临床症状，直接检测血渗透压是明确低渗性低钠的最准确的方法。血渗透压<275mOsm/kg时的低钠血症，是低渗性低钠血症。

表 8-1-2-2 抗利尿激素分泌不当综合征的诊断标准

主要标准
有效血渗透压下降 <275mOsm/kg·H$_2$O
尿液不适当浓缩 >100mOsm/kg·H$_2$O
无容量明显增加或减少的表现
正常食盐和水摄入时，尿钠浓度 >30mmol/L
除外肾上腺、甲状腺和垂体疾病；除外肾功能不全；
近期未使用利尿剂

次要标准
血尿酸 <240μmol/L（<4mg/dl）
血尿素氮 <3.6mmol/L（<21.6mg/dl）
0.9% 盐水扩容后血钠不能上升
限水后血钠浓度上升
尿钠排泄分数 >0.5%
尿尿素氮排泄分数 >55%
尿尿酸排泄分数 >12%

表 8-1-2-3 抗利尿激素分泌不当综合征的常见原因

癌
肺部/纵隔：支气管肺癌，间皮瘤，胸腺瘤
非胸部肿瘤：肠道肿瘤，胰腺肿瘤，输尿管/前列腺癌，子宫内膜 癌，鼻咽癌白血病
中枢神经系统异常
占位病变（肿瘤，脓肿，硬膜下血肿）
炎症性疾病（脑炎，脑膜炎，系统性红斑狼疮，多发性硬化等）
变性/脱髓鞘疾病（吉兰-巴雷综合征，脊髓损伤）
其他（蛛网膜下腔出血，头部创伤，急性心理应激）
药物
刺激抗利尿激素分泌的药物（尼古丁等）
直接作用于肾脏引起抗利尿作用的药物（去氨加压素，催产素等）
机制不明（ACEI，卡马西平，氨氯平，环磷酰胺，长春新碱，顺铂，奥美拉唑等）
肺脏疾病
感染（结核，急性细菌性和病毒性肺炎，曲菌，肺脓肿）
急性呼吸衰竭
慢性阻塞性肺病
正压通气
其他
遗传性——血管升压素 V2 受体基因突变
长时间高强度运动（马拉松，铁人三项等）
特发性
全身麻醉
疼痛
压力

2. **容量状态** 对低钠血症的原因进行鉴别时，考虑容量状态将低钠血症区别为高容量状态下的低钠血症，低容量状态下的低钠血症和等容量状态下的低钠血症。从容量的角度进行区别，对于理解发病机制和治疗有一定的帮助，但是评估容量状态在实际工作中相对困难，同时容量的概念一直以来比较模糊，可以指整体水、细胞外液容量和有效容量，和低钠血症有关的容量概念是细胞外液量和有效血容量[19,20]。

3. **尿渗透压** 尿渗透压在一定程度上能反应血管升压素的活性。到目前为止仍缺乏系统的研究。原发性多饮导致的低钠血症，血管升压素受抑制明显，尿液达到最大稀释，尿液渗透压通常<100mOsm/kg[21]。相反血管升压素不受抑制的时候，尿液的渗透压大于血渗透压[22]。当尿渗透压>100mOsm/kg，小于血渗透压时，很难界定实际的情况。

4. **尿钠浓度** 尿钠浓度是一个很有用的鉴别指标。在低容量的低钠血症时，可以帮助鉴别钠丢失的部位。但是在等容量的低钠血症和高容量的低钠血症的患者，均可出现尿钠浓度较高的情况。高容量的低钠血症时，发生急性肾损伤（AKI）和慢性肾脏病（CKD）水的潴留和肾小球滤过下降有关，肾小管坏死或功能异常导致钠的重吸收减少，所以尿钠浓度是升高的，高容量低钠血症合并肾衰竭比较容易鉴别。鉴别相对困难的是SIADH和低容量低钠血症，特别是低容量状态不太明显的时候，静脉使用生理盐水试验性扩容治疗，低容量低钠血症的患者血钠浓度会上升。尿钠浓度的界值随研究的不同有一定的差异，既往的教科书中多采用20mmol/L作为尿钠的界值，采用先判断容量，后区分失钠部位的诊断流程。近期的一些研究，探讨通过尿钠浓度鉴定容量状态，认为尿钠浓度>30mmol/L对于鉴别出低容量状态低钠更为敏感[19,23-25]。

四、治疗

低钠血症的治疗比较复杂，有很多的争议。治疗的原则是依据神经系统症状的轻重，发生的时间和病因进行治疗。大多数时候，低钠血症的病因鉴别需要时间，因此第一步的治疗应根据症状和发生时间进行。

血钠下降引起细胞外液渗透压降低，细胞内的渗透压高于细胞外液，水由细胞外进入细胞，引起细胞水肿。由于颅骨的限制，脑细胞水肿会引起颅内压增加，严重的可导致脑疝，死亡风险增加，所以神经系统的症状是治疗的依据。此时治疗的关键是提升血钠水平，缓解脑水肿，降低死亡风险。由于脑细胞有一定适应能力，经过一定的时间，通过降低细胞内的钠以及渗透物质，可以降低细胞内渗透压，减轻脑细胞水肿。缓慢发生的低血钠，脑细胞有时间进行代偿，神经系统症状可以不明显，此时过快速度纠正血钠或血渗透压，脑细胞内的渗透物质来不及聚集，会造成细胞内低渗，细胞外高渗的情况，易发生渗透性脱髓鞘的改变[26]。因此血钠的纠正速度不是一成不变的，是治疗的关键。

（一）出现重度神经系统症状时的治疗原则

严重的神经系统症状通常是由于脑水肿引起的，多发生于急性低血钠来不及代偿，或慢性低血钠的基础上，进一步出现了血钠急骤的下降的情况。此时应立即开始治疗，通常使用3%的盐水静脉输注。治疗的第一个小时十分重要，第一步的治疗目的是缓解脑水肿。在急性和术后低钠患者，如果得不到有效治疗，即24小时内血钠纠正的速度是3~4mmol/L，死亡率上升[27,28]。大量的小样本报道中血钠纠正速度变异较大。尽管血钠提升速度没有严格的标准，但是观察性研究和临床经验提示，血钠纠正5mmol/L时就足以缓解神经系统症状[29]。研究显示24小时内血钠上升不超过10~12mmol/L，48小时内血钠上升不超过18mmol/L，渗透性脱髓鞘的改变罕见[30]，但是没有证据显示这种提升速度改善预后。也有研究认为，血钠在48小时内上升25mmol/L是安全的，很少发生神经系统脱髓鞘改变[31]。

总之，出现严重中枢神经系统症状的低钠血症，应立即开始提升血钠的治疗，应使用3%的盐水，静脉输注，第一个小时可提升血钠5mmol/L，或神经系统症状缓解。后续应注意控制血钠的提升速度，24小时内血钠上升的速度不要超过10~12mmol/L，特别是长期低血钠的患者。

（二）出现中度神经系统症状时的治疗原则

中度神经系统症状是个脆弱的状态，出现任何进一步降低血钠的诱因，都会使患者病情迅速恶化，同时过快速度的提升血钠又易引起神经脱髓鞘改变，导致永久性的神经损伤。在这个阶段的治疗比较困难，有时难于把握，治疗的重点在于避免血钠的进一步下降，同时尽快寻找病因，可以根据病因直接治疗，如果短时间查不出原因或诱因无法去除，仍可静脉补充3%的盐水，缓慢升高血钠。通常第一个24小时血钠上升控制在5 ～ 10mmol/L，后续每24小时血钠上升不超过8mmol/L。合并严重营养不良，酒精中毒或肝脏疾病对渗透性脱髓鞘疾病更易感，纠正血钠的速度应低于该上限。如果患者低钠血症的原因是容量丢失，皮质醇缺乏，使用去氨加压素（DDAVP）或噻嗪类利尿剂等原因引起的，应注意在这些诱因去除后，抗利尿激素水平迅速下降，会出现水利尿，血钠上升的速度可达到每小时2mmol/L，此情况要注意预防。

（三）无症状的低钠血症

血钠降低，但是没有明显的"症状"。通常这种状态见于两种情况，一种是明确的急性低血钠，血钠下降还没有严重到出现脑水肿；另一种是慢性低血钠，发生时间超过48小时，脑细胞代偿的较好。尽管患者没有表现出症状，患者仍然有可能由于某种诱因继续或者突然出现血钠的下降，引起严重的症状，死亡的风险增加。此时的治疗以对因治疗为主，根据患者的具体情况确定是否需要静脉补充3%的盐水。对于无症状的急性低钠血症，血钠的提升速度限制不大；而无症状的慢性低钠血症，需要严格控制血钠的上升速度（见前文）。

（四）针对病因的治疗首先要考虑低钠血症伴发的容量状态

1. 低容量性低血钠的治疗，首先应该纠正细胞外液容量，建议使用等张生理盐水，如果容量状态判断不清，可使用生理盐水0.5 ～ 1L试验性治疗。同时应纠正引起容量丢失的原因。

2. 等容量的低钠血症的治疗

（1）抗利尿激素分泌不当（SIADH）：低钠血症出现中枢神经系统症状时，应静脉给予3%的盐水，当① 中枢系统症状缓解，或② 血钠水平提升至安全范围（120 ～ 125mmol/L）；或③ 总纠正量达到18mmol/L可停止使用高张盐水，进入下一步治疗。在纠正过程中，应每2 ～ 4小时监测血钠，调整速度。下一步治疗首先考虑限水，该方法有效且副作用小，但是患者依从性较差。每日摄入的钠产生的渗透压负荷除以尿的最低渗透压得到的数值为每日的限水目标，限水除了饮水外，还要包括食物中的水分。如果对水的限制需小于1L/d或患者对限水无反应，应提高每日食盐的摄入量，同时加用袢利尿剂，通过增加尿中需排出的溶质量增加水的排出，通常每增加2 ～ 3g盐加呋塞米40mg，即可生效。如果用药后8小时的尿量达不到全天尿量的60%，呋塞米可加倍。口服尿素可以提高尿的渗透压，产生渗透利尿的作用，但是口服尿素口感差，胃肠道反应重，患者较难接受，一般不使用。第三类方法是使用抑制血管升压素的药物。锂盐曾经被用来拮抗血管升压素的效果，由于作用差且神经毒性强，已不用。目前可选用的药物是地美环素（300 ～ 900mg/d），抑制集合管上皮细胞内cAMP的形成，从而减弱血管升压素的作用。使用后3 ～ 6天开始起效，尿渗透压逐渐下降。该药的用量应调至维持血钠浓度的最小剂量。

（2）糖皮质激素缺乏：如果存在原发性或继发性肾上腺功能不全，应立即给予糖皮质激素替代治疗，部分患者在接受替代治疗后，可在几天之内出现水利尿，血浆渗透压上升。该类患者如果有中枢神经系统症状，应予以静脉补钠治疗，原则同前述。

（3）甲状腺功能减退：引起的低钠血症通常较轻，通过限制液体入量，补充甲状腺素即可缓解。

（4）运动性低钠：长时间运动导致的低钠血症可引起脑水肿和非心源性肺水肿。重在预防，运动员在运动中适量控制饮水，不能饮水过多。运动中发生的有症状性低钠血症治疗应该迅速，对于运动时发生的低钠血症由于时间和场地的限制，通常需要临床判断，发生惊厥，意识障碍，共济失调，提示有低钠血症，应立即给予高张盐水静点，直到血钠达125mmol/L或症状缓解。非特异的症状，如乏力，头晕或头痛，应立即检查电解质，如果有容量有减少征象，可静脉输入等张盐水，如果血钠低于125mmol/L可输入高张盐水。

3. 高容量性低钠血症的治疗 主要的治疗包括限制钠、水的摄入和利尿治疗。但总的来说并没有很好的治疗低钠血症的方法，通过治疗原发病，原发病改善后，低钠血症可得到缓解。

（1）充血性心力衰竭：充血性心力衰竭的传统治疗包括限制钠水的摄入，使用袢利尿剂利尿，ACEI和交感肾上腺能阻断剂。对于心衰时的低钠血症治疗缺乏相应的临床研究，传统的治疗矛盾较多。如严重低血钠时，理论上可以使用高张盐水，但是高张盐水带来的扩容作用可能加重心衰；轻到中度的低钠血症是否需要治疗，如何治疗仍无定论。心衰时使用袢利尿剂有可能加重低钠血症。

（2）肝硬化：传统的肝硬化腹水的治疗包括限制钠的摄入，保钾利尿剂（醛固酮）加用袢利尿剂，对于低钠血症的治疗没有相应的指南。

（3）肾病综合征和急慢性肾衰竭：主要的治疗是限制水的入量，必要时予透析治疗。

4. 血管升压素受体拮抗剂在低钠血症中的应用 血管升压素（抗利尿激素）由下丘脑分泌，储存于垂体后叶，分泌入血后，作用于肾集合管的血管升压素受体，使集合管上皮细胞上的水通道分布增多，肾脏对水的重吸收增强。抗利尿激素促进水的重吸收作用与钠的重吸收作用是分开的，并且在临床上很多的低钠血症存在抗利尿激素的分泌增加，因此血管升压素受体拮抗剂一直被认为是潜在的治疗低钠血症的药物。

血管升压素受体拮抗剂可与受体紧密结合，阻止内源性血管升压素与受体的结合，而本身并不激活受体，因此阻断了内源性血管升压素的作用。使用时产生的利尿作用与呋塞米相似，但是只增加水的排出，没有钠、钾等离子，因此在治疗低钠血症时排除了尿钠排出的干扰。

近来一些非肽类选择性V2R拮抗剂，开始应用于临床治疗低钠血症。conivaptan是联合的V1aR/V2R拮抗剂，lixivaptan、tolvaptan是选择性V2R拮抗剂。在抗利尿激素分泌不当综合征、充血性心力衰竭及低钠血症患者中的研究证实静脉应用Conivaptan可使血钠明显升高，这一效应有剂量依赖性。

安全性方面比较受关注的问题主要有两点。① 是否会导致血钠纠正速度过快？目前的研究中均未发现渗透性脱髓鞘问题，由于该类药物的半衰期12小时，因此发现血钠纠正速度过快时，可停药纠正，在密切监测血钠下使用还是安全的。② 长期大量使用可能造成肝毒性。

第三节　高钠血症

一、概述

血浆钠>145mmol/L，称为高钠血症。同低钠血症类似，临床上不应把高钠血症等同于钠潴留。高钠血症只是表明细胞外液钠含量和容量的相对关系，不代表细胞外液容量和钠的绝对变化。发生水钠潴留时，钠的潴留大于水的潴留，血钠的浓度才会升高。同理，钠水丢失时，如果水的丢失大于钠的丢失，也表现为血钠浓度升高。血钠升高带来的是渗透克分子浓度的升高，会导致细胞内水向细胞外移动，导致细胞的生理功能受到影响。

避免高钠血症的第一道防线就是肾脏的浓缩能力。但是肾脏的浓缩能力远远低于肾脏的稀释能力，可以用肾脏重吸收的自由水（T_{H_2O}）来量化。通常正常人尿液的最大渗透克分子浓度能达到1 200mOsm/kg·H_2O，而此时最少需要500ml的尿，肾脏以等渗尿的形式排出同样多渗透物质，需要的尿量约2 000ml/d［（1 200mOsm/kg·H_2O×500ml/d）/（300mOsm/kg·H_2O=2 000ml/d）］。因此肾脏在达到最大浓缩能力时，可重吸收的自由水 T_{H_2O} 为1 500ml/d（2 000ml/d-500ml/d=1 500ml/d）。一个体重70kg的成年人，血钠浓度从140mmol/L升至145mmol/L，渗透克分子浓度升高10mOsm/kg·H_2O，需要重吸收1 500ml的水才能使血钠回到140mmol/L，所以依靠肾脏的浓缩功能对血钠浓度进行的调节，基本是在血钠的正常范围内。如果血钠进一步升高，渗透克分子的浓度改变10mOsm/kg·H_2O以上时，肾脏的代偿能力不足，需要其他途径补充水分。渴感中枢的存在，作为第二道防线，有重要的作用。渴感的存在，使人会主动饮用淡水，使血钠下降。明显的高血钠通常见于肾脏浓缩能力下降，同时不能正常进水的患者；例如昏迷、婴儿、老年性痴呆、野外无法找到淡水源等特殊情况。住院患者不能自行补水的，特别是ICU的患者补液时如不注意自由水的补充量，未控制高张液体及碳酸氢钠的使用量，极易导致高钠血症。

高钠血症的发生是肾脏浓缩能力出现问题，任何影响肾脏浓缩因素都可能引起肾脏浓缩能力下降。肾脏的浓缩能力和肾髓质的浓度梯度形成，髓袢重吸收钠离子的能力，集合管对水的重吸收的调节能力密切相关。如肾小球滤过率下降，到达肾小管髓袢的钠减少，或髓袢重吸收钠的能力下降，可导致髓质浓度梯度形成不良；而集合管细胞对抗利尿激素反应性下降或抗利尿激素分泌减少等，均会出现浓缩功能障碍，在出现血钠上升时，不能重吸收足够的水，使血钠回复正常水平。如果渴感中枢的反应正常，通过大量主动饮水仍能维持血钠正常，但是当渴感中枢发生问题或者无法主动饮水时，血钠将持续升高。

二、临床表现

高血钠基本的病生理机制是细胞外液渗透压升高，细胞脱水，引起临床症状。与低钠血症类似，高钠血症引起多系统受累的表现，但是神经系统的症状最为突出。

1. 中枢神经系统　中枢神经系统症状最为突出，可表现为精神状态的异常，如不安，嗜睡，易激惹，烦躁不安，癫痫发作，肌肉抽搐，强直。高钠血症引起的脑细胞收缩，可引起血管破裂，导致脑出血、蛛网膜下腔出血[32]。高钠血症发生速度缓慢时，大脑通过代偿，使脑细胞内的渗透压升高，脑细胞内水容量部分恢复[33]。治疗时使用低张液体水化过快，细胞外液渗透压迅速下降，脑细胞内的渗透压来不及下降，将发生脑水肿。

2. 其他系统的表现　患者还可以有发热，恶心呕吐和明显的烦渴。大多数院外高钠血症患者是婴儿或老人。婴儿发生高钠血症时，可表现为通气过度，肌肉无力，不安，特征性高调哭声，失眠，嗜睡，甚至昏迷。老人临床表现较少，不易发现，有严重症状时，血钠多超过160mmol/L，烦渴可以是早期表现，但是有些老年人烦渴中枢异常或反应差，不出现该症状[32]。

3. 高钠血症患者的死亡率较高，尤其是急性高钠血症。儿童的急性高钠血症平均死亡率为45%，存活的患儿有三分之二遗留神经系统损伤。慢性高钠血症死亡率接近10%。成人的高钠血症超过160mmol/L，急性发病的死亡率75%，而慢性发病的死亡率60%左右。住院患者高钠血症可发生于各年龄段，由于很多患者合并神经系统疾患，高钠血症引起的临床症状更不易辨别，易与原发病症状混淆。

三、高钠血症的诊断和鉴别诊断

（一）高钠血症的早期识别和预防

通常发生高钠血症的患者需具备肾脏浓缩能力下降和主动饮水能力丧失，因此大部分的高钠血症可以提前预防。识别高危因素和提前预防，可以阻止或减轻高钠血症的损伤。老龄人群，既往有多饮多尿病史患者和静脉输入高张液体的患者，应关注高钠血症发生的可能性，出现精神神经系统症状时更应该尽快检查血钠水平。院外人群中，老年人由于肾脏浓缩能力下降，渴感中枢的反应减弱，体内水的总量较低，当出现发热出汗等情况时，水的丢失增加，如不能及时补充水分，容易出现高钠血症。住院患者中，发生高钠血症的年龄相对降低，医源性的原因多见，如静脉使用碳酸氢钠，高渗的肠内营养补充导致腹泻，使用渗透性利尿剂或袢利尿剂，机械通气导致水分丧失增多，而接受这些治疗的患者，主动摄水的能力下降，这些患者应注意水分的补充，预防高钠血症的发生。

（二）高钠血症的原因诊断流程

同低钠血症类似，高钠血症只是表明细胞外液钠含量和水的相对关系，不代表细胞外液容量的绝对变化，必须参考相关的临床症状、体征和检查来判断（图 8-1-3-1）。

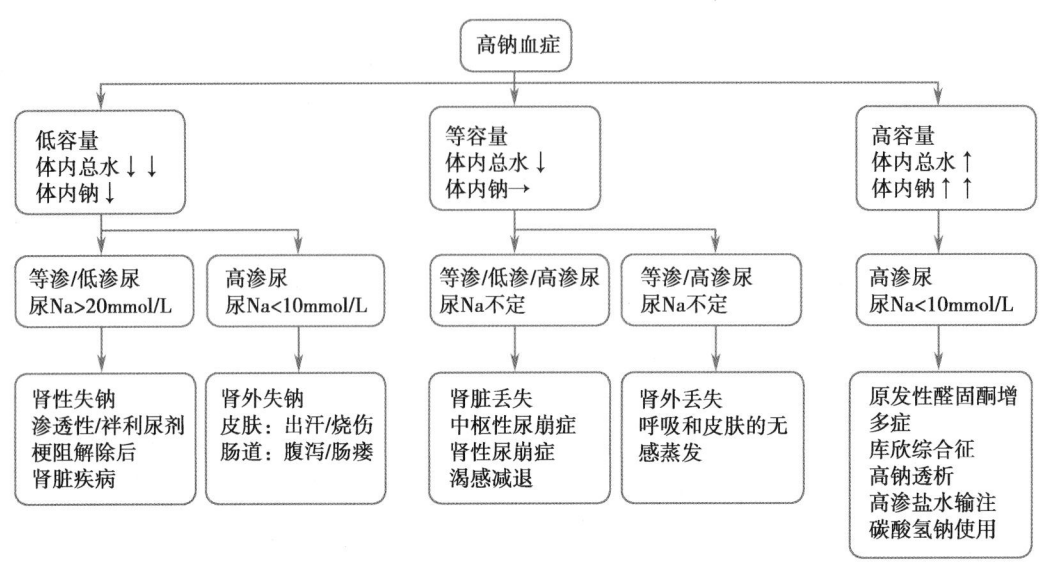

图 8-1-3-1　高钠血症的诊断流程

1. 首先评估细胞外液容量的变化　高钠血症合并何种细胞外液容量的变化，对于病因的判断和治疗十分重要。低容量的高钠血症，水的丢失大于钠的丢失；高容量的高钠血症，钠的潴留大于水的潴留；等容量的高钠血症，体内钠总量变化不大，主要是水的丢失。

2. 不同容量变化下高钠血症类型的鉴别诊断　不同细胞外液容量变化前提下，可通过尿渗透压结合尿钠判断导致高钠血症的类型。尽管血钠浓度升高，细胞外液处于高渗状态，由于病因及代偿机制的不同，可出现尿渗透压及尿钠的不同变化。细胞外液量丢失的高钠血症，通常为肾性或肾外性失钠失水，肾性失钠失水表现为高尿钠合并等渗或低渗尿；肾外性失钠失水则为低尿钠合并高渗尿。细胞外液量不变的高钠血症，尿渗透压和尿钠的变化比较复杂。细胞外液量增加的高钠血症通常表现为高尿钠合并等渗或低渗尿。

（1）低容量的高钠血症：由于钠和水的大量丢失，患者通常会表现出低容量的症状和体征；如直立性低血压，心动过速，颈静脉塌陷，皮肤黏膜干燥等。肾外丢失可见于酷热的环境中大量出汗，或者是严重的腹泻，丢失低张的体液。在这类患者，肾脏的浓缩功能正常，表现为尿液浓缩，尿渗透克分子浓度通常大于 800mOsm/kg·H_2O，尿钠浓度小于 10mmol/L。肾脏途径丢失钠和水，通常见于髓袢丢失钠和水，如袢利尿剂的过量使用；或尿中存在渗透性利尿物质，如糖、甘露醇和尿素等。一些存在不完全性尿路梗阻的老年人，会排出大量的低张尿，同时尿钠浓度 >20mmol/L。

（2）高容量的高钠血症：该情况更常见于医源性的给予含有高张钠的液体，如 3% 的盐水、5% 的碳酸氢钠等，或大量口服氯化钠。原发性醛固酮增多症和库欣综合征通常只引起轻微的高血压，没有明显的临床表现。高容量的高血钠患者尿钠排出增加。

（3）等容量的高钠血症：这一类型的高钠血症通常没有明显的失钠，所以容量不会有明显减少；但是如果渴感下降，或不能及时补充水分，会出现明显血容量下降。该类型的高钠血症最常见的病因是尿崩症，由于 ADH 分泌异常或对 ADH 反应减弱，使肾集合管对水的重吸收能力下降，尿崩症通常表现为尿浓缩能力下降，多尿，低渗尿，多饮；在不能及时补水时，尿量仍不能减少，同时出现高钠引起的中枢神经系统症状。

1）中枢性尿崩症：由于抗利尿激素的合成或分泌减少，肾脏集合管浓缩能力下降，导致多尿和多饮。脑部创伤，感染，手术，肿瘤等原因是导致中枢性尿崩症的常见原因。遗传性疾病较为罕见，为常染色体遗传。多尿和多饮是主要的临床表现，尿量可多达6～8L/d以上。如果患者的渴感中枢正常，并且有足够的水源，患者的血钠可维持正常范围。如果渴感下降，或者患者活动能力受限，未及时补充水分，会发生严重的高钠血症。中枢性尿崩症和原发性多饮较难鉴别，两种情况下血中均很难检测到抗利尿激素。中枢性尿崩症的患者由于抗利尿激素分泌减少，使得肾脏尿液不能浓缩，产生多尿，血钠上升，使得患者的饮水量明显增加。原发性多饮的患者由于精神心理的因素大量饮水，抑制了抗利尿激素的分泌，进而发生多尿。仔细询问病史，有助于诊断。中枢性尿崩症的患者发病时间比较明确，对水的需求非常固定而有规律，夜尿明显增加；而原发性多饮的患者，发病时间模糊，对水没有固定的需求，有时由于其他原因得不到水，尿量即可随之减少。夜尿增加和夜间的饮水量有关。血浆的渗透克分子浓度 <270mOsm/kg·H_2O，提示原发性多饮，而血浆的渗透克分子浓度 >295mOsm/kg·H_2O，血钠 >143mmol/L，则提示为中枢性尿崩症。鉴别诊断可参见表8-1-3-1。在进行禁水试验时，必须严密监测患者的生命体征和体重的变化。体重下降大于3%，血钠 >145mmol/L，出现直立性低血压，或者连续三次留尿的渗透压无变化，必须终止试验。

2）肾性尿崩症（nephrogenic diabetes insipidus）：肾性尿崩症是指抗利尿激素分泌正常，由于肾脏的原因，肾小管对抗利尿激素反应减弱或无反应，而引起的多尿，多饮，低比重尿。可分为先天性肾性尿崩症和获得性肾性尿崩症。

先天性肾性尿崩症（congenital nephrogenic diabetes insipidus），是一类发病率极低的遗传性疾病。其中常见的为X连锁遗传，家族中男性携带者表现出典型的尿崩症，女性的杂和子有不同程度的多尿。在85%的患者中血管升压素受体2（V2 receptor，位于Xq28）发生突变，导致V2受体的功能丧失，使血管升压素失去作用[34]。到目前为止发现了超过180种V2受体的突变[35]。另一种是常染色隐性遗传，为水通道蛋白2发生突变，该原因引起的肾性尿崩占全部患者的约15%[36]。该病的典型表现是多尿，尿量2～20L/d，夜尿增多，烦渴，嗜冷饮，如不能补充水分，易出现脱水及高钠血症。尽管是遗传性疾病，出生时诊断的较少，多数患儿在出现脱水高钠血症时仍表现为低渗尿，才被发现患有该疾病。

获得性肾性尿崩症（acquired nephrogenic diabetes insipidus）：获得性肾性尿崩症较先天性肾性尿崩症更为常见，但是临床表现较轻。肾脏最大的浓缩能力受损，但是仍能排出高渗尿，尿量通常 <3～4L/d，尿量远小于典型的中枢性尿崩症，先天性肾性尿崩症和精神性多饮。获得性肾性尿崩症的常见原因是以肾小管间质损伤为主的慢性肾脏病或某些药物，可引起肾小管对抗利尿激素反应减弱。慢性肾脏病引起肾小管间质损伤时，破坏肾髓质的高渗状态，可导致肾脏最大浓缩能力下降。一般情况下仅表现为夜尿增多和多尿。在严重疾病的状态下，如果长时间不能有效的补充足够的水，而肾脏又持续的排出大量的尿，会出现高钠血症等问题。在慢性肾脏病的管理中应注意。

诊断肾性尿崩症首先要和中枢性尿崩症进行鉴别。其次肾性尿崩症本身可能是多种原因造成的，需要通过临床表现，并结合其他的肾脏检查作出判断。50%的中枢性尿崩症为特发性，其余的由中枢神经系统感染、肿瘤、或创伤引起。临床上除尿崩症外，多合并中枢神经系统的疾病，而无肾脏病的表现。抗利尿激素的分泌减少或缺失，对外源性的抗利尿激素有反应（表8-1-3-1）。肾性尿崩症的病因鉴别见表8-1-3-2。

四、高钠血症的预防和治疗

（一）高钠血症的预防

依据高钠血症发生的机制，可以知道高钠血症是可以提前预防的，这样可以降低严重的高钠血症发生的概率。高龄；接受高张液体治疗；发热，烧伤，腹泻等低张液体丢失增加；使用袢利尿剂，甘露醇，高分解代谢排出大量尿素；糖尿病患者；既往有多尿多饮病史的人群，应定期检查电解质的变化。这类患者表现如果出现神经精神系统改变时，一定要引起注意。

表 8-1-3-1 尿崩症的鉴别诊断

诊断	禁水后尿渗透压 mOsm/kg·H₂O	禁水后血 AVP	外源性 AVP 后尿渗透压的增加
正常	>800	>2pg/ml	无
中枢性尿崩症			
完全性	<300	测不到	明显增加
部分性	300 ~ 800	<1.5pg/ml	禁水后增加 >10%
肾源性尿崩症	<300 ~ 500	>5pg/ml	无
原发性多饮	>500	<5pg/ml	无

表 8-1-3-2 肾性尿崩症常见原因

遗传性
X 连锁隐性遗传（抗利尿激素受体 AVP-R2）
常染色体隐性遗传（水通道 2AQP2）
获得性
慢性肾脏病（髓质囊肿病，多囊肾，镇痛药肾病，梗阻性肾病，慢性肾盂肾炎，骨髓瘤肾病等）
高钙血症
低钾血症
药物（含锂类药物，两性霉素等）
镰形红细胞贫血
饮食异常：过多饮水，过度的氯化钠摄入减少，过度限制蛋白

（二）高钠血症的治疗

高钠血症的治疗目标是降低血钠，即降低细胞外液渗透压。治疗方案的选择要依据不同的容量状态进行选择（图8-1-3-2）。治疗的注意原则和事项包括以下五个方面的内容。

1. 高钠血症的纠正速度不宜过快，细胞外渗透压降低过快会导致细胞内水肿。通常纠正速

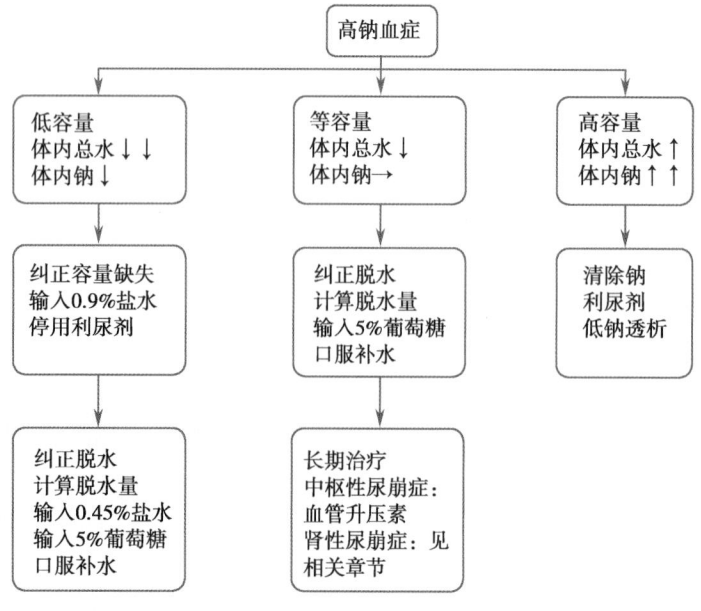

图 8-1-3-2 高钠血症的治疗流程

度以钠浓度下降速度为标准。几小时内发生的高钠血症，血钠纠正速度可到每小时1mmol/L，而不引起脑水肿。慢性高钠血症，钠的纠正速度每24小时不超过10mmol/L。纠正的目标是血钠降到145mmol/L。同时应连续监测血尿电解质，如尿Na^+尿K<血Na提示仍有净水的丢失，需继续补充。

2. 低容量的高钠血症应首先用0.9%的生理盐水补充容量，根据临床症状和体征评估容量状态，容量补足后用0.45%的盐水或5%葡萄糖溶液补足水分，降低渗透压。

3. 高容量的高钠血症应首先降低钠负荷，可使用利尿剂加5%葡萄糖溶液，肾衰患者可用使用血液透析。

4. 对于细胞外液容量不变的高钠血症，应首先考虑补充丢失的水分。所需水分可通过公式估算。已丢失的水分=（实际钠浓度/140mmol/L）×体重×0.6；除了已丢失的水分，还有正在丢失的水分，正在丢失的水分可计算自由水清除量。补水的方式可口服或静脉输入5%葡萄糖。

5. 中枢性尿崩症需要补充血管升压素。肾性尿崩症对外源性的抗利尿激素（血管升压素）无反应，主要应治疗原发的肾脏病，如停用引起肾性尿崩症的药物，纠正低血钾高血钙，治疗多发性骨髓瘤等，可对症使用噻嗪类利尿剂或阿米洛利。同时注意水的补充，特别是老年行动不良、幼儿、重症监护室患者等不能自行饮水者，及合并中枢神经系统问题，烦渴反射丧失者，应特别注意水的补充。

（陈育青）

参考文献

1. GOTTSCHALK CW, MYLLE M. Micropuncture study of the mammalian urinary concentrating mechanism: evidence for the countercurrent hypothesis. Am J Physiol, 1959, 196(4):927-936.

2. ROCHA AS, KOKKO JP. Sodium chloride and water transport in the medullary thick ascending limb of Henle. Evidence for active chloride transport. J Clin Invest, 1973, 52(3):612-623.

3. IMAI M, KOKKO JP. Sodium chloride, urea, and water transport in the thin ascending limb of Henle. Generation of osmotic gradients by passive diffusion of solutes. J Clin Invest, 1974, 53(2):393-402.

4. MARSH DJ, SOLOMON S. Analysis of Electrolyte Movement in Thin Henle's Loops of Hamster Papilla. Am J Physiol, 1965, 208:1119-1128.

5. FRIEDMAN E, SHADEL M, HALKIN H, et al. Thiazide-induced hyponatremia. Reproducibility by single dose rechallenge and an analysis of pathogenesis. Ann Intern Med, 1989, 110(1):24-30.

6. SOULE S. Addison's disease in Africa–a teaching hospital experience. Clin Endocrinol, 1999, 50(1):115-120.

7. BERENDES E, WALTER M, CULLEN P, et al. Secretion of brain natriuretic peptide in patients with aneurysmal subarachnoid haemorrhage. Lancet, 1997, 349(9047):245-249.

8. SHERLOCK M, O'SULLIVAN E, AGHA A, et al. The incidence and pathophysiology of hyponatraemia after subarachnoid haemorrhage. Clin Endocrinol, 2006, 64(3):250-254.

9. GHEORGHIADE M, ABRAHAM WT, ALBERT NM, et al. Relationship between admission serum sodium concentration and clinical outcomes in patients hospitalized for heart failure: an analysis from the OPTIMIZE-HF registry. Eur Heart J, 2007, 28(8): 980-988.

10. GOLDBERG A, HAMMERMAN H, PETCHERSKI S, et al. Hyponatremia and long-term mortality in survivors of acute ST-elevation myocardial infarction. Arch Intern Med, 2006, 166(7):781-786.

11. KIM WR, BIGGINS SW, KREMERS WK, et al. Hyponatremia and mortality among patients on the liver-transplant waiting list. N Engl J Med, 2008, 359(10):1018-1026.

12. VERBALIS JG. Whole-body volume regulation and escape from antidiuresis. Am J Med, 2006, 119:S21-29.

13. SCHWARTZ WB, BENNETT W, CURELOP S, et al. A syndrome of renal sodium loss and hyponatremia

probably resulting from inappropriate secretion of antidiuretic hormone. Am J Med, 1957, 23(4):529-542.

14. JANICIC N, VERBALIS JG. Evaluation and management of hypo-osmolality in hospitalized patients. Endocrinol Metab Clin North Am, 2003, 32(2):459-481.

15. FAUSTINI-FUSTINI M, ANAGNI M. Beyond semantics: defining hyponatremia in secondary adrenal insufficiency. J Endocrinol Invest, 2006, 29(3):267-269.

16. WARNER MH, HOLDING S, KILPATRICK ES. The effect of newly diagnosed hypothyroidism on serum sodium concentrations: a retrospective study. Clin Endocrinol, 2006, 64(5):598-599.

17. CURTIS RH. Hyponatremia in primary myxedema. Ann Intern Med, 1956, 44(2):376-385.

18. MUSCH W, XHAET O, DECAUX G. Solute loss plays a major role in polydipsia-related hyponatraemia of both water drinkers and beer drinkers. QJM, 2003, 96(6):421-426.

19. CHUNG HM, KLUGE R, SCHRIER RW, et al. Clinical assessment of extracellular fluid volume in hyponatremia. Am J Med, 1987, 83(5):905-908.

20. MCGEE S, ABERNETHY WB 3RD, SIMEL DL. The rational clinical examination. Is this patient hypovolemic? JAMA, 1999, 281(11):1022-1029.

21. HARIPRASAD MK, EISINGER RP, NADLER IM, et al. Hyponatremia in psychogenic polydipsia. Arch Intern Med, 1980, 140(12):1639-1642.

22. LIST AF, HAINSWORTH JD, DAVIS BW, et al. The syndrome of inappropriate secretion of antidiuretic hormone(SIADH) in small-cell lung cancer. J Clin Oncol, 1986, 4(8):1191-1198.

23. MUSCH W, THIMPONT J, VANDERVELDE D, et al. Combined fractional excretion of sodium and urea better predicts response to saline in hyponatremia than do usual clinical and biochemical parameters. Am J Med, 1995, 99(4): 348-355.

24. FENSKE W, STORK S, KOSCHKER AC, et al. Value of fractional uric acid excretion in differential diagnosis of hyponatremic patients on diuretics. J Clin Endocrinol Metab, 2008, 93(8): 2991-2997.

25. MUSCH W, DECAUX G. Utility and limitations of biochemical parameters in the evaluation of hyponatremia in the elderly. Int Urol Nephrol, 2001, 32(3): 475-493.

26. CLUITMANS FH, MEINDERS AE. Management of severe hyponatremia: rapid or slow correction? Am J Med, 1990, 88(2):161-166.

27. AYUS JC, ARIEFF AI. Chronic hyponatremic encephalopathy in postmenopausal women: association of therapies with morbidity and mortality. JAMA, 1999, 281(24):2299-2304.

28. NZERUE CM, BAFFOE-BONNIE H, YOU W, et al. Predictors of outcome in hospitalized patients with severe hyponatremia. J Natl Med Assoc, 2003, 95(5):335-343.

29. BURNEO J, VIZCARRA D, MIRANDA H. [Central pontine myelinolysis and pregnancy: a case report and review of literature]. Rev Neurol, 2000, 30(11):1036-1040.

30. STERNS RH, CAPPUCCIO JD, SILVER SM, et al. Neurologic sequelae after treatment of severe hyponatremia: a multicenter perspective. J Am Soc Nephrol, 1994, 4(8):1522-1530.

31. AYUS JC, KROTHAPALLI RK, ARIEFF AI. Treatment of symptomatic hyponatremia and its relation to brain damage. A prospective study. N Engl J Med, 1987, 317(19): 1190-1195.

32. ADROGUE HJ, MADIAS NE. Hypernatremia. N Engl J Med, 2000, 342(20):1493-1499.

33. LIEN YH, SHAPIRO JI, CHAN L. Effects of hypernatremia on organic brain osmoles. J Clin Invest, 1990, 85(5):1427-1435.

34. FUJIWARA TM, BICHET DG. Molecular biology of hereditary diabetes insipidus. J Am Soc Nephrol, 2005, 16(10):2836-2846.

35. SCHRIER RW. Body water homeostasis: clinical disorders of urinary dilution and concentration. J Am Soc Nephrol, 2006, 17(7):1820-1832.

36. DEEN PM, CROES H, VAN AUBEL RA, et al. Water channels encoded by mutant aquaporin-2 genes in nephrogenic diabetes insipidus are impaired in their cellular routing. J Clin Invest, 1995, 95(5): 2291-2296.

第二章
钠的代谢平衡与容量

第一节　钠的代谢平衡与容量

由于生命起源于海洋，生物进化从海洋到淡水到陆地，进化出的生命形态，依赖于以水为基础的容量进行全身的循环，联系各个脏器，钠是其中重要的部分，高浓度的细胞外液钠类似于海洋的生存环境。因此钠和水的平衡和调节是不能截然区分的。为了叙述方便和便于理解，大多数的书籍都将钠和水的代谢分成两个部分，一部分为水和钠的相对代谢紊乱，引起低钠血症和高钠血症；另一部分为容量失衡，重点介绍水肿。本篇内容延续这一通行的方法。

一、容量调节的基本概念

为了更好地理解容量的变化和钠的关系，首先需要理解几个重要的概念。

（一）有效动脉血容量（effective arterial blood volume，EABV）

正常情况下，体液为体重的60%，细胞内液占三分之二，为体重的40%，三分之一是细胞外液，为体重的20%；细胞外液又分为细胞间液和血管内液，血管内液大约只占体重的5%。

我们通常所说的容量是指细胞外液量。有效动脉血容量指细胞外液量中位于血管内的一部分，保证组织的灌注。生理状态下，有效动脉血容量灌注到主动脉窦和肾小球入球小动脉，产生灌注压，机体感受灌注压的变化，启动对容量的调节过程。因此机体对于容量的调节实际上是基于有效动脉血容量的情况而发生的，其最终目的是维持正常的脏器灌注。

通常情况下，有效动脉血容量和细胞外液量及机体的总钠量变化一致，维持合适的比例，说明钠和容量的调节有密切的关系。有效动脉血容量又和心脏搏出量，血管张力有关，因此一些特殊的情况下，有效动脉血容量和细胞外液量变化相反。例如心衰时，心脏的搏出量下降，位于主动脉窦的压力感受器感受的压力下降，机体认为有效血容量下降，会启动储钠的机制，使细胞外液量扩张。

有效动脉血容量是一个相对模糊的概念，无法测量，多数情况下有效动脉血容量减少的标志是尿钠排泄减少，低于15 ~ 20mmol/L。当存在肾小管疾病，肾脏钠丢失的时候，钠的排出增多，是有效容量降低的原因。当存在肾动脉狭窄，急性的肾小球损伤，如肾小球内皮细胞增生，毛细血管腔狭窄，或大量新月体压迫毛细血管袢，肾小球滤过率严重下降，导致钠的排泄减少，但是EABV是不低的。

（二）有效动脉容量的感受器

有效动脉容量的感受器有序的分布在整个血管系统的关键部位，包括位于心房和静脉系统感受器，监控心脏的充盈情况；位于动脉的感受器，感知心脏搏出量；位于肾脏，中枢神经系统和胃肠道的感受器，感知脏器的灌注情况。这些感受器分布于血管壁，容量的变化引起细胞的牵拉，剪切力的变化激活内皮细胞上的信号系统，可以通过位于血管壁的神经末梢传递信号，同时也可以通过分泌细胞因子来传递信号。但是到目前为止，血管系统感受容量变化的全部机制并不清楚。

1. 监控心脏充盈程度的感受器　监控心脏充盈程度的感受器主要位于右心房，正常的生理状态下，血容量增加，导致回心血量增加，会产生利尿的作用，肾脏的钠水排出增加，容量增高的状态得到纠正；血容量下降，回心血量下降，肾脏水钠潴留增加，容量恢复。心房的充盈会导致细胞的牵拉，感受器通过感受细胞的牵拉，产生信号。

信号的传导涉及两个系统，其中一个系统是神经系统，另一个系统是体液系统。位于心房的神经受体分为两类，A 型和 B 型，属于迷走神经的末梢，感受心房的牵张，神经信号可经 IX 和 X 对颅神经传入下丘脑和脊髓中枢，经过复杂的通路，调节血管升压素的释放[1]；还可调节肾脏交感神经系统[2,3]。神经末梢感受器在容量急性改变的时候，更为敏感；慢性容量改变时，神经末梢的敏感性下降[4]。

体液系统中研究最多的是利钠肽系统[5]。利钠肽系统包括心房利钠肽（atrial natriuretic peptide，ANP）、脑利钠肽（brain natriuretic peptide，BNP）、C-利钠肽（C-type natriuretic peptide，CNP）、D 利钠肽（Dendroaspis natriuretic peptide，DNP）和 urodilatin。这几种蛋白质结构类似，功能有重叠，但是却是由不同的基因合成的[6-8]。大量的研究证实，心房内压力的快速上升，可导致 ANP 的迅速释放，但是对于长期容量扩张的调节作用，相对较弱。

2. 监控心脏搏出量的感受器　位于颈动脉窦和主动脉弓的压力感受器，属于高压力型感受器，感受心脏搏出量，当心搏出量下降时，位于颈动脉窦和主动脉弓的感受器，感受到压力的下降，发出信号，影响全身和肾脏的交感神经系统，刺激血管升压素的分泌，激活肾脏的水钠重吸收。由于是感受的心脏搏出量，因此当心衰时，心脏搏出量下降，会激活水钠的重吸收。该压力感受器还能感受外周血管阻力，当血管阻力增加时，该压力感受器感受到的是血容量下降的状态[9]。

3. 监控脏器灌注的感受器　有效动脉容量的功能是维持脏器和组织细胞的灌注，因此位于肾脏、中枢神经系统和胃肠道的容量感受器对于监控脏器的关注情况有重要意义。

1）中枢神经系统感受器：有研究证据显示大脑的某些区域是可以感受钠浓度和细胞外液量的变化的，并且可以调整肾脏交感系统，但是具体的调节机制不是十分清楚[10,11]。

2）胃肠道感受器：胃肠道是吸收钠和水的重要器官，经胃肠道吸收的液体进入门静脉系统，经过肝脏后进入下腔静脉，因此胃肠道和肝脏的门静脉系统成为重要的感知静脉系统灌注情况的部位。近年的研究发现肝脏和肾脏，肝脏和肠道之间存在重要的两个神经反射系统。位于门静脉系统的感受器可以感受门静脉系统中钠离子的浓度变化，直接调节肠道和肾脏的钠离子的吸收，在全身的钠量上升之前，可抑制肠道钠的吸收和肾小管对钠的重吸收[12,13]。肝内静水压上升可激活交感神经系统，同时促进肾脏钠的重吸收[14,15]。肝动脉受门脉系统的调节，门脉系统内灌注下降，肝动脉将扩张，维持肝脏的供血，门脉系统灌注上升，肝动脉收缩[16]。这些新的发现，使得我们对肝肾综合征水钠潴留的机制有了新的认识。

胃肠道每天面临大量的钠水负荷，有研究发现，口服钠时肾脏增加钠排出反应明显快于接受同等量静脉钠注射。随后的研究发现胃肠道可直接分泌利钠的激素——鸟苷肽[17,18]。大量的研究提示，鸟苷肽类激素直接调节肾脏的钠离子通道和钠转运蛋白[17,18]。

3）肾脏感受器：肾脏是容量调节的最终效应器官，各种激素和神经反射最终调节肾脏完成水钠的重吸收和滤过。同时肾脏又是机体水钠容量状态的感受器，可以敏感的感受水和钠的变化。也正是因为这样的双重作用，使得肾脏对水钠的感知和调节过程非常的复杂，时刻处在一个精致的动态平衡，尽管有很多的实验室研究，肾脏感受器的具体定位仍不清楚。肾脏可以感受肾小球内的血流动力学变化，调节入球和出球小动脉的收缩、舒张，维持滤过压的稳定，同时肾小球滤过压的变化和肾间质压力的变化，又帮助肾脏判断整体的容量状态的改变。另外滤过液的钠离子水平和到达远端肾小管致密斑处的钠离子水平的变化可被准确地感受到，从而触发一系列的钠重吸收的调节。具体细节见下文中肾脏对容量的调节机制部分。

二、容量的调节机制

容量的调节实际上是整个血管系统感知有效血容量的变化，通过神经体液的机制，调控肾脏对水和钠的重吸收，最终维持正常的有效血容量，从而维持重要脏器的灌注。整个容量调节的系统最重要的脏器是肾脏，它既是脏器灌注情况的感受器，也是各种神经体液机制最终调节的靶器官。

肾脏对容量进行调节的机制

1. 管球反馈　肾小球滤过率正常时，肾小球每日滤过 24 000mmol 的钠，而 99% 都会经肾小管重吸收，每日肾脏排出的钠小于滤过量的 1%。肾小球滤过率即使有较大的变化，尿钠的排除量不会有太大的波动，和管球反馈机制有关。管球反馈是通过位于髓袢升支粗段过滤到远曲小管部位的致密斑感受尿中的钠，来调节肾小球滤过率。例如，当肾小球滤过率增加，滤过的钠增加，到达远端肾小管致密斑处的钠增加，可调节肾小球入球小动脉阻力增加，肾小球滤过率下降，进一步导致近端肾小管钠的重吸收增加，到达远端肾小管的钠减少[19]。管球反馈过程十分复杂，涉及肾小管的钠离子通道及 Na-K-ATP 酶，受 RAS 系统和 NOS 调节。

2. 管球平衡　管球平衡指的是近端肾小管调节重吸收过程，适应肾小球滤过率下降。肾单位的结构特殊，入球小动脉分支成为肾小球的毛细血管网，再汇聚成出球小动脉，出球小动脉再次分支成毛细血管网缠绕在肾小管周围，最后汇聚成静脉。因此围绕在肾小管周围的毛细血管对肾小管内的液体的重吸收是符合 Starling 定律的，即近端肾小管的重吸收率和毛细血管及间质的静水压差，及胶体渗透压差值相关。

1）根据 Starling 定律，肾小管重吸收率 $=K_f[(\pi_c-\pi_i)-(P_c-P_i)]$。

K_f 是吸收常数，和通透性及吸收面积有关，π_c 是毛细血管内胶体渗透压，π_i 是对应部位间质胶体渗透压，P_c 是毛细血管内静水压，P_i 对应部位间质静水压。由于肾小球出球小动脉的调节作用，流入肾小管毛细血管网的静水压明显降低；同时血液经肾小球滤过后，蛋白质保留，水滤出到肾小管，所以肾小管毛细血管网胶体渗透压升高，这样肾小管处的重吸收和肾小球毛细血管内的胶体渗透压升高有很大关系。因此肾小球滤过率和肾血流量的比值（滤过分数）对钠潴留和水肿的发生有影响。

2）进入肾小管的滤过液的成分，特别是其中的有机组分，糖和氨基酸，由于影响钠离子的转运，会影响钠水在近端肾小管的重吸收。

3）肾髓质的血流动力学和间质压力调节钠的排出：有效血容量增加，肾血流量增加时，会促进肾脏钠的排出[20,21]，这一发现提示肾脏对于容量的调节路径十分丰富，有多个环节，另一方面也提示肾脏，特别是肾间质的血流灌注情况水钠的潴留有密切的关系。有研究认为，由于肾小球滤过和肾血流量之间的自主调节，肾脏出球小动脉的血流量变化不大，肾间质的部分血流直接来自肾动脉的分支，不经过肾小球[22]。还有一些解释认为肾血流量的自主调节过程中，会释放一些代谢产物，如一氧化氮等，促进钠的排出[23]。

三、容量调节的激素系统

容量调节有多重的调节系统，包括抗利尿激素系统、肾素血管紧张素系统、心房利钠肽系统，内皮素系统等。各系统的激活条件不同，但是最终都是通过各种途径，调节肾脏对钠水的重吸收过程。在病理状态下，该调节系统出现调节异常。

（一）肾素-血管紧张素-醛固酮系统

肾素血管紧张素醛固酮系统是在容量调节，钠平衡及心功能调节中起核心作用[24]。血流动力不能维持稳定状态时（如失血，有效循环容量下降，低血压，钠摄入减少，或者交感神经系统激活），肾素血管紧张素醛固酮系统会被激活。肾脏灌注下降或动脉压力下降，球旁器将分泌肾素[25]。肾素作用于血管紧张素原，产生血管紧张素 I，血管紧张素 I 在血管紧张素酶的作用下，转变为血管紧张素 II。既往的研究认为血管紧张素 II 促进肾脏钠离子重吸收的作用，主要依赖于醛固酮，血管紧张素Ⅱ作用于肾上腺皮质系统，促进醛固酮的释放。近年的研究显示血管紧张素Ⅱ对肾脏的细胞具有多重作用。血管紧张素Ⅱ可以醋精肾血管收缩，促进肾小管上皮细胞对钠的重吸收，增加管球反馈的敏感性，调节肾间质的压力性利尿的作用[24,26-28]。更为重要的是，肾脏对血管紧张素Ⅱ的敏感性高于其他组织。

（二）血管升压素系统

血管升压素在脑部合成，从神经垂体分泌入血，受渗透压和有效血容量的变化调节。当血渗透压升高，有效循环容量下降时，血管升压素分泌增加[29]。血管升压素的主要作用是调节渗透压平衡的激素，但是当有效血容量下降时，无论渗透压是什么状态，血管升压素仍会释放增多，协助其他的神经激素系统作用，恢复有效循环容量[30-33]。

（三）利钠肽系统

能够作用在肾脏的利钠肽激素有三种，它们是ANP（atrial natriuretic peptide），BNP（brain natriuretic peptide）和CNP（c-type natriuretic peptide），这三种激素由不同的基因编码，但是结构类似，功能类似，能产生扩张血管和促进钠水排出的作用，是容量调节中的重要激素[34]。ANP主要由心房分泌，BNP主要由心室产生和分泌，也可由心房少量分泌，血容量增加，心脏负荷加重或者高血压都可引起BNP合成分泌增加。各种慢性容量负荷增加，包括充血性心衰，ANP和BNP的增加都比较一致[35,36]。CNP主要由内皮细胞分泌，起到调节局部的血管张力的作用[37]。这三种激素的主要作用是拮抗RAAS系统的活性，在容量扩张的时候分泌增加，通过扩张血管和利尿，最终降低有效循环容量。

（四）内皮细胞系统分泌的激素

整个血管系统的内皮细胞是血管张力调节的重要部分[38]，可以分泌不同种类的血管活性物质，其中研究较多的是内皮素（endothelin），一氧化氮（nitric oxide，NO）。内皮素主要的作用是收缩血管。内皮素对肾脏的影响有三个方面，调节肾脏血流和肾内供血，调节肾小球的血流，调节肾小管水钠转运[39-42]。NO是来源于L-精氨酸的代谢产物[43]。NO对肾脏的作用是多方面的，包括肾小球血流调节，抑制管球反馈，维持肾髓质血流灌注，促进压力性利尿，抑制肾小管钠的重吸收，调节肾脏交感神经活性[43]。

（五）其他激素系统

近些年不断有新的激素系统，如激肽系统，肾上腺髓质素，洋地黄类似因子和神经肽Y等被发现和容量的调节有关。

第二节　容量增加－水肿形成

一、概述

高容量状态的严格定义是指钠潴留持续存在，细胞外液不恰当扩张，引起了容量过多的临床表现。部分人存在"盐敏感状态"，轻度钠潴留导致细胞外液增加，引起高血压，不在本节的讨论范围。按照经典的分类方法，高容量状态的原因分为两大类。一类由于肾脏原发性钠潴留，另一类由于各种病理生理状态，肾脏为了代偿，发生继发性钠潴留。原发性肾脏钠潴留的病因包括急性少尿性肾衰竭，慢性肾脏病，肾小球疾病，严重的双侧肾动脉狭窄，遗传性肾小管储钠性疾病，盐皮质激素过量。继发性肾脏钠潴留常见的病因有心力衰竭，肝硬化肾病综合征和特发性水肿。

二、临床表现

容量增加可有多种表现，如体重短期内的上升，水肿，高血压，肺淤血，胸水，腹水，颈静脉怒张，肝颈静脉回流征阳性。患者的代偿能力和基础疾病不同，首先出现的症状不同。体重的变化最容易监测。除临床症状和体征外，一些实验室和血流动力学检查对容量的判断也有帮助。大部分情况中心静脉压和肺毛细血管楔压的变化一致，只有在单纯的右心衰和单纯左心衰时，中心静脉压不能代表整体的容量增加（表8-2-2-1）。

表 8-2-2-1　细胞外液容量状态的鉴别

	容量扩张	容量减少
	体重迅速增加	体重迅速减少
	高血压	皮肤黏膜干燥，腋窝无汗
	水肿	直立性低血压，
	肺淤血	脉率快
	腹水	静脉压下降
	颈静脉怒张	
	肝颈静脉回流征	
血尿素氮/血肌酐	10∶1	>20∶1
中心静脉压（CVP）	升高	下降
肺毛细血管楔压（PCWP）	升高	下降

1. 肾病综合征　水肿是肾病综合征常见的临床表现。水肿轻时可表现为下垂部位的可凹性水肿，长期卧床的患者水肿易分布于腰骶部，在查体时应注意。水肿严重时可遍布全身。还可出现腹水和胸腔积液。尽管容量负荷增加十分明显，有的患者由于低白蛋白血症，血管内的容量不足，血压升高不明显，甚至会出现低血压。肾病综合征发生水肿的机制十分复杂，既有肾脏原发的钠水潴留，也有低白蛋白血症引起的有效血容量不足。

2. 充血性心力衰竭　在发生明显的水肿和肺淤血之前，患者的症状不典型，可有体重增加，乏力，运动耐力下降，夜间阵发性呼吸困难等。心脏的收缩功能异常和舒张功能异常均可引起充血性心力衰竭。由于收缩功能异常引起的心衰有效的治疗方法，因此应判断心衰的类型。

3. 肝硬化　在肝硬化代偿期，尽管没有明显的水肿和腹水，已经有容量的扩张，到失代偿期，容量扩张明显，出现腹水。研究发现从肝硬化开始，肾素、去甲肾上腺素、醛固酮等激素明显增加，作用于肾脏引起水钠潴留。

三、病理生理机制

本节重点讨论心力衰竭和肝硬化时病理生理的改变。

（一）心力衰竭

大部分的心力衰竭原发病在心脏，心搏出量下降，位于动脉系统的压力感受器，感受到压力的下降，同时激活了交感神经系统，肾素血管紧张素系统，和血管升压素的分泌，促进了肾脏钠的重吸收，水的重吸收，同时全身血管收缩，肾脏动脉阻力也增加，维持有效循环血量的正常运转。而肾脏灌注的下降，进一步加剧了水钠潴留。当心脏功能正常，血容量的下降（如失血性休克）和心脏搏出量的下降一致，机体的这一系列反应，可以有效维持血压和脑的灌注，但是在心力衰竭时，机体的容量并没有下降，而是淤积在静脉系统和组织，进一步的水钠潴留会加重心脏的前负荷，加重心衰。很多研究显示，心衰时，心房内的压力感受器的敏感性下降，心房利钠肽系统激活的程度不足以平衡交感神经系统的激活[44]，丧失了利尿的作用。因此，心功能出现轻微的异常到出现心衰的症状，这一过程中经历的血管收缩/抗利尿作用，及血管舒张/利尿作用的反复平衡，开始时机体可以自行代偿，但是随着病情的加重，平衡机制出现问题，血管收缩和抗利尿作用起主导作用，出现了临床可见的心衰症状。

（二）肝硬化

肝硬化引起水钠潴留的机制有较多的争议。经典的理论"低灌注学说"认为肝硬化导致液体渗出，聚集于腹腔，形成腹水，继发性的有效血容量下降，然后激活了水钠潴留[45]。比较新的学说"溢出学说"[46]，基于肝脏的特殊供血系统以及位于门静脉系统内的容量和钠浓度的感受调节能力。肝脏同时接受门静脉系统和肝动脉的供血，最后汇聚到下腔静脉。门静脉提供肝脏三分之二的血供，肝动脉提供肝脏三分之一的血供。前面已经介绍过，门静脉系统内有钠离子和压力感受器，当门脉系统灌注下降时，会直接激活交感神经系统，促进肾脏的钠水潴留。肝硬化的基本病理改变是肝脏组织纤维化，肝内压力增加，门静脉系统回流的阻力增加，门静脉系统的灌注减少，直接导致水钠潴留，然后由于容量的增加，逐渐出现腹水。两个理论各有其特点和实验室的证据，从目前的研究结果看来，溢出理论更好的解释了肝硬化早期的初始改变，低灌注学说则更侧重肝硬化晚期的病理生理改变。

四、诊断

诊断包括几方面的内容，首先要判断容量的状态和有效循环容量是否充足，其次血钠的水平是否正常，第三高容量状态的原发病是什么。

容量状态的判断依靠病史，体格检查比较容易诊断。容量增加时血压的情况和一些简单的实验室检查，可帮助初步鉴别容量增加的原因及原发病。

五、治疗

高容量状态的治疗不仅要考虑纠正容量的过负荷，更要考虑原发病的治疗。病理性的高容量状态实际上是机体为了调整某种容量失衡过程中，感受容量状态变化的能力及肾脏水钠重吸收能力进一步失衡造成的，这种进一步失衡和原发病的病理生理机制有密切关系，原发病治疗好转才能打破恶性循环，减少容量状态的治疗才会真正起效。如果原发病难于治疗，也需要尽量稳定血流动力学的参数，减少治疗带来的副作用。例如心衰的患者，有效循环血量减少，才会导致肾脏持续的水钠潴留，稳定心脏的血流动力学情况，一方面增加肾脏对利尿剂的敏感性，另一方面可以平衡利尿剂带来的有效血容量进一步下降的问题。

有效血容量相对稳定时，可考虑对症减少容量，治疗的基础是降低钠的负荷。因此对容量增加的治疗重要环节是限盐、利钠和体外超滤。至于先采用哪个治疗方法，要根据患者的临床情况来判断，例如在危及生命的肺水肿时，立即使用静脉的利尿剂。

（一）限制盐的摄入

高容量状态不管是原发的，或是继发于有效血环容量不做，都有肾脏钠潴留能力增加的状况，所以限制盐的摄入是重要的治疗手段，最好每日钠的摄入量限制在50～80mmol，即食盐3～5g，可以使用替代盐，但是对于肾功能不全或使用RAAS阻断剂的患者易发生高血钾，应慎用。使用静脉输液的患者还应该注意含有盐水的补液量。

（二）利尿剂

利尿剂是最常用的治疗高容量状态的药物，利尿剂的使用详见第三十篇第五章。

（三）体外超滤

高容量状态合并肾功能异常时，利尿剂的效果较差，必要时可进行体外脱水，即进行血液滤过或血液透析或腹膜透析治疗，强制脱水。

（四）针对原发病的病理生理异常的治疗

1. 肾病综合征的其他治疗　详见第五章第一节。

2. 充血性心衰的治疗　治疗原则包括：① 针对引起心衰的疾病进行治疗。② 抗心衰的一般治疗：心衰的病理生理基础是血管收缩 / 抗利尿作用和血管扩张 / 利尿作用之间的精细平衡被破坏，因此在治疗过程是打断恶性循环，让两种作用恢复平衡的过程，但是在不同的阶段侧重点可能有所不同。例如有症状的收缩功能衰竭或左心室射血分数 >40% 时，首选药物是 ACEI 类，和 / 或 AT1 受体拮抗剂，通过抑制 RAAS 系统，促进利尿作用和血管扩张的作用。心衰时如果出现肺淤血或水肿，应使用利尿剂，袢利尿剂是首选。在应用利尿剂时，特别是合用 ACEI 类药物，可能引起血肌酐和尿素氮的升高，这种情况下应减少利尿剂，尽量维持使用 ACEI 类药物。醛固酮受体阻断剂（螺内酯）联合袢利尿剂和 ACEI 可以降低死亡率和住院时间，但是使用该药时易引起高血钾，应定期监测血钾，如果血钾超过 5.5mmol/L，该药应减量使用；GFR<30ml/（min·1.73m^2）应禁用，<50ml/（min·1.73m^2）应慎重。β 受体阻滞剂是另一个可用于收缩功能障碍引起心力衰竭的药物，由于阻断交感神经的活性，可改善症状，降低病死率。经过研究证实，洋地黄类药物可以改善收缩功能衰竭的临床症状，但是对远期预后没有影响，因此洋地黄类药物应合并使用 ACEI 类药物。

近些年一些的新的药物不断的开始应用于临床，例如血管升压素受体拮抗剂是近年来出现的一个很有效的利尿药物，由于直接作用于肾脏集合管的血管升压素受体，抑制水的重吸收，而不干扰钠的重吸收，也被用于稀释性低钠血症的治疗。由于传统的袢利尿剂发生作用依赖于肾髓质渗透压梯度的改变，肾小球动力学，和肾脏对钠的调节作用，严重的心衰，或合并肾功能异常时，效果并不明显，加压素受体拮抗剂仍有明显的利尿效果。相较于袢利尿剂，该药物的副作用并没有明显增加，但是对于长期预后的影响仍然需要观察[47-50]。

3. 肝肾综合征的治疗　肝硬化引起的水钠潴留根本原因是肝脏纤维化导致的容量调节障碍。肝硬化严重时，严重的血流动力学紊乱，导致肝肾综合征，是肝硬化的严重并发症。Ⅰ 型肝硬化早期死亡率高达 80%，只有 10% 的患者可存活超过 3 个月。Ⅱ 型肝肾综合征预后相对较好，中位生存期是 6 个月。发生肝肾综合征后治疗的目的是缓解肾衰竭，延长生存期，为肝移植创造条件。包括药物治疗，经颈静脉肝内门体静脉内支架分流术，肾脏替代治疗，和肝移植。具体的治疗方法见第二十篇第二章。

第三节　容量减少

一、概述

容量减少是指细胞外液量不足。真正的细胞外液量不足，机体处于钠的负平衡，存在钠丢失的情况。通常可分为两大类，一类是肾外水钠丢失，另一类是肾脏水钠丢失。引起容量减少的常见病因见表 8-2-3-1。

容量丢失多数和原发病有关，机体对于容量丢失的调整是减少肾脏的排出，主动增加摄入来补充容量，在容量快速丧失的时候还同时收缩外周的血管，保证有效循环血量对重要脏器的关注，在机体能够通过这些反馈进行代偿的时候，通常不会表现出容量下降的特点，直到机体不能代偿的时候，会出现一系列的症状，体征。同时由于纠正容量的异常的反馈是优先于渗透压的调节的，机体在纠正低容量状态时，可能会出现低血钠或高血钠的表现，酸碱失衡等代谢紊乱，造成诊断和治疗的困难，值得关注。

二、临床表现

容量减少可表现为直立性低血压，脉率快；静脉压下降；皮肤黏膜干燥；腋窝无汗。但是在老年人由于皮肤弹性下降，某些患者由于鼻腔疾病，用口呼吸，造成口腔干燥，不代表容量减少，应予注意。一些实验室和血流动力学检查对容量的判断也有帮助（表 8-2-3-1）。

表 8-2-3-1　引起容量减少的常见疾病

胃肠道丢失
消化道出血，胃肠引流，呕吐，腹泻，胆道引流
肾脏丢失
使用利尿剂，渗透性利尿剂
梗阻后利尿
急性肾小管坏死恢复期
失盐性肾炎
肾上腺功能不全
肾小管酸中毒
尿崩症
皮肤和呼吸系统丢失
出汗，烧伤

三、诊断和鉴别诊断

容量丢失的病史，临床症状和体征有助于低容量状态的诊断。一些实验室检查在病史不清的患者对于容量丢失的原因的鉴别有一定的帮助。血红蛋白浓度和血细胞比容下降提示出血，如果升高代表血液浓缩。血清钠离子水平有助于鉴别液体丢失渠道和组成成分，以及前期的治疗中水分和钠的补充情况。血肌酐和血尿素氮的检测有助于判断肾脏灌注的状态和评估肾功能，尿液的电解质的分析，对于鉴别是否为肾源性的钠丢失有一定的帮助（详见第八篇第一章）。

四、治疗

容量丢失的治疗关键是扩容。总的治疗目标是恢复容量正常状态，保证脏器的灌注。通常补液的原则是首先补充正在丢失的液体，缓解症状；持续补充已经丢失的液体，恢复正常的容量状态，如果有持续的液体丢失，还要持续的予以补充；治疗原发病，终止液体的异常丢失。在补液治疗的过程中，要根据患者的临床状态的变化，不断调整方案。

容量补充中液体的选择，要根据血清电解质的情况确定，注意血清钠离子浓度变化。在血流动力学不稳定的状态下，首先静脉补液的治疗，如果血流动力学稳定，可选择口服补液的途径。具体的治疗方法不再赘述，请参看相关章节。

（陈育青）

参考文献

1.　QUAIL AW, WOODS RL, KORNER PI. Cardiac and arterial baroreceptor influences in release of vasopressin and renin during hemorrhage. Am J Physiol, 1987, 252: H1120-H1126.

2.　DIBONA GF, SAWIN LL. Renal nerve activity in conscious rats during volume expansion and depletion. Am J Physiol, 1985, 248: F15-F23.

3.　MYERS BD, PETERSON C, MOLINA C, et al. Role of cardiac atria in the human renal response to changing plasma volume. Am J Physiol, 1988, 254: F562-F573.

4.　TIDGREN B, HJEMDAHL P, THEODORSSON E, et al. Renal responses to lower body negative pressure in humans. Am J Physiol, 1990, 259: F573-F579.

5. DE BOLD AJ, BORENSTEIN HB, VERESS AT, et al. A rapid and potent natriuretic response to intravenous injection of atrial myocardial extract in rats. Life Sci, 1981, 28(1): 89-94.

6. RUBATTU S, SCIARRETTA S, VALENTI V, et al. Natriuretic peptides: an update on bioactivity, potential therapeutic use, and implication in cardiovascular diseases. Am J Hypertens, 2008, 21(7): 733-741.

7. PIECHOTA M, BANACH M, JACON A, et al. Natriuretic peptides in cardiovascular diseases. Cell Mol Biol Lett, 2008, 13(2): 155-181.

8. WOODARD GE, ROSADO JA. Natriuretic peptides in vascular physiology and pathology. Int Rev Cell Mol Biol, 2008, 268: 59-93.

9. ANDRESEN MC, DOYLE MW, JIN UH, et al. Cellular mechanisms of baroreceptor integration at the nucleus tractus solitarius. Ann N Y Acad Sci, 2001, 940: 132-141.

10. BOLANOS L, COLINA I, PURROY A. Intracerebroventricular infusion of hypertonic NaCl increases urinary CGMP in healthy and cirrhotic rats. Arch Physiol Biochem, 1999, 107(4): 323-333.

11. HANSELL P, ISAKSSON B, SJOQUIST M. Renal dopamine and noradrenaline excretion during CNS-induced natriuresis in spontaneously hypertensive rats: influence of dietary sodium. Acta Physiol Scand, 2000, 168(1): 257-266.

12. MORITA H, MATSUDA T, FURUYA F, et al. Hepatorenal reflex plays an important role in natriuresis after high-NaCl food intake in conscious dogs. Circ Res, 1993, 72(3): 552-559.

13. MORITA H, OHYAMA H, HAGIIKE M, et al. Effects of portal infusion of hypertonic solution on jejunal electrolyte transport in anesthetized dogs. Am J Physiol, 1990, 259: R1289-R1294.

14. LEVY M, WEXLER MJ. Sodium excretion in dogs with low-grade caval constriction: role of hepatic nerves. Am J Physiol, 1987, 253: F672-F678.

15. KOYAMA S, KANAI K, AIBIKI M, et al. Reflex increase in renal nerve activity during acutely altered portal venous pressure. J Auton Nerv Syst, 1988, 23(1): 55-62.

16. OLIVER JA, VERNA EC. Afferent mechanisms of sodium retention in cirrhosis and hepatorenal syndrome. Kidney Int, 2010, 77(8): 669-680.

17. SINDIC A, SCHLATTER E. Renal electrolyte effects of guanylin and uroguanylin. Curr Opin Nephrol Hypertens, 2007, 16(1): 10-15.

18. SINDIC A, SCHLATTER E. Cellular effects of guanylin and uroguanylin. J Am Soc Nephrol, 2006, 17(3): 607-616.

19. SCHNERMANN J, BRIGGS JP. Tubuloglomerular feedback: mechanistic insights from gene-manipulated mice. Kidney Int, 2008, 74(4): 418-426.

20. HALL JE. The kidney, hypertension, and obesity. Hypertension, 2003, 41(3 Pt 2): 625-633.

21. HALL JE, GUYTON AC, BRANDS MW. Pressure-volume regulation in hypertension. Kidney Int Suppl, 1996, 55: S35-S41.

22. EARLEY LE, FRIEDLER RM. Changes in Renal Blood Flow and Possibly the Intrarenal Distribution of Blood during the Natriuresis Accompanying Saline Loading in the Dog. J Clin Invest, 1965, 44: 929-941.

23. EVANS RG, MAJID DS, EPPEL GA. Mechanisms mediating pressure natriuresis: what we know and what we need to find out. Clin Exp Pharmacol Physiol, 2005, 32: 400-409.

24. BREWSTER UC, PERAZELLA MA. The renin-angiotensin-aldosterone system and the kidney: effects on kidney disease. Am J Med, 2004, 116(4): 263-272.

25. SCHMIEDER RE. Mechanisms for the clinical benefits of angiotensin II receptor blockers. Am J Hypertens, 2005, 18: 720-730.

26. KOBORI H, NANGAKU M, NAVAR LG, et al. The intrarenal renin-angiotensin system: from physiology to the pathobiology of hypertension and kidney disease. Pharmacol Rev, 2007, 59(3): 251-287.

27. PAGTALUNAN ME, RASCH R, RENNKE HG, et al. Morphometric analysis of effects of angiotensin II on glomerular structure in rats. Am J Physiol, 1995, 268: F82-F88.

28. DUKE LM, WIDDOP RE, KETT MM, et al. AT(2) receptors mediate tonic renal medullary vasoconstriction in renovascular hypertension. Br J Pharmacol, 2005, 144(4): 486-492.

29. ROBERTSON GL. Physiology of ADH secretion. Kidney Int Suppl, 1987, 21: S20-S26.

30. FUJITA N, ISHIKAWA SE, SASAKI S, et al. Role of water channel AQP-CD in water retention in SIADH and cirrhotic rats. Am J Physiol, 1995, 269: F926-F931.

31. BANKIR L. Antidiuretic action of vasopressin: quantitative aspects and interaction between V1a and V2 receptor-mediated effects. Cardiovasc Res, 2001, 51(3): 372-390.

32. WILKINS FC JR, ALBEROLA A, MIZELLE HL, et al. Systemic hemodynamics and renal function during long-term pathophysiological increases in circulating endothelin. Am J Physiol, 1995, 268: R375-381.

33. AOYAGI T, IZUMI Y, HIROYAMA M, et al. Vasopressin regulates the renin-angiotensin-aldosterone system via V1a receptors in macula densa cells. Am J Physiol Renal Physiol, 2008, 295(1): F100-F107.

34. KRAMER BK, KAMMERL MC, KOMHOFF M. Renal cyclooxygenase-2(COX-2). Physiological, pathophysiological, and clinical implications. Kidney Blood Press Res, 2004, 27(1): 43-62.

35. SAGNELLA GA. Measurement and significance of circulating natriuretic peptides in cardiovascular disease. Clin Sci(Lond), 1998, 95(5): 519-529.

36. DAVIDSON NC, STRUTHERS AD. Brain natriuretic peptide. J Hypertens, 1994, 12(4): 329-336.

37. SCOTLAND RS, AHLUWALIA A, HOBBS AJ. C-type natriuretic peptide in vascular physiology and disease. Pharmacol Ther, 2005, 105(2): 85-93.

38. MENSAH GA. Healthy endothelium: the scientific basis for cardiovascular health promotion and chronic disease prevention. Vascul Pharmacol, 2007, 46(5): 310-314.

39. KOHAN DE. The renal medullary endothelin system in control of sodium and water excretion and systemic blood pressure. Curr Opin Nephrol Hypertens, 2006, 15(1): 34-40.

40. OHKITA M, TAKAOKA M, MATSUMURA Y. Drug discovery for overcoming chronic kidney disease(CKD): the endothelin ET B receptor/nitric oxide system functions as a protective factor in CKD. J Pharmacol Sci, 2009, 109(1): 7-13.

41. DHAUN N, GODDARD J, WEBB DJ. The endothelin system and its antagonism in chronic kidney disease. J Am Soc Nephrol, 2006, 17(4): 943-955.

42. SOROKIN A, KOHAN DE. Physiology and pathology of endothelin-1 in renal mesangium. Am J Physiol Renal Physiol, 2003, 285(4): F579-F589.

43. POLLOCK JS, POLLOCK DM. Endothelin and NOS1/nitric oxide signaling and regulation of sodium homeostasis. Curr Opin Nephrol Hypertens, 2008, 17(1): 70-75.

44. THAMES MD, KINUGAWA T, SMITH ML, et al. Abnormalities of baroreflex control in heart failure. J Am Coll Cardiol, 1993, 22(4 Suppl A): 56A-60A.

45. MARTIN PY, SCHRIER RW. Pathogenesis of water and sodium retention in cirrhosis. Kidney Int Suppl, 1997, 59: S43-49.

46. LIEBERMAN FL, DENISON EK, REYNOLDS TB. The relationship of plasma volume, portal hypertension, ascites, and renal sodium retention in cirrhosis: the overflow theory of ascites formation. Ann N Y Acad Sci, 1970, 170:202.

47. FINLEY JJ 4TH, KONSTAM MA, UDELSON JE. Arginine vasopressin antagonists for the treatment of heart failure and hyponatremia. Circulation, 2008, 118(4): 410-421.

48. FARMAKIS D, FILIPPATOS G, KREMASTINOS DT, et al. Vasopressin and vasopressin antagonists in heart failure and hyponatremia. Curr Heart Fail Rep, 2008, 5(2): 91-96.

49. UDELSON JE, SMITH WB, HENDRIX GH, et al. Acute hemodynamic effects of conivaptan, a dual V(1A) and V(2) vasopressin receptor antagonist, in patients with advanced heart failure. Circulation, 2001, 104(20): 2417-2423.

50. UDELSON JE, ORLANDI C, OUYANG J, et al. Acute hemodynamic effects of tolvaptan, a vasopressin V2 receptor blocker, in patients with symptomatic heart failure and systolic dysfunction: an international, multicenter, randomized, placebo-controlled trial. J Am Coll Cardiol, 2008, 52(19): 1540-1545.

第三章
钾的代谢平衡与失调

第一节　钾的代谢与调节

一、概述 [1-5]

钾是人体内重要的阳离子，细胞完成许多重要生理功能都需要依赖钾离子。细胞内液钾离子浓度（140 ~ 150mmol/L），远高于细胞外液（3.5 ~ 5.5mmol/L）。细胞外液的钾离子浓度与心脏细胞的稳定性密切相关，高于或低于该浓度，易发生心律失常和神经肌肉系统的兴奋性变化。细胞对钾有强大的转移能力，能持续而迅速地摄取或向细胞外释放钾离子，正是有赖于细胞对钾快速转移能力，血钾可以维持在很窄的范围内。临床医生通常对血钾的变化比较关注，而忽视体内总钾的平衡。总钾的平衡被打破，虽然短期内由于细胞内外钾的再分布，不会出现血钾的明显波动，但是随着体内总钾增多或减少的时间延长，最终会导致血钾的变化。

人体每日食物中摄入大量的钾，为体内钾的基本来源，肠道及肾脏则根据体内总钾的情况排出一定量的钾，其中肾脏对钾的排出及钾平衡的调节起主导作用。钾平衡有两层含义，其一指维持细胞外液钾离子的浓度，其二指体内总钾的含量。人体对钾的调节包括短时调节和长程调节。钾在细胞内外的快速转移，可以维持血清钾的稳定；而对于体内总钾的调节则需要依靠肠道和肾脏，肠道每天排出的钾约为5 ~ 10mmol，肾脏排出的钾90 ~ 95mmol，因此肾脏对钾的排出及钾平衡的调节起主要作用。

二、肾脏对钾的滤过、重吸收和排泌

肾脏对钾的排泄经过滤过，重吸收和再排泌的过程。肾对钾离子的调节与肾对钠离子的调节有很大区别。由于血钾浓度通常在4.0mmol/L左右，肾脏每日滤过原尿180L，所以每日原尿中滤过的钾离子约为720mmol，远低于原尿中的钠离子；经过肾小管的重吸收，原尿中的钾离子浓度明显下降；肾小管对钾的再排泌，成为调节钾平衡的重要过程，对于钠离子，由于血钠的浓度通常在140mmol/L，原尿中有大量的钠离子，肾小管对钠离子主要都是重吸收过程，最后不能重吸收的钠被排出体外。肾小管细胞膜基底侧存在Na^+-K^+-ATP酶，将钾由间质重吸收入细胞，构成了钾有效泌入管腔的基本条件；然而，在某一特定的节段是排泌还是重吸收钾，取决于该部位细胞膜管腔侧的特性、对钾的渗透性和其他转运机制的存在情况。

钾离子可自由通过肾小球滤过膜，尽管一些不可滤过的蛋白质可结合少量的钾，滤液中的K^+浓度与血浆中的K^+浓度基本相同。由于存在球–管平衡机制，只有当肾小球滤过率显著降低，以至于使肾脏排水排钠量明显减少时，肾钾的排泄量才会减少[6,7]。

原尿中的钾主要在近端肾小管重吸收，约占滤过钾的总量的50%。近端肾小管重吸收钾的机制目前仍不十分清楚。肾小管液的钾浓度低于血浆，并且肾小管上皮细胞管腔面为负电荷，钾的转运逆浓度梯度及电位梯度，因此推测近端肾小管上皮细胞上有钾离子的主动转运通道。另一方面有证据显示，肾小管上皮细胞基底侧的Na-K-ATP酶将细胞间质的钾离子转运入细胞内，使细胞间液的钾离子浓度下降，可能为肾小管液的钾离子顺浓度梯度从上皮细胞间隙进入细胞间质提供条件。近曲小管的远端也可能存在钾离子的被动转运[8-10]。

髓袢升支粗段是另一个大量重吸收钾的部位，吸收量仅小于近端肾小管，约40%的滤过钾经该段吸收。肾小管的上皮细胞管腔侧存在着Na$^+$-K$^+$-2Cl$^-$共转输蛋白（NKCC2）。1个钾离子、1个钠离子和2个氯离子共同由管腔内转入细胞内，在上皮细胞的基底侧存在Na-K-ATP酶，持续地将钠从细胞内转运到细胞外，将细胞内的钠浓度维持在低水平，为三个离子的协同转运提供能量。因此实际上钠的转运为钾离子的净吸收提供动力，但是钾离子在这个系统转运过程中也起到特殊的作用。在管腔侧的细胞膜上还分布着多种钾离子通道，经过协同转运进入细胞的钾可经过钾通道排到管腔内，避免钾离子的大量吸收而引起的管腔内钾离子下降，为NKCC2的协同转运提供充足的钾离子。管腔内钾离子浓度过低，会抑制NKCC2的转运速度，因此氯化钠和氯化钾的转运是相互影响的。Batter综合征的一个亚型为钾离子的再循环的重要性提供了证据，在这类病人，由于管腔侧的钾通道（ROMK）的功能丧失，不能完成钾的再循环，使钠/氯的重吸收下降，同时导致钾的净重吸收下降，病人表现为细胞外液容量减少，血压正常，低钾性的代谢性碱中毒。在基底侧的细胞膜上分布着氯离子和钾离子通道，可以将氯离子和钾离子由细胞内转移至细胞外。管腔侧和基底侧的氯离子及钾离子的跨膜转运最终导致细胞膜管腔侧的正电压，可以推动钾离子顺电位差由细胞间隙由管腔进入间质[11-17]。髓袢升支粗段的NKCC2的共转输蛋白需要同时成比例的转运3种离子，因此管腔内，三种离子中任何一个缺失，都会抑制该共转输蛋白的活性。临床上常用的袢利尿剂，是NKCC2的抑制剂，导致钠和氯的重吸收下降，钾的净排泌增多。有些研究提示体内总的钾平衡状态可能调节髓袢升支粗段对钾的重吸收。

约10%的滤过钾最终到达远端肾单位，远曲小管的起始部分开始出现钾的排泌，但是排泌量较小，随着向集合管靠近，钾的排泌逐渐增加。研究显示，远曲小管对钾的排泌受管腔内高钠低氯的刺激，管腔内的氯低于10mM，钾的排泌增加一倍[18]。集合管的上皮细胞不再从管腔的尿液中吸收钾，而是将钾排泌到管腔里，集合管细胞对钾的排泌受很多因素，包括内排泌激素的调节，在钾平衡中起重要作用。

集合管的负责钾分泌的细胞分为主细胞。管腔侧的细胞膜上分布着上皮性钠通道（ENaC）将管腔内的钠转运入细胞，管腔内形成负电位，有助于钾的排泌。主细胞的基底侧分布着Na-K-ATP酶，将细胞间质内的钾转运入细胞，细胞内的钠转运出细胞，钠/钾ATP酶和ENaC均受醛固酮调节。主细胞管腔侧的细胞膜上有钾通道和钾/氯共转输蛋白。钾通道开放后，钾顺电化学梯度从细胞内进入管腔，目前已发现至少有两种钾通道，小电流的钾通道和大电流的钾通道[19]。其中一种肾外髓质钾通道（ROMK）是主要的泌钾通道，为小电流离子通道，生理状态下开放，细胞内H$^+$和Ca^{2+}升高可抑制其开放。另外一种是大电流钾离子通道（Maxi-K$^+$），生理状态下是关闭的，细胞内钙升高可促进大电流钾通道开放[20]。

髓质集合管的与皮质集合管不同，出现了钾的重吸收，由于水在髓质的浓缩过程，及皮质集合管对钾的排泌，小管液内钾的浓度明显高于血浆，另外细胞膜管腔侧H泵的存在，使管腔侧呈正电位，因此钾顺电化学梯度进入间质，产生钾的再次重吸收，但是髓质中存在钾的再循环，使得重吸收的钾再次回到小管液内，管腔内钾的浓度和髓质内钾的浓度始终保持一定的倍数关系，如管腔内的钾为20～30mM，髓质内为5～10mM；当管腔内的钾达到200～300mM，髓质内可达到35～40mM。这种浓度关系的维持，使得钾的主动排泌在比较浓缩的尿液里得以完成。

三、肾脏钾平衡的调节 [21-30]

肾对钾平衡的调节主要部位发生在远端小管，局部或全身的因素均可影响钾的排泌，而且全身因素直接或间接通过局部因素起作用。全身因素包括体内钾的总量，钾的摄入，钠的摄入，细胞外液容量，酸碱平衡情况，使用利尿剂等。局部的因素多与全身因素相关，例如体内总钾的平衡可改变醛固酮的排泌水平，醛固酮可直接作用于肾小管的离子通道，影响钾的排泌；钠钾的摄入及细胞外液容量可直接影响小管液的流速，管周的钾浓度，影响钾的排泌；全身酸碱平衡状态可改变局部的 H^+、HCO_3^- 离子的浓度，对钾的吸收和排泌有影响。下面将介绍几个和临床医疗关系密切的影响因素。

（一）钾的摄入

钾的大量摄入直接增加钾的血浆浓度，高浓度的血钾可以直接刺激肾脏排钾，或通过刺激肾上腺皮质，分泌醛固酮，调节肾脏排钾。体内缺钾或摄入钾减少，则降低血钾的浓度，抑制醛固酮的分泌，肾脏排钾减少。

（二）钠的摄入

钠的大量摄入，可导致细胞外液容量增加，导致钠、水的重吸收减少；同时抑制血管紧张素-醛固酮系统，降低醛固酮的分泌，也减少钠的重吸收，管腔内的尿流量升高，钾的排出增加。

（三）醛固酮

醛固酮是促进肾小管排泌钾的重要因素，醛固酮或其他的盐皮质激素，进入细胞，与盐皮质激素受体（MR）结合，激素–受体复合物进入细胞核，与DNA结合，促进ENaC的α亚基的转录，加速ENaC的三个亚基α、β、γ装备为完整的ENaC通道，并从内质网到达细胞膜表面，从而增加皮质集合管腔面膜上ENaC的密度，促进Na由管腔进入细胞，增加了管腔侧的负电位，促进钾的排泌。醛固酮还可增强细胞基底侧膜Na-K-ATP酶的活性，加快小管上皮细胞将钠泵出和钾泵入细胞的过程，增大细胞内与小管液之间的钾浓度差，增加钾的排泌。醛固酮的排泌则受到血钠、血钾水平、肾素–血管紧张素系统和促肾上腺皮质激素水平的调节。

糖皮质激素和MR有一定的亲和力，可阻止醛固酮与MR结合，但是肾小管上皮细胞存在11β-羟类固醇脱氢酶（11β-OHSD），11β-OHSD可催化皮质醇转化为无活性的皮质素，皮质素与糖皮质激素受体和盐皮质激素受体的亲和力极低，因此可阻断糖皮质激素与盐皮质激素受体的结合。当11β-OHSD失活后，糖皮质激素和MR结合，引起钠的重吸收和钾的排泌增多。中药甘草导致的类盐皮质激素作用（钠潴留和排钾增多，高血压，低血钾）与甘草甜素（glycyrrhetinic acid）抑制11β-OHSD活性有关。

（四）利尿剂

大部分利尿剂可促进钾的排泌，但是促进钾排泌的作用机制不尽相同（参见利尿剂的使用章节）。袢利尿剂通过特异性抑制髓袢升支粗段 Na^+-K^+-$2Cl^-$ 同向转输蛋白，减小腔内跨上皮的电位差，减少在该部位 K^+ 的重吸收。此外，袢利尿剂还能够阻断 Na^+ 在该部的重吸收，从而使达到远端肾单位的 Na^+ 增加，促使 K^+ 排泄增加。噻嗪类利尿剂，可以抑制远曲小管噻嗪敏感 Na^+-Cl^- 共同转运蛋白（sodium chloride cotransporter，NCC），抑制约40% Na^+ 及 Cl^- 的共同重吸收，导致到达肾小管远端的钠增加，或由于利尿作用引起肾小管内的液体流量增加，引起钾的排泄增加。还有部分保钾利尿剂，包括螺内酯、盐酸阿米洛利（pyrazinoylguanidines，amiloride）和氨苯蝶啶均能抑制远端小管 K^+ 的排泌。前者通过拮抗醛固酮的作用，后二者系对细胞腔面 Na^+ 通路的直接作用而抑制钠钾交换。研究发现阿米洛利抑制皮质集合管主细胞的腔面ENaC，从而抑制了钠的重吸收，导致钾的排出减少。

（五）酸碱平衡

酸碱平衡对肾的钾排泄的影响不仅和血浆中 H^+-HCO_3^- 浓度有关，还和肾小管液 H^+-HCO_3^- 的浓度有关。通常急性代谢性碱中毒促进肾钾排泄，急性代谢性酸中毒则能抑制肾钾的排泄。代谢碱中毒时，能抑制近端小管重吸收 $NaHCO_3$，使远端小管液中 Na^+ 及 HCO_3^- 浓度明显增加，Cl^- 浓度下降，高钠低氯可以刺激远曲小管钾的排泌增加，同时由于到达远端小管的液体流量增加，钾的分泌液增多。代谢性酸中毒时，可以刺激集合管管腔侧 H^+-K^+-ATP 酶活性，使其泌 H^+ 增加的同时，促使 K^+ 从管腔侧转运到细胞内，这些进入细胞内的 K^+ 又可以通过基底侧的 K^+ 通道而回到管周组织中。同时，酸中毒使尿液 pH 降低，抑制 ROMK 通道活性，减少 K^+ 排泌。但在某些类型的酸中毒（如远端肾小管酸中毒），由于远端肾小管排 H^+ 障碍，可使 K^+ 的分泌增加。同时，由于细胞外液减少，继发性肾素-血管紧张素-醛固酮系统激活可增加尿 K^+ 的排泄，血 K^+ 降低。

肾脏对钾的调节受多种因素影响，可有多个调节位点，因此钾的最终排出是这些因素综合作用的结果。当机体处于正常的生理状态，肾功能正常，机体的钾的平衡主要和钾的摄入有关，由于食物中的钾含量相对丰富，只要正常饮食，每日摄入的钾偏多，因此肾脏纠正高钾的一系列调节过程是相互促进的。如大量摄入钾后，高血钾可以促进肾小管泌钾。细胞由间质中摄入钾，同时高血钾刺激醛固酮的分泌，共同促进钾由肾小管泌钾细胞内排泌到管腔；高血钾同时可以抑制近端小管对钠和水的重吸收，使肾小管液流量增加，促进钾的排泌等。当机体处于特殊的病理生理过程，特别是同时可能合并一些临床治疗，多个调节位点的作用可能相反或者互相竞争，最终的结果可能使钾的平衡不但不能恢复，反而使失衡的情况加重。例如术后病人饮食受限，钾的摄入减少，肾脏对钾排出的调节应该与上述过程相反，钾的排出减少；但是应激状态及有效循环血容量减少，又使病人的醛固酮分泌增多，反而刺激钾的排出，最终的结果可能是钾排出的速度大于钾摄入的速度，机体不能纠正低钾，反而低钾有可能加重。因此更好地了解肾脏的钾吸收与排泌机制，可以使我们更准确的预测机体钾平衡的情况。

第二节　低钾血症

血清钾低于 3.5mmol/L，称为低钾血症。

一、低血钾的临床表现

细胞内液钾离子浓度远高于细胞外液，细胞外液的钾离子浓度维持在 3.5 ~ 5.0mmol/L，血钾的水平和细胞的稳定性有密切关系。低血钾最常见和最严重的症状发生在心脏和神经肌肉系统，可出现严重的室上性和室性心律失常，肌肉无力，甚至出现呼吸肌麻痹。低血钾引起的症状与血清钾的水平及血钾下降的速度密切相关，也和患者本身潜在的疾病相关。钾分布异常引起的低血钾，血清钾的下降速度快，临床常出现骨骼肌和呼吸肌的麻痹；患者有心脏疾患或使用洋地黄时，低血钾易导致心律失常和洋地黄中毒；慢性长期失钾，患者也会出现低钾引起的肾脏病或内分泌系统的损害，如尿浓缩功能下降等（表8-3-2-1）。

正常情况下，肌肉运动时，细胞内的钾会向肌肉细胞间液中移动聚集，肌肉细胞间液中钾离子浓度升高，有助于降低肌肉细胞兴奋性和收缩力，同时促进肌肉间血管扩张，增加运动时的肌肉血流，对肌肉起一定的保护作用[31-33]。当人体内钾的总量下降，运动时，肌肉细胞间液钾的聚集受到影响，减少了钾对肌肉的保护作用，有可能导致肌肉溶解。

长期低血钾对肾脏的影响，又被称为低钾肾病。低钾肾病是一种表现为多尿、肾囊肿形成、肾功能逐渐丧失的慢性肾小管间质肾病。肾组织上表现为肾小管萎缩、肾间质巨噬细胞浸润和肾间质纤维化。

表 8-3-2-1　低钾血症常见的临床表现

心血管系统
心电图出现 U 波，QT 间期延长，ST 段下降
室性和室上性心律失常
易洋地黄中毒
神经肌肉系统
骨骼肌：肌肉无力（下肢明显），抽筋，搐搦，迟缓性瘫痪，横纹肌溶解
平滑肌：腹胀，便秘，肠梗阻，尿潴留
内分泌系统
生长迟缓，糖耐量异常，糖尿病
泌尿系统
多尿，肾囊肿形成

二、低血钾的诊断和鉴别诊断

（一）检验结果的评估

血白细胞极度升高时，抽血后，在试管内，会有白细胞对血清钾的摄取，出现假性的低血钾，这种情况较少见。

（二）判断是否存在钾分布的异常

由于儿茶酚胺和交感肾上腺能 β2 受体结合，胰岛素和受体结合均可引起钾离子向细胞内转移，因此多种原因导致体内的儿茶酚胺和胰岛素水平升高均可引起钾离子分布异常。如某些疾病状态下，如哮喘，慢性阻塞性肺病，心肌梗塞合心绞痛引起呼吸困难，导致缺氧，可引起内源性的儿茶酚胺释放；戒酒，停用巴比妥类药物时可引起儿茶酚胺的分泌增加；使用 β2 受体激动剂或胰岛素治疗糖尿病酮症酸中毒时；均可引起钾向细胞内移动，可出现低钾血症，尤其当患者合并总体钾的缺失时，更容易出现低血钾。碱血症时可引起钾向细胞内转移。其他引起钾分布异常的疾病还包括家族性的或甲亢引起的低钾性周期性麻痹。

（三）判断失钾的部位

当断定有低钾血症和总体钾的减少时，可根据尿钾的检查进一步判断是肾失钾还是肾外失钾。当存在低血钾时，如果尿钾 >20mmol/L，有肾性失钾；如果尿钾 <20mmol/L，为肾外失钾。肾外失钾通常为胃肠道失钾，呕吐，腹泻均可导致钾的丢失，可合并代谢性酸中毒，代谢性碱中毒或血 pH 正常。

（四）肾性失钾的病因学的判断

肾性失钾时，病因的判断比较复杂，可以有多种方法（图 8-3-2-1）。

三、低血钾的常见原因

（一）钾的摄入减少

肾脏保存钾的能力较差，无钾饮食时，肾脏的极限是每天减少钾的排出 15mmol。由于食物中钾的含量较丰富，及其严格的禁食可逐渐发生低血钾，比如神经性厌食。大多数的钾的摄入减少，不能单独引起低血钾症，但是会加重其他原因的引起的低血钾。

（二）钾的细胞内外分布发生变化

钾在肌肉细胞内外的转运是维持血钾快速平衡的重要途径。生理状态下胰岛素和儿茶酚胺是调节钾离子在细胞内外转移的重要激素。进食后的胰岛素分泌不仅具有调节血糖的作用，还有促进饮食后升高的血钾迅速进入细胞内的功能。这种作用可稳定血钾的浓度，直到肾脏把体内增加的钾排

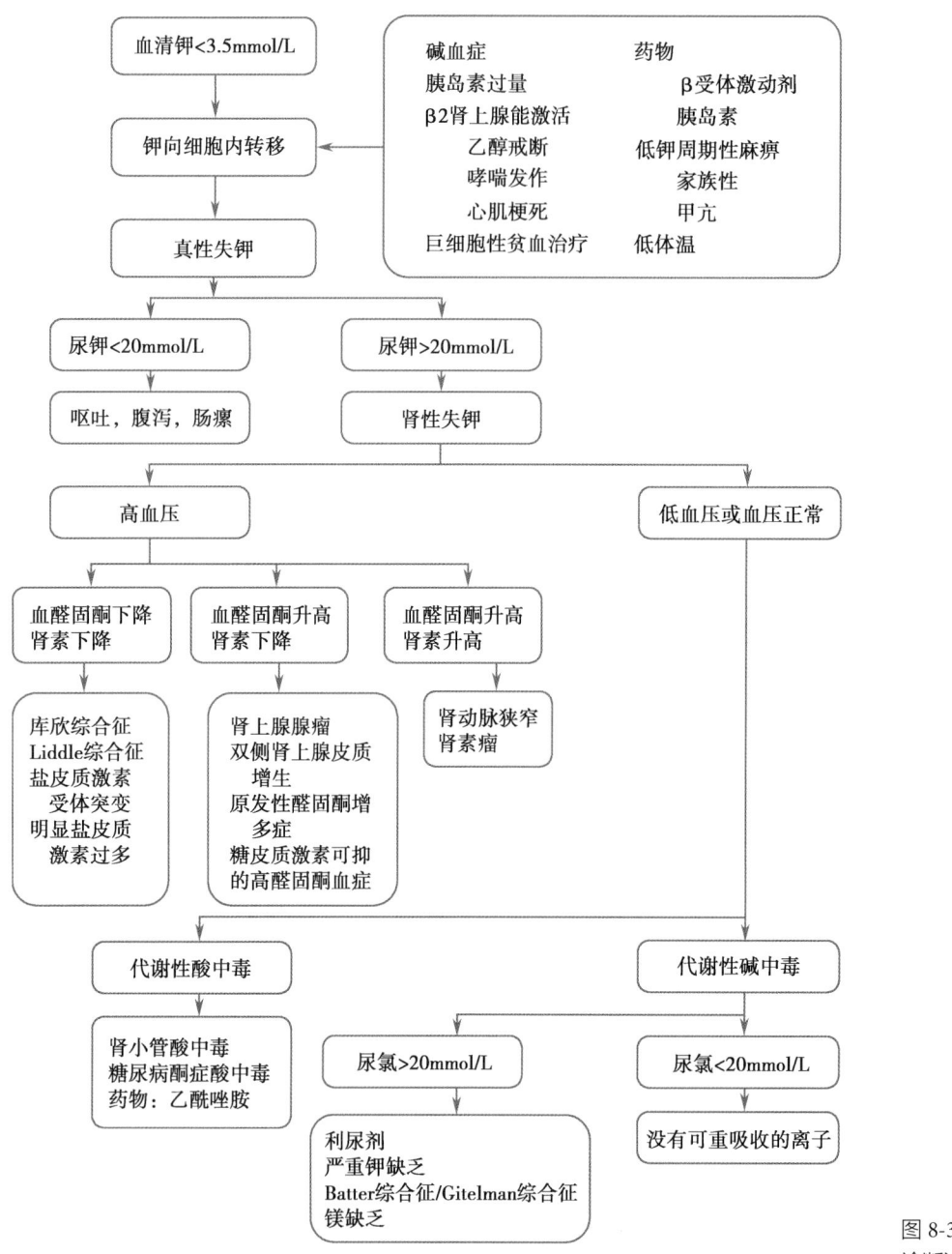

图 8-3-2-1 低血钾的诊断流程

出体外。运动时儿茶酚胺分泌增加，刺激β2受体，抑制由于肌肉收缩导致细胞内钾释放到细胞间液。病理状态的β2受体激活可导致有症状的低钾血症[34]。

当机体缺钾的时候，细胞内钾的是维持血钾正常范围的重要储备。有研究显示，机体钾丢失达到400mmol时，血清钾可维持在正常下限的水平[35]。

研究显示，肌肉细胞上的Na-K-ATP酶和细胞对钾的摄取能力有密切关系。当机体处于长期缺钾的状态时，肌肉细胞上Na-K-ATP酶α2异构体表达减少，α1异构体表达增加。由于Na-K-ATP酶α2异构体主要位于骨骼肌细胞，而Na-K-ATP酶α1异构体主要位于心肌细胞，因此当机体处在钾缺失的状态时，骨骼肌和心肌细胞对钾的反应不同，为了保障血钾水平的稳定，骨骼肌细胞摄取钾的能力下降，而心肌细胞摄取钾的能力维持不变，这对于维持心肌细胞的稳定性有重要意义[36]。低钾性周期性麻痹较为罕见，有家族性或获得性两类。临床表现为突发的肌肉无力甚至迟缓性瘫痪。肌肉瘫痪和细胞外钾突发性的转移到细胞内，导致血钾迅速下降有关。常见的诱发因素有运动，压力，摄入大量碳水化合物等伴随儿茶酚胺或胰岛素释放的情况。获得性低钾性周期麻痹常见的原因是甲状腺腺毒症 [37]。尽管甲状腺腺毒症常见于女性患者，但是甲状腺腺毒症相关的低钾性周期性麻痹却更多的见于青壮年男性，当血甲状腺素水平尚未控制到正常范围时，过多的甲状腺素会导致Na-K-ATP酶活性增加，因此当遇到应激状态或进食大量碳水化合物，导致儿茶酚胺或胰岛素的释放，使细胞外的钾向细胞内迅速大量转移，血钾下降，出现低血钾性肌肉麻痹。家族性低钾性周期性麻痹是一种常染色体显性遗传性疾病，临床症状和获得性低钾性周期性麻痹类似，但是发病年龄通常小于20岁，男女比例相近，常见于高加索裔人群。家族性低钾性周期性麻痹大部分和编码肌肉钙离子通道α1亚基基因（CACNA1S）突变有关，小部分和肌肉钠离子通道（SCN4A），钾离子通道亚基（KCNE3）基因突变有关[38]。

（三）肾外失钾

钾在小肠以被动弥散的方式重吸收，在结肠是主动重吸收和分泌。结肠对钾的重吸收通过位于腔面膜的H^+-K^+-ATP酶，而钾的分泌通过管腔侧钾离子通道（BK channel）[39-41]。胃肠道失钾是肾外失钾的常见原因。分泌性腹泻更易引起低血钾症。发生分泌性腹泻时，粪便中的电解质构成比和血浆类似，以NaCl为主，钾的含量较低，但是当腹泻量大时，肠道失钾比较严重，会出现低血钾症。一些特殊的神经内分泌肿瘤，如分泌血管活性肠肽（VIP）的内分泌肿瘤，或肠道肿瘤会影响肠道钾的分泌，导致粪便中的钾含量明显增加，引起严重的低血钾症。

肾外失钾的另一个途径是经皮肤的汗液丢失。大量的汗液可排出一定量的钾，但是钾含量较低，因此只有大量持续的出汗，又不能补充食物，或合并其他异常时，才会引起低血钾症。

（四）肾脏失钾

肾脏失钾是低血钾较为常见的原因，由于肾脏失钾比较隐匿，通常不容易发现，很多患者是因为突发肌肉无力或心律失常，进行化验检查时才能发现。通常当血钾下降时，正常肾脏的反应是肾脏排钾减少，如果肾脏的钾排出没有明显减少，提示肾脏失钾，因此尿钾的检查对于鉴别鉴别钾丢失的原因十分重要。

钠和钾的在肾小管的转运相互影响，关系密切。远端肾小管和集合管的钠离子量对钾的排泌有重要的影响，而醛固酮又是促进肾小管重吸收钠和排泌钾的重要调节激素。因此肾性失钾和各种引起醛固酮异常的病因有关，也和引起远端肾小管钠离子增加的因素有关。远端小管的钠离子浓度增加，会改变肾小管的腔内的电位差，促进钾的排出；而醛固酮是促进肾小管重吸收钠，排出钾的重要激素。

以远端小管钠离子排出增多为首发原因的患者，通常合并低容量状态，所以患者的血压多正常或下降。最常见的情况是使用利尿剂，常用的袢利尿剂，噻嗪类利尿剂，保钠排钾类利尿剂，包括不常用的作用于近端小管的利尿剂，均可引起低血钾症。Bartter综合征，作为一类引起低血钾症的遗传性肾小管疾病，起作用类似袢利尿剂和噻嗪类利尿剂，为位于肾小管髓袢升支和远曲小管的一组钠、钾或氯的转运通道基因异常所致。这两类疾病均是导致钠、钾、氯不能被正常重吸收，远端肾小管中的钠排出增多，引起继发性的高肾素、高醛固酮血症，但是由于钠排出增多，容量下降，因此血压正常，醛固酮的保钠排钾作用加重了尿钾排出，低血钾明显，醛固酮刺激近端肾小管重吸收碳酸氢根，导致代谢性碱中毒[42-44]。近端型肾小管酸中毒由于近端肾小管重吸收碳酸氢根减少，引起碳酸氢钠排出增加，会使到达远端小管的钠增加，伴随容量的减少，同样会引起肾素血管紧张素醛固酮激活，因此近端肾小管酸中毒时会出现低血钾症。远端肾小管酸中毒导致低血钾症的机制较多，其中之一是由于远端小管的H-K-ATP酶障碍，在导致泌氢障碍的同时，抑制的管腔内钾的重吸收，导致低血钾症。

另一大类低钾血症是由于醛固酮样效应增强引起。醛固酮是盐皮质激素，由肾上腺皮质产生，受肾素血管紧张素的调节，作用于肾小管上盐皮质激素受体，调节上皮钠通道，促进钠的重吸收，同时促进钾的排出。醛固酮水平的增加可以来源于肾上腺皮质原发的疾病，也可以是肾素血管紧张素水平升高的效应。大剂量的糖皮质激素也有类似盐皮质激素的作用。一些遗传性疾病也能产生类似的盐皮质激素的作用。无论何种原因，醛固酮样效应会引起水钠潴留，容量扩张，血压升高，临床上患者通常表现为高血压低血钾。该类的疾病大致分三个类型，可用肾素和醛固酮水平进行鉴别。第一种类型是肾素和醛固酮均升高，可见于肾素瘤和肾动脉狭窄。肾动脉狭窄中大约有15%的患者有低血钾症[45,46]。第二种类型是肾素下降，醛固酮升高，可见肾上腺皮质增生或肾上腺腺瘤引起的原发性醛固酮增生症。常用的筛查方法是血浆醛固酮浓度和血浆肾素活性的比值。正常对照或者原发高血压的患者，该比值通常为4～10，原发性醛固酮增生症的患者，该比值30～50[47]。筛查阳性的患者可进一步行确证实验[48]。另一个常见的原因是糖皮质激素可抑制的醛固酮增多症，为常染色体显性遗传。同源染色体发生非对等交换，11-β羟化酶基因中ACTH反应调节元件控制了醛固酮合成酶的基因表达，醛固酮合成酶在束状带的异位表达，并受ACTH调节，醛固酮对ACTH的刺激反应强于对肾素-血管紧张素Ⅱ的反应。醛固酮分泌增加，但是血浆肾素水平低。临床表现为家族性的低肾素，高醛固酮，容量依赖性的高血压；由于醛固酮增加，因此肾小管对钠的重吸收增加，钾排出增多。伴尿18-羟皮质醇和18-氧皮质醇明显增多[49]。外源性的给予糖皮质激素可以抑制ACTH的分泌，对该疾病有治疗作用，可降低血压，缓解低血钾。大部分糖皮质激素可抑制的醛固酮增多症患者不合并明显的低血钾，原因不十分清楚，可能和ACTH分泌的特点有关，但是这类患者使用噻嗪类和袢利尿剂时，容易发生低血钾。第三种类型是肾素和醛固酮均下降，但是出现了醛固酮样作用。如各种原因引起的Cushing综合征，过多的糖皮质激素起了盐皮质激素的作用。还有一些遗传性疾病，如明显的盐皮质激素增多症（AME），为常染色体隐性遗传病。由于11-β羟类固醇脱氢酶被抑制，使循环中糖皮质激素不能被代谢，直接与盐皮质类固醇受体结合，产生大量盐皮质类固醇样作用。多见于儿童，以高血压、低血钾和血浆低肾素、低醛固酮活性为特征，低盐饮食或安体舒通治疗有效，但氢化可的松或ACTH治疗可使病情加重[50]。尿中皮质醇代谢物/皮质酮代谢物比值明显升高有助于诊断。另外一种Liddle综合征呈常染色体显性遗传，是肾脏集合管上皮细胞中的上皮钠通道（ENaC）β或γ亚单位变异，使肾小管上皮钠通道（ENaC）活力增加，钠重吸收明显增加，肾性贮钠、失钾。表现为家族性的容量依赖性高血压，血浆肾素活性减低，伴低钾血症，代谢性碱中毒[51]。

四、低钾血症的治疗

对低血钾治疗时，应该始终遵循3个基本原则。① 注意防治低血钾导致的威胁生命的情况。② 在补钾的时候要注意补足总体钾的缺失，防治低血钾反复出现；血清钾的水平在3.0～3.5mmol/L时，体内总钾丢失在200～150mmol，当血清钾的水平在2.0～3.0mmol/L时，体内总钾丢失在400～200mmol。③ 发现并治疗引起低血钾的疾病。

可应用的补钾药有静脉或口服制剂。口服补钾是有效而安全的升高血钾的措施。如经静脉补钾，静脉补钾的最大浓度不能超过40mmol/L，静脉补钾速度不宜超过20mmol/h，最好使用生理盐水。

补钾量较大或者持续补钾时，应反复监测血钾，避免出现高钾血症。

第三节　高钾血症

临床上通常认为血清钾高于检测值参考范围为高钾血症。大多数实验室的血钾数值的高限是5.5mmol/L。近些年血钾上限的值是否应该降低引起较大关注。

一、高血钾的临床表现

受高钾血症影响最严重的是神经肌肉系统和心脏。神经肌肉系统的症状主要表现为四肢的感觉异常和肌肉震颤，严重的可发展成四肢肌肉的迟缓性瘫痪，较少累及躯干，头部肌肉和呼吸肌。

高钾血症会导致心肌细胞去极化，早期可表现为心电图异常，如高尖T波，PR间期延长，QRS波群增宽，ST段压低，最后发展为心室纤颤和心跳骤停[52,53]。高钾血症时，心电图有时会出现典型的心肌缺血表现[54]，但是没有心肌酶的升高，血钾正常后心电图恢复正常。高血钾时心电图改变和血钾的上升速度有关。急性高血钾时，心电图的变化出现在血钾6~7mmol/L时。慢性高血钾时，血钾8~9mmol/L时才出现心电图的改变。尽管高钾血症可引起心电图的特异改变，心电图的改变并不敏感和特异，高钾血症诊断和治疗时，应更多的关注血清学的检查和临床症状[55]。

二、高血钾的诊断

（一）检验结果的评估

除外假性高钾血症。

（二）判断是否有钾分布异常

发现血清钾增高时，要注意有无分布的异常。胰岛素过少或使用β2肾上腺阻断剂时减少钾向细胞内的转移；酸血症可促使钾从细胞内向细胞外移动；运动、肌肉溶解、肌肉破坏（挤压综合征）高钾周期性麻痹等也可导致钾分布的异常而致高血钾。

（三）病因判断

临床上判断出现真性的高钾血症，即体内的总钾增多，应该注意两方面的问题。由于钾的平衡取决于钾的摄入及钾的排出，而钾的排出主要依靠肾脏，真性的高血钾多合并肾脏功能的下降，特别是出现高钾负荷的时候。因此GFR是鉴别高血钾原因的重要检查。当GFR<20ml/min时，肾脏排钾的能力明显下降，可出现高血钾，也可由于钾负荷的增加或使用进一步抑制钾排出的药物而导致高血钾。当GFR>20ml/min时，肾脏排钾能力尚能保持血钾的稳定，但是当出现醛固酮的异常或药物影响钾的排泌时，会导致高血钾（图8-3-3-1）。

三、高血钾的常见原因

（一）假性高钾血症

不是真正的高血钾，是血样品在体外的时候，细胞内的钾机械性释出导致血钾升高。如果血清

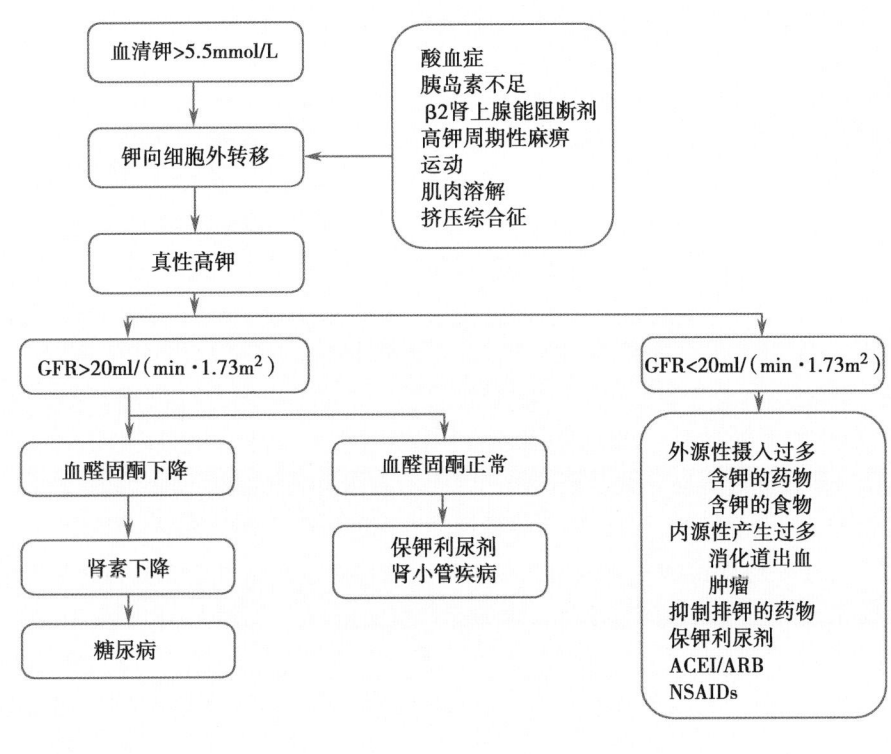

图 8-3-3-1　高血钾的诊断思路

钾的浓度超过血浆钾0.5mmol/L，可诊断假性高血钾。除了抽血不当引起的试管内溶血可能引起假性高钾血症外。还有一些其他的原因可能引起假性高钾血症。如红细胞增多或者血小板增多的时候可有假性高钾血症。家族假性高钾血症的人由于基因的变异，红细胞膜对钾的通透性有改变，在体内的温度下红细胞膜对钾的通透性正常，在室温放置几小时后，钾从红细胞渗出，导致假性高钾血症。

（二）细胞内外钾的重新分布

组织损伤是细胞内钾转移到细胞外引起高血钾的重要原因，临床上非常重要，如创伤、肿瘤溶解、肌肉溶解、低体温等。另外酸中毒和一些药物也可导致细胞内外钾分布的异常。高钾性周期性麻痹和钠离子通道（SCN4A）突变有关。与低钾性周期性麻痹相比，发病年龄轻，通常小于10岁，发作时间短，多小于24小时。

（三）钾从肾脏排出减少

肾功能正常的人，由于摄入钾的增多引起高钾血症十分罕见。只有合并肾脏排出减少，当GFR<20ml/min时，肾脏排钾的能力明显下降，可出现高血钾；也可由于钾负荷的增加或使用进一步抑制钾排出的药物而导致高血钾。当GFR>20ml/min时，肾脏排钾能力尚能保持血钾的稳定，但是当出现醛固酮的异常或药物影响钾的排泌时，会导致高血钾。

1. 醛固酮活性下降　产生肾素，血管紧张素或醛固酮的组织器官的一些疾病可导致醛固酮的活性下降。或者使用一些抑制肾素血管紧张素醛固酮系统的药物，都可以导致醛固酮的活性下降。如糖尿病，是比较常见的醛固酮活性下降相关的疾病。发生高血钾通常是多重因素共同作用的结果，其基本原因是肾功能下降，肾脏钾的排出减少，如果同时合并醛固酮功能的下降，在出现肠道高钾负荷，或使用了进一步干扰肾脏钾排泄的药物，容易出现高钾血症[56]。

2. 一些特殊的肾小管间质肾病影响远端肾小管对钾的排泌，即使肾功能无明显下降，血醛固酮活性正常，也出现高钾血症。如Gordon综合征，又被归为假性醛固酮减少症Ⅱ型，是常染色体显性遗传疾病。部分Gordon综合征由WNK丝氨酸-苏氨酸激酶家族的两个成员WNK4和WNK1突变所致，这些突变使得它们对远曲小管上噻嗪类利尿剂敏感的Na^+-Cl^-协同转运子（NCCT）的抑制减弱，引起钠和氯的重吸收增加。特征表现为高血压、高血钾、高氯性代谢性酸中毒，而肾小球滤过率正常，而血浆醛固酮和肾素水平正常或者偏低[57-59]。还有一些其他的肾小管基因突变引起盐皮质激素抵抗，可表现为高血钾，代谢性酸中毒，和容量下降[60]。

四、高钾血症的治疗

治疗高血钾时要首先判断是否有ECG的异常。如果有心电图的异常，特别是出现心律失常时，应首先给予10%的葡萄糖酸钙20～30ml静脉推注，或30～40ml静脉滴入，钙剂不能降低血钾，但可以拮抗钾离子对心脏的抑制作用。已应用洋地黄者，不宜给钙剂。钙对心脏的作用几分钟起效，可维持1小时，因此应争取这段时间尽快降低血清钾的浓度。

促进钾向细胞内转移是比较快的降低血钾方法，可使用25%的葡萄糖200ml（30～50g葡萄糖）加胰岛素（3～4g糖∶1U胰岛素）静脉滴注，既促进血钾向细胞内转移，又防止低血糖。该处方使用一次可使血钾下降0.5～1.5mmol/L，30～60分钟起效，作用可持续2～4个小时。

酸中毒时也可使用5%碳酸氢钠100～200ml静脉滴入。作用类似胰岛素，但是慢性肾脏病肾功能下降的患者，作用会减弱，同时容易导致容量扩张，因此不应作为降血钾的首选用药。

上述紧急处理，仅能暂时的改变钾的分布，真正降低钾的负荷必须促进钾的排出，减少钾的摄入。因此出现高血钾时，首先要检查食物的钾负荷及患者是否使用引起高血钾的药物，必要时停用。肾功能尚正常时可使用排钾利尿剂，如呋塞米。肾功能严重受损时，可使用阳离子交换树脂，必要时应急行血液透析。

（陈育青）

参考文献

1. ALEXANDER EA, LEVINSKY NG. An extrarenal mechanism of potassium adaptation. J Clin Invest, 1968, 47(4): 740-748.

2. FISHER KA, BINDER HJ, HAYSLETT JP. Potassium secretion by colonic mucosal cells after potassium adaptation. Am J Physiol, 1976, 231(4): 987-994.

3. LEAF A, CAMARA AA. Renal tubular secretion of potassium in man. J Clin Invest, 1949, 28:1526-1533.

4. WRIGHT FS. Sites and mechanisms of potassium transport along the renal tubule. Kidney Int, 1977, 11(6): 415-432.

5. WRIGHT FS, GIEBISCH G. Renal potassium transport: contributions of individual nephron segments and populations. Am J Physiol, 1978, 235(6): F515-F527.

6. BERLINER RW, KENNEDY TJ JR, HILTON JG. Renal mechanisms for excretion of potassium. Am J Physiol, 1950, 162(2): 348-367.

7. DAVIDSON DG, LEVINSKY NG, BERLINER RW. Maintenance of potassium excretion despite reduction of glomerular filtration during sodium diuresis. J Clin Invest, 1958, 37(4): 548-555.

8. BECK LH, SENESKY D, GOLDBERG M. Sodium-independent active potassium reabsorption in proximal tubule of the dog. J Clin Invest, 1973, 52(10): 2641-2645.

9. FROMTER E, GESSNER K. Free-flow potential profile along rat kidney proximal tubule. Pflugers Arch, 1974, 351(1): 69-83.

10. SPRING KR. Determinants of epithelial cell volume. Fed Proc, 1985, 44(9): 2526-2529.

11. WANG WH, WHITE S, GEIBEL J, et al. A potassium channel in the apical membrane of rabbit thick ascending limb of Henle's loop. Am J Physiol, 1990, 258(2 Pt 2): F244-F253.

12. GREGER R, SCHLATTER E. Properties of the basolateral membrane of the cortical thick ascending limb of Henle's loop of rabbit kidney. A model for secondary active chloride transport. Pflugers Arch, 1983, 396(4): 325-334.

13. OBERLEITHNER H, LANG F, GREGER R, et al. Effect of luminal potassium on cellular sodium activity in the early distal tubule of Amphiuma kidney. Pflugers Arch, 1983, 396(1):34-40.

14. WANG WH. Two types of K^+ channel in thick ascending limb of rat kidney. Am J Physiol, 1994, 267: F599-F605.

15. SIMON DB, KARET FE, RODRIGUEZ-SORIANO J, et al. Genetic heterogeneity of Bartter's syndrome revealed by mutations in the K^+ channel, ROMK. Nat Genet, 1996, 14(2):152-156.

16. OBERLEITHNER H, RITTER M, LANG F, et al. Anthracene-9-carboxylic acid inhibits renal chloride reabsorption. Pflugers Arch, 1983, 398(2): 172-174.

17. MORGAN T, TADOKORO M, MARTIN D, et al. Effect of furosemide on Na^+ and K^+ transport studied by microperfusion of the rat nephron. Am J Physiol, 1970, 218(1): 292-297.

18. VELAZQUEZ H, WRIGHT FS, GOOD DW. Luminal influences on potassium secretion: chloride replacement with sulfate. Am J Physiol, 1982, 242(1): F46-55.

19. HEBERT SC, DESIR G, GIEBISCH G, et al. Molecular diversity and regulation of renal potassium channels. Physiol Rev, 2005, 85(1): 319-371.

20. SATLIN LM, CARATTINO MD, LIU W, et al. Regulation of cation transport in the distal nephron by mechanical forces. Am J Physiol Renal Physiol, 2006, 291(5): F923-F931.

21. RABINOWITZ L, SARASON RL, YAMAUCHI H, et al. Time course of adaptation to altered K intake in rats and sheep. Am J Physiol, 1984, 247(4 Pt 2): F607-F617.

22. YOUNG DB. Relationship between plasma potassium concentration and renal potassium excretion. Am J Physiol, 1982, 242(6): F599-F603.

23. MALNIC G, KLOSE RM, GIEBISCH G. Micropuncture Study of Renal Potassium Excretion in the Rat. Am J Physiol, 1964, 206: 674-686.

24. MARVER D, KOKKO JP. Renal target sites and the mechanism of action of aldosterone. Miner Electrolyte

Metab, 1983, 9(1): 1-18.

25. FUJII Y, TAKEMOTO F, KATZ AI. Early effects of aldosterone on Na-K pump in rat cortical collecting tubules. Am J Physiol, 1990, 259: F40-F45.

26. MASILAMANI S, KIM GH, MITCHELL C, et al. Aldosterone-mediated regulation of ENaC alpha, beta, and gamma subunit proteins in rat kidney. J Clin Invest, 1999, 104(7): R19-R23.

27. FARESE RV JR, BIGLIERI EG, SHACKLETON CH, et al. Licorice-induced hypermineralocorticoidism. N Engl J Med, 1991, 325(17): 1223-1227.

28. OBERMULLER N, BERNSTEIN P, VELAZQUEZ H, et al. Expression of the thiazide-sensitive Na-Cl cotransporter in rat and human kidney. Am J Physiol, 1995, 269: F900-F910.

29. KLEYMAN TR, SHENG S, KOSARI F, et al. Mechanism of action of amiloride: a molecular prospective. Semin Nephrol, 1999, 19(6): 524-532.

30. KELLY O, LIN C, RAMKUMAR M, et al. Characterization of an amiloride binding region in the alpha-subunit of ENaC. Am J Physiol Renal Physiol, 2003, 285(6): F1279-F1290.

31. CLAUSEN T, NIELSEN OB. Potassium, Na^+, K^+-pumps and fatigue in rat muscle. J Physiol, 2007, 584: 295-304.

32. MCKENNA MJ, BANGSBO J, RENAUD JM. Muscle K^+, Na^+, and Cl disturbances and Na^+-K^+ pump inactivation: implications for fatigue. J Appl Physiol(1985), 2008, 104(1): 288-295.

33. CLIFFORD PS. Skeletal muscle vasodilatation at the onset of exercise. J Physiol, 2007, 583(Pt 3):825-833.

34. CHEN WH, YIN HL, LIN HS, et al. Delayed hypokalemic paralysis following a convulsion due to alcohol abstinence. J Clin Neurosci, 2006, 13(4): 453-456.

35. KNOCHEL JP, DOTIN LN, HAMBURGER RJ. Pathophysiology of intense physical conditioning in a hot climate. I. Mechanisms of potassium depletion. J Clin Invest, 1972, 51(2): 242-255.

36. BUNDGAARD H. Potassium depletion improves myocardial potassium uptake in vivo. Am J Physiol Cell Physiol, 2004, 287(1): C135-C141.

37. KUNG AW. Clinical review: Thyrotoxic periodic paralysis: a diagnostic challenge. J Clin Endocrinol Metab, 2006, 91(7): 2490-2495.

38. WANG W, JIANG L, YE L, et al. Mutation screening in Chinese hypokalemic periodic paralysis patients. Mol Genet Metab, 2006, 87(4): 359-363.

39. SAUSBIER M, MATOS JE, SAUSBIER U, et al. Distal colonic K(+) secretion occurs via BK channels. J Am Soc Nephrol, 2006, 17(5): 1275-1282.

40. DEL CASTILLO JR, BURGUILLOS L. Pathways for K^+ efflux in isolated surface and crypt colonic cells. Activation by calcium. J Membr Biol, 2005, 205(1): 37-47.

41. MATHIALAHAN T, MACLENNAN KA, SANDLE LN, et al. Enhanced large intestinal potassium permeability in end-stage renal disease. J Pathol, 2005, 206(1): 46-51.

42. LANDAU D. Potassium-related inherited tubulopathies. Cell Mol Life Sci, 2006, 63(17): 1962-1968.

43. PROESMANS W. Threading through the mizmaze of Bartter syndrome. Pediatr Nephrol, 2006, 21(7): 896-902.

44. JANG HR, LEE JW, OH YK, et al. From bench to bedside: diagnosis of Gitelman's syndrome—defect of sodium-chloride cotransporter in renal tissue. Kidney Int, 2006, 70(4): 813-817.

45. NICHOLLS MG. Unilateral renal ischemia causing the hyponatremic hypertensive syndrome in children—more common than we think? Pediatr Nephrol, 2006, 21(7): 887-890.

46. SERACINI D, PELA I, FAVILLI S, et al. Hyponatraemic-hypertensive syndrome in a 15-month-old child with renal artery stenosis. Pediatr Nephrol, 2006, 21(7): 1027-1030.

47. MULATERO P, MILAN A, FALLO F, et al. Comparison of confirmatory tests for the diagnosis of primary aldosteronism. J Clin Endocrinol Metab, 2006, 91(7): 2618-2623.

48. MATTSSON C, YOUNG WF JR. Primary aldosteronism: diagnostic and treatment strategies. Nat Clin Pract Nephrol. 2006, 2(4): 198-208.

49. REYNOLDS RM, SHAKERDI LA, SANDHU K, et al. The utility of three different methods for measuring urinary 18-hydroxycortisol in the differential diagnosis of suspected primary hyperaldosteronism. Eur J

Endocrinol, 2005, 152(6): 903-907.

50. NEW MI, GELLER DS, FALLO F, et al. Monogenic low renin hypertension. Trends Endocrinol Metab, 2005, 16(3): 92-97.

51. KNIGHT KK, OLSON DR, ZHOU R, et al. Liddle's syndrome mutations increase Na^+ transport through dual effects on epithelial Na^+ channel surface expression and proteolytic cleavage. Proc Natl Acad Sci U S A, 2006, 103(8): 2805-2808.

52. SCARABEO V, BACCILLIERI MS, DI MARCO A, et al. Sine-wave pattern on the electrocardiogram and hyperkalaemia. J Cardiovasc Med(Hagerstown), 2007, 8(9): 729-731.

53. PLUIJMEN MJ, HERSBACH FM. Images in cardiovascular medicine. Sine-wave pattern arrhythmia and sudden paralysis that result from severe hyperkalemia. Circulation, 2007, 116(1): e2-e4.

54. SOVARI AA, ASSADI R, LAKSHMINARAYANAN B, et al. Hyperacute T wave, the early sign of myocardial infarction. Am J Emerg Med, 2007, 25(7): 859. e1-7.

55. MONTAGUE BT, OUELLETTE JR, BULLER GK. Retrospective review of the frequency of ECG changes in hyperkalemia. Clin J Am Soc Nephrol, 2008, 3(2): 324-330.

56. DHARMARAJAN TS, NGUYEN T, RUSSELL RO. Life-threatening, preventable hyperkalemia in a nursing home resident: case report and literature review. J Am Med Dir Assoc, 2005, 6(6): 400-405.

57. XIE J, CRAIG L, COBB MH, et al. Role of with-no-lysine [K] kinases in the pathogenesis of Gordon's syndrome. Pediatr Nephrol, 2006, 21(9): 1231-1236.

58. CAI H, CEBOTARU V, WANG YH, et al. WNK4 kinase regulates surface expression of the human sodium chloride cotransporter in mammalian cells. Kidney Int, 2006, 69(12): 2162-2170.

59. PROCTOR G, LINAS S. Type 2 pseudohypoaldosteronism: new insights into renal potassium, sodium, and chloride handling. Am J Kidney Dis, 2006, 48(4): 674-693.

60. GELLER DS, ZHANG J, ZENNARO MC, et al. Autosomal dominant pseudohypoaldosteronism type 1: mechanisms, evidence for neonatal lethality, and phenotypic expression in adults. J Am Soc Nephrol, 2006, 17(5): 1429-1436.

第四章
钙的代谢平衡与失调

第一节 钙的正常代谢

一、钙在人体分布

一个70kg成人体内的总钙量约为1 300g，其中99%的钙以羟基磷酸盐的形式沉积在骨骼，骨骼中仅有1%的钙可以交换。软组织中占0.6%，细胞外液0.1%（血浆中0.03%）。其中细胞外液的钙远远超过细胞内液。血浆中的钙有三种形式：① 与蛋白质结合的钙：占血浆钙的47%，其中与白蛋白结合占37%，与球蛋白结合占10%；② 与阴离子结合的钙：占血浆钙的10%，主要与磷酸、硫酸、柠檬酸、碳酸等结合；③ 离子钙：占血浆钙的45%，具有显著的生理作用。

由于血浆中的钙主要与白蛋白结合，白蛋白的水平可显著的影响血浆总钙的水平，在明显低白蛋白血症时，血浆总钙水平可下降，白蛋白每下降1g/dl，血浆总钙下降0.8mg/dl。血pH影响离子钙，pH下降，与白蛋白结合的氢离子增加导致与白蛋白结合的钙减少，所以血清离子钙升高。因此测定离子钙更有意义。

二、钙的生理功能

钙是骨骼的主要成分。99%的钙以羟基磷酸盐的形式沉积在骨骼。骨质吸收时，钙及磷释放到血液中。骨组织的钙与血浆中的钙每日都在动态的交换中，骨骼中1%钙参与每日的钙交换。

神经肌肉的应激性与体液中钙离子浓度有关。当离子钙下降时，骨骼肌的应激性增高，出现手足抽搐，肌肉震颤。离子钙浓度升高时，兴奋性下降。但是心肌对钙的应激性与骨骼肌不同，当血钙升高时，心肌的应激性增强。钙参与骨骼肌，心肌及平滑肌的收缩耦联。钙是影响心肌细胞极化和去极化的重要离子。高血钙可使动作电位和有效不应期缩短，易发生心律紊乱。甲状旁腺激素的分泌主要由血钙的浓度控制调节。钙还参与其他一些激素的分泌过程。钙可以激活淀粉酶，脂酶，胰蛋白酶，碱性磷酸酶等一系列的酶。钙离子参与补体的经典激活途径。参与凝血过程，钙离子是Ⅳ凝血因子，参与激活Ⅹ因子、Ⅱ因子。作为一些激素的第二信使，参与细胞信号的传递过程。

总之，钙是体内重要的离子，参与人体多种生理活动，维持钙的稳态十分重要。人体对存在着复杂的钙调节机制。

三、钙在人体内的代谢

钙在人体内处于动态平衡状态，钙的平衡是多个器官参与的复杂过程，主要参与的脏器包括肾脏，骨骼及胃肠道（图8-4-1-1）。

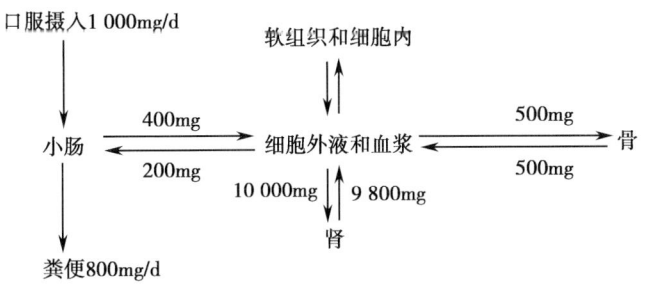

图 8-4-1-1 钙在体内代谢示意图

（一）肠道的钙吸收[1-4]

人类钙的补充主要来源于食物，成人每日钙的摄入量最好在 800 ～ 1 200mg（20 ～ 30mmol）。如果每日摄入食物中的钙是 1 000mg，肠道可吸收 400mg，丢失 200mg，因此每日肠道净吸收钙 200mg。胆汁和胰腺分泌液中钙含量很高。

钙的吸收几乎全部在十二指肠、空肠和回肠。摄入钙后 4 个小时，肠道完成对钙的吸收。肠道上皮细胞对钙的吸收主要通过两个途径：旁细胞途径和跨细胞途径。旁细胞途径对钙的吸收为被动吸收，跨细胞途径对钙的吸收为主动吸收。旁细胞途径钙吸收依赖肠腔内钙离子和肠壁周为腔液内钙离子浓度差，该途径不会饱和，占肠道吸收钙的一半到三分之二。1,25(OH)$_2$D 可通过激活蛋白酶 C 改变细胞间的连接的紧密程度，使旁细胞途径钙的吸收更容易。

跨细胞途径钙吸收依赖肠细胞的上皮钙通道（ECaC），上皮钙通道 1（ECaC1，TRPV5）主要位于肾小管上皮细胞，上皮钙通道 2（ECaC2，TRPV6）主要位于小肠上皮细胞[14]，受维生素 D 调节。肠腔内的钙经过 ECaC2 进入细胞内，与 calbindin 9K 结合，转运至细胞基底侧，钙-calbindin 复合物在细胞的基底侧解离，钙被 Na-Ca 泵或 Ca-ATP 酶转运至细胞外。肠腔内钙离子浓度升高时，钙的跨细胞转运处于饱和状态，不再增加，但是在肠道钙负荷较低时，该途径的吸收效率不受影响，可以保障人体钙需要量。儿童、孕妇和体内钙缺乏时，该途径的钙吸收量增加。

口服摄入的钙在肠道内形成络合物，螯合物或沉淀时，不能被肠上皮吸收，因此食物成分中含有草酸，枸橼酸或植酸时会影响钙的吸收。胃肠道可以分泌钙，即使摄入钙为零，胃肠道的钙分泌仍持续存在，导致负钙平衡。

（二）肾脏的钙排泄

1. 肾小球对钙的滤过　肾小球能滤过所有的离子钙和与阴离子结合的钙（占血中总钙的 45% 和 10%）。高血钙可增加钙的肾小球滤过，低血钙和肾功能不全可降低钙的肾小球滤过。

2. 肾小管对钙的重吸收（图 8-4-1-2）　健康成人每日大约滤过 8g 的钙离子，肾小管重吸收 98%，少于 2% 的钙最终排到尿液中。除亨利襻细段及集合管外，肾小管各段均有钙重吸收。钙从肾小球滤过后，60% ～ 70% 的滤过钙在近曲小管（PCT）和近端小管直段（PST）重吸收[5-7]。近端小管对钙的重吸收为被动吸收，和近端小管的钠水重吸收相关联，受钠水重吸收的影响。亨利襻升支粗段可重吸收滤过钙的 20%[8-12]，该段肾小管对钙的重吸为依赖于钙浓度梯度的细胞旁途径重吸收[13,14]。细胞旁途径由位于细胞间紧密连接处的 claudin-16 和 claudin-19 形成的通道控制，该通道是钙离子和镁离子的共同通道，claudin-16 突变可导致肾性钙排出增加[15]。滤过钙的 10% 在远曲小管的近段重吸收，3% ～ 10% 的滤过钙在远曲小管的连接段重吸收。远端小管对钙的重吸收为跨细胞的主动重吸收[16]。该段肾小管上皮细胞腔面膜上表达上皮钙通道 1（ECaC1，TRPV5），钙经过 ECaC1 进入细胞内，与 calbindin-D28K 结合，转运至细胞基底侧，钙-calbindin 复合物在细胞的基底侧解离，钙被 Na-Ca 泵或 Ca-ATP 酶转运至细胞外。远端小管对钙的主动重吸收是肾脏调节钙吸收的重要部位，许多内源性激素，如维生素 D，PTH 等均可作用于远端小管主动重吸收过程，调节肾小管对钙的重吸收。髓袢升支粗段，在生理状态下对钙的重吸收主要为被动重吸收。

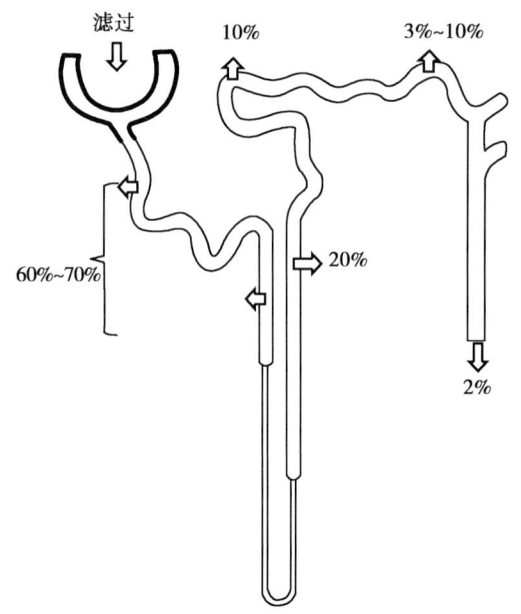

图 8-4-1-2　钙在肾脏的滤过、重吸收和排泄

（三）骨的钙代谢

骨对钙的代谢依赖于成骨细胞和破骨细胞的平衡。正常人每时每刻都有成骨细胞逐渐形成新生骨，破骨细胞溶解陈旧的骨，这一过程受激素控制。

四、钙平衡的调节

人体内钙的平衡的调节主要依靠甲状旁腺激素，维生素 D 及降钙素共同作用于骨、肾及消化道。钙敏感受体位于甲状旁腺，可以感受钙浓度的变化，通过负反馈机制减少 PTH 的分泌[17]。

（一）维生素 D 及其活性代谢产物

皮肤内的 7 脱氢胆固醇经过紫外线（波长 280 ～ 305nm）照射，转化为维生素 D，然后与维生素 D 结合蛋白结合转运到肝脏，经过肝脏 25- 羟化酶作用转化为 25 羟维生素 D，仍旧与维生素 D 结合蛋白结合转运到肾脏近端肾小管上皮细胞，经过 1α 羟化酶作用转化为 $1,25(OH)_2D$。$1,25(OH)_2D$ 具有生物学活性，经过维生素 D 结合蛋白转运到远端肾小管细胞、肠上皮细胞、甲状旁腺细胞和骨细胞发挥作用。

$1,25(OH)_2D$ 和维生素 D 受体（VDR）结合，VDR 的构型发生改变，与维 A 酸 X 受体（RXR）形成复合物，与维生素调控的基因的启动子区的反应元件（VDREs）相结合，影响基因的转录，从而调控该基因编码的蛋白质的表达量，发挥作用。肠道和肾小管负责钙吸收的上皮细胞内表达维生素 D 受体。肠道和肾小管上皮细胞负责钙主动吸收的 *TRPV6* 和 *TRPV5* 基因的启动子去有维生素 D 反应元件（VDREs），TRPV6 启动子 VDREs 区域的突变可使 TRPV6 对维生素 D 失去反应[18,19]。一系列的细胞模型和基因敲除的鼠模型显示 $1,25(OH)_2D$ 对 TRPV5 和 TRPV6 有调控作用[20-22]。因此 $1,25(OH)_2D$ 可以通过增加 TRPV5 和 TRPV6 的活性，促进小肠和肾小管上皮细胞吸收钙，同时通过上调钙转运蛋白（calbindin），细胞基底侧的钙-ATP 酶，促进细胞内的钙进入血液[23,24]；但是 $1,25(OH)_2D$ 直接抑制 PTH 的合成，维持骨的正常转化。因此维生素 D 对血钙水平的影响比较复杂，是综合了胃肠道，肾脏的吸收及骨代谢平衡的结果。

（二）甲状旁腺素（parathyroid hormone，PTH）

PTH 由甲状旁腺的主细胞合成和分泌，由 84 个氨基酸残基构成，分子量约为 9 500D，PTH 合成后存在于细胞的分泌颗粒内，但储存量较少。甲状旁腺主细胞首先合成含有 115 个氨基酸残基的前甲状旁腺素原，在粗面内质网先水解为含 90 个氨基酸残基的甲状旁腺素原，然后继续水解为含 84 个氨基酸的 PTH 分子。PTH 分子在细胞内的分泌颗粒内储存。PTH 在肝脏的库普弗细胞和肾小管细胞代谢。

对PTH的调控发生在转录，释放和降解三个水平[25]。1,25双羟维生素D3，降钙素和高血钙可在转录水平抑制PTH的合成；低血钙，糖皮质激素和雌激素可在转录水平刺激PTH的合成。低血钙，β肾上腺能激动剂，多巴胺和前列腺素E2可促进PTH的释放；低镁血症可抑制PTH的释放。高血钙还可促进PTH在细胞内降解。

血钙对PTH的调节是通过血清离子钙的变化实现的，血清离子钙水平高时，PTH很少分泌，血清离子钙水平低时，PTH达到最大分泌量。50%的PTH分泌时离子钙的浓度大约是1.21mmol/L，提示血清离子钙的水平在小范围内的波动就可引起PTH较大的变化。另外甲状旁腺主细胞存在一些自主的PTH分泌，不受调节，因此尿毒症患者的甲状旁腺逐渐增生，PTH就会有一些不受控制的分泌。

PTH对肾脏，骨骼和肠道的作用：PTH可直接作用于骨骼和肾脏，但是不能直接作用于小肠。PTH作用于肾脏，增加钙的重吸收，抑制磷的重吸收，增加1α羟化酶的活性，促进25OHD转化为1,25(OH)₂D，如果病人处在CKD 3～4期，高水平的PTH可促进磷的排出，增加钙的重吸收。PTH作用于骨骼，可促进骨的溶解。PTH对小肠无直接作用，通过增加1,25(OH)₂D合成，间接作用于小肠。

（三）降钙素

降钙素有32个氨基酸残基，分子量为3 419D，由甲状腺滤泡旁C细胞形成及分泌，胸腺及甲状旁腺也合成及分泌少量的降钙素。降钙素的合成和分泌的调节主要通过血钙浓度控制。血钙上升，降钙素的分泌增加，PTH分泌受抑。降钙素可直接作用于肾小管，抑制钙磷的重吸收，使尿排出的钙磷增加。

（四）钙敏感受体（calcium-sensing receptor，CaR）

近10年来CaR的发现是钙代谢的重要进展[26]。CaR位于细胞表面，属于G蛋白耦联的低亲和力受体，由1 078个氨基酸组成，细胞外N末端包括700个氨基酸，7个跨膜区，位于膜内的羧基端有200个氨基酸[27]。主要存在于甲状旁腺细胞，甲状腺C细胞，肾小管细胞的某些节段，脑细胞的一些特定区域等。CaR对钙离子的选择性并不强，一些二价阳离子，如镁离子，一些三价阳离子，甚至多价阳离子都可以激活CaR，因此高镁血症时PTH分泌受抑可能与镁离子激活CaR有关[28,29]。

1. CaR在甲状旁腺细胞中的作用　甲状旁腺细胞表面有高密度的钙敏感受体，因此血清钙离子的浓度变化可以使甲状旁腺细胞几秒内发生迅速的反应[30]，影响甲状旁腺细胞对PTH的分泌。

2. CaR在肾脏的作用　CaR位于肾小球旁器、近曲小管管腔侧、皮质髓襻升支厚段基底侧、内髓集合管腔面及基底侧[31]。位于肾小管的CaR通过感受肾小管腔内及细胞外液的钙离子浓度的变化，调节肾脏对钙的重吸收，并产生多尿。但是在肾小管各节段的作用机制不完全相同。在皮质髓襻升支厚段，细胞外液钙、镁离子浓度升高，可降低钾通道的活性，降低正电压梯度，从而减少钙的重吸收，同时抑制钾钠氯的重吸收，降低肾髓质的浓度梯度，使髓襻对尿浓缩的能力下降，导致多尿[32]。在内髓集合管，血钙浓度升高通过CaR抑制血管升压素诱导产生的cAMP，使尿液稀释，尿液增多，钙排出增多；管腔内的钙离子增加，激活管腔侧的CaR，阻断水通道，进一步稀释尿液[33]。

3. CaR在其他组织的作用　其他组织中也分布着CaR，但是作用不十分清楚，可能和细胞的生存有关。

第二节　低钙血症

低钙血症是指血清离子钙下降，低于正常低限。当血白蛋白正常，无明显的酸碱平衡紊乱时，血清总钙和血清离子钙的检查结果一致。

一、低钙血症的病因

血清离子钙下降，会刺激甲状旁腺素（PTH）的合成和释放；同时低血钙及PTH升高均可增强近端肾小管上皮细胞内 1α 羟化酶的活性，从而促进 $1,25(OH)_2D$ 的合成。PTH促进骨的吸收，PTH和 $1,25(OH)_2D$ 增加远端肾小管钙的重吸收，$1,25(OH)_2D$ 增加肠道钙的重吸收，从而是血清离子钙迅速恢复到正常水平。当这个调节过程出现问题，就会发生持续的低钙血症。

低钙血症有多种分类方法，按发病机制分类如下（表8-4-2-1）

表 8-4-2-1　低血钙的原因

低血钙的原因
缺少维生素 D 或维生素 D 抵抗
饮食缺乏，日照不足
吸收不良：胃肠道手术后，慢性腹泻，慢性胰腺炎，胆汁性肝硬化，小肠切除，服用缓泻剂等
维生素 D 依赖性佝偻病 - Ⅰ 型
维生素 D 依赖性佝偻病 - Ⅱ 型
缺少甲状旁腺激素或甲状旁腺激素抵抗
获得性低甲状旁腺素血症
颈部手术：甲状旁腺或甲状腺切除术后，颈部放疗术后
血镁异常
肿瘤浸润（血色病，肉芽肿性疾病）
多种免疫性内分泌疾病 Ⅰ 型
基因或发育异常引起的 PTH 减少
家族性孤立性低甲状旁腺素血症
常染色体显性低甲状旁腺素血症
DiGeorge 综合征
基因或发育异常引起的甲状旁腺激素抵抗
假性低甲状旁腺素血症 Ⅰ 型
假性低甲状旁腺素血症 Ⅱ 型
其他原因
慢性肾衰竭
高磷血症：肾衰竭，溶瘤综合征，横纹肌溶解，过量磷摄入
急性胰腺炎
革兰阴性杆菌败血症
内毒素血症
大量输入枸橼酸抗凝的血制品
抗骨吸收制剂（如降钙素，双膦酸盐，光辉霉素）

（一）维生素D缺乏或抵抗

饮食中缺乏维生素D，同时伴有日照不足是婴幼儿发生低血钙，佝偻病的常见原因。在成年人则多因胃肠道的手术，肠道的炎性腹泻，导致维生素D吸收不良。患有严重的肝脏疾病，特别是胆汁性肝硬化时，维生素D在肝脏内形成 $25(OH)D$ 的过程发生障碍。慢性肾衰竭时，$25(OH)D_3$ 形成活性的 $1,25(OH)_2D$ 减少。血 $25(OH)D$ 检测能够较好的反映体内维生素D的状态。长时间的维生素D缺乏导致儿童佝偻病和成人骨软化[34,35]。

有些类型的佝偻病应用普通剂量的维生素D治疗无效，其致病原因是遗传性的维生素D代谢障碍，或维生素D受体异常。分为2型。Ⅰ型为肾脏1α羟化酶基因突变导致1α羟化酶活性缺失[36]，血中1,25(OH)$_2$D$_3$减少，患者表现为常染色体隐性遗传，儿童期佝偻病，低血钙，继发性高甲状旁腺素血症，氨基酸尿。外源性给予生理剂量的1,25(OH)$_2$D即可纠正，需终生治疗。Ⅱ型患者血中1,25(OH)$_2$D$_3$水平升高，由于维生素D受体基因突变，导致靶器官对1,25(OH)$_2$D反应差，需要大量补充钙剂治疗[37]。

（二）甲状旁腺素下降或抵抗

低甲状旁腺素血症或甲状旁腺素抵抗，均可导致PTH的作用缺失。由于PTH促进骨组织钙离子的释放入血，促进肾小管重吸收钙，并且间接通过活性维生素D促进肠道钙的吸收，当PTH作用缺失时，会导致低钙血症；同时PTH是促进肾小管磷排泄的重要激素，这些患者低血钙的同时会合并高血磷症。

低甲状旁腺素血症的患者，PTH的产生减少，血中PTH的水平明显降低；而甲状旁腺素抵抗的患者，血中PTH水平明显升高，因此甲状旁腺素抵抗又被称为假性低甲状旁腺素血症。由于PTH水平不同，甲状旁腺素减少的患者的骨呈现低转运的状态，而甲状旁腺素升高的患者呈现骨的高转运状态[38,39]。

1. 基因或发育异常引起的PTH减少

（1）家族性孤立性低甲状旁腺素血症（familial isolated hypoparathyroidism）：临床表现为新生儿期出现严重的低血钙，对维生素D治疗的反应良好，没有其他器官的受累。目前发现的致病基因至少有4个，其中包括PTH编码基因突变。

（2）常染色体显性低甲状旁腺素血症（autosomal dominant hypoparathyroidism）：常染色体显性遗传，钙敏感受体（calcium sensing，CaSR）基因突变，使该受体活性增强或对离子钙的敏感性增加，抑制PTH的分泌，患者表现为血PTH水平降低，为低血钙，低血镁和尿钙增加[40]。

（3）发育异常引起：一些罕见的先天发育异常也可引起甲状旁腺受累，PTH产生减少。如DiGeorge综合征为胚胎时期第3、4对咽囊发育不良，出现甲状旁腺及胸腺发育欠缺。临床表现为甲旁减及免疫功能低下。HDR综合征包括低甲状旁腺素血症，感音神经性耳聋，和肾脏异常。

2. 获得性PTH减少

（1）颈部手术：甲状旁腺切除术或颈部手术伤及甲状旁腺均可导致术后低甲状旁腺素血症，发生低血钙。一过性的低血钙发生率约2%～23%，发生永久性的低钙血症仅占1%～3%[41]。术后发生低钙血症的高危因素包括：甲状腺大部或全切除时未保留甲状旁腺，颈部肿瘤的术后放疗，既往有颈部手术史[42,43]；术前iPTH水平高于25pmol/L，术中iPTH水平下降≥84%，术后持续的低iPTH[44,45]。术中测量iPTH水平，使iPTH水平下降≥50%，既可获得很好的疗效，也可减少术后低钙血症的发生。

（2）血镁异常：高血镁症和镁缺乏均可导致低甲状旁腺素血症和低钙血症。镁离子可激活钙敏感受体（CaSR），抑制甲状旁腺PTH的释放，但是镁离子的作用弱于钙离子。慢性肾功能不全患者合并高镁血症和使用静脉镁制剂的患者，PTH的分泌可受抑制[28,46]。

严重的低血镁症，导致细胞内镁缺失时，导致CaSR细胞内的信号系统活化，抑制PTH分泌，中等程度的低血镁会导致靶器官对PTH的抵抗[47]，因此低血镁时需要首先补充镁制剂，维生素D治疗和PTH无法纠正低钙血症。

（3）免疫性疾病：多种免疫性内分泌疾病Ⅰ型。血中可出现甲状旁腺抗体，但是抗原不清，CaSR被认为有可能是抗原之一。甲状旁腺组织改变为腺体萎缩，淋巴细胞浸润。可同时伴有肾上腺皮质功能不全，性功能低下、糖尿病、垂体功能减退等。

3. PTH抵抗　甲状旁腺素抵抗的患者，血中PTH水平明显升高，因此甲状旁腺素抵抗又被称为假性低甲状旁腺素血症（pseudohypoparathyroidism，PHP）。假性甲状旁腺功能减退症（PHP）为一组疾病，是由于肾小管上皮细胞和骨对PTH抵抗，导致低血钙，高血磷，低钙刺激甲状旁腺增生，血清PTH升高，无肾衰竭和低镁血症。PHP分为Ⅰ型（Ⅰa，Ⅰb，Ⅰc）和Ⅱ型，首先所有的类型都具有上述的生化异常，但是由于致病环节的差异，又合并一些特殊的表现。

（1）PHPⅠ型：对外源性的PTH完全无反应，为PTH受体后信号通路的刺激蛋白G（Gs）发生异常，组织对PTH无反应，cAMP生成障碍。外源性给予PTH后，血钙水平，尿cAMP和尿磷均不增加[48,49]。PHPⅠ型还可以分为PHP-Ⅰa型、PHP-Ⅰb型和PHP-Ⅰc型。PHP-Ⅰa由于G蛋白α亚单位（Gsα）的GNAS基因突变，Gsα活性的降低，cAMP生成障碍，由于多种内源性激素通过G蛋白偶联的受体发挥作用，因此GNAS基因突变时，患者表现为对多种激素，如促甲状腺激素、促性腺激素等抵抗，同时有Albright遗传性骨营养不良的表现[50]。PHP-Ⅰb型对激素的抵抗仅限于PTH的靶器官对PTH的抵抗，无Albright遗传性骨营养不良，具体发病原因不清[51,52]。PHPⅠc型具有PHPⅠa型的特征，对多种激素抵抗，但却未发现Gsα的缺陷或GNAS-1基因的突变，原因未明。

（2）PHPⅡ型：患者在给予外源性PTH后，Gs活性正常，尿cAMP升高但尿磷不增加。该类型的机制尚未完全明确，PHPⅡ型的无明显的家族性分布特点。

（三）其他原因

1. 药物　药物引起的低血镁或高血镁均可引起低血钙，如顺铂，氨基糖苷类抗生素，利尿剂，含镁的中和胃酸药等。抑制骨吸收的药物，如双膦酸盐、西纳卡塞、降钙素等[53]。枸橼酸盐输入，特别是血浆置换后，易引起低血钙[54]。

2. 急性胰腺炎　可合并低血钙，并且低血钙是预后不良的标志[55]。溶瘤综合征可导致急性的高血磷、高尿酸和低血钙[56]。革兰阴性杆菌败血症和内毒素血症可引起严重的低血钙，可能和IL-1抑制甲状旁腺功能有关[57]。

二、临床表现

（一）低血钙的临床表现[58]

低钙血症经常没有明显的临床症状。临床症状的轻重，多少，决定于血钙下降的程度，低血钙的持续时间，更决定于血钙下降的速度。血钙的快速下降，即使血钙水平在2mmol/L的水平，也会引起临床症状。低血钙的临床表现主要和神经肌肉的兴奋性增高有关。

1. 神经系统表现

（1）感觉异常：口唇、手指尖或足部麻木感，蚁行感及肌痛。

（2）抽搐：四肢及面部出现肌肉的痉挛。常在很小的刺激下即可发生，典型的表现为手足搐搦，手指肌肉呈强直收缩，呈助产士手或呈鹰爪状。掌指关节，手掌及腕关节屈曲，指间关节伸直，拇指内收，其他手指紧闭。严重者自下而上发展，肘关节屈曲，上臂内收，靠紧胸壁。两下肢及髋膝关节伸直，足跟上提，足内翻，足趾向足掌屈曲，足背呈拱形，甚至发生全身随意肌收缩，甚而出现惊厥发作。持续时间不等，几分钟到几天，先发作处先消失。轻症病人可用面神经叩击试验（Chvostek征）或束臂加压试验（Trousseau征）诱发典型抽搐。

（3）自主神经功能障碍发生平滑肌痉挛：喉头及支气管平滑肌痉挛表现为喘息。肠道平滑肌痉挛表现为腹痛、腹泻。胆道平滑肌痉挛表现为胆绞痛。膀胱平滑肌痉挛出现尿意感。动脉平滑肌痉挛出现头痛、雷诺现象。

（4）神经精神症状：可表现为无力，焦虑，抑郁，躁动，失眠，记忆力减退等。也可发生锥体外系症状如震颤麻痹、舞蹈病等。

2. 骨骼改变　婴幼儿由于维生素D缺乏引起低钙血症，骨骼呈佝偻病样改变。假性甲状旁腺功能减退可发生软骨病、纤维性骨炎、纤维囊性骨炎。

3. 消化系统　胃酸减少，消化不良，可有恶心、呕吐、腹泻、便秘、吞咽困难。

4. 心血管系统　心率增快或心律不齐，心电图可有QT间期延长，ST段延长、平坦，T波低平、倒置。低血钙引起迷走神经张力增加可导致心脏骤停。

5. 转移性钙化　可有基底节钙化，发生震颤麻痹；小脑钙化发生小脑共济失调；肌腱、关节周围软组织钙化，关节痛、关节僵直。

6. **低血钙危象** 当血钙低于 0.88mmol/L（3.5mg/dl）时，可发生严重的随意肌及平滑肌痉挛，导致惊厥，癫痫发作，严重哮喘，症状严重时可引起心功能不全，心跳骤停。

（二）原发病的表现

慢性低血钙的患者，除低血钙引起的症状外，多数合并原发病的特点，应详细检查，具体特点见病因部分。

三、诊断及鉴别诊断

低血钙的诊断血清离子钙更敏感，如果总钙正常，而离子钙下降，也会引起临床症状。低血钙的诊断包括诊断低钙血症及诊断低血钙的病因。临床上常见的慢性低血钙的原因是慢性肾功能不全，低甲状旁腺素血症，维生素D缺乏和低血镁症。长期慢性低血钙的患者应进行血镁，血磷，25(OH)D和PTH的检查，应详细的询问用药史、手术史、家族史、出生情况和营养状态，并进行详细的体格检查。

四、治疗

发生急性的严重低血钙（总钙低于7.5mg/dl，离子钙<0.8mmol/L），或低钙危象时，需要静脉补充钙。可使用10%氯化钙或10%葡萄糖酸钙10～20ml静脉缓慢推注。必要时可在1～2小时内重复一次。若抽搐不止，可10%的氯化钙或10%的葡萄糖酸钙20～30ml，加入5%～10%的葡萄糖溶液1 000ml中，持续静脉点滴。速度小于4mg元素钙/（h·kg体重），2～3小时后查血钙，到2.22mmol/L（9mg/dl）左右，不宜过高。补钙效果不佳，应注意有无低血镁，必要时可补充镁。症状见好，可改为口服钙剂加维生素D。同时注意原发病的治疗。

慢性低血钙的主要治疗是补钙和加用维生素D制剂。依赖于原发病的不同，用法有一定的差异。与低血镁或者维生素D缺乏有关的低血钙，需要补镁和补充维生素D。原发性甲状旁腺素降低或抵抗，需要补充钙剂和维生素D。每日可补充500～1 500mg元素钙，最大可到2 000mg。血钙最好控制在正常范围低限，水平过高会引起尿钙增加明显。维生素D的治疗要根据肝功能和肾功能的情况选用不同的剂型。慢性肾脏病维生素D的使用参见慢性肾脏病章节。

第三节 高钙血症

成年人血总钙大于2.75mmol/L（11mg/dl），为高血钙。高血钙症临床表现差别较大，有些人仅在验血时发现，有些可出现严重的并发症。高钙危象是危重急症。

一、高钙血症的原因

当血清钙离子升高时，人体出现一系列的反应，首先通过钙敏感受体的激活，抑制PTH的合成和释放，从而抑制了骨吸收，减少骨骼中的钙向血中释放，PTH下降会减少远端小管钙的重吸收；同时高血钙和PTH水平下降均可抑制近端肾小管上皮细胞内1α羟化酶的活性，从而减少1,25(OH)$_2$D的合成，1,25(OH)$_2$D下降会减少远端小管钙的重吸收和肠道的钙吸收；高血钙促进甲状腺C细胞合成降钙素，降钙素也抑制骨的吸收。经过一系列的变化，PTH和1,25(OH)$_2$D减少，降钙素增加，使得骨骼中释放的钙减少，肠道吸收的钙减少，肾脏排出的钙增加，从而使血钙恢复正常。因此当PTH，维生素D的代谢或者肾脏排出减少时，会引起高钙血症，根据产生高血钙的机制，高钙血症的病因可有如下分类（表8-4-3-1）

（一）甲状旁腺激素相关

原发性甲状旁腺亢进是高血钙最常见的原因，约50%高血钙和原发性甲状旁腺亢进。约85%

表 8-4-3-1　高钙血症的常见原因

甲状旁腺激素相关
原发甲状旁腺机能亢进：腺瘤，增生，癌
三发性甲状旁腺机能亢进
多发内分泌腺瘤 I 型
多发内分泌腺瘤 II a 型

恶性肿瘤
体液性恶性高钙血症（humoral hypercalcemia of malignancy，HHM）：PTH–相关蛋白
局部溶骨性高钙血症（local osteolytic hypercalcemia，LOH）：乳腺癌，结肠癌，前列腺癌
1,25(OH)$_2$D 导致的高血钙：淋巴瘤
PTH 异位分泌（ectopic secretion of authentic PTH）

维生素 D 相关
维生素 D 中毒
结节病和肉芽肿性疾病
淋巴瘤 [新生物产生过多的 1,25(OH)$_2$D]

药物
噻嗪类利尿剂（轻度高血钙）
锂制剂
乳碱综合征（含钙的抗酸药）
维生素 A 中毒
维生素 D 过量

其他内分泌疾病
甲亢
肾上腺功能不全
肢端肥大症
嗜铬细胞瘤

基因异常
家族性低尿钙性高血钙

其他
急慢性肾功能不全等

的原发性甲状旁腺功能亢进由甲状旁腺腺瘤引起，腺瘤通常为良性。多数病例表现为单个甲状旁腺受累，5% 的病例累及两个腺体。约 10% 的病例为甲状旁腺增生。甲状旁腺癌引起原发性甲状旁腺亢进症很少见，约占 0.5% ~ 1%[59]。

可见于多发内分泌腺瘤（multiple endocrine neoplasias，MEN）I 型和 II a 型。多发内分泌腺瘤 I 型包括甲状旁腺亢进，垂体腺瘤，胰腺胰岛素瘤或胃泌素瘤。多发内分泌腺瘤 II a 型包括甲状旁腺亢进，甲状腺髓质癌，嗜铬细胞瘤[60]。通常表现为血 iPTH 升高，而肾功能正常，尿中钙排出正常或升高。

继发性甲状旁腺亢进症由甲状旁腺外的刺激引起 PTH 分泌增加。大约 90% 的肾衰竭患者有继发性甲状旁腺亢进，继发性甲状旁腺亢进时多表现为低血钙高血磷，但是可通过服用磷结合剂和活性维生素控制。当这些患者甲状旁腺过度激活，自主分泌 PTH，不再受负反馈的控制，则称为三发性甲旁亢，三发性甲旁亢患者易合并高血钙，高血磷和发生转移性钙化，药物治疗无效，需要手术切除甲状旁腺。

（二）恶性肿瘤引起的高血钙

约25%的恶性肿瘤患者可出现高钙血症。分为四种类型，体液性恶性高钙血症（humoral hypercalcemia of malignancy，HHM），局部溶骨性高钙血症（local osteolytic hypercalcemia，LOH），1,25(OH)$_2$D导致的高血钙，PTH异位分泌（ectopic secretion of authentic PTH）。HHM是指某些肿瘤可以释放PTH相关蛋白（PTH-related peptide，PTHrp）引起高血钙。PTHrp与PTH有相同的氨基酸末端[61]，因此可与相同的受体结合，引起相同的生物学效应[62]。PTHrp是人体内具有生理功能的激素，在乳腺组织[63]，胎盘、平滑肌[64]、神经元和骨[65]的发育中起作用。患者可有骨折和其他一些高血钙的症状，预后差[66]。PTHrp导致的高钙血症常见于肺癌[67]、乳腺癌[68]、前列腺癌[69]、成人T细胞恶性肿瘤[70]和多发性骨髓瘤[71]。局部溶骨性高钙血症（local osteolytic hypercalcemia，LOH），指局部的骨质破坏，导致骨骼中的钙释放到血中，引起血钙升高，多见于肿瘤的骨转移，如乳腺癌，前列腺癌，多发性骨髓瘤等。1,25(OH)$_2$D导致的高血钙，常见于淋巴瘤。PTH异位分泌（ectopic secretion of authentic PTH）指的是肿瘤分泌真正的PTH，十分罕见。

（三）维生素D相关

维生素D促进肠道和肾小管重吸收钙，同时大量的维生素D促进骨的吸收，也有钙释放入血。25(OH)D和1,25(OH)$_2$D过量，超过维生素D蛋白的结合能力，引起游离的25(OH)D和1,25(OH)$_2$D增加，均可激活维生素D受体，可引起高血钙和高尿钙[72]。使用维生素D制剂，导致25(OH)D大于80ng/ml，为中毒剂量，但是使用1,25(OH)$_2$D制剂的患者，无法检测，应予与注意。

维生素D相关的高血钙最常见于超量使用维生素D制剂的患者。同时也见于一些疾病导致内源性的维生素D生成增加。肉芽肿性疾病，如结节病，结核等均可引起高钙血症。结节内的巨噬细胞可分泌1,25(OH)$_2$D，不受负反馈的调节，引起高钙血症[73]。淋巴瘤也可分泌1,25(OH)$_2$D。

（四）药物

大量或长期口服钙剂和维生素D可引起高钙血症。噻嗪类利尿剂可导致轻度高血钙。

乳碱综合征（milk-alkali syndrome）患者使用碱性药物（含碳酸氢钠）和大量牛奶时，会导致高血钙高血磷，尿钙降低，肾钙化和肾功能不全[74]。由于大量摄入钙（元素钙大于4g/d）导致高钙血症，而高血钙激活钙敏感受体，引起利尿作用促进钙排出，但是如果高钙血症不能纠正，持续的利尿使血容量下降，进而使得GFR下降，同时合并代谢性碱中毒，钙的排出反而减少，加重了高血钙。近年来，乳碱综合征常见于使用碳酸钙制剂治疗骨质疏松的患者[75,76]。

使用锂制剂可引起高血钙。锂可以干扰钙敏感受体，使该受体对PTH的分泌的抑制减弱，导致甲状旁腺增生，PTH分泌增加，发生高甲状旁腺素血症[77]。

长期使用维生素A治疗，剂量超过5 000U/d，可引起高血钙和碱性磷酸酶升高，和破骨细胞活跃导致骨吸收有关[78,79]。

（五）其他内分泌疾病

其他内分泌腺体的疾病也可合并高钙血症。甲状腺功能亢进症时可合并轻度的高血钙，和甲状腺素促进骨吸收有关[80]。嗜铬细胞瘤发生高血钙，通常和MEN2A有关，或者肿瘤分泌PTHrP。肢端肥大症患者生长激素水平升高，可刺激肠道钙吸收和骨吸收，因此可合并轻度的高钙血症[81,82]。

（六）基因异常

良性家族性低尿钙性高钙血症（benign familial hypocalciuric hypercalcemia）。该病为常染色体显性遗传，由钙敏感受体的突变引起[83]，该突变引起血钙升高，但是尿钙正常或减少。新生儿重度甲状旁腺功能亢进（NSHPT）见于近亲结婚的FHH患者的后代，两个相同的突变的CaR等位基因即表现为NSHPT，可以看作是FHH的纯合子。轻至中度高钙血症（10.5 ~ 12mg/dl），总钙和离子钙都升高，并持续终身，无高钙血症的临床表现；尿钙排泄低、血PTH却正常，骨密度及1,25(OH)$_2$D$_3$均正常；钙清除率与肌酐清除率的比值小于0.01；新生儿重度甲状旁腺功能亢进临床表现为严重甲状旁腺增生，PTH水平明显升高，极严重的高钙血症。

二、高钙血症的临床表现 [58]

高血钙的临床表现变化很大，呈现多系统受累的特点，影响较明显的是肾脏，中枢神经系统和心血管系统。症状的严重程度与血清钙的水平和血钙的上升速度有关。按照血钙的浓度可分为：轻度升高（血钙浓度 10.4 ~ 11.9mg/dl），中度升高（血钙浓度 12.0 ~ 13.9mg/dl），重度升高或高钙危象（血钙浓度 14.0 ~ 16.0mg/dl）。

（一）高血钙引起的临床表现

1. 神经系统的表现　症状不特异，易被忽视。可表现为记忆力下降，计算力下降，反应迟钝；情绪抑郁，反应淡漠；头晕，嗜睡，定向力障碍，昏睡，木僵，严重时可出现昏迷。若无中枢神经系统病变，脑脊液表现正常。

2. 肌肉系统　近端肢体肌肉无力，下肢为重，甚至行走困难，腱反射减弱。发生的原因与高血钙降低神经肌肉的兴奋性有关。

3. 消化系统表现　厌食，恶心、呕吐，便秘，可有消化性溃疡和胰腺炎。高血钙使胃肠道平滑肌蠕动减慢，可出现严重的便秘。高血钙可刺激胃窦 G 细胞分泌胃泌素，使胃酸分泌增加，消化性溃疡的发生率增加。高血钙也可刺激胰腺分泌胰酶增加，胰管内蛋白增多，引起梗阻；钙在胰管沉积可加重梗阻；同时高血钙可激活胰蛋白酶原，因此高钙血症时易发生胰腺炎。

4. 心血管系统　高血压，QT 间期缩短，心动过缓，对洋地黄类药物敏感性增强。高血钙可直接作用于血管平滑肌，引起血管收缩，特别是肾动脉的收缩，从而导致高血压。高血压与血钙的水平相关，严重的高血钙引起的高血压单纯用降压药难以控制。

5. 肾脏　由于肾脏是钙排泄的主要器官，而且肾脏对于缺血的敏感，高血钙对肾脏的影响较大。亦被称为高钙肾病或高钙肾损伤。高血钙时患者表现为多尿，甚至表现为尿崩症，即使患者处在脱水状态，尿量也无明显减少，严重的脱水可加重患者的肾缺血。钙对肾小管损伤，可引起尿浓缩功能障碍和尿酸化功能异常，近端肾小管功能受损不明显，通常没有肾性糖尿。可表现为慢性肾衰竭和急性肾衰竭。急性肾衰竭是综合因素造成，包括肾小动脉收缩引起肾缺血，肾小管损伤甚至坏死或钙在肾小管内形成结晶，引起肾小管内梗阻等。尽快纠正高血钙，肾功能可恢复。如不能及时纠正，会逐渐发展为慢性肾衰竭。可有镜下血尿，是儿童镜下血尿最常见的原因，可能与肾小管内的钙结晶形成有关。可有轻度蛋白尿，如果合并大量蛋白尿，多提示合并肾小球病。因为尿中钙增加，易形成结石，特别是肾小管损伤引起远端肾小管酸中毒时更容易形成肾结石。肾脏病理常规免疫荧光染色通常为阴性。光镜下肾小球无明显病变，晚期可见到肾小球硬化。主要病变在肾小管及肾间质，早期损伤发生在髓质的肾小管，可逐渐累及皮质肾小管及肾间质。可见到肾小管上皮细胞变性，坏死，脱落，萎缩，肾间质可有水肿，淋巴及单核细胞浸润，灶状或弥漫纤维化。肾小管上皮细胞及肾间质内可见到钙颗粒沉积，von Kossa 染色可证实沉积物为钙 [27,31,84-87]。高血钙可引起肾钙化，但是肾钙化并不都是由高血钙引起的，而与高尿钙有关。肾钙化的常见原因是原发性甲状旁腺功能亢进症，远端肾小管酸中毒，髓质海绵肾，特发性高尿钙症等。其中远端肾小管酸中毒并无高钙血症，但是由于酸中毒的存在，骨吸收增加，使尿钙增加，同时枸橼酸盐排出减少，易形成高的结石和肾钙化。

（二）原发病的表现

除高血钙的临床表现外，患者还可出现原发病的症状，如肿瘤，长期用药史，合并其他内分泌疾病等。

三、高钙血症的诊断及鉴别诊断

高血钙的诊断包括诊断高钙血症及诊断高血钙的病因。因为临床症状不典型，经常是偶然查血钙时发现，当患者出现多系统受累的表现时，要注意查血钙。早期高血钙的患者，血钙水平可能间断升高，应注意多次检查。血钙和尿钙的正常参考值各检查单位之间有微小差别，应以本单位的结

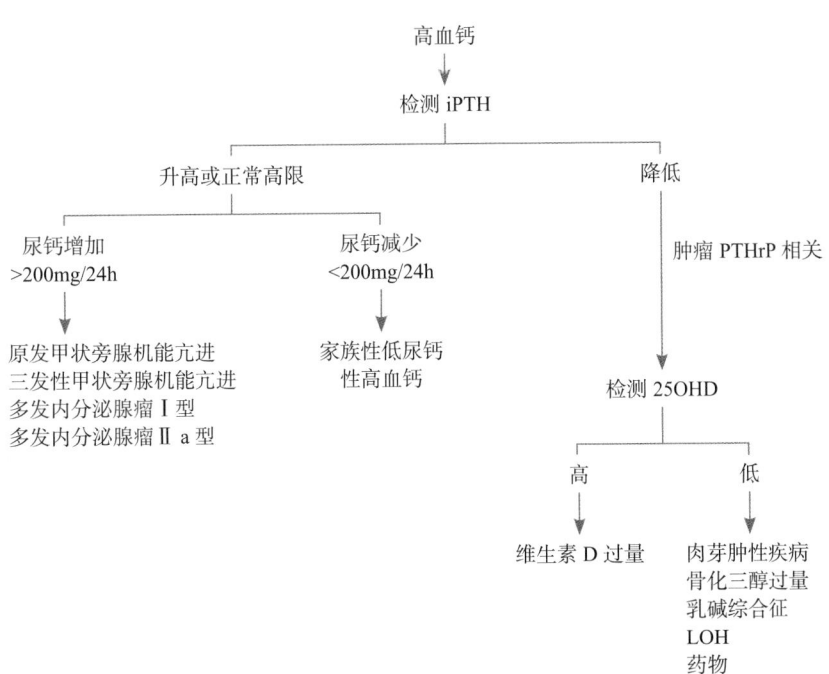

图 8-4-3-1 高血钙的鉴别诊断流程

果为依据。白蛋白的水平可显著的影响血浆总钙的水平，在明显低白蛋白血症时，血浆总钙水平可下降，白蛋白每下降1g/dl，血浆总钙下降0.8mg/dl。血pH影响离子钙，pH下降，与白蛋白结合的氢离子增加导致与白蛋白结合的钙减少，所以血清离子钙升高。因此测定离子钙更有意义。血清总钙的正常值9 ~ 10.6mg/dl（2.25 ~ 2.65mmol/L）。血清离子钙的正常值4 ~ 4.77mg/dl（1.0 ~ 1.2mmol/L）。24小时尿钙的正常值200 ~ 250mg。

发现高钙血症的患者，详细询问病史，仔细进行体检。由于原发性甲状旁腺亢进和恶性肿瘤相关的高钙血症占90%，因此要注意追查病因。PTH和25OHD的检测对于高血钙病因的诊断十分重要（图8-4-3-1）。

四、治疗

（一）高血钙的治疗

高血钙的治疗方案应根据血钙增高的程度，临床症状和潜在的疾病制定。根据血钙升高的原因，降低血钙的主要手段包括促进肾脏排出，抑制骨的吸收，增加骨的沉积，减少肠道钙的吸收，或直接清除细胞外液的钙。轻度的高血钙，应主要查清病因，对病因进行处理。中度高血钙，有临床表现或为急性升高时，应予以强化治疗，迅速降低血钙。对于重度血钙升高，应立即给予降钙治疗。

1. 首先停用引起高钙血症的食物和药物。

2. 促进钙从肾脏排出来降低血钙水平

（1）水化：严重的高血钙通常都伴有脱水，因此恢复血管内容量时治疗的第一步，血管内容量的恢复有促进肾脏排钙。由于肾脏对钙的排泄与钠的排泄相连，所以扩容应首选生理盐水，输入速度200 ~ 300ml/h。但是对于老年人，有心脏和肾脏疾病的老年人，应控制生理盐水的用量。

（2）使用袢利尿剂可促进钠和钙的排出。使用袢利尿剂前应首先补足血管内容量，否则会加重脱水和高血钙；使用袢利尿剂时还会引起低血钾和低血镁，应密切监测血电解质的变化。应避免使用噻嗪类利尿剂，因为噻嗪类利尿剂抑制肾小管对钙的排泄。

（3）透析：高钙血症合并肾衰竭的患者，可使用低钙透析液降低血钙[88]。

3. 抑制骨的吸收 硝酸镓可抑制破骨细胞及降低血钙，常用剂量是200mg/（m² 体表面积·日），连续使用5天[89]。降钙素可通过抑制破骨细胞来抑制骨的吸收。每6～12小时，经皮下或经黏膜给予2～4IU/kg降钙素，可减少钙从骨释放，但是使用几天之后，降钙素的效果会下降，使血钙水平再次上升。光辉霉素可抑制骨吸收。常用剂量是15～25μg/kg体重，静脉滴注时间超过2～4小时。光辉霉素对肝肾和骨髓的毒性作用较大，而且使用几次之后，疗效会下降。

双膦酸盐：可抑制破骨细胞活性，单剂即可降低血钙。但是有该类药物引起肾损伤的报道。

4. 糖皮质激素　糖皮质激素可通过抑制维生素D、减少肠道对钙的吸收、增加肾脏对钙的排泄[90]及抑制破骨细胞激活因子[91]来降低血钙。结节病，维生素D中毒，多发性骨髓瘤，或其他血液系统恶性肿瘤患者接受大剂量的糖皮质激素（泼尼松50～100mg/d），可能降低血钙水平（表8-4-3-2）。

表 8-4-3-2　高钙血症中用于降血钙的药物

药物	作用机制	适应证	副作用
0.9% 盐水 2～4L/d 静脉滴注	促进钙排出	Ca>3.5mmol/L 中度钙升高 伴临床症状	老年人加重心衰降低血钙 0.25～0.75mmol/L
呋塞米 10～20mg 静脉	抑制肾小管对钙的重吸收	水化后使用	引起低钾，脱水
双膦酸盐	抑制破骨细胞 抑制骨吸收	恶性肿瘤引起高血钙 最大效应发生在 72 小时	肾毒性， 甲旁亢时，血钙会反弹
降钙素	抑制破骨细胞 抑制骨吸收 促进钙的排出	严重高血钙， 充分水化后使用	24 小时后钙反弹 呕吐，肌肉痉挛
糖皮质激素	抑制维生素 D 转化为 钙三醇	维生素 D 中毒，淋巴瘤， 肉芽肿性疾病	免疫抑制
光辉霉素	破骨细胞毒性	较少使用	骨髓、肝肾毒性
硝酸镓	抑制破骨细胞活性	较少使用	肾衰竭

（二）原发病的治疗

原发性甲状旁腺亢进，应行甲状旁腺切除术。治愈率高达98%。治疗恶性肿瘤引起的高血钙应首先考虑手术切除，化疗和放疗。

（陈育青）

参考文献

1. JOHNSON JA, KUMAR R. Renal and intestinal calcium transport: roles of vitamin D and vitamin D-dependent calcium binding proteins. Semin Nephrol, 1994, 14(2): 119-128.

2. JOHNSON JA, KUMAR R. Vitamin D and renal calcium transport. Curr Opin Nephrol Hypertens, 1994, 3(4): 424-429.

3. KUMAR R. Calcium transport in epithelial cells of the intestine and kidney. J Cell Biochem, 1995, 57(3): 392-398.

4. ROOT AW. Recent advances in the genetics of disorders of calcium homeostasis. Adv Pediatr, 1996, 43: 77-125.

5. EDWARDS BR, BAER PG, SUTTON RA, et al. Micropuncture study of diuretic effects on sodium and calcium reabsorption in the dog nephron. J Clin Invest, 1973, 52(10): 2418-2427.

6. FRIEDMAN PA. Calcium transport in the kidney. Curr Opin Nephrol Hypertens, 1999, 8(5): 589-595.

7. ULLRICH KJ, SCHMIDT-NIELSON B, O'DELL R, et al. Micropuncture study of composition of proximal and distal tubular fluid in rat kidney. Am J Physiol, 1963, 204: 527-531.

8. BAILLY C, IMBERT-TEBOUL M, ROINEL N, et al. Isoproterenol increases Ca, Mg, and NaCl reabsorption in mouse thick ascending limb. Am J Physiol, 1990, 258(5 Pt 2): F1224-F1231.

9. BOURDEAU JE, BURG MB. Effect of PTH on calcium transport across the cortical thick ascending limb of Henle's loop. Am J Physiol, 1980, 239(2): F121-F126.

10. BOURDEAU JE, LANGMAN CB, BOUILLON R. Parathyroid hormone-stimulated calcium absorption in cTAL from vitamin D-deficient rabbits. Kidney Int, 1987, 31(4): 913-917.

11. FRIEDMAN PA. Basal and hormone-activated calcium absorption in mouse renal thick ascending limbs. Am J Physiol, 1988, 254: F62-F70.

12. NG RC, PERAINO RA, SUKI WN. Divalent cation transport in isolated tubules. Kidney Int, 1982, 22(5): 492-497.

13. BOURDEAU JE, BURG MB. Voltage dependence of calcium transport in the thick ascending limb of Henle's loop. Am J Physiol, 1979, 236(4): F357-F364.

14. SHAREGHI GR, AGUS ZS. Magnesium transport in the cortical thick ascending limb of Henle's loop of the rabbit. J Clin Invest, 1982, 69(4): 759-769.

15. SIMON DB, LU Y, CHOATE KA, et al. Paracellin-1, a renal tight junction protein required for paracellular Mg^{2+} resorption. Science, 1999, 285(5424): 103-106.

16. COSTANZO LS, WINDHAGER EE, ELLISON DH. Calcium and sodium transport by the distal convoluted tubule of the rat. 1978. J Am Soc Nephrol, 2000, 11(8): 1562-1580.

17. BROWN EM, GAMBA G, RICCARDI D, et al. Cloning and characterization of an extracellular Ca(2+)-sensing receptor from bovine parathyroid. Nature, 1993, 366(6455): 575-580.

18. HOENDEROP JG, MULLER D, VAN DER KEMP AW, et al. Calcitriol controls the epithelial calcium channel in kidney. J Am Soc Nephrol, 2001, 12(7): 1342-1349.

19. MEYER MB, WATANUKI M, KIM S, et al. The human transient receptor potential vanilloid type 6 distal promoter contains multiple vitamin D receptor binding sites that mediate activation by 1, 25-dihydroxyvitamin D3 in intestinal cells. Mol Endocrinol, 2006, 20(6): 1447-1461.

20. BINDELS RJ, HARTOG A, TIMMERMANS J, et al. Active Ca^{2+} transport in primary cultures of rabbit kidney CCD: stimulation by 1,25-dihydroxyvitamin D3 and PTH. Am J Physiol, 1991, 261: F799-807.

21. WOOD RJ, TCHACK L, TAPARIA S. 1,25-Dihydroxyvitamin D3 increases the expression of the CaT1 epithelial calcium channel in the Caco-2 human intestinal cell line. BMC Physiol, 2001, 1:11.

22. XUE Y, KARAPLIS AC, HENDY GN, et al. Exogenous 1,25-dihydroxyvitamin D3 exerts a skeletal anabolic effect and improves mineral ion homeostasis in mice that are homozygous for both the 1alpha-hydroxylase and parathyroid hormone null alleles. Endocrinology, 2006, 147(10): 4801-4810.

23. LEE CT, HUYNH VM, LAI LW, et al. Cyclosporine A-induced hypercalciuria in calbindin-D28k knockout and wild-type mice. Kidney Int, 2002, 62(6): 2055-2061.

24. VAN DE GRAAF SF, CHANG Q, MENSENKAMP AR, et al. Direct interaction with Rab11a targets the epithelial Ca^{2+} channels TRPV5 and TRPV6 to the plasma membrane. Mol Cell Biol, 2006, 26(1): 303-312.

25. TANAKA Y, FUNAHASHI H, IMAI T, et al. Parathyroid function and bone metabolic markers in primary and secondary hyperparathyroidism. Semin Surg Oncol, 1997, 13(2): 125-133.

26. BROWN EM. Extracellular Ca^{2+} sensing, regulation of parathyroid cell function, and role of Ca^{2+} and other ions as extracellular(first) messengers. Physiol Rev, 1991, 71(2): 371-411.

27. HEBERT SC. Extracellular calcium-sensing receptor: implications for calcium and magnesium handling in the kidney. Kidney Int, 1996, 50(6): 2129-2139.

28. CHOLST IN, STEINBERG SF, TROPPER PJ, et al. The influence of hypermagnesemia on serum calcium and parathyroid hormone levels in human subjects. N Engl J Med, 1984, 310(19): 1221-1225.

29. MAYAN H, HOURVITZ A, SCHIFF E, et al. Symptomatic hypocalcaemia in hypermagnesaemia-induced

hypoparathyroidism, during magnesium tocolytic therapy–possible involvement of the calcium-sensing receptor. Nephrol Dial Transplant, 1999, 14(7): 1764-1766.

30.　BROWN EM, POLLAK M, SEIDMAN CE, et al. Calcium-ion-sensing cell-surface receptors. N Engl J Med, 1995, 333(4): 234-240.

31.　RICCARDI D, HALL AE, CHATTOPADHYAY N, et al. Localization of the extracellular Ca^{2+}/polyvalent cation-sensing protein in rat kidney. Am J Physiol, 1998, 274(3 Pt 2): F611-622.

32.　CHATTOPADHYAY N, MITHAL A, BROWN EM. The calcium-sensing receptor: a window into the physiology and pathophysiology of mineral ion metabolism. Endocr Rev, 1996, 17(4): 289-307.

33.　SANDS JM, NARUSE M, BAUM M, et al. Apical extracellular calcium/polyvalent cation-sensing receptor regulates vasopressin-elicited water permeability in rat kidney inner medullary collecting duct. J Clin Invest, 1997, 99(6): 1399-1405.

34.　HOLICK MF. Resurrection of vitamin D deficiency and rickets. J Clin Invest, 2006, 116(8): 2062-2072.

35.　MORGAN DB, PATERSON CR, WOODS CG, et al. Search for osteomalacia in 1228 patients after gastrectomy and other operations on the stomach. Lancet, 1965, 2(7422): 1085-1088.

36.　KITANAKA S, TAKEYAMA K, MURAYAMA A, et al. Inactivating mutations in the 25-hydroxyvitamin D3 1alpha-hydroxylase gene in patients with pseudovitamin D-deficiency rickets. N Engl J Med. 1998, 338(10): 653-661.

37.　BROOKS MH, BELL NH, LOVE L, et al. Vitamin-D-dependent rickets type II. Resistance of target organs to 1, 25-dihydroxyvitamin D. N Engl J Med, 1978, 298(18): 996-999.

38.　NAKAMURA Y, MATSUMOTO T, TAMAKOSHI A, et al. Prevalence of idiopathic hypoparathyroidism and pseudohypoparathyroidism in Japan. J Epidemiol, 2000, 10(1): 29-33.

39.　SHOBACK D. Clinical practice. Hypoparathyroidism. N Engl J Med, 2008, 359(4): 391-403.

40.　POLLAK MR, BROWN EM, ESTEP HL, et al. Autosomal dominant hypocalcaemia caused by a Ca(2+)-sensing receptor gene mutation. Nat Genet, 1994, 8(3): 303-307.

41.　DEMEESTER-MIRKINE N, HOOGHE L, VAN GEERTRUYDEN J, et al. Hypocalcemia after thyroidectomy. Arch Surg, 1992, 127(7): 854-858.

42.　BERGENFELZ A, LINDBLOM P, TIBBLIN S, et al. Unilateral versus bilateral neck exploration for primary hyperparathyroidism: a prospective randomized controlled trial. Ann Surg, 2002, 236(5): 543-551.

43.　KALD BA, MOLLERUP CL. Risk factors for severe postoperative hypocalcaemia after operations for primary hyperparathyroidism. Eur J Surg, 2002, 168(10): 552-556.

44.　ELARAJ DM, REMALEY AT, SIMONDS WF, et al. Utility of rapid intraoperative parathyroid hormone assay to predict severe postoperative hypocalcemia after reoperation for hyperparathyroidism. Surgery, 2002, 132(6): 1028-1033; discussion 1033-1034.

45.　LINDBLOM P, WESTERDAHL J, BERGENFELZ A. Low parathyroid hormone levels after thyroid surgery: a feasible predictor of hypocalcemia. Surgery, 2002, 131(5): 515-520.

46.　BROWN EM, VASSILEV PM, HEBERT SC. Calcium ions as extracellular messengers. Cell, 1995, 83(5): 679-682.

47.　QUITTERER U, HOFFMANN M, FREICHEL M, et al. Paradoxical block of parathormone secretion is mediated by increased activity of G alpha subunits. J Biol Chem, 2001, 276(9): 6763-6769.

48.　CHASE LR, MELSON GL, AURBACH GD. Pseudohypoparathyroidism: defective excretion of 3', 5'-AMP in response to parathyroid hormone. J Clin Invest, 1969, 48(10): 1832-1844.

49.　LEVINE MA, GERMAIN-LEE E, JAN DE BEUR S. Genetic basis for resistance to parathyroid hormone. Horm Res, 2003, 60 Suppl 3: 87-95.

50.　FARFEL Z, BRICKMAN AS, KASLOW HR, et al. Defect of receptor-cyclase coupling protein in psudohypoparathyroidism. N Engl J Med, 1980, 303(5): 237-242.

51.　BASTEPE M, FROHLICH LF, HENDY GN, et al. Autosomal dominant pseudohypoparathyroidism type Ib is associated with a heterozygous microdeletion that likely disrupts a putative imprinting control element of GNAS. J Clin Invest, 2003, 112(8): 1255-1263.

52. BASTEPE M, FROHLICH LF, LINGLART A, et al. Deletion of the NESP55 differentially methylated region causes loss of maternal GNAS imprints and pseudohypoparathyroidism type Ib. Nat Genet, 2005, 37(1): 25-27.

53. LIAMIS G, MILIONIS HJ, ELISAF M. A review of drug-induced hypocalcemia. J Bone Miner Metab, 2009, 27(6): 635-642.

54. SILBERSTEIN LE, NARYSHKIN S, HADDAD JJ, et al. Calcium homeostasis during therapeutic plasma exchange. Transfusion, 1986, 26(2): 151-155.

55. RANSON JH, RIFKIND KM, ROSES DF, et al. Prognostic signs and the role of operative management in acute pancreatitis. Surg Gynecol Obstet, 1974, 139(1): 69-81.

56. ZUSMAN J, BROWN DM, NESBIT ME. Hyperphosphatemia, hyperphosphaturia and hypocalcemia in acute lymphoblastic leukemia. N Engl J Med, 1973, 289(25): 1335-1340.

57. BOYCE BF, YATES AJ, MUNDY GR. Bolus injections of recombinant human interleukin-1 cause transient hypocalcemia in normal mice. Endocrinology, 1989, 125(5): 2780-2783.

58. 王海燕. 肾脏病学. 3 版. 北京：人民卫生出版社, 2008: 330-343.

59. MARCOCCI C, CETANI F, RUBIN MR, et al. Parathyroid carcinoma. J Bone Miner Res, 2008, 23(12): 1869-1880.

60. BILEZIKIAN JP, SILVERBERG SJ. Clinical spectrum of primary hyperparathyroidism. Rev Endocr Metab Disord, 2000, 1(14): 237-245.

61. YASUDA T, BANVILLE D, HENDY GN, et al. Characterization of the human parathyroid hormone-like peptide gene. Functional and evolutionary aspects. J Biol Chem, 1989, 264(13): 7720-7725.

62. SYED MA, HORWITZ MJ, TEDESCO MB, et al. Parathyroid hormone-related protein-(1–36) stimulates renal tubular calcium reabsorption in normal human volunteers: implications for the pathogenesis of humoral hypercalcemia of malignancy. J Clin Endocrinol Metab, 2001, 86(4): 1525-1531.

63. WYSOLMERSKI JJ, PHILBRICK WM, DUNBAR ME, et al. Rescue of the parathyroid hormone-related protein knockout mouse demonstrates that parathyroid hormone-related protein is essential for mammary gland development. Development, 1998, 125(7): 1285-1294.

64. PHILBRICK WM, WYSOLMERSKI JJ, GALBRAITH S, et al. Defining the roles of parathyroid hormone-related protein in normal physiology. Physiol Rev, 1996, 76(1): 127-173.

65. WEIR EC, PHILBRICK WM, AMLING M, et al. Targeted overexpression of parathyroid hormone-related peptide in chondrocytes causes chondrodysplasia and delayed endochondral bone formation. Proc Natl Acad Sci U S A, 1996, 93(19): 10240-10245.

66. WYSOLMERSKI JJ, MCCAUGHERN-CARUCCI JF, DAIFOTIS AG, et al. Overexpression of parathyroid hormone-related protein or parathyroid hormone in transgenic mice impairs branching morphogenesis during mammary gland development. Development, 1995, 121(11): 3539-3547.

67. WYSOLMERSKI JJ, VASAVADA R, FOLEY J, et al. Transactivation of the PTHrP gene in squamous carcinomas predicts the occurrence of hypercalcemia in athymic mice. Cancer Res, 1996, 56(5): 1043-1049.

68. GUISE TA, YIN JJ, TAYLOR SD, et al. Evidence for a causal role of parathyroid hormone-related protein in the pathogenesis of human breast cancer-mediated osteolysis. J Clin Invest, 1996, 98(7): 1544-1549.

69. IDDON J, BUNDRED NJ, HOYLAND J, et al. Expression of parathyroid hormone-related protein and its receptor in bone metastases from prostate cancer. J Pathol, 2000, 191(2): 170-174.

70. MOTOKURA T, FUKUMOTO S, MATSUMOTO T, et al. Parathyroid hormone-related protein in adult T-cell leukemia-lymphoma. Ann Intern Med, 1989, 111(6): 484-488.

71. KITAZAWA R, KITAZAWA S, KAJIMOTO K, et al. Expression of parathyroid hormone-related protein(PTHrP) in multiple myeloma. Pathol Int, 2002, 52(1): 63-68.

72. JONES G. Pharmacokinetics of vitamin D toxicity. Am J Clin Nutr, 2008, 88(2): 582S-586S.

73. TAPANAINEN P, RISTELI L, KNIP M, et al. Serum aminoterminal propeptide of type III procollagen: a potential predictor of the response to growth hormone therapy. J Clin Endocrinol Metab, 1988, 67(6): 1244-1249.

74. BURNETT CH, COMMONS RR, et al. Hypercalcemia without hypercalcuria or hypophosphatemia, calcinosis

and renal insufficiency, a syndrome following prolonged intake of milk and alkali. N Engl J Med, 1949, 240(20): 787-794.

75. BEALL DP, HENSLEE HB, WEBB HR, et al. Milk-alkali syndrome: a historical review and description of the modern version of the syndrome. Am J Med Sci, 2006, 331(5): 233-242.

76. FELSENFELD AJ, LEVINE BS. Milk alkali syndrome and the dynamics of calcium homeostasis. Clin J Am Soc Nephrol, 2006, 1(4): 641-654.

77. MALLETTE LE, KHOURI K, ZENGOTITA H, et al. Lithium treatment increases intact and midregion parathyroid hormone and parathyroid volume. J Clin Endocrinol Metab, 1989, 68(3): 654-660.

78. PENNISTON KL, TANUMIHARDJO SA. The acute and chronic toxic effects of vitamin A. Am J Clin Nutr, 2006, 83(2): 191-201.

79. RAGAVAN VV, SMITH JE, BILEZIKIAN JP. Vitamin A toxicity and hypercalcemia. Am J Med Sci, 1982, 283(3): 161-164.

80. MUNDY GR, SHAPIRO JL, BANDELIN JG, et al. Direct stimulation of bone resorption by thyroid hormones. J Clin Invest, 1976, 58(3): 529-534.

81. EZZAT S, MELMED S, ENDRES D, et al. Biochemical assessment of bone formation and resorption in acromegaly. J Clin Endocrinol Metab, 1993, 76(6): 1452-1457.

82. NADARAJAH A, HARTOG M, REDFERN B, et al. Calcium metabolism in acromegaly. Br Med J, 1968, 4(5634): 797-801.

83. POLLAK MR, BROWN EM, CHOU YH, et al. Mutations in the human Ca(2+)-sensing receptor gene cause familial hypocalciuric hypercalcemia and neonatal severe hyperparathyroidism. Cell, 1993, 75(7): 1297-1303.

84. BREZIS M, SHINA A, KIDRONI G, et al. Calcium and hypoxic injury in the renal medulla of the perfused rat kidney. Kidney Int, 1988, 34(2): 186-194.

85. BUCKALEW VM JR. Nephrolithiasis in renal tubular acidosis. J Urol, 1989, 141: 731-737.

86. HUMES HD, ICHIKAWA I, TROY JL, et al. Evidence for a parathyroid hormone-dependent influence of calcium on the glomerular ultrafiltration coefficient. J Clin Invest, 1978, 61(1): 32-40.

87. ROSEN S, GREENFELD Z, BERNHEIM J, et al. Hypercalcemic nephropathy: chronic disease with predominant medullary inner stripe injury. Kidney Int, 1990, 37(4): 1067-1075.

88. KOO WS, JEON DS, AHN SJ, et al. Calcium-free hemodialysis for the management of hypercalcemia. Nephron, 1996, 72(3): 424-428.

89. LEYLAND-JONES B. Treatment of cancer-related hypercalcemia: the role of gallium nitrate. Semin Oncol, 2003, 30(2 Suppl 5): 13-19.

90. LUKERT BP, RAISZ LG. Glucocorticoid-induced osteoporosis: pathogenesis and management. Ann Intern Med, 1990, 112(5): 352-364.

91. STRUMPF M, KOWALSKI MA, MUNDY GR. Effects of glucocorticoids on osteoclast-activating factor. J Lab Clin Med, 1978, 92(5): 772-778.

第五章
磷的代谢平衡与失调

第一节　磷的正常代谢

成年人正常的血清磷为2.5 ~ 4.5mg/dl（0.80 ~ 1.44mmol/L）。每日血清磷可波动0.6 ~ 1.0mg/dl，每天8AM到11AM血清磷的浓度最低。血清磷还可随季节波动，夏季血清磷的浓度最高，冬季最低。儿童和青少年的血磷浓度明显高于成年人，怀孕的妇女血清磷的浓度也明显升高[1,2]。磷广泛分布在体内，骨骼中的磷占80% ~ 85%，软组织中占15%，细胞外液中的磷仅占1%。软组织中的磷大部分以磷的有机化合物的形式存在，细胞外液中的磷大部分以磷的无机化合物的形式存在，血清中的85%的磷以离子的形式存在，而15%与蛋白结合。磷参与构成骨骼：骨骼的主要成分为骨盐。骨盐组成中主要的阴离子为磷，磷总量的85%在骨骼中。磷在细胞代谢的过程中发挥重要的作用，参与合成腺苷三磷酸，为细胞的代谢过程提供能量；合成2,3-二磷酸甘油酸，调节氧从血红蛋白解离。磷是细胞中膜结构的重要组成部分：细胞膜结构由脂类、蛋白及糖类物质组成。而磷也是细胞膜的重要组成部分。

一、磷的吸收和排泄

1. 磷在肠道的吸收　食物中磷含量十分丰富，在平衡的饮食状态下，胃肠道摄入的磷每日波动在 800 ~ 1500mg。肠道可吸收摄入磷的 60% ~ 75%，吸收的主要部位在空肠。肠道对于磷的吸收通过两个途径，一个是跨细胞的主动转运，一个是通过细胞间隙的被动扩散。磷的跨细胞主动转运是由位于肠黏膜上皮细胞刷状缘的钠磷共转运子（NaPi）转运子完成的。钠磷转运子家族有Ⅰ、Ⅱ、Ⅲ三种亚类，Ⅱ型钠磷转运子是最主要的磷转运子，位于肠道的NaPi转运子是Ⅱb型（NaPiⅡb）。肠道内偏酸性时，NaPiⅡb的功能增强。$1,25(OH)_2D$ 可促进 NaPiⅡb 表达，增加肠道磷的吸收。烟酰胺可以降低 NaPiⅡb 的表达，从而抑制磷的主动转运。肠道磷负荷较低的时候，磷的重吸收以主动跨细胞转运为主。肠道磷负荷较高时，通过细胞间隙的被动扩散明显增加。肠道钙负荷明显增加，或肠道内存在氢氧化铝，等化合物，金属镧等物质时，可以结合磷离子，减少磷的吸收。

2. 磷在肾脏的排泄

血中呈无机化合物形态的磷能通过肾小球滤过。生理状态下，每日从肾小球滤过的磷80% ~ 97%被肾小管重吸收，最终3% ~ 20%的滤过磷可通过尿液排出。近曲小管和近端小管直段为主要的重吸收部位，重吸收量占70%[3,4]。约10%的滤过磷在远曲小管前端重吸收，髓袢部位没有磷的重吸收。肾小管对磷的重吸收随着滤过的增加而增加，但是呈现饱和的过程，存在最大值[5]。近端肾小管管腔侧，肾小管上皮细胞的刷状缘有钠磷转运子（NaPi cotransporter），该蛋白依赖钠的浓度梯度，将管腔内的钠和磷同时转运至肾小管上皮细胞内，细胞内外的钠梯度由位于细胞基底侧的钠钾ATP酶维持[6]，细胞内的磷从基底侧转移出细胞70%依靠钠依赖的转运，另外30%通过非钠依赖的离子转运系统。只有肾小管管腔侧细胞膜上磷转运受激素（PTH，FGF23等）和其他一些因子（饮食中磷的变化等）的调节[7-12]。钠磷转运子家族有Ⅰ、Ⅱ、Ⅲ三种亚类，人类肾小管上主要存在Ⅰ型和Ⅱ型钠磷转运子。其中Ⅰ型钠磷转运子功能仍不完全清楚，研究显示它同时是氯离子和其他有机离子的通道，而且Ⅰ型通道仅在管腔内磷处于高浓度时，才显示出明显的磷转运[13,14]。Ⅲ型钠磷转运子也位于肾小管上皮细胞刷状缘[15]，与Ⅱ型的特点不同[16]，目前对它在磷转运中的作用不十分清楚。

Ⅱ型钠磷转运子是最主要的磷转运子，又分为Ⅱa、Ⅱb、Ⅱc三种类型。其中Ⅱa和Ⅱc型在肾小管上皮细胞表达，而Ⅱb型在肠道上皮和其他组织表达。受PTH、FGF23、维生素D和饮食中磷等因素调节。

多种因素可调节肾脏对磷的排泄。其中促进磷排泄的因素为甲状旁腺素、心房利钠肽、糖皮质激素、多巴胺、FGF23、sFRO-4、MEPE、代谢性酸中毒、磷负荷增加、容量扩张、利尿剂、雌激素、高血钙、低血钾。抑制磷排泄的因素包括胰岛素、生长激素、代谢性碱中毒、磷缺乏、容量减少、低血钙。

3. 磷在骨、肌肉及其他组织的代谢　磷大量存在于肌肉及骨组织中。每日骨和肌肉组织中的磷和细胞外液中的磷约有200mg的交换量。

二、磷稳态的调节

由于磷在人体中的重要功能，维持磷的稳态十分的重要。磷的稳态的调节十分复杂，涉及肠道、肾脏、骨骼、甲状旁腺等多个系统和多种激素。同时磷平衡和钙平衡之间存在密切的关系，经常受同一个激素的调节。下面将对几个重要的激素进行介绍。

（一）甲状旁腺素（parathyroid hormone，PTH）

PTH由甲状旁腺的主细胞合成和分泌，由84个氨基酸残基构成，分子量约为9 500D。PTH受多种因子的调节。1,25(OH)$_2$D、降钙素、高血钙和高血镁可抑制PTH的合成分泌和释放。同时PTH可通过对肾脏，骨骼和肠道的作用，调节人体钙和磷的平衡。甲状旁腺素的特点及作用参见"钙的代谢平衡与失调"（第八篇第四章第一节）。下面的部分重点介绍甲状旁腺素对肾小管的磷重吸收的调节。

PTH对肾皮质和肾髓质肾单位的肾小管的磷重吸收均有抑制作用[17]。小鼠和大鼠的模型显示PTH对磷的重吸收的抑制作用，主要通过抑制NaPi-Ⅱa型转运子[18]，对NaPi-Ⅱc作用则不明显[19]。除了抑制NaPi-Ⅱa转运子，PTH还通过其他途径抑制磷的重吸收。PTH通过抑制肾小管上皮细胞基底侧的Na-K-ATP酶[20]，刺激cAMP合成[21]，均可从不同途径抑制磷的重吸收。

（二）FGF23（fibroblast growth factors 23，FGF-23）

FGF23是利磷激素的一种。利磷激素是一组可促进肾小管排磷的激素，可抑制肾小管重吸收磷，同时抑制1,25(OH)$_2$D3的合成。FGF23是比较明确的促进肾脏排磷的激素，FGF23由成骨细胞和骨细胞合成[22]，高磷血症和1,25(OH)$_2$D3促进FGF23的分泌[23-26]，FGF23通过抑制1α-羟化酶，从而抑制1,25(OH)$_2$D3的生成。FGF-23主要作用是抑制肾小管上的Na$^+$依赖的磷转运子，抑制磷在肾小管的重吸收。FGF-23促进磷排出的作用需要klotho作为辅助因子[27]，共同作用于FGFR-1（FGF受体）[28,29]。FGF-23编码基因的突变可引起遗传性的低磷血症和高磷血症[30-34]。

（三）Klotho

近年来，更多的研究显示klotho在磷平衡中起重要作用[35]。Klotho是膜蛋白，细胞外部分具有酶的活性[36]，细胞外部分也可溶解到血浆中[35]。Klotho在肾脏主要表达在远曲小管[37]，但是研究显示klotho可以调节近端肾小管磷的重吸收[38]。一方面FGF23只有在klotho存在的情况下可以激活FGF23受体[27]，另一方面klotho细胞外具有酶活性的部分可以改变NaPi-Ⅱa糖基化状态，影响NaPi-Ⅱa的表达[36]。在人类可以检测到klotho的错意突变或过度表达，可导致高磷血症和低磷血症[39,40]。

（四）维生素D及其代谢产物

1,25(OH)$_2$D对肾脏磷的转运调节比较复杂。血磷水平下降和PTH分泌，刺激近端肾小管产生1,25(OH)$_2$D[41]，但是FGF-23可抑制1,25(OH)$_2$D的产生[42,43]。由于1,25(OH)$_2$D刺激肠道对磷的重吸收，它对肾小管磷吸收的调节可能是间接的，通过PTH，FEG23及磷负荷增加进行调节[41,42,44]，因此在不同状态下，1,25(OH)$_2$D对肾脏磷重吸收的调节并不一致。长期给予维生素D，可降低肾小管上皮细胞表达NaPi-Ⅱa，导致肾皮质磷重吸收下降，尿磷增多[45]。短期给予活性维生素D减少肾脏磷的排出[46]。

第二节　低磷血症

成人的血磷低于0.81mmol/L（2.5mg/dl）可诊断为低血磷症。

一、病因和发病机制

引起低血磷的原因很多，分类的方法不尽相同，根据产生低血磷的机制可有如下分类（表8-5-2-1）。

表8-5-2-1　低血磷症的常见原因

摄入减少和吸收下降
饥饿
肠道营养Pi组分配制不当
吸收不良综合征，小肠切除
摄入含铝或含镁的抗酸剂
脂肪泻或慢性腹泻
维生素D缺乏性和维生素D抵抗性骨软化
排出增加
基因异常导致低磷血症
X-连锁的低磷性佝偻病
常染色体显性低磷性佝偻病
遗传性低磷性佝偻病合并高钙尿症
维生素D抵抗性佝偻病
NaPiⅡ转运子突变
获得性肾脏磷排出增加
促磷尿中排出的药：渗透性利尿，利尿剂，支气管扩张剂，皮质激素
原发性和继发性甲状旁腺功能亢进
甲状腺功能亢进
肾小管功能缺陷（Fanconi综合征）：先天性，单克隆轻链肾损伤，重金属，嗜酒
低钾肾病
糖尿病控制不良
分泌FGF23的肿瘤

磷向细胞内转移
急性呼吸性碱中毒
过度通气
静脉用葡萄糖
合成代谢类固醇，雌激素，口服避孕药，β肾上腺能激动剂，黄嘌呤衍生物
胰岛素
骨饥饿综合征
肾移植

（一）摄入减少和吸收下降引起低磷血症比较少见，但是在某些特定病人要格外关注

① 各种原因导致的饮食磷摄入不足；② 酗酒的患者长期饮食磷摄入不足，肠道营养的患者，营养液中磷含量不足，但是能量补足后，细胞对磷的摄入增加，可导致急性的低磷血症；③ 长期大剂量服用抗酸制剂的患者，和食物中的磷结合，导致肠道磷吸收下降；④ 维生素D缺乏或者维生素D抵抗导致的肠道磷吸收不良。

（二）肾脏疾病可引起尿磷排出增加，导致低磷血症

可导致低磷血症的肾脏病因较多，大致可分为获得性和遗传性两大类。遗传性低磷血症由基因异常导致，通常在婴儿期就表现出临床症状，并严重影响骨骼的发育。

1. 基因异常导致低磷血症　大致分为几类，基因异常引起FGF23增加，NaP转运子基因突变，和其他类型的基因突变，导致磷的排出增加或吸收障碍。下面介绍几个有代表性的疾病。

（1）X-连锁的低磷性佝偻病（X-linked hypophosphatemic ricktes，XLH）：主要的表现为身材矮小，X线检查呈现佝偻病特点和骨痛。患者还可出现肌腱钙化，颅骨畸形，椎管狭窄。除了低血磷，患者的$1,25(OH)_2D3$的水平明显下降。XLH的致病基因是位于X染色体的PHEX[47]，该基因是调节FGF23表达的基因，发生突变后，FGF23的表达增加，血中增高的FGF23抑制肾小管NaPi转运子，促进磷的排出，同时降低$1,25(OH)_2D$的水平。口服补充大剂量的磷和维生素D或活性维生素D，有时会有一定的效果[48,49]。

一些发生在骨骼的间皮细胞瘤或巨细胞瘤可分泌FGF23，导致尿磷排出增加，低磷血症，和低水平的$1,25(OH)_2D3$。与XLH类似，但是患者发病比较突然，而且既往正常，通常没有骨骼发育的问题。

（2）常染色体显性低磷血症性佝偻病（autosomal dominant hypophosphatemic rickets，ADHR）：同XLH症状类似，身材矮小，骨痛，骨折和下肢畸形。除了低血磷，患者的$1,25(OH)_2D3$的水平明显下降。FGF23基因RXXR结构域发生突变，使FGF23不易被降解，因此血中FGF23水平明显增高。

（3）常染色体隐性低磷血症性佝偻病（autosomal recessive hypophosphatemic rickets，ARHR）：比较罕见，是低磷血症性佝偻病的变异。由DMP1突变引起，DMP1功能丧失，可导致FGF23转录增加[50]。

（4）遗传性低磷血症性佝偻病合并高钙尿（hereditary hypophosphatemic rickets with hypercalciuria，HHRH）：非常罕见的遗传性低磷血症，尿磷排出增加，高钙尿，骨痛，肌肉无力，$1,25(OH)_2D3$的水平明显增高。由NaPiⅡc转运子突变引起[51]。

（5）NaPiⅡa转运子发生突变，患者表现为低磷血症，尿磷排出增加，肾结石和骨质疏松[51]。

（6）维生素D抵抗型佝偻病（vitamin D-resistant rickets）：是一种常染色体隐性遗传疾病，Ⅰ型患者肾脏缺乏1-α羟化酶，Ⅱ型患者，维生素D受体突变，脏器对$1,25(OH)_2D3$抵抗。这些患者儿童时期有低钙血症，低磷血症，甲状旁腺素增高，佝偻病，骨痛，肌肉乏力和脱发[52]。

2. 获得性肾脏磷排出增加 各种原因导致的肾小管疾病或功能障碍，导致肾小管对磷的重吸收下降，磷排出增多，引起低磷血症及相关症状。

（1）营养性维生素D缺乏：由于各种原因导致的维生素D缺乏，活性维生素D合成减少，导致肾脏排磷增加，同时由于缺乏活性维生素D，儿童会发生佝偻病，成年人发生骨软化症。

（2）原发性甲状旁腺亢进：可导致尿磷排出增加，出现低磷血症和高钙血症。

（3）重金属中毒、副蛋白血症和某些药物，可导致近端小管受损，影响近端肾小管的功能。患者除了低磷血症外，还常合并Ⅱ型肾小管酸中毒，肾性糖尿，肾性氨基酸尿和低尿酸血症。血清活性维生素D的水平可降低或正常低水平。儿童Fanconi综合征的常见原因是胱氨酸尿症，Wilson病，和遗传性果糖不耐受症。

3. 细胞内转移 一些病理生理的状态可以刺激磷向细胞内转运，一般来说不会引起严重的低磷血症，但是在已经患有上述疾病的患者，可以导致严重的低血磷。临床上需要识别。

（1）急性呼吸性碱中毒和过度通气：可导致磷向细胞内转移，这种情况常见于水杨酸过量，惊恐发作和脓毒血症。

（2）使用胰岛素：胰岛素可促进特别是治疗糖尿病酮症酸中毒，胃肠外营养时。

（3）创伤，烧伤或骨髓移植：一些细胞因子可促进磷向细胞内转移。

（4）骨饥饿综合征：通常发生在佝偻病治疗初期，或甲状旁腺切除后。

4. 肾移植 肾移植后通常合并低血磷，可能有两方面的原因，面移植前的高PTH在移植后作用于正常的肾脏，促进磷的排出。另一方面肾移植前的高FGF23血症，在移植后也可作用于肾脏，导致磷的大量排出。

二、临床表现

除了一些遗传性的低磷血症的患儿或者磷大量丢失的患者，有生长发育迟缓，骨痛和骨折的表现，大多数低磷血症的患者没有症状，在采集病史时，容易忽略低磷血症，因此医生应该了解并警惕易发生低磷血症的临床状态和症状，及时进行血磷的检测。

当血磷低于0.48mmol/L（1.5mg/dl）时。临床上出现低血磷的症状，严重或慢性的低磷血症会有不特异的症状，如乏力，骨痛，横纹肌溶解等，而精神状态的改变是最常见的症状。若血磷低于0.32mmol/L（1.0mg/dl）应立即开始治疗。

由于磷参与能量代谢过程，因此当出现严重的低血磷时，所有的器官系统都会受影响，会出现多系统受累。

（一）血液系统

血浆中的磷与红细胞中的磷成平行关系，血浆中的磷减少，红细胞中的磷也减少。红细胞缺磷时，2,3-DPG及ATP的生成减少。ATP减少不能维持红细胞的功能及结构完整。中度低磷时，无明显的溶血现象，血磷低于0.32mmol/L（1.0mg/dl）时，红细胞中ATP明显减少，而发生溶血。2,3-DPG对血红蛋白释放氧有调节作用，2,3-DPG下降氧离曲线左移，血红蛋白释放到组织中的氧减少，引起组织缺氧。低血磷可损害白细胞的骨架功能，影响白细胞趋化、吞噬及杀菌作用。降低机体的免疫力。低血磷时，血小板数量减少，寿命缩短，血块收缩功能不良。

（二）肌肉系统

低血磷时骨骼肌及平滑肌皆受影响。可表现为肌肉疼痛、肌萎缩、神经传导变慢，膈肌活动受限可出现呼吸困难。

（三）心脏

低血磷可减低心肌收缩力，心搏出量减少。一些心力衰竭的患者，纠正低血磷后，心力衰竭较易控制。

（四）骨骼系统

长期低磷饮食，破骨细胞活动加强，骨吸收增加，可导致佝偻病和软骨病，也可出现纤维骨炎，假性骨折等。

（五）胃肠系统

低血磷时可发生食欲不振、恶心、呕吐、胃张力下降和肠麻痹。

（六）肾脏

低血磷时，尿磷排出减少，钙镁排出增加，同时 HCO_3^- 排出增加，而发生高氯性代谢性酸中毒。

（七）中枢神经系统

低血磷时可出现麻木，腱反射降低。因为神经细胞供氧减少，而出现精神异常、抽搐，甚至昏迷。

三、诊断和鉴别诊断

低磷血症的症状通常无明显特异性。急性的严重的低血磷（血磷下降 0.1 ～ 0.2mg/dl）可发生急性溶血，红细胞脆性增加；易发生感染；血小板功能下降，出血性紫癜；横纹肌溶解；脑病；心力衰竭较为罕见。慢性的低磷血症较轻时，通常无明显症状。严重的慢性低磷血症可表现为纳差，肌肉骨骼疼痛，严重的可骨折。

低磷血症的诊断主要依靠血清磷的检测。除了血磷的检测，还应当进行一些生化指标的检测，有助于发现低磷血症的病因。

1. 检测血钙，血镁和血钾　合并高血钙时，提示甲状旁腺功能亢进。合并低血钙时提示维生素 D 缺乏或营养不良。合并低血镁提示营养不良，而合并低血钾时提示患者可能有酮症酸中毒或酗酒。

2. iPTH 和 25(OH)D 水平　协助诊断病因的重要检查。iPTH 升高合并高血钙低血磷，提示原发性甲旁亢。25(OH)D 下降提示维生素 D 缺乏。

3. 尿排磷的检测　可协助确定时候存在肾脏磷丢失，低磷血症和并磷排泄分数大于 15% 可考虑存在肾脏失磷，提示有近端肾小管损伤或功能异常，特别要注意是否合并 Fanconi 综合征。

4. 相关的影像学检查　如果存在肾脏磷丢失的情况，需要进一步进行 X 线检查，确定骨骼的病变情况，超声检查甲状旁腺等。

四、预防和治疗

低磷血症的治疗取决于三个因素，原因，严重程度和发生时间。由于血磷占人体磷总量的很小部分，磷在人体的分布情况变异很大。出现磷缺失的患者需要总的补磷的量变异较大。一般情况，成年人每天需要 1 000 ～ 2 000mg 磷，补充 7 ～ 10 天，可恢复磷的储备量。

（一）首先应该预防低磷血症的发生

在易发生低血磷的患者，应注意补充磷和液体。静脉补磷时，血钙会迅速下降，因此可能的情况下最好口服补磷。如果静脉补磷，每补充 1 000kcal 的非蛋白提供的热量，就应补充 620mg 的磷。

（二）无症状性低血磷症

可口服补磷。可摄入 1.1L 低脂或脱脂乳提供 PO_4 1g，或口服磷酸钠或磷酸钾片剂，每日补充磷酸盐剂量可达 3g/ 天。

（三）当血磷 <0.16mmol/L，可有横纹肌溶解，溶血或中枢神经系统症状或原发病不易口服治疗，应采用静脉补充

病人如果肾功能正常，静脉给予磷酸钾（K_2HPO_4 和 KH_2PO_4 混合缓冲剂）相对安全。常用剂量是 2mg/kg，静脉滴入 6 小时，不应超过 7mg/kg。应注意监测，避免低钙血症，高磷血症，异位钙化，高钾血症。肾功能不全的患者一般应用磷酸钠。

第三节　高磷血症

成人的血磷高于1.46mmol/L（4.5mg/dl）可诊断为高磷血症。

一、病因和发病机制

最常见的高血磷的原因是肾功能不全，除此之外还有许多其他原因，分类的方法不尽相同，根据产生高血磷的机制可有如下分类（表8-5-3-1）。

表 8-5-3-1　高磷血症的原因

磷摄入增多
维生素 D 过多
含磷的缓泻剂或灌肠剂
静脉补充磷
乳碱综合征
磷排出减少
肾衰竭（急性和慢性）
甲状旁腺功能减退
假性甲状旁腺功能减退
严重低血镁
维生素 D 中毒
磷从细胞内向细胞外转移
横纹肌溶解（特别是合并肾功能不全）
恶性肿瘤化疗引起细胞破坏，特别是淋巴系统恶性肿瘤
急性血管内溶血
代谢性酸中毒（乳酸酸中毒，酮症酸中毒）
呼吸性酸中毒（磷进入细胞减少）
假性高磷血症
高浓度的副蛋白血症
高甘油三酯血症
高胆红素血症
体外细胞溶解

（一）磷摄入过多

肾功能正常时，单纯的磷摄入过多，很少引起高磷血症。由于摄入过多导致的高磷血症通常合并肾功能的损伤。维生素 D 中毒时，不仅肠道的磷吸收增加，同时也有肾小管磷重吸收增加，因此导致高磷血症。

（二）磷排出减少

1. **肾衰竭**　肾脏排出减少是高磷血症的最常见原因。由于肾小管调节能力，通常肾小球滤过率高于 $30ml/(min \cdot 1.73m^2)$ 时，明显的高磷血症不常见。肾小球滤过率下降合并磷摄入增加，更容易引起高磷血症。

2. **甲状旁腺功能减退（hypoparathyroidism）和假性甲状旁腺功能减退（pseudohypoparathyroidism）**　PTH 分泌减少或 PTH 对肾小管无作用，导致肾小管磷的重吸收增加，引起高磷血症。

3. 瘤样钙化综合征（syndromes of tumoral calcinosis） 瘤样钙化综合征的患者合并高磷血症，肾脏磷排出减少。该综合征和一系列与 FGF23 及相关调节基因突变有关，这些突变的存在使得 FGF23 的作用减弱，使磷排出减少。如 FGF23 突变，GALNT3 基因突变，klotho 突变等[53-57]。

4. 维生素 D 中毒 维生素 D 过多，既可以引起肠道磷吸收增加，也可以促进肾小管磷的重吸收，导致磷排出减少。

（三）磷从细胞内转移到细胞外

同磷摄入增多类似，各种原因引起的磷从细胞内向细胞外转移，在肾功能正常的患者不易引起高磷血症，合并肾功能不全的患者，在肌溶解肿瘤坏死，和酸中毒时，容易出现高磷血症。

二、临床表现

高磷血症本身无明显症状。急性高磷血症常伴低血钙，因此出现低血钙的临床表现。

慢性高磷血症时，血磷升高缓慢，血钙缓慢下降可引起继发性甲状旁腺功能亢进及肾脏的代偿作用，或合并补钙治疗时，可出现高血钙或血钙正常，易发生软组织钙化及心血管系统的钙化。除上述表现外，还可同时有基础病的表现，特别是慢肾衰的表现。

对于高磷血症的患者，应注意病史中和高磷血症相关疾病的症状和体征。如是否有糖尿病，高血压或慢性肾脏病；是否有颈部手术或放射治疗导致甲状旁腺功能减退；是否有过量的维生素 D 摄入；是否有肿瘤存在等。

高磷血症患者也缺乏特异的临床体征，高磷血症合并低血钙的时候，患者会表现出低钙的体征。一些高磷血症患者会出现神经精神症状，但是没有特异性，也容易被临床医生忽略和高血磷有关。

三、诊断及鉴别诊断

高磷血症通过日常的生化检查，即可发现。发现高磷血症后，需要一系列的相关检查确定高磷血症的原因。

检测血钙、镁、血肌酐、尿素氮、iPTH 和 25(OH)D 水平十分重要。

1. 血肌酐和尿素氮的检查可以确定患者是否有肾功能不全。低血钙合并高血磷提示存在肾功能不全，结合 iPTH 升高，可考虑存在继发性甲状旁腺亢进症。高血磷合并高血钙，提示患者可能存在维生素 D 中毒，患者的 iPTH 水平较低，25(OH)D 水平升高。

2. P 排泄分数检测 高磷血症患者通常磷排泄分数>15%，提示摄入过量或者存在肌肉或肿瘤溶解；如果磷排泄分数<15% 则提示肾脏磷排泄下降。

四、治疗

（一）急性高血磷症的治疗

血磷突然升高，达 3.23mmol/L（10mg/dl）以上时，会威胁生命，应及时处理。静脉输入葡萄糖，同时加用利尿剂和胰岛素。若无效或有肾功能不全，应进行血液透析治疗。

（二）慢性高磷血症的治疗

减少磷的摄入，或同时加用口服磷结合剂（详见慢性肾衰有关章节）。严重肾功能不全，应考虑透析治疗（详见慢性肾衰有关章节）

（三）原发病的治疗

针对基础病进行治疗，去除引起高血磷的原因。

（陈育青）

参考文献

1. 王海燕. 肾脏病学. 3版. 北京：人民卫生出版社, 2008, 344-350.

2. SCHRIER RW, GOTTSCHALK CW. Diseases of the Kidney, 6th ed. Boston: Little and Brown, 1996: 2477-2526.

3. ULLRICH KJ, RUMRICH G, KLOSS S. Phosphate transport in the proximal convolution of the rat kidney. I. Tubular heterogeneity, effect of parathyroid hormone in acute and chronic parathyroidectomized animals and effect of phosphate diet. Pflugers Arch, 1977, 372(3): 269-274.

4. LEVI M. Heterogeneity of Pi transport by BBM from superficial and juxtamedullary cortex of rat. Am J Physiol, 1990, 258: F1616-1624.

5. BIJVOET OL. Relation of plasma phosphate concentration to renal tubular reabsorption of phosphate. Clin Sci, 1969, 37(1): 23-36.

6. FORSTER IC, HERNANDO N, BIBER J, et al. Proximal tubular handling of phosphate: A molecular perspective. Kidney Int, 2006, 70(9):1548-1559.

7. LEVI M, KEMPSON SA, LOTSCHER M, et al. Molecular regulation of renal phosphate transport. J Membr Biol, 1996, 154(1): 1-9.

8. LEVI M, LOTSCHER M, SORRIBAS V, et al. Cellular mechanisms of acute and chronic adaptation of rat renal P(i) transporter to alterations in dietary P(i). Am J Physiol, 1994, 267: F900-908.

9. KEMPSON SA, LOTSCHER M, KAISSLING B, et al. Parathyroid hormone action on phosphate transporter mRNA and protein in rat renal proximal tubules. Am J Physiol, 1995, 268:F784-791.

10. LOTSCHER M, KAISSLING B, BIBER J, et al. Role of microtubules in the rapid regulation of renal phosphate transport in response to acute alterations in dietary phosphate content. J Clin Invest, 1997, 99(6): 1302-1312.

11. LEVI M, SHAYMAN JA, ABE A, et al. Dexamethasone modulates rat renal brush border membrane phosphate transporter mRNA and protein abundance and glycosphingolipid composition. J Clin Invest, 1995, 96(1): 207-216.

12. LEVI M, BAIRD BM, WILSON PV. Cholesterol modulates rat renal brush border membrane phosphate transport. J Clin Invest, 1990, 85(1): 231-237.

13. VIRKKI LV, BIBER J, MURER H, et al. Phosphate transporters: a tale of two solute carrier families. Am J Physiol Renal Physiol, 2007, 293(3): F643-654.

14. BROER S, SCHUSTER A, WAGNER CA, et al. Chloride conductance and Pi transport are separate functions induced by the expression of NaPi-1 in Xenopus oocytes. J Membr Biol, 1998, 164(1): 71-77.

15. VILLA-BELLOSTA R, RAVERA S, SORRIBAS V, et al. The Na$^+$-Pi cotransporter PiT-2(SLC20A2) is expressed in the apical membrane of rat renal proximal tubules and regulated by dietary Pi. Am J Physiol Renal Physiol, 2009, 296(4): F691-F699.

16. RAVERA S, VIRKKI LV, MURER H, et al. Deciphering PiT transport kinetics and substrate specificity using electrophysiology and flux measurements. Am J Physiol Cell Physiol, 2007, 293(2): C606-C620.

17. BACIC D, LEHIR M, BIBER J, et al. The renal Na+/phosphate cotransporter NaPi-IIa is internalized via the receptor-mediated endocytic route in response to parathyroid hormone. Kidney Int, 2006, 69(3):495-503.

18. ZHAO N, TENENHOUSE HS. Npt2 gene disruption confers resistance to the inhibitory action of parathyroid hormone on renal sodium-phosphate cotransport. Endocrinology, 2000, 141(6): 2159-2165.

19. SEGAWA H, YAMANAKA S, ONITSUKA A, et al. Parathyroid hormone-dependent endocytosis of renal type IIc Na-Pi cotransporter. Am J Physiol Renal Physiol, 2007, 292(1):F395-F403.

20. KHUNDMIRI SJ, LEDERER E. PTH and DA regulate Na-K ATPase through divergent pathways. Am J Physiol Renal Physiol, 2002, 282(3): F512-F522.

21. SIEGFRIED G, VRTOVSNIK F, PRIE D, et al. Parathyroid hormone stimulates ecto-5'-nucleotidase activity in renal epithelial cells: role of protein kinase-C. Endocrinology, 1995, 136(3): 1267-1275.

22. FENG JQ, YE L, SCHIAVI S. Do osteocytes contribute to phosphate homeostasis? Curr Opin Nephrol

Hypertens, 2009, 18(4): 285-291.

23. LIU S, QUARLES LD. How fibroblast growth factor 23 works. J Am Soc Nephrol, 2007, 18(6):1637-1647.

24. MIRAMS M, ROBINSON BG, MASON RS, et al. Bone as a source of FGF23: regulation by phosphate? Bone, 2004, 35(5): 1192-1199.

25. COLLINS MT, LINDSAY JR, JAIN A, et al. Fibroblast growth factor-23 is regulated by 1alpha, 25-dihydroxyvitamin D. J Bone Miner Res, 2005, 20(11):1944-1950.

26. WEBER TJ, LIU S, INDRIDASON OS, et al. Serum FGF23 levels in normal and disordered phosphorus homeostasis. J Bone Miner Res, 2003, 18(7): 1227-1234.

27. URAKAWA I, YAMAZAKI Y, SHIMADA T, et al. Klotho converts canonical FGF receptor into a specific receptor for FGF23. Nature, 2006, 444(7120): 770-774.

28. GATTINENI J, BATES C, TWOMBLEY K, et al. FGF23 decreases renal NaPi-2a and NaPi-2c expression and induces hypophosphatemia in vivo predominantly via FGF receptor 1. Am J Physiol Renal Physiol, 2009, 297(2): F282-291.

29. LIU S, VIERTHALER L, TANG W, et al. FGFR3 and FGFR4 do not mediate renal effects of FGF23. J Am Soc Nephrol, 2008, 19(12): 2342-2350.

30. SHIMADA T, MUTO T, URAKAWA I, et al. Mutant FGF-23 responsible for autosomal dominant hypophosphatemic rickets is resistant to proteolytic cleavage and causes hypophosphatemia in vivo. Endocrinology, 2002, 143(8): 3179-3182.

31. WHITE KE, CARN G, LORENZ-DEPIEREUX B, et al. Autosomal-dominant hypophosphatemic rickets(ADHR) mutations stabilize FGF-23. Kidney Int, 2001, 60(6): 2079-2086.

32. CONSORTIUM A. Autosomal dominant hypophosphataemic rickets is associated with mutations in FGF23. Nat Genet, 2000, 26(3): 345-348.

33. LARSSON T, YU X, DAVIS SI, et al. A novel recessive mutation in fibroblast growth factor-23 causes familial tumoral calcinosis. J Clin Endocrinol Metab, 2005, 90(4): 2424-2427.

34. BENET-PAGES A, ORLIK P, STROM TM, et al. An FGF23 missense mutation causes familial tumoral calcinosis with hyperphosphatemia. Hum Mol Genet, 2005, 14(3): 385-390.

35. KURO-O M. Endocrine FGFs and Klothos: emerging concepts. Trends Endocrinol Metab, 2008, 19(7): 239-245.

36. TOHYAMA O, IMURA A, IWANO A, et al. Klotho is a novel beta-glucuronidase capable of hydrolyzing steroid beta-glucuronides. J Biol Chem, 2004, 279(11): 9777-9784.

37. LI SA, WATANABE M, YAMADA H, et al. Immunohistochemical localization of Klotho protein in brain, kidney, and reproductive organs of mice. Cell Struct Funct, 2004, 29(4): 91-99.

38. SEGAWA H, YAMANAKA S, OHNO Y, et al. Correlation between hyperphosphatemia and type II Na-Pi cotransporter activity in klotho mice. Am J Physiol Renal Physiol, 2007, 292(2): F769-F779.

39. ICHIKAWA S, IMEL EA, KREITER ML, et al. A homozygous missense mutation in human KLOTHO causes severe tumoral calcinosis. J Musculoskelet Neuronal Interact, 2007, 7(4): 318-319.

40. BROWNSTEIN CA, ADLER F, NELSON-WILLIAMS C, et al. A translocation causing increased alpha-klotho level results in hypophosphatemic rickets and hyperparathyroidism. Proc Natl Acad Sci U S A, 2008, 105(9): 3455-3460.

41. DUSSO AS, BROWN AJ, SLATOPOLSKY E. Vitamin D. Am J Physiol Renal Physiol, 2005, 289(1): F8-F28.

42. QUARLES LD. Endocrine functions of bone in mineral metabolism regulation. J Clin Invest, 2008, 118(12):3820-3828.

43. PERWAD F, AZAM N, ZHANG MY, et al. Dietary and serum phosphorus regulate fibroblast growth factor 23 expression and 1, 25-dihydroxyvitamin D metabolism in mice. Endocrinology, 2005, 146(12): 5358-5364.

44. SILVER J, NAVEH-MANY T. Phosphate and the parathyroid. Kidney Int, 2009, 75(9): 898-905.

45. FRIEDLAENDER MM, WALD H, DRANITZKI-ELHALEL M, et al. Vitamin D reduces renal NaPi-2 in PTH-infused rats: complexity of vitamin D action on renal P(i) handling. Am J Physiol Renal Physiol, 2001, 281(3): F428-F433.

46. BREZIS M, WALD H, SHILO R, et al. Blockade of the renal tubular effects of vitamin D by cycloheximide in the rat. Pflugers Arch, 1983, 398(3): 247-252.

47. HOLM IA, NELSON AE, ROBINSON BG, et al. Mutational analysis and genotype-phenotype correlation of the PHEX gene in X-linked hypophosphatemic rickets. J Clin Endocrinol Metab, 2001, 86(8): 3889-3899.

48. RAZALI NN, HWU TT, THILAKAVATHY K. Phosphate homeostasis and genetic mutations of familial hypophosphatemic rickets. J Pediatr Endocrinol Metab, 2015, 28(9-10): 1009-1017.

49. PAVONE V, TESTA G, GIOITTA IACHINO S, et al. Hypophosphatemic rickets: etiology, clinical features and treatment. Eur J Orthop Surg Traumatol, 2015, 25(2): 221-226.

50. WAGNER CA, RUBIO-ALIAGA I, BIBER J, et al. Genetic diseases of renal phosphate handling. Nephrol Dial Transplant, 2014, 29 Suppl 4: iv45-iv54.

51. STECHMAN MJ, LOH NY, THAKKER RV. Genetic causes of hypercalciuric nephrolithiasis. Pediatr Nephrol, 2009, 24(12): 2321-2332.

52. FELDMAN D, P JM. Mutations in the vitamin D receptor and hereditary vitamin D-resistant rickets. Bonekey Rep, 2014, 3: 510.

53. PRIE D, BECK L, URENA P, et al. Recent findings in phosphate homeostasis. Curr Opin Nephrol Hypertens, 2005, 14(4):318-324.

54. ICHIKAWA S, IMEL EA, KREITER ML, et al. A homozygous missense mutation in human KLOTHO causes severe tumoral calcinosis. J Clin Invest, 2007, 117(9): 2684-2691.

55. ICHIKAWA S, SORENSON AH, AUSTIN AM, et al. Ablation of the Galnt3 gene leads to low-circulating intact fibroblast growth factor 23(Fgf23) concentrations and hyperphosphatemia despite increased Fgf23 expression. Endocrinology, 2009, 150(6): 2543-2550.

56. LAMMOGLIA JJ, MERICQ V. Familial tumoral calcinosis caused by a novel FGF23 mutation: response to induction of tubular renal acidosis with acetazolamide and the non-calcium phosphate binder sevelamer. Horm Res, 2009, 71(3): 178-184.

57. BARBIERI AM, FILOPANTI M, BUA G, et al. Two novel nonsense mutations in GALNT3 gene are responsible for familial tumoral calcinosis. J Hum Genet, 2007, 52(5): 464-468.

第六章
镁的代谢平衡与失调

第一节　镁的正常代谢

一、镁在人体内的分布

镁的分子量是24D，镁是人体内的重要细胞内离子，是细胞内大多数的生理活动中必不可少的关键离子。只有1%的镁位于细胞外液[1]。血浆内的镁主要以离子形式存在，约占60%，30%与白蛋白结合，其余10%和磷酸盐，枸橼酸盐形成络合物。

人体内67%的镁储存与骨骼，骨骼的钙镁比值大约为50∶1，镁主要存在于骨的石灰石晶体里，骨基质里较少，骨骼内30%的镁位于骨的晶体的表面，而且这部分镁可以和细胞外液的镁进行自由交换[2,3]。肌肉细胞内的镁约占20%，肌肉细胞内的游离的镁很少，主要与主要同有机物如ATP酶、细胞膜、细胞核膜、DNA、RNA、酶、蛋白结合，或者与磷酸盐形成络合物[4]。位于红细胞内的镁大部分和ATP结合。细胞内的酶分布并不均衡，细胞核周围的内质网所在区域镁的含量最高。因此当细胞外液镁浓度下降时，细胞内的镁不能由细胞内向细胞外转移。肌肉细胞和红细胞内可进行细胞内外交换的镁不超过15%[5]。

二、镁的生理功能 [6-8]

镁是人体中另一个常见的离子，细胞内蛋白和核酸维持稳定的辅助因子，超过300多种酶维持生理活性的辅助因子，离子通道的调节因子，氧化磷酸化的调节因子等。

（一）酶的激活剂

镁是体内多种酶必需的激活剂，特别是与能量代谢有关的酶，其中主要为各种ATP酶。此外，镁对细胞内DNA、RNA的稳定也有重要作用。

（二）维持离子泵的转运

镁是维持多种离子泵运转中不可缺少的物质，通过此对细胞的通透性及电解质的运转起重要作用。

（三）对心血管系统的作用

1. 维持心肌的正常结构　镁是许多酶的激活剂，对心肌的代谢起重要作用，缺镁后会使心肌变性，线粒体肿胀，肌原纤维断裂，心肌坏死。

2. 维持肌原纤维的收缩功能　心肌收缩时所需的能量由线粒体提供，镁是线粒体氧化磷酸化过程中酶的激活剂。肌质内钙离子释放和吸收也需镁的参与。

3. 影响心肌的电生理活动　镁是激活心肌细胞膜上的钠 - 钾 ATP 酶必需的物质。缺镁时则细胞内失钾，使心肌的静息电位、复极及传导系统都可发生改变。缺镁时，钙进入细胞增加。这些都可影响心肌细胞去极化，可发生心律失常。低血镁可诱发洋地黄类药物中毒，加重心力衰竭。

（四）对神经肌肉系统的作用

镁对神经肌肉系统有抑制作用，可降低肌肉的应激性，同时阻滞神经冲动传向肌肉细胞。高血镁达 4.8mmol/L（11.7mg/dl），可发生呼吸麻痹。

（五）对消化系统的作用

镁可降低胃肠道平滑肌兴奋性，故有舒张平滑肌的作用，镁可使奥迪括约肌开放，使胆汁排出。镁在肠腔中吸收较慢，可作为导泻剂。

（六）与其他离子的关系

缺镁是常合并缺钾和缺钙，因此顽固性低血钾和低血钙时应注意补充镁。

三、镁在人体内的代谢过程及调节

（一）镁在肠道的吸收

成年人每日摄入约 300 ~ 360mg（12.5 ~ 15mmol）镁。成年人大约需摄入 3.6mg/（kg·d）镁，才能维镁平衡，人体只能依靠食物来补充镁贮存，富含镁的食物包括绿叶蔬菜、海产品、肉类和坚果类食物。食物中 40% ~ 50% 的镁可以被吸收，十二指肠和空肠对镁的吸收分数很高，但是由于长度较短，食物经过较快，因此镁的吸收主要依靠回肠和结肠。上消化道分泌的消化液中镁浓度为 1mEq/L，下消化道分泌的消化液中镁的浓度为 15mEq/L。恶心、呕吐腹泻会导致镁的丢失，减少镁的吸收[9-11]。

肠上皮细胞对镁的吸收可能存在两种方式：跨细胞途径和细胞间途径。镁经过细胞间途的吸收与浓度梯度和溶剂效应有关，肠腔内高镁浓度可改变细胞间的紧密连接，提高细胞间对镁的通透性。研究提示小肠对镁的吸收可能通过细胞间途径。在结肠上皮细胞刷状缘上存在 TRPM6 离子通道，结肠对镁的吸收经过 TRPM6 离子通道，经结肠吸收。镁的肠道吸收的调节机制仍不清楚。1,25(OH)$_2$D$_3$ 可能有非常弱的增加肠道对镁的吸收作用，和 1,25(OH)$_2$D$_3$ 促进钙吸收作用是互相独立的。

（二）镁在肾脏的排泄

肾脏是调节人体镁平衡和细胞外液镁离子水平的重要器官，对镁的稳态有强大的调节能力。肾小球可滤过离子镁和镁的化合物。正常状态下肾小管可重吸收滤过镁的 95%，5% 的镁最终从尿中排出。如果体内镁缺乏，最终排出的镁可减少至滤过镁的 1%，如果摄入镁过多，镁的排泄分数可增加。饮食正常时，肾脏每日可排出 100 ~ 150mg 的镁，有些患者使用含镁的药物时，肾脏每日可排出 500 ~ 600mg 的镁，饮食中镁缺乏时，肾脏每日排镁可低至 10 ~ 12mg[12]。肾脏对镁的调节能力保证了血镁维持在一个很窄的范围内。慢性肾脏病时，随着肾小球滤过率的下降，镁的排泄分数迅速增加，慢性肾功能不全的患者血镁维持正常[13]。

近端肾小管对滤过镁的重吸收仅有 20%，近端肾小管直段也可重吸收约 20% 的镁。髓襻升支粗段吸收 50% 的滤过镁，而 5% ~ 10% 的滤过镁在远端小管重吸收。髓襻细段无镁的重吸收，集合管对镁的重吸收很少（图 8-6-1-1）。近端肾小管对镁的重吸收主要和细胞外容量状态有关，当细胞外液浓缩时，近端肾小管对镁的重吸收增加[14]。

肾小管对镁的重吸收主要发生在皮质肾单位髓襻升支粗段（图 8-6-1-2），与其他的离子不同。镁在髓襻升支粗段的重吸收为细胞旁途径，镁依靠电压差，经过细胞间连接 Claudin16[15]，进入如血循环。因此，维持管腔内正电压是镁重吸收的重要动力。肾小管上皮细胞通过位于细胞基底侧及管腔侧的钠-钾 ATP 酶、钾-氯泵和钠-氯 2-钾泵，对钠、氯及钾进行一系列的转运，产生并维持肾小管腔内的正电压。高血镁时，髓襻对镁的重吸收可为零[16]，而低血镁时，髓襻大量的重吸收镁，到达远端肾小管的镁可低于滤过镁的 3%。髓襻升支粗段对镁的重吸收和钙密切相关[17]。钙和镁通过相同的旁路途径重吸收。单独高钙血症或高镁血症均可抑制钙和镁的重吸收，这种抑制作用通过肾小管上皮细胞基底侧的钙敏感受体介导[18,19]。

远曲小管仅能吸收滤过镁的5%，但是镁在该段肾小管的重吸收可被精细调节（图8-6-1-3）。镁在远曲小管的重吸收是主动的跨细胞转运，通过位于细胞腔面侧的TRPM6蛋白进行[15,20]，精氨酸加压素、糖原、人降钙素、甲状旁腺素、1,4,5-isoproteronol（ISO）和胰岛素（INS）可能通过调节TRPM6促进镁的重吸收[19,21,22]。表皮生长因子（EGF）受体位于肾小管上皮细胞的基底侧，表皮生长因子可激活该受体，增加TRPM6的活性[23]。临床用于抗肿瘤的EGF受体单抗，可抑制该受体

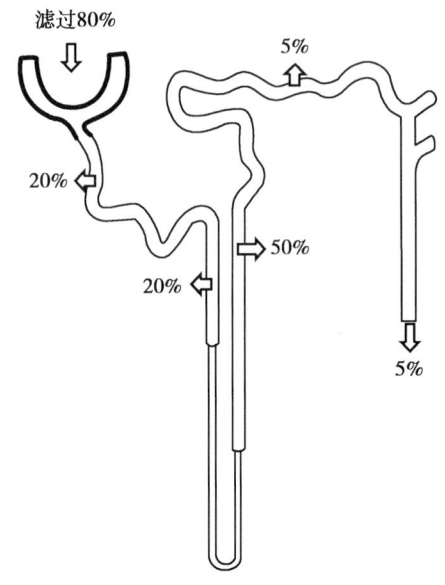

图 8-6-1-1　镁在肾脏的滤过、重吸收和排泄

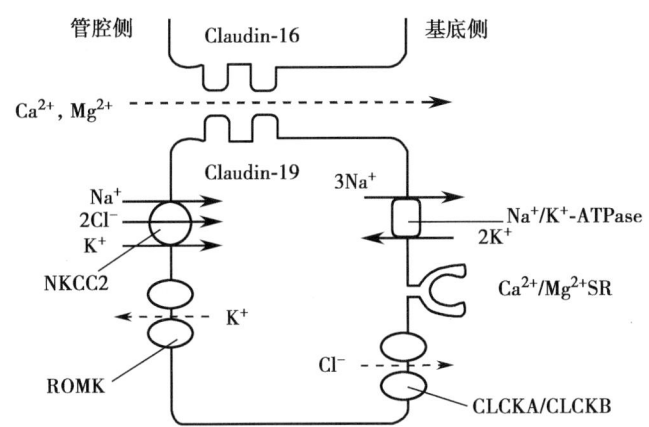

图 8-6-1-2　皮质肾单位髓襻升支粗段肾小管对镁的重吸收

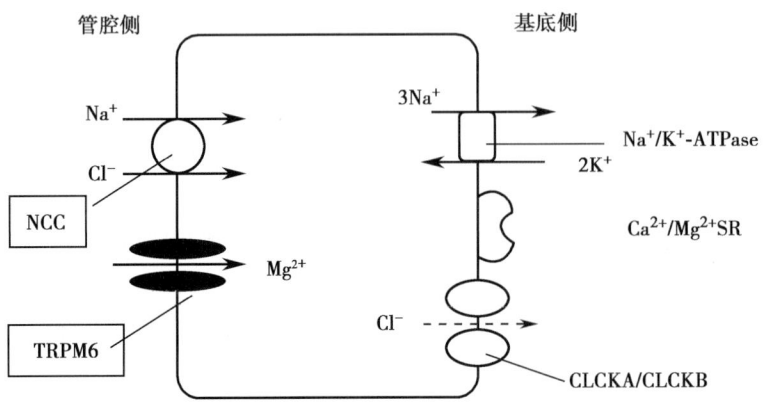

图 8-6-1-3　远曲小管对镁的重吸收

的激活，可导致低血镁[24]。肾脏病常用的免疫抑制剂环孢素A和他克莫司可抑制TRPM6的表达，导致低血镁[20]。

第二节　低镁血症

低血镁（hypomagnesemia）指血浆镁低于正常下限。低血镁和镁缺乏（magnesium depletion）有时会被混用。由于细胞外液的镁仅占人体内镁含量的1%，大量的细胞内镁存在于细胞的不同结构内，无法自由交换，因此全身的镁含量和低血镁之间的关系十分复杂。低血镁和镁缺乏之间相关性很差。镁缺乏时，血镁可正常，易明显低估体内镁缺乏的情况[25]。目前临床上缺乏很好的评估全身的镁储备的方法，目前多数学者认为镁耐受实验是目前可用的较好的评估全身镁储备的方法[26]（表8-6-2-1），该方法的基本原理是镁缺乏的患者，静脉给镁时，肾脏的镁排出不会相应增加，而是倾向于保存镁[27]，但是这种方法不适用于肾功能不全或原发肾脏失镁的患者，使用一些促进镁肾脏排泄的药物也会影响检查结果。另外镁耐受试验较为麻烦，临床实用性不强。

表 8-6-2-1　镁耐受试验

检测步骤
0 小时：检测 尿镁和尿肌酐
0 ～ 4 小时：静脉用 0.1mmol 镁 /kg 瘦体重（加入 50ml 50% 的葡萄糖中）
0 ～ 24 小时：收集所有尿液，检测尿镁和尿肌酐
计算镁的吸收率（%M）
% M =［（24 小时尿镁 − 注射前尿镁 / 尿肌酐 ×24 小时尿肌酐）/ 镁注射总量］×100
结果判定
% M>50　　　镁缺乏
% M 20 ～ 50　可疑镁缺乏
% M<20　　　无镁缺乏

因此目前仍然使用血清镁来判断是否存在镁缺失，但是临床上应注意血镁正常时，也可能存在镁缺失。普通住院患者低血镁的患病率约11%[28]，而ICU的患者可达到60%[29,30]，而且低血镁患者的死亡率与正常血镁的患者相比明显升高。因此低血镁应该受到重视。

一、低镁血症的原因

镁缺失的原因，主要与镁摄入减少和丢失增加有关。镁丢失的部位包括胃肠道、肾脏、皮肤。骨形成时，也可消耗大量的镁，形成晶体，导致血镁下降。低血镁的原因主要来自胃肠道和肾脏（表8-6-2-2）

（一）胃肠道丢失增加或摄入减少

胃肠道可持续分泌镁，虽然量较小，但是如果饮食中长期缺镁，会导致低血镁。小肠的疾病会使胃肠道对镁的吸收减少。急性胰腺炎时可出现低镁血症，其机制可能与坏死脂肪皂化有关，低血镁可以抑制iPTH的分泌，导致外周器官对iPTH抵抗，从而加重急性胰腺炎时的低血钙。原发性肠道低血镁是较罕见，与肠道对镁的选择性吸收障碍有关，该病在新生儿期出现症状，补充镁有效，为常染色体隐性遗传，称为低镁血症合并继发性低钙血症，该病由于TRPM6基因突变引起，患者同时存在肾脏和肠道镁的丢失[31,32]。

表 8-6-2-2　低血镁的常见原因

胃肠道原因低血镁
摄入减少：饥饿，厌食，蛋白质营养不良，静脉营养缺少镁的补充
肠道丢失：
胃肠减压
呕吐
短肠综合征
炎症性肠病
严重的腹泻
低血镁合并继发性低血钙（HSH）
肾脏丢失
遗传性肾小管病：
家族性滴血没合并高尿钙及肾钙化（FHHNC）
常染色体显性遗传低血镁合并低血钙
低血镁合并继发性性低血钙（HSH）
常染色体显性遗传低血钙（ADH）
孤立性隐性低血钙（IRH）
Gitelman 综合征
Bartter 综合征
获得性肾损伤
药物肾小管损伤：氨基糖苷类抗生素、顺铂、环孢素 A、他克莫司、两性霉素 B
肾外原因影响肾脏：
袢利尿剂和噻嗪类利尿剂长期使用
血容量增加
高血钙
高醛固酮血症
抗利尿激素分泌综合征
糖尿病酮症酸中毒
其他原因
酗酒
烧伤
骨饥饿综合征

（二）肾脏丢失增加

1. 原发性肾脏失镁　较少见，可散发或呈家族聚集发病，有多种类型。

（1）家族性低血镁、高尿钙和肾钙化（familial hypomagnesemia with hypercalciuria and nephrocalcinosis，FHHNC）：该病主要特点是肾脏大量丢失镁和钙，双肾钙化，最终发展成肾衰竭。FHHNC病人幼年时常反复发作尿路感染、多尿、烦渴、等渗尿和肾结石。一些儿童因发育不良、呕吐、腹痛、周期性抽搐和癫痫大发作。实验室检查通常会有低血镁、高尿镁、高尿钙及肾小球滤过率下降。很大比例的患者表现为不完全肾小管酸中毒。肾外表现可有眼受累，如严重近视、眼球震颤和脉络膜炎等[33]。FHHNC的发生与位于染色体3q27 ～ 29的CLDN16（PCLN-1）突变有关[34]。

*CLDN16*编码paracellin-1（claudin-16）蛋白，是细胞间紧密连接的一种。CLDN16在啮齿类动物和人类肾脏髓质和皮质髓襻表达，因此CLDN16的突变影响细胞间的紧密连接，会导致肾脏丢失镁和钙。家系的研究发现不同的家系有不同的突变，突变的纯合了症状典型，为常染色体隐性遗传，但是杂合子易发生肾结石[35,36]。

（2）低镁血症合并继发性低钙血症（hypomagnesemia with secondary hypocalcemia，HSH）：HSH 1968年由Paunier等首先报道[37]，为常染色体隐性遗传，患者的表现为严重的低血镁和低血钙。患儿出生后3个月内由于低血镁和低血钙，就出现神经系统症状，如果不给予及时治疗会导致永久的神经系统损伤。由于严重持续的低血镁，甲状旁腺素分泌减低，同时低血镁导致外周甲状旁腺素抵抗，因此患者会有继发的低血钙，而且对钙和维生素D的治疗抵抗。治疗主要的方法是大量补镁，可口服或静脉补充，也可采用夜间鼻胃管补充。该病由于TRPM6基因突变引起，患者同时存在肾脏和肠道镁的丢失[31,32]。

（3）常染色体显性遗传低血镁合并低血钙（autosomal dominate disorder of hypomagnesemia with hypocalcemia）：该病和FXYD2杂合突变有关，FXYD2编码Na$^+$-K$^+$-ATP酶的γ亚基，该亚基基因突变后，影响远曲小管对钠的重吸收，从而导致镁的重吸收减少[38,39]。

（4）常染色体显性遗传低血钙（autosomal dominate hypocalcemia，ADH）：位于髓襻的钙敏感受体突变，该突变激活受体，抑制髓襻对钙镁的旁路重吸收，引起低血钙和低血镁。

（5）孤立性隐性低血钙（isolated recessive hypomagnesemia，IRH）：和EGF前体蛋白突变有关。EGF的作用是通过位于肾小管上皮细胞的受体，增加TRPM6的活性，促进镁在远曲小管的重吸收，EGF前体蛋白突变后，远曲小管镁经TRPM6的镁重吸收减少[15,23]。

（6）Bartter综合征和Gitelman综合征：Bartter综合征是常染色体隐性遗传疾病，主要表现为肾脏钠丢失，低钾性代谢性碱中毒，尿钙增加[40]。Bartter综合征致病原因是位于髓襻升支和远端小管，与钠钾氯重吸收有关的通道发生异常，导致钠、钾、氯不能被正常重吸收。肾小管对镁的重吸收主要发生在髓襻升支粗段，为细胞旁途径，与Bartter综合征有关的离子通道发生改变后，影响肾小管髓襻升支粗段对镁的重吸收，使尿镁增加。Gitelman综合征是Bartter综合征的一个变异类型，由远曲小管上噻嗪类利尿剂敏感的Na$^+$-Cl$^-$协同转运子（NCCT）突变引起，而远曲小管是镁的重要重吸收部位，钠的重吸收受抑，同样严重影响镁的重吸收。

2. 获得性的肾损伤导致肾性失镁 由于外来损伤导致慢性肾小管间质肾病，可引起肾小管对镁的重吸收减少。其中最常见的原因是药物引起的肾小管损伤。如氨基糖苷类抗生素[41,42]、顺铂[43]等，该类药物主要引起肾小管损伤，可合并其他的肾小管损伤的特点，如肾性失钾和低钾血症。环孢素A/他克莫司引起的低血镁主要和TRPM6表达受抑有关，只发生镁的重吸收下降，因此发生低血镁时，血钾是正常或升高，停药后血镁很快恢复[20]。用于抗肿瘤的EGF受体单抗，可抑制该受体的激活，降低TRPM6的活性。临床可导致低血镁[24]。

3. 肾外原因影响肾脏

1）襻利尿剂和噻嗪类利尿剂长期使用：襻利尿剂抑制肾小管髓襻升支粗段的Na-K-2Cl通道，抑制钠的重吸收，因而抑制了该段肾小管对镁的旁路吸收，因此长时间使用襻利尿剂的患者，易合并低血镁。噻嗪类利尿剂，抑制远曲小管的NaCl转运子，抑制了TRPM6的表达，因而影响了肾脏对镁的重吸收，导致低血镁。同时利尿剂引起容量的下降，而容量下降促进了肾小管对镁的重吸收，因此使用利尿剂的患者发生低血镁的程度较轻，通常不需补镁。

2）血容量扩张：血容量扩张可降低镁的被动重吸收。如原发性醛固酮增多症患者由于血容量增加，可有轻度的低血镁。

3）高血钙：高血钙可刺激肾小管基底侧的钙敏感受体，导致肾脏失镁。骨肿瘤的患者高钙血症，可见到低血镁和该机制可能有关。原发性甲状旁腺机能亢进导致高血钙时，血镁下降不明显，可能和PTH促进肾小管重吸收镁有关。

4. 其他原因 长期嗜酒者低镁血症发生率增加。乙醇对肾小管功能损害是原因之一，同时嗜酒者营养不良，镁摄入减少是重要原因。烧伤引起血镁下降，一方面和饮食减少有关，另一方面和皮肤丢失有关。合并严重骨病的患者，在甲状旁腺切除后，由于镁迅速沉积于骨，可导致严重的低血镁。

二、低镁血症的临床表现

（一）神经肌肉系统异常

低镁血症的患者可出现精神神经系统的异常，如惊厥、行动迟缓、抑郁、精神症状、昏迷、眼球震颤，共济失调，舞蹈病、手足徐动症；也可出现肌肉的症状，表现为腱反射亢进、肌肉震颤、肌肉痉挛、肌无力等，可有Chvostek征阳性和Trousseau征阳性。

（二）骨和钙代谢异常

严重的低血镁可显著的改变钙的代谢过程，低血镁的患者经常合并低血钙。血镁低于0.5mmol/L（1.2mg/dl）通常伴随有症状的低血钙，即使轻度低血镁（<1.1 ～ 1.3mEq/L）也可轻度降低血钙（降低0.2mg/dl或0.05mmol/L）[44]。研究显示，低血镁通过影响甲状旁腺素改变了钙在体内的代谢，但是它们之间存在十分复杂的关系。低血镁可减少PTH释放[45-47]，降低骨组织组织对iPTH的反应[48,49]。长期低血镁可引起骨质疏松和骨软化。

（三）心血管系统

镁缺乏可引起心电图的变化。中度缺镁时可见QRS波增宽，T波高尖；严重的缺镁可致PR间期延长，QRS波进一步增宽，T波变平[50]。无基础心脏病的人群中低血镁是否和心律失常有关，仍存在争议。一些临床观察提示急性缺血性心脏病、充血性心衰、尖端扭转室速、重症监护室的急症患者中轻度低血镁和室性心律失常有关。具体机制尚不十分清楚。

（四）低血钾

40% ～ 60%的低镁血症合并低血钾[51]。部分由于导致低镁血症的疾病同时导致低钾血症，特别是使用利尿剂和腹泻导致低血镁同时低血钾。另有研究显示，镁缺失和低血钾及细胞内的钾丢失存在复杂的关系。患者出现顽固性的低血钾，应注意检查是否存在镁缺失，针对这些患者，需要同时补充钾和镁。

三、诊断和鉴别诊断（图8-6-2-1）

由于血清镁作为常规的生化检查，低镁血症容易诊断。如果患者存在慢性腹泻、低血钙、难治性低血钾、室性心律失常（特别是发生在缺血性心脏病患者），应检查血镁。

低镁血症诊断之后，应寻找低血镁的原因，如果临床上找不到明显的镁丢失，应检查24小时尿镁或任意尿的镁排泄分数（公式8-6-2-1），鉴别肾脏还是胃肠道失镁。镁缺失时，肾脏正常的反应是排镁减少。肾脏对镁的排泄情况没有统一的标准，肾功能正常时如果24小时尿镁超过24mg，或镁排泄分数超过2%均提示肾性失镁[52]。

$$FE_{Mg} = \frac{U_{Mg} \times P_{Cr}}{(0.7 \times P_{Mg}) \times U_{Cr}} \times 100 \qquad 公式8-6-2-1$$

U：尿，P：血浆

在诊断低镁血症时，还应注意血镁正常的镁缺失。当患者出现反复发作的低血钾和难以解释的低血钙时，尽管血镁正常也应注意有无镁缺失。在怀疑存在镁缺失而血镁正常时，可检测尿镁的排泄，如果下降提示存在镁缺乏。也可使用镁耐受试验[26]（表8-6-2-1），检测是否存在镁缺乏，但是镁耐受试验较为麻烦，大部分情况测尿镁基本能够诊断。

四、治疗

（一）补镁治疗

持续低血镁（血镁<0.5mmol/L），应开始补镁治疗。这些病例可能缺镁达到12 ～ 24mg/kg。肾

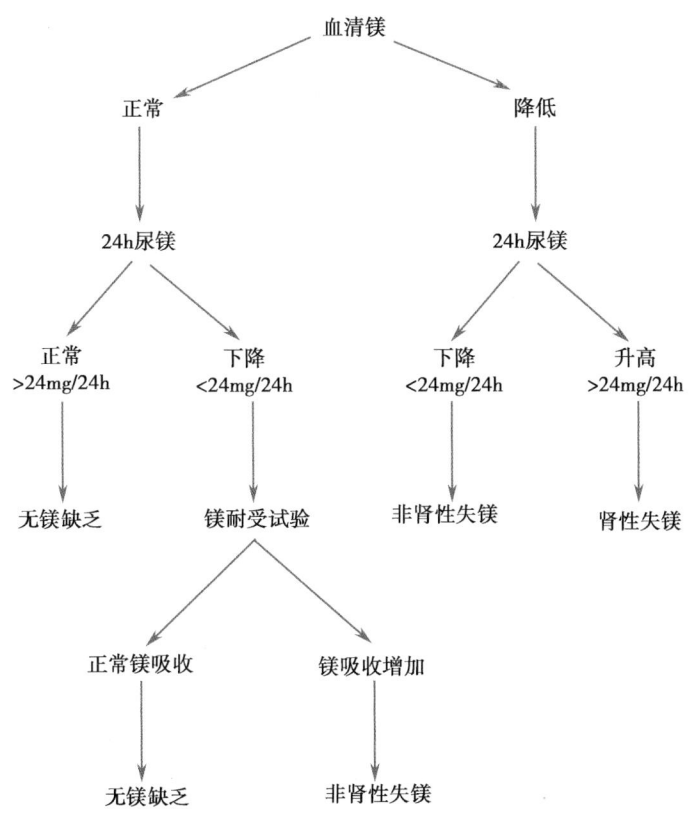

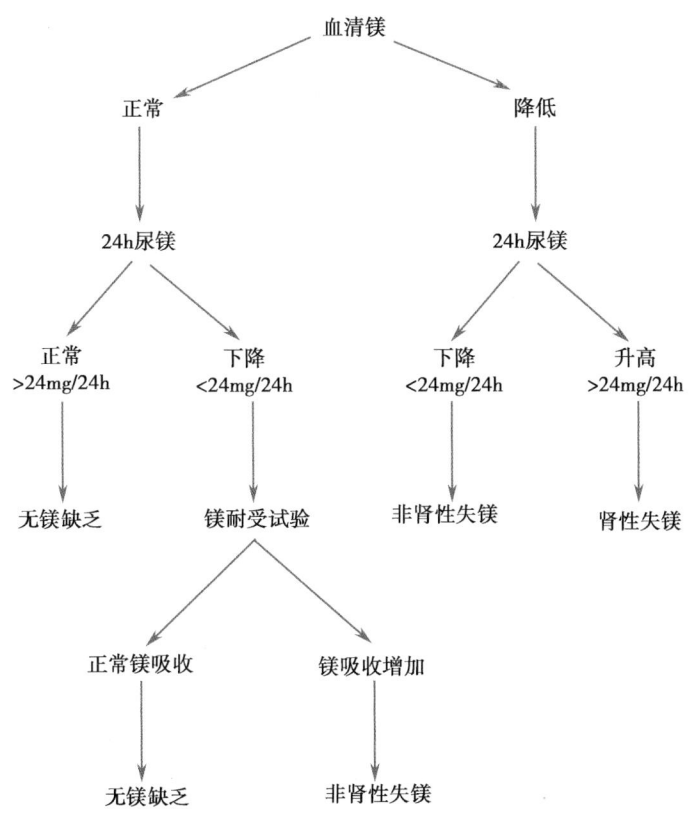

图 8-6-2-1　低镁血症的诊断和鉴别诊断

功能正常的患者，由于尿中会排泄50%的补充量的镁，所以应补充估计缺镁量的2倍。通常可口服补镁。对症状严重或肠道不能耐受补镁的患者，可静脉或肌内注射补镁。通常10%的硫酸镁用于静脉补镁，50%的硫酸镁用于肌内注射。一般最初24小时给予总剂量的一半，余下的剂量四天内补完。

临床症状严重时，如出现与低血镁有关的抽搐，室性心律失常等，需要静脉补充镁。通常在8～24小时内静脉缓慢补充25mmol镁，维持血镁浓度高于0.8mmol/L，必要时可重复上述剂量。

补镁期间，一定要反复监测血浆镁，特别是肠道外补镁合并肾功能异常的患者应格外注意。

（二）原发病的治疗

治疗原发病，去除引起低血镁的原因。

第三节　高镁血症

高镁血症指血清镁超过正常上限，大于1.25mmol/L（3.0mg/dl）。

一、高镁血症的原因

由于肾脏对镁的强大的调节作用。肾功能严重减退的患者，血镁也仅是中度升高[53]。严重的高镁血症常见于严重肾功能下降患者，同时服用大量含镁的药品，特别是含镁的抗酸药物[54]。肾功能正常时，也有可能发生致命的高镁血症，一类是超量服用含镁药物；另一类高危人群是大量使用含镁的肠道缓泻剂的患者，由于高渗液体进入肠腔，使得肾脏血流量减少，是肾脏对镁的重吸收明显增加，老年人由于便秘的问题，有时会长期使用含镁的缓泻剂，有可能引起高镁血症，应予以重视[55,56]。

二、临床表现

轻度的高血镁临床症状和体征均不明显。当存在高血镁引起的症状和体征时，血镁的浓度通常都超过2mmol/L（4.9mg/dl）。主要表现为神经肌肉系统和心血管系统的症状和体征[57]。

（一）神经肌肉系统

血清镁的快速升高，会抑制中枢和外周神经系统，不仅提高神经纤维的激活阈值，还直接抑制中枢神经突触间传递，并且抑制神经肌肉接头乙酰胆碱的释放。当血清镁大于2mmol/L（4.9mg/dl）时，膝腱反射减低或消失；当血清镁大于4.8mmol/L（11.7mg/dl）时，发生肌肉无力，随意肌麻痹，呼吸衰竭；当血清镁大于6mmol/L（14.6mg/dl）时，发生中枢神经系统抑制，出现麻醉状态，木僵，昏迷。

（二）心血管系统

镁可抑制平滑肌收缩，扩张血管。血清镁大于2mmol/L（4.9mg/dl）时，即可出现低血压，同时心跳缓慢，皮肤血管扩张，皮肤发红。当血清镁大于3.2mmol/L（7.8mg/dl）时，心电图可表现出PR间期延长，室内传导阻滞，QRS增宽，QT间期延长，伴有高血钾时，可出现高尖T波。血清镁大于7.2mmol/L（17.5mg/dl）时，发生完全传导阻滞，心跳骤停。

三、诊断和鉴别诊断

由于高血镁通常无明显的临床症状，因此需要检测血清镁才能诊断。发现高镁血症时，要注意有无肾衰竭。发现高血镁时应注意心电图的变化。

四、治疗

（一）降血镁治疗

停用含镁的药物，补液，利尿。由于通常高镁血症发生在肾衰竭患者，因此最适当的降镁的方法是透析。血液透析和腹膜透析均可清除镁。

（二）对症治疗

静脉缓慢注射10%的葡萄糖酸钙或10%的氯化钙10ml，对抗镁对心脏及神经肌肉的作用。若注射后2分钟仍无效，可再用同样剂量重复。若有呼吸抑制可使用呼吸机治疗。

（三）基础病治疗。

五、慢性镁蓄积

慢性肾功能不全患者，体内的镁蓄积可能增加，以骨骼和细胞外液的镁蓄积增加为主[58]，但是目前仍无法针对骨骼内的沉积的镁进行定量分析，也无法衡量骨骼内镁含量的变化对整个机体镁平衡的影响。有研究发现，在尿毒症患者软组织钙化和血管钙化斑中有镁的沉积[59,60]，但是一些观察性研究显示，血镁浓度高的透析患者，血管和瓣膜钙化患病率低[61,62]。镁制剂是有效的肠道磷结合剂[63,64]，因此在透析患者，需要更多的研究探讨血清镁浓度的改变或镁平衡的改变和骨病及心血管钙化的关系。

（陈育青）

参考文献

1. ARNAUD MJ. Update on the assessment of magnesium status. Br J Nutr, 2008, 99 Suppl 3: S24-S36.
2. ALFREY AC, MILLER NL, BUTKUS D. Evaluation of body magnesium stores. J Lab Clin Med, 1974, 84(2):

153-162.

3. ALFREY AC, MILLER NL, TROW R. Effect of age and magnesium depletion on bone magnesium pools in rats. J Clin Invest, 1974, 54(5): 1074-1081.

4. Walser M. Magnesium metabolism. Ergeb Physiol, 1967, 59: 185-296.

5. ALFREY AC, MILLER NL. Bone magnesium pools in uremia. J Clin Invest, 1973, 52(12): 3019-3027.

6. AL-GHAMDI SM, CAMERON EC, SUTTON RA. Magnesium deficiency: pathophysiologic and clinical overview. Am J Kidney Dis, 1994, 24(5): 737-752.

7. DE ROUFFIGNAC C, QUAMME G. Renal magnesium handling and its hormonal control. Physiol Rev, 1994, 74(2): 305-322.

8. ROMANI A, MARFELLA C, SCARPA A. Cell magnesium transport and homeostasis: role of intracellular compartments. Miner Electrolyte Metab, 1993, 19: 282-289.

9. KAYNE LH, LEE DB. Intestinal magnesium absorption. Miner Electrolyte Metab, 1993, 19: 210-217.

10. QUAMME GA. Magnesium homeostasis and renal magnesium handling. Miner Electrolyte Metab, 1993, 19: 218-225.

11. SUTTON RA, DOMRONGKITCHAIPORN S. Abnormal renal magnesium handling. Miner Electrolyte Metab, 1993, 19: 232-240.

12. GITELMAN HJ, GRAHAM JB, WELT LG. A new familial disorder characterized by hypokalemia and hypomagnesemia. Trans Assoc Am Physicians, 1966, 79: 221-235.

13. WONG NL, DIRKS JH, QUAMME GA. Tubular reabsorptive capacity for magnesium in the dog kidney. Am J Physiol, 1983, 244(1): F78-F83.

14. MOREL F, ROINEL N, LE GRIMELLEC C. Electron probe analysis of tubular fluid composition. Nephron, 1969, 6(3): 350-364.

15. WAGNER CA. Disorders of renal magnesium handling explain renal magnesium transport. J Nephrol, 2007, 20(5): 507-510.

16. QUAMME GA, DIRKS JH. Intraluminal and contraluminal magnesium on magnesium and calcium transfer in the rat nephron. Am J Physiol, 1980, 238(3): F187-F198.

17. CARNEY SL, WONG NL, QUAMME GA, et al. Effect of magnesium deficiency on renal magnesium and calcium transport in the rat. J Clin Invest, 1980, 65(1): 180-188.

18. HEBERT SC, BROWN EM, HARRIS HW. Role of the Ca(2+)-sensing receptor in divalent mineral ion homeostasis. J Exp Biol, 1997, 200: 295-302.

19. QUAMME GA. Renal magnesium handling: new insights in understanding old problems. Kidney Int, 1997, 52(5): 1180-1195.

20. CAO G, HOENDEROP JG, BINDELS RJ. Insight into the molecular regulation of the epithelial magnesium channel TRPM6. Curr Opin Nephrol Hypertens, 2008, 17(4): 373-378.

21. DAI LJ, RITCHIE G, KERSTAN D, et al. Magnesium transport in the renal distal convoluted tubule. Physiol Rev, 2001, 81(1): 51-84.

22. KNOERS NV. Inherited forms of renal hypomagnesemia: an update. Pediatr Nephrol, 2009, 24(4): 697-705.

23. GROENESTEGE WM, THEBAULT S, VAN DER WIJST J, et al. Impaired basolateral sorting of pro-EGF causes isolated recessive renal hypomagnesemia. J Clin Invest, 2007, 117(8): 2260-2267.

24. TEJPAR S, PIESSEVAUX H, CLAES K, et al. Magnesium wasting associated with epidermal-growth-factor receptor-targeting antibodies in colorectal cancer: a prospective study. Lancet Oncol, 2007, 8(5): 387-394.

25. RAVERA S, VIRKKI LV, MURER H, et al. Deciphering PiT transport kinetics and substrate specificity using electrophysiology and flux measurements. Am J Physiol Cell Physiol, 2007, 293(2): C606-C620.

26. RYZEN E, ELBAUM N, SINGER FR, et al. Parenteral magnesium tolerance testing in the evaluation of magnesium deficiency. Magnesium, 1985, 4: 137-147.

27. PRIE D, HUART V, BAKOUH N, et al. Nephrolithiasis and osteoporosis associated with hypophosphatemia caused by mutations in the type 2a sodium-phosphate cotransporter. N Engl J Med, 2002, 347(13): 983-991.

28. VIRKKI LV, FORSTER IC, HERNANDO N, et al. Functional characterization of two naturally occurring

mutations in the human sodium-phosphate cotransporter type IIa. J Bone Miner Res, 2003, 18(12): 2135-2141.

29. LAPOINTE JY, TESSIER J, PAQUETTE Y, et al. NPT2a gene variation in calcium nephrolithiasis with renal phosphate leak. Kidney Int, 2006, 69(12): 2261-2267.

30. SEGAWA H, KANEKO I, TAKAHASHI A, et al. Growth-related renal type II Na/Pi cotransporter. J Biol Chem, 2002, 277(22): 19665-19672.

31. QUAMME GA. Recent developments in intestinal magnesium absorption. Curr Opin Gastroenterol, 2008, 24(2): 230-235.

32. SCHLINGMANN KP, WEBER S, PETERS M, et al. Hypomagnesemia with secondary hypocalcemia is caused by mutations in TRPM6, a new member of the TRPM gene family. Nat Genet, 2002, 31(2): 166-170.

33. PRAGA M, VARA J, GONZALEZ-PARRA E, et al. Familial hypomagnesemia with hypercalciuria and nephrocalcinosis. Kidney Int, 1995, 47(5): 1419-1425.

34. SIMON DB, LU Y, CHOATE KA, et al. Paracellin-1, a renal tight junction protein required for paracellular Mg^{2+} resorption. Science, 1999, 285(5424): 103-106.

35. BLANCHARD A, JEUNEMAITRE X, COUDOL P, et al. Paracellin-1 is critical for magnesium and calcium reabsorption in the human thick ascending limb of Henle. Kidney Int, 2001, 59(6): 2206-2215.

36. WEBER S, SCHNEIDER L, PETERS M, et al. Novel paracellin-1 mutations in 25 families with familial hypomagnesemia with hypercalciuria and nephrocalcinosis. J Am Soc Nephrol, 2001, 12(9): 1872-1881.

37. PAUNIER L, RADDE IC, KOOH SW, et al. Primary hypomagnesemia with secondary hypocalcemia in an infant. Pediatrics, 1968, 41(2): 385-402.

38. MEIJ IC, KOENDERINK JB, DE JONG JC, et al. Dominant isolated renal magnesium loss is caused by misrouting of the Na^+, K^+-ATPase gamma-subunit. Ann N Y Acad Sci, 2003, 986: 437-443.

39. MEIJ IC, SAAR K, VAN DEN HEUVEL LP, et al. Hereditary isolated renal magnesium loss maps to chromosome 11q23. Am J Hum Genet, 1999, 64(1): 180-188.

40. LANDAU D, SHALEV H, OHALY M, et al. Infantile variant of Bartter syndrome and sensorineural deafness: a new autosomal recessive disorder. Am J Med Genet, 1995, 59(4): 454-459.

41. BAR RS, WILSON HE, MAZZAFERRI EL. Hypomagnesemic hypocalcemia secondary to renal magnesium wasting. Ann Intern Med, 1975, 82(5): 646-649.

42. KEATING MJ, SETHI MR, BODEY GP, et al. Hypocalcemia with hypoparathyroidism and renal tubular dysfunction associated with aminoglycoside therapy. Cancer, 1977, 39(4): 1410-1414.

43. SCHILSKY RL, ANDERSON T. Hypomagnesemia and renal magnesium wasting in patients receiving cisplatin. Ann Intern Med, 1979, 90(6): 929-931.

44. FATEMI S, RYZEN E, FLORES J, et al. Effect of experimental human magnesium depletion on parathyroid hormone secretion and 1, 25-dihydroxyvitamin D metabolism. J Clin Endocrinol Metab, 1991, 73(5): 1067-1072.

45. ALLEN DB, FRIEDMAN AL, GREER FR, et al. Hypomagnesemia masking the appearance of elevated parathyroid hormone concentrations in familial pseudohypoparathyroidism. Am J Med Genet, 1988, 31(1): 153-158.

46. ANAST CS, WINNACKER JL, FORTE LR, et al. Impaired release of parathyroid hormone in magnesium deficiency. J Clin Endocrinol Metab, 1976, 42(4): 707-717.

47. MENNES P, ROSENBAUM R, MARTIN K, et al. Hypomagnesemia and impaired parathyroid hormone secretion in chronic renal disease. Ann Intern Med, 1978, 88(2): 206-209.

48. FREITAG JJ, MARTIN KJ, CONRADES MB, et al. Evidence for skeletal resistance to parathyroid hormone in magnesium deficiency. Studies in isolated perfused bone. J Clin Invest, 1979, 64(5): 1238-1244.

49. RAISZ LG, NIEMANN I. Effect of phosphate, calcium and magnesium on bone resorption and hormonal responses in tissue culture. Endocrinology, 1969, 85(3): 446-452.

50. DYCKNER T. Serum magnesium in acute myocardial infarction. Relation to arrhythmias. Acta Med Scand, 1980, 207(1-2): 59-66.

51. WHANG R, RYDER KW. Frequency of hypomagnesemia and hypermagnesemia. Requested vs routine.

JAMA, 1990, 263(22): 3063-3064.

52. ELISAF M, PANTELI K, THEODOROU J, et al. Fractional excretion of magnesium in normal subjects and in patients with hypomagnesemia. Magnes Res, 1997, 10(4): 315-320.

53. SPENCER H, LESNIAK M, GATZA CA, et al. Magnesium absorption and metabolism in patients with chronic renal failure and in patients with normal renal function. Gastroenterology, 1980, 79(1): 26-34.

54. ALFREY AC, TERMAN DS, BRETTSCHNEIDER L, et al. Hypermagnesemia after renal homotransplantation. Ann Intern Med, 1970, 73(3): 367-371.

55. CLARK BA, BROWN RS. Unsuspected morbid hypermagnesemia in elderly patients. Am J Nephrol, 1992, 12(5): 336-343.

56. WEBER CA, SANTIAGO RM. Hypermagnesemia. A potential complication during treatment of theophylline intoxication with oral activated charcoal and magnesium-containing cathartics. Chest, 1989, 95(1): 56-59.

57. 王海燕 . 肾脏病学 . 3 版 . 北京:人民卫生出版社 , 2008: 357.

58. CONTIGUGLIA SR, ALFREY AC, MILLER N, et al. Total-body magnesium excess in chronic renal failure. Lancet, 1972, 1(7764): 1300-1302.

59. LEGEROS RZ, CONTIGUGLIA SR, ALFREY AC. Pathological calcifications associated with uremia: two types of calcium phosphate deposits. Calcif Tissue Res, 1973, 13(3): 173-185.

60. VERBERCKMOES SC, PERSY V, BEHETS GJ, et al. Uremia-related vascular calcification: more than apatite deposition. Kidney Int, 2007, 71(4): 298-303.

61. MEEMA HE, OREOPOULOS DG, RAPOPORT A. Serum magnesium level and arterial calcification in end-stage renal disease. Kidney Int, 1987, 32(3): 388-394.

62. TZANAKIS I, PRAS A, KOUNALI D, et al. Mitral annular calcifications in haemodialysis patients: a possible protective role of magnesium. Nephrol Dial Transplant, 1997, 12(9): 2036-2037.

63. O'DONOVAN R, BALDWIN D, HAMMER M, et al. Substitution of aluminium salts by magnesium salts in control of dialysis hyperphosphataemia. Lancet, 1986, 1(8486): 880-882.

64. PARSONS V, BALDWIN D, MONIZ C, et al. Successful control of hyperparathyroidism in patients on continuous ambulatory peritoneal dialysis using magnesium carbonate and calcium carbonate as phosphate binders. Nephron, 1993, 63(4): 379-383.

第七章
酸碱平衡与失调

近年来，人们对H^+、HCO_3^-和NH_4^+的特异性膜转运蛋白以及酸碱平衡变化对其影响的认识不断深入。本章将对此进行介绍，尤其侧重于肾脏维持酸碱平衡作用以及相关研究的新进展。

第一节　酸碱平衡与调节

每天，人体所产生的酸和碱主要源于碳水化合物、脂肪和蛋白等饮食摄入的代谢产物（图8-7-1-1）。当氧和胰岛素供应充足时，碳水化合物与脂肪代谢产生CO_2和H_2O；受二氧化碳分压（PCO_2）的影响，少量CO_2溶于体液形成一种弱酸，即碳酸（H_2CO_3）；H_2CO_3是一种易挥发酸，极易分解为CO_2，经由呼吸排出。当低氧或胰岛素缺乏时，碳水化合物与脂肪酸代谢产生乳酸和酮酸，导致代谢性酸中毒。饮食中的蛋白经消化生成氨基酸，后者可降解产生酸和碱。血液pH或氢离子浓度［H^+］的大幅剧烈波动可造成严重后果，机体的缓冲系统可以预防这种剧烈变化。典型西方饮食中的蛋白质主要代谢生成一系列非挥发性的酸性产物，包括硫酸和磷酸等，最终以铵盐和磷酸盐的形式自肾脏排出。肾衰患者肾脏排泄功能受损，此类非挥发性酸累积，最终导致代谢性酸中毒。

（一）缓冲

血液［H^+］的大幅或剧烈波动是人体必须预防的，缓冲系统可以预防这种波动。人体内主要的缓冲成分是弱酸，pKa大约为7.40，能够在接近生理pH值状态下摄取或释放H^+。因此，当强酸或强碱涌入时，人体内净H^+浓度变化可以降低到最小（即得到缓冲）。经由血液途径的缓冲系统包括细胞外缓冲系统、细胞内缓冲系统和骨缓冲。

1. 细胞外缓冲系统　细胞外缓冲是反应最迅速的机体缓冲系统，其中碳酸氢根（HCO_3^-）是主要的细胞外缓冲成分。如机体出现强酸时，可经此系统转变为弱酸（碳酸H_2CO_3），最终转化为CO_2，经肺排出，从而达到调整酸碱平衡的作用。比如蛋氨酸代谢产生强酸H_2SO_4，$NaHCO_3$将与H_2SO_4结合，形成Na_2SO_4和两分子的H_2CO_3，H_2CO_3又可分解为CO_2和水（图8-7-1-2），CO_2经呼吸系统排出。而终末产物Na_2SO_4可经肾脏排出。

此缓冲过程消耗HCO_3^-，肾小管必须产生新的HCO_3^-进行补充，新生HCO_3^-的过程通过H^+和NH_4^+的分泌得以实现（详见肾脏的酸碱调节部分）。

HCO_3^-/CO_2系统非常有效，可以迅速中和强酸以避免pH值骤变。其他的细胞外缓冲成分还包括血浆蛋白和无机磷酸盐。

2. 细胞内缓冲系统　细胞内缓冲系统非常重要但效率较低。由于氢离子进出细胞速度缓慢，因此细胞内缓冲系统大约需要2～4小时才能够完成缓冲。主要的细胞内缓冲成分有红细胞内的血

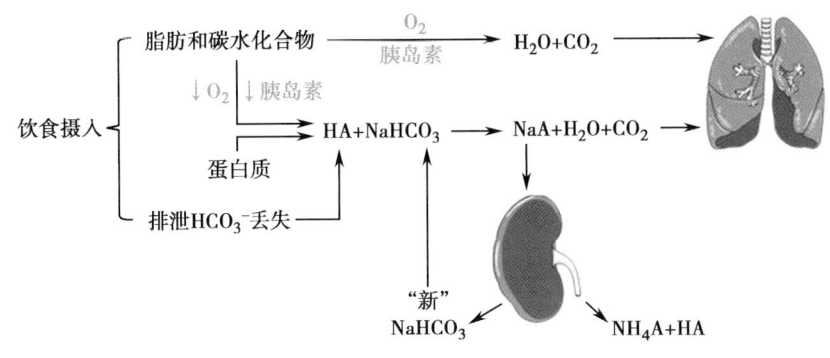

图 8-7-1-1　饮食摄入和酸的产生与清除

碳酸 – 碳酸氢根缓冲平衡：

$$H^+ + HCO_3^- \longleftrightarrow H_2CO_3 \longleftrightarrow CO_2 + H_2O$$

举例：缓冲 H_2SO_4

$$H_2SO_4 + 2NaHCO_3 \longleftrightarrow Na_2SO_4 + 2H_2CO_3 \longleftrightarrow CO_2 + H_2O$$

图 8-7-1-2　碳酸缓冲平衡和 H_2SO_4 缓冲举例

红蛋白，其他蛋白质以及有机和无机磷酸盐。

H^+ 通过与 Na^+ 和 K^+ 交换进入细胞，以维持电中性。这个过程可影响细胞容积和钾平衡。

3. 骨缓冲　据估计，对酸负荷的缓冲大约 40% ~ 50% 源于骨，这在发达国家尤其显著。西方饮食中肉类等酸性食物较多，导致慢性轻度酸中毒可干扰骨矿化 [1,2]。在饮食酸负荷过重的病例中，佝偻病、骨软化和骨质疏松均有所报告。随着年龄的增长，骨质丢失的发生率逐渐增加，这可能与骨利用其碱盐以应对酸损害的作用相关。据估计，在一般人中，每天以钙盐形式丢失 2mEq 钙将占无机骨质丢失的 15%[3]。富含果蔬的饮食被视为"碱性食品"，可以减少骨作为缓冲系统的消耗，对保持骨的健康或具有重要的作用 [4,5]。

近期发表的 DASH-1 和 DASH-2 两项应用饮食方法降压的干预研究的结果可为骨质释放碱盐对酸进行缓冲的观点提供依据 [6,7]。在 DASH-1 研究中，进食富含果蔬饮食组血压显著下降，且尿钙排出减少。这可能与此类饮食中产酸较少，酸负荷低于典型西方饮食有关。

（二）酸碱平衡的呼吸调节

呼吸调节可以完成 O_2 和 CO_2 的交换，该过程发生在两个部位，肺泡内空气与血液间 O_2 和 CO_2 的交换被称为外呼吸，组织中血浆与红细胞间 O_2 和 CO_2 交换被称为内呼吸。

1. 内呼吸和外呼吸肺功能正常时，代谢所产生的 CO_2 中高达 20mol 可经由呼吸作用排出，维持机体酸碱平衡。呼吸功能受损可造成 CO_2 排出减少或增多，PCO_2 的改变将导致血液 pH 发生变化，并引起呼吸性酸中毒或碱中毒。呼吸运动受中枢化学感受器（位于大脑髓质）和外周化学感受器（位于颈动脉及主动脉）调节。此类化学感受器极其敏感，可感知脑脊液和血中 pH 的微小改变。pH 降低，即酸血症可通过化学感受器的感知，最终增加呼吸频率进行代偿；而碱血症可导致呼吸频率下降。酸碱平衡改变可迅速激发呼吸系统的调节反应 [8,9]。

肺泡组织内 pH 高，肺泡内空气 CO_2 含量较低，有利于 CO_2 自红细胞扩散进肺泡、O_2 自肺泡扩散进红细胞（外呼吸）。在组织中，pH 较低，PO_2 较低，有利于 O_2 自红细胞释放入组织，并促进 CO_2 自组织进入红细胞（内呼吸）。在这个过程中，红细胞将 O_2 从肺脏运送到组织，同时将 CO_2 从组织运送到肺脏，并呼出体外（图8-7-1-3）。

2. 血红蛋白氧解离曲线　血红蛋白与 O_2 和 CO_2 的结合能力受多种因素的影响，其中 pH 的改变是重要的因素之一。血红蛋白氧解离曲线（图8-7-1-4）表示血红蛋白与 O_2 的结合能力。

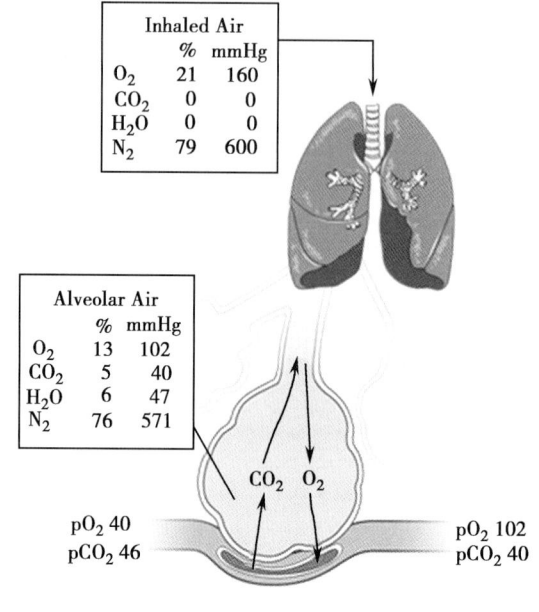

图 8-7-1-3 吸入气和肺泡气的气体成分

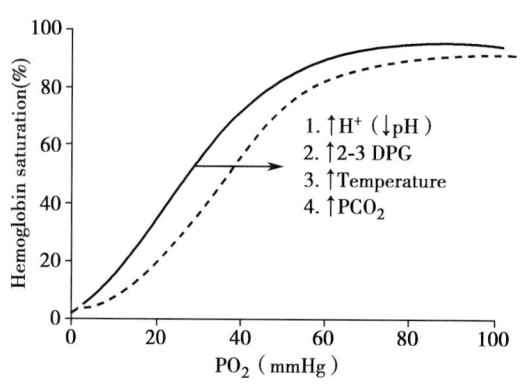

图 8-7-1-4 血红蛋白氧解离曲线

可导致氧解离曲线右移的情况包括［H^+］（pH减小）、2,3-二磷酸甘油酸（2,3-DPG）、温度和PCO_2增加。

霍尔丹（Haldane）效应是血红蛋白所特有的特征，由约翰·斯科特·霍尔丹（John Scott Haldane）首次阐述。所谓霍尔丹效应是指血液脱氧时其携带二氧化碳的能力增强。反之，含氧血的二氧化碳携带能力减弱。

P50是动脉血红蛋白氧饱和度为50%时的氧分压，其变化可反映血红蛋白氧离曲线偏移程度。当血pH=7.4、37℃且剩余碱为0时，P50的正常值为26.6mmHg[10]。

氢离子浓度升高（低pH）、2,3-二磷酸甘油酸（2,3-DPG）、温度和PCO_2的升高均使血红蛋白氧离曲线右移（P50>27mmHg），使O_2更易自血红蛋白中解离，组织更易获取O_2。2,3-DPG可与血红蛋白分子特异性结合，降低血红蛋白与O_2的亲和力，促使血红蛋白与O_2解离，使氧离曲线右移[11,12]。严重贫血可使氧离曲线右移，一氧化碳中毒则使氧离曲线左移。

值得注意的是，当PaO_2超过60mmHg后，氧离曲线相对平坦，当PaO_2等于100mmHg时，氧离曲线基本上达到了一种稳定状态。因此，当PaO_2在60 ~ 100mmHg间波动时，动脉氧饱和度的变化不大。如图所示，PaO_2在60 ~ 100mmHg范围内，血氧饱和度维持在90%，因此血氧饱和度监测并不能确切反映机体缺氧情况。

（三）酸碱平衡的肾脏调节

如前所述，代谢产生的各种非挥发酸在体内通过HCO_3^-缓冲。富含果蔬的饮食产生碱，而富含肉类、谷物和奶制品的饮食产生酸。典型西方饮食下，健康个体每天产生的净酸约为1mmol/kg。

这种酸被称为NEAP（净生成内源性酸），通常为非挥发性的强酸（HCl和H_2SO_4）。这些酸经碳酸氢钠迅速缓冲并产生相应的钠盐，此过程可消耗HCO_3^-，肾脏需产生新的HCO_3^-进行补充。

肾脏具有滤过、重吸收以及分泌功能。自由滤过的HCO_3^-可被重吸收，同时肾小管可生成新的HCO_3^-。在此过程中，肾脏通过以下机制完成净酸分泌（RNAE）：① 将滤过的HCO_3^-完全重吸收；② 尿液中排泄强酸根钠盐以及NH_4^+包括（a）通过肾小管调节尿液中可滴定缓冲成分〔也被称为可滴定酸（TA）〕、（b）产生氨及分泌铵离子（NH_4^+）等。

机体在酸碱平衡的状态下，肾脏的RNAE等于NEAP。通过检测尿液中HCO_3^-、TA和NH_4^+的排泄量，可估算RNAE。

1. 碳酸氢根重吸收 当血浆HCO_3^-浓度为24mmol/L且肾小球滤过率为180L/d时，HCO_3^-的滤过负荷为4320mmol/d。滤过的HCO_3^-被肾小管完全重吸收，其中约80%被近端肾小管重吸收，16%被髓襻升支粗段和远曲小管重吸收，剩余4% ~ 5%被集合管重吸收。

H^+和HCO_3^-经近端肾小管管腔膜和基底膜转运的细胞机制如图8-7-1-5所示。在近端肾小管重吸收的HCO_3^-中，有2/3的HCO_3^-重吸收是通过钠/氢交换蛋白3（NHE-3）的H^+分泌作用实现。另外1/3是通过H^+分泌经囊泡型的H^+-ATPase完成。在近端肾小管细胞内，碳酸酐酶2（CA2）催化产生H^+和HCO_3^-。位于腔膜的CA4则促进管腔内的碳酸分解为CO_2和H_2O。

在经肾小球滤过的HCO_3^-中，约80%被近端小管重吸收、16%被髓襻升支粗段和远端小管重吸收、约4%被集合管重吸收。集合管存在泌H^+的α闰细胞和泌HCO_3^-的β闰细胞。

HCO_3^-通过产生电位差的钠-碳酸氢根共转运蛋白（NBCe1）经基底膜自细胞内转运入血。作为共转运体，NBCe1同时转运3分子碳酸氢根和1分子钠。

HCO_3^-在髓襻升支粗段和远曲小管的重吸收机制与其在近曲小管重吸收的机制类似，但一些转运蛋白为髓襻和远曲小管所特有。例如，髓襻升支段小管细胞背侧膜，HCO_3^-转运入血依靠钠-碳酸氢根共转运蛋白（NBCn1），不产生电位差；部分HCO_3^-通过与Cl^-交换〔阴离子交换蛋白2（AE-2）〕或者通过钾-碳酸氢根共转运蛋白（K^+-HCO_3^-共转运蛋白）排出细胞，远曲小管管腔膜处的钠-氢交换则是通过钠-氢交换蛋白2亚型（NHE 2亚型）完成。

在集合管，HCO_3^-的重吸收同样依靠小管管腔的H^+，但主要由闰细胞负责H^+和HCO_3^-的转运（图8-7-1-6）。集合管上的闰细胞分为泌H^+的α闰细胞和泌HCO_3^-的β闰细胞两类。如图8-7-1-6左侧所示，α闰细胞在小管管腔侧分布着囊泡型H^+-ATP酶和H^+-K^+-ATP酶。HCO_3^-结合H^+，最终进入小管细胞，并解离为HCO_3^-后，通过背侧膜的Cl^--HCO_3^-反转运蛋白AE-1，转运入血。分泌HCO_3^-

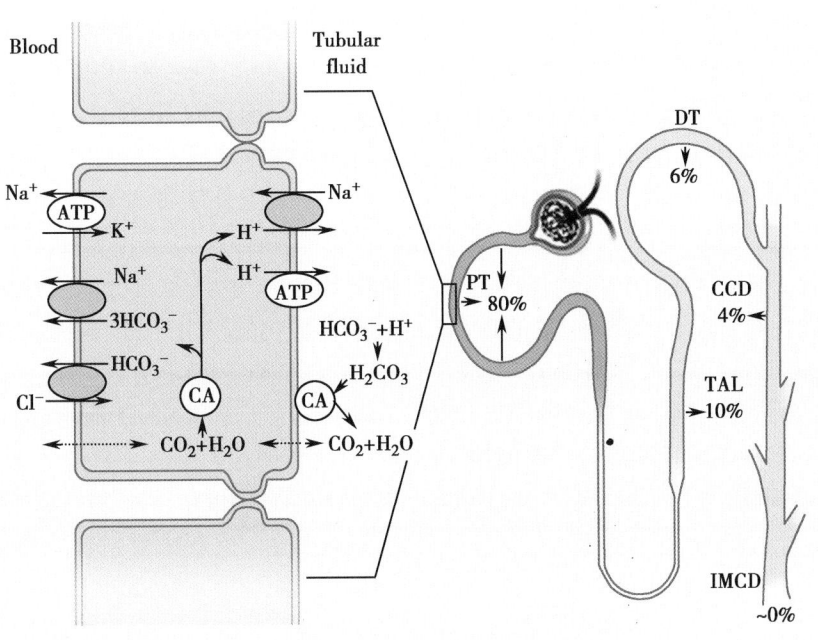

图8-7-1-5 肾单位中HCO_3^-重吸收的细胞机制

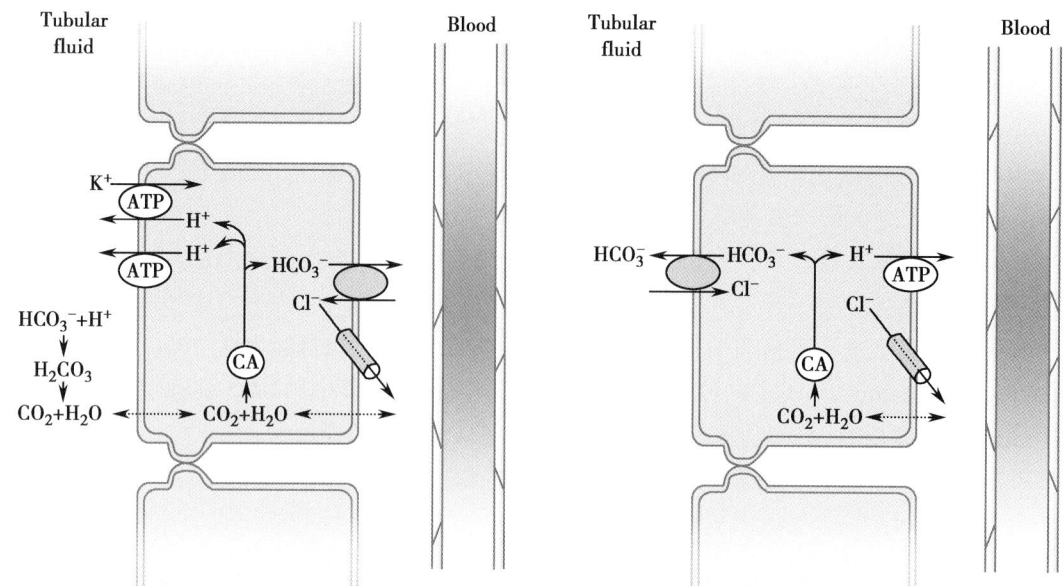

图 8-7-1-6　集合管上的闰细胞

的β闰细胞数量较少，如图8-7-1-6右侧所示，β闰细胞的ATP酶和转运蛋白分布与α闰细胞不同，囊泡型H⁺-ATP酶位于背侧膜，而Cl⁻-HCO₃⁻反转运蛋白pendrin位于小管管腔膜，其作用与α闰细胞相反。

此两类闰细胞的数量受机体pH值影响，研究表明，酸中毒时闰细胞更易增殖。同时，β闰细胞可能是α闰细胞的前体细胞，二者可互相转变，从而达到调节机体酸碱平衡的作用。例如，酸中毒时，泌HCO₃⁻的β闰细胞可转变为泌H⁺的α闰细胞，使泌H⁺增多。两种细胞类型间的转变由细胞外基质蛋白hensin（亦即DMBT1）介导，并由半乳糖凝集素3和亲环素A两种蛋白辅助完成[13-17]。集合管的这类特殊机制，决定了尿液的pH。

集合管内H⁺-ATP酶的活性受醛固酮和血K⁺浓度影响。醛固酮对H⁺-ATP酶有激活作用。K⁺与H⁺在肾小管的Na⁺-H⁺交换蛋白上呈竞争关系。高钾血症时，K⁺排出增多，竞争性占用Na⁺-H⁺交换蛋白，从而导致排H⁺减少。低钾血症时，泌K⁺减少，泌H⁺增多。因此，高钾血症常与酸中毒相关，而低钾血症则常与碱中毒相关。

2. 尿液缓冲　TA和NH₄⁺分泌肾脏将滤过的HCO₃⁻完全重吸收，除此之外，肾脏还必须新生HCO₃⁻。新的HCO₃⁻是通过H⁺的分泌而产生，CO₂结合H₂O生成H₂CO₃，解离成H⁺以及HCO₃⁻，H⁺被排出，新产生的HCO₃⁻可用于补充血液缓冲和其他代谢性活动所消耗的HCO₃。肾脏不能直接分泌游离H⁺。H⁺的分泌需要通过可滴定酸（TA）以及NH₄⁺的生成和分泌等缓冲作用实现。

尿液的缓冲有以下作用：缓冲每日的酸负荷；补偿或再生在细胞外缓冲过程中所丢失的HCO₃⁻。

1）可滴定酸：肾脏分泌H⁺与尿缓冲成分结合后，由尿液排出体外，由于这部分酸可被NaOH所中和，因此被称为可滴定酸（TA）。大约有1/3的RNAE经可滴定酸化的作用分泌。主要的TA缓冲成分是HPO₄²⁻。H⁺与尿液HPO₄²⁻结合，则HPO₄²⁻变成H₂PO₄（HPO₄²⁻+H⁺→H₂PO₄⁻）（图8-7-1-7）。每一分子的H⁺与尿缓冲成分结合，则会生成一分子新HCO₃⁻，以补偿为了中和NEAP所生成的非挥发性酸所消耗掉的HCO₃⁻。其他的弱缓冲成分还有肌酐和尿酸。

HPO₄²⁻是主要的尿缓冲成分之一。管腔Na₂HPO₄分解为Na⁺+NaHPO₄⁻。当与H⁺结合后，NaHPO₄变为NaH₂PO₄并排出体外。在此过程中，1分子H⁺被分泌出去，这意味着1分子HCO₃⁻被重新获取进入循环。

当尿pH低于5.5时，实际上所有的尿磷酸盐将以H₂PO₄⁻的形式排出，除非增加尿磷酸盐排出，

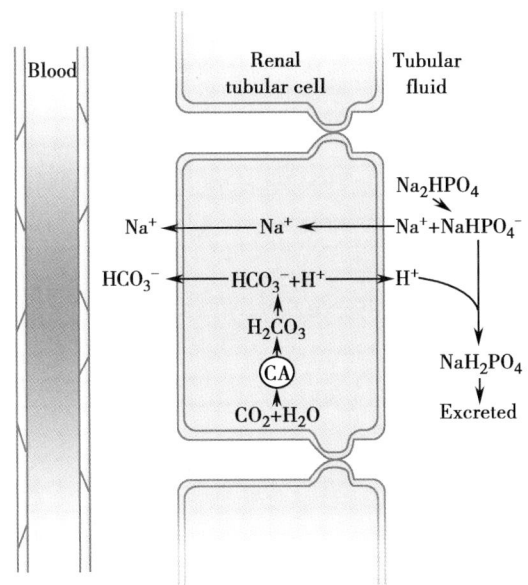

图 8-7-1-7　尿液可滴定酸缓冲机制

否则将无法进一步完成缓冲作用。

　　磷酸盐的分泌量主要依赖于饮食磷的摄入、PTH、FGF23 和活性维生素 D 等物质的调节。PTH 的分泌受酸中毒的刺激。PTH 水平升高时，近端小管重吸收磷减少。因此，更多的磷被转运至远端肾单位，并在此发挥 TA 缓冲的作用，增加 H^+ 的分泌。

　　2）铵的生成与分泌：人体为应对酸负荷的增加而发生的主要变化是增加氨（NH_3）的产生和铵（NH_4^+）的分泌。在 NH_4^+ 分泌过程中，H^+ 也被分泌。与磷酸根不同，NH_4^+ 的产生和分泌率受人体对酸碱需求的影响。值得注意的是，NH_4^+ 的形成过程会产生 HCO_3^-。

　　在肝脏合成的谷氨酰胺穿过管周毛细血管进入近曲小管细胞。在近端肾小管细胞内，谷氨酰胺分别代谢生成 2 分子的 NH_4^+ 和 HCO_3^-。每（自体内）分泌出 1meq 的 NH_4^+，则会有等量的新 HCO_3^- 生成入血。这个过程大约占 RNAE 的 2/3。

　　大部分的 NH_4^+ 通过替代 Na^+-H^+ 交换蛋白上的 H^+ 被分泌入近端小管腔。在进入肾小管内液体后，NH_4^+ 与 NH_3 处于电离平衡状态。肾小管升支管腔膜对 NH_3 具有通透性。少量的 NH_4^+ 或以 NH_3 的形式进入小管液，并被质子化。

　　在髓襻升支粗段，大量的 NH_4^+ 被吸收。NH_4^+ 通过跨细胞和细胞旁机制被吸收：NH_4^+ 替代管腔膜上 Na^+-K^+-$2Cl^-$ 共转运蛋白（NKCC2）上的 K^+ 进入细胞，并在管腔正电位的驱动下通过细胞旁通路进行移动（图 8-7-1-8）。NH_4^+ 经基底膜上的 K^+ 通道跨过基底膜而进入管周组织间液。被吸收的 NH_4^+ 通过逆流倍增和逆流交换的过程在髓质间质积聚。积聚的 NH_4^+（与 NH_3 处于电离平衡状态，pKa=9）可经集合管的上皮细胞被分泌入小管腔。

　　1 分子谷氨酰胺在近曲小管转变为 2 分子 NH_4^+ 和 2 分子 HCO_3^-。HCO_3^- 作为新 HCO_3^- 进入循环，NH_4^+ 被分泌入小管液并排出体外。大量 NH_4^+ 被髓襻升支粗段重吸收至髓质间质，并积聚，造成髓质内 NH_4^+ 高浓度。部分 NH_4^+ 在集合管被分泌入小管液。可能有多种机制参与了分泌过程，包括 NH_3 扩散、NH_4^+ 捕获、RhBG 及 RhCG 介导的 NH_4^+ 分泌等。NH_3/NH_4^+ 的髓质再循环导致髓质/间质 NH_3/NH_4^+ 高浓度，从而阻止其重返皮质。

　　NH_3 自细胞弥散入髓质间质和某些腔隙，包括近端小管 S3 段及集合管的髓质间质等，这些部位 NH_3 浓度最低。在近端小管 S3 段，NH_3 再次进入管腔细胞并质子化为 NH_4^+，并再次循环入间质和髓襻升支粗段。由此，NH_4^+ 在髓质实现再循环。

　　NH_3/NH_4^+ 经铵转运体（集合管内的 Rh 糖蛋白、RHBG 和 RHCG）转运，其中的 NH_4^+ 在内髓集

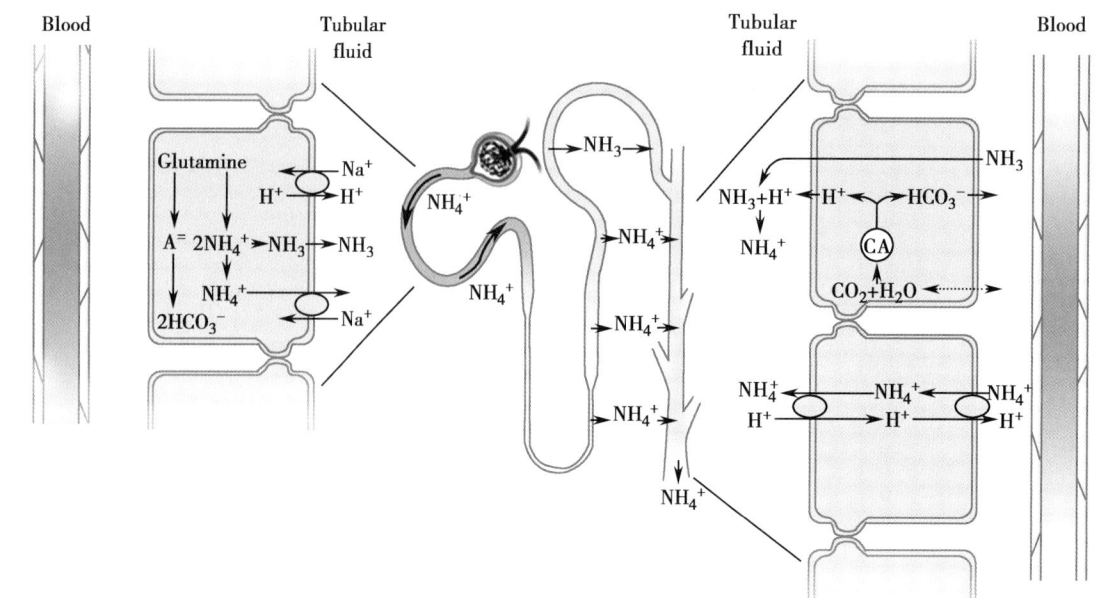

图 8-7-1-8　肾小管 NH_3/NH_4^+ 的产生、回收和分泌

合管替代 Na^+/K^+ ATPase 中的 K^+ 并经尿液分泌。

NH_4^+ 捕获：NH_3 是气体，可穿过细胞质膜自由弥散入肾小管腔，进入肾小管腔的 NH_3 将与集合管内的 H^+ 结合并形成 NH_4^+，后者将不能再次进入肾小管细胞，这个过程被称为 NH_4^+ 捕获。由于集合管液中的 NH_3 浓度低且集合管腔对 NH_3 而非 NH_4^+ 具有通透性，因而酸性的管液会促进 NH_3 分泌入集合管腔并质子化为 NH_4^+，导致 NH_4^+ 捕获。这个过程可以减少管腔中的 NH_3，并形成一个大的 NH_3 分泌梯度，利于 NH_3 由集合管细胞进入集合管腔内。由此，NH_4^+ 发挥了缓冲的功能，并与诸如磷酸盐或硫酸盐等阴离子一起被排出体外。

NH_4^+ 捕获主要依赖于集合管闰细胞分泌 H^+ 所致的尿液酸化。酸中毒时，集合管中 H^+ 分泌显著增多，这将导致 NH_4^+ 的生成和分泌增多。碱中毒时则出现相反的效果。

在铵盐分泌中，将会生成新的 HCO_3^- 并回收入血，以补充消耗掉的 HCO_3^-。为了有效生成 HCO_3^-，NH_4^+ 产生后必须自尿液排出体外。若非如此，NH_4^+ 将循环入肝并与 2 分子 HCO_3^- 结合形成尿素，这将导致 HCO_3^- 的净生成为零。

Rh 糖蛋白介导的 NH_4^+ 转运：近年来，由于 Rh 糖蛋白的发现，NH_4^+ 在集合管分泌的其他机制也逐渐被揭示。

如今，已发现三种 Rh 糖蛋白，它们在肾脏的 NH_3/NH_4^+ 运输中发挥了一定的作用。RhAG 存在于红细胞，RhBG 及 RhCG 则存在于肾脏（及其他几个器官）[18]。RhBG 位于远端肾单位节段，起始于远曲小管并延伸至髓质集合管。RhBG 在闰细胞和主细胞上均有表达，且在前者中的表达量高于后者。RhCG 在肾单位的表达与 RhBG 类似，在管腔膜和血管基底侧膜均有表达。慢性酸中毒增加 RhCG 在外髓和内髓集合管的表达，并促进其自细胞内转位至管腔膜。但没有发现 RhBG 具有类似于 RhCG 对于酸中毒的这种反应。

如今，有证据显示，当运输 NH_3/NH_4^+ 时，RhBG 和 RhCG 均呈电中性和产电性。尽管有关 RhBG 和 RhCG 在肾小管中运输 NH_3/NH_4^+ 的作用尚待进一步研究，但可以确信的是，NH_4^+ 捕获作为介导 NH_3 运输的单一机制的传统理念是不完整的。

总之，髓质回收和 NH_4^+ 分泌是指当 NH_4^+ 生成后被重新摄取入髓质间质，而后 NH_4^+ 在集合管水平通过 NH_4^+ 捕获和 Rh 糖蛋白（RhBG/RhCG）介导的机制被分泌入肾小管液的过程。在酸中毒或酸血症时，NH_4^+ 的形成有助于促进 H^+ 的分泌。

尿 NH_4^+ 分泌的评估：由于尿 NH_4^+ 难以直接测定，主要通过间接法-尿阴离子间隙来评估尿 NH_4^+ 分泌。在代谢性酸中毒时，肾脏的恰当反应是增加净酸的分泌。相应地，尿中的 HCO_3^- 会很少或者没有，NH_4^+ 分泌将增加。

$$尿阴离子间隙 =[Na^+]+[K^+]-[Cl^-]$$

在尿阴离子间隙的概念中，认为尿中的主要阳离子是 Na^+、K^+ 和 NH_4^+，主要的阴离子是 Cl^-（若尿 pH<6.5，则尿中将无 HCO_3^-）。因 NH_4^+ 是与 Cl^- 形成 NH_4Cl 一同经尿液排出，当 NH_4^+ 分泌增加，尿中 Cl^- 的含量也会增加。因此，当足量的 NH_4^+ 被分泌出时，尿阴离子间隙将为负值。在酸血症时，若尿阴离子间隙值为 0 或正数，则提示肾脏的 NH_4^+ 生成和分泌不足。

3. 其他酸碱调节机制　其他几种因素也介导了肾脏对 $[H^+]$ 改变的反应。这些因素包括内皮素 -1（ET-1）、糖皮质激素和甲状旁腺激素（PTH）。

随着 $[H^+]$ 的升高，内皮细胞和近端小管细胞可生成 ET-1。通过与 ETB 受体作用，NHE3 和 NBCe1 磷酸化，随后磷酸化的 NHE3 和 NBCe1 分别插入管腔膜和基底膜。$[H^+]$ 的升高可刺激肾上腺皮质分泌皮质醇。皮质醇通过提高蛋白的表达而增加近端小管细胞内的 NHE3 和 NBCe1。

血管紧张素 Ⅱ 通过增加肾单位上 Na-H 反转运体的活性而刺激 H^+ 分泌。在近端小管，除了刺激 Na-H 反转运体，血管紧张素 Ⅱ 还刺激基底侧膜上的 $3Na^+$-HCO_3 共转运体，并增加铵的产生和分泌，这是肾脏对酸中毒发生的重要反应。此外，血管紧张素 Ⅱ 还刺激 H^+ 在髓襻升支粗段的分泌。醛固酮刺激 H^+ ATPase 的活性，并导致 pH 增加。

尽管肾脏对碱中毒的反应尚未得到充分研究，但似乎与肾脏对酸中毒的反应过程相反。正如预料，碱中毒时，RNAE 减少，部分原因在于 HCO_3^- 分泌增加以及 NH_4^+ 和 TA 的分泌减少。

第二节　酸碱平衡的生理过程、检测和临床意义

理想的酸碱平衡的评估应综合考虑缓冲、呼吸和肾脏三个生理调节过程。如图 8-7-2-1 和图 8-7-2-2 所示，缓冲、呼吸和肾脏三个生理过程互相协作，最终使机体的酸碱维持在一个狭窄范围内。目前，有三种模型可以评估机体酸碱状态：① 基于 Henderson-Hasselbalch（H-H）方程的传统模型；② 碱剩余模型；③ Stewart 强离子模型。理想的酸碱模型应该原理明确，同时易于临床应用和计算。这些模型各自均有其局限性，与理想的酸碱模型评估标准尚有差距。

酸碱测定的传统（H-H）方程仅描述了酸碱现象，无法阐明其变化机制，多年来屡遭质疑。传统模型没有区分独立变量与非独立变量对血 pH 的影响，也无法解释血 pH 的温度依赖性和 pH 值与 PCO_2 之间存在的线性关系。此外，该模型也未考虑到 pH、蛋白浓度和钠浓度均可改变 pKa。鉴于这些缺陷，包括碱剩余和 Stewart 强离子法等的新的酸碱评估模型应运而生。

酸碱失衡的常用术语：

1. 酸血症　血 pH 低于 7.35。

2. 酸中毒　可导致酸血症的病理生理过程。酸中毒包括阴离子间隙升高型酸中毒和阴离子间隙正常型酸中毒；如存在叠加的碱中毒，血 pH 可能不低于 7.35。

3. 碱血症　血 pH 大于 7.45。

4. 碱中毒　可导致碱血症的病理生理过程。

（一）传统模型

传统模型是基于 Henderson-Hasselbalch 公式：该公式以 pH 的形式确定循环中的 H^+ 浓度（图 8-7-2-3）。

该模型需要一份动脉血样、一台现代 pH 血气分析仪和静脉血电解质分析仪或多用化学分析仪。该模型是目前临床上最常用的模型。

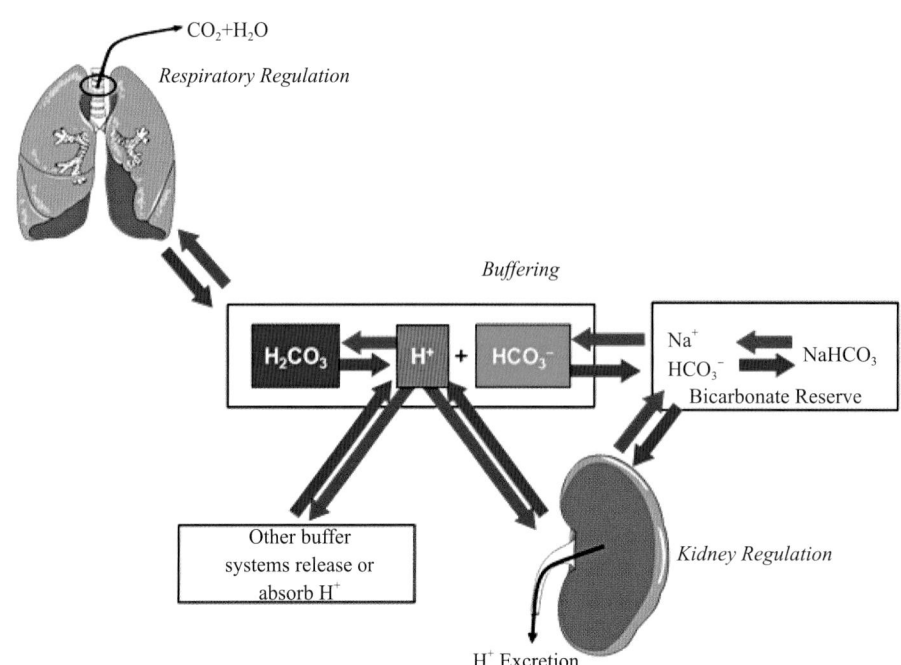

图 8-7-2-1 维持酸碱平衡的生理过程

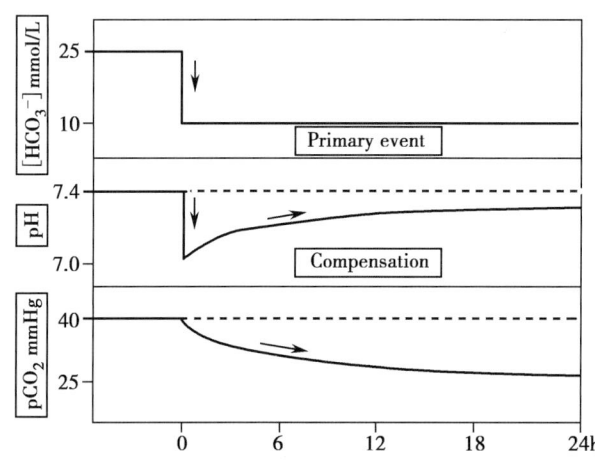

图 8-7-2-2 代谢性酸中毒时的呼吸代偿

$$(1) \quad pH = pK_\alpha + Log\frac{[HCO_3^-]}{[H_2CO_3]}$$

$$(2) \quad pH = pK_\alpha + Log\frac{HCO_3^-}{0.03(PCO_2)}$$

图 8-7-2-3a　方程（1）是 Henderson-Hasselbalch 方程。由于几乎所有血中的碳酸均以 CO_2 溶解的形式存在。H_2CO_3 量等于 $PaCO_2$ 乘以其可溶性系数（0.03mmol/L/mmHg）；方程（2）是常用且更常见的 Henderson-Hasselbalch 方程。PKa=6.1，碳酸解离常数的负对数值。pH=H^+ 浓度（以 nmol/L 为单位）的负对数值

正常 ABG 值（在海平面和呼吸室内空气时）
pH------------------------7.35~7.45
PaCO$_2$------------------------35~45mmHg
PaO$_2$（年龄依赖）----------70~100mmHg
SaO$_2$------------------------93%~98%
HCO$_3^-$------------------------22~26 mmol/L
%MetHb--------------------<2%
%COHb--------------------<3%
剩余碱----------------------　−2 至 2
CaO$_2$------------------------160~220ml O$_2$/L 血

图 8-7-2-3b　ABG 正常值

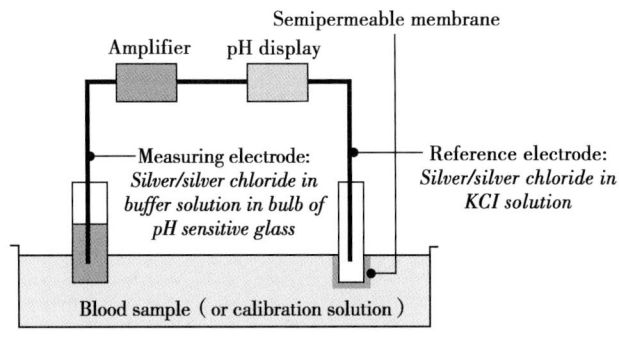

图 8-7-2-4a　检测电极被包裹进内含缓冲液的 pH 敏感玻璃泡中

静脉血电解质的正常值范围

钠：135~145mmol/L

钾：3.5~5.0mmol/L

氯：98~107mmol/L

CO$_2$：24~30mmol/L

图 8-7-2-4b　静脉血电解质的正常值范围

1. 动脉血气分析（ABG）　在动脉血气中，pH、PO$_2$ 和 PCO$_2$ 经检测直接得出，HCO$_3^-$ 值则是经计算得出。pH 电极（下图）被设计用于检测被玻璃膜分割开的两种溶液中的不同 H$^+$ 浓度。两种溶液间将形成电位差，且该电位差与两种溶液间的［H$^+$］梯度呈正比例（图 8-7-2-4）。

检测电极被放入血液标本中，玻璃两侧形成电势，该电势与［H$^+$］差成比例。检测参照电极（通过半透膜与血接触）和检测电极间的电势。两个电极必须在37℃用已知pH值溶液进行校正。

● pH

在大多数临床实验室，血清碳酸氢根浓度是经过检测释放入血样本中的总CO$_2$浓度来确定，这包括HCO$_3^-$和溶解的CO$_2$（由PCO$_2$确定）。因此，血浆总CO$_2$，亦即CO$_2$含量，较血浆HCO$_3^-$略高。总CO$_2$浓度是判断代谢性酸碱紊乱时的常规检查项目。注意：CO$_2$代表总血CO$_2$，其通常较血清HCO$_3^-$略高。

● PO$_2$

肺泡气体状态方程和氧含量方程与氧合水平相关。当组织缺氧导致无氧代谢和生成乳酸时，这些方程与酸碱平衡间接相关。

PAO_2 方程 $=PIO_2-1.2(PaCO_2)$ 和 $PIO_2=FiO_2(Pb-47)$

吸入氧分压（PIO_2）由吸入氧浓度（FIO_2）与气压（Pb）决定。47mmHg 是正常体温时的水汽压，应自 Pb 中减去。

动脉血氧分压（PaO_2）为年龄依赖性，而肺泡氧分压（PAO_2）为年龄非依赖性且若方程中的变量不变则将维持恒定。此外，PaO_2 的变化也必须考虑到 $PaCO_2$、FIO_2 和 Pb 的影响。PaO_2 下降同时伴有肺泡-动脉氧（$A\text{-}aO_2$）梯度增高，提示通气或灌注失衡或不匹配。

动脉血 O_2 浓度（CaO_2）等于 O_2 与血红蛋白结合量和 O_2 溶于血浆量。

$$CaO_2 = Hb \times 1.34 \times SaO_2 + (0.003 \times PaO_2)。$$

缺氧可定义为 PaO_2、SaO_2 和 CaO_2 下降。

● PCO_2

在稳态时，CO_2 从组织进入血的量等于经肺呼出量。在正常静息的成人中，这大约为 200ml/分。如果组织内产生的 CO_2 超过肺泡排出量，则 $PaCO_2$ 将升高；反之，则 $PaCO_2$ 将下降。CO_2 生成率被表示为 VCO_2，肺泡通气被表示为 VA。肺泡二氧化碳分压（$PACO_2$）与 VCO_2 呈正相关，与 VA 呈负相关。0.863 是气体容量（ml）转换成压力（mmHg）的常数，呼气末二氧化碳分压（$PETCO_2$）$=VCO_2 \times 0.863/VA$。

用于检测 CO_2 的电极与用于检测 pH 值的装置类似。CO_2 电极与 $NaHCO_3$ 溶液接触，同时经半透膜与血样本隔离开。CO_2 通过半透膜自血样本弥散至 $NaHCO_3$ 溶液，产生 H^+ 并使 pH 值发生改变。pH 值的改变反映了 CO_2 的改变。

$PaCO_2$ 的正常参考范围是 35～45mmHg。高碳酸血症为 $PaCO_2 > 45mmHg$，低碳酸血症为 $PaCO_2 < 35mmHg$。

2. 静脉血电解质

（1）参考值：在使用传统模型评估酸碱平衡时，静脉电解质应被纳入到酸碱状态的评估中。静脉血电解质包括钠、钾、氯和碳酸氢根的浓度。静脉碳酸氢根值较动脉碳酸氢根值略高 1～3mmol/L。在实验室，通常检查的是静脉 CO_2，这包括碳酸氢根和溶于静脉血的 CO_2。当静脉 PCO_2 为 46mmHg 时，溶于血液的 CO_2 为 $0.03 \times 46 = 1.38mmol/L$。

在 Henderson-Hasselbalch 方程中，正常的 HCO_3^- 和 $PaCO_2$ 比值大约为 20∶1。这是根据以下过程推导而得出：正常 HCO_3^- 和 $PaCO_2$ 值分别为 24mmol/L 和 40mmHg，后者可转换为 1.2mmol/L（40×0.03）。这提示，在正常情况下，碱与酸的比值为 20∶1。

（2）阴离子间隙：静脉电解质被用于计算阴离子间隙 [$AG = Na^+ - (Cl^- + CO_2)$]。AG 是血清 Na^+ 浓度减去 Cl^- 和 HCO_3^-（总 CO_2）浓度。AG 的正常值范围是（10 ± 2）mmol/L（mEq/L）。

AG 的概念由 Gamble 医生[19] 在 "gamblegram"（图 8-7-2-5）中首先提出，即血液的离子环境应保持电荷平衡。总血清或血浆阳离子应总是等于总阴离子以保证电中性。

但在临床实践中，仅阳离子中的 Na^+ 和 K^+，以及阴离子中的 Cl^- 和 HCO_3^- 被常规检测。因此，

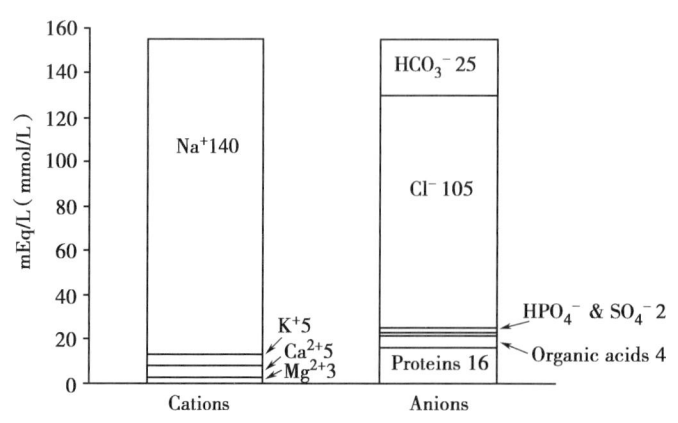

图 8-7-2-5 血清离子环境，也被称为 Gamblegram，是基于詹姆斯 L·盖博（James L Gamble）医生的工作而得出。即循环总阳离子应总是等于总阴离子，这是 AG 概念的基础

未被检测的阳离子和阴离子分别被称为未测定阳离子（UC）和阴离子（UA）。由于总未测定阴离子超过总未测定阳离子，从而导致了AG的产生。

注意，与其他3个变量相比，K^+值数值较小且波动不大，因此未列入公式。在病理情况下，可导致AG发生改变（增加或减少），在下一部分中将详细讨论如何使用AG判断酸碱改变的情况。

碳酸氢根系统是细胞外液中的最大的缓冲系统。HCO_3^-和$PaCO_2$这一组缓冲对可以即时缓冲机体的酸碱失衡。

由于碳酸氢根和$PaCO_2$可以检测，而PKa在大多数情况下维持不变，因而Henderson-Hasselbalch方程中的三个变量很容易确定。

（二）碱剩余模型（使用Siggaard-Andersen公式计算血浆和细胞外液BE）

碱剩余常用细胞外碱剩余或全血碱剩余表示。临床上经常需要根据患者的代谢性酸碱失衡情况评估所需补充HCO_3^-量，细胞外碱剩余可更好地满足这项要求，因此得到了更多的应用。在此，我们仅对细胞外碱剩余进行讨论。

所谓碱剩余是指，在血氧饱和度为100%、37℃和PCO_2为40mmHg的条件下，将血滴定至pH为7.40所需的强酸（如HCl）或强碱（NaOH）量。碱剩余的单位是mEq/L。人体碱剩余的正常值为0（范围~ ±2mEq/L）。碱剩余大于+2mEq/L提示非呼吸性碱中毒，而小于-2mEq/L提示非呼吸性酸中毒。

当强酸被加入血后，总缓冲碱（BB）量将成比例地减少。在代谢性碱中毒时，BB增加。BB的增加和减少依赖于机体的酸碱状态。当血红蛋白浓度为15g/dl时，BB约等于48mEq/L。当血红蛋白浓度下降时，BB将相应地减少至一个较小的范围。

由于碱剩余是使用强酸滴定血液所得，该方法考虑到了非挥发性缓冲成分（包括血红蛋白，血浆蛋白和磷酸盐）对pH改变的影响。因而，与直接测量的HCO_3^-相比，其评估酸碱紊乱的非呼吸性成分的精确度更高。

事实上，临床实际操作中并不应用强酸进行滴定碱剩余，而是按照Singer和Hastings的公式经pH、PCO_2和缓冲成分浓度计算所得。为了van Slyke对酸碱平衡知识的贡献，该计算公式后来被命名为van Slyke公式。

总之，细胞外碱剩余是了解酸碱变化中非呼吸成分的良好指标，不受pCO快速改变影响。在实践中，用动脉血气结果计算细胞外碱剩余并对结果进行报告与计算HCO_3^-浓度一样方便。但碱剩余不能阐明非呼吸性酸碱改变的潜在原因，因此，其临床应用有限。

（三）斯图尔特模型

斯图尔特模型（Stewart's model）的开发基于以下原理：① 血浆呈电中性；② 水的电离产物是恒定的。电解质浓度的变化驱动了水的电离状态的改变，导致氢离子浓度［H^+］相应改变。

氢离子浓度是酸碱状态的决定因素，由其负对数可计算出pH（pH=-log［H^+］），生理范围是7.35 ~ 7.45。

当［H^+］>［OH^-］时，水溶液呈酸性，反之，则呈碱性，但水的电离产物（［H^+］［OH^-］）维持恒定。若［H^+］升高，则［OH^-］必定下降，反之亦然。

［H^+］依赖于其他离子（阴离子和阳离子）的血浆浓度。血浆离子成分的变化必将导致血pH的改变。众所周知，在AG正常的情况下，与阳离子不成比例的阴离子过剩会产生酸中毒，即与阴离子堆积（超出了阳离子比例）相关的电失衡会诱导［OH^-］下降，这将使［H^+］升高、pH下降。相对而言，阳离子过剩使［H^+］下降，导致碱中毒。

Stewart确认了几个血液独立变量，包括：① 强离子差（SID）即所有强阳离子（Na^+、K^+、Ca^{2+}、Mg^{2+}）与所有强阴离子（Cl^-及其他）间的差；② 非挥发弱酸浓度（Atot），包括所有解离和非解离形式的总和；③ PCO_2[20,21]。

Stewart模型的一个主要优势是，其不受血浆蛋白（如低蛋白血症）改变的影响，这在重症患者中极为常见（>90%）。

根据Stewart模型，代谢性酸碱紊乱被分为SID异常和非挥发性弱酸浓度异常两种类型。与使用传统H-H公式得到4种类型的原发性酸碱失衡不同，Stewart模型可呈现8种类型。

Stewart模型更偏重于病理生理，有助于理解电解质紊乱造成的酸碱失衡。但是，与其他模型相比，Stewart模型的主要缺点包括难于精确算出强离子差，且数学计算复杂。

在存在血清蛋白异常的重症患者中进行的大量临床试验表明，就诊断价值而言，Stewart模型应用困难，比传统模型需要更多的变量，并且花费更多的时间和医疗费用。与传统模型相比，Stewart模型并没有表现出特别的优势。在判定预后方面，一项纳入900多例重症患者的大型研究也没有显示出Stewart模型的优势[22]。

第三节　酸碱变化的诊断

（一）诊断酸碱改变的阶梯式方法

评估酸碱状态需要了解两个或以上变量的情况，其中包括呼吸（肺脏）、肾脏和消化道的调节，以及毒物或外源性化学物质的摄入。

在临床上，常规使用传统和碱剩余的阶梯式诊断法判断酸碱失衡。如同所有的临床问题一样，酸碱紊乱的诊断包括病史（表8-7-3-1简述酸中毒和碱中毒的常见表现和症状）和体格检查、动脉血气和静脉电解质分析，并按照以下步骤进行诊断：

步骤1. 获取患者的病史和体检信息（表8-7-3-2）。

步骤2. 同时获取动脉血气和静脉电解质的结果。动脉pH：pH<7.35为酸血症；pH>7.45为碱血症。

表 8-7-3-1　酸碱血症的临床表现

酸血症	碱血症
中枢神经系统	中枢神经系统
1. 头疼	1. 精神错乱
2. 嗜睡	2. 头晕
3. 精神错乱	3. 精神恍惚
4. 意识丧失	4. 昏迷
5. 昏迷	外周神经系统
呼吸系统	1. 震颤
1. 气短	2. 脸和四肢麻木和刺痛
2. 干咳	骨骼肌系统
心血管系统	1. 肌肉痉挛
1. 心动过速	2. 抽搐
2. 心律失常	胃肠道系统
3. 低血压	恶心和呕吐
骨骼肌系统	
1. 虚弱	
2. 痉挛／抽搐	
胃肠道系统	
1. 恶心和呕吐	
2. 腹泻	

表 8-7-3-2　激发酸碱紊乱的常见原因及解析

病因	解析
胃肠道	可以改变酸碱和电解质平衡的胃肠道症状包括呕吐、胃肠减压、腹泻、使用泻药、肠道准备和回肠造口史
肾脏	可表现为多尿和夜尿
呼吸系统	过度通气和通气不足以及慢性阻塞性肺疾病（COPD）病史可引发酸碱失衡
药物	利尿剂和可损伤小管功能的药物［抗真菌药或一些抗菌药（如两性霉素、大剂量青霉素类、氨基糖苷类）、钙调磷酸酶抑制剂、顺铂等许多抗肿瘤药物］
毒素	可导致小管功能障碍和肾小管酸中毒的各种毒素
神经性	急性精神状态改变常与中毒相关，尤其是有毒醇类中毒。D-乳酸性酸中毒会导致醉酒样表现
容量状态	低血容量可促使近端小管碳酸氢盐重吸收增加，导致代谢性碱中毒

　　为确定原发的酸碱平衡异常，必须了解 PCO_2 和 HCO_3^- 的情况：举例来说，如果 pH<7.35（酸血症），则应确定是 PCO_2（呼吸性成分）还是 HCO_3^-（代谢性成分）的异常变化导致的酸血症。如果 PCO_2 和 HCO_3^- 均升高，则判断为 PCO_2 升高导致酸血症，则提示存在呼吸性酸中毒。如果 PCO_2 和 HCO_3^- 均下降，则判断为 HCO_3^- 降低导致酸血症，则提示存在代谢性酸中毒。

　　步骤3. 计算预期的代偿反应：对于代谢性酸中毒，可以用 Winter 公式或 +15 法则（+15 rule）计算预期的 PCO_2 代偿量。谨记，永远没有完全代偿。

　　Winter 公式：预计 $PCO_2=[(HCO_3^- \times 1.5)+8] \pm 2$；

　　"+15法则"：预计 $PCO_2=HCO_3^-+15$。

　　注意："+15法则"仅在血 HCO_3^- 浓度在 10～40mmol/L 时有效。

　　对于代谢性碱中毒，HCO_3^- 每增加 1mmol/L，则 PCO_2 应增加 0.5～1mmHg。当 HCO_3^- 在 10～40mmol/L 以内时，可以使用 +15 法则。

　　对于呼吸性酸中毒：

　　若为急性，PCO_2 每增加 10mmHg，则 HCO_3^- 应增加 1.0mmol/L。

　　若为慢性，PCO_2 每增加 10mmHg，则 HCO_3^- 应增加 3.5mmol/L。

　　对于呼吸性碱中毒：

　　若为急性，PCO_2 每下降 10mmHg，则 HCO_3^- 应减少 2.5mmol/L。

　　若为慢性，PCO_2 每下降 10mmHg，则 HCO_3^- 应减少 5.0mmol/L。

　　如果代偿的程度和方向与预期不同，应考虑叠加的酸碱紊乱。

　　步骤4. 计算阴离子间隙（AG），并比较 AG 变化值和血 HCO_3^- 变化值的比值（$\triangle AG/\triangle HCO_3^-$）。

　　假定电解质的检测是准确的，AG 的升高或者降低可能反映了未检测阳离子和/或阴离子浓度的改变（表8-7-3-3）。在临床上，AG 的增加较 AG 的降低更常见，且常是代谢性酸中毒的结果。

表 8-7-3-3　阴离子间隙（AG）改变的部分原因和解析

阴离子间隙（AG）降低	解析
低蛋白血症	低阴离子间隙的常见原因
单克隆免疫球蛋白病	发生于副蛋白血症时，主要见于多发性骨髓瘤
多克隆免疫球蛋白病	比单克隆免疫球蛋白病常见
溴中毒	阴离子间隙减小程度依赖于血清溴浓度
锂	当锂浓度 >4mEq/L 时，发生阴离子间隙降低
高钙血症	见于原发性甲状旁腺功能亢进症
碘中毒	导致负阴离子间隙的罕见原因

阴离子间隙增大	解析
高阴离子间隙酸中毒	非挥发性酸和有机离子生成过多或排泄减少
严重容量不足	相对性高白蛋白血症
代谢性碱中毒	详见内文
严重的高磷血症	阴离子增多
负蛋白阴离子增多	阴离子增多

约80%的血清阴离子间隙是循环蛋白所带阴离子电荷之和。白蛋白是最多的循环蛋白，因此血清白蛋白的改变将改变血清AG。一般而言，血清白蛋白每减少1g/dl，则AG下降2.5mEq/L。

约80%的血清阴离子间隙由血液内蛋白所带阴离子电荷构成。白蛋白是机体内最多的血蛋白，因此血清白蛋白的改变将改变血清AG。一般而言，血清白蛋白每减少1g/dl，则AG下降2.5mEq/L。

若无其他导致AG升高的明确原因，需考虑特殊原因如代谢性碱中毒或严重的高磷血症。代谢性碱中毒可能引起血清阴离子间隙轻度升高（约4～6mEq/L）。此时血清阴离子间隙升高主要原因为：① 代谢性碱中毒时常见血容量不足，可导致血白蛋白浓度浓缩性升高；② 白蛋白pKa约为5.4，碱中毒时其等电点偏移，导致白蛋白分子上阴离子电荷数增加；③ 碱血症刺激糖酵解，可使乳酸生成增多。研究表明，血pH值每增加0.1个单位，则血清阴离子间隙可能仅增加0.15mEq/L[23]。严重的高磷酸血症（～20mg/dl）可能引起血AG升高[24]。

循环溴化物可导致AG假性减小。溴化物是带负电荷的卤化物，与氯化物相似。溴存在于镇静剂和溴吡斯的明。溴化物也被用于治疗重症肌无力。高浓度的溴化物通过干扰Cl⁻的检测导致Cl⁻水平假性升高，从而导致AG减小或呈负值。研究表明，经常规实验室方法检测的溴化物浓度每增加1mEq/L，则血清Cl⁻浓度可升高约3mEq/L[25-27]。

总之，当面对一套电解质数值时，无论血pH如何，均计算AG是谨慎的做法，因为阴离子间隙酸中毒可隐藏于同时发生的酸碱失衡中。例如，当发生混合性AG酸中毒和代谢性碱中毒时，尽管有潜在的酸碱改变，但患者的血pH可以正常。

△AG/△HCO₃⁻有助于鉴别代谢性酸中毒和混合性酸碱失衡。△AG和△HCO₃⁻的概念是指阴离子间隙每增加1mmol，则将减少约等量的血清碳酸氢根。这在大多数单纯高AG酸中毒（尤其是有机酸中毒）时是正确的，因为，大约等量的H⁺滴定血清HCO₃⁻后，这将剩下等量的未测量阴离子，从而造成高AG（图8-7-3-1）。结果，增加的未测量阴离子和减少的血清HCO₃⁻相当，△AG约等于△HCO₃⁻。如果血清碳酸氢根离子变化不符合上述特点，则意味着存在混合性酸碱失衡（即合并其他的原发性的酸碱紊乱）。

非挥发酸（HA）增多后，△AG（AG增加）通常等于△HCO₃⁻（HCO₃⁻减少）。在代谢性酸中毒的早期阶段，尽管△AG/△HCO₃⁻可能为1∶1，但由于1∶1倾向于一过性，在应用该概念时存在一些注意事项。若酸中毒持续超过数个小时，HCO₃⁻减少程度可能超过AG增加程度。据推测，尿阴离子排泄或可解释AG的减小。鉴于除了高AG酸中毒还有正常AG酸中毒，被排泄的阴离子被Cl⁻取代。在临床上，△AG/△HCO₃⁻<1常见于乳酸酸中毒和酮酸酸中毒的晚期阶段或恢复阶段。因此，使用该比率时应逐个情况分析并谨慎。

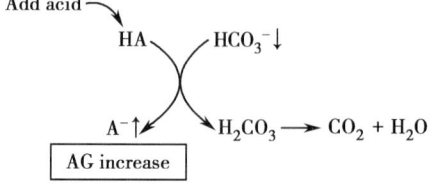

图 8-7-3-1　△AG 与 △HCO₃⁻

在代谢性酸中毒的早期阶段，尽管 $\triangle AG/\triangle HCO_3^-$ 可能为1:1，但随病程进展其比值可发生变化，在应用时应注意。若酸中毒持续超过数个小时，HCO_3^- 减少程度可能超过AG增加程度。AG变化的绝对值比 HCO_3^- 变化绝对值小，可能由于尿阴离子的排泄所致。被排泄的阴离子被 Cl^- 取代。在临床上，$\triangle AG/\triangle HCO_3^- < 1$ 常见于乳酸酸中毒和酮酸酸中毒的晚期阶段或恢复阶段。因此，使用该比值时应注意个体化分析。

步骤5. 在疑似摄入有毒醇类时，计算渗透压和血渗透压间隙。

渗透压是血浆渗透浓度的估计值，与每公斤溶质的颗粒数成比例，其单位是mOsmol/kg（或mmol/kg）。临床实验室使用渗透压仪（冰点渗透压仪或蒸气压渗透压仪）测量渗透压。细胞外液的正常渗透压是280～295mOsm/kg。可根据血清 Na^+、K^+、血糖和尿素水平（单位均为mmol/L）计算渗透压。

步骤6. 在可疑摄入有毒酒精时，计算渗透压和渗透压间隙。

S_{osm} 计算值 $= 2[Na^+]+([血糖]/18)+([血尿素氮]/2.8)$

血清渗透压间隙 $=S_{osm}$ 测量值 $-S_{osm}$ 计算值。

渗透压间隙是血渗透压的测量值与计算值之间的差值。正常的血清渗透压间隙<10mOsm/kg。若血清渗透压间隙增大，>15mOsmol/kg，则提示存在其他可产生渗透压的物质。在急性和高AG酸中毒时，应考虑有毒醇类中毒（如甲醇或乙二醇），并紧急处理。

可能增加渗透压间隙的物质有乙醇、乙二醇、丙二醇或甲醇。异丙醇中毒可导致高渗透压间隙。异丙醇经肝脏乙醇脱氢酶代谢生成丙酮，后者经肾脏排泄。摄入异丙醇后，患者的尿和血中将生成强阳性丙酮。但不会导致高AG酸中毒。异丙醇可见于外用酒精、酒精棉签、洗手液等很多清洁和个人卫生用品中。

（二）诊断叠加的酸碱紊乱

若代偿水平超过了经Winter公式或+15法则计算出的预计值，则很可能存在叠加的酸碱紊乱。在高AG酸中毒的早期阶段，$\triangle AG/\triangle HCO_3^-$ 远远偏离于1:1也提示存在叠加的、正常AG的酸碱改变。

第四节 酸碱紊乱

酸碱紊乱可分为：① 代谢性酸中毒和碱中毒；② 呼吸性酸中毒和碱中毒；③ 叠加性酸碱紊乱。本部分将对各型酸碱紊乱进行介绍。

（一）代谢性酸中毒

代谢性酸中毒是净酸增加的结果，其原因包括酸摄入或产生增多、酸清除减少和/或碳酸氢根丢失。肾脏通过改变RNAE应对系统性酸碱紊乱，主要经改变尿液TA和 NH_4^+ 分泌进行。代谢性酸中毒常被分为正常AG或高AG酸中毒，其原因和发病机制概述如表8-7-4-1。

表 8-7-4-1 正常 AG 和高 AG 代谢性酸中毒的部分原因

正常阴离子间隙酸中毒	高阴离子间隙酸中毒
肾小管酸中毒	GOLDMARK
腹泻	G（Glycerose，乙烯和丙烯）
2～3期CKD	O（Oxoproline，氧脯氨酸）
输尿管乙状结肠瘘	L（L-lactic acid，L-乳酸）
碳酸酐酶抑制剂（如乙酰唑胺）等药物	D（D-lactic acid，D-乳酸）
	M（Methanol，甲醇）
	A（Aspirin，阿司匹林）
	R（Renal failure，肾衰竭）
	K（Ketoacidosis，酮症酸中毒）

1. **正常 AG 酸中毒** 在临床上，大多数情况下，很容易鉴别上述正常 AG 酸中毒的原因。少数情况下，可能需要进行更多的检查以鉴别碱是经肾脏还是胃肠道丢失。计算尿阴离子间隙是鉴别胃肠道或肾脏丢失 HCO_3^- 的方法之一。在前面的 NH_4^+ 生成与分泌章节中介绍过尿阴离子间隙的概念。

尿中检测的阳离子和阴离子是 Na^+、K^+ 和 Cl^-，因此尿阴离子间隙等于：

$$尿阴离子间隙=[Na^+]+[K^+]-[Cl^-]$$
$$尿阴离子间隙=未检测阴离子-未检测阳离子$$

在正常人中，尿阴离子间隙常接近于 0 或为负数。在代谢性酸中毒时，若肾脏的酸化功能正常，则 NH_4^+ 分泌（与 Cl^- 分泌同时进行）应显著增加。随着尿 Cl^- 增多，尿阴离子间隙应为负数，常为 -20mmol/L（mEq/L）或更低。负数提示肾小管功能正常且 HCO_3^- 由胃肠道丢失，而非肾脏。

相反，若肾小管功能损伤，如远端或近端 RTA，肾小管 NH_4^+ 分泌功能受损，则即便存在酸中毒，但也会导致尿阴离子间隙为正数。总之，在正常 AG 酸中毒时，尿 AG 为负数提示肾小管分泌 NH_4^+ 功能正常，酸中毒的病因可能是胃肠道丢失 HCO_3^-，尿 AG 为正数提示 HCO_3^- 由肾脏丢失（RTA）。

尽管尿 AG 有助于鉴别肾性或非肾性酸中毒，但在大多数情况其他信息已足够诊断，比如严重腹泻临床上极易发现并诊断，不必要额外估算尿 AG。

肾小管酸中毒（RTA）包括低钾性远端和近端肾小管酸中毒以及高钾 IV 型 RTA（表 8-7-4-2）。I 型肾小管酸中毒（远端 RTA）的特征是远端肾小管 H^+ 分泌减少。II 型肾小管酸中毒（近端 RTA）的特征是滤过的碳酸氢盐重吸收减少，碳酸氢盐丢失增多。由于尿酸化主要由远端小管完成，因此远端 RTA 时的尿 pH 可持续高于 5.3。尿 pH 持续升高是远端 RTA 的标志，并可用于鉴别远端与近端 RTA，后者的尿 pH 可降低至 <5.3。

表 8-7-4-2　肾小管酸中毒的特征

特征	1 型：远端肾小管	2 型：近端肾小管	4 型：低肾素性醛固酮减少症
缺陷	H^+ 在远端小管分泌	HCO_3^- 在近端小管重吸收	低肾素、低醛固酮
病因或可能的诱因	获得性：结缔组织病、间质性肾炎； 药物：两性霉素； 遗传性疾病（罕见）	获得性：异常蛋白血症（骨髓瘤）、间质性肾病（较少见）、铅或汞中毒； 药物：异环磷酰胺； 遗传：糖原贮积病、遗传性果糖不耐受、线粒体疾病、胱氨酸病、Wilson 病	糖尿病，轻中度慢性肾脏病
血钾	低	低	高
尿 pH	总是较高（>5.3）	低（当 HCO_3^- < 肾小管最大转运率【Tm】时）	可变
葡萄糖、氨基酸、磷经尿丢失（范可尼综合征）	无	有	无
肾钙化或肾结石	有	无	无
贫血	可出现严重贫血	自限性	轻度
碱处理	需小量	需大量，治疗病因	需小量
HCO_3 排泄分数	<5%	用碱处理时会较高	可变

注：CKD：慢性肾脏病；DM：糖尿病；FE：排泄分数；MM：多发性骨髓瘤；Tm：肾小管最大转运率

IV 型 RTA 是一种表现为高钾血症的正常阴离子间隙酸中毒，其原因在于肾脏合成肾素能力丧失以及肾小管对醛固酮无反应。在伴轻至中度慢性肾功能不全的糖尿病患者中，IV 型 RTA 最常见。其主要机制是高钾血症抑制肾脏产铵，从而不能缓冲非挥发酸，导致 RTA。除此之外，醛固酮对

H-ATP酶有刺激作用，Ⅳ型RTA对醛固酮反应减弱，会导致醛固酮介导的H^+分泌减少，也促进了酸血症的发生。

2. 高AG酸中毒 慢性肾衰竭可造成高AG性酸中毒，主要由有阴离子排泄减少所致。当血清AG快速且显著升高时（>30mEq/L），常可以确定致病的阴离子。在通常情况下，在乳酸酸中毒时是乳酸，在酮症酸中毒时是β羟基丁酸和乙酰乙酸。

近年来，在高AG代谢性酸中毒的病因中，又增添了几种新的酸性物质。为便于记忆，其英文首字母可缩写为"GOLDMARK"，意义如下：G（g lycerose，乙烯和丙烯）、O（Oxoproline，氧脯氨酸）、L（L-lactic acid，L-乳酸）、D（D-lactic acid，D-乳酸）、M（Methanol，甲醇）、A（Aspirin，阿司匹林）、R（Renal failure，肾衰）和K（Ketoacidosis，酮症酸中毒）。其他的罕见原因包括甲苯滥用（其代谢产物为马尿酸）和静脉给予硫代硫酸钠。在大多数情况下，临床表现可提示酸中毒的原因。

1）乳酸酸中毒：乳酸有手性，产生两种异构体，L-乳酸和D-乳酸。人体仅能产生L-乳酸，在临床上所检测的乳酸水平也是L-乳酸。在正常情况下，血L-乳酸水平<2mmol/L。

乳酸是糖酵解产物，如图8-7-4-1所示，在胞质由乳酸脱氢酶（LDH）催化生成。

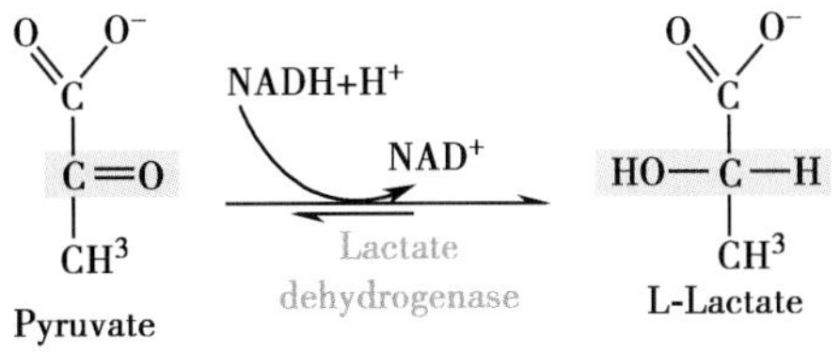

图8-7-4-1 丙酮酸 + NADH + H^+ = 乳酸 + NAD^+

L-乳酸酸中毒可以分为A型和B型乳酸酸中毒。

A型乳酸酸中毒病因主要为包括组织缺氧和灌注不足，如休克、严重贫血、肺部疾病所致缺氧等，可促使组织内葡萄糖的无氧酵解，产生乳酸。

B型乳酸酸中毒由线粒体氧化能力受损所导致，并无组织灌注不足或缺氧的临床证据。可由药物或毒物导致，如二甲双胍、利奈唑胺、逆转录酶抑制剂、异烟肼和氰化物等一些药物和毒素。也可与疾病状态相关，例如：线粒体脑肌病伴高乳酸血症和卒中样发作（MELAS）综合征和糖异生、丙酮酸脱氢酶、三羧酸（TCA）循环、呼吸链或碳水化合物先天性代谢缺陷等疾病均可导致丙酮酸清除受损，而后乳酸脱氢酶将丙酮酸转换为乳酸，导致乳酸酸中毒。在恶性肿瘤患者中，大量肿瘤细胞通过糖酵解引发B型乳酸酸中毒。

D-乳酸酸中毒主要发生在短肠综合征和肠道菌群增生的患者。细菌生产D-乳酸，后者导致高阴离子间隙酸中毒。需要注意的是，大多数临床实验室仅检测L-乳酸。因此，当疑似D-乳酸酸中毒时，应另行检测。

2）酮症酸中毒（DKA）：酮症酸中毒主要发生于糖尿病患者中，由于严重胰岛素缺陷，造成高血糖、脱水和酮体蓄积。是1型糖尿病急危重症，但也可见于2型糖尿病。引发DKA的常见因素包括感染、胰岛素治疗中断和新发糖尿病。

胰岛素缺陷可增强肝糖原异生、糖原分解和脂肪分解，导致酸性代谢产物以及酮类的累积，包括β羟丁酸、乙酰乙酸和丙酮酸。DKA特征性的生化改变是高血糖、血酮体升高、AG升高性代谢性酸中毒和酮尿。高血糖导致渗透性利尿、血清高渗透压和严重的电解质紊乱，特征性表现为体内总K^+耗竭。同时高血糖可导致假性低钠血症，酮症可导致假性血肌酐升高。

酮症酸中毒的治疗目标是恢复正常容量、用胰岛素纠正酮症酸中毒和补充电解质。密切关注实验室数据有助及时发现可能的酸中毒。同时应考虑到并治疗感染等DKA诱发因素。

3）醇类中毒：除了用于酸碱失衡，当可能存在醇类中毒时，应计算渗透压间隙。当出现非血浆渗透压公式中的小分子量物质时，渗透压间隙增大。常见增加渗透压间隙的物质有乙醇、乙二

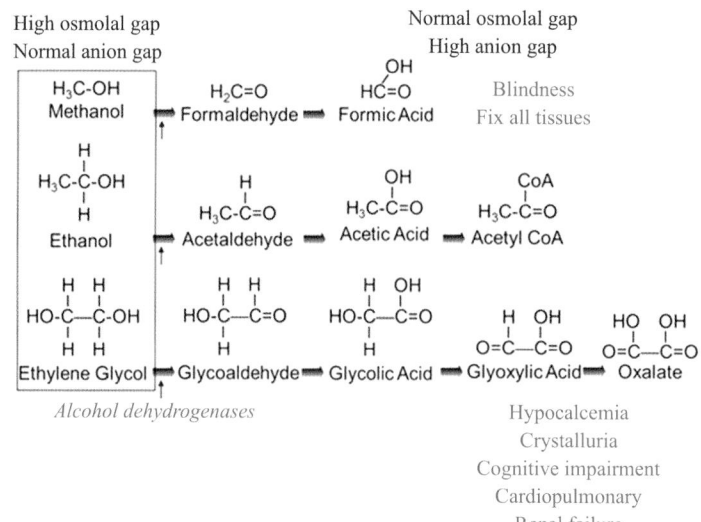

图 8-7-4-2　醇类及其代谢产物导致渗透间隙升高和高 AG 酸中毒

醇、甲醇，内酮、异丙基乙醇和丙二醇。

当可疑中毒患者存在无法解释的高 AG 酸中毒（渗透压间隙高，尤其是 >20）时，应作为醇类（甲醇或乙二醇）中毒进行紧急处理。治疗延迟可能会导致永久性终末器官损伤（图 8-7-4-2）。

甲醇代谢成甲醛（福尔马林）和甲酸（俗称蚁酸），这两种代谢物可固定所接触的组织，导致失明、昏迷和死亡等后果。乙醇（酒精）被氧化成为乙醛，后者进一步被氧化成醋酸，并最终通过柠檬酸循环形成 CO_2 和 H_2O。乙二醇被代谢成羟基乙酸和乙醛酸，并进一步转化为草酸盐，可导致草酸钙结晶在多种组织中沉积和多器官衰竭。

轻度渗透压间隙增大也可见于糖尿病酮症酸中毒和肾衰竭，前者可能由于内源性甘油和其他溶质潴留所致，后者的可能原因是不明渗透活性溶质潴留。

醇类由胃肠道快速吸收，并在摄入 30 ~ 60 分钟内达到吸收峰。在转变为有毒酸（特指甲醇和乙二醇）之前，醇类会产生渗透压间隙。理想的治疗时机应是预防醇类代谢，防止毒性代谢产物产生。乙醇脱氢酶抑制剂（如 4- 甲基吡唑）可有效阻止醇类代谢。在乙二醇中毒时，吡哆素（维生素 B_6）和硫胺素（维生素 B_1）或可促进中间代谢产物转变为毒性较弱的成分，因而常被用于临床。对于重症病例，需要进行血液透析。

血液透析可有效除去前体物质和代谢产物。血液透析的指征有严重酸中毒（pH<7.25 ~ 7.3）、肾衰竭、甲醇中毒视觉症状和血清甲醇或乙二醇浓度 >50mg/dl。血液透析应持续到血液中无法检测到醇类时。

4）水杨酸盐中毒：成人的水杨酸盐中毒常导致高 AG 酸中毒和呼吸性碱中毒。水杨酸很易在胃和小肠被吸收。服用治疗剂量时，水杨酸经肝脏代谢并在 2 ~ 3 小时内被清除。由于水杨酸通过解偶联氧化磷酸化而直接或间接地影响能量产生，水杨酸中毒则表现为多器官系统功能障碍，包括中枢神经系统、心血管系统、肺脏、肝脏、肾脏和代谢系统。呼吸性碱中毒由中枢神经系统呼吸中枢的刺激所致，高 AG 酸中毒由水杨酸及其酸性代谢产物和乳酸所致。

治疗重点在于稳定生命体征，避免持续暴露、促进毒素排出、纠正代谢异常并提供支持治疗。水杨酸无特异性解毒剂。对于伴有中毒症状且肾功能良好的患者，可使用碳酸氢钠，增加尿 pH（理想为≥8）将成倍增加水杨酸盐的排泄。由于碳酸氢钠可造成严重低钾，因此应监测血钾，必要时进行补充。应仔细监测容量状态，以避免肺水肿。重症患者尤其肾功能受损时需进行透析。

5）肾衰竭：在肾衰竭时，进行性肾小管功能丧失和产铵能力下降导致阴离子排出减少以及碳酸氢盐重吸收能力下降，从而造成高阴离子间隙酸中毒。肾衰时的非挥发酸（主要是硫酸和磷酸）累积是造成高阴离子间隙酸中毒的原因。

（二）代谢性碱中毒

酸的净丢失或碳酸氢盐的净增加均可导致代谢性碱中毒（生成阶段）。低血容量、低血钾、盐皮质激素过多均可阻止肾脏清除累积的碳酸氢盐，促使碱中毒状态持续（维持状态）。代谢性碱中毒的临床表现包括虚弱、肌肉痉挛、腱反射亢进、肺泡通气不足和心律失常。导致代谢性碱中毒的主要原因、病理生理、诊断特征和治疗如表8-7-4-3所示。

与低血容量相关的代谢性碱中毒的特征为低尿氯（<20mEq/L），并对等渗盐水滴注或口服盐片所致容量扩张敏感。与原发性盐皮质激素过多相关的代谢性碱中毒通常为高血容量，高尿氯（>20mEq/L）并对盐水治疗无效，但对乙酰唑胺和盐皮质激素拮抗剂敏感。由于碱中毒和乙酰唑胺可增加尿钾排泄，因此当血钾大于4mmol/L时，给予上述治疗比较安全。代谢性碱中毒可轻度增加血清AG（2 ~ 4mEq/L）。

表 8-7-4-3　代谢性碱中毒

主要病因	病理生理	诊断特征	治疗
呕吐和胃管留置引流	胃酸丢失	低尿 Cl^-	0.9% 盐水
噻嗪类利尿剂或襻利尿剂治疗	在高醛固酮状态时远端小管钠转运增强，H^+ 和 K^+ 分泌增多	低 / 等量体液，高尿 Cl^-	停用致病药物
低钾血症	H^+ 与 K^+ 交换进入细胞内	除非补充 K^+，否则很难纠正	KCl
碳酸氢钠应用过多，超出肾脏排泄能力	超过肾脏排出 HCO_3^- 的能力	正常至高容量	停用致病药物
氯化物腹泻	碳酸氢盐丢失 - 细胞外液不足	低血容量	治疗腹泻并给予盐水
原发性醛固酮增多症	高尿钠和高醛固酮	低血容量 尿 Cl^->20 mmol/L	内科或外科方法纠正醛固酮增多症

（三）呼吸性酸碱紊乱

PCO_2 异常标志着呼吸性酸碱失衡。PCO_2 由潮气量和呼吸频率确定，且受通气系统调控。通气系统主要包括呼吸中枢、胸壁（肋骨、神经和肌肉）和肺实质。呼吸中枢受药物、激素（妊娠期间的孕酮）和毒素（在肝脏衰竭、尿毒症或脓毒症患者中）的影响；胸壁功能受神经肌肉病、麻痹和外伤（连枷胸）的影响；肺实质受感染、急性呼吸窘迫综合征时的肺水肿和慢性阻塞性肺疾病影响。导致呼吸性酸碱改变的原因和针对急慢性呼吸性酸碱改变而发生代谢代偿总结见表8-7-4-4。

表 8-7-4-4　呼吸性酸碱紊乱的原因

呼吸性酸中毒的病因
1. 中枢神经系统抑制
损伤：创伤、梗死、出血或肿瘤
药物：阿片类药物、镇静剂、麻醉剂
肥胖性地通气（如 Pickwickian 综合征）
中枢性缺氧
2. 外周神经或肌肉
吉兰巴雷综合征、重症肌无力、各种肌病
膈肌因素：麻痹或固定、肌松剂（包括镁）
毒素：如有机磷、蛇毒

3. 胸壁、气道、肺

　气道：上或下气道阻塞

　胸壁创伤：连枷胸、挫伤、血胸、气胸

　肺：肺水肿、急性呼吸窘迫综合征（ARDS）

4. 二氧化碳过量

　恶性高热

　吸入气中添加 CO_2

呼吸性碱中毒的病因

1. 中枢神经系统　疼痛、过度通气综合征、焦虑、精神病、感染、创伤、脑血管事件

2. 缺氧　高海拔、严重贫血、右至左分流

3. 药物　黄体激素、甲基黄嘌呤、水杨酸、儿茶酚胺、尼古丁

4. 内分泌　黄体激素（妊娠）

呼吸性酸中毒的特征是血 pH 下降、PCO_2 升高和血清 HCO_3^- 代偿性增加。呼吸性碱中毒的特征是血 pH 升高、PCO_2 下降和血清 HCO_3^- 代偿性减少。需要针对不同的病因，对呼吸性酸碱失衡进行治疗。

（钱　琪）

参考文献

1.　BARTEL US, MASSEY LK. Excess dietary protein can adversely affect bone. J Nutrition, 1998, 128(6):1051-1053.

2.　HEANEY RP. Excess dietary protein may not adversely affect bone. J Nutrition. 1988, 128(6):1054-1057.

3.　BARTEL US. The skeleton of an iron exchange system implication for the role of acid base imbalance in the genesis of osteoporosis. J Bone Min Res, 1995, 10(10):1431-1436.

4.　WACHMAN A, BERNSTEIN DS. Diet and osteoporosis. Lancet, 1968, 1(7549):958-959.

5.　APPEL LJ, MOORE TJ, OBARZANEK E, et al. A clinical trial of the effects of dietary patterns on blood pressure. N Engl J Med, 1997, 336(16): 1117-1124.

6.　LIN P, GINTY F, APPEL L, et al. Impact of sodium intake and dietary patterns on biochemical markers of bone and calcium metabolism. J Bone Min Res, 2001, 16(S1): S511-S511.

7.　ARNETT TR, BOYDE A, JONES SJ, et al. Effects of median acidification by alteration of carbon dioxide or bicarbonate concentrations on the resorptive activity of rat osteoclasts. J Bone Min Res, 1994, 9(3): 375-379.

8.　ARNETT TR, DEMPSTER DW. Effect of pH on bone resorption by rat osteoclasts in vitro. Endocrinology. 1986, 119(1):119-124.

9.　KREIGER NS, SESSLER NE, BUSHINSKY DA. Acidosis inhibits osteoblastic and stimulates osteoclastic activity in vitro. Am J Physio, 1992, 2 62: F442-F448.

10.　SEVERINGHAUS JW. Blood gas calculator. J of Applied Physiology, 1966, 21(3): 1108-1116.

11.　BENESCH R, BENESCH RE. Intracellular organic phosphates as regulators of oxygen release by hemoglobin. Nature, 1969, 221(5181): 618-622.

12.　BELLINGHAM AJ, DETTER JC, LENFANT C. Regular total mechanism of hemoglobin oxygen affinity in acidosis and alkalosis. J Clin Invest, 1971, 50(3): 700-706.

13. SCHWARTZ GJ, TSURUOKA S, VIJAYAKUMAR S. Acidincubationreverses the polarity ofintercalatedcelltransporters, an effectmediated by hensin. J Clin Invest, 2002, 109(1): 89-99.

14. HIKITA C, VIJAYAKUMAR S, TAKITO J, et al. Induction of terminal differentiation in epithelial cells requires polymerization of hensin by galectin 3. J Cell Biol, 2000, 151(6): 1235-1246.

15. SCHWADERER AL, VIJAYAKUMAR S, AI-AWQATI Q, et al. Galectin-3 expression is induced in renal beta-intercalated cells during metabolic acidosis. Am J Physiol Renal Physiol, 2006, 290(1): F148-F158.

16. WATANABE S, TSURUOKA S, VIJAYAKUMAR S, et al. Cyclosporin A produces distal renal tubular acidosis by blocking peptidyl prolyl cis-trans isomerase activity of cyclophilin. Am J Physiol Renal Physiol, 2005, 288(1): F40-F47.

17. DUONG VAN HUYEN JP, CHEVAL L, BLOCH-FAURE M, et al. GDF15 triggers homeostatic proliferation of acid-secreting collecting duct cells. J Am SocNephrol, 2008, 19(10):1965-1974.

18. WEINER ID, VERLANDER JW. Role of NH3 and NH4+ transporters in renal acid-base transport. Am J Physiol Renal Physiol, 2011, 300(1): F11-F23.

19. GAMBLE J. Chemical Anatomy, Physiology, and Pathology of Extracellular Fluid. 5th ed. Cambridge: Harvard University Press, 1950.

20. STEWART PA. Modern quantitative acid-base chemistry. Can J Physiol Pharmacol, 1983, 61(12):1444-1461.

21. STORY DA, MORIMATSU H, BELLOMO R. Strong ions, weak acids and base excess: a simplified Fencl-Stewart approach to clinical acid-base disorders. Br J Anaesth, 2004, 92(1): 54-60.

22. DUBIN A, NEISES M, ESTENSOOR E, et al. Comparison of three different methods of evaluation of metabolic acid base disorders. Crit Care Med, 2007, 35(5): 1264-1270.

23. PAULSON WD. Effect of acute pH change on the serum anion gap. J Am Soc Nephrol, 1996, 7(2): 357-363.

24. KIRSCHBAUM B. The acidosis of exogenous phosphate intoxication. Arch Intern Med, 1998, 158(4): 405-408.

25. RUIZ JP, OSTER JR, NAVARRO J, et al. Low anion gap resulting from unexplained exposure to bromide in a patient with renal amyloidosis. J Toxicol Clin Toxicol, 1992, 30(4): 663-676.

26. ELIN RJ, ROBERTSON EA, JOHNSON E. Bromide interferes with determination of chloride by each of 4 methods. Clin Chem, 1981, 27(5): 778-779.

27. WACKS I, OSTER JR, PEREZ GO, et al. Spurious hyperchloremia and hyperbicarbonatemia in a patient receiving pyridostigmine bromide therapy for myasthenia gravis. Am J Kidney Dis, 1990, 16(1): 76-79.

第九篇

常见肾脏病的临床表现与诊断思路

第一章
血 尿

血尿是肾脏科常见的症状之一。很多情况下，尤其是在年轻人中可能是一过性，并没有严重的后果，而在一些中老年人中（例如超过50岁以上），即使是一过性肉眼血尿也可能和一些恶性肿瘤有关，因此需要临床医生进行仔细鉴别[1,2]。

一、血尿定义

正常人离心尿沉渣镜检红细胞计数<3个/HP（高倍镜视野），通常情况下将每高倍镜视野超过3个以上则定义为血尿，尿色外观无血色则称之为镜下血尿（invisible hematuria）[1]。关于血尿的诊断中应当注意以下几点：

1. 没有绝对的安全界限　对于血尿的定义存在一定的差异，也有些研究将其定义为 ≥ 2 个 /HP，应当指出对于血尿并没有绝对的安全范围，在检查过程中如果每个视野均有 1 ~ 2 个红细胞，即使没有达到上述标准，也应当密切追踪观察[3,4]。但是下调血尿诊断的界值可能会带来很多不必要的假阳性结果，因此在本书中我们采用 ≥ 3 个 /HP 作为诊断标准。

2. 尿试纸条法　采用尿沉渣镜检是诊断血尿的金标准，尿试纸条法可能更加简单，其主要通过检测尿中血红素来反应血尿，其敏感性很高，可以检测到 1 ~ 2 个 /HP 的红细胞血红素，但是可能以下原因带来一定的假阳性：尿液受到精液污染，可以引起血红蛋白的试纸条反应；尿液碱性 pH>9 或者用氧化剂清洁外阴；存在血红蛋白尿或者肌红蛋白尿；因此尿试纸条阳性需要经过尿液沉渣镜检确认。但是尿试纸条法很少出现假阴性结果。

3. 肉眼血尿　当尿液呈现红色或棕色我们称之为肉眼血尿（visible hematuria）。每升尿液中只要有 1ml 血液就足以引起肉眼可见的血尿，因此肉眼血尿程度不一定反映有大量出血；红色尿不一定是血尿，还可以见于肌红蛋白尿或血红蛋白尿，因此肉眼血尿不一定总是血尿，离心后尿液沉渣呈现红色或棕色，而上清液清亮则为血尿；而离心后上清液为红色或棕色，尿血红素检测阳性（如尿试纸条法）常见于血红蛋白尿（如血管内溶血）或肌红蛋白尿（如横纹肌溶解），详见本书相关章节；如上清液红色但血红素检测阴性，主要见于卟啉症、用药（如膀胱镇痛药非那吡啶、大黄和去铁胺）、进食甜菜根等都可以引起红色尿液。此外一些因为月经期或者产后污染也可以引起肉眼血尿。

二、血尿的诊断思路

对于血尿的鉴别要点：首先应当明确是肾小球疾病引起的肾小球源性血尿，还是其他疾病导致的非肾小球源性血尿，包括泌尿系统局部疾病例如肿瘤、结石、肾囊肿性疾病（包括多囊肾或髓质海绵肾）、肾乳头坏死、代谢性疾病（如高尿钙血症、高尿酸尿症）、尿路感染、血管畸形等，或者是全身出血性疾病例如凝血障碍、抗凝药物过量。两者的鉴别对于指导进一步检查明确血尿原因非

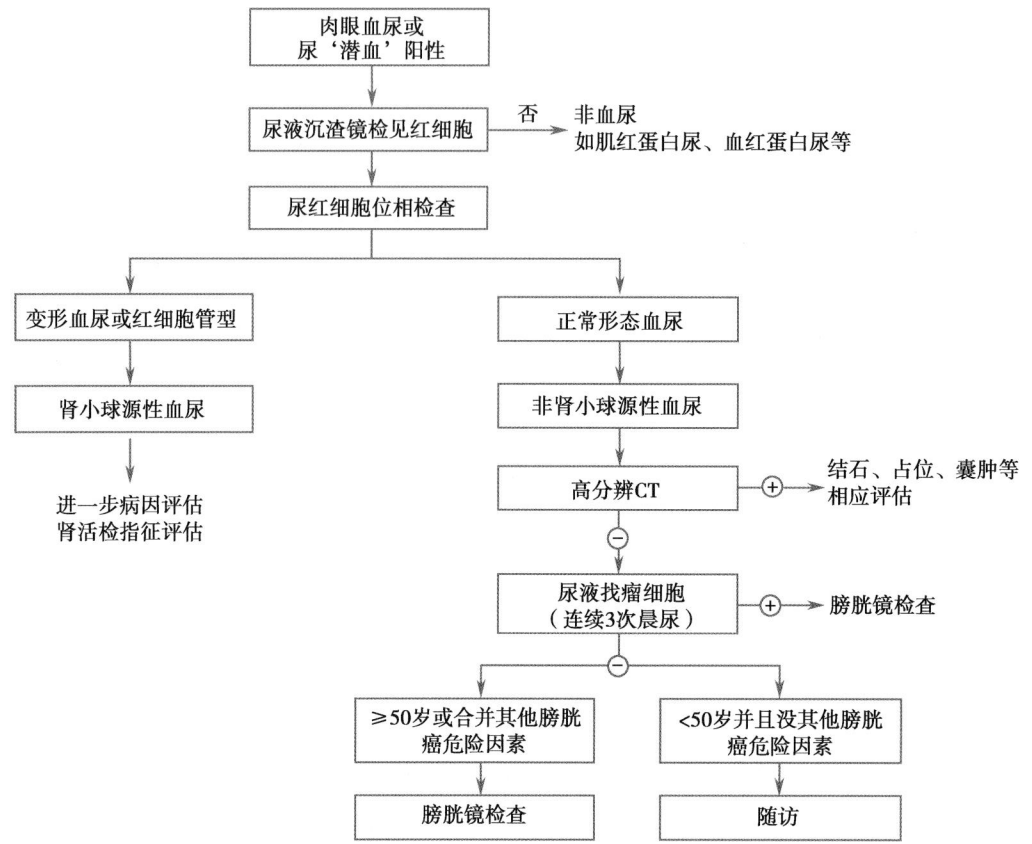

图 9-1-0-1　血尿临床思路

常关键；其次要注意排除泌尿系统恶性肿瘤导致的血尿，特别是在一些高危人群或中老年人（>50岁）新发现的血尿，尤其要排除肿瘤。即使一些已经明确存在肾小球疾病引起血尿的老年患者，如果突发血尿加重也不要忽视恶性肿瘤的排除，而需要及时进行相关检查[1]。有关血尿临床思路见图9-1-0-1。

（一）对于肾小球源性和非肾小球源性血尿的临床鉴别要点

1. 全程　肾小球源性血尿为全程血尿。而非肾小球源性血可以为起始血尿，提示病变位置在尿道；终末血尿，病变位置在膀胱三角区；也以为全程血尿，出血位置在输尿管膀胱开口以上部位，以上血尿特点可以通过询问患者肉眼血尿排尿时所见或者通过尿三杯试验确认。

2. 无痛　绝大多数肾小球源性血尿患者为无痛性血尿，仅少数患者由于血尿刺激膀胱可产生轻微的尿痛。而一些非肾小球源性血尿可以伴有尿痛，例如肾结石或输尿管结石的患者往往在剧烈的腰痛后出现肉眼血尿。

3. 不凝　绝大多数肾小球源性血尿患者肉眼血尿没有血丝、血块，而非肾小球源性血尿血丝、血块较为常见。

4. 红细胞管型　如果尿液沉渣检查发现红细胞管型，则血尿形成一定是在肾小管或以上位置，因此肯定为肾小球源性血尿，但是红细胞管型的敏感性并不高。大量红细胞管型阻塞有时候会引起AKI。

5. 变形　变形血尿一直是用来判断肾小球源性血尿的重要方法。采用相差显微镜检查尿红细胞形态，肾小球源性血尿多为变形性，而非肾小球源性多为正常形态血尿[5]。特别是在尿沉渣发现棘形红细胞对于诊断肾小球源性血尿具有很高的特异性。在两项大样本研究中 >5% 的棘形红细胞对于诊断肾小球源性血尿的特异性分别高达 98% 和 100%，但是敏感性稍低，在这两项研究中分别为 52% 和 73%[6,7]。当然对于变形血尿的价值也有争议的地方[8]，在少数情况下当肾小球严重破坏合并基底膜断裂或合并大量新月体形成时也可以出现正常形态的血尿，同样，泌尿系统的一些移行上皮细胞癌也可以出现轻度变形的血尿。

6. 肾病其他表现　例如合并蛋白尿（尿蛋白肌酐比值大于 0.3 或者 24 小时尿蛋白定量超过 300mg），特别是大量蛋白尿时提示肾小球源性血尿。

（二）辅助检查对于诊断的价值

1. 影像学检查　当经过初步筛查排除了肾小球疾病后通常需要影像学方面的检查以排除上泌尿系统疾病如肾癌、肾盂或输尿管移行细胞癌、肾脏囊肿、结石或梗阻性疾病。超声学检查目前仍然是一种安全、价格便宜、简单易行的检查，常常用于筛查，但是对于占位性病变不够敏感，尤其难以发现直径小于 3cm 的实体肿瘤 [9]；在以往研究中也常常采用静脉肾盂造影检查，但是对于直径 2 ～ 3cm 的占位的检查阳性率和特异性分别为 52% 和 82%，而且不太容易鉴别囊肿和实性占位；而增强 CT 检查对于 2 ～ 3cm 占位性病变敏感性和特异性高达 82% 和 91%[10]。对于泌尿系统结石的检查，高分辨 CT 的敏感性达到 100%[11,12]，而超声的敏感性只有 67%，因此当临床怀疑泌尿系结石时首先考虑高分辨率 CT 平扫，而怀疑有可能肿瘤时则应当增强 CT 检查。超声和肾盂造影检查较为便宜，但是因为常常需要后续检查以确定诊断，因此可能也不一定节省检查费用。

2. 内镜检查　经过临床、尿液检查（确定有无肾小球疾病）和影像学检查，仍然可能使得相当部分患者镜下血尿原因不清楚，在这种情况下需要评估有无下尿路的出血，尤其要除外膀胱癌。膀胱镜检查对于评估有无膀胱肿瘤或病变较为重要，尤其对于一些年龄较大（>50 岁）男性患者，或者是存在尤其他有关膀胱癌的危险因素患者，更应当考虑接受膀胱镜检查，这通常需要建议患者寻求泌尿外科医生的意见。例如在一项社区针对 1340 名 50 岁以上的社区男性进行血尿排查，其中 192 例存在血尿的患者进一步进行全面泌尿系评估，结果有 16 例患者发现肿瘤，包括 9 例膀胱癌、1 例肾癌和 6 例前列腺癌 [12]。而现有的证据显示对于女性而言，镜下血尿进行内镜检查的必要性没有男性那么大，相关肿瘤发生率要明显小于男性 [13]。

3. 尿液细胞学检查　尿液细胞学检查对于诊断膀胱癌的敏感性并不高，在两项大样本研究中分别为 66% 和 79%，但是特异性较高（95% ～ 100%）[14]。通过采用连续三天清晨第一次尿液进行检查可以提高诊断的敏感性；尿液细胞血检查对于诊断肾细胞癌敏感性不高。目前的研究热点是通过尿液肿瘤相关分子生物学检查有望提高对于泌尿系肿瘤敏感性和特异性，这有待于进一步的研究结果。

三、血尿与预后

约 8% ～ 25% 肉眼血尿患者可能合并肿瘤，而只有 2.6% 的患者存在泌尿系肿瘤，特别是对于年龄大于 50 岁患者、吸烟或其他存在其他肿瘤相关危险因素的患者 [2]。

对于单纯性血尿的患者，在除外外科情况下，肾活检资料显示以 IgA 肾病、薄基底膜肾病和遗传性肾炎居多，尤其常见于 IgA 肾病。从肾小球源性血尿而言，在多数研究中更多的证据提示蛋白尿、血压、肾功能等临床指标是影响患者肾功能进展速度的危险因素，而在疾病人群中关于血尿与患者发生肾衰竭的相关性存在一定争议。

2011 年来自加拿大一项全国的回顾性队列分析纳入了 120 万 16 ～ 25 岁健康人群调查研究，其中有 3 690 例（0.3%）患者存在单纯性血尿，对其长达 22 年的随访发现，其中 0.70% 的患者进展至 ESRD，较没有发生血尿对照相比，其发生肾衰竭的风险相对增加 18.5 倍[15]，但是绝对风险仍然较低；而来自中国香港对于 90 例中国人血尿患者（平均年龄 39 岁）进行 5 年随访观察发现，其中 1 例（1%）患者发生了膀胱癌，1 例（1%）发生慢性肾衰竭，16 例（19%）发生高血压，10 例（11%）发生了蛋白尿[16]；因此尽管单纯性血尿发生肾衰的绝对风险较低，但是仍然较对照组有明显的增加，而且相当部分患者会出现病情进展（高血压和蛋白尿的出现），需要临床医生进行长期的追踪。对于出现危险因素（如蛋白尿、高血压或肾功能下降）患者应当对于病因进行积极评估，并给予干预治疗。

（吕继成）

参考文献

1. 王海燕 . 肾脏病学 . 北京：人民卫生出版社 , 2008.

2. HOLE B, WHITTLESTONE T, TOMSON C. Investigating asymptomatic invisible haematuria. BMJ, 2014, 349:g67-68.

3. SUTTON JM. Evaluation of hematuria in adults. JAMA, 1990，263(18):2475-2480.

4. COHEN RA, BROWN RS. Clinical practice. Microscopic hematuria. N Eng J Med, 2003, 348(23):2330-2338.

5. BIRCH DF, FAIRLEY KF. Haematuria: glomerular or non-glomerular? Lancet, 1979, 2(8147):845-846.

6. OFFRINGA M, BENBASSAT J. The value of urinary red cell shape in the diagnosis of glomerular and post-glomerular haematuria. A meta-analysis. Postgrad Med J, 1992, 68(802):648-654.

7. KOHLER H, WANDEL E, BRUNCK B. Acanthocyturia–a characteristic marker for glomerular bleeding. Kidney Int, 1991, 40(1):115-120.

8. POLLOCK C, LIU PL, GYORY AZ, et al. Dysmorphism of urinary red blood cells–value in diagnosis. Kidney Int, 1989, 36(6):1045-1049.

9. JAMIS-DOW CA, CHOYKE PL, JENNINGS SB, et al. Small(<or = 3-cm) renal masses: detection with CT versus US and pathologic correlation. Radiology, 1996, 198(3):785-788.

10. WARSHAUER DM, MCCARTHY SM, STREET L, et al. Detection of renal masses: sensitivities and specificities of excretory urography/linear tomography，US，and CT. Radiology, 1988, 169(2): 363-365.

11. SOURTZIS S, THIBEAU JF, DAMRY N, et al. Radiologic investigation of renal colic: unenhanced helical CT compared with excretory urography. AJR Am JRoentgenol, 1999, 172(6):1491-1494.

12. MESSING EM, YOUNG TB, HUNT VB, et al. Home screening for hematuria: results of a multiclinic study. J Urol, 1992, 148: 289-292.

13. MURAKAMI S, IGARASHI T, HARA S, et al. Strategies for asymptomatic microscopic hematuria: a prospective study of 1, 034 patients. J Urol, 1990, 144(1):99-101.

14. RIFE CC, FARROW GM, UTZ DC. Urine cytology of transitional cell neoplasms. Urol Clin North Am, 1979, 6(3):599-612.

15. VIVANTE A, AFEK A, FRENKEL-NIR Y, et al. Persistent asymptomatic isolated microscopic hematuria in Israeli adolescents and young adults and risk for end-stage renal disease. JAMA, 2011, 306(7):729-736.

16. CHOW KM, KWAN BC, LI PK, et al. Asymptomatic isolated microscopic haematuria: long-term follow-up. QJM, 2004, 97(11): 739-745.

第二章
肾性水肿[1]

水肿（edema）是组织间隙有过多的液体积聚。当液体积聚超过体重的4%～5%时可表现为显性水肿。水肿可分全身性和局限性。水肿严重者可以出现腹腔、胸腔积液。脑水肿、肺水肿还有各自特殊的形成机制。

一般水肿的形成机制：① 血浆胶体渗透压降低（各种原因导致的低蛋白血症）；② 毛细血管内静水压升高（各种原因引起的静脉回流障碍、循环血容量增加等）；③ 毛细血管壁通透性增高（血管活性物质、炎症、细菌毒素、缺氧等）；④ 淋巴液回流受阻（淋巴结切除术后或淋巴管阻塞等）。肾脏疾病引起的水肿称为肾性水肿，形成机制包括肾脏疾病产生水钠潴留导致的毛细血管内静水压升高、低蛋白血症导致的血浆胶体渗透压降低以及毛细血管壁通透性增高。肾性水肿具有对称性，常见于下肢和颜面，多为可凹性（急性肾炎时，以水钠潴留静水压升高为主，水肿不易压出凹痕，被称为"肾炎性水肿"）。

鉴别诊断：

（一）与各种常见的全身性水肿鉴别，见表9-2-0-1。

表 9-2-0-1　常见全身性水肿的鉴别要点

	心源性	肝源性	肾源性	营养不良性	内分泌性
开始水肿部位	从足开始，下垂部位明显	足部开始，腹水常更突出	眼睑或足部开始	足部开始	胫前或眼眶周围
可凹性	是	是	是	是	否或是
是否伴胸腹水	常见	常见	可见	常见	少见
发展速度	缓慢	缓慢	迅速	缓慢	缓慢
伴随症状、体征	心脏增大、肝大、颈静脉怒张	肝脾大、黄疸、肝掌、蜘蛛痣、腹壁静脉曲张	高血压、尿量减少	消瘦、体重下降、皮脂减少	怕冷、反应迟钝或心悸、多汗、便秘或腹泻
辅助检查	超声心动图	肝酶升高、凝血功能下降、白蛋白下降	血尿、蛋白尿、血肌酐升高	血白蛋白下降、贫血	甲状腺功能或其他内分泌功能异常

还需鉴别的有：① 药物性水肿：钙离子拮抗剂、α受体拮抗剂、非甾体类抗炎药、糖皮质激素、雌/孕激素类制剂、甘草制剂或噻唑烷二酮类胰岛素增敏剂等。主要是双下肢水肿，应注意询问用药史，以助鉴别。② 特发性水肿：发生于女性，特点为周期性出现；发生于女性月经前者，称作经前期水肿，与孕激素有关。

（二）与局限性水肿鉴别

（1）静脉阻塞性水肿：见于单侧或双侧下肢静脉曲张；肾病患者若一侧下肢水肿较重，应警惕该侧静脉血栓可能。

（2）接触性皮炎：化妆品过敏，颜面、双眼睑水肿，有时会与肾性水肿混淆，但常伴皮肤发红、皮疹，有助于鉴别。

（刘　刚）

参考文献

1.　邝贺龄.内科疾病鉴别诊断学.北京:人民卫生出版社,1993.

第三章
多 尿[1,2]

每日尿量大于2 500ml称为多尿，大于4 000ml称为尿崩。

多尿的常见病因及诊断流程见图9-3-0-1。临床上有一些简易的方法帮助确定比较常见原因的

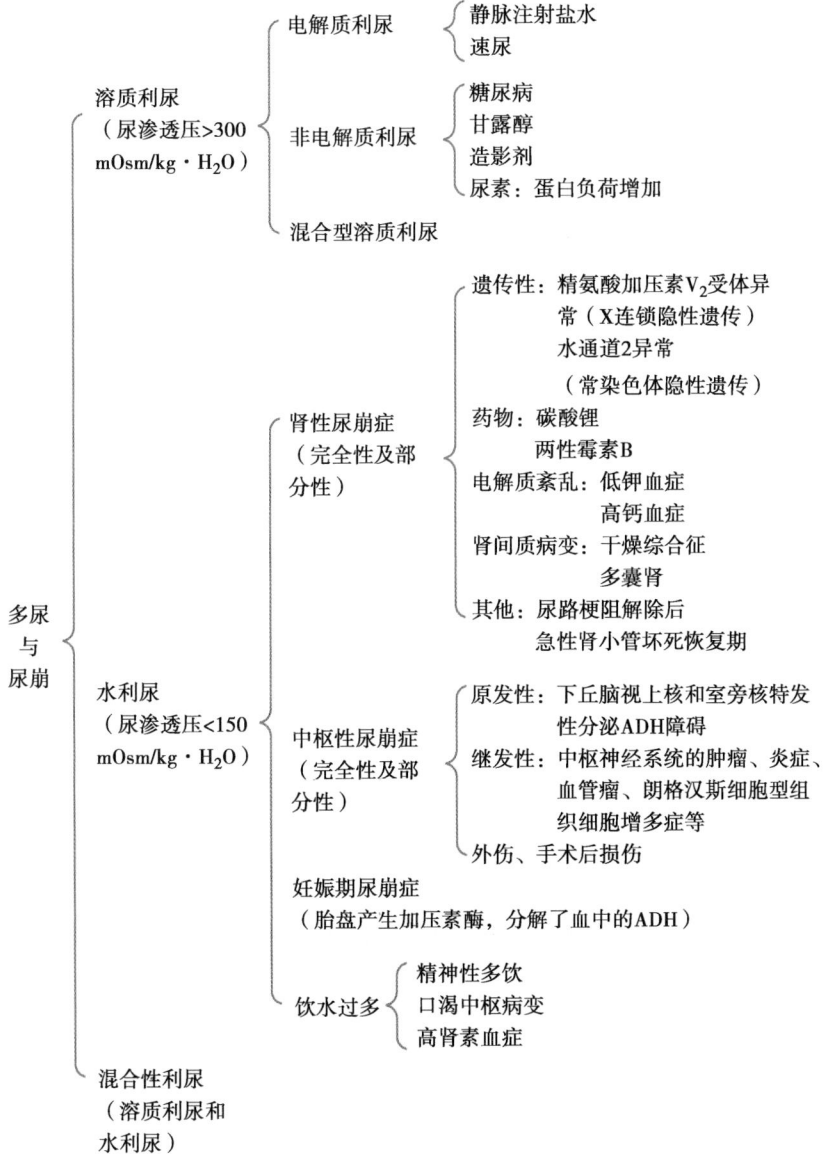

图 9-3-0-1 多尿的病
因及诊断流程图

多尿。首先，测尿渗透压区分渗透性利尿和水利尿。之后，再进一步分析：如果血钠<137mmol/L，并且尿渗透压<血渗透压的一半，可以确定是饮水过多；如果血钠>142mmol/L，并且尿渗透压<血渗透压，则高度提示尿崩症（中枢性、肾性皆可）；如果尿渗透压>600mOsm/kg·H_2O，则可以除外尿崩症。限水加压素试验及血ADH检测有助于水利尿多尿的病因鉴别，限水帮助区分精神性多饮和尿崩症，给予加压素帮助区分中枢性尿崩症和肾性尿崩症。

（刘　刚）

参考文献

1. SIMON EE, PUSCHETT JB. Polyuria and Nocturia. //MASSRY SG, GLASSOCK RJ. Massry & Glassock's Textbook of Nephrology. Philadelphia: Lippincott Williams & Wilkins, 2001.

2. ROSE BD, POST TW. Clinical Physiology of Acid-Base and Electrolyte Disorders. New York: McGraw-Hill, 2001.

第四章
与肾脏疾病相关的腰痛[1,2]

腰痛是相对常见的症状，在我国公众的心中历来就有"腰主肾"的说法，因此，常有患者以腰痛为主诉来门诊要求检查肾脏，然而实际上，以腰痛为首发表现的肾脏内科疾病相对少见，正确的鉴别诊断思路将为患者解除顾虑以及进一步到相关专业科室诊治提供帮助。

腰痛一般分为两种：肾绞痛（renal colic）和普通腰痛（flank pain）。前者主要是由于结石（也可以是血块、坏死的肾乳头）阻塞输尿管，导致输尿管痉挛、肾盂急性扩张引发剧烈疼痛（患者常难以用语言描述），单侧常见，疼痛可向会阴部放射。患者多表现为辗转反侧，试图找到相对舒服的体位，但却不能，多伴有恶心、呕吐、大汗等症状，可伴有膀胱刺激征，绞痛缓解后多有血尿。体检可发现输尿管走行部位压痛。普通腰痛是指除肾绞痛以外的其他腰痛，由多种疾病引起，需要通过问诊、体检及辅助检查进行鉴别（图9-4-0-1）。

肾脏内科疾病引发腰痛的特点是：① 多为钝痛、胀痛，疼痛一般不剧烈；② 多为双侧腰痛（但肾盂肾炎、肾静脉血栓常为单侧）；③ 活动、体位（如：弯腰、转身）与腰痛没有关系；④ 肾区一般没有压痛，多有叩痛。

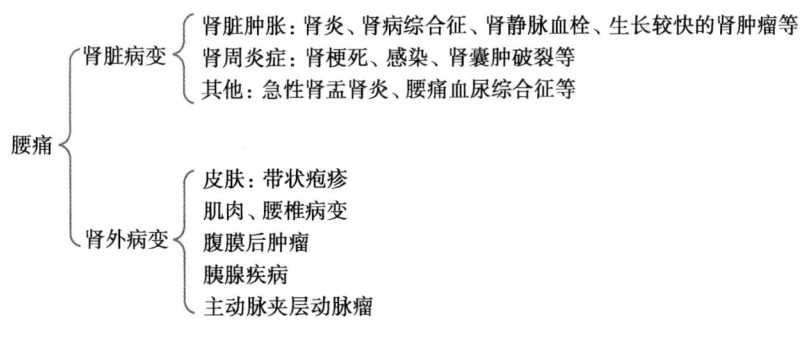

图 9-4-0-1　腰痛的常见病因

（刘　刚）

参考文献

1. COE FL. Renal Colic and Flank Pain. Massry & Glassock's Textbook of Nephrology. Philadelphia: Lippincott Williams & Wilkins, 2001.

2. TEICHMAN JMH. Acute Renal Colic from Ureteral Calculus. N Engl J Med, 2004, 350: 684-693.

第十篇

急性肾损伤 / 急性肾衰竭

第一章

概　述

　　急性肾衰竭（acute kidney failure，AKF），是由不同原因引起肾脏滤过功能短期内（数小时至数天内）急性减退或丧失导致的临床综合征[1-3]。临床表现与代谢废物蓄积以及体液潴留有关，常见有容量超负荷、电解质紊乱、酸中毒等，严重时需要透析治疗。2005年以来，肾脏病专业及急症医学专业提出急性肾损伤（acute kidney injury，AKI）的概念[4]，代表肾脏滤过功能从急性轻度减退至完全丧失的全部范围及过程，其核心是为了早期诊断、早期治疗急性肾脏损伤。根据近年来的国际普遍观点[2]，本篇以AKI作为肾脏功能急性减退全部疾病谱的代名词，而ARF则特指发生了肾脏器官功能衰竭需要透析治疗的严重AKI。

第一节　急性肾损伤的定义和分期

　　急性肾损伤的判定依赖于肾脏滤过功能指标的变化，目前通用的为血清肌酐（serum creatinine）和尿量。以往急性肾衰竭的临床诊断标准非常不统一，2004年急性透析治疗建议（ADQI）第二次共识会议提出了急性肾衰竭分层诊断标准（RIFLE标准：risk风险；injury损伤；failure衰竭；loss丧失；end stage renal disease终末期肾病，表10-1-1-1）[5]。在对RIFLE标准临床验证的研究过程中发现，血清肌酐（serum creatinine，SCr）的急性轻度上升（≥26.5μmol/L），即可显著增加患者的住院死亡率[6]，表明早期发现和干预急性肾衰竭的重要性。因此，2005年全球急性肾损伤专家组（AKIN）会议建议将ARF更名为AKI，并提出了AKI的定义为[4]：SCr 48小时内上升≥0.3mg/dl（26.5μmol/L）或较原有水平升高50%；和/或尿量减少至<0.5ml/（kg·h）×6小时（排除梗阻性肾病或脱水状态）。AKI的分级标准见表10-1-1-2。

表 10-1-1-1　急性肾衰竭分层诊断 RIFLE 标准

分级	肾小球功能指标	尿量
高危阶段（risk）	↑ ×1.5 倍或 GFR ↓ >25%	<0.5ml/（kg·h）× 6h
损伤阶段（injury）	↑ ×2 倍或 GFR ↓ >50%	<0.5ml/（kg·h）× 12h
衰竭阶段（failure）	↑ ×3 倍或 >4mg/dl 或 GFR ↓ >75%	<0.3ml/（kg·h）或无尿 12h
丢失阶段（loss）	肾功能丧失持续 4 周以上	
终末期肾脏病（ESRD）	肾功能丧失持续 3 个月以上	

表 10-1-1-2　AKI 的 AKIN 分级标准

分级	血清肌酐	尿量
I	↑≥0.3mg/dl 或增至≥150%～200%	<0.5ml/（kg·h）×6h
II	增至 >200%～300%	<0.5ml/（kg·h）×12h
III	增至 >300% 或≥4.0mg/dl	<0.3ml/（kg·h）×24h 或无尿 12h

此后的大量研究证实，RIFLE 和 AKIN 标准均可以有效识别住院患者的死亡和/或需要肾脏替代治疗的风险[7-12]。然而，Joannidis 等[11]在同一病人群中分别应用 RIFLE 和 AKIN 标准诊断 AKI 并进行分期，结果发现应用 RIFLE 标准未能识别 9% 的 AKIN-AKI 病例；而 AKIN 标准漏诊了 26.9% 的 RIFLE-AKI 病例。其中，被 RIFLE 标准漏诊的 AKIN-AKI 病例几乎全部（90.7%）为 1 期，而被 AKIN 标准漏诊的 RIFLE-AKI 病例 30% 为 RIFLE-I，18% 为 RIFLE-F，这些被一种诊断标准漏诊的病例与同时符合两种诊断标准的病例相比，住院死亡率相近。以上结果强烈提示，应该同时应用 RIFLE 和 AKIN 标准识别病人的 AKI。在此基础上，2012 年 3 月，提高肾脏病整体预后工作组（KDIGO）发布《KDIGO 急性肾损伤临床实践指南》[13]整合了 RIFLE 和 AKIN 标准，将 AKI 定义为：① SCr48 小时内上升≥0.3mg/dl（26.5μmol/L），或；② SCr7 天内升至≥1.5 倍基线值，或；③ 连续 6 小时尿量 <0.5ml/（kg·h）。其 AKI 的分级标准见表 10-1-1-3。由于 2012 年 KDIGO 指南中的 AKI 定义和分期标准为目前国际公认的统一标准，因此本篇中涉及的 AKI 诊断和分期均以本标准为据。

表 10-1-1-3　AKI 的 KDIGO 分期标准

分期	血清肌酐	尿量
1	升高达基础值的 1.5～1.9 倍；或升高达≥0.3mg/dl（>26.5μmol/L）	<0.5ml/（kg·h），持续 6～12h
2	升高达基础值的 2.0～2.9 倍	<0.5ml/（kg·h），持续≥12h
3	升高达基础值的 3.0 倍；或升高达≥4.0mg/dl（>353.6μmol/L）；或开始肾脏替代治疗；或年龄 <18 岁的患者，eGFR 下降达 <35ml/（min·1.73m²）	<0.3ml/（kg·h），持续≥24h；或无尿≥12h

AKI 诊断与分期标准的局限性：① SCr 的局限性：现有的 AKI 诊断依赖 SCr 短期内的变化，然而 SCr 对于 AKI 的早期诊断具有明确的局限性。首先，SCr 水平不仅仅受尿液排出的影响，还受产生速度和分布状态的影响；其次，AKI 是一个不稳定状态，因此 SCr 不能快速准确地反映肾小球滤过水平。通常在肾脏受到损伤 48～72 小时后，SCr 才会明显升高。此外，由于正常肾脏的储备功能存在很大的个体差异，因此在储备功能好的患者，即使在 AKI 较早期出现了显著的肾组织破坏，SCr 水平仍可能正常或仅轻度升高。最后，由于不同实验室检测方法的不同，SCr 水平的正确评估常常受到限制。② AKI 疾病谱的局限性：ADQI 共识会议在发布 RIFLE 诊断标准时明确指出，这一分层定义仅适用于急性肾小管坏死（ATN），而不适用于肾小球疾病引起的急性肾衰竭。AKIN 和 KDIGO 的 AKI 定义亦具有同样的问题。鉴于此，2012 年《KDIGO 急性肾损伤临床实践指南》提出急性肾脏病（acute kidney disease，AKD）的概念，其范围包括：AKI；或 3 个月内发生的 GFR<60ml/min；或 3 个月内发生的 GFR 下降≥35% 或 SCr 升高 >50%[13]。一项近期的验证研究发现[14]，在具有不同弥漫性急性肾实质损伤的肾活检患者中，只有 65% 的患者临床经过符合 KDIGO-AKI 诊断标准，而 90% 的患者符合 AKD 标准。其中，急性肾小管坏死组、急性肾小管间质疾病组、新月体性肾小球肾炎组、急性血栓性微血管病组分别有 79%、57%、64%、50% 患者临床符合 AKI

诊断；95%、93%、89%和68%的患者符合AKD诊断。此结果进一步证实现有的AKI诊断标准不适用于除急性肾小管坏死以外的其他急性肾实质性损伤。③ 特殊病人群体的限制：在具有慢性肾脏疾病（CKD）基础的患者，应用绝对变化值容易误诊AKI；而应用变化百分比容易漏诊AKI。在老年患者，基础水平较低，而低值的肌酐检测本身具有明显的不稳定性，容易达到AKI诊断标准的变化幅度，因此容易高估AKI的发生。另一方面，老年AKI患者又由于相对低的水平而容易低估疾病的严重程度，例如SCr 265μmol/L（3.0mg/dl）在一名75岁的老年女性可能反映其GFR已将至15ml/min，而在25岁的青年男性则其GFR可能为28ml/min。此外，在水肿患者，包括肾病、肺源性、心源性、肝病、甲状腺功能减退等水肿患者，SCr受体液分布的影响，在GFR减低时相应变化幅度小，因此容易漏诊AKI。

应用SCr诊断AKI存在延迟和漏诊的问题。因此，近些年来开发了多种AKI诊断相关的标志物。主要分为两大类：① 病理生理指标[15]：包括检测肾脏血流灌注（微泡对比剂超声）[16]、氧合状态（Bold-MRI）[17]、肾小球滤过率（荧光实时GFR检测技术[18]、血清光抑素C）、尿流率等新技术和新方法；② 结构损伤指标[19,20]：包括反映肾小管结构损伤（例如肾损伤分子-1，KIM-1；中性粒细胞明胶酶相关蛋白，NGAL）、免疫炎症（如白介素-18，IL-18）、氧化应激、细胞代谢异常等相关的尿液中（部分为血中）蛋白、酶、核酸、沉渣等检测。这些指标的目的为辅助AKI风险评价、早期诊断，以及病因、病程进展和预后的判断。目前这些生物标志物在临床的应用价值仍在评估中。详见本篇第二章第六节。

第二节 急性肾损伤的流行病学

既往由于急性肾衰竭的诊断标准不一，因此各组报告的急性肾衰竭发病情况差别很大。2004年以来，倾向于应用统一标准（RIFLE/AKIN/KDIGO）诊断AKI，并且随着肾脏病学界、重症医学界等对于AKI的认识和重视，AKI发病和预后相关的报告迅速增多。

以社区为基础的AKI研究很少。英国于20世纪90年代初报告，SCr ≥ 500μmol/L的ARF发病率为1.4pmp（per million population，每百万人口）[21]，苏格兰部分地区在21世纪初的人群调查发现，需要进行肾脏替代治疗的ARF发病率为2.03pmp[22]。在2007年的两项报告中，苏格兰地区AKI（RIFLE标准）的年人群发病率为2 147pmp[23]，美国加利福尼亚地区AKI的年人群发病率为3 841pmp[24]。我国目前尚缺乏人群调查资料，如果根据以上数据粗略估计，我国每年AKI的发病人数约为290万 ~ 516万。

医院获得性AKI可以见于各临床科室的住院患者。根据2004年以来基于RIFLE/AKIN/KDIGO诊断标准的研究报告，发达国家中综合医院住院病人AKI的发病率为6.4% ~ 18.5%[25-27]。在2013年发表的一项荟萃分析中[28]，纳入了全球自2004年以来共154个AKI队列研究，涉及的住院人群共计3 585 911人。荟萃分析结果显示，在这些住院人群中总体AKI发病率为23.2%（95%可信区间：21.0% ~ 25.7%），其中高危人群的AKI发病率分别为：ICU 31.7%（28.6% ~ 35%）；心力衰竭32.4%（29.0% ~ 36.0%）；心脏外科术后24.3%（20.4% ~ 28.8%）；血液系统疾病/肿瘤21.3%（7.5% ~ 47.6%）；创伤19.9%（13.6% ~ 28.2%）。值得关注的是，AKI发病率具有显著的地域差异性：南美洲高于北美洲（29.6% vs 24.5%）；南欧高于北欧（31.5% vs 14.7%）；南亚高于西亚和东亚（23.7% vs 16.7% vs 14.7%）；澳大利亚和新西兰亦具有较高的发病率（25.6%）。此外，国家GDP用于全部卫生花费的比例每升高1%，AKI的发病率增高0.54%，但是AKI病例的死亡率却降低1.36%。以上结果提示，政府对于医疗卫生的投入力度对AKI诊断和治疗水平的提高非常重要。

AKI是临床常见的肾脏急、危、重症，院内病死率高，医疗资源消耗大，并且存活病人远期死亡率和慢性肾脏病发生率都显著增高[29-31]。在纳入荟萃分析的110个研究中，429 535例AKI患者的全因死亡率为23%，并且随AKI的临床分期增加死亡率明显升高：1期为15%；2期为29%；3期为48%，其中需要肾脏替代治疗者死亡率为49%，即使存活下来，亦有40%的AKI患者遗留慢性肾损害、10%～20%需持续性透析，远期病死率31%～58%[32]。由此可见，AKI已经成为一个全球性的公共卫生问题。有鉴于此，国际肾脏病学会（International Society of Nephrology，ISN）在2013年提出"ISN-AKF 0 by 25计划"，号召全球肾脏科医生高度重视AKI/AKF，倡议在全球特别是发展中国家大力开展相关工作，力争到2025年，全部AKF病例均能得到合理的诊断和治疗[33-35]。

　　近年来，我国也陆续开展了住院病人AKI发病情况的调查研究。单中心报道的综合医院住院病人AKI发病率为2.4%～3.2%[36,37]。中国AKI临床研究协作组调查了2013年度全国22个省、直辖市、自治区的44家省级和区县级医院共计220余万例成年住院患者的AKI发病情况，总检出率为2.03%，院内死亡率为12.4%，放弃治疗率为16.5%。由于调查的住院人群中只有25.3%的患者具有重复SCr检测的记录，而目前AKI的诊断标准依赖于SCr的动态变化，因此，调查结果很可能低估了AKI患者的发病率。即便如此，根据调查获得的检出率估计，我国2013年约有290万成年住院患者罹患AKI，其中约70万患者死亡；AKI患者总体住院医疗费用高达1 300万美元。此外，存活的AKI患者中67.5%在出院时肾功能未恢复或仅部分恢复，从而可发生长期慢性损伤。在全部AKI患者中，74%被临床主管医师漏诊，在被诊断的患者中延误诊断率为18%。仅有16.7%的AKI患者可通过ICD编码进行查询。并且具有透析指征的AKI患者中，仅60%接受了透析治疗[38]。由此可见，AKI已经对我国造成了严重的医疗、社会和经济负担，并且在临床工作中存在严重的诊断和治疗问题。在另一项来自中国7个省市9家大型医院2013年度住院人群的AKI流行病学多中心调查研究中，SCr重复检测率同样很低（29.8%），其AKI患者的检出率为2.2%，经过数学模型计算校正后，估计这9家大型医院2013年成年住院患者的AKI发病率为11.6%，AKI患者的住院死亡率为9%[39]。一项来自全国20家ICU中心的前瞻性调查研究显示，我国ICU的AKI发病率为31.6%，死亡率为35.9%[40]。在另一项西南地区3家ICU中心的调查中，AKI的发病率为37.8%，死亡率为51.8%[41]。来自27家儿科中心的研究显示，我国儿科住院患者中AKI的检出率仅为0.32%，死亡率为3.4%[42]。其他高危病人群的AKI发病率亦有报道，但多为单中心数据，并且局限于大型城市医院，具有选择偏倚：心脏外科术后31.1%[43]，造血干细胞移植术后29%[44]，肝移植术后32.4%[45]，颅脑外伤后23%[46]，高龄患者14.8%[47]。从各研究的结果来看，我国AKI患者临床诊疗缺乏规范，迫切需要各级和各学科医师的重视与协作。

第三节　急性肾损伤的病因分类

　　急性肾损伤的病因分为肾前性、肾性和肾后性三大类。在不同地区、不同患病人群，AKI的病因分类比例有所差异。总体而言，肾前性AKI最为常见，其次为肾实质性，肾后性AKI相对较少。

（一）肾前性急性肾损伤

　　又称肾前性氮质血症，或功能性AKI，是由于有效血容量不足、肾脏血管收缩等原因导致的肾脏血流灌注减少所引起的肾小球滤过功能急性下降，约占全部AKI病例的40%～55%，是最常见的AKI类型[38,48-50]。常见肾前性AKI的病因包括：血容量不足，如失血、腹泻、利尿等导致细胞外液丢失以及烧伤、肾病综合征等导致的细胞外液重新分布；各种原因导致的心输出量减少；脓毒症等引起的外周血管扩张；以及药物（包括NSAIDs、ACEI等）等导致的肾脏血管收缩、扩张失衡和外伤等导致的肾动脉机械性阻塞（表10-1-3-1）。肾前性AKI未发生肾实质组织破坏，改善血流灌注可使肾功能快速恢复。但是如果不及时去除病因，造成严重或持续的肾脏血流低灌注，则会引起急性肾小管坏死（ATN），从而发生肾性AKI。通过补充血容量可以快速纠正的肾功能减退又称容量反应性肾前性AKI，例如各种原因导致的细胞外液丢失。而扩容治疗不能纠正的非容量反应性肾

表 10-1-3-1　肾前性急性肾损伤的病因

血容量不足
细胞外液丢失
出血—创伤、手术、分娩、消化道
消化道体液丢失—腹泻、呕吐、胃管引流
肾脏丢失—利尿剂、渗透性利尿、尿崩症
皮肤黏膜丢失—烧伤、高热
细胞外液重新分布：肾病综合征、肝硬化、营养不良、毛细血管渗漏
心输出量减少
心源性休克
心包疾病—缩窄性心包炎、限制性心包炎、心脏压塞
充血性心力衰竭
心脏瓣膜病
肺病—肺动脉高压、肺栓塞、肺心病
脓毒症
周围血管扩张
脓毒症
肝硬化
过敏
药物—抗高血压药物、麻醉药
肾脏血管收缩
脓毒症早期
肝肾综合征
急性高钙血症
药物—去甲肾上腺素、血管升压素、α 肾上腺受体拮抗剂、NSAIDs、ACEI、钙调素抑制剂、碘对比剂
肾脏血管机械性梗阻
动脉夹层形成
外伤—血管创伤、血肿压迫
腹腔内压增高

前性 AKI，如充血性心力衰竭、脓毒症等严重疾病状态，需要全面评估患者的有效血容量、心输出量、外周血管阻力以及肾脏局部循环状态，制订合理的综合治疗方案。

正常情况下，肾脏局部的血管收缩和扩张具有精细的自身调节，因此对于肾血流量在一定程度内的下降可以维持稳定的肾小球滤过率。肾小球的血流量和滤过压受入球小动脉和出球小动脉二者间的血流量与压力差控制。肾脏低灌注时，局部血管紧张素 Ⅱ 活性增强，引起以出球小动脉为主的血管阻力升高，从而增加肾小球滤过压，维持正常的 GFR。另一方面，局部扩血管物质合成增加，包括前列腺素、胰舒血管素、一氧化氮等，作用于入球小动脉，增加肾小球血流量和滤过压。因此，在肾脏低灌注的患者应用血管紧张素抑制药物（包括血管紧张素转换酶抑制剂和血管紧张素受体 Ⅰ 阻断剂），会干扰血管紧张素 Ⅱ 对于局部血管的调节作用，引起 GFR 下降，发生肾前性 AKI。这种影响在原有疾病存在高肾素、高血管紧张素状态，如充血性心力衰竭、双侧肾动脉狭窄时更为突出。非甾体类抗炎药（NSAIDs）可以选择性地阻断花生四烯酸的合成，导致具有扩血管活性的前列腺素合成减少，从而抑制入球小动脉扩张，引起 GFR 下降，发生肾前性 AKI。当患者出现容量不足（特别是强利尿后）、低蛋白血症水肿、NSAIDs与ACE抑制剂合用，以及老年患者更容易发生。

肾血管病变、高血压肾硬化症、糖尿病肾病以及老年患者肾脏自身调节能力下降，在相对较轻的肾脏低灌注状态即容易发生肾前性AKI[51]。另一方面，处于肾前性AKI状态的肾脏对于缺血和肾毒素耐受性差，临床患者在外科手术、麻醉状态和使用对比剂、潜在肾毒性药物时更容易发生缺血性或者肾毒性肾小管结构损伤。因此及时发现和纠正肾前性AKI对于临床防止发生缺血性以及肾毒性AKI至关重要。

（二）肾性急性肾损伤

又称肾实质性AKI，是由于肾脏实质结构发生急性病变所导致的急性肾功能减退，占AKI的28%～50%[38,48-50]。依据病变部位的不同，分为：① 肾小球疾病：包括各种急进性肾炎、急性感染后性肾小球肾炎。② 肾小管坏死：常见原因为缺血性、肾毒性（药物、造影剂等）和色素尿（血红蛋白尿、肌红蛋白尿）。③ 肾间质疾病：常见原因为药物、感染、自身免疫性疾病、肿瘤细胞浸润等。④ 肾血管疾病：包括小血管炎、血栓性微血管病、肾梗死等。其中以ATN最为常见。各种不同原因的肾实质性疾病引起的急性肾损伤治疗方法和强度不同，例如ATN以去除病因和支持治疗为主，而急进性肾炎常常需要强化免疫抑制治疗，因此谨慎地鉴别诊断、及时肾活检十分重要。

（三）肾后性急性肾损伤

肾后性急性肾损伤是由于尿路梗阻导致的急性肾功能减退，占AKI的5%～10%[38]。最常见的梗阻部位为膀胱颈部，可由前列腺疾病引起机械性梗阻或者由于抗胆碱能药物、神经源性膀胱导致功能性梗阻。双侧输尿管梗阻、单肾患者或者慢性肾功能不全患者发生的单侧输尿管梗阻均可引起GFR急性下降，发生肾后性AKI。输尿管梗阻的原因可来自管腔内（例如输尿管纤维化狭窄、结石、肿瘤、血块、脱落组织块），亦可由管腔外病变压迫导致梗阻（包括腹腔肿瘤、肿大淋巴结、腹膜后纤维化）。大部分肾后性梗阻可以经过干预后永久或暂时解除，从而使肾功能好转。因此及早明确诊断非常重要，以避免长时间梗阻导致肾实质损伤。尿路梗阻多有典型的B超所见，诊断比较容易。因此临床上对于AKI患者应该进行常规排查。需要注意的是，在少见情况下，如果尿路梗阻的患者同时存在肾前性AKI或者肾性AKI，则其GFR明显降低，B超检查时肾积水征象可能并不明显，容易漏诊。

除了传统的尿路梗阻外，一些内源性或外源性物质也可在肾小管腔内形成结晶或者管型，导致肾内梗阻，常见的有：① 尿酸盐结晶：痛风、肿瘤（如白血病、淋巴瘤、癌等）化疗后发生的溶瘤综合征，肾小管液中尿酸浓度升高，在酸性环境中形成结晶堵塞肾小管腔。② 钙盐结晶：高钙血症、磷酸盐摄入过多（如肠道准备、特殊饮食习惯等）、草酸盐摄入增多时，尿液中形成磷酸钙、草酸钙结晶。③ 药物：氨甲蝶呤、磺胺、阿昔洛韦、印地那韦等，药物代谢物或原型在肾小管中沉积形成结晶。④ 轻链蛋白：多发性骨髓瘤患者尿中排出大量轻链蛋白，在脱水、应用利尿剂等情况下形成黏稠的蛋白管型，引起肾小管腔内梗阻。肾内梗阻通常不能通过影像学进行诊断，对于临床上的可疑患者，应在尿沉渣中仔细检查结晶成分，肾活检时如发现广泛肾小管内结晶或蛋白管型沉着，可进一步通过特殊染色明确诊断。对于临床上容易发生肾内梗阻的高危患者，应充分水化，并且根据结晶成分的化学特性调整适宜的尿液pH，以利于增加溶解度，避免结晶形成。

第四节　急性肾损伤的诊断思路和方法

急性肾损伤是一组以肾功能急性减退、血肌酐短期内迅速升高为共同表现的临床综合征，具有病因多样性、病变复杂性和病情严重的特点，治疗方式因病因而不同。多种AKI如能及早确诊、正确治疗，可以治愈或者使肾功能改善或稳定，因此AKI的诊断贵在早期正确的病因判断。

（一）鉴别是 AKI 还是 CRF

鉴别急性还是慢性肾脏损害决定了患者的肾功能是否具有可逆性，以及除替代治疗外是否需要针对病因进行治疗及治疗强度。临床工作中切忌武断地将患者诊断为"慢性肾衰竭"或者"尿毒症"，对于任何肾功能不全的患者都应该坚持判别是否为 AKI 或者是否具有导致肾损害急性加重的因素，切勿放松对 AKI 病因诊断的追溯，力争为病人肾脏功能的恢复赢得宝贵时机。AKI 与慢性肾衰竭的鉴别要点包括：

1. 病史　已知明确的肾脏病史（尤其升高）或者夜尿增多历史提示慢性肾衰竭，但应注意在慢性肾衰竭基础上发生 AKI 的可能性；如果有明确可以导致 AKI 的病因，短期内迅速升高达上述标准，或者出现少尿无尿，则可确立 AKI 的诊断。

2. 肾脏体积　肾脏体积缩小或肾实质变薄可确诊为慢性肾衰竭；肾脏体积增大多为 AKI，但需要除外糖尿病肾病、淀粉样变性病、多囊肾等可以引起肾脏体积增大的特殊慢性肾脏病；体积在正常范围则难以辨别。

3. 指甲肌酐　血液的各种生化成分（包括肌酐）参与了指甲的生长过程。指甲由甲根部生长至顶端甲缘大约需要 3 个半月，慢性肾衰竭患者指甲的生长期也与此相似[52]。通过甲缘肌酐值可以估算 3 ～ 4 个月前的水平，因此如果指甲肌酐升高则支持慢性肾衰竭的诊断[52]。

4. 其他参考的化验指标　慢性肾衰竭多表现为贫血、高磷和低钙血症，但是 AKI 发生后也可以较快出现上述改变，因此上述指标的检验对于 AKI 和 CRF 的鉴别并不可靠。如果病人在未接受纠正贫血和钙磷代谢紊乱的情况下没有出现上述改变，则提示为 AKI。

5. 肾活检是鉴别 AKI 与慢性肾衰竭的金标准　肾前性 AKI、肾后性 AKI 和临床表现典型的 ATN 以及药物过敏性 AIN 引起的 AKI，一般不需要肾活检病理诊断。AKI 时的肾活检指征包括：① 临床怀疑重症肾小球疾病导致 AKI；② 临床表现符合 ATN，但是少尿期超过 2 周；③ 怀疑药物过敏性急性间质性肾炎（AIN），但临床证据不充分；④ 在慢性肾脏疾病基础上肾功能突然恶化；⑤ AKI 原因不明；⑥ 临床上无法用单一疾病解释 AKI 原因。AKI 患者的肾活检标本在进行全面病理检查之前应立即做冷冻切片苏木素—伊红染色，可在肾穿刺的当天即初步辨别新月体肾炎、AIN 及 ATN，从而尽快选择或者调整恰当的治疗方案。

（二）AKI 的病因学及肾脏病变的定位诊断

诊断 AKI 后要尽快明确病因，首先要考虑并除外肾前性以及肾后性 AKI，因为二者是可逆的，如果及时去除致病因素，可以避免发生肾性 AKI，甚至不可逆的损伤。肾前性 AKI 需要与缺血导致的 ATN 相鉴别，因为二者的病因学相同，不同之处在于是否发生肾脏的器质性损伤。鉴别要点为判断肾小管上皮细胞的功能与结构是否完整（表 10-1-4-1）。肾后性 AKI 可以有前列腺肥大、盆腔脏器肿瘤或手术史、尿路结石等病史，常常表现为突发无尿或者有尿与无尿交替出现，可以伴有肾绞痛。尿液检查一般没有明显异常或者表现为新鲜正常形态红细胞尿，影像学检查可能发现双侧肾盂扩张。需要注意的是，即使已经发生了肾实质损伤的 AKI，仍然可能合并存在肾脏低血流灌注或者尿路梗阻的因素，加重 GFR 下降并导致组织进一步损伤，因此，在任何 AKI 患者都应首先评估肾脏的灌注状态以及尿路情况，一定要排除导致 GFR 下降的肾前性与肾后性因素，才可以考虑单纯肾性 AKI 的诊断。

对于肾性 AKI，需要进一步判断病变定位：肾小球、肾小管、肾间质或者肾血管。肾小球性或小血管性 AKI 临床表现为急性肾炎综合征，尿检表现为突出的变形红细胞尿和肾小球源性蛋白尿。ATN 和 AIN 往往有明确的诱因，尿液检查多无明显蛋白尿以及红细胞尿而表现为明显的肾小管功能受损，包括低比重尿、肾性糖尿、氨基酸尿、肾小管源性蛋白尿、尿酶升高以及肾小管酸化功能异常。在判断肾脏病变定位的同时必须对导致肾脏损伤的具体疾病作出诊断，例如感染后肾炎、系统性红斑狼疮、ANCA 相关性小血管炎、药物过敏性 AIN、血栓性微血管病等，需要结合临床（病史、症状、体检、尿液检查、特殊化验和检查）与肾脏病理并经过综合分析进行判断，正确的疾病诊断是正确治疗改善病人预后的保证。

表 10-1-4-1 ATN 和肾前性 AKI 的鉴别诊断

	ATN	肾前性 AKI
尿常规	少量尿蛋白，尿沉渣可见肾小管上皮细胞、管型	正常
尿比重	<1.010	>1.020
尿渗透压 [mOsm/（kg·H_2O）]	<350	>500
尿肌酐（mg/dl）/ 血肌酐（mg/dl）	<20	>40
血尿素氮 / 血肌酐	<10 ~ 15	>20
尿钠（mmol/L）	>40	<20
尿钠排泄分数（FeNa，%）	>2	<1
肾衰竭指数（mmol/L）	>1	<2
尿低分子量蛋白	升高	不升高
尿酶	升高	不升高

注：钠排泄分数（%）=（尿钠 × 血肌酐）/（血钠 × 尿肌酐）；肾衰指数 = 尿钠 /（尿肌酐 / 血肌酐）

（三）慢性肾脏病基础上的AKI

CKD是发生AKI的独立危险因素[53,54]，其易感性主要与CKD时血流动力学不稳定、肾脏自我调节机制受损、肾脏对于缺血和毒素损伤更为敏感，以及肾功能已经发生损害的情况下更容易发现GFR的下降有关[55-57]。根据我国多中心AKI调查结果显示，在CKD基础上发生的AKI（A on C）占全部AKI病例的24.3%[38]。CKD基础上发生AKI的常见原因包括：① 药物：具有慢性肾脏疾病的患者为常用药物人群，又因为药物代谢排泄能力下降、肾组织对药物损伤敏感性增加，因此容易发生肾毒性ATN或者过敏性AIN，常见如造影剂、抗生素、非甾体类抗炎药等；② 肾脏低灌注：如手术、脱水、应用ACEI类药物、伴有毒血症、休克和心搏量下降等；③ 恶性高血压，常见于IgA肾病、狼疮性肾炎等；④ 原有肾脏病变加重或病变活动（如狼疮性肾炎、小血管炎肾损害等）；⑤ 其他：偶有膜性肾病伴发双侧肾静脉血栓导致AKI。因此，临床上对于CKD患者如果进行创伤性检查或治疗，或者应用潜在肾毒性药物时，要特别注意保证肾脏的有效血流灌注、尽量选择肾毒性轻的药物并根据GFR调整药物用量，以减少AKI的发生。

CKD基础上发生的AKI导致原有的组织缺血和损伤进一步加重，加剧肾功能的下降。Ishani等报告，在老年（≥67岁）住院患者中，具有CKD的患者2年后发生ESRD的风险比无基础肾脏疾病的患者增加8.4倍，而在CKD基础上发生了AKI的患者，2年后进入ESRD的风险增加41.2倍[58]。另一方面，发生AKI后如果经过合理的治疗，大约60% ~ 70%的CKD患者肾功能可以完全或者部分恢复[59,60]。因此临床上对于CKD患者发生的肾功能不全应仔细辨别，遇到以下情况时需要警惕AKI的发生：① 肾功能进展速度与原有CKD的发展规律不符；② 病史中有可疑加速肾功能恶化的因素，如应用肾毒性药物；③ 有CKD病史的患者出现肾功能不全而B超检查肾脏没有出现萎缩。对于CKD基础上发生的AKI要及早做出病因学诊断，及时干预和去除诱因，如肾功能损害持续快速进展或未能回复，在条件允许下应及时行肾穿刺病理检查。

第五节　急性肾损伤的预防与治疗

AKI的治疗需要强调防治一体、系统综合的分级治疗策略，既要挽救患者生命，又要注意肾脏保护，期望能够改善整体生存和肾脏预后。主要包括四个环节：① AKI的一级预防：尽可能控制

AKI的损伤原因和易感因素，即在AKI的高风险人群中采取预防措施，对高危人群力争预防AKI发生，对AKI患者则避免发生持续性损伤，因此贯穿AKI防治的全过程；② AKI的早期发现和支持治疗；③ AKI的病因治疗；④ AKI的远期随访与一体化治疗。

AKI的高风险包括两层含义：① 致AKI的损伤原因：包括可导致AKI的疾病状态、接受可导致AKI的检查或治疗。例如败血症、失血、脱水、循环障碍、手术、创伤、烧伤、对比剂、潜在肾毒性药物等。以上各种因素常常伴随存在而致病；② 患者具有AKI的易感因素：例如高龄、贫血、营养不良、肿瘤、慢性肾脏病、慢性心、肺、肝脏疾病、糖尿病等[13]。此外，特定损伤还具有特殊的风险指标。现有的临床研究已经对心脏手术、血管手术、普通外科手术、应用造影剂以及创伤等不同AKI高危患者群体建立了AKI的风险评分系统[61-65]。例如，在心脏手术时，合并外周血管或脑血管病变、主动脉内球囊反搏、搭桥术合并瓣膜手术、心肺旁路持续时间、主动脉夹闭时间以及溶血等均为发生AKI的高风险指标[61]。识别AKI高风险人群有利于开展早期有针对性的预防和保护措施。AKI的高风险评分可以提高临床医生的警戒性，尽可能纠正可逆性或可控性的危险因素，例如纠正低血容量、贫血和低蛋白血症，以及选择低风险的检查和治疗手段。对于AKI的高风险人群需要加强肾脏监测力度，严密监测SCr的动态改变和尿量变化，以利于早期发现AKI。

在AKI的防治中，时机是关键的环节。然而，临床工作中，AKI的诊断时机延误问题很严重。全国多中心住院患者的AKI调查结果显示，我国的AKI患者临床漏误诊现象严重[38]。很多临床医生，特别是非肾科医生，还沿用急性肾衰竭的概念，没有意识到轻度升高即具有重要的临床意义，仅当患者出现持续少尿或者成倍升高甚至需要肾脏替代治疗方予以关注，因此大大延误了AKI的治疗时机。另一方面，临床工作中对于AKI高危患者群体的监测力度不够，对于手术患者、应用潜在肾毒性药物患者、存在低血容量风险的患者没有及时复查SCr，因此未能早期发现AKI并且去除致病因素，导致肾损伤的持续进展。由于AKI广泛存在于临床各个科室，大多数主管医生缺乏肾脏专科培训背景，因此，要实现AKI的早发现、早诊断，首先要开展针对非肾科专业、特别是AKI高发学科的医师培训，普及和提高对AKI的认知水平。此外需要建立AKI的预警系统，建立高危病患群的AKI监测机制，制定合理的SCr检测频度和尿量观察标准。

由于目前尚缺乏促进肾脏组织修复的治疗手段，因此对于AKI的治疗从疾病的高风险阶段就应开始，并且应该随时评估和调整，避免肾脏组织的进一步损伤。AKI患者往往病情复杂，合并多种器官系统疾病，其处理需要多学科的医生密切合作、制定综合的诊疗策略，主要包括：血容量和肾脏灌注压的监测与维护、肾脏功能监测、治疗药物种类与剂量的调整、合理的营养支持、血糖和电解质酸碱平衡的管理、控制感染以及适时开始肾脏替代治疗，与此同时要积极辨别AKI的病因并开展针对病因的治疗。在AKI的诊断和治疗过程中，肾脏专科会诊对于改善疾病预后非常重要。来自美国ICU的研究资料显示，肾脏专科会诊不及时与AKI的病死率和透析需要率成正比，每延误≥2天，死亡风险增加2倍，而造成延误肾脏专科会诊的主要原因为尿量不减少以及未及时检查[66]。来自我国多中心住院患者的AKI调查结果显示，7 604例AKI患者中仅有21.4%经由肾脏专科会诊，而肾内科会诊/就诊是患者院内死亡的独立保护性因素[38]。因此，我们提出应该重建AKI临床诊疗机制，组建肾脏专科的AKI诊治小分队，对医院各科AKI病人主动出击，与主管科室医生共同讨论患者的诊治。

AKI给国家、社会、患者及家庭造成巨大的医疗经济负担，是重要的公共卫生问题；另一方面，AKI可防、可治、可复，因此，值得花大力气开展防治工作。AKI的预防和早期诊断是决定预后的关键，但是其病因复杂、可在社区人群中发生、医院内各学科广泛分布，因此，需要开展面向社会、基层医院和非肾脏专科医师的教育和培训，加强对AKI的认识和应对能力，并且开展多学科协作，及时获得有效的肾脏专业支持。我国目前非常缺乏AKI的临床研究，对于AKI的发病、诊断和治疗现状缺乏了解，临床诊治有很大提升空间。

（杨 莉）

参考文献

1. 王海燕. 肾脏病学. 3 版. 北京：人民卫生出版社, 2008.

2. BRENNER BM. The Kidney. 9th ed. Philadelphia: Saunders, 2012.

3. SCHRIER RW. Diseases of The Kidney and Urinary Tract. 7th ed. Philadelphia: A Wolters Kluwer Company, 2001.

4. MOLITORIS BA, LEVIN A, WARNOCK DG, et al. Improving outcomes from acute kidney injury. J Am Soc Nephrol, 2007, 18(7):1992-1994.

5. BELLOMO R, KELLUM JA, MEHTA R, et al. The acute Dialysis Quality Initiative II : The Vicenza conference. Adv Ren Replace Ther, 2002, 9(4):290-293.

6. WEISBORD SD, CHEN H, STONE RA, et al. Associations of increases in serum creatinine with mortality and length of hospital stay after coronary angiography. J Am Soc Nephrol, 2006, 17(10):2871-2877.

7. HOSTE EA, CLERMONT G, KERSTEN A, et al. RIFLE criteria for acute kidney injury are associated with hospital mortality in critically ill patients: a cohort analysis. J Am Soc Nephrol, 2006, 17(10):2871-2877.

8. UCHINO S, BELLOMO R, GOLDSMITH D, et al. An assessment of the RIFLE criteria for acute renal failure in hospitalized patients. Crit Care Med, 2006, 34(7): 1913-1917.

9. BAGSHAW SM, GEORGE C, DINU I, et al. A multi-centre evaluation of the RIFLE criteria for early acute kidney injury in critically ill patients. Nephrol Dial Transplant, 2008, 23(4): 1203-1210.

10. THAKAR CV, CHRISTIANSON A, FREYBERG R, et al. Incidence and outcomes of acute kidney injury in intensive care units: a Veterans Administration study. Crit Care Med, 2009, 37(9): 2552-2558.

11. JOANNIDIS M, METNITZ B, BAUER P, et al. Acute kidney injury in critically ill patients classified by AKIN versus RIFLE using the SAPS 3 database. Intensive Care Med, 2009, 35(10): 1692-1702.

12. OSTERMANN M, CHANG RW. Acute kidney injury in the intensive care unit according to RIFLE. Crit Care Med, 2007, 35(8): 1837-1843.

13. KDIGO AKI Guideline Work Group. KDIGO clinical practice guideline for acute kidney injury. Kidney Int Suppl, 2012, 2:1-138.

14. CHU R, LI C, WANG S, et al. Assessment of KDIGO definitions in patients with histopathologic evidence of acute renal disease. Clin J Am Soc Nephrol, 2014, 9(7): 1175-1182.

15. OKUSA MD, JABER BL, DORAN P, et al. Physiological biomarkers of acute kidney injury: a conceptual approach to improving outcomes. Contrib Nephrol, 2013, 182:65-81.

16. GÖCZE I, RENNER P, GRAF BM, et al. Simplified approach for the assessment of kidney perfusion and acute kidney injury at the bedside using contrast-enhanced ultrasound. Intensive Care Med, 2015, 41(2):362-363.

17. POHLMANN A, ARAKELYAN K, SEELIGER E, et al. Magnetic Resonance Imaging (MRI) Analysis of Ischemia/Reperfusion in Experimental Acute Renal Injury. Methods Mol Biol, 2016, 1397:113-127.

18. WANG E, MEIER DJ, SANDOVAL RM, et al. A portable fiberoptic ratiometric fluorescence analyzer provides rapid point-of-care determination of glomerular filtration rate in large animals. Kidney Int, 2012, 81(1):112-117.

19. CRUZ DN, BAGSHAW SM, MAISEL A, et al. Use of biomarkers to assess prognosis and guide management of patients with acute kidney injury. Contrib Nephrol, 2013, 182:45-64.

20. WASUNG ME, CHAWLA LS, MADERO M. Biomarkers of renal function, which and when? Clin Chim Acta, 2015, 438:350-357.

21. KELLUM JA, LEVIN N, BOUMAN C, et al. Developing a consensus classification system for acute renal failure. Curr Opin Crit Care, 2002, 8(6):509-514.

22. METCALFE W, SIMPSON M, KHAN IH, et al. Acute renal failure requiring renal replacement therapy: incidence and outcome. QJM, 2002, 95(9):579-583.

23. HSU CY, MCCULLOCH CE, FAN D, et al. Community-based incidence of acute renal failure. Kidney Int, 2007, 72(2): 208-212.

24. ALI T, KHAN I, SIMPSON W, et al. Incidence and outcomes in acute kidney injury: a comprehensive

population-based study. J Am Soc Nephrol, 2007, 18(4): 1292-1298.

25. CHERTOW GM, BURDICK E, HONOUR M, et al. Acute kidney injury, mortality, length of stay, and costs in hospitalized patients. J Am Soc Nephrol, 2005, 16(11): 3365-3370.

26. UCHINO S, BELLOMO R, GOLDSMITH D, et al. An assessment of the RIFLE criteria for acute renal failure in hospitalized patients. Crit Care Med, 2006, 34(7): 1913-1917.

27. THOMAS M, SITCH A, DOWSWELL G. The initial development and assessment of an automatic alert warning of acute kidney injury. Nephrol Dial Transplant, 2011, 26(7): 2161-2168.

28. SUSANTITAPHONG P, CRUZ DN, CERDA J, et al. World incidence of AKI: a meta-analysis. Clin J Am Soc Nephrol, 2013, 8(9): 1482-1493.

29. LAMEIRE NH, BAGGA A, CRUZ D, et al. Acute kidney injury: an increasing global concern. Lancet, 2013, 382(9887):170-179.

30. CHAWLA LS, AMDUR RL, AMODEO S, et al. The severity of acute kidney injury predicts progression to chronic kidney disease. Kidney Int, 2011, 79(12): 1361-1369.

31. LI PK, BURDMANN EA, MEHTA RL, et al. Acute kidney injury: global health alert. Transplantation, 2013, 95(5):653-657.

32. LEWINGTON AJ, CERDÁ J, MEHTA RL. Raising awareness of acute kidney injury: a global perspective of a silent killer. Kidney Int, 2013, 84(3):457-467.

33. REMUZZI G, HORTON R. Acute renal failure: an unacceptable death sentence globally. Lancet, 2013, 382(9910): 2041-2042.

34. CHAWLA LS, EGGERS PW, STAR RA, et al. Acute kidney injury and chronic kidney disease as interconnected syndromes. N Engl J Med, 2014, 371(1):58-66.

35. MEHTA RL, CERDÁ J, BURDMANN EA, et al. International Society of Nephrology's 0by25 initiative for acute kidney injury (zero preventable deaths by 2025): a human rights case for nephrology. Lancet, 2015, 385(9987):2616-2643.

36. FANG Y, DING X, ZHONG Y, ZOU J, et al. Acute kidney injury in a Chinese hospitalized population. Blood Purif, 2010, 30(2):120-126.

37. 陆任华, 方燕, 高嘉元, 等. 住院患者急性肾损伤的发病及预后相关危险因素分析. 中华肾脏病杂志, 2012, 28(3):194-200.

38. YANG L, XING G, WANG L, et al. Acute kidney injury in China: a cross-sectional survey. Lancet, 2015, 386(10002): 1465-1471.

39. XU X, NIE S, LIU Z, et al. Epidemiology and Clinical Correlates of AKI in Chinese Hospitalized Adults. Clin J Am Soc Nephrol, 2015, 10(9):1510-1518.

40. WEN Y, JIANG L, XU Y, et al. Prevalence, risk factors, clinical course, and outcome of acute kidney injury in Chinese intensive care units: a prospective cohort study. Chin Med J (Engl), 2013, 126(23):4409-4416.

41. ZHOU J, LIU Y, TANG Y, et al. A comparison of RIFLE, AKIN, KDIGO, and Cys-C criteria for the definition of acute kidney injury in critically ill patients. Int Urol Nephrol, 2016, 48(1):125-132.

42. CAO Y, YI ZW, ZHANG H, et al. Etiology and outcomes of acute kidney injury in Chinese children: a prospective multicentre investigation. BMC Urol, 2013, 13:41.

43. CHE M, LI Y, LIANG X, et al. Prevalence of acute kidney injury following cardiac surgery and related risk factors in Chinese patients. Nephron Clin Pract, 2011, 117(4):c305-c311.

44. LIU H, LI YF, LIU BC, et al. A multicenter, retrospective study of acute kidney injury in adult patients with nonmyeloablative hematopoietic SCT. Bone Marrow Transplant, 2010, 45(1):153-158.

45. XU X, LING Q, WEI Q, et al. An effective model for predicting acute kidney injury after liver transplantation. Hepatobiliary Pancreat Dis Int, 2010, 9(3):259-263.

46. LI N, ZHAO WG, ZHANG WF. Acute kidney injury in patients with severe traumatic brain injury: implementation of the acute kidney injury network stage system. Neurocrit Care, 2011, 14(3):377-381.

47. WEN J, CHENG Q, ZHAO J, et al. Hospital-acquired acute kidney injury in Chinese very elderly persons. J Nephrol, 2013, 26(3):572-529.

48. NASH K, HAFEEZ A, HOU S. Hospital-acquired renal insufficiency. Am J Kidney Dis, 2002, 39(5):930-936.

49. WONNACOTT A, MERAN S, AMPHLETT B, et al. Epidemiology and outcomes in community-acquired versus hospital-acquired AKI. Clin J Am Soc Nephrol, 2014, 9(6):1007-1014.

50. MESROPIAN PD, OTHERSEN J, MASON D, et al. Community-acquired acute kidney injury: A challenge and opportunity for primary care in kidney health. Nephrology (Carlton), 2016, 21(9):729-735.

51. DENIC A, GLASSOCK RJ, RULE AD. Structural and Functional Changes With the Aging Kidney. Adv Chronic Kidney Dis, 2016, 23(1):19-28.

52. 李惊子,韩进,王海燕,等. 指甲肌酐测定在鉴别急、慢性肾功能衰竭上的临床价值. 中华内科杂志, 1992, 1:11-14.

53. THAKAR CV, ARRIGAIN S, WORLEY S, et al. A clinical score to predict acute renal failure after cardiac surgery. J Am Soc Nephrol, 2005, 16(1): 162-168.

54. JAMES MT, HEMMELGARN BR, WIEBE N, et al. Glomerular filtration rate, proteinuria, and the incidence and consequences of acute kidney injury: a cohort study. Lancet, 2010, 376(9758): 2096-2103.

55. BIDANI AK, GRIFFIN KA, WILLIAMSON G, et al. Protective importance of the myogenic response in the renal circulation. Hypertension, 2009, 54(2): 393-398.

56. DAUGHERTY SL, HO PM, SPERTUS JA, et al. Association of early follow-up after acute myocardial infarction with higher rates of medication use. Arch Intern Med, 2008, 168(5): 485-491.

57. VENKATACHALAM MA, GRIFFIN KA, LAN R, et al. Acute kidney injury: a springboard for progression in chronic kidney disease. Am J Physiol Renal Physiol, 2010, 298(5): F1078-F1094.

58. ISHANI A, XUE JL, HIMMELFARB J, et al. Acute kidney injury increases risk of ESRD among elderly. J Am Soc Nephrol, 2009, 20(1): 223-228.

59. ALI T, KHAN I, SIMPSON W, et al. Incidence and outcomes in acute kidney injury: a comprehensive population-based study. J Am Soc Nephrol, 2007, 18(4): 1292-1298.

60. CHAWLA1 LS, KIMMEL PL. Acute kidney injury and chronic kidney disease: an integrated clinical syndrome. Kidney Int, 2012, 82(5): 516-524.

61. THAKAR CV, ARRIGAIN S, WORLEY S, et al. A clinical score to predict acute renal failure after cardiac surgery. J Am Soc Nephrol, 2005, 16(1): 162-168.

62. PALOMBA H, DE CASTRO I, NETO AL, et al. Acute kidney injury prediction following elective cardiac surgery: AKICS Score. Kidney Int, 2007, 72(5): 624-631.

63. KHETERPAL S, TREMPER KK, HEUNG M, et al. Development and validation of an acute kidney injury risk index for patients undergoing general surgery: results from a national data set. Anesthesiology, 2009, 110(3): 505-515.

64. MEHRAN R, AYMONG ED, NIKOLSKY E, et al. A simple risk score for prediction of contrast-induced nephropathy after percutaneous coronary intervention: development and initial validation. J Am Coll Cardiol, 2004, 44(7):1393-1399.

65. BROWN JR, DEVRIES JT, PIPER WD, et al. Serious renal dysfunction after percutaneous coronary interventions can be predicted. Am Heart J, 2008, 155(2):260-266.

66. MEHTA RL, MCDONALD B, GABBAI F, et al. Nephrology consultation in acute renal failure: does timing matter? Am J Med, 2002, 113(6):456-461.

第二章
急性肾小管坏死

第一节 病因分类

急性肾小管坏死（acute tubular necrosis，ATN）是临床上最常见的肾实质性急性肾损伤（AKI），是由各种原因导致的肾小管不同程度的损伤。ATN的病因分为两大类：肾组织缺血和/或缺氧性损伤，以及肾毒素的中毒性损伤。随发病人群以及发病环境的不同，ATN的具体致病因素呈多样性。医院获得性ATN常见的损伤因素包括大手术（手术中及术后发生的肾脏低灌注）、对比剂以及药物。住院患者中重症监护病房的ATN发生率最高，其中约30%～50%与脓毒症有关。社区获得性ATN的常见病因为感染和药物，此外随环境和国家不同AKI的病因具有一定地域特色，例如在东南亚、印度、非洲、拉丁美洲等国家可因热带病、蛇咬伤所致；在战争地区、地震等自然灾害地区常因严重创伤、挤压伤导致；重金属、毒蕈类等其他生物毒导致的ATN亦具有地域分布特点，与土壤、气候、植被和地区的主要经济模式有关。ATN发生的易感人群包括：存在基础肾脏病、高血压、糖尿病、心血管疾病或高龄的患者[1-4]。

一、肾组织缺血和/或缺氧

即引起肾前性AKI的各种致病因素未能及时去除，导致肾组织持续低灌注，肾小管上皮细胞持续缺血、缺氧，进而发生细胞损伤和坏死，又称为缺血性ATN（ischemic ATN）。缺血性ATN与肾前性AKI具有相同的致病因素（表10-1-3-1），是否发生组织结构的器质性损伤取决于损伤的强度（即缺血的程度和持续时间）以及患者的个体易感性。

二、肾毒素

外源性或者内源性肾毒素直接或间接导致肾小管上皮中毒性损伤而发生ATN，又称为中毒性ATN（toxic ATN）[5]。

（一）外源性肾毒素（表10-2-1-1）

1. 微生物毒素或其代谢产物　可见于严重细菌感染导致的脓毒症、深部真菌感染、重症病毒感染以及钩端螺旋体感染等。

2. 肾毒性药物常与药物过量使用（剂量过大或者疗程过长）或者不适当使用有关，例如将肾毒性药物联合使用、短期内反复应用肾毒性药物、在用药期间未能纠正肾脏低灌注状态等。

3. 与特殊职业或环境相关的其他毒素可见于非人类用药被误用、缺乏防护而接触职业或环境毒素以及生物毒素等特殊情况，具有明显的地域分布和职业倾向。

表 10-2-1-1　引起中毒性急性肾小管坏死的常见外源性肾毒素

类型	名称
微生物或代谢毒素	金黄色葡萄球菌、革兰阴性杆菌、军团菌、汉坦病毒等
肾毒性药物	
抗微生物用药	
氨基糖苷类抗生素	庆大霉素、卡那霉素、丁胺卡那霉素、妥布霉素、链霉素等
多肽类抗生素	多黏菌素 B、万古霉素等
头孢类抗生素	头孢菌素（Ⅰ、Ⅱ代）等
磺胺类抗生素	磺胺嘧啶等
抗结核药	利福平、卷曲霉素等
抗真菌药	两性霉素 B、灰黄霉素等
抗病毒药	阿昔洛韦、更昔洛韦、西多氟韦、印地那韦、替诺氟韦等
免疫抑制剂	环孢素 A、他克莫司
抗肿瘤化疗药	顺铂、卡铂、丝裂霉素、甲氨蝶呤、秋水仙素、依他尼酸等
水溶性对比剂	泛碘酸盐、泛碘酸、泛影葡胺等
麻醉剂	甲氧氟烷、氟甲氧氟烷、氨氟醚、安非他明、海洛因等
中药	斑蝥、蟾酥、雄黄、生草乌、生白附子、含马兜铃酸中草药等
其他	磷酸盐泻剂等
农药或灭鼠药	有机磷农药、杀虫剂、灭鼠药（如毒鼠强）等
重金属或化学毒素	汞、镉、砷、铬、锂、铅、金、银、铜、钛等
	一氧化碳、氯化汞、氰化物、四氯化碳、甲醇、乙醇、二甘醇、三氯甲烷、酚、苯、甲苯等
生物毒素	鱼胆、毒蕈、蛇毒、蝎毒、蜘蛛毒和蜂毒等

（二）内源性肾毒素

1. 肌红蛋白　不同原因导致横纹肌溶解释放大量具有色素毒性的肌红蛋白，在肾小管腔内形成管型并堵塞肾小管，导致 ATN。常见于肌肉创伤、过度运动后、癫痫发作后、醉酒后。也可见于感染、多发性皮肌炎、糖尿病非酮症高渗性昏迷或糖尿病酮症、严重低钾血症、高钠或低钠血症、低磷血症、严重甲状腺功能减退以及遗传性肌萎缩症等疾病。药物（他汀类降脂药、鸦片类麻醉药、水杨酸过量等）以及某些化学毒素（如乙醇、一氧化碳、氯化汞等）也可导致横纹肌溶解而致 ATN。

2. 血红蛋白　因急性血管内溶血导致红细胞大量破坏、释放大量具有色素毒性的血红蛋白以及红细胞破坏产物，在肾小管腔内形成管型并堵塞管腔，导致 ATN。常见于血型不合的输血反应、自身免疫性溶血、遗传性疾病（如夜间阵发性睡眠性血红蛋白尿、葡糖 -6- 磷酸脱氢酶缺乏症）、热休克、烧伤等疾病。某些药物或化学毒素（如奎宁、砷、苯、酚、甘油、煤焦油等）以及生物毒素（如蛇毒）也可导致溶血而致 ATN。

3. 其他内源性毒素　多种物质如尿酸、草酸钙、磷酸钙和某些药物（如磺胺、抗病毒药物）可以在肾小管管腔内形成大量结晶，导致管腔梗阻和肾小管上皮损伤，发生 ATN。常见于多发性骨髓瘤、急性高尿酸血症、严重高钙血症、肿瘤放疗或化疗后的溶瘤综合征等疾病。

由于病因的差异，ATN 的病理学形态、临床表现、治疗及转归常具有不同的特征。肾脏低灌注无论在肾前性氮质血症还是在 ATN 中均具有重要作用，而且又是临床上重症监护患者发生急性肾损伤的主要原因，故而以往的大量临床与实验研究结果主要来源于对缺血性 ATN 或缺血 - 再灌注肾损伤的研究。此外，各种药物、理化因素、重金属或其他代谢毒物等均可直接或间接导致肾小管间质的中毒性损伤。临床上在许多情况下，中毒性损伤和缺血性损伤可同时存在，并且相互增加肾组织对损伤的易感性。

第二节　病理生理机制

ATN的病理生理机制尚未完全阐明。目前认为，不同病因导致的ATN，虽然始动因素不同，但是在损伤进展和组织修复过程中的主要致病与修复机制的关键环节是类似的。

缺血性ATN的病理生理过程始动于肾脏低灌注，导致肾脏血流动力学改变、肾小管周围微血管网内皮损伤，进而肾小管发生损伤坏死、肾脏局部发生免疫炎症反应，在清除坏死组织的同时导致炎症损伤的放大[6]。包括五个不同阶段[7]：即肾前期（pre-renal）、起始期（initiation）、进展期（extension）、持续期（maintenance）和恢复期（recovery）。临床上，缺血性ATN患者从发生缺血开始至出现肾脏恢复征象大约需要7～21天，但是，不同的患者其肾功能下降程度、持续期的长短，以及肾功能的恢复水平差异很大。在肾前期，肾脏血流量减少，出现肾脏微循环灌注减低，当血流灌注减少导致肾小球滤过率下降时，临床出现血肌酐和尿素氮水平升高，此即肾前性AKI，又称功能性AKI。理论上肾前期的病变属于"可逆性"阶段，随着肾脏低灌注状态的改善应该可以逆转，但临床与实验均发现，由于肾脏血流动力学改变诱发内源性毒素及某些炎症介质参与肾血管内皮细胞和肾小管上皮细胞损伤，使得许多病例仍然会发生ATN，其肾前期与起始期很难区分。在起始期和进展期，缺血性ATN的病理生理损伤机制的关键环节包括：血流动力学改变、内皮损伤、肾小管上皮细胞损伤、免疫活化。在进展期和维持期，肾小管上皮损伤、放大的无菌性免疫炎症反应是组织破坏、GFR进一步下降的主要作用机制。肾小管上皮细胞的再生修复在起始期就已经启动，在进展期和维持期达到高峰。

肾毒性ATN的始动因素是各类毒性物质直接导致的肾小管上皮细胞损伤，由于细胞脱落形成管型导致肾小管腔阻塞、肾小球滤液回漏、肾间质水肿，导致GFR下降。肾小管上皮细胞损伤后启动局部免疫炎症反应，而肾间质水肿、坏死组织的释放、炎症反应可影响微循环内皮细胞功能，进一步加重肾小管的损伤。无论任何原因引起的ATN，肾脏修复的关键环节均包括：肾小管上皮的再生修复、免疫炎症反应的自我调控，微循环的功能恢复，以及纤维性修复。上述病理生理过程早在肾小管上皮细胞开始发生损伤时就已启动，在ATN的恢复期是决定肾脏结构与功能是否恢复以及恢复程度的重要病理生理机制[8]。

一、肾脏血流动力学改变

正常肾脏血液供应及氧需求的特点是皮质血液分布丰富、血流速度快、氧分压高（约50mmHg），而髓质血流分布少、血流速度慢，氧分压低（10～20mmHg）但功能需氧量相对较高。通常，当肾灌注压发生大幅度变化时，肾皮质在一定程度上可通过自身调节机制来维持血流量相对恒定，但髓质却缺乏这种机制。因此，缺血性ATN时肾内血流动力学改变的主要特点是出现肾内血管收缩，肾血浆流量下降、肾内血流重新分布，表现为肾皮质血流量减少和肾髓质淤血[1,9,10]。这些变化主要影响肾脏皮髓质交界区的血流和供氧，尤其对耗氧量较大的近曲小管直段和髓袢升支厚壁段影响显著。

肾内血管收缩是缺血性ATN的始动和持续进展因素[1,11]。在实验性ATN动物模型和患者的研究中发现：于ATN持续期肾脏血流量可减至正常的50%左右。肾缺血使肾血管阻力增加，但血液再供或给予血管扩张剂并不能改善皮髓质交界区的血液供应，原因在于肾缺血可导致血管内皮细胞功能紊乱、缩血管（内皮素-1、血管紧张素Ⅱ、血栓素A_2、前列腺素H_2、白三烯C4和D4、腺苷以及交感神经激活）与舒血管生物活性物质（乙酰胆碱、缓激肽、一氧化氮）的产生及作用失衡，因而使得肾脏局部自动调节功能丧失、肾内血管持续收缩，使得缺血ATN持续进展。其中，损伤的内皮细胞产生内皮素（endothelins，ET）和一氧化氮（nitric oxide，NO）的正常平衡被破坏是肾内血管持续收缩的重要机制[8]。此外，近端肾小管损伤后钠重吸收减少，流经远端肾小管致密斑的管内液钠含量增加，通过管球反馈（tubulo-glomerular feedback），引起入球小动脉收缩，肾小球滤过压下降，GFR降低，同时加重微循环缺血。

二、肾脏微血管内皮损伤

在ATN的损伤性病变中，一个非常重要却往往被忽略的环节即为肾小管周围微血管内皮的损伤[12]。急性缺血/再灌注、各种毒素以及炎症性损伤均会导致肾小管间质的微血管内皮功能以及结构受损，进一步通过以下机制加重肾脏局部微环境的缺血以及炎症反应[13]：① 损伤的内皮细胞产生血管收缩/舒张因子失衡致使局部血流量进一步持续减少（如上所述）。② 损伤的内皮细胞表面黏附分子（如细胞间黏附分子，intercellular adhesion molecule 1，ICAM-1）表达增加，引起白细胞黏附和聚集，通过释放炎性细胞因子导致内皮细胞进一步损伤；诱导微血栓形成导致微血管腔的堵塞，进一步减少血流量加重组织缺血；聚集的白细胞活化并迁移至肾间质，启动局部炎症反应。③ 各种损伤导致内皮细胞肿胀、表面多糖蛋白复合物（又名糖萼，glycocalyx）丢失、细胞骨架肌动蛋白结构破坏、细胞间连接毁损、内皮细胞丧失、血管外基质破坏，致使微血管通透性增加，液体外渗至血管周围，导致肾间质水肿，而肾间质水肿又进一步减少局部的血流灌注[9]。

近年来的研究发现，在缺血性ATN时，损伤的外髓部位微血管数目减少[14]，其原因可能与肾组织血管生长因子（如血管内皮生长因子，vascular endothelial growth factor，VEGF）表达下调以及血管生长抑制因子（如血小板反应素1，thrombospondin 1）上调有关。微血管数目的减少可以导致肾组织慢性缺氧，从而发生肾小管持续性损伤和肾间质纤维化，肾间质纤维化进一步阻碍了氧气和营养物质的运送，导致肾小管上皮细胞增殖受限和肾间质纤维化进展[15,16]。

三、肾小管上皮细胞损伤

肾小管上皮细胞是ATN的主要受损靶细胞。在缺血性ATN动物模型中最主要的损伤部位是位于皮髓交界处的近端肾小管S3段以及髓袢升支厚壁段[17]，此段肾小管无氧糖酵解能力有限，并且所处的皮髓交接部位在缺血性损伤后长时间处于低灌注和淤血状态，因此在缺血性肾损伤时病变最为突出。肾毒性物质导致的ATN，其损伤部位较缺血性ATN更为广泛，并且因毒素不同而有所差异。近端肾小管的S1段和S2段因其重吸收功能最为强大，通过胞饮摄入毒性物质最多，因此更容易发生毒性ATN（例如氨基糖苷类抗生素、马兜铃酸类中药导致的急性肾损伤）。无论何种原因导致的ATN，其肾小管上皮细胞损伤的病理生理机制和过程是相似的，从轻至重发生细胞代谢异常与能量耗竭、细胞骨架和结构异常、细胞生化紊乱，当损伤严重时导致细胞发生凋亡或坏死。

（一）细胞代谢异常、三磷酸腺苷耗竭

肾小管上皮细胞的能量代谢异常是细胞损伤的早期表现。三磷酸腺苷（ATP）是生物体内最直接的能量来源，主要由线粒体通过氧化呼吸链以及糖酵解产生。持续缺血导致肾小管上皮细胞内严重缺氧，使ATP产生减少终至耗竭（ATP depletion）。另一方面，多种毒物或药物可以通过不同机制破坏生物膜结构直接（如顺铂）或间接（如氨基糖苷类抗生素）损伤线粒体功能，从而导致细胞内ATP耗竭。为了部分代偿能量产生不足，细胞内的糖无氧酵解代谢增强，产生大量乳酸，由于ATP缺乏影响了酸碱转运系统，因此进一步造成肾小管上皮细胞内酸中毒，加重细胞损伤。

（二）细胞骨架和结构异常

肌动蛋白细胞骨架的完整性对于肾小管上皮细胞维持正常的结构与功能至关重要，参与细胞极性的维持、胞饮和胞吐、细胞运动与迁移、细胞间紧密连接复合物的屏障功能、细胞与基质的黏附、有丝分裂、细胞器运动以及细胞内信号转导等多种重要的生理过程。在缺血和中毒时，细胞ATP耗竭造成肌动蛋白的组装和调节异常，细胞骨架发生破坏和分布紊乱，使肾小管上皮细胞四类重要的细胞膜相关结构发生异常。

1. **管腔侧微绒毛脱落** 正常情况下，以肌动蛋白为基础的细胞骨架在近端肾小管上皮细胞腔面膜下方形成终端网络层（terminal web layer），由此发出的 F- 肌动蛋白丝核心骨架向上延展至微绒毛的尖端，用以维持细胞刷毛缘的结构完整性。细胞内 ATP 耗竭导致 Rho 鸟苷三磷酸酶（Rho-GTPase）/ROCK（RhoA 激酶）/LIM 激酶途径失活，致使其抑制底物——肌动蛋白解聚因子（actin depolymerizing factor，ADF）/ 丝切蛋白（cofilin）得以活化，并迁移至腔面膜与 F-actin 结合，使肌动蛋白骨架发生解聚和结构紊乱，导致细胞膜的稳定性降低，微绒毛脱落，细胞重吸收葡萄糖、氨基酸、HCO_3^- 等功能发生障碍。

2. **细胞间紧密连接破坏** 细胞间紧密连接（tight junction，or zonula occludens）复合物包括多种蛋白，如 occludin、claudin、zonula occludens 1（ZO-1）、蛋白激酶 C（protein kinase C，PKC）等，维持细胞间黏附、屏障以及物质转运功能。正常状态下，肌动蛋白骨架的终端网络层与 ZO-1 蛋白相连，因此肌动蛋白骨架的破坏势必影响细胞间紧密连接复合物的完整性，导致细胞间通透性增加，原尿回渗入肾间质。

3. **细胞正常极性丧失** 正常情况下，肾小管上皮细胞基底膜侧的微丝通过肌动蛋白相关蛋白（vincullin、talin、α-actinin、paxillin、tensin 等）与细胞膜蛋白 Na^+-K^+-ATP 酶、β 整合素等结合，将其锚定在基底膜侧，以维持肾小管上皮细胞的极性。基底膜侧 Na^+-K^+-ATP 酶的正常位置还受膜相关细胞骨架蛋白（ankyrin，fodrin，spectrin 等）的调控。Na^+-K^+-ATP 酶将重吸收的 Na^+ 主动转运出肾小管上皮细胞，有效维持细胞内与管腔内的 Na^+ 浓度梯度差。ATP 耗竭时，细胞骨架破坏和分布紊乱，Na^+-K^+-ATP 酶易位于细胞顶部，导致 Na^+ 和水的双向转运，重吸收的 Na^+ 被回运至肾小管腔内，使尿钠排泄分数（FeNa）增加，并且导致细胞有限的 ATP 被浪费。

4. **细胞与基质黏合损伤导致细胞脱落** 肾小管上皮细胞与基底膜的细胞外基质（ECM）之间的黏合是通过位于细胞基底面的 $β_1$ 整合素实现的。其细胞内部分由黏合斑与肌动蛋白细胞骨架连接；细胞外部分则附着于基质蛋白上的 $β_1$ 整合素受体，该受体为精氨酸 – 甘氨酸 – 天冬酰胺的三肽序列（arginine-glycine-asparagine，RGD）[18]。细胞 ATP 耗竭导致 $β_1$ 整合素从细胞基底侧移至顶部，破坏了上皮细胞与基质的黏附。因此，肾小管上皮细胞可与基底膜分离剥脱，落入肾小管管腔内。临床观察发现，在 ATN 患者肾活检病理标本中可见脱落至管腔的肾小管上皮细胞，在患者的新鲜尿沉渣中也可找到存活的小管上皮细胞以及上皮细胞管型。

（三）细胞生化紊乱

持续缺血、中毒以及 ATP 耗竭进一步引起肾小管上皮细胞内生化紊乱，导致细胞进一步损伤。

1. **氧化应激损伤** 活性氧（reactive oxygen species，ROS）大部分是氧自由基，主要包括超氧阴离子（$Ô_2$）、过氧化氢（H_2O_2）、羟自由基（HO^-）、过氧亚硝基（$ONOO^-$）等。缺血与毒性损伤时，肾小管上皮细胞内 ATP 下降、酸中毒以及蛋白酶激活等均可促进缺氧组织产生 ROS 增多。ROS 造成脂质过氧化、细胞蛋白氧化和 DNA 损伤，进而使细胞质膜和线粒体失去完整性、骨架蛋白异常、细胞修复和增殖受抑。由于 ROS 可消耗一氧化氮，因此还可引起血管收缩导致缺血加重。

2. **蛋白酶活化** 细胞 ATP 耗竭时，钙 -ATP 酶功能受抑，导致细胞内 Ca^{2+} 浓度增高，进而激活多种蛋白酶，如磷脂酶 A_2（phospholipase A_2，PLA_2）与钙蛋白酶（calpain）。PLA_2 可以直接导致细胞膜和亚细胞器膜溶解，释放毒性游离脂肪酸与类花生酸，进一步损伤线粒体功能，促进 ROS 产生增多，并加重炎症反应和局部血流动力学紊乱。Calpain 为 Ca^{2+} 依赖性细胞内中性半胱氨酸蛋白酶，正常情况下参与调节细胞内多种功能，如膜通道激活、受体功能的启动、蛋白激酶的激活以及细胞骨架蛋白间的相互作用等。Calpain 过度活化导致细胞膜通透性增加、细胞骨架蛋白的组装和分布紊乱。

（四）细胞凋亡与坏死

细胞凋亡（apoptosis）是机体为维持内环境稳定，由基因控制的细胞程序化死亡，是细胞在损伤后主动争取的一种耗能的死亡过程。凋亡细胞表现为核质与胞浆蛋白浓缩，胞膜内侧磷脂酰丝氨酸外翻到膜表面，将细胞遗骸分割包裹为数个凋亡小体，迅速被周围专职或非专职吞噬细胞吞噬。由于胞膜结构完整，无内容物外溢，因此不引起周围炎症反应。除形态学改变外，凋亡细胞表达活化的 Caspase 3，并且细胞核 TUNEL 染色呈阳性反应[19]。细胞坏死（necrosis）是病理状态下的被动死亡过程。坏死细胞的膜通透性增高，致使细胞肿胀，细胞器变形或肿大，最终导致细胞破裂，释放胞浆及核内容物，引发周围炎症反应。

在缺血性或中毒性 ATN 的损伤和修复阶段，肾组织内均可发现肾小管上皮细胞坏死与凋亡、或细胞增殖与凋亡共存的病理现象[19,20]。一般认为，急性损伤后肾小管上皮细胞发生坏死还是凋亡与损伤的严重程度有关。动物实验显示，在 ATN 的发生、发展过程中具有两个细胞凋亡高峰[21]：第一个高峰多在急性损伤发生的 1 ~ 2 天内，是肾小管上皮细胞受损后发生的主动死亡。第二个细胞凋亡高峰多见于急性损伤发生的 5 ~ 7 天以后，即急性损伤后的修复阶段。此时的凋亡肾小管上皮细胞主要出现在细胞再生明显的部位，推测是肾小管上皮细胞修复过程中清除多余新生细胞、维持细胞数量恒定、保证肾小管结构与功能正常重建的重要调节机制。

细胞凋亡的调控机制非常复杂，不同的损伤可以通过不同路径启动和介导凋亡过程。在 ATN 中主要通过内源性凋亡途径（线粒体途径）介导。线粒体在细胞凋亡中发挥主开关的作用，线粒体外膜通透（mitochondrial outer membrane permeabilization，MOMP）是凋亡启动和调控的中心环节。缺血和肾毒素可以通过引起肾小管上皮细胞 ATP 耗竭、细胞内 Ca^{2+} 增高、蛋白酶活化以及直接毒性损伤线粒体膜而导致 MOMP，线粒体内的促凋亡因子如细胞色素 C 被释放入细胞质，与 Apaf-1 结合激活 Caspase 9，进一步活化 Caspase 3 裂解细胞及核内的底物，介导细胞凋亡过程。B 细胞淋巴瘤 -2 基因（B-cell lymphoma-2，Bcl-2）家族蛋白对线粒体膜完整性的维持具有重要的调控作用，其中抑凋亡蛋白 Bcl-2、Bcl-xl、Bcl-w 稳定线粒体膜，而促凋亡蛋白 Bax、Bak、Bad、Bid 则增加线粒体膜的通透性。抑癌基因 p53 通过抑制 Bcl-2 和促进 Bax 的表达发挥促凋亡作用。在急性缺血 / 再灌注、顺铂毒性等多种 ATN 动物模型中，通过 p53 基因敲除、siRNA、特异性抑制剂均具有减少细胞凋亡和减轻损伤的作用[22,23]。近端肾小管 Bax 基因敲除或全身性 Bak 基因敲除，可以减少急性缺血 / 再灌注小鼠肾脏的细胞凋亡，减轻肾功能损伤[24]。

（五）肾小管阻塞和肾小管液反漏[8,25,26]

上述损伤导致肾小管上皮细胞损伤及 β_1 整合素表达部位改变后，细胞间可发生不规则的黏合，脱落细胞间互相黏合或与正常上皮细胞粘在一起，在肾小管腔内可与 Tamm-Horsfall 蛋白共同形成细胞管型，造成远端肾小管阻塞，使肾小囊内压力增高，导致肾小球滤液不能排出，并且肾小管液反漏进入肾间质，引起肾间质水肿，进一步加重肾小管和肾小球囊内压的增高，使 GFR 下降。外髓质内肾小管上皮细胞的肿胀机械压迫加重了髓质淤血，因而使髓质血流进一步减少，局部微循环状态恶化，加重肾小管细胞缺血。因此，缺血持续时间愈长，则肾小管液反漏愈严重[8,25,26]。

四、无菌性炎症反应

ATN 时，缺血或者肾毒素导致肾小管上皮细胞发生损伤后释放大量促炎症因子[27]如肿瘤坏死因子（TNF-α）、白细胞介素如 IL-1、IL-6、IL-8；趋化因子单核细胞趋化因子（MCP-1）、调节活化正常 T 细胞表达和分泌的趋化因子（RANTES）、上皮中性粒细胞活化肽 78（ENA-78）；以及细胞坏死时释放的内源性活性物质——损伤相关分子模式（DAMPs）蛋白，均对炎症细胞具有强大的趋化和活化作用。同时由于血管内皮受损，表达 ICAM-1 等表面黏附分子增高，内皮通透性增加，引起血液中的白细胞在肾脏微循环中黏附和聚集，在损伤坏死的肾小管上皮细胞释放的促炎性介质的趋化下，迁移至肾间质，启动局部无菌性炎症反应。

急性肾损伤后最早趋化聚集的炎症细胞为天然免疫（innate immunity）的效应细胞[28]（中性粒细胞、单核巨噬细胞、自然杀伤细胞、树突状细胞等），以非抗原特异性的形式趋化并迁移至损伤局部，作为"清道夫"吞噬坏死细胞，清除内源性抗原。然而，在此过程中炎症效应细胞的活化与局部炎症因子的浓聚导致肾小管上皮细胞进一步损伤和增殖受抑。中性粒细胞在急性肾脏缺血再灌注后30分钟内即在损伤局部发生聚集浸润，释放蛋白酶、过氧化物酶、活性氧、炎症细胞因子，导致血管通透性增高，内皮细胞和肾小管上皮细胞的完整性受到破坏，加重肾脏损伤。血液中的单核细胞受到趋化进入肾组织分化为巨噬细胞[29]。动物实验表明，急性肾脏缺血再灌注后60分钟肾组织中巨噬细胞即开始增多，1～2天达高峰。此阶段的巨噬细胞由细胞坏死物质以及中性粒细胞、自然杀伤细胞、Th1淋巴细胞释放的细胞因子（如干扰素-γ、TNF-α）刺激下活化为促炎症性的M1巨噬细胞，产生炎症因子（TNF-α、IL-1β、IL-6、IL-18等）、趋化因子（CXCL1、巨噬细胞炎性蛋白-1等）、活性氧（ROS）、活性氮（RNS）及诱导型一氧化氮合酶（iNOS）等，导致组织进一步炎症损伤[30]。损伤3～5天后，肾小管增殖达到高峰，AKI进入组织修复期，局部浸润的巨噬细胞通过吞噬凋亡细胞以及在Th2和Treg细胞因子（IL-4、IL-10）的作用下，活化为M_2巨噬细胞，高表达甘露糖受体（CD206）、清道夫受体吞噬和清除凋亡及坏死细胞，减轻局部炎症反应；产生IL-4、IL-10、转化生长因子（TGF-β1）、精氨酸酶-1（Arg1）、血红素氧合酶-1（heme oxygenase 1，HO-1）等抑制M_1巨噬细胞分化、抑制和减轻炎症反应；合成血管内皮生长因子（VEGF）、TGF-β1、纤连蛋白等促进血管生成和组织修复[31]。

获得性免疫（adaptive immunity）反应系统由特异性抗原激活，包括树突状细胞的成熟与抗原呈递、T淋巴细胞增殖与活化，以及T-B淋巴细胞之间的相互作用。在ATN时，获得性免疫反应发生略晚于天然免疫反应，但是在急性损伤期和修复期均具有重要的调控作用。正常肾组织中的免疫细胞主要为单个核细胞，包括作为抗原递呈细胞（antigen presenting cell，APC）树突状细胞和单核巨噬细胞，以及T淋巴细胞。在ATN时，损伤坏死细胞释放的内源性活性物质——损伤相关分子模式（DAMPs）蛋白，通过模式受体—Toll样受体（TRL）活化树突状细胞，产生炎性因子激活天然免疫反应；高表达共刺激分子、呈递抗原活化T淋巴细胞，激活获得性免疫反应。在ATN复杂的免疫炎症过程中存在多种T淋巴细胞亚型的激活，其中具有促炎症损伤效应的主要为Th1淋巴细胞和Th17淋巴细胞，前者通过分泌干扰素-γ进一步活化M_1巨噬细胞，后者通过分泌IL-17、IL22、TNF-α等进一步活化中性粒细胞。辅助T淋巴细胞（$CD4^+CD25^+FoxP3^+$，Treg）通过分泌白细胞介素-10抑制天然免疫炎症反应，从而对ATN的组织损伤起保护作用[32]。此外，大量研究表明，补体旁路途径的激活在ATN中亦具有重要的组织损伤介导作用[33]。

五、肾脏组织修复

无论任何原因引起的ATN，在肾小管上皮细胞开始发生损伤的同时就已启动肾组织的修复过程，其关键环节包括：肾小管上皮的再生修复、免疫炎症反应的自我调控，微循环的功能恢复，以及纤维性修复。上述病理生理过程决定了肾脏结构与功能是否能够得以完全性修复[8]。

（一）ATN的完全性修复

肾小管上皮细胞在急性损伤后具有强大的增殖再生能力。动物实验证实，AKI时健存的肾小管上皮细胞发生去分化、移行、进入有丝分裂周期进行增殖，进而再分化并且重建正常上皮结构[34]。在人类和实验动物的ATN肾组织中，均可观察到大量再生的肾小管上皮细胞。因此，肾脏在理论上具有急性损伤后完全修复的特性和潜力。在完全性修复的轻度急性缺血/再灌注肾损伤小鼠模型中，肾小管上皮细胞的增殖在损伤后3天达到高峰、持续2周后逐渐降低，在术后6周恢复至静止状态[21]。正常成熟的肾小管上皮细胞没有增殖能力，只有未分化的不成熟细胞才具有增殖潜能。研究证实，在缺血和/或肾毒素损伤时，健存的肾小管上皮细胞在生长因子如表皮生长因子（EGF）[35,36]、肝细胞生长因子（HGF）[35,37,38]、胰岛素样生长因子-Ⅰ（IGF-Ⅰ）等作用下[35]，发生去分化，从成熟表型转化为胚胎表型（即所谓的"返祖"），细胞内部分与成熟表型有关的蛋白（如Kid-1、prepro-EGF、碱性磷酸酶、谷氨酰转移酶）基因表达关闭，而一些仅在胚胎期未分化细胞表达的蛋白（如波形蛋白）基因又重新表达。这种胚胎表型的肾小管上皮细胞进入增殖周期，实现细胞再生。新生的肾小管上皮细胞通过伸展、移行重新铺衬于裸露的基底膜后，从胚胎表型再分化为成熟表型。新生肾小管上皮细胞的最后分化不仅包括在结构上极性的形成，而且包括在空间上的正确分布及解剖形态正常的肾小管形成，如此才能完成肾小管的物质转运、内分泌及代谢等重要生理功能。再生肾小管上皮细胞的最后分化是由生长因子和细胞外基质蛋白相互协调、共同作用来完成的。研究发现，生长因子HGF、EGF不仅可以促进肾小管上皮细胞的增殖，而且在细胞外基质存在的条件下，可以促进细胞在空间进行有序排列，形成精细的、有组织的多细胞结构。

与肾小管上皮细胞增殖同时出现的是纤维性修复，相关基因的表达，包括转化生长因子-β1（TGF-β1）、结缔组织生长因子（CTGF）、α-平滑肌肌动蛋白（α-SMA）以及胶原成分等，在损伤后3～5天达高峰，约2周后降至正常基线水平；肌成纤维细胞的聚集在损伤后2周逐渐减少，在术后6周基本消失，仅有小灶状的残留[21]。至此，急性损伤的肾组织经历了损伤、修复和重塑的阶段，完成"再生性修复"过程，重建了具有正常结构与功能的肾脏。其中，肾小管上皮细胞的正常增殖反应与纤维性修复的适度调控是关键。

（二）ATN的不完全性修复

临床病例中，AKI可以导致肾脏的不完全修复，病人直接进入CKD甚至ESRD[2,3]。其病理生理的本质改变为肾脏发生了不可逆的纤维化。其中，肾小管上皮、微血管内皮、炎症细胞是AKI后组织修复调控的三个重要环节。

1. 肾小管上皮增殖细胞周期障碍启动肾间质纤维化　细胞周期是保证细胞正确增殖的过程，受到精密的调控[39]。近年来，AKI时肾小管上皮细胞周期调控及在肾脏修复中的作用受到国内外学者的关注[40]。动物研究表明，在严重缺血、毒素和持续性炎症反应下，增殖的肾小管上皮细胞发生DNA损伤，激活蛋白激酶ATM[41,42]，启动P53/P21通路，引起肾小管上皮细胞周期停滞于G2/M期，进而激活细胞内JNK/c-Jun信号通路，启动促纤维化生长因子（TGF-β1和CTGF）的基因转录以及蛋白合成与分泌，导致肾间质纤维化[21]。在急性缺血／再灌注小鼠模型，Stmn基因（参与G2期向M期过渡的调控）缺陷亦可导致肾功能延迟恢复和肾间质纤维化[43]。针对细胞周期调节蛋白调控，可以减轻AKI小鼠模型的肾脏纤维化。P53基因敲除或采用P53特异性拮抗性抗体可以减少单侧缺血再灌注小鼠肾损伤模型中的肾小管上皮细胞G2/M阻滞，显著减轻肾脏纤维化程度[21,44]；在部分肾切除慢性肾病模型中，P21基因敲除小鼠的肾间质纤维化明显受抑，且患鼠不发生慢性肾功能不全[45]。应用特异性JNK抑制剂对G2/M阻滞下游信号通路进行阻断，亦可减少纤维化的发生[21]。

2. 肾小管周围微血管持续性损伤导致纤维化　与肾小管上皮细胞不同的是，微血管内皮再生能力差[46]，在病变的肾组织内很难检测到处于增殖状态的肾小管周微血管内皮细胞，并且AKI后往往存在持续的管周微血管网丧失[47]，其发生机制尚不完全明确。正常情况下，肾小管上皮细胞为促血管生成因子如血管内皮生长因子（VEGF）的主要来源，参与微血管正常结构和功能的调控。在AKI时，受损的肾小管上皮表达VEGF明显减低，而抗血管生成因子如ADAMTS-1水平增加[14,15,47]。因此，损伤严重的微血管内皮细胞难以修复和再生。晚近有观点认为，AKI时肾小管旁微血管的管周细胞（pericyte）脱离微血管，进入肾间质参与肾间质肌成纤维细胞的形成和增殖，从而对微血管失去原有的支撑作用，进一步导致管周毛细血管网密度减低[48]。微血管密度减低导致肾小管间质持续性慢性缺氧，直接影响肾小管上皮的氧气和营养物质的供应，加重肾小管损伤、抑制再生性修复，从而促进肾间质纤维化的发展[49]。如何促进内皮细胞修复、重建微循环系统是改善AKI肾脏预后的重要研究环节和具有潜力的新治疗方向。在急性缺血／再灌注肾损伤结合盐敏感性高血压致慢性肾病大鼠模型中，早期应用VEGF121可以明显减少AKI后期的PTC血管网丢失、减轻肾脏纤维化程度[50]。此外，造血干细胞／血管内皮祖细胞治疗可以通过旁分泌VEGF、肝细胞生长因子以及胰岛素样生长因子-1等，促进损伤的内皮细胞修复，减轻AKI后续的肾脏纤维化[51-54]。

3. 肾间质炎症反应调控失衡促进纤维化　目前，少有研究观察AKI后期修复与纤维化发生阶段的免疫网络调控状态。理论上讲，通过调控炎症反应减轻急性组织损伤的程度，可促进肾脏的再生性修复、减少后期纤维化的发生。但是，如果能够进一步了解修复阶段的免疫调控机制，则有望寻找对抗后期纤维化的新的治疗方向。目前仅有的几个相关研究主要集中在单核巨噬细胞。在单侧急性缺血再灌注-对侧肾切除 AKI 大鼠模型，4～8 周时出现明显的肾间质纤维化，应用氯磷酸钠（clodronate）去除巨噬细胞可以显著减轻组织损伤和后期的肾间质纤维化[55]。然而，去除巨噬细胞的效应具有时相依赖性：在术前去除可以减轻肾脏炎症和损伤，而在术后 3～5 天时去除巨噬细胞则会延缓肾小管的增殖和修复。进一步的研究发现，在肾组织急性损伤的初始 48 小时内，iNos- 阳性的促炎症型（M_1）巨噬细胞首先趋化募集至局部组织，分泌炎性介质导致炎症反应的放大和组织的进一步损伤；而精氨酸酶 1 和甘露糖受体阳性的非炎症型（M_2）巨噬细胞在急性肾损伤后第 3 天出现于局部肾组织，第 5～7 天显著增多，此类细胞表达 IL-10 而具有抗炎症和促进修复的作用[29,56]。AKI 后的免疫炎症调控网络非常复杂，我们只知冰山一角。而对于损伤后期的修复以及纤维化过程中的免疫反应状态机调控机制所知更少，迫切需要深入的研究进行探索。

（三）干细胞在肾小管上皮细胞损伤修复中的作用

近年来，有关干细胞在 AKI 损伤与修复中的作用研究十分活跃[57]。研究表明，不同来源的干细胞，包括骨髓来源的造血干细胞（HSC）[51]、间充质干细胞（MSC）[58]、内皮祖细胞（EPS）[59]、胚胎干细胞（ES）[60]、骨骼肌来源的干细胞/祖细胞（MDSPCs）[61]、羊水干细胞（amniotic fluid stem cells）[62]对缺血性、毒性 AKI 动物模型均具有治疗作用，可以减轻组织损伤并且促进修复。多数研究结果显示，这一保护作用可能并非是干细胞分化为肾小管上皮细胞，而是通过旁分泌作用，产生炎症调控因子（集落刺激因子、HO-1）、促生长因子（HGF、IGF-1、VEGF、促红细胞生成素）等调节局部炎症免疫炎症反应和促进肾小管上皮与微血管内皮修复。晚近，有研究者在体外培养体系中使人诱导多能干细胞（human induced pluripotent stem cells，human iPS）分化成具有三维空间肾小球、肾小管结构的肾脏组织[63,64]。可以预期，干细胞相关领域研究的进展很有可能为我们提供有效的 AKI 新治疗手段。

第三节　病理变化特点

ATN 通常是由各种病因导致的急性肾小管损伤。根据病理学家从形态学角度的认识，由急性肾小管损伤引起的 ARF 病理变化主要有两种类型[65-67]：即急性弥漫性严重肾小管上皮细胞变性（acute tubular degeneration，ATD）和急性肾小管坏死（acute tubular necrosis，ATN）。两者虽形态表现有所不同，但临床特点相似，故临床上常将 ATD 和 ATN 泛指为急性肾小管坏死，其预后和结局可能有所不同。

一、大体表现

肾脏体积通常增大，切面可见肾皮质增厚、苍白，肾髓质淤血呈红紫色。

二、光镜表现

ATN 的免疫病理检查通常无特异表现。光镜下肾小球无明显病变。肾小管上皮细胞刷毛缘脱落、细胞扁平、管腔扩张。常见细胞重度空泡和/或颗粒变性，弥漫性或多灶状细胞崩解、脱落，裸基底膜形成。损伤严重时可见肾小管基底膜断裂。脱落的肾小管上皮细胞、细胞碎片、刷毛缘成分与 Tamm-Horsfall 糖蛋白结合在一起，在远端肾小管腔内形成经典的泥棕样颗粒管型[68]，可能导致管腔堵塞。肾间质常见水肿，伴有灶状淋巴和单核细胞浸润。由于肾小管上皮具有很强的再生能力，因此在肾小管损伤坏死的同时，健存的肾小管上皮细胞出现再生现象，表现为细胞扁平但细胞核较大，核染色质增粗浓染，细胞排列紊乱（图 10-2-3-1）。少数病例由于肾脏损伤轻微，恢复较快，肾活检病理检查时也可能看不到上述典型病变。

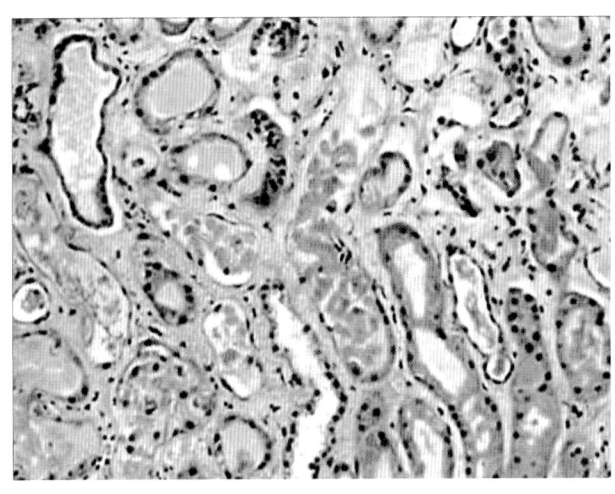

图 10-2-3-1　急性肾小管坏死
苏木素 - 伊红染色（HE）×200

　　在各种导致ATN的病因中，绝大多数主要引起近端肾小管损伤。在近端肾小管的S1、S2、S3段中，缺血性ATN主要累及S3段，即位于皮髓质交界部位的近端肾小管，其原因与该节段肾小管由直小动脉供血，处于相对乏氧状态，对于缺血耐受性差。常见的肾毒性ATN主要累及S1、S2段，即位于肾皮质部的近端肾小管，因其为重吸收功能最为活跃的肾小管节段，并且具有多种药物转运相关蛋白，故而药物及其代谢产物以及其他肾毒性物质在肾小管上皮细胞内浓度增高，进而产生细胞毒性。

　　1. 缺血性急性肾小管坏死（ischemic ATN）[67]　病变范围与缺血程度有关，分布可不均匀。一般说来，急性肾缺血可导致弥漫性肾小管上皮细胞的严重变性和基底膜断裂，又称为休克肾。动物实验和临床病理证实，急性肾缺血很难引起真正的肾小管坏死，其主要病变为近端肾小管上皮细胞空泡变性、刷毛缘脱落、细胞扁平，管腔扩张和严重肾间质水肿，远端肾小管和集合管内可见细胞碎片、颗粒管型或透明管型。在肌红蛋白或血红蛋白所致ATN者还可能见到相应的色素管型。在肾小管基底膜断裂部位可见淋巴、单核、中性粒细胞浸润。肾髓质淤血水肿显著，直小静脉可聚集大量红细胞和单个核细胞。

　　2. 中毒性急性肾小管坏死（nephrotoxic ATN）　病变范围和严重程度与毒物作用的剂量和时间有关。一般说来，病变分布弥漫，程度也较缺血性ATN更为严重。各段肾小管上皮细胞均可见严重变性，严重者病变的肾小管上皮细胞胞核浓缩、碎裂或消失，细胞质浓缩，进而崩解，甚至形成肾小管裸基底膜。肾单位上段管腔扩张，下段常见细胞碎屑和颗粒管型。

　　有些毒物在损伤定位和病理变化方面，具有一定的特征性，临床上有鉴别意义[67,69]。如：重金属（汞、铅、铋等）制剂主要损伤近端小管直部，特殊染色可在损伤小管的细胞核内发现特殊包涵体，易见肾小管和肾间质的钙化；例如大量输注高渗性溶液（如羟乙基淀粉、甘露醇等）可导致近端肾小管上皮细胞严重空泡样变性，呈"肥皂泡样改变"，又称为高渗性肾病；四氯化碳、有机磷制剂、农药以及蕈类毒物可损伤各段肾小管上皮，在严重的脂肪变性基础上，出现肾小管坏死；乙二醇、新霉素和应用不当的利尿剂可使肾小管上皮细胞出现大空泡变性，继而出现坏死；应用不当的磺胺类或阿昔洛韦等药物易在肾小管产生沉淀和结晶，导致ATN；多发性骨髓瘤可导致异常球蛋白血症，在肾小管内形成相应的特殊蛋白管型，这种管型不易排出，又称管型肾病或骨髓瘤肾病；高尿酸血症患者，肾小管内可出现尿酸或尿酸盐结晶，又称尿酸肾病，短时间暴发性大量出现（如溶瘤综合征）时，可导致ATN。

　　此外，在严重的急性肾小管损伤和坏死过程中，常伴有细胞凋亡现象[68]。细胞凋亡有两个高峰，一为损伤和坏死的极期，代表了细胞核组织受损伤的形态表现，另一为再生修复期，代表了细胞再生和增殖过程中的修饰重建的过程。在光镜下，凋亡的肾小管上皮细胞核仁消失、核浓缩，细胞核裂解形成核碎块，被称为凋亡小体。由于临床病人肾活检的时间局限，上述现象不一定能见到。

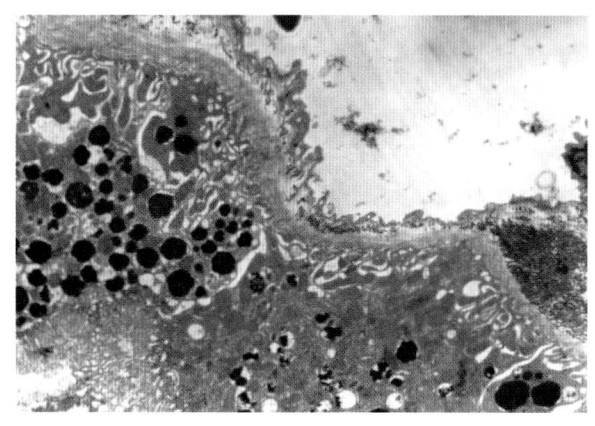 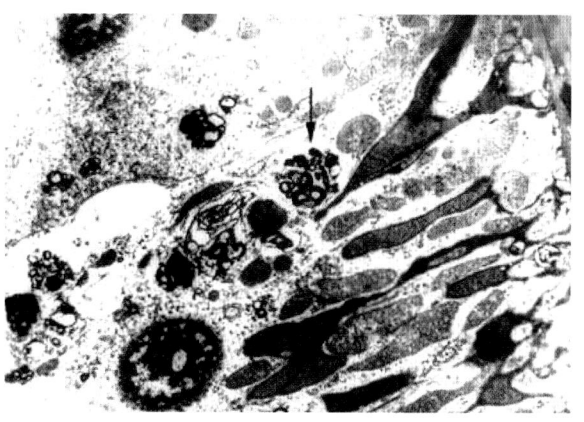

图 10-2-3-2　铅中毒性急性肾小管坏死
肾小管上皮细胞微绒毛部分脱落，细胞质内溶酶体增多（电镜 ×8000）

图 10-2-3-3　庆大霉素中毒性急性肾小管坏死
肾小管上皮细胞质内多数髓样小体沉积（↑）（电镜 ×10000）

三、电镜表现

电镜下可见肾小管上皮细胞微绒毛脱落、细胞内线粒体和内质网肿胀、溶酶体增多、吞噬空泡增多。坏死的细胞可见胞体部分甚至完全脱落，结构消失。凋亡细胞的细胞膜完整，但是细胞核的染色质浓聚于核膜下（染色质边集现象），核膜可出现内陷，将浓缩的细胞核分割成凋亡小体[67,70]。特定病因导致的 ATN 电镜检查具有特征性表现，例如重金属中毒者，肾小管上皮细胞内可见游离的或位于溶酶体内的特殊颗粒；氨基糖苷类抗生素导致的 ATN，在肾小管上皮细胞内可见多数髓样小体；溶血导致者，可见细胞内次级溶酶体内的多数致密颗粒；病毒感染时可在肾小管上皮细胞内/细胞核内发现特殊排列的病毒颗粒（图 10-2-3-2，图 10-2-3-3）。

第四节　临床表现和主要并发症

ATN 的临床表现与原发疾病、肾功能损害的程度和并发症有关。根据病程中尿量是否减少分为少尿性 ATN 和非少尿性 ATN。经典的少尿性 ATN 根据其临床经过分为少尿（或无尿）期、多尿期和恢复期三个期。然而，近年来由于 ATN 的病因谱趋于复杂化、肾毒性药物所占比例增多、老年患者增加以及早期应用利尿剂等原因，少尿性 ATN 已明显减少[1,71]。

一、尿量变化

① 少尿性 ATN：患者通常在致病因素作用后数小时或数日尿量明显减少达少尿（<400ml/d）甚至无尿（<100ml/d）。少尿期一般持续 1～2 周，少数仅持续数小时，也有长达 3～4 周。少尿期持续越长、肾脏预后越差、病死率越高。如果肾脏修复良好，少尿期后尿量增加，典型患者可以出现多尿期，尿量达 4 000～6 000ml。多尿期一般持续 1～3 周，尿量逐渐恢复正常。② 非少尿性 ATN：患者尿量可正常、轻度减少（通常 >500ml/d），甚至增多。非少尿性 ATN 通常较少尿性 ATN 临床表现轻，并发症发生率相对低。但是由于诊断依赖血肌酐变化，因此如果未及时复查肾功能，非常容易延误诊断。

二、氮质血症

ATN 时肾小球滤过率减低导致代谢废物在体内堆积。SCr 和 BUN 水平明显升高，其升高的速度取决于体内蛋白的分解速度。如果每日血 BUN 升高 >30mg/dl（10.1mmol/L）和 / 或 SCr 升高 >2mg/dl

（176.8μmol/L）和/或血钾升高>1.0mmol/L和/或HCO_3^-下降>2mmol/L，称为高分解型$ATN^{[5]}$，主要见于严重感染、大面积烧伤、广泛组织创伤等严重疾病状态。此外，热量补充不足、消化道出血、应用糖皮质激素、高热、血肿和组织坏死等因素也可促进蛋白高分解。高分解型ATN往往病情危重，进展快速，如果不及时处理死亡率很高。

三、水、电解质及酸碱平衡紊乱

① 水钠潴留：ATN患者，特别是少尿性ATN患者，极易发生水钠潴留，引起高血压、急性肺水肿，甚至脑水肿。② 高钾血症：是ATN患者最严重和常见的并发症，可以起恶性心律失常甚至心室纤颤、心脏停搏、呼吸肌麻痹等，是少尿期的首位死因，及时处理至关重要。轻度高血钾时（血清钾<6mmol/L）临床常无症状，心电图改变亦不明显，因此对于ATN患者要注意动态监测。③ 代谢性酸中毒：机体每天产生的酸性代谢产物80%由肾脏排泄。ATN时肾小球滤过率降低致使酸性物质在体内蓄积，血HCO_3^-有不同程度的降低，在高分解型ATN可发生严重的代谢性酸中毒，患者出现恶心、呕吐、呼吸深大、低血压，甚至休克、嗜睡甚至昏迷。④ 其他代谢紊乱：常见有高磷血症、低钙血症、高镁血症，亦可发生高钙血症（见于横纹肌溶解的后期）和低镁血症（见于顺铂、两性霉素B、氨基糖苷类抗生素中毒），引起不同程度的神经肌肉症状，需及时处理。

四、并发症

① 感染：是ATN最常见的并发症，是导致患者死亡的主要原因之一，在老年人及营养不良患者更为多见。预防性应用抗生素不能减少发生率，并可能造成真菌等机会感染。常见的感染部位依次为肺脏、泌尿道、腹腔、手术部位、全身。动静脉留置插管和留置导尿管为病原体感染和扩散的重要途径，需要高度警惕、合理使用。② 各器官系统受累表现：ATN患者，特别是老年、少尿性ATN和高分解型ATN患者，常发生多器官系统功能异常。心血管系统表现常见为高血压、心力衰竭、心律失常，亦可见心包炎、低血压甚至休克；神经系统表现常有头痛、嗜睡、意识模糊、抽搐、癫痫等；消化系统常见厌食、恶心、呕吐、肠梗阻以及腹痛。重症ATN患者常发生应激性溃疡，导致上消化道出血，有时出血严重可危及生命；呼吸系统多发生肺水肿、肺部感染，导致低氧血症甚至呼吸衰竭。需要机械通气的ATN患者死亡率可高达80%；血液系统常见贫血、白细胞升高、血小板功能缺陷和出血倾向。③ 营养和代谢异常：ATN患者往往处于高分解状态，感染、代谢性酸中毒、机械通气等更加速蛋白消耗，而患者通常进食差、消化道功能失调，摄取热量和蛋白等营养物质减少，因此常发生营养不良，每天肌肉损失可达1kg或以上。应激性高血糖是重症患者的重要临床标志[72]。其发生机制与应激介质产生以及中心和周围胰岛素抵抗有关。大量观察性研究显示重症患者的血糖水平与临床预后显著相关[73,74]。

第五节 诊断和鉴别诊断

一、急性肾损伤的诊断

如前述及，临床上可根据KDIGO的AKI定义进行诊断和疾病严重程度分期。需要注意的是，有研究显示即使肾脏活检病理已经有超过半数的肾组织发生了肾小管损伤和坏死，亦有约20%的患者临床上SCr的变化速度不能满足KDIGO的诊断标准，用此定义容易漏诊，这些ATN患者大多数（约95%）符合KDIGO急性肾脏病（AKD）的诊断标准，即3个月内发生的GFR<60ml/min或3个月内发生的GFR下降≥35%或SCr升高>50%[75]。因此临床上对于任何在3个月内发生的肾功能减退都要予以关注，鉴别是否发生了急性的肾脏损伤。

对于缺乏基础SCr检测记录的肾功能不全患者，需要与慢性肾衰竭相鉴别。临床上当患者出现以下方面时倾向于慢性肾衰竭的诊断：① 既往有慢性肾脏病史，平时有多尿或夜尿增多表现；② B型超声检查显示双肾缩小、结构紊乱；③ 指甲肌酐异常增高；④ 患者呈慢性病容、具有慢性肾衰竭相关的心血管病变、贫血、电解质紊乱、代谢性酸中毒、继发性甲状旁腺功能亢进等并发症表现。

需要注意的是，CKD患者本身亦为AKI的高危人群，很多诱因可以造成其肾功能急剧恶化（CKD基础上的急性肾损伤，A on C）。由于此类患者常兼有AKI和慢性肾衰竭的特点，临床情况比较复杂，容易误诊为单纯的慢性肾衰竭而失去治疗时机。因此，务必要对可疑患者的临床资料细致分析，若临床鉴别诊断困难时应考虑在条件允许下及时进行肾活检病理以明确诊断。

二、急性肾损伤的病因学诊断

1. 确诊AKI后，临床上最重要的是尽快找出病因。由于肾前性和肾后性AKI多有明确的致病因素，如果不及时去除可发展至ATN，故应首先予以鉴别。需要注意的是，即使已经发生了肾实质性损伤，患者仍然可能合并肾脏低灌注或者尿路梗阻导致的GFR下降，并且使已有的组织损伤进一步加重。因此，对于任何AKI患者，都要仔细评估肾脏的灌注以及尿路的引流状况。

2. ATN与肾前性AKI的鉴别　肾前性AKI与缺血性ATN是肾脏低灌注状态疾病谱的不同组成部分，二者的本质区别为肾小管的结构和功能是否完整。主要鉴别点包括：① 尿中出现肾小管结构损伤标志物提示已经发生ATN。包括尿沉渣中出现颗粒管型、肾小管上皮细胞和管型以及经典的蜡样管型，尿酶和其他肾小管上皮细胞结构蛋白排泌增加（如KIM-1）。② 肾小管浓缩功能减退提示ATN。未用利尿剂的状态下尿比重<1.010、尿渗透压<350mOsm/（kg·H$_2$O）。③ 肾小管重吸收功能减退提示ATN的诊断。包括肾性糖尿、低分子蛋白尿、尿钠排泄增多。④ 疑诊肾前性AKI的患者，可根据中心静脉压采用补液试验或利尿试验进行鉴别。对中心静脉压降低的患者，在半小时内快速静脉滴注5%葡萄糖500ml溶液或等渗盐水，若补液后尿量增多，提示为肾前性AKI；如补液后中心静脉压正常或增高而尿量不增加，可给予呋塞米（每次4mg/kg，静脉注射），再观察2小时，若尿量仍未增加达上述标准则提示已经发生了ATN。

3. 与肾后性AKI鉴别　肾后性AKI是由于尿路梗阻引起的AKI。尿路梗阻部位上游压力过高可导致肾小囊内压力增高，肾小球滤过压随之下降，从而导致GFR下降，临床表现为AKI。肾后性AKI的主要临床特点为：① 有导致尿路梗阻的器质性或功能性疾病；② 常出现突发无尿、无尿与多尿交替出现等与梗阻发生或解除相平行的尿量变化；③ 影像学检查发现尿路梗阻积水征象。

4. ATN与AIN鉴别　二者尿液检查均无明显蛋白尿以及红细胞尿，表现为明显的肾小管功能受损，包括低比重尿、肾性糖尿、氨基酸尿、肾小管源性蛋白尿、尿酶升高，以及肾小管酸化功能异常。此两类疾病在病因上有重叠，可由抗生物、非甾体类抗炎药等多种药物引起。AIN常常需要激素治疗肾小管间质的免疫炎症反应，而ATN则不宜用激素，以免影响肾小管的修复和加重代谢紊乱与感染，因此AKI的病变定位诊断非常重要。典型的AIN可出现全身过敏表现、血嗜酸性粒细胞增高、尿中出现嗜酸细胞、无菌性白细胞尿和白细胞管型，临床容易诊断。不典型病例有时临床鉴别困难，需要肾活检明确诊断。

第六节　ATN的生物标志物研究现状

ATN的预后很大程度上取决于疾病的早期发现和早期诊断。近年来，有关ATN无创性诊断生物学标志物的研究进展很快。根据ATN发生的病因和病理生理过程不同，生物学标志物的异常时限和诊断价值亦有所不同。如前所述，发生缺血性ATN时[76]，首先出现的是肾脏血流灌注减少，直接引起GFR降低、SCr升高，持续组织缺血缺氧引起肾小管代谢紊乱、氧化应激损伤，进而导致肾小管结构破坏，GFR进一步降低。在肾毒性ATN时，各种毒物直接导致肾小管结构损伤，累积到一定程度后引起GFR下降，GFR下降约一半后出现SCr升高[75]。ATN早期诊断的生物学标志物分为两大类[77]：① 肾脏功能损伤标志物：包括评估肾脏血流与氧合状态的测量指标，以及评估GFR的新方法，利于早期发现缺血性ATN。② 肾脏结构损伤标志物：包括与细胞破坏、免疫炎症、氧化应激、细胞代谢异常等相关的尿蛋白、酶、核酸等，在毒性ATN时更早发现肾组织的结构损伤。目前的研究方向是建立优化组合的生物学标志物体系，并与临床指标相结合，提高对于AKI疾病诊断和预后判断的预测能力。

一、肾脏功能损伤标志物

1. 肾血流灌注　① 彩色多普勒超声：应用彩色多普勒超声可以检测肾脏小叶间动脉收缩期和舒张期的血液流速。多普勒阻力指数［resistive index，RI，=（收缩期流速峰值 – 舒张末期流速）/收缩期流速峰值］是反映肾脏血管阻力的经典指标[78]。正常肾脏的RI约为0.6，0.7为成年人的高限[79]。近年来的研究显示，应用多普勒超声动态监测肾脏RI值可以反映肾血流灌注的改变，早期发现肾血流量减少并且可以辅助病因诊断[80,81]。例如，脓毒症AKI患者在血肌酐和尿量明显异常前5天即可出现RI的明显升高（≥ 0.77）[82]。一项在机械通气患者的研究发现，发生ATN的患者其RI值显著高于肾前性氮质血症患者（0.85 vs 0.67），并且升高的RI值比异常的尿指标更好地预测不良肾脏预后[83]。此外，在脓毒症循环重建过程中，可以通过监测RI值评估肾脏的血液循环状态[84]。多普勒超声作为一项简单、无创的检查方法，可床旁进行并且容易动态观察，在AKI的临床诊断和治疗中具有重要的应用价值和发展空间。② 对比剂增强超声（contrast-enhanced ultrasound，CEU）：应用直径1 ~ 6μm的微气泡作为增强对比剂，可以有效地发散超声波[85]，从而可以观察到微血管床的血流变化。CEU已经安全应用在心脏疾病的超声检查中，但是在肾脏的应用刚刚起步。在健康志愿者，用药物阻断血管紧张素系统可以检测到肾脏微气泡灌注指数的改变，并且与对氨基马尿酸清除率（为评估肾血流灌注的金指标）具有很好的相关性[86]。在肾移植患者，CEU可以识别急性排异病人的肾脏灌注异常[87]。应用微泡作为对比剂，定量检测肾脏局部的血流速度和血流量，可评估肾缺血程度和范围[88]。

2. 肾脏氧合状态　功能性磁共振成像：是发展迅速的一类磁共振成像技术，用于组织血流、氧合、代谢等生理指标的评估，其中发展较快的为血氧合水平依赖的磁共振成像（BOLD）[89]。血红蛋白包括氧合血红蛋白和去氧合血红蛋白，两种血红蛋白对磁场有完全不同的影响。氧合血红蛋白是抗磁性物质，对质子弛豫没有影响；去氧血红蛋白属顺磁物质，可产生横向磁化弛豫时间（T2）缩短效应。因此，根据血液中血红蛋白的氧化比率可轻易地分辨出不同的磁共振讯号：去氧血红蛋白含量增加时，T2加权像信号减低，反映组织局部氧分压下降[90]。BOLD MRI技术利用还原血红蛋白与氧和血红蛋白磁性特征的不同评估肾组织氧合情况，可以反映局部缺氧状态。近年来，BOLD MRI逐步用于移植肾术后评价肾脏组织的氧合与功能状态，并且根据血流和耗氧量的综合评估，可能辅助病因学的判断：急性排异抑或是急性肾小管坏死。此外，动脉自旋标记灌注成像技术[91]，通过磁化标记内源性血液而量化评估肾脏血流量，有助于早期诊断缺血性AKI，并进行准确的病变定位。功能性磁共振成像无需使用对比剂，不会加重肾损伤，缺点是受检查条件的限制，不能床旁应用。

3. 肾小球滤过率新型检测方法　是近年来新开发的GFR检测技术。代表性研究的作用原理为[92]：给受试动物同时注射两种不同波长荧光标记的物质，绿色荧光标记的小分子量菊粉（5kDa）和红色荧光标记的大分子量右旋糖酐（150kDa）。应用便携式荧光检测器可以透过前臂的皮肤实时检测到血液中的荧光强度，从而随时可知两种物质的血浓度。菊粉可经肾小球自由滤过，根据动物的GFR水平其血中浓度以相应速度递减；大分子右旋糖酐不能从肾小球滤过，因此在血液中的浓度维持不变，作为基线浓度。根据菊粉浓度的下降曲线可以计算获得GFR，耗时0.5 ~ 1

小时，所得 GFR 数值与碘海醇清除率所得数值相关性良好。此种 GFR 检测方法快速、准确，可床旁进行，并且能够重复动态检测，非常适用于急性和重症病例，有很好的临床应用前景。

二、肾脏结构损伤性标志物

尿液中肾脏结构损伤性标志物种类很多（表10-2-6-1），近年来研究比较深入并有一定应用前景的主要包括以下四大类[93]。

表 10-2-6-1　代表性尿生物学标志物在 AKI 的早期诊断、病情进展和预后的预测作用 [77,109,110]

	主要产生部位	在人类 AKI 中的预测研究					
		预测 AKI		鉴别诊断	肾损害进展	死亡	肾脏预后
		敏感性	特异性	Pre/ATN	或需 RRT		
肾小管酶							
NAG	近端肾小管细胞溶酶体；肝 / 脑 / 脾等	+	++	++		+	
α-GST	近端肾小管细胞胞质；其他组织	+					
π-GST	远端肾小管细胞质；其他组织	+					
小分子蛋白							
Cystatin C	有核细胞	+			++	++	
HGF	间充质细胞	+					+
近端肾小管蛋白							
NGAL	白细胞、亨利式袢、集合管	++	+		+	+	+
KIM-1	近端肾小管	++	++	++			
L-FABP	肝细胞、近端肾小管	++	+		+		
炎症因子							
IL-18	单核细胞、巨噬细胞、树突状细胞、肾小管	+	+		++	+	
细胞周期阻滞蛋白							
IGFBP-7/TIMP-2 肾小管上皮细胞		++	++	+	++	++	++
尿沉渣检查		+	++		+		

1. 近端肾小管损伤相关蛋白　研究最多的包括以下三种：① 中性粒细胞明胶酶相关脂质运载蛋白（NGAL），最早在中性粒细胞发现，正常情况下低水平表达于肾脏、乳腺、肝脏、小肠、前列腺等多个器官。AKI 时在远端肾小管显著高表达并从尿液中排出，尿 NGAL 水平在 AKI 发生 2 ~ 3 小时后即可升高，6 小时即达高峰，因此是早期发现 AKI 的敏感指标，并且可以判断 AKI 的预后。缺点是在尿路感染、脓毒症时尿 NGAL 排出亦增加，临床应用时需要注意。② 肾脏损伤分子 -1（KIM-1）[94]，在正常肾脏不表达，AKI 时在近端肾小管上皮细胞显著高表达并脱落至尿液中。检测尿液中的 KIM-1 可以反映肾脏的表达水平。除肾脏外的其他任何组织器官或疾病均不引起尿 KIM-1 的明显升高，因此尿 KIM-1 升高对于 AKI 的诊断具有很好的特异性。AKI 时，尿 KIM-1 升高发生于损伤后 6 小时，比血肌酐升高提早 2 ~ 3 天。在药物中毒性 AKI 大鼠模型，尿 KIM-1 升高可以 100% 反映肾小管不同程度的病理损害，而即使在具有弥漫肾小管损伤的大鼠，也只有约 80% 出现血肌酐的明显升高 [95]。由此可见，尿 KIM-1 升高对于识别肾小管损伤具有高敏感性和高特异性，然而由于现有的检测方法复杂并且费用较高，限制了其在临床的推广使用。③ 肝脂肪酸结合蛋白（L-FABP）[96]。L-FABP 主要由肝脏产生，近端肾小管亦有表达，生理功能为介导脂肪

酸的细胞内转运和代谢。AKI 时近端肾小管产生 L-FABP 增多。在顺铂毒性 ATN 小鼠造模 2 小时以及缺血再灌注 ATN 小鼠再灌注 1 小时后，尿 L-FABP 水平即显著升高，并且与病理损伤程度和 GFR 下降程度相关[97,98]。因此，尿 L-FABP 测定对于早期识别肾小管损伤具有高度敏感性。

总体来看，上述三类蛋白均在损伤的肾小管上皮细胞表达，在损伤发生 2～8 小时后尿中排泌即可明显增加，因此可以早期诊断 AKI。其中，尿 KIM-1 升高对于识别肾脏损伤的特异性最高，并且可以鉴别肾前性 AKI 与急性肾小管坏死；而尿 NGAL 和尿 L-FABP 水平对于院内死亡率、透析率以及肾脏预后均具有预测作用。

2. 炎性细胞因子 包括白细胞介素 -18（IL-18）和单核细胞趋化蛋白 -1（MCP-1）等，以前者研究较为深入。IL-18 主要表达于单核巨噬细胞、树突状细胞和肾小管上皮细胞，是强效的促炎症因子，在 AKI 时具有加重组织损伤的作用。动物及人类疾病的研究表明，肾毒性、缺血性以及脓毒症 AKI 时，在血肌酐升高之前 24～48 小时尿 IL-18 即可升高[99]，并且对院内死亡率、透析率以及肾脏预后具有预测作用[100]。缺点是脓毒症等感染性、炎症性疾病时尿中 IL-18 排泌亦增多。

3. 细胞周期阻滞蛋白 胰岛素样生长蛋白结合因子 7（IGFBP7）和金属蛋白酶组织抑制剂 -2（TIMP-2）[101-103]。二者均由肾小管上皮细胞表达，AKI 时表达显著升高，其病理生理功能推测为介导 DNA 损伤后的 G1 期细胞周期阻滞。近年来的研究显示，二者尿中的浓度乘积在早期诊断 AKI、鉴别 AKI 与 CKD、预测死亡风险和肾脏预后方面均优于 NGAL、IL-18、KIM-1 等其他生物学标志物。

4. 尿沉渣检查发现肾脏结构损伤 尿沉渣镜检是最传统和最常用的 AKI 诊断与病因鉴别诊断的方法，需采用新鲜尿离心后进行相差显微镜观察。ATN 时，肾小管上皮细胞发生变性、细胞结构脱落、坏死等不同程度的损伤，尿沉渣中相应出现颗粒管型、肾小管上皮细胞以及上皮细胞管型。对于早期或者轻型的灶性 ATN，结构破坏的指标如尿沉渣改变比功能减退的指标（血清肌酐）更为敏感。有研究显示，在应用氨基糖苷类抗生素的 ICU 患者中，尿中颗粒管型数量的增加比血肌酐升高平均提前了 9 天[104]。应用基于肾小管上皮细胞和颗粒管型的尿沉渣镜检积分系统，有助于早期发现 AKI、辅助诊断 ATN、反映 AKI 的严重程度，并且可能预测不良的肾脏预后[105,106]。尿沉渣其他成分如白细胞尿、结晶尿在多种药物肾脏损害中具有早期诊断意义。服用英地那韦的患者中，出现持续性白细胞尿者有 26% 后期发生血肌酐升高[107]；阿莫西林在部分患者可以引起结晶尿，后者可以对肾小管上皮造成损伤，导致 AKI[108]。因此在服用阿莫西林的患者中出现结晶尿提示需要停用药物并且碱化尿液促进药物的溶解[109]。在我国，随着干化学尿液分析和各种自动化尿沉渣分析系统的应用，尿沉渣镜检在临床实际工作中的重要性逐渐受到忽视。然而，如前所述，尿沉渣检查无创、经济、易行，并且可多次重复检测。动态观察尿沉渣改变有助于早期发现 AKI 特别是药物的肾脏毒性，可以有效地对临床医师作出警示以调整治疗方案并及早进行干预，临床实用价值很高，值得进一步开发和大力推广。

第七节　预防与非透析治疗

ATN 治疗的总原则包括：① 严密监护和早期诊断；② 仔细排查、去除原发病因或加重因素；③ 支持治疗；④ 保持内环境稳定，纠正水、电解质、酸碱平衡；⑤ 预防和治疗感染等并发症。

一、临床评估、严密监护、早期诊断、去除病因和加重因素

① 识别 ATN 的高风险人群，包括具有可导致 AKI 的损伤因素和对损伤因素易感的疾病人群（表 10-2-7-1）。对 AKI 的高风险患者采取预防措施，纠正可逆的危险因素（如低血容量、贫血、低蛋白血症等），力争预防 AKI 发生。② 对高风险人群严密监测肾功能（SCr、尿量、尿标志物），以

早期发现和诊断 ATN。③ 已经发生 AKI 的患者，应及时调整治疗方案，包括停止潜在的肾毒性药物、治疗药物的剂量调整、重新评估肾脏灌注保证容量和灌注压、评估尿路引流情况，以避免发生持续性损伤。

表 10-2-7-1　AKI 损伤因素和易感性[79]

损伤因素	易感性
毒血症	脱水状态或容量不足
严重疾病状态	高龄
急性循环障碍	女性
烧伤	黑人
创伤	CKD
心脏手术（特别是应用 CPB）	慢性、肺、肝疾病
非心脏的大手术	糖尿病
肾毒性药物	癌症
放射对比剂	贫血
植物和动物毒素	

注：CKD，慢性肾脏病；CPB，心肺旁路

二、维持血流动力稳定

在 AKI 时，血流动力学不稳定将进一步加重肾脏组织的急性损伤，并且可能造成急性肺水肿等严重并发症。因此要认真评估患者的循环灌注情况（如外周静脉充盈、肢端血液供应、水肿、心肺体征等）、严密监测血流动力学指标（如平均动脉压、中心静脉压等）并及时予以纠正。

1. 液体治疗　① 低血容量状态的患者如果没有失血性休克，应首选等张晶体液扩容治疗（2B）[75]。对于需要大量补液但需避免过多液体输入的患者、自发性腹膜炎的肝硬化患者、烧伤患者可应用胶体液。② 在 ATN 少尿期，患者容易出现水负荷过多、肺水肿，甚至脑水肿。因此临床上要严密监测、计算 24 小时液体出入量，补液时量出为入：每日液体入量＝前一日的显性失水量（尿量、大便、呕吐、引流、出汗、超滤脱水）＋不显性失水量（约 12ml/kg）－内生水量。内生水由机体代谢产生，可根据补液成分估计（1g 蛋白代谢产水 0.4ml，1g 脂肪产水 1ml，1g 葡萄糖产水 0.6ml）。

2. 利尿剂　在 AKI 早期，应用襻利尿剂有助于维持体液平衡、纠正高钾血症和高钙血症。文献显示大剂量呋塞米（>1g/d）可能具有耳毒性，如果以 0.5mg/（kg·h）的速度持续静点呋塞米，则不会产生耳毒性[111]。然而没有证据显示襻利尿剂能够预防、减轻 AKI，或降低患者的死亡率。相反，有几个小型研究显示预防性使用利尿剂反而增加 AKI 发病率，因此，目前不推荐应用利尿剂预防 AKI（1B）；除治疗容量负荷外，也不建议应用利尿剂治疗 AKI（2C）[75]。甘露醇为渗透性利尿剂，可以增加尿量、减轻肾间质水肿。有研究显示在横纹肌溶解时，甘露醇可以通过渗透性利尿和降低受损肢体的间隔内压而促进尿中肌红蛋白的排泄，可能预防 AKI 的发生[112-114]，但是由于目前没有 RCT 研究证实甘露醇对 AKI 的预防作用，并且应用甘露醇还可能导致肺水肿和加重氮质血症的高渗状态，甚至引起渗透性肾病，因此目前不推荐用甘露醇预防 AKI[75]。

3. 血管活性药　在败血症、补液不能纠正的休克状态常需要联合应用血管活性药物来提高血压、保证组织的血流灌注。在败血症患者及时使用去甲肾上腺素可显著降低败血症休克患者的死亡率，但要注意应在补充血容量的基础上使用并且不宜长期应用。在 AKI 患者，低剂量多巴胺并不能扩张肾脏血管以改善肾脏预后，相反可能诱发心律失常和心肌缺血。因此目前不推荐应用低剂量多巴胺预防或治疗 AKI（1A）[75]。心房利钠肽是较强的血管扩张剂，具有改善肾血流量和 GFR 的

作用，理论上可能用于 AKI 的预防和治疗。但是现有的研究结论并不一致。

4. 对于脓毒症患者，应该于诊断 6 小时内早期识别脓毒症休克，并开始以重建组织灌注为目标进行救治。生理学指标包括：① 平均动脉压升至 ≥65mmHg；② 中心静脉压在 8 ~ 12mmHg 之间；③ 改善血乳酸水平；④ 中心静脉氧饱和度（$ScvO_2$）>70%；⑤ 尿量 ≥0.5ml/（kg·h）[75]。

三、营养支持

KDIGO 指南的推荐[75]营养支持的目的是改善患者营养状态避免代谢紊乱加重、促进肾脏组织恢复、手术伤口以及创伤等组织愈合、改善机体免疫功能抵御感染。

1. 能量 ① 研究发现 AKI 患者的能量消耗并没有增加，即使在多脏器功能衰竭时，重症患者的能量消耗也不超过基础能量消耗的 130%。因此指南推荐，AKI 任何分期的患者总能量摄入 20 ~ 30kcal/（kg·d）（2C），相当于 100% ~ 130% 的基础能量消耗。能量供给应由碳水化合物（3 ~ 5g/kg 体重，最高 7g/kg）和脂肪（0.8 ~ 1.0g/kg 体重）组成。② 在重症患者应用胰岛素防止严重高血糖的发生，治疗目标为将血糖控制于 6.11 ~ 8.27 mmol/L（2C）。

2. 蛋白质 炎症、应激和酸中毒导致的蛋白质高分解在重症患者中普遍存在。目前尚不知道 AKI 患者的最佳蛋白质补充量。由于营养不良增加重症 AKI 患者的死亡率，营养管理的目标应该是提供充足的蛋白质以维持代谢平衡。因此，不能将限制蛋白质补充作为缓解 GFR 下降所导致的高 BUN 的手段。非高分解、不需要透析的 AKI 病人摄入蛋白质 0.8 ~ 1.0g/（kg·d）（2D），存在 AKI 并行 RRT 治疗的病人为 1.0 ~ 1.5g/（kg·d）（2D）。考虑到 CRRT 治疗对于氨基酸的丢失，以及高分解状态时蛋白加速分解，此两类患者蛋白质摄入最高可达 1.7g/（kg·d）（2D）。

3. 途径 由于肠道给予营养物质有助于维持肠道的完整性、降低细菌和内毒素的易位，并且降低应激性溃疡和消化道出血的风险，故优先使用胃肠方式对 AKI 病人提供营养（2C）。

四、治疗并发症

包括：① 纠正电解质紊乱，特别是高钾血症。最为有效的降钾治疗为血液透析或腹膜透析（参见本篇第四章）。由于高钾血症是致死性的，因此一旦发现要先立即给予紧急处理，包括应用 10% 葡萄糖酸钙（10 ~ 20ml 静脉缓慢注射）拮抗钾对心肌的毒性作用、输注 5% 碳酸氢钠（200 ~ 250ml）纠正代谢性酸中毒促进钾向细胞内转运、输注高糖溶液和胰岛素促使糖原合成和钾离子转移至细胞内、应用排钾利尿剂以及口服降钾树脂等。要注意排查引起高钾血症的原因，包括饮食、药物（如 RAS 阻滞剂、储钾利尿剂等）和潜在的消化道出血、未被发现的组织破坏如横纹肌溶解等。除高钾血症外，ATN 时还可见高钠血症或低钠血症、低钙血症、高磷血症、高镁血症等，应根据其严重程度进行治疗（参见本书第八篇）。② 维持酸碱平衡：ATN 时常出现阴离子间隙增大的代谢性酸中毒，轻度无需特殊处理；如果血清 HCO_3^- 浓度 <15mmol/L 或动脉血 pH<7.2，应静脉补充碳酸氢钠并监测血气。严重代谢性酸中毒需要行血液净化治疗（参见本篇第 4 章）。③ 防治感染：感染是 AKI 最常见的并发症，并且是导致患者死亡的主要病因。防治感染的主要措施包括：提高对感染的警惕性、加强各种导管和有创通路的护理、避免长期卧床、避免误吸导致肺部感染、密切观察临床征象和血象改变、及时采样、应用广谱抗生素经验性治疗并根据培养和药敏试验结果及时调整治疗。④ 其他并发症的治疗：包括急性肺水肿、出血、贫血等。

第八节 预后及影响因素

由于现有关于 AKI 预后的研究基本上是针对 AKI 整个病人群体，因此本节阐述 AKI 患者整体（而非 ATN）的预后及影响因素。AKI 是临床常见的肾脏急、危、重症，院内病死率高，医疗资源消耗大，并且存活病人远期死亡率和慢性肾脏病发生率都显著增高[115-117]。在2013年发表的一项荟萃分析中[118]，纳入了全球自2004年以来共154个队列研究，429 535例AKI患者的全因死亡率为23.0%，并且随AKI的临床分期增加死亡率明显升高：1期为15%；2期为28.5%；3期为47.8%，其中需要肾脏替代治疗者死亡率为49.4%，即使存活下来，亦有40%的AKI遗留慢性肾损害、10% ~ 20%需持续性透析，远期病死率30.8% ~ 57.7%。

我国的流行病学调查研究结果显示[119]，AKI患者院内死亡率为12.4%，存活的AKI患者中67.5%在出院时肾功能未恢复或仅部分恢复，提示可能发生长期慢性损伤。进一步分析显示，AKI患者院内死亡的危险因素包括：高龄、合并心脑血管疾病、严重疾病状态（多脏器功能障碍、脓毒症、机械通气、播散性血管内凝血、休克等）、高AKI分级、血肌酐峰值，以及具有肾脏替代治疗指征。特别值得关注的是，延误的AKI诊断是患者院内死亡的独立危险因素，而肾脏专科医师就诊/会诊是独立保护性因素，说明AKI早期及时诊断的重要性以及肾脏专科在AKI患者救治过程中发挥的重要作用。

AKI后肾脏的恢复情况同样受多种因素的影响。研究显示[120,121]，高龄、具有基础肾脏疾病、严重AKI特别是需要肾脏替代治疗、反复发生的AKI，以及多个混合病因共同导致的AKI，均为患者发生慢性肾功能损害的危险因素。尿液中持续升高的HGF、NGAL、L-FABP、IL-18，以及GFBP-7/TIMP-2水平，预示患者肾脏发生不可逆性的损伤。在临床工作中，应注意识别哪些患者容易发展为慢性肾脏损害，并且应对AKI患者进行长期追踪观察，若出现慢性化趋势应及时采取干预措施保护肾功能，延缓其慢性进展。

（杨　莉）

参考文献

1. LAMEIRE N, VAN BIESEN W, VANHOLDER R. Acute renal failure. Lancet, 2005, 365(9457): 417-430.

2. PALEVSKY PM, MURRAY PT. Acute kidney injury and critical care nephrology. NephSAP, 2006, 5(2):72-120.

3. WANG Y, CUI Z, FAN M. Retrospective Analysis on Chinese Patients Diagnosed with Acute Renal Failure Hospitalized during the Last Decade (1994-2003). Am J Nephrol, 2005, 25(5):514-519.

4. 张路霞,王梅,王海燕. 慢性肾脏病基础上的急性肾功能衰竭. 中华肾脏病杂志, 2003, 19(2):78-81.

5. 王海燕. 肾脏病学. 3版. 北京:人民卫生出版社, 2008 :826-934.

6. KANAGASUNDARAM NS. Pathophysiology of ischaemic acute kidney injury. Ann Clin Biochem, 2015, 52:193-205.

7. MOLITORIS BA. Transitioning to therapy in ischemic acute renal failure[comment]. J Am Soc Nephrol, 2003, 14(1):265-267.

8. BONVENTRE JV AND YANG L. Cellular pathophysiology of ischemic acute kidney injury. J Clin Invest, 2011, 121(11):4210-4221.

9. MOLITORIS BA, SUTTON TA. Endothelial injury and dysfunction: Role in the extension phase of acute renal failure. Kidney Int, 2004, 66(2):496-499.

10. SUTTON TA, FISHER CJ, MOLITORIS BA. Microvascular endothelial injury and dysfunction during ischemic acute renal failure. Kidney Int, 2002, 62(5):1539-1549.

11. CANTAROVICH F, RANGOONWALA B, VERHO M. Progress in Acute Renal Failure. New Jersey: Euromed Communications Ltd, 1998: 23-46.

12. PATSCHAN D, PATSCHAN S, MÜLLER GA. Inflammation and Microvasculopathy in Renal Ischemia Reperfusion Injury. J Transplantation, 2012, 2012:764154.

13. RABELINK TJ, DE BOER HC, VAN ZONNEVELD AJ. Endothelial activation and circulating markers of endothelial activation in kidney disease. Nat Rev Nephrol, 2010, 6(7):404-414.

14. BASILE DP. The endothelial cell in ischemic acute kidney injury: implications for acute and chronic function. Kidney Int, 2007, 72(2):151-156.

15. BASILE DP, DONOHOE D, ROETHE K, et al. Renal ischemic injury results in permanent damage to peritubular capillaries and influences long-term function. Am J Physiol Renal Physiol, 2001, 281(5):F887-F899.

16. KWON O, HONG SM, SUTTON TA, et al. Preservation of peritubular capillary endothelial integrity and increasing pericytes may be critical to recovery from postischemic acute kidney injury. Am J Physiol Renal Physiol, 2008, 295(2):F351-F359.

17. LIEBERTHAL W, NIGAM SK. Acute renal failure. I. Relative importance of proximal vs. distal tubular injury. Am J Physiol, 1998, 275:F623-F631.

18. ROMANOV V, NOIRI E, CZERWINSKI G, et al. Two novel probes revel tubular and vascular Arg-Gly-Asp (RGD) binding sites in the ischemic rat kidney. Kidney Int, 1997, 52(1):93-102.

19. LINKERMANN A, CHEN G, DONG G, et al. Regulated cell death in AKI. J Am Soc Nephrol, 2014, 25(12):2689-2701.

20. HAVASI A, BORKAN SC. Apoptosis and acute kidney injury. Kidney Int, 2011, 80(1):29-40.

21. YANG L, BESSCHETNOVA TY, BROOKS CR, et al. Epithelial cell cycle arrest in G2/M mediates kidney fibrosis after injury. Nature Medicine, 2010, 16(5):535-543.

22. MOLITORIS BA, DAGHER PC, SANDOVAL RM, et al. siRNA targeted to p53 attenuates ischemic and cisplatin-induced acute kidney injury. J Am Soc Nephrol, 2009, 20(8):1754-1764.

23. KELLY KJ, PLOTKIN Z, VULGAMOTT SL, et al. P53 mediates the apoptotic response to GTP depletion after renal ischemia-reperfusion: protective role of a p53 inhibitor. J Am Soc Nephrol, 2003, 14(1):128-138.

24. WEI Q, DONG G, CHEN JK, et al. Bax and Bak have critical roles in ischemic acute kidney injury in global and proximal tubule-specific knockout mouse models. Kidney Int, 2013, 84(1): 138-148.

25. 王海燕. 肾衰竭. 上海：上海科学技术出版社, 2003 :28-54.

26. EDELSTEIN CL, LING H, SCHRIER RW. The nature of renal cell injury. Kidney Int, 1997, 51(5):1341-1351.

27. BONVENTRE JV, ZUK A. Ischemic acute renal failure: an inflammatory disease? Kidney Int, 2004, 66(2):480-485.

28. JANG HR, RABB H. The innate immune response in ischemic acute kidney injury. Clin Immunol, 2009, 130(1):41-50.

29. LEE S, HUEN S, NISHIO H, et al. Distinct macrophage phenotypes contribute to kidney injury and repair. J Am Soc Nephrol, 2011, 22(2):317-326.

30. KINSEY GR. Macrophage dynamics in AKI to CKD progression. J Am Soc Nephrol, 2014, 25(2):209-211.

31. BRAGA TT, AGUDELO JS, CAMARA NO. Macrophages during the fibrotic process: M2 as friend and foe. Front Immunol, 2015, 6:602.

32. KINSEY GR, SHARMA R, HUANG L, et al. Regulatory T cells suppress innate immunity in kidney ischemia-reperfusion injury. J Am Soc Nephrol, 2009, 20(8): 1744-1753.

33. THURMAN JM, LUCIA MS, LJUBANOVIC D, et al. Acute tubular necrosis is characterized by activation of the alternative pathway of complement. Kidney Int, 2005, 67(2):524-530.

34. HUMPHREYS BD, VALERIUS MT, KOBAYASHI A, et al. Intrinsic epithelial cells repair the kidney after injury. Cell Stem Cell, 2008, 2(3):284-291.

35. SCHENA FP. Role of growth factors in acute renal failure. Kidney Int Suppl, 1998, 66:S11-S15.

36. CHEN J, CHEN JK, HARRIS RC. Deletion of the epidermal growth factor receptor in renal proximal tubule epithelial cells delays recovery from acute kidney injury. Kidney Int, 2012, 82(1): 45-52.

37. ZHOU D, TAN RJ, LIN L, et al. Activation of hepatocyte growth factor receptor, c-met, in renal tubules is required for renoprotection after acute kidney injury. Kidney Int, 2013, 84(3):509-520.

38. MILLER SB, MARTIN DR, KISSANE J, et al. Hepatocyte growth factor accelerates recovery from acute ischemic renal injury in rats. Am J Physiol, 1994, 266:F129-F134.

39. NIIDA H, NAKANISHI M. DNA damage checkpoints in mammals. Mutagenesis, 2006, 21(1): 3-9.

40. PRICE PM, SAFIRSTEIN RL, MEGYESI J. The cell cycle and acute kidney injury. Kidney Int, 2009, 76(6):604-613.

41. ABRAHAM RT. Cell cycle checkpoint signaling through the ATM and ATR kinases. Genes Dev, 2001, 15(17): 2177-2196.

42. BENCOKOVA Z, KAUFMANN MR, PIRES IM, et al. ATM activation and signaling under hypoxic conditions. Molecular Cell Biol, 2009, 29(2): 526-537.

43. ZAHEDI K, REVELO MP, BARONE S, et al. Stathmin-deficient mice develop fibrosis and show delayed recovery from ischemic-reperfusion injury. American journal of physiology, 2006, 290(6): F1559-F1567.

44. KAILONG L, DU X, YANI H, et al. P53-Rb signaling pathway is involved in tubular cell senescence in renal ischemia/reperfusion injury. Biocell, 2007, 31(2): 213-223.

45. MEGYESI J, PRICE PM, TAMAYO E, et al. The lack of a functional p21(WAF1/CIP1) gene ameliorates progression to chronic renal failure. Proc Natl Acad Sci U S A, 1999, 96(19):10830-10835.

46. MOLITORIS BA, SANDOVAL RM. Kidney endothelial dysfunction: ischemia, localized infections and sepsis. Contrib Nephrol, 2011, 174:108-118.

47. BASILE DP, FREDRICH K, CHELLADURAI B, et al. Renal ischemia reperfusion inhibits VEGF expression and induces ADAMTS-1, a novel VEGF inhibitor. Am J Physiol Renal Physiol, 2008, 294(4):F928-F936.

48. FLIGNY C, DUFFIELD JS. Activation of pericytes: recent insights into kidney fibrosis and microvascular rarefaction. Curr Opin Rheumatol, 2013, 25(1):78-86.

49. KWON O, HONG SM, SUTTON TA, et al. Preservation of peritubular capillary endothelial integrity and increasing pericytes may be critical to recovery from postischemic acute kidney injury. Am J Physiol Renal Physiol, 2008, 295(2):F351-F359.

50. LEONARD EC, FRIEDRICH JL, BASILE DP. VEGF-121 preserves renal microvessel structure and ameliorates secondary renal disease following acute kidney injury. Am J Physiol Renal Physiol, 2008, 295(6):1648-1657.

51. LI B, COHEN A, HUDSON TE, et al. Mobilized human hematopoietic stem/progenitor cells promote kidney repair after ischemia/reperfusion injury. Circulation, 2010, 121(20): 2211-2220.

52. KWON O, MILLER S, LI N, et al. Bone marrow-derived endothelial progenitor cells and endothelial cells may contribute to endothelial repair in the kidney immediately after ischemia-reperfusion. J Histochemisty Cytochemistry, 2010, 58(8): 687-694.

53. SEMEDO P, DONIZETTI-OLIVEIRA C, BURGOS-SILVA M, et al. Bone marrow mononuclear cells attenuate fibrosis development after severe acute kidney injury. Lab Invest, 2010, 90(5): 685-695.

54. PATSCHAN D, PATSCHAN S, MULLER GA. Endothelial progenitor cells in acute ischemic kidney injury: strategies for increasing the cells' renoprotective competence. Int J Nephrol, 2011, 2011:828369.

55. KO GL, BOO CS, JO SK, et al. Macrophages contribute to the development of renal fibrosis following ischaemia/ reperfusion-induced acute kidney injury. Nephrol Dial Transplant, 2008, 23(3): 842-852.

56. LIN SL, LI B, RAOC S, et al. Macrophage Wnt7b is critical for kidney repair and regeneration. Proc Natl Acad Sci U S A, 2010, 107(9): 4194-4199.

57. MAESHIMA A, NAKASATOMI M, NOJIMA Y. Regenerative medicine for the kidney: renotropic factors, renal stem/progenitor cells, and stem cell therapy. Biomed Res Int, 2014, 2014:595493.

58. FLEIG SV, HUMPHREYS BD. Rationale of mesenchymal stem cell therapy in kidney injury. Nephron Clin Pract, 2014, 127(1-4):75-80.

59. PATSCHAN D, KRUPINCZA K, PATSCHAN S, et al. Dynamics of mobilization and homing of endothelial progenitor cells after acute renal ischemia: modulation by ischemic preconditioning. Am J Physiol Renal Physiol, 2006, 291(1): F176-F185.

60. VIGNEAU C, POLGAR K, STRIKER G, et al. Mouse embryonic stem cell-derived embryoid bodies generate progenitors that integrate long terminto renal proximal tubules in vivo. J Am Soc Nephrol, 2007, 18(6):1709-1720.

61. PAVYDE E, MACIULAITIS R, MAURICAS M, et al. Skeletal Muscle-Derived Stem/Progenitor Cells: A Potential Strategy for the Treatment of Acute Kidney Injury. Stem Cells Int, 2016, 2016: 9618480.

62. HAUSER PV, DE FAZIO R, BRUNO S, et al. Stem cells derived from human amniotic fluid contribute to acute kidney injury recovery. Am J Pathol, 2010, 177(4):2011-2021.

63. LAM AQ, FREEDMAN BS, MORIZANE R, et al. Rapid and efficient differentiation of human pluripotent stem cells into intermediate mesoderm that forms tubules expressing kidney proximal tubular markers. J Am Soc Nephrol, 2014, 25(6):1211-1225.

64. TAGUCHI A, KAKU Y, OHMORI T, et al. Redefining the in vivo origin of metanephric nephron progenitors enables generation of complex kidney structures from pluripotent stem cells. Cell Stem Cell, 2014, 14(1):53-67.

65. BOHLE A, JAHNECKE J, MEYER D, et al. Morphology of acute renal failure. Comparative data from biopsy and autopsy. Kidney Int, 1976, 6:S9-S16.

66. OLSEN S, SOLEZ K. Acute renal failure in man: pathogenesis in light of new morphological data. Clin Nephrol, 1987, 27(6):271-277.

67. 邹万忠. 肾活检病理学. 北京：北京大学医学出版社, 2006 :152-159.

68. RACUSEN L. The morphologic basis of acute renal failure. Philadelphia: Saunders, 2001.

69. 杜爱萍, 邹万忠, 杨京平. 肾小管上皮细胞损伤和再生中的凋亡现象. 北京医科大学学报, 1997(6):481-484.

70. 王海燕. 肾衰竭. 上海：上海科学技术出版社, 2003 :29-34.

71. PALEVSKY PM, MURRAY PT. Acute kidney injury and critical care nephrology. Nephrol SAP, 2006, 5: 72-120.

72. VAN CROMPHAUT SJ. Hyperglycaemia as part of the stress response: the underlying mechanisms. Best Pract Res Clin Anaesthesiol, 2009, 23(4): 375-386.

73. KOSIBOROD M, INZUCCHI SE, GOYAL A, et al. Relationship between spontaneous and iatrogenic hypoglycemia and mortality in patients hospitalized with acute myocardial infarction. JAMA, 2009, 301(15): 1556-1564.

74. KOSIBOROD M, RATHORE SS, INZUCCHI SE, et al. Admission glucose and mortality in elderly patients hospitalized with acute myocardial infarction: implications for patients with and without recognized diabetes. Circulation, 2005, 111(23): 3078-3086.

75. KDIGO AKI Guideline Work Group. KDIGO clinical practice guideline for acute kidney injury. Kidney Int, 2012, Suppl 2:1-138.

76. OKUSA MD, JABER BL, YANG L, et al. Physiological biomarkers of acute kidney injury: a conceptual approach to improving outcomes. Contrib Nephrol, 2013, 182:65-81.

77. MCCULLOUGH PA, BOUCHARD J, WAIKAR SS, et al. Implementation of novel biomarkers in the diagnosis, prognosis, and management of acute kidney injury: executive summary from the tenth consensus conference of the Acute Dialysis Quality Initiative (ADQI). Contrib Nephrol, 2013, 182: 5-12.

78. RIVERS BJ, WALTER PA, O'BRIEN TD, et al. Duplex Doppler estimation of Pourcelot resistive index in arcuate arteries of sedated normal cats. J Vet Intern Med, 1996, 10(1): 28-33.

79. TUBLIN ME, BUDE RO, PLATT JF. Review. The resistive index in renal Doppler sonography: where do we stand? AJR Am J Roentgenol, 2003, 180(4): 885-892.

80. NINET S, SCHNELL D, DEWITTE A, et al. Doppler-based renal resistive index for prediction of renal dysfunction reversibility: A systematic review and meta-analysis. J Crit Care, 2015, 30(3):629-635.

81. DARMON M, SCHORTGEN F, VARGAS F, et al. Diagnostic accuracy of Doppler renal resistive index for reversibility of acute kidney injury in critically ill patients. Intensive Care Med, 2011, 37(1):68-76.

82. LEROLLE N, GUÉROT E, FAISY C, et al. Renal failure in septic shock: predictive value of Doppler-based renal arterial resistive index. Intensive Care Med, 2006, 32(10):1553-1559.

83. PLATT JF, RUBIN JM, ELLIS JH. Acute renal failure: possible role of duplex Doppler US in distinction between acute prerenal failure and acute tubular necrosis. Radiology, 1991, 179(2): 419-423.

84. DERUDDRE S, CHEISSON G, MAZOIT JX, et al. Renal arterial resistance in septic shock: effects of increasing mean arterial pressure with norepinephrine on the renal resistive index assessed with Doppler ultrasonography. Intensive Care Med, 2007, 33(9): 1557-1562.

85. SCHNEIDER A, JOHNSON L, GOODWIN M, et al. Bench-to-bedside review：contrast enhanced ultrasonography–a promising technique to assess renal perfusion in the ICU. Crit Care, 2011, 15(3):157.

86. KISHIMOTO N, MORI Y, NISHIUE T, et al. Ultrasound evaluation of valsartan therapy for renal cortical perfusion. Hypertens Res, 2004, 27(5): 345-349.

87. BENOZZI L, CAPPELLI G, GRANITO M, et al. Contrast-enhanced sonography in early kidney graft dysfunction. Transplantat Proc, 2009, 41(4): 1214-1215.

88. ELYASI S, KHALILI H, DASHTI-KHAVIDAKI S, et al. Vancomycin-induced nephrotoxicity: mechanism, incidence, risk factors and special populations. A literature review. Eur J Clin Pharmacol, 2012, 68(9):1243-1255.

89. NIENDORF T, POHLMANN A, ARAKELYAN K, et al. How bold is blood oxygenation level-dependent (BOLD) magnetic resonance imaging of the kidney? Opportunities, challenges and future directions. Acta Physiol (Oxf), 2015, 213(1):19-38.

90. INOUE T, KOZAWA E, OKADA H, et al. Noninvasive evaluation of kidney hypoxia and fibrosis using magnetic resonance imaging. J Am Soc Nephrol, 2011, 22(8): 1429-1434.

91. 董健,杨莉,苏涛,等. 动脉自旋标记法磁共振量化分析急性肾损伤. 中国科学:生命科学, 2013, 43(6): 519-524.

92. WANG E, MEIER DJ, SANDOVAL RM, et al. A portable fiberoptic ratiometric fluorescence analyzer provides rapid point-of-care determination of glomerular filtration rate in large animals. Kidney Int, 2011, 81(1):112-117.

93. WASUNG ME, CHAWLA LS, MADERO M. Biomarkers of renal function, which and when? Clin Chim Acta, 2015, 438: 350-357.

94. BONVENTRE JV, YANG L. Kidney injury molecule-1. Curr Opin Crit Care, 2010, 16(6):556-561.

95. VAIDYA VS, OZER JS, DIETERLE F, et al. Kidney injury molecule-1 outperforms traditional biomarkers of kidney injury in preclinical biomarker qualification studies. Nature Biotech, 2010, 28(5): 478-485.

96. SUSANTITAPHONG P, SIRIBAMRUNGWONG M, DOI K, et al. Performanee of urinary liver-type fatty acid-binding protein in acute kidney injury: A meta-analysis. Am J Kidney Dis, 2013, 61(3):430-439.

97. NEGISHI K1, NOIRI E, DOI K, et al. Monitoring of urinary L-type fatty acid-binding protein predicts histological severity of acute kidney injury. Am J Pathol, 2009, 174(4): 1154-1159.

98. PARR SK, CLARK AJ, BIAN A, et al. Urinary L-FABP predicts poor outcomes in critically ill patients with early acute kidney injury. Kidney Int, 2015, 87(3):640-648.

99. WU H, CRAFT ML, WANG P, et al. IL-18 contributes to renal damage after ischemia-reperfusion. J Am Soc Nephrol, 2008, 19(12):2331-2341.

100. LIU Y, GUO W, ZHANG J, et al. Urinary interleukin 18 for detection of acute kidney injury: a meta-analysis. Am J Kidney Dis, 2013, 62(6):1058-1067.

101. MEERSCII M, SCHMIDT C, VAN AKEN, et al. Urinary TIMP-2 and IGFBP7 as early biomarkers of acute kidney injury and renal recovery following cardiac surgery. PLoS One, 2014, 9(3): e93460.

102. BIHORAC A, CHAWLA LS, SHAW AD, et al. Validation of cell-cycle arrest biomarkers for acute kidney injury using clinical adjudication. Am J Respir Crit Care Med, 2014, 189(8):932-939.

103. KASHANI K, AL-KHAFAJI A, ARDILES T, et al. Discovery and validation of cell cycle arrest biomarkers in human acute kidney injury. Crit Care, 2013, 17(1): R25.

104. SCHENTAG JJ, GENGO FM, PLAUT ME, et al. Urinary casts as an indicator of renal tubular damage in patients receiving aminoglycosides. Antimicrob Agents Chemother, 1979, 16(4): 468-474.

105. CHAWLA LS, DOMMU A, BERGER A, et al. Urinary sediment cast scoring index for acute kidney injury: a pilot study. Nephron Clin Pract, 2008, 110(3):c145-150.

106. PERAZELLA MA, COCA SG, HALL IE, et al. Urine microscopy is associated with severity and worsening of

acute kidney injury in hospitalized patients. Clin J Am Soc Nephrol, 2010, 5(3): 402-408.

107. DIELEMAN JP, VAN ROSSUM AM, STRICKER BC, et al. Persistent leukocyturia and loss of renal function in a prospectively monitored cohort of HIV-infected patients treated with indinavir. J Acquir Immune Defic Syndr, 2003, 32(2):135-142.

108. FOGAZZI GB, CANTU M, SAGLIMBENI L, et al. Amoxycillin, a rare but possible cause of crystalluria. Nephrol Dial Transplant, 2003, 18(1), 212-214.

109. VANMASSENHOVE J, VANHOLDER R, NAGLER E, VAN BIESEN W. Urinary and serum biomarkers for the diagnosis of acute kidney injury: an in-depth review of the literature. Nephrol Dial Transplant, 2013, 28(2):254-273.

110. CRUZ DN, BAGSHAW SM, MAISEL A, et al. Use of biomarkers to assess prognosis and guide management of patients with acute kidney injury. Contrib Nephrol, 2013, 182:45-64.

111. VAN DER VOORT PH, BOERMA EC, KOOPMANS M, et al. Furosemide does not improve renal recovery after hemofiltration for acute renal failure in critically ill patients: a double blind randomized controlled trial. Crit Care Med, 2009, 37(2): 533-538.

112. BETTER OS, RUBINSTEIN I, WINAVER JM, et al. Mannitol therapy revisited (1940-1997). Kidney Int, 1997, 52(4): 886-894.

113. SEVER MS, VANHOLDER R, LAMEIRE N. Management of crush-related injuries after disasters. N Engl J Med, 2006, 354(10): 1052-1063.

114. VANHOLDER R, SEVER MS, EREK E, et al. Rhabdomyolysis. J Am Soc Nephrol, 2000, 11(8): 1553-1561.

115. LAMEIRE NH, BAGGA A, CRUZ D, et al. Acute kidney injury: an increasing global concern. Lancet, 2013, 382(9887): 170-179.

116. CHAWLA LS, AMDUR RL, AMODEO S, et al. The severity of acute kidney injury predicts progression to chronic kidney disease. Kidney Int, 2011, 79(12): 1361-1369.

117. LI PK, BURDMANN EA, MEHTA RL, World Kidney Day Steering Committee 2013. Acute kidney injury: global health alert. Transplantation, 2013, 95(5): 653-657.

118. SUSANTITAPHONG P, CRUZ DN, CERDA J, et al. Acute Kidney Injury Advisory Group of the American Society of Nephrology. World incidence of AKI: a meta-analysis. Clin J Am Soc Nephrol, 2013, 8(9):1482-1493.

119. YANG L, XING G, WANG L, et al. ISN AKF 0by25 China Consortiums. Acute kidney injury in China: a cross-sectional survey. Lancet, 2015, 386 (10002):1465-1471.

120. HEUNG M, CHAWLA LS. Predicting progression to chronic kidney disease after recovery from acute kidney injury. Curr Opin Nephrol Hypertens, 2012, 21(6): 628-634.

121. KELLUM JA, RONCO C, VINCENT JL. Prevention/Treatment/Rehabilitation: What's on the Horizon? Controversies in Acute Kidney Injury. Contrib Nephrol Basel, Karger, 2011, 174:182-190.

第三章
特殊类型的急性肾损伤

第一节　重症肾脏病

　　重症肾脏病学（critical care nephrology）是重症医学和肾脏病学的交叉分支，1998年由Ronco和Bollomo教授首次提出[1]，近20年来迅速发展成为一门横跨多个医学专业的新兴交叉学科。其涉及的临床诊疗和研究领域非常广泛并具有很大挑战性，主要包括重症患者的多器官功能障碍综合征（含急性肾损伤）、水盐酸碱代谢紊乱、中毒、严重脓毒症，以及包括血液净化在内的体外器官支持治疗。本节主要阐述多器官功能障碍综合征时的急性肾损伤。

一、多器官功能障碍综合征定义

　　多脏器衰竭（multiple organ failure，MOF）也称多系统器官功能衰竭（multiple systemic organ failure，MSOF），是在严重感染、创伤、大手术、中毒、病理产科等应激状态下，短时间内同时或相继发生2个或2个以上器官功能衰竭的临床综合征。受累的器官常见有肺、心、肾、肝、脑、胃肠道、凝血系统、代谢和免疫防御系统等。MOF的概念始于20世纪70年代[2]，20世纪90年代初国际上提出全身炎性反应综合征（systemic inflammatory response syndrome，SIRS）与多脏器衰竭的发生发展密切相关，并建议将MOF改称为多器官功能障碍综合征（multiple organ dysfunction syndrome，MODS）[3]，目的是为了纠正既往过于强调器官衰竭的标准，重视器官衰竭的早期诊断和治疗。因此，MODS应该是一个更广泛的概念，覆盖了全身炎症反应综合征致器官功能障碍的整个病理生理过程，而MOF是这一病理生理过程的最严重阶段。

　　由于不同系统器官功能障碍的评定往往缺乏客观指标，并且各器官之间的功能障碍常常相互影响、互为因果和交互加重，因此迄今为止，MODS仍然没有统一的定义标准。一般认为，肺、肾、消化道、凝血、心血管和中枢神经系统等的功能衰竭的定义如下[4]：① 肺衰竭：因低氧血症需要机械通气5天以上。② 肾衰竭：肾功能急剧减退，达到急性肾损伤诊断标准，参见本篇第一章。③ 肝衰竭：胆红素大于34mol/L伴血清转氨酶升高一倍以上。④ 消化道功能衰竭：因上消化道出血，一天内需要输血量大于1 000ml，内镜检查发现应激性溃疡。⑤ 凝血功能衰竭：血小板减少、凝血时间延长、低纤维蛋白血症、出现纤维蛋白降解产物。⑥ 心血管功能衰竭：无心肌梗死而出现低血压，心脏指数小于1.5L/（min·m^2）。⑦ 中枢神经系统功能衰竭：仅对疼痛刺激有反应，或昏迷。⑧ 代谢异常：低钠、高钾、高糖、代谢性酸中毒等。

二、多器官功能障碍综合征的发病机制

MODS的病因可分为两大类：感染相关（如脓毒症）和非感染相关（如组织损伤坏死、中毒）。由于医疗技术的发展，越来越多的患者从初次严重打击中（如感染、创伤等）存活下来，然而机体内稳态的失衡却持续存在并进一步发展，引起脏器功能损害。目前认为，无论病因如何，MODS可能具有共同的发病机制。然而，由于各个器官系统交互影响的复杂性，MODS的发病机制至今尚未完全阐明[5]。提出的假说包括："肠黏膜屏障损伤和肠源性毒素假说"[6]、"组织缺氧和微循环障碍及缺血再灌注假说"[7,8]、"内毒素巨噬细胞活化和免疫炎症假说"[9]、"线粒体功能障碍和DNA释放和系统炎症假说"[10,11]等。这些假说从不同侧面解释了MODS的发病机制，相互之间具有明显的重叠和关联。在MODS发生发展的过程中，不同病因通过上述相关机制活化天然免疫反应（效应细胞主要为中性粒细胞和巨噬细胞），引发全身性炎症反应综合征（SIRS），导致早期MODS（early MODS）。为了对抗自我伤害性的SIRS促炎症反应，机体启动代偿性抗炎症反应综合征（compensatory anti-inflammatory response，CARS），在此过程中适应性免疫反应被下调（主要效应细胞为淋巴细胞），进而促成各种医院内获得性感染的发生并引发后期MODS（late MODS）。

随着对于重症病人初始治疗的改进和以证据为基础的标准化诊疗流程（evidence-based standard operating procedure，SOPs）的推广应用，越来越多的重症患者经历MODS并且生存下来。其中一部分患者出现持续的慢性重症疾病状态（chronic critical illness，CCI），其定义为患者在ICU停留超过14天并且存在低级别的器官功能障碍。近年来发现，大约30%～50%的CCI患者出现一类新型的MODS表型，称为"持续炎症、免疫抑制和分解代谢综合征"（persistent inflammation，immunosuppression，and catabolism syndrome，PICS）[12]，其特征为高CRP、低前白蛋白水平和持续的分解代谢状态。PICS患者表现为瘦体重持续丢失、功能状态指数下降、伤口愈合不良、反复院内感染，其再住院率高、1年内病死率高（50%）。目前PICS的具体发病机制尚未阐明。

三、多器官功能障碍综合征的严重程度判断

目前，国内外对于MODS的诊断和评分标准并不完全统一，常用的评分系统包括：① APACHE（acute physiology and chronic health evaluation，APACHE），急性生理学与慢性健康状况评分；② SAPS（simplified acute physiology score），简化急性生理学评分；③ MPM（mortality prediction model），死亡概率预测模型；④ SOFA（sepsis-related organ failure assessment score），脓毒症相关器官衰竭评分；⑤ MODS（multiple organ dysfunction score），多器官功能障碍评分；⑥ LODS（logistic organ dysfunction score），Logistic器官功能障碍评分。其中APACHE根据病人急性疾病的情况和发生急性疾病之前的健康状况对疾病的严重程度进行评分，对于患者入住ICU后1天内的数据进行评分，涉及32项参数，是最为常用的重症评分系统[13,14]，对于死亡的预测最优；SAPS和MPM根据患者入ICU前以及之后1小时内的指标进行评分，较APACHE系统更为简便，临床使用也很广泛。三种重症评分系统的特征比较见表10-3-1-1及表10-3-1-2。

四、急性肾损伤和多器官功能障碍的关系

急性肾损伤（AKI）是重症患者常见的严重并发症，并且是重症患者短期及长期预后的独立影响因素。越来越多的证据表明，AKI时损伤的肾脏与远隔器官之间存在复杂的相互作用，常见包括肺脏、心脏、脑、肝脏和肠道[18,19]。需要透析治疗的重症AKI患者病死率为40%～50%[20]，而当合并远隔器官功能障碍时（如心力衰竭、呼吸衰竭），则病死率高达60%～80%[21,22]。

1. AKI时的肾-肺相互作用 急性呼吸窘迫综合征（ARDS）患者AKI的发生率达44%[23,24]，并且开始机械通气当天发生AKI、血肌酐升高水平以及少尿是患者长时间依赖机械通气治疗的独立危险因素[25,26]。动物实验研究表明，AKI导致的全身炎症反应可以直接导致肺损伤，引起肺脏局部中性粒细胞浸润、毛细血管通透性增加、水盐转运失衡，以及炎性因子表达增加。T淋巴细胞/

表 10-3-1-1 常用 ICU 重症评分系统的比较 [14-16]

ICU 评分系统	评分时间	生理学指标	其他数据	全部数据项目	最初报告的死亡预测能力
APACHE - Ⅳ	入 ICU 后第 1 天（16 ~ 32h）	17	年龄、6 项慢性健康参数、入 ICU 诊断、入 ICU 来源、入 ICU 前住院天数、急诊手术、溶栓治疗、FiO_2、机械通气	32	AUC=88.0%（n=52 647）
SAPS- Ⅲ	ICU 前或；入 ICU 后 1h 内	10	年龄、6 项慢性健康参数、入 ICU 诊断、入 ICU 来源、入 ICU 前住院天数、急诊手术、现症感染、4 种手术类型	26	AUC=84.8%（n=16 784）
MPM0- Ⅲ a	ICU 前或；入 ICU 后 1h 内	3	年龄、3 项慢性健康参数、5 项急性诊断参数、入 ICU 类型（例如内科 - 外科）和急诊手术、入 ICU 后 1 小时内 CPR、机械通气、签署抢救意愿书	16	AUC=82.3%（n=50 307）

注：APACHE：acute physiology and chronic health evaluation，急性生理学与慢性健康状况评分；SAPS：simplified acute physiology score，简化急性生理学评分；MPM：mortality prediction model，死亡概率预测模型；AUC：area under the curve，曲线下面积；CPR：cardiopulmonary resuscitation，心肺复苏；a MPM0，0 代表入 ICU 后的时间

表 10-3-1-2 常用 ICU 重症评分系统的比较 -2 [17]

APACHE Ⅳ	SAPS3	MPM- Ⅲ
年龄	年龄	年龄
心率	心率	心率
平均动脉压	最低收缩压	收缩压
机械通风	通气支持 / 吸氧	机械通气
Glasgow 昏迷等级	Glasgow 昏迷等级	昏迷 / 神志不清（GCS 3 ~ 4）
肌酐和尿素氮	肌酐	慢性肾衰竭
尿量	慢性心力衰竭	急性肾衰竭
肝衰竭	肝硬化	肝硬化
各种恶性肿瘤，AIDS	各种恶性肿瘤，AIDS	转移性肿瘤
急诊手术	非计划 / 计划入院	内科 / 非择期手术
胆红素	胆红素	
体温	体温	
血清 pH/PcO_2	最低 pH	
呼吸频率	血管活性药物的使用	入院前的 CPR
氧合（$AaDO_2$ 或 PaO_2）	手术状态 / 手术部位	年龄交互变量
血细胞比容	血小板减少	消化道出血
白细胞计数	白细胞计数	脑血管事件
钠，白蛋白，糖	现症感染	没有其他危险因素
入院诊断	进入 ICU 的原因	心律失常
ICU 转入前科室和 ICU 时限	ICU 转入前科室和 ICU 时限	
合并疾病	合并疾病	

注：AIDS，acquired immunodeficiency syndrome，获得性免疫缺陷综合征；GCS，Glasgow 昏迷等级；PcO_2，毛细血管氧分压；CPR，cardiopulmonary resuscitation，心肺复苏；$AaDO_2$，肺泡动脉血氧分压差；PaO_2，动脉血氧分压

巨噬细胞的活化、血清白细胞介素 -6 升高、局部肿瘤坏死因子 α 表达增加以及 TLR4-HMGB1 通路活化可能是 AKI 时导致肺脏损伤的重要效应机制和未来治疗干预的靶点[27-29]。此外，AKI 时的水潴留可引起肺水肿、尿毒症毒素可致肺泡上皮损伤、机体抵抗力下降可导致肺部感染，以上诸因素可协同导致呼吸衰竭。

2. AKI 时的肾 - 心相互作用[30]　AKI 时水钠潴留可加重心脏负荷；系统性炎症、尿毒症毒素、交感兴奋和肾素血管紧张素系统激活等可导致心肌损伤；高钾血症可引起心律失常；此外还有贫血等因素的影响，共同导致心力衰竭。此即心肾综合征 3 型，又称急性肾心综合征（acute renocardiac syndrome）[31,32]。另一方面，在发生心力衰竭时，有效循环血量不足导致肾脏灌注下降，而容量负荷加重引起肾脏充血，此二者均可导致 AKI 的发生。此即心肾综合征 1 型，又称急性心肾综合征（acute cardiorenal syndrome）。此外，一些系统性疾病，例如脓毒症，通过导致循环障碍、系统性炎症、线粒体功能损伤等同时损害心脏和肾脏，引起心力衰竭和 AKI，称为心肾综合征 5 型[33,34]。有关心肾综合征的详细阐述参见本书相关章节。

3. AKI 时的肾 - 肝相互作用　有研究表明，肝硬化腹水的患者中约 50% 发生 AKI[35]，其中急性肾小管坏死为最常见病因（35%）[36,37]，其次为肝肾综合征（27%），后者被认为是功能性 AKI（详见本书有关章节）。引起肝硬化相关急性肾小管坏死的主要发病机制包括[38]：胆汁色素管型堵塞[39] 以及促炎症因子（如 TLR-4、IL-17A）介导的炎症性损伤。此外，动物实验表明 AKI 可以导致肝脏损伤[40]。在缺血再灌注 AKI 以及双肾切除 AKI 模型小鼠中，肝脏局部组织发生炎症细胞浸润、炎性细胞因子表达升高、氧化应激反应增强，以及肝脏细胞凋亡增多[41,42]。并且，严重 AKI 可以影响肝脏细胞色素 P450 3A 的活性，从而使肝脏药物代谢功能明显减低[43,44]。

4. AKI 时的肾 - 肠相互作用　AKI 可引起应激性溃疡，加之胃肠道水肿和尿毒症毒素降低了黏膜的抵抗力，可以引起严重的消化道出血。另一方面，消化道大出血引起有效循环血量不足和肾脏灌注下降，进一步导致或加重 AKI。近年来，肠道菌群在 AKI 疾病发生发展过程中的作用日益受到关注。研究证实，无菌小鼠（germ-free mice）在缺血再灌注 AKI 时肾小管损伤程度加重、肾脏 CD8$^+$ T 细胞浸润增加，建立正常肠道菌群后其 AKI 损伤程度明显减轻，这一研究显示肠道菌群在 AKI 治疗中具有应用前景[45]。短链脂肪酸（short-chain fatty acids，SCFAs），包括乙酸、丙酸、丁酸，是肠道菌群的产物[46]。喂食丁酸钠可以减轻对比剂肾病和庆大霉素导致的 AKI[47,48]；喂食产乙酸的细菌可以减轻缺血性 AKI[49]。机制研究显示，SCFAs 可以减少 AKI 时肾组织局部活性氧片段的产生以及炎性细胞因子的表达，并且抑制组蛋白去乙酰化酶（histone deacetylases，HDACs）的活性，增加 DNA 甲基化，从而起到肾脏保护作用。由于肾脏不产生 SCFAs，因此调节肠道内的 SCFAs 可能成为 AKI 治疗的新手段。

5. AKI 时的肾 - 脑相互作用　AKI 时水潴留、低钠血症、尿毒症毒素、炎性因子释放等可引起脑病，患者表现神志改变，严重者可抽搐、昏迷，死亡率明显升高[50]。动物实验显示，IRI 小鼠大脑皮质和海马区促炎症细胞因子表达增加；海马区小胶质细胞和固缩的神经元细胞数目增多；运动功能显著下降[51]。晚近的研究表明，麻醉剂如异丙酚具有抑制炎症和免疫调节特性，对小鼠 IRI 和人类心脏瓣膜术后的 AKI 均显示了保护作用[52,53]。

重症患者常常由于某些病因直接引起包括肾脏在内的 MODS，其中脓毒症最为常见。其他原因包括创伤和大手术、低血容量休克、大量输血、急性药物或毒物中毒、外科失误（未及时处理的胃肠道穿孔、吻合口瘘等）。低血容量休克、脓毒症可引起微循环障碍，导致包括肾脏在内的系统器官功能异常；另外，病原微生物可刺激机体产生抗体，形成的免疫复合物沉积于包括肾脏在内的许多脏器并激活补体，引起系统器官损伤。创伤和大手术时，严重的组织损伤激活机体的免疫系统，后者释放的炎症因子导致机体自身破坏性炎症。

在各种病因作用下，通常先是某一系统器官发生功能不全或衰竭，如果该器官功能异常没有及时纠正，由其引发的代谢异常可以次第引起其他系统器官功能不全，随着衰竭器官数目的增多，患者的死亡率累积增加，1 ~ 4 个系统器官衰竭的死亡率分别是 25.6%、52.3%、82.4%、100%。ARF

在MSOF中有重要地位，3个器官功能衰竭的患者，无肾衰竭者才有可能存活，4个器官衰竭的患者几乎都有肾衰竭，存活可能极低。

五、AKI合并MODS的治疗

目前对于MODS的治疗多停留在对器官功能的支持上，缺乏特别有效的治疗措施。因此，预防和早期治疗相当重要。一项研究提示，如果MODS发生后72小时开始积极治疗，其预后并不改善；而6小时内开始积极治疗，则能显著降低急性疾病严重程度评分，提高患者存活率。

MODS的治疗原则包括：

1. 积极治疗原发病，中断或去除引起MODS的原发因素。对于有明确感染灶者，应当外科清除，对于手术不能清除的感染灶，要积极使用抗菌药治疗。对于低容量休克，要迅速纠正。对于创伤后的组织坏死要彻底清创。

2. 营养支持　积极并且尽可能早期进行代谢支持，以利器官功能的维持和恢复。首选肠内营养支持，对于有胃肠道功能衰竭的患者可行肠外营养。由于MODS患者存在高分解状态，氮质血症进展迅速，死亡率高，因此必须给予足够的能量供应。推荐20～30kcal/（kg·d），蛋白质1.25～1.5g/（kg·d），由于患者往往存在胰岛素抵抗，因此提供的能量30%应为脂类，并实施胰岛素强化治疗，严格控制血糖在正常范围内。可选用部分中-长链脂肪乳剂，改善感染、应激状态下的脂肪酸利用。含鱼油（ω-3脂肪酸）的脂肪乳剂有利于调节花生四烯酸代谢，抑制炎症因子生成，起到抗炎、清除自由基的作用。条件必需氨基酸——谷氨酰胺制剂可改善肠黏膜上皮细胞的营养，刺激黏膜细胞的再生和抑制凋亡，改善胃肠道黏膜屏障。此外，精氨酸可以促进体内氨的代谢，而支链氨基酸则有助于改善肝功能障碍时的氨基酸代谢。

3. 积极支持已衰竭的器官功能。由于器官功能衰竭是连续的过程，临床上要及早识别，及时给予人工支持和机械辅助，并且应避免因治疗某一器官衰竭而影响其他器官功能。对肺功能衰竭者可以进行机械通气；对应激性溃疡大量出血者可以输血并使用抗酸药；对弥散性血管内凝血早期使用肝素治疗；由于炎症因子在MODS发病中的作用，可使用抗炎症因子治疗等。

六、血液净化技术应用对MODS预后的意义

对于合并MODS的AKI患者，早期充分透析能有效清除水分和毒素，并为进一步的营养支持、药物治疗和器官功能保护提供有利条件。但通常往往由于认识不足或掌握透析指征过严，延误了治疗时机，导致病人系统器官损害持续进展，出现难以救治的MOF。采取何种血液净化技术，应当根据本单位的条件和病人情况来决定。对于脓毒症患者以及其他原因导致的MODS患者，存在高分解代谢和系统性炎症状态，治疗上首选连续性肾脏替代治疗（CRRT）。由于CRRT治疗有利于维持心血管系统的稳定性、可以有效清除毒素和准确控制容量、并具有清除炎性介质的作用，因此，近年来CRRT已经从最初的急性肾衰竭肾脏替代治疗迅速推广至多种危重病症救治中，作为多器官功能保护和生命支持治疗手段被广泛应用。有关透析时机和透析剂量的选择参见本篇第四章。

如前所述，器官严重损害时，可以通过神经体液反应、免疫系统和内皮系统等途径，经由器官之间的"对话"，将损伤延展至其他重要脏器。随着损伤器官数目的增加，患者的死亡率也将急剧升高。此时的CRRT治疗就显示出明显的局限性。近年来，组合式体外多器官功能支持治疗（multiple organ support therapy，MOST）[54,55]在AKI合并多脏器衰竭的救治中日益受到关注（见本书相关章节）。理想状态下，MOST可以透过体外血流循环系统实现对重症患者的多方面治疗，包括：血液净化和肾脏支持、控制酸碱平衡、控制容量平衡、心脏支持、呼吸支持、脑保护、骨髓保护、解毒、肝脏支持、脓毒症的免疫调节和内皮系统支持[56]。例如，CRRT-ECMO（extracorporeal membrane oxygenation）组合式血液净化-呼吸功能支持系统，可以改善氧合及能量代谢并维持内环境稳定，主要用于心、肺功能不全合并AKI的重症患者，其安全性和稳定性已经得到验证，有可能降低重症患者的死亡率和促进器官功能恢复[57,58]。组合式CRRT-人工肝支持系统，同时具有肾、

肝功能支持作用，可以提高相关毒素的清除效率并维持内环境稳定[59]。组合式体外多器官功能支持治疗为危重病症的治疗提供了新的手段，需要更多的临床研究提供循证医学证据，并且具有很大的创新和改进空间。

参考文献

1. RONCO C, BELLOMO R. Critical Care Nephrology, the time has come. Nephrol Dial Transplant, 1998, 13: 264-267.

2. EISEMAN B, BEART R, NORTON L. Multiple organ failure. Surg Gynecol Obstet, 1977, 144: 323-326.

3. BONE RC, BALK R, CERRA F, et al. Definitions for sepsis and organ failure and guidelines for the use of innovative therapies in sepsis. The ACCP/SCCM Consensus Conference Committee. American College of Chest Physicians/Society of Critical Care Medicine. Chest, 1992, 101: 1644-1655.

4. 王海燕. 肾脏病学. 北京：人民卫生出版社, 2008.

5. ROSSAINT J, ZARBOCK A. Pathogenesis of Multiple Organ Failure in Sepsis. Crit Rev Immunol, 2015, 35(4): 277-291.

6. KLINGENSMITH NJ, COOPERSMITH CM. The Gut as the Motor of Multiple Organ Dysfunction in Critical Illness. Crit Care Clin, 2016, 32(2): 203-212.

7. MOORE JP, DYSON A, SINGER M, et al. Microcirculatory dysfunction and resuscitation: why, when, and how. Br J Anaesth, 2015, 115(3):366-375.

8. HAWIGER J, VEACH RA, ZIENKIEWICZ J. New paradigms in sepsis: from prevention to protection of failing microcirculation. J Thromb Haemost, 2015, 13(10): 1743-1756.

9. HOTCHKISS RS, KARL IE. The pathophysiology and treatment of sepsis. N Engl J Med, 2003, 348: 138-150.

10. MCILROY DJ, JARNICKI AG, AU GG, et al. Mitochondrial DNA neutrophil extracellular traps are formed after trauma and subsequent surgery. J Crit Care, 2014, 29(6): 1133. e1-e5.

11. DURAN-BEDOLLA J, MONTES DE OCA-SANDOVAL MA, SALDAÑA-NAVOR V, et al. Sepsis, mitochondrial failure and multiple organ dysfunction. Clin Invest Med, 2014, 37(2): E58-E69.

12. ROSENTHAL MD, MOORE FA. Persistent inflammation, immunosuppression, and catabolism: evolution of multiple organ fysfunction. Surg Infect (Larchmt), 2016, 17(2): 167-172.

13. SEKULIC AD, TRPKOVIC SV, PAVLOVIC AP, et al. Scoring systems in assessing survival of critically ill ICU patients. Med Sci Monit, 2015, 21: 2621-2629.

14. BRESLOW MJ, BADAWI O. Severity scoring in the critically ill: part 1–interpretation and accuracy of outcome prediction scoring systems. Chest, 2012, 141(1): 245-252.

15. GHASSEMI M, CELI LA, STONE DJ. State of the art review: the data revolution in critical care. Crit Care, 2015, 19: 118.

16. SALLUH JI, SOARES M. ICU severity of illness scores: APACHE, SAPS and MPM. Curr Opin Crit Care, 2014, 20(5): 557-565.

17. COSTA E SILVA VT, DE CASTRO I, LIAÑO F, et al. Performance of the third-generation models of severity scoring systems (APACHE IV, SAPS 3 and MPM-III) in acute kidney injury critically ill patients. Nephrol Dial Transplant, 2011, 26(12): 3894-3901.

18. MANDELBAUM T, SCOTT DJ, LEE J, et al. Outcome of critically ill patients with acute kidney injury using the Acute Kidney Injury Network criteria. Crit Care Med, 2011, 39:2659-2664.

19. DOI K, RABB H. Impact of acute kidney injury on distant organ function: recent findings and potential therapeutic targets. Kidney Int, 2016, 89(3):555-564.

20. WALD R, MCARTHUR E, ADHIKARI NK, et al. Changing incidence and outcomes following dialysis-requiring acute kidney injury among critically ill adults: a population-based cohort study. Am J Kidney Dis, 2015, 65:870-877.

21. CHAO CT, HOU CC, WU VC, et al. The impact of dialysis-requiring acute kidney injury on long-term prognosis of patients requiring prolonged mechanical ventilation: nationwide population-based study. PLoS One, 2012, 7:e50675.

22. CHERTOW GM, CHRISTIANSEN CL, CLEARY PD, et al. Prognostic stratification in critically ill patients with acute renal failure requiring dialysis. Arch Intern Med, 1995, 155:1505-1511.

23. FORCE ADT, RANIERI VM, RUBENFELD GD, et al. Acute respiratory distress syndrome: the Berlin definition. JAMA, 2012, 307:2526-2533.

24. DARMON M, CLEC'H C, ADRIE C, et al. Acute respiratory distress syndrome and risk of AKI among critically ill patients. Clin J Am Soc Nephrol, 2014, 9:1347-1353.

25. PAN SW, KAO HK, LIEN TC, et al. Acute kidney injury on ventilator initiation day independently predicts prolonged mechanical ventilation in intensive care unit patients. J Crit Care, 2011, 26:586-592.

26. VIEIRA JM JR, CASTRO I, CURVELLO-NETO A, et al. Effect of acute kidney injury on weaning from mechanical ventilation in critically ill patients. Crit Care Med, 2007, 35:184-191.

27. AHUJA N, LIE ML, WHITE LE, et al. Lung T lymphocyte trafficking and activation during ischemic acute kidney injury. J Immunol, 2012, 189: 2843-2851.

28. AHUJA N, ANDRES-HERNANDO A, ALTMANN C, et al. Circulating IL-6 mediates lung injury via CXCL1 production after acute kidney injury in mice. American Journal of Physiology Renal physiology, 2012, 303(6):F864.

29. DOI K, ISHIZU T, TSUKAMOTO-SUMIDA M, et al. The high-mobility group protein B1-Toll-like receptor 4 pathway contributes to the acute lung injury induced by bilateral nephrectomy. Kidney Int, 2014, 86: 316-326.

30. MCCULLOUGH PA, KELLUM JA, HAASE M, et al. Pathophysiology of the cardiorenal syndromes: executive summary from the eleventh consensus conference of the Acute Dialysis Quality Initiative (ADQI). Contrib Nephrol, 2013, 182:82-98.

31. ROSNER MH, RONCO C, OKUSA MD. The role of inflammation in the cardiorenal syndrome: a focus on cytokines and inflammatory mediators. Semin Nephrol, 2012, 32:70-78.

32. BAGSHAW SM, HOSTE EA, BRAAM B, et al. Cardiorenal syndrome type 3: pathophysiologic and epidemiologic considerations. Contrib Nephrol, 2013, 182:137-157.

33. RUDIGER A, SINGER M. Mechanisms of sepsis-induced cardiac dysfunction. Crit Care Med, 2007, 35:1599-1608.

34. MEHTA RL, RABB H, SHAW AD, et al. Cardiorenal syndrome type 5: clinical presentation, pathophysiology and management strategies from the eleventh consensus conference of the Acute Dialysis Quality Initiative (ADQI). Contrib Nephrol, 2013, 182: 174-194.

35. MONTOLIU S, BALLESTE B, PLANAS R, et al. Incidence and prognosis of different types of functional renal failure in cirrhotic patients with ascites. Clin Gastroenterol Hepatol, 2010, 8:616-622.

36. MOREAU R, DURAND F, POYNARD T, et al. Terlipressin in patients with cirrhosis and type 1 hepatorenal syndrome: a retrospective multicenter study. Gastroenterology, 2002, 122:923-930.

37. NADIM MK, KELLUM JA, DAVENPORT A, et al. Hepatorenal syndrome: the 8th International Consensus Conference of the Acute Dialysis Quality Initiative (ADQI) Group. Crit Care, 2012, 16:R23.

38. ADEBAYO D, MORABITO V, DAVENPORT A, et al. Renal dysfunction in cirrhosis is not just a vasomotor nephropathy. Kidney Int, 2015, 87:509-515.

39. VAN SLAMBROUCK CM, SALEM F, MEEHAN SM, et al. Bile cast nephropathy is a common pathologic finding for kidney injury associated with severe liver dysfunction. Kidney Int, 2013, 84:192-197.

40. LANE K, DIXON JJ, MACPHEE IA, et al. Renohepatic crosstalk: does acute kidney injury cause liver dysfunction? Nephrol Dial Transplant, 2013, 28: 1634-1647.

41. GOLAB F, KADKHODAEE M, ZAHMATKESH M, et al. Ischemic and nonischemic acute kidney injury cause hepatic damage. Kidney Int, 2009, 75: 783-792.

42. PARK SW, CHEN SW, KIM M, et al. Cytokines induce small intestine and liver injury after renal ischemia or nephrectomy. Lab Invest, 2011, 91:63-84.

43. VILAY AM, CHURCHWELL MD, MUELLER BA. Clinical review: drug metabolism and nonrenal clearance in acute kidney injury. Crit Care, 2008, 12:235.

44. KIRWAN CJ, MACPHEE IA, LEE T, et al. Acute kidney injury reduces the hepatic metabolism of midazolam in critically ill patients. Intensive Care Med, 2012, 38:76-84.

45. JANG HR, GANDOLFO MT, KO GJ, et al. Early exposure to germs modifies kidney damage and inflammation after experimental ischemia-reperfusion injury. Am J Physiol Renal Physiol, 2009, 297:F1457-F1465.

46. MASLOWSKI KM, VIEIRA AT, NG A, et al. Regulation of inflammatory responses by gut microbiota and chemoattractant receptor GPR43. Nature, 2009, 461:1282-1286.

47. MACHADO RA, CONSTANTINO LDE S, TOMASI CD, et al. S odium butyrate decreases the activation of NF-kappa B reducing inflammation and oxidative damage in the kidney of rats subjected to contrast-induced nephropathy. Nephrol Dial Transplant, 2012, 27:3136-3140.

48. SUN X, ZHANG B, HONG X, et al. Histone deacetylase inhibitor, sodium butyrate, attenuates gentamicin-induced nephrotoxicity by increasing prohibit in protein expression in rats. Eur J Pharmacol, 2013, 707:147-154.

49. ANDRADE-OLIVEIRA V, AMANO MT, CORREA-COSTA M, et al. Gut bacteria products prevent AKI induced by ischemia-reperfusion. J Am Soc Nephrol, 2015, 26:1877-1888.

50. BLECK TP, SMITH MC, PIERRE-LOUIS SJ, et al. Neurologic complications of critical medical illnesses. Crit Care Med, 1993, 21:98-103.

51. LIU M, LIANG Y, CHIGURUPATI S, et al. Acute kidney injury leads to inflammation and functional changes in the brain. J Am Soc Nephrol, 2008, 19:1360-1370.

52. YANG S, CHOU WP, PEI L. Effects of propofol on renal ischemia/ reperfusion injury in rats. Exp Ther Med, 2013, 6:1177-1183.

53. YOO YC, SHIM JK, SONG Y, et al. Anesthetics influence the incidence of acute kidney injury following valvular heart surgery. Kidney Int, 2014, 86: 414-422.

54. RICCI Z, RONCO C. Technical advances in renal replacement therapy. Semin Dial, 2011, 24(2):138-141.

55. 刘志红,龚德华.组合式体外多器官功能支持治疗:危重病症救治的发展方向.肾脏病与透析肾移植杂志, 2011, 20(3):201-203.

56. LIU KD. Critical care nephrology: update in critical care for the nephrologist. Advances in Chronic Kidney Disease, 2013, 20(1):4.

57. CHEN H, YU RG, YIN NN, et al. Combination of extracorporeal membrane oxygenation and continuous renal replacement therapy in critically ill patients: a systematic review. Crit Care, 2014, 18(6):675.

58. BUTT W, MACLAREN G. Extracorporeal membrane oxygenation. F1000Prime Rep, 2013, 5:55.

59. RICCI Z, RONCO C. Technical advances in renal replacement therapy. Semin Dial, 2011, 24(2):138-141.

第二节　肌红蛋白和血红蛋白引起的急性肾损伤

一、肌红蛋白（横纹肌溶解）引起的急性肾损伤

肌红蛋白是横纹肌细胞内的重要成分，分子量为18kD，结构和功能与血红蛋白相似，可以携带氧气。机体在正常情况下仅有少量肌红蛋白释放入血，与 α_2-球蛋白结合，被单核巨噬细胞系统清除。当各种损伤导致横纹肌溶解时，肌红蛋白大量释放入血，如果血浆浓度高于15mg/L，超出血浆蛋白的结合能力，游离的肌红蛋白从肾小球滤过导致肾小管腔堵塞，发生AKI[1-3]。AKI是横纹肌溶解症（rhabdomyolysis）的严重并发症约占10% ～ 60%[4,5]，其中3% ～ 50%患者死亡[3]。

（一）导致横纹肌溶解的病因

美国每年大约有近3万例横纹肌溶解发生[6]，英国的发病率约为1/10万，其中约30%由于药物所致，20%由于感染所致。我国尚缺乏相关数据，但是临床时常可见。横纹肌溶解的病因非常广泛

而复杂，可分为创伤性和非创伤性。表10-3-2-1列出了横纹肌溶解的部分病因。

表10-3-2-1 导致横纹肌溶解的常见病因 [7,8]

分类		常见病因
物理性	外源性	挤压伤：重物积压（例如地震）、假挤压伤（暴力损伤如拷打） 创伤、烧伤、电击伤
	内源性	高温（热休克）、低温 长时间或过度用力：过度训练、剧烈运动、癫痫持续状态、哮喘持续状态、长时间肌阵挛、破伤风、精神过度兴奋或精神错乱、恶性高热、精神抑制药物恶性综合征、长时间键盘操作
肌肉缺氧	外源性	CO中毒、氰化物中毒
	内源性	骨筋膜室综合征 肢体体位固定：手术体位（长时间截石位、侧卧位）、被动体位（昏迷、醉酒） 镰状细胞 肌肉动脉的闭塞（压迫、血栓、血管炎）
化学性	外源性	乙醇、甲醇、甲苯、四氯化碳、汽油、除草剂、去污剂等 药物：他汀类、贝特类、安非他明、吗啡、可卡因、秋水仙碱、复方新诺明、两性霉素、异烟肼、奎尼丁、排钾利尿剂、环孢素等）、违禁药（海洛因等）、甘草
	内源性	低钾血症、低磷血症、低钙血症、低钠/高钠血症
生物性	外源性	病毒/细菌/寄生虫感染：流感病毒A或B、柯萨奇病毒、EB病毒、人类免疫缺陷病毒、军团菌、化脓性链球菌、金黄色葡萄球菌、梭菌、局部肌肉感染 生物毒：蛇毒、蜘蛛毒、昆虫（蚂蚁、蜜蜂、马蜂叮咬）
	内源性	皮肌炎、多发性肌炎 内分泌病：肾上腺皮质功能不全、甲状腺功能低下、高醛固酮血症、非酮症高渗状态、酮症酸中毒
先天代谢病		糖酵解缺陷、脂肪酸氧化缺陷、三羧酸循环缺陷、线粒体呼吸链缺陷、磷酸戊糖旁路缺陷
特发性		特发性肌红蛋白尿（原因不明）

日常生活中有很多情况可能导致横纹肌溶解[1]。剧烈运动[9]，特别是在平素很少运动的人和本身具有低钾血症的患者，以及在温度高的环境下更容易发生横纹肌溶解。有报告，长时间电脑键盘操作引起肌肉溶解。药物、毒物是引起横纹肌溶解的重要原因，有超过150种药物或毒物可以导致横纹肌溶解，其中酒精排在最前列。酒精引起横纹肌溶解涉及多种机制，如制动或多动、低血钾和低血磷、直接肌肉毒性。临床中不乏酗酒宿醉后发生肌红蛋白尿、AKI的患者。HMG-CoA还原酶抑制剂在人群中特别是老年患者中应用非常广泛，是导致横纹肌溶解的最常见药物[10]。当其与丹那唑、烟酸、环孢素、红霉素等合用时更容易发生肌肉溶解[2]。如果患者主诉肌肉疼痛不适或者血清肌酸激酶升高，应立即停用。晚近，有报告长期大量饮用可乐（>1L/d）引起严重低钾血症，导致横纹肌溶解和急性肾小管坏死[11]。

（二）肌红蛋白导致AKI的发病机制

肌红蛋白导致AKI的病理生理机制主要包括[12]：① 肾小管腔内管型形成：肌红蛋白自肾小球自由滤过进入肾小管腔，形成管型堵塞导致肾小管内压力增高，肾小球滤过压降低，GFR下降，发生少尿性AKI。脱水或者肾血管收缩使尿液浓缩，以及横纹肌溶解时的机体内环境呈酸性状态均有助于肌红蛋白沉积和管型形成，导致AKI发生。② 肌红蛋白的直接细胞毒性[4]：进入肾小管腔内的肌红蛋白在酸性环境下解离为铁色素和铁蛋白，因铁色素过氧化反应时自由基增多而直接损伤肾小管上皮细胞，导致细胞凋亡。碱化尿液可以稳定肌红蛋白，有利于减轻损伤。③ 炎症性损伤：横纹肌溶解后释放具有免疫刺激效应的分子，如HMGB1（high mobility group box-1 protein，高迁移率族蛋白1）、DNA、微小RNA以及尿酸等，经血流至肾组织局部，活化树突状细胞，诱导免疫炎症反应。④ 低血容量及肾血管收缩：损伤组织内的液体大量积聚导致血容量下降，激活肾素血管紧张素系统，以及内皮功能障碍引起舒血管／缩血管物质失衡，共同导致血管收缩，肾组织缺血。

（三）临床表现包括三个方面

① 导致横纹肌溶解的原发病表现。② 横纹肌溶解导致的局部及全身表现：常见的表现包括肌痛、乏力及茶色尿（尿肌红蛋白>300mg/L时）。局部表现主要是受累肌群的疼痛、肿胀、压痛及肌无力；全身表现包括非特异性症状如全身不适、乏力、发热、心动过速、恶心、呕吐；神经精神症状（精神异常、谵妄、意识障碍）；少尿无尿等。③ 并发症：AKI、骨筋膜室综合征、电解质及酸碱失衡、血液系统异常（轻度贫血、血小板减少、弥漫性血管内凝血）、肝损害、低血容量性休克。

（四）辅助检查

1. 尿常规　典型表现为尿潜血阳性，但镜检无红细胞或仅有少量红细胞，需除外血红蛋白尿，可行尿肌红蛋白定量检测明确是否存在肌红蛋白尿。尿检肌红蛋白阳性可确认发生横纹肌溶解，但是阴性不能排除（约25%～50%横纹肌溶解症患者没有肌红蛋白尿）。

2. 生化检查　与肾功能减退不平行的电解质紊乱（高血钾、高血磷、早期低血钙、后期高血钙）、代谢性酸中毒，高尿酸血症；AKI时血肌酐不同程度升高；血清肌酸激酶升高、肌红蛋白升高。

（五）诊断

1. 横纹肌溶解的诊断[1]　① 出现下述情况时应高度怀疑横纹肌溶解：有典型病史（包括可疑病因、肌肉表现及尿色改变）；尿常规潜血与镜检不匹配；血CK高于正常值2～3倍以上但无明显心脑疾病。② 确诊横纹肌溶解：血清肌红蛋白>9300ng/ml或者尿肌红蛋白>910ng/ml时可确诊横纹肌溶解症。但是由于肌红蛋白半衰期较短，仅2～3小时，可很快经肾排出和经肝脏代谢为胆红素，通常其血清水平可于6～8小时内恢复正常，因此肌红蛋白不是诊断横纹肌溶解症的敏感指标。CKMM是特异性较高的横纹肌组织CK同工酶，在肌细胞损伤时大量释放入血。CKMM代谢较慢并且不被透析清除，因此血清升高持续时间长于肌红蛋白，是反映肌细胞损伤的最敏感指标。一般横纹肌溶解症后24小时CKMM达高峰，此后每日下降40%，如果下降延迟，需注意是否横纹肌溶解症的病因未被去除。临床通常检测总CK，高于正常值5倍以上或>10 000U/L可诊断横纹肌溶解症。虽然总CK并不特异，在脑部病变和心肌梗死时也会升高，但是结合患者临床表现不难做出鉴别诊断。临床上可通过CK监测他汀类药物的肌肉损伤和肾损害。

2. 病因诊断　横纹肌溶解症的病因复杂，需要仔细采集现病史以及既往史，认真询问用药史、个人史及家族史，必要时行肌活检及遗传学检查。

3. 并发症评估　横纹肌溶解的并发症可以是致命性的，临床要仔细进行评估。

（六）治疗

包括三个方面：

1. 横纹肌溶解的病因治疗　早期病因治疗、减少进一步肌损伤。

2. 防治AKI[1,12]　① 液体复苏：横纹肌溶解症的治疗关键在于早期液体复苏，维持有效循环血容量，提高肾脏灌注，促进肌红蛋白经肾小管排出，避免发生AKI。应使用等渗晶体液，尽量在6小时内开始，24小时内补液量6～12L，使每小时尿量达200～300ml/h[6,7]。对于老年人应密切监测，防止容量超负荷。如果充分补液治疗后患者仍然未达到目标尿量，可以应用甘露醇，但是在低血容量或者少尿的患者禁止使用。② 碱化尿液：肌红蛋白尿时需要碱化尿液，使尿pH达6.5～7.0，增加肌红蛋白溶解度，减少管型形成，预防AKI[13,14]。碳酸氢钠治疗可纠正代谢性酸中毒、防止高钾血症，但是须避免过度碱化，如果发生代谢性碱中毒，可加重低钙血症，在中度高钾时即易发生心脏毒性[15,16]。③ 患者达到AKI肾脏替代治疗指征时需开始血液净化治疗[17]。目前没有证据显示IHT和CRRT两种透析方式的治疗效果是否存在差异。低血压和低血压倾向的患者CRRT耐受性更好。

3. 纠治威胁生命的并发症　纠治严重的电解质紊乱和酸碱失衡。严密监测血钾、心电图，积极治疗高钾血症。由于横纹肌溶解症早期的低钙血症是由于损伤的肌细胞内大量钙局部沉积所致，因此除为拮抗高钾外一般不主张补钙治疗。在疾病过程中始终要监测血钙浓度，横纹肌溶解症后期由于肌细胞内钙的动员和 AKI 往往出现高钙血症，需及时发现并治疗。如发生骨筋膜室综合征需考虑及手术减压。

4. 新治疗的探索[18] 动物实验中，铁螯合剂[19]、多种抗氧化剂（对乙酰氨基酚[20]、N- 乙酰半胱氨酸、维生素 E、类黄酮素）、左 - 卡尼汀[21] 以及间充质干细胞治疗[22] 可以不同程度地减轻横纹肌溶解症导致的急性肾损伤，但是还缺乏在人类疾病中的验证。

（七）预后

文献报告的横纹肌溶解症死亡率为2% ~ 46%[1]，主要与不同病因以及合并疾病状态有关。合并AKI的患者死亡率明显高于未发生AKI的患者。

二、血红蛋白（血管内溶血）引起的 AKI

各种原因引起血管内溶血时，红细胞在血管内破坏释放出血红蛋白，当血清血红蛋白浓度大于100 ~ 150mg/L时，超过触珠蛋白结合能力而不能被肝脏单核-吞噬细胞系统清除，血清中出现游离血红蛋白。游离血红蛋白进一步被降解成小分子的二聚体（34kD），经肾小球滤过后被肾小管上皮细胞重吸收并降解为含铁血黄素[23]。急性血管内溶血时，血清游离血红蛋白浓度急性升高，当高于1 000 ~ 2 000mg/L时超过肾小管的重吸收能力，出现血红蛋白尿。短期内大量血红蛋白尿可导致AKI[24]。

（一）血管内溶血的常见病因[25]

1. 存在针对红细胞膜成分的抗体（如自身免疫性溶血性贫血、血型不合的输血、利福平等药物引起的溶血性贫血、新生儿溶血等）。

2. 补体异常（夜间阵发性血红蛋白尿）。

3. 机械性损伤（如血栓性微血管病、机械瓣功能不良、行军血红蛋白尿）。

4. 生物毒（如蛇毒、蜂毒、植物溶血素）。

5. 感染（如疟疾、黑热病、梭状芽孢杆菌等细菌毒素）。

6. 理化因素（输入低渗液、亚硝酸盐中毒等）。

7. 红细胞膜缺陷（如夜间阵发性血红蛋白尿）。

（二）血红蛋白肾损伤的机制

1. 血红蛋白形成管型堵塞肾小管[26]。

2. 血红蛋白对肾小管上皮细胞的直接毒性[27,28]。

3. 血红蛋白消耗一氧化碳（内皮源性肾血管的扩张剂）从而导致肾血管收缩，如果患者同时合并血容量不足，则肾血管收缩更为明显。

（三）临床表现

1. 溶血性贫血的表现 取决于溶血过程的缓急。患者起病急骤，可有明显寒战，随后高热，伴腰背酸痛、头痛呕吐等，严重者可发生循环衰竭。患者常常表现贫血貌，黄疸，查体可见脾脏重大。患者常主诉尿色加深，典型者呈"酱油色尿"。

2. 并发症 最常见的并发症是 AKI，可见电解质紊乱和代谢性酸中毒。严重者发生休克、心力衰竭。

（四）辅助检查

1. 血常规 不同程度的贫血，网织红细胞多升高。

2. 血管内溶血的证据 外周血涂片可见奇形怪状的破碎红细胞或红细胞碎片、血浆游离血红蛋白增多、血清触珠蛋白水平降低、血清乳酸脱氢酶（LDH）非特异性升高、高胆红素血症（以间接胆红素水平升高为主）。尿中出现血红蛋白，发生溶血后7天尿中检测到含铁血黄素肾小管上皮细胞。

3. 溶血的病因学相关检查 包括自身抗体筛查、红细胞脆性实验等，必要时行骨髓穿刺、基因型检测。

4. 并发AKI时血肌酐、尿素升高，可出现高血钾、代谢性酸中毒。

（五）治疗

1. 积极治疗引起溶血的原发疾病，去除引起溶血的诱因，如可疑药物。

2. 早期防治 AKI主要措施为水化和碱化尿液，防止肾小管腔内管型形成或冲刷已形成的管型，但是对于肾功能已经严重损害甚至少尿无尿的患者，不宜大量输液。对于老年人或者心功能下降的患者，需控制输液速度并且监测血容量。没有发生少尿的患者，可使用甘露醇利尿。如果患者出现少尿和无尿，可试用袢利尿剂。达到AKI肾脏替代治疗指征者应及时开始血液净化治疗。对于严重血管内溶血患者可采用血浆置换治疗[29,30]（详见本篇相关章节）。

（六）预后

由于能导致AKI的溶血往往为急性大量溶血，因此如果抢救不及时患者往往有生命危险。度过危险期后，患者的肾功能是否恢复以及远期预后取决于引起溶血的基础疾病。单纯由血红蛋白尿引起的AKI预后好，如不合血型的溶血、生物毒素以及药物引起的溶血等。如果存在系统性疾病，如系统性红斑狼疮、血栓性微血管病等，则取决于基础疾病的治疗情况。

附 挤压综合征

挤压综合征（crush syndrome）[31]，又称创伤性横纹肌溶解症（traumatic rhabdomyolysis）或Bywaters'syndrome，是四肢或躯干部位的横纹肌在长时间挤压性损伤后出现的以肢体肿胀、坏死，休克，高钾血症，肌红蛋白尿以及急性肾损伤为特点的临床综合征。在地震、塌方、滑坡、泥石流、飓风、战争、车祸等自然灾难或人为灾害时，都可导致大批挤压综合征患者。挤压综合征的核心环节是横纹肌溶解，引发肌细胞内容物外漏至细胞外液及血液循环中，导致有效循环血容量减少、电解质紊乱、急性肾衰竭及多器官功能不全等一系列并发症[32]。

1. 病理生理机制[32] 横纹肌在肌肉创伤或者重物压迫下发生肌细胞损伤，毛细血管通透性增加、局部渗出增多、组织水肿，同时血管内血流减少使细胞能量代谢异常，肌细胞肿胀。局部组织压力升高致使动脉闭塞、血流阻断、组织进一步缺血缺氧，肌细胞膜破坏发生横纹肌溶解，放出大量肌红蛋白、钾、磷、尿酸等物质，在伤者被解救肌肉血流再灌注后，这些物质释放入血，引起全身性炎症反应和多系统损害。当受压部位在肢体（尤其是小腿和前臂）时，由于此处的横纹肌被包容在骨骼和筋膜的密闭系统中（骨筋膜室），组织水肿和再灌注导致骨筋膜室压力急剧增高，肌肉的血液供应被阻断，发生严重的肌肉坏死，此即急性骨筋膜室综合征（acute compartment syndrome，ACS）[33]。

2. 临床表现 伤者肢体高度肿胀，伴有快速发生和进展的高血钾、高尿酸、高血磷、低血钙、代谢性酸中毒、低血容量性休克、肌红蛋白尿和急性少尿性肾衰竭。如不及时处理，病人很容易发生心律失常、心脏骤停、急性呼吸窘迫综合征、弥散性血管内凝血，并常常继发脓毒症，死亡率很高。患肢发生急性骨筋膜室综合征时典型的临床表现为5"p"[33]：早期出现持续进行性加重的剧烈疼痛（pain），此为骨筋膜室内神经受压和缺血的重要表现；皮肤苍白（pallor）或发绀、呈现大理石花纹；如果未及时处理，感觉神经功能减退出现感觉异常（paresthesia）；晚期缺血严重时，出现麻痹（paralysis）以及远端脉搏消失（pulselessness）。最终发生坏疽。

3. 挤压综合征的诊断标准[32] ① 有长时间受重物挤压的受伤史。② 持续少尿或无尿，并且经补液治疗尿量无明显增多；或者出现红棕色、深褐色尿。③ 尿中出现蛋白、红细胞、白细胞及管型。④ 血清肌红蛋白、肌酸激酶、乳酸脱氢酶水平升高。⑤ AKI。

4. 治疗 挤压综合征是急重症，应及时抢救，做到早期诊断、早期伤肢切开减张[34]与早期防治AKI[35]。本节主要介绍AKI伤的防治，有关伤肢的治疗请参见创伤有关书籍。

（1）现场急救处理：低血容量休克和高钾血症是挤压综合征患者早期死亡的重要原因，因此是早期现场救治的重点。① 尽早实施补液治疗[36]：如能建立静脉通路，立即给予10 ~ 15ml/（kg·h）生理盐水静脉输注。如无法输液治疗，也应口服补液。尽量采用碱性饮料（每8g碳酸氢钠溶于1 000 ~ 2 000ml水中，加适量糖及食盐），既可利尿，又可碱化尿液。② 防治高钾血症：长时间挤压的患者可先行在受压肢体上短期使用止血带，防止因横纹肌溶解产生的钾、肌红蛋白等进入血液循环。给予阳离子交换树脂口服，并尽快行心电图或血清钾的检测，明确高血钾的诊断。静脉通路建立后，即刻开始降钾治疗，给予10%葡萄糖20 ~ 40ml+10%葡萄糖酸钙10 ~ 40ml缓慢静脉推注；其后给予5%碳酸氢钠250ml快速静脉滴注；此后给予50%葡萄糖50ml+10%葡萄糖100ml+普通胰岛素8 ~ 10单位，维持静脉滴注。如伤者有尿，可给予呋塞米20 ~ 40mg静脉注射治疗。

（2）防治AKI[37]：① 碱化尿液：在充分补液的基础上给予碳酸氢钠碱化尿液，第一天总量为200 ~ 300mmol，相当于5%碳酸氢钠300 ~ 500ml，使尿pH达6.5 ~ 7.0。② 渗透性利尿：尿量超过20ml/h，给予20%甘露醇缓慢静脉滴注［甘露醇1 ~ 2g/（kg·d），输入速度小于5g/h］，无尿或少尿者不能应用甘露醇。③ 保持尿量至少200ml/h以上。如果补液3L以上仍无尿，应考虑实施血液净化治疗。

（3）血液净化治疗：受到长时间挤压的伤员，出现少尿、无尿、氮质血症以及高钾血症、酸中毒等电解质和酸碱平衡紊乱，经补液治疗后无明显好转；或者如果补液3 L以上仍无尿，合并容量超负荷的伤员，均应尽早进行血液净化治疗。

参考文献

1. TORRES PA, HELMSTETTER JA, KAYE AM, et al. Rhabdomyolysis: pathogenesis, diagnosis, and treatment. Ochsner J, 2015, 15(1): 58-69.

2. SLATER MS, MULLINS RJ. Rhabdomyolysis and myoglobinuric renal failure in trauma and surgical patients: a review. J Am Coll Surg, 1998, 186: 693-715.

3. ZAGER RA. Rhabdomyolysis and myohemoglobinuric acute renal failure. Kidney Int, 1996, 49: 314-326.

4. MELLI G, CHAUDHRY V, CORNBLATH DR. Rhabdomyolysis: an evaluation of 475 hospitalized patients. Medicine (Baltimore), 2005, 84(6):377-385.

5. DELANEY KA, GIVENS ML, VOHRA RB. Use of RIFLE criteria to predict the severity and prognosis of acute kidney injury in emergency department patients with rhabdomyolysis. J Emerg Med, 2012, 42(5):521-528.

6. GRAVES EJ, KOZAK LJ. Detailed diagnoses and procedures, National Hospital Discharge Survey, 1996. Vital & Health Statistics, 1994, 13(100):1-281.

7. JANICE LZ, MICHAEL CS. Rhabdomyolysis. Chest, 2013, 144(3): 1058-1065.

8. XAVIER B, ESTEBAN P, JOSEPH MG. Rhabdomyolysis and Acute Kidney Injury. N Engl J Med, 2009, 361:62-72.

9. LEE G. Exercise-induced rhabdomyolysis. R I Med J, 2014, 97(11):22-24.

10. TOMPKINS R, SCHWARTZBARD A, GIANOS E, et al. A current approach to statin intolerance. Clin Pharmacol Ther, 2014, 96(1): 74-80.

11. KASAP B, SOYLU A, CETIN BS, et al. Acute kidney injury following hypokalemic rhabdomyolysis: complication of chronic heavy cola consumption in an adolescent boy. Eur J Pediatr, 2010, 169:107-111.

12. PANIZO N, RUBIO-NAVARRO A, AMARO-VILLALOBOS JM, et al. Molecular nechanisms and novel therapeutic approaches to rhabdomyolysis-induced acute kidney injury. Kidney Blood Press Res, 2015, 40(5):520-532.

13. MOORE KP, HOLT SG, PATEL RP, et al. A causative role for redox cycling of myoglobin and its inhibition by alkalinization in the pathogenesis and treatment of rhabdomyolysis-induced renal failure. Journal of Biological Chemistry, 1998, 273(48):31731.

14. HEYMAN SN, GREENBAUM R, SHINA A, et al. Myoglobinuric acute renal failure in the rat: a role for

acidosis? Exp Nephrol, 1997, 5:210-216.

15. BROWN CV, RHEE P, CHAN L, et al. Preventing renal failure in patients with rhabdomyolysis: do bicarbonate and mannitol make a difference? J Trauma, 2004, 56:1191-1196.

16. HOMSI E, BARREIRO MF, ORLANDO JM, et al. Prophylaxis of acute renal failure in patients with rhabdomyolysis. Ren Fail, 1997, 19:283-288.

17. PETEJOVA N, MARTINEK A. Acute kidney injury due to rhabdomyolysis and renal replacement therapy: a critical review. Crit Care, 2014, 18(3):224.

18. BOUTAUD O, ROBERTS LJ. Mechanism-based therapeutic approaches to rhabdomyolysis-induced renal failure. Free Radic Biol Med, 2011, 51(5):1062-1027.

19. GROEBLER LK, LIU J, SHANU A, et al. Comparing the potential renal protective activity of desferrioxamine B and the novel chelator desferrioxamine B-N-(3-hydroxyadamant-1-yl) carboxamide in a cell model of myoglobinuria. Biochem J, 2011, 435:669-677.

20. BOUTAUD O, MOORE KP, REEDER BJ, et al. Acetaminophen inhibits hemoprotein-catalyzed lipid peroxidation and attenuates rhabdomyolysis-induced renal failure. Proceedings of the National Academy of Sciences of the United States of America, 2010, 107(6):2699.

21. AYDOGDU N, ATMACA G, YALCIN O, et al. Protective effects of L-carnitine on myoglobinuric acute renal failure in rats. Clin Exp Pharmacol Physiol, 2006, 33:119-124.

22. DUFFY MM, GRIFFIN MD. Back from the brink: a mesenchymal stem cell infusion rescues kidney function in acute experimental rhabdomyolysis. Stem Cell Res Ther, 2014, 5:109.

23. SCHAER DJ, BUEHLER PW, ALAYASH AI, et al. Hemolysis and free hemoglobin revisited: exploring hemoglobin and hemin scavengers as a novel class of therapeutic proteins. Blood, 2013, 121: 1276-1284.

24. QIAN Q, NATH KA, WU Y, et al. Hemolysis and acute kidney failure. Am J Kidney Dis, 2010, 56: 780-784.

25. ROTHER RP, BELL L, HILLMEN P, et al. The clinical sequel of intravascular hemolysis and extracellular plasma hemoglobin: a novel mechanism of human disease. JAMA, 2005, 293: 1653-1662.

26. KHALIGHI MA, HENRIKSEN KJ, CHANG A, et al. Intratubular hemoglobin casts in hemolysis-associated acute kidney injury. Am J Kidney Dis, 2015, 65(2):337-341.

27. DEUEL JW, SCHAER CA, BORETTI FS, et al. Hemoglobinuria-related acute kidney injury is driven by intrarenal oxidative reactions triggering a heme toxicity response. Cell Death Dis, 2016, 7:e2064.

28. RIFKIND JM, MOHANTY JG, NAGABABU E. The pathophysiology of extracellular hemoglobin associated with enhanced oxidative reactions. Front Physiol, 2015, 5:500.

29. HAYES C, SHAFI H, MASON H, et al. Successful reduction of plasma free-hemoglobin using therapeutic plasma exchange: A case report. Transfus Apher Sci, 2015, pii: S1473-0502(15)00159-7.

30. RAVAL JS, WEARDEN PD, ORR RA, et al. Plasma exchange in a 13-year-old male with acute intravascular hemolysis and acute kidney injury after placement of a ventricular assist device. J Clin Apher, 2012, 27(5):274-277.

31. SLATER MS, MULLINS RJ. Rhabdomyolysis and myoglobinuric renal failure in trauma and surgical patients: a review. J Am Coll Surg, 1998, 186: 693-716.

32. VIA AG, OLIVA F, SPOLITI M, et al. Disaster nephrology: crush injury and beyond. Kidney Int, 2014, 85(5):1049-1057.

33. VIA AG, OLIVA F, SPOLITI M, et al. Acute compartment syndrome. Injury-international Journal of the Care of the Injured, 2015, 5(1):18.

34. WUTHISUTHIMETHAWEE P, LINDQUIST SJ, SANDLER N, et al. Wound management in disaster settings. World Journal of Surgery, 2015, 39(4):842-853.

35. SEVER MS, VANHOLDER R. Management of crush victims in mass disasters: highlights from recently published recommendations. Clin J Am Soc Nephrol, 2013, 8(2):328-335.

36. BETTER OS, ABASSI ZA. Early fluid resuscitation in patients with rhabdomyolysis. Nat Rev Nephrol, 2011, 7(7):416-422.

37. SCHARMAN EJ, TROUTMAN WG. Prevention of kidney injury following rhabdomyolysis: a systematic review. Annals of Pharmacotherapy, 2013, 47(1):90-105.

第三节 对比剂肾病(对比剂致 AKI)

对比剂相关的AKI，通常称作对比剂肾病（contrast-induced nephropathy，CIN），在临床上很常见，门诊或住院患者均可发生。近年来，越来越多的证据表明对比剂所致急性肾脏损害发生的危险因素，预防措施，以及近期、远期预后和其他原因所致AKI相似，因此2012年KDIGO的AKI研究小组建议将继发于血管内使用对比剂所致的急性肾脏损害定义为对比剂所致AKI（CI-AKI）[1]。由于目前国际上CIN的使用仍为主导，因此本文仍采用CIN的称谓。

随着影像诊断技术在临床上的广泛应用以及介入治疗的迅速发展，CIN的发病率呈上升趋势。据报道，CIN约占医院获得性AKI的10%[2]；没有基础肾脏疾病的人群中CIN的发生率低于1%，本身即存在慢性肾功能不全的患者中CIN的发生率约为12% ~ 27%，其中糖尿病肾病患者CIN的发生率可高达50%[3]。在我国，CIN亦被认为是医院内获得性药源性肾脏疾病的主要致病原因之一[4,5]。然而，近年来有研究显示，应用对比剂的人群中发生AKI的危险因素与非对比剂应用人群发生AKI的危险因素非常相近[6]；校正了AKI危险因素后，应用对比剂的人群发生AKI的风险与非对比剂应用人群相同[7]，因此有学者认为CIN的发生率有可能被高估[8]。

一、对比剂肾病的定义和诊断标准

2011年欧洲泌尿生殖放射协会（European Society of Urogenital Radiology，ESUR）对比剂安全委员会将CIN定义为：排除其他原因的情况下，血管内使用对比剂72小时内出现的肾功能损害。以血肌酐水平升高≥25%或绝对数值增加≥44.2μmol/L作为诊断标准[9]。2012年KDIGO指南认为，目前尚无证据表明应该采用不同的AKI诊断标准来诊断对比剂肾病，因此提出采用AKI的定义和分期标准诊断对比剂诱导的AKI（即CIN）[1]，参见本章第一节。

二、发病机制

对比剂引起的AKI的发病机制目前尚不是十分清楚，相关机制主要包括对比剂引起的肾脏血流动力学改变、对比剂对肾小管上皮细胞的直接毒性作用以及肾小管梗阻等等[10-12]。

1. 肾缺血和肾脏内血流分布异常 是 CIN 的重要发病机制之一。动物实验研究显示，注射对比剂后初期表现为肾脏血管短暂的舒张、肾血流量增加，通常持续数秒；此后肾血管出现持续性收缩，导致肾血流量降低。肾血管的收缩在髓质部最明显，导致髓质部缺血缺氧。对比剂引起肾脏血流动力学改变的确切机制不明。初期的肾血管短暂舒张可能与肾皮质"窃血作用"有关，即血流从原本就相对缺氧的肾髓质分流向肾皮质。而后期肾血管的持续性收缩主要与"管球反馈"和收缩血管物质 - 舒张血管物质失衡有关，表现为缩血管物质内皮素和腺苷释放增加，而舒张血管的一氧化氮与前列环素减少。另外，对比剂可直接作用于血管内皮细胞和平滑肌细胞导致血管活性物质失衡和血管收缩。

2. 对比剂对肾小管上皮细胞的直接毒性作用 对比剂对肾小管上皮细胞具有直接毒性，使上皮细胞发生空泡变性，并且导致细胞内 ATP 减少、细胞内钙含量增加、线粒体功能障碍，进而诱导肾小管上皮细胞发生凋亡。碘对比剂对肾小管上皮细胞的毒性主要与剂量和作用时间有关，不同类型的对比剂对肾小管的毒性作用也有差别。离子型单体（高渗透性）对比剂可以引起反应性氧增加，因此细胞毒性最强。非离子对比剂中，二聚体对比剂较单体对比剂的细胞毒性作用更大。

3. 肾小管的梗阻 主要与对比剂的渗透压和黏度有关。注射渗透压高的对比剂后，产生渗透性利尿的作用，患者尿量增加的同时尿酸排泄也增加，从而导致尿酸盐结晶堵塞肾小管。而对比剂引起肾小管坏死脱落后与肾小管分泌的 T-H 蛋白结合，形成胶状物也可以堵塞肾小管。此外对比剂的高黏稠度会减慢肾脏的血流，从而延长对比剂在肾脏的滞留时间，加剧肾脏的损伤。其中高渗对比剂渗透负荷最大，因此最容易引起肾小管堵塞，而等渗和低渗对比剂相比哪一种更容易出现肾小管堵塞目前还存在争议。

三、对比剂肾病的危险因素

（一）造影剂相关的危险因素

CIN 主要源于含碘对比剂的使用，此外非碘对比剂尤其是含钆（Gd）对比剂也可以引起AKI[8]。常用的碘对比剂分类[13]见表 10-3-3-1。按照分子结构的不同，碘对比剂可分为离子型（在溶液中可发生电离，电离出的阳离子具有肾毒性）和非离子型（在溶液中不发生电离），每种类型又分为单酸单体型和单酸二聚体型；按照渗透压不同可将对比剂分为三大类：① 高渗性：渗透压 >1 400mOsm/（kg·H_2O）；② 低渗性：渗透压在 600 ~ 700mOsm/（kg·H_2O）；③ 等渗性：渗透压在 290 ~ 320mOsm/（kg·H_2O）。渗透压的大小是由溶液中溶解颗粒数目多少决定的，因此非离子型的对比剂渗透压通常比离子型要低[14]。正常血浆的渗透压为 300mOsm/（kg·H_2O），因此只有等渗性对比剂与血浆渗透压相当。

表 10-3-3-1　常用碘对比剂分类

结构分类	渗透压分类	化学名	商品名	碘含量（mg/ml）	渗透压 mOsm/（kg·H_2O）
离子型单体	高渗性	泛影葡胺	安其格纳芬	306	1530
离子型二聚体		碘克沙酸	海赛显	320	580
		碘帕醇	典比乐	300	616
非离子型单体	低渗性	碘海醇	欧乃派克	300	640
		碘佛醇	安射力	300	645
		碘普罗胺	优维显	300	610
非离子型二聚体	等渗性	碘克沙醇	威视派克	320	290

研究显示渗透压越高，CIN 的发病风险越高，而 CIN 的发生也与对比剂的应用剂量呈正相关[13,15]。因此，高危患者应尽量选择等渗或低渗性非离子型对比剂，应用剂量尽量控制在 100ml 以内，有助于降低 CIN 的发病风险[16]。

（二）患者相关的危险因素

1. 基础肾功能损害　基础肾功能损害是发生 CIN 最重要的危险因素[17]，因此对拟应用对比剂的患者应该常规进行急性或慢性肾脏损害的筛查。目前[18]认为，当基线 eGFR<60ml/（min·1.73m^2）时，CIN 的发生风险明显升高[1]；eGFR<40ml/（min·1.73m^2）时，临床重要性更为显著。

2. 其他危险因素　包括高龄（>70 岁）、糖尿病、高血压、慢性心功能衰竭、容量不足、血流动力学不稳定、同时使用肾毒性药物（例如非甾体类消炎药、氨基糖苷类抗生素、两性霉素 B、抗病毒药如阿昔洛韦及膦甲酸钠等）、同时使用大剂量袢利尿剂或甘露醇[17,19]。近年来发现，代谢综合征，糖耐量异常和高尿酸血症也是 CIN 的危险因素。此外，服用 ACEI 和 ARB、肾移植、肾功能正常的糖尿病、多发性骨髓瘤、女性以及肝硬化被列为有争议的影响因素[20]。上述危险因素的个数越多，发生造影剂肾病的危险性也越大。

四、对比剂肾病的临床表现

轻症仅表现为肾小管功能检查异常，例如尿浓缩功能下降、尿酶排泄增加等，并不出现临床症状。典型的 CIN 表现为非少尿型 AKI，如果不进行肾功能检测不宜发现。通常在使用对比剂 1 ~ 3 天后血清肌酐增加，3 ~ 5 天达到高峰，7 ~ 10 天左右恢复到正常或原有水平。多数患者肾损害可逐渐自行恢复。部分患者需短暂维持透析，其中约 25% ~ 30% 患者可留有肾功能损害后遗症，约10% 的患者需长期透析治疗。

五、对比剂肾病的防治

CIN 的防治主要以预防为主。在行 CT 增强检查、动脉造影和动脉介入治疗前要对患者进行充分的风险评估。对于临床高危人群应尽量寻找替代方案，如必须使用碘对比剂则需采取积极的预防措施 [21]。

1. CIN 的风险评估　在门诊影像检查中，如果无法了解患者基础肾功能情况，可以采用简单的调查或问卷确认 CIN 的高危患者群，进而采取适当的预防措施。例如，欧洲泌尿生殖影像学会 [22] 推荐在 Choyke 问卷 [23] 基础上进行风险因素分析，有助于识别肾功能异常的高危患者（表 10-3-3-2）。大多数 CIN 的危险因素可通过类似的调查问卷识别，当同时存在多个危险因素时，危险系数将成指数增加 [24]。在进行经皮冠脉介入手术的患者，有研究采用患者危险因素和操作危险因素作为参数建立风险预测模型（表 10-3-3-3），经验证可以有效评估 CIN 的发生风险 [25,26]。评分 <5 时，CIN 的发生率为 7.5%，透析的发生率为 0.04%；评分 >16 时，CIN 的发生率为 57.3%，透析的发生率为 12.6%。

表 10-3-3-2　CIN 风险简易问卷调查表 [26]

在过去的 3 个月内，是否被告知存在肾功能异常？	是 / 否
在过去的 3 个月内，是否采用某些药物治疗？	请逐一列出：
在近 10 天内是否曾采用非处方止痛药物？	是 / 否，请详细列出：
在过去的 3 个月内，是否曾进行手术治疗？ 请描述：	是 / 否
您是否感觉干燥或口渴？	是 / 否

下表内容请选择：

	是	否
* 是否曾被告知您所患肾脏病的类型？ 　请描述：	是	否
* 是否曾进行肾脏手术？	是	否
* 是否患有糖尿病？	是	否
是否使用胰岛素？	是	否
是否使用二甲双胍？	是	否
* 是否患有高血压、心脏病，或血管疾病？	是	否
* 是否患有痛风？	是	否
* 是否患有多发性骨髓瘤？	是	否
* 是否曾采用 X 线对比剂进行 CT、血管造影或静脉肾盂造影（IVP）	是	否
近 3 天内是否曾使用？	是	否
使用 X 线对比剂是否曾出现过敏发硬？ 　请描述：	是	否
* 在进行本项研究之前，是否给予事先的药物治疗？	是	否
* 是否具有过敏史或哮喘病史？ 　请描述：	是	否

表 10-3-3-3　进行经皮冠脉介入术时 CI-AKI 发生的危险评分模型 [26]

危险因素	得分
收缩压 <80mmHg	5
主动脉内球囊反搏	5
慢性心功能衰竭	5

危险因素	得分
年龄 >75 岁	4
贫血（女性 Hct<36，男性 Hct<39）	3
糖尿病	3
对比剂使用剂量	1/100ml
血肌酐 >1.5mg/dl	4
或 eGFR 40 ~ 59ml/（min·1.73m^2）	2
或 eGFR 20 ~ 39ml/（min·1.73m^2）	4
或 eGFR<20ml/（min·1.73m^2）	6
应用对比剂容积（每 100ml）	1

危险评分	CIN 风险（%）	透析风险（%）
<5	7.5	0.04
6 ~ 10	14	0.12
11 ~ 16	26.1	1.09
>16	57.3	12.6

注：eGFR，估测的肾小球滤过率

2. CIN 的预防　2014 年，加拿大放射医学协会关于 CIN 专家共识中对于 CIN 的预防做了进一步更新[27]，认为：① 如果患者 eGFR>60ml/（min·1.73m^2），CIN 的风险很低，不需采取预防措施；② 如果 eGFR 为 45 ~ 59ml/（min·1.73m^2），并且没有其他危险因素，则 CIN 的发生风险低，无需预防措施。此类患者如果动脉注射对比剂，则需要采取预防措施；③ 如果患者 eGFR<45 ~ 59ml/（min·1.73m^2），则具有 CIN 中度防线，需采取预防措施。动脉注射对比剂的患者应该采用静脉水化预防疗法，如果是静脉注射对比剂，可采用口服或静脉水化预防。具体预防措施如下：

（1）选择合适的对比剂种类与剂量：KDIGO 指南建议高危人群尽量选择非离子型低渗或等渗对比剂[1]。由于没有绝对安全的对比剂剂量，因此应尽可能减少对比剂的使用量[28]。推荐剂量为 1.0g 碘含量的对比剂对应 1.0ml/（min·1.73m^2）的肾小球滤过率。Cigarroag 公式建议 1.0mg/dl 的血肌酐水平对应对比剂的剂量为 5ml 每千克体重（kg），最大剂量不应超过 300ml。而 Laskey 公式推荐对比剂的容量与肌酐清除率的比值应 <3.7，而糖尿病患者该比值最好 <3.1。

（2）停止应用肾毒性药物：一些药物可以增加 CIN 的发病风险，因此应尽可能在对比剂前 24 ~ 48 小时停用非必需的药物。主要包括① NSAIDs，通过抑制舒血管物质前列腺素的生成而加重肾血管的收缩；② 肾毒性药物，如氨基糖苷类抗生素、万古霉素、两性霉素 B、无环鸟苷等，这些药物可加重小管上皮细胞损伤或肾内梗阻；③ 利尿剂，容易引起容量不足，尽可能提前 1 天停用；④ 双嘧达莫，可提高缩血管物质腺苷的水平、加重肾血管收缩；⑤ 二甲双胍，有引起 2 型糖尿病患者乳酸酸中毒和急性肾衰竭的可能。ACEI/ARB 类药物，理论上讲可能通过影响肾脏血流动力学变化增加 CIN 的风险，但是目前证据不充分，是否应在使用对比剂前停用还有争议。

（3）充分水化：水化是目前唯一公认有效的 CIN 预防措施。水化可纠正血容量不足、降低对比剂导致的血液黏滞度增加、改善肾脏灌注；降低肾素-血管紧张素系统的活性，改善对比剂引起的肾脏血流动力学改变；减轻对比剂的渗透性利尿；增加尿量，缩短对比剂在肾脏的滞留时间，防止肾小管梗阻。研究显示等渗氯化钠（0.9%）对 CIN 的预防作用要优于低渗氯化钠（0.45%）。理论上来讲，碳酸氢钠除了有扩容作用外还可以减少碱化尿液，减少自由基产生、降低对比剂的黏稠度等额外作用。然而目前多项临床随机对照试验研究在比较等渗碳酸氢钠在预防 CIN 方面是否更优于等渗氯化钠时未能得到统一结论。因此在 KIDGO 指南中同时推荐了静脉使用等渗氯化钠或碳酸氢钠溶液进行扩容治疗，不推荐单独使用口服补液，也不推荐应用低渗氯化钠[1]。

2014年加拿大放射医学协会CIN专家共识推荐[27]：对于住院患者，在应用对比剂之前12小时以及之后12小时，静脉注射0.9%生理盐水，速度为1ml/（kg·h）；对于门诊患者，可以在应用对比剂前1小时以及之后6小时内，静脉输注等张得生理盐水或碳酸氢钠，速度为3ml/（kg·h）[29,30]。以维持造影后6小时内尿量持续>150ml/h，认为有利于降低AKI的发病率。

（4）药物预防[31]：① N-乙酰半胱氨酸（N-acetylcysteine，NAC），理论上可以促进NO合成、舒张肾脏血管，从而改善肾脏血流动力学状态，并减少氧化应激损伤，因此可能对CIN起到预防和保护作用[32]。然而，现有的大量荟萃分析（>30个）和临床随机对照研究（>40个）并没有得到统一结论。由于NAC费用低，并且较为安全，因此目前的指南仍然推荐常规应用。推荐的给药方式为应用对比剂前24小时开始口服600mg，2次/天，至术后48小时。少数患者可能发生有过敏反应或恶心、呕吐等不适。② 茶碱，是腺苷受体拮抗剂。由于静脉应用对比剂后血浆腺苷浓度和尿液排泄腺苷增加，因此有研究推荐在应用对比剂的患者预防性使用茶碱[33]。但是有效的证据很少且治疗的风险/收益比不确定，其心血管方面的副作用不容忽视，因此目前不推荐使用。③ 非诺多泮（fenoldopam）是高度选择性的多巴胺受体A1激动剂，理论上可以增加血流量，特别是肾髓质的血流量，但大量研究未发现其对CIN预防作用且副作用较大，因此不推荐使用[34]。

3. 血液透析和血液滤过　对比剂主要经过肾脏排泄，其清除率受GFR的影响，因此在肾衰竭的患者，肾脏对于对比剂的排泄是延迟的。对比剂能够有效地经过血液透析清除，研究显示一个单元的间歇性血液透析（intermittent hemodialysis，IHD）治疗能够有效清除60%～90%的对比剂[35,36]。然而多数临床随机对照研究结果却显示，在高危患者中预防性应用IHD并没有降低CIN的发生，这可能与透析过程中血流动力学不稳定及肾脏血管收缩等因素有关。连续性血液滤过（hemofiltration，HF）的优点在于治疗过程中输注大量的置换液，避免低血容量和低血压，有研究显示血液滤过可以降低CIN的发生率及患者的死亡率[37,38]，并认为HF在高危患者中的受益可能与置换液中的碳酸氢钠有关，因此并没有直接的有信服力证据表明HF可以更有效降低CIN。总体来看，对于肾功能损害的患者，采用HF/IHD的方法预防CIN的风险/受益比尚不确定，并且IHD与HF相比其证据级别更低。考虑到治疗的花费以及操作的可行性，目前KIDGO指南中不推荐预防性应用IHD和HF，并指出只有在未来研究可以肯定地确认预防性HF治疗可以获益时，才会提倡进行此项预防措施[1]。

参考文献

1. KHWAJA A. AKDIGO Clinical Practice Guidelines for acute kidney injury. Nephron Clin Pract, 2012, 120(4):179-184.

2. NASH K, HAFEEZ A, HOU S. Hospital-acquiredrenalinsufficiency. A J Kidney Dis, 2002, 39:930-936.

3. MORCOS SK, THOMSEN HS. Adverse reactions to iodinated contrastmedia. Eur Radiol, 2001, 11:1267-1275.

4. 车妙琳, 严玉澄, 张芸, 等. 上海市药物性急性肾衰竭临床现况分析. 中华医学杂志, 2009, 89(11):744-749.

5. XU X, NIE S, LIU Z, et al. Epidemiology and clinical correlates of AKI in Chinese hospitalized adults. Clin J Am Soc Nephrol, 2015, 10(9):1510-1518.

6. MCDONALD JS, MCDONALD RJ, COMIN J, et al. Frequency of acute kidney injury following intravenous contrast medium administration: a systematic review and meta-analysis. Radiology, 2013, 267:119-128.

7. MCDONALD RJ, MCDONALD JS, BIDA JP, et al. Intravenous contrast material-induced nephropathy: causal or coincident phenomenon? Radiology, 2013, 267:106-118.

8. NICOLA R, SHAQDAN KW, ARAN K, et al. Contrast-induced nephropathy: identifying the risks, choosing the right agent, and reviewing effective prevention and management methods. Curr Probl Diagn Radiol, 2015,

44(6):501-504.

9.　STACUL F, VAN DER MOLEN AJ, REIMER P, et al. Contrast induced nephropathy: updated ESUR Contrast Media Safety Committee guidelines. Eur Radiol, 2011, 21(12):2527-2541.

10.　贾汝汉, 党建中. 造影剂肾病的发病机制. 临床肾脏病杂志, 2011, 11(7):295-296.

11.　WONG PC, LI Z, GUO J, et al. Pathophysiology of contrast-induced nephropathy. Int J Cardiol, 2012, 158:186-192.

12.　PERSSON PB, HANSELL P, LISS P. Pathophysiology of contrast medium-induced nephropathy. Kidney Int, 2005, 68:14-22.

13.　THOMSEN HS. Contrast media safety-an update. Eur J Radiol, 2011, 80(1):77-82.

14.　ALMEN T. Contrast media: the relation of chemical structure, animal toxicity and adverse clinical effects. Am J Cardiol, 1990, 66:2F-8F.

15.　RUDNICK MR, GOLDFARB S, WEXLER L, et al. Nephrotoxicity of ionic and nonionic contrast media in 1196 patients: A randomized trial. Kidney Int, 1995, 47:254-261.

16.　TEPEL M, ASPELIN P, LAMEIRE N. Contrast-induced nephropathy: a clinical and evidence-based approach. Circulation, 2006, 113:1799-1806.

17.　MEHRAN R, NIKOLSKY E. Contrast-induced nephropathy: definition, epidemiology, and patients at risk. Kidney Int Suppl, 2006, S11-S15.

18.　LAMEIRE N, ADAM A, BECKER CR, et al. B aseline renal function screening. Am J Cardiol, 2006, 98: 21K-26K.

19.　MCCULLOUGH PA, ADAM A, BECKER CR, et al. Risk prediction of contrast-induced nephropathy. Am J Cardiol, 2006, 98: 27K-36K.

20.　TOPRAK O. Conflicting and new risk factors for contrast induced nephropathy. J Urol, 2007, 178: 2277-2283.

21.　HUNG YM, LIN SL, HUNG SY, et al. Preventing radio contrast-induced nephropathy in chronic kidney disease patients undergoing coronary angiography. World J Cardiol, 2012, 4(5):157-172.

22.　THOMSEN HS, MORCOS SK. Contrast media and the kidney: European Society of Urogenital Radiology (ESUR) guidelines. Br J Radiol, 2003, 76: 513-518.

23.　CHOYKE PL, CADY J, DEPOLLAR SL, et al. Determination of serum creatinine prior to iodinated contrast media: is it necessary in all patients? Tech Urol, 1998, 4: 65-69.

24.　BARRETT BJ, PARFREY PS. Clinical practice. Preventing nephropathy induced by contrast medium. N Engl J Med, 2006, 354: 379-386.

25.　BROWN JR, DEVRIES JT, PIPER WD, et al. Serious renal dysfunction after percutaneous coronary interventions can be predicted. Am Heart J, 2008, 155: 260-266.

26.　MEHRAN R, AYMONG ED, NIKOLSKY E, et al. A simple risk score for prediction of contrast-induced nephropathy after percutaneous coronary intervention: development and initial validation. J Am Coll Cardiol, 2004, 44: 1393-1399.

27.　OWEN RJ, HIREMATH S, MYERS A, et al. Canadian Association of Radiologists consensus guidelines for the prevention of contrast-induced nephropathy: Update 2012. Can Assoc Radiol J, 2014, 65:96-105.

28.　LASKEY WK, JENKINS C, SELZER F, et al. Volume-to-creatinine clearance ratio: a pharmacokinetically based risk factor for prediction of early creatinine increase after percutaneous coronary intervention. J Am Coll Cardiol, 2007, 50(7):584-590.

29.　MCCULLOUGH PA, SOMAN SS. Contrast-induced nephropathy. Crit Care Clin, 2005, 21:261-280.

30.　BRAR SS, SHEN AY, JORGENSEN MB, et al. Sodium bicarbonate vs sodium chloride for the prevention of contrast medium-induced nephropathy in patients undergoing coronary angiography: A randomized trial. J Am Med Assoc, 2008, 300:1038-1046.

31.　KELLY AM, DWAMENA B, CRONIN P, et al. Meta-analysis: effectiveness of drugs for preventing contrast-induced nephropathy. Ann Intern Med, 2008, 148: 284-294.

32.　FISHBANE S. N-acetylcysteine in the prevention of contrast-induced nephropathy. Clin J Am Soc Nephrol, 2008, 3: 281-287.

33. MALHIS M, AL-BITAR S, AL-DEEN ZAIAT K. The role of theophylline in prevention of radiocontrast media-induced nephropathy. Saudi J Kidney Dis Transpl, 2010, 21: 276-283.

34. MOHAMMED NM, MAHFOUZ A, ACHKAR K, et al. Contrast-induced Nephropathy. Heart Views, 2013, 14(3):106-116.

35. DERAY G. Dialysis and iodinated contrast media. Kidney Int Suppl, 2006, S25-S29.

36. CRUZ DN, PERAZELLA MA, RONCO C. The role of extracorporeal blood purification therapies in the prevention of radiocontrast-induced nephropathy. Int J Artif Organs, 2008, 31: 515-524.

37. GUASTONI C, BELLOTTI N, POLETTI F, et al. Continuous venovenous hemofiltration after coronary procedures for the prevention of contrast-induced acute kidney injury in patients with severe chronic renal failure. Am J Cardiol, 2014, 113(4):588-592.

38. MARENZI G, LAURI G, CAMPODONICO J, et al. Comparison of two hemofiltration protocols for prevention of contrast-induced nephropathy in high-risk patients. Am J Med, 2006, 119: 155-162.

第四节 生物毒素相关的 AKI

生物毒素是由各种生物（动物、植物、微生物）产生的有毒物质，为天然毒素，其种类繁多，按照来源可分为动物毒素、植物毒素、海洋毒素和微生物毒素。生物毒素几乎包括所有类型的化合物，其生物活性很复杂，不仅具有毒理作用，而且也具有药理作用。多数毒素具有相当大的毒性，被有毒动物或昆虫螫伤或摄入有毒植物等均可发生中毒，引发多脏器功能障碍甚至死亡。其中，肾脏是最主要受累的器官之一。生物毒素引起的 AKI 是热带国家和地区（例如非洲、南亚、东南亚、南美洲等）社区获得性 AKI 的重要病因[1]。在中国，生物毒素相关的 AKI 占全部社区获得性 AKI 的 3% ~ 4%，更常见于北纬20° ~ 30°的南部地区，特别是云南[2]。本节简述常见的生物毒素相关 AKI。

一、毒蛇咬伤相关 AKI

1. 发病情况　世界上近 2000 多种蛇中约 450 种具有毒性。据估计，全球每年约有 42 万例次毒蛇咬伤，最常见的地区为亚洲、非洲和拉丁美洲[3]。其中，印度每年毒蛇咬伤致死的报告最多，约 4.6 万例[4]。在毒蛇咬伤的病例中，约 12% ~ 30% 发生 AKI，并且多为溶血性蛇毒或者肌溶性蛇毒所致。据报道，毒蛇咬伤所致 AKI 占社区获得性 AKI 的比例在缅甸最高，为 70%，在印度为 2% ~ 3%，在泰国为 1% ~ 2%[5]，我国尚缺乏相应数据。根据个案报道和病例总结来看，云南、贵州、福建、四川、广东、广西、安徽、浙江、江西、湖南等均为好发地区。

2. 发病机制　毒蛇咬伤相关 AKI 的发病机制主要包括蛇毒的直接肾毒性损伤、低血容量、急性溶血导致的血红蛋白尿、肌溶解导致的肌红蛋白尿，以及播散性血管内凝血等。

3. 临床表现　与咬伤的毒蛇种类和入血的毒液剂量有关。例如蝰蛇咬伤后其血液毒素可导致出血和播散性血管内凝血，发生多脏器功能障碍；海蛇咬伤后其细胞毒素导致横纹肌溶解，导致肌红蛋白尿和急性肾损伤。通常，在毒蛇咬伤后 4 ~ 6 小时发生 AKI，但是也有延迟至 3 ~ 4 天发生者[6]。超过 90% 的患者发生少尿性 AKI，需要透析治疗[7]。最常见的损伤类型为急性肾小管坏死（70% ~ 80%），其次为急性间质性肾炎和急性肾皮质坏死。据报道，罗氏蝰蛇和锯鳞蝰蛇咬伤后，约 20% ~ 25% 发生急性肾皮质坏死[8]。此外，还可见到坏死性肾小球肾炎、血栓性微血管病等。

4. 治疗　毒蛇咬伤相关 AKI 的治疗包括：① 局部伤口处理。② 应用抗蛇毒血清。早期应用抗蛇毒血清可以预防或减轻溶血 / 横纹肌溶解，从而避免或减轻 AKI。抗蛇毒血清治疗应该延续至全身毒性反应消退，常用的监测指标为全血凝血时间。对于无法获得抗蛇毒血清的患者，可采取血浆置换作为替代治疗。③ 支持治疗。包括输注新鲜冰冻血浆纠正凝血功能障碍、大量出血的患输血治疗、早期开始血液透析、预防性注射破伤风免疫球蛋白等。被肌溶解性蛇毒咬伤的患者，应早期给予大量水化和碱化尿液治疗。毒蛇咬伤相关 AKI 患者的死亡率可高达 35%[9,10]。早期医治、早期给予足量的抗蛇毒血清是救治此类患者的关键。

二、蜂蜇伤相关 AKI

1. 发病情况　蜂蜇伤，是被蜜蜂或者黄蜂的蜂尾蜇伤，毒液注入人体，或伴刺留皮内所致。蜂蜇伤相关 AKI 是亚洲地区导致社区获得性 AKI 的常见原因，特别是在印度、尼泊尔和越南[11-14]。我国湖北、四川、陕西等地区为好发区域，均有过暴发性群蜂蜇伤的报道。

2. 发病机制　蜂毒的主要成分包括蜂毒肽（melittin，占蜂毒干重的 50%）[15]、磷脂酶 A_2（phospholipase A_2，占蜂毒干重的 12%）、多巴胺、去甲肾上腺素等神经血管活性物质，以及组胺、透明质酸等过敏原。蜂毒进入人体后通过直接细胞毒性、血流动力学改变、以及过敏反应致病。其导致 AKI 的发病机制包括[16]：① 肾血管收缩和血流量下降，导致肾小球滤过率减低和肾组织缺血缺氧。蜂毒导致心肌损伤可进一步加重肾血流量的降低；② 直接肾小管上皮细胞毒性损伤；③ 继发横纹肌溶解、血管内溶血导致的肾小管毒性损伤和肾内梗阻；④ 过敏性急性间质性肾炎[17]。

3. 临床表现　临床表现的严重程度与蜂蜇的数量有关。被少数蜂蜇，一般无全身症状，仅发生局部过敏反应，表现为红肿刺痛，数小时后自行消退。若被多数蜂蜇（数百叮甚至数千叮，超过 500 叮以上的蜂蜇伤易致死），可产生大面积皮肤肿胀、组织坏死，以及严重的全身反应，包括恶心、无力、发热、过敏性休克，乃至多脏器功能障碍（MODS），称为重症蜂蜇伤。重症蜂蜇伤最常受累的器官为肾脏，AKI 发生率约为 80%，其次为心脏、血液和神经系统[18,19]。患者可出现昏迷、抽搐、心脏和呼吸麻痹，乃至死亡。在不同报道中，引起 AKI 的蜂蜇伤范围为 22 ~ 1000 叮。最常见的 AKI 类型为急性肾小管坏死，临床常常表现为少尿性 AKI。约 10% 的患者需要透析治疗，医院内死亡率约为 5% ~ 25%[20]。

4. 治疗　治疗的关键包括：① 尽早去除伤口残存的蜇刺和毒囊。可用针挑拔除或胶布粘贴拔除，避免挤压。② 抗过敏治疗。对出现过敏反应的患者，给予抗过敏治疗。常规应用苯海拉明或异丙嗪，对于出现过敏性休克者，需给予肾上腺素治疗。蜂蜇伤后应尽早应用大剂量激素。糖皮质激素具有抗毒、抗炎、抗免疫等作用，因此可用于治疗蜂毒所致的溶血及减轻脏器损害。国内文献报道多采用大剂量糖皮质激素短期冲击治疗，甲泼尼龙 0.5 ~ 1.0g 静脉滴注，3 ~ 5 天后减量[21,22]。③ 水化。蜂蜇伤后应早期给予大量水化和碱化尿液治疗，避免肌红蛋白或血红蛋白导致肾损伤。④ 血液净化治疗。血液净化可以清除患者体内蜂毒与代谢产物、炎性介质、游离肌红蛋白和游离血红蛋白，清除代谢废物并维持容量平衡。目前，国内外对于蜂蜇伤相关 AKI 的血液净化治疗尚无统一认识，缺乏标准化治疗方案。根据回顾性研究报道，CVVH、IHD、腹膜透析均可有效救治重症蜂蜇伤显著[19,23]。此外，国内有学者报道应用血浆置换[24]、血液灌流成功治疗重症蜂蜇伤合并 MODS 的患者[25]。

三、植物毒素相关 AKI

植物毒素相关 AKI 是热带、亚热带地区社区获得性 AKI 的重要病因之一。不同植物来源肾毒素导致 AKI 的发病机制主要包括[26]：① 直接肾小管上皮细胞毒性或低血容量致缺血性肾小管上皮细胞损伤（如误食毒荨导致急性肾小管坏死）；② 色素尿或结晶尿引起肾内梗阻（如大量食用实黎豆后肾小管腔内形成的黎豆氨酸结晶，以及大量食用杨桃导致草酸盐结晶）；③ 过敏性急性间质性肾炎。

有毒的野生蘑菇称为毒荨。全球 14 000 多种蘑菇中，约 100 余种具有毒性，毒荨超过 30%[27]。我国已发现毒荨 100 余种，其中食用后可致死的毒荨达 30 多种[28]。已知毒荨毒素约有 150 余种，主要类型包括[29,30]：① 胃肠毒素，为环肽类毒素，是导致毒荨中毒的最常见毒素，可引起胃肠道黏膜损伤、肝损害和胆汁淤积；② 肝毒素，如蝇荨毒素，为甲基肼化合物，可导致肝坏死；③ 神经毒素，如毒蕈碱，是类似乙酰胆碱的生物碱，导致副交感神经兴奋，可引起腺体分泌、心率减慢、血压下降，严重者可出现谵妄、幻觉、惊厥、抽搐、昏迷、呼吸抑制等；④ 溶血毒素，可使红细胞破坏出现血管内溶血；⑤ 丝膜菌毒素，其结构与嘧啶类除草剂百草枯相类似，可导致急性肾衰竭。由于一种毒蕈可含有多种不同毒素，而一种毒素可存在于多种毒蕈中，因此毒蕈中毒的临床表现复杂多样，根据损害主要脏器的不同可分为6型：胃肠型、神经精神型、溶血型、中毒性肝炎型、急性肾衰竭型，以及多脏器衰竭型。各型之间可相互重叠。胃肠型和神经精神型潜伏期短，一般为10余分钟至6小时，多在10 ~ 30分钟内起病，预后良好；溶血型，潜伏期为6 ~ 12小时，如出现AKI，则预后不良；中毒性肝炎型、AKI型、多脏器衰竭型，潜伏期较长，数小时至2天，病死率较高。

毒蕈中毒的治疗包括：① 催吐、洗胃、导泻。只要明确进食了毒蕈，不论有无症状，均宜早期催吐（限神志清醒者），尽快给予洗胃，洗胃后给予灌入活性炭吸附，其后用硫酸钠或硫酸镁导泻；② 对症与支持治疗。积极纠正水、电解质及酸碱平衡紊乱；利尿促使毒物排出；出现溶血时碱化尿液；对有肝损害者给予保肝治疗；有精神症状或有惊厥者应予镇静或抗惊厥治疗；出血明显者宜输新鲜血或血浆、补充必需的凝血因子；③ 解毒剂治疗。阿托品，或盐酸戊乙奎醚适用于含毒蕈碱的毒蕈中毒，出现胆碱能症状者应早期使用。巯基络合剂（二巯基丙磺酸钠、二巯丁二钠）对肝损害型毒蕈中毒有一定疗效。细胞色素C可降低毒素与蛋白结合，加速毒素清除；④ 肾上腺糖皮质激素。对急性溶血、中毒性肝损害、中毒性心肌炎等重症中毒患者有一定治疗作用，其应用原则是早期、短程（一般3 ~ 5d）、足量（如地塞米松20 ~ 40mg/d）；⑤ 血液净化。血液灌流和血液透析可以清除血液中的毒素，并且可纠正水、电解质及酸碱代谢紊乱，清除急性肾衰竭时蓄积的代谢废物。有研究报道，血浆置换对溶血型中毒和多脏器损伤型中毒也有较好疗效。

参考文献

1. JHA V, PARAMESWARAN S. Community-acquired acute kidney injury in tropical countries. Nat Rev Nephrol, 2013, 9(5):278-290.

2. YANG L, XING G, WANG L, et al. Acute kidney injury in China: a cross-sectional survey. Lancet, 2015, 386 (10002):1465-1471.

3. KASTURIRATNE A, WICKREMASINGHE AR, DE SN, et al. The global burden of snakebite: a literature analysis and modelling based on regional estimates of envenoming and deaths. Plos Medicine, 2008, 5(11):e218.

4. BIJAYEENI M, WARRELL DA, WILSON S, et al. Snakebite mortality in India: A Nationally Representative Mortality Survey. Plos Negl Trop Dis, 2011, 5(4):e1018.

5. JHA V, CHUGH KS. Community-acquired acute kidney injury in Asia. Semin Nephrol, 2008, 28:330-347.

6. CHUGH KS. Snake-bite-induced acute renal failure in India. Kidney Int, 1989, 35, 891-907.

7. KANJANABUCH T, SITPRIJA V. Snakebite nephrotoxicity in Asia. Semin Nephrol, 2008, 28(4):363-372.

8. CHUGH KS, PAL Y, CHAKRAVARTY RN, et al. Acute renal failure following poisonous snakebite. American Journal of Kidney Diseases, 1984, 4(1):30-38.

9. SGRIGNOLLI LR, MENDES GEF, CARLOS CP, et al. Acute kidney injury vaused by Bothrops Snake Venom. Nephron Clinical Practice, 2011, 119(2):c131-c137.

10. PINHO FM, ZANETTA DM, BURDMANN EA. Acute renal failure after Crotalus durissus snakebite: a prospective survey on 100 patients. Kidney International, 2005, 67(2):659.

11. XIE C, XU S, DING F, et al. Clinical features of severe wasp sting patients with dominantly toxic reaction: analysis of 1091 cases. PLoS One, 2013, 8(12):e83164.

12. ZHANG L, YANG Y, TANG Y, et al. Recovery from AKI following multiple wasp stings: a case series. Clin J

Am Soc Nephrol, 2013, 8(11):1850-1856.

13. SIGDEL MR, RAUT KB. Wasp bite in a referral hospital in Nepal. J Nepal Health Res Counc, 2013, 11(25):244-250.

14. XUAN BH, MAI HL, THI TX, et al. Swarming hornet attacks: shock and acute kidney injury–a large case series from Vietnam. Nephrol Dial Transplant, 2010, 25(4):1146-1150.

15. VISWANATHAN S, MUTHU V, SINGH AP, et al. Middle cerebral artery infarct folowing multiple be stings. J Stroke Cerebrovasc Dis, 2012, 21:148-150.

16. GRISOTTO LS, MENDES GE, CASTRO I, et al. Mechanisms of bee venom-induced acute renal failure. Toxicon, 2006, 48(1): 44-54.

17. DHANAPRIYA J, DINESHKUMAR T, SAKTHIRAJAN R, et al. Wasp sting-induced acute kidney injury. Clin Kidney J, 2016, 9(2):201-204.

18. PAUDEL B, PAUDEL K. A study of wasp bites in a tertiary Hospital of western Nepal. Nepal Med Coll J, 2009, 11(1): 52-56.

19. MEJÍA VÉLEZ G. Acute renal failure due to multiple stings by Africanized bees. Nefrologia, 2010, 30(5): 531-538.

20. XIE C, XU S, DING F, et al. Clinical features of severe wasp sting patients with dominantly toxic reaction: analysis of 1091 cases. Plos one, 2013, 8(12):e83164.

21. 刘雷, 李良志, 何先红, 等. 不同剂量糖皮质激素联合血液净化治疗蜂蜇伤所致多器官功能障碍综合征的疗效研究. 中国全科医学, 2011, 14(4B):1205-1207.

22. 胡大军, 刘永兵, 杨玲. 肾上腺素联合甲泼尼龙及血液净化治疗胡蜂蜇伤. 临床急诊杂志, 2010, 11(4): 219-221.

23. 王晓明, 孙燕, 梁衍, 等. 重症蜂蜇伤患者腹膜透析与连续性静–静脉血液滤过治疗的疗效分析. 中国血液净化, 2015, 14(4): 219-223.

24. 苏静, 胡宏, 许芳. 甲泼尼龙联合血浆置换抢救重症蜂蜇伤的临床观察. 世界最新医学信息文摘, 2015, 15(39):10-11.

25. Yang L. Acute kidney injury in Asia. Kidney Dis (Basel), 2016, 2(3):95-102.

26. 刘仙蓉, 肖健, 王琼莲, 等. 血液透析联合血液灌流治疗重症蜂蜇伤的临床疗效观察. 四川医学杂志, 2013, 3:78-81.

27. EREN SH, DEMIREL Y, SERDAL U, et al. Mushroom poisoning: retrospective analysis of 294 cases. Clinics (Sao Paulo), 2010, 65(5): 491-496.

28. 孟庆义. 毒蕈中毒的临床诊断与治疗. 中国临床医生, 2012, 40 (8):5-8.

29. LIMA AD, COSTA FORTES R, CARVALHO GARBI NOVAES MR, et al. Poisonous mushrooms: a review of the most common intoxications. Nutr Hosp, 2012, 27(2):402-408.

30. JO WS, HOSSAIN MA, PARK SC. Toxicological profiles of poisonous, edible, and medicinal mushrooms. Mycobiology, 2014, 42(3):215-220.

第五节 结晶尿相关 AKI

近年来，随着人们生活饮食习惯的改变、药物的开发使用，以及临床检查治疗诊断水平的提高，不同种类结晶尿引起的AKI逐渐受到关注。内源性代谢产物、无机盐，以及外源性药物（如磺胺、阿昔洛韦等抗病毒药物）、特殊饮食成分等在特定的情况于肾小管腔内沉积，形成微结晶，导致"肾小管腔内梗阻、肾内积水"，肾小囊内压力增高导致GFR下降，临床出现AKI。

（一）急性尿酸性肾病

高尿酸血症急性发作时可引起急性肾损伤，称为急性尿酸性肾病[1-3]。此外，研究表明血尿酸水平与AKI发生相关[4,5]。

1. 病因　① 内源性尿酸生成过多：可以为酶的异常或者代谢紊乱，导致嘌呤及尿酸合成过量[6]；亦常见于大量组织破坏释放尿酸增加，如横纹肌溶解综合征以及某些恶性肿瘤化疗后大量细胞破坏（如多发性骨髓瘤、淋巴瘤等）[7]；② 尿酸排泄减少：高尿酸血症患者如果初始治疗即给予足量促进尿酸排泄的药物，由于药物抑制尿酸在近端肾小管的重吸收，导致大量尿酸突然在远端肾单位沉积而发病。③ 嘌呤摄入过多：暴食富嘌呤饮食可引起尿酸急性升高和尿液 pH 下降，致使肾小管腔内尿酸结晶形成而发引起 AKI。

2. 发病机制　① 大量尿酸在远端肾单位的肾小管析出沉积形成结晶，堵塞肾小管，引起 GFR 下降。由于尿酸在酸性环境下溶解度降低，因此如果尿液 pH 下降则促进尿酸结晶的形成[8]。② 尿酸可通过引起局部炎症反应和直接引起线粒体功能不良而进一步损伤肾小管上皮细胞，加重肾功能损害[9,10]。③ 动物实验表明，轻度尿酸升高，在尚未形成尿酸结晶时，即可引起血管收缩和 GFR 下降[11]。

3. 临床表现　① 如急性痛风性关节炎发作，可出现单发或多发关节红、肿、热、痛。② 尿酸结晶尿、尿路结石和梗阻形成时，患者可表现排尿困难、血尿。③ 不同程度的 AKI，肾小管堵塞严重者可发生急性少尿性 AKI。

4. 辅助检查　① 尿检查：pH 低，尿沉渣镜检可有红细胞、尿酸结晶。尿酸结晶呈黄色、暗棕色，具有稳定的强折光，其形状为长菱形、钻石形、立方形、蝶形或不规则形，可溶解于氢氧化钠溶液而不溶于乙酸或盐酸。在偏振光显微镜下，可观察到引起痛风的尿酸钠晶体呈细针状或钝棒状。② 血尿酸明显升高，SCr 因肾功能损害而表现不同程度的升高。③ 24 小时尿尿酸定量检测可辅助判断高尿酸血症的发生是由于摄入 / 产生过多，抑或排泄不良。尿尿酸排出量 / 尿肌酐 >1.0，而由其他病因所致急性肾衰竭，此比值常 <1.0。

5. 病理表现　临床如能诊断尿酸肾病，不需要再行肾活检。如果同时存在其他肾脏疾病，或者需要和急性肾小管间质肾炎相鉴别时，需行肾活检以明确。肾小管不同程度变性、坏死，伴有部分肾小管萎缩和肾间质纤维化。肾小球无明显病变或毛细血管袢缺血皱缩。偏振光显微镜见到肾小管腔内尿酸结晶形成。

6. 治疗　① 营养指导，严格低嘌呤饮食；② 水化，提高肾脏灌注。③ 碱化尿液，将尿 pH 控制于 6.5 ~ 7.0。④ 合理使用降尿酸药物。首选减少尿酸生成的药物如别嘌醇，注意根据肾功能调整药物用量，并且警惕可能发生的药物过敏反应。促进尿酸排泄的药物如苯溴马隆，主要通过抑制近端肾小管对尿酸的主动再吸收而增加尿酸从尿中排泄，如果尿量减少或者尿 pH 低时可能增加尿酸结晶的形成，进一步加重肾损害。因此应在充分水化和碱化尿液的基础上使用。⑤ 寻找高尿酸血症的病因并针对病因治疗。⑥ 对于发生了组织破坏而引起的急性高尿酸血症（如因恶性肿瘤使用化疗药物），或者发生了少尿性 AKI，必要时可考虑血液透析治疗。

7. 预后　急性尿酸性肾病通常可逆，如果得到恰当的治疗，肾功能可恢复正常。

8. 血尿酸与 AKI　研究表明，在应用心外手术、对比剂、顺铂治疗的患者，血尿酸水平均为发生 AKI 的危险因素[12-14]。心外科手术患者如果术前血尿酸 >5.5mg/dl（330μmol/L），则术后发生 AKI 的风险增高 3 倍；>6mg/dl（360μmol/L），风险增高 4 倍；>6.5mg/dl（390μmol/L），风险增高 6 倍；如果 >7mg/dl（420μmol/L），则风险增高 35 倍[15,16]。并且术后的高尿酸血症同样与 AKI 发生相关[17]。晚近，一项前瞻性、安慰剂对照、随机的小规模临床研究显示[18]，在 26 例心外手术患者中，术前 eGFR 30 ~ 60ml/（min·1.73m²），血尿酸水平 >6.5mg/dl（390μmol/L），应用拉布立酶（rasburicase，重组尿酸氧化酶）降低血尿酸有降低术后发生 AKI 的趋势（AKI 发生率，治疗组 7.7%，安慰剂对照组 30.8%，$P=0.322$）。提示降低尿酸可能具有肾脏保护作用，但是需要进一步研究证实。

（二）急性磷酸盐肾病

急性磷酸盐肾病是 AKI 的少见原因，主要由于肾脏实质发生了磷酸钙盐沉积所致。2003 年，加拿大医生在新英格兰杂志报告一例肾功能正常的患者在应用磷酸盐泻剂后发生肾功能急速恶化的临床及病理变化[19]。2004 年后由 Markowitz 等人发表了一系列急性且不可逆性的磷酸盐肾病后，口服磷酸盐泻剂的安全性受到人们关注，并且将此类由磷酸盐泻剂造成的肾钙质沉积疾病成为"急性磷酸盐肾病"[20,21]。回顾性资料显示，使用磷酸盐泻剂后急性磷酸盐肾病的发病率约为 1% ~ 4%。由于临床医生对于此病认识不足，因此发病率很有可能被严重低估[22]。

1. **病因**　主要发生于使用磷酸盐泻剂进行肠道准备的患者，此外还可见于移植后高磷酸盐尿症，以及饮食不当（如饮用大量碳酸饮料，因其多富含磷酸盐成分）。血磷升高，肾小管液内磷负荷增加，形成磷酸钙盐结晶堵塞肾小管，并可进入肾小管细胞诱导氧化应激反应，直接导致肾小管上皮细胞损伤。

2. **危险因素**　① 65 岁以上的老年人；② 女性；③ 原有慢性肾脏病或者已经发生 AKI；④ 同时使用其他可能影响肾脏血流灌注的药物如利尿剂、ACEI/ARB 以及 NSAIDs；⑤ 给予过多剂量的磷酸钠泻剂或者肠道排空时间延长（如急慢性结肠炎患者），导致过多药剂吸收；⑥ 肠道准备未充足补液，导致脱水。老年人由于摄水量相对少、肠道蠕动较慢（磷吸收增加）、常服用利尿剂 /RASi/NSAIDs，并且多数具有基础肾功能减退，因此容易发生急性磷酸盐肾病。

3. **临床表现**　分为两大类临床表现[23]：① 急性起病。此类患者多为服用了相对过量的泻剂，通常在 24 小时内发病，有明显的高血磷和低血钙以及神经症状，血中钙磷乘积常超过 100。还可伴有脱水和其他电解质紊乱。肾脏表现为少尿性 / 非少尿性 AKI。② 亚急性起病[19]。此类患者多为服用常规标准剂量的泻剂，通常在使用泻剂数天至数月之后发现肾损害。临床起病隐袭，往往没有明显症状，在发现肾损害时通常已不伴有电解质紊乱。肾脏表现为 CKD。

4. **病理表现**　急性磷酸盐肾病的病理特点为远端肾小管和集合管大量磷酸钙沉积。显微镜下可见磷酸钙沉积于肾小管上皮细胞内或管腔中，少部分沉积于肾间质内，von Kossa 染色呈黑色。肾小管不同程度的损伤和坏死，常常伴有肾小管萎缩、肾间质水肿和不同程度的纤维化。

5. **实验室检查**　血肌酐升高和电解质紊乱，包括高血磷、低血钙、高血钠、低血钾。所有使用标准剂量磷酸盐泻剂的患者都会发生高血磷（平均增高的幅度为 3 ~ 4.1mg/dl），而老年患者血磷升高的幅度较年轻人更为明显（5.5mg/dl vs 3.4mg/dl），老年女性患者通常体重较小，血磷变化幅度更高[24-26]。尿中可见磷酸钙结晶，形态多样，呈强折光的星或针状，可以独立存在，也可聚集成簇。

6. **诊断**　① 在近期做过肠道准备（腹腔盆腔手术、肠镜检查、影像学检查等）的患者，出现新发的肾脏损伤，都要鉴别是否发生了此类疾病。② 急性起病的患者，根据临床表现和显著的高磷血症，容易诊断。但是如果在接受上述检查或治疗后没有及时复查血磷，没有发现血磷的升高过程，则很容易忽略本病。③ 起病隐袭的患者往往距离服用磷酸盐泻剂间隔较长，并且血磷已经降至正常，临床非常容易漏诊，需要肾活检确诊。

7. **治疗**　① 急性起病的患者：尽快纠正高磷血症。包括应用不含钙的磷结合剂如含铝制酸剂、司维拉姆、碳酸镧，必要时通过血液透析清除血磷，防止进一步肾脏损伤。② 亚急性起病、呈慢性肾功能损害的患者：CKD 一体化治疗。

8. **预后**　有 AKI 而表现明显症状的患者，由于疾病发现和治疗及时，肾功能多可全部或部分恢复。在一项回顾性分析中，约 27% 急性起病的患者死亡，存活下来的患者中约 78% 肾功能可以改善或恢复至原有水平[27]。临床起病隐袭的患者，确诊时肾脏已经发生磷酸钙盐沉积，绝大多数患者肾功能损害不可逆，甚至进展至 ESRD。

9. **预防**　① 避免在高风险患者使用磷酸盐泻剂；② 给予磷酸盐泻剂前充分水化；③ 尽量减少口服磷酸盐泻剂的剂量，延长两次给药的间隔时间；④ 服用磷酸盐泻剂的患者应注意复查肾功能及电解质，以期早期发现异常，避免急性损伤和后期的慢性肾脏损害。

（三）急性草酸盐肾病

草酸是乙醛酸和抗坏血酸（维生素 C）代谢的终末产物。正常人尿草酸盐最大排出量每天约 40 ~ 50mg，其主要来源是内生性的，约 50% ~ 60% 来源于乙醛酸，30% ~ 40% 来源于维生素 C，其余来源于食物。各种引起高草酸尿的因素，都可能因形成草酸钙结晶堵塞肾小管，并且对肾小管上皮细胞产生直接毒性作用，引起肾脏损伤，称为草酸盐肾病。临床常表现为慢性进展性肾脏病。在具有CKD基础、老年人，或者有超过两种以上引起高草酸尿的因素存在时，易发生急性肾损伤，称为急性草酸盐肾病[28]。

1. 病因　引起高草酸尿的病因主要分为两大类：

（1）原发性高草酸尿症[29]：少见的常染色体隐性遗传病，由于患者肝脏代谢异常导致内源性草酸盐产生过多，过量的尿草酸盐从肾脏排泄，其特征性表现为显著的高草酸尿、早期而反复发生的尿石症、进行性发展的肾钙质沉着症。根据缺陷酶的种类分为Ⅰ型（丙氨酸乙醛酸转氨酶）和Ⅱ型（乙醛酸还原酶/羟基丙酮酸还原酶）。

（2）继发性高草酸尿症：① 高草酸饮食[30-33]。报道的可引起急性尿酸性肾病的饮食包括：杨桃、甜菜根、菠菜、黄瓜树果、大黄、可可、花生、茶等；② 摄入草酸合成前体物质增加[34-36]，如乙二醇中毒（防冻液）、摄入大剂量的抗坏血酸（维生素C），或应用甲氧氟烷麻醉；③ 消化道草酸吸收增加[37]，包括小肠吸收异常、回肠旁路手术、Whipple手术、囊性纤维化、慢性胰腺炎、克罗恩病，以及服用减肥药奥利司他等；④ 其他：肾移植后高草酸尿、胆盐缺失、代谢性酸中毒、尿中柠檬酸浓度降低（柠檬酸为草酸钙结晶形成的重要抑制因子）、结肠菌群改变而损失结肠中的产甲酸草酸杆菌、维生素B_6缺乏。

2. 临床表现　常常伴有乏力，腹痛、恶心、呕吐等消化道症状，不同程度的肾功能损害并呈进行性发展，严重者出现少尿性AKI[28]。

3. 实验室检查　尿沉渣镜检可见草酸钙结晶（图10-3-5-1），为无色、大小各异、多呈方形八面体或信封状，有两条对角线交叉。单水草酸钙结晶呈小的卵圆形或哑铃形。结晶溶于盐酸但不溶于乙酸与氢氧化钠。

4. 病理表现　可见肾小管变性、坏死。H&E染色偏振光下观察，肾小管腔内及细胞内可见草酸钙结晶（图10-3-5-2）。可伴有不同程度的肾小管萎缩和肾间质纤维化。部分病例报告显示肾间质可见炎症细胞浸润。

5. 诊断　诊断有赖于医生对于本病的认识和对引起高草酸尿病因的了解。患者常常在进食大量高尿酸饮食、高剂量维生素C、胃肠道手术后、肾移植后等数天至数周内发病。不少病例是在尿检查甚至肾活检时发现草酸盐结晶后追问病史方明确诊断。

6. 治疗　① 饮食调整：限制高草酸食物摄入。由于蛋白质可以通过多种途径干扰草酸代谢，增加草酸排泄，适当限制饮食蛋白摄入可减少尿草酸排泄。② 充分水化，降低肾小管液内草酸浓度。③ 口服枸橼酸钾，可增加尿枸橼酸排泄，与钙形成复合物，减少草酸钙的形成。也可适当补

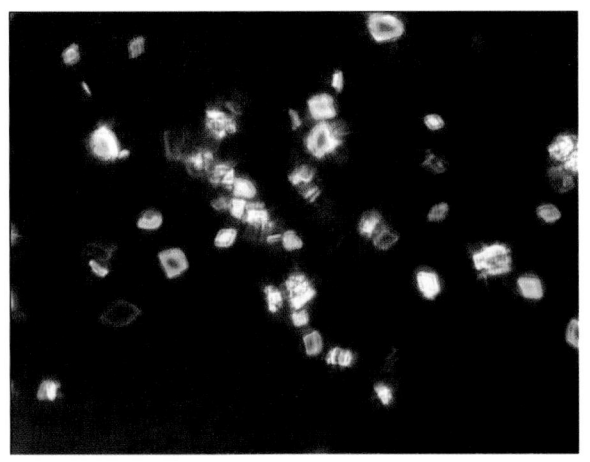

图 10-3-5-1　尿沉渣中的草酸钙结晶（偏振光 ×400）

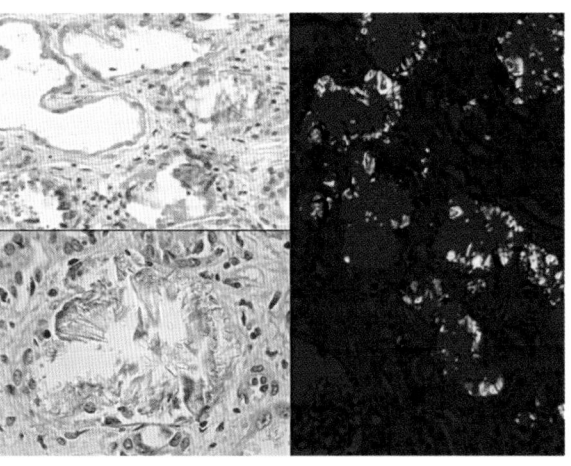

图 10-3-5-2　草酸钙结晶肾小管损伤
肾小管腔内针状结晶样物质堵塞，偏振光下呈绿色（右）
（×400）

充磷酸钠或氯化镁减少草酸钙的形成。但是不宜用于已有明显肾损害的患者。④ 发生少尿性 AKI 或肾损害严重时，需行血液透析治疗。

7. 预后　本病的预后取决于原发病因以及诊断和治疗的时机。继发者一般预后较好，但是如果诊断和治疗晚，病人往往会遗留慢性肾损害甚至直接进入 ESRD。原发性高草酸尿症患者如果不及时治疗或者治疗不当，最终都会发展为 ESRD。

参考文献

1. ROBINSON RR, YARGER WE. Acute uric acid nephropathy. Medical Clinics of North America, 1977, 74(7):839-840.

2. FATHALLAH-SHAYKH SA, CRAMER MT. Uric acid and the kidney. Pediatr Nephrol, 2014, 29(6):999-1008.

3. EJAZ AA, MU W, KANG DH, et al. Could uric acid have a role in acute renal failure? Clin J Am Soc Nephrol, 2007, 2(1):16-21.

4. JOUNG KW, JO JY, KIM WJ, et al. Association of preoperative uric acid and acute kidney injury following cardiovascular surgery. J Cardiothorac Vasc Anesth, 2014, 28(6):1440-1447.

5. GIORDANO C, KARASIK O, KING-MORRIS K, et al. Uric acid as a marker of kidney disease: review of the current literature. Dis Markers, 2015, 2015:382918.

6. SEBESTA I. Genetic disorders resulting in hyper-or hypouricemia. Adv Chronic Kidney Dis, 2012, 19(6):398-403.

7. WILSON FP, BERNS JS. Tumor lysis syndrome: new challenges and recent advances. Adv Chronic Kidney Dis, 2014, 21(1):18-26.

8. MARANGELLA M. Uric acid elimination in the urine. Pathophysiological implications. Contrib Nephrol, 2005, 147: 132-148.

9. KIM YG, HUANG XR, SUGA S, et al. Involvement of macrophage migration inhibitory factor (MIF) in experimental uric acid nephropathy. Mol Med, 2000, 6: 837-848.

10. ISAKA Y, TAKABATAKE Y, TAKAHASHI A, et al. Hyperuricemia-induced inflammasome and kidney diseases. Nephrol Dial Transplant, 2015: gfv024.

11. SÁNCHEZ-LOZADA LG, TAPIA E, SANTAMARÍA J, et al. Mild hyperuricemia induces vasoconstriction and maintains glomerularhypertension in normal and remnant kidney rats. Kidney Int, 2005, 67(1): 237-247.

12. HENCZ P, DEVERALL PB, CREW AD, et al. Hyperuricemia of infants and children: a complication of open heart surgery. J Pediatr, 1979, 94:774-776.

13. CHESNEY RW, KAPLAN BS, FREEDOM RM, et al. Acute renal failure: an important complication of cardiac surgery in infants. J Pediatric, 1975, 87: 381-388.

14. HAMILTON RM, CROCKER JF, MURPHY DA. Uric acid metabolism of children who undergo cardiopulmonary bypass. Can J Surg, 1982, 25:131-132.

15. EJAZ AA, BEAVER TM, SHIMADA M, et al. Uric acid: a novel risk factor for acute kidney injury in high-risk cardiac surgery patients? Am J Nephrol, 2009, 30: 425-429.

16. LAPSIA V, JOHNSON RJ, DASS B, et al. Elevated uric acid increases the risk for acute kidney injury. Am J Med, 2012, 125(3):302. e9-17.

17. EJAZ AA, KAMBHAMPATI G, EJAZ NI, et al. Comparison of serum uric acid and biomarkers to predict acute kidney injury. 49th European Renal Association—European Dialysis and Transplantation Association Congress Paris, 2012, Abstract SAP 120.

18. EJAZ AA, DASS B, LINGEGOWDA V, et al. The rasburicase pilot study for the prevention of acute kidney injury in CV surgery. Am Soc Nephrol Abstract, 2010.

19. DESMEULES S, BERGERON MJ, ISENRING P. Acute phosphate nephropathy and renal failure. N Eng J Med, 2003, 349: 1006-1007.

20. MARKOWITZ GS, NASR SH, KLEIN P, et al. Renal failure due to acute nephrocalcinosis following oral sodium phosphate bowel cleansing. Hum Pathol, 2004, 35: 675-684.

21. MARKOWITZ GS, STOKES MB, RADHAKRISHNAN J, et al. Acute phosphate nephropathy following oral sodium phosphate bowel purgative: an underrecognized cause of chronic renal failure. J Am Soc Nephol, 2005, 16: 3389-3396.

22. LOCHY S, JACOBS R, HONORE PM, et al. Phosphate induced crystal acute kidney injury-an under-recognized cause of acute kidney injury potentially leading to chronic kidney disease: case report and review of the literature. Int J Nephrol Renovasculare Dis, 2013, 6: 61-64.

23. GONLUSEN G, AKGUN H, ERTAN A, et al. Renal failure and nephrocalcinosis associated with oral sodium phosphate bowel cleansing: clinical patterns and renal biopsy findings. Arch Pathol Lab Med, 2006, 130: 101-106.

24. VANNER SJ, MACDONALD PH, PATERSON WG, et al. A randomized prospective trial comparing oral sodium phosphate with standard polyethylene glycol-based lavage solution (Golytely) in the preparation of patients for colonoscopy. Am J Gastroenterol, 1990, 85: 422-427.

25. COHEN SM, WEXNER SD, BINDEROW SR, et al. Prospective, randomized, endoscopic-binded trial comparing precolonoscopy bowel cleansing methods. Dis Colon Rectum, 1994, 37: 689-696.

26. CUMURDULU Y, SERIN E, OZER B, et al. Age as a predictor of hyperphosphatemia after oral phosphosoda administration for colon preparation. J Gastroenterol Hepatol, 2004, 18: 68-72.

27. GONLUSEN G, AKGUN H, ERTAN A, et al. Renal failure and nephrocalcinosis associated with oral sodium phosphate bowel cleansing: clinical patterns and renal biopsy findings. Arch Pathol Lab Med, 2006, 130: 101-106.

28. HINCHLIFFE WT, FENWICK S, MACDOUGALL K. Acute oxalate nephropathy. Clin Med (Lond), 2012, 12(6):600.

29. LORENZO V, TORRES A, SALIDO E. Primary hyperoxaluria. Nefrologia, 2014, 34(3):398-412.

30. LEE KG. Star fruit intoxication with acute kidney injury. Clin Med, 2012, 12(5):494.

31. NAIR S, GEORGE J, KUMAR S, et al. Acute oxalate nephropathy following ingestion of sverrhoa bilimbi juice. Case Rep Nephrol, 2014, 2014: 240936.

32. ALBERSMEYER M, HILGE R, SCHRÖTTLE A, et al. Acute kidney injury after ingestion of rhubarb: secondary oxalate nephropathy in a patient with type 1 diabetes. BMC Nephrol, 2012, 13:141.

33. PARK H, EOM M, WON YANG J, et al. Peanut-induced acute oxalate nephropathy with acute kidney injury. Kidney Res Clin Pract, 2014, 33(2):109-111.

34. MEIER M, NITSCHKE M, PERRAS B, et al. Ethylene glycol intoxication and xylitol infusion–metabolic steps of oxalate-induced acute renal failure. Clin Nephrol, 2005, 63(3):225-228.

35. POULIN LD, RIOPEL J, CASTONGUAY V, et al. Acute oxalate nephropathy induced by oral high-dose vitamin C alternative treatment. Clin Kidney J, 2014, 7(2): 218.

36. COSSEY LN, RAHIM F, LARSEN CP. Oxalate nephropathy and intravenous vitamin C. Am J Kidney Dis, 2013, 61(6):1032-1035.

37. COHEN-BUCAY A, GARIMELLA P, EZEOKONKWO C, et al. Acute oxalate nephropathy associated with Clostridium difficile colitis. Am J Kidney Dis, 2014, 63(1):113-118.

第六节　肾皮质坏死

肾皮质坏死（renal cortical necrosis，RCN）较为少见，是由于肾脏血管痉挛、损伤或者血管内血栓形成，导致其下游组织严重缺血缺氧而发生凝固性坏死。肾皮质坏死可发生于任何种族、性别和年龄。新生儿和育龄妇女为相对高发人群。在发达国家，肾皮质坏死占全部AKI的1.5%～2%，在发展中国家肾皮质坏死比例略高（3%～7%）[1,2]。据报道，在过去的20年内，发展中国家肾皮质坏死的发生率明显下降，在妊娠相关AKI中，肾皮质坏死所占的比例由20%～30%[3]降至1.4%～5.5%[4,5]。

（一）病因

肾皮质坏死的常见病因包括：① 产科急性并发症[6-8]：包括胎盘早剥、感染性流产、子痫、胎死宫内、羊水栓塞、产后出血、产后感染等；② 新生儿[9]：先天性心脏病、严重脱水、新生儿窒息、胎盘出血、严重溶血、败血症；③ 儿童：溶血性尿毒综合征（hemolytic uremic syndrome，HUS），严重脱水；④ 其他：败血症、休克、外伤、蛇咬伤、肾移植超急排斥反应、急性胰腺炎、有机磷中毒、砷中毒、药物（如非甾体类抗炎药）、对比剂[2]。其中，产科急性并发症是最常见导致肾皮质坏死的病因，在发展中国家约占肾皮质坏死的50%～70%[4,10]。其次为感染中毒性休克，约占全部病例的30%[2]。

（二）发病机制

一般认为是由于肾脏小血管持续痉挛，导致血液供应区域的肾组织坏死，包括肾小球和肾小管。在胎盘早剥、HUS和感染性流产，除了血管痉挛外，还可由于炎症介质、补体异常激活，以及内毒素导致小血管内皮损伤和动脉血栓形成，加重组织缺血[2]。

（三）病理表现

肾皮质坏死通常发生在双侧。一般不累及肾髓质、皮髓交界处。根据病变范围分为5种病理类型（表10-3-6-1）[11]。

表10-3-6-1 肾皮质坏死的病理分类

局灶病变	病变直径不超过0.5mm，肾小球局灶坏死，未见血栓和肾小管片状坏死
较小病变	坏死直径>0.5mm，可见肾小血管和肾小球内微血栓形成
片状病变	坏死性病变累及2/3肾皮质，肾小球、肾小管和肾血管均受累
块状病变	几乎全部肾皮质受累，肾小血管内广泛血栓形成
混合病变	广泛肾小球、肾小管坏死，肾动脉未受累

（四）临床表现

患者均有原发病的表现，例如新生儿窒息、儿童严重呕吐或腹泻导致脱水、妊娠妇女胎盘早剥、感染中毒性休克、毒蛇咬伤、严重烧伤等。发生肾梗死时，患者出现腰痛、肉眼血尿、少尿型AKI。体格检查有原发病的体征。肾脏局部查体可有腹部或肋脊角压痛和叩击痛，腹部可触及肿大肾脏，有触痛。

（五）辅助检查

1. 血尿化验检查无特异性 尿常规可发现血尿、蛋白尿、红细胞管型、颗粒管型和肾小管上皮细胞管型。需要监测血清肌酐和电解质，评估AKI严重程度以及电解质和酸碱平衡紊乱，以便及时处理。

2. 确诊依赖肾活检 但不能了解肾皮质坏死的程度和范围，对判断预后帮助有限。

3. 影像学检查 腹部X线平片以及B超无特异性改变。增强CT、血管造影和磁共振成像（MRI）检查有助于RCN的诊断。增强CT扫描发现梗死部分的肾皮质不被增强。由于增强CT扫描可以诊断肾皮质坏死的程度和范围，因此可协助判断肾脏预后[12]。由于增强CT的对比剂可引起肾功能进一步受损，因此建议CT检查后尽快行血液透析治疗。增强MRI同样可以发现坏死灶，并且判断程度和范围。MRI的对比剂钆没有肾脏毒性，使用较为安全[13,14]。但是需要注意，如果GFR<30ml/min，钆可导致肾源性系统性纤维化，造成多脏器功能衰竭。

（六）诊断及鉴别诊断

肾皮质坏死的诊断关键在于能够想到并且认识本病。对于新生儿、儿童、妊娠后期三个月的孕妇，以及发生了感染中毒性休克、蛇咬伤、急性胰腺炎等可导致肾皮质坏死疾患的患者，如果发生了AKI，均应进行肾皮质坏死的鉴别诊断。

1. 本病需和ATN鉴别　ATN通常血尿不明显，如患者具有明确的缺血、中毒病因，出现明显血尿甚至红细胞管型，或者少尿持续超过1周，需要考虑是否发生了肾皮质坏死。增强CT或MRI可以协助诊断，必要时行需行肾活检明确。

2. 肾动脉血栓栓塞导致的肾梗死亦可出现AKI　患者常表现为剧烈腰痛和血尿。增强CT或MRI表现为肾皮质楔形病变，可与肾皮质坏死鉴别。

（七）治疗

治疗的关键是处理原发病、维持血流动力学稳定、尽早开始透析治疗。① 多数患者具有严重的原发病，因此往往需要转入监护室，对生命体征进行严密监测。② 根据患者血容量、心功能状态制定补液方案，应用血管活性药物，维持血压和重要脏器的有效灌注压。③ 患者往往为高分解型少尿型AKI，病情危重，尽早开始透析治疗十分重要。可以帮助维持水、电解质和酸碱平衡，并为治疗用药创造条件。如果患者不宜搬动，可行腹膜透析或者CRRT。④ 保证患者足够的能量供应，以改善高分解代谢状态。⑤ 原发病的控制对于提高患者生存率和改善肾脏预后十分关键。具体措施依据患者的原发疾病而定：胎盘早剥患者需要立即终止妊娠、感染中毒性休克患者需要进行有效的抗感染治疗、HUS患者需要进行血浆置换等。

（八）预后

影响预后的主要因素是肾皮质坏死的程度和范围、少尿持续的时间，以及基础疾病的种类和严重程度。随着透析技术的发展，目前已经很少有患者死于肾皮质坏死。在所有肾皮质坏死患者中，大约30% ~ 50%遗留ESRD，需要依赖透析或者肾移植。

（杨　莉）

参考文献

1. PRAKASH J, TRIPATHI K, PANDEY LK, et al. S pectrum of renal cortical necrosis in acute renal failure in eastern India. Postgrad Med J, 1995, 71: 208-210.

2. PRAKASH J, SINGH VP. Changing picture of renal cortical necrosis in acute kidney injury in developing country. World J Nephrol, 2015, 4(5):480-486.

3. GRÜNFELD JP, GANEVAL D, BOURNÉRIAS F. Acute renal failure in pregnancy. Baillieres Clin Obstet Gynaecol, 1994, 18(2):333-351.

4. PRAKASH J, VOHRA R, WANI IA, et al. Decreasing incidence of renal cortical necrosis in patients with acute renal failure in developing countries: a single-centre experience of 22 years from Eastern India. Nephrol Dial Transplant, 2007, 22: 1213-1217.

5. PRAKASH J, PANT P, SINGH AK, et al. Renal cortical necrosis is a disappearing entity in obstetric acute kidney injury in developing countries: our three decade of experience from India. Ren Fail, 2015, 37: 1185-1189.

6. NWOKO R, PLECAS D, GAROVIC VD. Acute kidney injury in the pregnant patient. Clin Nephrol, 2012, 78(6): 478-486.

7. FRIMAT M, DECAMBRON M, LEBAS C, et al. Renal cortical necrosis in postpartum hemorrhage: a case series. Am J Kidney Dis, 2016, 68(1):50-57.

8. PRAKASH J, SEN D, KUMAR NS, et al. Acute renal failure due to intrinsic renal diseases: review of 1122 cases. Ren Fail, 2003, 25: 225-233.

9. ANDREOLI SP. Acute renal failure in the newborn. Semin Perinatol, 2004, 28(2): 112-123.

10. CHUGH KS, SINGHAL PC, SHARMA BK, et al. Acute renal failure of obstetric origin. Obstet Gynecol, 1976, 48: 642-646.

11. RACUSEN LC, SOLEZ K. Renal infarction, cortical necrosis, and atheroembolic disease. Renal Pathology. Philadelphia, Pa: Lippincott Williams & Wilkins, 1994:810-831.

12. LANTSBERG S, RACHINSKY I, LUPU L, et al. Unilateral acute renal cortical necrosis: correlative imaging. Clin Nucl Med, 2000, 25: 184-186.

13. JEONG JY, KIM SH, SIM JS, et al. MR findings of renal cortical necrosis. J Comput Assist Tomogr, 2002, 26(2): 232-236.

14. FRANÇOIS M, TOSTIVINT I, MERCADAL L, et al. MR imaging features of acute bilateral renal cortical necrosis. Am J Kidney Dis, 2000, 35(4): 745-748.

第四章
急性肾损伤的血液净化治疗

第一节　急性肾损伤的血液净化模式

1947年Murray等报告了对一名急性肾损伤（AKI）并发昏迷的年轻妇女的成功救治[1]。但其时血液净化技术尚不成熟，尿毒症患者尚不能依赖血液净化长期存活。此后的半个多世纪以来，虽然血液净化的基本原理变化不大，但基于此原理的血液净化技术得到了长足的发展：膜材料技术的发展生产出高性能的透析器；工程技术和电子技术的发展使透析装置不断改进，实现了对透析过程的精确控制和监测；医学科学不断进步，对尿毒症内环境异常认识加深，干预手段不断丰富。尿毒症患者越来越能依赖血液净化技术长期存活，生命质量也不断提高。

一、AKI 血液净化治疗不同于维持性血液透析的特殊性

不同于终末肾病，AKI是在某些病因作用下的肾功能快速丧失，内环境急剧恶化，加之导致AKI的病因的作用，同等肾功能状态下，AKI病死率显著高于慢性肾衰竭。血液净化在AKI救治中发挥了药物治疗不可替代的作用，在制定血液净化方案时要考虑到AKI病情的特殊性：① 部分导致AKI的毒素可以通过某些血液净化方式得到部分清除，例如抗肾小球基底膜抗体[2]、败血症时血中的内毒素和炎症介质[3-5]、过量的药物或外源性毒物。② 部分AKI以水潴留为主，而毒素潴留并不明显，此时可采用单纯超滤[6]。③ 伴有出凝血障碍的急性肾衰竭，需要无抗凝透析或特殊的抗凝方式[7]。④ 伴有高分解状态急性肾衰竭，如果选用常规的隔日透析，非透析日毒素浓度（例如血钾）可能上升到致命水平，必要时需要缩短透析间期或采用连续血液净化[8]。⑤ AKI治疗过程中往往需要静脉用药，增加了机体的水负荷。⑥ 单纯AKI无其他脏器功能衰竭和高分解状态者，可采用常规的间断血液透析治疗。

二、AKI 血液净化模式和开始治疗指征 [9,10]

基于这些AKI的血液净化的需求，产生了数十种血液净化模式，包括间歇肾脏替代治疗（含单纯超滤、血液滤过、高通量透析、血液透析滤过、缓慢低效每日透析）、持续肾脏替代治疗（含缓慢连续超滤、连续血液滤过、连续血液透析、连续血液透析滤过）、全血灌流、血浆置换和各种原理的特异性和非特异性吸附治疗等。这些治疗方式可被单独使用，也可根据患者病情组合使用。除了这些体外血液净化技术，腹膜透析也被成功应用于某些类型的AKI的救治。

基于AKI的病因和病情的复杂性，血液净化治疗已经不仅仅是肾脏替代治疗，而演变成了多器官支持治疗。对何时开始肾脏替代治疗仍未达成共识[11,12]。例如，并无指南性意见指导何时开始使用单纯超滤以治疗难治性心力衰竭。再例如败血症并发AKI时，一旦形成多器官衰竭，则死亡

率极高，血液净化治疗效果变差。适当早开始血液净化治疗有利于炎症介质的清除，理论上可减少肾功能继续恶化的机会，避免多器官衰竭的发生，但并无随机对照试验证实具体早到什么程度、用什么指标来判断这个程度（肾功能水平还是炎症状态）。有些情况开始血液净化治疗的指征是明确的：① 肾小球基底膜抗体或系统性血管炎导致的急进性肾炎和肺出血危及病员生命，应尽快实施血浆置换；② 药物过量或意外中毒，血液中高浓度药物或外源性毒物危及病员生命，应根据药物或毒物特性尽快选择合适的模式进行血液净化治疗；③ 肾衰竭导致严重内环境紊乱危及病员生命，包括尿毒症症状和体征（脑病、消化道症状、心包摩擦音等）、高钾血症（>6mmol/L）、代谢性酸中毒（碳酸氢根<15mmol/L）、水负荷过重（充血性心力衰竭、肺水肿）等。

三、AKI 血液净化治疗的剂量估计和剂量目标 [12-14]

针对慢性肾衰竭稳定的维持性透析患者的透析剂量的计算方法和目标值已经研究较多，详见相应章节。这种方法不能直接应用于AKI患者，这是因为：① AKI患者尿素产生速度快于稳定的慢性肾衰竭，不能直接套用基于单室可变体积尿素动力学模型的第二代Daugirdas公式；② 连续性肾脏替代治疗时，尿素的动力学特点已经不符合上述模型；③ AKI时，中分子毒物的清除比小分子的清除显得更重要，更能反映肾脏预后和患者的整体预后。通常用单位时间内的置换液量来估计血液净化剂量。

AKI的血液净化剂量目标又是一个困难的问题[14]。对于血浆置换去除抗肾小球基底膜抗体来说，单次置换的血浆量多并不代表治疗充分，因为单次治疗几乎不能充分清除致病抗体，必须多次治疗并结合免疫抑制治疗阻止抗体产生，才能逐渐将致病抗体降低到安全水平。伴有脓毒血症的AKI的血液净化剂量目标与此有相似之处，病情较轻者，使用简单的间歇血液净化技术即可协助患者安全度过急性期，肾功能恢复、全身状况改善；病情较重者，尽量增加置换液量并连续治疗，使致病因素快速清除并保持较低水平，有利于肾病恢复和全身状况的改善，并降低死亡率；但病情危重的多器官衰竭患者，即使增加血液净化剂量死亡率仍高，这可能是因为：① 即使使用高治疗剂量但致病因素产生速度过快，没有得到有效控制；② 或虽然致病因素得到了控制，但重要器官功能衰竭已经不可逆转。

（左 力）

参考文献

1. MURRAY G, DELORME E, THOMAS N. Development of an artificial kidney; experimental and clinical experiences. Arch Surg, 1947, 55(5):505-522.

2. CUI Z, ZHAO J, JIA XY, et al. Anti-glomerular basement membrane disease: outcomes of different therapeutic regimens in a large single-center Chinese cohort study. Medicine (Baltimore), 2011, 90(5):303-311.

3. BUSUND R, KOUKLINE V, UTROBIN U, et al. Plasmapheresis in severe sepsis and septic shock: a prospective, randomised, controlled trial. Intensive Care Med, 2002, 28(10):1434-1439.

4. STEGMAYR BG. Plasmapheresis in severe sepsis or septic shock. Blood Purif, 1996, 14(1):94-101.

5. NAKAMURA M, ODA S, SADAHIRO T, et al. Treatment of severe sepsis and septic shock by CHDF using a PMMA membrane hemofilter as a cytokine modulator. Contrib Nephrol, 2010, 166:73-82.

6. KAZORY A. Ultrafiltration therapy for heart failure: balancing likely benefits against possible risks. Clin J Am Soc Nephrol, 2016, 11(8):1463-1471.

7. MORABITO S, PISTOLESI V, TRITAPEPE L, et al. Regional citrate anticoagulation for RRTs in critically ill patients with AKI. Clin J Am Soc Nephrol, 2014, 9(12):2173-2188.

8. ZHANG L, YANG J, EASTWOOD GM, et al. Extended daily dialysis versus continuous renal replacement

9. ABI ANTOUN T, PALEVSKY PM. Selection of modality of renal replacement therapy. Semin Dial, 2009, 22(2):108-113.

10. SCHNEIDER AG, BELLOMO R, BAGSHAW SM, et al. Choice of renal replacement therapy modality and dialysis dependence after acute kidney injury: a systematic review and meta-analysis. Intensive Care Med, 2013, 39(6):987-997.

11. WANG X, JIE YUAN W. Timing of initiation of renal replacement therapy in acute kidney injury: a systematic review and meta-analysis. Ren Fail, 2012, 34(3):396-402.

12. PALEVSKY PM. Clinical review: timing and dose of continuous renal replacement therapy in acute kidney injury. Crit Care, 2007, 11(6):232.

13. PROWLE JR, SCHNEIDER A, BELLOMO R. Clinical review: Optimal dose of continuous renal replacement therapy in acute kidney injury. Crit Care, 2011, 15(2):207.

14. 张高魁, 夏结来, 姚晨. 相对率的非劣效性试验检验效能及样本量的模拟计算方法及 SAS 实现. 中国临床药理学与治疗学, 2004, 9(2):234-237.

第二节 间歇性肾替代治疗

间歇性肾替代治疗（intermittent renal replacement therapy，IRRT）是人们熟悉的应用了半个世纪的传统透析模式。国际上开始于20世纪40年代，中国20世纪50年代开展腹膜透析，20世纪70年代在北京、上海、南京、广州等地开始血液透析治疗ARF，现已普及到全国市、县级医院。间歇性血透（IHD）是前半个世纪治疗ARF的主要模式，其处方多用1周3～4次或每日1次，每次4～6小时；腹膜透析一天10～12小时，其余时间不治疗，故称间歇性腹透（intermittent peritoneal dialysis，IPD）；IRRT有其历史功勋，且简单，耗资相对较低，至今仍然是国际上治疗ARF应用最广泛的模式。

间歇性肾脏替代治疗适用于不伴高分解状态的患者。其中：① 单纯超滤适用于单纯严重水负荷过重、急性肺水肿等需快速脱水的患者[1]。优点是方法简易，使用一台简单的血泵驱动血液流经透析器即可实现。这种方法不需要透析液或置换液，治疗过程不通过弥散机制清除血浆中溶质；同时对流量小，所以血液溶质浓度变化轻微（与透析器对溶质的筛系数有关，由于脱水导致血液浓缩，蛋白结合毒素和筛系数低的毒素浓度可能上升）。② 常规血液透析、高通量透析、血液滤过、血液透析滤过等，实施方法与维持性血液透析并无不同，详见相关章节。

关于选择哪种间歇血液净化模式无肯定的标准，因为AKI时代谢紊乱的程度、水负荷的情况以及合并其他脏器功能及感染与否等等因素，对不同透析模式的选择均有影响。选择间歇治疗模式时注意：① 低通量透析不能清除中大分子物质。② 同样是后稀释，中大分子物质清除能力顺序从低到高依次为血液滤过、高通量透析、血液透析滤过。③ 前稀释的溶质清除效果低于后稀释。④ 单纯的AKI，选择低通量透析可协助患者安全度过急性期；若病情较重，或合并其他系统的基础疾病，或存在一定程度的高分解状态，可适当增加每周透析次数；若高龄、存在多器官衰竭或多种基础疾病，可采用缓慢低效每日透析。

对AKI患者实施间歇肾脏替代治疗时，注意：① AKI患者往往无血管通路，最常采用的血管通路为中心静脉双腔导管。如果预计肾功能短期内可恢复，可植入临时双腔导管；如果预计肾功能恢复时间较长，超过4周，建议植入带涤纶套的双腔导管；如果预计肾功能不可恢复，在植入带涤纶套的双腔导管后，应择期建立动脉静脉内瘘。② 合并出血倾向时，如果存在严重凝血机制障碍可实施无抗凝透析；如果凝血机制正常但存在器官出血倾向（消化性溃疡、外科术后或肾穿刺术后），可采用体外循环局部抗凝，例如体外肝素化、局部枸橼酸盐抗凝等措施。③ 存在高分解状态的患者，在透析间期毒素水平可能上升到致命程度，应根据患者病情缩短透析间期，例如隔日透析、每日透析等，必要时延长每日透析时间长度，或改为持续肾脏替代治疗[2,3]。④ 用于常规维持性透析治疗的透析机的脱水精度可保证4～5小时内的脱水误差在安全范围，如延长每日透析时间到8小时或更长，应关注透析机脱水精度导致的误差，以免发生脱水不足或脱水过量。⑤ 快速纠正高钾血症、低钙血症和代谢性酸中毒，可致心肌细胞膜电位不稳定和心律失常[4]。⑥ 透析结束后常用肝素溶液充满中心静脉置管。研究发现[5]，注入封管液后，部分封管液立即自导管腔漏入中心静脉，漏出量可占到注入导管的总容量的20%～30%，这是导致透析后出血的重要原因。

AKI患者本来存在内环境的急剧变化，透析过程又使内环境向相反方向剧烈变化，且合并使用多种药物治疗。因此，在间歇透析治疗过程中发生各种急性并发症的概率更高，包括低血压、高血压、失衡综合征、首次使用综合征、心律失常、低血糖等。实施过程中要采取措施尽力避免，急性并发症一旦发生其治疗原则与维持性透析一致，请参阅相应章节。

（左　力）

参考文献

1. KAZORY A. Ultrafiltration therapy for heart failure: balancing likely benefits against possible risks. Clin J Am Soc Nephrol, 2016, 11(8):1463-1471.

2. KANNO Y, SUZUKI H. Selection of modality in continuous renal replacement therapy. Contrib Nephrol, 2010, 166:167-172.

3. ABI ANTOUN T, PALEVSKY PM. Selection of modality of renal replacement therapy. Semin Dial, 2009, 22(2):108-113.

4. ALPERT MA. Sudden cardiac arrest and sudden cardiac death on dialysis: epidemiology, evaluation, treatment, and prevention. Hemodial Int, 2011, 15(Suppl 1):S22-S29.

5. YEVZLIN AS, SANCHEZ RJ, HIATT JG, et al. Concentrated heparin lock is associated with major bleeding complications after tunneled hemodialysis catheter placement. Semin Dial, 2007, 20(4):351-354.

第三节　连续性肾脏替代治疗

一、发展史及优点

1977年Kramer首次利用连续性动静脉血液滤过（CAVH）来治疗对利尿剂抵抗的病人。1985年Ronco将其发展为连续性动静脉血液透析滤过（CAVHDF）将透析与滤过同时进行，解决了伴高分解的多器官衰竭的治疗。1995年国际会议上命名为连续性肾替代治疗（CRRT）[1]，2002年进一步被急性透析质量指南（Acute Dialysis Quality Initiative，ADQI）[2]确认。这一新技术在理论及临床研究方面不断发展，在多器官衰竭的救治中起到药物治疗不可替代的作用。本技术受到欢迎的突出优点是：① 稳定性好：对全身血流动力学影响小，可清除大量液体而保持最小的血流动力学变化，透析膜生物相容性好。② 连续性：一日24小时中能连续恒定地维持、调节水、电解质酸碱平衡，模拟生理肾的滤过，为临床进行高能营养治疗提供可能性。③ 弥散与对流同时进行，尿毒症的中、小分子量毒素同时得到清除，而血渗透压变化小。④ 方便：可在危重病人床边进行。现已成为抢救重症急性肾衰竭的重要手段。

二、CRRT 的主要模式

1. 连续性动静脉或静脉 – 静脉血液透析（CAVHD 及 CVVHD） 1984 年 Geroneous 将滤器改用合成膜的透析器，不用置换液，血流率（Qb）50 ~ 200ml/min，透析液流率（Qd）10 ~ 30ml/min，超滤量（Qf）2 ~ 5ml/min，尿素清除可达到 23ml/min，24 小时可清理体液达到 33L。

2. 连续性动静脉血液滤过（CAVH） 这是最早的模式，采用自身股 A-V 压差，驱动血液进入一个高通透性膜的小面积滤器，不用血泵，平均动脉压 60 ~ 90mmHg，Qb 50 ~ 200ml/min，Qf 8 ~ 25ml/min，每日超滤 12 ~ 24L，要补充置换液。缺点是尿素清除（K）仅 12 ~ 24L/24h，对高血钾效果也差。需股 A、V 分别插管，现已少用，随着中心静脉中心置换的成功用于临床，CAVH 也被持续静脉血液滤过（CVVH）取代，可提供较高的血流量，超滤量也可大大增加，提高了透析效率。

3. 连续性动静脉血液透析滤过（CAVHDF） 1985 年 Ronco[3] 首次将本技术用于 1 例败血症合并多脏器功能衰竭（MODS）的病人。本技术联合使用对流和弥散原理，对小分子溶质（尿素氮、肌酐、钾）清除效果可增加 40%，对中分子物质的清除也显著好于 CAVHF，常用于 MODS 伴高分解代谢者。当代已被 CVVHDF 所取代。

4. 缓慢连续性超滤（SCUF） 1980 年 Paganin 提出，不用透析液和置换液，血管通路可用 V-V，主要是 24 小时缓慢超滤脱水，用于治疗难治性心衰，特别是心脏直视手术、创伤或大手术复苏后细胞外容量增高而无高分解代谢，无肾衰者，可用低通量透析器，Qb 50 ~ 100ml/min，Qf 2 ~ 6ml/min。

三、CRRT 的肾与非肾应用指征

CRRT 应用指征日益广泛，可用于急性肾衰合并多器官功能障碍时，也可用于无急性肾损伤（AKI）的危重病人，尤其在 ICU 的 AKI，高分解代谢是非 ICU 的 AKI 的 2 倍，而且死亡率明显高。Clermon 等比较了 ICU 无 AKI、有 AKI 不需肾替代（RRT）、终末期肾衰竭作 RRT，以及伴 AKI 需 RRT 四组的死亡率分别为 5%、23%、11% 和 57%。在 ICU 行 RRT 尤其是 CRRT 的指征，传统的肾替代指征包括酸中毒、高血钾、钙磷紊乱、急性中毒、容量负荷、肺水肿、严重高血压、尿毒症等。近年 Meha 等提出肾支持治疗指征，即治疗是为增加存活时间以利多器官系统恢复，比如：① 有容量负荷而无少尿甚至氮质血症；② 为肠外营养；③ 充血性心力衰竭的体液负荷。在 ICU，手术后重症感染病人，每天需要约 3 ~ 7L 的补液输入（抗生素、升压药 1 ~ 2L、血制品 0.5 ~ 1.5L、肠外和肠内营养 1.5 ~ 3L 等），这靠利尿剂和 IHD 无法维持体液平衡，因此 CRRT 是最佳选择。以下再综合阐明肾与非肾指征。

1. 肾脏指征

（1）AKI 并心血管衰竭：这是最常见的 AKI 的并发症，可源于心脏疾病或继发于感染炎症介质综合征。IHD 常有众多缺点，在快速排除液体负荷时易诱发低血压，醋酸盐透析液对心肌抑制，生物不相容性透析膜产生血管舒张介质或者与弥散有关的因素等均可能参与了低血压的发生。CRRT 可作缓慢的液体排出，在并有休克或严重水负荷的病人仍可保持相当好的血流动力学耐受性，且在白天和夜间均可进行。ARF 常丧失压力依赖性肾灌注的自身调节能力，因此，HD 诱发的低血压可能延长肾功能的恢复，而 CRRT 可预防这种肾损害。

（2）ARF 伴脑水肿：透析失衡综合征是 IHD 常见的透析并发症，以神经系统症状为特征，从不安、头痛、呕吐重到抽搐、昏迷甚至死亡。基本机制是弥散透析致血脑渗透压梯度差致脑水肿。因此，AKI 伴脑水肿，继发于感染、代谢性酸中毒（比如肝衰）、创伤或手术时，IHD 可能加重脑水肿，加重病情，CRRT 可以使血渗透压缓慢、逐步下降而避免失衡综合征。

（3）AKI 伴高分解代谢：在高分解代谢时需要营养支持，包括足够的热量及蛋白质，这就需要摄入较多的液体，这在 IHD 是受限制的，而 CRRT 能保证充足的持续超滤和营养供给。也能提供足够的毒素清除。

（4）AKI伴急性呼吸窘迫综合征（ARDS）：急性呼吸衰竭时伴严重低氧血症，IHD有加重缺氧（O_2）的危险性，而CRRT可以减少直至避免此类不良反应，对ARDS时的炎症介质及内毒素，CRRT较IHD有较多的清除作用；CRRT对水的清除比较稳定。

2. 非肾指征 [4-6]

（1）全身性炎症反应综合征（SIRS）和败血症 [7]：这是最常用的非肾指征。基本机制是血滤能较好清除循环中的炎症介质 [8,9]（细胞因子、补体活性物质、接触性活性产物、花生四烯酸代谢产物等）。大多数炎症介质以对流方式通过高通量膜（cut-off，30 000）而排出，但是大多数筛系数不太好（0.1 ~ 0.5）。一些解释是可能循环中炎症介质相互结合，TNF三聚体、可溶性TNF受体、IL-1受体、细胞结合介质和黏附分子也不能很好通过透析膜。一些动物实验及临床研究未能证明血滤能降低炎症介质的血浓度和提高存活率。但近年研究发现，合成膜（AN69）的吸附作用及高滤过率可能增加炎症介质的清除。

（2）心肺体外循环（CPB）：常用于心脏手术中，因生理的血管容量中加入了体外循环中的低血细胞比容的血液，所以血液被高度稀释，CPB结束时，循环中的血液被浓缩并输回体内，这样就易致体液过多。对肾功能正常的人来说，体液轻度增多可通过增加尿量得到纠正，但对原有肾功能不全或手术创伤致急性肾缺血或儿童，尿液生成障碍，水平衡就不易立即完成。此时CPB停止后短期内血滤是有益的，尤其在小儿 [10,11]。此技术对清除组织内水分非常有效，并可提高血流动力学稳定性，减少术后出血（通过调整凝血因子的血浓度），也可清除CPB后的炎症因子，因此已被部分医院用于儿童CPB后的常规治疗。

（3）急性呼吸窘迫综合征（ARDS） [12]：血滤可排除肺内血管外的水分，减少肺毛细血管楔压，但是血滤也可减少心排血量和血红蛋白的携氧能力，因此要严密监护血流动力学。

（4）充血性心力衰竭 [13]：急性心力衰竭一般用强利尿剂治疗有效。在顽固的对药物治疗抵抗的慢性心力衰竭，常合并肾脏病变，且有肾素-血管紧张素-醛固酮（RAA）系统激活、水钠潴留。近来欧洲心脏病学会报告，慢性心力衰竭等待心脏移植时，血滤可作为一种延长生命的手段。单纯超滤不补充置换液的血浆水分超滤，可解除水负荷，但不能恢复钠平衡，因此，采用CVVH更合适，既可恢复水钠平衡，又可纠正代谢紊乱。

（5）挤压综合征、横纹肌溶解综合征等 [14,15]：血中肌红蛋白通常增高，阻塞肾小管引起AKI，肌红蛋白分子量为17.8kD，血滤可以清除。因此有治疗效果，但筛系数只有0.15，因此仍需作综合治疗。

（6）其他：肿瘤溶解综合征，常伴高尿酸血症，Ca/P复合物沉积于肾间质；另对乳酸酸中毒、锂中毒、感染导致的内毒素血症、高钠血症、过高温等均可能有帮助。

四、CRRT 的技术要素

1. 血管通路　血管通路对保证疗效、足够的 Kt/V 很重要。差的通路可有明显的再循环（高达50%），导致低效、管路凝血等。早年作 CAVH 时，采用股动脉及股静脉扩张导管，以形成一动-静脉自然压差，达到超滤目的。但在循环功能不佳的患者，超滤差，不能作高容量血滤，动脉通路止血较困难，因此已被静脉-静脉通路取代。

静脉-静脉通路：双腔导管的发明使CVVH成为可能，是CRRT的一大重要进展。双腔可以是同轴或平行的。理想的CRRT导管有两个较大的平行内腔，其末端为轻度斜面开口以适当离开血管壁。可有轻度再循环，但不如慢性透析时重要，股静脉导管较颈内静脉高，在血流量300ml/min时再循环可达20%以上。导管长度要足以到达中心静脉为好。一般采用经皮插入，不必制作隧道，因为一般导管应用时间少于3周。插入部位，在重症的ICU患者，最安全便利的是股静脉，需足够长的导管（19 ~ 24cm）可达下腔静脉，这样能保持一定的血流量，可以满足CVVH、CVVHDF、高流量或高容量血滤，血流量可大于300ml/min。右侧颈内静脉导管需长15 ~ 20cm，左侧用20cm以上。

导管常见并发症是血栓形成，常先发生在动脉，后发生在静脉。用尿激酶溶栓有一定疗效。要注意血泵的功能检测。在IHD中用血泵，在3～4小时的治疗中，其精确度是足够的，但连续24小时治疗，精确度可能减低（实际血流量比泵上指示的流量低），因此需作血流量监测，用超声稀释法，以免血流量过低导致滤器凝血和超滤不足。其他有关详细的导管知识见血管通路节。

2. 滤器CRRT　系统中滤器一般用24小时以上，因此要求最大限度的生物相容性、高通透性，多用合成膜，比如聚枫膜（PS）、聚甲基丙烯酸甲酯膜（PMMA），近来有增加对补体和细胞因子吸附的合成膜AN69。新合成技术使滤器膜上结合肝素（Puraf 10），透析中可不输注肝素而尽量延长滤器寿命；在滤器膜上结合黏菌素B，能中和循环中的细菌降解产物如内毒素等。滤器膜功能的监测建议参考：若超滤液尿素氮/血尿素氮比值<0.6时，则应考虑更换滤器。除泡器（为防空气栓塞的血路滴管）内血栓形成也相当常见（占20%以上），其机制是血气界面可导致血小板聚集、血流停滞。因此新近有设计机器配有特殊的滴管，避免血气接触，降低循环时的凝血机制活化。滤器膜面积，早期多用小面积（$0.6m^2$），目的是减少阻力、凝血，但清除效率差，近年推荐用大面积滤器（$1.0m^2$～$1.4m^2$）作高容量血滤，以增加炎症介质清除。

3. CRRT的抗凝问题　本技术需持续抗凝以维持滤器寿命。不幸的是，MODS常合并活动性出血，比如脑出血、应激性溃疡、眼底出血、手术后伤口出血等，抗凝充分的指标是维持滤器寿命1～2日。常用抗凝方法有：

（1）肝素：仍是最广泛使用的方法，建议方案为：肝素首剂量1 000～2 000U，维持剂量5～10U/（kg·h）（用肝素泵滤器前注入）。用前稀释法可减少肝素用量。但在低血压、高静脉压（血管通路差）、血液浓缩、滤器低温时易凝血。

监测指标：因肝素半衰期变动大（45分钟～4.5小时），因此需监测，要求滤器前部分凝血时间（PTT）达正常值的1.5倍，或活化凝血时间（ACT）比正常延长1.5～2倍。本抗凝方法缺点是易致出血，但可用鱼精蛋白对抗，但对抗后仍有肝素反跳报告。

（2）低分子量肝素：可减少出血，抗栓效果好，但半衰期长（>10小时），不能被鱼精蛋白完全中和。参考用法：低分子肝素钙（速碧林）或法安明首剂量50～100U/kg，4小时后追加15～30U/（kg·h）。

（3）局部枸橼酸盐抗凝法[16,17]：适合于治疗MOF伴活动性出血者。如ARF合并脑出血、出血坏死性胰腺炎等。在血液管路的动脉端输注枸橼酸盐，该物质可以结合血液中的钙离子，从而抑制血液凝固过程，达到管路里抗凝的效果。同时在血液管路的静脉端补充适量的钙离子，使得血液流回患者体内的时候，血液中的钙离子恢复正常，凝血状态也恢复正常，从而不影响患者体内的凝血状态。

4%枸橼酸盐注入的速度最好不要超过200ml/h，钙剂输入速度2～4mmoL/L，控制体外循环离子钙浓度0.2～0.4mmoL/L。肝功能不良时导致枸橼酸在体内堆积，可络合钙导致体内游离钙浓度下降，当枸橼酸钠输入过快时其代谢产物碳酸氢盐生成增加，另外枸橼酸钠可引起体内钠负荷增加，因此，在治疗开始的几个小时应该每间隔2小时查一次，稳定后可以4～6个小时检查一次。总之要在治疗过程中，保证病人血液里的钙离子、钠离子和碳酸氢根离子的水平尽可能在正常范围之内。当血中枸橼酸盐浓度超过2.4mmol/L，血清钙（iCa）低于0.5mmol/L时，易发生中毒反应，尤其在伴有肝功能不全的患者。这种方法在设定超滤速度的时候，要将枸橼酸盐的补液速度考虑在内。也有人将枸橼酸盐加入到置换液中，进行前稀释的CVVH治疗，来代替从动脉端直接输注枸橼酸钠溶液，仍从静脉端补充钙剂，也可成为局部枸橼酸盐抗凝的方法之一。

优点：抗凝可靠，无出血并发症，大多数透析中心的经验表明，枸橼酸可为CRRT提供充分的抗凝，并且多数患者可耐受，包括轻度肝功能不全的患者。

（4）不用抗凝剂的CRRT：有报告用前稀释法不用抗凝剂，在伴凝血病和血小板减少的患者中获得成功。

（5）其他

1）前列环素：可减少出血，可用小剂量肝素 2.5 ~ 5U/（kg·h）加前列环素 4 ~ 8μg/（kg·min），但可能发生低血压反应，监测困难，经验尚少。

2）甲磺酸萘膜司他（nafonostat mesilate）[18-20]：为人工合成的丝氨酸蛋白酶抑制剂，可抑制 X a 因子、XⅡ a 因子，从而具有抗凝活性。有透析中心报道这种抗凝剂的应用，HDF 的使用剂量为 0.3mg/（kg·h），HF 为 0.1mg/（kg·h），可保持动脉血 ACT 在 150 秒左右，并可降低出血的发生率，但对滤器的性能及滤器效能参数未进行报道。目前这种方法使用尚受限制。

3）水蛭素：可迅速与凝血酶结合，形成无活性复合物，抑制其蛋白水解活性，从而抑制了纤维蛋白原向纤维蛋白转化以及凝血因子 V、Ⅷ、XⅡ 的激活，而抑制凝血。与肝素相比，其抗凝作用无需内源性辅酶，还抑制了凝血酶与血栓素结合蛋白的结合，从而对蛋白 C 激活作用也降低。水蛭素不影响血细胞，耐受性好，对血流动力学无影响，最近已被应用于 CRRT。

4）阿加曲班（argaran）[21]：是一种低分子葡糖胺聚糖，对凝血酶具有高度选择性，对相关的丝氨酸蛋白酶（胰蛋白酶、因子 X a、血浆酶和激肽释放酶）几乎没有影响，对游离的及与血凝块相联的凝血酶均具有抑制作用。阿加曲班与肝素诱导的血小板抗体间没有相互作用，用于肝素引起血栓性血小板减少病人的抗凝，血小板抗体可得逆转。该制剂半衰期为 15 分钟，可安全用于血液透析，首剂 250μg/kg，之后 2μg/（kg·min）维持。

4. **透析液** 在 CAVHD 和 CVVHD 中加用弥散透析方式就需要用透析液。现有采用乳酸盐或醋酸盐腹透液，这两种碱基均需在肝脏转化为碳酸氢盐，因此在肝衰竭、糖尿病、低血压、低氧血症时，有致乳酸、醋酸蓄积、乳酸酸中毒、加重低血压等不良反应。而且腹透液含糖量过高，易致高血糖，需加相应的胰岛素，因此最好采用碳酸氢盐透析液更符合生理状态。

透析液流速：若需 24 小时持续进行，可选 1 ~ 3L/h。若选择日间间歇性 CVVHD（4 ~ 8h/24h），根据临床对含氮物质及钾的清除要求，流速可在 100 ~ 300ml/min。小于 100ml/min 对溶质清除不足，大于 300ml/min 可产生失超滤或反超滤。

钾补充：若有高血钾，可用无钾透析液作 CVVHDF 2 ~ 4 小时；若无高血钾，需加钾 2 ~ 4mmol/L，即 1L 透析液加 10%KCl 1.5 ~ 3ml。使用腹透液作为透析液时，需监测血糖，建议每 4 小时 1 次并根据患者具体情况随时监测，以及时发现高血糖。

5. **置换液** 置换液的补充：每日量按净超滤量计算。补充量可参考下列公式：

置换液（ml/h）=同期超滤液量 − 补液量 + 其他排液量（引流液、尿、便、汗等）

常用 Port 配方，Port 配方一个循环包括 4 组液体：

（1）生理盐水 1 000ml+10% 氯化钙 10ml。

（2）生理盐水 1 000ml+50% 硫酸镁 1.6ml。

（3）生理盐水 1 000ml。

（4）5% 碳酸氢钠 250ml+5% 葡萄糖 1 000ml。四组液体最终电解质浓度如下（mmol/L）：钠离子 143、氯离子 116、钙离子 2.07、镁离子 1.56、碳酸氢根 34.9、葡萄糖 65.6。根据需要加入钾离子，如要配成含钾 3.0mmol/L 的透析液，则每一循环液体中共加入 15% 氯化钾 7ml，平均分配在各组液体中。

置换液速度：对于一般的单纯 AKI，要维持水、电解质和酸碱平衡，35ml/（kg·h）的置换液流速基本能满足要求。2000 年 Ronco 等根据随机对照研究结果提出对于危重病人，提高置换液流速对改善患者存活有利，其样本量为 425 例[22]，随后几个小样本研究与此结果一致。但随后两个样本量均分别超过 1 000 的随机对照研究没有证实上述观点[23,24]。当前比较认可的观点是[25]，对于轻症患者，35ml/（kg·h）已经能满足患者治疗需求，继续增加剂量无额外益处；对于重症患者，提高透析剂量对存活有益；对于合并多脏器衰竭的危重患者，即使提高透析剂量，疾病可能也无法逆转，可能是因为即使高剂量也没有充分清除致病因子或生命器官功能已经不可逆转。

（左 力）

参考文献

1. LOCATELLI F, MARTIN-MALO A, HANNEDOUCHE T, et al. Effect of membrane permeability on survival of hemodialysis patients. JASN, 2009, 20(3):645-654.

2. KELLUM JA, MEHTA RL, ANGUS DC, et al. The first international consensus conference on continuous renal replacement therapy. Kidney Int, 2002, 62(5):1855-1863.

3. RONCO C, BRAGANTINI L, BRENDOLAN A, et al. Arteriovenous hemodiafiltration (AVHDF) combined with continuous arteriovenous hemofiltration (CAVH). Trans Am Soc Artif Intern Organs, 1985, 31:349-353.

4. ODA S, SADAHIRO T, HIRAYAMA Y, et al. Non-renal indications for continuous renal replacement therapy: current status in Japan. Contrib Nephrol, 2010, 166:47-53.

5. SCHETZ M. Non-renal indications for continuous renal replacement therapy. Kidney International Suppl, 1999, 72:S88-S94.

6. VAN BOMMEL EF. Should continuous renal replacement therapy be used for 'non-renal' indications in critically ill patients with shock? Resuscitation, 1997, 33(3):257-270.

7. FORTENBERRY JD, PADEN ML. Extracorporeal therapies in the treatment of sepsis: experience and promise. Semin Pediatr Infect Dis, 2006, 17(2):72-79.

8. HONORE PM, JACOBS R, JOANNES-BOYAU O, et al. Newly designed CRRT membranes for sepsis and SIRS-a pragmatic approach for bedside intensivists summarizing the more recent advances: a systematic structured review. ASAIO J, 2013, 59(2):99-106.

9. ATAN R, CROSBIE DC, BELLOMO R. Techniques of extracorporeal cytokine removal: a systematic review of human studies. Ren Fail, 2013, 35(8):1061-1070.

10. ZIYAEIFARD M, ALIZADEHASL A, MASSOUMI G. Modified ultrafiltration during cardiopulmonary bypass and postoperative course of pediatric cardiac surgery. Res Cardiovasc Med, 2014, 3(2):e17830.

11. MCROBB CM, MEJAK BL, ELLIS WC, et al. Recent Advances in Pediatric Cardiopulmonary Bypass. Semin Cardiothorac Vasc Anesth, 2014, 18(2):153-160.

12. SECZYŃSKA B, KRÓLIKOWSKI W, NOWAK I, et al. Continuous renal replacement therapy during extracorporeal membrane oxygenation in patients treated in medical intensive care unit: technical considerations. Ther Apher Dial, 2014, 18(6):523-534.

13. KAZORY A. Ultrafiltration therapy for heart failure: balancing likely benefits against possible risks. Clin J Am Soc Nephrol, 2016, 11(8):1463-1471.

14. WEI Q, BAIHAI S, PING F, et al. Successful treatment of crush syndrome complicated with multiple organ dysfunction syndrome using hybrid continuous renal replacement therapy. Blood Purif, 2009, 28(3):175-180.

15. XIE HL, JI DX, HU WX, et al. Crush syndrome after the Wenchuan earthquake: new experience with regional citrate anticoagulation continuous veno-venous hemofiltration. Int J Artif Organs, 2010, 33(2):114-122.

16. GUTIERREZ-BERNAYS D, OSTWALD M, ANSTEY C, et al. Transition From Heparin to Citrate Anticoagulation for Continuous Renal Replacement Therapy: Safety, Efficiency, and Cost. Ther Apher Dial, 2016, 20(1):53-59.

17. BAI M, ZHOU M, HE L, et al. Citrate versus heparin anticoagulation for continuous renal replacement therapy: an updated meta-analysis of RCTs. Intensive Care Med, 2015, 41(12):2098-2110.

18. MAKINO S, EGI M, KITA H, et al. Comparison of nafamostat mesilate and unfractionated heparin as anticoagulants during continuous renal replacement therapy. Int J Artif Organs, 2016, 39(1):16-21.

19. LEE YK, LEE HW, CHOI KH, et al. Ability of nafamostat mesilate to prolong filter patency during continuous renal replacement therapy in patients at high risk of bleeding: a randomized controlled study. PLoS One, 2014, 9(10):e108737.

20. CHOI JY, KANG YJ, JANG HM, et al. Nafamostat mesilate as an anticoagulant during continuous renal replacement therapy in patients with high bleeding risk: a randomized clinical trial. Medicine (Baltimore), 2015, 94(52):e2392.

21. KEEGAN SP, ERNST NE, MUELLER EW. Argatroban for anticoagulation in continuous renal replacement

therapy. Crit Care Med, 2009, 37(6):2139.

22. RONCO C, BELLOMO R, HOMEL P, et al. Effects of different doses in continuous veno-venous haemofiltration on outcomes of acute renal failure: a prospective randomised trial. Lancet, 2000, 356(9223):26-30.

23. VA/NIH Acute Renal Failure Trial Network, PALEVSKY PM, ZHANG JH, et al. Intensity of renal support in critically ill patients with acute kidney injury. N Engl J Med, 2008, 359(1):7-20.

24. RENAL Replacement Therapy Study Investigators, BELLOMO R, CASS A, et al. Intensity of continuous renal-replacement therapy in critically ill patients. N Engl J Med, 2009, 361(17):1627-1638.

25. PROWLE JR, SCHNEIDER A, BELLOMO R. Clinical review: Optimal dose of continuous renal replacement therapy in acute kidney injury. Crit Care, 2011, 15(2):207.

第四节　腹膜透析治疗

一、前言

腹膜透析（peritoneal dialysis，PD）是最早用于AKI救治的肾脏替代治疗手段。1923年，Ganter等将PD用于一例梗阻性肾病导致的AKI。1938年，Rhoads报告用PD治疗AKI。在这些治疗措施实施时，PD技术尚不成熟，作者们虽然从透析液中检查到了尿素氮，但是血清尿素并没有明显下降。

随着PD技术的逐渐发展，用于PD的通路、透析液、接头等都逐步成熟，到20世纪70年代，PD被认为是很好的AKI救治措施。但AKI往往伴有高分解状态，而PD治疗的低效性使它不能保证高分解代谢AKI患者血钾和血液pH等的安全范围。此时，更高效的体外血液净化技术已经发展成熟，成为最常用的AKI的治疗措施；尤其是持续肾脏替代治疗（CRRT）技术的发展完善，使得CRRT治疗模式被广泛接受，被广泛用于合并高分解状态、合并多脏器功能衰竭的标准肾脏替代治疗手段。而PD用于AKI就越来越少。

2000年，BEST Kidney研究组组织了一个23个国家的54个ICU参加的全球性研究，以调查AKI在ICU的发病率，以及针对AKI的相关的治疗手段[1]。结果发现，在返回的1 738例AKI患者资料中，72.5%需要RRT。其中80%给予了CRRT治疗、16.9%使用的间断血液透析（IHD），3.1%使用的PD或者缓慢单纯超滤（SCUF）。可见PD的使用率是很低的。而且不同的地区的RRT方式也完全不同，例如，澳大利亚只使用CRRT；欧洲87.2%使用CRRT，剩下的全部为IHD；而在南美，CRRT占45.9%、IHD占32.6%、PD加SCUF占21.5%。2004年一项主要来自欧洲的调查显示，PD用于AKI的比例占到23%[2]。2007年一项国际调查显示PD用于AKI的比例上升到30%[3]。这个PD使用率的上升趋势可能是正的上升趋势，也可能是参加调查的单位不同而得到的不同的结果，这也反映了不同地区、不同ICU临床实践习惯的巨大差异。

有荟萃分析结果表明，CRRT与IHD相比，并未显示出改善AKI患者预后的巨大价值。但是，由于用于AKI的PD患者数量太少，发表的研究也很少，还不能得出PD与体外血液净化技术比较孰优孰劣的肯定结果。

二、PD用于AKI的可能优势

婴儿腹腔表面积/体重是成人的两倍[4]。随着年龄增长，儿童腹腔表面积/体重逐渐接近成人。因此，将PD用于儿童，其毒素和水分清除效果要好于成人；如果进行持续的腹膜透析液的流动，效率更将大大提高[5]。另外，婴儿和儿童的血管纤细，建立体外循环血管通路困难；而PD是需要腹腔置管，甚至可用于体重小于1kg的婴儿[6]。

心力衰竭时，表现左心室收缩或舒张功能不全，导致动脉系统有效循环血量不足；而静脉系统血液淤滞、压力增加但不能参与循环。此时无肾脏基础疾病的患者表现为肾前性氮质血症，利尿剂效果差甚至加重肾前性氮质血症；SCUF可以奏效，但需要小心进行。从理论上，因为PD是从腹腔表面的微循环中清除多余的水分，在缓慢有效清除多余水分的同时，对体循环影响更小，因此相比体外血液净化技术，PD用于充血性心力衰竭效果更佳。另外，PD可清除中大分子物质，例如TNF、IL-1、IL-6等，这些物质是可以恶化充血性心力衰竭的[7]。既往的观察性资料显示，PD治疗可有效清除水分、改善心肌收缩力、增加肾脏灌注和肾单位对利尿剂的反应性[8]，所有这些导致正性肌力药物用量减少、住院日的显著缩短。但当前还没有随机对照试验来比较PD和IHD或SCUF对患者预后的影响。

PD用于心血管系统不稳定的AKI，是比IHD或CRRT具有额外的优势。体外血液净化技术导致容量快速丢失、体液内环境剧烈变化，这会加重本来不稳定的心血管系统。而腹膜透析通过温和的手段缓慢清除水分和毒素，更适合急性心肌梗死、心律失常、有效循环容量不足等临床情况。

相比体外血液净化技术，PD不需要抗凝，更适合术后、外伤后、或脑出血患者。另外，胆固醇结晶导致的AKI的RRT，更适合使用PD技术而不是体外血液净化技术，这是因为抗凝可加重胆固醇栓塞[9]。

最后，如果不能给需要RRT治疗的AKI患者建立合适的血管通路，体外血液净化技术就不可实施，此时PD是目前唯一的救治途径。

三、PD用于AKI的缺点

虽然PD用于AKI有其优点，但其缺点也是显著的。这也是为何近年来PD用于AKI越来越少的原因。

在严重的容量负荷过重导致的肺水肿、危及生命的高钾血症，使用体外血液净化技术可以使上述异常快速得到纠正，使患者安全度过危险期。PD以缓慢低效为特点，给上述患者选择PD可能会贻误病情。如果患者非高分解状态，在用体外技术度过急性期后，可配合使用PD。

PD虽然可实现有效脱水，但其脱水速度在一个循环结束之前不可知，也不能像IHD那样预先设定脱水量。

PD时灌入腹腔的液体可能影响膈肌运动，因此对肺功能不全的患者可能是危险的。

PD不能用于近期腹腔手术史患者、腹膜纤维化患者、胸腔腹腔瘘患者、疝气患者等腹腔不完整或潜在的毒素或水分清除能力受限的患者。

PD可加重胃食管反流，AKI卧床、尤其是老人，此反流可能引发吸入性肺炎。可通过给患者摆放合适体位来避免此问题。

AKI时，腹膜的通透性增加，PD可导致大量蛋白丢失，尤其是合并急性全身感染性炎症时，有报道每日蛋白丢失量可高达48g。AKI时合并的入量不足、炎症等本来已经导致患者营养不良，经PD的大量蛋白丢失可加重营养不良。

PD需要使用高渗葡萄糖，这可加重患者的糖代谢异常，尤其是某些风湿免疫性疾病需要大量使用肾上腺皮质激素时。

腹膜炎是PD用于AKI的一大顽敌，与AKI损伤机体防御系统有关，早年报告腹膜炎发生率高达40%[9]。随着腹膜透析技术的发展，腹膜炎发生率大大降低，但用于AKI尤其是同时使用免疫抑制治疗的AKI时的腹膜炎发生率还未见报道。

四、技术要点

过去的10年里，发表了一些PD用于AKI的文章，这些论文基本都排除了合并高分解代谢的患者，大部分是回顾性研究。也有的研究比较了高容量PD与每日血液透析，结果发现，对于那些没有高分解代谢或高分解代谢比较轻微的患者，PD患者的死亡率与每日血液透析相似[10,11]。

将PD用于AKI，其具体操作步骤与PD用于终末期肾脏病（ESRD）相同，有几点需要注意的：① Tenckhoff曲管比直管的腹膜炎发生率低；② 闭式换液或自动腹膜透析发生腹膜炎的概率更低；③ 碳酸氢盐系统比乳酸系统纠正酸中毒更充分；④ 没有可用于AKI的透析充分性的指标，如果AKI患者无高分解状态，其透析充分性可参照ESRD的透析充分性计算方法，但危及生命的内环境紊乱的纠正、包括容量负荷和电解质酸碱平衡的维持在AKI时甚至比小分子毒素清除充分性更重要。

间断腹膜透析每次1 ~ 2L灌腹，留腹30分钟，每日20 ~ 30循环，可根据病情持续交换1 ~ 3天甚至更长时间为一疗程。可使用自动腹膜透析技术预防和减少腹膜炎的发生。每日交换液体量可达40L以上，连续治疗效果接近IHD。缺点是不能充分清除高分解代谢患者产生的毒素、大量蛋白质丢失。

潮式透析每次3L灌腹，留腹一段时间后排出部分腹透液，灌入新鲜腹透液，从而提高腹透液与腹膜的接触时间，有利于中大分子物质的排出。

持续流量PD通过两根腹腔插管不断灌入和放出腹透液，透析液流速可达300ml/min，比一般PD达到的小分子毒素清除高出2 ~ 3倍[2]，可以用于轻到中度高分解代谢患者。

五、总结

PD不需要特殊的设备，不需要体外循环和抗凝，通过缓慢的脱水和毒素清除保持内环境稳定，并能保证治疗性输液（抗生素、营养素等的输入）的顺利进行。尤其适合容量负荷高而毒素潴留不明显的AKI患者。

但因PD效率较低，高容量PD的效率才仅相当于较低效率的体外循环血液净化的效率，因此不适合存在严重高分解状态的AKI患者。

（左 力）

参考文献

1. UCHINO S, KELLUM JA, BELLOMO R, et al. Acute renal failure in critically ill patients: a multinational, multicenter study. JAMA, 2005, 294(7): 813-818.

2. RICCI Z, RONCO C, D'AMICO G, et al. Practice patterns in the management of acute renal failure in the critically ill patient: an international survey. Nephrol Dial Transplant, 2006, 21(3): 690-696.

3. BASSO F, RICCI Z, CRUZ D, et al. International survey on the management of acute kidney injury in critically ill patients: year 2007. Blood Purif, 2010, 30(3): 214-220.

4. PASSADAKIS PS, OREOPOULOS DG. Peritoneal dialysis in patients with acute renal failure. Adv Perit Dial, 2007, 23: 7-16.

5. RAAIJMAKERS R, SCHRÖDER CH, GAJJAR P, et al. Continuous flow peritoneal dialysis: first experience in children with acute renal failure. Clin J Am Soc Nephrol, 2011, 6(2): 311-318.

6. ALARABI AA, PETERSSON T, DANIELSON BG, et al. Continuous peritoneal dialysis in children with acute renal failure. Adv Perit Dial, 1994, 10: 289-293.

7. DÍEZ J, FROHLICH ED. A translational approach to hypertensive heart disease. Hypertension, 2010, 55(1): 1-8.

8. CNOSSEN N, KOOMAN JP, KONINGS CJ, et al. Peritoneal dialysis in patients with congestive heart failure. Nephrol Dial Transplant, 2006, 21(Suppl 2): ii63-ii66.

9. GILLEROT G, SEMPOUX C, PIRSON Y, et al. Which type of dialysis in patients with cholesterol crystal embolism? Nephrol Dial Transplant, 2002, 17(1): 156-158.

10. GABRIEL DP, CARAMORI JT, MARTIM LC, et al. High volume peritoneal dialysis vs daily hemodialysis: a randomized, controlled trial in patients with acute kidney injury. Kidney Int Suppl, 2008, 108: S87-S93.

11. CHITALIA VC, ALMEIDA AF, RAI H, et al. Is peritoneal dialysis adequate for hypercatabolic acute renal

failure in developing countries? Kidney Int, 2002, 61(2): 747-757.

12. RONCO C. Can peritoneal dialysis be considered an option for the treatment of acute kidney injury? Perit Dial Int, 2007, 27(3): 251-253.

第五节　药物过量与中毒的血液净化治疗

据美国中毒控制中心协会统计，美国中毒控制中心平均每13秒就会有一起中毒事件，在2004年报告给中毒控制中心的时间就超过200万例次。在全部的中毒事件中，大部分是日常生活中接触的物品，包括药物、清洁剂、化妆品等。92.7%的中毒发生在家里；83.8%的中毒是无意的；76.7%的中毒是经消化道摄入，另外的中毒途径包括呼吸道吸入、经皮肤渗透进入等。6岁以下儿童占了全部中毒事件的一半，导致中毒的物品为化妆品、清洁剂和吞吃异物，相应的致死率较低，占全部死亡的1.9%；超过60岁老人的中毒事件较少，只占全部中毒事件的5%，死亡数占全部死亡的16.3%；剩下的45%的中毒发生在20～60岁成年人，死亡数占全部死亡病例的70%以上。

并不是只要中毒就需要进行血液净化治疗。在美国2004年收到的超过200万次中毒事件中[1]，7 000多例需要碱化尿液治疗，1 700多例进行了血液透析，还有29例进行了血液灌流。本节介绍药物中毒时的初始处理、何时开始血液净化治疗、选择怎样的血液净化治疗方案。

一、中毒的初步处理

维持生命体征稳定，包括：① 保持呼吸道通畅，如果患者无自主呼吸或自主呼吸微软，应人工呼吸；② 维持血压稳定；③ 昏迷患者应尽快检查血糖水平以除外低血糖昏迷、高血糖相关的高渗昏迷；④ 昏迷或抽搐患者应给予吸氧、纳洛酮和葡萄糖输注；⑤ 低体温者，注意保暖必要时被动加温；⑥ 高热者，可实施物理降温或腹腔冲洗降温。

在进行上述处理的同时，等待急诊生化的结果，其中阴离子间隙和渗透压间隙对鉴别诊断有一定帮助。例如水杨酸、甲醇、乙二醇等导致阴离子间隙升高，而锂中毒导致阴离子间隙下降。用冰点下降法测量渗透压，同时用血生化结果计算渗透压，两者之差称为渗透压间隙。乙醇、乙二醇、甲醇和异丙醇等可导致渗透压间隙增加。但当患者是摄入了多种毒物时，或虽然是摄入了单纯一种毒物当经过了初步处理，上述阴离子间隙和渗透压间隙的鉴别诊断价值下降，甚至会误导诊断，而中毒者一次性摄入多种毒物的可能性还是很大的。

二、胃肠道处理

对于经胃肠道摄入的毒物，洗胃、催吐、导泻、活性炭吸附等是常用措施[2-4]。摄入的毒物很快自胃排空进入肠道，一般认为，空腹摄入毒物超过1小时者，进行洗胃和催吐并不能有效清除摄入的毒物，可通过导泻、活性炭吸附来减少胃肠道的吸收。这里有些特殊情况：① 三环类抗抑郁药物、阿司匹林和巴比妥类可延缓胃部蠕动从而延长胃排空时间。② 虽然从道理上促进胃肠道蠕动可加快毒素自胃肠道的排泄，但目前无临床试验证实其改善预后的效果。③ 多次大量使用活性炭（每次50g，2小时一次）可吸附多种胃肠道毒物，也可吸附通过肝肠循环再次进入肠道的毒素。因为三环类抗抑郁药物等可延缓胃肠蠕动，可适当减少活性炭使用剂量。

三、改变尿液 pH 和利尿

如果患者就诊时已经出现症状，说明已经有相当量的毒物进入了体循环，此时要想办法促进毒物自机体排泄。

非离子化的毒物是脂溶性的，可穿透细胞膜进入细胞内；而离子化的毒物在血液中呈游离状态，不能穿过细胞膜，且可被肾小管上皮细胞捕获。毒物的解离常数受体液pH影响，当解离常数等于pH时，药物的离子形式的量和非离子形式的量相等。

增加尿液pH可促进弱酸性毒物的解离，避免非离子状态的毒物弥散进入肾小管而被重吸收，对于解离常数为3.0～7.5的弱酸性物质，碱性尿液促进其排泄。例如水杨酸、苯巴比妥、二氯苯氧乙酸等是弱酸性物质。对于弱碱性物质这个过程是相反的，解离常数为7.5～10.5的弱碱性物质，酸性尿液有利于其排泄。例如奎宁、苯环己哌啶等是弱碱性物质。

大量输液（300～500ml/h）同时使用利尿剂，可协助毒物排出。但注意大量利尿时可能导致水潴留、肺水肿、电解质紊乱等，应注意监测；另外，大量利尿可能改变尿液pH，反而更不利于毒物排泄，应同时监测和纠正尿液pH。

四、血液净化指征

并不是全部中毒都需要血液净化，大部分中毒者经上述保守治疗可获得病情稳定，随着毒素的排出而痊愈，只有一少部分中毒需要血液净化。一般来说，出现下面情况至少一项时需要考虑血液净化治疗：① 保守治疗无效，患者病情持续恶化；② 严重中毒抑制中脑功能；③ 昏迷持续不缓解，或出现肺炎、败血症；④ 存在心、肝、肾功能不全，导致毒物排泄障碍；⑤ 毒物的代谢物仍然有毒，或患者虽然临床有缓解但后续有迟发效应或慢性毒性导致长期功能障碍（例如甲醇、乙二醇、百草枯等）；⑥ 血液净化治疗对毒物的清除速度快于肝脏和肾脏的内源性清除速度；⑦ 持续高血浆渗透压。

在血液净化过程中，应定期监测血液中的中毒药物的浓度，但是浓度监测有时会误导临床治疗，因为：① 多种毒物合并中毒；② 毒物多室分布致治疗后的药物浓度反跳。

五、血液净化模式的选择和血液净化剂量 [5]

体外血液净化和腹膜透析均可被用于毒物清除。由于体外血液净化的高效性，在中毒解救中的使用率更高。

选用何种体外血液净化模式，跟毒物的特性有关。能引起中毒的毒物很多，不可能在此一一列举，原则是：① 大分子毒素不能通过低通量透析膜。虽然有的小分子毒素的筛系数为1，但在血液中与水分子结合成形成较大分子直径的分子团，导致筛系数下降，不易通过低通量透析膜。此种情况可采用高通量透析膜提高毒物的筛系数和清除效率。在低通量血液透析、高通量透析和血液透析滤过几种模式中，血液透析滤过的毒物清除能力最强。② 蛋白结合率高的毒物，上述血液净化模式不能有效清除毒物，应采用全血灌流模式；有些高蛋白结合率的金属离子，使用螯合剂使其变为小分子游离状态，即可使用普通血液透析技术清除，例如铝中毒和铁中毒。③ 血浆置换方式适用于蛋白结合率极高的毒物，例如铬酸、铬酸盐。血浆置换也常用于婴儿中毒的救治。④ 全血置换应用的比较少，常用于毒物导致溶血或高铁血红蛋白血症，例如氯酸钠或次氯酸钠中毒。

这几种模式不是割裂的，例如可以结合使用血液透析和全血灌流，以纠正存在的酸中毒和电解质紊乱。

低（高）通量透析和血液透析滤过的毒物清除效率与透析器性能、血流速、透析液流速等有关。全血灌流的毒物清除效率与毒物的蛋白结合率、灌流器吸附表面的面积有关。血浆置换通过对流原理清除毒素，因为置换的血浆量有限，效率也是最低的。因此如果通过血液透析手段可解决的毒物，就不选择灌流；通过灌流能解决的毒物，就不选择血浆置换。

如果毒物的分布容积大，说明毒物已大量与组织结合，较低的血液浓度不能反映毒物负荷，此时需要增加血液净化治疗的强度，包括增加治疗的频率、延长每次治疗时间、增加治疗次数等。

急性中毒不同于维持性透析患者，无法定量计算治疗剂量，而应根据患者对治疗的反应决定治疗强度和停止治疗时间。

六、几种常见药物中毒

（一）对乙酰氨基酚

食用后应在4小时内口服大量活性炭。当4小时血浓度超过1.0mmol/L则发生肝毒性的可能性大，当合并使用乙醇时其肝毒性更进一步升高。乙酰半胱氨酸可对抗其肝毒性。对乙酰氨基酚中度水溶性、蛋白结合率不高，血液透析和血液灌流都有效。

（二）阿司匹林

成人阿司匹林中毒表现为代谢性酸中毒和呼吸性碱中毒，中枢神经系统症状的出现表示中毒。活性炭口服、利尿、碱化尿液是常规治疗手段。阿司匹林蛋白结合率50%，可被血液透析有效清除。如果血浓度超过4.4mmol/L，或保守治疗无效，可考虑血液透析治疗。

（三）巴比妥盐

血浓度超过130μmol/L即可出现中毒症状，超过260μmol/L即可昏迷。大量活性炭、利尿、碱化尿液等治疗不能奏效时，血液透析或血液灌流可有效清除毒物。

（四）地高辛

地高辛浓度达到2.5ng/ml和3.3ng/ml时，诱导出心律失常的机会分别是50%和90%。纠正低钾血症、低镁血症和碱中毒，使用大剂量活性炭是基本的保守治疗措施。虽然地高辛的蛋白结合率很低只有25%，按理血液透析或血液灌流均应清除效果良好，但其分布容积很大，为8L/kg，每次清除的只占全部中毒量的一小部分，因此一般不建议进行血液净化治疗。可使用地高辛特异性抗体结合地高辛使之进入循环，再使用血液灌流技术清除它们。

（五）乙二醇和甲醇[6]

乙二醇和甲醇本身毒性并不大，使用途径很广，包括防冻液、泡沫稳定剂等。乙二醇可代谢出乙醇酸、甲酸和草酸，草酸可引起急性肾损伤。乙二醇引起高阴离子间隙和高渗透压间隙代谢性酸中毒，但在中毒的早期和较晚的时候并不同时出现。早期乙二醇还没有被代谢，表现渗透压间隙增高而阴离子间隙正常；当乙二醇被代谢后阴离子间隙增高而渗透压间隙正常。乙二醇自胃肠道吸收很快，所以口服活性炭常常效果不好，奥美拉唑或乙醇可与乙二醇竞争脱氢酶，从而阻止乙二醇代谢为下游产物。当中毒症状轻微、肾功能良好时，可通过输注乙醇和奥美拉唑来解救乙二醇和甲醇中毒。但当肾功能不好、中毒量大时，因为乙醇也会代谢出不少毒性产物，并加重机体酸中毒，此时血液净化是必需的。因这些代谢产物的水溶性好、分子量小、蛋白结合率不高，普通血液透析的清除乙二醇、甲醇或其代谢产物的效果良好。

（六）碳酸锂

常常是由于肾功能不好、使用利尿剂、脱水、与血管紧张素转换酶抑制剂或非甾体类消炎药联合使用等原因导致慢性蓄积。浓度超过1.5mmol/L表现轻度中毒、超过2.5mmol/L可表现中度中毒、超过3.5mmol/L表现重度中毒。患者抽搐、木讷、昏迷，并可导致永久性神经损伤。碳酸锂几乎没有蛋白结合，血液透析效果良好。

（七）蘑菇

与之相关的毒素相对分子质量大约为900，可使用高通量透析、血液透析滤过，如果蛋白结合率高，应合并使用全血灌流。因毒物种类多，这些毒物的分子量和蛋白结合率不十分明确，在必要时可使用血浆置换。

（八）百草枯

近年来我国报道的百草枯中毒案增多。百草枯中毒的一个延迟效应是肺间质纤维化。服用10ml百草枯，或血浓度达到3mg/L即可引发多脏器功能衰竭和死亡。发现后要尽快进行洗胃、导泻、大量多次口服活性炭以减少百草枯的吸收。只要血浓度超过0.1mg/L，就应进行血液灌流治疗。百草枯的药物分布容积很大，导致血液灌流效果不佳，但确实有经灌流后康复的患者。

（九）其他药物

吩噻嗪类药物和三环类抗抑郁药物的蛋白结合率高，体液分布容积大，因此单次血液灌流清除的药物量很少，虽然可一过性降低血液浓度并控制急性症状，但药物浓度反跳和症状反跳很常见[7]。针对这些药物的治疗方案主要是支持治疗，包括酸中毒纠正、内环境稳定的维持等。当苯妥英钠血浓度超过79mmol/L时出现眼球震颤和共济失调。苯妥英钠的蛋白结合率是90%，分布容积相对较小，最佳的清除方式是血液灌流。丙戊酸钠蛋白结合率高，但超量的药物呈游离状态，高通量透析可有效清除之。

（左　力）

参考文献

1. WATSON WA, LITOVITZ TL, RODGERS GC, et al. 2004 Annual report of the American Association of Poison Control Centers Toxic Exposure Surveillance System. Am J Emerg Med, 2005, 23(5): 589-666.

2. 张高魁,夏结来,姚晨. 相对率的非劣效性试验检验效能及样本量的模拟计算方法及 SAS 实现. 中国临床药理学与治疗学, 2004, 9(2): 234-237.

3. CHYKA PA, SEGER D. Position statement: single-dose activated charcoal. American Academy of Clinical Toxicology; European Association of Poisons Centres and Clinical Toxicologists. J Toxicol Clin Toxicol, 1997, 35(7): 721-741.

4. CHYKA PA. Multiple-dose activated charcoal and enhancement of systemic drug clearance: summary of studies in animals and human volunteers. J Toxicol Clin Toxicol, 1995, 33(5): 399-405.

5. PALMER BF. Effectiveness of hemodialysis in the extracorporeal therapy of phenobarbital overdose. Am J Kidney Dis, 2000, 36(3): 640-643.

6. BARCELOUX DG, KRENZELOK EP, OLSON K, et al. American Academy of Clinical Toxicology Practice Guidelines on the Treatment of Ethylene Glycol Poisoning. Ad Hoc Committee. J Toxicol Clin Toxicol, 1999, 37(5): 537-560.

7. DARGAN PI, COLBRIDGE MG, JONES AL. The management of tricyclic antidepressant poisoning: the role of gut decontamination, extracorporeal procedures and fab antibody fragments. Toxicol Rev, 2005, 24(3): 187-194.

第十一篇

肾小球疾病

第一章
肾小球疾病的临床分型

肾小球疾病是以肾小球为主要病变部位的疾病。它是由多种病因和发病机制引起的，病理类型各异、临床表现又常有重叠的一组疾病。21世纪以来，国内外还没有重新修订的临床分型，随着对肾小球疾病认识的深入，今后的临床分型还会不断修订。分型对于把握疾病的基本概念和临床特征非常有用，因此，还是需要的。本章通过对肾小球疾病临床分型相关问题的深入探讨，继承前辈们的实践积累和笔者的思考，希望能为临床工作提供切实的帮助。

一、按病因分型

共有三大类，原发性、继发性和遗传性。原发性肾小球疾病原因未明，除外继发性和遗传性，可诊断原发性，如特发性膜性肾病。继发性肾小球病，是其他疾病或者全身系统性疾病的一部分，如糖尿病肾病。有些继发性肾小球疾病相当隐蔽，如恶性肿瘤继发膜性肾病，可能以肾病为首发表现。遗传性肾小球疾病，为遗传基因异常引起的疾病，如Fabry病。但有些常染色体隐性遗传疾病呈散发态势，易被当成原发性疾病，如podocin基因突变引起的局灶节段性肾小球硬化。还有比较少见的情况，在同一患者身上出现两种以上的肾小球疾病，如糖尿病肾病合并特发性膜性肾病（继发性+原发性疾病）、特发性膜性肾病合并IgA肾病（两种原发疾病）等。原发性肾小球疾病还需要进一步临床分型。

二、"肾炎"与"肾病"的概念

这两个概念不是独立的疾病概念，但在临床上具有实用性，因此在描述患者病情时还经常被使用。"肾炎"，临床上以肾小球源性血尿为核心表现，病理以肾小球炎症——细胞增生、炎症细胞浸润为主要表现。"肾病"，临床上以蛋白尿为核心表现，病理以肾小球结构改变为主，炎症不明显。疾病的命名通常包含这样的含义，如急性肾小球肾炎、膜性肾病、狼疮性肾炎、糖尿病肾病等。但也有一些特例，如薄基底膜肾病，是肾小球基底膜结构的改变，其本质是"肾病"，但临床上却以血尿为突出表现；再如IgA肾病，临床上血尿为主，病理以肾小球炎症为主，但大家仍约定俗成称之为"肾病"。另外，部分患者可以同时具有"肾病"和"肾炎"的临床特点。

三、原发性肾小球疾病的临床分型

力求简单、明确、与治疗及患者预后关联性强。分为急性肾小球肾炎、急进性肾小球肾炎、慢性肾小球肾炎、无症状性血尿和/或蛋白尿（隐匿性肾小球疾病）及原发性肾病综合征5个类型。以下做一简介，详细内容参见有关章节。

（一）急性肾小球肾炎（简称急性肾炎）

1. 起病较急，病程一般在3个月以内，病情轻重不一。

2. 部分病例有急性链球菌或其他病原微生物的前驱感染史，多在感染后 1 ~ 4 周发病。

3. 一般有镜下或肉眼血尿，蛋白尿，可有管型尿。常有高血压及水肿。

4. 多数患者有一过性血清补体 C3 下降，有时有短暂的氮质血症，超声检查双肾无缩小。

5. 大多数预后良好，具有自愈倾向，但也有镜下血尿迁延 1 年或更久。

（二）急进性肾小球肾炎（简称急进性肾炎）

1. 起病急，病情重，进展迅速，多在发病数周或数月内出现较重的肾功能损害。

2. 一般有明显的血尿、蛋白尿、水肿等，也常有高血压及迅速发展的贫血，可伴肾病综合征。

3. 肾功能损害呈进行性加重，可出现少尿或无尿。如病情未能得到及时、有效的控制，常于数周至数月内发展成为肾衰竭。

（三）慢性肾小球肾炎（简称慢性肾炎）

1. 起病缓慢，临床表现可轻可重，或时轻时重，病情迁延，病程在 3 个月以上。大多数慢性肾小球疾病呈隐匿起病的特点，很长的一段病程可能被忽略，应结合临床特点、病理表现等做出综合判断。大多具有肾功能缓慢恶化的倾向。

2. 可有血尿、蛋白尿、水肿、高血压、肾功能不全。单纯性尿蛋白患者，尿蛋白 ≥ 1.0g/d。

3. 病程中可有肾炎急性发作，常因感染（如呼吸道感染，潜伏期多在 1 周以内）诱发，有时类似急性肾炎表现。

（四）无症状性血尿和/或蛋白尿（隐匿性肾小球疾病、单纯性血尿和/或蛋白尿）

1. 无急、慢性肾炎或其他肾脏病病史。

2. 无水肿、高血压，肾功能正常，而表现为单纯性肾小球源性血尿和/或蛋白尿。

3. 尿蛋白定量 <1.0g/d，但无其他异常，称为单纯性蛋白尿。应注意除外体位性蛋白尿、运动性蛋白尿。部分患者可合并肾小球源性血尿。

4. 持续或间断镜下血尿或肉眼血尿，无其他异常，相差显微镜检查尿细胞以变形多样化为主，称为单纯性血尿。应注意与非肾小球源性血尿相鉴别。

5. 随访过程中，若患者出现水肿、高血压、肾功能不全、尿蛋白 ≥ 1.0g/d 情况之一者，应改为慢性肾炎的临床分型。

（五）原发性肾病综合征

1. 大量蛋白尿（>3.5g/24h）。

2. 低蛋白血症（血清白蛋白 <30g/L）。

3. 明显水肿。

4. 高脂血症。

上述四条中，前两条为必要条件。肾病综合征可以合并肾炎。

上述原发性肾小球疾病的临床分型只是按照临床特点进行的归类，不是独立的疾病诊断。如表现为慢性肾小球肾炎的疾病可以有 IgA 肾病、膜性肾病、非 IgA 型系膜增生性肾炎等。而同一种肾小球疾病又可以呈现不同的临床类型。如原发性膜性肾病，根据尿蛋白及血浆白蛋白水平的不同，临床上可表现为无症状性蛋白尿、慢性肾小球肾炎或肾病综合征。还需要注意的是，有的患者即使疾病本质没有改变，但其临床类型随着时间会发生变化，如有的原发性膜性肾病患者，初期无体征且尿蛋白 ≤ 1g/d，此时只能诊为"隐匿性肾小球病"，其后蛋白尿加重 >3.5g/d，并出现低蛋白血症则需重新诊为"肾病综合征"，又过了多年，尿蛋白减少但出现高血压和肾功能损害，又诊为"慢性肾小球肾炎"。

四、"综合征"概念在肾小球疾病中的应用

在肾小球疾病中，"综合征"的概念还应当保留，包括：急性肾炎综合征、急进性肾炎综合征、慢性肾炎综合征及肾病综合征，这是对相似临床面貌的归类，有助于临床医师迅速抓住患者的临床特征，是确诊前的过渡性名称（此时可能病因尚不清楚或病变部位和性质还不确定）。肾病综合征，

需要进一步确定病因及病理诊断才是最后的疾病诊断。急进性肾炎综合征，只要表现为血尿及肾功能进行性恶化并除外肾前性及肾后性因素，就应属于此综合征。下一步需要在病因及鉴别诊断上下功夫，例如尽快检测血清抗GBM抗体和血清ANCA，一旦确诊为急进性肾小球肾炎常需要强化免疫抑制治疗。

最后，需要再次强调，肾小球疾病的临床分型不是绝对的、一成不变的，它的出现是为了更好地辅助临床工作，也必将随着临床认识的深化不断发展。

（刘 刚）

参考文献

1. 王海燕. 肾脏病学. 北京：人民卫生出版社，2008.
2. NACHMAN PH，JENNETTE JC，FALK RJ. Primary glomerular disease. The kidney. Philadelphia: Saunder, 2012.
3. 王海燕，郑法雷，刘玉春，等. 原发性肾小球疾病分型与治疗及诊断标准专题座谈会纪要. 中华内科杂志，1993，32：131-139.

第二章
肾病综合征

Christian于1932年应用肾病综合征（nephrotic syndrome）这一名称，来概括因多种肾脏疾病导致肾小球滤过膜损伤引起大量尿蛋白丢失及其相应的病理生理改变及相应的一组临床表现。本病最基本的特征是大量蛋白尿（主要为白蛋白尿）。"大量"蛋白尿是一个人为的界线，历史上各国曾有不同的界线，目前的定义为≥3.5g/d，或3.5g/（1.73m^2·24h），常伴有低白蛋白血症（≤30g/L）、水肿、高脂血症[1,2]。临床上有些患者尿白蛋白>3.5g/d，但并不具有低白蛋白血症等其他肾病综合征的表现，可称之为"大量蛋白尿"或"肾病综合征范围蛋白尿"，可见于IgA肾病[3]，高灌注相关的局灶节段肾小球硬化[4]等情况。肾病综合征是肾小球疾病的常见表现。但许多肾小球疾病并没有这一表现，有可能为疾病的早期、轻型并未达到肾病综合征的程度。虽然肾病综合征作为一组临床综合征具有共同的临床表现、病理生理和代谢变化，甚至治疗方面亦有共同的规律。但是，这是由多种疾病和不同病因、病理所引起的一组综合征，所以其临床表现、发病机制和防治措施各方面又各有其特殊点。肾病综合征和"发热"、"贫血"等名词一样，不应被用作疾病的最后诊断。

一、肾病综合征的病因分类

肾病综合征的病因分为家族遗传性、原发性和继发性。原发性之诊断主要依靠排除家族遗传性和继发性肾病综合征。继发性肾病综合征的原因很多（表11-2-0-1），我国常见者为糖尿病肾病、系统性红斑狼疮肾炎、乙肝病毒相关肾炎、肾淀粉样变、肿瘤、药物/毒物及感染引起的肾病综合征[1,2]。一般于小儿应着重除外家族性遗传性疾病、感染性疾病及过敏性紫癜等引起的继发性肾病综合征；中青年则应着重除外结缔组织病、感染、药物/毒物引起的继发性肾病综合征；老年则应着重除外代谢性疾病及肿瘤、副蛋白血症有关的肾病综合征。

表 11-2-0-1 **继发性肾病综合征的病因**

（一）	感染
	1.细菌感染（链球菌感染、细菌性心内膜炎、分流肾炎、麻风、结核、反流性肾病）
	2.病毒感染（乙型肝炎、丙型肝炎、传染性单核细胞增多症、巨细胞病毒感染、带状疱疹、人类免疫缺陷病毒Ⅰ型）
	3.寄生虫感染（疟原虫-主要是三日疟、弓形虫、血吸虫、梅毒螺旋体）
（二）	药物
	有机或无机汞、有机金、铋、锂、银
	非固醇类消炎药、干扰素α、青霉胺、海洛因、丙磺舒、卡托普利、华法林、可乐定等

（三）	过敏
	蜂蜇、蛇毒
	花粉、抗毒素或疫苗过敏
（四）	肿瘤
	实体瘤：肺、结肠、胃、乳腺、肾、甲状腺、肾上腺、卵巢等肿瘤、Wilm 瘤
	淋巴瘤及白血病：霍奇金病、非霍奇金淋巴瘤、慢性淋巴细胞性白血病、多发性骨髓瘤、Waldenström 巨球蛋白血症
	骨髓移植后宿主 - 移植物反应
（五）	系统性疾病
	系统性红斑狼疮、混合性结缔组织病、干燥综合征、类风湿关节炎、皮肌炎、过敏性紫癜、系统性小血管炎、结节性多动脉炎、冷球蛋白血症、淀粉样变、重链或轻链沉积病、溃疡性结肠炎、类肉瘤病
（六）	代谢性疾病
	糖尿病、黏液水肿、Graves 病
（七）	家族性遗传性疾病
	Alport 综合征、Fabry 病、指甲 - 髌骨综合征、脂蛋白肾病、先天性肾病综合征、镰刀状红细胞贫血
（八）	其他
	妊娠高血压综合征、肾移植慢性排斥、恶性肾硬化、肾动脉狭窄等

　　引起原发性肾病综合征的临床病理类型也有多种，国内资料表明膜性肾病占第一位（约 1/3），继之为微小病变及 IgA 肾病（各占约 1/4），局灶节段性肾小球硬化在我国并不是肾病综合征的主要病因（只占 5% 左右）[5-8]。近年来我国膜性肾病的发病有明显增长的趋势，北京大学第一医院资料显示：2007 年以前膜性肾病占肾病综合征 30.1%，而 2008—2012 年已经升至 55%。这一现象已引起我国肾脏病界的重视[8,9]。病理类型也与患者年龄相关，其中儿童及少年以微小病变多见；中老年以膜性肾病多见[7]。

二、肾病综合征的病理生理改变和临床表现

（一）蛋白尿

　　肾病综合征时血浆蛋白持续、大量从尿液中丢失，是本征病理生理和临床表现的基础。尿蛋白的主要成分为白蛋白，亦可包括其他血浆蛋白成分。关于肾病综合征时尿蛋白选择性（即肾小球滤过膜对血浆中不同分子量及不同电荷状态的蛋白的滤过状态，fractional clearance）的测量曾引起广泛重视。但大量临床研究证实尿蛋白选择性并不是一个可靠的生物标志物，对于肾病综合征时临床病理类型的鉴别、治疗反应及预后的判断均无肯定的指导意义。应用尿蛋白电泳检出尿中 IgG 成分增多（或清除率增高）即可提示尿蛋白选择性低[10]，还用于蛋白尿伴大量血尿（肉眼血尿时），因溶解的血红蛋白分布于 β 球蛋白区[11] 即可排除因低渗尿红细胞溶解破坏造成的假性大量蛋白尿。

　　肾脏对于血液蛋白的处置过程与肾小球滤过膜的滤过（分子屏障、电荷屏障及血流动力学影响），近端肾小管上皮细胞对完整的滤过蛋白的胞饮后的分解代谢两个环节有关。在正常肾小球筛选分数（sieving coefficient，GSC）0.0 006 时，每日肾小球滤过的白蛋白约为 3.3g。其中 71% 在近曲小管、23% 在亨利氏袢和远曲小管、3% 在集合管重吸收[12]。在既往肾脏生理的研究应用不同分子大小，不同电荷的右旋糖酐或叶酸在体清除分数（fractional clearance）研究及微穿刺研究的基础上，近二十年来细胞、分子生物学的研究又进一步深化了对这一过程的理解。

　　1. 肾小球滤过膜的构象、电荷及局部液体力学状况[13]。肾小球滤过大分子物质（以血清白蛋白为代表，3.6nm）主要通过：① 机械屏障—相当于一种含针状结构的触变性胶（thixotropic gel），内含膜蛋白 podocin、CD2AP 和 P- 钙黏蛋白等构成具有多孔渗透能力的肾小球基底膜和足细胞裂

隙间隔[14]。这种细网格状结构的孔隙约4nm×14nm，成为对于相应大小分子滤过的空间障碍。这种空间阻挡作用不仅与滤过分子本身大小（大于70kDa）有关，还与其外形、可变性、柔韧度等有关。此外，肾小球滤过膜局部的血流动力学状态也在更大分子物质的滤过中起作用。② 电荷屏障—在肾小球基底膜，内皮及足细胞表面覆盖着由唾液酸糖蛋白形成的多价阳离子层。亦与其组成蛋白分子podocalyxin，podoplanin及podoendin等所携带阴电荷有关[15]。动物实验表明，静脉注射循环蛋白酶，hemopexin可中和肾小球滤过膜的阳离子层，从而出现蛋白尿[16]。

2. 近曲肾小管上皮细胞溶酶体对胞饮蛋白的分解代谢[13]。正常肾小球滤液中含白蛋白22 ~ 32mg/L，即人体血浆白蛋白的4%。正常状况下，人类肾脏每日可以回吸收白蛋白1.9g，绝大部分原尿中的白蛋白在近曲小管上皮被胞饮，继而迅速被溶酶体分解成为氨基酸。存在于细胞网格状覆盖的凹陷点上有三种蛋白调控着近端小管十分活跃的代谢状态，Megalin、cubilin和amnionless形成复合物，作用于蛋白的回吸收[17,18]。在远侧肾单位尿蛋白的胞饮作用通过中性粒细胞明胶结合脂质运载蛋白（NGAL）介导[19]。

在微小病变、FSGS等足细胞病引起的肾病综合征，尿白蛋白的丢失主要与肾小球滤过膜电荷屏障破坏有关[13]。患者肾小球多价阳离子蛋白染色（减弱）。这种患者足突融合结构病变引起滤过孔的数目、形态，通过顺应性等方面的变化改变了蛋白滤过，尽管在FSGS的动物模型中显示在大量蛋白尿时肾小管细胞溶酶体蛋白酶，如cathesin D增加，前述megalin和cubilin配体蛋白如白蛋白增加，适应性的蛋白质水解作用也提高回吸收白蛋白能力约提高8倍[17]，但是最终不能完成代偿作用，从而出现大量蛋白尿[20]。估算在 GFR^+>100ml/min时患者肾小球滤过白蛋白约36 ~ 108g/d，肾小管回吸收可达20g/d（10 ~ 30g/d）伴维生素D结合蛋白（DBP）和视黄醇结合蛋白（RBP）回吸收上升[21]。这一肾小管超负荷状态导致近曲小管形态学改变（空泡变性、脂滴、甚至细胞脱落）[22]，并产生多种促炎症因子，以及白蛋白结合脂肪酸作用于肾脏小管间质损伤[10,23]。动物实验显示治疗措施，如血管紧张素Ⅱ转换酶抑制剂可修复megalin的表达使近曲小管对白蛋白回吸收正常化[24]。北京大学第一医院在20世纪80年代即应用蛋白代谢动力学及肾小球电荷屏障半定量研究发现中药雷公藤对肾小球的电荷屏障有修复作用，从而减轻蛋白尿；而黄芪、当归不具备这种作用[25]。肾小球炎症病变（如抗肾小球基底膜抗体介导的RPGN Ⅰ型）引起的肾病综合征时，肾小球滤过膜结构病变影响空间屏障则是大量尿蛋白的重要因素。此时，尿中排出的除白蛋白之外，还有大量其他血浆蛋白，即非选择性蛋白尿[13]。

（二）血浆蛋白浓度的改变

1. 低白蛋白血症　低白蛋白血症是肾病综合征必备的第二个特征。其主要原因是自尿中丢失白蛋白，但血浆白蛋白水平与尿蛋白丢失量并不完全平行，因为血浆白蛋白值是白蛋白合成与分解代谢（包括异常途径丢失）平衡的结果。常见原因如下：① 肾病综合征患者如有充分的蛋白质摄入时肝脏对白蛋白的合成增加[26,27]，但增加的程度常不足代偿尿的丢失。仅在肌肉发达、高蛋白饮食摄入患者，可见到虽然有大量蛋白尿，而血浆白蛋白浓度正常，这说明白蛋白的合成代谢在一定条件下可以代偿尿的丢失。另一方面，也可见到于中等程度尿蛋白时严重的低白蛋白血症，这与该患者肝脏代偿性合成功能差有关，常伴低胆固醇血症，如狼疮肾炎伴肝脏受累时；也可能因肾病综合征时血管壁对白蛋白的通透性增加，使间质液中白蛋白含量增多，而血液中白蛋白含量下降[13]。② 患者肾小管上皮细胞摄取原尿中由肾小球滤过的白蛋白进行分解的能力增加，但肾外的白蛋白分解过程是下降的[28]。③ 以 ^{51}Cr 标记的白蛋白研究发现有些患者可能与严重的腹水有关，自胃肠道也丢失白蛋白[29]。

肾病综合征时，患者呈负氮平衡状态，但在高蛋白负荷时，可转为正平衡，表明机体呈蛋白质营养不良状态[30]。高蛋白摄入时可能因肾血流量增加及滤过蛋白增多而使尿蛋白排出亦增多，不能达到改善血浆白蛋白的目的。应用ACEI阻抑尿蛋白的排出，则血浆白蛋白浓度可明显上升[13]。北京大学第一医院在20世纪80年代采用 ^{15}N 甘氨酸示踪技术和氮平衡技术发现中药黄芪、当归在富蛋白膳食条件下可以在肾病综合征实验动物及患者中促进蛋白质净合成率，从而提高了血浆白蛋白水平；而且提高了肝脏白蛋白转录活性，从而促进其白蛋白分子由核酸向蛋白质的翻译水平[27]。

2. 其他血浆蛋白成分的变化　除血浆白蛋白浓度下降外，肾病综合征时还有其他血浆蛋白成分的变化，可分为免疫球蛋白及补体成分、金属结合蛋白、内泌素（结合蛋白）、及凝血相关蛋白因子（表11-2-0-2）。其变化既可增加亦可减少，取决于丢失（主要是与白蛋白分子相似的蛋白从尿中丢失）与肝脏代偿性合成的平衡。这些血浆蛋白质成分的改变可导致机体对感染的抵抗力低下、生长及修复延缓血栓形成倾向及一系列内分泌代谢紊乱。

表11-2-0-2　肾病综合征时主要血浆蛋白成分变化及其结果

蛋白减少	可能的后果
白蛋白	水肿、体腔积液、高脂血症、动脉硬化
IgG	易感染
B 因子、C3、C1q、C2、C8、Ci	易感染
转铁蛋白	小细胞性贫血
血浆铜蓝蛋白	铜缺乏
锌结合蛋白	易感染、影响生长发育
甲状腺素球蛋白 T3、T4	甲状腺功能减退
皮质醇转运蛋白	游离皮质醇升高，皮质醇代谢变化
25-(OH)D,1-25(OH)D；24,25(OH)D 结合蛋白	低钙血症、甲旁亢骨质疏松
促红细胞生成素	贫血
前列腺素结合蛋白	前列腺素代谢变化、血栓形成
胰岛素样生长因子	影响患者生长发育
脂蛋白酶	低密度脂蛋白代谢异常
凝血与纤溶系统相关因子	干扰凝血与纤溶

肾病综合征时大部分患者仅有T3下降，游离T3水平增高，总的T3水平正常[31]，TSH正常，临床上甲状腺功能正常。但亦有一些病人血T4水平偏低，TSH水平升高，对于甲状腺素替代治疗有较好的反应。上述甲状腺球蛋白丢失可导致亚临床型甲状腺功能低下。特发的甲状腺机能低下是比较少见的[2]。尿中丢失促红素及转铁蛋白可导致本征患者的贫血；25羟骨化醇丢失可导致血中游离钙浓度下降，如持续时间较长可引起继发甲状旁腺功能亢进和骨病。

肾病综合征时凝血蛋白（因子）的变化受尿液丢失和肝脏代偿性合成及纤溶分子量及活性三个方面的影响[32]：① 凝血因子产生增加。包括，固有途径：IX因子、VIII因子；非固有途径（外源途径）：VII因子；共同途径：X因子、V因子、II因子、纤维蛋白原。② 抗凝蛋白，由尿液中丢失。抗凝血酶III（AT III）、游离蛋白S。这些抗凝蛋白是机体限制促凝蛋白活性的关键因子。③ 抗凝抑制蛋白（α_2巨球蛋白、C4b结合蛋白）代偿性增加。相应地，④ 纤溶酶原水平下降，纤溶酶原活性抑制因子-1增加，在一定程度上又平衡了凝血倾向[32]。

（三）高脂血症和脂质尿

肾病综合征患者血浆脂质异常包括：胆固醇、甘油三酯水平明显增加[33]，伴低密度脂蛋白（LDL）及极低密度脂蛋白（VLDL）浓度增加。同时，作为心血管疾病主要因素的脂蛋白（a）增高[34]，脂蛋白apo-B，apo-C-II及apo-E也增高，而apo-A、apo-A-II通常是正常的[35]。高密度脂蛋白正常或稍下降。患者多呈II型、III型和V型高脂血症[36]。高脂血症与大量尿蛋白及低蛋白血症的出现相关，但本征缓解之后部分患者仍持续脂质异常提示其发生机制较复杂。

（四）钠、水潴留与水肿

水肿是肾病综合征的主要临床表现。液体（主要为水、钠）在体内过度潴留（超负荷）是肾脏疾病的主要病理生理表现。肾病综合征时主要是血管外钠、水潴留，即组织间液增加。当组织间液的液体容量增长超过3.5 ～ 4.5kg，大约4L生理盐水，即出现临床可察觉的可凹性水肿。水肿的程度由轻至指压后2分钟不恢复可定为1 ～ 4级。或更精确地观察水肿再充实时间（edema refill time，ERT）拇指压迫内踝10秒后记录皮肤凹陷重新恢复的时间（秒），以及水肿的范围：1级仅于踝部；2级小腿中部；3级膝部；4级大腿及以上部位[37,38]。水肿与重力相关，主要表现为下肢、卧位时腰骶部及外阴部位。严重时可引起胸腔积液、腹腔积液、心包积液、颈部皮下水肿及纵隔积液以致呼吸困难。因肺间质中压力较低，当左心室充盈压稍上升，即可呈现明显的肺水肿表现。如肾病综合征患者出现一侧下肢与体位无关的固定性水肿时应疑及下肢深静脉血栓形成。如下肢肿较轻而有顽固、严重的腹水时应怀疑肝静脉血栓形成。因膈肌的裂孔位置偏右及静脉、淋巴反流等因素，可于严重腹水同时出现右侧胸腔积液。

肾病综合征时关于钠、水潴留的原理很复杂。传统的观念认为：尿中丢失大量白蛋白引起血浆白蛋白下降。血浆胶体渗透压由正常的3.3 ～ 4.0kPa（25 ～ 30mmHg）降至0.8 ～ 1.1kPa（6 ～ 8mmHg）时，血管内水分向组织间液移动，有效循环血容量下降继而激活神经、内分泌的调节反射，表现为交感神经张力升高、儿茶酚胺分泌增加、肾素活性增高、醛固酮水平增高、抗利尿激素释放增加，钠利尿肽水平下降。这些神经、内分泌的继发变化进一步引起：① 肾小球血流量及滤过率下降；② 远端肾小管对钠的回吸收增加，从而导致继发性钠、水潴留。此即"低充盈学说"（underfilling hypothesis）[39,40]。

但是，在20世纪90年代的大量临床及动物实验研究中，上述经典的理论并不能得到证实[41,42]，特别是在成年人肾病综合征和肾病综合征起病后的稳定阶段其检测结果更不符合低充盈学说。据R Schrier对肾病综合征患者血容量测定的10项研究、217例综合分析，这一结果虽然还受到血容量测量方法不精确因素的影响，但是其中42%患者容量正常，25%上升，容量下降者只占1/3（33%）。对于血容量不足而引起的内分泌变化也没有一致的结果。所以，目前认为肾脏原发性钠潴留引起的"过度充盈"（图11-2-0-1）是主要的发病机制。而且，"低充盈"与"过度充盈"两种机制在不同的病人（基础病、年龄），同一病人的不同阶段（肾病综合征的起始阶段还是稳定阶段）都可能存在着。

远曲肾小管以下的肾单位是钠、水潴留的关键部位[43]。嘌呤霉素肾病大鼠皮质集合管（cortical collecting duct，CCD）体外微灌注研究进一步证实了这一结论[44]。CCD的主细胞管腔侧的细胞膜上具有上皮钠通道（ENaC），由α、β、γ三个亚单位组成。嘌呤霉素所致大鼠肾病综合征时ENaC的三个亚单位蛋白表达水平均显著增加，活性亦上调[45]。在体和体外灌注试验表明阿米洛利（amiloride）是ENaC的阻滞剂，可完全抑制CCD主细胞对钠的过度重吸收[46]，因此认为阿米洛利敏感的ENaC活性增加是导致集合管钠潴留的主要原因。ENaC活性受到醛固酮、AVP及心房利钠

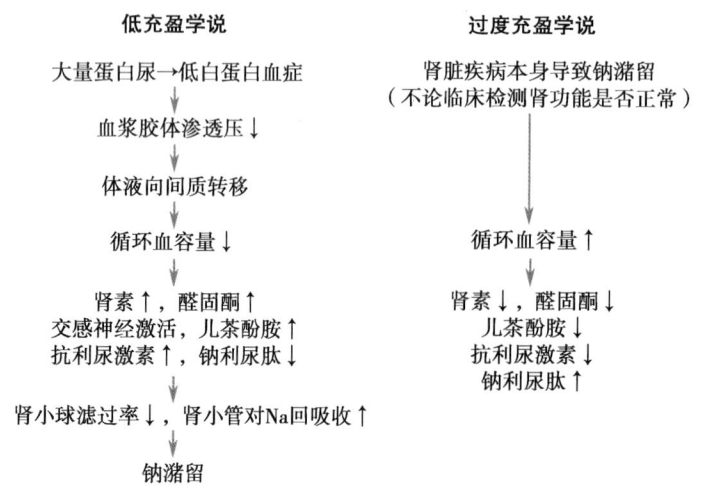

图11-2-0-1　肾病综合征钠水潴留机制

肽（atrial natriuretic peptide，ANP）的调节。其中ANP抵抗是本病钠潴留的重要环节之一。另一方面，CCD的主要细胞基底侧存在着Na⁺-K⁺-ATP酶（Na⁺-K⁺-ATPase，NKA），又称之为钠泵，是Na⁺重吸收的关键动力。管腔内尿液中的Na⁺通过ENaC进入细胞内后由NKA从基底侧被泵出，实现了Na⁺的重吸收。NKA由一个催化ATP水解的α亚单位（又有α1~3三种不同异构体）及β亚单位组成。本病模型大鼠CCD主细胞基底侧NKAα、β亚单位mRNA、蛋白水平及酶活性均上调[47]，导致Na⁺重吸收增加，引起钠潴留。此外，肾病综合征时如有肾小球滤过率下降或大量尿白蛋白直接激活近端小管上皮细胞Na⁺-H⁺交换子（NHE3）[48]、促进钠的重吸收，以及肾间质水肿影响肾小管功能均是加重肾性钠潴留的因素。肾脏对水的调节主要由水通道蛋白（aquaporins，AQP）介导，其中AQP2是调节功能比较明确的分子，分布于集合管上皮细胞的管腔侧膜及近管腔侧的胞质囊泡内，由抗利尿激素（antidiuretic hormone，ADH）及AVP所调节。本病大鼠AQP的蛋白表达水平下降[49]。本病大鼠及患者血浆AVP浓度升高，并与肾素活性升高有关[50]，可能也是本病时水潴留的机制之一。

至于在循环中潴留的Na⁺与水如何进入组织间隙、形成水肿？单纯应用传统的循环胶体渗透压下降改变跨膜液体移动的Starling动力学说不能解释间质水肿的形成的全部。很多的临床和动物实验研究不支持这个理解。Starling在1896年提出了体液跨膜由结缔组织间隙回吸收的动力学公式阐明的基本原理[51]：毛细血管腔和间质的静水压和胶体渗透压两个因素决定了体液的流向。百余年来这一理论不断地得到发展和补充。近年的研究显示，在慢性肾脏病水肿中人体最大的间质液体储存间隙—皮下组织的体液储存量不是取决于血管内容量而是取决于间质液体压力（interstitial fluid pressure）[37,38]。后者由液体向间质流入量、间质液体向毛细淋巴管流出量和皮下间隙扩张的能力-组织顺应性，三种力量的平衡而最终形成（图11-2-0-2）。而在免疫介导炎症状态下间质局部浸润的巨噬细胞通过生长因子可调节皮下组织中毛细淋巴管的密度增高，从而使之清除能力增加[52]。动物实验证实皮下的成纤维细胞通过调节β1-整合素介导胶原纤维收缩从而调节皮下间隙的顺应性[53]。临床研究发现CKD患者的间质液体压（平均4.6mmHg）明显高于正常对照（~0.9mmHg）[37,38]。这可能表明在肾脏病水肿时抗体的代偿调节机制。此外，研究提示毛细血管壁细胞存有与肌动蛋白细胞骨架成分有关的连接点（junction）复合物，如：由封闭蛋白（occludin）、claudins及E钙黏蛋白（E-cadherin）所组成的内皮细胞间大分子复合物紧密连接（tight junctions）及由钙黏素（cadherin）、claudins及辅肌动蛋白（actinin）组成的黏附连接（adherens junctions）。这些复合物与水在毛细血管壁的转输有关[54]。已有研究表明糖尿病[55]及肾病综合征时[56]，这些细胞间连接点损伤，导致毛细血管壁通透性增加而发生水肿。

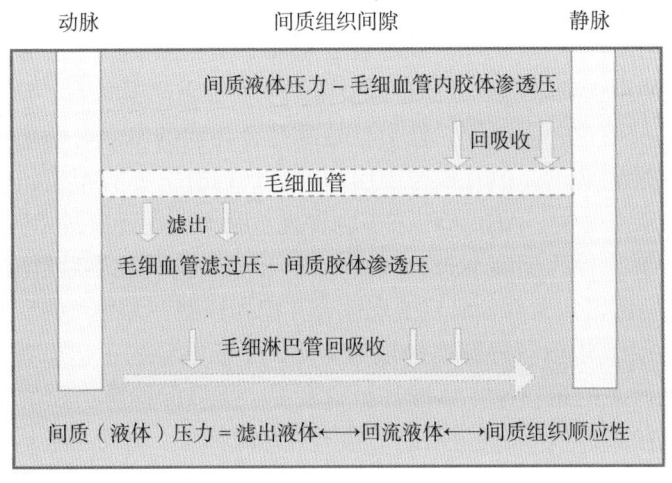

图11-2-0-2 水肿形成的间质局部机制（修正后的starling动力学说）

三、肾病综合征的主要并发症

（一）感染

在抗生素应用之前的年代，细菌感染是本征特别是小儿患者的主要死因[57]。主要为肺炎双球菌、溶血性链球菌等引起的腹膜炎、胸膜炎、皮下感染、呼吸道感染（支气管炎或小叶肺炎）等[58]。感染起病多隐袭，临床表现不典型。本征时也易引起泌尿系感染。但尿中出现有核细胞时不要轻易诊断泌尿系感染，应该用沉渣涂片染色法区别尿中有核细胞是中性粒细胞或是肾小管上皮细胞（本征近曲小管上皮细胞常损伤脱落）[59]或肾实质炎症时游离至尿液中的单个核（淋巴）细胞。此时尿培养更有重要意义。

肾病综合征易于发生感染的机制有如下方面：

1. 于本征时血IgG水平常明显下降。其原因：① 尿液中丢失（于非选择性蛋白尿时）伴近曲小管上皮细胞对原尿中滤过的IgG重吸收及在该细胞中的分解代谢增加[60]；② 本征时淋巴细胞合成IgG下降[61]、T细胞介导IgM转化合成IgG下降[60]；③ 机体针对特异抗原产生抗体的反应能力下降。如MCD儿童对乙肝疫苗的应答较差[62]；④ 与全身营养状况下降有关；⑤ 有时本征可发生于先天性低IgG血症患者。

2. 补体成分C3下降，特别是影响补体旁路激活途径的B因子及I因子下降[63]。其下降与血浆白蛋白的下降相一致，提示分子量为80kD的B因子可自尿蛋白中一并漏出。体外试验证明本征患者血浆缺乏对某些细菌的调理素作用（opsonization）、加入B因子可纠正之，而IgG无纠正效果[64]。

3. 白细胞功能下降。试验证明本征患者血浆可抑制正常白细胞的吞噬作用，缓解期血浆此作用则消失[65]；本征时T细胞活性受抑制，可能血浆内存在某些抑制因子[66]。

4. 低转铁蛋白及低锌血症。试验证明转铁蛋白携带锌对于淋巴细胞的功能有重要作用。本征时尿中锌丢失，可引起锌依赖胸腺素产生不充分，从而导致机体抵抗力下降[67]。

5. 应用糖皮质激素及细胞毒类药物、免疫抑制剂对于淋巴细胞，特别是CD4细胞的抑制，常加重细菌感染、特别是对结核菌感染的易感性增加[68]；增加病毒如麻疹病毒、疱疹病毒及真菌感染如卡氏肺孢子菌肺炎[69]。

6. 另外，体腔及皮下积液均为感染提供了有利条件。

（二）血栓、栓塞性合并症

严重的、致死性合并症之一，其发病率明显高于一般的住院患者[70,71]。已公认肾病综合征时存在高凝状态[72-74]。这与本征时凝血、抗凝及纤溶因子的变化相关，加之低蛋白、高脂血症所致血液浓缩、血液黏稠度增加、血小板凝聚增加使本征时凝血、血栓形成倾向更严重。临床上血栓栓塞合并症与患者血白蛋白水平有关，当血白蛋白低于25g/L时发病率上升[75,76]。在膜性肾病的研究中则发现血白蛋白低于28g/L就是发生血栓栓塞合并症的危险临界值[77]。患者伴有肾功能损害则发生血栓栓塞合并症的危险性增高，研究发现GFR低于60ml/（min·1.73m^2）时发病危险上升1.5倍，低于30ml/（min·1.73m^2）时上升至2.0倍[78]。此外，如患者心功能不全、因为严重水肿而制动、老年等均是发病的高危因素。过度使用强利尿剂也可加重血液浓缩从而加重高凝状态。长期大量糖皮质类激素可通过刺激前凝血活性加重这一倾向[79]，使血栓栓塞性合并症的发生有所增加[57]。本征易出现于表现为肾病综合征的膜性肾病[77]，但其他原因引起的肾病综合征亦有报道，如微小病变肾病、局灶节段肾小球硬化症、狼疮肾炎、ANCA相关小血管炎、膜增殖性肾炎等[80,81]。本征时主要的血栓、栓塞性合并症为肾静脉血栓（renal vein thrombosis，RVT）及其脱落后形成的肺梗死。随着血管造影等技术的应用，人们认识到大部分血栓栓塞性合并症为轻型、无症状的。此类合并症约占肾病综合征的8%～50%[82,83]。其中以肾静脉血栓最为多见，于膜性肾病可达患者之50%。虽大多数为亚临床型，但也可发生严重的蛋白尿、血尿甚至肾衰竭。下肢深静脉血栓的发生率于成年人约6%[74]，于小儿204例中仅有2例[79]，表现为两侧下肢不对称的肿胀。血管三维超声检查有助诊断，但可出现假阳性结果[57]。其他部位的深静脉血栓如腋静脉、锁骨下静脉较少见。动脉血栓更为少见，可累及各种动脉，成人肾病综合征中发生率约2%[67]，有时甚至伴心肌梗死。股动脉血栓栓塞见于小儿肾病综合征[67]，也是本征的急症之一，如不及时溶栓治疗将导致肢端坏死、甚至截肢[84]。北京大学第一医院曾初步小结，除RVT外的血栓、栓塞合并症表现为：脑动脉4例、肺动脉3例、上下肢动脉3例、下肢静脉2例、下腔静脉2例，共14例占同期肾病综合征226例中6.2%。其中4例（28.6%）为多部位血栓[83]。应用通气灌注肺扫描对于肺血栓栓塞的诊断很有帮助，据文献报告检出率为10%～20%[85]，而且发现多数病人呈亚临床型。肾病综合征中不足5%呈典型肺梗死临床表现，约5%死于肺梗死[57]。

（三）营养不良

除蛋白质营养不良引起肌肉萎缩、儿童生长发育障碍外，尚有甲状腺激素水平低下、维生素D缺乏、钙磷代谢障碍和继发性甲旁亢；小细胞性（缺铁性）贫血；锌缺乏、铜缺乏等多种原因所致乏力、伤口愈合缓慢等营养不良表现。

（四）肾损伤

1. 急性肾损伤

（1）当本征患者出现严重血容量下降时，呈少尿，尿钠减少伴血容量不足的临床表现。这种急性少尿系肾前性少尿[67]，以少尿及尿渗透压上升（大量尿蛋白时尿比重不能作为尿浓缩的指标）为特点。好发于强利尿治疗之后。可用血浆或血浆白蛋白滴注纠正。

（2）特发性急性肾损伤：Smith等总结历年文献报告75例79次发生特发性急性肾损伤[86]，于肾病综合征起病1个月左右，尿蛋白平均每24小时11g左右，血浆白蛋白19g/L，但无低血容量的临床表现。无任何诱因突发少尿、无尿、尿钠排出增多、肾功能急骤恶化。给予胶体液扩容不仅不能达到利尿效果，反而引起肺水肿。常需透析治疗。多能自然缓解，但恢复缓慢往往需数周左右。这一急性肾衰竭多发生于五、六十岁以上[57,86]。小儿很少见。北京大学第一医院肾内科分析10例此种患者，占同期原发性肾病综合征245例中之4%[87]。在该院分析104例慢性肾脏疾病基础上发生的急性肾损伤中占19.2%[88]，应引起注意。

肾脏病理呈弥漫性间质水肿、肾小管出现程度不等的上皮细胞变性、坏死、脱落伴再生。肾小球病变多很轻微，85%以上为轻微病变。因患者多为中老年常伴小动脉透明样变及弹力层扩张[87,89]。

本并发症的发病主要是对肾小球超滤系数（Kf）及单个肾单位GFR的生理调节紊乱[90]，可能在原有的肾小球疾病所致肾小球滤过率下降[91]、肾小动脉硬化[92]基础上，对缺血损害的敏感性增加有关；有研究认为肾病综合征时肾小球足细胞病变（足突消失，与基底膜脱离）直接影响单个肾单位GFR[93]；间质静水压升高也应引起重视[90,94]，间质水肿压迫肾小管，加以蛋白管型共同形成腔内高压状态，使肾小球滤过原尿减少[95,96]。动物实验证明，RAS系统的局部调节也起一定作用[97]。

（3）肾病综合征伴药物引起急性肾损伤：如应用血管紧张素转换酶抑制类药物后引起肾前性；抗生素、利尿剂等引起肾小管坏死或急性间质性肾炎，导致在原肾病综合征基础上的急性肾损伤。

（4）肾病综合征基础上急性肾静脉血栓形成（双侧或一侧急性血栓伴对侧血管重度痉挛）形成急性肾损伤[57]。

（5）膜性肾病转型为急进性肾炎Ⅰ型可表现为急性肾损伤及肾病综合征[98]。

肾病综合征合并特发性急性肾损伤还应注意与下列疾病相鉴别：① 呈肾病综合征表现的急进性肾炎。特别是Ⅱ型及小血管炎。此病患者尿中有大量红细胞、甚至红细胞管型、尿钠下降。② 非固醇类消炎药因同时累及足细胞近端肾小管上皮细胞及肾间质而引起急性间质性肾炎可出现肾病综合征及急性肾损伤[99]。可伴有全身及肾脏过敏表现。③ 多发性骨髓瘤伴肾脏淀粉样变性、伴轻链管型引起急性肾损伤。因此，肾病综合征时必须认真除外可以引起急性少尿、肾衰竭的各种原因之后，必要时肾活检病理检查，可诊断为伴特发性急性肾损伤。肾病综合征伴急性肾损伤的诊断思路详见图11-2-0-3。

2. 单纯肾小管功能损害

除了肾病综合征的原有基础病（如局灶节段性肾小球硬化）可引起肾小管功能损害外，由于大量重吸收及分解尿蛋白可引起近曲小管功能损伤。临床上常可见肾病综

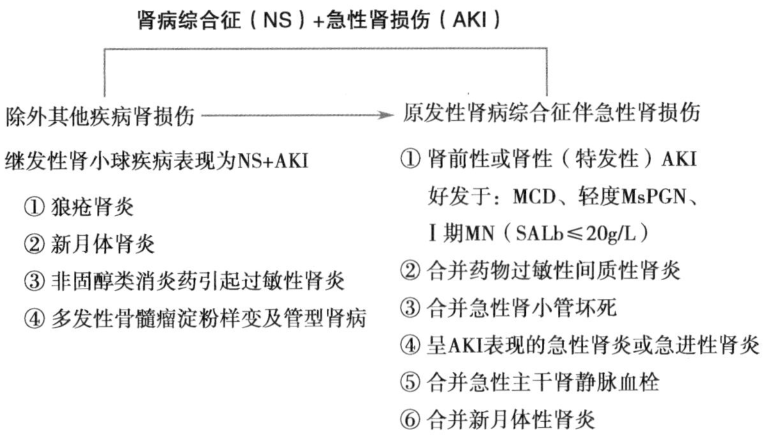

肾病综合征（NS）+急性肾损伤（AKI）

除外其他疾病肾损伤 ——→ 原发性肾病综合征伴急性肾损伤

继发性肾小球疾病表现为NS+AKI

① 狼疮肾炎
② 新月体肾炎
③ 非固醇类消炎药引起过敏性肾炎
④ 多发性骨髓瘤淀粉样变及管型肾病

① 肾前性或肾性（特发性）AKI
　好发于：MCD、轻度MsPGN、
　Ⅰ期MN（SALb≤20g/L）
② 合并药物过敏性间质性肾炎
③ 合并急性肾小管坏死
④ 呈AKI表现的急性肾炎或急进性肾炎
⑤ 合并急性主干肾静脉血栓
⑥ 合并新月体性肾炎

图 11-2-0-3 肾病综合征伴急性肾损伤的诊断思路

合征患者伴肾性糖尿和/或氨基酸尿，严重者呈部分的范可尼综合征[100]。这种损害多随蛋白尿消减而好转。有研究观察到于原发性肾病综合征中65%的患者尿视黄醇结合蛋白增多、75%尿中β_2微球蛋白增多，均提示近曲小管重吸收障碍，有作者注意到凡出现上述近曲小管损害者对糖皮质激素治疗反应差、长期预后差[101]。

（五）心血管疾病

肾病综合征时高血脂及高血压均易导致心血管合并症。虽然由于年龄、肾脏原发病、肾病综合征持续时间不一，但有的报告显示肾病综合征患者并发慢性心血管疾病及急性心肌梗死的发病率明显高于同年龄对照[102,103]，有观察年轻本征病人动脉中层的厚度较对照组增加。

四、肾病综合征的治疗

（一）肾病综合征治疗的三个组成部分

1. 蛋白尿的治疗　本征的主要病理、生理环节是由于肾小球滤过膜病变所导致的大量蛋白尿。因此，降尿蛋白自然成为本征治疗的核心环节。降尿蛋白的主要药物为糖皮质激素（泼尼松、泼尼松龙等）及细胞毒类（环磷酰胺等）或免疫抑制剂（钙调磷酸酶抑制剂、吗替麦考酚酯、来氟米特等），其作用机制及用药特点详见本书第三十篇。虽然以上药物是本征时降尿蛋白治疗的主要用药，在各种引起肾病综合征的临床病理类型中也有一些前瞻、随机、对照研究，但大多数还是经验医学的积累（详见相关章节）。

其他可能的降尿蛋白的措施不能作为肾病综合征的基本治疗或主要治疗，只是在上述治疗有困难时的一种辅助和补充：① 中药：雷公藤自1981年报告应用于临床[104]，具有一定的降尿蛋白效果。动物试验也证明此类药可改变肾小球基底膜的电荷状态，从而阻止蛋白滤出[25]。由于其治疗窗窄，有效治疗剂量和中毒剂量较为接近，因此用药过程中应密切观察其不良反应。② 免疫刺激剂：自20世纪80年代以来陆续有用左旋咪唑（levamisole）的报道，以刺激T细胞功能，加强免疫调节，有个别报告在糖皮质激素撤药过程中，保持蛋白尿完全缓解者显著高于对照组[105]。但如果疗程太短（<12周）则无效[106]，且撤药后疾病易复发[107]。③ 静脉免疫球蛋白：Palla用此药治疗了9例膜性肾病，治疗后8/9例尿蛋白完全或部分缓解，肌酐清除率显著改善，重复肾活检显示肾小球的病变和免疫指标均有改善[108]。但其后的临床观察性研究大多未能证实这一作用。④ 应用ACEI治疗非糖尿病性肾病综合征，可降尿蛋白30%～50%[109-111]。而降尿蛋白有效组其肾功能也较稳定[112]。但不论用药时间多长，停药后尿蛋白又有反复。⑤ 非固醇类消炎药（如吲哚美辛等）：通过抑制前列腺素PGE_2产生，减少肾脏局部炎症和通透性，有较肯定的减轻尿蛋白作用[113]。但由于PGE减少影响肾内血液分布，肾皮质血流量减少，引起肾小球滤过率下降。故目前不提倡应用此类药物降尿蛋白，且其降尿蛋白效果也不恒定，停药后数周即反复。此外，需要引起重视的是非固

醇类消炎药本身就是引起肾病综合征的原因之一[114]。

2. 针对本病全身病理生理改变的对症治疗

（1）休息与活动的安排：肾病综合征时应以卧床休息为主，可增加肾血流量，有利利尿，并减少对外界接触以防交叉感染。但应保持适度床上及床旁活动，以防血栓形成。当肾病综合征缓解后可逐步增加活动。如活动后尿蛋白增加（恢复期常出现活动后蛋白尿）则应酌情减少活动。

（2）饮食治疗：患者常伴胃肠道黏膜水肿及腹水，影响消化吸收。应进易消化、清淡、半流质饮食。

1）钠盐摄入：水肿时应进低盐饮食。每日摄取钠2～3g（90～130mmol），禁用腌制食品，尽量少用味精及食碱，以保证尿钠排出量在100mmol/d以下[115]。

2）蛋白质摄入：由于本综合征时呈负氮平衡[116]，表明本征处于蛋白质营养不良状态。分子生物学研究表明本征时肝脏合成白蛋白的功能是增强的[117]。以^{15}N代谢研究及分子生物学研究均表明给予受试肾病综合征大鼠高蛋白饮食，蛋白质合成及肝脏白蛋白mRNA的表达均增强。在此基础上如给予促进白蛋白合成的药物，如黄芪当归合剂，则可在尿蛋白不减少的情况下维持血浆白蛋白接近正常水平[118,119]。我们的研究表明，应用中药黄芪当归合剂可以于肾病综合征大鼠增加其肝脏白蛋白mRNA之表达及转录，说明此药具有促进肝脏合成白蛋白的作用[120]，并通过H^3-苯丙氨酸肌肉蛋白渗入法观察到二药合用具有增加肾病大鼠肌肉蛋白贮备的作用，从整体上改善其蛋白质代谢紊乱状态[121]。因此在肾病综合征的早期、极期，适当给予较高的高质量蛋白质摄入[1～1.5g/（kg·d）]，有助于缓解低蛋白血症及随之引起的一些并发症。

但动物实验[122,123]及人类肾脏病观察[124,125]均证实限制蛋白入量可减缓慢性肾功能损害的发展。因此，对于慢性、非极期的肾病综合征应摄入少量、高质量蛋白0.7～1g/（kg·d）。至于出现慢性肾功能损害时，则应按相应要求处置。

3）脂肪摄入：低脂摄入也是本征饮食治疗中应注意的[126]。饮食中富含可溶性纤维（燕麦、米糠等）也有利于降脂。

多不饱和脂肪酸不能由人体合成，必须由食物供给，饮食中供给丰富的多不饱和脂肪酸（如鱼油）可以补偿花生四烯酸在代谢中的消耗。一组应用鱼油的研究表明可使受试动物血脂下降而且尿蛋白减少，肾小球硬化程度减轻[127]。

4）微量元素补充：由尿中丢失的铜、锌、铁等元素，可由正常饮食中补充。患者严重食欲减退，可考虑配合健脾利湿、开胃中药治疗。

（3）水肿的治疗：治疗的目标应是缓慢地减轻水肿（除患者出现肺水肿外，切忌急骤的利尿）；策略应是针对不同情况选择相应的措施。首先，应判明患者的血容量状态（图11-2-0-4），对于血容量呈过度充盈的患者应依据其水肿程度选择治疗措施：一般患者于限盐及卧床之后即可达到利尿、消肿的目的。限盐是治疗的基本措施：重度水肿的患者每日钠入量1.7～2.3g（75～100mmol），轻、中度水肿患者每日2.3～2.8g（100～120mmol）。在此基础上，轻、中度水肿可加用噻嗪类和/或保钾利尿剂（特别在应用糖皮质激素后有低血钾者）；重度水肿可选用袢利尿剂（详见本书第三十篇第五章）。

当患者处于低充盈状态时应用利尿剂治疗水肿是困难而且危险的（图11-2-0-5）。此时可考虑应用白蛋白静脉滴注，同时加用袢利尿剂治疗。但是，不应将血浆制品作为营养品及利尿药而频繁使用。因为在输入后24～48小时内即全部由尿液排出体外[128]。由此，增加了肾小球滤过及近曲小管蛋白重吸收的负担。动物实验证明过多输入白蛋白可引起肾小球上皮细胞损伤，即"蛋白超负荷肾病"[129]。临床上有观察发现微小病变型肾病综合征患者治疗过程中，反复应用静注白蛋白，导致肾脏功能损伤加重，疾病难以控制[130]。而且严重肾病综合征时常存在一定程度的肺间质积液，输入血浆蛋白过快、过多，增加血容量过快，引起肺毛细血管压上升，易出现肺水肿。近来，血浆制品的污染也是一个必须关注的问题。肾病综合征患者水肿治疗的临床思路见图11-2-0-5。

当应用糖皮质激素时，常于降低尿蛋白前出现其增加肾小球滤过的作用，而起利尿效果。对于

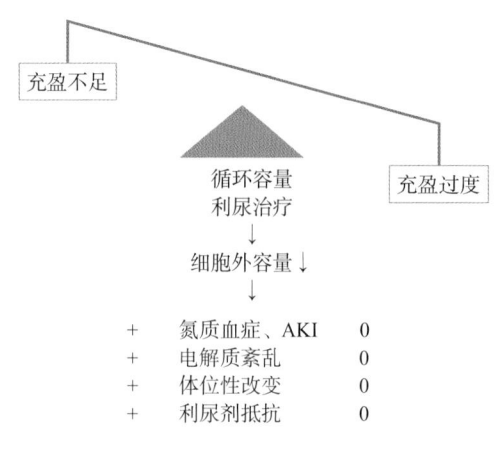

图 11-2-0-4 肾病综合征时判断血容量的要点

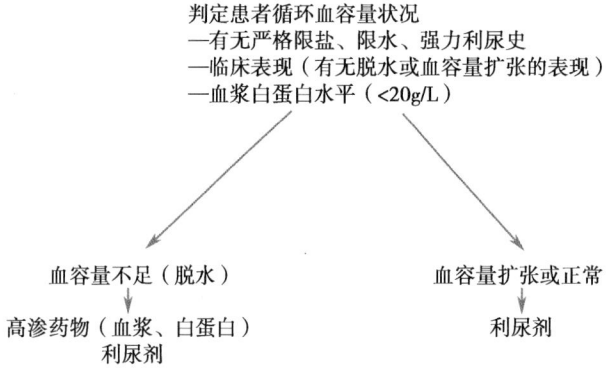

图 11-2-0-5 肾病综合征患者水肿治疗的临床思路

严重的利尿剂抵抗的水肿患者可以考虑应用单纯超滤脱水治疗，减轻水肿之后对利尿剂的反应状态亦可获得改善。

（4）降压治疗：见有关篇章。

（5）降脂治疗：目前对于本征时降脂治疗采取较积极的态度[131,132]。高脂可以促进肾小球硬化，而且又有增加心血管并发症的可能性。冠心病一级预防队列研究表明，本征患者降低血脂后冠状动脉疾病的发生率下降[133]。此外，LDL胆固醇可刺激肾脏缩血管物质如血栓素 A_2 的产生，改变肾小球血液供应及通透性。近年来在本征治疗中降脂药物的应用已有比较多的尝试。HMC CoA 还原酶抑制剂是肾病综合征降脂治疗中比较合理、安全的一类药物[134]。此外，也有应用血脂净化技术清除 LDL（LDL-apheresis）的报道，对难治性肾病综合征，如FSGS患者不仅可以纠正血脂异常，还有利于肾病综合征缓解[135]，但是该疗法尚未得到推广。

（6）抗凝治疗：成人肾病综合征血栓栓塞性并发症的发生率较高，特别是膜性肾病时。对于是否应预防性给予抗凝药治疗（肝素、华法林），由于难以进行前瞻性对照研究，迄今既缺乏循证医学证据，也尚未形成共识。从理论上讲抗凝治疗可以预防深静脉、肾静脉血栓的形成或预防继发于可能形成而未测知的无症状性血栓脱落引起肺栓塞。但临床实践中的效果和风险比却令人缺乏信心。因此，应在肾病综合征时血栓、栓塞性疾病发生的危险性和应用抗凝治疗后出血性并发症发生的可能性二者之间进行分析、平衡，以决定是否给患者以抗凝治疗[71,80,136]。肾病综合征时易发生血栓栓塞性并发症的情况：① 肾病综合征的严重程度（一般认为血浆白蛋白<20 ~ 25g/L）；② 基础的肾脏病（如狼疮肾炎伴抗磷脂抗体综合征）；③ 既往出现过血栓栓塞事件（如深静脉血栓）；④ 家族中存在血栓栓塞性患者（血栓形成倾向），可能与遗传因素有关；⑤ 同时存在其他血栓形成的因素（如充血性心力衰竭、长期不能活动、病态的肥胖、骨科、腹部或妇科术后）。另一方面，应用抗凝治疗后易出现出血性并发症的危险因素，如老年、脑卒中、消化道出血等出血性疾病史。

预防性用药选择口服抗凝药—华法林，应监测凝血酶原时间，国际标准化比值（INR）需控制在1.8～2.0。预防性用药时间持续多久也无定论，一般主张纠正肾病综合征之后可停药，不主张长期大剂量地应用抗凝治疗。

对于已有血栓并发症者的治疗目标是使血栓不再发展，不形成新血栓、不产生栓子脱落。用药方案参照国际上治疗深静脉血栓的随机对照研究，采用普通肝素、小分子肝素或华法林维持治疗，强度为国际标准化比值INR 2～3，持续半年至1～2年，缓慢撤药。

3. 保护残存肾功能　本征治疗过程中不应忽略对肾功能的监测。上述降尿蛋白、降压、降脂等治疗均有助于保护肾功能。北京大学第一医院多年的系列研究，在动物模型及细胞生物学水平上均证明中药黄芪、当归具有对肾病综合征的肾脏慢性病变的保护作用，并得到临床前瞻、对照研究初步的证实。

（二）肾病综合征治疗的原则

1. 对患者全面治疗的观点　既要重视消除或减少尿蛋白，又不能只追求尿蛋白的消、减。应注意全面治疗，纠正病理生理紊乱，减少并发症、保护肾功能。

2. 对于治疗用药（糖皮质激素、细胞毒类药物、免疫抑制剂、利尿剂等）均应清楚地了解其适应证与不良反应、权衡利弊、小心决策。特别是糖皮质激素、细胞毒药物、免疫抑制剂等均需较长时间用药，药物不良反应又较严重，决定用药之前必须判明患者的机体状态（如有无感染灶、溃疡病灶等）能否耐受用药，用药时机是否合适。

3. 由于原发性肾病综合征是由多种不同的临床-病理类型的肾小球疾病所组成，各种疾病的治疗用药、病程均不一样。必须根据不同疾病遵循不同的治疗方案。肾活检病理检查有助于澄清患者的临床-病理类型。肾病综合征时肾活检的适应证见表11-2-0-3。青少年单纯性肾病综合征（肾病综合征不伴镜下血尿、高血压）常见的临床-病理类型为微小病变或系膜增生性肾炎（IgA或非IgA型）的轻微病变者，此类患者单用糖皮质激素即可有较好的治疗反应，故可以直接给予足量的泼尼松6～8周；除此之外，如属对糖皮质激素无反应（又称"激素抵抗型"，一般以治疗6～8周后尿蛋白不减少界定）或"激素依赖型"（与撤药密切相关的尿蛋白反跳，一年中发生3次以上者）或肾病综合征伴血尿、高血压者或45岁以上患者均应先作肾活检，明确临床病理类型后，根据不同疾病采取不同的治疗方案（图11-2-0-6）。

表11-2-0-3　肾病综合征时肾活检的适应证

1. 不能排除继发性肾病综合征

2. 伴血尿、高血压及肾功能损害

3. 中老年患者

4. 单纯性肾病综合征

　　激素依赖型

　　激素抵抗型

5. 出现急性肾损伤

4. 规范化治疗与个体化治疗相结合。肾病综合征时应用糖皮质激素和细胞毒类药物（免疫抑制剂）的临床思路见图11-2-0-6。肾病综合征治疗用药，特别是糖皮质激素与细胞毒（免疫抑制剂）药物使用过程中切忌随意性，即不可不完成疗程随意停药，致使疗效不能显现；也不可盲目延长疗程，加大剂量造成严重的副作用。各个疾病的用药剂量、疗程多是随机、对照研究、或病例数量较多的前瞻性队列研究的结果。临床实践中一定要遵循比较成熟的规范化方案。但另一方面，又要注意结合患者的实际情况，个体化治疗的原则是临床工作的灵魂。

（三）肾病综合征的治疗前景

各种引起原发性肾病综合征的肾小球疾病的发病机制均与免疫介导的炎症反应过程有关：如

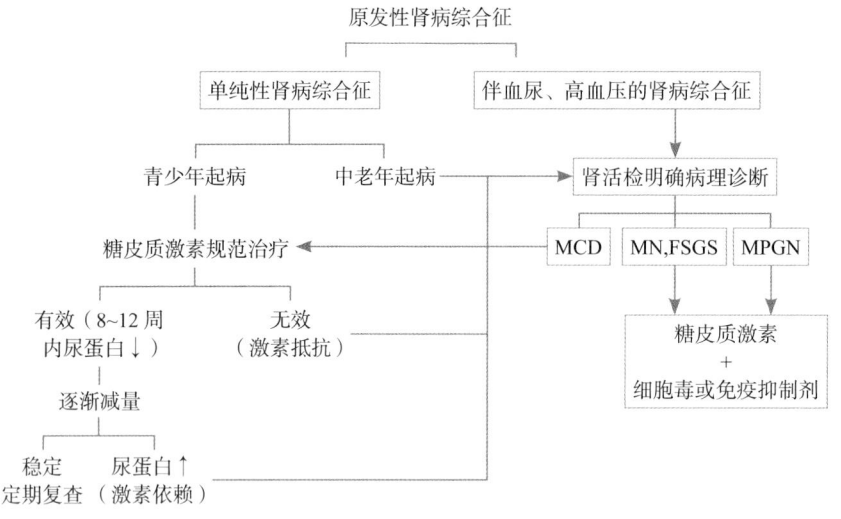

图 11-2-0-6 原发性肾病综合征的临床诊治流程

特发性膜性肾病，与针对足细胞膜表达的 M-PLA2R 的自身免疫和继发的补体活化有关；IgA 肾病与针对 IgA1 分子铰链区异常糖链的自身免疫和补体活化有关；微小病变肾病与 T 淋巴细胞的过度活化有关；局灶节段性肾小球硬化，与肾脏固有细胞的异常活化与转分化有关。因此，对于原发性肾病综合征治疗前景基本上是针对免疫抑制与细胞增生的抑制。这方面的治疗措施在自身免疫性疾病、移植免疫抑制剂及抗肿瘤药物方面有很大的进展，对于原发性肾病综合征的治疗可以借鉴这些方面的进展，包括：① 一些新型的免疫抑制药物在本征中的应用，如钙调磷酸酶抑制剂、吗替麦考酚酯和来氟米特。② 从细胞生物学的角度抑制 B 细胞（rituximab）；阻滞各种细胞因子（肿瘤坏死因子 α-infliximab B，etanercept；白介素 1-anakinra）；针对补体成分的治疗（C3-TP-10，C5-eculizumab）；针对信号转导途径的治疗；以及具有免疫抑制作用的细胞因子的应用，如白介素 10 等。

（赵明辉　王海燕）

参考文献

1. 王海燕 . 肾脏病学 . 北京 : 人民卫生出版社 , 2008.

2. NACHMAN PH, JENNETTE JC, FALK RJ. Brenner & Rector's the kidney. Philadelphia:Elsevier (Saunders), 2012.

3. CHEN M, ZHOU FD, ZHAO MH, et al. Normoalbuminaemia is associated with IgA nephropathy in primary glomerulopathy with nephrotic-range proteinuria in Chinese patients. Nephrol Dial Transplant, 2011, 26(4):1247-1252.

4. DEEGENS JK, DIJKMAN HB, BORM GF, et al. Podocyte foot process effacement as a diagnostic tool in focal segmental glomerulosclerosis. Kidney Int, 2008, 74(12):1568-1576.

5. LI LS, LIU ZH. Epidemiologic data of renal diseases from a single unit in China: analysis based on 13,519 renal biopsies. Kidney Int, 2004, 66(3):920-923.

6. ZHOU FD, SHEN HY, CHEN M, et al. The renal histopathological spectrum of patients with nephrotic syndrome: an analysis of 1523 patients in a single Chinese center. Nephrol Dial Transplant, 2011, 26(12):3993-3997.

7. ZHU P, ZHOU FD, ZHAO MH. The renal histopathology spectrum of elderly patients with kidney diseases: a

study of 430 patients in a single Chinese center. Medicine (Baltimore), 2014, 93(28):e226.

8. PAN X, XU J, REN H, et al. Changing spectrum of biopsy-proven primary glomerular diseases over the past 15 years: a single-center study in China. Contrib Nephrol, 2013, 181:22-30.

9. ZHU P, ZHOU FD, ZHAO MH. Increasing frequency of idiopathic membranous nephropathy in primary glomerular disease: a 10-year renal biopsy study from a single Chinese nephrology center. Nephrology, 2015, 20(8):560-566.

10. MYERS BD, OKARMA TB, FRIEDMAN S, et al. Mechanisms of proteinuria in human glomerulonephritis. J Clin Invest, 1982, 70:732-746.

11. TAPP DC, COPLEY J. Effect of red blood cell lysis on protein quantitation in hematuric states. Am J Nephrol, 1988, 8:190-193.

12. TOJO A, KINUGASA S. Mechanisms of glomerular albumin filtration and tubular reabsorption. Int J Nephrol, 2012, 2012:481520.

13. SCHNAPER HW, ROBSON AM, KOPP JB. Diseases of the Kidney & Urinary Tract. Philadelphia:Lippincott Williams & Wilkins. 2007.

14. KHOSHNOODI J, SIGMUNDSSON K, OFVERSTEDT LG, et al. Nephrin promotes cell-cell adhesion through homophilic interactions. Am J Pathol, 2003, 163(6):2337-2346.

15. MATSUI K, BREITENDER GELEFF S, Soleiman A, et al. Podoplanin, a novel 43kDa membrane protein, controls the shape of podocytes. Nephrol Dial Transplant, 1999, 14(suppl 1):9-11.

16. KOLTUN M, NIKOLOVSKI J, STRONG K, et al. Mechanism of hypoalbuminemia in rodents. Am J Physiol Heart Circ Physiol, 2005, 288(4):H1604-H1610.

17. MOTOYOSHI Y, MATSUSAKA T, SAITO A, et al. Megalin contributes to the early injury of proximal tubule cells during nonselective proteinuria. Kidney Int, 2008, 74(10):1262-1269.

18. AMSELLEM S, GBUREK J, HAMARD G, et al. Cubilin is essential for albumin reabsorption in the renal proximal tubule. J Am Soc Nephrol, 2010, 21(11):1859-1867.

19. LANGELUEDDECKE C, ROUSSA E, FENTON RA, et al. Lipocalin-2 (24p3/neutrophil gelatinase-associated lipocalin (NGAL)) receptor is expressed in distal nephron and mediates protein endocytosis. J Biol Chem, 2012, 287(1):159-169.

20. LEE D, GLEICH K, FRASER SA, et al. Limited capacity of proximal tubular proteolysis in mice with proteinuria. Am J Physiol Renal Physiol, 2013, 304(7):F1009-F1019.

21. TOJO A. The role of the kidney in protein metabolism: the capacity of tubular lysosomal proteolysis in nephrotic syndrome. Kidney Int, 2013, 84(5):861-863.

22. SLATTERY C, LEE A, ZHANG Y, et al. In vivo visualization of albumin degradation in the proximal tubule. Kidney Int, 2008, 74(11):1480-1486.

23. SHANKLAND SJ. The podocyte's response to injury:role in proteinuria and glomerulosclerosis. Kidney Int, 2006, 69:2131-2147.

24. ALDER S, SHARMA R, SAVIN VJ, et al. Alteration of glomerular permeability to macromolecules induced by cross linking of beta 1 integrin receptors. Am J Pathol, 1996, 149:987-996.

25. 王海燕,李惊子,朱世乐,等. 雷公藤及黄芪、当归对微小病变鼠肾肾小球滤过膜通透性的影响. 中华医学杂志, 1988, 68(9):513-515.

26. BALLMER PE, WEBER BK, ROY-CHAUDHURY P, et al. Elevation of albumin synthesis rates in nephrotic patients measured with [1-13C]leucine. Kidney Int, 1992, 41(1):132-138.

27. 李丽英,于宏,潘辑圣,等. 黄芪与当归对肾病综合征患者总体蛋白质代谢的影响. 中华内科杂志, 1995, 34 :670-672.

28. KAYSEN GA. Plasma composition in the nephrotic syndrome. A J Nephrol, 1993, 13:347-359.

29. SCHULTZE G, AHUJA S, FABER U, et al. Gastrointestinal protein loss in the nephrotic syndrome studies with ^{51}Cr albumin. Nephron, 1980, 25:227-230.

30. 王叔咸,张修梅,潘辑圣,等. 慢性肾炎患者蛋白质代谢问题的初步研究. 中华内科杂志, 1964, 12 :818-822.

31. FEINSTEIN EI, KAPTEIN EM, NICOLOFF JT, et al. Thyroid function in patients with nephrotic syndrome and normal renal function. Am J Nephrology, 1982, 2:70-76.

32. KERLIN BA, AYOOB R, SMOYER WE. Epidemiology and pathophysiology of nephrotic syndrome-associated thromboembolic disease. Clin J Am Soc Nephrol, 2012, 7(3):513-520.

33. MACÉ C, CHUGH SS. Nephrotic syndrome: components, connections, and angiopoietin-like 4-related therapeutics. J Am Soc Nephrol, 2014, 25(11):2393-2398.

34. GRUNDY SM, VEGA GL. Rationale and management of hyperlipidemia of the nephrotic syndrome. Am J Med, 1989, 87(5N):3N-11N.

35. BERG U, BOHLIN AB. Renal hemodynamies in minimal change nephritic syndrome in childhood. Int J Pediatr Nephrol, 1982, 3:187-192.

36. KAYSEN GA. Hyperlipidemia in the nephrotic syndrome. Am J Kidney Dis, 1988, 12(6):548-551.

37. TITZE J. Interstitial fluid homeostasis and pressure: news from the black box. Kidney Int, 2013, 84(5):869-871.

38. EBAH LM, WIIG H, DAWIDOWSKA I, et al. Subcutaneous interstitial pressure and volume characteristics in renal impairment associated with edema. Kidney Int, 2013, 84(5):980-988.

39. SCHRIER RW, FASSETT RG. A critique of the overfill hypothesis of sodium and water retention in the nephrotic syndrome. Kidney Int, 1998, 53:1111-1117.

40. VANDE WALLE JG, DONCKERWOLCKE RA, VAN ISSELT JW, et al. Volume regulation in children with early relapse of minimal-change nephrosis with or without hypovolemic symptoms. Lancet, 1995, 346:148-152.

41. DORHOUT EJ, ROOS JC, BOER P, et al. Observations on edema formation in the nephrotic syndrome in adults with minimal lesions. Am J Med, 1979, 67:378-384.

42. GEERS AB, KOOMANS HA, ROOS JC, et al. Functional relation ships in the nephritic syudrome. Kidney Int, 1984, 26:324-330.

43. DESCHENES G, FERAILLE E, DOUCET A. Mechanisms of edema in nephritic syndrome：old theories and new ideas. Nephrol Dial Transplant, 2003, 18:454-456.

44. DESCHENES G, WITTNER M, STEFANO A, et al. Collecting duct is a site of sodium retention in PAN nephrosis：a rationale for amiloride therapy. J Am Soc Nephrol, 2001, 12:598-601.

45. KIM SW, WANG W, NIELSEN J, et al. Increased expression and apical targeting of renal ENaC subunits in puromycin aminonucleoside induced nephrotic syndrome in rats. Am J Physiol Renal Physiol, 2004, 286(5):F922-F935.

46. LOURDEL S, ZECEVIC M, MARC PAULASIS M, et al. ENaC activation in experimental nephrotic syndrome. J Am Soc Nephrol, 2001, 12:138A.

47. DESCHENES G, DOUCET A. Collecting duct (Na^+/K^+) ATPase activity is correlated with urinary sodium excretion in rat nephrotic syndromes. J Am Soc Nephrol, 2000, 11:604-615.

48. BESSE ESCHMANN V, KLISIC J, NIEF V, et al. Regulation of the proximal tubular sodium/proton exchanger NHE3 in rats with puromycin aminonucleoside (PAN) induced nephrotic syndrome. J Am Soc Nephrol, 2002, 13:2199-2206.

49. APOSTOL E, ECELBARGER CA, TERRIS J, et al. Reduced renal medullary water channel expression in puromycin aminonucleoside induced nephrotic syndrome. J Am Soc Nephrol, 1997, 8:15-24.

50. PYO HJ, SUMMER SN, NIEDERBERGER M, et al. Arginine vasopressin gene expression in rats with puromycin induced nephrotic syndrome. Am J Kid Dis, 1995, 25:58-62.

51. STARLING EH. On the Absorption of Fluids from the Connective Tissue Spaces. J Physiol, 1896, 19(4):312-326.

52. RANDOLPH GJ, ANGELI V, SWARTZ MA. Dendritic-cell trafficking to lymph nodes through lymphatic vessels. Nat Rev Immunol, 2005, 5(8):617-628.

53. REED RK, RUBIN K, WIIG H, et al. Blockade of beta 1-integrins in skin causes edema through lowering of interstitial fluid pressure. Circ Res, 1992, 71(4):978-983.

54. SCHNITTLER HJ. Structural and functional aspects of intercellular junctions in vascular endothelium. Basic Res Cardiol, 1998, 93:30-39.

55. CLARKE H, SOLER AP, MULLIN JM. Protein kinase C activation leads to dephosphorylation of occludin and tight junction permeability increase in LLCPK1 epithelial cell sheets. J cell Science, 2000, 113:3187-3196.

56. HE P, CURRY FE. Albumin modulation of capillary permeability role of endothelial cell [Ca^{2+}]i. Am J Physiol, 1993, 265:H74-H82.

57. CAMERON JS, GLASSOCK RJ. The Nephrotic Syndrome. New York:Marcel Dekker, 1988:849-870.

58. KRENSKY AM, INGELFINGER JR, GRUPE WE, et al. Peritonitis in childhood nephrotic syndrome. Am J Dis Child, 1982, 136:732-736.

59. 肖青,王骏,王海燕,等.应用角蛋白抗体免疫酶标技术对原发性肾病综合征尿单个核细胞成分的研究.中华肾脏病杂志,1988,4 :140.

60. GIANGIACOMO J, CLEARY TG, COLE BR, et al. Serum immunoglobulins in the nephrotic syndrome. A possible cause of minimalchange nephrotic syndrome. N Engl J Med, 1975, 293:8-12.

61. HESLAN JM, LAUTIE JP, INTRATOR L, et al. Impaired IgG synthesis in patients with the nephrotic syndrome. CIin Nephrol, 1982, 18:144-147.

62. MANTAN M, PANDHARIKAR N, YADAV S, et al. Seroprotection for hepatitis B in children with nephrotic syndrome. Pediatr Nephrol, 2013, 28(11):2125-2130.

63. PATIROGLU T, MELIKOGLU A, DUSUNSEL R. Serum levels of C3 and factors I and B in minimal change disease. Acta Paediatr Jpn, 1998, 40(4):333-336.

64. ANDERSON DC, YORK TL, ROSE G, et al. Assessment of serum factor B, serum opsonins, granulocyte chemotaxis, and infection in nephrotic syndrome of children. J Infect Dis, 1979, 140:1-11.

65. TAUBE D, CHAPMAN S, BROWN Z, et al. Depression of normal lymphocyte transformation by sera of patients with minimal change nephropathy and other forms of nephrotic syndrome. Clin Nephrol, 1981, 15:286-290.

66. TAUBE D, BROWN E, WILLIAMS DG, et al. Impaired lymphocyte and suppressor cell function in minimal change nephropathy, membranous nephropathy and focal segmental glomerulosclerosis. Clin Nephrol, 1984, 22:176-182.

67. CAMERON JS. Clinical Consequences of the Nephrotic Syndrome. Oxford Textbook of Clinical Nephrology. Oxford:Oxford University Press, 1992.

68. NEILD GH. Complications of immunosuppressive drug therapy. Proceeding of Sytoposium, Cambridge, 1990.

69. LV J, ZHANG H, CUI Z, et al. Delayed severe pneumonia in mycophenolate mofetil-treated patients with IgA nephropathy. Nephrol Dial Transplant, 2008, 23(9): 2868-2872.

70. MAHMOODI BK, TEN KATE MK, WAANDERS F, et al. High absolute risks and predictors of venous and arterial thromboembolic events in patients with nephrotic syndrome: results from a large retrospective cohort study. Circulation, 2008, 117(2):224-230.

71. LEE T, BIDDLE AK, LIONAKI S, et al. Personalized prophylactic anticoagulation decision analysis in patients with membranous nephropathy. Kidney Int, 2014, 85(6):1412-1420.

72. THOMPSON C, FORBES CD, PRENTICE CR, et al. Changes in blood coagulation and fibrinolysis in the nephrotic syndrome. Q J Med, 1974, 43:399-407.

73. MEHLS O, ANDRASSY K, KODERISCH J, et al. Hemostasis and thromboembolism in children with nephrotic syndrome: differences from adults. J Pediatr, 1987, 110:862-867.

74. 王淑娟,袁家颖,吴振茹,等.肾病综合征患者的血凝因素变化.中华内科杂志,1990, 29 :398-401.

75. KUHLMANN U, STEURER J, BOLLINGER A, et al. Incidence and clinical significance of thromboses and thrombo-embolic complications in nephrotic syndrome patients. Schweiz Med Wochenschr, 1981, 111(27-28):1034-1040.

76. BELLOMO R, ATKINS RC. Membranous nephropathy and thromboembolism: is prophylactic anticoagulation warranted? Nephron, 1993, 63(3):249-254.

77. LIONAKI S, DEREBAIL VK, HOGAN SL, et al. Venous thromboembolism in patients with membranous nephropathy. Clin J Am Soc Nephrol, 2012, 7:43-51.

78. WATTANAKIT K, CUSHMAN M, STEHMAN-BREEN C, et al. Chronic kidney disease increases risk for

venous thromboembolism. J Am Soc Nephrol, 2008, 19(1):135-140.

79. CAMERON JS. Coagulation and thromboembolic complications in the nephrotic syndrome. Adv Nephrol Necker Hosp, 1984, 13:75-114.

80. GLASSOCK RJ. Prophylactic anticoagulation in nephrotic syndrome: a clinical conundrum. J Am Soc Nephrol, 2007, 18: 2221-2225.

81. BARBOUR SJ, GREENWALD A, DJURDJEV O, et al. Disease-specific risk of venousthromboembolic events is increased inidiopathic glomerulonephritis. Kidney Int, 2012, 81:190-195.

82. 王海燕. 肾病综合征时之血栓、栓塞性合并症. 中华肾脏病杂志, 1987, 3 :91.

83. 章友康, 丁志民, 王海燕, 等. 肾病综合征几种少见的血栓、栓塞合并症. 中华肾脏病杂志, 1992, 8 :261.

84. SARASIN FP, SCHIFFERLI JA. Prophylactic oral anticoagulation in nephrotic patients with idiopathic membranous nephropathy. Kidney Int, 1994, 45:578-585.

85. ANDRASSY K, RITZ E, BOMMER J. Hypercoagulability in the Nephrotic syndrome. Klin Wochenschr, 1980, 58:1029-1036.

86. SMITH JD, HAYSLETT JP. Reversible renal failure in the nephrotic syndrome. Am J Kidney Dis, 1992, 19:201-213.

87. 姜筠, 章友康, 王海燕, 等. 肾病综合征合并特发性急性肾功能衰竭. 中华内科杂志, 1995, 34 :157.

88. 张路霞, 王梅, 王海燕. 慢性肾脏病基础上的急性肾功能衰竭. 中华肾脏病杂志, 2003, 19(2):78-81.

89. IMBASCIATI E, PONTICELLI C, CASE N, et al. Acute renal failure in idiopathic nephrotic syndrome. Nephron, 1981, 28:186-191.

90. KOOP K, EIKMANS M, BAELDE HJ, et al. Expression of podocyte-associated molecules in acquired human kidney diseases. J Am Soc Nephrol, 2003, 14(8):2063-2071.

91. SMITH JD, HAYSLETT JP. Reversible renal failure in the nephrotic syndrome. Am J Kidney Dis, 1992, 19:201-213.

92. JENNETTE JC, FALK RJ. Adult minimal change glomerulopathy with acute renal failure. Am J Kidney Dis, 1990, 16:432-437.

93. SJOBERG RJ, MCMILLAN VM, BARTRAM LS, et al. Renal failure with minimal change nephrotic syndrome: reversal with hemodialysis. Clin Nephrol, 1983, 20(2):98-100.

94. STEELE BT, BACHEYIE GS, BAUMAL R, et al. Acute renal failure of short duration in minimal lesion nephrotic syndrome of childhood. Int J Pediatr Nephrol, 1982, 3(2):59-62.

95. LOWENSTEIN J, SCHACHT RG, BALDWIN DS. Renal failure in minimal change nephrotic syndrome. Am J Med, 1981, 70:227-233.

96. ANONYMOUS. Sudden onset of renal failure and the nephrotic syndrome in a middle aged woman. N Engl J Med, 1982, 306:221-231.

97. VANDE WALLE J, MAUEL R, RAES A, et al. ARF in children with minimal change nephrotic syndrome may be related to functional changes of the glomerular basal membrane. Am J Kidney Dis, 2004, 43(3):399-404.

98. JIA XY, HU SY, CHEN JL, et al. The clinical and immunological features of patients with combined anti-glomerular basement membrane disease and membranous nephropathy. Kidney Int, 2014, 85(4):945-952.

99. 刘玉春, 王海燕, 王孟庸, 等. 药物引起急性间质性肾炎—附五例分析. 中华内科杂志, 1984, 23 :151.

100. BOUISSOU F, BARTHE P, PIERRAGI MT, et al. Severe idiopathic nephrotic syndrome with tubular dysfunction (report of nine pediatric cases). Clin Nephrol, 1980, 14:135-141.

101. SESSO R, SANTOS AP, NISHIDA SK, et al. Prediction of steroid responsiveness in the idiopathic nephrotic syndrome using urinary retinol binding protein and beta-2microglobulin. Ann Intern Med, 1992, 116:905-909.

102. ORDONEZ JD, HIATT RA, KILLEBREW EJ, et al. The increased risk of coronary heart disease associated with nephrotic syndrome. Kidney Int, 1993, 44:638-642.

103. HOPP L, GILBOA N, KURLAND G, et al. Acute myocardial infarction in a young boy with nephrotic syndrome: a case report and review of the literature. Pediatr Nephrol, 1994, 8(3): 290-294.

104. 黎磊石, 张训, 陈光永, 等. 雷公藤治疗肾小球肾炎的临床研究. 中华内科杂志, 1981, 4 :216.

105. ANONYMOUS. Levamisole for corticosteroiddependent nephrotic syndrome in childhood. British Association

for Paediatric Nephrology. Lancet, 1991, 337:1555-1557.

106. SRIVASTAVA RN, VASUDEV AS, BAGGA A, et al. Levamisole in nephrotic syndrome. Lancet, 1991, 338:1275.

107. PRAVITSITTHIKUL N, WILLIS NS, HODSON EM, et al. Non-corticosteroid immunosuppressive medications for steroid-sensitive nephrotic syndrome in children. Cochrane Database Syst Rev, 2013, 10:CD002290.

108. PALLA R, CIRAMI C, PANICHI V, et al. Intravenous immunoglobulin therapy of membranous nephropathy：efficacy and safety. Clin Nephrol, 1991, 35:98-104.

109. HEEG JE, DE JONG PE, VAN DER HEM, et al. Reduction of proteinuria by angiotensin converting enzyme inhibition. Kidney Int, 1987, 32:78-83.

110. LAGRUE G, ROBEVA R, LAURENT J, et al. Antiproteinuric effect of captopril in primary glomerular disease. Nephron, 1987, 46:99-100.

111. PRAGA M, BORSTEIN B, ANDRES A, et al. Nephrotic proteinuria without hypoalbuminemia: Clinical characteristics and response to angiotensinconverting enzyme inhibition. Am J Kidney Dis, 1991, 17:330-338.

112. PRAGA M, HERNANDEZ E, MONTOYO C, et al. Long term beneficial effects of angiotensin converting enzyme inhibition in patients with nephrotic proteinuria. Am J Kidney Dis, 1992, 20:240-248.

113. VRIESENDORP R, DE ZEEUW D, DE JONG PE, et al. Reduction of urinary protein and prostaglandin E_2 excretion in the nephrotic syndrome by nonsteroidal anti-inflammatory drugs. Clin Nephrol, 1986, 25:105-110.

114. NAWAZ FA, LARSEN CP, TROXELL ML. Membranous nephropathy and nonsteroidal anti-inflammatory agents. Am J Kidney Dis, 2013, 62(5):1012-1017.

115. FOUQUE D, MITCH WE. Brenner & Rector's the kidney. Philadelphia:Elsevier (Saunders), 2012.

116. 王叔咸,张修梅,潘缉圣,等. 慢性肾炎患者蛋白质代谢问题. 中华内科杂志, 1964, 12：818.

117. YAMAUCHI A, IMAI E, NOGUCHI T, et al. Albumin gene transcription is enhanced in liver of nephrotic rats. Am J Physiol, 1988, 254:E676-E679.

118. 谷进,潘缉圣. 黄芪当归及蛋白质入量对肾病综合征大鼠蛋白质代谢动力学研究. 中华肾脏病杂志, 1992, 8：228.

119. 李丽英,王海燕,朱世乐,等. 黄芪当归对鼠肾病综合征肝脏白蛋白 mRNA 表达的作用. 中华医学杂志, 1995, 75：276.

120. 李丽英,王海燕,朱世乐,等. 黄芪当归对肾病综合征鼠肝白蛋白的表达作用. 中华医学杂志, 1995, 75：276-279.

121. 陈孟华,李丽英,潘辑圣,等. 黄芪当归对肾病综合征大鼠肌肉蛋白质代谢的影响. 中华肾脏病杂志, 1997, 13：153-155.

122. ZOJA C, REMUZZI A, REMUZZI G, et al. Lowprotein diet prevents glomerular damage in experimental nephrosis. Contrib Nephrol, 1988, 60:94-100.

123. NATH KA, KREN SM, HOSTETTER TH. Dietary protein restriction in established renal injury in the rat: selective role of glomernlar capillary pressure in progressive glomerular dysfunction. J Clin Invest, 1986, 78:1199-1205.

124. ROSMAN JB, TER WEE PM, MEIJER S, et al. Prospective randomised trial of early dietary protein restriction in chronic renal failure. Lancet, 1984, 2:1291-1296.

125. MITCH WE, WALSER M, STEINMAN TI, et al. The effect of a keto acidamino acid supplement to a restricted diet on the progression of chronic renal failure. N Engl J Med, 1984, 311:623-629.

126. D'AMICO G, GENTLE MG, MANNA G, et al. Effect of vegetarian soy diet on hyperlipidaemia in nephrotic syndrome. Lancet, 1992, 339:1131-1134.

127. WHEELER DC, NAIR DR, PERSAUD JW, et al. Effects of dietary fatty acids in an animal model of focal glomerulosclerosis. Kidney Int, 1991, 39:930-937.

128. DAVISON AM, LAMBIE AT, VERTH AH, et al. Saltpoor human albumin in management of nephrotic syndrome. Br Med J, 1974, 16:481-484.

129. WEENING JJ, VAN GULDENER C, DAHA MR, et al. The pathophysiology of protein overload proteinuria. Am J Pathol, 1987, 129:64-73.

130.　YOSHIMURA A, IDEURA T, IWASAKI S, et al. Aggravation of minimal change nephrotic syndrome by administration of human albumin. Clin nephrol, 1992, 37:109-114.

131.　OLBRICHT CJ, KOCH KM. Treatment of hyperlipidemia in nephrotic syndrome：Time for a Change? Nephron, 1992, 62:125-129.

132.　VALERI A, GELFAND J, BLUM C, et al. Treatment of the hyperlipidemia of the nephrotic syndrome: a controlled trial. Am J Kidney Dis, 1986, 8:388-396.

133.　ANONYMOUS. The Lipid Research Clinics Coronary Primary Prevention Trial results. Ⅱ. The relationship of reduction in incidence of coronary heart disease to cholesterol lowering. JAMA, 1984, 251:351-374.

134.　KONG X, YUAN H, FAN J, et al. Lipid-lowering agents for nephrotic syndrome. Cochrane Database Syst Rev, 2013, 12:CD005425.

135.　MUSO E. Beneficial effect of LDL-apheresis in refractory nephrotic syndrome. Clin Exp Nephrol, 2014, 18(2):286-290.

136.　GLASSOCK RJ. Thrombo-prevention in membranous nephropathy: a new tool for decision making? Kidney Int, 2014, 85(6): 1265-1266.

第三章
常见的肾小球疾病

第一节　急性感染后肾小球肾炎

急性感染后肾小球肾炎（acute postinfectious glomerulonephritis，APIGN）是一种常见的肾脏病。急性起病，以血尿、蛋白尿、高血压、水肿、少尿及肾功能损伤为常见临床表现。这是一组临床综合征，又称为急性肾炎综合征。病理变化以肾小球毛细血管内皮细胞和系膜细胞增生性变化为主。本病常出现于感染之后，有多种病因，目前仍以链球菌感染后急性肾炎最为常见[1]，但在成年人中，葡萄球菌感染引起的急性肾炎越来越多[2]。

此外，该病偶可见于其他细菌或病原微生物感染之后，如细菌（肺炎球菌、脑膜炎球菌、淋球菌、克雷伯杆菌、布氏杆菌、伤寒杆菌等），病毒（水痘病毒、麻疹病毒、腮腺炎病毒、乙型肝炎病毒、EB 病毒、柯萨奇病毒、巨细胞病毒等），立克次体（斑疹伤寒），螺旋体（梅毒），支原体，霉菌（组织胞浆菌），原虫（疟疾）及寄生虫（旋毛虫、弓形虫）。这些感染后，多数患者出现急性肾炎综合征，少数出现急进性肾小球肾炎、肾病综合征等。本章着重描述最常见的急性链球菌感染后肾炎和葡萄球菌感染后肾炎。

一、急性链球菌感染后肾炎

（一）流行病学和病因

急性链球菌感染后肾炎（poststreptococcal glomerulonephritis，PSGN）多于 5 ~ 14 岁发病，高峰年龄在 2 ~ 6 岁之间，可能与儿童进入集体生活环境后，第一次接触 β 链球菌致肾炎菌株，又尚未产生特异性免疫力有关。本病很少累及中、老年人，而且这些病例是否都是链球菌后肾炎，还是由其他病因所致的急性肾炎综合征，尚无定论。两性均可发病，男女比约为 2∶1。发达国家中 PSGN 的发病率已逐渐降低，但在经济欠发达的国家和地区，仍有较高的患病率，儿童中的发病率约为 24 例/10 万人年，成人的发病率约 2 例/10 万人年[3]。我国北方病人约 90% 以上发生于呼吸道链球菌感染之后，春、冬季多见；南方不少病人发生于脓疱病之后，多见于夏季。多数为散发性，亦可呈流行性发病。在致肾炎链球菌菌株造成的流行性感染时，发病率一般为 12% 左右[4-6]。患者的家庭成员中，发病率为 25%，甚至高达 38%[7,8]。

1827 年 Richard Bright 首先记述急性肾炎与某些感染特别是猩红热有关。20 世纪初期一位年轻的儿科住院医师 von Pirquet 基于临床观察提出了本病的免疫介导发病机制的可能性。其后的一系列研究，明确了绝大多数急性肾炎与 β- 溶血性链球菌 A 族感染有关。又根据 β- 溶血性链球菌菌体细胞壁的 M 蛋白的免疫性质，将它分为若干 "型（type）"，进一步确证第 1、2、4、12、18、25 型与上呼吸道感染后急性肾炎有关，第 49、55、57、60 型则与脓疱病后急性肾炎关系密切[9-11]。因此，准确地讲，引起链球菌感染后急性肾炎的病原菌是：β-溶血性链球菌A族中的"致肾炎菌株（nephritogenic strains）"。此外，偶有C、G族感染致病的报告[12,13]。

致肾炎链球菌菌株感染后是否发病取决于宿主的易感性。已有研究发现，人类白细胞抗原（HLA）-DRW4、HLA-DPA*0202、DPB1*0501、DRB1*0301与本病的发病密切相关[14-16]。一次感染之后，机体可产生持久的特异性的保护性免疫，所以急性链球菌感染后肾炎很少有二次患病。

（二）发病机制

急性PSGN是最典型的感染诱发的急性肾小球肾炎。尽管链球菌感染与急性肾炎的关系很早就得到了认识，但是具体的发病机制仍不明确。理论上讲，链球菌的蛋白质可以直接对肾小球造成损伤，引起急性PSGN，也可以通过形成免疫复合物介导肾小球的损伤[1]。具体机制如下：① 抗原直接沉积在肾小球（植入抗原）；② 循环免疫复合物的沉积；③ 肾脏固有蛋白成分发生了改变，成为了自身抗原；④ 通过抗原模拟，诱发了自身免疫反应。急性PSGN的发生涉及了多种发病机制以及链球菌上不同的抗原分子。

近十余年来，应用急性PSGN病人的肾小球免疫病理检查及血清中抗体的测定，发现两种主要的致病链球菌抗原成分：① 肾炎相关链球菌的一种与纤溶酶相结合的膜受体蛋白（NAPLr），这种43kDa的蛋白是一种糖原酵解的酶，具有三磷酸甘油醛脱氢酶（GAPDH）的活性[17]；② 链球菌蛋白酶外毒素B（zymogen）是带阳电荷的半胱氨酸蛋白酶，也是一种纤溶酶结合受体蛋白[18]。这两种抗原成分在链球菌的各种菌株中均广泛分布，从而介入链球菌感染后急性肾炎的发病途径。

NAPLr-GAPDH可与肾小球系膜及基底膜相结合。肾小球免疫病理研究证实，纤溶酶样活性与NAPLr的分布一致，但与IgG或补体的分布不一致[19]。因此NAPLr的致肾炎作用是通过使纤溶酶在肾小球沉积并持续激活，导致的炎症反应损伤肾小球从而使免疫复合物易于沉积。Zymogen可以刺激机体产生抗体，在肾小球上皮细胞的驼峰中与IgG和补体能够共沉淀[20]，说明其直接地作为致病抗原形成免疫复合物[21]。

A族链球菌的细胞壁M蛋白上的许多抗原表位与肾小球的自身抗原呈交叉反应。M蛋白5，6，19型的某些同源性序列，可以引起针对心肌和骨骼肌蛋白的自身抗体[22]。反之，针对肾小球的蛋白成分的自身抗体，也可识别M蛋白6型和12型[23]。因此M蛋白可能与肾小球的固有蛋白具有某些相似的抗原决定簇。已有研究证实M蛋白1型的氨基端与肾小球的成分可呈交叉反应，其主要的抗原决定位点是由23～26位的4个氨基酸组成的短肽[24]。针对M蛋白1型的抗体，可以同时识别肾小球系膜细胞的骨架蛋白，即波形蛋白[22]。

链球菌的可溶性成分与人类肾小球成分如层粘连蛋白（laminin）、胶原及基底膜本身之间结构的相似性，可能导致通过免疫反应中的分子模拟（molecular mimicry）机制，引起针对肾小球成分的免疫反应，形成免疫复合物并介导肾小球损伤[25]。由于A族溶血性链球菌是人类特异的致病菌，迄今尚无成熟稳定的动物模型可供研究。

补体激活是本病发病的中心环节。大部分作者认为本病补体主要是按旁路途径激活，称之为"旁路疾病（alternative pathway disease）"[26]。同时，Zymogen可清除细菌表面的补体调节蛋白（FH、FHL-1）[27,28]。补体系统激活后引起一系列免疫病理改变，特别是形成的C5b～9（膜攻击复合物），在急性肾炎的发病中起着重要作用。

一次致肾炎链球菌株感染后形成的免疫复合物沉积，肾小球尚有能力清除（主要通过炎症细胞的凋亡过程）、中断免疫-炎症的恶性循环，使急性肾炎病变呈自限性。

（三）病理

1. 光镜检查　基本病变主要是弥漫性内皮及系膜细胞增生伴细胞浸润（中性粒细胞、单核细胞、嗜酸性粒细胞等）。病变程度很不一致[1]。

急性期以增生性病变最常见。肾小球细胞成分增多，以内皮及系膜细胞增生为主，故病理上又称为毛细血管内增生性肾小球肾炎（endocapillary proliferative GN）（图11-3-1-1）。上皮下可见到嗜复红蛋白沉积。同时毛细血管袢肥大，充满肾小囊，管腔有不同程度的阻塞，偶有小血栓形成。常

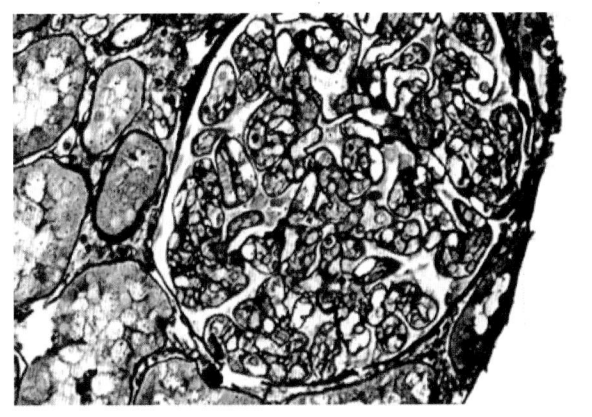

图 11-3-1-1　毛细血管内增生性肾小球肾炎

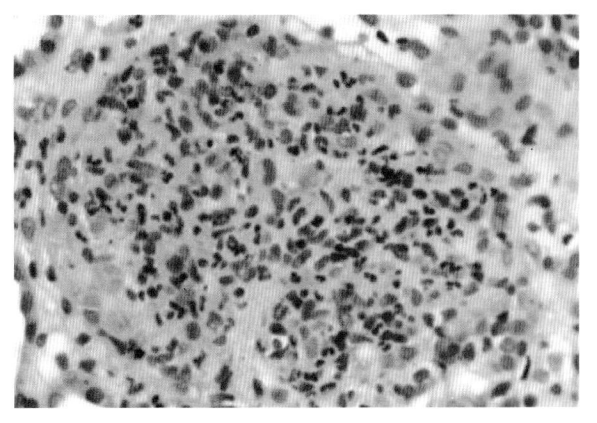

图 11-3-1-2　毛细血管内增生性肾小球肾炎，内皮细胞和系膜细胞弥漫增生，白细胞浸润

伴有渗出性炎症，主要是中性粒细胞浸润（图 11-3-1-2），还可有单核细胞、CD4[+]T 淋巴细胞浸润。少数病人以肾小球系膜细胞及基质增生为主，严重时将肾小球分隔成若干小叶。少数病人肾小球病变严重，毛细血管袢断裂，新月体形成，但一般仅累及少数肾小球，弥漫性新月体形成比较少见[29]。最轻的病变仅有部分系膜细胞增生；重者内皮细胞也增生并可部分甚至全部阻塞毛细血管袢；更严重者形成新月体。

病情恢复通常在发病后的几周之内。在此阶段，浸润的中性粒细胞逐渐消失，内皮细胞的增生减退，仅遗留系膜区的细胞增生。这一阶段的病理改变为系膜增生性肾炎[30,31]，多发生在已处于恢复期但仍有蛋白尿的患者中，即使临床症状完全缓解后，还可以持续存在数月。炎症损伤也可导致局灶节段性的肾小球硬化，但只有在少数呈新月体改变的患者中才会出现弥漫性的肾小球硬化。

肾小管改变不突出，呈上皮细胞变性，或肾小管炎。肾间质水肿，偶有中性粒细胞、单核细胞及淋巴细胞的灶性浸润。

2. 免疫荧光检查　可以观察到肾小球内免疫球蛋白和补体的沉积，这些沉积物的形态和组成随着疾病的不同阶段也会发生改变。在急性弥漫增生期，可以表现为免疫复合物沿肾小球毛细血管壁和系膜区呈粗大的弥漫性颗粒样沉积（图 11-3-1-3），其中 C3 多为强阳性，而 IgG 的染色可由阴性至强阳性强度不一。IgM 和 IgA 的沉积较为少见，染色强度也偏弱。没有并发症的新发急性 PSGN 患者通常是不进行肾活检的，只有在缺乏明确的血清学证据支持诊断时，或者病情进展迅速、持续不缓解的 PSGN 患者才需要肾活检进一步明确诊断，因此肾活检的标本大多来源于病程后期的患者。此时，免疫荧光检查多表现为 C3 为主的沉积或只有 C3 的沉积，提示致肾炎免疫复合物的沉积阶段已完成，仅遗留补体的沉积。如果病程大于 1 个月的患者还可以观察到 IgG 染色的强阳性，无论其病理改变是否符合典型的 PSGN，病程往往都不会呈自限性。

按颗粒状沉积物的分布形态可分为三型，不过形态学上的描述通常与预后并不相关[32-34]。星天型：约 30%，免疫球蛋白及 C3 呈弥漫、不规则分布于毛细血管袢及系膜区，此型光镜下病理改变多为内皮系膜增生性肾炎，临床上见于起病的前几周内。花环型：约 25%，大量粗大的免疫复合物沿毛细血管袢呈颗粒样紧密排列，光镜下肾小球呈小叶状改变，常见于成年男性，临床呈持续的大量蛋白尿，甚至肾病综合征。系膜型：约 45%，免疫沉积物主要见于系膜区，光镜下多呈系膜增生性肾炎，见于疾病恢复期。

3. 电镜检查　上皮下电子致密物形成驼峰（hump）样沉积为本病电镜表现的特点，还可见到一些小的内皮下和系膜区电子致密物的沉积[35,36]。驼峰常在上皮细胞裂隙孔上，为不规则的团块状沉积，与基底膜外疏松层之间有一分离层（图 11-3-1-4）。融合的上皮细胞足突形成一个致密的日冕层，包裹着沉积在上皮下的驼峰即免疫复合物。在疾病的急性期，毛细血管的管腔内通常可观察到迁徙来的中性粒细胞，其他浸润的白细胞包括单核和巨噬细胞，数目较少。由于系膜细胞的增生、白细胞浸润、系膜基质成分以及其他不同数量的电子致密物的增生，导致了系膜区的扩大。

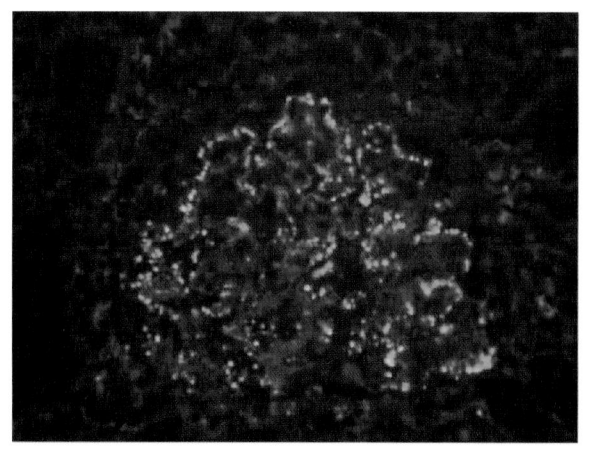

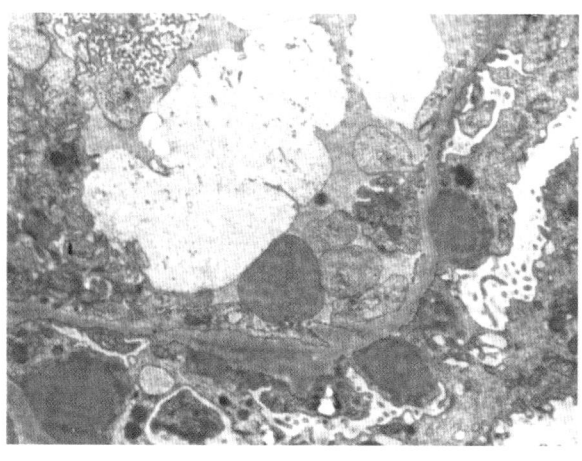

图 11-3-1-3　毛细血管内增生性肾小球肾炎，IgG 呈粗颗粒状沿毛细血管壁沉积

图 11-3-1-4　毛细血管内增生性肾小球肾炎，上皮下驼峰状电子致密物沉积

起病后的 6 ~ 8 周通常为疾病的恢复期，此时上皮下驼峰会消失，仅遗留系膜区或一些散在的内皮细胞下和基底膜内的电子致密物。上皮下的电子致密物首先会淡化成透明区，进而完全消失。

（四）临床表现

大部分患者有前驱感染史（咽部或皮肤）。咽炎感染者，平均潜伏期为 10 天（7 ~ 21 天），皮肤感染者的潜伏期较长（14 ~ 21 天），最长潜伏期可为 3 周，但很少见[37,38]。短于 1 周的潜伏期多提示患者存在基础 IgA 肾病，而感染诱发其加重。

本病临床表现轻重不一[39,40]：80% 的患者表现为亚临床型，尿检轻度异常，少量蛋白尿和/或镜下血尿；重者可呈少尿型急性肾损伤表现。肾炎的严重程度与前驱感染的严重程度无关。

血尿常为首发症状，几乎所有患者均有血尿。肉眼血尿的发生率约 40%，数天至 1 ~ 2 周消失。严重血尿患者排尿时尿道有不适感及尿频，但无典型的尿路刺激症状。大部分患者尿蛋白阳性，一般程度不重，在 0.5 ~ 3.5g/d 之间，为非选择性蛋白尿。少数（<20%）患者的尿蛋白水平在 3.5g/d 以上，多为成年患者，常常病程迁延和/或预后不良。70% ~ 90% 的患者以水肿为首发表现[41]。轻者为晨起眼睑水肿，呈所谓"肾炎面容（nephritic facies）"，严重时可延及全身，指压时可凹性不明显。

80% 左右的病例出现高血压，老年人更多见。多为中等度的血压增高，偶见严重的高血压。高血压与水肿的程度常平行一致，并且随着利尿而恢复正常。部分患者也可出现充血性心力衰竭的症状和体征，包括颈静脉怒张，第 3 心音奔马律，呼吸困难以及肺水肿等[42-44]。在老年 PSGN 患者中，约 40% 可出现容量负荷过重导致的心力衰竭。

大部分患者起病时有尿量减少，<500ml/d。可由少尿引起一过性氮质血症，血肌酐及尿素氮轻度升高，严重者出现急性肾损伤。55 岁以上的患者中约 60% 出现 GFR 下降[45]，常伴高血钾；儿童及青年中发生率较低。经利尿数日之后，氮质血症即可恢复正常。只有少数患者（不足 5%）由少尿发展成为无尿，提示可能呈新月体肾炎病变。

脑病的发生率较低，以意识障碍、头痛、失眠甚至抽搐为主要表现，多累及儿童。脑病不仅仅与高血压相关，也与神经系统的血管炎密切相关[46]。

急性 PSGN 的临床症状通常在起病后 1 ~ 2 周就逐渐恢复，进入多尿期，水肿和高血压也会逐渐消失。血尿和蛋白尿可持续存在数月，但通常也会在 1 年内逐渐转阴。不过，某些患者起病时表现为肾病水平的蛋白尿，其尿蛋白会持续时间更长[47]。长期不愈的蛋白尿、血尿、水肿和高血压提示病变持续发展或发生了其他肾小球疾病[6]。

老年人的发病率较低，但并非罕见[48-51]。临床表现不典型，前驱感染中皮肤感染较咽部感染更为多见。大量蛋白尿、少尿、氮质血症、呼吸困难、肺淤血的发生率较高，早期死亡率较高。肾功能恢复较年轻人慢，但是绝大部分患者仍能完全恢复，因此，总预后不比少儿患者差。

（五）实验室检查

对补体水平的动态检测对诊断PSGN十分重要。在急性期，血清总补体活性下降（CH-50和C3）。通常在8周内补体的水平会恢复正常[1]。由于C3肾炎因子可以降解和激活C3，有C3肾炎因子的患者，血清C3水平往往更低[52-54]。在这些患者中，P因子和C3水平下降，同时C1q、C2和C4的水平正常或仅轻度下降，都是补体旁路途径激活的标志[55]。在1/3的PSGN患者中，通过免疫组化的方法还可检测到甘露糖结合蛋白及甘露糖结合蛋白相关丝氨酸蛋白酶1，提示凝集素途径也参与了补体的激活[56]。同时也有研究提示补体的经典途径也参与了该病的发生[26]。C5水平的轻度下降也是常见的临床现象，而C6、C7的水平多为正常。血浆中可溶性的膜攻击复合物（C5b ~ 9）可有一过性的升高。由于该病的补体水平通常在8周内恢复正常，如果存在补体C3的持续降低，应考虑其他疾病的可能，如MPGN、心内膜炎、隐匿性脓毒血症、系统性红斑狼疮、胆固醇栓塞、冷球蛋白血症、补体调节机制缺陷等[55]。

急性PSGN也可出现凝血机制的异常，例如血小板的下降。还可发生纤维蛋白原、Ⅷ因子水平的升高以及纤溶亢进[57]。循环中还可检测到大分子的纤维蛋白原复合物，与疾病的活动度相关，并且是预后不良的标志[58-61]。

在急性肾炎患者未应用青霉素治疗之前，早期作病灶（咽部或皮肤等）细菌培养，约1/4病例可获阳性结果。细菌培养的敏感性和特异性取决于标本的获取途径和检测方法。

在PSGN的疑似病例中，确定其是否近期感染过链球菌，血清学的检测方法比细菌培养更有意义[1]。常用的抗链球菌菌体外抗原成分的抗体包括抗链球菌溶血素O（ASO）、抗链球菌激酶、抗透明质酸酶、抗DNA酶B及抗烟酰胺腺嘌呤二核苷酸酶抗体。其中最为常用的是ASO，于链球菌感染后3周滴度上升（>200U），3 ~ 5周达高峰，以后渐渐下降，50%在6个月内恢复正常，75%在1年以内恢复。在诊断PSGN时，ASO滴度的上升幅度比其绝对值更有意义。ASO滴度升高≥2倍时，高度提示近期有链球菌的感染。在上呼吸道感染时，有2/3患者的ASO滴度会升高，而在脓疱病感染后仅有1/3的患者会出现ASO滴度的升高。此外，也有一些A族12型致肾炎菌株不产生溶血素，故机体亦不产生ASO。所以急性肾炎时，ASO阴性不能否定有链球菌前驱感染史。皮肤感染者血清抗DNA酶B及抗透明质酸酶抗体于90%以上患者滴度上升，有较高的诊断意义。

（六）诊断及鉴别诊断

短期内发生血尿、蛋白尿、尿少、水肿、高血压等典型的临床表现，即可诊断为急性肾炎综合征；病前1 ~ 3周咽部感染或皮肤感染史、有关链球菌培养及血清学检查阳性、血清补体下降等，可帮助临床确诊本病。临床表现不明显者，须依据连续多次尿液检查和血补体动态改变作出诊断。仅在临床诊断不肯定时需要肾活检病理诊断。

急性肾炎于下述两种情况需及时作肾活检以明确诊断，指导治疗：① 少尿1周以上或进行性尿量下降、肾小球滤过功能呈进行性损害者。此时应考虑急进性肾炎的可能性。② 病程超过2个月而无好转趋势者。此时应考虑以急性肾炎综合征起病的其他肾小球疾病的可能性（表11-3-1-1）。

急性肾炎综合征除本病较常见外，还可由很多肾小球疾病引起。北京大学第一医院肾内科对63例呈急性肾炎综合征表现的患者分析中仅23例为本病（占28.75%）；其他常见疾病有系膜增生性肾炎、IgA肾病、膜增生性肾炎等[62]，需要进行鉴别。

（七）治疗

本病是自限性疾病，基本是对症支持治疗，给予休息和低盐饮食。主要环节为预防和治疗水钠潴留、控制循环血容量，从而达到减轻症状（水肿、高血压）、预防致死性合并症（心力衰竭、脑病、急性肾衰），以及防止各种加重肾脏病变的因素，促进肾脏组织学及功能的修复[63]。

经控制水、盐入量后，水肿仍明显者，应加用利尿剂。常用噻嗪类利尿剂，必要时可用袢利尿剂，如呋塞米等，该药于肾小球滤过功能严重受损、肌酐清除率<5 ~ 10ml/min的情况下，仍可能有利尿作用。贮钾性利尿剂不宜采用。利尿后一般即可达到控制血压的目的，必要时可使用降压药。

表 11-3-1-1　引起急性肾炎综合征的主要疾病

疾病	前驱感染	潜伏期	临床过程	多系统受累	低补体血症	其他特殊化验检查
急性链球菌感染后肾炎	有	1~3 周	自限	无	有（8 周内恢复）	抗链"O"升高
急性病毒感染后肾炎	有	数日至数周	轻、可自限	有	无	
感染性心内膜炎后肾炎			反复发作	有	有	血细菌培养阳性
IgA 肾病及非 IgA 系膜增生性肾炎	有	数小时至数日	反复发作	无	无	IgA 肾病时可有血 IgA 升高
膜增生性肾炎	有	1~3 周	持续性进展	无	有（40% 左右持续）	可有冷球蛋白血症、HCV 感染证据
急进性肾炎 II 型	可有	1~3 周	急骤恶化	无	可有	
狼疮肾炎	可有	1~3 周	持续进展反复发作	有	有（狼疮活动时）	抗核、双链 DNA、SM 抗体阳性
过敏性紫癜肾炎	可有	1~3 周	反复发作可有自限	有	无	

以下情况时应用透析治疗：① 少尿性急性肾损伤，特别呈高血钾时，如肾脏活检确诊本病，则以透析治疗维持生命，配合上述对症治疗，疾病仍可自愈。② 严重水钠潴留，引起急性左心衰竭者。此时利尿效果不佳，唯一有效措施为透析疗法超滤脱水，可使病情迅速缓解。成人可采用血液透析或持续血液滤过，儿童还可以采取腹膜透析。

大部分研究发现，在肾炎起病之后又无活动性感染时应用抗生素治疗，对于肾炎的病情及预后没有作用。对链球菌感染的疾病，包括咽炎和蜂窝织炎，进行早期干预也不能减低 PSGN 的发病风险[1]。但是，在病灶细菌培养阳性时，应积极应用抗生素治疗，有预防病菌传播的作用。

本病短期预后良好，92% 的儿童和 60% 的成人患者能够获得临床与病理的完全恢复[40]。但是长期预后并非完全乐观，有大量新月体形成的患者逐渐出现肾小球硬化和小管间质病，同时肾功能下降[64]，还有部分患者在 10~40 年后会出现高血压、蛋白尿和肾功能不全[65,66]。

二、葡萄球菌感染后肾炎

（一）流行病学和病因

在发达国家中，成年人的急性感染后肾炎（APIGN）的致病菌常常是葡萄球菌或革兰阴性细菌，而不是链球菌，通常发生于糖尿病、酗酒及静脉吸毒的人群中[67]。其中金葡菌感染后的肾炎可见于皮肤感染、深部组织脓肿和心内膜炎。细菌上的抗原与抗体形成免疫复合物，介导肾小球肾炎的发生。近年来的研究发现，1/3 的葡萄球菌感染后肾炎的肾小球中有以 IgA 为主的免疫球蛋白沉积[2]。有报道在 22 例葡萄球菌感染后的以 IgA 沉积为主的肾小球肾炎的患者[68-74]中，全部为成年人，2/3 来自美国，其中 18（82%）例患者的年龄超过 50 岁。7 例患者有糖尿病，3 例患恶性肿瘤，1 例营养不良，均为易患感染的因素。葡萄球菌感染的位置各不相同，7 例为皮下感染，7 例为深部组织脓肿，4 例为手术伤口感染，2 例为肺炎，1 例为心内膜炎，1 例为关节感染。12（55%）例患者感染了耐甲氧西林的金葡菌（MRSA），6（27%）例患者感染的是甲氧西林敏感的金黄色葡萄菌，3（14%）例患者感染了表皮葡萄球菌。

在意大利的一项大规模研究中[75]，393 例 2 型糖尿病的患者接受了肾活检，其中膜性肾炎、APIGN 和 IgA 肾病是最常见的非糖尿病的肾脏疾病。70.3% 的 APIGN 患者肾脏已经出现了糖尿病肾小球硬化症，说明糖尿病的周围血管病变和神经病变很可能出现在皮肤溃疡和感染之前。

在哥伦比亚大学的18例接受了肾活检的糖尿病合并APIGN的患者中[2]，16（90%）例已经出现了糖尿病肾小球硬化症，其中的12/16（75%）例是葡萄球菌感染，2（12.5%）例是链球菌感染，2例的病原体不清。

（二）发病机制

糖尿病肾病的患者出现APIGN，为什么以IgA沉积为主，目前尚不清楚。糖尿病的患者往往存在亚临床的黏膜感染，由于血清中的IgA1呈高唾液酸化的状态，导致肝脏对IgA的清除能力下降，因此糖尿病患者体内的血清IgA水平是升高的，且包含IgA的循环免疫复合物水平也是升高的[76-79]。金葡菌感染引起的IgA在肾小球的沉积，在非糖尿病的患者中也会出现，因此IgA在肾小球的选择性沉积可能是与金葡菌本身相关的。Arakawa等人[80]发现，识别金葡菌细胞膜抗原的血清IgA水平是升高的，推测耐甲氧西林金葡菌感染后导致的肾小球肾炎可能是由葡萄球菌的内毒素介导的。内毒素作为一种超抗原，可以直接与抗原递呈细胞（APC）上的MHC-Ⅱ类分子结合，不需要细胞内的抗原递呈过程。超抗原/MHC-Ⅱ的复合物与T细胞表面受体的β链可变区结合，由于没有MHC的限制性，导致大量的T细胞活化，产生大量的细胞因子，诱导了IgA的类别转换[69,80,81]。由于表皮葡萄球菌感染也会引起以IgA沉积为主的肾小球肾炎，但是该菌是不产生内毒素的，因此推测葡萄球菌的细胞表面还存在一些未知抗原，也可以诱导出以IgA为主的免疫反应[71,73]。近期一项日本的研究发现，在68%的IgA肾病和耐甲氧西林金葡菌导致的以IgA沉积为主的肾小球肾炎的患者中，金葡菌的被膜抗原可能黏附在肾小球上，因此推测这种被膜抗原可能更广泛参与了IgA肾病的发病机制[82]。在IgA肾病患者的肾小球中还发现了其他的细菌抗原，如副流感嗜血杆菌的外膜抗原[83]。

（三）病理表现

金黄色葡萄球菌感染后肾炎的肾脏病理改变类似于链球菌感染后肾炎，光镜下的典型表现是弥漫性毛细血管内增生及渗出性肾小球炎症，直接免疫荧光多数可见补体C3的沉积，伴或不伴IgG沉积，其中相当比例的患者呈IgA为主的免疫球蛋白沉积，电镜下可见上皮下的"驼峰状"电子致密物沉积。

表皮葡萄球菌感染引起的分流性肾炎，其病理表现与Ⅰ型膜增生性肾炎类似，只是系膜插入和肾小球基底膜的双轨征并不明显，内皮下可见IgM和C3或者IgG和C3沉积[2]。

葡萄球菌感染后的以IgA沉积为主的肾小球肾炎，肾脏病理最主要的表现是系膜增生性肾小球肾炎。在22例患者中，13（59%）例的肾脏病理表现为系膜增生性肾小球肾炎，其中3例还有局灶的新月体形成。8（36%）例表现为毛细血管内增生性肾小球肾炎，其中6例伴随明显的毛细血管内中性粒细胞浸润。所有表现为毛细血管内增生性肾小球肾炎的患者均有低补体血症[71,73,74]。有1例表现为坏死性肾小球肾炎。所有7例糖尿病的患者肾脏病理均有糖尿病肾小球硬化症的表现[71,73]。直接免疫荧光检查中，3例患者只有IgA沉积，9例患者以IgA沉积为主，同时伴有其他免疫球蛋白沉积，其余10例患者的IgA荧光强度与IgG相同。所有患者都伴有补体C3的沉积。17例患者进行了电镜检查，均可见到系膜区的电子致密物沉积，还有7（41%）例患者有上皮下沉积，7（41%）例患者有内皮下沉积，6（35%）例患者有基底膜内的电子致密物沉积。

在哥伦比亚大学的12例感染了葡萄球菌的糖尿病患者中，8（67%）例是以IgA沉积为主的肾小球肾炎，说明以IgA沉积为主的葡萄球菌感染后肾小球肾炎是糖尿病肾小球硬化症最常见的APIGN的病理表现。另外4（33%）例表现为弥漫性毛细血管内细胞增生和中性粒细胞浸润，肾小球沉积的免疫球蛋白是IgG和C3或者只有C3，电镜见到系膜区大量的电子致密物沉积和少量内皮下电子致密物沉积，而上皮下的电子致密物非常罕见。

在糖尿病肾病基础上出现的APIGN与单纯的APIGN不同，会表现出明显的系膜区和内皮下电子致密物沉积，但是上皮下的电子致密物则很小且分布稀疏，即使是在疾病的活动期，有弥漫的毛细血管内细胞增生和中性粒细胞浸润时，也是如此[2]。可能的原因是，糖尿病肾小球硬化的基础病变造成了系膜硬化和基底膜增厚，改变了疾病的形态学表现，由于系膜的清除能力下降，使得免疫复合物更容易在系膜区沉积，而基底膜的增厚可能阻止了上皮下形成大块的驼峰状的电子致密物。

（四）临床表现

在出现肾炎之前，感染的时间差异较大，从数天到16周不等。临床上呈急性肾炎综合征表现，也可见循环免疫复合物阳性、冷球蛋白血症及低补体血症。多数患者的肾脏受累表现为肾衰竭（急性或急进性）、血尿和蛋白尿，少数患者出现肾病综合征。但是只有40%左右的患者会出现血清的补体水平下降[2]。

（五）诊断和鉴别诊断

葡萄球菌感染后的以IgA沉积为主的肾小球肾炎与IgA肾病是截然不同的[2]（表11-3-1-2），临床表现有低补体血症、培养证实的葡萄球菌现症感染、光镜下的弥漫性毛细血管内细胞增生伴随明显的中性粒细胞浸润、以及电镜下的上皮下"驼峰状"电子致密物沉积。这些临床表现均类似于急性感染后肾小球肾炎，而不是IgA肾病或过敏性紫癜[84]。

表11-3-1-2 以IgA沉积为主的感染后肾小球肾炎与IgA肾病的鉴别诊断

鉴别点	内容
临床表现	培养证实的葡萄球菌的现症感染
	低补体血症
病理特点	光镜下的弥漫性毛细血管内细胞增生伴随明显的中性粒细胞浸润
	电镜下的上皮下"驼峰状"电子致密物沉积

将IgA沉积为主的葡萄球菌感染后肾炎与IgA肾病进行鉴别是非常重要的，因为这两种疾病的治疗方法和预后截然不同。目前的证据显示，糖尿病肾病的基础上出现以IgA沉积为主的APIGN，预后很差。在7例有随访观察的IgA沉积为主的APIGN合并糖尿病肾小球硬化症的患者中，有6例都依赖透析。但是同样是糖尿病的患者，合并IgA肾病对预后的影响则比较小[85]。值得注意的是，在已报道的以IgA沉积为主的葡萄球菌感染后肾小球肾炎的患者中，有超过一半的患者补体水平是正常的，光镜提示系膜增生而没有毛细血管内增生或中性粒细胞浸润，也没有上皮下的电子致密物沉积。因此，在实际工作中，对于IgA肾病和以IgA沉积为主的APIGN进行鉴别，有时是很困难的。

（六）治疗

在葡萄球菌感染后肾炎的治疗中，抗感染治疗是第一位的，尤其是针对那些感染了MRSA的患者[86]。当感染得到控制后，有部分患者的病情能够改善，但是确有相当一部分患者仍持续进展至终末期肾脏病。对于这些患者，在确保感染已经控制的前提下，可以给予免疫抑制治疗，主要是使用糖皮质激素，目前已有报道，部分患者接受糖皮质激素治疗后，病情获得改善。

与链球菌感染后肾炎相比，葡萄球菌感染后肾炎的预后较差。有报道22例以IgA沉积为主的葡萄球菌感染后肾炎的患者[2]均接受了抗生素治疗，还有2例接受了糖皮质激素的治疗。5（23%）例患者的肾功能完全恢复，血肌酐完全恢复正常，蛋白尿<300mg/24h；6（27%）例患者部分缓解，蛋白尿和血肌酐有一定程度的下降；其余11（50%）例患者均持续依赖透析，这其中还包括1例接受了糖皮质激素治疗的患者。

（崔 昭）

参考文献

1. NACHMAN PH, JENNETTE JC, FALK RJ. Primary Glomerular Disease. The Kidney. Philadelphia: Saunders

WB, 2012.

2. NASR SH, SHARE DS, VARGAS MT, et al. Acute poststaphylococcal glomerulonephritis superimposed on diabetic glomerulosclerosis. Kidney Int, 2007, 71:1317-1321.

3. CARAPETIS JR, STEER AC, MULHOLLAND EK, et al. The global burden of group A streptococcal diseases. Lancet Infect Dis, 2005, 5:685-694.

4. MOTA-HERNANDEZ F, BRISENO-MONDRAGON E, GORDILLO-PANIAGUA G. Glomerular lesions and final outcome in children with glomerulonephritis of acute onset. Nephron, 1976, 16:272-281.

5. POPOVIC-ROLOVIC M, KOSTIC M, ANTIC-PECO A, et al. Medium-and long-term prognosis of patients with acute poststreptococcal glomerulonephritis. Nephron, 1991, 58:393-399.

6. BUZIO C, ALLEGRI L, MUTTI A, et al. Significance of albuminuria in the follow-up of acute poststreptococcal glomerulonephritis. Clin Nephrol, 1994, 41:259-264.

7. TEJANI A, INGULLI E. Poststreptococcal glomerulonephritis. Current clinical and pathologic concepts. Nephron, 1990, 55:1-5.

8. RODRIGUEZ-ITURBE B, RUBIO L, GARCIA R. Attack rate of poststreptococcal nephritis in families. A prospective study. Lancet, 1981, 1:401-403.

9. RODRIGUEZ-ITURBE B. Postinfectious Glomerulonephritis. Am J Kidney Dis, 2000, 35:1151-1153.

10. DILLON JR HC. The treatment of streptococcal skin infections. J Pediatr, 1970, 76:676-684.

11. DILLON HCJR, REEVES MS. Streptococcal immune responses in nephritis after skin infections. Am J Med, 1974, 56:333-346.

12. REID HF, BASSETT DC, POON-KING T, et al. Group G streptococci in healthy school-children and in patients with glomerulonephritis in Trinidad. J Hyg (Lond), 1985, 94:61-68.

13. SVARTMAN M, FINKLEA JF, EARLE DP, et al. E pidemic scabies and acute glomerulonephritis in Trinidad. Lancet, 1972, 1:249-251.

14. LAYRISSE Z, RODRIGUEZ-ITURBE B, GARCIA-RAMIREZ R, et al. Family studies of the HLA system in acute post-streptococcal glomerulonephritis. Hum Immunol, 1983, 7:177-185.

15. MORI K, SASAZUKI T, KIMURA A, et al. HLA-DP antigens and post-streptococcal acute glomerulonephritis. Acta Paediatr, 1996, 85:916-918.

16. BAKR A, MAHMOUD LA, AL-CHENAWI F, et al. HLA-DRB1alleles in Egyptian children with post-streptococcal acute glomerulonephritis. Pediatr Nephrol, 2007, 22:376-379.

17. WINRAM SB, LOTTENBERG R. The plasmin-binding protein Plr of group A streptococci is identified as glyceraldehyde-3-phosphate dehydrogenase. Microbiology, 1996, 142:2311-2320.

18. KAGAWA TF, COONEY JC, BAKER HM, et al. Crystal structure of the zymogen form of the group A Streptococcus virulence factor Spe B: an integrin-binding cysteine protease. Proc Natl Acad Sci USA, 2000, 97:2235-2240.

19. ODA T, YAMAKAMI K, OMASU F, et al. Glomerular plasmin-like activity in relation to nephritis-associated plasmin receptor in acute poststreptococcal glomerulonephritis. J Am Soc Nephrol, 2005, 16:247-254.

20. BATSFORD SR, MEZZANO S, MIHATSCH M, et al. Is the nephritogenic antigen in post-streptococcal glomerulonephritis pyrogenic exotoxin B (SPE B) or GAPDH? Kidney Int, 2005, 68:1120-1129.

21. RODRIGUEZ-ITURBE B, BATSFORD S. Pathogenesis of poststreptococcal glomerulonephritis a century after Clemens von Pirquet. Kidney Int, 2007, 71:1094-1104.

22. KRAUS W, OHYAMA K, SNYDER DS, et al. Autoimmune sequence of streptococcal M protein shared with the intermediate filament protein, vimentin. J Exp Med, 1989, 169:481-492.

23. GORONCY-BERMES P, DALE JB, BEACHEY EH, et al. Monoclonal antibody to human renal glomeruli cross-reacts with streptococcal M protein. Infect Immun, 1987, 55:2416-2419.

24. KRAUS W, BEACHEY EH. Renal autoimmune epitope of group A streptococci specified by M protein tetrapeptide Ile-Arg-Leu-Arg. Proc Natl Acad Sci U S A, 1988, 85:4516-4520.

25. CHRISTENSEN P, SCHALEN C, HOLM SE. Reevaluation of experiments intended to demonstrate immunological cross-reactions between the mammalian tissues and streptococci. Prog Allergy, 1979, 26:1-41.

26. WYATT RJ, FORRISTAL J, WEST CD, et al. Complement profiles in acute post-streptococcal glomerulonephritis. PediatrNephrol, 1988, 2:219-223.

27. PEREZ-CABALLERO D, GARCIA-LAORDEN I, CORTES G, et al. Interaction between complement regulators and streptococcus pyogenes: binding of C4b-binding protein and factor H/factor H-like protein 1 to M18 strains involves two different cell surface molecules. J Immunol, 2004, 173:6899-6904.

28. WEI L, PANDIRIPALLY V, GREGORY E, et al. Impact of the SpeB protease on binding of the complement regulatory proteins factor H and factor H-like protein 1 by streptococcus pyogenes. Infect Immun, 2005, 73:2040-2050.

29. FAIRLEY C, MATTHEWS DC, BECK GJ, et al. Rapid development of diffuse crescents in Post-streptococcal glomerulonephritis. Clin Nephrol, 1987, 26:256.

30. ROSENBERG HG, VIAL SU, POMEROY J, et al. Acute glomerulonephritis in children. An evolutive morphologic and immunologic study of the glomerular inflammation. Pathol Res Pract, 1985, 180:633-643.

31. VELHOTE V, SALDANHA LB, MALHEIRO PS, et al. Acute glomerulonephritis: three episodes demonstrated by light and electron microscopy, and immunofluorescence studies—a case report. Clin Nephrol, 1986, 26:307-310.

32. EDELSTEIN CL, BATES WD. Subtypes of acute postinfectious glomerulonephritis: a clinico-pathological correlation. ClinNephrol, 1992, 38:311-317.

33. NADASDY T, SILVA FG. Acute postinfectious glomerulonephritis. Heptinstall's pathology of the kidney. Philadelphia: Lippincott Williams & Wilkins, 2006:321-396.

34. SORGER K, GESSLER M, HUBNER FK, et al. Follow-up studies of three subtypes of acute postinfectious glomerulonephritis ascertained by renal biopsy. ClinNephrol, 1987, 27:111-124.

35. MICHAEL AFJR, DRUMMOND KN, GOOD RA, et al. Acute poststreptococcal glomerulonephritis: immune deposit disease. J Clin Invest, 1966, 45:237-248.

36. JENNINGS RB, EARLE DP. Post-streptococcal glomerulonephritis: histopathologic and clinical studies of the acute, subsiding acute and early chronic latent phases. J Clin Invest, 1961, 40:1525-1595.

37. RICHARDS J. Acute post-streptococcal glomerulonephritis. W V Med J, 1991, 87:61-65.

38. MADAIO MP, HARRINGTON JT. Current concepts. The diagnosis of acute glomerulonephritis. N Engl J Med, 1983, 309:1299-1302.

39. COUSER WG. GLOMERULAR DISORDERS. Cecil Text Book of Medicine. Philadelphia: saunders WB, 1988.

40. SOTSIOU F. Postinfectious glomerulonephritis. Nephrol Dial Transplant, 2001, 16(Suppl 6):68-70.

41. RODRIGUEZ-ITURBE B. Epidemic poststreptococcal glomerulonephritis. Kidney Int, 1984, 25:129-136.

42. LEE HA, STIRLING G, SHARPSTONE P. Acute glomerulonephritis in middle-aged and elderly patients. Br Med J, 1966, 2:1361-1363.

43. WASHIO M, OH Y, OKUDA S, et al. Clinicopathological study of poststreptococcal glomerulonephritis in the elderly. Clin Nephrol, 1994, 41:265-270.

44. ROVANG RD, ZAWADA JR ET, SANTELLA RN, et al. Cerebral vasculitis associated with acute post-streptococcal glomerulonephritis. Am J Nephrol, 1997, 17:89-92.

45. WASHIO M, OH Y, OKUDA S, et al. Clinicopathological study of poststreptococcal glomerulonephritis in the elderly. Clin Nephrol, 1994, 41:265-270.

46. ROVANG RD, ZAWADA ET, SANTELLA RN, et al. Cerebral vasculitis associated with acute post-streptococcal glomerulonephritis. Am J Nephrol, 1997, 17:89-92.

47. RODRIGUEZ-ITURBE B. Poststreptococcal glomerulonephritis. Current therapy in nephrology and hypertension. Louis: Mosby-Year Book, 1998.

48. MURRAY BM, RAIJ L. Glomerular Disease in the Aged. Renal Function and Disease in the Elderly. London:Butterworths, 1987.

49. MONTOLIU J, DARNELL A, TORRAS A, et al. Primary acute glomerular disorders in the elderly. Arch Intern Med, 1980, 140:755-756.

50. NESSON HR, ROBBINS SL. Glomerulonephritis in older age groups. Arch Intern Med, 1960, 105:23-32.

51. MELBY PC, MUSICK WD, LUGER AM, et al. Poststreptococcal glomerulonephritis in the elderly. Report of a case and review of the literature. Am J Nephrol, 1987, 7:235-240.

52. WILLIAMS DG, PETERS DK, FALLOWS J, et al. Studies of serum complement in the hypocomplementaemic nephritides. Clin Exp Immunol, 1974, 18:391-405.

53. PICKERING RJ, GEWURZ H, GOOD RA. Complement inactivation by serum from patients with acute and hypocomplementemic chronic glomerulonephritis. J Lab Clin Med, 1968, 72:298-307.

54. HALBWACHS L, LEVEILLE M, LESAVRE P, et al. Nephritic factor of the classical pathway of complement: immunoglobulin G autoantibody directed against the classical pathway C3 convetase enzyme. J Clin Invest, 1980, 65:1249-1256.

55. HEBERT LA, COSIO FG, NEFF JC. Diagnostic significance of hypocomplementemia. Kidney Int, 1991, 39:811-821.

56. HISANO S, MATSUSHITA M, FUJITA T, et al. Activation of the lectin complement pathway in post-streptococcal acute glomerulonephritis. Pathol Int, 2007, 57:351-357.

57. KAPLAN BS, ESSELTINE D. Thrombocytopenia in patients with acute post-streptococcal glomerulonephritis. J Pediatr, 1978, 93: 974-976.

58. EKERT H, POWELL H, MUNTZ R. Hypercoagulability in acute glomerulonephritis. Lancet, 1972, 1:965-966.

59. EKBERG M, NILSSON IM. Factor Ⅷ and glomerulonephritis. Lancet, 1975, 1:1111-1113.

60. ALKJAERSIG NK, FLETCHER AP, LEWIS ML, et al. Pathophysiological response of the blood coagulation system in acute glomerulonephritis. Kidney Int, 1976, 10:319-328.

61. MEZZANO S, KUNICK M, OLAVARRIA F, et al. Detection of platelet-activating factor in plasma of patients with streptococcal nephritis. J Am Soc Nephrol, 1993, 4:235-242.

62. 谌霞, 刘平. 成人以急性肾炎综合征起病的原发性肾小球肾炎临床—病理分析. 中华肾脏病杂志, 1991, 7 :300.

63. 许贤文, 姜筠. 成人急性感染后肾小球肾炎合并肾性氮质血症和急性肾衰的探讨. 实用内科杂志, 1988, 8 :635.

64. BALDWIN DS. Chronic glomerulonephritis: nonimmunologic mechanisms of progressive glomerular damage. Kidney Int, 1982, 21:109-120.

65. BALDWIN DS. Poststreptococcal glomerulonephritis. A progressive disease? Am J Med, 1977, 62:1-11.

66. LIEN JW, MATHEW TH, MEADOWS R. Acute post-streptococcal glomerulonephritis in adults: a long-term study. Q J Med, 1979, 4 8:99-111.

67. MONTSENY JJ, MEYRIER A, KLEINKNECHT D, et al. The current spectrum of infectious glomerulonephritis. Experience with 76 patients and review of the literature. Medicine (Baltimore), 1995, 74:63-73.

68. SPECTOR DA, MILLAN J, ZAUBER N, et al. Glomerulonephritis and Staphylococcal aureus infections. Clin Nephrol, 1980, 14:256-261.

69. KOYAMA A, KOBAYASHI M, YAMAGUCHI N, et al. Glomerulonephritis associated with MRSA infection: a possible role of bacterial superantigen. Kidney Int, 1995, 47:207-216.

70. YOH K, KOBAYASHI M, HIRAYAMA A, et al. A case of superantigen-related glomerulonephritis after methicillin-resistant Staphylococcus aureus (MRSA) infection. Clin Nephrol, 1997, 48:311-316.

71. NASR SH, MARKOWITZ GS, WHELAN LD, et al. IgA-dominant acute poststaphylococcal glomerulonephritis complicating diabetic nephropathy. Hum Pathol, 2003, 34:1235-1241.

72. KAI H, SHIMIZU Y, HAGIWARA M, et al. Post-MRSA infection glomerulonephritis with marked Staphylococcus aureus cell envelope antigen deposition in glomeruli. J Nephrol, 2006, 19:215-219.

73. SATOSKAR AA, NADASDY G, PLAZA JA, et al. Staphylococcus infection-associated glomerulonephritis mimicking IgA nephropathy. Clin J Am SocNephrol, 2006, 1:1179-1186.

74. LONG JA, COOK WJ. IgA deposits and acute glomerulonephritis in a patient with staphylococcal infection. Am J Kidney Dis, 2006, 48:851-855.

75. MAZZUCCO G, BERTANI T, FORTUNATO M, et al. Different patterns of renal damage in type 2 diabetes mellitus: a multicentric study on 393 biopsies. Am J Kidney Dis, 2002, 39:713-720.

76. RODRIGUEZ-SEGADE S, CAMINA MF, CARNERO A, et al. High serum IgA concentrations in patients with diabetes mellitus: age wise distribution and relation to chronic complications. Clin Chem, 1996, 42:1064-1067.

77. EGUCHI K, YAGAME M, SUZUKI D, et al. Significance of high levels of serum IgA and IgA-class circulating immune complexes (IgA-CIC) in patients with non-insulin-dependent diabetes mellitus. J Diabet Complicat, 1995, 9:42-48.

78. ARDAWI MS, NASRAT HA, BAHNASSY AA. Serum immunoglobulin concentrations in diabetic patients. Diabet Med, 1994, 11:384-387.

79. VAZQUEZ-MORENO L, CANDIA-PLATA MC, ROBLES-BURGUENO MR. Hypersialylated macromolecular serum immunoglobulin A1 in type 2 diabetes mellitus. Clin Biochem, 2001, 34:35-41.

80. ARAKAWA Y, SHIMIZU Y, SAKURAI H, et al. Polyclonal activation of an IgA subclass against Staphylococcus aureus cell membrane antigen in post-methicillin-resistant S. aureus infection glomerulonephritis. Nephrol Dial Transplant, 2006, 21:1448-1449.

81. PANTALEO G, GRAZIOSI C, FAUCI AS. New concepts in the immunopathogenesis of human immunodeficiency virus infection. N Engl J Med, 1993, 328:327-335.

82. KOYAMA A, SHARMIN S, SAKURAI H, et al. Staphylococcus aureus cell envelope antigen is a new candidate for the induction of IgA nephropathy. Kidney Int, 2004, 66:121-132.

83. SUZUKI S, NAKATOMI Y, SATO H, et al. Haemophilusparainfluenzae antigen and antibody in renal biopsy samples and serum of patients with IgA nephropathy. Lancet, 1994, 343:12-16.

84. HAAS M. Incidental healed postinfectious glomerulonephritis: a study of 1012 renal biopsy specimens examined by electron microscopy. Hum Pathol, 2003, 34:3-10.

85. MAK SK, WONG PN, LO KY, et al. Prospective study on renal outcome of IgA nephropathy superimposed on diabetic glomerulosclerosis in type 2 diabetic patients. Nephrol Dial Transplant, 2001, 16: 1183-1188.

86. OKUYAMA S, WAKUI H, MAKI N, et al. Successful treatment of post-MRSA infection glomerulonephritis with steroid therapy. Clin Nephrol, 2008, 70:344-347.

第二节 急进性肾炎

急进性肾小球肾炎（rapidly progressive glomerulonephritis，RPGN）是一组临床综合征，其特征性改变是在肾炎综合征（肾小球源性血尿和蛋白尿）的基础上，短期内肾功能急骤恶化，常伴有少尿、无尿[1]。肾脏病理改变多有广泛的新月体形成，因此，"急进性肾小球肾炎"（临床诊断）与"新月体性肾小球肾炎（crescentic glomerulonephritis）"（病理诊断）有时也可通用。我国目前采用的新月体性肾炎的诊断标准为肾穿刺标本中50%以上的肾小球有大新月体（新月体占肾小囊面积50%以上）形成。

新月体性肾小球肾炎是肾小球炎症反应中最严重的一种形态学改变（图11-3-2-1）。肾脏病理在光镜和电镜下都有特征性的病理变化。初期的细胞性新月体主要是由于肾小球毛细血管袢局部断裂后，炎症介质和白细胞进入包曼囊，引起上皮细胞的增殖和巨噬细胞的浸润，后两者一起形成了细胞性新月体。新月体中的细胞成分大部分为巨噬细胞，还有少量T细胞和壁层上皮细胞。病变严重者有肾小囊基膜（包曼囊）的断裂，此时浸润的细胞以巨噬细胞和T细胞为主。也有人认为病变轻，肾小囊及肾小球毛细血管基底膜完整者以壁层上皮细胞增生为主[2-4]。后期以胶原纤维沉积为主者称为纤维性新月体。本病病情危重、预后差，但如能早期明确诊断并根据各种不同的病因及时采取正确的治疗，可明确改善病人的预后。

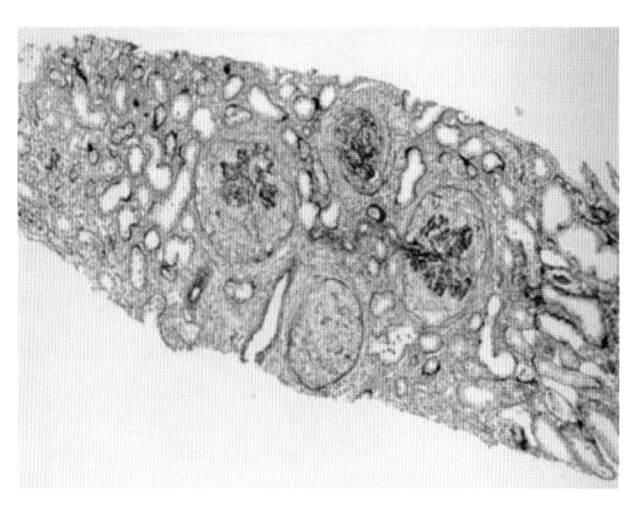

图 11-3-2-1 新月体性肾小球肾炎，弥漫性新月体形成（PASM×40）

另有一些非新月体性肾炎的肾脏疾病也可引起RPGN。例如，血栓性微血管病和动脉栓塞性肾脏病。尽管急性肾小管坏死及急性小管间质性肾炎也可导致肾功能的急剧恶化和少尿，但它通常不伴有变形红细胞尿、红细胞管型尿以及大量的蛋白尿。当肾小球肾炎合并急性肾小管坏死时，鉴别更为困难，需动态观察病情变化，寻找诱因，有时需依靠肾穿刺活检进行鉴别。

急进性肾炎病因多样。根据肾脏免疫病理将其分为三型：抗肾小球基底膜病（glomerular basement membrane，GBM）病抗体型、免疫复合物型和少免疫沉积（pauci-immune）型[1]。抗GBM抗体型的免疫病理特点为IgG，伴或不伴C3，沿肾小球毛细血管袢呈线条样沉积；免疫复合物型为免疫球蛋白和补体成分呈颗粒样或团块样沿肾小球毛细血管袢和系膜区沉积；少免疫沉积型则无明显免疫球蛋白成分沉积。

随着抗GBM抗体和抗中性粒细胞胞质抗体（anti-neutrophil cytoplasmic antibody，ANCA）的发现，证明多数新月体肾炎与上述两种自身抗体相关。因此曾有作者结合肾脏免疫病理和自身抗体的不同将新月体性肾炎分为五种类型。抗GBM抗体型中单纯抗GBM抗体阳性仍称为Ⅰ型，如ANCA同时阳性则称为Ⅳ型；免疫复合物型仍称为Ⅱ型；少免疫沉积型中如ANCA阳性仍称为Ⅲ型，而ANCA阴性则称为Ⅴ型[5]。两种分型的关系见表11-3-2-1。目前发现五型分类法中的Ⅰ型和Ⅳ型临床表现和自然病程类似，主要取决于抗GBM抗体；而Ⅴ型与Ⅲ型类似。因此，多数学者认为没有必要分为五型，本文仍以三型分类法为准。

表11-3-2-1 新月体性肾炎两种分型的关系和免疫病理特点

三型分类法	免疫病理特点	血清学自身抗体检测	五型分类法
Ⅰ. 抗GBM抗体型	IgG、C3沿肾小球毛细血管袢呈线条样沉积	抗GBM抗体阳性，ANCA阴性	Ⅰ
		抗GBM抗体阳性，ANCA阳性	Ⅳ
Ⅱ. 免疫复合物型	免疫球蛋白和补体成分呈颗粒样或团块样沿肾小球毛细血管袢和系膜区沉积		Ⅱ
Ⅲ. 少免疫沉积型	无明显免疫球蛋白成分沉积	ANCA阳性	Ⅲ
		ANCA阴性	Ⅴ

美国的资料显示其新月体肾炎中61%（118/195）为少免疫沉积型，29%（56/195）为免疫复合物型，11%（21/195）为抗GBM抗体型[1]。北京大学第一医院在2001年对100例新月体肾炎的分析发现[6]，我国仍以免疫复合物型为主，占47%，少免疫沉积型和抗GBM抗体型新月体肾炎则分别占32%和21%。10年之后（2010年）的再次分析中发现[7]，三型的分布比例有了一定的变化，在106例新月体肾炎的患者中，免疫复合物型的比例和少免疫沉积型的比例相当，分别为41%和43%，抗GBM抗体型仍较少，占16%。这可能与10年来，国人寿命延长、肾穿刺活检水平提高以

及医师对ANCA相关小血管炎的认识提高有关。

三种类型的新月体肾炎在流行病学、临床表现、病理改变、治疗和预后方面各不相同。抗GBM抗体型和免疫复合物型多见于青壮年发病（表11-3-2-2）。少免疫沉积型则是老年人RPGN和新月体肾炎的最常见的病因，该型多为系统性小血管炎累及肾脏时的表现，往往同时有肾外受累的多系统表现。肾外脏器受累在免疫复合物型新月体肾炎的患者中则较少发生。肾脏病理中，纤维素样坏死是少免疫沉积型新月体肾炎的典型特征，最为常见，但这种病理改变并不是小血管炎所特有的，在所有新月体肾炎患者的肾脏病理中均可发现。抗GBM抗体型新月体肾炎在所有新月体肾炎中预后最差，治疗首选强化血浆置换联合激素和环磷酰胺治疗，另两型的新月体肾炎则预后较好（表11-3-2-3）。本节将分别介绍这三种类型的新月体肾炎。

表 11-3-2-2　三种不同免疫病理类型的新月体肾炎的年龄分布特点

分型	例数	10 ~ 19 岁	20 ~ 39 岁	40 ~ 64 岁	≥ 65 岁
I	21	5（24%）	9（43%）	7（33%）	0（0%）
II	47	8（17%）	29（62%）	9（19%）	1（2%）
III	32	6（19%）	6（19%）	16（50%）	4（12%）
合计	100	19	44	32	5

表 11-3-2-3　三种不同免疫病理类型的新月体肾炎的特点

类型	临床表现	病理表现	自身抗体	治疗方案	预后
I	急进性肾炎综合征，部分患者有肺出血	IgG/C3 沿 GBM 呈线条样沉积。多数肾小球新月体形成且新月体类型较为一致、常伴 GBM 及包曼囊断裂	抗 GBM 抗体阳性，部分 ANCA 阳性	首选血浆置换；MP 冲击疗法；糖皮质激素联合细胞毒药物	差，多依赖肾脏替代疗法
II	急进性肾炎综合征，可有基础肾脏病的表现	免疫球蛋白和补体成分呈颗粒样或团块样沿肾小球毛细血管袢和系膜区沉积，肾小球细胞浸润明显。除新月体形成外，多有基础肾小球疾病的特点	可有抗核抗体和类风湿因子等	MP 冲击疗法；糖皮质激素联合细胞毒药物	疗效尚可，及时治疗可脱离透析
III	急进性肾炎综合征，多有全身多脏器受累的表现	无明显免疫球蛋白沉积。可有肾小球的袢坏死，新月体多新旧不等	多 ANCA 阳性	MP 冲击疗法；糖皮质激素联合细胞毒药物	疗效较好，及时治疗可脱离透析

一、抗 GBM 抗体型新月体肾炎

（一）流行病学和病因

约10% ~ 20%的新月体肾炎为抗GBM抗体介导[1,6,7]。其特点为外周血中可以检测到抗GBM抗体，和/或肾脏GBM上有抗GBM抗体沉积，该抗体主要为IgG型。抗GBM抗体介导的新月体性肾炎属于抗GBM病（anti-GBM disease）的一种类型，该病可以仅表现为肾脏受累，多为RPGN的 I 型；也可以肺和肾同时受累，表现为Goodpasture综合征，具体详见本书相关章节。抗GBM病患者有两个发病高峰，分别为20 ~ 40岁和60 ~ 80岁，其中年轻患者以男性为主，肺出血的发生率较高，而老年患者则女性略多，往往只有肾脏单独受累[8,9]。

遗传易感性及某些诱发因素可能与该病相关。抗GBM病患者HLA-DR2的阳性率较正常人显著为高（88%比32%），且与HLA-DRB1等位基因DRB1*1501和DQB1*0602密切相关[10]。抗GBM病患者约半数以上有上呼吸道感染的前驱病史，其中多为病毒性感染。感染与该病的关系尚待进一步研究。

抗GBM病患者中约1/4至1/3可以同时合并ANCA阳性[11,12]，也可以继发于其他肾小球肾炎或与之同时发生，其中最为常见的是膜性肾病[13,14]，其确切发生机制不详。

（二）发病机制

早在1967年Lerner等就已经证明抗GBM抗体可以直接致病[15]，从Goodpasture综合征患者肾脏洗脱下来的抗体注射给猴子可诱发严重的肾炎和肺出血，免疫荧光检查显示典型的免疫球蛋白呈线条样沉积。抗体识别的抗原决定簇是基底膜Ⅳ型胶原α3链的非胶原区1〔α3（Ⅳ）NC1〕[16-18]。抗GBM抗体的免疫学特性对其致病性起了决定性作用[19]。抗体的水平和亲和力与肾脏损伤的严重程度有高度的相关性。在疾病发生和发展过程中，抗GBM抗体的滴度逐渐升高，IgG1亚型逐渐出现并增多，抗体识别的靶抗原也从局限于α3（Ⅳ）NC1和α5（Ⅳ）NC1发展到α1～α5（Ⅳ）NC1五种靶抗原均可识别。通过血浆置换清除循环中的抗体，对于肺出血和肾功能的恢复具有良好的效果[8,9]。如果在抗体未转阴的情况下进行肾移植，则移植肾会再次发生抗GBM肾炎。

Ⅳ型胶原α3链不仅存在于人的GBM，还存在于肾小管基底膜、肺泡基底膜、脉络膜丛、眼的前晶状体及神经肌肉接头。该抗原在肾和肺的含量最为丰富，因此临床常表现为肺肾同时受累[16]。目前，抗GBM病的发病机制被认为是一种"构象病"，是Ⅳ型胶原α345NC1六聚体的四级结构发生了改变[18]。正常情况下，相邻两个α345NC1六聚体通过炔基硫亚胺键相互连接，利用空间位相保护α3（Ⅳ）NC1上的抗原决定簇处于遮蔽状态。在环境因素或其他因素的作用下，α345NC1六聚体的四级结构发生改变，导致自身抗原暴露，并与抗体结合，诱发自身免疫反应。这是抗GBM病发病的一个关键的启动因素。

细胞免疫，尤其是自身反应性T细胞，在疾病的发生和进展中也是不可或缺的[20,21]。GBM的单体成分以及合成短肽均能够刺激循环中的T细胞增殖，这种α3（Ⅳ）NC特异性的T细胞在起病时明显高于正常对照，随着时间延长而逐渐减少直至几年后恢复至正常水平。在疾病的缓解过程中，α3（Ⅳ）NC1特异性的辅助性T细胞向调节性T细胞转变，重新建立了对自身抗原的免疫耐受，这些α3（Ⅳ）NC1特异性的调节性T细胞的持续存在，使得疾病的复发极为罕见。

（三）临床表现

一般急骤起病，多表现为急进性肾炎综合征：明显的血尿和蛋白尿，尿中红细胞变形，可有红细胞管型，病情严重时可出现肉眼血尿和正常形态红细胞。尿蛋白多为轻中度，部分患者可出现肾病综合征水平的蛋白尿。同时患者出现水肿、短期内达到少尿、无尿，肾功能迅速恶化，数天或数月内达到尿毒症水平。少数患者起病隐袭，没有明显的临床症状，发现疾病时已进展至尿毒症期。发病前可有乏力、发热等前驱症状，但缺乏特异性。部分患者也可以出现肺出血而诊断为Goodpasture病。多数患者有小细胞低色素性贫血，贫血程度往往与肾功能损害不平行。

循环中检测到抗GBM抗体是诊断抗GBM病的重要依据。目前国际上通用的方法为抗原特异性ELISA法，其敏感性和特异性达到90%以上[22]。约1/3的患者血清抗GBM抗体和ANCA同时阳性（双阳性）。多为pANCA/MPO-ANCA阳性，也可以为cANCA/PR3-ANCA阳性。临床上双抗体患者可以出现肾脏以外的脏器受累，类似ANCA相关小血管炎，肾脏受累的典型表现为Ⅳ型新月体肾炎，临床、病理表现和预后与Ⅰ型新月体肾炎甚为相似。

（四）肾脏病理

免疫病理检查可见IgG沿肾小球毛细血管壁呈典型的线条样沉积（图11-3-2-2），多数伴随C3的沉积，沿肾小球毛细血管壁呈不连续的线条样和细小颗粒样。病变严重者，由于毛细血管袢断裂、皱缩，仅见IgG和C3呈细颗粒样或间断的线条样沉积。疾病的后期由于IgG被吸收，可以只有C3呈细颗粒样沉积。部分患者还可见免疫球蛋白在肾小球系膜区和/或上皮下沉积，常为合并其

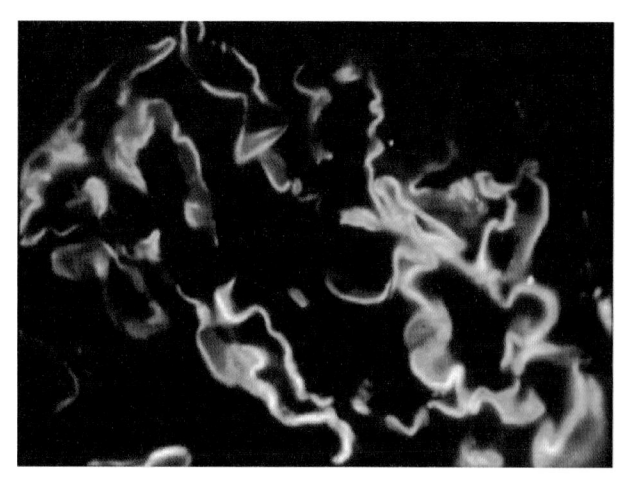

图 11-3-2-2 抗基底膜性新月体性肾小球肾炎，IgG 沿毛细血管壁细线状沉积（免疫荧光 ×400）

他肾小球疾病，如膜性肾病。

光学显微镜检查可见多数肾小球新月体形成，平均约为75%。新月体的类型基本一致，提示其发生的时间基本一致，这一点与ANCA相关小血管炎引起的新月体性肾炎有明显区别。有新月体形成的肾小球，毛细血管袢被严重压缩，部分可见GBM和包曼囊断裂，GBM断裂的邻近部位可见纤维素样坏死。无新月体形成的肾小球形态可以基本正常。本型新月体肾炎的肾小球系膜细胞和内皮细胞增生不明显，无明显嗜复红蛋白沉积。在其他肾小球疾病基础上发生的抗GBM病则可以同时具有其他肾小球病的特点。小管间质的病变与肾小球病变的严重程度密切相关，如肾小球存在毛细血管袢坏死，大新月体形成并包曼囊破裂，该肾小球周围可有大量炎症细胞浸润，甚至可见多核巨细胞。肾小管上皮细胞变性、萎缩甚至部分坏死。常有广泛间质病变，早期为中性粒细胞浸润，病变进展则有弥漫或局灶性单核巨噬细胞、淋巴细胞浸润，间质水肿、纤维化。小动脉多无特异性改变，如果观察到小动脉的坏死性病变，提示可能合并ANCA阳性小血管炎。

电镜检查与光镜检查一致。肾小球内基本无电子致密物沉积。如发现电子致密物沉积，则提示合并其他肾小球病。急性病变处可见肾小球的局灶坏死、白细胞浸润、GBM和包曼囊断裂。没有坏死的肾小球节段可以完全正常，或仅有脏层上皮细胞的足突融合。细胞性新月体内的细胞在超微结构上与巨噬细胞和上皮细胞类似，GBM呈卷曲压缩状和断裂。

（五）治疗和预后

本病预后凶险，如无及时治疗，患者多进展至终末期肾脏病，很少有自发缓解的可能。标准治疗是强化血浆置换，联合糖皮质激素和环磷酰胺[8,9,23]。血浆置换能够快速清除循环中的抗GBM抗体，显著改善预后。其方案是：每次置换量50ml/kg（最多每次4L）；每天置换一次，直至抗体转阴，或者连续置换14次；采用5%的白蛋白作为置换液，每次置换结束后静脉输注200 ~ 400ml新鲜冷冻血浆，对于有肺出血的患者，或者近期拟接受肾活检或手术的患者，可应用新鲜冷冻血浆作为置换液以改善凝血功能。

环磷酰胺应早期应用，并尽快达到累积剂量，以阻止抗体的持续产生。环磷酰胺可以口服，2mg/（kg·d），也可静脉注射，起始量0.5g/m² 体表面积。持续应用2 ~ 3个月，累积剂量6 ~ 8g。对于老年、肾功能不全或白细胞减少的患者，可酌情调整用量。

糖皮质激素：足量泼尼松1mg/（kg·d）（最多80mg/d），至少4周，之后逐渐减量，至6个月左右停药。在初始治疗时，根据病情可以给予甲泼尼龙7 ~ 15mg/（kg·d）（最大量不超过每天1g）静脉滴注的冲击治疗，连续3天，但需权衡治疗效果与大剂量激素所带来的感染等副作用。

临床上出现依赖透析、血肌酐>600μmol/L及肾活检中100%的肾小球有大新月体形成是肾脏预后不好的指标。近年的报道发现，如果强化血浆置换及免疫抑制治疗在血肌酐600mol/L之前开始，1年后约90%的患者可以保存正常肾功能。但如果治疗在血肌酐大于600μmol/L之后开始，仅10%的患者可恢复肾功能[8]。

二、免疫复合物型新月体肾炎

（一）流行病学和病因

免疫复合物型新月体肾炎在发达国家约占新月体肾炎的30%，且以青少年为主，但在我国仍占约40%～50%[1,6,7]。该病多数是在原发性或继发性免疫复合物性肾小球肾炎基础上出现新月体形成，如IgA肾病、感染后肾小球肾炎、MPGN，狼疮性肾炎、冷球蛋白血症、过敏性紫癜等。也有少数患者，其免疫复合物沉积的特点不符合任何一种免疫复合物介导的肾小球肾炎的特征，这种少见的类型又称为特发性（idiopathic）新月体性肾炎[24]。

该型的共同特点是免疫球蛋白和补体成分在肾小球呈颗粒样或团块状沉积。提示循环免疫复合物在肾脏的沉积或肾小球内原位免疫复合物形成在此型新月体肾炎中可能起了一定作用。构成免疫复合物型新月体肾炎的各种肾小球疾病详见表11-3-2-4。

表11-3-2-4 免疫复合物型新月体肾炎的病因构成

肾小球疾病	北京大学第一医院（n=39）2001年	北京大学第一医院（n=41）2010年	美国（n=36）
IgA肾病	14（36%）	21（49%）	5（14%）
ANCA相关小血管炎	0	11（26%）	0
狼疮肾炎	8（21%）	5（12%）	12（33%）
过敏性紫癜	3（8%）	0	5（14%）
膜增生性肾炎	1（3%）	5（12%）	3（8%）
急性链球菌感染后肾炎	0	0	4（11%）
纤维性肾小球病	0	0	7（19%）
乙肝病毒相关性肾炎	0	2（5%）	0
特发性	13（33%）	5（12%）	?

（二）发病机制

新月体肾炎实际上是各种肾小球损伤后引起新月体形成的最后的共同通路。多种类型的免疫复合物性肾小球肾炎具有多种不同的病因和致病机制，严重的肾小球损伤均可发展成为新月体性肾炎。一般而言，从循环中沉积或原位形成的免疫复合物，在肾小球毛细血管袢、系膜区可以活化多种炎症介质的系统[25-27]。其中体液炎症介质系统包括凝血系统、激肽系统和补体系统，而炎症细胞则包括中性粒细胞、单核巨噬细胞、血小板、淋巴细胞、内皮细胞和系膜细胞。活化的炎症细胞可以释放各种可溶性炎症介质，如细胞因子和趋化因子等。如果炎症反应局限在GBM以内，则主要引起毛细血管内皮细胞和系膜细胞增生，如果GBM被破坏发生断裂，则炎症反应可发展到毛细血管外、进入包曼囊，而引起新月体形成。

补体系统的激活是介导免疫复合物型新月体肾炎的重要机制。近年来也有研究认为，Fc受体在免疫复合物介导的损伤中也有重要作用[28,29]。例如，在FcγRⅠ和FcγRⅢ缺陷的小鼠中，诱导发生免疫复合物性肾小球肾炎的能力大大降低[30,31]。

（三）临床表现

临床上表现为急进性肾炎综合征。患者有明显的血尿和蛋白尿，血尿多为镜下血尿，红细胞变形，可有红细胞管型，病情严重时可出现肉眼血尿和正常形态红细胞。多数患者出现大量蛋白尿甚至肾综合征，肾病综合征的发生率明显高于另两型的新月体肾炎。同时患者出现水肿、少尿和/或无尿，肾功能进行性下降，起病后数天或数月内即可达到尿毒症水平。少数患者也可隐袭发病。在原发性或继发性免疫复合物性肾小球肾炎基础上出现的新月体性肾炎还同时具有基础肾脏病各自的特点，如IgA肾病多发生于青中年，狼疮肾炎多见于女性，过敏性紫癜性肾炎多发生于青少年等。具体详见相关章节。

约20%～25%的免疫复合物型新月体肾炎的患者血清ANCA阳性[6,7,32]，其中最为常见的是IgA肾病和膜性肾病。由于在非新月体性的免疫复合物性肾炎中ANCA的阳性率不足5%，因此，ANCA的存在也可能是病情加重的原因之一。这些肾脏中有免疫复合物沉积的ANCA相关小血管炎的患者，与经典的少免疫沉积的患者相比，蛋白尿更为明显，常伴有低补体血症，肾脏病理可见肾小球内的细胞增生较为明显，但其他临床、病理表现及肾脏预后与经典的ANCA相关小血管炎患者并无差异。因此，在免疫复合物型新月体肾炎的患者中，如果合并有ANCA阳性，其预后往往更凶险。推测小血管炎可能是在原有免疫复合物性肾炎基础上继发或同时出现，而新月体的形成主要由ANCA介导的免疫反应所致。还有少数免疫复合物型新月体肾炎的患者血清抗GBM抗体阳性[13,14,33]，最为常见的是膜性肾病，具体详见相关章节。

（四）肾脏病理

肾组织直接免疫荧光检查以及电镜检查可协助鉴别不同的新月体性肾炎的免疫病理类型[34-36]。免疫荧光检查可见免疫球蛋白和补体成分在肾小球的沉积，其沉积的位置和形式取决于引起新月体的基础肾小球疾病。例如，多种免疫球蛋白和补体沉积形成"满堂亮"，多见于狼疮性肾炎；肾小球系膜区以IgA为主的沉积提示新月体性IgA肾病；以C3沉积为主，且表现为分叶样提示新月体性膜增生性肾炎；沿肾小球毛细血管袢呈粗大颗粒样沉积提示新月体性急性链球菌感染后肾炎。

光学显微镜检查示不同阶段的新月体形成，与抗GBM病和ANCA相关小血管炎不同的是正常的肾小球或被新月体压迫的肾小球可以见到基础肾小球病的特点，如系膜细胞和内皮细胞增生，嗜复红蛋白沉积等。肾小球内新月体部位的单核细胞/巨噬细胞和肾小球上皮细胞较为多见。而肾小球毛细血管袢纤维素样坏死、肾小球包曼囊破裂和肾小球外的环肾小球的细胞浸润则较为少见。

电子显微镜检查的发现依赖于基础肾小球病的类型。其突出的特点是肾小球有免疫复合物形成的电子致密物的沉积，沉积部位可为系膜区、内皮下、基底膜内、上皮下或各种形式的组合。电子致密物的沉积部位和分布形态往往可以提示不同类型的新月体性免疫复合物型肾炎，如急性感染后肾炎，膜增生性肾炎Ⅰ型或Ⅱ型等。超微结构的发现也可以提供其他系统性疾病的证据，如内皮细胞的管网状包涵体可提示狼疮性肾炎，免疫沉积物中的微管样结构则提示冷球蛋白血症。与所有新月体性肾小球肾炎一样，毗邻新月体的肾小球毛细血管袢可以见到GBM断裂。在毛细血管袢纤维素样坏死的部位和新月体的细胞之间，可见到纤维素的触须样结构，但不如抗GBM病和ANCA相关小血管炎明显。

（五）治疗和预后

该型新月体性肾炎的治疗取决于基础肾小球疾病的种类。例如，同样有50%新月体的形成，急性链球菌感染后肾炎与IgA肾病的治疗方法就不尽相同。不过，目前尚没有大规模的对照研究来指导免疫复合物型新月体肾炎的治疗方案，因此采用和介绍的治疗方案是从既往的临床经验而来。虽然该型新月体肾炎在不同的肾小球疾病的基础上发生，但发展到新月体肾炎时，常用甲泼尼龙静脉冲击联合免疫抑制剂治疗。甲泼尼龙静脉滴注（500～1 000mg）每天或隔日一次，连续3次为一个疗程，被认为是对此病最为安全和有效的。接着应用口服泼尼松1mg/（kg·d），持续数周后逐渐减量直至停用[37-39]。目前有限的资料证实该疗法可使75%～80%的患者肾功能有所恢复并至少在短期内不需要透析治疗。环磷酰胺（口服或静脉给药）应与糖皮质激素联合使用。如发生于狼疮肾炎等系统性疾病的患者还应该按照原发病的治疗方案进行维持缓解治疗，详见相关章节。

免疫复合物型新月体肾炎在所有新月体肾炎的患者中总体预后较好，取决于基础肾小球疾病的种类。近期一项关于新月体性IgA肾病的多中心研究发现[40]，该病1年的肾脏存活率为57%，优于ANCA相关的寡免疫沉积型新月体肾炎（48%）和抗GBM抗体型新月体肾炎（8%）。决定预后的独立危险因素是确诊时的血肌酐水平，如果血肌酐水平低于238μmol/L，则肾脏存活的概率可以超过75%，而血肌酐超过600μmol/L的患者中，肾脏存活率仅有10%，是提示肾脏不可恢复的重要指标。

三、少免疫沉积型新月体肾炎

（一）流行病学和病因

少免疫沉积型新月体肾炎的特点是肾小球毛细血管袢局灶节段纤维素样坏死和新月体形成，肾脏直接免疫荧光检查只有少量或无免疫球蛋白沉积。该型多为原发性系统性小血管炎或肾脏局限的小血管炎所致[41]。将在相关章节详细讨论。在美国，ANCA相关小血管炎是成年人，特别是老年人新月体肾炎的主要原因，白种人发病率明显多于黑种人（6.7∶1），无性别差异。在我国，该型的发病率逐年上升，目前已和免疫复合物型新月体肾炎的发生率相当，是成年人新月体性肾炎的主要原因之一，男性较女性常见。

少免疫沉积型中约1/3患者ANCA阴性，又称为V型新月体肾炎。既往认为Ⅲ型和V型新月体肾炎的患者，其临床、病理表现和治疗反应大致相同[42]，推测其属于ANCA阴性的小血管炎。但近年北京大学第一医院的研究发现ANCA阴性者与ANCA阳性者相比，在临床病理表现上仍存在一定的区别[43]，推测ANCA阴性的少免疫沉积型新月体肾炎有可能为不同的疾病。

（二）发病机制

少免疫沉积型新月体肾炎主要由小血管炎发展而来。已有许多研究证明，ANCA可引发少免疫沉积型的血管炎或肾小球肾炎，提示ANCA在发病机制中起了重要作用。

ANCA识别的靶抗原包括MPO、PR3以及中性粒细胞嗜天青颗粒内的其他抗原成分。一些低水平分泌的细胞因子（TNF-α和IL-1）虽不能激活中性粒细胞，却可以使ANCA的靶抗原转移至细胞表面，循环中的ANCA就可以与之结合，从而引起中性粒细胞的全面激活，产生呼吸爆发，释放初级和次级颗粒，产生裂解酶和氧自由基，破坏血管内皮细胞，造成血管壁的损伤和坏死性炎症反应[44-49]。ANCA激活中性粒细胞时不仅需要与靶抗原结合，还需要通过其Fc段与中性粒细胞表面的Fcγ受体结合[50-56]。ANCA与Fc受体结合后可导致中性粒细胞激活，产生呼吸爆发、脱颗粒，增加其吞噬作用，分泌大量细胞因子，上调黏附因子的表达等。ANCA与FcγRⅡa受体结合后，可以增加中性粒细胞内肌动蛋白的聚合，从而使细胞形态发生改变，使其不易穿过毛细血管壁（炎症的初发位置）。而FcγRⅢb的遗传多态性也与ANCA相关小血管炎的病情相关。

近年的动物实验进一步证明了ANCA在小血管炎和少免疫沉积型肾炎中的致病作用。MPO基因敲除的小鼠应用小鼠MPO免疫后，取出其脾脏细胞转移给Rag 2$^{-/-}$小鼠，后者会产生抗MPO抗体，并发生严重的少免疫沉积型坏死性新月体性肾炎，部分小鼠还出现肺和其他脏器的小血管炎[57]。直接将小鼠的抗MPO抗体注射给Rag 2$^{-/-}$小鼠也可引起少免疫沉积型坏死性新月体性肾炎，提示抗MPO抗体本身在小血管炎的发病机制中起了重要作用。

补体在ANCA相关小血管炎的发病过程中有非常重要的作用，并已经成为治疗的新靶点[58-65]。在ANCA相关的少免疫沉积型肾炎的患者中，存在病变的所有肾小球中均有补体活化的终末产物，膜攻击复合物（MAC）的沉积，说明补体系统在疾病过程中充分活化。少免疫沉积的性质说明补体的活化途径并非经典的免疫复合物介导，而B因子和C3d在肾小球的沉积以及与MAC的共定位，证明补体的活化是通过旁路途径实现的。在动物实验中，用眼镜蛇毒消耗补体后，肾炎或血管炎会明显减轻。缺乏C5和B因子的小鼠无法产生该疾病，而C4缺乏的小鼠与野生型小鼠都可以出现肾炎，再次证实补体的旁路途径参与了疾病的产生，而经典途径和凝集素途径没有参与其中。在利用MPO和脂多糖免疫动物的8小时前或1天后，给实验动物注射C5的抑制性单抗可以阻断或减轻疾病的发生。因此在该小鼠的动物模型中，C5单抗对ANCA相关小血管炎有显著的治疗作用。体外实验也证实阻断C5a受体后中性粒细胞就无法激活。

（三）临床表现

多数ANCA相关小血管炎患者的肾脏受累是全身多系统受累的一部分，仅约1/3的患者表现为肾脏局限的小血管炎[66]。发病时仅有肾脏受累的小血管炎患者在确诊后也可以出现肾外其他脏器受累而发展为系统性血管炎[67]。常见的肾外受累部位包括肺、上呼吸道、鼻窦、耳、眼、胃肠道、皮肤、外周神经系统、关节和中枢神经系统[68]。即使没有活动性肾外受累器官的表现，某些全身症状如发热、疲劳、关节肌肉疼痛也很常见。

虽然新月体肾炎的患者多表现为急进性肾炎综合征，但应注意的是相当一部分小血管炎引起的少免疫沉积型新月体性肾炎也可以肾功能损害进展较为缓慢，尿沉渣仅有少量甚至无红细胞，应引起注意。后者多为间断、反复发生少数肾小球毛细血管襻纤维素样坏死和新月体形成，因此肾小球的病变常常新旧不等。

约80%~90%的少免疫沉积型新月体肾炎的患者ANCA阳性[69-74]。对酒精固定的中性粒细胞进行间接免疫荧光染色，可以观察到ANCA的两种形态：核周型P-ANCA和胞质型C-ANCA。这两种形态的ANCA分别识别MPO和PR3。免疫荧光法联合抗原特异性的酶联免疫吸附法，诊断的特异性>95%，敏感性为70%~90%。有1/3抗GBM病患者以及免疫复合物型新月体肾炎的患者可合并ANCA阳性。因此，ANCA阳性并不是诊断少免疫沉积型新月体肾炎的依据。还需完善血清学和病理学检查，才能得到正确诊断。

（四）肾脏病理

该类型的特点就是直接免疫荧光检查呈现无或少量（≤+）免疫球蛋白沉积。ANCA阳性率与肾小球内免疫球蛋白的染色强度成反比。如果肾小球内无免疫球蛋白的沉积，ANCA阳性率约为90%，免疫球蛋白的染色强度为+（0~4分）时，ANCA阳性率约为80%。染色强度为++时，ANCA阳性率约为50%，染色强度为+++时，ANCA阳性率为30%，如果染色强度为++++时，ANCA阳性率则不足10%。肾小球内纤维素样坏死的部位、毛细血管内的血栓和新月体的细胞间可以见到不规则的纤维素的荧光染色。

光学显微镜下肾小球病变的突出特点是肾小球常分期、分批受累，表现为肾小球病变新旧不等，同时有纤维性、细胞纤维性和细胞性新月体，甚至还有新鲜的肾小球襻坏死。肾小球内无嗜复红蛋白沉积。肾脏局限性的小血管炎和系统性ANCA相关小血管炎的肾脏病理表现无差别。根据国外资料，90%的ANCA相关小血管炎患者肾活检可发现新月体形成，其中50%达到新月体肾炎的标准（>50%的肾小球有大新月体形成）。多数患者肾活检可见到肾小球毛细血管襻节段甚至全球的纤维素样坏死（图11-3-2-3）。未受累的毛细血管襻常无明显异常发现。严重受累的肾小球可见包曼囊破裂，肾小球周围大量炎症细胞形成类似肉芽肿样病变，其中有中性粒细胞、嗜酸性粒细胞、淋巴细胞、单核细胞和巨噬细胞，偶见多核巨细胞。肾间质或以小动脉为中心的坏死性肉芽肿性血管炎提示韦格纳肉芽肿和过敏性肉芽肿性血管炎，而小动脉炎则较为少见。

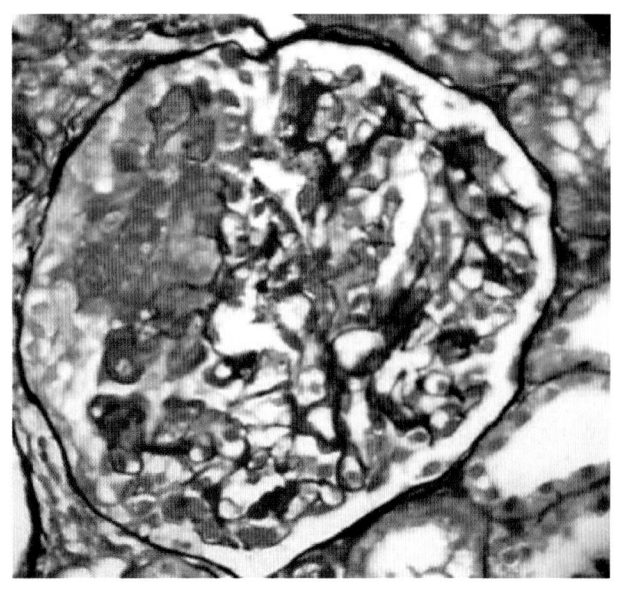

图11-3-2-3 新月体性肾小球肾炎，毛细血管襻纤维素样坏死，小细胞性新月体形成（PASM×400）

电镜下无电子致密物沉积，可见广泛 GBM 破坏。纤维素样坏死部位可见白细胞浸润和纤维素触须样物质。

（五）治疗

少免疫沉积型新月体肾炎的基本治疗方案为糖皮质激素联合环磷酰胺，分为诱导缓解和维持缓解两个阶段[1]。诱导缓解治疗的目标是尽快控制病情，尽量达到完全缓解；而维持缓解治疗的目标是减少疾病复发，保护肾功能。

诱导缓解一般先应用甲泼尼龙冲击疗法，7mg/（kg·d）连续 3 天或隔日应用以迅速抑制炎症反应。根据病人的病情应用 1～3 个疗程。接着应用口服泼尼松（龙）联合环磷酰胺。泼尼松（龙）的起始剂量为 1mg/（kg·d），4～6 周后逐渐减量，在随后的 6 个月内逐渐减量至 10mg/d 维持[75]。口服环磷酰胺的起始剂量为 2mg/（kg·d），静脉滴注为 0.6～1.0g/m²，连续应用 6 个月或直至病情缓解。应引起注意的是不应片面强调环磷酰胺的总量而过早停用环磷酰胺，从而不能有效达到病情完全缓解。荟萃分析结果显示，采用静脉冲击疗法使用环磷酰胺的患者，复发率并不高于每日口服治疗的患者，在预后方面也无差异（包括死亡和 ESRD）。但静脉注射环磷酰胺可以显著减低白细胞减少和感染的风险。

对起病时就需要透析治疗的患者，使用血浆置换联合免疫抑制剂治疗，可以使更多的患者脱离透析[76,77]。对于有威胁生命肺出血的患者，也推荐血浆置换疗法，作用较为肯定、迅速。

虽然环磷酰胺对 ANCA 相关小血管炎具有肯定的疗效，但由于其毒副作用，目前正在研究是否有其他免疫抑制剂可以。已有的两个随机对照研究结果显示，可以使用利妥昔单抗替代环磷酰胺，目前的结果显示两组患者的缓解率和复发率基本一致。但是对于肾功能严重受损且进入透析的患者，应用该单抗进行治疗还缺乏相应的临床研究。对于有重要脏器受损的全身性小血管炎，在环磷酰胺口服［2 mg/（kg·d）］3 个月后，应用硫唑嘌呤口服［2 mg/（kg·d）］维持治疗 9 月，与连续 12 个月环磷酰胺组具有相同的临床效果和维持缓解作用[78]。进一步的研究发现，硫唑嘌呤可以持续应用 1.5 年，甚至更长以减少复发[79]。

对于依赖透析的 ANCA 相关小血管炎患者，如果应用免疫抑制治疗有效，患者多在 12 周内脱离透析；如超过 12 周的免疫抑制治疗仍不能脱离透析，则继续应用免疫抑制治疗的益处不大[80]。

高达 40% 的患者都可出现疾病的复发。肾移植后该病仍可复发，复发率约 20%[81]，与肾移植时是否血清 ANCA 阳性无关。

（崔 昭）

参考文献

1. NACHMAN PH, JENNETTE JC, FALK RJ. Primary Glomerular Disease. The Kidney. Philadelphia：Saunders WB, 2012.
2. JENNETTE JC, HIPP CG. The epithelial antigen phenotype of glomerular crescent cells. Am J ClinPathol, 1986, 86:274-280.
3. HANCOCK WW, ATKINS RC. Cellular composition of crescents in human rapidly progressive glomerulonephritis identified using monoclonal antibodies. Am J Nephrol, 1984, 4:177-181.
4. GUETTIER C, NOCHY D, JACQUOT C, et al. Immunohistochemical demonstration of parietal epithelial cells and macrophages in human proliferative extra-capillary lesions. Virchows Arch A PatholAnatHistopathol, 1986, 409:739-748.
5. GLASSOCK RJ, COHEN AH, ADLER SG. Primary glomerular disease. The Kidney. Philadelphia: Saunders WB, 1996.
6. 赵明辉,于净,刘玉春,等. 100 例新月体性肾炎的免疫病理分型及临床病理分析. 中华肾脏病杂志, 2001,

17 :294-297.

7. LIN W, CHEN M, CUI Z, et al. The immunopathological spectrum of crescentic glomerulonephritis: a survey of 106 patients in a single Chinese center. Nephron Clin Pract, 2010, 116(1):c65-c74.

8. LEVY JB, TURNER AN, REES AJ, et al. Long-term outcome of anti-glomerular basement membrane antibody disease treated with plasma exchange and immunosuppression. Ann Intern Med, 2001, 134:1033-1042.

9. CUI Z, ZHAO J, JIA XY, et al. Clinical features and outcomes of anti-glomerular basement membrane disease in older patients. Am J Kidney Dis, 2011, 57:575-582.

10. PHELPS RG, REES AJ. The HLA complex in Goodpasture's disease: a model for analyzing susceptibility to autoimmunity. Kidney Int, 1999, 56:1638-1653.

11. YANG R, HELLMARK T, ZHAO J, et al. Antigen and epitope specificity of anti-glomerular basement membrane antibodies in patients with goodpasture disease with or without anti-neutrophil cytoplasmic antibodies. J Am Soc Nephrol, 2007, 18:1338-1343.

12. RUTGERS A, SLOT M, VAN PAASSEN P, et al. Coexistence of anti-glomerular basement membrane antibodies and myeloperoxidase-ANCAs in crescentic glomerulonephritis. Am J Kidney Dis, 2005, 46:253-262.

13. JIA XY, HU SY, CHEN JL, et al. The clinical and immunological features of patients with combined anti-glomerular basement membrane disease and membranous nephropathy. Kidney Int, 2014, 85:945-952.

14. BASFORD AW, LEWIS J, DWYER JP, et al. Membranous nephropathy with crescents. J Am Soc Nephrol, 2011, 22:1804-1808.

15. LERNER RA, GLASSOCK RJ, DIXON FJ. The role of anti-glomerular basement membrane antibody in the pathogenesis of human glomerulonephritis. J Exp Med, 1967, 126:989-1004.

16. HUDSON BG, TRYGGVASON K, SUNDARAMOORTHY M, et al. Alport's syndrome, Goodpasture's syndrome, and type IV collagen. N Engl J Med, 2003, 348:2543-2556.

17. NETZER KO, LEINONEN A, BOUTAUD A, et al. The goodpasture autoantigen. Mapping the major conformational epitope(s) of alpha3(IV) collagen to residues 17-31 and 127-141 of the NC1 domain. J Biol Chem, 1999, 274:11267-11274.

18. PEDCHENKO V, BONDAR O, FOGO AB, et al. Molecular architecture of the Goodpasture autoantigen in anti-GBM nephritis. N Engl J Med, 2010, 363:343-354.

19. CUI Z, ZHAO MH. Advances in human antiglomerular basement membrane disease. Nat Rev Nephrol, 2011, 7:697-705.

20. SALAMA AD, CHAUDHRY AN, RYAN JJ, et al. In Goodpasture's disease, CD4(+) T cells escape thymic deletion and are reactive with the autoantigen alpha3(IV)NC1. J Am Soc Nephrol, 2001, 12:1908-1915.

21. SALAMA AD, CHAUDHRY AN, HOLTHAUS KA, et al. Regulation by CD25+ lymphocytes of autoantigen-specific T-cell responses in Goodpasture's (anti-GBM) disease. Kidney Int, 2003, 64:1685-1694.

22. SINICO RA, RADICE A, CORACE C, et al. Anti-glomerular basement membrane antibodies in the diagnosis of Goodpasture syndrome: a comparison of different assays. Nephrol Dial Transplant, 2006, 21:397-401.

23. JINDAL KK. Management of idiopathic crescentic and diffuse proliferative glomerulonephritis: evidence-based recommendations. Kidney Int, 1999, Suppl 70:S33-S40.

24. FERRARIO F, TADROS MT, NAPODANO P, et al. Critical re-evaluation of 41 cases of "idiopathic" crescentic glomerulonephritis. Clin Nephrol, 1994, 41:1-9.

25. COUSER WG. Mechanisms of glomerular injury: an overview. Semin Nephrol, 1991, 11:254-258.

26. COUSER WG. Rapidly progressive glomerulonephritis: classification, pathogenetic mechanisms, and therapy. Am J Kidney Dis, 1988, 11:449-464; 986.

27. JENNETTE JC. Rapidly progressive crescentic glomerulonephritis. Kidney Int, 2003, 63:1164-1177.

28. HAZENBOS WL, GESSNER JE, HOFHUIS FM, et al. Impaired IgG-dependent anaphylaxis and Arthus reaction in Fc gamma RIII (CD16) deficient mice. Immunity, 1996, 5:181-188.

29. SYLVESTRE DL, RAVETCH JV. Fc receptors initiate the Arthus reaction: redefining the inflammatory cascade. Science, 1994, 265:1095-1098.

30. CLYNES R, DUMITRU C, RAVETCH JV. Uncoupling of immune complex formation and kidney damage in autoimmune glomerulonephritis. Science, 1998, 279:1052-1054.

31. PARK SY, UEDA S, OHNO H, et al. Resistance of Fc receptor-deficient mice to fatal glomerulonephritis. J Clin Invest, 1998, 102:1229-1238.

32. YU F, CHEN M, WANG SX, et al. Clinical and pathological characteristics and outcomes of Chinese patients with primary anti-neutrophil cytoplasmic antibodies-associated systemic vasculitis with immune complex deposition in kidney. Nephrology (Carlton), 2007, 12(1):74-80.

33. CUI Z, ZHAO MH, WANG SX, et al. Concurrent antiglomerular basement membrane disease and immune complex glomerulonephritis. Ren Fail, 2006, 28:7-14.

34. JENNETTE JC, FALK RJ. Nephrotic syndrome and glomerulonephritis. Renal Biopsy Interpretation. New York: Churchill Livinstone, 1996.

35. MODAI D, PIK A, BEHAR M, et al. Biopsy proven evolution of post streptococcal glomerulonephritis to rapidly progressive glomerulonephritis of a post infectious type. Clin Nephrol, 1985, 23:198-202.

36. MOORTHY AV, ZIMMERMAN SW, BURKHOLDER PM, et al. Association of crescentic glomerulonephritis with membranous glomerulonephropathy: a report of three cases. Clin Nephrol, 1976, 6:319-325.

37. LOCKWOOD CM, REES AJ, PEARSON TA, et al. Immunosuppression and plasma-exchange in the treatment of Goodpasture's syndrome. Lancet, 1976, 1:711-715.

38. HELLMARK T, JOHANSSON C, WIESLANDER J. Characterization of anti-GBM antibodies involved in Goodpasture's syndrome. Kidney Int, 1994, 46: 823-829.

39. O'NEILL WM JR, ETHERIDGE WB, BLOOMER HA. High-dose corticosteroids: their use in treating idiopathic rapidly progressive glomerulonephritis. Arch Intern Med, 1979, 139: 514-518.

40. LV JC, YANG YH, ZHANG H, et al. Prediction of outcomes in crescentic IgA nephropathy in a multicenter cohort study. J Am Soc Nephrol, 2013, 24:2118-2125.

41. JENNETTE JC, FALK RJ. The pathology of vasculitis involving the kidney. Am J Kid Dis, 1994, 24:130-141.

42. 于净, 赵明辉, 刘玉春, 等. 抗中性粒细胞胞浆抗体阴性的少免疫沉积型新月体性肾小球肾炎 15 例分析. 中国实用内科杂志, 2002, 22 :531-532.

43. CHEN M, YU F, WANG SX, et al. Antineutrophil cytoplasmic autoantibody-negative pauci-immune crescentic glomerulonephritis. J Am SocNephrol, 2007, 18:599-605.

44. FALK RJ, TERRELL RS, CHARLES LA, et al. Anti-neutrophil cytoplasmic autoantibodies induce neutrophils to degranulate and produce oxygen radicals in vitro. Proc Natl Acad Sci USA, 1990, 87:4115-4119.

45. KEOGAN MT, ESNAULT VL, GREEN AJ, et al. Activation of normal neutrophils by anti-neutrophil cytoplasm antibodies. Clin Exp Immunol, 1992, 90:228-234.

46. HARRIS AA, FALK RJ, JENNETTE JC. Crescentic glomerulonephritis with a paucity of glomerular immunoglobulin localization. Am J Kidney Dis, 1998, 32:179-184.

47. SAVAGE CO, POTTINGER BE, GASKIN G, et al. Autoantibodies developing to myeloperoxidase and proteinase 3 in systemic vasculitis stimulate neutrophil cytotoxicity toward endothelial cells. Am J Pathol, 1992, 141:335-342.

48. PORGES AJ, REDECHA PB, KIMBERLY WT, et al . Anti-neutrophil cytoplasmic antibodies engage and activate human neutrophils via Fc gamma RIIa. J Immunol, 1994, 153:1271-1280.

49. MULDER AH, HEERINGA P, BROUWER E, et al. Activation of granulocytes by anti-neutrophil cytoplasmic antibodies (ANCA): a Fc gamma RII-dependent process. Clin Exp Immunol, 1994, 98:270-278.

50. PORGES AJ, REDECHA PB, KIMBERLY WT, et al. Anti-neutrophil cytoplasmic antibodies engage and activate human neutrophils via Fc gamma RIIa. J Immunol, 1994, 153:1271-1280.

51. MULDER AH, BROEKROELOFS J, HORST G, et al. Anti-neutrophil cytoplasmic antibodies (ANCA) in inflammatory bowel disease: characterization and clinical correlates. Clin Exp Immunol, 1994, 95:490-497.

52. KETTRITZ R, JENNETTE JC, FALK RJ. Crosslinking of ANCA-antigens stimulates superoxide release by human neutrophils. J Am Soc Nephrol, 1997, 8:386-394.

53. KOCHER M, EDBERG JC, FLEIT HB, et al. Antineutrophil cytoplasmic antibodies preferentially engage Fc

gamma RIIIb on human neutrophils. J Immunol, 1998, 161:6909-6914.

54. TSE WY, NASH GB, HEWINS P, et al. ANCA-induced neutrophil F-actin polymerization: implications for microvascular inflammation. Kidney Int, 2005, 67:130-139.

55. WAINSTEIN E, EDBERG J, CSERNOK E, et al. FcγRIIIb alleles predict renal dysfunction in Wegener's granulomatosis (WG). Arthritis Rheum, 1995, 39:210.

56. DIJSTELBLOEM HM, SCHEEPERS RH, OOST WW, et al. Fcgamma receptor polymorphisms in Wegener's granulomatosis: risk factors for disease relapse. Arthritis Rheum, 1999, 42: 1823-1827.

57. XIAO H, HEERINGA P, HU P, et al. Antineutrophil cytoplasmic autoantibodies specific for myeloperoxidase cause glomerulonephritis and vasculitis in mice. J Clin Invest, 2002, 110:955-963.

58. XIAO H, SCHREIBER A, HEERINGA P, et al. Alternative complement pathway in the pathogenesis of disease mediated by anti-neutrophil cytoplasmic autoantibodies. Am J Pathol, 2007, 170:52-64.

59. HUUGEN D, VAN ESCH A, XIAO HE, et al. Inhibition of complement factor C5 protects against anti-myeloperoxidase antibody-mediated glomerulonephritis in mice. Kidney Int, 2007, 71:646-654.

60. SCHREIBER A, XIAO H, JENNETTE JC, et al. C5a receptor mediates neutrophil activation and ANCA-induced glomerulonephritis. J Am Soc Nephrol, 2009, 20:289-298.

61. GOU SJ, YUAN J, WANG C, et al. Alternative complement pathway activation products in urine and kidneys of patients with ANCA-associated GN. Clin J Am Soc Nephrol, 2013, 8(11):1884-1891.

62. YUAN J, CHEN M, ZHAO MH. Complement in antineutrophil cytoplasmic antibody-associated vasculitis. Clin Exp Nephrol, 2013, 17(5):642-564.

63. GOU SJ, YUAN J, CHEN M, et al. Circulating complement activation in patients with anti-neutrophil cytoplasmic antibody-associated vasculitis. Kidney Int, 2013, 83(1): 129-137.

64. YUAN J, GOU SJ, HUANG J, et al. C5a and its receptors in human anti-neutrophil cytoplasmic antibody (ANCA)-associated vasculitis. Arthritis Res Ther, 2012, 14(3):R140.

65. XING GQ, CHEN M, LIU G, et al. Differential deposition of C4d and MBL in glomeruli of patients with ANCA-negative pauci-immune crescentic glomerulonephritis. J Clin Immunol, 2010, 30(1):144-156.

66. WANG G, HANSEN H, TATSIS E, et al. High plasma levels of the soluble form of CD30 activation molecule reflect disease activity in patients with Wegener's granulomatosis. Am J Med, 1997, 102:517-523.

67. SAVAGE CO, WINEARLS CG, EVANS DJ, et al. Microscopic polyarteritis: presentation, pathology and prognosis. Q J Med, 1985, 56:467-483.

68. BONSIB SM, WALKER WP. Pulmonary-renal syndrome: Clinical similarity amidst etiologic diversity. Mod Pathol, 1989, 2:129-137.

69. LIM LC, TAYLOR III JG, SCHMITZ JL, et al. Diagnostic usefulness of antineutrophil cytoplasmic autoantibody serology. Comparative evaluation of commercial indirect fluorescent antibody kits and enzyme immunoassay kits. Am J Clin Pathol, 1999, 111:363-369.

70. KALLENBERG CG, BROUWER E, WEENING JJ, et al. Anti-neutrophil cytoplasmic antibodies: current diagnostic and pathophysiological potential. Kidney Int, 1994, 46:1-15.

71. GEFFRIAUD-RICOUARD C, NOEL LH, CHAUVEAU D, et al. Clinical spectrum associated with ANCA of defined antigen specificities in 98 selected patients. Clin Nephrol, 1993, 39:125-136.

72. KALLENBERG CG, MULDER AH, TERVAERT JW. Antineutrophil cytoplasmic antibodies: a still-growing class of autoantibodies in inflammatory disorders. Am J Med, 1992, 93:675-682.

73. FALK RJ, JENNETTE JC. Anti-neutrophil cytoplasmic autoantibodies with specificity for myeloperoxidase in patients with systemic vasculitis and idiopathic necrotizing and crescentic glomerulonephritis. N Engl J Med, 1988, 318: 1651-1657.

74. CHOI HK, LIU S, MERKEL PA, et al. Diagnostic performance of antineutrophil cytoplasmic antibody tests for idiopathic vasculitides: meta analysis with a focus on antimyeloperoxidase antibodies. J Rheumatol, 2001, 28: 1584-1590.

75. HOGAN SL, NACHMAN PH, WILKMAN AS, et al. Prognostic markers in patients with antineutrophil cytoplasmic autoantibody-associated microscopic polyangiitis and glomerulonephritis. J Am Soc Nephrol,

1996, 7:23-32.

76. LEVY JB, PUSEY CD. Still a role for plasma exchange in rapidly progressive glomerulonephritis? J Nephrol, 1997, 10:7-13.

77. FRASCA GM, SOVERINI ML, FALASCHINI A, et al. Plasma exchange treatment improves prognosis of antineutrophil cytoplasmic antibody-associated crescentic glomerulonephritis: a case-control study in 26 patients from a single center. Ther Apher and Dia, 2003, 7:540-546.

78. JAYNE D. Update on the European Vasculitis Study Group trials. Curr Opin in Rheumatol, 2001, 13:48-55.

79. JAYNE D, RASMUSSEN N, ANDRASSY K, et al. A randomized trial of maintenance therapy for vasculitis associated with antineutrophil cytoplasmic autoantibodies. N Engl J Med, 2003, 349:36-44.

80. NACHMAN PH, HOGAN SL, JENNETTE JC, et al. Treatment response and relapse in antineutrophil cytoplasmic autoantibody-associated microscopic polyangiitis and glomerulonephritis. J Am Soc Nephrol, 1996, 7:33-39.

81. NACHMAN PH, SEGELMARK M, WESTMAN k, et al. Recurrent ANCA-associated small vessel vasculitis after transplantation: a pooled analysis. Kidney Int, 1999, 56:1544-1550.

第三节　IgA 肾病

IgA 肾病（IgA nephropathy）是目前全球范围内最为常见的肾小球肾炎，是导致终末期肾脏病的主要病因之一。该病是随着肾活检的开展和免疫组化/免疫荧光技术的进展逐渐被认识的一种肾小球肾炎，1968 年首先由法国学者 Berger 和 Hinglais 描述和命名，其特征是肾活检免疫病理显示在肾小球系膜区以 IgA 为主的免疫复合物沉积，以肾小球系膜细胞增生和系膜基质增多为基本组织学改变，因此也称为 Berger 病（Berger's disease）[1]。虽然 IgA 肾病是以特征性免疫病理表现命名的一种疾病，但其临床表现多种多样，主要表现为血尿，可伴有不同程度的蛋白尿、高血压和肾脏功能受损，可以肾炎综合征、肾病综合征、急进性肾炎综合征甚至慢性肾衰竭综合征等肾小球肾炎的各种临床综合征为主要临床表现；即便在病理表现方面，病变类型也呈现为多种多样，包括肾小球轻微病变、系膜增生性病变、局灶节段性病变、毛细血管内增生性病变、系膜毛细血管性病变、新月体性病变及硬化性病变等几乎涉及增生性肾小球肾炎的所有病理表型，因此，IgA 肾病实际是一种具有特征性免疫病理表现、但由多种临床和病理表型组成的一组临床-病理综合征。某些系统性疾病，如过敏性紫癜性肾炎、系统性红斑狼疮、干燥综合征、强直性脊柱炎、类风湿关节炎、疱疹样皮炎等系统性疾病，以及酒精性肝硬化、慢性肝炎等疾病也可导致 IgA 为主的免疫复合物在肾小球系膜区沉积，目前称之为继发性 IgA 肾病，不在本节讨论的范围。

一、流行病学

IgA 肾病在整个人群中的确切发病率不详，估计在成年人群中发病率为 2 ～ 10 例/10 万人口。该病可发生在任何年龄，16 ～ 35 岁的患者占总发病人数的 80%，男性多于女性[2,3]。

IgA 肾病的发病率在世界不同地域和种族间存在差异[4-6]。在亚洲和太平洋地区，IgA 肾病占肾活检患者的 30% ～ 50%，在欧洲占 20%，而在北美只占 10%[2]。即使同在北美地区，IgA 肾病发病率在土著印第安人（38%）和美国黑种人（2%）之间也有差异[7,8]，提示存在种族差异。世界各地也陆续有一些 IgA 肾病家系和家族聚集性的报道，也提示遗传因素参与 IgA 肾病的发病[9]。此外，不同国家或地区对肾脏疾病的监控以及肾活检的指征和时机也是造成发病率不同的原因[7,10]。亚洲的很多国家（如日本）对无症状镜下血尿者即进行肾活检，IgA 肾病在肾活检中占 40% ～ 50%；而在北美的无症状尿检异常者很少接受肾活检，临床表现单纯血尿和轻度蛋白尿的患者，常常在蛋白尿增多或血肌酐升高时才进行肾活检，因此 IgA 肾病所占比例仅约 5% ～ 10%。由于 IgA 肾病的诊断依赖于肾活检病理，IgA肾病的发生率在世界许多地区可能被低估[11]。中国是IgA肾病的高发国家，占原发肾小球疾病的40%～58.2%，是肾活检中原发性肾小球病的首位病因[12,13]。

二、发病机制

IgA肾病的确切发病机制迄今尚未阐明。多种因素参与IgA肾病的发生及进展。近十余年来IgA肾病发病机制研究中有以下几个方面的进展：① 研究证实系膜区IgA沉积物主要是IgA1亚型，而非IgA2，并且是以多聚IgA1（pIgA1）为主[14]；② IgA肾病患者外周血中IgA1水平明显升高，而且升高的IgA1分子存在显著的半乳糖缺失[15]；③ 半乳糖缺陷IgA1分子（Gd-IgA1）可作为自身抗原诱发自身抗体（称为抗糖抗体）的产生[16,17]，形成循环免疫复合物在肾脏沉积从而诱发IgA肾病发病和进展[18,19]；④ 基于大样本IgA肾病患者进行的全基因组关联研究（genome-wide association studies，GWAS）发现了多个易感基因座位和位点，丰富了我们对IgA肾病发病机制的认识[20-25]；⑤ 补体活化在IgA肾病的发生发展中从遗传学到发病机制的研究逐步深入[26,27]。基于上述研究进展，研究者提出IgA肾病发病机制的"四重打击学说"：首先，IgA肾病患者循环中存在高水平的半乳糖缺失的IgA1（Gd-IgA1）（第一重打击），其次Gd-IgA1作为自身抗原诱发自身抗体的产生（抗糖抗体）（第二重打击），之后二者形成循环免疫复合物在肾脏沉积（第三重打击），最终通过激活补体、诱发炎症因子等途径致肾组织损伤（第四重打击），导致IgA肾病的发病和进展[18,28]。目前认为IgA1分子的糖基化异常造成IgA1易于自身聚集或被IgG或IgA识别形成"致病性"免疫复合物，可能是IgA肾病发病中的始动因素，而遗传因素可能参与或调节上述发病或进展的各个环节[29-31]。

（一）IgA肾病患者IgA1分子O-糖基化异常及机制

人类IgA的产生数量远大于其他免疫球蛋白。人类IgA分子分为IgA1、IgA2两种亚型，二者均可以存在于外周血及外分泌液。与其他免疫球蛋白不同的是，IgA在分子结构上存在独特的不均一性，表现为在不同的体液成分中其结构特征不同[32]。循环中的IgA主要由骨髓产生，约90%为IgA1，IgA2只占10%。血循环中IgA1分子主要以单体形式存在，伴有少量大分子IgA1，包括二聚体IgA1（dIgA1）和多聚体IgA（pIgA1）。dIgA是由两个单体IgA1通过J链连接形成的，而pIgA1的确切组成尚不清楚。含IgA1的复合物（IgA-containing complex）可以是聚合的IgA1、含有IgA1的免疫复合物或者是IgA1与其他蛋白形成的复合物[33]。不同于IgA2分子，IgA1分子重链恒定区1（CH1）和恒定区2（CH2）之间包含一个高度糖基化的铰链区[34]。IgA1的铰链区是一段由19个氨基酸残基组成的富含脯氨酸（proline，Pro）、丝氨酸（serine，Ser）和苏氨酸（threonine，Thr）串联重复的肽链。它具有高度糖基化，每个IgA1铰链区肽链都存在6个潜在的O-糖基化位点，分别位于Thr-225，Thr-228，Ser-230，Ser-232，Thr-233和Thr-236位[35,36]。正常人IgA1分子最常见的糖型是由Gal-GalNAc组成的双糖及在此基础上结合一个或两个唾液酸，而单一GalNAc糖型及SA-GalNAc糖型在正常人血清中较少见[37,38]。正常人外周血IgA1分子存在明显的不均一性，一方面表现在糖基化修饰位点的多样性上，另一方面表现为同一位点糖型构成的多样性。由此形成所谓的"宏观不均一性"及"微观不均一性"[39-41]，这种特性对于保护IgA1分子铰链区免受细菌蛋白酶的裂解，维持IgA1分子的刚性结构，避免自身聚合和免疫复合物的形成，以及参与病原体的识别，增强固定及激活补体的能力均具有重要作用。

大量研究显示IgA肾病患者血清IgA1存在铰链区O-糖基化的缺陷[42-44]，但目前为止导致IgA1铰链区O-糖链糖基化缺陷的原因尚未阐明。对IgA肾病IgA1铰链区基因序列和氨基酸序列测定并无异常发现，提示这种异常并非由于IgA分子的编码基因异常造成。同时，对同样具有类似O-糖基存在的免疫球蛋白C1抑制因子的研究发现并不存在糖基化异常，提示IgA1低糖基化并非由于糖链降解所致。曾有研究显示IgA肾病患者外周血循环B细胞的β1,3半乳糖酰胺转移酶活性下降，而且这种下降并不存在于其他白细胞[45]，这一结果提示影响O-糖链形成的各种糖基化酶可能在IgA1糖基化异常中发挥重要的作用。此外，IgA肾病患者血清中IgA1分子水平升高，可能为骨髓产IgA1增多和肝脏清除减少所致[34,46-49]。研究发现非IgA肾病患者接受了亚临床表现IgA肾病患者移植肾后，肾组织沉积IgA1分子可被清除；而IgA肾病患者接受正常人来源供体肾后，会再次复发IgA肾病[50]，提示IgA肾病是由IgA免疫系统异常造成的，而不是肾脏本身病变所致。另一方面，外周血IgA1分子水平的升高并不足以引起IgA肾病。骨髓瘤患者以及艾滋病患者血循环中存在大量IgA1分子[51]，但仅有极少数患者发生IgA肾病，说明IgA肾病患者除IgA1分子水平异常增高外，IgA1分子本身结构的改变对于IgA肾病发生具有更为关键的作用。既往对于GalNAc暴露位点（Tn抗原表位）的特异性研究显示，IgA肾病患者和正常人GalNAc暴露位点不同[52,53]，提示探讨IgA1分子铰链区 O-糖基异常位点及糖型的特异性在IgA肾病发病机制中的作用可能具有重要意义。然而，在IgA肾病这一临床表型异质性很大的疾病中，IgA1分子不同糖型的差别在IgA肾病发病和进展中作用目前仍然缺乏相关研究。

近十几年来，不同种族地区的大样本人群研究明确了IgA肾病患者外周血中Gd-IgA1水平明显高于正常人及其他疾病对照人群[54-56]，以正常人Gd-IgA1水平的90%作为临界值，在白种人中Gd-IgA1水平对于IgA肾病诊断的灵敏度可达76.5%，特异度可达94%[16]。来自中国的大样本IgA肾病人群研究不仅发现IgA肾病患者Gd-IgA1水平高，而且证实Gd-IgA1水平与病理损伤严重性密切相关，与患者疾病进展相关，Gd-IgA1水平越高的患者肾脏预后更差[57,58]。日本学者发现Gd-IgA1水平的变化与IgA肾病患者病情活动相关，可监测疾病活动[59]。来自法国的研究发现IgA肾病肾移植后复发者血浆Gd-IgA1水平比移植后未复发的患者显著高，而未复发的患者Gd-IgA1与健康对照相近[60]。近期英国和中国合作的IgA肾病的队列研究中再次验证了Gd-IgA1水平和患者的肾病进展有关[61]。以上来自临床研究的证据提示IgA肾病患者外周血存在高水平的半乳糖缺失IgA1，可能参与了IgA肾病的发生和进展。但是值得一提的是，来自中国和日本人群的研究发现IgA肾病患者与正常对照的Gd-IgA1水平存在很大的重叠[57-59]；而在近期包括了中国和英国IgA肾病患者的队列研究发现，英国患者与正常人Gd-IgA1水平存在明显差异，明显大于中国患者和正常人的差异，而且中国IgA肾病患者的Gd-IgA1水平要明显高于英国的正常人，提示Gd-IgA1水平在白种人和中国人IgA肾病发生和发展中的重要性可能有所差异[61]。

除外周血以外，对IgA肾病患者肾组织洗脱液、尿液以及扁桃体组织进行检测同样发现糖基化异常的IgA1分子。Alice和Hiki等对从肾活检组织中洗脱下的IgA1进行糖基化检测发现，在肾脏沉积的IgA1比血清中的IgA1存在更多的糖基化异常[62-64]，而患者血清中热聚合的IgA1与肾小球系膜细胞结合的能力及刺激肾小球系膜细胞引起的生物学效应均显著强于正常人，提示循环中IgA1分子结构与正常人不同[65,66]，异常糖基化的IgA1更易于沉积到肾脏。通过检测正常人血清IgA1和体外酶切的去唾液酸IgA1（DesIgA1）及去唾液酸去半乳糖IgA1（DesDeGalIgA1）与人肾小球系膜细胞的结合力，证实人肾小球系膜细胞上存在与IgA1特异结合的蛋白，唾液酸和半乳糖缺失的IgA1与系膜细胞的结合力显著高于正常IgA1分子[67]；另有研究证实将DesIgA1和DesDeGalIgA1分子注射入大鼠肾脏，观察到肾小球系膜区大量糖基化缺失的IgA1分子的沉积并引发炎症反应，上述研究提示糖基化缺陷的IgA1确实具有致病能力。而且，上述糖基化异常同样存在于过敏性紫癜患者，但仅限于伴有紫癜性肾炎的患者，因此提示异常糖基化的IgA1可能与肾脏损害有关[62]。

（二）抗半乳糖缺失IgA1（Gd-IgA1）的抗糖抗体

如前所述，IgA肾病患者外周血中Gd-IgA1水平明显高于正常人及其他疾病对照的结果已经在不同种族和地区的大样本人群中得到验证，然而，无论是白种人还是中国或日本人群，IgA肾病患者与正常人的Gd-IgA1水平存在很大的重叠[57-59]；即：相当部分正常人也存在着半乳糖缺陷，提示单纯的IgA1分子半乳糖缺陷并不足以引起IgA肾病。因此有学者提出了抗糖抗体参与了半乳糖缺陷IgA1的致病，并试图寻找抗糖抗体的证据。

在IgA肾病患者外周血免疫复合物中含有IgA1分子及IgG分子，而且IgG水平与Gd-IgA1分子水平密切相关，提示二者之间可能存在类似抗原（Gd-IgA1）与抗体（IgG、IgA）的反应[16]。在此基础上研究者将IgA肾病患者分泌IgG的B淋巴细胞永生化，发现IgG与Gd-IgA1结合具有特异性，主要以IgG1和IgG3亚型为主，与肾小球中沉积的IgG亚型相符，而且IgG水平与患者疾病活动度相关[17]，更为重要是该研究发现 IgA 肾病患者在 IgG 抗体重链的互补决定区 3（complementarity-determining region 3，CRD3）结构域内存在丙氨酸 - 丝氨酸的替换（A-S），进一步采用该方法检测 IgA 肾病患者血清中针对于保留铰链区的 IgA1 分子 Fab 抗原（Fab-hinge region，Fab-HR）的 IgG、IgA 抗体水平，发现 IgG 抗糖抗体的水平与患者疾病进展密切相关，其水平不但与尿蛋白/肌酐比值呈明显的正相关，而且其水平越高，患者进展至终末期肾脏病（ESRD）的风险越大[68]。此项研究以正常人 IgG 抗糖抗体水平的 90% 作为临界值，显示 IgG 抗糖抗体水平对 IgA 肾病诊断的灵敏度达到 89%，特异度达到 92%，提示抗 Gd-IgA1 的 IgG 抗体可能参与 IgA 肾病的发生及进展。此后，同一组学者还报告了抗 Gd-IgA1 的 IgG 抗体水平与患者移植肾复相关[69]。近期 Suzuki H 等人在 2016 年美国肾脏病年会中报告了紫癜肾炎的患者循环中也存在高水平的抗糖抗体[70]。由于抗 Gd-IgA1 抗体检测技术上存在一定的困难，上述研究结果到目前为止尚未得到其他实验室的独立验证，尤其缺乏在亚洲人群中的验证，抗糖抗体参与免疫复合物形成及其在 IgA 肾病发病中的致病机制尚需要更多的实验室证据和临床研究验证。

近年来有学者提出新的假设，即 IgA 型或 IgG 型自身抗体可能识别肾组织原位抗原。利用新近发展的蛋白芯片技术[71,72]，对于人类近万种抗原蛋白进行筛查，发现 IgA 肾病患者血清中针对于肾组织抗原蛋白激酶 1（protein kinase D1，PRKD1）、泛素缀合酶 E2W（ubiquitin-conjugating enzyme E2W，UBE2W）、球蛋白 kappa 恒定区（immunoglobulin kappa constant，IGKC）的 IgG 型抗体水平较正常人升高；而血清中针对于肾组织抗原促离子型谷氨酸受体 -1A（glutamate receptor, ionotropic，N-methyl-D-aspartate-like 1A，GRINL1A）、锌结合型乙醇脱氢酶 2（zinc binding alcohol dehydrogenase domain containing 2，ZADH2）、TEA 结构域膜蛋白 4（TEA domain family member 4，TEAD4）、棕榈酰化膜蛋白 -1（membrane protein，palmitoylated 1，MPP1）、谷氨酰胺转氨酶 2（transglutaminase 2，TGM2）及 SIX 同源蛋白 2（SIX homeobox 2，SIX2）的 IgA 型抗体水平升高，但以上蛋白无论是组织表达的特异性及对 IgA 肾病本身疾病特异性方面的价值仍然有待于进一步研究。

因此，对于目前关于 IgA 肾病是一种自身免疫性疾病的假说，Gd-IgA1 及其相关抗体所扮演的角色值得进一步探索。需要指出是，超过半数的 IgA 肾病患者有上呼吸道感染病史，许多病原体表面的糖蛋白均带有 GalNAc 的抗原位点，比如 EB 病毒、呼吸道合胞病毒、链球菌等，而这些病原体在上呼吸道感染中较常见。因而，一些学者提出 IgA 肾病黏膜感染患者，通过细菌表面的 GalNAc 残基以分子模拟的机制，使机体产生抗 GalNAc 的 IgG 抗体并识别血清中增多的 Gd-IgA1，从而迅速形成大量的免疫复合物沉积于肾小球系膜区导致该病的发生和发展[73,74]。但目前仍未找到确定的与大多数 IgA 肾病发病相关的病原微生物。

（三）IgA1 循环免疫复合物在肾脏沉积

IgA1 循环免疫复合物在肾小球系膜区沉积的机制目前并不十分清楚，部分认为是通过与系膜细胞的抗原结合、电荷依赖或者是通过植物凝集素样结合体与系膜细胞结合，但均未得到肯定的证实。虽然 IgA 骨髓瘤患者血清中 IgA1 水平升高，但只有存在 IgA1 糖基化异常的患者才会出现肾脏免疫复合物的沉积，提示 IgA1 大分子复合物易沉积于肾小球系膜区与其糖基化异常相关[75]。糖基化缺陷的 IgA1 容易自身聚合[76]或与血液中的 IgG，IgM，C3 等形成循环免疫复合物[27,77]，而这个大分子复合物不易通过内皮间隙被肝细胞清除，但能通过肾小球内皮细胞间隙进而沉积在系膜区，沉积过多时则进一步沉积于毛细血管壁。

近年研究发现 IgA1 分子与系膜细胞的结合具有特异性和饱和性，且不被人 IgG、IgM 及白蛋白所阻断，提示系膜细胞存在 IgA 的受体[78]。目前已知的 pIgA1 受体如多聚免疫球蛋白受体（PIgR）、去唾液酸糖蛋白受体（ASPGR）和 FcaR1（即 CD89）均未能证实其在人体系膜细胞表达[79-81]。而新近发现的转铁蛋白受体（TfR，即 CD79）和 Fcα/μR 可在系膜细胞表达，并在 IgA 肾病时表达上调，但并不是 IgA1 特异的受体，其还可识别 IgM 和 IgA2，但这两种抗体在 IgA 肾病系膜区的沉积并不常见。Berthelot 等通过对人源化小鼠（可以表达人 IgA1 和 CD89）的研究证实，系膜细胞受到

IgA1-CD89复合物刺激后可直接与CD71受体结合或通过上调谷氨酰胺转氨酶2（TGM 2）表达来正反馈调节CD71表达，进而促进更多IgA1复合物对系膜细胞刺激效应[82]。但CD71广泛表达于分裂增殖的细胞膜上，目前研究发现除了肾小球系膜区和毛细血管壁及皮肤血管内皮下有IgA1沉积外，尚未发现IgA1的广泛沉积。当大分子IgA1复合物（MW>800kDa）沉积于系膜区之后，NOS活性增强，TGF-β、TNF-α、IL-6、MIF、CXCL1、MCP-1、血小板活化因子等分泌增加[83-85]。

IgA肾病患者肾脏除IgA的沉积外，常伴有补体成分如C3、C4d、C5b-9和P因子的沉积，而C1q很少沉积[86]，提示肾脏局部补体活化主要为旁路途径与甘露糖-凝集素途径（MBL），经典途径的激活比较少见。研究显示在IgA肾病患者约25%肾标本中检测到MBL的沉积，同时存在L-血清纤维蛋白胶凝素、MASP及C4d在肾脏的沉积，未检测到C1q。而MBL沉积阴性的肾组织标本只检测到IgA1、C3和C5b-9的沉积，提示MBL阴性组补体的沉积可能是旁路途径激活的结果[87,88]。同时发现MBL沉积阳性患者血清中多聚IgA1含量高，提示糖基化异常的IgA1分子可激活补体的MBL途径。近期一项研究通过对283例IgA肾病患者回顾性分析发现，肾组织C4d沉积阳性的患者无论是蛋白尿水平、肾功能及病理损伤都要重于C4d沉积阴性者，C4d沉积是患者发生ESRD的独立危险因素[89]，提示肾脏局部MBL途径的激活在IgA肾病疾病进展中起重要作用。上述研究还检测了不同分子量IgA1分子激活MBL途径的能力有何差别，结果发现多聚IgA1分子激活MBL途径的能力显著强于IgA1二聚体，而IgA1单体无激活MBL途径的能力。这一结果与多聚体IgA1在旁路激活途径中作用最强的结果相一致，结合IgA肾病系膜区沉积的主要是多聚体IgA1分子，这些结果提示多聚体IgA1分子在肾脏损伤的发生发展中起到重要作用。此外，基于IgA肾病GWAS的研究发现人类染色体1q32的补体区段H因子相关蛋白1/3（CFHR1/3）缺失的位点基因多态性与IgA肾病发病相关[20-25]，进一步研究发现IgA肾病患者的O-糖基化异常IgA1分子能启动补体系统活化，促进形成循环IgA1复合物；补体活化越强度与IgA肾病患者的肾组织损伤严重程度密切相关[26,27]。

（四）IgA1沉积于系膜区后的效应

不论IgA1通过何种机制介导与肾小球系膜细胞结合，这一过程对后续炎症过程都起到始动作用。已有证据表明，pIgA1与系膜细胞IgA受体的交联可以使系膜细胞产生促炎症和促纤维化的反应[16]，其表现与肾活检病理标本中所见的系膜细胞增殖相一致。糖基化缺陷的IgA1聚合物与人体系膜细胞亲和力明显大于正常人，并能刺激核转录因子（NF-κB）表达[90]，调节激酶（ERK）磷酸化、DNA合成[31]，分泌IL-6、IL-8、IL-1β、TNF-α、MCP-1以及血小板活化因子（PAF）和巨噬细胞转移抑制因子（MIF）等[91-93]，从而诱发系膜细胞增殖和炎症反应，导致肾脏固有细胞的损伤。IgA1还可通过调整系膜细胞整合素的表达改变系膜基质的相互作用，这在肾小球损伤后的系膜重塑中起着重要作用[94]，新近研究显示IgA肾病患者pIgA1可通过激活肾素血管紧张素系统（RAS），刺激TGF-β分泌在肾小球硬化中发挥作用[95]。此外肾脏局部补体的活化可以影响肾小球损伤的程度，通过旁路途径和甘露糖-凝集素（MBL）途径，活化系膜细胞产生炎症介质和基质蛋白[96-98]。这些发现提示IgA1分子的糖基化异常在IgA系膜区的沉积和后续所致损伤中具有重要作用。

（五）IgA肾病发病机制中遗传学研究的启示

遗传因素参与IgA肾病发病多年来一直为人们所关注。IgA肾病具有家族聚集性[99-104]，且在不同种族人群之间的发病率存在差异[6]，表明遗传因素在IgA肾病发病机制中发挥了重要作用。近年来基于家族性IgA肾病的连锁分析和基于大样本散发性患者进行的GWAS发现了多个IgA肾病的易感基因座位[20-25,105,106]，为我们探讨IgA肾病发病机制提供重要线索。目前研究发现的家族性IgA肾病关联的染色体区段，包括6q22～23（命名为IgAN1）[20]、4q26～31（命名为IgAN2）[107]、17q12～22（命名为IgAN3）[107]和2q36[108,109]，但至今尚无法精确定位上述染色体区段上与IgA肾病关联的具体的致病基因，提示IgA肾病遗传背景的复杂性；而随着高通量基因分型技术的出现，在全基因组水平上进行关联分析的GWAS成为发现复杂性疾病易感基因的有效手段。截至目前，在IgA肾病开展的5个GWAS[20-25]共发现了18个易感基因座位，极大地丰富了我们对IgA肾病发病机制的认识。概括目前发现的IgA肾病易感基因座位，主要位于以下几个通路：适应性免疫反应

（MHC），补体系统（CFH、CFHR3,1和ITGAM-ITGAX），IgA分子产生和糖基化调控（TNFSF13、HORMAD2和ST6GAL1）和黏膜免疫（DEFA、CARD9、VAV3、ODF1-KLF10和UBR5）。上述易感基因座位/位点中，关联性最强的是MHC，该基因座位包括数百个基因，并且大部分都参与免疫调控。但是由于MHC基因座位存在广泛范围的连锁不平衡，至今精确定位该座位上易感基因和致病性基因变异仍比较困难。而目前为止，适应性免疫反应（MHC）、IgA分子产生调控（TNFSF13、HORMAD2和ST6GAL1）和补体系统（CFH、CFHR3,1和ITGAM-ITGAX）相关基因多态性在多个GWAS中均得到独立验证，并且具有相似的发病风险，证实了IgA分子产生调控异常和补体系统激活在IgA肾病发病机制中的作用，也表明GWAS对揭示复杂性疾病发病机制的有效性。值得关注的是随着近年来发表的IgA肾病GWAS纳入的人数增加，越来越多与黏膜免疫相关的易感基因被发现，这与IgA肾病患者黏膜感染后发作性肉眼血尿和/或肾功能减退的临床表现相符，为IgA肾病的发病机制研究提供了新思路。

目前诸多证据证明IgA肾病是一个多基因、多因素复杂性状疾病，遗传因素可能在IgA肾病的疾病易感性与病变进展过程的各个环节中都起重要的作用[31,110]。

三、肾脏病理学检查

IgA肾病的病理学特征是以IgA为主的免疫复合物在肾小球系膜区沉积，肾小球系膜细胞和系膜基质增生，免疫荧光和免疫组化是诊断IgA肾病的首要和必要的决定性诊断方法，是IgA肾病确诊的必备手段。

（一）免疫荧光检查

特征的表现是以IgA或IgA为主的免疫球蛋白在肾小球系膜区呈颗粒状或团块状弥漫沉积（图11-3-3-1），部分病例可沿毛细血管襻沉积。约22%～60%的病例可以观察到IgM的沉积，57%～78%的病例有IgG的沉积，其沉积部位与IgA相同，但强度明显减弱。如果以0，+～++++来判断沉积的免疫球蛋白的强度，IgA的荧光强度平均为+++，IgG和IgM的荧光强度平均只有+左右[111,112]。早期有关IgA肾病的一些研究曾描述IgG的沉积较明显，荧光较强，但目前认为可能是由于IgA和IgG的低特异性抗体的交叉反应所致。目前尚未见到IgE和IgD沉积的报道。

肾小球沉积的IgA主要为IgA1亚型，轻链以lambda链为主[47,48]；患者肾组织切片中已经证实存在J链（连接链）的沉积，提示沉积物为多聚IgA[18,27]。

80%的病例有补体C3的沉积，部位与形状与IgA沉积相似，亦可检出补体旁路的其他成分包括备解素和H因子（β1H）及膜攻击补体复合物（C5b～9），提示补体旁路局部激活。部分研究发现约1/3患者存在C3结合蛋白的沉积，提示补体经典途径激活，但在IgA肾病组织标本中C1q和C4的沉积罕见。如果在肾活检标本中IgA伴有较强的IgG沉积时，C1q的存在应首先除外狼疮肾炎。有研究显示系膜区C3的活化可能是通过甘露糖结合植物凝集素（MBL）途径发生的[96,98]。

（二）光镜检查

IgA肾病主要累及肾小球，基本病变类型为系膜增生，但病变类型多种多样，可涉及增生性肾小球肾炎的所有病理表型，包括肾小球轻微病变、系膜增生性病变、局灶节段性病变、毛细血管内增生性病变、系膜毛细血管性病变、新月体性病变及硬化性病变，单纯膜性病变虽有少数报道，但尚未获得公认[113]。尽管如此，大多数IgA肾病常见的表现为弥漫性肾小球系膜细胞增生，系膜基质增加（图11-3-3-2）。根据病变的轻重又可进一步分为轻、中、重度系膜增生性肾小球病变。病变也可从局灶、节段性病变到弥漫性系膜增生；系膜增生较重者可见系膜插入，形成节段性双轨；部分小球伴有节段性肾小球硬化，毛细血管塌陷，球囊粘连；也可有毛细血管襻坏死及肾小球新月体形成，个别病变严重者全球硬化。患者的肾组织切片上可见到多种病变同时存在。

肾间质病变包括间质纤维化，肾小管萎缩，炎性细胞浸润（通常为单个核细胞），肾间质病变的严重程度常与肾小球病变平行，大量血尿的患者有时可见较多的红细胞管型。肾小动脉可见硬化性病变、透明样变、内膜增厚及管腔狭窄，动脉壁的增厚程度常比同年龄和相同血压患者改变明

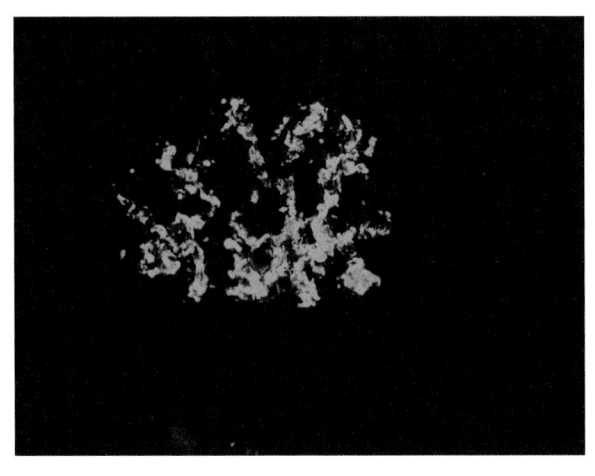

图 11-3-3-1 IgA 在肾小球系膜区沉积（免疫荧光）

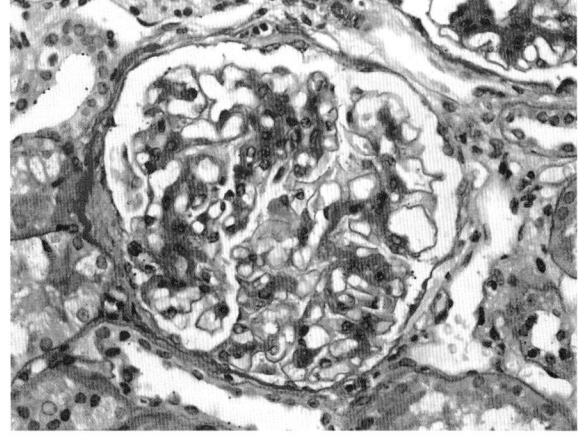

图 11-3-3-2 IgA 肾病（光镜）

显。近年来有研究报告在 IgA 肾病中存在血栓性微血管病（TMA）样损伤，累及肾小球和肾小动脉，肾小球主要表现为肾小球毛细血管袢内微血栓、基底膜双轨及不同程度的系膜溶解，肾小动脉表现为急性 TMA 样病变（内皮肿胀和内膜下形成黏液样水肿，纤维素样坏死和/或血栓形成）和慢性 TMA 样病变（内膜细胞增生、内膜肌层细胞成漩涡状同心圆排列，形成洋葱皮样病变）[114-116]，其形成机制和临床意义尚有待进一步研究。

IgA 肾病的病理表现复杂多样，病变严重程度与临床和预后密切相关，病理分型一直以来备受关注。既往比较常用的 IgA 肾病的病理学分类系统大致分为三类：分级系统、半定量评分系统和描述性分类。分级系统是将相关病理改变进行大致分级，用以表示病理改变的轻重程度，应用相对较为广泛的 Haas 分级[117] 和 Lee 分级[118]；半定量评分系统是将 IgA 肾病的基本病理改变进行详细评分[119-121]，耗时耗力，主要用于研究，不适于广泛临床应用；描述性分类的方法在诊断中对主要病理特点进行简要描述，以客观的概括作为诊断结果，该分类方法病理报告结果直观，同时对一些有争议的特殊表现予以描述，是对分级系统和半定量评分系统的有益补充。

2009 年 IgA 肾病牛津病理分型（Oxford classification of IgA nephropathy）正式发表[122,123]。该分型是国际 IgA 肾病联盟（International IgA Nephropathy Network）联合国际肾脏病学会（International Society of Nephropathy）和肾脏病理学会（Renal Pathology Society）建立的国际协作组织共同制定的。制定过程非常严谨和科学，来自 10 个国家和地区的肾科医生、病理医生和临床统计学家共同参与该研究，用以验证病理指标预测预后的人群来自于包括欧洲、北美洲、南美洲和亚洲的 8 个国家的平均随访时间超过 5 年的 265 例原发性 IgA 肾病患者（包括 206 例成人和 59 例儿童），最终确定能独立预测肾脏预后的四个病理指标，系膜细胞增生（mesangial hypercellularity，M0/1）、内皮细胞增生（endocapillary hypercellularity，E0/1）、肾小球节段性硬化或粘连（segmental glomerulosclerosis or adhesion，S0/1）及肾小管萎缩或肾间质纤维化（tubular atrophy/interstital fibrosis，T0/1/2），构成了牛津病理分型 MEST 体系。IgA 肾病牛津病理分型工作组建议在 IgA 肾病的病理报告中需要对肾活检组织的光镜、免疫荧光和电镜发现的病变进行详细描述，对上述能独立预测肾脏预后的四个病理指标进行评分，同时还需要报告肾活检组织的总肾小球数目和毛细血管内细胞增生、毛细血管外增生、球性硬化和节段硬化的肾小球数目[122,123]。牛津病理分型一经发表就引起了广泛关注，来自不同国家的多个肾脏病中心进行的外部验证[124-126]。但由于入选病例临床表现的不同、随访过程中治疗不同、种族的差异，以及研究多为小样本、少终点事件的回顾性研究，因此导致目前验证研究的结果之间存在一定的差异，该病理分型的临床意义和应用价值有待进一步的大样本、多中心、前瞻性研究进行证实。

（三）电镜检查

肾小球系膜细胞增生、系膜基质增多并伴有大团块状电子致密物沉积是 IgA 肾病典型的超微病

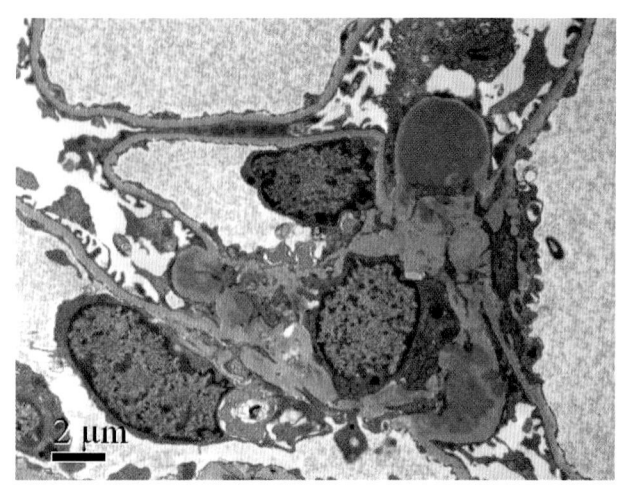

图 11-3-3-3　IgA 肾病电子致密物（电镜）

理改变。电子致密物可由系膜区、副系膜区延续到毛细血管壁内皮细胞下或上皮下（图 11-3-3-3），与免疫荧光检查所见免疫复合物沉积相一致。约 1/3 IgA 肾病患者肾小球毛细血管基底膜异常，常见基底膜局部增厚，分裂和板层状改变，其局部分布的特点有助于与弥漫基底膜病变的遗传性肾炎（Alport's syndrome）和薄基底膜肾病相鉴别。偶尔也可见到肾小球基底膜弥漫变薄，可能是与薄基底膜肾病共存所致。足细胞足突节段性融合，部分临床表现大量蛋白尿或肾病综合征患者，可以见到足细胞足突融合弥漫。

四、临床表现

IgA 肾病可在任何年龄发病，但 80% 以上为中青年患者，临床表现多种多样，临床上可以出现肾小球疾病所有的临床综合征表现（详见相关章节）。最常见的临床表现为发作性肉眼血尿和无症状性血尿和/或蛋白尿。

（一）发作性肉眼血尿

约 40% ~ 50% 的患者表现为一过性或反复发作性肉眼血尿，大多伴有黏膜感染的病史，上呼吸道感染最常见，少数伴有肠道或泌尿道感染。多数患者的肉眼血尿可在感染后几小时或 1 ~ 2 日后出现，与链球菌感染后急性肾炎不同，后者肉眼血尿约在感染 1 ~ 2 周后发生。血尿持续时间几个小时至数日不等。肉眼血尿有反复发作的特点，发作间隔随年龄增长而延长，部分患者转为持续性镜下血尿。在肉眼血尿发作时，患者可伴有全身轻微症状，如低热、全身不适、肌肉酸痛，个别病人有严重的腰痛和腹痛。发作性肉眼血尿的患者可伴有肾炎综合征的表现，如一过性的尿量减少、水肿、高血压和血肌酐、尿素氮的升高，少数患者有少尿性急性肾损伤，但常为可逆性的，与大量红细胞致急性肾小管堵塞有关。

肉眼血尿发生率在儿童和青年人中比成年人常见，80% ~ 90% 的儿童 IgA 肾病有肉眼血尿发作史，成年人约 30% ~ 40%。

（二）无症状镜下血尿和/或蛋白尿

大约 30% ~ 40% 的 IgA 肾病患者表现为无症状性尿检异常，多为体检时发现。这部分患者的检出与所在地区尿检筛查和肾活检的指征密切相关。由于疾病呈隐匿过程，多数患者的发病时间难以确定。患者尿常规中红细胞管型少见，尿蛋白多低于 2g/24h。对于这部分临床表现轻微的患者（即呈隐匿性肾炎表现者）过去往往认为预后良好。然而，新近的研究发现对于血尿或（和）微量蛋白尿的 IgA 肾病患者亦会出现病情的进展。一项对 72 名单纯血尿或伴有微量蛋白尿（尿蛋白低于 0.4g/24h）的 IgA 肾病患者进行 7 年的随访，结果发现 44% 的病人出现病情的进展（包括尿蛋白增加，高血压及血肌酐升高）[127]，而肾脏病理病变程度是最强的预测危险因子，提示只有临床轻微同时病理轻微才能真正预示预后良好[128,129]。北京大学第一医院对 248 名临床表现轻微（血尿或伴有微量蛋白尿，尿蛋白低于 1g/24h）的 IgA 肾病患者进行了临床-病理分析，结果发现 1/3 的病人肾脏病理表现偏重（Hass分级在Ⅱ级以上），1/4 ~ 1/3的病人伴有不同程度的肾小球硬化或肾间质纤维化，提示相当一部分临床表现轻微的IgA肾病患者病理损伤并非一定轻微。这部分病人可能是处于疾病的早期，其临床预后并非一定良性过程，有条件的地区应当及早肾活检、早期诊断[130]。

（三）蛋白尿

IgA肾病单纯蛋白尿不伴血尿的患者非常少见。多数患者表现为轻度蛋白尿，10% ~ 24%的患者出现大量蛋白尿，甚至肾病综合征。部分临床表现为肾病综合征的IgA肾病患者，肾活检病理改变多为轻微病变或轻度系膜增生，电镜下可以见到广泛的足突融合，激素治疗疗效好，长期随访肾功能保持良好。这一类型目前认为是肾小球微小病变合并肾小球系膜区IgA沉积[131-133]，治疗原则按照肾小球微小病变处理（详见相关章节）；在IgA肾病大量蛋白尿患者中，即使达到肾病范围蛋白尿（蛋白大于3.5g/24h），约66%的患者可以表现为无低白蛋白血症，此现象与其他原发肾小球病所致的肾病综合征有所不同[134]。部分肾病综合征患者伴有高血压和肾功能损害，病理上肾小球病变较重，弥漫系膜增生伴局灶节段硬化，并伴有肾小管间质损害，是慢性肾小球肾炎进展的晚期表现。除此之外，几个大的队列研究均显示，蛋白尿≥1g/d是IgA肾病肾功能恶化的独立危险因素，且患者病程中的蛋白尿程度与肾功能下降速度直接相关[135-137]。

（四）高血压

成年IgA肾病患者中高血压的发生率为20%，而在儿童IgA肾病患者中仅占5%。起病时即有高血压者不常见，随着病程的进展高血压的发生率增高，高血压出现在肾衰竭前平均6年。有高血压的IgA肾病患者肾活检多有弥漫性小动脉内膜病变，肾血管病变多继发于肾小球损害，常与广泛的肾小球病变平行，严重的肾血管损害加重肾小球缺血。但也有部分患者即使临床无高血压症状，病理肾小球病变轻微，小动脉管壁也可增厚[138]。IgA肾病患者可发生恶性高血压[114,139-142]，多见于青壮年男性。表现为头晕，头痛，视力模糊，恶心呕吐，舒张压≥130mmHg，眼底血管病变在Ⅲ级以上，可伴有肾衰竭和/或心力衰竭，急性肺水肿，若不及时处理可危及生命（详见恶性高血压肾损害章节）。北京大学第一医院的两项研究均显示IgA肾病是恶性高血压中最常见的肾性继发因素[143,144]。

（五）急性肾损伤

一般来讲，IgA肾病是慢性进展性疾病，以急性肾损伤表现者较少（约占IgA肾病的5% ~ 10%），还有部分患者在慢性病程的基础上出现急性加重的急性肾损伤表现，可能的原因包括以下几种情况：

1. 急进性肾炎综合征（rapidly progressive glomerulonephritis，RPGN） 患者多有持续性血尿/肉眼血尿，大量蛋白尿，肾功能进行性恶化，可有水肿和高血压及少尿或无尿，肾活检病理示广泛新月体形成（50%以上肾小球有新月体形成），免疫荧光以IgA为主的免疫复合物沉积，新月体内可常见纤维蛋白原沉积，此为新月体IgA肾病，属于Ⅱ型新月体肾炎，是IgA肾病中最为危重的类型，患者预后极差。

2. 急性肾炎综合征 表现为血尿，蛋白尿，可有水肿和高血压，患者起病急，常有前驱感染史，少数病人出现一过性的血肌酐上升，但血肌酐很少≥400μmol/L，肾脏病理与急性链球菌感染后肾小球肾炎相似，以毛细血管内皮细胞增生为主要病变。

3. IgA肾病合并恶性高血压 多见于青壮年男性，除了急性肾损伤表现外，符合恶性高血压的临床表现，部分病人同时还有血栓性微血管病的临床和病理表现。

4. IgA肾病合并急性小管间质肾病 多数由药物导致，也可能合并自身免疫性肾小管间质肾病。

5. 红细胞管型所致急性肾小管损伤 患者常表现为大量肉眼血尿，可因血红蛋白对肾小管的毒性和红细胞管型堵塞肾小管引起急性小管坏死，多为一过性，有时临床不易察觉。

（六）慢性肾衰竭

大多数IgA肾病患者在确诊10 ~ 20年后逐渐进入慢性肾衰竭期。部分患者首诊即表现为肾衰竭，同时伴有高血压，既往病史不详或从未进行过尿常规检查，有些患者因双肾缩小而无法进行肾活检确诊。慢性肾衰竭起病的患者在成年人中远较儿童常见。

（七）家族性IgA肾病

世界各国均有家族聚集性IgA肾病的报道[20,99,101,104,145]。国际上对于家族性IgA肾病的定义如下[87]：家族史调查三代以上，所有家庭成员均经过尿筛查或肾功能检查，家族性IgA肾病是指同一家系中至少有两个血缘关系的家庭成员经肾活检证实为IgA肾病；若家系中有一个明确诊断为IgA肾病，其他家庭成员有持续的镜下血尿/蛋白尿/慢性肾小球肾炎/无其他原因的肾功能减退，但未经病理证实，则定义为可疑的家族性IgA肾病。家族性IgA肾病约占全部IgA肾病的14%。因此，在IgA肾病患者亲属中进行家族史调查和尿筛查是非常重要和必要的。

家族性IgA肾病患者的临床表现及病理改变与散发性IgA肾病相似[88,91]，但肾功能损害和ESRD的发生明显高于散发性IgA肾病患者，尤其在家族性IgA肾病患者的一级亲属患者中，肾脏的生存率明显降低[88]，而且患者及其一级亲属的Gd-IgA1水平明显低于正常人，具有明显的遗传倾向[146]。我们的回顾性研究结果显示，家族性IgA肾病患者与家族史阴性的患者相比，在发病年龄、性别、肾活检时的血压、血尿、蛋白尿、肾功能上无明显差别[91]。

五、实验室检查

迄今为止，IgA肾病尚缺乏特异性的血清学或实验室诊断性检查。

（一）尿常规检查

IgA肾病患者典型的尿检异常为持续性镜下血尿和/或蛋白尿。尿相差显微镜异形红细胞增多>50%，提示为肾小球源性血尿，部分患者表现为混合性血尿，有时可见红细胞管型。多数患者为轻度蛋白尿（小于1g/24h），但也有患者表现为大量蛋白尿甚至肾病综合征。

（二）血生化检查

IgA肾病患者可有不同程度的肾功能减退。主要表现为肌酐清除率降低，血尿素氮和肌酐逐渐升高；同时可伴有不同程度的肾小管功能的减退。患者血尿酸常增高，也可以合并脂代谢紊乱的相关指标。

（三）免疫学检查

IgA肾病患者血清中IgA水平增高的比例各国报道不同，约占30%～70%不等。我国10%～30%。血清中IgA水平的增高在IgA肾病患者中并不特异。虽有日本作者曾提出血清IgA/C3比值>3.01，同时有血尿（>5个/HP）、持续尿蛋白（>0.3g/d）及血清中IgA水平>315mg/dl可用于鉴别IgA肾病和其他的肾小球肾炎的观点[147]，但目前未被广泛接受。IgA-纤粘连蛋白复合物（IgA-FN）曾被认为是IgA肾病患者的一个标记物[148]，但并未证实其临床意义[149]。

有些IgA肾病患者血清存在抗肾小球基底膜[150]、抗系膜细胞[151]、抗内皮细胞[152]的抗体和IgA类风湿因子[153]，但目前没有一个抗体的检查能在大样本患者群中被确定，他们的临床意义还有待进一步证实。

IgG、IgM与正常对照相比无明显变化[154]，血清C3，CH50正常或轻度升高[155]。有报道血清C3b～C3d在75%成年人IgA肾病增高[156,157]，但与疾病临床活动和疾病严重性无关。

（四）其他检查

近年的研究发现IgA肾病患者IgA1分子 *O*-糖修饰存在明显的半乳糖缺失[44]，不同种族和地区的大样本人群研究证明IgA肾病患者外周血中半乳糖缺陷的IgA1分子（Gd-IgA1）明显高于正常对照人群，并且与IgA肾病临床、病理的严重程度和预后相关[15,54,58]，提示Gd-IgA1对IgA肾病可能有潜在的无创性诊断价值。另一方面，也有研究报告IgA肾病患者存在高水平的抗Gd-IgA自身抗体[16,17]，但目前的结果显示IgA肾病患者与正常对照的Gd-IgA1水平存在很大的重叠，而且GdIgA1水平在不同的人群中的差异很大，加之检测技术的方法学还存在诸多问题，因此无论是Gd-IgA1水平还是抗Gd-IgA自身抗体的检测尚无法在临床广泛应用。

此外，有研究报道尿液中一些细胞因子的浓度或活性增加可用于鉴别IgA肾病患者或监测病情活动，如：尿中IL-6活性增加与系膜细胞增生程度呈正相关[158,159]；尿中血小板因子4（platelet factor-4，Pf4）增加有助于鉴别IgA肾病和薄基底膜肾病[160]。这些尿中的生物标记物在IgA肾病诊断中的意义尚未被广泛接受和应用。

六、诊断与鉴别诊断

IgA肾病临床表现多种多样。多见于青壮年，与感染同步的血尿（镜下或肉眼），伴或不伴蛋白尿，从临床上应考虑IgA肾病的可能性。但是，IgA肾病的确诊依赖于肾活检，尤其需免疫病理或免疫组化明确IgA或以IgA为主的免疫复合物在肾小球系膜区弥漫沉积。因此无论临床表现上考虑IgA肾病的可能性多大，肾活检病理在确诊IgA肾病是必备的。结合临床表现需与以下疾病鉴别：

（一）链球菌感染后急性肾小球肾炎

典型表现为上呼吸道感染（或急性扁桃体炎）后出现血尿，感染潜伏期为1～2周，可有蛋白尿、水肿、高血压，甚至一过性氮质血症等急性肾炎综合征表现，初期血清C3下降并随病情好转而恢复，部分患者ASO水平增高，病程为良性过程，多数患者经休息和一般支持治疗数周或数月多数可痊愈。少数以急性肾炎综合征起病的IgA肾病患者，临床上从感染潜伏期，血清C3、ASO、IgA水平可以提供诊断线索。若患者病情迁延，血尿和/或蛋白尿反复发作，有时需依靠活检病理检查加以鉴别。

（二）非IgA系膜增生性肾小球肾炎

我国发生率高。约1/3患者表现为肉眼血尿。临床与IgA肾病很难鉴别，须靠免疫病理检查区别（见相应章节）。

（三）过敏性紫癜肾炎

该病与IgA肾病病理、免疫组织学特征完全相同。临床上IgA肾病患者病情演变缓慢，而紫癜肾炎起病多为急性。除肾脏表现外，还可有典型的皮肤紫癜，黑便，腹痛，关节痛，全身血管炎改变等。

紫癜肾炎与IgA肾病是一种疾病的两种不同表现或为两种截然不同的疾病，尚存在较大的争论。目前两者的鉴别主要依靠临床表现。

（四）遗传性肾小球疾病

以血尿为主要表现的单基因遗传性肾小球疾病主要有薄基膜肾病和Alport综合征。前者主要临床表现为持续性镜下血尿（变形红细胞尿），肾脏是唯一受累器官，通常血压正常，肾功能长期维持在正常范围，病程为良性过程；后者是以血尿、进行性肾功能减退直至终末期肾脏病、感音神经性耳聋及眼部病变为临床特点的遗传性疾病综合征。除肾脏受累外，还有多个器官系统受累。两者的遗传方式不同（详见第二十五篇）。若儿童和年轻患者以血尿为主要表现时，应详细询问家族史，进行眼睛、耳朵等方面的检查以除外遗传性肾小球疾病。

关于家族性IgA肾病，必须强调同一家系中两个以上的家庭成员经肾活检证实为IgA肾病。另外，有研究显示IgA肾病患者中有约6%经电镜检查证实合并薄基底膜肾病[84]。因此，家族性IgA肾病诊断应强调同时电镜检查以除外薄基底膜肾病和早期Alport综合征。

肾活检病理检查是明确和鉴别三种疾病的主要手段，电镜检查尤为重要。此外，肾组织及皮肤Ⅳ型胶原α链检测乃至家系的连锁分析对于鉴别家族性IgA肾病、薄基膜肾病和Alport综合征具有重要意义[161]。

（五）肾小球系膜区继发性IgA沉积的疾病

慢性酒精性肝病、血清学阴性脊椎关节病、强直型脊柱炎、Reiter综合征（非淋病性尿道炎，结膜炎，关节炎）、银屑病关节炎等，肾脏免疫病理可显示肾小球系膜区有IgA沉积，但肾脏临床表现不常见，部分疾病表现为HLA B-27增高，血清和唾液中IgA浓度升高，而且均有相应的肾外改变，不难与IgA肾病鉴别。此外，狼疮肾炎，乙肝病毒相关肾炎等虽然肾脏受累常见，但肾脏免疫病理除有IgA沉积外，伴有多种免疫复合物沉积，同时临床多系统受累和免疫血清学指标均易与IgA肾病鉴别。

七、治疗

IgA肾病患者临床、病理表现和预后存在高度异质性，目前病因和发病机制尚未明确，因而没有统一的治疗方案。2012发表的改善全球肾脏病预后组织（KDIGO）肾小球肾炎临床实践指南是根据当时（2011年底）的系统文献复习提供的临床研究证据制定，为IgA肾病的治疗原则提供了循证医学证据[162]。

（一）IgA肾病进展危险因素

IgA肾病为慢性进行性进展的疾病，危险因素评估对于治疗方案选择非常重要。目前几个大样本的观察性和前瞻性的队列研究[145-147]已经证实IgA肾病起病和病程中的蛋白尿程度是IgA肾病预后独立的危险因素，严格的血压控制有助于改善包括IgA肾病在内的、伴有蛋白尿的患者预后；发病时蛋白尿、血压和肾活检时病理损伤与ESRD和血肌酐倍增密切相关。虽然目前控制这些危险因素的"界值"（靶目标）并没有明确的规定，但大量临床研究证据显示蛋白尿控制到1g/d以下患者的长期预后较好，控制在0.5g/d将更为理想；血压控制不佳可以导致蛋白尿增加以及GFR下降速率增快[163,164]，当蛋白尿>0.3g/d时推荐血压控制目标<130/80mmHg，当蛋白尿>1g/d时推荐血压控制目标<125/75mmHg；对于病理损伤指标来说，虽然很多研究探讨了病理评分的预测价值（包括牛津病理分型），但研究证据均来自回顾性研究，仍然有待于在临床实践中予以验证，牛津病理分型是否有助于治疗方案的选择还缺乏前瞻性研究[162]。目前KDIGO肾小球肾炎临床实践指南建议评价起始和随访过程中蛋白尿、血压和eGFR以评估IgA肾病患者疾病进展的危险因素[165]。

（二）RAS阻断剂在IgA肾病中的应用

降低蛋白尿和控制血压是IgA肾病的治疗基础。近几年的RCT研究表明RAS阻断剂对于非糖尿病肾病患者也具有降低尿蛋白和保护肾功能的作用，而其中关于RAS阻断剂在肾小球肾炎的研究中IgA肾病的研究证据最多。Cochrane Review对于56个在IgA肾病的RCT研究（包括2 838个受试者）的荟萃分析显示[166]，与其他抗高血压的治疗药物相比，只有RAS阻断剂（ACEI和/或ARB）能够有效地降低蛋白尿和改善肾功能（以GFR下降速率为评估指标）。中国学者对包括585名IgA肾病患者的11个RCT的荟萃分析结果也显示，RAS阻断剂可以明显降低蛋白尿和减缓肾功能恶化[167]。目前KDIGO肾小球肾炎临床实践指南建议：当蛋白尿>1g/d时推荐使用长效ACEI或者ARB治疗IgA肾病（1B）；如果病人能够耐受，建议ACEI或ARB逐渐加量以控制蛋白尿<1g/d（2C）；对于蛋白尿在0.5～1.0g/d之间的患者，建议可以使用ACEI或者ARB治疗（2D），但成年病人蛋白尿0.5～1.0g/d与蛋白尿<0.5g/d在长期预后上是否存在差异目前并不清楚；在蛋白尿<1g/d病人，血压的控制目标应当是<130/80mmHg；当蛋白尿>1g/d血压控制目标<125/75mmHg。然而目前没有明确的证据表明ACEI或者ARB能够减少ESRD的风险，也没有数据提示ACEI和ARB在上述减少蛋白尿和改善肾功能方面的差异。另外ACEI和ARB联合治疗是否更有效也没有明确证据。Russo等[168]的研究显示依那普利和氯沙坦可同等地减少IgA肾病患者尿蛋白的排出量，单种药物加倍并不能进一步减少尿蛋白的排出量；但当两种药物合用时，尿蛋白的排出量比两药分别用时明显减少，尿蛋白的减少为非血压依赖性的，提示ACEI和/或ARB的应用具有剂量依赖性的减少尿蛋白的作用。近年来对于慢性肾功能不全的IgA肾病患者应用ACEI/ARB的研究也显示，ACEI单独或联合ARB治疗可明显减少患者尿蛋白的排出或改善和延缓肾功能进展[169-171]。目前需要更多的研究来明确联合治疗是否能够有效的、更好的减少肾脏终点。

（三）糖皮质激素在IgA肾病中的应用

糖皮质激素及免疫抑制剂治疗IgA肾病一直为关注和争论的焦点。迄今为止糖皮质激素治疗IgA肾病随访时间最长的临床随机对照研究（RCT）是Pozzi等的研究[172,173]，入选的IgA肾病患者

86例，为中等度蛋白尿（1～3.5g/d），肾功能正常（肌酐清除率>70ml/min），治疗组给予泼尼松0.5mg/（kg·d）（隔日口服），并在治疗的第1、3、5个月初分别用甲泼尼龙1g/d冲击3天，总疗程6个月；对照组降压等支持治疗同治疗组。5年随访结果显示治疗组患者尿蛋白持续下降，以血肌酐升高50%为观察终点，治疗组5年肾脏生存率明显好于对照组（81% vs 64%），而以血肌酐升高100%为观察终点，5年肾脏生存率为95% vs 72%。更为重要的是作者对上述患者在随访10年后进行了第二次分析[20]，结果显示治疗组10年肾脏生存率明显高于对照组（97% vs 53%），随访期间尿蛋白降低，糖皮质激素治疗对不同病理分级的患者都有效。该研究表明对肾功能正常、蛋白尿1～3.5g/d的IgA肾病患者，糖皮质激素可以降低尿蛋白、保护肾功能，而且短期治疗（6个月）能够使患者长期受益。该研究在1987至1999年期间进行，RAS阻滞剂仅仅用在少量患者中，BP水平未达到目前指南建议，因此该研究最主要的不足时无法评估糖皮质激素在良好控制血压和足量的RAS抑制剂的使用以外是否仍然有效。之后开展的两项RCT研究报告了ACEI基础上使用糖皮质激素的疗效，一项RCT是来自中国，63个IgA肾病患者［尿蛋白1～5g/d，GFR>30ml/（min·1.73m²）］，随机分入西拉普利加泼尼松组（治疗组，n=33）或单纯西拉普利（对照组，n=30），平均随访3年，与ACEI单用相比，糖皮质激素联合ACEI显著降低了蛋白尿和保护了肾功能；糖皮质激素组中仅仅1例患者（1/33，3%）进展为SCr增长50%的终点事件，而ACEI组中7例患者（7/30，23%）达到该终点事件[174]。另一项RCT来自意大利，97例患者入组，平均随访5年，与对照组相比，糖皮质激素联合雷米普利比单纯雷米普利组显著降低蛋白尿和血肌酐倍增或ESKD的发生风险[175]。两项研究均证明糖皮质激素和ACEI联合使用对有尿蛋白的IgA肾病患者疗效更好。然而，两个试验的局限性是未纳入肾损伤的患者［eGFR<50ml/（min·1.73m²）］，这项治疗在该人群的疗效和安全性尚无临床研究证据。

2012年，吕继成等对9个关于IgA肾病激素治疗的RCT（包含了536例IgA肾病患者）进行了荟萃分析，数据的综合分析显示，糖皮质激素显著降低68%的血肌酐倍增或ESKD的风险，但同时增加了63%的由激素治疗带来的不良事件的风险[176]。需要指出的是纳入荟萃分析的9个研究，都是基于单中心试验并且样本量小（样本最多的一个研究为96例），每个研究的终点事件数少，激素治疗的潜在副作用没有被统一系统地收集，因此糖皮质激素在IgA肾病者中的疗效和安全性仍然缺乏确定性。

目前两项大规模的对于进展性IgA肾病在支持治疗的基础上糖皮质激素和免疫抑制治疗IgA肾病的RCT正在开展，一项是德国的多中心随机对照研究-STOP-IgAN（Intensive Supportive Care plus Immunosuppression in IgA Nephropathy，NCT00554502），旨在评估免疫抑制治疗（糖皮质激素或糖皮质激素与环磷酰胺/硫唑嘌呤联合）与常规支持治疗相比是否可以提高蛋白尿的缓解率和改善肾功能；另一项是北京大学肾脏疾病研究所和澳大利亚乔治国际健康研究所合作进行的TESTING研究（Therapeutic Evaluation of Steroids in IgA Nephropathy Global Study，NCT01560052），该研究为国际多中心、随机、双盲、安慰剂对照临床试验，旨在评估在足量RAS阻断剂及常规治疗上，口服糖皮质激素与安慰剂相比对于IgA肾病患者的长期疗效和安全性。此两项研究的完成，将对于具有高危进展因素的IgA肾病患者糖皮质激素/免疫抑制治疗的收益及风险提供有力证据。

目前KDIGO指南关于糖皮质激素在IgA肾病的应用，建议对于经过3～6个月最适的支持治疗（包括使用ACEI或者ARB和控制血压治疗）后蛋白尿仍然持续性≥1g/d，且GFR>50ml/min的病人接受6个月的糖皮质激素治疗，治疗的方案可以参照Pozzi等的研究[172,173]：即：第1、3、5个月的最初3天予以1g/d甲泼尼龙静脉冲击治疗，后续予以隔日口服泼尼松0.5mg/kg，共治疗6个月；或者参照Lv[174,176]和Manno[175]的方案：6个月口服泼尼松治疗方案，即：起始泼尼松剂量为0.8～1.0mg/（kg·d）口服治疗2个月，然后在后续的4个月中每月减少0.2mg/（kg·d），总疗程6～8个月。然而，没有证据建议GFR<50ml/min的患者使用糖皮质激素。此外，还有两种情况通常被认为是糖皮质激素治疗的适应证，一种是临床表现为肾病综合征和肾活检提示微小病变合并IgA肾病（这一类型目前认为是肾小球微小病变合并肾小球系膜区IgA沉积，如前所述），治疗原则按照肾小球微

小病变处理（详见相关章节）；另一种是新月体性IgA肾病（血管炎性IgA新月体）治疗原则参照ANCA相关血管炎新月体治疗（KDIGO指南建议，详见下述）[162]。

（四）其他免疫抑制剂在IgA肾病治疗中的应用

如前所述，糖皮质激素及免疫抑制剂治疗IgA肾病一直以来存在着很大的争议，是否需要糖皮质激素联合免疫抑制治疗目前尚无共识。

在2002年公布的一项随机对照研究中[177]，39名进展性IgA肾病患者（定义为起病血肌酐在133～250μmol/L之间的患者，血压控制在150/90mmHg以下血肌酐仍在1年内升高超过15%），治疗组给予泼尼松40mg/d并在两年内减至10mg/d，环磷酰胺1.5mg/（kg·d）治疗3个月后给予硫唑嘌呤1.5mg/（kg·d）治疗至少2年。治疗组和对照组患者均给予支持治疗，血压均控制于150/90mmHg左右，平均随访5年。结果显示治疗组5年肾脏生存率为72%，而对照组只有5%。治疗组尿蛋白从治疗12个月开始明显下降，无明显的副作用。该研究提示糖皮质激素联合环磷酰胺治疗对肾脏有明显的保护作用。但该研究的局限性为缺少激素治疗组作为对照，而且随访期间血压控制高于目前指南推荐的标准。另外两个小样本RCT比较了环磷酰胺、双嘧达莫、华法林的疗效，没有发现与对照的结果有额外的获益[178,179]。

硫唑嘌呤用于IgA肾病的研究较少。2011年来自意大利的RCT对207例血肌酐≤2.0mg/dl、蛋白尿≥1g/d IgA肾病患者，比较了6个月的糖皮质激素联合硫唑嘌呤与糖皮质激素单药治疗的疗效，结果显示对于蛋白尿的疗效以及两组患者5年肾脏生存率，联合治疗并不比糖皮质激素单药治疗更为有效（50% SCr升高发生率分别为13% vs 11%，$P=0.83$；蛋白尿分别为88% vs 89%，$P=0.83$），而治疗相关的副作用在联合治疗比糖皮质激素单药治疗更为多见（17% vs 6%，$P=0.01$）[180]。除了上述提到的环磷酰胺和硫唑嘌呤等细胞毒药物以外，一些新型免疫抑制剂逐渐开始用于IgA肾病患者的治疗。较早的环孢素A的RCT研究显示[181]，尿蛋白>1.5g/d，肾功能基本正常的IgA肾病患者环孢素A治疗12周，随访1年发现患者尿蛋白明显下降，而肾功能却出现了短暂的下降，停药后尿蛋白和肾功能均回复。该研究尽管将血清环孢素A浓度控制在治疗范围之内，但仍表现出对肾功能明显损害的作用，因此不推荐使用。

吗替麦考酚酯（MMF）在IgA肾病患者中的治疗作用目前也存在争议。在中国IgA肾病患者中开展的两项RCT研究，一项研究显示在RAS阻断剂有效控制血压的情况下，MMF能够有效地降低患者尿蛋白[182]，这组患者在随后长达6年的队列随访显示仍有明显的肾功能保护作用[183]；另一项研究在病理类型较重的IgA肾病患者中MMF的治疗较泼尼松能更有效降低尿蛋白[184]。然而，同期在白种人中进行的另外两项类似的RCT结果则显示接受MMF治疗的患者血肌酐、肌酐清除率、尿蛋白与对照组无差异[185,186]。MMF是否存在种族差异或者药物代谢动力学的差异值得进一步探讨。另外值得提出的是在MMF治疗IgA肾病回顾性队列研究中发现，MMF治疗可能发生迟发的重症肺炎[187]。因此，目前MMF研究结果的不一致性及可能的副作用风险，提示需要设计良好的临床试验来予以评估。

目前KDIGO指南关于免疫抑制剂（包括环磷酰胺、硫唑嘌呤、MMF和环孢素）在IgA肾病中的应用提出[162]：除非新月体性IgA肾病伴有肾功能快速下降，不建议糖皮质激素联合环磷酰胺或者硫唑嘌呤用于IgA肾病（2D）；除非新月体性IgA肾病伴有肾功能快速下降，不建议对于GFR<30ml/min患者使用免疫抑制剂（2C）；不建议MMF用于IgA肾病患者（2C）。从指南提供的建议的级别和证据的质量级别不难看出IgA肾病的免疫抑制剂治疗尚缺乏足够的临床研究证据，需要设计良好的临床试验明确治疗的疗效，尤其需要评估这些治疗给患者带来的长期获益和风险。

（五）IgA肾病的其他治疗策略

鱼油的治疗：IgA肾病病人中应用鱼油添加剂的研究结论并不一致。一项临床试验荟萃分析[188]显示鱼油治疗对IgA肾病稳定肾功能作用的可能性为75%，然而2003年Strippoli等重新对3个资料完整的RCT试验荟萃分析发现鱼油治疗并无益处[189]。考虑到鱼油添加剂危险性很小和可能对心血管有益，因此可以认为鱼油是一种安全的治疗方案。KDIGO建议对于经过3～6个月支持治疗（包括ACEI或者ARB和血压控制）蛋白尿≥1g/d的患者使用鱼油治疗。鱼油曾经被推荐用于高危的进展性IgA肾病和慢性进展的肾功能不全患者[190]，对于鱼油的疗效仍然需要进一步大样本的研究。

抗凝和抗血小板治疗：抗凝和抗血小板治疗涉及的临床研究样本量小，观察时间短，而且研究中大多同合并其他治疗，因此并不能得出抗血小板药物的单独疗效，影响证据的可靠性[191,192]。目前KDIGO指南不建议使用抗血小板药物治疗IgA肾病。

IgA肾病患者的扁桃体切除：IgA肾病有关扁桃体切除的研究结果存在争议[193-196]。一项回顾性研究分析了IgA肾病患者扁桃体切除10年肾脏生存率，结果与对照组无明显差别，该研究表明扁桃体切除对肾功能进展无保护作用[197]。而在日本的一项大样本平均随访16年的回顾性研究中显示，切除扁桃体对肾功能有长期的稳定作用，手术组20年肾脏生存率明显好于非治疗组（89.6% vs 63.7%）[198]。这些研究中扁桃体切除往往合并其他治疗，特别是免疫抑制治疗[199,200]，因此扁桃体切除的具体作用并不能确定。近期来自日本的一项多中心RCT显示扁桃体切除联合糖皮质激素冲击治疗与单纯糖皮质激素冲击治疗相比，在改善血尿和提高临床缓解率（血尿和或蛋白尿消失）方面并无显著性差异[201]。KDIGO指南不建议对于IgA肾病患者进行扁桃体切除治疗。

IgA肾病患者肉眼血尿往往在黏膜感染后诱发，如咽炎、胃肠炎等，提示黏膜对感染或食物抗原的异常免疫反应有关，而作为全身IgA免疫系统的一个重要组成部分——扁桃体可能在这种异常免疫炎症反应中起作用，新近有研究显示扁桃体亦可能是血清异常IgA1的来源之一，扁桃体的切除可能减少这种异常的IgA1的产生[202,203]。因此从病理生理的角度这种治疗有一定的依据，但需要进一步的前瞻性研究予以明确。

（六）IgA肾病治疗的新探索

近年来随着对于IgA肾病发病机制认识的不断深入，探索IgA肾病新的治疗方法也逐步进入临床研究阶段。根据临床研究注册登记数据库（https://clinicaltrials.gov），一些新的治疗探索正在开展。

Rituximab in IgAN（NCT00498368）：利妥昔单抗（rituximab）是一种能特异性与B细胞表面抗原CD20结合的单克隆抗体，由人类抗CD20抗体的恒定区和从鼠类对应物IDEC2B8中分离出的可变区组成。利妥昔单抗与B细胞表面的CD20抗原结合，可特异性清除B细胞。目前该药已在多种自身免疫性疾病中取得良好效果，包括SLE、类风湿关节炎、皮肌炎、ANCA相关性血管炎等。该研究为多中心随机、开放性、安慰剂对照，入选18～70岁经肾活检确诊为IgA肾病患者，eGFR≥30ml/（min·1.73m^2），24小时尿蛋白≥1g或同时接受ACEI/ARB治疗者24小时尿蛋白≥0.5g，血压<130/80mmHg，主要终点为尿蛋白缓解；随访12个月，正在募集受试者。

NEFIGAN（NCT01738035）：已有证据表明肠道Peyer淋巴结的B淋巴细胞可产生半乳糖缺失的IgA1，形成免疫复合物并在肾脏中沉积。Nefecon设计为一种能在回肠末端靶向释放的糖皮质激素（布地奈德，enteric budesonide），高度聚集于Peyer淋巴结部位，阻止B淋巴细胞活化产生IgA。该研究为随机、双盲、安慰剂对照，包括了10个欧洲的62个中心，入选18岁以上经肾活检确诊为IgA肾病的患者，eGFR≥45ml/（min·1.73m^2），尿蛋白肌酐比值≥0.5g/g或24小时尿蛋白≥0.75g，主要终点为尿蛋白肌酐比值；随访9个月，正在募集受试者。

BRIGHT-SC study（NCT02062684）：Blisibimod是一种BAFF小分子拮抗肽-Fc的融合蛋白，可特异性结合可溶型和膜结合型BAFF。BAFF对B淋巴细胞的增生、活化非常关键。有证据表明BAFF与血清及肠黏膜中的IgA水平，以及系膜区IgA沉积相关。此外，有临床研究提示，特异性阻断BAFF的药物已在SLE治疗中取得良好效果。该研究为国际多中心随机、双盲、安慰剂对照研究，入选18～65岁经肾活检确诊为IgA肾病患者，eGFR≥30ml/（min·1.73m^2），24小时尿蛋白1～6g，宜采用优化的ACEI和/或ARB方案治疗稳定，主要终点为尿蛋白缓解；随访6个月，正在募集受试者。

SIGN（NCT02112838）：fostamatinib选择性抑制Syk依赖性信号，是ATP竞争性抑制剂R406前体药物，Syk是非受体酪氨酸激酶，在B淋巴细胞受体（BCR）信号通路转导中起关键作用。阻断Syk可减少肾炎动物模型自身抗体产生。有实验表明，阻断Syk可降低系膜细胞对IgA免疫复合物的反应能力。该研究为国际多中心、随机、双盲、安慰剂对照研究，入选18～70岁经肾活检确诊为IgA肾病患者，eGFR≥30ml/（min·1.73m^2），已采用优化的ACEI和/或ARB方案3个月以上，24小时尿蛋白≥0.5g，血压≤130/80mmHg，主要终点为尿蛋白缓解；随访6个月，正在募集受试者。

Bortezomib in IgAN（NCT01103778）：硼替佐米（bortezomib）是26s蛋白酶体的可逆抑制剂，可阻止促凋亡分子降解，特异性激活B细胞程序性死亡。免疫蛋白酶体参与降解主要组织相容性复合体（MHC）受体，在SLE和类风湿关节炎中均有研究。目前已有发现IgA肾病中免疫蛋白酶体活性增强。该研究为非随机、开放性、无对照的临床研究，入选18岁以上经肾活检确诊为IgA肾病患者，24小时尿蛋白≥1g，已采用优化的ACEI和/或ARB方案1个月以上，主要终点为尿蛋白缓解；随访12个月，正在募集受试者。

（七）新月体性IgA肾病的治疗

新月体IgA肾病（也称为血管炎性IgA肾病），临床表现为急进性肾小球肾炎（RPGN），肾活检病理表现为超过50%以上的肾小球有新月体形成，往往短期内迅速进展至终末期肾脏病（ESKD），是IgA肾病中进展最快、预后最差的类型。该类型患者在IgA肾病中所占比例不足5%[204,205]，却是IgA肾病中临床表现最严重的类型，是肾脏内科的危重急症。既往关于新月体IgA肾病的治疗仅有部分病例报道，缺乏随机对照研究。研究发现新月体比例超过50%的患者中3/4在发病10年后进展至ESRD[206]，新月体性IgA肾病因各种原因未经免疫抑制治疗的患者中42%的患者在36个月内进展至ESRD[207]。我国大样本队列研究结果显示新月体性IgA肾病患者1年、3年和5年肾脏生存率分别为64.9%、57.0%和27.6%，超过70%以上的患者在5年内进展至ESRD[205]。

既往的观察性研究认为免疫抑制治疗可能有效。一项重复肾活检的研究显示IgA肾病伴25%～75%新月体和血栓形成的患者，给予泼尼松/环磷酰胺/硫唑嘌呤治疗5～30个月，平均随访30个月。重复肾活检发现血管炎病变减轻，但球性硬化、小管萎缩加重，血肌酐治疗前后变化不大，1/4名患者进入ESRD[208]。而同期的另一项临床试验显示IgA肾病伴20%～70%新月体形成的患者给予泼尼松龙/环磷酰胺治疗反应达平台期后（即血肌酐、尿蛋白不再下降，平均治疗12～25周）给予硫唑嘌呤（1mg/d）2年，随访10～36个月，患者血肌酐下降，尿蛋白明显减少，重复肾活检发现多数患者的新月体完全消失[209]。南京军区南京总医院报告对于15例新月体IgA肾病采用大剂量糖皮质激素冲击联合免疫抑制剂治疗，33%的患者进展至ESRD，27%的患者肾功能正常，40%慢性肾功能不全[210]。

2012 KDIGO肾小球肾炎指南建议对于急进性新月体性IgA肾病的治疗方参照ANCA相关血管炎相似的免疫抑制治疗，即大剂量口服或者静脉糖皮质激素联合口服或静脉环磷酰胺治疗（2D）。然而，最新的基于我国的大样本的新月体IgA肾病的多中心队列研究显示（该队列联合国内8个肾脏病中心，共收集113例患者，是目前国际上最大样本的新月体IgA肾病队列研究），患者起病时的血肌酐水平是影响患者预后的独立危险因素，以此建立的预测新月体IgA肾病预后模型显示，患者发病时血肌酐和预后呈现明显的"S"形曲线，当起病时血肌酐大于580μmol/L，即使经过包括强化免疫抑制治疗（甲泼尼龙冲击联合口服糖皮质激素、环磷酰胺治疗）在内的治疗，患者在一年之内也几乎不能脱离透析[205]，因此对于肾功能差的重型患者需要积极寻求新的治疗方法。

关于血浆置换在新月体IgA肾病中的疗效目前仅有很少的病例报告。Lai KN报告了两例新月体IgA肾病经糖皮质激素联合免疫抑制剂失败行血浆置换治疗，发现血浆置换期间肾功有所改善，但停止血浆置换12个月后患者仍然进入透析[211]；Nicholls对13例进展性IgA肾病新月体平均40%的非小球硬化患者行血浆置换联合免疫抑制剂治疗，血浆置换期间12人血肌酐明显下降，置换后4个患者脱离透析平均39个月，所有患者实际到ESRD时间比预计时间延长99个月/人[212]。来自日本的一例5岁儿童的新月体IgA肾病（细胞新月体超过80%）行血浆置换联合免疫抑制治疗，3个月后血肌酐恢复正常，尿蛋白持续下降，7个月后二次肾活检残留小的纤维新月体[213]。但也有报告显示新月 IgA 肾病血浆置换的治疗无明显效果（2 例患者）[214]。新近来自北京大学第一医院的回顾性队列研究，分析了 12 例重症新月体 IgA 肾病患者（平均血肌酐 >600μmol/L）血浆置换的疗效，采用倾向性评分的方法匹配血浆置换组与对照组患者的基线临床和病理资料（性别、年龄、基线血肌酐、新月体比例等）以及接受激素和免疫抑制剂的治疗，平均随访 15.6 个月（范围 6～51 个月），经过血浆置换治疗后的 6/12 患者未透析，而仅接受常规免疫抑制治疗的对照组所有的患者（12/12）均进入 ESRD，生存分析发现血浆置换治疗组患者的肾脏存活率明显高于对照组，血浆置换后肾功能缓解的患者随访期间血肌酐和蛋白尿也维持在稳定水平[215]。这一结果提示血浆置换对于重型新月体 IgA 肾病具有改善肾脏预后的疗效，作为一种的新的治疗策略值得进一步进行大样本前瞻性研究予以证实。正在进行的血浆置换治疗新月体 IgA 肾病多中心随机对照试验 RESCUE 研究（Randomized Trial of Plasma Exchange as Adjunctive Therapy for Severe Crescentic GlomerUlonephritis of IgA Nephropathy，NCT02647255）的完成，可能为新月体 IgA 肾病临床实践指南的制定提供依据。

八、IgA 肾病的自然病程和预后

IgA 肾病的自然病程差异很大，虽然有研究显示大约 1/3 的临床和病理轻的患者可有临床缓解（即血尿蛋白尿消失），目前大多数研究认为 IgA 肾病并非一良性病变。Rekola 等[216] 对 IgA 肾病的自然病程观察发现，对于发病时肾功能正常的患者肾功能进展的平均速度为 GFR 下降 1～3ml/（min·y），肾病综合征的患者 GFR 下降 9ml/（min·y），而一旦血肌酐超过 265.2μmol/L，GFR 下降的速度达 20ml/（min·y），如不加干预肾功能进入不可逆阶段，平均 10.2 个月进入 ESRD[217]。我国的回顾性研究和大样本队列研究显示，IgA 肾病肾活检后 5 年和 10 年的肾脏生存率分别为 77.1% 和 85.1%[218]，而来自 703 例患者大样本随访队列的资料显示患者平均 GFR 下降率为每年 3.12ml/（min·1.73m^2），达 ESKD 的患者为 2.3/100 人年[137]。平均而言 23% 的 IgA 肾病可临床缓解，20% 的患者 10 年后进展至 ESRD，30% 于 20 年后出现 ESRD，而另外 30% 表现为不同程度的肾功能下降[202]。IgA 肾病为引起 ESRD（特别是青壮年患者）最常见的病因之一。

（张 宏）

参考文献

1. BERGER J, HINGLAIS N. Intercapillary deposits of IgA-IgG. J Urol Nephrol (Paris), 1968, 74(9):694-695.

2. D'AMICO G. The commonest glomerulonephritis in the world: IgA nephropathy. Q J Med, 1987, 64(245): 709-727.

3. MCGROGAN A, FRANSSEN CF, DE VRIES CS. The incidence of primary glomerulonephritis worldwide: a systematic review of the literature. Nephrol Dial Transplant, 2011, 26(2): 414-430.

4. HALL YN, FUENTES EF, CHERTOW GM, et al. Race/ethnicity and disease severity in IgA nephropathy. BMC Nephrol, 2004, 5: 10.

5. KIRYLUK K, JULIAN BA, WYATT RJ, et al. Genetic studies of IgA nephropathy: past, present, and future. Pediatr Nephrol, 2010, 25(11): 2257-2268.

6. KIRYLUK K, LI Y, SANNA-CHERCHI S, et al. Geographic differences in genetic susceptibility to IgA nephropathy: GWAS replication study and geospatial risk analysis. PLoS Genet, 2012, 8(6): e1002765.

7. CROWLEY-NOWICK PA, JULIAN BA, WYATT RJ, et al. IgA nephropathy in blacks: Studies of IgA2 allotypes and clinical course. Kidney Int, 1991, 39(6):1218-1224.

8. HOY WE, HUGHSON MD, SMITH SM, et al. Mesangial proliferative glomerulonephritis in southwestern American Indians. Am J Kidney Dis, 1993, 21(5): 486-496.

9. SCHENA FP, CERULLO G, ROSSINI M, et al. Increased risk of end-stage renal disease in familial IgA

nephropathy. J Am Soc Nephrol, 2002, 13(2): 453-460.

10. BRENNER BM, RECTOR JR FC. The Kidney. 9th ed. Philadelphia: Saunders WB, 2012:1141-1150.

11. SCHENA FP. For further investigations in IgA nephropathy the approach from phenotype to genotype is welcome. Clin Exp Immunol, 2002, 127(3): 399-401.

12. ZHOU FD, ZHAO MH, ZOU WZ, et al. The changing spectrum of primary glomerular diseases within 15 years: a survey of 3331 patients in a single Chinese centre. Nephrol Dial Transplant, 2009, 24(3): 870-876.

13. Li LS, Liu ZH. Epidemiologic data of renal diseases from a single unit in China: analysis based on 13,519 renal biopsies. Kidney Int, 2004, 66(3): 920-923.

14. SMITH AC, FEEHALLY J. New insights into the pathogenesis of IgA nephropathy. Pathogenesis of IgA nephropathy. Springer Semin Immunopathol, 2003, 24 :477-449.

15. MOLDOVEANU Z, WYATT RJ, LEE JY, et al. Patients with IgA nephropathy have increased serum galactose-deficient IgA1 levels. Kidney Int, 2007, 71(11): 1148-1154.

16. TOMANA M, NOVAK J, JULIAN BA, et al. Circulating immune complexes in IgA nephropathy consist of IgA1 with galactose-deficient hinge region and antiglycan antibodies. J Clin Invest, 1999, 104(1): 73-81.

17. SUZUKI H, FAN R, ZHANG Z, et al. Aberrantly glycosylated IgA1 in IgA nephropathy patients is recognized by IgG antibodies with restricted heterogeneity. J Clin Invest, 2009, 119(6): 1668-1677.

18. MESTECKY J, RASKA M, JULIAN BA, et al. IgA nephropathy: molecular mechanisms of the disease. Annu Rev Pathol, 2013, 8: 217-240.

19. WYATT RJ, JULIAN BA. IgA nephropathy. N Engl J Med, 2013, 368: 2402-2414.

20. GHARAVI AG, YAN Y, SCOLARI F, et al. IgA nephropathy, the most common cause of glomerulonephritis, is linked to 6q22-23. Nat Genet, 2000, 26: 354-357.

21. FEEHALLY J, FARRALL M, BOLAND A, et al. HLA has strongest association with IgA nephropathy in genome-wide analysis. J Am Soc Nephrol, 2010, 21(10): 1791-1797.

22. YU XQ, LI M, ZHANG H, et al. A genome-wide association study in Han Chinese identifies multiple susceptibility loci for IgA nephropathy. Nat Genet, 2011, 44(2): 178-182.

23. GHARAVI AG, KIRYLUK K, CHOI M, et al. Genome-wide association study identifies susceptibility loci for IgA nephropathy. Nat Genet, 2011, 43(3): 321-317.

24. KIRYLUK K, LI Y, SCOLARI F, et al. Discovery of new risk loci for IgA nephropathy implicates genes involved in immunity against intestinal pathogens. Nat Genet, 2014, 46(11): 1187-1196.

25. LI M, FOO JN, WANG JQ, et al. Identification of new susceptibility loci for IgA nephropathy in Han Chinese. Nat Commun, 2015, 6: 7270.

26. ZHU L, ZHAI YL, WANG FM, et al. Variants in Complement Factor H and Complement Factor H-Related Protein Genes, CFHR3 and CFHR1, Affect Complement Activation in IgA Nephropathy. J Am Soc Nephrol, 2015, 26(5): 1195-1204.

27. KIRYLUK K, NOVAK J. The genetics and immunobiology of IgA nephropathy. J Clin Invest, 2014, 124(6): 2325-2332.

28. SUZUKI H, KIRYLUK K, NOVAK J, et al. The pathophysiology of IgA nephropathy. J Am Soc Nephrol, 2011, 22(10): 1795-1803.

29. JULIAN BA, NOVAK J. IgA nephropathy: an update. Curr Opin Nephrol Hypertens, 2004, 13: 171-179.

30. BARRATT J, FEEHALLY J, SMITH AC. Pathogenesis of IgA nephropathy. Semin Nephrol, 2004, 24(3): 197-217.

31. KIRYLUK K, NOVAK J, GHARAVI AG. Pathogenesis of immunoglobulin A nephropathy: recent insight from genetic studies. Annu Rev Med, 2013, 64: 339-356.

32. RUSSELL MW, LUE C, VAN DEN WALL BAKE AW, et al. Molecular heterogeneity of human IgA antibodies during an immune response. Clin Exp Immunol, 1992, 87(1): 1-6.

33. VAN DER BOOG PJ, VAN KOOTEN C, DE FIJTER JW, et al. Role of macromolecular IgA in IgA nephropathy. Kidney Int, 2005, 67(3): 813-821.

34. Novak J, Julian BA, Tomana M, et al. Progress in molecular and genetic studies of IgA nephropathy. J Clin

Immunol, 2001, 21(5): 310-327.

35. KERR MA. The structure and function of IgA. Biochem J, 1990, 271: 285-296.

36. TARELLI E, SMITH AC, HENDRY BM, et al. Human serum IgA1 is substituted with up to six O-glycans as shown by matrix assisted laser desorption ionisation time-of-flight mass spectrometry. Carbohydr Res, 2004, 339: 2329-2335.

37. FIELD MC, DWEK RA, EDGE CJ, et al. O-linked oligosaccharides from human serum immunoglobulin A1. Biochem Soc Trans, 1989, 17: 1034-1035.

38. MATTU TS, PLEASS RJ, WILLIS AC, et al. The glycosylation and structure of human serum IgA1, Fab, and Fc regions and the role of N-glycosylation on Fcalpha receptor interactions. J Biol Chem, 1998, 273(4): 2260-2272.

39. HIKI Y. O-linked oligosaccharides of the IgA1 hinge region: roles of its aberrant structure in the occurrence and/or progression of IgA nephropathy. Clin Exp Nephrol, 2009, 13(5): 415-423.

40. JU T, CUMMINGS RD. A unique molecular chaperone Cosmc required for activity of the mammalian core 1 beta 3-galactosyltransferase. Proc Natl Acad Sci U S A, 2002, 99(26): 16613-16618.

41. KUDO T, IWAI T, KUBOTA T, et al. Molecular cloning and characterization of a novel UDP-Gal:GalNAc(alpha) peptide beta 1,3-galactosyltransferase (C1Gal-T2), an enzyme synthesizing a core 1 structure of O-glycan. J Biol Chem, 2002, 277(49): 47724-47731.

42. ALLEN AC, BAILEY EM, BRENCHLEY PE, et al. Mesangial IgA1 in IgA nephropathy exhibits aberrant O-glycosylation: observations in three patients. Kidney Int, 2001, 60(3): 969-973.

43. OGAWA Y, ISHIZU A, ISHIKURA H, et al. Elution of IgA from kidney tissues exhibiting glomerular IgA deposition and analysis of antibody specificity. Pathobiology, 2002-2003, 70(2): 98-102.

44. ALLEN AC, HARPER SJ, FEEHALLY J. Galactosylation of N-and O-linked carbohydrate moieties of IgA1 and IgG in IgA nephropathy. Clin Exp Immunol, 1995, 100(3): 470-474.

45. ALLEN AC, TOPHAM PS, HARPER SJ, et al. Leucocyte beta 1,3 galactosyltransferase activity in IgA nephropathy. Nephrol Dial Transplant, 1997, 12(4): 701-706.

46. CHUI SH, LAM CW, LEWIS WH, et al. Light-chain ratio of serum IgA1 in IgA nephropathy. J Clin Immunol, 1991, 11(4): 219-223.

47. CHEN N, NUSBAUM P, HALBWACHS-MECARELLI L, et al. Light-chain composition of serum IgA1 and in vitro IgA1 production in IgA nephropathy. Nephrol Dial Transplant, 1991, 6(11): 846-850.

48. RIFAI A, FADDEN K, MORRISON SL, et al. The N-glycans determine the differential blood clearance and hepatic uptake of human immunoglobulin (Ig)A1 and IgA2 isotypes. J Exp Med, 2000, 191(12): 2171-2182.

49. 朱世乐, 章友康, 王海燕, 等. 聚合 IgA 在体内的代谢特点. 中华医学杂志, 1989, 69 : 214-216.

50. SILVA FG, CHANDER P, PIRANI CL, et al. Disappearance of glomerular mesangial IgA deposits after renal allograft transplantation. Transplantation, 1982, 33(2): 241-246.

51. BENE MC, CANTON P, AMIEL C, et al. Absence of mesangial IgA in AIDS: a postmortem study. Nephron, 1991, 58(2): 240-241.

52. TAKAHASHI K, SMITH AD, POULSEN K, et al. Naturally occurring structural isomers in serum IgA1 o-glycosylation. J Proteome Res, 2012, 11(2): 692-702.

53. ODANI H, YAMAMOTO K, IWAYAMA S, et al. Evaluation of the specific structures of IgA1 hinge glycopeptide in 30 IgA nephropathy patients by mass spectrometry. J Nephrol, 2010, 23(1): 70-76.

54. SHIMOZATO S, HIKI Y, ODANI H, et al. Serum under-galactosylated IgA1 is increased in Japanese patients with IgA nephropathy. Nephrol Dial Transplant, 2008, 23(6): 1931-1939.

55. HASTINGS MC, MOLDOVEANU Z, JULIAN BA, et al. Galactose-deficient IgA1 in African Americans with IgA nephropathy: serum levels and heritability. Clin J Am Soc Nephrol, 2010, 5(11): 2069-2074.

56. 邱强, 列才华, 曹翠明, 等. 血清低半乳糖化 IgA1 测定对鉴别 IgA 肾病的临床价值. 中华肾脏病杂志, 2008, 24 : 373-376.

57. XU LX, ZHAO MH. Aberrantly glycosylated serum IgA1 are closely associated with pathologic phenotypes of IgA nephropathy. Kidney Int, 2005, 68(1): 167-172.

58. ZHAO N, HOU P, LV J, et al. The level of galactose-deficient IgA1 in the sera of patients with IgA nephropathy is associated with disease progression. Kidney Int, 2012, 82(7): 790-796.

59. SUZUKI Y, MATSUZAKI K, SUZUKI H, et al. Serum levels of galactose-deficient immunoglobulin (Ig) A1 and related immune complex are associated with disease activity of IgA nephropathy. Clin Exp Nephrol, 2014, 18(5): 770-777.

60. BERTHELOT L, ROBERT T, VUIBLET V, et al. Recurrent IgA nephropathy is predicted by altered glycosylated IgA, autoantibodies and soluble CD89 complexes. Kidney Int, 2015, 88(4): 815-822.

61. GALE DP, MOLYNEUX K, WIMBURY D, et al. Galactosylation of IgA1 Is Associated with Common Variation in C1GALT1. J Am Soc Nephrol, 2017, 28(7): 2158-2166.

62. ALLEN AC, WILLIS FR, BEATTIE TJ, et al. Abnormal IgA glycosylation in Henoch Scho-nlein purpura restricted to patients with clinical nephritis. Nephrol Dial Transplant, 1998, 13(4): 930-934.

63. SANO T, HIKI Y, KOKUBO T, et al. Enzymatically deglycosylated human IgA1 molecules accumulate and induce inflammatory cell reaction in rat glomeruli. Nephrol Dial Transplant, 2002, 17(1): 50-56.

64. HIKI Y, ODANI H, TAKAHASHI M, et al. Mass spectrometry proves under-O-glycosylation of glomerular IgA1 in IgA nephropathy. Kidney Int, 2001, 59(3): 1077-1085.

65. WANG Y, ZHAO MH, ZHANG YK, et al. Binding capacity and pathophysiological effects of IgA1 from patients with IgA nephropathy on human glomerular mesangial cells. Clin Exp Immunol, 2004, 136(1): 168-175.

66. 王悦, 赵明辉, 章友康, 等. IgA 肾病患者血清 IgA1 活化细胞外信号调节激酶并诱发肾小球系膜细胞增殖的作用. 中华医学杂志, 2002, 82 :1406-1409.

67. ZHANG JJ, XU LX, ZHANG Y, et al. Binding capacity of in vitro deglycosylated IgA1 to human mesangial cells. Clin Immunol, 2006, 119(1): 103-109.

68. BERTHOUX F, SUZUKI H, THIBAUDIN L, et al. Autoantibodies targeting galactose-deficient IgA1 associate with progression of IgA nephropathy. J Am Soc Nephrol, 2012, 23(9): 1579-1587.

69. BERTHOUX F, SUZUKI H, MOHEY H, et al. Prognostic Value of Serum Biomarkers of Autoimmunity for Recurrence of IgA Nephropathy after Kidney Transplantation. J Am Soc Nephrol, 2017, 28(6):1943-1950.

70. SUZUKI H, YASUTAKE J, MAKITA Y, et al. IgA nephropathy and IgA vasculitis with nephritis have a shared feature involving galactose-deficient IgA1-oriented pathogenesis. Kidney Int, 2018, 93(3):700-705.

71. SIGDEL TK, WOO SH, DAI H, et al. Profiling of autoantibodies in IgA nephropathy, an integrative antibiomics approach. Clin J Am Soc Nephrol, 2011, 6(12): 2775-2784.

72. WOO SH, SIGDEL TK, DINH VT, et al. Mapping novel immunogenic epitopes in IgA nephropathy. Clin J Am Soc Nephrol, 2015, 10(3): 372-381.

73. SUZUKI Y, TOMINO Y. The mucosa-bone-marrow axis in IgA nephropathy. Contrib Nephrol, 2007, 157: 70-79.

74. SUZUKI Y, TOMINO Y. Potential immunopathogenic role of the mucosa-bone marrow axis in IgA nephropathy: insights from animal models. Semin Nephrol, 2008, 28(1): 66-77.

75. VAN DER HELM-VAN MA, SMITH AC, POURIA S, et al. Immunoglobulin A multiple myeloma presenting with Henoch-Schonlein purpura associated with reduced sialylation of IgA1. Br J Haematol, 2003, 122(6): 915-917.

76. KOKUBO T, HIKI Y, IWASE H, et al. Protective role of IgA1 glycans against IgA1 self-aggregation and adhesion to extracellular matrix proteins. J Am Soc Nephrol, 1998, 9(11): 2048-2054.

77. NOVAK J, JULIAN BA, TOMANA M, et al. IgA glycosylation and IgA immune complexes in the pathogenesis of IgA nephropathy. Semin Nephrol, 2008, 28(1): 78-87.

78. GOMEZ-GUERRERO C, GONZALEZ E, EGIDO J. Evidence for a specific IgA receptor in rat and human mesangial cells. J Immunol, 1993, 151(12): 7172-7181.

79. VAN DER BOOG PJ, VAN KOOTEN C, VAN SEGGELEN A, et al. An increased polymeric IgA level is not a prognostic marker for progressive IgA nephropathy. Nephrol Dial Transplant, 2004, 19(10): 2487-2493.

80. DIVEN SC, CAFLISCH CR, HAMMOND DK, et al. IgA induced activation of human mesangial cells:

independent of FcalphaR1 (CD 89). Kidney Int, 1998, 54(3): 837-847.

81. LEUNG JC, TSANG AW, CHAN DT, et al. Absence of CD89, polymeric immunoglobulin receptor, and asialoglycoprotein receptor on human mesangial cells. J Am Soc Nephrol, 2000, 11(2): 241-249.

82. BERTHELOT L, PAPISTA C, MACIEL TT, et al. Transglutaminase is essential for IgA nephropathy development acting through IgA receptors. J Exp Med, 2012, 209(4): 793-806.

83. NOVAK J, TOMANA M, MATOUSOVIC K, et al. IgA1-containing immune complexes in IgA nephropathy differentially affect proliferation of mesangial cells. Kidney Int, 2005, 67(2): 504-513.

84. TAM KY, LEUNG JC, CHAN LY, et al. Macromolecular IgA1 taken from patients with familial IgA nephropathy or their asymptomatic relatives have higher reactivity to mesangial cells in vitro. Kidney Int, 2009, 75(12): 1330-1339.

85. NOVAK J, RASKOVA KL, SUZUKI H, et al. IgA1 immune complexes from pediatric patients with IgA nephropathy activate cultured human mesangial cells. Nephrol Dial Transplant, 2011, 26(11): 3451-3457.

86. MAILLARD N, WYATT RJ, JULIAN BA, et al. Current Understanding of the Role of Complement in IgA Nephropathy. J Am Soc Nephrol, 2015, 26(7): 1503-1512.

87. ROOS A, RASTALDI MP, CALVARESI N, et al. Glomerular activation of the lectin pathway of complement in IgA nephropathy is associated with more severe renal disease. J Am Soc Nephrol, 2006, 17(6): 1724-1734.

88. ROOS A, BOUWMAN LH, VAN GIJLSWIJK-JANSSEN DJ, et al. Human IgA activates the complement system via the mannan-binding lectin pathway. J Immunol, 2001, 167(5): 2861-2868.

89. ESPINOSA M, ORTEGA R, SANCHEZ M, et al. Association of C4d deposition with clinical outcomes in IgA nephropathy. Clin J Am Soc Nephrol, 2014, 9(5): 897-904.

90. DUQUE N, GOMEZ-GUERRERO C, EGIDO J. Interaction of IgA with Fc alpha receptors of human mesangial cells activates transcription factor nuclear factor-kappa B and induces expression and synthesis of monocyte chemoattractant protein-1, IL-8, and IFN-inducible protein 10. J Immunol, 1997, 159(7): 3474-3482.

91. VAN DEN DOBBELSTEEN ME, VAN DER WOUDE FJ, SCHROEIJERS WE, et al. Binding of dimeric and polymeric IgA to rat renal mesangial cells enhances the release of interleukin 6. Kidney Int, 1994, 46(2): 512-519.

92. GOMEZ-GUERRERO C, LOPEZ-ARMADA MJ, GONZALEZ E, et al. Soluble IgA and IgG aggregates are catabolized by cultured rat mesangial cells and induce production of TNF-alpha and IL-6, and proliferation. J Immunol, 1994, 153(11): 5247-5255.

93. MONTEIRO RC, MOURA IC, LAUNAY P, et al. Pathogenic significance of IgA receptor interactions in IgA nephropathy. Trends Mol Med, 2002, 8(10): 464-468.

94. PERUZZI L, AMORE A, CIRINA P, et al. Integrin expression and IgA nephropathy: in vitro modulation by IgA with altered glycosylation and macromolecular IgA. Kidney Int, 2000, 58(6): 2331-2340.

95. LAI KN, TANG SC, GUH JY, et al. Polymeric IgA1 from patients with IgA nephropathy upregulates transforming growth factor-beta synthesis and signal transduction in human mesangial cells via the renin-angiotensin system. J Am Soc Nephrol, 2003, 14(12): 3127-3137.

96. ENDO M, OHI H, OHSAWA I, et al. Glomerular deposition of mannose-binding lectin (MBL) indicates a novel mechanism of complement activation in IgA nephropathy. Nephrol Dial Transplant, 1998, 13(8): 1984-1990.

97. MATSUDA M, SHIKATA K, WADA J, et al. Deposition of mannan binding protein and mannan binding protein-mediated complement activation in the glomeruli of patients with IgA nephropathy. Nephron, 1998, 80(4): 408-413.

98. HISANO S, MATSUSHITA M, FUJITA T, et al. Mesangial IgA2 deposits and lectin pathway-mediated complement activation in IgA glomerulonephritis. Am J Kidney Dis, 2001, 38(5):1082-1088.

99. JULIAN BA, QUIGGINS PA, THOMPSON JS, et al. Familial IgA nephropathy. Evidence of an inherited mechanism of disease. N Engl J Med, 1985, 312(4): 202-208.

100. WYATT RJ, RIVAS ML, JULIAN BA. Regionalization in hereditary IgA nephropathy. Am J Hum Genet, 1987, 41(1): 36-50.

101. LI PK, BURNS AP, SO AK, et al. Familial IgA nephropathy: a study of HLA class II allogenotypes in a Chinese kindred. Am J Kidney Dis, 1992, 20(5): 458-462.

102. LEVY M. Multiplex families in IgA nephropathy. Contrib Nephrol, 1993, 104: 46-53.

103. KABASAKAL C, KESKINOGLU A, MIR S, et al. IgA nephropathy occurring in two siblings of three families. Turk J Pediatr, 1997, 39(3): 395-401.

104. SCOLARI F, AMOROSO A, SAVOLDI S. Familial clustering of IgA nephropathy: further evidence in an Italian population. Am J Kidney Dis, 1999, 33(5): 857-865.

105. LI GS, ZHU L, ZHANG H, et al. Variants of the ST6GALNAC2 promoter influence transcriptional activity and contribute to genetic susceptibility to IgA nephropathy. Hum Mutat, 2007, 28: 950-957.

106. LI GS, ZHANG H, LV JC, et al. Variants of C1GALT1 gene are associated with the genetic susceptibility to IgA nephropathy. Kidney Int, 2007, 71(5): 448-453.

107. BISCEGLIA L, CERULLO G, FORABOSCO P, et al. Genetic heterogeneity in Italian families with IgA nephropathy: suggestive linkage for two novel IgA nephropathy loci. Am J Hum Genet, 2006, 79(6): 1130-1134.

108. PATERSON AD, LIU XQ, WANG K, et al. Genome-wide linkage scan of a large family with IgA nephropathy localizes a novel susceptibility locus to chromosome 2q36. J Am Soc Nephrol, 2007, 18(8): 2408-2415.

109. KARNIB HH, SANNA-CHERCHI S, ZALLOUA PA, et al. Characterization of a large Lebanese family segregating IgA nephropathy. Nephrol Dial Transplant, 2007, 22(3): 772-727.

110. HSU SI, RAMIREZ SB, WINN MP, et al. Evidence for genetic factors in the development and progression of IgA nephropathy. Kidney Int, 2000, 57(5): 1818-1835.

111. 邹万忠. IgA 肾病 // 邹万忠. 肾活检病理学. 3 版. 北京:北京大学医学出版社, 2014.

112. JENNETTE JC. The immunohistology of IgA nephropathy. Am J Kidney Dis, 1988, 12(5): 348-352.

113. 马序竹,张宏,王素霞,等. IgA 肾病合并原发性膜性肾病二例并文献复习. 中华内科杂志, 2006, 45 :472-474.

114. EL KAROUI K, HILL GS, KARRAS A, et al. A clinicopathologic study of thrombotic microangiopathy in IgA nephropathy. J Am Soc Nephrol, 2012, 23(1):137-148.

115. CHANG A, KOWALEWSKA J, SMITH KD, et al. A clinicopathologic study of thrombotic microangiopathy in the setting of IgA nephropathy. Clin Nephrol, 2006, 66(6): 397-404.

116. NASRI H. Thrombotic microangiopathy in IgA nephropathy. Iran Red Crescent Med J, 2013, 15(12): e10234.

117. HAAS M. Histologic subclassification of IgA nephropathy: a clinicopathologic study of 244 cases. Am J Kid Dis, 1997, 29(6): 829-842.

118. LEE SM, RAO VM, FRANKLIN WA, et al. IgA nephropathy: morphologic predictors of progressive renal disease. Hum Pathol, 1982, 13(4): 314-322.

119. KATAFUCHI R, KIYOSHI Y, OH Y, et al. Glomerular score as a prognosticator in IgA nephropathy: its usefulness and limitation. Clin Nephrol, 1998, 49(1): 1-8.

120. SHIGEMATSU H. Histological grading and staging of IgA nephropathy. Pathol Int, 1997, 47(4): 194-202.

121. ALAMARTINE E, SABATIER JC, BERTHOUX FC. Comparison of pathological lesions on repeated renal biopsies in 73 patients with primary IgA glomerulonephritis: value of quantitative scoring and approach to final prognosis. Clin Nephrol, 1990, 34: 45-51.

122. ROBERTS IS, COOK HT, TROYANOV S, et al. The Oxford classification of IgA nephropathy: pathology definitions, correlations, and reproducibility. Kidney Int, 2009, 76(5): 546-556.

123. CATTRAN DC, COPPO R, COOK HT, et al. The Oxford classification of IgA nephropathy: rationale, clinicopathological correlations, and classification. Kidney Int, 2009, 76(5): 534-545.

124. SHI SF, WANG SX, JIANG L, et al. Pathologic predictors of renal outcome and therapeutic efficacy in IgA nephropathy: validation of the oxford classification. Clin J Am Soc Nephrol, 2011, 6: 2175-2184.

125. ZENG CH, LE W, NI Z, et al. A Multicenter Application and Evaluation of the Oxford Classification of IgA Nephropathy in Adult Chinese Patients. Am J Kidney Dis, 2012, 60(5): 812-820.

126. HERZENBERG AM, FOGO AB, REICH HN, et al. Validation of the Oxford classification of IgA nephropathy.

Kidney Int, 2011, 80(3): 310-317.

127. SZETO CC, LAI FM, TO KF, et al. The natural history of immunoglobulin a nephropathy among patients with hematuria and minimal proteinuria. Am J Med, 2001, 110(6): 434-437.

128. LAI FM, SZETO CC, CHOI PC, et al. Characterization of early IgA nephropathy. Am J Kidney Dis, 2000, 36(4): 703-708.

129. LAI FM, SZETO CC, CHOI PC, et al. Primary IgA nephropathy with low histologic grade and disease progression: is there a "point of no return"? Am J Kidney Dis, 2000, 39(2): 401-406.

130. 吕继成, 张宏, 刘刚, 等 . IgA 肾病呈单纯血尿和 (或) 轻度蛋白尿的临床病理分析 . 中华肾脏病杂志 , 2004, 20 :418-420.

131. 谌贻璞, 王海燕, 刘平, 等 . 呈现大量蛋白尿的 IgA 肾病及其激素治疗 . 中华内科杂志 , 1988, 25 :278.

132. LAI KN, LAI FM, HO CP, et al. Corticosteroid therapy in IgA nephropathy with nephrotic syndrome: a long-term controlled trial. Clin Nephrol, 1986, 26(4): 174-180.

133. LAI KN, LAI FM, CHAN KW, et al. An overlapping syndrome of IgA nephropathy and lipoid nephrosis. Am J Clin Pathol, 1986, 86(6): 716-723.

134. CHEN M, ZHOU FD, ZHAO MH, et al. Normoalbuminaemia is associated with IgA nephropathy in primary glomerulopathy with nephrotic-range proteinuria in Chinese patients. Nephrol Dial Transplant, 2011, 26(4): 1247-1252.

135. REICH HN, TROYANOV S, SCHOLEY JW, et al. Toronto Glomerulonephritis Registry. Remission of proteinuria improves prognosis in IgA nephropathy. J Am Soc Nephrol, 2007, 18: 3177-3183.

136. BERTHOUX F, MOHEY H, LAURENT B, et al. Predicting the risk for dialysis or death in IgA nephropathy. J Am Soc Nephrol, 2011, 22(4): 752-761.

137. LI X, LIU Y, LV J, et al. Progression of IgA nephropathy under current therapy regimen in a Chinese population. Clin J Am Soc Nephrol, 2014, 9(3): 484-489.

138. JIANG L, ZHANG JJ, LV JC, et al. Malignant hypertension in IgA nephropathy was not associated with background pathological phenotypes of glomerular lesions. Nephrol Dial Transplant, 2008, 23(12): 3921-3927.

139. CHEN Y, TANG Z, YANG G, et al. Malignant hypertension in patients with idiopathic IgA nephropathy. Kidney Blood Press Res, 2005, 28(4): 251-258.

140. SEVILLANO ÁM, CABRERA J, GUTIÉRREZ E, et al. Malignant hypertension: a type of IgA nephropathy manifestation with poor prognosis. Nefrologia, 2015, 35(1): 42-49.

141. 陈香美, 谢院生, 陈仆 . IgA 肾病进展恶化的机制及治疗措施 . 中华医学会肾脏病学会分会 2013 年学术年会论文汇编 .

142. 陈仆, 陈香美, 谢院生, 等 . 伴恶性高血压 IgA 肾病的临床病理特征及其与肾血管病变的相关性 . 中华肾脏病杂志 , 2008, 24 :54-57.

143. 程叙扬, 赵明辉, 李晓玫, 等 . 慢性肾小球肾炎患者恶性高血压的临床特点和预后 . 中华肾脏病杂志 , 2004, 20 :79-82.

144. 周福德, 刘玉春, 邹万忠, 等 . 以肾脏受累为主要表现的恶性高血压临床病理分析 . 中华内科杂志 , 2001, 40 :165-168.

145. 吕继成, 张宏, 陈育青, 等 . 家族 IgA 肾病 –777 例中国 IgA 肾病回顾性分 . 中华肾脏病杂志 , 2004, 20 :5-7.

146. GHARAVI AG, MOLDOVEANU Z, WYATT RJ, et al. Aberrant IgA1 glycosylation isinherited in familial and sporadic IgA nephropathy. J Am Soc Nephrol, 2008, 19(5): 1008-1014.

147. MAEDA A, GOHDA T, FUNABIKI K, et al. Significance of serum IgA levels and serum IgA/C3 ratio in diagnostic analysis of patients with IgA nephropathy. J Clin Lab Anal, 2003, 17(3): 73-76.

148. CEDERHOLM B, WIESLANDER J, BYGREN P, et al. Circulating complexes containing IgA and fibronectin in patients with primary IgA nephropathy. Proc Natl Acad Sci U S A, 1988, 85(13): 4865-4868.

149. DAVIN JC, LI VECCHI M, NAGY J, et al. Evidence that the interaction between circulating IgA and fibronectin is a normal process enhanced in primary IgA nephropathy. J Clin Immunol, 1991, 11(2): 78-94.

150. CEDERHOLM B, WIESLANDER J, BYGREN P, et al. Patients with IgA nephropathy have circulating anti-basement membrane antibodies reacting with structures common to collagen Ⅰ , Ⅱ , and Ⅳ . Proc Natl Acad

Sci U S A, 1986, 83(16): 6151-6155.

151. TOMINO Y, SAKAI H, MIURA M, et al. Specific binding of circulating IgA antibodies in patients with IgA nephropathy. Am J Kidney Dis, 1985, 6(3): 149-153.

152. WANG MX, WALKER RG, KINCAID-SMITH P. Endothelial cell antigens recognized by IgA autoantibodies in patients with IgA nephropathy: partial characterization. Nephrol Dial Transplant, 1992, 7(8): 805-810.

153. CZERKINSKY C, KOOPMAN WJ, JACKSON S, et al. Circulating immune complexes and immunoglobulin. A rheumatoid factor in patients with mesangial immunoglobulin A nephropathies. J Clin Invest, 1986, 77(6): 1931-1938.

154. DANIELSEN H, ERIKSEN EF, JOHANSEN A, et al. Serum immunoglobulin sedimentation patterns and circulating immune complexes in IgA glomerulonephritis and Schönlein-Henoch nephritis. Acta Med Scand, 1984, 215(5): 435-441.

155. JULIAN BA, WYATT RJ, MCMORROW RG, et al. Serum complement proteins in IgA nephropathy. Clin Nephrol, 1983, 20(5): 251-258.

156. DOI T, KANATSU K, SEKITA K, et al. Detection of IgA class circulating immune complexes bound to anti-C3d antibody in patients with IgA nephropathy. J Immunol Methods, 1984, 69(1): 95-104.

157. WYATT RJ, KANAYAMA Y, JULIAN BA, et al. Complement activation in IgA nephropathy. Kidney Int, 1987, 31: 1019-1023.

158. TOMINO Y, FUNABIKI K, OHMURO H, et al. Urinary levels of interleukin-6 and disease activity in patients with IgA nephropathy. Am J Nephrol, 1991, 11: 459-464.

159. OHTA K, TAKANO N, SENO A, et al. Detection and clinical usefulness of urinary interleukin-6 in the diseases of the kidney and the urinary tract. Clin Nephrol, 1992, 38:185-189.

160. TAIRA K, HEWITSON TD, KINCAID-SMITH P. Urinary platelet factor four (Pf4) levels in mesangial IgA glomerulonephritis and thin basement membrane disease. Clin Nephrol, 1992, 37(1): 8-13.

161. 马序竹, 张宏, 王素霞, 等. IgA 肾病合并肾小球基底膜弥漫性变薄的临床特点及 COL4A3/COL4A4 的基因连锁分析. 中华肾脏病杂志, 2006, 22 :261-265.

162. Kidney Disease: Improving Global Outcomes (KDIGO) Glomerulonephritis Work Group. KDIGO Clinical Practice Guideline for Glomerulonephritis. Kidney inter Suppl, 2012, 2: 139-274.

163. BARTOSIK LP, LAJOIE G, SUGAR L, et al. Predicting progression in IgA nephropathy. Am J Kidney Dis, 2001, 38: 728-735.

164. KANNO Y, OKADA H, SARUTA T, et al. Blood pressure reduction associated with preservation of renal function in hypertensive patients with IgA nephropathy: a 3-year follow-up. Clin Nephrol, 2000, 54(5): 360-365.

165. RADHAKRISHNAN J, CATTRAN DC. The KDIGO practice guideline on glomerulonephritis: reading between the (guide) lines–application to the individual patient. Kidney Int, 2012, 82: 840-856.

166. REID S, CAWTHON PM, CRAIG JC, et al. Non-immunosuppressive treatment for IgA nephropathy. Cochrane Database Syst Rev, 2011, 3: CD003962.

167. CHENG J, ZHANG W, ZHANG XH, et al. ACEI/ARB therapy for IgA nephropathy: a meta analysis of randomised controlled trials. Int J Clin Pract, 2009, 63(6): 880-888.

168. RUSSO D, MINUTOLO R, PISANI A, et al. Coadministration of losartan and enalapril exerts additive antiproteinuric effect in IgA nephropathy. Am J Kidney Dis, 2001, 38(1): 18-25.

169. HOU FF, ZHANG X, ZHANG GH, et al. Efficacy and safety of benazepril for advanced chronic renal insufficiency. N Engl J Med, 2006, 354(2): 131-140.

170. THE GISEN GROUP. Randomised placebo-controlled trial of effect of ramipril on decline in glomerular filtration rate and risk of terminal renal failure in proteinuric, non-diabetic nephropathy. The GISEN Group (Gruppo Italiano di Studi Epidemiologici in Nefrologia). Lancet, 1997, 349: 1857-1863.

171. MASCHIO G, ALBERTI D, JANIN G, et al. Effect of the angiotensin-converting-enzyme inhibitor benazepril on the progression of chronic renal insufficiency. The Angiotensin-Converting-Enzyme Inhibition in Progressive Renal Insufficiency Study Group. N Engl J Med, 1996, 334: 939-945.

172. POZZI C, BOLASCO PG, FOGAZZI GB, et al. Corticosteroids in IgA nephropathy: a randomized controlled trial. Lancet, 1999, 353(9156): 883-887

173. POZZI C, ANDRULLI S, DEL VECCHIO L, et al. Corticosteroid effectiveness in IgA nephropathy: long-term results of a randomized controlled trial. J Am Soc Nephrol, 2004, 15(1):157-163.

174. LV J, ZHANG H, CHEN Y, et al. Combination therapy of prednisone and ACE inhibitor versus ACE-inhibitor therapy alone in patients with IgA nephropathy: a randomized controlled trial. Am J Kidney Dis, 2009, 53(1): 26-32.

175. MANNO C, TORRES DD, ROSSINI M, et al. Randomized controlled clinical trial of corticosteroids plus ACE-inhibitors with long-term follow-up in proteinuric IgA nephropathy. Nephrol Dial Transplant, 2009, 24(12): 3694-3701.

176. LV J, XU D, PERKOVIC V, et al. Corticosteroid therapy in IgA nephropathy. J Am Soc Nephrol, 2012, 23(6): 1108-1116.

177. BALLARDIE FW, ROBERTS IS. Controlled prospective trial of prednisolone and cytotoxics in progressive IgA nephropathy. J Am Soc Nephrol, 2002, 13(1):142-148.

178. WALKER RG, YU SH, OWEN JE, et al. The treatment of mesangial IgA nephropathy with cyclophosphamide, dipyridamole and warfarin: a two-year prospective trial. Clin Nephrol, 1990, 34: 103-107.

179. WOO KT, LEE GS. The treatment of mesangial IgA nephropathy with cyclophosphamide, dipyridamole and warfarin. Clin Nephrol, 1991, 35(4): 184.

180. POZZI C, ANDRULLI S, PANI A, et al. Addition of azathioprine to corticosteroids does not benefit patients with IgA nephropathy. J Am Soc Nephrol, 2010, 21(10): 1783-1790.

181. LAI KN, LAI FM, LI PK, et al. Cyclosporin treatment of IgA nephropathy: A short term controlled trial. Br Med J, 1987, 295(6607): 1165-1168.

182. TANG S, LEUNG JC, CHAN LY, et al. Mycophenolate mofetil alleviates persistent proteinuria in IgA nephropathy. Kidney Int, 2005, 68(5): 802-812.

183. TANG SC, TANG AW, WONG SS, et al. Long-term study of mycophenolate mofetil treatment in IgA nephropathy. Kidney Int, 2010, 77(6): 543-549.

184. 陈香美, 陈仆, 蔡广研, 等. 麦考酚酸酯治疗 IgA 肾病的随访对照观察. 中华医学杂志, 2002, 82 : 796-801.

185. MAES BD, OYEN R, CLAES K, et al. Mycophenolate mofetil in IgA nephropathy: results of a 3-year prospective placebo-controlled randomized study. Kidney Int, 2004, 65(5): 1842-1849.

186. FRISCH G, LIN J, ROSENSTOCK J, et al. Mycophenolate mofetil (MMF) vs placebo in patients with moderately advanced IgA nephropathy: a double-blind randomized controlled trial. Nephrol Dial Transplant, 2005, 20(10): 2139-2145.

187. LV J, ZHANG H, CUI Z, et al. Delayed severe pneumonia in mycophenolate mofetil-treated patients with IgA nephropathy. Nephrol Dial Transplant, 2008, 23(9): 2868-2872.

188. DILLON JJ. Fish oil therapy for IgA nephropathy: efficacy and interstudy variability. J Am Soc Nephrol, 1997, 8(11): 1739-1744.

189. STRIPPOLI GF, MANNO C, SCHENA FP. An 'evidence-based' survey of therapeutic options for IgA nephropathy: assessment and criticism. Am J Kidney Dis, 2003, 41(16): 1129-1139.

190. NOLIN L, COURTEAU M. Management of IgA nephropathy: Evidence-based recommendations. Kidney Int Suppl, 1999, 70: S56-62.

191. HOGG RJ, FITZGIBBONS L, ATKINS C, et al. Efficacy of omega-3 fatty acids in children and adults with IgA nephropathy is dosage-and sizedependent. Clin J Am Soc Nephrol, 2006, 1(6): 1167-1172.

192. DONADIO JR JV, LARSON TS, BERGSTRALH EJ, et al. A randomized trial of highdose compared with low-dose omega-3 fatty acids in severe IgA nephropathy. J Am Soc Nephrol, 2001, 12(4): 791-799.

193. BÉNÉ MC, HURAULT DE LIGNY B, KESSLER M, et al. Tonsils in IgA nephropathy. Contrib Nephrol, 1993, 104: 153-161.

194. LAGRUE G, SADREUX T, LAURENT J, et al. Is there a treatment of mesangial IgA nephropathy? Clin Nephrol, 1981, 16: 161.

195. SANAI A, KUDOH F. Effects of tonsillectomy in children with IgA nephropathy, purpura nephritis, or other chronic glomerulonephritides. Acta Otolaryngol, 1996, 523: 169-171.

196. SUGIYAMA N, SHIMIZU J, NAKAMURA M, et al. Clinicopathological study of the effectiveness of tonsillectomy in IgA nephropathy accompanied by chronic tonsillitis. Acta Otolaryngol, 1993, 508: 43-48.

197. RASCHE FM, SCHWARZ A, KELLER F. Tonsillectomy does not prevent a progressive course in IgA nephropathy. Clin Nephrol, 1999, 51: 147-152.

198. XIE Y, NISHI S, UENO M, et al. The efficacy of tonsillectomy on long-term renal survival in patients with IgA nephropathy. Kidney Int, 2003, 63(5): 1861-1867.

199. HOTTA O, MIYAZAKI M, FURUTA T, et al. Tonsillectomy and steroid pulse therapy significantly impact on clinical remission in patients with IgA nephropathy. Am J Kidney Dis, 2001, 38(4): 736-743.

200. KOMATSU H, FUJIMOTO S, HARA S, et al. Effect of tonsillectomy plus steroid pulse therapy on clinical remission of IgA nephropathy: a controlled study. Clin J Am Soc Nephrol, 2008, 3(5): 1301-1307.

201. KAWAMURA T, YOSHIMURA M, MIYAZAKI Y, et al. A multicenter randomized controlled trial of tonsillectomy combined with steroid pulse therapy in patients with immunoglobulin A nephropathy. Nephrol Dial Transplant, 2014, 29(8): 1546-1553.

202. ITOH A, IWASE H, TAKATANI T, et al. Tonsillar IgA1 as a possible source of hypoglycosylated IgA1 in the serum of IgA nephropathy patients. Nephrol Dial Transplant, 2003, 18(6): 1108-1114.

203. INOUE T, SUGIYAMA H, KITAGAWA M, et al. Abnormalities of glycogenes in tonsillar lymphocytes in IgA nephropathy. Adv Otorhinolaryngol, 2011, 72: 71-74.

204. LIN W, CHEN M, CUI Z, ZHAO MH. The immunopathological spectrum of crescentic glomerulonephritis: a survey of 106 patients in a single Chinese center. Nephron Clinical practice, 2010, 116: c65-c74.

205. LV J, YANG Y, ZHANG H, et al. Prediction of outcomes in crescentic IgA nephropathy in a multicenter cohort study. J Am Soc Nephrol, 2013, 24(12): 2118-2125.

206. ABE T, KIDA H, YOSHIMURA M, et al. Participation of extracapillary lesions (ECL) in progression of IgA nephropathy. Clin Nephrol, 1986, 25:37-41.

207. TUMLIN JA, LOHAVICHAN V, HENNIGAR R. Crescentic, proliferative IgA nephropathy: clinical and histological response to methylprednisolone and intravenous cyclophosphamide. Nephrol Dial Transplant, 2003, 18(7): 1321-1329.

208. HARPER L, FERREIRA MA, HOWIE AJ, et al. Treatment of vasculitic IgA nephropathy. J Nephrol, 2000, 13(5): 360-366.

209. MCINTYRE CW, FLUCK RJ, LAMBIE SH. Steroid and cyclophosphamide therapy for IgA nephropathy associated with crescenteric change: an effective treatment. Clin Nephrol, 2001, 56(3): 193-198.

210. TANG Z, WU Y, WANG QW, et al. Idiopathic IgA nephropathy with diffuse crescent formation. Am J Nephrol, 2002, 22: 480-486.

211. LAI KN, LAI FM, LEUNG AC, et al. Plasma exchange in patients with rapidly progressive idiopathic IgA nephropathy: a report of two cases and review of literature. American journal of kidney diseases, 1987, 10(1): 66-70.

212. NICHOLLS K, BECKER G, WALKER R, et al. Plasma exchange in progressive IgA nephropathy. Journal of clinical apheresis, 1990, 5(3): 128-132.

213. FUJINAGA S, OHTOMO Y, UMINO D, et al. Plasma exchange combined with immunosuppressive treatment in a child with rapidly progressive IgA nephropathy. Pediatr Nephrol, 2007, 22(6): 899-902.

214. CHAMBERS ME, MCDONALD BR, HALL FW, et al. Plasmapheresis for crescentic IgA nephropathy: a report of two cases and review of the literature. Journal of clinical apheresis, 1999, 14(4): 185-187.

215. XIE X, LV J, SHI S, et al. Plasma Exchange as an Adjunctive Therapy for Crescentic IgA Nephropathy. Am J Nephrol, 2016, 44(2):141-149.

216. REKOLA S, BERGSTRAND A, BUCHT H. Deterioration of GFR in IgA nephropathy as measured by Cr-EDTA clearance. Kidney Int, 1991, 40(6): 1050-1054.

217. SCHOLL U, WASTL U, RISLER T, et al. The point of no return and the rate of progression in the natural

history of IgAN. Clin Nephrol, 1999, 52(5): 285-292.

218. LV J, ZHANG H, ZHOU Y, et al. Natural history of immunoglobulin A nephropathy and predictive factors of prognosis: a long-term follow up of 204 cases in China. Nephrology (Carlton), 2008, 13(3): 242-246.

第四节　足细胞病：微小病变肾病、局灶节段性肾小球硬化

一、足细胞病的概念

足细胞病是足细胞损伤为首要病变的一组肾小球疾病，它包括的经典疾病有：微小病变肾病、局灶节段性肾小球硬化以及先天性肾病综合征芬兰型和弥漫性系膜硬化（diffuse mesangial sclerosis）[1-3]。由肾小球其他细胞成分病变引起的足细胞损伤不在本病范畴内。但也有些肾小球疾病开始即有足细胞病变参与，如糖尿病肾病、狼疮性肾炎（部分患者）等，实际上也属于足细胞病范畴，可被视为合并足细胞病。本节仅介绍其中的两个经典疾病：微小病变肾病和局灶节段性肾小球硬化。

二、微小病变肾病

微小病变肾病（minimal change disease，MCD）又称微小病变性肾小球病（minimal change glomerulopathy），是指临床表现为肾病综合征，光镜下肾小球结构大致正常、电镜下仅以足细胞足突广泛消失为主要特点的一类肾小球疾病[2-4]。

（一）发病率

原发性微小病变肾病的发病高峰在儿童及青少年，约占10岁以内儿童肾病综合征的70%～90%及成人肾病综合征的10%～30%，中年为低谷，老年略有上升。儿童患者男性多于女性，约为2∶1，成人的性别比例较接近。黑种人的发病率相对较低，白种人及黄种人相对较高[2-4]。在亚洲的不同国家及地区间，本病在肾活检中所占比例也差别较大。北京大学第一医院资料[5]显示其占原发性肾小球疾病的10.9%及肾病综合征的25.3%，与新加坡[6]的资料近似，而韩国[7]微小病变肾病的比例则很高，肾活检的适应证可能是其主要影响因素之一。

（二）肾脏病理[2-4,8]

光镜：肾小球没有明显病变，或仅有轻微的系膜增生。近曲小管有重吸收颗粒，肾小管上皮细胞可见空泡变性。伴有急性肾损伤的患者，可见肾小管上皮细胞扁平化及其他肾小管损伤表现。肾间质无明显异常，在全身严重水肿时，可见肾间质水肿。

免疫荧光：典型者肾小球内各种免疫球蛋白及补体均阴性。偶见IgM和补体C3在系膜区微弱阳性。肾小管上皮细胞内可见白蛋白阳性的重吸收颗粒。

电镜：肾小球足细胞广泛足突消失（effacement），曾被称作广泛足突"融合"（fusion），而实际上它是同一足细胞的足突消失、胞质扁平地附在肾小球基底膜上，而不是相邻足细胞之间的足突融合。扁平化的足突内有时可见较为致密的微丝聚集（细胞骨架结构重排），应注意勿与足细胞下电子致密物沉积混淆（如：膜性肾病）。足细胞内可见蛋白重吸收颗粒和空泡变性。包曼囊内可见足细胞伸出的微绒毛。肾小球内其他结构正常，没有电子致密物沉积（图11-3-4-1）。

（三）病因

微小病变肾病病因分类如下[2-4]：

1. 原发性微小病变肾病

2. 家族微小病变肾病　仅有很少的家族性聚集的报道，如：常染色体隐性遗传的激素敏感型

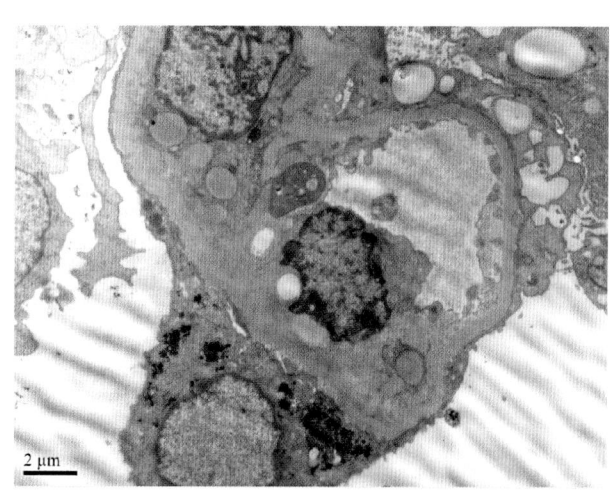

图 11-3-4-1 微小病变（电镜）

MCD 患者中，发现了 KANK（kidney ankyrin repeat-containing protein）家族蛋白基因突变[9]。

3. 继发性微小病变肾病

（1）药物相关性：非甾体类消炎药（包括COX-2抑制剂）、抗生素（青霉素、氨苄西林、利福平、头孢克肟等）、干扰素、锂、金制剂、甲巯咪唑、生物制剂（血管内皮生长因子单克隆抗体）、疫苗等。

（2）感染相关性：人类免疫缺陷病毒（HIV）、Guillain-Barre综合征，梅毒、寄生虫（如血吸虫）等。

（3）肿瘤及淋巴组织疾病相关性：霍奇金淋巴瘤、非霍奇金淋巴瘤、白血病、实体肿瘤、嗜酸细胞性淋巴肉芽肿（Kimura病）。

（4）过敏相关性：食物，花粉，尘土、昆虫叮咬等。

其中，非甾体类消炎药引起者常导致微小病变肾病与急性间质性肾炎并存，因而，可同时表现出肾病综合征、急性肾损伤、无菌性白细胞尿及全身过敏表现。

（四）发病机制

仍未明确。1974年Shalhoub首先提出本病是由T细胞功能异常导致的[10]。佐证主要是：① 临床上可以见到部分患者在感染麻疹后，肾病综合征自行缓解，而麻疹病毒感染通常可抑制细胞免疫。② 应用糖皮质激素（以下简称激素）、环磷酰胺和环孢素等免疫抑制药物治疗有效。③ 体外培养患者的T淋巴细胞，将其上清液注射给大鼠可以诱发蛋白尿及部分足突消失。因此，长期以来，本病被认为是由T细胞分泌的细胞因子引发足细胞病。但是，截至目前，不但这种因子尚未被明确分离出来，而且对于病变的形成过程也缺乏清晰的认识。在参与发病的主要环节中，现已发现的线索有：

1. 免疫系统异常[2-4,11] T辅助细胞（T helper，Th）是构成人体获得性免疫的重要组成细胞，在抗原（病毒、致敏原等）刺激下发生变化。在微小病变肾病患者中可以观察到未分化的 Th 细胞（Th0）DNA 甲基化异常，Th1 细胞下调和 Th2 细胞上调，Th17 上调和 Treg 下调。这种失衡可能进一步造成 T 细胞免疫反应异常、免疫球蛋白产生异常以及产生某些致病因子使患者发病，同时，患者还因某些免疫缺陷而易于感染。T 细胞在接受抗原刺激产生免疫反应的过程中，核因子 NF-κB 的激活非常重要，它可以启动 T 细胞的多种淋巴因子基因进行转录，产生免疫效应。已观察到在微小病变肾病发病时，患者外周血淋巴细胞中 NF-kB 活性增高，缓解时恢复正常，复发时再次升高。激素可使其抑制剂 I-κBα 上调（NF-κB 与 I-κBα 结合在一起处于非激活状态，与后者分离则呈现激活状态）、环孢素可使灭活 I-κBα 的蛋白酶体（proteasome）活性下降，从而使 NF-κB 保持非激活状态，起到治疗作用。

利妥昔单抗（rituximab，CD20单克隆抗体）抑制体内 B 细胞，使 Th17/Treg 比例恢复正常，对激素依赖的MCD治疗有效，说明 B 细胞是参与发病的。可能与其和 T 细胞的相互作用有关。

在体液免疫方面，患者血中IgG常降至非常低的水平，而且，肾病综合征缓解后其恢复需要较长时间。而本病的蛋白尿是选择性蛋白尿，尿中IgG丢失不多，且血中与IgG分子量接近的IgA、IgE并无降低，均支持患者低IgG血症的主要原因不是蛋白尿中丢失所致。进一步研究发现，患者血中IgG1、IgG2下降，IgG3、IgG4正常或升高，这是由IgG产生异常造成的。部分患者血中还可发现IgM、IgE升高。在有的患者中，食物过敏可诱发微小病变肾病，血中嗜酸性粒细胞及IgE升高曾被怀疑是致病的重要环节。但是，由于在嗜酸性粒细胞增多症的患者中，微小病变肾病发病率并不高，肾小球中没有发现IgE沉积，并且有人观察到在微小病变肾病患者中IgE升高常出现在肾病综合征起病之后，因此，目前倾向于IgE升高在多数情况下可能是机体免疫紊乱的表现，不是致病因素[12]。

2. 循环通透因子／淋巴因子[2-4] 有个例报道难治性微小病变肾病患者作为肾移植供体，受者移植后无蛋白尿，说明致病因素在全身而不在肾脏局部。功能紊乱的免疫系统可能在血液循环中产生某些通透因子导致肾病综合征，体外培养的患者淋巴细胞上清液可诱发动物的蛋白尿也为此提供了支持的证据。但目前这种通透因子仍未被确切分离出来，可能有Haemopexin（血结素，一种快反应蛋白）[13]、血管内皮生长因子（vascular endothelial growth factor，VEGF）[14]、TNFα等。另外，患者血清可以刺激足细胞增加CD80（B7-1，一种T细胞的协同刺激因子）表达，肾病期MCD患者的足细胞CD80表达增加、尿中增多[11]；但其与发病机制的关系，还有待更多证据澄清。

3. 肾小球基底膜电荷屏障改变和广泛足突消失 目前公认肾小球基底膜电荷屏障消失与MCD蛋白尿关系密切，但其发生机制及其与足突裂隙膜改变的关系，却一直未澄清。2011年Clement等人[15]在MCD动物模型中，通过转基因使足细胞特异性分泌低唾液酸化血管生成素样蛋白4（angiopoietin-like 4，ANGPTL4），观察到ANGPTL4进入肾小球基底膜导致负电荷消失、大量蛋白尿。他们同时在5例MCD患者足细胞中发现ANGPTL4表达上调，并且进入部分肾小球基底膜中。但此后仅有个别报道支持[16]。目前的主流观点仍认为是循环的致病因子致病。

在肾小球基底膜的电荷屏障消失、高选择性的白蛋白尿形成的同时，足细胞也发生结构性变化——出现广泛足突消失。有人发现足突用于附着在肾小球基底膜上的蛋白——dystroglycan，在发病时明显减少，肾病综合征缓解后恢复，另一个蛋白——整合素（integrin）则无明显变化，提示可能与微小病变肾病广泛足突消失的形成机制有关[17]。目前对于广泛足突消失与大量蛋白尿形成的先后及因果关系仍不明朗[18]。我们对恢复期的足细胞形态进行了透射电镜下的观察，发现完全缓解期患者（尿蛋白完全转阴3～9天）的足突宽度及形态均未恢复正常，提示足细胞功能的恢复早于形态的恢复，即足细胞功能与形态改变不一定严格对应[19]。

（五）临床表现[2-4]

常突然起病，表现为肾病综合征，水肿一般较明显，甚至可表现为重度的胸、腹水。血尿不突出，约20%的患者仅有轻微的镜下血尿，血尿明显者应警惕肾静脉血栓或同时存在其他导致血尿的疾病。血压大多正常，但成人患者高血压较多见。

合并症：感染、电解质紊乱（低钠血症、高钾血症、低钙血症）、血栓、栓塞、营养不良、内分泌功能紊乱（甲状腺功能低下）及急性肾损伤。

大多数患者肾功能正常。部分患者受大量蛋白尿的影响，表现为近端肾小管重吸收功能下降。约30%患者可有轻微的肾小球滤过率下降和血肌酐升高，较少的患者可表现为较严重的急性肾损伤，其中，部分患者是由于有效血容量不足导致肾灌注不良而引起的肾前性急性肾损伤，不能找到病因者被称为微小病变肾病合并特发性急性肾损伤。这一类患者的临床特点是：年龄较大，尿蛋白量大，多大于10g/d，血白蛋白<20g/L，平均在肾病综合征发病后4周出现急性肾损伤，大多数患者肾功能可恢复，但所需时间较长，平均约为7周[20]。

（六）诊断及鉴别诊断

由于MCD是构成儿童及青少年单纯性肾病综合征（血尿不明显、血压正常、肾功能正常）的常见疾病，且糖皮质激素疗效好，因此，可以通过足量糖皮质激素治疗肾病综合征完全缓解做出推断性诊断，不需要肾活检。对于非单纯性的肾病综合征，复发的、糖皮质激素依赖或抵抗的单纯性肾病综合征以及中老年患者，应于糖皮质激素治疗前先行肾活检病理诊断。

MCD诊断需要肾脏病理符合MCD的病理特点，广泛足突消失可见于多种表现为大量蛋白尿的肾小球疾病，因此，需首先除外其他肾小球疾病。其次，还要在临床上除外继发，才能诊断原发性MCD。需要鉴别的常见疾病如下：

系膜增生性肾小球肾炎（非IgA型）：表现为肾病综合征的患者与微小病变肾病的临床特点非常相似，部分患者可有比较突出的血尿，光镜下可见弥漫性系膜细胞及基质增生，免疫荧光常见IgG、IgM、C3等沉积，电镜下可见电子致密物在系膜区沉积，以此可与微小病变肾病鉴别。若仅有轻度系膜增生而无相应的免疫荧光及电镜异常，应归入MCD诊断。若免疫荧光显示（++）以下的IgM弱阳性，电镜下未见电子致密物，也应归入MCD诊断；若同时电镜下也见到电子致密物，则应归入系膜增生性肾小球肾炎的诊断[2-4,8]。

局灶节段性肾小球硬化：由于本病的局灶节段性特点，因而可能在肾活检或病理切片时未取到节段性硬化的肾小球而被误诊为MCD，但仍有一些线索可以帮助鉴别（详见本节FSGS内容）。

IgA肾病：典型患者不易与MCD混淆，但其中有一小部分患者临床表现为肾病综合征，光镜下无明显病变或仅有轻度系膜增生，免疫荧光以IgA沉积为主，电镜下可见广泛足突消失及电子致密物在系膜区沉积，糖皮质激素的治疗反应类似于微小病变肾病。目前，对于此类患者倾向于诊断微小病变肾病合并IgA肾病[21,22]。

对于微小病变肾病合并特发性急性肾损伤的诊断要慎重，在临床上应特别注意先除外比较常见的由于肾灌注不足引起的肾前性急性肾损伤及少见的双肾静脉血栓，在病理上应注意除外急性肾小管损伤（缺血、肾毒性药物）及急性间质性肾炎（如：非甾体抗炎药引起者）。

（七）治疗与预后

90%患者经糖皮质激素治疗可使肾病综合征缓解，但易于复发。在无糖皮质激素的年代，本病的自然缓解率虽可高达40%，但由于有较高的死亡率（20%，死因多为感染）[1-3]，诊断明确后应尽快使用糖皮质激素治疗以使肾病综合征尽早缓解，缓解后的治疗重点在于如何维持缓解，防止复发。以下是与糖皮质激素治疗反应有关的概念[23]：

缓解：尿蛋白转阴或微量保持3天以上。

复发：缓解后再出现3天以上的≥++的蛋白尿。

频繁复发：6个月内≥2次复发或1年内≥3次复发。

激素敏感：糖皮质激素治疗后8周内尿蛋白转阴。

激素抵抗：糖皮质激素治疗8周后肾病综合征不能缓解（成人>12周）。

激素依赖：糖皮质激素减量或停用后2周内复发。

在儿科患者的治疗中，已有较大量的循证医学证据，在成人患者中尚缺乏设计严格的前瞻性随机对照研究，2012年KDIGO肾小球肾炎临床实践指南基本上以小规模成人资料及借鉴儿科的资料为基础。以下重点介绍这一指南，并结合我国患者的特点进行点评。

2012年KDIGO肾小球肾炎临床实践指南：第5章–成人MCD[24]

5.1　成人MCD的起始治疗

5.1.1　推荐糖皮质激素作为肾病综合征患者的初始治疗（1C）。

5.1.2　建议泼尼松或泼尼松龙每日顿服1mg/kg（最大剂量80mg），或者隔日顿服2mg/kg（最大剂量120mg）（2C）。

点评：我国患者一般40 ~ 60mg/d即为足量，除非体重过大者。

5.1.3　如果能耐受，达到完全缓解的患者，建议起始的大剂量糖皮质激素维持至少4周；未达到完全缓解的患者，建议起始的大剂量糖皮质激素维持不超过16周（2C）。

点评：维持完全缓解2周后可开始减量。

5.1.4 达到缓解的患者，建议糖皮质激素在缓解后的6个月内缓慢减量（2D）。

点评：北京大学第一医院的经验表明（非循证医学证据）：开始减量时，激素在40mg/d以上时，可以每两周减10mg/d；40mg/d以下时，可以每两周减5mg/d；当激素减至15mg/d左右时，易于复发，因此，可酌情在10～15mg/d时维持2～3个月后，再缓慢减量；总疗程约9个月至1年。

5.1.5 使用糖皮质激素有相对禁忌证或不能耐受大剂量糖皮质激素的患者（如未控制的糖尿病、精神疾病、严重的骨质疏松），建议口服环磷酰胺或钙调磷酸酶抑制剂（2D）。

点评：笔者推荐使用钙调磷酸酶抑制剂。

5.1.6 非频繁复发患者，建议使用糖皮质激素的起始剂量和维持时间同上（2D）。

点评：也要结合患者复发肾病的严重程度及年龄等因素，综合考虑是否联合使用其他免疫抑制剂。

5.2 频繁复发/激素依赖（FR/SD）型MCD

5.2.1 建议口服环磷酰胺2～2.5mg/（kg·d），共8周（2C）。

点评：我国患者一般为100mg/d，累积量6～8g。

5.2.2 使用环磷酰胺后仍复发和希望生育能力不受影响的患者，建议使用钙调磷酸酶抑制剂［环孢素3～5mg/（kg·d）或他克莫司0.05～0.1mg/（kg·d），分两次口服］治疗1～2年（2C）。

点评：我国患者推荐剂量，环孢素2～3mg/（kg·d）（12小时药物谷浓度100μg/L左右）[25]，或他克莫司0.05mg/（kg·d）（12小时药物谷浓度5μg/L左右），分两次口服；完全缓解后，逐步减量至维持缓解的最小剂量，维持1～2年。或者直接采用下一条指南。

5.2.3 对于不能耐受糖皮质激素、环磷酰胺和钙调磷酸酶抑制剂的患者，建议使用吗替麦考酚酯500～1 000mg/次，每日2次，共1～2年（2D）。

点评：研究表明，糖皮质激素副作用大时，吗替麦考酚酯有助于加快糖皮质激素的减量速度[26-28]；来氟米特也有同样的效果，10～20mg/d口服，1～2年[29]。

5.3 糖皮质激素抵抗型MCD

5.3.1 对糖皮质激素抵抗型患者进行再评估以寻找肾病综合征的其他病因（未分级）。

点评：可能是FSGS，预后比MCD差。治疗参考FSGS治疗策略。

5.4 支持治疗

5.4.1 伴发AKI的MCD患者，如果有适应证，建议接受肾脏替代治疗，但需合用糖皮质激素（用法同上）（2D）。

5.4.2 初发患者，无需使用他汀类药物治疗高脂血症，正常血压患者无需使用ACEI或ARB来减少尿蛋白（2D）。

点评：因为大部分患者糖皮质激素敏感，临床缓解快，因此不需要这些治疗并承受不必要的副作用。但对于高凝倾向患者，仍需要预防性抗凝治疗。

除了上述以指南为核心的经典治疗之外，近年来还有利妥昔单抗治疗激素依赖/频繁复发的MCD患者的小规模报道[30]。用法为：每次静脉点滴375mg/m²体表面积，每6个月一次，至少4次；或每次静脉点滴1g，每6个月一次，共2次。能够帮助减停糖皮质激素，减少复发。该药的常见副作用为过敏及输液反应。

三、局灶节段性肾小球硬化

局灶节段性肾小球硬化（focal segmental glomerulosclerosis，FSGS）是一组比较常见的肾小球病变，其病因各不相同，病理特征为肾小球局灶节段性硬化。

（一）发病率

原发性FSGS曾被认为是发病率较低的疾病，但近20多年来，西方国家的发病率有明显的上升，在白种人中从占成人肾病综合征的4%～10%增至12%～25%，成为继膜性肾病之后构成成人原发性肾病综合征的第二个常见病理类型。在黑种人中甚至可高达36%～80%，是黑种人原发性肾

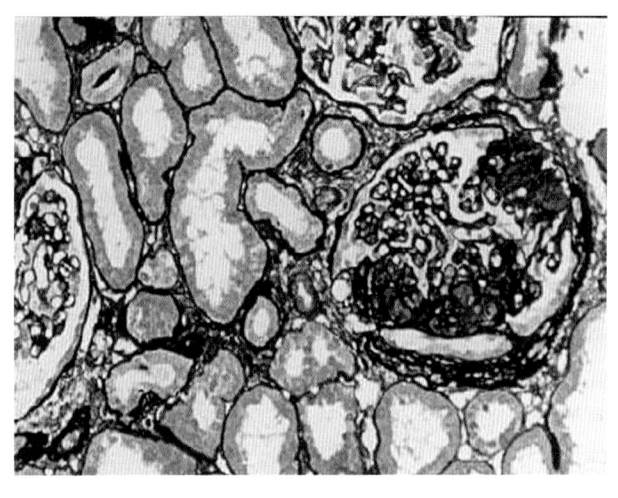

图 11-3-4-2　局灶节段性肾小球硬化（光镜）

病综合征的最常见病理类型（尤以塌陷型为多见）[2,3,31,32]。然而，在黄种人肾脏病中其比例仍相对较低。北京大学第一医院肾内科数据显示它占肾病综合征的4.1%[5]，十多年间并无上升趋势[33]；同在亚洲的韩国[7]和新加坡[6]，其占原发性肾小球疾病的比率也仅为4.6% ~ 9.0%。由此可见，人种的差别可能是造成发病率不同的主要因素，但是，诊断标准的差别、对于各种亚型的不同认识以及病理切片的数量不同（由于是局灶病变，切片数少易造成漏诊）等，也是不可忽视的影响因素[34]。

（二）肾脏病理[34-36]

1. 光镜　特征为肾小球局灶（部分肾小球）节段性（部分毛细血管袢）硬化（图 11-3-4-2）；硬化是指肾小球毛细血管袢闭塞和细胞外基质增多。病变可逐步扩展，终至终末期肾脏病。FSGS进程中可不同程度地伴有：球囊粘连，足细胞增生、肥大、空泡变性，玻璃样变，节段性内皮细胞及系膜细胞增生，肾小管上皮细胞损伤，肾小管萎缩，肾间质纤维化，泡沫细胞形成（毛细血管袢内或肾间质中）以及肾间质淋巴、单核细胞浸润。

2. 免疫荧光　节段性 IgM 和 / 或补体 C3 呈颗粒状、团块状在毛细血管袢（硬化部位）和系膜区沉积，可伴有相对较弱的 IgG、IgA 沉积；也可全部阴性。

3. 电镜　由于所取肾小球数量少，有时不能见到局灶节段性硬化，因此，电镜主要用于本病的鉴别诊断。除不同程度地符合上述病理发现外，还可见到比较广泛的足突消失（effacement）、内皮下血浆渗出、足突脱离肾小球基底膜（detachment）等现象。

FSGS的病理分型详见下文。

（三）病因

FSGS病因分类如下：

1. 原发性 FSGS

2. 家族 / 遗传性 FSGS[2,3,34]　已发现 20 多个基因突变，相对常见的有：

（1）NPHS1（nephrin）基因突变，常染色体隐性遗传。

（2）NPHS2（podocin）基因突变，常染色体隐性遗传。

（3）CD2AP（CD2-associated protein）基因突变，常染色体显性遗传。

（4）ACTN4（αactinin 4）基因突变，常染色体显性遗传。

（5）INF2（Inverted formin-2）基因突变，常染色体显性遗传。

（6）TRPC6（transient receptor potential cation channel-6）基因突变，常染色体显性遗传。

（7）WT-1（Wilms' tumor suppressor gene）基因突变（Frasier综合征），常染色体显性遗传。

（8）线粒体COQ2、COQ6基因突变，常染色体隐性遗传。

3. 继发性 FSGS[2,3,24]

（1）病毒相关性：人类免疫缺陷病毒（HIV），短小病毒 B19（Parvovirus B19）等。

（2）药物相关性：海洛因、干扰素、锂、双磷酸盐等。

（3）肾组织减少：孤立肾、一侧肾发育不良、寡巨肾小球病、反流性肾病等。

（4）肾缺血、缺氧：高血压肾损害、缺血性肾病（肾动脉狭窄）、血栓性微血管病、胆固醇栓塞、发绀型先天性心脏病、镰状红细胞性贫血等。

（5）肥胖相关性。

（6）其他肾小球疾病伴发：IgA肾病、Alport综合征、糖尿病肾病、狼疮性肾炎等。

（四）发病机制 [2,3,37,38]

尚不清楚，但足细胞损伤是其中的核心环节。遗传性FSGS是因为基因异常导致足细胞内在结构病变而发病；原发性FSGS是循环（或局部）的致病因子损伤足细胞所致。目前认为以下几个方面在原发性FSGS发病全过程中可能十分重要：

1. 循环渗透性因子　部分FSGS患者血清中存在某种因子，它可以增加肾小球基底膜的通透性而引发蛋白尿。将患者血清或其中某类成分注入实验动物可以诱发蛋白尿，部分FSGS患者肾移植后迅速复发、经血浆置换治疗有效等事实均提示其存在。但不支持其存在的线索为：不是所有患者血清中都有这种因子；部分肾移植后迅速复发的患者这一因子阴性；经治疗临床缓解的患者可能长期保持这一因子阳性；患者血清虽能诱发实验动物蛋白尿，但至今未能引发出相同的人类病理改变。

经过近30年的努力，这种循环渗透性因子仍未被确定。直到2011年Reiser的团队首先报道可溶性尿激酶受体（soluble urokinase-type plasminogen activator receptor，suPAR）可能就是这种循环渗透性因子[39]。他们发现约70%原发性FSGS患者肾移植前的血清suPAR水平显著高于微小病变和膜性肾病等患者，尿液suPAR水平也类似[40]。移植前血清和尿液的suPAR浓度高的患者在移植后更容易复发。他们又在70例北美的FSGS患者和94例欧洲的儿童FSGS患者也验证了这一发现[41]。但此后的很多小规模的研究不支持他们的发现：在动物模型中没有重复出他们的结果；患者中没有发现与MCD等其他肾小球疾病的区别，认为患者血中suPAR水平主要是受肾小球滤过功能的影响，而与疾病种类无关[42-44]。北京大学第一医院肾内科的研究表明[45,46]：约50%原发性FSGS患者血清suPAR水平显著高于健康对照、微小病变和膜性肾病患者，尿液suPAR水平也升高；3个亚型-非特异型、尖端型、细胞型之间没有差别；与继发性FSGS没有明显差别。血清suPAR水平与肾功能无相关性，与蛋白尿相关性不显著。因此，我们倾向于认为suPAR可能还是与FSGS（甚至包括某些继发性FSGS）的发病机制有某些关系，但它可能不是渗透性因子，确切机制还需要进一步澄清。

心肌营养蛋白样细胞因子1（cardiotrophin-like-cytokine-1，CLC-1）是另一个候选渗透性因子，线索为：CLC-1在病情活动的FSGS患者血浆中的浓度约为正常对照者的100倍；CLC-1可以减低肾小球及体外培养的足细胞上的nephrin的表达；CLC-1能够增加分离的大鼠肾小球对白蛋白的渗透作用，其单克隆抗体可以阻断这种作用[47]。但这些作用不能被其活性抑制剂半乳糖阻断。确切机制还有待未来研究。

2. FSGS的形成 [37,38]　经典FSGS的病变形成过程可能为：足细胞受到损伤后，出现变性并与肾小球基底膜分离（脱落），引起毛细血管袢扩张和微血管瘤样改变，裸露的肾小球基底膜与包曼囊随即发生粘连，而在此处滤过的血浆成分直接进入到壁层上皮细胞与包曼囊壁之间，通过进一步撕开、延展，使得病变向整个肾小球及其连续的肾小管进展；同时，在病变局部，细胞外基质产生不断增多，压迫毛细血管袢闭塞，最终导致肾小球节段硬化形成；在这一局部，还可伴有足细胞、内皮细胞增生（细胞型）。其中，增生的足细胞常丢失其标志性抗原，如：WT-1、足萼蛋白（podocalyxin）等，可能是足细胞退分化的结果；但也有一些研究发现壁层上皮细胞有可能向邻近的裸露基底膜运动，力求弥补死亡脱落的足细胞的作用，这还有待进一步证实。

3. FSGS的进展、恶化，终至终末期肾衰竭　这包括两方面的内容：① 单个肾单位内节段性硬化的进展：如何从节段性硬化进展为全球硬化以及如何从肾小球病变发展到灶状肾小管萎缩、肾间质纤维化；② 有哪些外部因素加快了终末期肾衰竭。

当局灶节段性硬化形成后，在致病因素的持续作用下，将逐步进展为弥漫性球性硬化（即终末期肾衰竭）。在同一肾小球内有两种病理演变过程较常见[48,49]：① 节段性硬化不断增多、扩大、融合导致球性硬化；② 球囊粘连处尚能继续滤过的血浆成分不再像正常状态下进入包曼囊腔，而是直接进入到壁层上皮细胞与包曼囊壁之间，在囊壁的束缚下，滤过液进一步剥离壁层上皮细胞直至血管极，并通过系膜区再进入到该肾小球尚未硬化的部分，使之硬化。这两种演变可同时出现。在后一种情况下，当滤过液沿包曼囊壁剥离到肾小管起始部时，滤过液可通过剥离肾小管上皮细胞及肾小管基底膜，沿肾小管向下游肾单位侵犯，导致灶状肾小管萎缩，并刺激周围肾间质纤维化。这可能是为什么在FSGS患者的病理标本中常易见到灶状肾小管萎缩和肾间质纤维化，而在同样大量蛋白尿的MCD患者中却难以见到的主要原因，因此成为两者鉴别的重要线索。

另外，目前还不清楚肾小球节段性硬化部位沉积的IgM和C3是被动沉积还是具有致病作用，个别证据提示补体的旁路途径激活可能参与致病。除上述机制以外，在患者身上还常存在着加速病变进展的其他因素，如：劳累、盐摄入过多、高血压、高血脂、健存肾单位的高动力状态等[2,3]。

临床表现[2-4]：本病在任何年龄均可发病，青少年稍多，无显著发病高峰，男性较常见。主要临床表现为：100%患者有不同程度的蛋白尿，60%以上为肾病综合征，约50%患者有不同程度血尿，1/3患者起病时伴有高血压、肾功能不全，常有肾小管功能受损表现。

（五）诊断、病理分型及鉴别诊断

诊断原发性FSGS需要两个基本要素，即在病理上确定病灶——局灶节段性肾小球硬化（至少要有一个节段性硬化灶）及在临床上除外继发性因素。

由于FSGS病变局灶节段性分布的特点，在病理工作中易被漏诊。Fuiano等人的研究结果提示：若常规切片光镜下观察，FSGS的诊断率仅为31.5%，若为连续切片则提高至71.8%，若将肾活检全部组织切片均详细观察则为81.7%。因此，应首先保证肾活检组织标本的制作规范：标本中的肾小球数目应大于10个，组织学切片厚度不超过3μm，有HE、PAS、Masson及PASM等染色，理想的切片数应为15张以上（临床怀疑者应增加切片）。应坚持即使仅见1个节段性硬化也应予诊断的原则[34]。

诊断及鉴别诊断的简易流程可见图11-3-4-3。鉴别诊断需要注意以下几个方面：

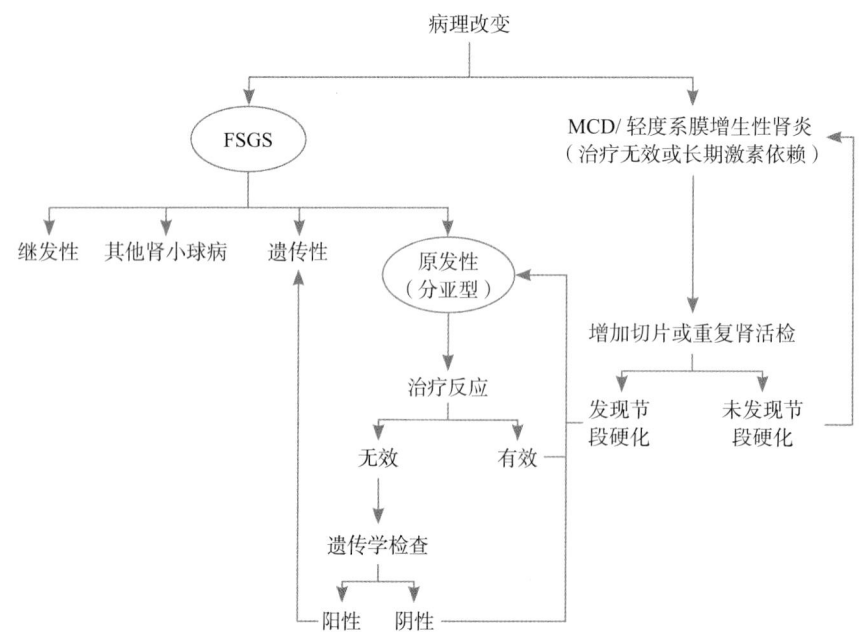

图 11-3-4-3 FSGS诊断及鉴别诊断流程

在病因上尽可能寻找继发性因素：若可以找到本节病因中所列出的引起继发性FSGS的疾病（详见相应各章节），一般不再诊断原发性FSGS。病理上的鉴别线索为：电镜下足突节段性消失及足突脱离基底膜的现象提示继发性FSGS。

在临床上还应尽可能明确家族史，对于家族中具有相同或类似的患者，应首先考虑遗传性FSGS。但是，由于在遗传性FSGS患者中，存在常染色体隐性遗传以及极少数的不外显的显性遗传，临床常规手段难以将其从原发性FSGS中鉴别出来，而将其列入原发性FSGS，也是目前难以回避的现实性难题。但是，对于疗效不好的原发性FSGS患者，在条件许可时，应筛查其突变基因。

本病还要与肾小球微小病变（minimal change disease，MCD）及轻度系膜增生性肾小球肾炎相鉴别。这是由于本病的局灶节段性特点，在肾活检或病理切片时未取到节段性硬化的肾小球而造成误诊。对于此类患者，在以下情况时应高度警惕FSGS的可能：① 以蛋白尿为主要临床表现的原发性肾小球疾病，光镜下肾小球病变轻微，但肾小球体积增大，或存在灶状肾小管萎缩、肾间质纤维化；② 初步诊断为MCD或轻度系膜增生性肾小球肾炎的肾病综合征患者，经相应正规的糖皮质激素治疗无效。③ 在电镜下，见到足突与肾小球基底膜分离。在出现上述情况时，应增加肾组织标本连续切片，必要时重复肾活检。

（六）病理分型

目前国际上仍使用国际肾脏病理学会FSGS工作组2003年提出的病理分型建议[34-36]，它给出了原发性FSGS常见的病变名称的定义（如：局灶、节段、粘连、塌陷等）并将其分为5个亚型（表11-3-4-1）。这一分型具有定义清楚、简便易行的优点。

表11-3-4-1 FSGS病理分型（国际肾脏病理学会FSGS工作组建议，2003年）

亚型	诊断标准	需先除外的亚型
非特异型（NOS）	至少一个肾小球呈节段性细胞外基质增多、毛细血管闭塞，可伴有节段性毛细血管塌陷而无相应的足细胞增生	门部型、细胞型、塌陷型、尖端型
门部型	至少一个肾小球呈现门部（肾小球血管极）玻璃样变，或者>50%的节段性硬化的肾小球具有门部的硬化和／或玻璃样变	细胞型、塌陷型
细胞型	至少一个肾小球呈节段性毛细血管内增生堵塞管腔，伴或不伴泡沫细胞及核碎裂	塌陷型、尖端型
尖端型	至少一个肾小球呈现位于尿极的节段性病变（靠近尿极的25%的外围毛细血管袢），可以是细胞性病变或硬化，但一定要有球囊粘连或者是足细胞与壁层上皮细胞、肾小管上皮细胞的汇合	塌陷型、门部型
塌陷型	至少一个肾小球呈节段性或球性塌陷并且伴有足细胞增生和肥大	无

各亚型的构成比例在我国大致为：3/5非特异型、1/8细胞型、1/8尖端型，其他为门部型及塌陷型。亚洲国家大致类似[50]，西方国家塌陷型相对常见[51]。分型的主要目的是判断预后、指导治疗。目前对于多种病变的"混合型"及亚型之间相互转化，尚缺乏足够的信息。

（七）治疗与预后

非肾病水平蛋白尿患者，治疗的重点在于减少尿蛋白及防止硬化的进展，采用血管紧张素转换酶抑制剂和/或血管紧张素Ⅱ受体拮抗剂。同时，作为基本原则，所有患者都应注意尽可能控制相关的加重因素。

对于肾病水平蛋白尿患者，治疗应参考2012年KDIGO肾小球肾炎临床实践指南[24]，以下予以介绍并结合我国患者的特点对其进行点评。

6.2 FSGS的初始治疗

6.2.1 推荐只对出现肾病综合征的特发性FSGS患者使用糖皮质激素和免疫抑制剂（1C）。

6.2.2 建议泼尼松每日顿服1mg/kg（最大剂量80mg）或隔日顿服2mg/kg（最大剂量120mg）（2C）。

点评：我国患者一般 40 ~ 60mg/d 即为足量，除非体重过大者。

6.2.3 建议初始大剂量糖皮质激素使用至少 4 周；如果能耐受，应用至完全缓解，但最长不超过 16 周（2D）。

点评：虽然个别文献报道，足量激素使用半年可增加缓解率，但由于副作用大，不应予以推荐。

6.2.4 建议达到完全缓解后糖皮质激素在 6 个月内缓慢减量（2D）。

点评：北京大学第一医院的经验表明（非循证医学证据）：开始减量时，激素在 40mg/d 以上时，可以每两周减 10mg/d；40mg/d 以下时，可以每两周减 5mg/d；当激素减至 15mg/d 左右时，易于复发，因此，可酌情在 10 ~ 15mg/d 时维持 2 ~ 3 个月后，再缓慢减量；总疗程约 9 个月至 1 年。

6.2.5 使用糖皮质激素有相对禁忌证或不能耐受大剂量糖皮质激素的患者（如未控制的糖尿病、精神因素、严重的骨质疏松），建议首选钙调磷酸酶抑制剂（2D）。

6.3 复发的治疗

6.3.1 建议肾病综合征复发的治疗同成人微小病变复发的治疗建议（2D）。

6.4 激素抵抗型 FSGS 的治疗

6.4.1 对于激素抵抗型 FSGS 患者，建议使用环孢素 3 ~ 5mg/（kg·d），分两次服用，至少 4 ~ 6 个月（2B）。

点评：我国患者推荐剂量，环孢素 2 ~ 3mg/（kg·d）（12 小时药物谷浓度 100μg/L 左右），或他克莫司 0.05mg/（kg·d）（12 小时药物谷浓度 5μg/L 左右），分两次口服。

6.4.2 如果获得部分或完全缓解，建议继续使用环孢素至少 12 个月，随后缓慢减量（2D）。

点评：逐步减量至维持缓解的最小剂量，维持 1 ~ 2 年。

6.4.3 不能耐受环孢素的激素抵抗型 FSGS 患者，建议使用吗替麦考酚酯联合大剂量地塞米松（2C）。

点评：吗替麦考酚酯可能对此类患者效果不好，可试用；而来氟米特可能对部分患者有效，10 ~ 20mg/d 口服，1 ~ 2 年[29]；也可试用环磷酰胺。

除了 2012 年 KDIGO 肾小球肾炎临床实践指南涉及的治疗方案外，还有的治疗包括：

血浆置换或免疫吸附：对于原发性难治性 FSGS 目前尚无充分证据证明其有效性，在此，仅在小宗病例报道[52]基础上，提出可以试用于上述药物治疗都无效的肾病综合征患者，但即使获得一些疗效，停止后病情多会反复。对于肾移植后短期内复发者则有相对较多的报道[53]，推荐采用血浆置换（约 10 次左右）配合激素治疗，而且，尽早使用可能效果更好。

近年来还有利妥昔单抗治疗 FSGS 的报道[54]，主要对激素依赖或肾移植后复发的 FSGS 有效，而对于激素抵抗的 FSGS 大多效果不佳。用法见上文 MCD 部分。

在影响患者预后的临床因素中，最主要的是尿蛋白程度。非肾病综合征患者若起病时无高血压或肾衰竭，则预后较好，自然病程中其 10 年肾存活率约为 90%，肾病综合征患者仅为 50%；肾病综合征经糖皮质激素治疗缓解者的 10 年肾存活率可高达 90%，与非肾病综合征患者相同，而无效者则低于 40%，说明积极治疗肾病综合征——使其缓解是干预预后的最重要手段。另外，血压、起病时的肾功能情况，也是非常重要的影响因素，严格的血压控制以及保护尚存的肾功能也是治疗的重要组成。

在影响患者预后的病理因素中，肾间质纤维化程度是首要因素，但目前尚无有针对性的措施。其次是 FSGS 的亚型对治疗反应及预后的影响。通常认为尖端型对糖皮质激素治疗反应好、预后最好（接近 MCD）；塌陷型临床表现重，治疗效果差，约 50% 患者于诊断 3 年后肾衰竭，预后最差；其他各型介于两者之间，治疗效果及预后从较差到较好依次为细胞型、门部型、非特异型[2,3,51]。但也有一项回顾性研究中发现[55]：接受糖皮质激素治疗［泼尼松 1mg/（kg·d），最大剂量 80mg/d，3 ~ 4 个月，有效者慢减量］的患者中，部分及完全缓解的病理数为 32/51 例，而未予治疗组仅有 4/36 例部分缓解；在各亚型中，治疗有效率分别是尖端型 78%、门部型和非特异型 53%、细胞型和塌陷型64%；肾病综合征缓解的患者，10年的肾存活率为92%，不同的亚型分别为尖端型100%、门部型和非特异型100%、细胞型和塌陷型80%。提示对于原发性FSGS的肾病综合征患者，无论病理亚型如何，在无禁忌证的情况下，都应予以激素等相应治疗，以获得最大的临床缓解机会，改善预后。

（刘　刚）

参考文献

1. BARISONI L, SCHNAPER HW, KOPP JB. A proposed taxonomy for the podocytopathies: a reassessment of the primary nephrotic diseases. Clin J Am Soc Nephrol, 2007, 2(3):529-542.

2. SCHNAPER HW, ROBSON AM. Nephrotic syndrome and podocytopathies: minimal change disease, focal glomerulosclerosis, and collapsing glomerulopathy. Schrier's diseases of the kidney. Philadelphia: Lippincott Williams & Wilkins, 2013.

3. NACHMAN PH, JENNETTE JC, FALK RJ. Primary glomerular disease. The kidney. Philadelphia: Saunders, 2012.

4. TEJANI A, EMMETT L. Minimal change disease. Textbook of Nephrology. Philadelphia: Lippincott Williams & Wilkins, 2001.

5. ZHOU FD, SHEN HY, CHEN M, et al. The renal histopathological spectrum of patients with nephrotic syndrome: an analysis of 1523 patients in a single Chinese centre. Nephrol Dial Transplant, 2011, 26:3993-3997.

6. WOO KT, CHIANG GSC, PALL A, et al. The changing pattern of glomerulonephritis in Singapore of the last two decades. ClinNephrol, 1999, 52:96-102.

7. CHOI IJ, JEONG HJ, HAN DS, et al. An analysis of 4514 cases of renal biopsy in Korea. Yonsei Med J, 2001, 42:247-254.

8. OLSON JL. The nephrotic syndrome and minimal change disease. Heptinstall's Pathology of the Kidney. Philadephia: Lippincott-Raven, 2014.

9. GEE HY, SAISAWAT P, ASHRAF S, et al. ARHGDIA mutations cause nephroticsyndrome via defective RHO GTPase signaling. J Clin Invest, 2013, 123:3243-3253.

10. SHALHOUB RJ. Pathogenesis of lipoid nephrosis: a disorder of T-cell function. Lancet, 1974, 2:556-560.

11. SALEEM MA, KOBAYASHI Y. Cell biology and genetics of minimal change disease. F1000research, 2016, 5:412.

12. FUKE Y, ENDO M, OHSAWA I, et al. Implication of Elevated Serum IgE levels in minimal change nephrotic syndrome. Nephron, 2002, 91:769-770.

13. BAKKER WW, BORGHUIS T, HARMSEN MC, et al. Protease activity of plasma hemopexin. Kidney Int, 2005, 68:603-610.

14. BONER G, COX AJ, KELLY DJ, et al. Does vascular endothelial growth factor (VEGF) play a role in the pathogenesis of minimal change disease? Nephrol Dial Transplant, 2003, 18:2293-2299.

15. CLEMENT LC, AVILA-CASADO C, MACE C, et al. Podocyte-secreted angiopoietin-like-4 mediates proteinuria in glucocorticoid-sensitive nephrotic syndrome. Nat Med, 2011, 17: 117-122.

16. LI JS, CHEN X, PENG L, et al. Angiopoietin-like-4, a potential target of tacrolimus, predicts earlier podocyte injury in minimal change disease. PLoS One, 2015, 10:e0137049.

17. REGELE HM, FILLIPOVIC E, LANGER B, et al. Glomerular expression of dystroglycans is reduced in minimal change nephrosis but not in focal segmental glomerulosclerosis. J Am Soc Nephrol, 2000, 11:403-412.

18. VAN DEN BERG JG, VAN DEN BERGH WEERMAN MA, ASSMANN KJ, et al. Podocyte foot process effacement is not correlated with the level of proteinuria in human glomerulopathies. Kidney Int, 2004,

66:1901-1906.

19. LIU XJ, ZHANG YM, WANG SX, et al. Ultrastructural changes of podocyte foot processes during the remission phase of minimal change disease of human kidney. Nephrology (Carlton), 2014, 19:392-397.

20. SMITH JD, HAYSLETT JP. Reversible renal failure in the nephrotic syndrome. Am J Kidney Dis, 1992, 19:201-213.

21. LI XW, CHENG SQ, LIANG SS, et al. Comparison between patients with IgA nephropathy withminimal change disease and patients with minimal change disease. Clin Nephrol, 2016, 85:273-281.

22. LI XW, LIANG SS, LE WB, et al. Long-term outcome of IgA nephropathy with minimal change disease: a comparison between patients with and without minimal change disease. J Nephrol, 2016, 29:567-573..

23. MEYERS KEC, KAPLAN BS. Minimal change nephritic syndrome. Immunologic renal diseases. Philadelphia: Lippincott Williams & Wilkins, 2001.

24. ECKARDT KU, KASISKE BL. KDIGO Clinical Practice Guideline for Glomerulonephritis Foreword. Kidney International Supplements, 2012:140-140.

25. MATSUMOTO H, NAKAO T, OKADA T, et al. Initial remission-inducing effect of very low-dose cyclosporin monotherapy for minimal-change nephrotic syndrome in Japanese adults. ClinNephrol, 2001, 55:143-148.

26. ZHAO M, CHEN X, CHEN Y, et al. Clinical observations of mycophenolatemofetil therapy in refractory primary nephrotic syndrome. Nephrology, 2003, 8:105-109.

27. CHOI MJ, EUSTACE JA, GIMENEZ LF, et al. Mycophenolatemofetil treatment for primary glomerular diseases. Kidney Int, 2002, 61:1098-1114.

28. PESAVENTO TE, BAY WH, AGARWAL G, et al. Mycophenolate therapy in frequently relapsing minimal change disease that has failed cyclophosphamide therapy. Am J Kidney Dis, 2004, 43:e3-e6.

29. ZHOU J, ZHANG Y, LIU G, et al. Efficacy and safety of leflunomide in treatment of steroid-dependent and steroid-resistant adult onset minimal change disease. Clin Nephrol, 2013, 80:121-129.

30. KRONBICHLER A, BRUCHFELD A. Rituximabin adult minimal change disease and focal segmental glomerulosclerosis. Nephron Clin Pract, 2014, 128:277-282.

31. HAAS M, SPARGO BH, COVENTRY S, et al. Increasing incidence of focal-segmental glomerulosclerosis among adult nephropathies: a 20-year renal biopsy study. Am J Kidney Dis, 1995, 26:740-750.

32. KITIYAKARA C, KOPP JB, EGGERS P, et al. Trends in the epidemiology of focal segmental glomerulosclerosis. Semin Nephrol, 2003, 23: 172-182.

33. ZHOU FD, SHEN HY, CHEN M, et al. The changing spectrum of primary glomerular diseases within 15 years: a survey of 3331 patients in a single Chinese centre. Nephrol Dial Transplant, 2011, 26:3993-3997.

34. D'AGATI VD. Focal segmental glomerulosclerosis. Heptinstall's Pathology of the Kidney. Philadephia: Lippincott-Raven, 2014.

35. D'AGATI VD, FOGO AB, BRUIJN JA, et al. Pathologic classification of focal segmental glomerulosclerosis: a working proposal. Am J Kid Dis, 2004, 43: 368-382.

36. D'AGATI V. Pathologic classification of focal segmental glomerulosclerosis. Semin Nephrol, 2003, 23:117-134.

37. FOGO AB. Causes and pathogenesis of focal segmental glomerulosclerosis. Nat Rev Nephrol, 2015, 11:76-87.

38. JEFFERSON JA, SHANKLAND SJ. The pathogenesis of focal segmental glomerulosclerosis. Adv Chronic Kidney Dis, 2014, 21:408-416.

39. WEI C, EL HINDI S, LI J, et al. Circulating urokinase receptor as a cause of focal segmental glomerulosclerosis. J Nat Med, 2011, 17:952-960.

40. ALACHKAR N, WEI C, AREND LJ, et al. Podocyte effacement closely links to suPAR levels at time of posttransplantation focal segmental glomerulosclerosis occurrence and improves with therapy. Transplantation, 2013, 96:649-656.

41. WEI C, TRACHTMAN H, LI J, et al. Circulating suPAR in two cohorts of primary FSGS. J Am Soc Nephrol, 2012, 23:2051-2059.

42. HARITA Y, ISHIZUKA K, TANEGO A, et al. Decreased glomerular filtration as the primary factor of elevated

circulating suPAR levels in focal segmental glomerulosclerosis. Pediatr Nephrol, 2014, 29:1553-1560.

43. SINHA A, BAJPAI J, SAINI S, et al. Serum-soluble urokinase receptor levels do not distinguish focal segmental glomerulosclerosis from other causes of nephrotic syndrome in children. Kidney Int, 2014, 85:649-658.

44. MEIJERS B, MAAS RJ, SPRANGERS B, et al. The soluble urokinase receptor is not a clinical marker for focal segmental glomerulosclerosis. Kidney Int, 2014, 85:636-640.

45. HUANG J, LIU G, ZHANG YM, et al. Urinary soluble urokinase receptor levels are elevated and pathogenic in patients with primary focal segmental glomerulosclerosis. BMC Med, 2014, 12:81.

46. HUANG J, LIU G, ZHANG YM, et al. Plasma soluble urokinase receptor levels are increased but do not distinguish primary from secondary focal segmental glomerulosclerosis. Kidney Int, 2013, 84:366-372.

47. MCCARTHY ET, SHARMA M, SAVIN VJ, et al. Circulating permeability factors in idiopathic nephrotic syndrome and focal segmental glomerulosclerosis. Clin J Am Soc Nephrol, 2010, 5:2115-2121.

48. KRIZ W, HOSSER H, HAHNEL B, et al. From segmental glomerulosclerosis to total nephron degeneration and interstitial fibrosis: a histopathological study in rat models and human glomerulopathies. Nephrol Dial Transplant, 1998, 13:2781-2798.

49. KRIZ W. The pathogenesis of 'classic' focal segmental glomerulosclerosis-lessons from rat models. Nephrol Dial Transplant, 2003, 18(suppl 6): Vi39-Vi44.

50. DAS P, SHARMA A, GUPTA R, et al. Histomorphological classification of focal segmental glomerulosclerosis: a critical evaluation of clinical, histologic and morphometric features. Saudi J Kidney Dis Transpl, 2012, 23:1008-1016.

51. D'AGATI VD, ALSTER JM, JENNETTE JC, et al. Association of histologic variants in FSGS clinical trial with presenting features and outcomes. Clin J Am Soc Nephrol, 2013, 8:399-406.

52. FELD SM, FIGUEROA P, SAVIN V, et al. Plasmapheresis in the treatment of steroid-resistant focal segmental glomerulosclerosis in native kidneys. Am J Kidney Dis, 1998, 32:230-237.

53. OTSUBO S, TANABE K, SHINMURA H, et al. Effect of post-transplant double filtration plasmapheresis on recurrent focal and segmental glomerulosclerosis in renal transplant recipeints. Ther Apher Dial, 2004, 8:299-304.

54. RAVANI P, PONTICELLI A, SICILIANO C, et al. Rituximab is a safe and effective long-term treatment for children with steroid and calcineurin inhibitor-dependent idiopathic nephrotic syndrome. Kidney Int, 2013, 84:1025-1033.

55. CHUN MJ, KORBET SM, SCHWARTZ MM, et al. Focal segmental glomerulosclerosis in nephrotic adults: presentation, prognosis, and response to therapy of the histologic variants. J Am Soc Nephrol, 2004, 15: 2169-2177.

第五节　膜性肾病

　　膜性肾病（membranous nephropathy，MN）是以肾小球基底膜（GBM）外侧、上皮细胞下免疫复合物沉积伴GBM弥漫增厚为特征的一组疾病，病因未明者称为原发性MN，在本节中将重点介绍。

　　原发性MN是构成中老年患者原发性肾病综合征的常见疾病，发病高峰年龄为40～60岁，小于16岁的病人仅占1%。男女比例约为2∶1[1-3]。国外报道占原发性肾病综合征的30%～40%，居首位，或仅次于局灶节段性肾小球硬化（FSGS）居于第二位。北京大学第一医院资料显示约占成人肾病综合征的20%，45岁以上肾病综合征患者的40%[4]。近5～10年来在我国有明显增加且年轻化趋势[4-6]，原因不明。

一、病因

病因分类如下[1-3]：

1. 原发性 MN　分为磷脂酶 A2 受体（PLA2R）抗体相关性和非 PLA2R 抗体相关性。

2. 家族性 MN　仅有很少的家族聚集的报道[7]，未明确致病基因。

3. 继发性 MN（约占 MN 的 30%）

（1）感染：乙型肝炎病毒、丙型肝炎病毒、梅毒、血吸虫、人类免疫缺陷病毒、幽门螺杆菌、结核杆菌等。

（2）自身免疫病：系统性红斑狼疮、类风湿关节炎、桥本病、Graves 病、结节病、干燥综合征、IgG4 相关性疾病等。

（3）恶性肿瘤：各种实体瘤及淋巴瘤等。

（4）药物及重金属：青霉胺、金、汞，较少见还有锂、福尔马林、非甾体类消炎药及卡托普利等。

（5）同种异体免疫反应：移植物抗宿主病、胎儿 MN（中性内肽酶缺陷的孕妇）。

二、发病机制

确切机制虽仍未被阐明，但经过近 60 年的不懈努力，已确立的经典理论是：肾小球足细胞上的抗原与其特异性抗体结合形成原位免疫复合物，后续激活补体引起损害，是本病发病的必备条件。

在肾小球免疫复合物形成过程的机制研究中，有几个重要阶段。重温这一历程，有助于我们更好地理解近年来的重大发现——PLA2R 抗体的意义，并为今后的探索提供参考。

第一阶段——初期的免疫复合物致病理论：1956 年 Mellors 和 Ortega[8]首先报道了通过免疫荧光及电镜在 MN 中发现免疫复合物出现在 GBM 外侧、上皮细胞下；同期，Germuth[9]等人在给兔静脉注射小牛血清（慢性血清病模型），得到了与人类 MN 有相似之处的免疫病理表现（但免疫复合物除在上皮细胞下沉积外，在系膜区、内皮下也有沉积）；1959 年 Heymann 等人[10]用近端肾小管刷状缘的成分免疫大鼠建立了与人类 MN 病理表现几乎一致的 Heymann 肾病模型，并在大鼠的血液中找到了含有肾小管成分的免疫复合物。因此，当时的人们几乎都相信 MN 是由循环免疫复合物沉积造成的，即使不能解释为何大多数人类 MN 没有内皮下及系膜区的免疫复合物沉积以及在 Heymann 模型的大鼠血液循环中为何是抗体过剩而不是抗原过剩（当时已认识到抗体过剩的免疫复合物体积大，不能通过 GBM）。

第二阶段——原位免疫复合物致病理论的确立：1978 年 Couser[11]和 Hoedemaeker[12]两组研究者，几乎同时独立运用抗肾小管刷状缘的 IgG 灌注分离的大鼠肾脏，重复出了 Heymann 模型的病理改变，从而提出原发性 MN 不是由循环免疫复合物沉积造成的，而是位于上皮细胞足突膜上的自身抗原与抗体结合形成的原位免疫复合物导致的。此后又有人确定了 Heymann 模型中的这一抗原是大鼠足细胞膜及肾小管刷状缘上的一种糖蛋白——megalin[13,14]。但问题是人出生以后，仅近端肾小管刷状缘上有 megalin，而足细胞上没有。因此，在 MN 患者的足细胞上寻找肇事的固有抗原就成为此后的主要研究目标。

第三阶段——人类足细胞致病抗原的发现：2002 年 Ronco 等人在对新生儿 MN 的 3 个家系研究中发现其致病抗原是位于上皮细胞足突膜和肾小管刷状缘上的中性内肽酶（NEP），而致病抗体来自 NEP 缺失的母亲，这是首次在人类 MN 患者中证实，构成 MN 免疫复合物的抗原是足细胞足突膜的固有成分并与相应抗体在原位结合[15]。但是，这不是成人原发性 MN 免疫复合物的抗原成分。2009 年 Salant 等人[16]在 70% 的原发性 MN 患者血清中发现针对足细胞抗原 M 型 PLA2R（分子量约 180kDa，是足细胞上一种跨膜糖蛋白，属于甘露糖家族）的自身抗体，以 IgG4 型抗体为主，肾组织中沉积的 IgG4 与 PLA2R 共定位，从肾组织上洗脱下来的 IgG 识别 PLA2R，这一抗体与疾病活动度相关，在继发性 MN 患者中阳性率通常很低。此后，在国际上及我国患者中都得到了类似的印证[17]。同时，这一发现被迅速用于临床，成为转化医学的一个范例。其主要临床用途为[18-21]：① 鉴别原发性和继发性 MN，其特异性接近 100%，敏感性约为 70%；② 抗体滴度与肾病程度大体相关，治疗有效患者抗体滴度先下降甚至转阴，其后肾病缓解；复发时（包括肾移植后复发）常先有抗体转为阳性，而后肾病复发；多数患者符合这一规律。目前尚不清楚 PLA2R 抗体如何产生以及原发性 MN 的始动因素，相应的动物模型也没有被成功建立。最新的研究显示，PLA2R 基因与参与获得性免疫的 HLA-DQA1 基因的多态性关联与原发性 MN 的发病有关[22-24]。此后，还发现在 PLA2R 抗体阴性的患者中，约有 10% 的患者存在抗另一个抗原 thrombospondin type-1 domain-containing 7A（THSD7A）的抗体[25]，还有报道有个别患者具有上述两种抗体[26]，其临床意义还有待进一步研究。这期间还陆续发现原发性 MN 患者血中还存在针对足细胞胞质内抗原的抗体，包括：superoxide dismutase 2（SOD2）、aldose reductase（AR）和 α-enolase，但大多被认为是在 MN 发病后足细胞损伤抗原暴露引起的抗体扩展，可能与疾病的进展有关[27]。

另外，在研究免疫复合物形成机制的动物模型中还曾发现，有些带阳电荷的抗原可以从血液循环中通过肾小球内皮细胞及 GBM "种植" 到上皮细胞下[28]，可能多数继发性 MN 的免疫复合物形成是通过这一方式的。但近年来，有人在少数儿童原发性 MN 患者血清中发现抗阳离子小牛血清白蛋白抗体，主要是 IgG1 和 IgG4 亚型，能与沉积在肾小球毛细血管袢的小牛血清白蛋白共定位[29]。

在免疫复合物形成后的损伤机制的研究中，激活补体并形成膜攻击复合物 C5b ~ 9（MAC）也是必要的一环[30]。证据主要有：在人类 MN 及 Heymann 模型中的肾脏病理切片及尿中可以发现 C5b ~ 9，且与病变活动程度及预后平行；在补体全部缺失或先天性缺失补体 C6、C8 的大鼠中建立 Heymann 模型，因 C5b ~ 9 不能形成，即使免疫复合物在上皮细胞下形成，也不出现蛋白尿。

补体的激活是促进因素和抑制因素相互抗衡的结果。目前仍不清楚人类原发性 MN 上皮细胞下的免疫复合物是如何激活补体的。比较明确的发现是，通常肾小球内 C1q 阴性、C4d 阳性[31]，提示不通过经典途径激活，而存在甘露聚糖结合凝集素（mannan-binding lectin,MBL）或纤维胶凝蛋白（ficolin）途径激活；同时也有很多证据表明旁路途径激活也起着重要作用[30]。人群中存在 MBL 基因缺陷的患者，仍然可以出现典型的原发性 MN[32]，说明旁路途径可能更为重要，MBL 途径可能只起参与或加重的作用。但是，与补体结合能力很低的 IgG4 到底在其中起什么作用，仍未澄清[30]。

现有大量的研究表明，补体复合物 C5b ~ 9 在 MN 中的致病作用，不通过其细胞溶解作用[33]。其非溶解（sublytic）活性的致病作用主要通过激活足细胞来表现，包括：① 诱导足细胞产生氧自由基；② 刺激足细胞产生各种蛋白酶（如金属蛋白酶导致 GBM 损伤）；③ 影响足细胞的微丝骨架结构，使裂隙膜的主要构成蛋白 nephrin 与 podocin（见 FSGS 节）分离并重新分布，引发蛋白尿；④ 上调足细胞的环氧化酶 2（COX-2），使细胞内质网受损；⑤ 通过促进足细胞产生 TGF-β，增加细胞外基质，导致 GBM 增厚及肾小球硬化。⑥ 促进足细胞凋亡，从 GBM 上脱落。另外，C5b ~ 9 通过足细胞被排出到原尿中，作用于肾小管，对于肾小管间质病变的形成也起到了重要作用。

三、临床表现

原发性 MN 起病隐袭，水肿逐渐加重，患者中 80% 表现为肾病综合征，20% 为无症状蛋白尿。20% ~ 55% 的患者有镜下血尿，肉眼血尿罕见（多见于肾静脉血栓形成或伴新月体肾炎时）。20% ~ 40% 伴有高血压。大多数患者起病时肾功能正常，但有 4% ~ 8% 的患者存在肾功能不全，部分患者可于多年后逐步进展为终末期肾脏病[1-3]。

肾病综合征的各种并发症均可在本病中见到，但比较突出的是血栓、栓塞合并症，常见于下肢静脉血栓、肾静脉血栓及肺栓塞，发生率约为 10% ~ 60%，报道中的较大差别可能与检查手段不同有关。北京大学第一医院的研究[34]提示：下肢不对称水肿，较重的一侧肢体可能有静脉血栓；胸闷、气短、咯血；腰痛、肉眼血尿、B 超发现一侧肾肿大，以及其他原因不能解释的急性肾损伤均应考虑血栓、栓塞合并症。

四、肾脏病理[1-3,35]

光镜：早期肾小球大致正常，毛细血管袢可略显扩张、僵硬，可见GBM空泡样改变，上皮细胞下可见细小的嗜复红蛋白沉积。病变明显时表现为GBM弥漫增厚，钉突形成（嗜银染色），上皮细胞下、钉突之间颗粒状嗜复红蛋白沉积（图11-3-5-1）。晚期则表现为GBM明显增厚，可呈链环状，毛细血管袢受到挤压闭塞，系膜基质增多，肾小球硬化。伴发的不同程度的肾小管及肾间质病变有：肾小管上皮细胞变性，肾小管灶状萎缩，肾间质灶状炎症细胞浸润及纤维化。

免疫荧光：典型者表现为IgG、C3沿毛细血管壁颗粒样沉积（图11-3-5-2）；可伴有其他免疫球蛋白沉积，但强度较弱。检测IgG亚型，通常原发者IgG4最强，而继发者较弱或阴性。

电镜：根据电镜表现可将原发性MN进行分期，光镜有一定的辅助作用，公认的是Ehrenreich-Churg的分期法[36]：

Ⅰ期：GBM无明显增厚，足突广泛"融合"，GBM外侧上皮细胞下有小块的电子致密物沉积。

Ⅱ期：GBM弥漫增厚，上皮细胞下有较大块的电子致密物沉积，它们之间有GBM反应性增生形成的钉突（图11-3-5-3）。

Ⅲ期：电子致密物被增生的GBM包绕，部分开始被吸收而呈现出大小、形状、密度各不一致的电子致密物和透亮区。

Ⅳ期：GBM明显增厚，大部分电子致密物被吸收而与GBM密度接近。

这一分期法主要是基于在部分患者的重复肾活检中观察到随着发病时间的延长病变可沿分期进展，但在以后的大量研究中，并未发现分期与病程的明显对应关系；虽然，Ⅲ、Ⅳ期患者的治疗反应及预后相对较差，但也有疗效较好的病例；临床缓解的患者重复肾活检，虽有的可表现为分期程度减轻或恢复正常，但也可没有病理变化[37]。另外，尚有Gärtner的五期分法[38]，即将病理表现恢复近于正常并遗留部分肾小球硬化的阶段称为Ⅴ期，但并未被多数人采纳。

以上是MN的典型病理表现，主要见于原发性MN以及药物、肿瘤引起的继发性MN。MN的病理变异类型还有：

伴有系膜细胞增生：有人通过细胞计数发现原发性MN患者平均每个肾小球的系膜细胞数比正常对照略有增多，但肾脏病理学家大多认为在光镜下能够被确认的系膜细胞增生极少出现在原发性患者中，若伴有系膜细胞明显增生则应高度警惕继发性MN。若系膜区免疫荧光阳性、电镜下系膜区可以见到电子致密物沉积，则更加提示继发性MN，其中，C1q和IgA阳性常见于狼疮性肾炎和乙型肝炎病毒相关性肾小球肾炎[1-3,35]。若仅伴有IgA在系膜区呈团块样沉积，患者有血尿，同时除外继发性疾病，则应考虑原发性MN合并IgA肾病[39]。

伴局灶节段性肾小球硬化（FSGS，见有关章节）：包括尖端型、门部型、非特异型和塌陷型。Howie在研究中发现[40]：若将原发性MN患者的肾活检标本进行连续切片观察，高达64%的患者伴有尖端型FSGS，鉴于后者不仅见于本病及原发性FSGS患者中，还可见于表现为大量蛋白尿的IgA肾病、糖尿病肾病等患者中，因此他曾推论尖端型FSGS可能是继发于大量蛋白尿的结果。另外，约20%的患者伴有传统的FSGS病理改变[41]，临床观察表明此类患者的治疗反应及预后比无节段性

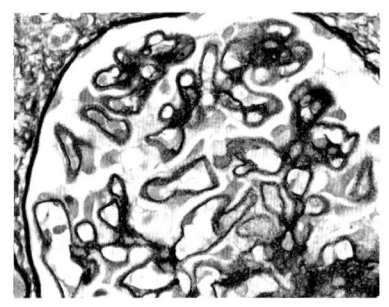
图11-3-5-1　膜性肾病（光镜）

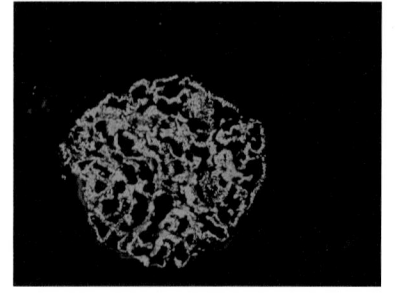
图11-3-5-2　膜性肾病（免疫荧光）

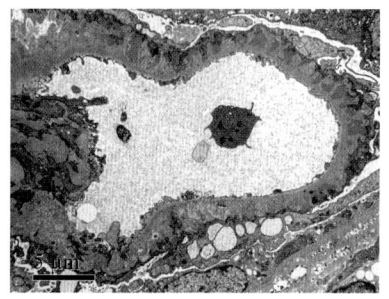
图11-3-5-3　膜性肾病（电镜）

硬化的患者差。北京大学第一医院的研究发现，与原发性MN和FSGS比较，此类患者临床表现、血中PLA2R抗体及suPAR水平更接近原发性MN，而与原发性FSGS不同，因此倾向于FSGS病变可能是继发于MN。还有很少的病例报道发现塌陷型FSGS与MN共存的现象（除外了常见的继发性因素），预后很差[42]。

节段性MN：指的是免疫荧光仅有节段性肾小球毛细血管袢IgG、C3阳性（部分患者C1q阳性），电镜下仅见部分GBM有典型的MN病理改变。这有可能是MN早期的病理表现，但确切临床意义目前并不明确[43]。

伴新月体性肾小球肾炎：有少量报道抗GBM型新月体性肾炎可出现在原发性MN患者中，可同时发病，也可出现在MN后，确切机制尚不明确。北京大学第一医院对8例MN合并抗GBM肾小球肾炎进行了研究[44]，发现与单纯抗GBM肾小球肾炎比较，其临床表现（肾功能损害）相对较轻，血中抗GBM α3（Ⅳ）NC1区域的IgG1及IgG3滴度也较低，且无一例有PLA2R抗体阳性，提示此类患者存在独特的发病机制。北京大学第一医院还对MN合并ANCA相关性小血管炎的进行了报道[45]：约占原发性MN的12%，肾组织上以IgG2和IgG3为主、IgG4多为阴性，血清PLA2R抗体阳性率仅12.5%，临床表现、病理改变及预后比原发性MN及血管炎都差。另外，我们的研究还发现，即使合并部分新月体形成（不足以诊断新月体性肾炎），患者的治疗反应及预后也比没有新月体形成的原发性MN患者差[46]。

单克隆IgG相关性膜性肾病（monoclonal membranous glomerulopathy）：有少量报道[47-49]，总体特点是，多数患者血中不能测出单克隆IgG，肾小球毛细血管袢沉积的IgG为单克隆，多数是IgG3、IgG1，κ或λ均可，个别报道存在单克隆PLA2R抗体阳性，对免疫抑制剂治疗反应大多较好。

膜性肾病伴IgGκ隐蔽沉积（membranous-like glomerulopathy with masked IgG-k deposits）[50]。常规荧光仅见肾小球毛细血管袢C3强阳性，免疫球蛋白都阴性或弱阳性，但用链霉蛋白酶消化其石蜡标本后，可以染出IgGκ，大多是年轻人患病，临床上常没有浆细胞病或自身免疫病的证据。

五、诊断和鉴别诊断

病理诊断MN后，应首先除外继发因素，才可诊断原发性MN。常需要鉴别的疾病有：

膜型狼疮性肾炎[1-3,35]：常见于年轻女性，有系统性红斑狼疮的多系统损害表现，病理表现为具有增殖性病变的非典型MN的特点，免疫荧光多为各种免疫球蛋白、补体成分均阳性的"满堂亮"现象，一般C1q阳性比较突出。但也有个别患者起病时仅有肾脏受累而无系统性表现，病理改变接近典型的MN，在此后数年中才逐步符合系统性红斑狼疮的诊断标准，因此，严密的随访具有重要意义。近年来逐渐用于临床常规的IgG亚型染色和PLA2R抗体检测对鉴别有很大帮助。膜型狼疮性肾炎以IgG1、IgG3为主，PLA2R抗体几乎全为阴性[16,17,21]。

乙型肝炎病毒相关性肾炎[1-3,35]：儿童及青少年MN患者大多继发于乙型肝炎病毒感染，可有乙型肝炎的临床表现或乙型肝炎病毒的血清学异常，病理表现为具有增殖性病变的非典型膜性肾病，免疫荧光多为"满堂亮"，在肾组织中能够检测出乙型肝炎病毒抗原。但需提醒注意的是，使用目前商品化的检测乙型肝炎病毒抗原的试剂盒可能出现假阳性。IgG亚型染色以及PLA2R抗体检测也常帮助不大[51]。

肿瘤相关性MN[1-3]：见于各种恶性实体瘤及淋巴瘤，常规病理检查可与原发性MN无区别，少数病人可以在确诊MN后3~4年才发现肿瘤，应特别予以注意。这一类患者多发生在老年，统计表明占60岁以上MN患者的20%，所以，对老年患者应严密随访。约70%患者IgG4染色阴性、血中PLA2R抗体阴性[52,53]，有助于鉴别。

药物或毒物导致的膜性肾病[1-3]：有接触史，停药后多数患者可自发缓解，在病理上可以与原发性MN无区别，所以，详细了解病史非常重要。目前尚缺乏IgG亚型染色以及PLA2R抗体检测用于鉴别的报道。

通常而言，IgG亚型染色以及PLA2R抗体检测有助于鉴别原发性和继发性MN，但特定疾病继发者也不尽然，如结节病相关性MN[54]。

最后，需注意并发症的诊断，特别是血栓、栓塞并发症。彩色多普勒超声可帮助诊断肾静脉主干血栓及四肢静脉血栓。肾静脉造影是确诊肾静脉血栓最准确的手段。X线胸片、肺血管CT和肺通气、灌注放射性核素扫描可用以发现肺栓塞[55]。

六、治疗与预后

基本治疗包括限盐、休息及适量运动、控制血压等。只要患者没有禁忌证，应使用血管紧张素转换酶抑制剂（ACEI）或血管紧张素Ⅱ受体拮抗剂（ARB）减少尿蛋白[1-3]。

原发性MN患者有朝向自发缓解或肾功能缓慢恶化两个不同方向分化的趋势。前者应该免受免疫抑制剂治疗、避免不必要的毒副作用，而后者应尽早获得相应的治疗。自然预后方面，一项西方的分析显示[56]：肾脏生存率5年为86%，10年为65%，15年为59%，即最终大约有40%的患者将进入终末期肾脏病（ESRD）。在诸多高危因素中，大量蛋白尿及其持续时间是最重要的因素，尿蛋白>4g/d超过18个月、6g/d超过9个月、8g/d超过6个月的患者15年发展为ESRD的概率约为70%；同时，约25%的患者可以完全自发缓解，其中，第一年10%，第二年16%，第三年22%；尿蛋白程度轻的患者自发缓解率高。

对于少量蛋白尿的患者，应予以上述基本治疗，并注意观察患者的病情变化。有报道显示[57]，108例此类患者随访5年以上，66例（61%）患者的蛋白尿增至肾病水平，肾功能坏转速度快于始终非肾病水平者［−3.5 vs −0.9ml/（min·y）］，因此，长期监测尿蛋白及肾功能变化十分重要，蛋白尿增多至肾病水平者应给予免疫抑制剂治疗。

对于肾病水平蛋白尿患者，治疗应参考2012年KDIGO肾小球肾炎临床实践指南[58]，以下予以介绍并结合我国患者的特点对其进行点评。

7.2　原发性MN患者应用糖皮质激素和免疫抑制剂治疗的适应证

7.2.1　推荐仅在患者出现肾病综合征并有下列至少一项情况时，才考虑应用糖皮质激素和免疫抑制剂：

7.2.1.1　在6个月的控制血压和降低尿蛋白的观察期内，患者尿蛋白持续超过4g/d并且在基线50%以上，未见下降趋势（1B）。

点评：近年有报道[59]，原发性MN肾病综合征患者自发缓解率可高达30%，其中尿蛋白>12g/d的患者也可有22%的自发缓解。因此，若患者一般情况较好并愿意配合，应先以保守治疗半年为宜。

7.2.1.2　出现严重的、致残的或有生命威胁的与肾病综合征有关的症状（1C）。

7.2.1.3　诊断IMN之后的6～12个月内SCr升高≥30%，同时eGFR不低于25～30ml/（min·1.73m²），且除外其他原因引起的肾功能恶化（2C）。

7.2.2　对于Scr持续>3.5mg/dl［>309μmol/L或eGFR<30ml/（min·1.73m²）］、超声下肾脏体积明显缩小（长径<8cm）或者合并严重、致命性感染的患者不应再予免疫抑制剂治疗（未分级）。

7.3　原发性MN的初始治疗

7.3.1　推荐初始治疗为期6个月，隔月交替的静脉/口服糖皮质激素和口服烷化剂（1B）。

点评：此为经典意大利方案，用法是甲泼尼龙1g/d静脉滴注三天，接着口服0.5mg/（kg·d）×27d后，改为口服环磷酰胺2mg/（kg·d）×30d，上述治疗交替3次。我国患者一般采用足量糖皮质激素联合口服环磷酰胺100mg/d（累积量8～12g）的疗法（参见指南7.3.6）。笔者不支持用类似治疗狼疮性肾炎的环磷酰胺每月冲击疗法。

7.3.2　建议选择环磷酰胺而非苯丁酸氮芥作为初始治疗（2B）。

7.3.3　在完成上述治疗方案后，在认定治疗无效前，推荐至少6个月的保守治疗；除非肾功能恶化或出现严重的、致残的、威胁生命的肾病综合征有关的症状（参见指南7.2.1）（1C）。

点评：环磷酰胺有后续的累积效应，应耐心等待；另外，疗程结束即改用新方案，也会增加感染等副作用。

7.3.4 仅在患者无严重蛋白尿（>15g/d）而出现肾功能快速恶化（1～2个月内SCr翻倍）时重复肾活检（未分级）。

7.3.5 根据病人的年龄和eGFR调整环磷酰胺（未分级）。

点评：对于70岁以上或肾功能不全患者，笔者一般给予环磷酰胺50mg/d，4～6个月。

7.3.6 持续（非周期性的）使用烷化剂可能同样有效，但出现毒副作用的风险增加，尤其使用超过6个月时（2C）。

点评：若按照西方人的剂量，环磷酰胺大约每月4g，因而，若超过3个月，累积量显得过大。

7.4 原发性MN初始治疗的替代方案：钙调素抑制剂（CNI）

7.4.1 推荐对符合初始治疗标准（参见指南7.2.1）、但又不愿接受糖皮质激素/烷化剂治疗的或存在禁忌的患者使用环孢素或他克莫司至少6个月（1C）。

点评：国际上推荐剂量，环孢素3.5～5mg/（kg·d），分两次口服，药物谷浓度（C0）125～175μg/L，服药后2小时药物浓度（C2）400～600μg/L；可联合泼尼松0.15mg/（kg·d）口服；他克莫司0.05～0.075mg/（kg·d），分两次口服，12小时药物谷浓度5～10μg/L。我国患者推荐剂量，环孢素2～2.5mg/（kg·d），药物谷浓度100μg/L左右[60]；或他克莫司0.05mg/（kg·d），药物谷浓度5μg/L左右。在有糖皮质激素禁忌证时，可以尝试单用环孢素或他克莫司。

7.4.2 建议经6个月治疗后仍未达到部分缓解，应停止使用CNI（2C）。

7.4.3 如果达到完全或部分缓解，且没有严重的CNI相关肾毒性发生，则建议在4～8周内将CNI的剂量减至初始剂量的50%，全疗程至少12个月（2C）。

7.4.4 初始治疗期，规律监测CNI的血药浓度。若治疗中出现无法解释的SCr升高（>20%）则应随时监测（未分级）。

7.5 不应作为原发性MN初始治疗的方案

7.5.1 糖皮质激素不能单独作为初始治疗（1B）。

7.5.2 建议吗替麦考酚酯不单独用于IMN的初始治疗（2C）。

点评：糖皮质激素联合吗替麦考酚酯可能对少数环磷酰胺方案及CNI方案无效的患者有效，对于已经缓解的患者，对加快其他免疫抑制剂减药、减少复发可能有帮助[61]。使用方法：吗替麦考酚酯500～1 000mg/次，每日2次，至少半年。

7.6 推荐方案治疗无效的原发性MN

7.6.1 建议对以烷化剂为基础治疗无效的患者，给予CNI治疗（2C）。

7.6.2 建议对以CNI为基础治疗无效的患者，给予烷化剂治疗（2C）。

7.7 原发性MN肾病综合征复发的治疗。

7.7.1 建议采用原先达到缓解的方案治疗（2D）。

7.7.2 若以前采用6个月的糖皮质激素/烷化剂方案作为初始治疗（参见指南7.3.1），建议仅重复此方案一次（2B）。

7.8 儿童原发性MN的治疗

7.8.1 对于儿童原发性MN，建议遵循成人治疗方案（2C）（参见指南7.2.1和7.3.1）。

7.8.2 对于儿童原发性MN，建议糖皮质激素/烷化剂交替方案最多使用1次（2D）。

7.9 原发性MN的预防性抗凝治疗

7.9.1 建议原发性MN肾病综合征患者，如血清白蛋白水平显著降低（<25g/L）并伴有其他血栓风险，应给予口服华法林预防性抗凝（2C）。

点评：MN肾病综合征是血栓栓塞合并症最高发的疾病，低白蛋白血症是与之相关性最高的预测因素，因此，KDIGO指南将预防性抗凝指标从针对其他病因肾病综合征的血白蛋白20g/L提高至本病的25g/L。但从实际报道来看[62,63]，血白蛋白低于28g/L即是血栓高发的分界线，而且，每降低10g/L，相对危险度增加2.1倍。因此，笔者建议所有MN肾病综合征患者都应该常规查D-二聚体，血白蛋白低于28g/L时，应开始预防性抗凝。抗凝的方式，推荐使用华法林，因为个体差异性大，应该从小剂量开始（1.5～3mg/d）。用药过程中，应定期检测凝血指标国际标准化比值（INR）。目前国际上没有明确的肾病综合征患者预防性抗凝的INR标准，笔者的建议是：若为预防性抗凝（尚未形成血栓），INR以略大于1.5为宜；若已经有血栓形成，则以接近2.0为宜。抗凝的疗程：若为预防性抗凝，肾病综合征缓解，血白蛋白大于30g/L即可停止抗凝；若已有血栓形成，则应在肾病综合征缓解后继续抗凝半年，再根据血栓的具体情况决定是否停止抗凝。

除了上述以指南为核心的经典治疗之外，针对原发性MN肾病综合征的治疗方法还有以下几种需要予以介绍。

1991年Palla等人首次报道静脉注射人免疫球蛋白治疗原发性MN肾病综合征[64]，9例患者在用药10个月后（静脉滴注IgG 0.4g/kg连续3天，每隔3周，重复上述疗程共3次，以后再每隔3周，静脉滴注一天上述剂量，共10个月），5例完全缓解，3例部分缓解，完全缓解的患者重复肾活检，有3例病理恢复正常。但此后没有前瞻性随机对照研究支持这一方案。笔者曾在少数患者中使用，部分患者有效。

在我国，多年以来，还有用雷公藤治疗各种肾脏疾病的传统，其中包括治疗原发性MN肾病综合征。通常的用法是：雷公藤多苷片，60mg/d，分2～3次口服，3个月后缓慢减量，总疗程1年。有报道[65]甚至与他克莫司进行了比较，发现疗效相近。笔者的使用体会是：① 部分患者虽然有效，但还是要逊色于CNI类药物；② 不同厂家的产品疗效及副作用差别较大；③ 副作用中，女性停经和低白蛋白血症较为突出。

近年来，抗B淋巴细胞表面抗原CD20的单克隆抗体——rituximab开始被用于原发性MN肾病综合征的治疗。常见的用法是：每周静脉注射一次375mg/m^2，共4次；或每2周注射一次1g，共2次；以后监测B细胞计数，若回升超过5/mm^3，及时补加一次的剂量。目前，最大的一组临床报道[66]是：100例患者，68例初治，32例复治（以前用过免疫抑制剂治疗），平均随访时间29个月；27例完全缓解，38例部分缓解，中数缓解时间7.1个月，初治及复治患者缓解率没有差别；18例复发，中数复发时间42个月；4例患者死亡（与用药无关的其他疾病），4例进入终末期肾脏病。北京大学第一医院对于难治性原发性MN患者（KDIGO指南中两种标准方案都无效）也进行了尝试，仍有接近50%患者有效。rituximab静脉滴注过程中应注意输液反应，要按照标准流程进行，注意控制输液速度；严重的副作用罕见，但可有生命危险，应特别予以关注，包括：急性呼吸窘迫综合征、气道痉挛、血管神经性水肿、休克、剥脱性皮炎、中枢神经脱髓鞘病变等。

（刘　刚）

参考文献

1. BRENNER BM. The kidney. 9th ed. Philadelphia: Saunders, 2012:1100-1380.

2. COFFMAN TM, FALK RJ, MOLITORIS BA, et al. Schrier's diseases of the kidney. 9th ed. Philadelphia: Lippincott Williams & Wilkins, 2013:1398-1413.

3. MASSRY SG, GLASSOCK RJ. Massry&Glassock's Textbook of Nephrology. 4th ed. Philadelphia: Lippincott Williams & Wilkins, 2001: 707-713.

4. ZHOU FD, SHEN HY, CHEN M, et al. The renal histopathological spectrum of patients with nephrotic syndrome: an analysis of 1523 patients in a single Chinese centre. Nephrol Dial Transplant, 2011, 26(12):3993-3997.

5. XIE J, CHEN N. Primary glomerulonephritis in mainland China: an overview. Contrib Nephrol, 2013, 181:1-11.

6.　ZHU P, ZHOU FD, WANG SX, et al. Increasing frequency of idiopathic membranous nephropathy in primary glomerular disease: a 10-year renal biopsy study from a single Chinese nephrology centre. Nephrology (Carlton), 2015, 20:560-566.

7.　张宏, 吕继成, 刘刚, 等. 家族性膜性肾病三家系调查并文献复习. 中华内科杂志, 2002, 41 :509-512.

8.　MELLORS RC, ORTEGA LG. Analytical pathology. III. New observations on the pathogenesis of glomerulonephritis, lipid nephrosis, periarteritisnodosa, and secondary amyloidosis in man. Am J Pathol, 1956, 32:455-499.

9.　GERMUTH FG, PACE MG, TIPPETT JC. Comparative histologic and immunologic studies in rabbits of induced hypersensitivity of the serum sickness type. Ⅱ. The effect of sensitization to homologous and cross-reactive antigens on the rate of antigen elimination and the development of allergic lesions. J Exp Med, 1955, 101(2):135-150.

10.　HEYMANN W, HACKEL DB, HARWOOD S, et al. Production of nephrotic syndrome in rats by Freund's adjuvants and rat kidney suspensions. Proc Soc Exp Biol Med, 1959, 100(4): 660-664.

11.　COUSER WG, STEINMULLER DR, STILMANT MM, et al. Experimental glomerulonephritis in the isolated perfused rat kidney. J Clin Invest, 1978, 62(6):1275-1287.

12.　VAN DAMME BJ, FLEUREN GJ, BAKKER WW, et al. Experimental glomerulonephritis in the rat induced by antibodies directed against tubular antigens. V. Fixed glomerular antigens in the pathogenesis of heterologous immune complex glomerulonephritis. Lab Invest, 1978, 38(4):502-510.

13.　KERJASCHKI D, FARQUHAR MG. The pathogenic antigen of Heymann nephritis is a membrane glycoprotein of the renal proximal tubule brush border. Proc NatlAcadSci U S A, 1982, 79(18): 5557-5561.

14.　KERJASCHKI D. Pathomechanisms and molecular basis of membranous glomerulopathy. Lancet, 2004, 364(9441): 1194-1196.

15.　DEBIEC H, GUIGONIS V, MOUGENOT B, et al. Antenatal membranous glomerulonephritis due to anti-neutral endopeptidase antibodies. N Engl J Med, 2002, 346(26): 2053-2060.

16.　BECK LH, JR, BONEGIO RG, LAMBEAU G, et al. M-type phospholipase A2 receptor as target antigen in idiopathic membranous nephropathy. N Engl J Med, 2009, 361(1):11-21.

17.　QIN W, BECK LH JR, ZENG C, et al. Anti-phospholipase A2 receptor antibody in membranous nephropathy. J Am Soc Nephrol, 2011, 22:1137-1143.

18.　WEI SY, WANG YX, LI JS, et al. Serum anti-PLA2R antibody predicts treatment outcome inIdiopathic membranous nephropathy. Am J Nephrol, 2016, 43:129-140.

19.　BECH AP, HOFSTRA JM, BRENCHLEY PE, et al. Association of anti-PLA2R antibodies with outcomes after immunosuppressive therapy in idiopathic membranous nephropathy. Clin J Am Soc Nephrol, 2014, 9(8):1386-1392.

20.　RONCO P, DEBIEC H. Anti-phospholipase A2 receptor antibodies and the pathogenesis ofmembranous nephropathy. Nephron Clin Pract, 2014, 128(3-4):232-237.

21.　DAI H, ZHANG H, HE Y. Diagnostic accuracy of PLA2R autoantibodies and glomerular staining for the differentiation of idiopathic and secondary membranous nephropathy: an updated meta-analysis. Sci Rep, 2015, 5:8803.

22.　STANESCU HC, ARCOS-BURGOS M, MEDLAR A, et al. Risk HLA-DQA1 and PLA(2)R1 alleles in idiopathicmembranous nephropathy. N Engl J Med, 2011, 364(7):616-626.

23.　LV J, HOU W, ZHOU X, et al. Interaction between PLA2R1 and HLA-DQA1 variants associates with anti-PLA2R antibodies and membranous nephropathy. J Am Soc Nephrol, 2013, 24(8):1323-1329.

24.　BULLICH G, BALLARÍN J, OLIVER A, et al. HLA-DQA1 and PLA2R1 polymorphisms and risk of idiopathic membranous nephropathy. Clin J Am Soc Nephrol, 2014, 9(2):335-343.

25.　TOMAS NM, BECK LH JR, MEYER-SCHWESINGER C, et al. Thrombospondin type-1 domain-containing 7A. N Engl J Med, 2014, 371(24):2277-2287.

26.　LARSEN CP, COSSEY LN, BECK LH. THSD7A staining of membranous glomerulopathy in clinical practice reveals cases with dual autoantibody positivity. Mod Pathol, 2016, 29(4):421-426.

27. MURTAS C, BRUSCHI M, CANDIANO G, et al. Coexistence of different circulating anti-podocyte antibodies in membranous nephropathy. Clin J Am Soc Nephrol, 2012, 7(9):1394-1400.

28. ADLER SG, WANG H, WARD HJ, et al. Electrical charge. Its role in the pathogenesis and prevention of experimental membranous nephropathy in the rabbit. J Clin Invest, 1983, 71(3):487-499.

29. DEBIEC H, LEFEU F, KEMPER MJ, et al. Early-childhood membranous nephropathy due to cationicbovine serum albumin. N Engl J Med, 2011, 364(22):2101-2110.

30. MA H, SANDOR DG, BECK LH. The role of complement in membranous nephropathy. SeminNephrol, 2013, 33:531-542.

31. HUI M, UPPIN MS, PRAYAGA AK, et al. C4d immunohistochemistry in membranous nephropathy. J Lab Physicians, 2014, 6(2):76-79.

32. BALLY S, DEBIEC H, PONARD D, et al. Phospholipase A2 Receptor-Related Membranous Nephropathy and Mannan-Binding Lectin Deficiency. J Am Soc Nephrol, 2016, 27(12):3539-3544.

33. NANGAKU M, SHANKLAND SJ, COUSER WG. Cellular response to injury in membranous nephropathy. J Am Soc Nephrol, 2005, 16(5):1195-1204.

34. 刘玉春,王海燕,潘缉圣,等. 肾病综合征并发肾静脉血栓 54 例前瞻性研究. 中华内科杂志, 1989, 28：208-211.

35. JENNETTE JC, OLSON JL, SILVA FG, et al. Heptinstall's Pathology of the Kidney. 7th ed. Philadephia: Lippincott-Raven, 2014: 492-568.

36. EHRENREICH T, CHURG J. Pathology of membranous nephropathy. Pathology annual, 1968, 3:145-154.

37. TROYANOV S, ROASIO L, PANDES M, et al. Renal pathology in idiopathic membranous nephropathy: a new perspective. Kidney Int, 2006, 69(9):1641-1648.

38. GÄRTNER HV, WATANABE T, OTT V, et al. Correlations between morphologic and clinical features in idiopathic perimembranous glomerulonephritis. Curr Top Pathol, 1977, 65:1-29.

39. NISHIDA M, KATO R, HAMAOKA K. Coexisting Membranous Nephropathy and IgA Nephropathy. Fetal PediatrPathol, 2015, 34(6):351-354.

40. HOWIE AJ. Changes at the glomerular tip: a feature of membranous nephropathy and other disorders associated with proteinuria. J Pathol, 1986, 150(1):13-20.

41. DUMOULIN A, HILL GS, MONTSENY JJ, et al. Clinical and morphological prognostic factors in membranous nephropathy: significance of focal segmental glomerulosclerosis. Am J Kidney Dis, 2003, 41(1):38-48.

42. AL-SHAMARI A, YEUNG K, LEVIN A, et al. Collapsing glomerulopathy coexisting with membranous glomerulonephritis in native kidney biopsies: a report of 3 HIV-negative patients. Am J Kidney Dis, 2003, 42(3):591-595.

43. SEGAWA Y, HISANO S, MATSUSHITA M, et al. IgG subclasses and complement pathway in segmental and globalmembranous nephropathy. Pediatr Nephrol, 2010, 25(6):1091-1099.

44. JIA XY, HU SY, CHEN JL, et al. The clinical and immunological features of patients with combined anti-glomerular basement membrane disease and membranous nephropathy. Kidney Int, 2014, 85(4):945-952.

45. ZOU R, LIU G, CUI Z, et al. Clinical and immunologic characteristics of patients With ANCA-associated glomerulonephritis combined with membranous nephropathy: a retrospective cohort study in a single Chinese center. Medicine (Baltimore), 2015, 94(37):e1472.

46. WANG J, ZHU P, CUI Z, et al. Clinical features and outcomes in patients with membranous nephropathy and crescent formation. Medicine (Baltimore), 2015, 94(50):e2294.

47. KOMATSUDA A, MASAI R, OHTANI H, et al. Monoclonal immunoglobulin deposition disease associated with membranous features. Nephrol Dial Transplant, 2008, 23(12):3888-3894.

48. DEBIEC H, HANOY M, FRANCOIS A, et al. Recurrent membranous nephropathy in an allograft caused by IgG3κ targeting the PLA2 receptor. J Am Soc Nephrol, 2012, 23(12):1949-1954.

49. NASR SH, SATOSKAR A, MARKOWITZ GS, et al. Proliferative glomerulonephritis with monoclonal IgG deposits. J Am Soc Nephrol, 2009, 20:2055-2064.

50. LARSEN CP, AMBUZS JM, BONSIB SM, et al. Membranous-like glomerulopathy with masked IgG kappa deposits. Kidney Int, 2014, 86(1):154-161.

51. XIE Q, LI Y, XUE J, et al. Renal phospholipase A2 receptor in hepatitis B virus-associated membranous nephropathy. Am J Nephrol, 2015, 41:345-353.

52. QU Z, LIU G, LI J, et al. Absence of glomerular IgG4 deposition in patients with membranous nephropathy may indicate malignancy. Nephrol Dial Transplant, 2012, 27(5):1931-1937.

53. LÖNNBRO-WIDGREN J, EBEFORS K, MÖLNE J, et al. Glomerular IgG subclasses in idiopathic and malignancy-associated membranous nephropathy. Clin Kidney J, 2015, 8(4):433-439.

54. STEHLÉ T, AUDARD V, RONCO P, et al. Phospholipase A2 receptor and sarcoidosis-associated membranous nephropathy. Clin J Am Soc Nephrol, 2014, 9:1386-1392.

55. 章友康,丁志民,王海燕,等. 肾病综合征几种少见的血栓、栓塞合并症. 中华肾脏病杂志, 1992, 8 :261-263.

56. MUIRHEAD N. Management of idiopathic membranous nephropathy: evidence-based recommendations. Kidney Int, 1999, S70:s47-s55.

57. HLADUNEWICH MA, TROYANOV S, CALAFATI J, et al. The natural history of the non-nephrotic membranous nephropathy patient. Clin J Am Soc Nephrol, 2009, 4(9):1417-1422.

58. KDIGO clinical practice guidelines for glomerulonephritis. KidneyInt, 2012, S2:139-274.

59. POLANCO N, GUTIÉRREZ E, COVARSÍ A, et al. Spontaneous remission of nephrotic syndrome in idiopathic membranous nephropathy. J Am Soc Nephrol, 2010, 21(4):697-704.

60. LI J, ZHANG YM, QU Z, et al. Low-dose cyclosporine treatment in Chinese nephrotic patients with idiopathic membranous nephropathy: an uncontrolled study with prospective follow-up. Am J Med Sci, 2010, 339(6):532-536.

61. ZHAO M, CHEN X, CHEN Y, et al. Clinical observations of mycophenolatemofetil therapy in refractory primary nephrotic syndrome. Nephrology, 2003, 8(3):105-109.

62. LIONAKI S, DEREBAIL VK, HOGAN SL, et al. Venous thromboembolism in patients with membranous nephropathy. Clin J Am Soc Nephrol, 2012, 7(1):43-51.

63. LEE T, BIDDLE AK, LIONAKI S, et al. Personalized prophylactic anticoagulation decision analysis in patients with membranous nephropathy. Kidney Int, 2014, 85(6):1412-1420.

64. PALLA R, CIRAMI C, PANICHI V, et al. Intravenous immunoglobulin therapy of membranous nephropathy: efficacy and safety. ClinNephrol, 1991, 35(3):98-104.

65. LIU S, LI X, LI H, et al. Comparison of tripterygium wilfordii multiglycosides and tacrolimus in the treatment of idiopathic membranous nephropathy: a prospective cohort study. BMC Nephrol, 2015, 16:200.

66. RUGGENENTI P, CRAVEDI P, CHIANCA A, et al. Rituximab in idiopathic membranous nephropathy. J Am Soc Nephrol, 2012, 23(8):1416-1425.

第六节　膜增生性肾小球肾炎

膜增生性肾小球肾炎（membranoproliferative glomerulonephritis，MPGN），又名系膜毛细血管性肾小球肾炎（mesangial capillary glomerulonephritis，MCGN），其特点是肾小球基底膜增厚、系膜细胞增生和系膜基质扩张。又由于部分患者系膜基质扩张、将肾小球分割成若干小叶区，故又称为分叶性肾炎。临床上本组患者常常表现为肾病综合征伴血尿、高血压和肾功能损害。

国外的资料显示MPGN大约占所有肾脏病理活检确诊为肾小球肾炎患者标本的7% ~ 10%[1-3]，占因原发性肾小球肾炎所致ESRD患者病因的第3 ~ 4位[2,4]。北京大学第一医院肾内科对1993—2007年肾活检诊断为原发性肾小球病的3 331例患者的资料分析显示[5]，MPGN仅占1.4%，这可能与地域及诊断标准的不同有关。

一、分型

MPGN 按病因分类可分为原发性和继发性，常见的继发病因见表 11-3-6-1。传统上根据其病理表现特点将原发性 MPGN 分为 3 型，但一方面原发性 MPGN 与继发性 MPGN 病理表现往往重叠，另一方面该分型并不能准确反映发病机制，临床意义有限。随着近年来对 MPGN 发病机制研究进展的深入，越来越多的"原发性"MPGN 的病因被阐明，故为了更好地指导临床诊治，2012 年起有学者建议应结合发病机制及病理特点将 MPGN 分为免疫复合物介导型及补体介导型等二型[6,7]，而不再强调原发还是继发。笔者认为最新的分型方法更贴近临床、更加实用，故以下将以此分型方法为基础对 MPGN 相应的发病机制、病理特点、临床表现、实验室检查、治疗及预后等分别介绍。

表 11-3-6-1　继发性膜增殖性肾小球肾炎

1. 感染	乙型肝炎、丙型肝炎、EB 病毒及艾滋病病毒感染
	支原体，疟疾，血吸虫病
	感染性心内膜炎，脑室心房分流感染，内脏脓肿
2. 自身免疫病	系统性红斑狼疮，类风湿关节炎，干燥综合征，硬皮病，冷球蛋白血症
3. 异常蛋白血症	轻链或重链沉积病，华氏巨球蛋白血症，触须样或纤维样肾小球病
4. 慢性肝病	肝硬化，α_1 抗胰蛋白酶缺乏
5. 血栓性微血管病	溶血尿毒综合征 / 血栓性血小板减少性紫癜，抗磷脂综合征，放射性肾炎，镰状红细胞贫血，移植性肾病

二、发病机制

（一）免疫复合物介导型

此种类型的患者往往由于患者体内持续存在不同来源的抗原如病毒（肝炎）、自身凋亡物质（自身免疫病）及单克隆球蛋白（浆细胞病）等，产生相应的免疫复合物。大量免疫复合物沉积在肾脏，促进补体经典途径的激活，并引起系膜细胞和内皮细胞的增生、中性粒细胞和单核细胞的浸润，细胞因子、趋化因子等进一步的活化促进炎症反应。

（二）补体介导型

本种类型的肾损害主要源于补体旁路途径的异常激活（详见 C3 肾小球病一章）。

三、病理特点

MPGN 的基本病变是肾小球基底膜增厚伴免疫沉积物，系膜增生伴插入。

（一）免疫复合物介导型，即经典的 MPGN Ⅰ 型及 Ⅲ 型

光镜下最常见的组织学表现为广泛的肾小球毛细血管壁增厚及内皮细胞增生，系膜细胞及基质可插入基底膜及内皮细胞间而形成"双轨征"[8]（图 11-3-6-1）。当系膜增生明显时可将肾小球分隔为分叶状结构，故又称为"分叶性肾炎"。少部分患者会出现新月体，但受累程度很少超过整个肾小球的 50%[22]；较多的新月体形成往往与疾病的快速进展相关。可见单核细胞及中性粒细胞的浸润，约 10% 的病例浸润现象很明显。小管间质病变可见于疾病的早期，严重程度往往与肾小球的病变相吻合。间质纤维化和肾小球硬化均很明显时，临床上往往有进行性肾功能损害。该型中基底膜增厚的原因可能是由于系膜区及内皮下沉积的免疫复合物所继发的免疫反应所致。

免疫荧光下可见颗粒状及条带状 C3 及免疫球蛋白沿基底膜呈周边性的沉积，也可见于系膜区（图 11-3-6-2）。免疫球蛋白通常为 IgG 及 IgM，很少出现 IgA。

电镜下的突出表现为系膜区及内皮下有电子致密物沉积及系膜插入现象（图 11-3-6-3），上皮下也可见大量的电子致密物的沉积。

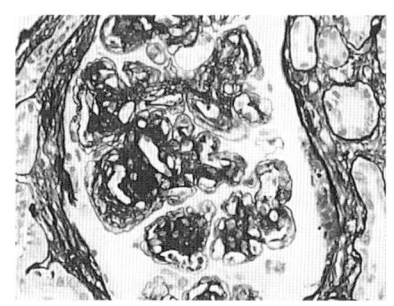

图 11-3-6-1 膜增殖性肾小球肾炎
（光镜）

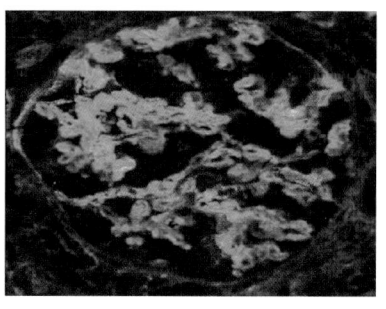

图 11-3-6-2 膜增殖性肾小球肾炎
（免疫荧光）

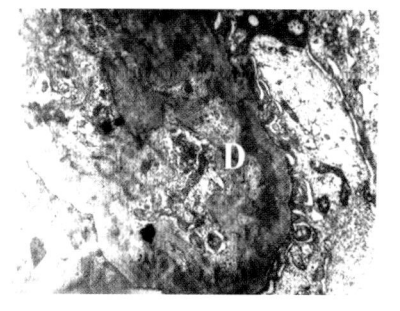

图 11-3-6-3 膜增殖性肾小球肾炎
（电镜）

（二）补体介导型

包括经典的 MPGN Ⅱ型（DDD）及表现为 MPGN 的 C3 肾小球肾炎（详见 C3 肾小球病一章）。

四、临床特点和实验室检查

由于大部分 MPGN 患者都有继发因素，如感染、自身免疫病、浆细胞病等，故需结合相应的系统性表现来综合判断。真正意义上的原发性 MPGN，多为青少年起病，男女比例相近，大约半数患者有前驱感染，至少有半数患者表现为肾病综合征，1/4 ~ 1/3 的患者表现为急性肾炎综合征[10,11]，1/4 的患者为无症状性血尿和蛋白尿。蛋白尿多为非选择性，尿中有较多的大分子蛋白质，也有小分子蛋白质，如 β2 微球蛋白、溶菌酶等。高血压通常较轻，部分患者特别是补体介导型 MPGN 者可以出现严重的高血压。半数以上的患者可以出现肾功能不全，起病时就出现肾功能不全者预后不良。

血清学中最具特点的是补体系统的异常，约 75% 的患者 C3 持续降低，这与急性链球菌感染后肾炎中降低的 C3 在 8 周内能够恢复是不同的，也为临床上的鉴别诊断提供了重要的线索。已如上述，低 C3 血症是缘于在该病中补体系统的持续被激活所致，包括经典途径和旁路途径活化。当然，如果患者为继发性 MPGN，也有相应的疾病实验室检查特点，如病毒血症，自身抗体谱阳性，副蛋白血症等。

五、诊断和鉴别诊断

临床上出现以下线索时应怀疑 MPGN[9]：① 持续性非选择性蛋白尿（或肾病综合征）伴肾小球源性血尿；② 血清补体持续降低；③ 伴有系统性感染性、结缔组织性或浆细胞病等表现者。本病的诊断金标准需依据病理检查，而且一旦肾脏病理诊断为 MPGN，临床应仔细寻找继发因素，因为这对患者以后治疗方案的确定及判断预后至关重要。

急性起病者应与急性链球菌感染后肾小球肾炎相鉴别。后者血清补体水平在起病后 6 ~ 8 周恢复，故持续性低补体血症者应怀疑本病。病理检查有助鉴别。

在肾脏病理检查中应注意与中重度系膜增生性肾小球肾炎相鉴别，后者可以表现为灶状的系膜插入现象，而 MPGN 应表现为弥漫性的系膜插入。

六、治疗

对于原发性 MPGN，尚无有效治疗方法，也缺乏大规模的循证医学研究的证据。既往研究多集中在儿童患者，对于成人患者的治疗经验不多，多参考儿科方案。（对于补体介导型 MPGN 的治疗可参考 C3 肾小球病一章，继发性 MPGN 的治疗请参考相应疾病章节）

1. 糖皮质激素 在一项针对儿童 MPGN 的非对照研究中，糖皮质激素（以下简称激素）2mg/kg 隔日使用 1 年，3 ~ 10 年内渐减至 20mg/ 隔日维持[10]，多数患者肾功能稳定，重复肾活检显示细胞增生减少，但硬化增多。另一项在 3 ~ 4 年内隔天使用激素的对照研究亦支持以上结论，他们的结果发现患者 10 年时肾功能稳定率在激素治疗组显著高于非治疗组（61% vs 12%）[11]，但激素相关的副作用特别是高血压也较为明显。一项针对 19 例儿童传统 I 型 MPGN 患者的非对照研究提示激素冲击治疗可能有效 [12]。一项多中心研究指出该病治疗反应个体差异性较大，治疗方案应强调个体化 [13]。

对于激素在成人 MPGN 中的疗效目前尚无较大规模的研究进行评价，但一些回顾性的研究提示疗效并不理想，当然其疗程也不如儿童患者长。基于以上长疗程激素成功治疗儿童患者的经验，成人原发性 MPGN 的治疗也可试用，但一定要除外继发的感染因素后，即可每日 60mg 泼尼松使用 12 周左右，并定期检测肾功能、尿沉渣和尿蛋白定量，不论是否有效，都应逐渐减少激素的剂量，将激素的总疗程控制在 9 ~ 12 个月以内。激素使用过程中应严密监测药物副作用。

2. 抗血小板和抗凝治疗　对于成人 MPGN，有证据显示抗血小板治疗可延缓病变进展。其理论基础在于 MPGN 中血小板的消耗增加，提示血小板可能参与了肾炎的发生。一项研究显示联合使用阿司匹林（975mg/d）和双嘧达莫（225mg/d）一年，较对照组延缓了肾小球滤过率的下降 [1.3ml/（min·1.73m²）vs 19.6ml/（min·1.73m²）]，减少了 3 ~ 5 年内进入终末期肾脏病（end stage renal disease，ESRD）的比例（14% vs 47%）[9]。但在 10 年时，以上的差异并不显著，提示一旦临床有效，该治疗时间可能需要延长。另一项研究也支持该理论：针对 18 例原发性 MPGN 患者的对照研究，均使用降压及限制蛋白摄入的情况下，一组使用安慰剂，一组联合阿司匹林（500mg/d）和双嘧达莫（75mg/d）[14]，所有患者基础血肌酐值为 79.9mol/L，尿蛋白为 7 ~ 8g/d，经过 3 年的治疗，抗血小板组尿蛋白由 8.3g/d 降至 1.6g/d，显著优于安慰剂组（由 7.1g/d 降至 4.3g/d），二组的血肌酐值均较稳定。

有关华法林治疗的研究结论目前结果并不一致，且出血的发生率较高（最高达 40%），因此是否应使用该药目前尚无定论。

3. 细胞毒药物及其他免疫抑制剂　有关这方面的研究较少。一项针对 5 例成人 MPGN 患者治疗的研究显示：使用吗替麦考酚酯（起始最大剂量为 2g/d，维持剂量平均为 1.1g/d，共应用 18 个月）联合激素治疗后，12 个月后尿蛋白由 5g/d 降至 2g/d，18 个月后降至 2.6g/d，但在未治疗组尿蛋白无变化 [15]。环磷酰胺及环孢素 A 的疗效并不理想。

对于非肾病综合征的 MPGN 患者，由于这类患者长期预后较好 [11,16]，因此对症治疗如使用血管紧张素转换酶抑制剂等即可。

七、预后

一项来自意大利的研究 [11] 显示传统 I 型 MPGN 患者的 10 年肾脏存活率不足 65%。一项来自英国的研究 [10] 显示持续肾病综合征状态的 I 型 MPGN 患者的 10 年肾脏生存率为 40%，非肾病综合征者为 85%。与 I 型 MPGN 预后相关的因素包括：高血压 [17,18]、肾功能受损 [18-20]、肾病综合征 [10,21] 和细胞新月体的形成 [10,22]。补体介导型 MPGN 的治疗及预后可参考 C3 肾小球病一章。

（于　峰　赵明辉）

参考文献

1. SWAMINATHAN S, LEUNG N, LAGER DJ, et al. Changing incidence of glomerular disease in Olmsted County, Minnesota: a 30-year renal biopsy study. Clin J Am Soc Nephrol, 2006, 1(3): 483-487.

2. BRIGANTI EM, DOWLING J, FINLAY M, et al. The incidence of biopsy-proven glomerulonephritis in Australia. Nephrol Dial Transplant 2001, 16: 1364-1367.

3. BRADEN GL, MULHERN JG, O'SHEA MH, et al. Changing incidence of glomerular diseases in adults. Am J

Kidney Dis, 2000, 35(5): 878-883.

4. MAISONNEUVE P, AGODOA L, GELLERT R, et al. Distribution of primary renal diseases leading to end-stage renal failure in the United States, Europe, and Australia/New Zealand: results from an international comparative study. Am J Kidney Dis, 2000, 35(1): 157-165.

5. ZHOU FD, ZHAO MH, ZOU WZ, et al. The changing spectrum of primary glomerular diseases within 15 years: a survey of 3331 patients in a single Chinese centre. Nephrol Dial Transplant, 2009, 24(3): 870-876.

6. SETHI S, FERVENZA FC. Membranoproliferative glomerulonephritis–a new look at an old entity. N Engl J Med, 2012, 366(12):1119-1131.

7. NAST CC. Renal Pathology: SY23-1 Current apporach to classification of membranoproliferative glomerulonephritis. Pathology, 2014, 46(Suppl 2): S41.

8. BRENNER BM. The Kidney. 7th ed. Philadelphia: Saunders WB, 2001:1324-1326.

9. 王海燕. 肾脏病学. 2 版. 北京: 人民卫生出版社, 1996 :676-681.

10. WEST CD. Childhood membranoproliferative glomerulonephritis: an approach to management. Kidney Int, 1986, 29(5): 1077-1093.

11. TARSHISH P, BERNSTEIN J, TOBIN J, et al. Treatment of mesangiocapillary glomerulonephritis with alternate-day prednisone–a report of the International Study of Kidney Disease in Children. Pediatr Nephrol, 1992, 6(2): 123-130.

12. YANAGIHARA T, HAYAKAWA M, YOSHIDA J, et al. Long-term follow-up of diffuse membranoproliferative glomerulonephritis type Ⅰ. Pediatr Nephrol, 2005, 20(5): 585-590.

13. CANSICK JC, LENNON R, CUMMINS CL, et al. Prognosis, treatment and outcome of childhood mesangiocapillary (membranoproliferative) glomerulonephritis. Nephrol Dial Transplant, 2004, 19: 2769-2777.

14. ZAUNER I, BOHLER J, BRAUN N, et al. Effect of aspirin and dipyridamole on proteinuria in idiopathic membranoproliferative glomerulonephritis: a multicentre prospective clinical trial. Collaborative Glomerulonephritis Therapy Study Group (CGTS). Nephrol Dial Transplant, 1994, 9(6): 619-622.

15. JONES G, JUSZCZAK M, KINGDON E, et al. Treatment of idiopathic membranoproliferative glomerulonephritis with mycophenolate mofetil and steroids. Nephrol Dial Transplant, 2004, 19(12): 3160-3164.

16. KURTZ KA, SCHLUETER AJ. Management of membranoproliferative glomerulonephritis type Ⅱ with plasmapheresis. J Clin Apher, 2002, 17(3): 135-137.

17. KORZETS Z, BERNHEIM J, BERNHEIM J. Rapidly progressive glomerulonephritis (crescentic glomerulonephritis) in the course of type Ⅰ idiopathic membranoproliferative glomerulonephritis. Am J Kidney Dis, 1987, 10(1): 56-61.

18. DI BELGIOJOSO B, TARANTINO A, COLASANTI G, et al. The prognostic value of some clinical and histological parameters in membranoproliferative glomerulonephritis (MPGN): report of 112 cases. Nephron, 1977, 19(5): 250-258.

19. HABIB R, KLEINKNECHT C, GUBLER MC, et al. Idiopathic membranoproliferative glomerulonephritis in children. Report of 105 cases. Clin Nephrol, 1973, 1(4): 194-214.

20. SWAINSON CP, ROBSON JS, THOMSON D, et al. Mesangiocapillary glomerulonephritis: a long-term study of 40 cases. J Pathol, 1983, 141(4): 449-468.

21. ANTOINE B, FAYE C. The clinical course associated with dense deposits in the kidney basement membranes. Kidney Int, 1972, 1(6): 420-427.

22. MILLER MN, BAUMAL R, POUCELL S, et al. Incidence and prognostic importance of glomerular crescents in renal diseases of childhood. Am J Nephrol, 1984, 4(4): 244-247.

附：C3 肾小球病

1974年，Verroust 等人[1]发现一组肾病患者的肾脏病理组织免疫荧光检查中，肾小球上只有C3沉积，免疫球蛋白和C1q阴性。随后的研究者们认为这组患者可能是一类新的肾小球病，但对其的命名一直未能统一，先后经历了 "mesangial isolated C3 deposition"[2]、"isolated C3 mesangial proliferative glomerulonephritis"[3,4]、"isolated C3 mesangial glomerulonephritis"[5]、"C3 mesangial proliferative glomerulonephritis"[6]、"glomerulonephritis C3"[7] 和 "C3 glomerulonephritis"[8,9]。从以上对该类疾病命名的过程不难看出，最开始纳入这一疾病的患者其肾脏病理特点表现为不同程度的系膜增生性肾小球肾炎，随后逐渐发现其发病与补体旁路途径调节的异常有关[7,8]。后来又发现部分 I 型膜增生性肾小球肾炎（membranoproliferative glomerulonephritis，MPGN），肾小球免疫荧光也只有C3沉积，也存在补体旁路途径调节的异常[7]，提示它们不同于经典的MPGN，而与C3肾小球肾炎（C3 glomerulonephritis）类似，因此2007年Servais等人[7]提出应将只有C3沉积的 I 型MPGN归入到C3肾小球肾炎的范畴。与此同时，部分学者还发现CFRH5肾病（complement factor H-related 5 nephropathy）[10]和家族性 III 型MPGN[11]的发病机制均为补体旁路调节异常，二者肾小球免疫荧光检查也均只有C3沉积。此外，已有较多研究证实传统的 II 型MPGN即致密物沉积病（dense deposit disease，DDD）的发病机制也与补体旁路途径调节密切相关[12-14]，其肾小球免疫荧光也只有C3沉积，或仅伴很少量的免疫球蛋白沉积。2010年Fakhouri等人提出了一个统一的概念——C3肾小球病（C3 glomerulopathy）[9]，是指只有C3的沉积、而免疫球蛋白和C1q均阴性的一组肾小球疾病（不论光镜和电镜的表现）。这一概念突出了补体旁路途径调节异常导致补体旁路过度激活在该病发病机制中的作用，提示临床医师积极寻找补体旁路调节异常相关的病因及相应的治疗方向（如抑制补体活化的药物等）。

在实际工作中，有学者发现[15]，部分发病机制支持C3肾小球病诊断的患者，其免疫病理仍可见到程度不同的免疫球蛋白沉积。Hou等人也发现，在DDD的患者中，只有50%的患者表现为免疫荧光下单纯C3沉积；另有38.1%的患者表现为以C3沉积为主（C3较其他免疫球蛋白的荧光强度≥++）[16]。另外，免疫球蛋白可以非特异的沉积于肾小球的硬化部位、毛细血管壁的增厚部位或呈滴状聚集在足细胞上面，因此，为防止漏诊，2012年在国际肾脏病协会和肾脏病理协会（ISN/RPS）的组织下，来自肾脏疾病、补体研究及肾脏病理等多领域的专家们在英国剑桥共同起草了以下共识：对于肾小球以C3沉积为主（C3c免疫荧光强度较其他免疫分子荧光强度≥++）的患者可先诊断为 "以C3沉积为主的肾小球肾炎（glomerulonephritis with dominant C3）"，其中C3肾小球病的最终诊断需要结合光镜、免疫病理、电镜和临床情况来共同作出[17]。

C3肾小球病包括DDD和C3肾小球肾炎：DDD具有特征性的在肾小球基底膜致密层呈均质飘带样电子致密物沉积。除DDD以外的其他C3肾小球病基本都被归为C3肾小球肾炎，C3肾小球肾炎的电子致密物可在系膜区、内皮下、上皮下、甚至肾小球基底膜内（但与DDD电子致密物的性质不同）沉积；而C3肾小球肾炎的光镜表现可多样，如MPGN、系膜增生性肾小球肾炎、毛细血管内增生性肾炎、轻微病变或光镜表现正常，严重时可伴不同程度的新月体形成（以上分类流程可参见图11-3-6-附1）。

为了更好地理解补体旁路途径调节异常在C3肾小球病发病中的作用，下面先简单介绍一下补体旁路途径活化过程及其调节机制（图11-3-6-附2）。由于补体旁路途径为自主活化，同时有正性反馈，因此机体内部需要有精细的调节机制以避免该系统不适当的过度活化。抑制补体旁路过度活化的调节蛋白包括I因子、H因子及膜辅助因子（membrane cofactor protein，MCP）：I因子在辅助因子的作用下可以降解C3b，而C3b的降解产物则不能再参与形成C3转化酶；H因子可以抑制补体旁路C3转化酶的形成、促进补体旁路C3转化酶衰变及作为I因子的辅助因子发挥作用；MCP存在于细胞表面，也可以作为I因子的辅助因子发挥作用（图11-3-6-附3）[18]。

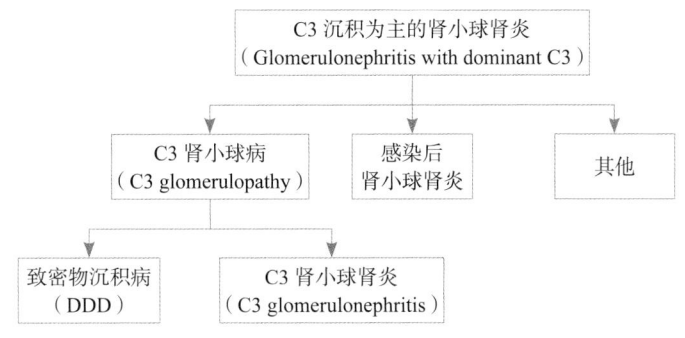

图 11-3-6- 附 1　肾小球以 C3 沉积为主的疾病的诊断流程

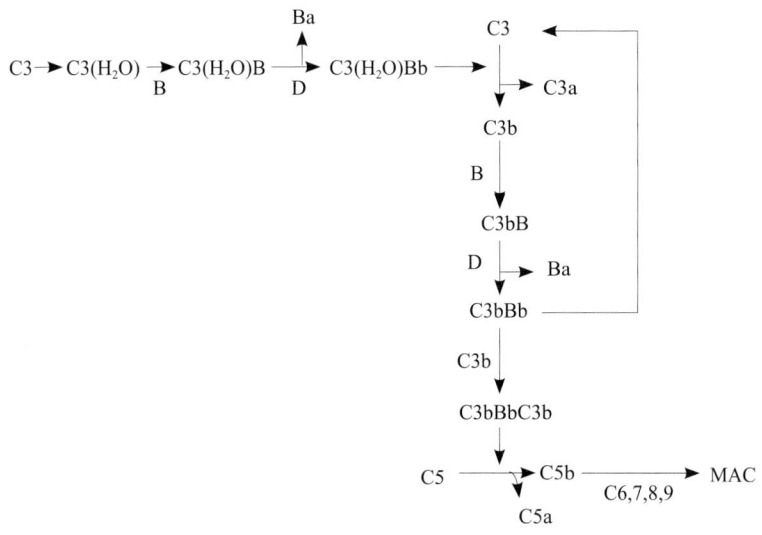

图 11-3-6- 附 2　补体旁路途径活化过程

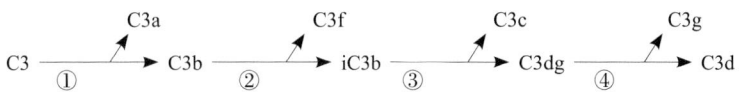

图 11-3-6- 附 3　C3 裂解过程
①：C3 转化酶；②：I 因子 + 辅助因子（H 因子、膜辅助因子、补体受体 1）；③：I 因子 + 辅助因子（补体受体 1）；④：血浆蛋白酶

　　补体旁路为自主活化，C3 持续低水平的水解为 C3（H₂O），C3（H₂O）与 B 因子结合后在 D 因子的作用下生成最初的补体旁路 C3 转化酶 [C3（H₂O）Bb]，C3（H₂O）Bb 可降解 C3 生成 C3a 和 C3b，C3b 会再与 B 因子结合，并在 D 因子的作用下生成最终的 C3 转化酶（C3bBb），C3bBb 会进一步降解更多的 C3 生成 C3a 和 C3b，由此进入一个正反馈。如此循环进一步放大，C3bBb 会再与 C3b 结合形成 C5 转化酶（C3bBbC3b），C5 转化酶将降解 C5 生成 C5a 和 C5b，C5b 最终参与形成膜攻击复合物（MAC）而引起病理反应。

以下将以2012年C3肾小球病分类标准为基本体系，就DDD和C3肾小球肾炎作分别介绍，之后会就补体旁路调节异常与其病理改变的相关性作进一步阐述。

一、致密物沉积病

（一）定义

致密物沉积病（DDD）特征表现为电镜下肾小球基底膜（GBM）致密层可见均质、飘带样电子致密物沉积，肾小管基底膜和肾小囊基底膜也可见类似表现。既往DDD等同于Ⅱ型MPGN的描述，但是，研究发现只有部分DDD的患者光镜表现为MPGN，故目前业内仍以DDD为正式命名[19]。

（二）发病机制

DDD的发病与多种原因引起的循环中补体旁路途径C3转化酶（C3bBb）活性增强有关，如因C3、B因子基因突变致补体旁路C3转化酶活性增强、或产生增强旁路C3转化酶活性的自身抗体、或由于抑制补体旁路途径活化的能力下降等，则有可能产生大量补体活化产物而进一步沉积于肾脏，引起肾组织损伤。目前在DDD患者中已发现的补体旁路调节异常的原因如下：① 80%DDD患者C3肾炎因子阳性（C3Nef，一种针对C3bBb的IgG型自身抗体，具有稳定C3bBb和拮抗H因子功能的作用）；② H因子功能缺陷（基因突变致血清中H因子功能缺陷或存在抗H因子的自身抗体）或H因子相关蛋白异常（CFHR2-CFHR5基因杂交/CFHR1基因重复），其产物可拮抗H因子的功能而导致对补体旁路途径活化的抑制能力下降；③ C3基因突变（突变后形成的C3转化酶不再受到H因子调节）；④ 抗Bb自身抗体（与Bb结合后能稳定C3bBb）[12,13,15,20-24]。至于补体活化产物在肾脏后沉积如何引起GBM致密层改变的具体机制尚不清楚。

需要注意的是，补体旁路缺陷如C3Nef也可存在于正常人群[25]，但只有在一些诱因（如感染）的存在下或同时合并两种以上缺陷才会发病。

（三）临床表现

DDD好发于儿童和青少年，也可见于成人，老年DDD患者需注意除外单克隆球蛋白增生性疾病，因为部分单克隆球蛋白可以抑制H因子的生物学功能，男、女发病无显著区别。患者发病前可有上呼吸道感染史。所有DDD患者均有不同程度的蛋白尿和/或血尿，可表现为急性肾炎综合征（16%～38%）、单纯肉眼血尿（21%～36%）、肾病综合征（12%～55%）、镜下血尿伴非肾病水平蛋白尿（15%）、单纯蛋白尿（15%～41%），也可以伴发无菌性白细胞尿[26]。

在肾外表现方面，多数DDD患者可伴有视网膜黄斑变性，表现为包含补体成分的物质在视网膜色素上皮细胞和Bruch膜之间沉积形成疣状物，但黄斑变性的程度与肾脏病变活动相关性不大。部分DDD患者也可合并获得性部分脂肪营养不良（acquired partial lipodystrophy，APL），表现为面部、上半部分躯体皮下脂肪丢失，DDD可在APL发病后数年出现，APL的发病也与补体旁路介导的脂肪组织损伤相关。

多数患者血清C3水平下降，但与病情活动相关性不大，C4一般正常。

（四）肾脏病理表现

该病特征性病理改变为电镜下在肾脏GBM致密层可见均质飘带状电子致密物沉积，电镜是诊断DDD的金标准。免疫荧光下可见C3沿毛细血管壁、包曼氏囊壁及肾小管基底膜沉积，免疫球蛋白阴性或很少量沉积。光镜表现多样，25%～43.8%表现为MPGN样改变，其余可表现为系膜增生性肾小球肾炎（44%）、新月体性肾小球肾炎（18%）、毛细血管内增生性肾小球肾炎（12%）或肾小球硬化[27]。

（五）诊断及鉴别诊断

临床上如发现患者血清C3下降而C4正常、合并视网膜黄斑变性或APL则提示可能为DDD，但最终确诊需要肾活检病理，特别是电镜检查。更为重要的是，诊断为该病后需积极寻找补体旁路调节异常的原因，如检测C3Nef、H因子基因背景及其抗体、B因子自身抗体及免疫固定蛋白电泳等。

从肾脏临床表现来看，由于该病特异性不强，需和其他伴补体下降的肾小球疾病相鉴别，如急性链球菌感染后肾小球肾炎、冷球蛋白血症肾损害、狼疮性肾炎等，最终的鉴别仍需依靠电镜。

（六）治疗及展望

DDD为罕见疾病，目前尚无大规模的临床试验研究，相关的治疗方法多结合发病机制并基于个体治疗的经验，包括一般性治疗和特异性治疗。一般性治疗的原则类似于其他肾小球疾病，包括控制血压、使用RAS阻断剂和控制脂代谢紊乱等。特异性治疗主要从补体旁路调节异常的发病机制出发，包括：① 血浆置换：目前的证据多来自散在的病例报道，其可以改善DDD患者的病情及预后，但血浆置换的频率及持续时间目前并无定论。如患者为单克隆增生性疾病，建议应在血浆治疗的基础上，同时进行化疗和/或干细胞移植。② 免疫抑制剂：包括糖皮质激素、环磷酰胺、环孢素、吗替麦考酚酯等，但疗效均不显著；如患者出现肾功能急剧恶化及新月体形成者可考虑糖皮质激素冲击治疗[28]。③ 抗C5单抗（eculizumab）：目前在DDD患者中有个例报道显示eculizumab治疗有效，多适合于以下患者：起病时间短、肾活检提示有活动性病变（如新月体性肾炎、毛细血管内增生性肾炎）、肾小球和肾间质慢性病变轻、近期有血肌酐和/或尿蛋白上升、循环MAC升高者[29]。

DDD整体预后较差，约50%～70%的患者在10年内发展至终末期肾脏病。DDD患者行肾移植后50%～100%在移植后1年内会出现复发[30]。在肾移植前、后行血浆置换是否能减少复发或治疗复发目前尚无较好的相关性研究。有个例报道eculizumab可成功治疗复发性DDD，其有效性值得进一步研究。

二、C3肾小球肾炎

（一）定义

C3肾小球肾炎表现为肾脏免疫荧光下以C3沉积为主，免疫球蛋白和C1q、C4阴性或很少量沉积；电镜下电子致密物可沉积在系膜区、内皮下，部分可伴上皮下、肾小球基底膜内非连续性电子致密物沉积，但其与DDD的特征性的连续、均质、缎带样的电子致密物有显著区别。目前认为，在C3肾小球病患者中，排除DDD后，均应诊断为C3肾小球肾炎。

（二）发病机制

与DDD相似，C3肾小球肾炎的发病也是与补体旁路调节异常导致补体旁路过度激活、补体成分在肾小球沉积致病相关。目前在C3肾小球肾炎患者中已发现的补体成分异常包括：H因子及H因子相关蛋白家族、I因子、膜辅助因子（MCP，CD46）及C3等基因异常。另外，约有近一半的C3肾小球肾炎患者血清C3Nef阳性[7,15,31]。

（三）临床表现

本病起病年龄较DDD晚，男女发病没有差异。可出现不同程度的蛋白尿和/或血尿，可伴有高血压及肾功能减退。部分患者在起病前可有上呼吸道感染史。

在血清学检查方面，多数患者可出现C3和B因子水平下降，C4正常。

（四）肾脏病理表现

该病患者肾脏免疫荧光检查表现为以C3为主的、在系膜区伴或不伴毛细血管壁沉积，免疫球蛋白阴性或很少量沉积。光镜表现多样，可以为膜增生性肾小球肾炎、系膜增生性肾小球肾炎、轻微病变、弥漫增生性肾小球肾炎、新月体性肾小球肾炎或硬化肾小球病，慢性病变如动脉硬化、肾小球硬化、间质纤维化等较DDD常见。电镜下可发现在系膜区或/和内皮下、上皮下（甚至可能为驼峰样）电子致密物沉积，极少情况下可见GBM内电子致密物，但不似DDD样的致密的电子致密物，而是显得更分散，更不规则。

（五）诊断及鉴别诊断

若肾活检免疫荧光检查以C3沉积为主、免疫球蛋白阴性或很少量沉积（C3免疫荧光强度比其他免疫分子荧光强度≥++），电镜除外DDD后可考虑C3肾小球肾炎的诊断。与DDD一样，更重要的在于诊断该病后需寻找补体调节异常的具体机制。由于部分C3肾小球肾炎患者可以出现上皮下电子致密物的沉积（可以是驼峰样），起病前也可以有上呼吸道感染的诱因及ASO的升高，对这部分患者需重点与急性链球菌感染后肾小球肾炎相鉴别：后者免疫荧光多伴 IgG 沉积，光镜表现为毛细血管内增生性肾小球肾炎，临床病程呈自限性，补体 C3 水平多在 8～12 周自然恢复，预后较好；反之，则应考虑 C3 肾小球肾炎的诊断、并应进行下一步的有关补体活化异常的检测。

（六）治疗及展望

由于本病亦为少见病，且近几年才逐渐被统一定义，故对于其治疗目前尚无相关临床试验。理论上来讲，其治疗原则应参考 DDD 的治疗（参见前文），但具体临床疗效尚待观察。

目前对于 C3 肾小球肾炎患者的长期预后缺乏大规模观察，总体上来讲，该病预后较 DDD 要好。目前的临床观察主要来自非 MPGN 型 C3 肾小球肾炎，其短期预后较好，但长期预后可能较差[32]；但也有相反的报道[33]。上述差异可能与地域、人种及不同的诊断标准有关。如在 CFHR5 基因突变的塞浦路斯队列中发现，男性患者比女性患者更容易出现慢性肾功能不全（80% vs 21%），且男性较女性更容易发展至终末期肾脏病（78% vs 22%）。C3 肾小球肾炎肾移植后的复发率（6/10，60%）与 DDD 相似（6/11，54.5%）[34]。

三、C3 肾小球病的病理表型与补体旁路调节异常的相关性分析

如前文所述，作为 C3 肾小球病的不同亚型，DDD 和 C3 肾小球肾炎的发病均与补体旁路途径调节异常有关，但是为什么会表现为不同的病理特点呢？进一步来看，即使在 C3 肾小球肾炎的患者中，有的表现为 MPGN 样改变，有的表现为非 MPGN，其原因也值得探讨。由于补体旁路途径激活后主要通过 C3 降解片段、C5a 和 MAC 来发挥致病作用，故下面将分别介绍这三类致病因子在 C3 肾小球病不同病理亚型中发挥的作用[18]。

（一）C3 的作用

1. C3 肾小球病各亚型的动物模型　H 因子天然缺乏的 Norwegian Yorkshire 猪[35-37]存在显著的旁路途径过度激活证据：血清 C3 显著降低；肾小球免疫荧光表现为 C3 及终末补体复合物（terminal complement complex，TCC，包括在细胞膜上形成的 MAC 和结合 Vitronectin 后以可溶性形式存在的 sC5b～9）沿毛细血管壁的沉积，但免疫球蛋白呈阴性等。光镜下可见系膜细胞增生及毛细血管壁增厚。电镜下可见在 GBM 内、系膜区电子致密物的沉积。从发病机制及肾脏病理表现来看，Norwegian Yorkshire 猪是最为接近人类 DDD 的动物模型。

H 因子基因敲除（Cfh−/−）的小鼠[38]也表现为补体旁路途径过度激活，血清 C3 下降；肾小球免疫荧光只有 C3 及 C9 沿毛细血管壁沉积；光镜下表现为系膜细胞增生、基底膜增厚、双轨征形成；电镜检查在系膜区和内皮下可见电子致密物沉积。既往大多数学者认为 Cfh−/− 小鼠较为接近人类 DDD 的表现，但目前从肾脏病理角度来看，其应该更类似于最新定义的 MPGN 型 C3 肾小球肾炎。有意思的是，同样是 H 因子缺失，Norwegian Yorkshire 猪和小鼠却出现不同的肾脏病理改变，其具体机制不清。

进一步的研究发现，在 H 因子基因敲除的基础上再敲除 B 因子（Cfh−/−B−/−），此时小鼠肾脏并不出现 MPGN 改变，其肾脏组织病理学与正常小鼠类似，提示 Cfh−/− 小鼠发生 MPGN 必须要通过旁路 C3 转化酶。在 H 因子基因敲除的基础上再敲除 C5（Cfh−/−C5−/−）[39]，此时小鼠还能出现与 Cfh−/− 小鼠类似的 MPGN 改变（病理改变相对较轻），提示旁路途径只要到达激活 C3 的水平就足以致病。

另外，对于 H 因子和 I 因子同时基因敲除（Cfh−/−Cfl−/−）的小鼠和单纯 I 因子基因敲除（Cfl−/−）的小鼠[40]同样有旁路途径过度活化，血清 C3 和 B 因子降低，但 2 种小鼠肾脏免疫荧光表现为孤立性系膜区 C3 沉积；光镜下系膜增宽，GBM 无明显异常。从肾脏病理看，Cfh−/−Cfl−/− 小鼠和 Cfl−/− 小鼠类似于人类非 MPGN 型 C3 肾小球肾炎。

2. 肾小球沉积的 C3 很可能来源于循环　在上文提到的 H 因子缺失的 Norwegian Yorkshire 猪模型中，将其肾脏切除后血中补体仍持续降低，在其肾小球组织上也未能检测到旁路激活所必需的 B 因子；进一步将野生型猪的肾脏移植到其体内，24 小时后在移植肾上可发现 C3 的沉积[41]。

对小鼠的研究也发现，将野生型小鼠肾脏移植到 Cfh−/− 小鼠体内 24 小时后[40]，移植肾的毛细血

管袢可出现C3的沉积；而将Cfh$^{-/-}$小鼠的肾脏移植到野生型小鼠体内时，则沿毛细管袢沉积的C3可逐渐消失。

以上这些现象均提示：在C3肾小球病的动物模型中，肾小球上沉积的C3应该来源于血循环。

3. 肾小球上C3的沉积先于肾脏病理改变　Jansen等人[42]通过免疫电镜发现Norwegian Yorkshire猪在胎儿期和出生第一天时沿GBM已经有C3和终末补体复合物（TCC）的沉积，但此时光镜和透射电镜的检查均未见明显异常；之后随着沿GBM和系膜区沉积的C3和TCC的增加，该动物模型在出生第4天时的光镜和透射电镜检查才出现典型DDD的病变。

Pickering等人[38]通过免疫荧光检查发现出生4天的Cfh$^{-/-}$小鼠肾脏中沿毛细血管袢有明显的C3和C9沉积，但此时光镜和透射电镜检查均未见明显异常；至小鼠出生2个月时，在肾小球沉积的C3和C9增加，透射电镜在内皮下可见电子致密物的沉积。

以上研究说明，C3肾小球病中肾小球上C3的沉积应该先于肾脏病理的改变，也在一定程度上提示了C3在该类疾病发病中的重要性。

4. C3肾小球病的肾脏病理类型与沉积何种C3片段密切相关　前文已介绍过Cfh$^{-/-}$Cfl$^{-/-}$和Cfl$^{-/-}$小鼠均表现为非MPGN型C3肾小球肾炎，C3主要沉积在系膜区，其发生机制可能源于以下原因：I因子为C3b持续降解所必需的分子，Cfh$^{-/-}$Cfl$^{-/-}$和Cfl$^{-/-}$小鼠由于均缺乏I因子，导致循环中补体旁路过度激活产生的C3b片段不能被降解[40,43]，过多的C3b沉积到肾小球系膜区，引起了非MPGN型C3肾小球肾炎的病理改变。

而Cfh$^{-/-}$小鼠则表现为MPGN型C3肾小球肾炎，C3主要沿毛细血管袢沉积，其原因可能如下：因Cfh$^{-/-}$小鼠仍有I因子，故循环中补体旁路过度激活所产生的C3b可以在I因子的作用下继续降解为iC3b[40]，故在肾小球沉积的是C3b的下游降解片段，如iC3b或C3dg[43]，而循环中的iC3b可以直接沉积到毛细血管袢，引起了MPGN型C3肾小球肾炎的病理改变。

有意义的是，如向Cfh$^{-/-}$Cfl$^{-/-}$小鼠注射I因子后[40]，此时在外源性I因子的作用下循环中的C3b可被降解，此时血中可检测到C3b的下游降解产物，24小时后沿肾脏毛细血管袢会出现C3的沉积，其特点与Cfh$^{-/-}$小鼠类似[43]，此研究进一步证实了上述的机制假设，即循环中的C3b倾向于沉积在系膜区，导致非MPGN型C3肾小球肾炎；而循环中产生的iC3b倾向于沉积在毛细血管袢，导致MPGN型C3肾小球肾炎。

遗憾的是，目前在DDD动物模型及人类中尚无类似研究，但有一点值得注意的是，目前报道的DDD患者无一例是I因子基因缺陷，故多数人认为DDD患者其GBM内沉积的C3应为iC3b。

接下来的问题是，如果都是iC3b沿毛细血管袢的沉积，为什么有些患者表现为DDD，而有些患者表现为MPGN型C3肾小球肾炎呢？在动物模型中的解释可能是因为种属差异，有学者甚至推测DDD和MPGN型C3肾小球肾炎可能是同一疾病的不同阶段，其理由是：在H因子缺失的Norwegian Yorkshire猪中[35]观察到肾小球电子致密物最开始出现在内皮下，后逐渐发展至GBM致密层，同时可有上皮下沉积；而DDD患者在多数情况下同时会伴有内皮下电子致密物的沉积，故有可能是iC3b先在内皮下沉积，后逐渐进入GBM形成电子致密物，当然这一假设尚需进一步的研究予以证实。

目前多数研究已证实C3降解产物（C3b、iC3b、C3d）可与炎症细胞表达的补体受体（CR1，CR3，CR2）相结合，促进炎症反应，但其在肾小球沉积后如何引起不同病理类型的具体途径尚需进一步研究。

（二）C5a的作用

C3被降解为C3a和C3b后，会进一步参与形成C5转化酶，后者可以分解C5为C5a和C5b。其中C5a是一强致炎因子，具有趋化炎症细胞、增加血管通透性、活化内皮细胞及促进氧自由基释放等作用。Pickering等人[39]通过对Cfh$^{-/-}$C5$^{-/-}$和Cfh$^{-/-}$C6$^{-/-}$小鼠的研究发现C5a在加重肾小球炎症及细胞增生中发挥重要作用，并为抑制C5活化药物（如eculizumab）在C3肾小球病中的应用提供了重要的理论依据。

（三）MAC沉积机制

在人类DDD、Norwegian Yorkshire猪及Cfh$^{-/-}$小鼠模型中，免疫电镜已证实在肾小球GBM内或内皮下电子致密物中均有C9的成分，提示存在MAC。

目前的研究提示C9应是来自于循环并沉积在肾脏引起病理反应，具体依据是：① 运用免疫荧光法对Norwegian Yorkshire猪的肾小球检查，可发现C9和Vitronectin的共定位[44]；② Sethi等人[20]对DDD患者的肾小球用液相色谱和质谱分析发现所有患者均有C9的沉积，并同时伴有clusterin和vitronectin的沉积，从而推测在DDD患者肾小球沉积的C9应是循环中形成的可溶性C5b-9，即clusterin/vitronectin复合物。可溶性MAC会进一步通过激活Caspase途径导致细胞凋亡，并能促进跨内皮细胞的白细胞迁移，参与肾脏的炎症损伤。

有意思的是，在对C3肾小球病患者使用抗C5单抗治疗的个例报道中发现，随着病情的缓解，血中可溶性C5b～9的浓度下降，肾脏C5b～9的沉积减少，进一步提示了可溶性C5b～9在C3肾小球病发病中的作用[35]。

总结

综上所述，C3肾小球病是一类肾脏免疫病理以C3沉积为主，发病机制与补体旁路过度激活有关的肾小球病，最新的病理学分类将其分为致密物沉积病和C3肾小球肾炎。补体旁路调节异常所致的不同C3降解片段在肾脏的沉积可能与不同的病理改变相关，进一步对其发病机制的了解将有助于指导未来特异性的靶向治疗。

（于　峰）

参考文献

1. VERROUST PJ, WILSON CB, COOPER NR, et al. Glomerular complement components in human glomerulonephritis. J Clin Invest, 1974, 53(1):77-84.

2. ORFILA C, PIERAGGI MT, SUC JM. Mesangial isolated C3 deposition in patients with recurrent or persistent hematuria. Lab Invest, 1980, 43(1):1-8.

3. GREKAS D, MORLEY AR, WILKINSON R, et al. Isolated C3 deposition in patients without systemic disease. Clin Nephrol, 1984, 21(5): 270-274.

4. MANNO C, PROSCIA AR, LARAIA E, et al. Clinicopathological features in patients with isolated C3 mesangial proliferative glomerulonephritis. Nephrol Dial Transplant, 1990, 5(Suppl 1):78-80.

5. CALLS. GINESTA J, ALMIRALL J, TORRAS A, et al. Long-term evolution of patients with isolated C3 mesangial glomerulonephritis. Clin Nephrol, 1995, 43(4):221-225.

6. DELIYSKA B, MINKOVA V, NIKOLOV D, et al. C3 mesangial proliferative glomerulonephritis—an evaluation of acute post-streptococcal glomerulonephritis? Clinin Nephrol, 1997, 48(6):390.

7. SERVAIS A, FRÉMEAUX-BACCHI V, LEQUINTREC M, et al. Primary glomerulonephritis with isolated C3 deposits: a new entity which shares common genetic risk factors with haemolytic uraemic syndrome. J Med Genet, 2007, 44(3):193-199.

8. FANG CJ, FREMEAUX-BACCHI V, LISZEWSKI MK, et al. Membrane cofactor protein mutations in atypical hemolytic uremic syndrome(aHUS), fatal Stx-HUS, C3 glomerulonephritis, and the HELLP syndrome. Blood, 2008, 111(2):624-632.

9. FAKHOURI F, FRÉMEAUX-BACCHIV, NOËL LH, et al. C3 glomerulopathy: a new classification. Nat Rev Nephrol, 2010, 6(8):494-499.

10. GOICOECHEA DE JE, GALE DP, COOK HT, et al. A mutant complement factor H-related 5 protein is

associated with familial C3 glomerulonephritis. Mol Immunol, 2009, 46:2822.

11. JOHN JN, PETER JC, DAVID C, et al. Linkage of a Gene Causing Familial Membranoproliferative Glomerulonephritis Type Ⅲ to Chromosome 1. J Am Soc Nephrol, 2002, 13(8):2052-2057.

12. LICHT C, SCHLÖTZER-SCHREHARDT U, KIRSCHFINK M, et al. MPGN II-genetically determined by defective complement regulation? Pediatr Nephrol, 2007, 22(1):2-9.

13. MARTÍNEZ-BARRICARTE R, HEURICH M, VALDES-CAÑEDO F, et al. Human C3 mutation reveals a mechanism of dense deposit disease pathogenesis and provides insights into complement activation and regulation. J Clin Invest, 2010, 120(10):3702-3712.

14. STROBEL S, ZIMMERING M, PAPP K, et al. Anti-factor B autoantibody in dense deposit disease. Mol Immunol, 2010, 47(7-8):1476-1483.

15. SERVAIS A, NOËL LH, ROUMENINA LT, et al. Acquired and genetic complement abnormalities play a critical role in dense deposit disease and other C3 glomerulopathies. Kidney Int, 2012, 82(4):454-464.

16. HOU J, MARKOWITZ GS, BOMBACK AS, et al. Toward a working definition of C3 glomerulopathy by immunofluorescence. Kidney Int, 2014, 85(2): 450-456.

17. PICKERING MC, D'AGATI VD, NESTER CM, et al. C3 glomerulopathy: consensus report. Kidney Int, 2013, 84(6):1079-1089.

18. 喻小娟,刘刚,赵明辉. 补体旁路途径调节异常在 C3 肾小球病中的研究进展. 中华肾脏病杂志, 2011, 27(8):620-624.

19. WALKER PD, FERRARIO F, JOH K, et al. Dense deposit disease is not a membranoproliferative glomerulonephritis. Mod Pathol, 2007, 20(6): 605-616.

20. SETHI S, GAMEZ JD, VRANA JA, et al. Glomeruli of Dense Deposit Disease contain components of the alternative and terminal complement pathway. Kidney Int, 2009, 75(9): 952-960.

21. ZHANG Y, MEYER NC, WANG K, et al. Causes of alternative pathway dysregulation in dense deposit disease. Clin J Am Soc Nephrol, 2012, 7(2):265-274.

22. LICHT C, HEINEN S, JÓZSI M, et al. Deletion of Lys224 in regulatory domain 4 of Factor H reveals a novel pathomechanism for dense deposit disease (MPGN II). Kidney Int, 2006, 70(1):42-50.

23. JOKIRANTA TS, SOLOMON A, PANGBURN MK, et al. Nephritogenic λlight chain dimer: a unique human miniautoantibody against complement factor H. J Immunol, 1999, 163(8):4590-4596.

24. STROBEL S, ZIMMERING M, PAPP K, et al. Anti-factor B autoantibody in dense deposit disease. Mol Immunol, 2010, 47(7-8):1476-1483.

25. GENWURZ AT, IMHERR SM, STRAUSS S, et al. C3 nephritic factor and hypocomplementaemia in a clinically healthy individual. Clin Exp Immunol, 1983, 54(1):253-258.

26. NASR SH, VALERI AM, APPEL GB, et al. Dense deposit disease: clinicopathologic study of 32 pediatric and adult patients. Clin J Am Soc Nephrol, 2009, 4(1):22-32.

27. SIBLEY RK, KIM Y. Dense intramembranous deposit disease new pathologic features. Kidney Int, 1984, 25(4):660-670.

28. APPEL GB, COOK HT, HAGEMAN G, et al. Membranoproliferative glomerulonephritis type Ⅱ (Dense Deposit Disease): an update. J Am Soc Nephrol, 2005, 16(5):1392-1403.

29. ZUBER J, FAKHOURI F, ROUMENINA LT, et al. Use of eculizumab for atypical haemolytic uraemic syndrome and C3 glomerulopahties. Nat Rev Nephrol, 2012, 8(11):643-657.

30. BRAUN MC, STABLEIN DM, HAMIWKA LA, et al. Recurrence of membranoproliferative glomerulonephritis type Ⅱ in renal allografts: The North American Pediatric Renal Transplant Cooperative Study experience. J Am Soc Nephrol, 2005, 16(7):2225-2233.

31. SETHI S, FERVENZA FC, ZHANG Y, et al. C3 glomerulonephritis: clinicopathological findings, complement abnormalities, glomerular proteomic profile, treatment, and follow-up. Kidney Int, 2012, 82(4):465-473.

32. CALLS. GINESTA J, ALMIRALL J, TORRAS A, et al. Long-term evolution of patients with isolated C3 mesangial glomerulonephritis. Clin Nephrol, 1995, 43(4):221-225.

33. ORFILA C, PIERAGGI MT, SUC JM. Mesangial isolated C3 deposition in patients with recurrent or persistent

hematuria. Lab Invest, 1980, 43(1):1-8.

34. NESTER CM, SMITH RJ. Treatment options for C3 glomerulopathy. Curr Opin Nephrol Hypertens, 2013, 22(2):231-237.

35. JANSEN JH, HØGÅSEN K, HARBOE M, et al. In situ complement activation in porcine membranoproliferative glomerulonephritis type Ⅱ. Kidney Int, 1998, 53(2): 331-349.

36. JANSEN JH. Porcine membranoproliferative glomerulonephritis with intramembranous dense deposits (porcine dense deposit disease)(Abstract only). APMIS, 1993, 101(4):281-289.

37. HØGÅSEN K, JANSEN JH, MOLLNES TE, et al. Hereditary porcine membranoproliferative glomerulonephritis type Ⅱ is caused by factor H deficiency. J Clin Invest, 1995, 95(3):1054-1061.

38. PICKERING MC, COOK HT, WARREN J, et al. Uncontrolled C3 activation causes membranoproliferative glomerulonephritis in mice deficient in complement factor H. Nat Genet, 2002, 31(4):424-428.

39. PICKERING MC, WARREN J, CARLUCCI F, et al. Prevention of C5 activation ameliorates spontaneous and experimental glomerulonephritis in factor H-deficient mice. Proc Nati Acad Sci USA, 2006, 103(25):9649-9654.

40. ROSE KL, PAIXAO-CAVALCANTE D, FISH J, et al. Factor I is required for the development of membranoproliferative glomerulonephritis in factor H-deficient mice. J Clin Invest, 2008, 118(2):608-618.

41. HØGÅSEN K, et al. Allotransplant recurrence of glomerular complement deposits within 24 hours in porcine factor H deficiency. Mol Immunol, 1996, 33:46.

42. JANSEN JH, HØGÅSEN K, HARBOE M, et al. In situ complement activation in porcine membranoproliferative glomerulonephritis type Ⅱ. Kidney Int, 1998, 53(2):331-349.

43. PAIXÃO-CAVALCANTE D, HANSON S, BOTTO M, et al. Factor H facilitates the clearance of GBM bound iC3b by controlling C3 activation in fluid phase. Mol Immunol, 2009, 46(10):1942-1950.

44. JANSEN JH, HØGÅSEN K, MOLLNES TE. Extensive complement activation in hereditary porcine membranoproliferative glomerulonephritis type Ⅱ (porcine dense deposit disease). Am J Pathol, 1993, 143(5): 1356-1365.

第七节　纤维样肾小球病和免疫触须样肾小球病

纤维样肾小球病（fibrillary glomerulopathy，FGP）是IgG和C3沉积在肾小球形成纤维丝样超微结构的一类疾病，1977年由Rosenmann[1]等首次报道；免疫触须样肾小球病（immunotactoid glomerulopathy，ITG）是IgG和C3沉积在肾小球形成中空的微管样超微结构的一类疾病，1980年由Schwatz[2]等首次报道。有学者把两者视为同一疾病，作为同义词互为通用。但多数学者鉴于两者病理特征、某些临床特点及预后有所不同，认为是不同的疾病，但大多在同一章节进行介绍。FGP约占肾活检病例的1%，ITG更为少见，约为FGP的十分之一[3-7]。

一、病因及发病机制

FGP多为原发性，少数患者可见于副蛋白血症患者；而ITG常见于副蛋白血症患者。由于目前未知的原因，免疫球蛋白在肾小球沉积、聚合。有人通过免疫电镜观察到FGP的纤维可能有IgG、C3、淀粉样P成分构成[8]。还有人通过微切割技术和质谱分析发现，ITG的微管结构有单克隆IgG、C3、载脂蛋白E、淀粉样P成分等构成[9]。确切的机制尚待进一步研究。

二、临床表现 [3-7]

FGP和ITG临床表现基本相似。患者年龄范围为10～80岁，发病高峰为40～60岁，ITG患者年龄更大些，男性比例偏高。几乎所有患者均有蛋白尿，其中60%～70%患者达到肾病综合征。

大多数患者（70%～80%）有镜下血尿，约半数以上患者有高血压。多数患者肾功能持续恶化，平均随访4年约半数患者发展为终末期肾脏病（ESRD）。FGP患者病变基本仅局限于肾脏，而ITG患者可伴有低补体血症，以及引起副蛋白血症疾病（淋巴增生性疾病、多发性骨髓瘤）的相应临床表现。

三、肾脏病理 [4,10]

（一）光镜

FGP和ITG都可表现为系膜增生性肾炎、膜增生性肾炎、膜性肾病等，部分病例可伴有新月体形成，晚期病例可出现肾小球硬化及肾小管萎缩和肾间质纤维化。系膜区、毛细血管壁可见PAS阳性、嗜复红蛋白沉积，但银染不着色。刚果红染色、硫黄素T（thioflavine T）均阴性，用于鉴别淀粉样变性病。

（二）免疫病理

免疫荧光显示IgG、C_3等呈颗粒样分布于肾小球系膜区和/或沿肾小球毛细血管壁分布。FGP患者沉积的IgG主要为IgG4，κ及λ轻链常并存，说明其为多克隆。ITG患者沉积的IgG主要为IgG1、IgG2、IgG3，κ或λ轻链，常呈单克隆。

（三）透射电镜

电镜下超微结构是诊断FGP和ITG的主要依据。纤维或微管样物质呈弥漫性或多灶状分布于肾小球系膜区和/或内皮细胞下、上皮细胞下，偶有沿肾小管基底膜和肾间质分布。FGP的纤维丝排列紊乱、不分叉，直径为12～25nm，北京大学第一医院报道[5]为20.50nm±0.16nm，约为肾淀粉样纤维直径的2倍（淀粉样纤维直径为8～12nm）（图11-3-7-1）。IT的纤维呈中空的微管样结构，多呈平行规则排列，也可呈紊乱排列，直径为30～50nm（图11-3-7-2）。

四、诊断及诊断鉴别 [4,10]

结合光镜、免疫荧光及电镜下发现的特殊纤维样或微管结构进行诊断，并应认真除外类似病理形态的其他疾病，包括：

（一）FGP与肾淀粉样变性病的鉴别

FGP刚果红染色阴性，免疫荧光为多克隆IgG（IgG4明显）及C3阳性，纤维直径12～25nm；肾淀粉样变性病刚果红染色阳性，免疫荧光常为单克隆轻链或通过免疫组化证实的其他淀粉样物质，纤维直径为8～12nm（注意少数患者可能与FGP纤维直径有重叠）。此外，FGP的纤维分布往往局限于肾小球内，而淀粉样变性病除见于肾小球，常出现于血管壁及肾间质。后者还往往呈现多系统损伤，心、肝、脾、皮肤多脏器可同时受累。

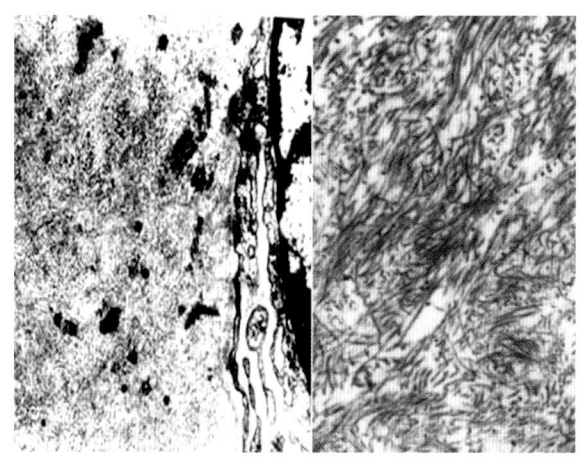

图11-3-7-1 纤维样肾小球病（电镜）

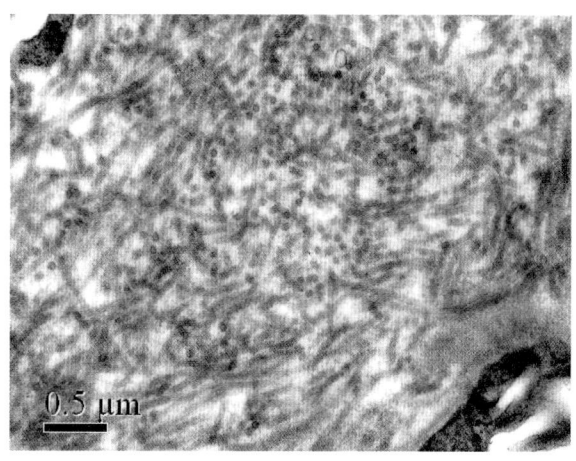

图11-3-7-2 免疫触须样肾小球病（电镜）

（二）FGP与ITG的鉴别

两者是否是同一类疾病尚有争议，但多数学者认为是不同的疾病。如前所述，两者的光镜下病理表现相似，但免疫荧光和电镜有各自的特点，有助于鉴别，个别患者ITG的微管直径较细，与FGP相似，笔者认为如果能证实为单克隆免疫球蛋白（多为IgG1、IgG2、IgG3）构成，还应诊断为ITG。另外，ITG患者可伴有引起副蛋白血症的疾病（淋巴增生性疾病、多发性骨髓瘤），也有助于鉴别。

（三）FGP、ITG与冷球蛋白血症肾损害的鉴别

冷球蛋白血症肾损伤在电镜下可有类似ITG的微管样或FGP的纤维样物质沉积，需要鉴别。但前者可以发现血清中的冷球蛋白，光镜下肾小球内透明血栓形成，免疫荧光一般IgM沉积为主，电镜下还可见同时有杆状、晶格样、环形和指纹样结构等。

五、治疗 [3]

多数患者对糖皮质激素、免疫抑制剂、血浆置换等治疗无效。有报道对于淋巴增生性疾病引起的ITG化疗可能有效。抗CD20的单克隆抗体——rituximab有成功治疗FGP、ITG个例报道。接受了肾移植的患者，约半数复发。

（刘　刚）

参考文献

1.　ROSENMANN E, ELIAKIM M. Nephrotic syndrome associated with amyloid-like glomerular deposits. Nephron, 1977, 18(5):301-308.

2.　SCHWARTZ MM, LEWIS EJ. The Quarterly case: nephrotic syndrome in a middle-aged man. Ultrastruct. Pathol, 1980, 1: 575-582.

3.　BRENNER BM. The kidney. 9th ed. Philadelphia: Saunders, 2012: 1100-1380.

4.　JENNETTE JC, OLSON JL, SILVA FG, et al. Heptinstall's Pathology of the Kidney. 7th ed. Philadephia: Lippincott-Raven, 2014: 1015-1039.

5.　章友康,王素霞,肖萍,等.纤维样变肾小球病——附四例报告.中华内科杂志, 1995, 34 :367-370.

6.　王素霞,章友康,邹万忠,等.触须样免疫性肾小球病的临床病理观察.中华医学杂志, 1996, 76: 688-690.

7.　郑法雷,章友康,陈香美.肾脏病临床与进展.北京:人民军医出版社, 2005 :541-543.

8.　YANG GC, NIETO R, STACHURA I, et al. Ultrastructural immunohistochemical localization of polyclonal IgG, C3, and amyloid P component on the congo red-negative amyloid-like fibrils of fibrillary glomerulopathy. Am J Pathol, 1992, 141(2):409-419.

9.　SETHI S, THEIS JD, VRANA JA, et al. Laser microdissection and proteomic analysis of amyloidosis, cryoglobulinemic GN, fibrillary GN, and immunotactoid glomerulopathy. Clin J Am Soc Nephrol, 2013, 8: 915-921.

10.　ALPERS CE, KOWALEWSKA J. Fibrillary glomerulonephritis and immunetactoid glomerulopathy. J Am Soc Nephrol, 2008, 19(1):34-37.

第八节 胶原Ⅲ肾小球病

胶原Ⅲ肾小球病（collagen type Ⅲ glomerulopathy）又称为胶原纤维性肾小球病（collageno-fibriotic glomerulopathy），是非免疫介导的肾小球疾病，以Ⅲ型胶原纤维在肾小球内皮细胞下和系膜区沉积为主要病理特征。1979年日本Arakawa[1]首次描述了病理表现为肾小球系膜区和内皮细胞下有大量胶原纤维沉积的肾小球病，并命名胶原纤维性肾小球病。1990年，日本Ikeda用免疫组化的方法证实该病中的胶原纤维为Ⅲ型胶原[2]。1991年Inbasciati[3]正式将其命名为Ⅲ型胶原肾小球病。本病较少见，日本[2,4-6]报道病例数较多，加拿大[7]、意大利[3]、法国[8]、斯洛伐克[9]和巴西[10]等国家也有个例报道。1998年，周福德等在国内首次报道了本病[11]。

（一）发病机制

该病的发病机制尚不清楚。正常人肾小球内没有Ⅲ型胶原[12]，患者肾小球内大量的Ⅲ型胶原的来源引起关注。有学者认为本病的Ⅲ型胶原由系膜细胞合成[13]，也有发现患者血清中Ⅲ型胶原前体水平增加10～100倍，大量Ⅲ型胶原前体脱掉N末端多肽转化成Ⅲ型胶原，后者沉积在肾小球[14]。不少文献提示本病与遗传有关，可能为常染色体隐性遗传病[6,8,15,16]。Vogt等[17]发现本病与遗传性H因子缺乏有关，H因子是一种调控补体旁路激活途径的糖蛋白，它的缺失可导致补体持续活化，造成膜攻击复合物样效应。H因子的缺失可促进Ⅲ型胶原在肾小球沉积。

（二）临床表现

发病年龄范围广，从婴幼儿到成年人均有发病，无性别差异[18]。国内报道的20例患者的平均年龄为39.5岁（8～62岁），15%病例呈现家族性聚集性发病[19]。

常见的临床表现为蛋白尿和水肿，30%～50%患者表现为肾病综合征[18,19]，60%～75%患者有高血压，20%有镜下血尿。通常诊断该病时患者肾功能正常或轻度升高，肾功能缓慢进展恶化，10年肾脏存活率约为50%[20]。约半数患者在确诊时合并贫血。在家族性病例中，遗传方式表现为常染色体隐性遗传的特点[6,8,16,17]。部分儿童病例可合并血栓性微血管病[8]以及遗传性H因子缺乏症[17]。

（三）病理表现[11,18,19]

光镜下病理表现类似膜增生性肾小球肾炎，但是没有细胞增生。肾小球呈无细胞性分叶胀大，系膜区呈轻至中度弥漫性无细胞性增宽。肾小球毛细血管基底膜广泛不规则增厚，出现节段性假双轨征。系膜区及毛细血管基底膜内疏松层可见团块状浅淡的蛋白样物质沉积PAS染色弱阳性，这些沉积物在Masson染色呈现明显蓝色（图11-3-8-1），六胺银和刚果红染色阴性。晚期因系膜增宽、毛细管基底膜增厚，毛细血管腔闭塞、荒废，常见肾小管萎缩及肾间质纤维化。小动脉管壁可表现为增厚。

典型病例免疫病理检查见肾小球内无免疫复合物和补体沉积。在合并局灶节段性硬化灶时，可见IgM和C3局灶节段性沉积。国内报告的部分病例可见IgA在肾小球系膜区沉积[11,19]。免疫组化染

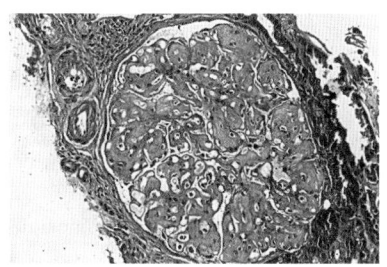

图11-3-8-1 胶原Ⅲ肾小球病（光镜）

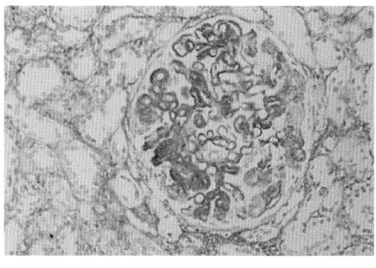

图11-3-8-2 胶原Ⅲ肾小球病（免疫组化）

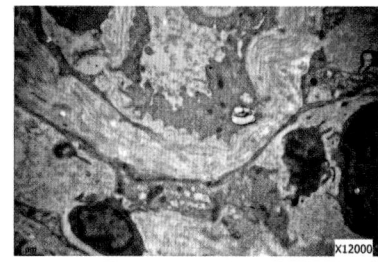

图11-3-8-3 胶原Ⅲ肾小球病（电镜）

色可见Ⅲ型胶原纤维染色在肾小球毛细血管基底膜内侧及系膜区呈强阳性（图11-3-8-2），而正常肾小球内仅有Ⅳ型胶原，Ⅲ型胶原仅在肾间质和小血管壁存在。

电镜检查是诊断本病主要方法。使用醋酸铀（uranyl acetate）和柠檬酸铅（lead citrate）常规染色可见系膜区和毛细血管内皮下可见淡染或者透明物质沉积，表现类似于慢性血栓性微血管病。使用磷钨酸（phosphotungstic acid）或鞣酸（tannic acid）染色，可见肾小球毛细血管基底膜的内疏松层和系膜区有大量呈束状杂乱排列的粗大胶原纤维，直径在60 ~ 100nm（图11-3-8-3）。除了合并IgA沉积者，其他病例没有电子致密物沉积，上皮细胞足突部分或广泛融合。

（四）诊断

临床表现无特异性，诊断需依靠病理学检查。光镜病理检查见到膜增生性肾炎样病变而没有细胞增生时或者Masson染色见到肾小球系膜区和毛细血管祥内皮下大量蓝染、无结构物质沉积时，需要考虑胶原Ⅲ肾小球病的可能性。免疫荧光或免疫组化证实有大量的Ⅲ型胶原纤维的沉积或电镜下有典型的病理改变则可确诊。

（五）鉴别诊断

本病应注意与下列疾病相鉴别：

1. 指甲-髌骨综合征（nail-patella syndrome，NPS） 为常染色体显性遗传病，致病基因是位于染色体9q34的 *LMX1B* 基因。儿童期发病，伴有指甲、髌骨的发育不良和其他的骨发育异常和畸形，与胶原Ⅲ肾小球病显著不同。病理上虽然也是在肾小球内有大量的胶原纤维沉积，但是沉积的部位是毛细血管基底膜内[18]。

2. 纤维样肾小球肾炎（fibrillary glomerulonephritis，FGN） 临床表现同胶原Ⅲ肾病相似，但是病理表现类型多样。可表现为膜增生性，膜性或系膜增生性等病理类型。免疫荧光常为 IgG、C3 强阳性。电镜下可见直径 <30nm 排列杂乱的纤维样物质沉积，部位不定，与胶原Ⅲ肾病有明显区别[21]。

3. 免疫触须样肾小球病（immunotactoid glomerulopathy，ITG） 临床表现和病理特点与胶原Ⅲ肾病类似，唯一区别之处是 ITG 在电镜下可见到肾小球不同部位及电子致密物中有大量的直径 >30nm 的微管状纤维[21]。

4. 纤连蛋白肾小球病（fibronectin glomerulopathy，GFND） 为遗传性肾小球病，临床表现与本病类似，光镜下可见系膜区及毛细血管基底膜内皮下有大量 PAS 染色阳性的均质的蛋白样物质，免疫病理学检查显示纤连蛋白强阳性。电镜下可见系膜区和基底膜内皮侧大量颗粒状及纤维样物质沉积，直径为 12 ~ 16nm。该纤维样物质刚果红染色阴性[22]。

5. 伴有Ⅲ型胶原形成的其他肾小球病 具有系膜增生、新月体和肾小球硬化等病变的多种肾小球病均可出现Ⅲ型胶原，但这些肾小球病中，仅有少量的Ⅲ型胶原[12]。

（六）治疗

尚无有效的治疗方法，可参照慢性肾脏病的支持对症治疗方案。

（周福德）

参考文献

1. IMBASCIATI E, GHERARDI G, MOROZUMI K, et al. Collagen type Ⅲ glomerulopathy : a new idiopathic glomerular disease. Am J Nephrol, 1991, 11(5):422-429.

2. IKEDA K, YOKOYAMA H, TOMOSUGI N, et al. Primary glomerular fibrosis: A new nephropathy caused by diffuse intra-glomerular increase in atypical type Ⅲ collagen fibers. Clin Nephrol, 1990, 33(4):155-159.

3. IMBASCIATI E, GHERADI G, MOROZUMI K, et al. Collagen type Ⅲ glomerulopathy: a new idiopathic glomerular

disease. Am J Nephrol, 1991, 11(5): 422-429.

4. YOSHIOKA K, TAKEMURA T, TOHDA M, et al. Glomerular localization of type Ⅲ collagen in human kidney disease. Kidney Int, 1989, 35(5):1203-1211.

5. YASUDA T, IMAI H, NAKAMOTO Y, et al. Collagenofibrotic glomerulopathy: a systemic disease. Am J Kidney Dis, 1999, 33:123-127.

6. TAMURA H, MASTUDA A, KIDOGUCHI N, et al. A family with two sisters with collagenofibrotic glomerulopathy. Am J Kidney Dis, 1996, 27:588-595.

7. DOMBROS N, KATZ A. Nail-patella like renal lesion in the absence of skeletal abnormalities. Am J Kidney Dis, 1982, 1: 237-240.

8. GUBLER MC, DOMMERGUES JP, FURIOLI J, et al. Nail-patella syndrome without extra-renal lesions. A new hereditary glomerular nephropathy. Ann Pediatr (Paris), 1990, 37(2):78-82.

9. BERNASOVSKA G, DEMES M, OKSA A, et al. Collagenofibrotic glomerulopathy-rare glomerulonephritis. Vnitr Lek, 2006, 52:1200-1204.

10. FERREIRA RD, CUSTODIO FB, GUIMARAES CS, et al. Collagenofibrotic glomerulopathy: three case reports in Brazil. Diagn Pathol, 2009, 4:33.

11. 周福德,邹万忠,黄朝兴,等.胶原Ⅲ肾小球病(附二例报告).中华肾脏病杂志,1998, 14 :75-78.

12. YOSHIOKA K, TAKEMURA T, TOHDA M, et al. Glomerular localization of type III collagen in human kidney disease. Kidney Int, 1989, 35(5):1203-1211.

13. NARUSE K, ITO H, MORIKI T, et al. Mesangial cell activation in the collagenofibrotic glomerulopathy. Case report and review of the literature. Virchows Arch, 1998, 344:183-188.

14. SOYLEMEZOGLU O, WILD G, DALLEY AJ, et al. Urinary and serum type III collagen: markers of renal fibrosis. Nephrol Dial Transplant, 1997, 12(9):18883-1889.

15. SALCEDO JR. An autosomal recessive disorder with glomerular basement membrane abnormalities similar to those seen in the nail patella syndrome: report of a kindred. Am J Med Genet, 1984, 19(3): 579-584.

16. CHEN N, PAN X, XU Y, et al. Two brothers in one Chinese family with collagen type Ⅲ glomerulopathy. Am J Kidney Dis, 2007, 50(6):1037-1042.

17. VOGT BA, WYATT RJ, BURKE BA, et al. Inherited factor H deficiency and collagen type III glomerulopathy. Pediatr Nephrol, 1995, 9(1): 11-15.

18. COHEN AH. Collagen type Ⅲ glomerulopathy. Adv Chronic Kidney Dis, 2012, 19(2):101-106.

19. DONG JW, WEI HL, HAN M, et al. Collagen type Ⅲ glomerulopathy : A cse report and review of 20 cases. Exp The Med, 2015, 10(4):1445-1449.

20. SUZUKI T, OKUBO S, IKEZUMI Y, et al. Favorable course of collagenofibrotic glomerulopathy after kidney transplantation and questionnaire survey about the prognosis of collagenofibrotic glomerulopathy. Nihon Jinzo Gakkai Shi, 2004, 46(4) :360-364.

21. KORBET SM, SCHWARTZ MM, LEWIS EJ. Immunotactoid glomerulopthy (Fibrillary glomerulonephritis). Clin Am Soc Nephrol, 2006, 1:1351-1356.

22. 陈惠萍,曾彩虹,朱小东,等.纤维连接蛋白肾小球病——临床及病理分析.肾脏病与透析移植杂志,2011, 20: 425-431.

第九节 纤维连接蛋白肾小球病

纤维连接蛋白肾小球病（fibronectin glomerulopathy），是一种常染色体显性遗传性肾小球病，常表现为无症状性蛋白尿，随着疾病进展常出现肾病综合征、镜下血尿与高血压，半数患者确诊15 ~ 20年后缓慢进展为终末期肾脏病（ESRD），肾脏病理最显著的特征是血浆来源的纤维连接蛋白（fibronectin，Fn）在肾小球内沉积[1]。1980年Burgin等[2]首次对本病的病理形态学特征进行了描述。1992年Mazzucco等[3]第一次证实沉积物是Fn。1998年Sato等[4]报道了亚洲第一例，2007年北京大学第一医院张欣等[5]在国内进行了首次病例报道。

一、发病机制

1. **Fn的生物学作用**[6-8] Fn是一种大分子量的二聚体糖蛋白黏附分子，由两个相似的250kDa大小的亚单位组成。Fn在体内有两种形式，一种为血浆中的可溶性形式，另一种为细胞来源的不可溶性形式，存在于基底膜和细胞外基质内。Fn作为黏附分子参与组织的分支形态生发（branching morphogenesis）、细胞增生、促进伤口愈合以及细胞的吞噬功能，此外尚可与糖蛋白Ⅱb/Ⅲa受体结合促进血小板黏附以及在损伤血管局部形成血栓。

2. **Fn在肾小球内沉积的机制**[9-11] 正常情况下，肾小球系膜基质含有Fn，在多种肾小球疾病中均可见到Fn在系膜区沉积增多。这些Fn是来源于系膜细胞和肾小球上皮细胞产生的不可溶性形式。而纤维连接蛋白肾小球病肾小球内沉积的Fn主要系血浆来源的可溶性形式。但是，检测患者血浆Fn水平正常，血浆来源的Fn是如何沉积于肾小球的机制还不清楚。

3. **遗传因素** 患者常呈家族聚集性发病，为常染色体显性遗传。Castelletti等[1]对来自6个家系的24例病人利用单倍型和测序分析发现，40%的患者具有编码FN的*FN1*基因突变，该基因位于2q34。*FN1*突变位点的功能性研究已证实，此基因突变可导致Fn的功能异常，促使血浆来源的Fn在肾脏沉积。而非*FN1*基因突变的患者的遗传学异常尚未被澄清。

二、临床表现

任何年龄均可发病，文献中报告的发病年龄，最小3岁[12]，最大的88岁[3]，而多数患者为20～40岁。典型表现为不同程度的蛋白尿，随后逐渐出现镜下血尿、高血压，经过15～20年发展致ESRD[11,14,15]。Strom等[16]对23例患者的临床观察发现，在肾活检时，约44%患者表现为大量蛋白尿或肾病综合征，75%有镜下血尿，63%合并高血压，52%患者的SCr<1.3mg/dl。少数患者可合并Ⅳ型肾小管酸中毒。

三、肾脏病理 [11,16]

1. **光镜** 肾小球常呈分叶状，类似膜增生性肾炎。系膜区及毛细血管内皮下可见到均质PAS阳性的物质沉积（图11-3-9-1），Masson三色染色呈现嗜复红特征，而银染不着色，刚果红染色阴性。GBM可呈双轨征，双轨间可见银染阴性的物质沉积。随着疾病的进展可出现不同程度的肾间质纤维化与肾小管萎缩。

2. **免疫荧光或免疫组化** 可见血浆来源的Fn在肾小球毛细血管壁和系膜区呈现阳性（图11-3-9-2），可有非特异的免疫球蛋白及补体的弱阳性。

3. **电镜** 典型表现为肾小球内皮下及系膜区大量无定形或颗粒状的电子致密物沉积，少数患者还可见沿包曼氏囊壁及肾小管基底膜沉积。在这些沉积物中，可见排列杂乱的细而短的纤维，纤维的直径约10～16nm，长约120～170nm（图11-3-9-3）。

四、诊断及鉴别诊断

根据临床表现及肾脏病家族史，应考虑本病，再根据病理学特点及免疫病理检查证实有血浆来源的Fn沉积则可确诊。应注意与直径相似的纤维丝样物质的疾病鉴别，如：淀粉样变性病（刚果红染色阳性）、糖尿病结节性肾小球硬化（结合病史、病理特点及Fn染色阴性）。

五、治疗

无有效治疗。可采用ACEI或ARB类药物，减少尿蛋白、延缓肾功能恶化。当发展至终末期，可给予透析或肾移植治疗，少数病例移植后复发[17]。

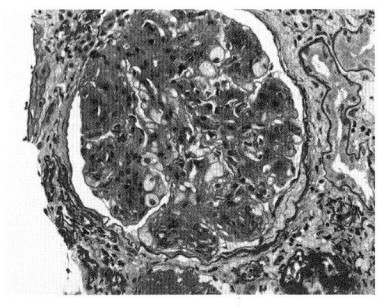
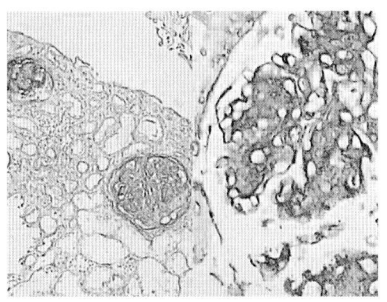
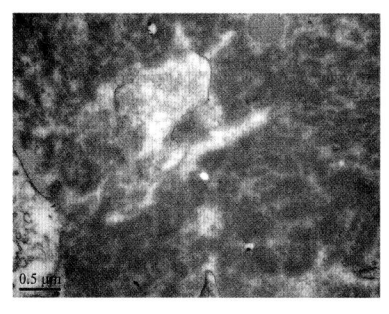

图 11-3-9-1　纤维连接蛋白肾小球病（光镜）　图 11-3-9-2　纤维连接蛋白肾小球病　图 11-3-9-3　纤维连接蛋白肾小球病（电镜）

（刘　刚　周福德）

参考文献

1. CASTELLETTI F, DONADALLI R, BANTERLA F, et al. Mutations in FN1 cause glomerulopathy with fibronctin deposits. Proc Natl Acad Sci U S A, 2008, 105(7):2538-2543.

2. BURGIN M, HOFMANN E, REUTTER FW, et al. Familial glomerulopathy with giant fibillar deposits. Virchows Arch A Pathol Anat Histol, 1980, 388(3):313-326.

3. MAZZUCCO G, MARAN E, ROLLINO C, et al. Glomerulonephritis with organized deposits: a mesangiopathic not immune complex mediated disease? Hum Pathol, 1992, 23:63-68.

4. SATO H, MATSUBARA M, MARUMO R, et al. Familial lobular glomerulopathy: first case report in Asia. Am j Kidney Dis, 1998, 31(6): E3.

5. 张欣, 王素霞, 金其庄, 等. 纤维连接蛋白肾小球病一例. 中华病理学杂志, 2007, 36:61-62.

6. SAKAI T, LARSEN M, YAMADA KM. Fibronectin requirement in branching morphogenesis. Nature, 2003, 423(6942):876-881.

7. SCHENA FP, PERTOSA G. Fibronectin and the kidney. Nephron, 1988, 48:177-182.

8. NI H, YUEN PS, PAPALIA JM, et al. Plasma fibronectin promotes thrombus growth and stability in injured arterioles. Proc Natl Acad Sci USA, 2003, 100(5): 2415-2419.

9. VAN VLIET A, BAELDE HJ, VLEMING LJ, et al. Distribution of fibronectin isoforms in human renal disease. J Pathol, 2001, 193(2): 256-262.

10. SHIKATA K, MAKINO H, MORIOKA S, et al. Distribution of extracellular matrix receptors in various forms of glomerulonephritis. Am J Kidney Dis, 1995, 25(5): 680-688.

11. JENNETTE JC, OLSON JL, SILVA FG, et al, eds. Heptinstall's Pathology of the Kidney. 7th ed. Philadephia: Lippincott-Raven, 2014: 1015-1039.

12. NIIMI K, TSURU N, UESUGI N, et al. Fibronectin glomerulopathy with nephrotic syndrome in a 3-year-old male. Pediatr Nephrol, 2002, 17(5): 363-366.

13. CHENG G, WANG Z, YUAN W, et al. Fibronectin glomerulopathy in a 88 year-old male with acute kidney injury on chronic kidney disease: A case report and a review of the literature. Nefrologia, 2017, 37(1):93-96.

14. CHEN H, BAO H, XU F, et al. Clinical and morphological features of fibronectin glomerulopathy: a report of ten patients from a single institution. Clin Nephrol, 2015, 83(2):93-99.

15. ISHIMOTO I, SOHARA E, ITO E, et al. Fibronectin glomerulopathy. Clin Kidney J, 2013, 6:513-515.

16. STROM EH, BANFI G, KRAPF R, et al. Glomerulopathy associated with predominant fibronectin deposits: a newly recognized hereditary disease. Kidney Int, 1995, 48:163-170.

17. GEMPERLE O, NEUWEILER J, REUTTER FW, et al. Familial glomerulopathy with giant fibrillar (fibronectin-positive) deposits: 15-year follow-up in a large kindred. Am J Kidney Dis, 1996, 28(5):668-675.

第十节 C1q 肾病

C1q 肾病（C1q nephropathy）是相对少见的原发性肾小球疾病，约占肾活检患者的 0.2%[1]。1985 年 Jennette 和 Hipp 首次对本病进行了报道[2]，1990 年蒋炜等[3]在国内亦做了相应的个案报道。C1q 肾病是一免疫病理诊断名称，系指一组不伴有系统性疾病、肾活检免疫病理检查在肾小球系膜区有以 C1q 为主的沉积成分，可伴有少量 IgG、IgM、IgA、C3 沉积，临床以肾病范围蛋白尿或肾病综合征为主要表现的肾小球疾病[4]。其发病机制未明，也常被质疑是否为一组独立的疾病[5]。

一、临床表现 [6-13]

本病男性略多。儿童及青少年多见，平均年龄为 24.2 岁。黑种人及西班牙裔人常见。30% 表现为肾病范围蛋白尿，40% ~ 67% 表现为肾病综合征，激素依赖较常见。40% 有高血压，15% ~ 28% 可在确诊时出现肾功能不全，部分患者可表现为无症状性蛋白尿和/或血尿，极少数患者可呈急进性肾炎表现。个别病例可自发缓解。血清补体水平正常。

二、肾脏病理 [1-3,10-13]

免疫病理检查可见 C1q 在肾小球系膜区显著沉积，可伴有少量的 IgG、IgM、IgA 及 C3 沉积，少数病例可出现类似于狼疮性肾炎的"满堂亮"表现。电镜可见肾小球系膜区有电子致密物沉积，足突部分或广泛融合。光镜病理表现多样化，常见的病理表现为肾小球微小病变、局灶节段性肾小球硬化与系膜增生性肾炎，少数病例可出现新月体性肾炎。部分经治疗获得缓解的病例，肾组织中的 C1q 沉积可消失，遗留局灶节段硬化性病变。

三、诊断与鉴别诊断 [14]

免疫病理检查发现在肾小球系膜区显著的 C1q 沉积（超过其他免疫球蛋白或补体的强度），是诊断本病的重要线索。但是，应注意除外狼疮性肾炎、乙肝病毒相关性肾炎等疾病，才能诊断 C1q 肾病。

四、治疗与预后 [4,9,10,12]

目前尚无对本病治疗的循证医学证据，可针对不同临床和/或病理类型给予个体化的治疗方案。对于表现为无症状性蛋白尿和/或血尿者、高血压及慢性肾功能不全者，可参照慢性肾脏病的支持对症治疗方案；对于表现为肾病范围蛋白尿或肾病综合征者，可先予糖皮质激素治疗，激素抵抗或激素依赖者可联合免疫抑制剂治疗，上述治疗无效者，可试用抗 CD20 的单克隆抗体——rituximab[15]。本病的 5 年肾脏存活率为 78%，肾病综合征不缓解者预后差。

（刘　刚　周福德）

参考文献

1. MARKOWITZ GS, SCHWIMMER JA, STOKES MB, et al. C1q nephropathy: A variant of focal segmental glomerulosclerosis. Kidney Int, 2003, 64(4):1232-1240.

2. JENNETTE JC, HIPP CG. Immunohistopathologic evaluation of C1q in 800 renal biopsy specimens. Am J Clin Pathol, 1985, 83(4):415-420.

3. 蒋炜, 黎磊石, 陈惠萍, 等. C1q 肾病二例报告. 中华肾脏病杂志, 1990, 6:300.

4. BRENNER BM. The kidney. 9th ed. Philadelphia: Saunders, 2012:1100-1380.

5. MUORAH M, SINHA MD, HORSFIELD C, et al. C1q nephropathy: a true immune complex disease or an immunologic epiphenomenon? NDT Plus, 2009, 2(4):285-291.

6. LAU KK, GABER LW, DELOS SANTOS NM, et al. C1q nephropathy: features at presentation and outcome. Pediatr Nephrol, 2005, 20(6):744-749.

7. KERSNIK LEVART T, KENDA RB, AVGUSTIN CAVIĆ M, et al. C1q nephropathy in children. Pediatr Nephrol, 2005, 20: 1756-1761.

8. NISHIDA M, KAWAKATSU H, KOMATSU H, et al. Spontaneous improvement in a case C1q nephropathy. Am J Kidney Dis, 2000, 35(5):E22.

9. GUNASEKARA VN, SEBIRE NJ, TULLUS K. C1q nephropathy in children: clinical characteristics and outcome. Pediatr Nephrol, 2014, 29(3):407-413.

10. HISANO S, FUKUMA Y, SEGAWA Y, et al. Clinicopathologic correlation and outcome of C1q nephropathy. Clin J Am Soc Nephrol, 2008, 3:1637-1643.

11. FUKUMA Y, HISANO S, SEGAWA Y, et al. Cinicopathologic correlation of C1q nephropathy in children. Am J Kidney Dis, 2006, 47(3): 412-418.

12. VIZJAK A, FERLUGA D, ROZIC M, et al. Pathology, clinical presentations, and outcomes of C1q nephropathy. J Am Soc Nephrol, 2008, 19(11): 2237-2244.

13. MALLESHAPPA P, VANKALAKUNTI M. Diverse clinical and histology presentation in c1q nephropathy. Nephrourol Mon, 2013, 5(3):787-791.

14. 刘建华, 何威逊, 罗运九, 等. 八例 C1q 肾病的诊断与鉴别诊断. 中华儿科杂志, 2002, 40 :716-719.

15. SINHA A, NAST CC, HRISTEA I, et al. Resolution of clinical and pathologic features of C1q nephropathy after rituximab therapy. Clin Exp Nephrol, 2011, 15(1):164-170.

第四章
肾小球疾病治疗概述

近年完成的流行病学调查显示我国成人慢性肾脏病（CKD）的患病率达到10.8%[1]。虽然随着工业化的进程和生活方式的改变，我国肾脏疾病谱发生了变化，代谢性疾病如糖尿病引起的糖尿病肾脏病正逐步取代肾小球肾炎而成为住院CKD患者的主要原因[2]，但是肾小球疾病仍是我国引起终末期肾脏病的重要原因。在原发性肾小球疾病中，我国最常见的原发性肾小球肾炎IgA肾病并未见明显减少，但是特发性膜性肾病则显著上升[3,4]，且推测其与环境污染有关[4]。

各类肾小球疾病的治疗在相应章节已经均有阐述。但是需要注意的是多数肾小球疾病的发病机制尚未完全阐明，也无治愈的方法；其次，多数肾小球疾病属于慢性疾病，治疗时间长，疾病缓解后复发则需要反复治疗。所以，在选择治疗方法时需要综合考虑肾小球疾病本身自然病程的特点和治疗方案给患者带来的利弊得失；既要考虑到疗效，又要考虑到各种药物的毒副作用；同时，对部分慢性迁延性疾病还要尽可能延缓肾脏病进展至终末期肾脏病（ESRD）。因此，肾脏病医生不仅需要熟悉各种肾小球疾病的自然病程特点和病理生理发病机制，还要熟知所用药物的药理机制及代谢特点，从而达到治疗的目的[5]。针对肾小球肾炎患者长期随访的队列研究可以阐明疾病的自然病程和进展的危险因素，也有助于观察治疗反应和治疗带来的毒副作用。基于已有的循证证据，肾脏病改善全球预后（KDIGO）组织于2012年颁布了肾小球肾炎的治疗指南[6]，有助于减少既往经验治疗带来的问题。但是需要注意的是，肾小球疾病治疗的前瞻、随机对照研究（RCT）较少，2012年KDIGO肾小球疾病指南所用的循证证据质量不高；而且不同遗传背景，如不同种族的患者对同一种治疗药物的疗效和安全性可能存在差异。因此，国际上仍需要加强对肾小球疾病治疗的研究。

1. 肾小球疾病的治疗应针对病理生理发病机制的关键环节　近年来对部分肾小球疾病、乃至部分肾小球病变类型的病理生理发病机制的研究有了长足进步。晚近提出的肾穿刺活检的共识建议提出：肾脏病理医生出具的肾脏病理报告不仅要详细描述具体的病变、做出病理学诊断，还要提出病理分型、可能的病因和可能的病理生理机制[7]。这样的肾脏病理报告无疑也对肾脏病医生提出了更高的要求，医生则可以根据疾病的病理生理机制、临床和病理表型决定最为适宜的治疗方案。例如丙型肝炎病毒引起的膜增生性肾小球肾炎（MPGN），其发病机制中可能涉及了B细胞的异常增殖、冷球蛋白血症性血管炎和单核巨噬细胞浸润等等，因此其治疗可能涉及抗病毒、B细胞清除、血浆置换和免疫抑制等等。近年研究发现，狼疮肾炎患者肾活检的病理报告不仅应该明确基于肾小球病变的肾脏病理分型，还应描述足细胞病变[8]、肾间质小管病变[9]、肾小球外的血管病变[10,11]等。因为这些病变足以影响患者的长期预后，需要在原有的免疫抑制治疗方案基础上适当进行调整。例如肾小球外小动脉出现血栓性微血管病（TMA）者可以加用血管紧张素转换酶抑制剂（ACEI）或血管紧张素转换酶受体拮抗剂（ARB）来抑制肾素-血管紧张素-醛固酮系统（RAAS）的高度活化，严重者可以像治疗原发性TMA一样，采用血浆置换法[12]。因此，近期部分专家也提出了基于病理生理机制的狼疮肾炎的诊断和治疗的策略[13]。

2. 肾小球疾病的治疗既要获得临床缓解，也要着眼于延缓疾病进展，改善患者预后 虽然肾小球疾病如急性链球菌感染后肾小球肾炎属于自限性疾病，微小病变（MCD）和局灶节段性肾小球硬化症（FSGS）经糖皮质激素（以下简称激素）治疗可完全缓解。但多数肾小球疾病属于慢性迁延性疾病，MCD 和 FSGS 也存在激素依赖和激素抵抗的临床表型，在长期接受多种免疫抑制治疗后的不同时间内仍不可避免地进入到 ESRD。所以，在治疗策略上既应考虑到短期疗效，如水肿、血尿和蛋白尿的临床缓解，还要考虑到长期保护肾功能，延缓进入 ESRD。鉴于此，首先应努力控制基于患者长期随访队列研究获得的疾病进展的危险因素。对于 IgA 肾病，其最主要的进展危险因素是高血压和蛋白尿；如能控制血压 ≤ 130/80mmHg、尿蛋白 <1.0g/d 则疾病进展的概率就会显著减少[14]，因此也应成为临床医生和患者共同努力的目标；ACEI/ARB 类药物因其既可降压又可减少蛋白尿而成为 IgA 肾病患者的基础治疗[6]，经上述措施蛋白尿仍不能降至 1.0g/d，才考虑加用激素治疗。对于膜性肾病自然病程的研究发现：罹患肾病综合征的患者经各种治疗后，其蛋白尿不能达到部分缓解（脱离肾病范围蛋白尿，且蛋白尿从峰值下降超过 50%）是决定患者 10 年后肾脏存活的独立危险因素[15]。众多研究证实，膜性肾病患者蛋白尿的量和持续的时间决定了患者的长期预后。与 IgA 肾病一样，2012 年 KDIGO 肾小球疾病治疗指南对膜性肾病也根据蛋白尿进行了危险分层，但不同的是，尿蛋白 >8g/d 为高危，4 ~ 8g/d 为中危，小于 4g/d 为低危[6]。建议对于低危和中危患者可以先给予支持对症疗法，争取自发缓解的机会。仅对于高危患者给予免疫抑制治疗。

自然病程研究发现不同肾小球疾病其蛋白尿定量与肾脏疾病进展的关系并不一致。基于 2008 年的一项研究发现膜性肾病患者对蛋白尿的耐受程度大于 FSGS，更远大于 IgA 肾病，且男性患者进展更快[16]。因此，也说明不同肾小球疾病的蛋白尿的含义也可能不一样。

3. 肾小球疾病的治疗应充分权衡利弊 多数肾小球疾病的发生发展与免疫炎症相关。目前的治疗多为非特异性的免疫抑制疗法，特别是对于慢性迁延性的肾小球疾病，长期免疫抑制治疗带来的毒副作用应该引起足够的重视。本章强调在肾小球疾病的治疗中既应使患者尽快获得完全缓解以改善患者的长期预后（包括肾脏预后和患者预后），同时也要权衡使用免疫抑制疗法带来的毒副作用。

对于免疫抑制治疗可迅速缓解的疾病如 MCD 和部分 FSGS，目前仍采用短期应用激素以求迅速达到完全缓解。但也有观点认为随着新型免疫抑制剂的不断问世，建议应尝试避免使用激素、或者在小剂量激素基础上重点应用免疫抑制剂的治疗策略，如钙调磷酸酶抑制剂（CNI）环孢素 A 和他克莫司，尚需大宗病例的临床研究予以证实。对于激素依赖和激素抵抗的 MCD 和 FSGS，则建议激素联合细胞毒药物或免疫抑制剂，乃至非激素的免疫抑制疗法。

对于慢性迁延性肾小球疾病应考虑严格控制疾病进展的危险因素而达到保护肾功能的长期目标。如表现为慢性肾炎（蛋白尿大于 1.0g/d）的 IgA 肾病患者，虽然激素可能有效减少蛋白尿，但是其长期保护肾功能的效果有待进一步的研究证实[17]；因此，2012 年肾小球疾病治疗的 KDIGO 指南建议应用足量 ACEI/ARB 抑制 RAAS 系统，通过降血压和降尿蛋白使多数患者脱离肾功能快速进展的危险[6]。而对于成人膜性肾病中低危和中危患者，建议给予足够观察时间等待其自发缓解的可能性。这样既不必担心疾病快速进展，也避免了使用激素和免疫抑制剂带来的毒副作用。

糖皮质激素和常用的细胞毒药物或免疫抑制剂的毒副作用在相关章节中已经详细阐述。长期使用糖皮质激素的毒副作用众所周知，严重者可致残而遗留终生，甚至危及生命。细胞毒药物和各种新型免疫抑制剂也并不安全。需要深入了解各种药物的药理机制和代谢特点，特别是经肾脏代谢的特点，才能在临床工作中对肾功能受损的患者做到合理用药。同时还需要了解药物之间的相互作用，才能最大限度地发挥治疗效果，同时减少不必要的毒副作用。

（赵明辉）

参考文献

1.　ZHANG L, WANG F, WANG L, et al. Prevalence of chronic kidney disease in China: a cross-sectional survey. Lancet, 2012, 379(9818):815-822.

2.　zhang lx, long j, jiang w, et al. Prevalence of chronic kidney disease with diabetes or glomerulonephritis in China. N Engl J Med, 2016, 375(9):905-906.

3.　ZHU P, ZHOU FD, WANG SX, et al. Increasing frequency of idiopathic membranous nephropathy in primary glomerular disease: a 10-year renal biopsy study from a single Chinese nephrology centre. Nephrology (Carlton), 2015, 20(8): 560-566.

4.　XU X, WANG G, CHEN N, et al. Long-term exposure to air pollution and increased risk of membranous nephropathy in China. J Am Soc Nephrol, 2016, 27(12):3739-3746.

5.　CATTRAN DC, REICH HN. Overview of therapy for glomerular disease. Brenner & Rector's the kidney. Philadelphia: Elsevier (Saunders), 2012.

6.　ECKARDT KU, KASISKE BL. KDIGO Clinical Practice Guideline for Glomerulonephritis Foreword. Kidney International Supplements, 2012, 140.

7.　SETHI S, HAAS M, MARKOWITZ GS, et al. Mayo clinic/renal pathology society consensus report on pathologic classification, diagnosis, and reporting of GN. J Am Soc Nephrol, 2016, 27(5):1278-1287.

8.　WANG Y, YU F, SONG D, et al. Podocyte involvement in lupus nephritis based on the 2003 ISN/RPS system: a large cohort study from a single centre. Rheumatology (Oxford), 2014, 53(7):1235-1244.

9.　YU F, WU LH, TAN Y, et al. Tubulointerstitial lesions of patients with lupus nephritis classified by the 2003 International Society of Nephrology and Renal Pathology Society system. Kidney Int, 2010, 77(9):820-829.

10.　WU LH, YU F, TAN Y, et al. Inclusion of renal vascular lesions in the 2003 ISN/RPS system for classifying lupus nephritis improves renal outcome predictions. Kidney Int, 2013, 83(4):715-723.

11.　SONG D, WU LH, WANG FM, et al. The spectrum of renal thrombotic microangiopathy in lupus nephritis. Arthritis Res Ther, 2013, 15(1):R12.

12.　LI QY, YU F, ZHOU FD, et al. Plasmapheresis is associated with better renal outcomes in lupus nephritis patients with thrombotic microangiopathy: a case series study. Medicine (Baltimore), 2016, 95(18):e3595.

13.　ANDERS HJ, ROVIN B. A pathophysiology-based approach to the diagnosis and treatment of lupus nephritis. Kidney International, 2016, 90(3):493.

14.　REICH HN, TROYANOV S, SCHOLEY JW, et al. Toronto Glomerulonephritis Registry. Remission of proteinuria improves prognosis in IgA nephropathy. J Am Soc Nephrol, 2007, 18(12):3177-3183.

15.　TROYANOV S, WALL CA, MILLER JA, et al. Toronto Glomerulonephritis Registry Group. Idiopathic membranous nephropathy: definition and relevance of a partial remission. Kidney Int, 2004, 66(3):1199-1205.

16.　CATTRAN DC, REICH HN, BEANLANDS HJ, et al. The impact of sex in primary glomerulonephritis. Nephrol Dial Transplant, 2008, 23: 2247-2253.

17.　RAUEN T, EITNER F, FITZNER C, et al. Intensive supportive care plus immunosuppression in IgA nephropathy. N Engl J Med, 2015, 373(23):2225-2236.

第十二篇

肾小管疾病

第一章
肾性糖尿

一、肾小管对葡萄糖的重吸收作用

正常人血糖在生理范围内波动，肾小球滤过的糖可被肾小管100%重吸收，其中大部分在肾小管前部吸收，所以尿糖阴性。肾小管对葡萄糖的重吸收有一个最大率（TmG），TmG正常范围250 ~ 375mg/（min·1.73m^2），根据TmG可推算出尿糖阳性时血糖浓度大约8.9 ~ 10.0mmol/L。大多数尿糖阳性是由于血糖升高所致，罕见的情况下是肾性糖尿（renal glucosuria），即指血糖正常，而尿糖的排出增加，主要是由于肾小管对葡萄糖重吸收减少导致。

二、肾小管对葡萄糖重吸收的机制 [1]

肾小管对于葡萄糖的重吸收是一个主动过程，通过位于近端肾小管上皮细胞管腔膜侧钠-葡萄糖协同转运子（sodium/glucose cotransporter）完成。转运过程中由肾小管基底膜侧的钠-钾ATP酶维持管腔-细胞内的钠浓度梯度，造成近端肾小管电位差，从而为糖转运提供能量。

人肾脏有9个钠-糖转运子表达，目前认为主要负责近端肾小管重吸收葡萄糖的有两个，分别是钠-葡萄糖协同转运子1（SGLT1）和钠-葡萄糖协同转运子2（SGLT2），分别由 SLC5A1 和 SLC5A2 基因编码。SGLT1主要在近曲小管S3段，为高亲和力低转运能力的转运子，转运一分子钠和二分子葡萄糖或半乳糖，重吸收大约10%近端肾小管重吸收的葡萄糖；SGLT2位于近曲肾小管S1、S2段，属于低亲和力高转运能力转运蛋白，每个转运子携带一分子钠和一分子葡萄糖，负责重吸收90%的葡萄糖。

三、肾性糖尿

对于特发性肾性糖尿在不同研究中定义略有差异，一般认为应当符合以下标准：① 口服糖耐量试验除外糖尿病，包括血浆胰岛素、游离脂肪酸、糖化血红蛋白都正常；② 尿中葡萄糖（10 ~ 100g/d）应当相对稳定，但是妊娠期间除外；③ 糖尿的程度不依赖于饮食中碳水化合物摄入，所有受检尿标本中均应含糖；④ 尿糖应当是葡萄糖，不含其他糖分。单纯性肾性糖尿病患者可以正常代谢碳水化合物，有些患者可以伴有选择性氨基酸尿，但是与范可尼综合征的非选择性氨基酸尿不同。目前认为SGLT2编码基因 SLC5A2 基因突变与该病发生有关 [2,3]。

确定有肾性糖尿后，应对肾性糖尿的病因进行鉴别。应注意有无合并其他的肾小管损伤的证据，如肾性氨基酸尿，肾小管酸中毒等；有无妊娠；同时应询问家族史，必要时家庭成员进行肾性糖尿的检查。

四、家族性肾性糖尿

家族性肾性糖尿（familiar renal glucosuria）（OMIM 233100）表现为单纯性的肾性糖尿，病人

每日尿糖可以不到1g到150g不等，整个病程呈现良性过程，无需治疗[4]。少数有报道引起失盐、容量轻度下降、肾素醛固酮水平升高的报道。来自北京大学第一医院研究显示该病呈现常染色体显性遗传和隐性遗传两种模式，呈现隐性遗传的（16 vs 27g/d）比显性遗传尿糖程度重（4 vs 6.5g/d），但是病人没有显著的多尿或口渴症状[2]。已经确认SGLT2编码基因SLC5A2基因突变是引起该病的主要原因[1]，Yu等报道了4个中国人肾性糖尿家系5个新突变，其中2个家系携带两个复合杂合突变，而另外两个较轻的家系携带一个杂合突变。在日本人中有GLUT2基因突变的报道[5]。现在已经据此开发了通过抑制SGLT2的药物用于糖尿病治疗。

五、其他遗传性病伴有糖尿[6]

葡萄糖-半乳糖肠肾吸收不良综合征（glucose-galactose malabsorption），非常罕见的常染色体隐性遗传病，病人表现为新生儿起病的严重致命性水样泻和脱水，肾脏受累轻，表现为肾糖阈下降。主要是由钠-糖转运子SLC5A1基因突变导致[7]。

特发性戊糖尿症（essential pentosuria）是常染色体隐性遗传病，由于烟酰胺腺嘌呤二核苷酸磷酸-木糖醇脱氢酶活性下降，木糖不能被进一步代谢导致戊糖尿，临床表现轻，尿甲基间苯二酚反应（Bial反应）阳性即可确诊，主要由DCXR基因突变导致。

特发性果糖尿症（essential fructosuria）常染色体隐性遗传，由KHK基因突变导致，果糖磷酸激酶活性下降引起果糖-1-磷酸化不能形成，通常尿检发现，通过尿间苯二酚（selivanoff）反应阳性可以诊断，临床表现轻。

六、获得性肾性糖尿

各种原因引起近端肾小管损伤，该类损伤引起的肾性糖尿通常合并其他的肾小管间质损伤，可出现Fanconi综合征，严重的贫血，甚至肾衰竭。通过临床表现和肾小管功能的检查易鉴别。

妊娠后肾小球对糖的滤过增加，肾小管重吸收糖的能力下降，可出现肾性糖尿，血糖正常。妊娠引起的肾性糖尿通过病史较易鉴别，妊娠前无肾性糖尿，妊娠时出现，同时应除外妊娠糖尿病。

（吕继成　师素芳　陈育青）

参考文献

1. SZABLEWSKI L. Distribution of glucose transporters in renal diseases. J Biomed Sci, 2017, 24(1): 64.
2. YU L, LV JC, ZHOU XJ, et al. Abnormal expression and dysfunction of novel SGLT2 mutations identified in familial renal glucosuria patients. Hum genet, 2011, 129(3): 335-344.
3. KANAI Y, LEE WS, YOU G, et al. The human kidney low affinity Na$^+$/glucose cotransporter SGLT2. Delineation of the major renal reabsorptive mechanism for D-glucose. J Clin Invest, 1994, 93(1): 397-404.
4. SANTER R, CALADO J. Familial renal glucosuria and SGLT2: from a mendelian trait to a therapeutic target. Clin J Am Soc Nephrol, 2010, 5(1): 133-141.
5. SAKAMOTO O, OGAWA E, OHURA T, et al. Mutation analysis of the GLUT2 gene in patients with Fanconi-Bickel syndrome. Pediatr Res, 2000, 48(5): 586-589.
6. 王海燕. 肾脏病学. 3 版. 北京：人民卫生出版社，2008；1081-1083.
7. XIN B, WANG H. Multiple sequence variations in SLC5A1 gene are associated with glucose-galactose malabsorption in a large cohort of Old Order Amish. Clin Genet, 2011, 79(1): 86-91.

第二章
肾性氨基酸尿

肾性氨基酸尿是一组以肾小管对氨基酸转运障碍为主的肾小管病。肾小球滤过的氨基酸可被近端肾小管几乎全部重吸收，肾小管对滤过氨基酸重吸收减少，出现肾性氨基酸尿。

一、肾小管对重吸收及转运系统 [1]

人的肾脏每天大约滤过70g氨基酸，绝大多数都被肾小管重吸收，其中近端肾小管重吸收95% ~ 99.9%，因此当尿氨基酸排泄率超过5%认为异常。肾小管对于氨基酸重吸收主要通过一系列转运体完成，几乎完全被重吸收。氨基酸转运体通常包括低亲和力和高转运能力的转运蛋白，往往几种氨基酸共用，另一类是高亲和力和低转运能力的特异性氨基酸转运子。其中共同转运子包括五组氨基酸转运蛋白：中性和环状氨基酸、甘氨酸和亚氨基氨基酸、胱氨酸和二羧基氨基酸、二羧基氨基酸和β-氨基酸。它们转运的动力来自基膜侧Na^+-K^+-ATP酶造成的钠离子梯度。

氨基酸尿可以由于肾小管氨基酸转运蛋白功能缺陷造成重吸收能力下降引起（肾性氨基酸尿），也可以血中氨基酸增多超过肾小管重吸收能力（"溢出性氨基酸尿"）引起。其中肾性氨基酸尿见于各种原因引起的近端肾小管损伤和遗传性肾性氨基酸尿。由于肾小管重吸收氨基酸时，几个氨基酸共用同一种转运子，因此某个转运子的遗传缺陷引起尿中出现多种特定的氨基酸，这是本章重点描述的内容。

二、遗传性氨基酸尿

（一）胱氨酸尿 [2]

1. 发病机制　胱氨酸尿症（cystinuria）是患者肾小管转运胱氨酸能力受损，导致近端肾小管对于胱氨酸重吸收减少，尿中胱氨酸排泄量增加，以及形成胱氨酸肾结石。胱氨酸转运体也负责其他二碱基氨基酸的重吸收（鸟氨酸、赖氨酸、精氨酸），但是这些氨基酸相对容易溶解，它们排泄增加并不增加肾结石风险。该病属于常染色体隐性遗传，已发现两个致病基因（SLC3A1、SLC7A9）。此前，胱氨酸尿症是根据患病儿童父母的胱氨酸排泄量进行分类：若患者父母亲胱氨酸排泄量正常，则为Ⅰ型；若患者双亲半胱氨酸排泄量显著增加为Ⅱ型，中度增加为Ⅲ型。现在则是按照致病基因进行分型。无论哪种分型与病人临床过程关系似乎都不大。

2. SLC3A1 基因缺陷 [3]　位于染色体 2p16.3-p21，该基因编码 rBAT，rBAT 与 SLC7A9 基因编码产物形成一种异源二聚体，是转运胱氨酸和二碱基氨基酸所需的蛋白质。该异源二聚体介导胱氨酸和二碱基氨基酸在近端小管和小肠的转运。该基因纯合子突变患者为 A 型胱氨酸尿症。大多数病例中，A 型胱氨酸尿症患者也为Ⅰ型表型，即其父母亲的胱氨酸排泄量正常，呈现隐性遗传的特点。来自国际胱氨酸尿症联盟（International Cystinuria Consortium）研究报告多数Ⅰ型患者在 SLC3A1 基因的两个等位基因中均存在遗传性突变。

3. *SLC7A9* 基因缺陷 [4]　该基因位于染色体 19q12-13.1 区域，编码氨基酸转运体 b⁰,⁺AT。纯合子归类为 B 型胱氨酸尿症。多数 B 型胱氨酸尿症患者的双亲尿中胱氨酸水平升高，但是一般没有结石，因此为非 I 型表型，其遗传特点是一种肾结石常染色体显性遗传病（不完全外显）。

4. 其他基因缺陷　有患者表现上述两个基因共同缺陷，为 AB 型胱氨酸尿，但是这两个基因突变并不能解释所有的胱氨酸尿，表明还有其他基因突变参与该病。例如肌张力减退 - 胱氨酸尿综合征患者有一个突变的 *SLC3A1* 等位基因及 *PREPL* 基因突变参与致病 [5]，患者会同时伴有婴儿期的肌张力减弱和喂养困难。2p21 缺失综合征患者的 *PREPL*、*SLC3A1* 和 *SLC7A9* 基因缺失 [6]，表现为严重发育滞后、高乳酸血症、肌张力减退、喂养困难和胱氨酸尿症。

5. 临床表现 [1]　胱氨酸尿症的临床表现是与结石有关的表现，包括腰痛、血尿。平均每出生7000 人中就有 1 人患病。胱氨酸结石见于 1%～2% 的结石者，但儿童结石中的比例较高。一项纳入 200 多例患者的研究显示结石中位发生年龄为 12 岁，可以小到婴儿期就发生，因此在儿童期或青春期出现结石的患者，就应考虑到胱氨酸尿症可能。但是患者也可在较大年龄才出现首个结石。对于有大的分支（鹿角形）结石，结石填充肾脏集合系统且需外科治疗的患者也应怀疑有胱氨酸尿症。结石对男性比女性可能影响更严重，但原因不明。病人可以表现出不同程度肾功能下降，病理上可以发现胱氨酸结晶堵塞 Bellini 管，并在内髓集合管和亨利襻内发现磷酸钙结晶，同时也可以看到局灶性肾小管扩张伴周围间质纤维化。当然病人多次接受外科手术治疗结石也可能影响到肾功能。

6. 诊断　当肾结石患者合并 1 个或多个以下指正时即可诊断胱氨酸尿症：① 结石分析显示胱氨酸；② 有胱氨酸尿症家族史；③ 尿液分析中见到具有诊断价值的六角形胱氨酸结晶，可以在四分之一的患者的初始尿液检查中查到这种结晶。其他化验检查包括氰化物 - 硝普盐试验筛查，结果阳性表明尿胱氨酸浓度大于 75mg/L，如果检查阴性结果一般可排除胱氨酸尿症，但罕见情况下杂合子患者的试验结果也可能呈阴性。尿胱氨酸排泄率检查：正常胱氨酸排泄率为 30mg/d，而胱氨酸尿症患者排泄率通常超过 400mg/d，有些甚至可高达 3600mg/d。胱氨酸尿症杂合子和范可尼综合征的患者胱氨酸排泄一般不超过 250mg/d。随着分子生物学的临床应用，将来基因检测有可能用于胱氨酸尿诊断和鉴别诊断。

7. 治疗 [5]　该病治疗主要目的是要保持尿中胱氨酸浓度低于其可溶性水平，避免结石形成。尿中胱氨酸在碱性 pH 时溶解度较高，并且受尿中其他离子和大分子影响。一般认为尿 pH 介于7.0～7.5 时，胱氨酸尿溶解度在 175～360mg/L（0.7～1.47mmol/L）不等，在尿 pH>7 时胱氨酸溶解度约为 243mg/L，在此水平以下可以维持溶解状态。为了达到该目标，治疗措施包括以下方式：① 限制钠和蛋白质摄入量以减少胱氨酸排泄，从而降低尿中胱氨酸的浓度。② 多饮水多排尿以降低胱氨酸浓度，一般根据尿排泄胱氨酸量来计算需要的尿量以达到胱氨酸浓度 <243mg/L 的目标。③ 碱化尿液以增加胱氨酸的溶解度，可以使用枸橼酸钾或碳酸氢钾 3～4mmol/（kg·d），分3～4 次服用，为保持夜间尿液 pH 呈碱性，每日碱剂的最后一剂应在睡前服用。特定情况下，也可使用乙酰唑胺。应避免使用枸橼酸钠或碳酸氢钠，因为可提高钙、胱氨酸和尿酸排泄，只有在高钾血症不得已的情况下选择。④ 如果保守措施无法充分降低尿胱氨酸浓度或结石反复复发，推荐加用含巯基药物，如青霉胺或硫普罗宁或卡托普利。胱氨酸排泄率极高的患者，含巯基药物也可作为初始治疗。⑤ 持续结石形成可形成大的结石（包括鹿角形结石）和尿路梗阻，往往需要外科干预。

（二）赖氨酸尿性蛋白质耐受不良

1. 发病机制　赖氨酸尿性蛋白质耐受不良（lysinuric protein intolerance，LPI）是一种罕见的常染色体隐性遗传病，主要由阳离子氨基酸（赖氨酸、精氨酸和鸟氨酸）的基膜侧转运子功能缺陷所致，包括小肠、肝脏和肾小管对于上述氨基酸转运障碍。主要在芬兰、日本以及意大利报道。目前发现 *SCL7A7* 在上述家系中发现突变 [7]。阳离子氨基酸转运多聚体包括 y⁺、y⁺L、b⁺、b⁰⁺ 和 B⁰⁺。*SCL7A7* 基因编码其中 y⁺L。该基因的突变导致尿中赖氨酸和阳离子氨基酸增多，血中下降。这些氨基酸代谢障碍损害尿素循环并导致餐后血氨升高。

2. 临床表现　LPI患儿哺乳期间通常无症状，但是停止哺乳后开始表现出对蛋白耐受性差、骨骼发育延迟、严重骨质疏松、肝脾肿大、肌张力低和头发稀少。化验检查存在黄疸、高血氨和代谢性酸中毒。偶尔由于蛋白营养不良导致小结节性肝硬化和肺泡蛋白沉积症。由于精氨酸低可以引起免疫学异常，也有患IgA肾病报道[8]。

3. 治疗　适度蛋白限制，每天补充3～8g瓜氨酸和赖氨酸。瓜氨酸可以在肝脏中转化为鸟氨酸和精氨酸，而赖氨酸不能由瓜氨酸合成。

（三）Hartnup病

Hartnup病最早在1956年Hartnup家族报道，为常染色体隐性遗传，是由于位于肾小管和小肠的中性氨基酸转运子B⁰AT1功能缺陷，其编码基因SLC6A19，该基因突变影响肾小管和肠道的中性氨基酸吸收障碍[9]。

很多通过前瞻性检测筛查出来的新生儿没有症状。患者多儿童期发病，由于色氨酸肠道吸收减少，体内烟酰胺产生不足，可出现光敏感性糙皮样皮疹，小脑共济失调和精神症状，但很多携带该转运子缺陷的患者，虽然有氨基酸尿，却没有上述临床表现。确诊依靠尿和便的氨基酸成分检查，发现中性氨基酸（苏氨酸，丝氨酸，色氨酸，组氨酸，丙氨酸，谷氨酰胺，天门冬酰胺）。

对于有症状的儿童是补充烟酰胺50～300mg/d，但是对于无症状的儿童是否需要治疗仍然存在争议，考虑到治疗安全性，理论上可以选择治疗。

（四）亚氨基甘氨酸尿

家族性亚氨基甘氨酸尿症（familial iminoglycinuria）是常染色体隐性遗传病，通常是一种良性病变，无明显临床症状，无需特殊治疗。氢氨基酸转运体PAT2的编码基因SLC36A2突变是引起甘氨酸尿的主效致病基因[10]。SLC36A2基因突变后PAT2仍有部分氨基酸转运能力，当同时伴有SLC6A20基因突变会引起亚氨基甘氨酸尿。在家族性亚氨基甘氨酸尿家系中其他合并的突变包括甘氨酸转运体SLC6A18基因（XT2）和中性氨基酸转运蛋白SLC6A19（B⁰AT1）基因突变也参与了亚氨基甘氨酸尿或高甘氨酸尿的表型。

该病的诊断是尿中亚氨基酸和甘氨酸排泄增多，一般出生3个月内新生儿都能检测到一定量的氨基酸，如果6个月以上还检测到亚氨基酸和甘氨酸排泄增多就能诊断该病。

（五）二羧基氨基酸尿

二氨基酸尿（dicarboxylic aminoaciduria）是一种常染色体隐性疾病，主要由于谷氨酸转运体SLC1A1基因纯合突变导致[11]，该转运体是高亲和力阴离子氨基酸转运蛋白，在肾脏、上皮组织、大脑和眼睛表达。一般认为临床表现轻，无症状，在有限的病例报道中也有肾结石的报道[11]。

三、获得性氨基酸尿

后天获得性氨基酸尿并不少见，成人或儿童均可发生，以成人多见。各种原因引起近端肾小管损伤包括感染（如肾盂肾炎）、药物性（如马兜铃酸）或免疫因素介导的间质性肾炎，该类损伤引起的肾性氨基酸尿无特异分类，表现为全氨基酸尿，同时合并其他的肾小管间质损伤，如肾性糖尿，可出现Fanconi综合征，严重的贫血，甚至肾衰竭。通过临床表现和肾小管功能的检查易鉴别。

（吕继成　陈育青）

参考文献

1.　王海燕.肾脏病学.3版.北京:人民卫生出版社,2008:1081-1083.

2.　CHILLARON J, FONT-LLITJOS M, FORT J, et al. Pathophysiology and treatment of cystinuria. Nat Rev

Nephrol, 2010, 6(7): 424-434.

3. CALONGE MJ, GASPARINI P, CHILLARON J, et al. Cystinuria caused by mutations in rBAT, a gene involved in the transport of cystine. Nat Genet, 1994, 6(4): 420-425.

4. FELIUBADALO L, FONT M, PURROY J, et al. Non-type I cystinuria caused by mutations in SLC7A9, encoding a subunit (bo,+AT) of rBAT. Nat Genet, 1999, 23(1): 52-57.

5. CHABROL B, MARTENS K, MEULEMANS S, et al. Deletion of C2orf34, PREPL and SLC3A1 causes atypical hypotonia-cystinuria syndrome. J Med Genet, 2008, 45(5): 314-318.

6. PARVARI R, GONEN Y, ALSHAFEE I, et al. The 2p21 deletion syndrome: characterization of the transcription content. Genomics, 2005, 86(2): 195-211.

7. TORRENTS D, MYKKANEN J, PINEDA M, et al. Identification of SLC7A7, encoding y+LAT-1, as the lysinuric protein intolerance gene. Nat Genet, 1999, 21(3): 293-296.

8. MCMANUS DT, MOORE R, HILL CM, et al. Necropsy findings in lysinuric protein intolerance. J Clin Pathol, 1996, 49(4): 345-347.

9. KLETA R, ROMEO E, RISTIC Z, et al. Mutations in SLC6A19, encoding B0AT1, cause Hartnup disorder. Nat Genet, 2004, 36(9): 999-1002.

10. BROER S, BAILEY CG, KOWALCZUK S, et al. Iminoglycinuria and hyperglycinuria are discrete human phenotypes resulting from complex mutations in proline and glycine transporters. J Clin Invest, 2008, 118(12): 3881-3892.

11. BAILEY CG, RYAN RM, THOENG AD, et al. Loss-of-function mutations in the glutamate transporter SLC1A1 cause human dicarboxylic aminoaciduria. J Clin Invest, 2011, 121(1): 446-453.

第三章
肾性磷酸盐尿

肾性磷酸盐尿是指由多种遗传性因素或获得性因素所致肾小管对磷酸盐的转运障碍，从而导致磷酸盐的重吸收减少，进而发生低磷血症。

在人体内，磷的平衡有赖于食物摄入、肠道吸收与排出、组织间分布以及肾脏的滤过和重吸收。磷酸盐是人体含量第三丰富的阴离子，约占体重的1%。80% ~ 85%的磷储存于骨骼内，15%分布于软组织，仅有1%存在于可以快速交换的血浆中[1]。

由于摄入食物的种类不同，人体每天摄入的磷大约在700 ~ 2 000mg。而肾脏每日排出的磷为615 ~ 1 545mg，另有部分可经过粪便排出[1]。肾脏对磷的整体排出量依赖于磷在肾小球的滤过以及在肾小管的重吸收。目前没有证据提示磷酸盐可以在肾小管主动分泌。近端肾小管是重吸收磷的主要部位。在正常饮食的情况下，每日从肾小球滤过的磷65% ~ 85%被近端小管重吸收。

在近端肾小管上皮细胞刷状缘的管腔侧，主要有三种不同的钠离子驱动的磷转运蛋白，分别为NaPi-Ⅱa（Npt2a，SLC34A1）、NaPi-Ⅱc（Npt2c，SLC34A3），和PiT2（SLC20A2）[2]。其中NaPi-Ⅱa和NaPi-Ⅱc起到最主要的作用。在针对小鼠的研究中发现，NaPi-Ⅱa（Npt2a，SLC34A1）主要在肾脏表达，并介导70% ~ 80%的磷酸盐的重吸收[3]。NaPi-Ⅱc（Npt2c，SLC34A3）也主要在肾脏表达。与前两种转运子主要在肾脏表达不同，PiT2（SLC20A2）可以在多种组织中表达，其对磷酸盐的重吸收可能只起到一小部分作用[4]。到目前为止，磷酸盐在肾小管基底侧的转运通路尚不明确。

这三种转运蛋白具有不同的转运模式，受pH、甲状旁腺激素（parathyroid hormone，PTH）水平等多种因素影响以及饮食中磷摄入量的影响。NaPi-Ⅱa和NaPi-Ⅱc负责转运二价磷酸盐（HPO_4^{2-}），而PiT2转运一价磷酸盐（$H_2PO_4^-$）。NaPi-Ⅱa和NaPi-Ⅱc每次转运过程，会同时伴有2 ~ 3个钠离子的转运，因此每个磷酸盐的转运过程会伴有一个正电荷的转移。而PiT2只伴有2个钠离子的转运，因此是电中性的[5]。NaPi-Ⅱa和NaPi-Ⅱc在pH接近中性条件下（pH 7.4 ~ 7.0）转运效率最高，而PiT2在轻度酸性的条件下更活跃[6]。

上述钠/磷转运蛋白遗传性异常可导致磷重吸收障碍，造成肾性磷酸盐尿。此外，其他多种肾小管损伤因素引起，或PTH等激素水平异常也可引起尿磷酸盐排出增加，导致肾性磷酸盐尿。

一、病因

尿磷酸盐排出增加主要有两方面的原因。其一，降磷素的产生增多或者活性增强。例如，多种遗传性因素或获得性因素可以使成纤维细胞生长因子-23（fibroblast growth factor 23，FGF23）产生增多或者活性增强，而FGF-23水平的增加可以降低近端肾小管表达钠/磷协同转运蛋白，从而导致尿磷排泄增加。其二，近端肾小管对磷重吸收异常，可见于多种遗传性因素或获得性因素（表12-3-0-1）。

表 12-3-0-1　肾磷丢失增加的原因

近端肾小管重吸收障碍

遗传性障碍

　遗传性低磷血症性佝偻病伴高尿钙（*SLC34A3* 突变）

　常染色体隐性肾性失磷（*SLC34A1* 突变）

　NHERF1 突变

　KLOTHO 突变

获得性障碍

　药物：渗透性利尿剂、乙酰唑胺、降钙素、利尿剂、支气管扩张剂、肾上腺皮质激素、
　　　　碳酸氢盐、对乙酰氨基酚、铁剂（静脉）、抗肿瘤药物、抗逆转录病毒药物、
　　　　氨基糖苷类、抗惊厥药物

　原发性和继发性甲状旁腺功能亢进

　甲状腺功能亢进

　低钾肾病

　糖尿病控制不良

　肾移植术后

　急性肾小管坏死恢复期、尿路梗阻后遗症

　其他：肝脏切除后、结直肠手术、容量扩张

Fanconi 综合征

FGF-23 分泌增加或活性升高

遗传性障碍

　X- 连锁低血磷（*PHEX* 突变）

　常染色体显性低磷血症性佝偻病（*FGF-23* 突变）

　常染色体隐性低磷血症性佝偻病（*DMP1* 和 *ENPP1* 突变）

获得性障碍

　肿瘤所致骨软化症

（一）降磷素的产生增多或者活性增强

降磷素是可以起到抑制磷酸盐重吸收的一组蛋白。降磷素不同于其他已知的调节磷代谢的因素，例如PTH以及维生素D系统。降磷素主要包括FGF-23、分泌型卷曲相关蛋白1（secreted frizzled related protein 4，sFRP4）、成纤维细胞生长因子-7（fibroblast growth factor 7，FGF7）和细胞外基质磷酸糖蛋白（matrix extracellular phosphoglycoprotein，MEPE）。这些因子在多种磷酸盐代谢异常相关疾病中起到重要作用，例如肿瘤相关骨软化症，遗传性低磷血症相关疾病等[7]。

FGF-23是研究最多的一种降磷素。其主要由骨细胞分泌。在正常人体内，高磷血症以及高磷饮食摄入可以促进FGF-23的合成与释放。FGF-23主要有两方面功能：下调NaPi-Ⅱa和NaPi-Ⅱc的表达从而抑制磷的重吸收；抑制肾脏1-alpha羟化酶的表达从而降低活性维生素D的合成[8]。因此，FGF-23合成增加或活性升高可以导致肾性磷酸盐尿。

1. **常染色体显性低磷血症性佝偻病（*FGF-23* 突变）**　常染色体显性低磷血症性佝偻病（autosomal dominant hypophosphatemic rickets，ADHR）（OMIM # 193100）临床表现为佝偻病、低磷血症、高尿磷、乏力、骨痛以及下肢变形。该病主要由 *FGF-23* 基因的无义突变所致。该突变可以干扰 FGF-23 的水解与剪切，导致 FGF-23 半衰期延长[9]。该病治疗主要包括补充磷元素以及使用活性维生素 D。

2. X- 连锁低血磷（PHEX 突变） X- 连锁低血磷（X-linked hypophosphatemia，XLH，OMIM #307800）是最常见的遗传性佝偻病的病因，发病率约为 1/20 000，男女均可受累。该病临床表现为低磷血症、高尿磷、佝偻病、骨软化症、发育迟缓、小肠钙磷吸收障碍。血清 1,25(OH)D 水平正常或偏低，血清钙和 PTH 水平正常[10]。该病是由 X 染色体上，与内肽酶同源的磷调节基因（PHEX）突变所致。该基因发生失活突变，会导致循环中 FGF-23 水平升高，进而发生肾性失磷。口服磷酸盐以及活性维生素 D 可以改善患者的生长发育和减轻骨痛，但是并不能减少尿磷的丢失。FGF23 中和性抗体可能是将来治疗 XLH 的有效方法[11]。

3. 常染色体隐性低磷血症性佝偻病（DMP1 和 ENPP1 突变） DMP1 突变的患者可以表现为由于肾性失磷所致的低磷血症以及严重的佝偻病。其临床表现与前述 XLH 相似，提示与 FGF23 有关。在部分 DMP1 缺失患者中，可以发现血清 FGF23 水平正常或者升高。DMP1（尤其是 C 端）可以阻止 FGF23 转录，当 DMP1 缺失时，可以导致 FGF23 合成增加[12]。最近发现 ectonucleotide pyrophosphatase/phosphodiesterase 1（ENPP1）突变同样可以导致肾性失磷，该蛋白可以将细胞外 ATP 转化为无机焦磷酸盐[13]。然而，目前尚不清楚 ENPP1 如何调节 FGF23 产生。

4. 肿瘤所致骨软化症 肿瘤所致骨软化症（tumor-induced osteomalacia，TIO）是一种表现为肾性失磷的获得性副肿瘤综合征。可见于老年肿瘤患者。TIO 主要表现为低磷血症，血钙和 PTH 正常，肾性失磷，活性维生素 D 水平下降，骨矿化不全[14]。该病是由于间叶性肿瘤表达和分泌 FGF23 所致[15]。此外，这类肿瘤也可以分泌其他降磷素，如 MEPE，FGF7 以及 FRP4。该病主要治疗方法为彻底切除致病肿瘤。对于不能有效切除肿瘤的患者，需要补充磷酸盐以及或活性维生素 D，进而改善骨质。西那卡塞可以降低甲状旁腺功能，并减少肾脏磷酸盐的丢失，具有一定的效果，但需要注意其副作用[16]。

（二）近端肾小管磷重吸收障碍

1. 遗传性低磷血症性佝偻病伴高尿钙（SLC34A3 突变） 遗传性低磷血症性佝偻病伴高尿钙（Hereditary hypophosphatemic rickets with hypercalciuria，HHRH，OMIM #241530）是一种罕见的常染色体隐性遗传疾病。HHRH 是由于 SLC34A3 基因突变所致，该基因编码 NaPi- Ⅱ c 蛋白。患者临床表现为佝偻病，身材矮小，肾性失磷和高尿钙。血清 1,25(OH)$_2$D 水平升高，PTH 以及 FGF23 水平降低，从而导致小肠钙吸收增加并且出现高尿钙，易发生肾结石和钙化病变[17,18]。该病需要补充磷酸盐治疗。

2. 低磷血症性肾石症 / 骨质疏松 -1 和 Fanconi 肾小管综合征 -2（SLC34A1 突变） 与 SLC34A1（NaPi- Ⅱ a）基因突变相关的疾病共有两例报道，其基因突变可导致钠磷转运蛋白 NaPi- Ⅱ a 表达或者功能异常，发生肾性磷酸盐尿。其一，两例患者表现为肾结石以及骨矿化异常，持续低磷血症以及肾性失磷[19]。其单核苷酸改变造成错义突变（A48F 和 V147M）。遗传方式为常染色体显性遗传。另一宗报道，患者临床表现低磷血症性佝偻病、多发骨折、生长发育迟缓。临床出现 Fanconi 样综合征，但是广泛近端肾小管功能障碍并不明显。这些患者由于 1,25(OH)$_2$D 水平升高，易发生高尿钙。基因检测发现其重复的 7 个氨基酸序列在 G154-V160 位置出现。遗传方式为常染色体隐性遗传[20]。维生素 D 治疗该病的低磷血症无效。

3. 低磷血症性肾石症 / 骨质疏松 -2（NHERF1 突变） 低磷血症性肾石症 / 骨质疏松 -2（hypophosphatemic nephrolithiasis/osteoporosis-2，NPHLOP2，OMIM#612287）是 NHERF1 突变所致疾病。NHERF1 基因编码蛋白在协助钠磷协同转运蛋白向近端肾小管管腔侧转移具有重要意义。患者临床表现为轻度的肾性失磷、血磷轻度下降、肾石症、骨矿化降低、PTH 水平正常或偏低、钙水平和 1,25(OH)$_2$D 水平轻度升高[21]。

4. 肾移植 90% 的肾移植患者术后会发生轻中度低磷血症，通常发生在术后开始的数周，可以持续数月至数年。这些患者往往存在磷酸盐重吸收障碍和磷酸盐尿。其机制可能与持续性甲状旁腺功能亢进，FGF23 过度产生，25(OH)D 以及 1,25(OH)$_2$D 缺乏以及免疫抑制药物有关[22]。肾移植后低磷血症的处理包括补充磷酸盐，纠正维生素 D 缺乏，治疗甲状旁腺功能亢进。西那卡塞在移植后的患者中，具有纠正肾性失磷并升高血磷的作用，其机制与降低甲状旁腺激素的作用有关[23]。

5. **药物导致肾性磷酸盐尿** 许多药物被证实可以导致肾性磷酸盐尿和低磷血症。其机制与药物所致 Fanconi 综合征以及影响钠磷协同转运子有关。乙酰唑胺、袢利尿剂以及部分噻嗪类利尿剂都可以导致肾性磷酸盐尿。肾上腺皮质激素可以减少肠道吸收磷，并增加肾脏磷的排出，从而导致轻中度低磷血症。某些用于治疗肿瘤的新型酪氨酸激酶抑制剂也可以引起肾性失磷，从而引起低磷血症，例如伊马替尼（50%）、索拉非尼（13%）等。其机制与药物抑制钙和磷在骨质中的吸收，继发性甲状旁腺功能亢进，以及部分发生 Fanconi 综合征有关。

6. **其他** 多种病理生理状态可以导致肾性磷酸盐尿并发生低磷血症。这些因素包括：急性肾小管坏死以及梗阻性肾病恢复期；肝脏切除、结直肠手术、主动脉旁路手术以及心胸手术均可出现术后低磷血症等。

二、临床表现

由于肾脏大量失磷，血清磷下降，可引起一系列的临床症状（参见第三章第四节）。通常只有严重的低磷血症（低于 1.0mg/dl），才会出现明显的临床变现。其主要原因是细胞内 ATP 水平的下降。在低磷血症时，由于红细胞脆性增加，因此容易发生溶血。此外，还可出现多种神经肌肉以及骨骼的异常，包括近端肌病、骨痛和横纹肌溶解等。由于肌肉受累，甚至可以出现心功能不全以及呼吸衰竭。神经系统可以变现为感觉异常，震颤以及脑病。长期慢性低磷可以改变骨骼代谢，导致骨吸收增加和严重的矿化不全，从而损伤骨骼的结构和强度，可能发生骨折或骨痛。遗传性的肾脏失磷，发病年龄早，突出的表现为骨发育的异常，表现为佝偻病。部分患者由于同时合并尿钙增加，因此可发生肾石症或肾脏钙化。后天获得性的肾小管损伤，高尿磷通常只是 Fanconi 综合征临床表现的一部分。

三、诊断

对于低磷血症的患者，详尽的临床病史以及体格检查可能提示其病因（例如呼吸性碱中毒等）。而患者是否存在肾性失磷，则需要通过24小时尿磷定量，计算尿磷排泄分数（FE_{Pi}），以及计算肾小管最大磷重吸收与肾小球滤过率比值（TmP/GFR）确定。当24小时尿磷定量大于100mg，或者尿磷排泄分数大于5%，或 TmP/GFR<2.5mg/100ml 则提示肾性失磷[24]。低磷血症合并肾性失磷，往往提示由于获得性因素或基因异常所导致的近端肾小管重吸收磷的障碍。详细的病史、家族史以及基因检测的结果有助于明确最终的诊断。

四、治疗

针对不同病因所致肾性磷酸盐尿，其治疗方案有所不同。主要的治疗包括纠正低血磷。首先需要确定是否需要补充磷的治疗，对于轻度低磷血症的患者往往无明显临床症状，也无证据支持需要补磷治疗。对于轻中度低磷血症患者，可以通过口服低脂牛奶（含磷0.9mg/ml）补充磷。磷酸钠和磷酸钾复合片剂（含磷250mg）可以作为药物补充磷。对于严重的低磷血症（<1mg/dl），往往需要静脉补充治疗。目前尚无临床实验证实静脉合理补充磷的方案。在静脉补充磷时需要注意可能发生的副作用，包括肾衰竭、低钙抽搐、高磷血症等。目前的标准方案包括：对于严重的无症状低磷血症患者，可以给予2.5mg/kg元素磷，输注时间6小时以上；对于严重的有症状的低磷血症患者，可以给予5mg/kg元素磷，输注时间6小时以上[25]，或10mg/Kg元素磷，输注时间12小时以上。部分特殊类型的患者可以合并使用活性维生素D或者西那卡塞等药物。

（刘立军　陈育青）

1. BLAINE J, CHONCHOL M, LEVI M. Renal control of calcium, phosphate, and magnesium homeostasis. Clin J Am Soc Nephrol, 2015, 10(7): 1257-1272.

2. BIBER J, HERNANDO N, FORSTER I. Phosphate transporters and their function. Annu Rev Physiol, 2013, 75:535-550.

3. BECK L, KARAPLIS AC, AMIZUKA N, et al. Targeted inactivation of Npt2 in mice leads to severe renal phosphate wasting, hypercalciuria, and skeletal abnormalities. Proc Natl Acad Sci U S A, 1998, 95(9): 5372-5377.

4. SEGAWA H, ONITSUKA A, FURUTANI J, et al. Npt2a and Npt2c in mice play distinct and synergistic roles in inorganic phosphate metabolism and skeletal development. Am J Physiol Renal Physiol, 2009, 297(3): F671-678.

5. FENOLLAR-FERRER C, PATTI M, KNÖPFEL T, et al. Structural fold and binding sites of the human Na(+)-phosphate cotransporter NaPi- II . Biophys J, 2014, 106(6):1268-1279.

6. WAGNER CA, HERNANDO N, FORSTER IC, et al. The SLC34 family of sodium-dependent phosphate transporters. Pflugers Arch, 2014, 466(1): 139-153.

7. SHAIKH A, T BERNDT, R KUMAR. Regulation of phosphate homeostasis by the phosphatonins and other novel mediators. Pediatr Nephrol, 2008, 23(8): 1203-1210.

8. HU MC, SHIIZAKI K, KURO-O M, et al. Fibroblast growth factor 23 and Klotho: physiology and pathophysiology of an endocrine network of mineral metabolism. Annu Rev Physiol, 2013, 75: 503-533.

9. CONSORTIUM ADHR. Autosomal dominant hypophosphataemic rickets is associated with mutations in FGF23. Nat Genet, 2000, 26(3): 345-348.

10. DIXON PH, CHRISTIE PT, WOODING C, et al. Mutational analysis of PHEX gene in X-linked hypophosphatemia. J Clin Endocrinol Metab, 1998, 83(10):3615-3623.

11. DU E, L XIAO, MM HURLEY. FGF23 Neutralizing Antibody Ameliorates Hypophosphatemia and Impaired FGF Receptor Signaling in Kidneys of HMWFGF2 Transgenic Mice. J Cell Physiol, 2017, 232(3): 610-616.

12. LORENZ-DEPIEREUX B, BASTEPE M, BENET-PAGÈS A, et al. DMP1 mutations in autosomal recessive hypophosphatemia implicate a bone matrix protein in the regulation of phosphate homeostasis. Nat Genet, 2006, 38(11):1248-1250.

13. SAITO T, SHIMIZU Y, MICHIKO H, et al. A patient with hypophosphatemic rickets and ossification of posterior longitudinal ligament caused by a novel homozygous mutation in ENPP1 gene. Bone, 2011, 49(4): 913-916.

14. JAN DE BEUR SM. Tumor-induced osteomalacia. JAMA, 2005, 294(10): 1260-1267.

15. SHIMADA T, MIZUTANI S, MUTO T, et al. Cloning and characterization of FGF23 as a causative factor of tumor-induced osteomalacia. Proc Natl Acad Sci U S A, 2001, 98(11): 6500-6505.

16. GELLER JL, KHOSRAVI A, KELLY MH, et al. Cinacalcet in the management of tumor-induced osteomalacia. J Bone Miner Res, 2007, 22(6): 931-937.

17. BERGWITZ C, ROSLIN NM, TIEDER M, et al. SLC34A3 mutations in patients with hereditary hypophosphatemic rickets with hypercalciuria predict a key role for the sodium-phosphate cotransporter NaPi- II c in maintaining phosphate homeostasis. Am J Hum Genet, 2006, 78(2): 179-192.

18. LORENZ-DEPIEREUX B, BENET-PAGES A, GERTRUD E, et al. Hereditary hypophosphatemic rickets with hypercalciuria is caused by mutations in the sodium-phosphate cotransporter gene SLC34A3. Am J Hum Genet, 2006, 78(2): 193-201.

19. PRIE D, HUART V, BAKOUH N, et al. Nephrolithiasis and osteoporosis associated with hypophosphatemia caused by mutations in the type 2a sodium-phosphate cotransporter. N Engl J Med, 2002, 347(13): 983-991.

20. MAGEN D, BERGER L, COADY MJ, et al. A loss-of-function mutation in NaPi- II a and renal Fanconi's syndrome. N Engl J Med, 2010, 362(12): 1102-1109.

21. KARIM Z, GERARD B, BAKOUH N, et al. NHERF1 mutations and responsiveness of renal parathyroid hormone. N Engl J Med, 2008, 359(11): 1128-1135.

22. EVENEPOEL P, CLAES K, KUYPERS D, et al. Natural history of parathyroid function and calcium metabolism after kidney transplantation: a single-centre study. Nephrol Dial Transplant, 2004, 19(5): 1281-1287.

23. SERRA AL, WUHRMANN C, WUTHRICH RP. Phosphatemic effect of cinacalcet in kidney transplant recipients with persistent hyperparathyroidism. Am J Kidney Dis, 2008, 52(6): 1151-1157.

24. WALTON RJ, BIJVOET OL. Nomogram for derivation of renal threshold phosphate concentration. Lancet, 1975, 2(7929):309-310.

25. LENTZ RD, BROWN DM, KJELLSTRAND CM. Treatment of severe hypophosphatemia. Ann Intern Med, 1978, 89(6):941-944.

第四章
近端肾小管多种转运功能障碍

近端肾小管多种转运功能障碍是指近端肾小管功能的广泛异常，但是没有肾小球原发性受累证据，又称之为肾脏Fanconi综合征。其临床表现包括肾性氨基酸尿，肾性糖尿，肾性磷酸盐尿，肾性碳酸盐尿和其他与近端小管相关的功能异常，尿中大量物质的丢失，导致酸中毒，脱水，电解质失衡，骨病和生长发育迟缓。多种遗传性和获得性肾小管病都可导致Fanconi综合征。

一、病因和病理生理

近端肾小管主要负责重吸收肾小球滤过的碳酸氢根、葡萄糖、尿酸、氨基酸以及钠、氯、磷和水分。这些功能完成需要一个复杂的重吸收系统完成，包括内陷小窝、小的内涵体（endosomes），此外还包括晚期内涵体、溶酶体前体、溶酶体、致密小管等参与受体从内涵体到细胞膜的再循环。这个重吸收过程非常高效，因此肾小球滤过的蛋白几乎都被重吸收。肾小管主要通过刷状缘的转运系统完成对溶质的吸收。这些转运过程中需要的能量直接或间接来源于线粒体和Na^+-K^+-ATP酶。Na^+-K^+-ATP酶重吸收钠降低细胞内钠浓度带来电荷和浓度梯度，为相关联的溶质吸收提供能量。而另外一个重吸收的途径是经过紧密连接途径重吸收接近一半的钠和大部分水分。

肾脏Fanconi综合征是近端肾小管上皮细胞本身功能性缺陷导致多种物质转运障碍，可以包括遗传性疾病例如代谢贮积病和细胞器功能障碍，或者影响肾小管的获得性疾病（表12-4-0-1）。

表 12-4-0-1 Fanconi 综合征的病因

获得性原因
异常蛋白血症：多发性骨髓瘤，干燥综合征，淀粉样变
慢性肾小管间质性肾炎
药物：顺铂，氨基糖苷类抗生素，马兜铃酸等
重金属：铅，镉等
其他化学物质：甲酚，马来酸，硝基苯，丙二酸等
其他肾病：肾病综合征，移植肾，间质性肾炎等
遗传性
特发性
胱氨酸蓄积症
遗传性果糖不耐受症
酪氨酸血症
Wilson 病

Lowe 综合征

糖原累积病

线粒体病

二、临床表现

Fanconi综合征主要分两类，一类是血和尿的生化异常，另一类是这些生化异常导致的临床症状（表12-4-0-2）。

表12-4-0-2 Fanconi综合征的临床表现

尿生化异常	血生化异常	佝偻病
高氨基酸尿	低钠血症	生长发育迟缓
肾性糖尿	低尿酸血症	多尿
高磷酸盐尿	低碳酸血症	脱水
尿碳酸氢根增高	酸中毒	蛋白尿
尿尿酸升高	低磷血症	
尿钠增加		
尿钾增加	其他临床特征	

氨基酸尿：肾小球滤过的氨基酸98%都经过近端肾小管重吸收，在Fanconi综合征患者中肾性氨基酸尿是全氨基酸尿，不具有选择性。漏出的氨基酸比例和生理状况下一致的，即最多的是组氨酸、丝氨酸、胱氨酸、赖氨酸和甘氨酸。但是丢失量通常是中等量的丢失，不至于造成特殊的缺乏，一般不需要补充。

磷酸盐尿和骨病：磷酸盐丢失是核心的临床表现。通常病人血清磷水平下降，肾小管对于磷酸盐的最大重吸收能力下降（TmP/GFR）。佝偻病和骨软化症是比较突出的表现，通常是由于磷的丢失和维生素D活化障碍。而在成人起病的Fanconi综合征则突出表现是严重的骨痛和自发性骨折。

近端肾小管酸中毒，主要是由于碳酸氢根重吸收障碍导致，碳酸氢根排泄分数一般大于15%，而远端肾小管酸化能力正常，因此尿pH通常能到5.5以下。因为远端肾小管也具备不小的碳酸氢根吸收能力，因此血浆碳酸氢根通常不会太低，在12～20mmol/L。治疗通常需要大剂量补充碱剂。

肾性糖尿：在血糖正常的情况下，尿糖升高，每日排泄量在0.5～10g/d。但是在1型糖原贮积病可以出现大量肾性糖尿，甚至低血糖。

多尿、肾性失盐和钾：多尿、烦渴和脱水是比较突出的表现。长期低血钾可以导致远端肾小管浓缩能力下降。肾性丢钠导致低血压、低钠血症和代谢性碱中毒。补充氯化钠可以改善临床症状。由于到达远端肾小管钠增加、以及低血容量活化RAS系统共同导致钾的丢失和低钾血症，因此需要补充钾。

蛋白尿：可合并小量蛋白尿，为小分子蛋白尿。由于合并一定的蛋白尿，因此尿常规中可以检测到尿蛋白阳性，通常低于1g/d。尿β_2微球蛋白排泄常常升高。

高尿钙：造成高尿钙的原因不清，可能由于近端肾小管上参与钙重吸收的蛋白循环障碍导致。此外由于低磷也会增加维生素D合成增加以及尿钠排泄增多导致。尽管高尿钙，但是由于多尿，因此只是在偶尔情况下出现肾结石。

三、特发性 Fanconi 综合征

成人和儿童均可以出现，遗传模式不一，包括一些散发性疾病，所有病例最终会出现近端肾小管功能障碍，发生进展性肾功能不全。目前根据已知的致病基因遗传特点分为4型：

FRTS1（Fanconi renotubular syndrome-1）属于常染色体显性遗传，致病基因目前定位于染色体 15q15.3，其具体分子机制仍不明确[1]。

FRTS2（Fanconi renotubular syndrome-2）属于常染色体隐性遗传，致病基因是 SLC34A1[2]。该基因编码近端肾小管上钠磷转运蛋白 NaPi-Ⅱa。由于该基因突变体蛋白停留胞质的内质网以不成熟和低糖基化状态存在，导致过早降解，从而不能到达细胞膜发挥转运作用。

FRTS3（Fanconi renotubular syndrome-3）属于常染色体显性遗传，致病基因为 EHHADH[3]。基因突变体蛋白在 N 末端产生一个新的线粒体靶向性序列，从而影响近端肾小管脂肪酸的过氧化物氧化，最终线粒体代谢缺陷导致近端肾小管功能缺陷。

FRTS4（Fanconi renotubular syndrome-4）属于常染色体显性遗传。Hamilton 等在 Fanconi 综合征、肾结石和新生儿高胰岛素血症及巨大儿的家系中确定了 HNF4A 基因的 R76W 突变影响了该基因与 DNA 结合，推测干扰了 HNF4A 和调节基因的作用，因此引起肾小管功能障碍的表型，这在该基因其他突变未发现[4]，HNF4A 基因突变通常引起新生儿高胰岛素血症及巨大儿和青年发病的糖尿病。

四、其他遗传性疾病引起的继发性 Fanconi 综合征

（一）胱氨酸病（cystinosis）

胱氨酸病是一种代谢性疾病，为常染色体隐性遗传病，其特征为胱氨酸在肾脏和其他器官和组织中蓄积，可以导致相应的沉积器官严重的功能障碍。目前认为存在3种类型的胱氨酸病：婴儿（肾病）型、青春期（中间）型和成人（良性）型。肾病型胱氨酸病是目前最常见的类型；估计每 100 000 ~ 200 000 名儿童中就有1例患病。

正常情况下，溶酶体内蛋白降解，并在胱氨酸转运蛋白（cystinosin）作用下将胱氨酸转运出溶酶体，进入细胞质转化为半胱氨酸重新应用；而胱氨酸病患者由于编码该转运蛋白的基因 CTNS 存在缺陷[5]，故胱氨酸在溶酶体内蓄积，推测蓄积的胱氨酸会将蛋白激酶 δ 半胱氨酸化，导致蓄积胱氨酸的近端肾小管细胞凋亡增加，引起肾小管功能障碍[6]。

婴儿型患者是其中最重的一型，与之相关的是大的缺失及会导致错义或框内缺失的基因突变，常常导致蛋白功能完全性丧失。患儿常常在3 ~ 6个月开始发生症状，未经治疗常常在10岁前进展至终末期肾病。临床表现为近端肾小管重吸收能力严重下降的表现：肾小管性蛋白尿伴 β_2 微球蛋白和溶菌酶大量排泄、尿糖、高磷酸盐尿以及氨基酸尿，多饮、多尿（2 ~ 3L/d）、烦渴、生长停滞、低钾血症、低钠血症和代谢性酸中毒，常常发生佝偻病。低尿酸血症，高钙尿可能导致肾钙沉着症。随着肾小球滤过率进行性下降，病人常常在6岁以后肾小管溶质丢失渐渐下降。

胱氨酸的其他器官沉积可以引起肾外表现，包括患儿可以毛发呈金黄色，生长发育停滞，认知障碍，肌肉无力。眼部早期即可受累，裂隙灯检查可见角膜和结膜中有胱氨酸沉积物，导致畏光、流泪和眼睑痉挛，以及视力的下降。可以有甲状腺功能下降、性腺受累以及胰腺受累可以引起胰岛素依赖的糖尿病；肝脾大、门静脉高压。

青春期型肾脏受累常常在青少年，主要表现为糖尿和氨基酸尿，骨病相对少见，常常在 20 ~ 30岁进展至终末期肾病；成人型的特点是细胞内低水平的胱氨酸，骨髓和角膜可以见胱氨酸沉积，一般无肾脏受累。

该病的确诊需要白细胞或直肠活检组织内胱氨酸在细胞内水平升高、裂隙灯下发现胱氨酸结晶。给予巯乙胺可通过减少细胞内的胱氨酸含量而治疗，改善病人肾脏预后。

（二）Dent病（Dent's disease）

又称之为X连锁隐性低磷型佝偻病或X连锁隐性遗传肾结石（X-linked recessive hypophos-phatemic rickets，X-linked recessive nephrolithiasis）。大约三分之二的患者是由于电压门控氯离子转运蛋白（CLC-5）的基因突变所致（Dent病1型）[7,8]，CLC-5由位于Xp11.22的基因编码，是一种同源二聚体，在近端肾小管、髓袢升支粗段和集合管A型闰细胞表达，正常CLC-5通过允许氯离子进入和质子排出内质网而促进这些内涵体最大酸化作用。受累的Dent病的家族中已识别出了该通道的大量突变，这些突变可通过多种方式使蛋白质功能失活，影响内涵体功能，从而影响近端肾小管功能（见上述病理生理学）。

另外15%的病例由于OCRL1基因突变相关[8]，在Lowe综合征中该基因也发生突变。该基因也位于X染色体上，编码磷脂酰肌醇4,5-二磷酸5-磷酸酶，该基因OCRL磷酸酶与CLC-5蛋白的生理功能有重叠，因此功能缺陷也影响内涵体功能。OCRL1基因突变的Dent病患者称之为Dent病2型。

受累患者通常在儿童期发病，出现多尿、镜下血尿、无症状性蛋白尿或肾结石。由于为X连锁隐性遗传，症状性疾病几乎仅限于男性。大多数存在高钙尿，肾钙沉着症发生于约75%的患者，肾结石发生于半数患者，多由草酸钙、磷酸钙或两者混合构成，约三分之二的肾功能下降，部分患者在30～40岁进入ESRD。大约25%的患者会合并佝偻病或骨软化症。

在男性中根据以下特征可在临床上做出Dent病的诊断：低分子量蛋白尿，尿β₂微球蛋白升高或尿视黄醇结合蛋白升高；高钙尿>大于4mg/kg体重；并且至少具有下列情况中的一种，包括肾钙沉着症、肾结石、血尿、低磷血症或慢性肾脏病。

使用枸橼酸盐、磷酸盐和维生素D治疗对于结石和骨病可能有帮助；维生素D治疗骨病需要仔细监测结石的问题。终末期肾病非常适合肾移植，移植后不复发。

（三）Lowe综合征（Lowe syndrome）

又称之为眼脑肾综合征（Lowe oculocerebrorenal syndrome），X连锁隐性遗传，在表型上类似于Dent病，这两种疾病均存在低分子量蛋白尿和高钙尿，但是Lowe综合征存在肾小管酸中毒、先天性白内障和严重的智力发育迟缓，而Dent病没有这些特点。此外该病常常有生长障碍，可通过补充碱纠正，并且进展性肾功能下降通常比Dent病更早发生，且进展和预后更差。该病的致病基因是X染色体上的OCRL1基因突变[9]，与Dent病2型相同。但是在Lowe综合征的无义突变或移码突变发生在该基因8～23号外显子，Dent病2型患者中发生于前7个外显子[10]。也有人把Dent病2型称之为轻型Lowe病[9]。治疗上仅仅对症支持，疗效不佳。

（四）半乳糖血症（glactosemia）

可由三种不同酶的缺乏引起导致的半乳糖代谢改变会引起血中半乳糖浓度升高，这种情况被称为半乳糖血症，每种酶的缺陷其临床表型都不相同。典型半乳糖血症是常染色体隐性遗传疾病，致病基因是发生率为1/60 000例活产儿。由半乳糖-1-磷酸尿苷酰转移酶（galactose-1-phosphate uridyl transferase，GALT）编码基因突变，通常情况下该酶将半乳糖-1-磷酸（半乳糖-1-P）转化为尿苷二磷酸（UDPgalactose），由于GALT基因突变导致该酶功能缺陷，引起半乳糖1-P蓄积损伤肝、脑、晶状体和肾小管。典型半乳糖血症婴儿通常于开始食用母乳或牛乳基配方奶粉后数日内出现临床表现，包括肝大、肝功能障碍、喂养困难、生长迟滞，并可能出现白内障、神经发育异常和卵巢早衰。肾脏表现为肾小管酸中毒、半乳糖尿、葡萄糖尿、氨基酸尿和白蛋白尿。半乳糖激酶（galactokinase，GALK）缺乏和尿苷二磷酸（uridine diphosphate，UDP）半乳糖4-差向异构酶（galactose 4-epimerase，GALE）缺乏很少累及肾脏。对红细胞（RBC）中GALT的活性进行定量测定是确诊典型半乳糖血症所必需的，而其中GALT活性几乎完全丧失是诊断的金标准。治疗主要是无半乳糖饮食。

（五）Wilson病（Wilson's disease）

又称肝豆状核变性，由于肝细胞铜转运障碍导致的疾病，在大多数人群中，患病率大约为1/30 000。该病属于常染色体隐性遗传型疾病，致病基因是13号染色体上编码肝脏铜转运蛋白

ATP7B的基因突变引起[11]。ATP7B是一种P型ATP酶，将铜结合在其N端结构域上，负责铜的跨细胞膜转运。ATP7B基因突变影响了铜与原铜蓝蛋白的结合和铜排泄入胆汁，后者导致铜在肝脏蓄积，而一旦肝细胞铜储存量饱和就可以导致血液中铜升高，进而其他组织摄取导致肝、脑、角膜和近端肾小管细胞内铜沉积。大多数患者可以发生不同程度的近端肾小管功能障碍，包括肾性糖尿、氨基酸尿和I型肾小管酸中毒，远端肾小管功能也出现异常，具体机制不清。肾脏光镜下无明显异常，但是电镜提示近端肾小管刷状缘脱落，线粒体空泡样变性、管周膜下区域电子致密物累积[12]。

Wilson病患者需要终生治疗，包括去除沉积于组织中的铜以稳定病情，后续维持治疗防止铜的再蓄积，主要推荐药物是螯合剂，如青霉胺或曲恩汀。接受并依从治疗的患者预后往往很好[13]。

（六）酪氨酸血症（tyrosinemia）

肝肾酪氨酸血症（酪氨酸血症I型）是一种罕见的常染色体隐性遗传性疾病，疾病发生率为1/100 000，主要是由于延胡索酰乙酰乙酸水解酶（fumarylacetoacetate hydrolase，FAH）功能缺陷所致。该酶是酪氨酸分解代谢途径的最后一种酶，编码*FAH*基因突变导致FAH功能缺陷[14]，引起酪氨酸在组织和体液中蓄积，主要累及肝脏、肾脏和周围神经。主要的临床表现是肝脏严重损伤，可以婴幼儿阶段导致肝衰竭，常常在儿童或青少年期死于肝癌。几乎所有的患者均有肾脏受累，主要由于琥珀酰丙酮毒性，临床表现从轻重不等的肾小管功能障碍，包括低磷性佝偻病、肾性糖尿、氨基酸尿、肾钙化，常常伴有肾小球滤过率下降。

1992年开始采用尼替西农（nitisinone）治疗酪氨酸血症[15]。该药物是p-羟苯丙酮酸氧化酶的抑制剂，可以阻断酪氨酸分解代谢向FAH水解酶提供底物，从而减少致病性延胡索酰乙酰乙酸（FAA）和琥珀酰丙酮的产生。在有经验的营养师指导下采用低蛋白饮食和尼替西农可以大大改善病人预后。

（七）遗传学性果糖不耐受（hereditary fructose intolerance）

该病是一种常染色体隐性遗传病[16]，是由果糖-1-磷酸醛缩酶B缺陷所致。临床表现为食用果糖后发生恶心、呕吐和多尿，长时间摄入果糖可以引起肝功能异常、肝大、肝硬化和黄疸。该病可以合并近端肾小管功能障碍和乳酸酸中毒，但是肾活检可以没有相关病变。该病诊断比较困难，怀疑诊断的患者进行基因检测。该病的治疗主要是限制饮食中蔗糖、果糖和山梨糖醇摄入。

五、非遗传性疾病引起获得性 Fanconi 综合征

获得性Fanconi综合征较遗传性因素导致的更为常见。如表12-4-0-1所示，包括药物或毒物因素（如铅中毒、镉、过期四环素、甲苯、庆大霉素、6-巯嘌呤、链脲霉素、顺铂、马兜铃酸）、副蛋白血症相关疾病（如淀粉样变、轻链沉积病、多发性骨髓瘤）、慢性间质性肾炎（如干燥综合征导致的间质性肾炎）以及肾移植后的近端肾小管损伤。

六、Fanconi 综合征的治疗原则

首先应针对病因采取的治疗，如上所述，对于遗传性肾小管病随着分子生物学的进展以及发病机制的认识，治疗措施的改进和疾病早期诊断早期治疗，很大程度改善了病人预后（如Wilson病、酪氨酸血症）；对于获得性肾小管病应当针对病因进行治疗，药物和毒物引起的，应尽快停用药物目，停止毒物接触；有原发肾脏病应积极治疗。其次对症治疗，纠正Fanconi综合征引起的代谢紊乱，包括纠正酸中毒，补充碳酸氢盐，补钾，补水，补充磷酸盐。

（吕继成　陈育青）

参考文献

1. LICHTER-KONECKI U, BROMAN KW, BLAU EB, et al. Genetic and physical mapping of the locus for autosomal dominant renal Fanconi syndrome, on chromosome 15q15. 3. American Journal of Human Genetics, 2001, 68(1): 264-268.

2. MAGEN D, BERGER L, COADY MJ, et al. A loss-of-function mutation in NaPi-IIa and renal Fanconi's syndrome. The New England Journal of Medicine, 2010, 362(12): 1102-1109.

3. KLOOTWIJK ED, REICHOLD M, HELIP-WOOLEY A, et al. Mistargeting of peroxisomal EHHADH and inherited renal Fanconi's syndrome. The New England Journal of Medicine, 2014, 370(2): 129-138.

4. HAMILTON AJ, BINGHAM C, MCDONALD TJ, et al. The HNF4A R76W mutation causes atypical dominant Fanconi syndrome in addition to a beta cell phenotype. Journal of Medical Genetics, 2014, 51(3): 165-169.

5. GAHL WA, BASHAN N, TIETZE F, et al. Cystine transport is defective in isolated leukocyte lysosomes from patients with cystinosis. Science, 1982, 217(4566): 1263-1265.

6. PARK MA, PEJOVIC V, KERISIT KG, et al. Increased apoptosis in cystinotic fibroblasts and renal proximal tubule epithelial cells results from cysteinylation of protein kinase Cdelta. Journal of the American Society of Nephrology : JASN, 2006, 17(11): 3167-3175.

7. POOK MA, WRONG O, WOODING C, et al. Dent's disease, a renal Fanconi syndrome with nephrocalcinosis and kidney stones, is associated with a microdeletion involving DXS255 and maps to Xp11. 22. Human molecular genetics, 1993, 2(12): 2129-2134.

8. HOOPES RR, JR. SHRIMPTON AE, KNOHL SJ, et al. Dent Disease with mutations in OCRL1. American journal of human genetics, 2005, 76(2): 260-267.

9. BOKENKAMP A, BOCKENHAUER D, CHEONG HI, et al. Dent-2 disease: a mild variant of Lowe syndrome. The Journal of pediatrics, 2009, 155(1): 94-99.

10. HICHRI H, RENDU J, MONNIER N, et al. From Lowe syndrome to Dent disease: correlations between mutations of the OCRL1 gene and clinical and biochemical phenotypes. Human mutation, 2011, 32(4): 379-388.

11. BULL PC, THOMAS GR, ROMMENS JM, et al. The Wilson disease gene is a putative copper transporting P-type ATPase similar to the Menkes gene. Nature Genetics, 1993, 5(4): 327-337.

12. 郑法雷, 高瑞通. 近端肾小管多种转运功能缺陷 // 王海燕. 肾脏病学. 3版. 北京：人民卫生出版社, 2008.

13. BRUHA R, MARECEK Z, POSPISILOVA L, et al. Long-term follow-up of Wilson disease: natural history, treatment, mutations analysis and phenotypic correlation. Liver international : official journal of the International Association for the Study of the Liver, 2011, 31(1): 83-91.

14. GROMPE M, ST-LOUIS M, DEMERS SI, et al. A single mutation of the fumarylacetoacetate hydrolase gene in French Canadians with hereditary tyrosinemia type I. The New England Journal of Medicine, 1994, 331(6): 353-357.

15. LINDSTEDT S, HOLME E, LOCK EA, et al. Treatment of hereditary tyrosinaemia type I by inhibition of 4-hydroxyphenylpyruvate dioxygenase. Lancet, 1992, 340(8823): 813-817.

16. DAVIT-SPRAUL A, COSTA C, ZATER M, et al. Hereditary fructose intolerance: frequency and spectrum mutations of the aldolase B gene in a large patients cohort from France–identification of eight new mutations. Molecular Genetics and Metabolism, 2008, 94(4): 443-447.

第五章
肾性尿崩症

正常人每日排尿量为 1 ~ 2L，临床上把尿量大于 3 000ml/d 称之为"多尿"。一般讲多尿分为"溶质性利尿"或"水利尿"两类。溶质性利尿一般见于糖尿病、急性肾损伤恢复期、高分解代谢状态等引起的渗透性利尿。尿崩症（diabetes insipidus，DI）是指由于抗利尿激素的分泌减少或抵抗，导致肾脏集合管不能浓缩尿液，大量的低比重尿排出（"水利尿"），同时伴有多饮、多尿、烦渴的临床综合征[1]。

尿崩症根据病因分为中枢性尿崩症（central diabetes insipidus，CDI）[1]：主要由于抗利尿剂激素（antidiuretic hormone，ADH）产生不足引起，包括遗传性、获得性两种原因；肾性尿崩症（nephrogenic diabetes insipidus，NDI）指 ADH 分泌正常，由于肾脏的本身原因导致肾小管对抗利尿激素反应减弱或无反应，而引起的多尿；"原发性烦渴"（primary polydipsia）是由于过度饮水和水负荷过多，生理性抑制了 ADH 的释放所致。本章节主要介绍肾性尿崩症。

一、病理生理 [2-4]

有关肾脏对水平衡的调节、尿液浓缩和稀释详细内容可以参阅本书相关章节。人体肾脏对于水的调节主要依赖垂体分泌的抗利尿激素-精氨酸加压素（arginine vasopressin，AVP）对髓质集合管细胞水的重吸收。AVP 与集合管细胞基膜侧的血管加压素 V2 受体（vasopressin V2 receptor，AVPR2）结合，促进水通道蛋白 2（aquaporin-2，AQP2）通过胞吐作用富集到管腔膜上，进而增加肾小管对于水的通透性，从而促进水的重吸收。AQP2 主要表达在内侧髓质的集合管的主细胞，在水容量多时主要分布在胞质内，而脱水状态下受到 AVP 调控则转移到管腔侧细胞膜上（"穿梭假说"）。短期调节主要靠 AVP 促进 AQP2 从细胞囊泡转移到细胞膜上发挥作用，长期调节主要靠 AVP 持续升高并促进 *AQP2* 基因上调表达更多的水通道蛋白实现。而 AQP3 和 AQP4 主要表达在髓质集合管基膜侧细胞膜上。此外 AVP 也增加肾小管对于钠、尿素（通过尿素转运子 UT-A1）的通透性促进水的重吸收。因此当 AVP 低的时候，促进肾脏排泄大量低渗性尿液，而 AVP 升高则选择性增加肾小管对水、尿素、钠的通透性，浓缩尿液。

引起尿崩症的病因有遗传性因素也有后天获得性原因。在家族性神经垂体性尿崩症患者中 AVP 分泌不足，引起尿崩症，主要是由于 AVP 的编码基因 *AVP-NP II*（prepro-argininevasopressin-neurophysin II AVP）突变导致[5]。在肾性尿崩症患者主要是 AVP 水平正常或升高，但是肾脏不能浓缩尿液。大多数（>90%）遗传性肾性尿崩症是由于 *AVPR2* 基因突变所致[6]，病人呈现 X 连锁隐性遗传；少数先天性肾性尿崩症是由于 *AQP2* 基因突变导致[7]，病人呈现常染色体隐性或显性遗传。其他遗传性和获得性导致肾性尿崩症原因见表 12-5-0-1。

表 12-5-0-1　肾性尿崩症常见病因

遗传性
家族性 X- 连锁隐性遗传（*AVPR2* 基因突变）
常染色体隐性或常染色体显性的遗传（*AQP2* 基因突变）
其他遗传性疾病
Bartter 综合征
肾单位肾痨（nephronophthisis）
胱氨酸病
家族性低镁血症伴高尿钙和肾钙质沉着症（familial hypomagnesemia with hypercalciuria and nephrocalcinosis，FHHNC）
表观盐皮质激素过多综合征（apparent mineralocorticoid excess）
Bardet-Biedl 综合征

获得性
肾脏病（髓质囊肿病，多囊肾，镇痛药肾病，梗阻性肾病，慢性肾盂肾炎，骨髓瘤肾病等）
高钙血症
低钾血症
药物（含锂类药物，两性霉素等）

二、肾性尿崩症病因

肾性尿崩症包括家族遗传性和后天获得性病因（表 12-5-0-1），在儿童中常见的病因为遗传性尿崩症，而在成人中常见原因为获得性，尤其常见于长期摄入锂剂和高钙血症患者。

（一）遗传性肾性尿崩症

1. 加压素 V2 受体基因突变　90% 以上的遗传性肾性尿崩症是 X 连锁隐性遗传特点，其致病因素为加压素 V2 受体基因（*AVPR2*）突变。目前家系分析中已经至少确认了数百种突变，这些基因突变绝大多数引起蛋白质折叠错误，导致蛋白滞留在细胞内质网上而不能到达集合管主细胞的基膜侧，从而阻碍了与循环中的加压素结合和作用发挥[8,9]。在 *AVPR2* 突变患者中，对 ADH 产生的抗利尿作用、血管扩张作用及凝血因子作用均受损，但是血管收缩作用和前列腺素作用则不受影响。因为是该基因表达在染色体 Xq28，呈现隐性遗传模式，所以男性病人重，有明显的多尿症状。女性杂合子因为另一 X 染色体可以正常表达 AVPR2，往往症状不明显。但是在妊娠期间胎盘分泌更多的加压素酶，加速 AVP 清除，可以出现多尿症状。少数情况下如果正常的那条 X 染色体优先失活，而突变的 X 染色体在肾脏表达则会出现明显多尿症状[10]。

2. 水通道蛋白 2 基因突变　水通道蛋白 2（*AQP2*）基因在染色体 12q12-q13，大约 10% 的肾性尿崩症由于该基因突变导致。正常情况下在 AVP 的影响下，AQP2 在 Ser-256 和 Ser-264 处磷酸化，并从细胞内重新分布于腔膜，从而允许水顺浓度梯度从肾小管液中被重吸收至渗透压高的髓质间质。目前已经在家系突变分析中已经发现数十种基因突变，绝大多数为隐性遗传，少数表现为显性遗传[3]。隐性遗传患者携带纯合基因突变或者携带两个杂合突变的患者导致蛋白折叠错误，使得 AQP2 蛋白滞留在内质网而被降解，因此不能发挥作用。而在显性遗传患者的突变局限在蛋白 C 末端，引起水通道蛋白 -2 磷酸化障碍[11]，不但自身功能丧失，而且影响野生型的蛋白功能（显性负性作用，dominant-negative effect）从而阻碍水通道蛋白 2 功能[3,12]。

（二）获得性肾性尿崩症病因

包括各种累及肾小管的肾脏病、系统性疾病、药物毒性作用等，其具体原因如表 12-5-0-1 所示，是成人尿崩症的常见原因。症状性肾性尿崩症可见于多种肾脏疾病，包括双侧泌尿系梗阻解除后、镰状细胞疾病、多囊肾和髓质囊肿性肾病、骨髓瘤性肾病、肾淀粉样变性和干燥综合征。其中淀粉样变性的可能是由于集合小管中的淀粉样物质沉积导致对ADH反应降低导致，而干燥综合征肾损害是由于集合小管周围的淋巴细胞浸润导致对ADH的反应性降低。锂剂的长期摄入是引起肾性尿崩症的常见原因之一。

如果血浆钙浓度持续超过2.75mmol/L，可能会出现显著的肾脏浓缩功能障碍，而导致多尿。钙在髓质沉积伴继发性肾小管间质损伤可能发挥重要作用。此外，高钙激活钙敏感受体可通过影响亨利襻和集合小管对钠的重吸收影响了髓质渗透梯度生成，而直接损害尿液浓缩能力[13]。持续的严重低钾血症（<3mol/L）可损害尿液浓缩能力，研究表明集合小管对ADH的反应性减弱，部分可能通过减少AQP2的表达引起，同时升支粗段对氯化钠的重吸收减少也参与其中[14]。低钾也影响尿素转运蛋白的下调导致尿液浓缩能力受损。

三、临床表现

轻型肾性尿崩症相对常见，几乎所有老年人或者有急性或慢性肾脏病的患者，其尿液最大浓缩能力均有所下降。例如，在这些情况下尿液最大渗透压可能从800 ~ 1 200mOsm/kg降至600mOsm/kg以下。对于慢性肾脏病患者，这种缺陷在某种程度上是由于每一个功能性肾单位的溶质分泌增加，以及加压素V2受体的mRNA表达下降所致。

中、重度肾性尿崩症突出表现是多尿，尿量3 ~ 20L/d，夜尿增多，烦渴，嗜冷饮，通常发生在10岁以后。未经治疗的尿崩症患者，其血清钠水平往往处于正常高限，刺激口渴中枢，通过摄入水分代偿多尿引起的水分丢失。当口渴的感觉受损或不能正常获取水时（例如不能独立饮水的婴儿、年幼儿童），可出现中度至重度高钠血症，如不能补充水分，易出现脱水及高钠血症。

四、肾性尿崩症诊断 [1]

（一）尿崩症的临床思路

首先确定是否为尿崩症，进而确认尿崩症的类型和病因（表12-5-0-2），是否为肾性尿崩症。通过临床多尿的症状及低比重尿，可诊断尿崩症。

表 12-5-0-2　尿崩症的鉴别诊断

诊断	禁水后尿渗透压 mOsm/（kg·H$_2$O）	禁水后血 AVP	外源性 AVP 后尿渗透压的增加
正常	>800	>2pg/ml	无
中枢性尿崩症			
完全性	<300	测不到	明显增加
部分性	300 ~ 800	<1.5pg/ml	禁水后增加 >10%
肾源性尿崩症	<300 ~ 500	>5pg/ml	无
原发性多饮	>500	<5pg/ml	无

1. 首先对多饮多尿的患者应当明确是"溶质性利尿"还是"水利尿"，如果有血糖、尿素升高，应当考虑溶质性利尿，反之考虑水利尿。除了病史和血生化检查外可进行尿渗透压、尿比重的测定。

如果尿渗透压<150mOsm/（kg·H$_2$O）一般考虑为"水利尿"的可能，如果尿渗透压150 ~ 250mOsm/（kg·H$_2$O）则考虑有"溶质性利尿"的存在。此外原发性烦渴（口渴中枢损害）可以通过禁水试验来与尿崩症鉴别（见下文）。

2. 对于诊断尿崩症进而明确是中枢性还是肾性尿崩症。血管加压素试验是区分中枢性和肾性尿崩症的主要方法之一。有条件可通过测定AVP水平鉴别尿症类型，如果血清AVP水平>2pg/ml则考虑肾性尿崩症，而AVP为1 ~ 2pg/ml则应考虑中枢性尿崩症。具体鉴别诊断见表12-5-0-2。

50%的中枢性尿崩症为特发性，其余的由中枢神经系统感染、肿瘤、或创伤引起。临床上除尿崩症外，多合并中枢神经系统的疾病，而无肾脏病的表现。抗利尿激素的分泌减少或缺失，对外源性的抗利尿激素有反应。

3. 其他检查　如果影像学提示颅内病变涉及下丘脑-垂体的病变则应当考虑中枢性尿崩症可能，如果各种检查未发现中枢性病变则应当考虑肾性尿崩症的可能。

4. 对于诊断肾性尿崩症的患者应当按照表12-5-0-1来分析病因，判断引起肾性尿崩症的原发病。成人多考虑获得性原因，儿童多考虑先天遗传性因素。

（二）诊断试验[13]

通过详细的病史、症状和化验检查对于多尿的病因一般不难做出病因诊断，对于诊断和鉴别诊断存在困难的情况下需要借助诊断试验，其中最常用的是禁水加压素试验。正常的健康人禁水后可以表现为脱水，ADH最大程度的释放，以达到尿液最大程度的浓缩。这时注射外源性的ADH对已经高度浓缩的尿渗透压没有影响。

1. 禁水－加压素联合试验

（1）方法：禁水试验时应当尽可能限制所有水的摄入，以达到最大程度的脱水刺激ADH的分泌［达到血浆渗透压超过295mOsm/（kg·H₂O）］，根据临床尿崩症表现的不同，禁水时间可以是4～18小时不等。在此期间，每小时检测一次尿渗透压。直到连续三次尿的渗透压升高不超过30mOsm/（kg·H₂O），或者患者体重较基线下降超过5%。这时如果尿渗透压仍然不超过血浆渗透压，可以给予ADH或类似物，观察肾脏对其反应。皮下注射ADH 5U或去氨加压素DDADH（人工合成ADH类似物）1μg后在0.5、1、2小时分别测定尿渗透压，选择其中最高渗透压作为评价患者对ADH的反应。对于一个完整的禁水加压素试验应当在试验前、注射前和注射后测血浆渗透压的水平。对于严重的尿崩症患者（每天尿量>10L），禁水试验应当从清晨开始，以便密切观察患者的病情变化。对于那些尿崩症比较轻的患者，应当有12～18个小时的限水的时间，可以从前一天的22:00开始试验。

（2）注意事项：应当避免服用任何影响AHD分泌和作用的药物。试验当天应当尽量避免服用含有咖啡因的饮料。试验前24小时避免应用酒精和吸烟。在试验时，要观察引起血管加压素分泌的非高渗性刺激（如恶心、低血压或血管迷走神经反应）。

（3）结果判断：有关结果的解读见表12-5-0-2。

正常人：禁水后ADH充分分泌、尿液最大程度浓缩，注射ADH或ADH类似物后尿渗透压水平升高一般不超过10%。

原发性烦渴：在排除了患者偷偷饮水后，如果尿渗透压低于血渗透压则基本可以排除该症。若患者偷饮水则血尿渗透压水平都不会升高。另外判断患者是否有偷偷饮水的标准是禁水后体重仍然不见下降。

完全性尿崩症：完全性中枢性或肾性尿崩症在禁水试验时尿渗透压不会超过血浆渗透压。注射ADH或DDAVP后，完全性肾性尿崩症尿渗透压升高不超过50%；完全性中枢性尿崩症则升高超过50%。

不完全性尿崩症：在禁水后尿渗透压会超过血浆渗透压。中枢性尿崩症患者血浆ADH水平是降低的，而部分性肾性尿崩症患者ADH水平是正常的。血浆ADH水平可以通过血浆渗透压水平估算：AVP=0.38［血浆渗透压–280mOsm/（kg·H₂O）］ng/L。

2. 高渗盐水滴注试验　这一试验可以区分部分性尿崩症与原发性烦渴。

方法：以0.1ml/（kg·min）的速度滴注3%NaCl持续1～2小时，然后当血浆渗透压大于295mOsm/（kg·H₂O）或血钠大于145mmol/L时测定ADH水平。滴注高渗盐水时注意某些不耐受高容量的患者（如充血性心衰等）。

结果解读：试验结束时根据滴注盐水绘制的图形，可以区分部分性中枢性尿崩症、部分性肾性尿崩症以及原发性烦渴。在肾性尿崩症和原发性烦渴患者，ADH对于高渗盐水反应是正常的，而中枢性尿崩症的患者ADH的释放缺乏反应或降低。

3. DDAVP 的治疗性试验　这是另外一种区分部分性中枢性尿崩症和部分性肾性尿崩症的试验方法。患者 DDAVP 鼻喷（10 ～ 25μg）或皮下注射（1 ～ 2μg）2 ～ 3 天，中枢性尿崩症患者明显改善，肾性尿崩症患者没有明显改善。但是个别中枢性尿崩症与原发性烦渴的反应一样，由于饮水习惯，仍然排出大量尿液。

五、肾性尿崩症的治疗

1. 治疗原则　肾性尿崩症的患者治疗包括水的补充，特别是老年行动不良，幼儿，重症监护室患者等不能自行饮水者；其次减少尿量，主要措施包括应用低盐低蛋白膳食、噻嗪类利尿剂及非甾体类抗炎药。

2. 水分补充　成人：多数为获得性尿崩症，应当针对病因治疗原发病，如对于常见引起肾性尿崩症的原因为长期锂剂使用和高钙血症，应当针对性纠正（如有可能）。婴幼儿：早期识别该病具有重要的意义，以防止反复发作的脱水和高钠血症引起的身体和精神发育障碍。由于婴幼儿不能独立的对口渴感做出反应，故应以全天每 2 小时 1 次的频率为其提供水分。严重患者可能需要胃饲。然而大量摄入水分可能会加重其生理性胃食管反流，因此应密切监测其食欲和生长情况。遗传性尿崩症的高尿流量可诱发肾积水和膀胱扩张，罕见的情况下引起肾衰竭，因此临床也应当予以监测。对于所有显著多尿的患者，推荐频繁排尿和"二次排尿"以防止膀胱扩张和膀胱功能障碍。

对存在肾外体液丢失（如腹泻和发热）的尿崩症、尤其是儿童患者，通常需要静脉补液。以5%的葡萄糖水溶液和0.22%（1/4 张）的盐水通常能很好地耐受，但如采用渗透压高于尿液渗透压的液体，即使其渗透压低于血浆渗透压也会导致高钠血症。但是补液过程中若给予的低张液体的速率高于尿液排出速率，则有可能发生低钠血症。对于补液的尿崩症患者，应考虑上述情况以预防并发症。

3. 控制尿量的主要措施包括以下

（1）控制膳食来源的溶质：对于尿崩症患者若尿液渗透压固定，则尿量取决于人体需要排除溶质总量。假设最大尿渗透压为150mOsm/（kg·H$_2$O），人体正常产生溶质量为750mOsm/d，如正常排出这些溶质则病人的尿量为5L，但若通过膳食调整将溶质排出量降至450mOsmol/d，则每日尿量只有3L。因此力求将盐摄入量小于等于100mmol/d（2.3g 钠）及蛋白质摄入量限制为<1.0g/kg 可能是合理的目标，有助于减少尿量，但这样的膳食长期实现较为困难。对于年幼儿童限制蛋白可能影响发育，一般不可取。

（2）噻嗪类利尿剂：噻嗪类利尿剂（如氢氯噻嗪25mg，1 ～ 2次/d）通过诱发轻度容量不足诱导近端小管对钠水重吸收增加，从而减少了输送至集合管ADH敏感部位的水分，从而减少了尿量。应用阿米洛利（或者其他保钾利尿剂）的联合治疗可增加初始尿钠排泄，从而增强随后的抗多尿反应。两种利尿剂合用减少还可以利尿剂带来的电解质紊乱。但是袢利尿剂不会减少尿量，甚至适得其反增加尿量。

（3）非甾体类抗炎药：前列腺素类可拮抗ADH的作用，而非甾体类抗炎药会通过影响它们而增加肾脏的浓缩能力，但是并非所有此类药物有同等疗效；例如，吲哚美辛的作用可能比布洛芬强。其对尿崩症患者的尿量可减少25% ～ 50%。但是长期使用应当注意其副作用。

（4）外源性ADH：大多数非遗传性肾性尿崩症患者对ADH部分（而非完全）抵抗，因此超生理水平的ADH会增加尿的重吸收。例如外源性ADH可使某些肾性尿崩症患者尿液渗透压升高40% ～ 45%，预期该作用可使尿量出现相似程度的下降。因此对于上述控制尿量措施效果差时可以试用去氨加压素（DDAVP）。

对于X连锁肾性尿崩症患者存在V2血管加压素受体缺陷，目前根据其发病原理尝试一些新的治疗措施：

V2受体分子伴侣：非肽类V2和V1a受体拮抗剂可以选择性透过细胞，促进V2受体的适当折叠和成熟，以"挽救"突变的V2受体而发挥作用，从而导致细胞表面功能性V2受体得以表达[9]。在一项初步研究中，对5例携带*AVPR2*突变的遗传性肾性尿崩症男性患者，使用非肽类V1a受体拮抗剂，结果患者的平均尿液渗透压从100mOsm/kg增加至150mOsm/（kg·H$_2$O）、尿量从12L/d降至8L/d、水摄入量从11L/d降到7L/d[15]。

V2受体旁路：刺激前列腺素E2受体EP2和EP4可绕过V2受体信号通路，增加细胞内cAMP水平，进而增加水通道蛋白-2在细胞腔膜的富集和磷酸化，从而提高肾小管对水通透性。在X连锁肾性尿崩症动物模型中，前列腺素E2受体EP4的选择性激动剂ONO-AE1-329，可使尿液渗透压从150mOsm/kg上升至500mOsm/（kg·H$_2$O）[16]。个例报道显示磷酸二酯酶抑制剂西地那非也具有相似的作用，使1例X连锁肾性尿崩症患者的尿渗透压有所改善[17]。

（吕继成）

参考文献

1. 王海燕. 肾脏病学. 3版. 北京：人民卫生出版社, 2008 ：1100-1104.

2. KOZONO D, YASUI M, KING LS, et al. Aquaporin water channels: atomic structure molecular dynamics meet clinical medicine. J Clin Investt, 2002, 109(11): 1395-1399.

3. NODA Y, SOHARA E, OHTA E, et al. Aquaporins in kidney pathophysiology. Nature Reviews Nephrology, 2010, 6(3): 168-178.

4. KLUSSMANN E, MARIC K, ROSENTHAL W. The mechanisms of aquaporin control in the renal collecting duct. Rev Physiol Biochem Pharmacol, 2000, 141: 33-95.

5. BRACHET C, BIRK J, CHRISTOPHE C, et al. Growth retardation in untreated autosomal dominant familial neurohypophyseal diabetes insipidus caused by one recurring and two novel mutations in the vasopressin-neurophysin II gene. Eur J Endocrinol, 2011, 164(2): 179-187.

6. SPANAKIS E, MILORD E, GRAGNOLI C. AVPR2 variants and mutations in nephrogenic diabetes insipidus: review and missense mutation significance. J Cell Physiol, 2008, 217(3): 605-617.

7. ROBBEN JH, KNOERS NV, DEEN PM. Cell biological aspects of the vasopressin type-2 receptor and aquaporin 2 water channel in nephrogenic diabetes insipidus. Am J Physiol Renal Physiol, 2006, 291(2): F257-270.

8. BICHET DG. Vasopressin receptor mutations in nephrogenic diabetes insipidus. Semin Nephrol, 2008, 28(3): 245-251.

9. MORELLO JP, SALAHPOUR A, LAPERRIERE A, et al. Pharmacological chaperones rescue cell-surface expression and function of misfolded V2 vasopressin receptor mutants. J Clin Invest, 2000, 105(7): 887-895.

10. SASAKI S. Nephrogenic diabetes insipidus: update of genetic and clinical aspects. Nephrol Dial Transplant, 2004, 19(6): 1351-1353.

11. DE MATTIA F, SAVELKOUL PJ, KAMSTEEG EJ, et al. Lack of arginine vasopressin-induced phosphorylation of aquaporin-2 mutant AQP2-R254L explains dominant nephrogenic diabetes insipidus. J Am Soc Nephrol, 2005, 16(10): 2872-2880.

12. MULDERS SM, BICHET DG, RIJSS JP, et al. An aquaporin-2 water channel mutant which causes autosomal dominant nephrogenic diabetes insipidus is retained in the Golgi complex. J Clin Invest, 1998, 102(1): 57-66.

13. HEBERT SC. Extracellular calcium-sensing receptor: implications for calcium and magnesium handling in the kidney. Kidney Int, 1996, 50(6): 2129-2139.

14. ELKJAER ML, KWON TH, WANG W, et al. Altered expression of renal NHE3, TSC, BSC-1, and ENaC subunits in potassium-depleted rats. Am J Physiol Renal Physiol, 2002, 283(6): F1376-1388.

15. BERNIER V, MORELLO JP, ZARRUK A, et al. Pharmacologic chaperones as a potential treatment for X-linked

nephrogenic diabetes insipidus. J Am Soc Nephrol, 2006, 17(1): 232-243.

16. LI JH, CHOU CL, LI B, et al. A selective EP4 PGE2 receptor agonist alleviates disease in a new mouse model of X-linked nephrogenic diabetes insipidus. J Clin Invest, 2009, 119(10): 3115-3126.

17. ASSADI F, SHARBAF FG. Sildenafil for the Treatment of Congenital Nephrogenic Diabetes Insipidus. Am J Nephrol, 2015, 42(1): 65-69.

第六章
肾小管对钠、钾转运障碍相关疾病

第一节　Bartter 综合征

Frederic Bartter 在1962年报道了2例患者，具有低钾性代谢性碱中毒、高醛固酮血症，对血管紧张素 Ⅱ 的加压反应减弱，血压正常及肾小球旁器增生，被命名为Bartter综合征。根据临床特征，Bartter综合征可分为新生儿Bartter综合征、经典型Bartter综合征和Gitelman综合征[1]。随着膜片钳和分子生物学技术的发展，这类疾病的致病基因陆续发现，主要是位于肾小管髓袢升支和远曲小管的一组钠、钾或氯的转运通道基因异常所致；因此逐渐出现按照不同致病基因进行分类的方法，可分为1 ~ 5型和Gitelman综合征（表 12-6-1-1 ）。两种分类方法有重叠[2]。

表 12-6-1-1　遗传性失盐性肾小管病

疾病	致病基因	相关离子通道	临床表现	功能改变
Bartter 综合征 1 型	*SLC12A1*	呋塞米敏感的 Na^+-K^+-$2Cl^-$ 协同转运子（NKCC2）	新生儿 Bartter 综合征（高前列腺素 E 综合征）	肾小管浓缩和稀释能力下降
Bartter 综合征 2 型	*KCNJ1*	肾外髓质钾通道（ROMK）	新生儿 Bartter 综合征	
Bartter 综合征 3 型	*CLCKB*	氯通道 Kb（CLC-kb）	经典 Bartter 综合征	
Bartter 综合征 4 型	*BSND*	Barttin（氯通道 Ka 和氯通道 Kb 的 β 亚单位）	新生儿 Bartter 综合征（高前列腺素 E 综合征）和感音神经性耳聋	
Bartter 综合征 4b 型	*CLCNKA* 和 *CLCNKB*	CLC-Ka 和 CLC-Kb	新生儿 Bartter 综合征（高前列腺素 E 综合征）和感音神经性耳聋	
Bartter 综合征 5 型	*CaSR* 基因	钙敏感受体（CaSR）	Bartter 综合征伴低钙血症	
Bartter 综合征，新型	*MAGED2*	黑色素瘤相关抗原D2（MAGE D2）	一过性新生儿 Bartter 综合征	
Gitelman 综合征	*SLC12A3*	噻嗪敏感钠 - 氯协同转运子（NCCT）	Gitelman 综合征	浓缩能力正常或接近正常，稀释能力下降

一、病因和病理生理

（一）Bartter 综合征

髓袢升支粗段负责重吸收20% ~ 25%的钠。如图 12-6-1-1 所示，其管腔侧存在 Na^+-K^+-$2Cl^-$ 协同转运子（Na^+-K^+-$2Cl^-$ cotransporter，NKCC2，编码基因为 *SLC12A1* ），其转运的动力来自基膜侧

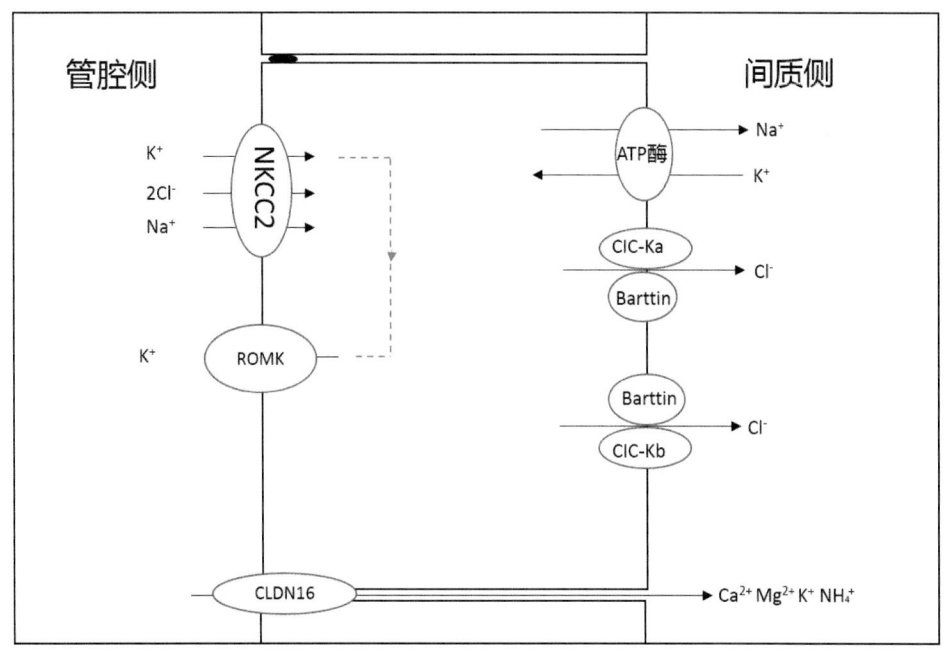

图 12-6-1-1　亨利升支粗段肾小管对于离子转运模式图

NKCC2：Na⁺-K⁺-2Cl⁻ 协同转运子，编码基因突变引起 Bartter 综合征 1 型；ROMK：钾通道，编码基因突变引起 Bartter 综合征 2 型；CLC-Kb：氯离子通道 Kb，编码基因突变引起 Bartter 综合征 3 型；Barttin：氯通道的 β 亚单位，编码基因突变引起 Bartter 综合征 4 型；CLC-Ka：氯离子通道 Ka，他和 CIC-Kb 共同突变引起 Bartter 综合征 4b 型；CLDN16 是主细胞转运钙和镁的离子通道

　　的钠泵将细胞内的钠转移后造成细胞内和管腔侧的钠梯度，转移到细胞内的钠和氯通过基膜侧的钠泵和两个氯离子通道（chloride channels CLC-Kb，CLCNKB 和 chloride channels CLC-Ka，CLCKA）进入血液，Barttin 是这两个氯通道共同的 β 亚单位。而钾离子则 100% 地进入再循环，通过肾外髓质钾通道（renal outer medullary potassium channel，ROMK，编码基因 KCNJ1）进入管腔。正常情况下钾的再循环可以保持管腔内正电压梯度（+8mV）是促进钙、镁、钾和铵（NH₄⁺）吸收的动力。钙离子敏感受体（calcium ion-sensing receptor，CaSR）表达于髓袢升支粗段，参与调节钙转运和氯化钠重吸收[3]。黑色素瘤相关抗原D2（melanoma-associated antigen D2，编码基因 MAGED2）表达在髓袢升支粗段和远曲小管促进细胞膜表达 Na⁺-K⁺-2Cl⁻ 协同转运子（NKCC2）和噻嗪类敏感的钠-氯协同转运子（thiazide-sensitive sodium chloride cotransporter，NCCT），参与调节钠氯的吸收[4]。

　　Bartter 综合征属于隐性遗传病，上述的 NKCC2、ROMK、CIC-Kb 及 Barttin 的编码基因突变分别引起 1~4 型 Bartter 综合征，而氯离子通道 CIC-Ka 和 CIC-Kb 编码基因同时突变则引起 4b 型 Bartter 综合征（表 12-6-1-1）。当这些离子通道功能出现障碍时，肾小管的钠氯重吸收障碍，导致管腔内的正电压消失，引起钙、镁、钾和铵（NH₄⁺）不能被重吸收。CaSR 的激活降低 ROMK 和 NKCC2 的活性，因此 CaSR 编码基因突变后引起 Bartter 综合征的一个亚型（也称之为 5 型），病人同时会伴有低钙血症[2,3]。新近又发现一个新型的 Bartter 综合征，为 X 染色体连锁遗传，由于 MAGED2 基因突变影响 NKCC2 和 NCC 离子通道功能引起一过性 Bartter 综合征[5]。

　　上述离子通道的功能下降导致髓袢升支粗段对于钠、钾、氯等重吸收下降，由此造成血容量的下降，刺激肾素的升高；同时氯化钠的重吸收减少导致到达致密斑的 NaCl 减少也刺激肾素的分泌，进而血管紧张素和醛固酮的增多，到达远端肾单位 NaCl 的增加和醛固酮共同作用下引起 Na⁺-K⁺ 和 Na⁺-H⁺ 的交换增加，导致低钾血症及代谢性碱中毒。NaCl 转运障碍，引起髓质渗透压梯度下降以及失钾等使得尿液浓缩和稀释能力下降；氯化钠进入亨利袢升支粗段末的致密斑细胞受损也增加了环氧合酶 2 的表达，进而前列腺素 E2 大量分泌。前列腺素 E2 也会增加肾素的释放和抑制 NaCl 的转运。

在新生儿Bartter综合征中由于阳离子电压差影响了钙和镁的重吸收，引起尿钙增多，而且由于NaCl吸收减少，远端肾小管代偿性吸收增加抑制了钙的吸收，因此病人尿钙增加，引起肾脏钙的沉积。

（二）Gitelman综合征

远曲小管吸收大约7%肾小球滤过的氯化钠，肾小管基膜侧分布着钠泵，同样为钠的重吸收提供动力。管腔中的钠通过噻嗪类利尿剂敏感的Na⁺-Cl⁻协同转运子（Na⁺-Cl⁻ cotransporter，NCCT，编码基因SLC12A3）顺浓度梯度进入细胞内。

Gitelman综合征是常染色体隐性遗传病，相比Bartter综合征要轻，主要是NCCT编码基因SLC12A3突变导致，导致类似持续性噻嗪类利尿剂作用，包括血容量下降、血压降低、肾素和醛固酮水平增加，肾性失钾和低钾血症，肾性失镁和低镁血症，尿钙排泄减少。但是尿中前列腺素 E_2（PGE_2）水平正常，可能这种容量、低钾和RAS激活不足以刺激 PGE_2 分泌[2]。

然而该基因的突变表现可能具有多样性。例如同样的NCCT突变的两个家系，2个男性患者表现为Bartter综合征，而另外3例女性则表现为Gitelman综合征[6]。同样CIC-Kb突变尽管主要表现为Bartter综合征，但是该基因在远曲小管也有表达（图12-6-1-2），其突变也可以表现为Gitelman综合征[7]。

二、临床表现 [1,2]

髓袢升支和远端小管与钠钾氯重吸收有关的通道发生异常，导致钠、钾、氯不能被正常重吸收，肾小管中的钠排出增多，引起继发性的高肾素、高醛固酮血症，但是由于钠排出增多，容量下降，因此血压正常，醛固酮的保钠排钾作用加重了尿钾排出，低血钾明显，醛固酮刺激近端肾小管重吸收 $NaHCO_3$，导致代谢性碱中毒。肾穿刺标本光学显微镜下部分患者可见到肾小球旁器的增生。

1. 新生儿Bartter综合征　新生儿Bartter综合征为常染色体隐性遗传，其致病基因和分型如表12-6-1-1所示，Bartter综合征1～3型，均可出现，有人称为高前列腺素 E_2 综合征。胎儿期即可出现症状，早期表现为孕24～36周羊水过多，羊水中钠、钾和前列腺素正常，但是氯增加，易在27～35周之间早产。出生后多尿，低比重尿，体重明显下降，患儿易昏睡，喂食差。生后第1

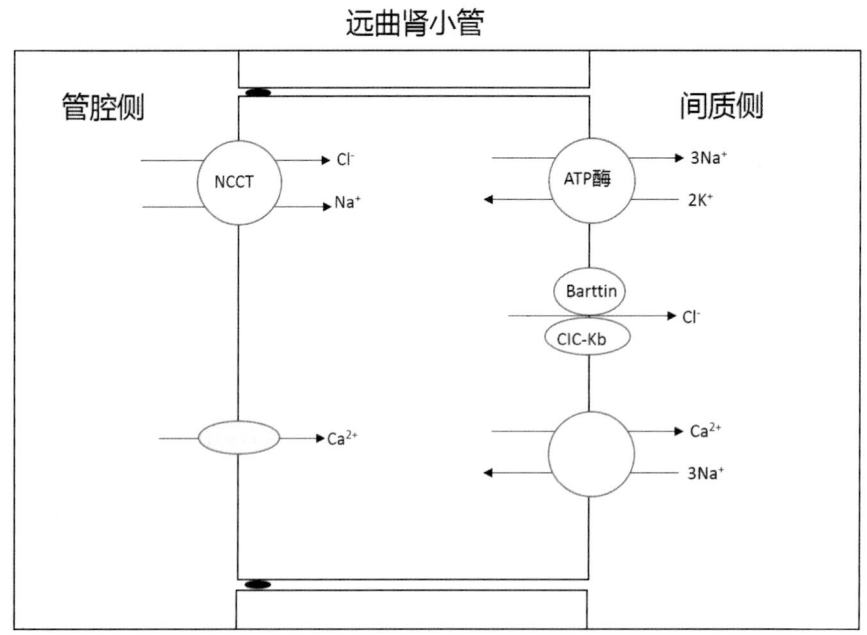

图 12-6-1-2　远曲小管对于离子转运模式图

NCCT：噻嗪类利尿剂敏感的 Na⁺-Cl⁻ 协同转运子，该编码基因突变引起 Gitelman 综合征；CLC-Kb：氯离子通道 Kb；Barttin：氯通道的 β 亚单位

周，可发现低钾性代谢性碱中毒，尿比重低，尿中钠、氯、钙升高而钾在正常范围。1~3 周后，尿钾逐步升高大于正常，而尿钠较前减少，血和尿 PGE2 均有升高，而且肾素、醛固酮均升高。患者生后如不及时诊断治疗，出现脱水，喂养差，严重的电解质紊乱，易死亡；患儿尿钙明显增高，出现肾结石和肾钙化，导致肾衰竭。一些患者出现发育迟缓，斜视，神经性耳聋或出现特殊外貌如消瘦、肌肉细小伴突出的前额、眼睛大、耳朵突出、嘴角下垂的三角形面容。

2. 经典型 Bartter 综合征 经典型 Bartter 综合征为常染色体隐性遗传，致病基因为氯通道（CLC-Kb，Batter 综合征 3 型）。表现多种多样，较新生儿 Bartter 综合征症状轻，未经治疗的患儿可长至成年。多 6 岁前起病，有肌无力、多尿、多饮、呕吐、便秘、喜盐、易脱水；可有生长发育迟缓及轻重不一的智力发育障碍。虽然血钾低，但由此引起的心电图改变及心律失常不常见。

3. Gitelman 综合征 Gitelman 综合征为常染色体隐性遗传，致病基因为远曲小管上噻嗪类利尿剂敏感的 Na^+-Cl^- 协同转运子（NCCT）。相比 Bartter 综合征，Gitelman 综合征症状比较轻，发病年龄偏晚，常在 20 岁以后发生，可表现为间歇性的疲乏，肌无力，痉挛等，无或仅轻度生长发育迟缓；代谢性碱中毒，低钾血症，低血镁和低尿钙，尿液浓缩功能轻度受损，血浆肾素、醛固酮水平升高而血压正常或偏低。还可发生软骨钙质沉着症，多由低镁血症引起。母亲多无妊娠时羊水过多、早产及多尿史。

4. 其他类型的 Bartter 综合征 Bartter 综合征 4 型，致病基因为氯通道的 β 亚基（BSND），临床表现为 Bartter 综合征合并感音神经性耳聋。Bartter 综合征 5 型，致病基因为钙敏感受体（CaSR），表现为常染色体显性遗传的家族性低血钙合并 Bartter 综合征临床表现。

三、诊断和鉴别诊断

Bartter 或 Gitelman 综合征的诊断很大程度上是一种排除性诊断，对于不明原因的低钾血症和代谢性碱中毒且血压正常或较低的患者，在排除其他常见的病因后做出诊断。诊断通常需要采集仔细的病史、进行体格检查及检测尿中氯浓度。关于 Bartter 综合征和 Gitelman 综合征鉴别见表 12-6-1-2，重要的是测定尿钙（通过 24 小时尿钙或尿钙/肌酐比值测定）有助于鉴别：Bartter 综合征尿钙增多，而 Gitelman 综合征尿钙低。

表 12-6-1-2 Bartter 综合征和 Gitelman 综合征鉴别

	Bartter 综合征	Gitelman 综合征
血浆 K^+	降低	降低
血浆 HCO_3^-	升高	升高
尿 Ca^{2+}	升高	降低
尿量增多	增多	正常
容量不足	显著	轻微

应注意除外假性 Bartter 综合征，可有 Bartter 综合征样的临床表现，但不是肾小管对离子的转运异常引起。可见于囊性纤维化，长期呕吐、厌食、婴儿长期少氯饮食、先天性氯泻等，可以发现尿氯排出明显减少，与 Bartter 综合征不同，在 Bartter 和 Gitelman 综合征患者中尿氯排泄量等于膳食摄取量，并且通常高于 40mmol/L，而尿氯排泄量在长期呕吐患者中通常低于 25mmol/L。值得注意的是要注意仔细与病人沟通除外秘密自我诱导呕吐和滥用利尿剂的患者。

随着分子生物学的长足发展临床上诊断的病人进行基因分析变得越来越方便，这些基因分析由于涉及的基因量大、缺乏热点突变，其临床应用价值有待进一步评价。

四、治疗

Bartter 综合征治疗包括两个方面，补充丢失的水和电解质及药物治疗。各类的 Bartter 综合征的治疗原则一致，但是有各自的特点。

新生儿Bartter综合征：出生后立即开始补充水和钠，根据患儿丢失及需要量静脉补充盐溶液，随后可以使用口服补液盐溶液。由于在出生后2～3周内尿钾丢失少，可在2～3周后再予补钾。可以使用醛固酮拮抗剂螺内酯或阿米洛利减少尿钾的丢失，有助于改善全身状况，但会使尿钙升高及发生尿钙沉着症。常用的剂量较大，例如螺内酯可以高达300mg/d，阿米洛利40mg/d，可以升高血钾病部分纠正低镁血症。

环加氧酶抑制剂是这一类Bartter综合征常用疗药物，吲哚美辛应用最为广泛，它能减少盐的丢失，减轻低钾性碱中毒的程度，也能部分改善尿的浓缩功能，但不能防止尿钙沉着症。吲哚美辛可引起坏死性小肠结肠炎及肾小球滤过率下降，因此在出生后4～6周才可使用，一般剂量1.5～2.5 mg/（kg·d），分2～3次服用。有发生坏死性小肠结肠炎的迹象，应立即停药并给予治疗。

经典型Bartter综合征：治疗目的是纠正低血钾和碱中毒，口服氯化钾是主要的治疗措施，补钾量视患者肾脏失钾量和每日需钾量而定。单纯大量补钾后肾脏排钾可明显增加，因此需要同时加用潴钾利尿剂如螺内酯才能有效改善低钾血症。环加氧酶抑制剂为治疗经典型Bartter综合征的有效药物，吲哚美辛［2～5 mg/（kg·d）］最为常用。吲哚美辛能改善多尿、低钾血症以及前列腺素增高带来的全身症状。

Gitelman综合征：在Gitelman综合征中，补钾的同时需要服用氯化镁，如果仍有低钾可使用螺内酯。由于Gitelman综合征患者无高前列腺素尿症，吲哚美辛在这一类型的Bartter综合征中无明显作用。

钾和镁补充：因为NSAID和/或保钾利尿剂的治疗通常不完全有效，所以达多数患者需要经口补充钾和镁，但是正常血钾和镁的浓度恢复正常通常比较困难。

第二节　假性醛固酮增多症

Liddle综合征是肾脏集合管上皮细胞中的上皮钠通道（ENaC）β或γ亚单位变异，使肾小管上皮钠通道（epithelial sodium channel，ENaC）活力增加，钠重吸收明显增加，肾性贮钠、失钾。表现为家族性的容量依赖性高血压，血浆肾素活性减低，伴低钾血症，代谢性碱中毒。该病最早1963年Grant Liddle最先报道，呈常染色体显性遗传，因该病临床表现类似于原发性醛固酮增多症表现，但是这些患者醛固酮反而是低的，因此称之为假性醛固酮增多症[8,9]。

一、病因和病理生理

该病的病变的部位是集合管主细胞上的上皮钠通道。集合管主细胞腔膜侧存在选择性钠通道ENaC吸收肾小球滤过的钠，这一转运过程的能量来自于基膜侧钠钾ATP酶，该ATP酶将细胞内钠泵出，造成细胞内管腔侧的钠梯度带来的电压差，钠顺着电压差由钠通道进入细胞内，这造成管腔内负电荷性，因此促进主细胞内K^+通过腔膜侧钾通道进入管腔（图12-6-2-1）。醛固酮和胞质内盐皮质激素受体结合后增加钠通道ENaC数目和通道开放，并增钠-钾ATP酶泵的数目，从而促进钠的吸收和钾的排泌。保钾利尿药（阿米洛利和氨苯蝶啶）直接抑制钠通道，而螺内酯竞争性结合盐皮质激素受体抑制醛固酮作用。

钠通道ENaC由2个α亚单位、1个β和1个γ亚单位围绕通道孔构成。每个亚单位有相似的结构，两个跨膜结构、一个大的细胞外氨基酸袢环、两个短小的细胞内端：氨基端（N-末端）和羧基端（C-末端）。钠通道β和γ亚单位编码基因（分别为SCNN1B和SCNN1G）突变引起Liddle综合征。正常情况这些亚单位和泛素蛋白连接酶（Nedd4）结合并介导清除细胞表面的钠通道。由于基因突变导

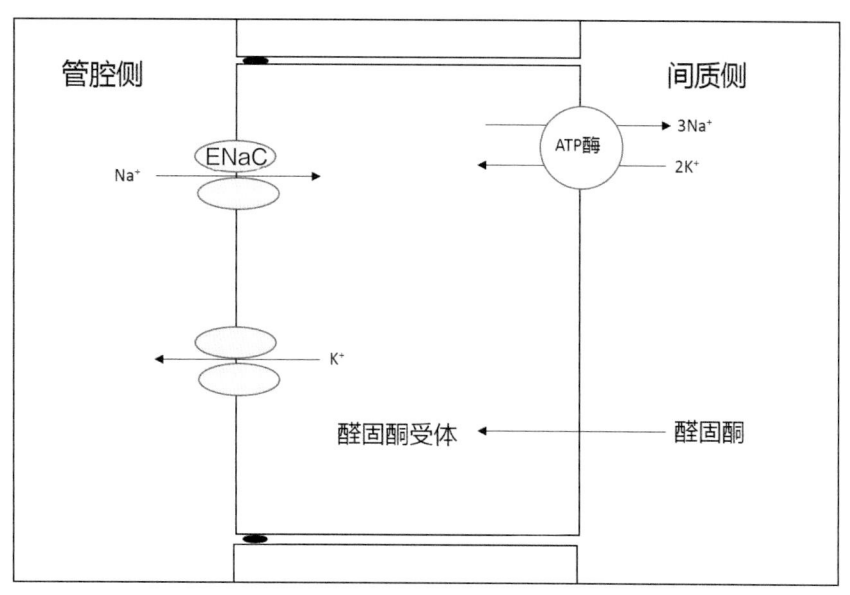

图 12-6-2-1　集合管对于离子转运模式图

ENaC: 肾小管上皮钠通道。钠通道由三种亚单位构成（2个α亚单位、1个β和1个γ亚单位），其中β和γ亚单位编码基因（分别为 SCNN1B 和 SCNN1G）突变引起 Liddle 综合征

致胞质内的C-末端富含脯氨酸的片段缺失或替换，使得这些亚单位无法与Nedd4结合和清除，从而使其数量不能减少，因此这些突变导致模拟醛固酮增多症的功能（gain-of-function）[9,10]。

由于Na大量吸收，导致血容量增加和高血压；同时导致钠-钾交换增强，因此钾排泄增多、低钾血症；而钾的分泌，导致钠-氢进入细胞内，引起碱中毒；高血容量抑制肾素分泌，低钾和高血容量抑制醛固酮分泌，引起低肾素和醛固酮。

二、临床表现

1. 高血压　由于钠潴留，血容量扩张导致血压升高。发病年龄轻，有家族史，常有头痛，视网膜病，心血管及脑血管并发症。

2. 肾性失钾　低血钾伴高尿钾，尿钾可以达到80mmol/L，可有低血钾的临床症状。由于Na$^+$重吸收增加，增强Na$^+$-K$^+$交换，K$^+$从尿中大量丢失，导致低钾血症。

3. 代谢性碱中毒。

4. 血肾素及血醛固酮水平降低：高血容量抑制肾小球旁器合成和释放肾素，使肾素、血管紧张素生成减少，低醛固酮血症。

三、诊断和鉴别诊断

根据家族史，发病年龄轻，低钾性代谢性碱中毒，低肾素性高血压，低醛固酮血症，Liddle综合征诊断不难。Liddle综合征作为低肾素性家族性高血压的典型病例，应与其他一些低肾素性家族性高血压进行鉴别。

1. 糖皮质激素可抑制的醛固酮增多症（glucocorticoid remediable aldosteronism，GRA）常染色体显性遗传[11]。同源染色体发生非对等交换，11-β羟化酶基因中ACTH反应调节元件控制了醛固酮合成酶的基因表达，醛固酮合成酶在束状带的异位表达，并受ACTH调节，醛固酮对ACTH的刺激反应强于对肾素-血管紧张素Ⅱ的反应。醛固酮分泌增加，但是血浆肾素水平低。临床表现为家族性的低肾素，高醛固酮，容量依赖性的高血压；由于醛固酮增加，因此肾小管对钠的重吸收增加，钾排出增多。伴尿18-羟皮质醇和18-氧皮质醇明显增多，由此可与Liddle综合征鉴别。外源性的给予糖皮质激素可以抑制ACTH的分泌，对该疾病有治疗作用，可降低血压，缓解低血钾。

2. 明显的盐皮质激素增多症（apparent mineralocorticoid excess，AME） 常染色体隐性遗传病[12]。由于11-β羟类固醇脱氢酶被抑制，使循环中糖皮质类固醇不能被代谢，直接与盐皮质激素受体结合，产生大量盐皮质激素样作用。多见于儿童，以高血压、低血钾和血浆低肾素、低醛固酮活性为特征，低盐饮食或螺内酯治疗有效，但氢化可的松或ACTH治疗可使病情加重。尿中皮质醇代谢物/皮质酮代谢物比值明显升高有助于诊断。

四、治疗

Liddle综合征由基因异常引起，无法根治，由于钠的重吸收明显增多，容量增加，因此治疗的目标是减少钠水潴留，补钾。

减少钠水潴留的方法：首先限制钠的摄入，合并使用阿米洛利或氨苯蝶啶，它们能在ENaC水平上与Na^+竞争，抑制Na^+的重吸收，从而减少K^+的排出。不同家系对阿米洛利或氨苯蝶啶的反应性不同。为了减少严重的钠潴留，部分患者可同时使用噻嗪类利尿剂或呋塞米，醛固酮受体拮抗剂螺内酯无效。

血压控制不佳，可在使用阿米洛利或氨苯蝶啶基础上加用血管扩张剂或β受体阻滞剂。

第三节　假性醛固酮减少症

一、假性醛固酮减少症1型

（一）病因和病理生理

假性醛固酮减少症1型［pseudohypoaldosteronism（PHA）type 1］是一种罕见的、以失盐、低血压、高钾血症、代谢性碱中毒和婴儿发育困难为主要特征的遗传性疾病。该病有两种遗传类型[13]。一种是常染色体隐性遗传，症状重，主要是钠通道的三个亚单位发生失活性基因突变（与Liddle综合征的功能增强性突变不同），其缺陷是永久性的，会影响所有醛固酮作用的器官（包括肾脏、结肠和汗腺），报道的大多数突变发生在α亚基，最常见为移码突变或提前终止密码子缺陷；另外一种是常染色体显性遗传，临床症状轻，随年龄增大而缓解，主要是由于盐皮质激素受体基因突变导致[14]，但是病人如果是纯合突变有可能是致死性的，可能出生几天后死亡。如图12-6-2-1所示，钠通道ENaC由三种亚基（α，β，γ）构成，是集合管负责钠重吸收并影响钾的吸收，而醛固酮和盐皮质激素受体结合后通过上调钠通道数量，促进钠的重吸收。因此这两个基因的功能性突变可以影响钠的重吸收，引起失盐症状。

（二）临床表现

常染色体隐性遗传的患者临床症状重，发病于出生后或婴儿期，主要表现为肾性失盐，低血压，高钾血症，代谢性酸中毒，少数情况出现发育停滞。其他特征包括低钠、血尿醛固酮水平升高，肾素活性高。除此以外，肺部钠通道的活性也同样受到损害，往往导致频繁的下呼吸道感染和气道分泌物多，这些症状再加上汗液中的钠和氯离子浓度升高导致类似囊性纤维化的临床表现，包括反复发作胸闷、咳嗽和气喘症状。而常染色体显性遗传的患者相对症状轻，发病往往随年龄增大而减轻[13,15]。

（三）治疗

治疗主要包括补充盐分，高盐饮食可防止容量不足，以及通过提高运送到集合管中钾分泌部位的钠浓度，增加钾的排泄和降低血浆钾浓度，并改善患儿的生长发育。若高盐摄入不能很好耐受，可加用大剂量氟氢可的松（1～2mg/d）或甘珀酸治疗。对于常染色体隐性遗传的患者往往需要终生的治疗，而显性遗传的患儿往往在进入成人期后能够停药[16]。

二、假性醛固酮减少症 2 型

（一）病因和病理生理

假性醛固酮减少症 2 型［pseudohypoaldosteronism（PHA）type 2］最早由 Gordon 在 1986 年报道，因此又称之为 Gordon 综合征，是常染色体显性遗传疾病，临床特点是高血压、高钾血症、代谢性酸中毒，而肾小球滤过率正常，血浆醛固酮和肾素水平正常或者偏低[17]。与此相反，假性低醛固酮症 1 型会产生醛固酮抵抗。

根据突变的基因分为以下亚型：*PHA2A*、*PHA2B*、*PHA2C*、*PHA2D* 和 *PHA2E*，其致病基因分别定位于染色体 1q31q42、17q21（致病基因为 *WNK4*）[18]、12p13（致病基因 *WNK1*）[18]、5q31（致病基因 *KLHL3*）[19,20] 和 2q36（致病基因 *CUL3*）[19]。

WNK 激酶位于远端肾单位，会影响噻嗪类利尿剂敏感的 Na^+-Cl^- 协同转运子（NCCT）。WNK4 异常为常染色体显性遗传，WNK4 抑制远端小管噻嗪类利尿剂敏感的 Na^+-Cl^- 协同转运子表达，WNK4 也刺激集合管钾通道的胞吞作用，从而减少细胞表面的钾通道（ROMK）。*WNK4* 基因突变会上调 NCCT 转运子和下调钾通道（PHA2B 型），结果促进钠、氯的吸收；有功能的钾离子通道减少，从而减少集合管内的钾分泌。WNK1 在许多组织中表达，包括远端小管和集合管，WNK1 抑制 WNK4 的功能，因此 WNK1 的功能获得性突变将进一步抑制 WNK4 活性，引起上述病理生理学改变。此外 WNK1 可能直接影响集合管中钾离子通道的表达。WNK1 和 WNK4 的致病性突变也可以通过细胞旁途径增加氯通透性。

新近发现 KLHL3 基因突变也引起假性醛固酮减少[20]，通过转基因动物模型，Susa 等[21] 发现 *KLHL3* 基因 R528H 突变可以干扰 KLHL3 与 WNK1、WNK4 的结合，影响泛素化和激酶的降解，进而导致磷酸化瀑布的激活，这些增加了钠通道包括上皮钠通道 ENaC 和远曲小管钠氯转运子 NCCT 功能，从而促进钠和氯的吸收。

远端小管中氯化钠的重吸收增加导致容量扩张、高血压和肾素分泌的减少。此外，远端小管氯化钠重吸收增加，输送到皮质集合管内的钾和氢分泌细胞钠和水相应减少，从而减少钾和氢排出。远端小管中氯通透性增加（会减少管腔电负性和降低钾分泌的驱动力）也会导致集合管细胞分泌钾的能力受损。钾分泌缺陷伴有集合管中钾通道的表达减少。

（二）临床表现

Gordon 综合征通常成人诊断，也有少数于新生儿期发现，临床表现为家族性高血压，与钠水潴留有关，肾素水平低，醛固酮水平正常或轻度升高，高血钾突出，平均血钾水平可达 6.2mmol/L，伴有代谢性酸中毒，但是肾小球滤过率则正常。尿钙排出增加，骨密度往往偏低，均与 Gitelman 综合征恰恰相反，但血镁水平一般在正常范围。由于长期的酸中毒影响生长发育，患者往往身材矮小[17]。

（三）治疗

Na^+-Cl^- 协同转运子（NCCT）可被噻嗪类利尿剂抑制，Gordon 综合征该通道活性增强，治疗 PHA2 主要使用噻嗪类利尿剂。可用氢氯噻嗪 12.5 ~ 25mg/d 口服，或氯噻嗪 500mg/d 口服，能够有效纠正高容量状态和电解质紊乱，并维持正常生长发育。

第四节　原发性肾素增多症

原发性肾素增多症主要是由于肾脏球旁细胞瘤（renal juxtaglomerular cell）即肾素瘤（reninoma）分泌过多的肾素引起继发性醛固酮增高、严重高血压和低钾血症。该病最早于 1967 年报道[22]，是一种非常罕见的良性肿瘤，到目前为止有关报道不足 100 例[23,24]。

Wong 等总结了其中 89 例患者临床特点[23]：该病主要见于年轻人，平均诊断年龄 27 岁，70% 为女性患者，最常见的首发症状为头痛，主要特点为严重高血压，平均血压高达201/130mmHg，部分病人表现为恶性高血压，常常在发现肿瘤前已经有多年高血压（高血压病史0～23年），其他症状包括恶心、多尿、夜尿增多、严重口渴和乏力症状。也有少数患者除了高血压外无其他症状。高血压靶器官损害比较常见，包括视网膜病变、蛋白尿、肾功能不全以及左心室肥厚。

实验室检查80%发生过低钾血症，肾素水平显著的升高，平均33.3ng/ml（2.8～150.9ng/ml），平均是正常上限的12倍，站立位较卧位更高，醛固酮升高，是平均上限的4倍水平。分测双肾静脉血或节段性肾静脉采血测定肾素活性有助于判断肿瘤位置，但是容易受到药物和血流的影响。CT和MRI检查均是发现肾素瘤有效的影像学检查，CT检查尤为敏感，肾素瘤大小0.2～9cm，平均直径3cm，CT显示肿瘤与周围髓质呈现等密度或略低，增强后略有强化或无强化。选择性肾动脉造影可以在肾皮质发现一块缺乏血管的区域，肾脏超声可发现高回声的肿块，有时候也会等回声或低回声，由于多数肿瘤较小，其敏感性并不高。

本病为罕见病，诊断仍然非常困难，对于年轻人高血压，尤其是难治性高血压的患者，伴有肾素水平和醛固酮水平升高，低血钾，应当考虑到本病。进一步行肾动脉检查除外肾动脉狭窄、恶性高血压等因素引起的继发性肾素水平的升高。CT检查发现肾脏实质性肿块有助于诊断。手术后病理可以确诊。肿瘤位于皮质，一般边界清楚，组织学上肿瘤细胞相对形态均一，成多边形或梭形，成索条状或片状生长，胞质中央是圆形细胞核，PAS染色胞质内有大量粉红色颗粒，免疫组化关于肾素、肌动蛋白、波形蛋白和CD34染色常阳性。电子显微镜下可见大量粗面内质网、高尔基体和大量特征性的尖锐棱角的菱形肾素颗粒，具有诊断价值。

本病需要与原发性醛固酮增多症相鉴别，后者肾素水平降低有助于鉴别；肾动脉狭窄继发性肾素水平升高，影像学肾动脉检查可以鉴别；其他伴有肾素水平升高的病如Wilms瘤、肾细胞癌等根据其发病年龄、症状、体征和影像学检查不难鉴别。

该病为良性病变，高血压经过手术治疗后90%可以获得治愈，大约10%的患者在术后仍有高血压[23]。术前降压很重要，可以选择包括肾素抑制剂在内的RAAS阻断剂以及β受体阻滞剂控制血压[25]。

（吕继成　陈育青）

参考文献

1. 王海燕. 肾脏病学. 3版. 北京：人民卫生出版社, 2008：1110-1114.
2. SEYBERTH HW. An improved terminology and classification of Bartter-like syndromes. Nat Clin Pract Nephrol, 2008, 4(10): 560-567.
3. BICHET DG, FUJIWARA TM. Reabsorption of sodium chloride–lessons from the chloride channels. N Engl J Med, 2004, 350(13): 1281-1283.
4. KNOERS NV, BINDELS RJ. MAGE-D2 and the Regulation of Renal Salt Transporters. N Engl J Med, 2016, 374(19): 1888-1890.
5. LAGHMANI K, BECK BB, YANG SS, et al. Polyhydramnios, Transient Antenatal Bartter's Syndrome, and MAGED2 Mutations. N Engl J Med, 2016, 374(19): 1853-1863.
6. CHEN YS, FANG HC, CHOU KJ, et al. Gentamicin-induced Bartter-like syndrome. Am J Kidney Dis, 2009, 54(6): 1158-1161.
7. HOU J, RENIGUNTA A, KONRAD M, et al. Claudin-16 and claudin-19 interact and form a cation-selective tight junction complex. J Clin Invest, 2008, 118(2): 619-628.
8. 王海燕. 肾脏病学. 3版. 北京：人民卫生出版社, 2008：1115-1117.

9.　YANG KQ, XIAO Y, TIAN T, et al. Molecular genetics of Liddle's syndrome. Clin Chim Acta, 2014, 436: 202-206.

10.　HANUKOGLU I, HANUKOGLU A. Epithelial sodium channel (ENaC) family: phylogeny, structure-function, tissue distribution, and associated inherited diseases. Gene, 2016, 579(2): 95-132.

11.　LIFTON RP, DLUHY RG, POWERS M, et al. A chimaeric 11 beta-hydroxylase/aldosterone synthase gene causes glucocorticoid-remediable aldosteronism and human hypertension. Nature, 1992, 355(6357): 262-265.

12.　MUNE T, ROGERSON FM, NIKKILA H, et al. Human hypertension caused by mutations in the kidney isozyme of 11 beta-hydroxysteroid dehydrogenase. Nat Genet, 1995, 10(4): 394-399.

13.　BONNY O, ROSSIER BC. Disturbances of Na/K balance: pseudohypoaldosteronism revisited. J Am Soc Nephrol, 2002, 13(9): 2399-2414.

14.　GELLER DS, RODRIGUEZ-SORIANO J, VALLO BOADO A, et al. Mutations in the mineralocorticoid receptor gene cause autosomal dominant pseudohypoaldosteronism type Ⅰ. Nat Genet, 1998, 19(3): 279-381.

15.　KEREM E, BISTRITZER T, HANUKOGLU A, et al. Pulmonary epithelial sodium-channel dysfunction and excess airway liquid in pseudohypoaldosteronism. N Engl J Nephrol, 1999, 341(3): 156-162.

16.　ARAI K, TSIGOS C, SUZUKI Y, et al. Physiological and molecular aspects of mineralocorticoid receptor action in pseudohypoaldosteronism: a responsiveness test and therapy. J Clin Endocrinol Metab, 1994, 79(4): 1019-1023.

17.　O'SHAUGHNESSY KM. Gordon Syndrome: a continuing story. Pediatr Nephrol, 2015, 30(11): 1903-1908.

18.　WILSON FH, DISSE-NICODEME S, CHOATE KA, et al, Nelson-Williams C, Desitter I, et al. Human hypertension caused by mutations in WNK kinases. Science, 2001, 293(5532): 1107-1112.

19.　BOYDEN LM, CHOI M, CHOATE KA, et al. Mutations in kelch-like 3 and cullin 3 cause hypertension and electrolyte abnormalities. Nature, 2012, 482(7383): 98-102.

20.　LOUIS-DIT-PICARD H, BARC J, TRUJILLANO D, et al. KLHL3 mutations cause familial hyperkalemic hypertension by impairing ion transport in the distal nephron. Nat Genet, 2012, 44(4): 456-460, S1-S3.

21.　SUSA K, SOHARA E, RAI T, et al. Impaired degradation of WNK1 and WNK4 kinases causes PHAII in mutant KLHL3 knock-in mice. Hum Mol Genet, 2014, 23(19): 5052-5060.

22.　ROBERTSON PW, KLIDJIAN A, HARDING LK, et al. Hypertension due to a renin-secreting renal tumour. Am J Med, 1967, 43(6): 963-976.

23.　WONG L, HSU TH, PERLROTH MG, et al. Reninoma: case report and literature review. J Hypertens, 2008, 26(2): 368-373.

24.　XUE M, CHEN Y, ZHANG J, et al. Reninoma coexisting with adrenal adenoma during pregnancy: A case report. Oncol Lett, 2017, 13(5): 3186-3190.

25.　王海燕. 肾脏病学. 3 版. 北京: 人民卫生出版社, 2008 : 1120.

第七章
肾小管对钙转运障碍相关疾病

肾小管对钙的转运障碍可导致血钙和尿钙的异常。由于钙平衡的维持和骨的代谢密切相关，肾小管对钙转运障碍引起骨的异常；同时钙在尿液中浓度过高，易发生结石。由于肾小管对钙的重吸收和钠水的重吸收密切相关，钙的转运异常多继发于其他的肾小管间质肾病。少部分为遗传性钙转运异常。

钙代谢紊乱（高血钙或低血钙）可与相关调节激素如PTH异常相关（PTH增多或降低）、PTH受体缺陷，或PTH受体下游缺陷引起的PTH不敏感有关，其中遗传性因素导致钙代谢紊乱如表12-7-0-1所示。而高钙血症、PTH正常的疾病可见于钙敏感受体相关疾病（表12-7-0-2），包括家族性低钙尿性高钙血症、新生儿严重甲状旁腺功能亢进（neonatal severe hyperparathyroidism，NSHPT）、自身免疫性低钙尿性高钙血症（autoimmune hypocalciuric hypercalcemia，AHH）。甲状旁腺功能减退可见于多腺体自身免疫性疾病、或先天缺陷（孤立性或特发性甲状旁腺功能减退）。

表 12-7-0-1　钙代谢性疾病及其染色体定位

钙异常	疾病	遗传模式	基因产物	染色体定位
高血钙	多发性内分泌瘤病 1 型	常染色显性	Menin	11q13
	多发性内分泌瘤病 2 型	常染色显性	Ret	10q11.2
	遗传性甲状旁腺功能亢进和颌骨肿瘤（HPTJT）	常染色显性	Parafibromin	1q31.1
	甲状旁腺功能亢进	散发	PRAD1/CCND1	11q13
			Retinoblastoma	13q14
			未知	1p32-pter
	甲状旁腺肿瘤	散发	Parafibromin	1q25
	家族性低尿钙高血钙（FHH）			
	FHH1	常染色显性	CaSR	3q21.1
	FHH2	常染色显性	GNA11	19p13
	FHH3	常染色显性	AP2S1	19q13
	新生儿严重甲状旁腺亢进（NSHPT）	常染色隐性	CaSR	3q21.1
		常染色显性		
	Jansen 病	常染色显性	PTHR/PTHrPR	3p21.3
	Williams 综合征	常染色显性	Elastin，LIMK（及其他）	7q11.23
	McCune-Albright 综合征	胚胎发育中体细胞突变	GNAS	20q13.3

钙异常	疾病	遗传模式	基因产物	染色体定位
低血钙	孤立性甲状旁腺功能减退	常染色显性	PTH	11p15
		常染色隐性	PTH，GCMB	11p15，6p24.2
	低血钙高尿钙	常染色显性	CaSR	3q21.1
	甲状旁腺功能减退并多腺体自身免疫综合征	常染色隐性	AIRE1	21q22.3
	甲状旁腺功能减退并 KSS、MELAS 及 MTPDS	母系	线粒体	
	甲状旁腺功能减退并复杂先天综合征			
	DiGeorge	常染色显性	TBX1	22q11.2/10p
	HDR 综合征	常染色显性	GATA3	10p14
	Blomstrand lethal chondrodysplasia	常染色隐性	PTHR/PTHrPR	3p21.3
	Kenney-Caffey，Sanjad-Sakati	常染色显性 / 隐性	TBCE	1q42.3
	Barakat	常染色隐性	未知	未知
	淋巴水肿	常染色隐性	未知	未知
	肾病，神经性耳聋	常染色显性	未知	未知
	神经性耳聋无肾发育不良	常染色显性	未知	未知
	假性甲状旁腺功能减退（Ⅰa）	常染色显性	GNAS	20q13.3
	假性甲状旁腺功能减退（Ⅰb）	常染色显性	GNAS	20q13.3

引用并修改自 Harald W. Jüppner，Rajesh V. Thakker. Genetic Disorders of Calcium and Phosphate Homeostasis // David B.Mount，Martin R. Pollak. Molecular and genetic basis of renal disease. USA: ELESVIER, 2008: 315-316.

表 12-7-0-2　钙敏感受体相关疾病

CasR 异常和疾病	CasR 基因
功能缺失型突变	
家族性良性高血钙（FHH1）	杂合突变
新生儿严重原发性甲状旁腺功能亢进（NSHPT）	纯合或杂合突变
功能获得型突变	
常染色体显性低血钙高尿钙（ADH）	杂合突变
Bartter 综合征，Ⅴ型	杂合突变
自身抗体	
自身免疫性低尿钙高血钙（AHH）	正常
获得性甲状旁腺功能减退（AH）	正常

一、家族性低尿钙性高钙血症 [1]

家族性低尿钙性高钙血症（familial hypocalciuric hypercalcemia，FHH），亦称家族性良性高钙血症，是一少见的常染色体显性遗传性疾病。连锁分析提示大部分患者的致病基因定位于3q21-24（家族性低尿钙性高钙血症Ⅰ型，HHC1，OMIM 145980），与钙敏感性受体（CasR）基因突变有关[2]。已发现100多个突变，绝大多数是家系内特有，但一些无关病例可有相同的突变（如gly552arg）（CASRdb，http://www.CASRdb.mcgill.ca/）。总体而言，基因型和表型之间没有明确的相关性。新生儿重度甲状旁腺功能亢进（NSHPT）见于近亲结婚的FHH患者的后代，两个相同的突变的CaR等位基因即表现为NSHPT，可以看作是FHH的纯合子。FHH患者存在CASR的功能缺失性突变，降低细胞表面功能性受体的数量，表现"钙抵抗"不能激活钙受体；而CASR的功能获得性突变导致常染色体显性低钙血症（autosomal dominant hypocalcemia，HYPOC1，OMIM 601198）。家族性低尿钙性高钙血症Ⅱ型（HHC2，OMIM 145981）由19p13的GNA11突变引起，家族性低尿钙性高钙血症Ⅲ型（HHC3，OMIM 600740）由19q13 AP2S1突变引起。

1. 临床表现　轻至中度高钙血症（总钙10.5 ~ 12mg/dl），总钙和离子钙都升高，并持续终身，无高钙血症的临床表现；尿钙排泄正常或减低，80%患者钙清除率与肌酐清除率的比值小于0.01；血磷正常或轻度减低，$1,25(OH)_2D_3$正常；血PTH常常正常（15% ~ 20%患者可升高）；骨密度正常，但骨转化的指标可轻度升高；血镁正常高限或轻度升高，不同于原发性甲状腺功能减退（PHPT），血镁与血钙正相关。甲状旁腺次全切除术后高钙血症仍存在。FHH是一无症状的良性病变，患者具有正常的预期寿命，甲状旁腺次全切除术无效；因此需要药物或手术干预，只有出现严重高钙血症、胰腺炎、高钙尿症、血PTH显著升高，才需要积极手术。新生儿重度甲状旁腺功能亢进临床表现为严重甲状旁腺增生，PTH水平明显升高，极严重的高钙血症。

2. 鉴别诊断　与引起高血钙的其他疾病相鉴别，PTH水平十分重要，原发性甲状旁腺功能亢进PTH升高，其他原因的高血钙PTH下降。FHH钙清除率与肌酐清除率的比值小于0.01，而原发性甲状旁腺功能亢进常常大于0.02。有些自身免疫性疾病产生抗CASR自身抗体，这些抗体主要是IgG4型，与CasR胞外段作用，滴度与血钙及PTH相关，存在类似上述临床症状，糖皮质激素有效。

3. 治疗　FHH患者不必行甲状旁腺切除术，对无症状患者亦不必药物治疗降低血钙浓度。新生儿重度甲状旁腺功能亢进需尽早行甲状旁腺全切除术，并辅以维生素D和钙剂替代治疗。

二、常染色体显性低钙血症

常染色体显性低钙/甲状旁腺功能减退Ⅰ型[3]（autosomal dominant hypocalcemia，ADH，OMIM 601198）与FHH一样，多数无症状。在发热时，儿童可表现症状性低钙血症、惊厥等。临床表现与FHH相反，常常有轻到中度低钙血症，和不匹配的低水平或正常的PTH；尿钙可升高。ADH患者在用钙剂和维生素D治疗的时候，易出现并发症；尤其是肾脏并发症，包括肾钙质沉着，肾结石，和肾功能不全。因此，补钙的目标是无症状；并应检测尿钙排泄以减少并发症。本病由于CaR突变引起钙受体敏感性增加或表达增加。

CaR激动性突变亦可表现为Bartter综合征，临床有典型ADH表现，低钙、低镁、低PTH、肾脏钙和镁排出增多，但同时，可表现低钾血症、肾性失钾、高肾素血症、高醛固酮血症。

常染色体显性低钙Ⅱ型（autosomal dominant hypocalcemia-2，HYPOC2，OMIM 615361）19p13 GNA11基因突变引起[4]。

针对CaR的拟钙剂和拮抗剂的开发推动了钙调控异常疾病的治疗。盐酸西那卡塞，在2004年已经被FDA批准用于治疗透析患者继发性甲状旁腺功能亢进及甲状旁腺肿瘤。这个药物在轻度原发性甲状旁腺功能亢进的患者也有效，有希望治疗FHH。而CaR拮抗剂有希望治疗ADH及ADH表现为Bartter综合征的患者。

三、假性甲状旁腺功能减退症 [5,6]

假性甲状旁腺功能减退症（pseudohypoparathyroidism，PHP）由于肾小管上皮细胞和骨对PTH的作用抵抗，而非PTH缺陷，导致低血钙，高血磷，低钙刺激甲状旁腺增生，血清PTH升高，无肾衰竭和低镁血症。PHP分为Ⅰ型（Ⅰa，Ⅰb，Ⅰc）和Ⅱ型。PHP Ⅰa可合并其他内分泌缺陷（甲状腺刺激激素、促性腺激素抵抗）和特征性容貌，也称为Albright遗传性骨营养不良（AHO）。

1. 临床表现　首先所有的类型都具有上述的生化异常，但是由于致病环节的差异，又合并一些特殊的表现。

PHP Ⅰ型[6]：常染色体显性遗传，PTH受体后信号通路的激动性蛋白G（Gs）发生异常，组织对PTH无反应，cAMP生成障碍，PHP Ⅰ型还可以分为PHP Ⅰa型、PHP Ⅰb型和PHP Ⅰc型。

PHP Ⅰa（OMIM 612463）由于G蛋白α亚单位（Gsα）的 *GNAS* 基因杂合灭活性突变，Gsα活性的降低，cAMP生成障碍，同时表现对多种激素，如促甲状腺激素、促性腺激素等抵抗，同时有Albright遗传性骨营养不良的表现。激素抵抗存在遗传印记，即只有遗传女性PHP Ⅰa患者的缺陷基因，才会发病；进展性骨发育异常出现在遗传男性患者的Gsα缺陷基因。PHP Ⅰb型肾脏PTH抵抗，红细胞Gsα活性正常，GNAS甲基化缺陷导致肾脏无母系等位基因的表达，可能有 *STX16* 基因3kb缺失；无Albright遗传性骨营养不良，具体发病原因不清。PHP Ⅰb型和PHP Ⅰa型在分子遗传学和临床特点上游重叠，甲基化缺陷可能是轻症PHP Ⅰa。PHP Ⅰc型具有PHP Ⅰa型的特征，对多种激素抵抗，AHO，但却未发现Gsα的缺陷或GNAS-1基因的突变，可能是PHP Ⅰa的亚型。

PHP Ⅱ型：患者仅有肾脏PTH抵抗，无AHO。在给予外源性PTH后，Gs活性正常，cAMP反应正常，尿cAMP升高但尿磷不增加。该类型的机制尚未完全明确，PHP Ⅱ型的家族性不明显。

对于此组患者临床上应注意与其他引起低血钙和血PTH升高的疾病鉴别（表12-7-0-3）。

表 12-7-0-3 低血钙高 PTH 病因鉴别

PTH 抵抗
假性甲状旁腺减少症
低血镁
维生素 D 缺失
营养性
缺乏日照
吸收不良
维生素 D 依赖的佝偻病
Ⅰ型 -1α 羟化酶缺乏
Ⅱ型 - 维生素 D 受体抵抗
慢性肾脏病
药物
双膦酸盐，顺铂，酮康唑，硝酸镓，抗癫痫药
高磷血症
肾衰竭
溶瘤综合征
急性肌溶解
急性胰腺炎

2. 治疗　该病的主要治疗是纠正低血钙，血钙应维持 7.0 ~ 7.5mg/dl（离子钙 >0.7mmol/L）。血钙维持在正常范围，可抑制甲状旁腺增生，降低血 PTH；同时应该纠正高血磷，低血镁。严重的低血钙需要静脉补充钙剂，长期治疗需要口服补钙，每天补充 1 ~ 3g 元素钙，碳酸钙最常用。患者应同时使用活性维生素 D（骨化三醇 0.25μg，2 次 /d，直到 0.5μg 4 次 /d）。注意血钙的水平不宜过高，需降血磷，定期监测尿钙水平和肾脏，防治肾结石和肾钙化。

四、特发性高钙尿症 [5,7]

肾结石的发生率在过去的50年里大幅增加，美国2010年揭示的患病率是8.8%，较1994年的5.5%显著升高。绝大多数结石包含有草酸钙、磷酸钙等。尽管原发性甲状旁腺功能亢进、肠道疾病和肾小管酸中毒等可导致肾结石，但是绝大多数患者无明确系统性疾病，表现出24小时尿检异常，其中最常见的病因是特发性高尿钙症（idiopathic hypercalciuria）。这个疾病由遗传和环境共同作用导致。遗传机制复杂，绝大多数致病基因尚不明确，*SLC34A3*杂合突变类似特发性高钙尿症生化改变。

尿钙在女性中小于250mg/d（6.25mmol/d），在男性中小于300mg/d（7.5mmol/d）。因为尿钙和结石形成风险之间的关系是连续的；流行病学研究提示结石形成相对危险度>1时，尿钙水平大于200mg/d；这个值可作为临床高钙尿症的低限和采取治疗的阈值。应除外其他导致高尿钙的疾病，如原发性甲状旁腺功能亢进症、结节病、远端（I型）肾小管性酸中毒、甲亢、恶性肿瘤、快速进展性骨病、Paget病、Cushing综合征以及利尿剂呋塞米的应用。

1. 临床表现　主要表现为非肾小球性源性血尿，无其他尿液异常。尿路结石的发生率高；还可有尿频、尿急、尿痛、排尿困难、腰和/或腹痛以及反复泌尿系统感染等症状。

2. 鉴别诊断　用于进行24小时尿钙测定的尿液标本必须是在进行一周的饮食控制（每天进食100g肉类，不进食奶制品、高钙水、酒精、过多盐等）后，采集连续两天内2个24小时内的尿液。若24小时尿钙定量降至0.07mmol/kg，提示高钙尿症与饮食有关。需要进行详细的病史询问及体格检查，排除引起高钙尿症的原因，如钙和维生素D的补充、糖皮质激素或呋塞米治疗史、一些疾病（骨髓瘤、Paget病、结节病、原发性甲状旁腺功能亢进、肾小管酸中毒、近期发生的骨折以及肾磷丢失等）。

3. 治疗　特发性高钙尿症且结石病持续活跃的患者，应接受钙含量正常、少动物蛋白的低盐膳食，并加用噻嗪类利尿剂，如氢氯噻嗪或氯噻酮（半衰期较长）。

噻嗪类治疗可以将钙排泄降低多达50%。主要机制是诱导轻度容量不足，使近端肾小管对钠的重吸收代偿性增加，由此产生钙被动重吸收的增加。一项meta分析纳入了5项对比噻嗪类利尿剂与标准治疗的试验，发现噻嗪类药物与新结石复发次数显著减少有关（*RR* 0.52，95%*CI* 0.39 ~ 0.69）。利尿剂的起始剂量通常为氯噻酮或氢氯噻嗪25mg/d（或等效剂量的其他药物），以尽量减少利尿剂诱导的并发症，但大多数患者需要50 ~ 100mg/d的剂量才能充分降低尿钙。氯噻酮可一日给药1次；但氢氯噻嗪半衰期短，所以当日剂量高于25mg/d时，可能需分2次给药。应避免低钾血症，因为钾水平低会减少尿枸橼酸盐排泄。开始噻嗪类治疗后应监测尿钙和尿钠的排泄。开始治疗后1 ~ 2个月应再次进行24小时尿液收集。如果尿钙仍高于理想值，那么原因可能是钠摄入量高，应努力将钠排泄降至100mmol/d（2 300mg/d）以下。也可加用保钾利尿剂阿米洛利（5 ~ 10mg/d），因为该药可能会增加皮质集合小管的钙重吸收，从而进一步降低钙排泄。一般应避免使用氨苯蝶啶，因为有可能引起沉淀。

如果尿钙没有如预期那样降低或患者不能较好地耐受噻嗪类药物，则有两个替代方案可供选择。一种方案给予碳酸氢钾或枸橼酸钾；另一种方案是给予中性磷酸盐。

（周绪杰　吕继成　陈育青）

参考文献

1. CHRISTENSEN SE, NISSEN PH, VESTERGAARD P. Familial hypocalciuric hypercalcaemia: a review. Curr Opin Endocrinol Diabetes Obes, 2011, 18(6): 359-370.

2. POLLAK MR, BROWN EM, ESTEP HL, et al. Autosomal dominant hypocalcaemia caused by a Ca(2+)-sensing receptor gene mutation. Nat Genet, 1994, 8(3): 303-307.

3. NESBIT MA, HANNAN FM, HOWLES SA, et al. Mutations affecting G-protein subunit alpha11 in hypercalcemia and hypocalcemia. The New England journal of medicine, 2013, 368(26): 2476-2486.

4. LI D, OPAS EE, TULUC F, et al. Autosomal dominant hypoparathyroidism caused by germline mutation in GNA11: phenotypic and molecular characterization. J Clin Endocrinol Metab, 2014, 99(9): E1774-E1783.

5. 王海燕. 肾脏病学. 3 版. 北京：人民卫生出版社, 2008 : 1122-1126.
6. MANTOVANI G, SPADA A. Mutations in the Gs alpha gene causing hormone resistance. Best Prac Res Clin Endocrinol Metab, 2006, 20(4): 501-513.
7. COE FL, WORCESTER EM, EVAN AP. Idiopathic hypercalciuria and formation of calcium renal stones. Nat Rev Nephrol, 2016, 12(9): 519-533.

第八章
肾性失镁

镁离子是体内重要的阳离子，细胞内含量仅次于钾，对于维持神经肌肉正常电位、调节细胞代谢和体内某些酶活性有重要作用。正常人体内镁离子总量约24g（1 000mmol），其中约50% ~ 60%存在于骨组织，40% ~ 50%在细胞内，而在细胞外液含量只有1%左右，因此失镁患者早期生化检查并没有明显的低血镁表现。正常血清中的Mg^{2+}浓度为0.74 ~ 0.95mmol/L（1.8 ~ 2.3mg/dl），其中20% ~ 30%与蛋白（主要是白蛋白）结合，不能从肾小球滤过；其余70% ~ 80%则能自由滤过，但这其中仍有10%左右不以离子形式而与枸橼酸根、碳酸氢根及磷酸根结合存在。在体内起重要生理作用的主要是自由离子形式的镁。

肾脏对体内镁平衡起着决定作用。正常进食的情况下从肾小球滤过的Mg^{2+}绝大部分被肾小管重吸收，从终尿中排出的Mg^{2+}仅3%左右。重吸收的主要区段在髓袢升支粗段（thick ascending limb of Henle's loop，TAL）的皮质部，约吸收60% ~ 70%，TAL的髓质部则不参与重吸收。另外近端和远端肾小管重吸收比例分别为5% ~ 15%和10% ~ 15%。由于在肾单位的任何区段都没有发现明显的Mg^{2+}排泌，因此认为肾脏对Mg^{2+}平衡的调节是通过重吸收的改变来实现的。在严重缺镁的情况下，肾脏重吸收显著增强，甚至可以使镁排泄分数（fraction excretion magnesium，FEMg）小于1%，净排出量小于24mg/d（1mmol/d）；而在镁负荷增加的情况下，重吸收存在"肾镁阈"效应，如果血Mg^{2+}浓度超过阈值［通常为0.74mmol/L（1.8mg/dl）］，则增加的镁负荷不被重吸收而完全从终尿中排出。

肾性失镁是指在正常摄入的前提下，由于肾脏重吸收Mg^{2+}功能障碍而发生的低镁状态。肾功能正常时如果24小时尿镁超过10 ~ 30mg，或镁排泄分数超过2%均提示肾性失镁；如果在低镁血症（<0.75mmol/L）的同时24小时尿镁超过24mg（1mmol），即可诊断肾性失镁。

一、肾单位各区段对镁离子重吸收的特点 [1-5]

近直小管和近曲小管对Mg^{2+}的通透性很低，髓袢升支粗段皮质部为Mg^{2+}重吸收的主要区段，Mg^{2+}重吸收是通过细胞旁路进行的被动过程。在TAL皮质部管腔侧的细胞膜上存在$Na^+-K^+-2Cl^-$协同转运子（$Na^+-K^+-2Cl^-$ cotransporter，NKCC2），将Na^+、K^+、Cl^-以1∶1∶2的比例从小管液中主动转运到细胞内，此为电中性转运。其中K^+随即通过管腔侧的细胞膜上的髓外钾离子通道（renal outer medullary potassium channel，ROMK）返回管腔内，形成了K^+在肾小管腔和上皮细胞间的循环；Na^+被基底侧细胞膜上的Na^+-K^+-ATP酶泵入管周间隙；Cl^-则经基底侧细胞膜上的Cl^-通道进入管周间隙，Cl^-通道是由Cl通道-Kb（Chloride channel Kb，ClC-Kb）和barttin组成的。由上述离子转运产生的跨上皮细胞的电势差（管腔内为正）成为Mg^{2+}经细胞旁路被动重吸收的驱动力。Mg^{2+}经位于髓袢的紧密连接蛋白claudin-16（也称paracellin-1）重吸收，紧密连接蛋白claudin-19被认为与claudin-16一同构成了髓袢升支粗段的Mg^{2+}重吸收通道。Ca^{2+}也通过相同的旁路途径重吸收。血钙水平可以通过刺激位于上皮细胞基底侧细胞膜的钙敏感受体（Ca-sensing receptor,CaSR）来调节 Mg^{2+} 的被动重吸收过程。

远端小管，主要是远曲小管（distal convoluted tubule，DCT），吸收经 TAL 逃逸的 Mg^{2+}。这是一个主动转运过程，主要是通过细胞管腔侧的跨细胞通道蛋白（transient receptor potential melastatin 6，TRPM6）吸收的。表皮生长因子（EGF）受体位于肾小管上皮细胞的基底侧，表皮生长因子可激活该受体，增加 TRPM6 的活性。虽然在此段只吸收原尿中 10%～15% 的 Mg^{2+}，但此数量占到由 TAL 逃逸的 Mg^{2+} 的 60%～70%，且其下游区段几乎不再有重吸收 Mg^{2+} 的功能，因此 DCT 在决定终尿的排 Mg^{2+} 量上起着最重要的作用。

二、肾性失镁的病因和临床表现

综上所述，肾脏对镁的代谢涉及诸多因子，任何因子受到影响，都可能导致镁代谢异常。例如，袢利尿剂通过抑制 NKCC2 妨碍了跨上皮细胞电势差的形成，从而减少了 Mg^{2+} 的重吸收；编码 claudin-16 蛋白的 *CLDN16* 基因突变可导致 Mg^{2+} 的重吸收减少。肾性失镁的临床表现一方面是低镁血症的表现，如神经系统、心血管系统的症状；另一方面是不同疾病本身相对特异的表现，例如，编码 claudin-16 蛋白的 *CLDN16* 基因突变导致 Mg^{2+} 的重吸收减少，病人低镁血症，尿镁反常性排泄增多（镁离子排泄分数>10%），而且 Ca^{2+} 的重吸收减少导致尿钙增多，甚至发生双肾钙化，肾功能不全以致肾衰竭，即家族性低血镁、高尿钙和肾钙化（familial hypomagnesemia with hypercalciuria and nephrocalcinosis，FHHNC）[6]，此外病人会有多尿、烦渴、眼部异常、复发性尿路感染、肾绞痛。血清甲状旁腺激素水平异常升高。血清钙磷钾与尿酸和草酸尿排泄正常。而 *CLDN19* 基因在肾小管和眼部表达，因此该基因突变导致的 FHHNC 尚可伴有眼部症状，包括黄斑缺损、眼球震颤和近视[5]。

引起肾性失镁的因素大致可分为遗传性和获得性两大类。不同病因及相应的临床表现详见第八篇第六章第二节。本节对引起肾性失镁的病因进行简要小结，见表 12-8-0-1[7]。

表 12-8-0-1　肾性失镁的病因

作用位点		遗传性因素	获得性因素
肾小球			Mg^{2+} 滤过增加：糖尿病，渗透性利尿
			血容量增多：可降低镁的被动重吸收
			离子形式的镁增多：如慢性代谢性酸中毒或有机阴离子减少时，Mg^{2+} 增多，从而滤过增多
近端小管重吸收		近端肾小管酸中毒伴或不伴 Fanconi 综合征	获得性 Fanconi 综合征
			药物毒性：如顺铂、氨基糖苷类、喷他脒
			高盐饮食：减少近端小管 Mg^{2+} 的被动重吸收，上调远端小管的 TRPM6，增加远端小管的 Mg^{2+} 主动重吸收，总体上增加 Mg^{2+} 排泄
髓袢升支粗段	Claudin-16	*CLDN16* 突变：家族性低血镁、高尿钙和肾钙化	
	Claudin-19	*CLDN19* 突变：家族性低血镁、高尿钙和肾钙化合并眼部症状	
	NKCC2	新生儿 Bartter 综合征 1 型	袢利尿剂：抑制 NKCC2；低钾血症
	ROMK	新生儿 Bartter 综合征 2 型	低钾血症
	ClC-Kb	经典 Bartter 综合征 3 型，20% 伴低血镁	

续表

作用位点		遗传性因素	获得性因素
髓袢升支粗段	CaSR	Bartter 综合征 5 型	高钙血症、高镁血症、氨基糖苷类药物：可结合并激活 CaSR
		常染色体显性遗传低血钙：CaSR 突变使此受体激活	
远曲小管	TRPM6	低血镁症合并继发性低血钙症	环孢素、他克莫司：降低 TRPM6 表达；西罗莫司：降低 TRPM6 mRNA 稳定性
	电压门控钾通道	$KCNA1$ 基因突变（编码电压门控钾通道 Kv1.1）：孤立的常染色体显性遗传性低镁血症	低钾血症
	NCCT（Na-Cl 协同转运子）	$SLC12A3$ 基因突变（编码噻嗪类敏感性氯化钠协同转运蛋白）：Gitelman 综合征	噻嗪类利尿剂；环孢素
	Na^+-K^+-ATP 酶	$FXYD2$ 基因突变（编码 Na^+-K^+-ATP 酶的 γ 亚基）：常染色体显性遗传低血镁合并低血钙	低磷血症、钙调磷酸酶抑制剂、乙醇：抑制 Na^+-K^+-ATP 酶
		$HNF1B$ 基因突变（编码 HNF-1-β，是一个调节 Na^+-K^+ATP 酶 γ 亚单位表达的转录因子）：肾囊肿伴糖尿病及肾性失镁和低尿钙	
	EGF	孤立性隐性低血钙：与 EGF 前体蛋白突变有关	抗 EGF 受体抗体（西妥昔单抗、帕尼单抗）；顺铂：减少 EGF 和 TRPM6 mRNA；环孢素：减少 TRPM6、噻嗪敏感 Na^+ 通道（NCC）和 EGF mRNA
	CaSR	突变致受体激活	高钙血症、高镁血症、氨基糖苷类药物：可结合并激活 CaSR
	细胞周期蛋白 M2（CNNM2）	$CNNM2$ 基因突变（编码一种位于亨利袢升支粗段和远曲小管基侧膜的跨膜蛋白）：常染色体显性低血镁	
其他肾小管异常			梗阻性肾病或急性肾小管坏死后的恢复期，肾移植后 药物：两性霉素，喷他脒

三、治疗

镁的补充可采用口服、静脉或肌内注射。口服常用硫酸镁（$MgSO_4 \cdot 7H_2O$），1g 硫酸镁所含镁元素为 0.1g。静脉补充适于症状严重的病例，通常用 10% 的硫酸镁，需缓慢补充，且应监测血镁及膝反射，防止镁中毒的发生。

（徐大民 吕继成）

参考文献

1. QUAMME GA. Renal magnesium handling: new insights in understanding old problems. Kidney Int, 1997, 52(5): 1180-1195.

2. SIMON DB, LU Y, CHOATE KA, et al. Paracellin-1, a renal tight junction protein required for paracellular Mg^{2+} resorption. Science, 1999, 285(5424): 103-106.

3. BLANCHARD A, JEUNEMAITRE X, COUDOL P, et al. Paracellin-1 is critical for magnesium and calcium reabsorption in the human thick ascending limb of Henle. Kidney Int, 2001, 59(6): 2206-2215.

4. WEBER S, SCHNEIDER L, PETERS M, et al. Novel paracellin-1 mutations in 25 families with familial hypomagnesemia with hypercalciuria and nephrocalcinosis. J Am Soc Nephrol, 2001, 12(9): 1872-1881.

5. KONRAD M, SCHALLER A, SEELOW D, et al. Mutations in the tight-junction gene claudin 19 (CLDN19) are associated with renal magnesium wasting, renal failure, and severe ocular involvement. Am J Nephrol, 2006, 79(5): 949-957.

6. MULLER D, KAUSALYA PJ, MEIJ IC, et al. Familial hypomagnesemia with hypercalciuria and nephrocalcinosis: blocking endocytosis restores surface expression of a novel Claudin-16 mutant that lacks the entire C-terminal cytosolic tail. Hum Mol Genet, 2006, 15(7): 1049-1058.

7. PHAM PC, PHAM PA, PHAM SV, et al. Hypomagnesemia: a clinical perspective. Int J Nephrol Renovasc Dis, 2014, 7: 219-230.

第九章
肾小管酸中毒

第一节　概述

肾脏对酸碱平衡的调节由肾小管完成，近曲小管主要负责重吸收滤过的碳酸氢根，而远段肾单位则主要通过生成铵根离子和可滴定酸的形式泌氢，从而达到酸化尿液的效果。肾小管酸中毒（renal tubular acidosis，RTA）是一组由于肾脏泌氢或重吸收碳酸氢盐的能力下降而引起的阴离子间隙正常的代谢性酸中毒，而肾小球滤过率相对正常[1,2]。突出的特点是血液是酸性的，而肾脏反常性碱性尿液，这个过程中往往伴有钾的分泌障碍。

有关肾小管对于酸碱平衡调节详见第八篇第七章第一节，在此简要描述肾小管酸化尿液的病理生理学机制，尤其是完成这个过程的离子通道。

一、肾脏酸化功能的生理学基础

人体对于酸碱平衡的调整除了通过肺脏呼出 CO_2 以外就是通过肾脏排酸，而且肾脏在维持长期酸碱平衡中发挥了核心作用。通常肾脏每日排酸和再生 1mol/（kg·d）的碳酸氢根（例如对于体重60kg的人每日就是60mmol/d）。为了完成这个艰巨的任务，肾脏主要通过以下三个途径来完成：① 重吸收滤过的碳酸氢根；② 主要以铵离子和可滴定酸的形式泌酸；③ 从头合成在代谢过程中消耗的碳酸氢根。而这个过程主要通过肾小管来完成。

（一）近端肾小管

肾脏每日平均滤过180L原尿，因此每日排泄大约4 500mmol碳酸氢根，其中80%在近端肾小管重吸收。2/3的重吸收是通过钠/氢交换蛋白3（NHE-3/SLC9A3）的 H^+ 分泌作用实现，另外1/3是通过 H^+ 分泌经囊泡型的 H^+-ATPase，以及新近发现的 Na/HCO_3^- 共转运体NBCn2完成[3]。位于腔膜的碳酸酐酶4（CA4）则促进管腔内的碳酸分解为 CO_2 和 H_2O，弥散到肾小管 CO_2 和 H_2O 在近端肾小管细胞内，碳酸酐酶2（CA2）催化产生 H^+ 和 HCO_3^-。随后产生碳酸氢根在基底膜侧被钠-碳酸氢根共转运体（NBCe1/SLC4A4）转运到血液，而 H^+ 分泌到尿液中（图12-9-1-1）。这个过程中因为分泌的 H^+ 和 HCO_3^- 形成 CO_2 和 H_2O，所以是一个中性过程。其中这些离子通道因为遗传基因突变或继发于其他疾病导致功能下降则会引起相应肾小管重吸收碳酸氢根障碍，从而引起近端肾小管酸中毒。另外剩余的肾小球滤过的20%碳酸氢根通过类似的机制在肾小管Henle袢升支粗段、远端肾小管和集合管吸收。

此外近端肾小管可以通过氨再生和A型闰细胞水化 CO_2 从头合成碳酸氢根。在近端肾小管来自血液的谷氨酰胺通过参与氨再生和糖异生释放氨和碳酸氢根。虽然肾小管全程都可以合成氨，但大部分是在近端肾小管的初始段和中段。

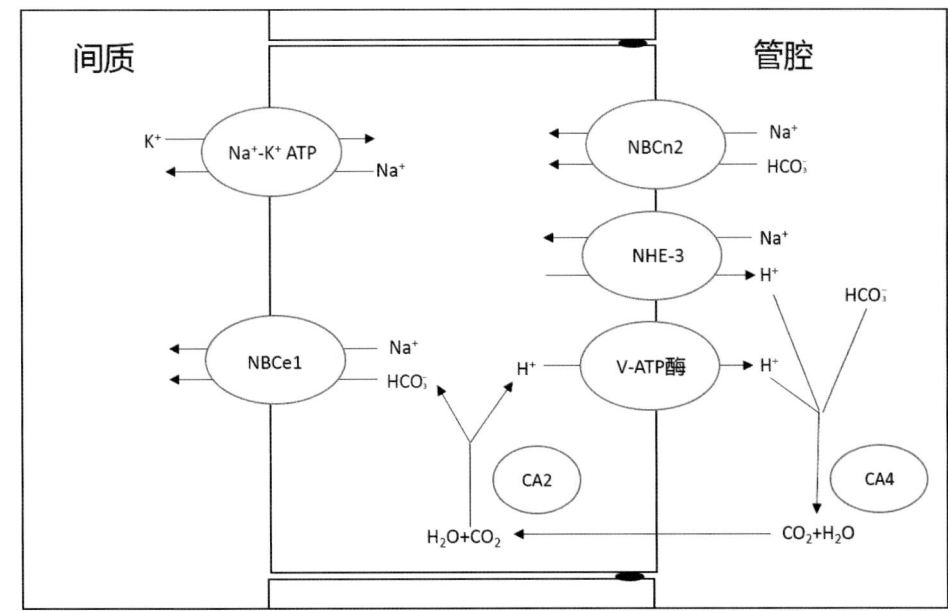

图 12-9-1-1　近端肾小管重吸收碳酸氢根示意图
NBCe1: 钠 - 碳酸氢根共转运体 1；NBCn2: Na^+/HCO_3^- 共转运体 2；NHE3: 钠 / 氢交换蛋白 3；V-ATP 酶：囊泡型 H^+-ATPase；CA 2、CA 4: 碳酸酐酶 2、碳酸酐酶 4

（二）远端肾单位

远端肾单位包括从连接管到集合管，其酸化功能主要完成于远曲小管后段和集合管。远曲小管后段和集合管的上皮细胞分成两大类细胞：主细胞（principal cells）和闰细胞（intercalated cells）。闰细胞包括 A 和 B 两型，其中泌酸性 A 型闰细胞不但可以负责泌氨到尿液，而且能酸化尿液伴随着合成碳酸氢根（图 12-9-1-2）。CO_2 和 H_2O 在 CA2 作用下形成 H^+ 和 HCO_3^-，HCO_3^- 在基底膜侧阴离子交换蛋白 1（AE1/SLC4A1）和 Cl^- 交换进入血液，而 H^+ 在管腔侧 H^+/K^+ ATP 酶和 H^+-ATP 酶作用分泌到尿液。目前已知 SLC4A1 或者 H^+-ATP 酶（包括超过 14 个亚单位）2 个亚单位基因突变可以引起远端肾小管酸中毒。泌酸可以使得尿液 pH 最低 4 ~ 4.5，但是继续酸化几乎不太可能，因为细胞内 pH 7.2，管腔内 4.5，继续逆如此大的梯度向管腔内泌 H^+ 几乎不太可能，但是即使尿液 pH 4.5(1L 也仅仅包含 30μmol 的酸）显然无法完成排泄人体每日产生 60mmol 酸。这时候尿液中可滴定酸缓冲尿液 pH 可以保证继续泌酸。可滴定酸主要是磷酸盐，但是肌酐和尿酸盐也可以发挥一定作用。此外 H^+ 可以和尿液 NH_3 形成 NH_4^+ 分泌到体外。NH_3 由闰细胞和附近的主细胞的两种 Rh 血型家族 B 和 C 型糖蛋白（RhBG 和 RhCG）分泌到尿液（图 12-9-1-2）。NH_4^+ 加上可滴定酸减去碳酸氢根即为净泌酸量，为了简单起见尿磷酸盐可以大概相当于可滴定酸，而尿液碳酸氢根在尿液 pH 6.5 以下可以基本忽略。

B 型闰细胞主要在远曲小管、连接管和皮质集合管表达。该型细胞管腔侧含 Cl^-/HCO_3^- 交换潘蛋白（chloride/bicarbonate exchanger pendrin，SLC26A4）[4]，主要负责在碱化过程中分泌碳酸氢根和重吸收 Cl^-，他们在调节 NaCl 稳态和血压调节中发挥很大作用。

远端肾小管尿液酸化过程部分受到醛固酮的影响：通过活化主细胞膜上的钠通道和钠钾泵促进钠的转运，从而增加管腔负电荷，从而促进氢和钾的分泌；增强集合管上的氢泵活性；通过增加 NH_3 的合成使更多的氢离子与之结合成 NH_4^+ 排出。

二、常用实验室检查

血浆阴离子间隙（plasma anion gap，AG）：是代谢性酸中毒病人首先需要评估的化验检查，其意义参见本书的酸碱平衡章节，计算方法：$(Na^++K^+) - (Cl^- + HCO_3^-)$，在所有的肾小管酸中毒中均为高氯性 AG 正常的代谢性酸中毒。

尿铵离子和 pH：在评估代谢性酸中毒过程中，应当用同一个尿样同时测定尿液 pH 和 NH_4^+。通常情况下代谢性酸中毒情况下，肾脏正常反应应当是多排酸，下调尿液和刺激尿产生排泄更多的 NH_4^+，在慢性代谢性酸中毒情况下尿液 NH_4^+ 可以显著的升高，可以较平时升高 5 ~ 8 倍范围，这

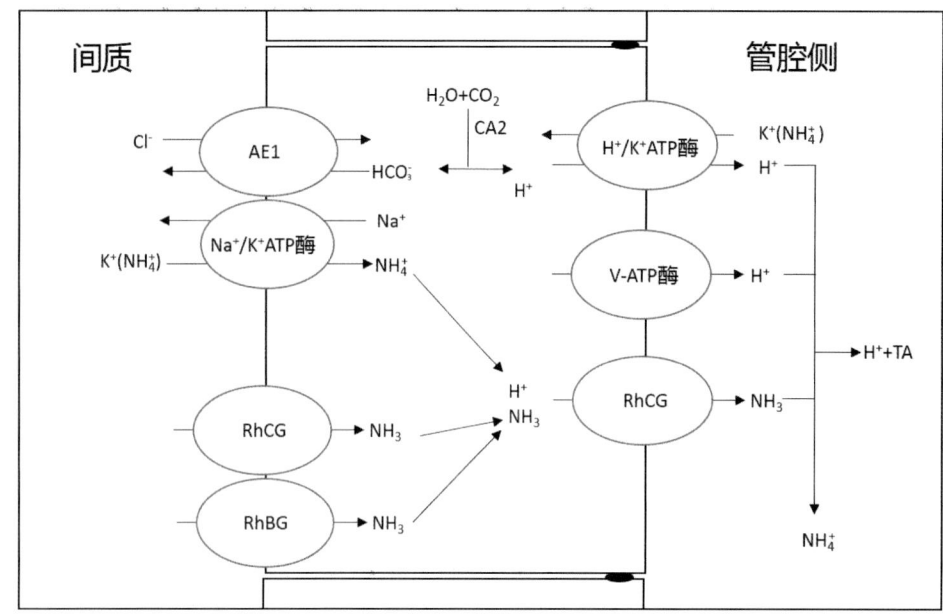

图 12-9-1-2　集合管上 A 型泌酸性闰细胞泌氢机制示意图
AE1: 阴离子交换蛋白 1; V-ATP 酶: 囊泡型 H+-ATPase;
CA 2: 碳酸酐酶 2、碳酸酐酶 2; RhCG: Rh 血型家族糖蛋白 C; RhBG: Rh 血型家族糖蛋白 B

样可以避免尿液pH大幅度下降，尿液pH通常反映的是游离的 H^+ 浓度。反之在急性代谢性酸中毒的情况下，尿液pH可以低到5.5以下，由于缺乏慢性代偿过程尿 NH_4^+ 增加不多。局限性是在尿液高度稀释、尿钠浓度很低或细菌感染的情况下可以干扰尿液的pH而并不代表尿液酸化障碍。

尿液AG：由于测定比较麻烦大多数实验室并不能常规测定 NH_4^+，尿液AG（Na^++K^+-Cl^-）可以间接反映高氯性代谢酸中毒病人尿液排泄 NH_4^+ 的情况。尿液NH4增加与高氯离子相关，因此尿AG为负数，而AG负数（Na^++K^+>Cl^-）提示尿 NH_4^+ 排泄低，但是它的局限性是在新生儿和小婴儿并不能很好地反映这种关系。

尿液渗透压间隙（urinary osmolal gap）：当尿液中存在除了氯离子以外的其他阴离子的时候尿液AG并不能反映 NH_4^+，在这种情况下可以通过计算尿渗透压间隙来粗略的估算尿 NH_4^+，计算方法是尿液渗透压–（2Na+2K+尿素+尿糖）（其浓度均用mmol/L）。当该数值>100mOsm/kg H_2O 提示高尿 NH_4^+。这个方法适用于粗略的筛查尿胺浓度，可以用于糖尿病代谢性酸中毒和乳酸酸中毒诊断。

三、肾小管酸中毒分类

肾小管酸中毒有多种分类方法，但是习惯上沿用按肾小管功能缺陷部位进行分类的方法。一般将其分为四大类：远端肾小管酸中毒（1型RTA），主要是由于远端肾小管泌氢功能下降所致；近端肾小管酸中毒（2型RTA），主要是由于近端肾小管重吸收碳酸氢根障碍所致；3型肾小管酸中毒同时具有近端和远端肾小管酸中毒的特点，主要由于碳酸酐酶Ⅱ功能缺陷所致（属于罕见常染色体隐形遗传性疾病）；4型肾小管酸中毒是合并高血钾的肾小管酸中毒，主要由于醛固酮分泌减少或抵抗所致。

第二节　远端肾小管酸中毒

远端肾小管酸中毒（distal renal tubular acidosis，dRTA，1型RTA）是由于远端肾小管泌氢功能障碍所致，近端肾小管重吸收碳酸氢根的功能正常。由于肾小管细胞氢泵衰竭和非分泌缺陷性酸化功能障碍。集合管内管腔液与管周液之间无法形成高 H^+ 梯度，在全身酸血症的刺激下仍然不能最大限度地把尿pH降到5.5以下。

一、病因和病理生理学

成人远端RTA主要病因是自身免疫性疾病，例如干燥综合征和类风湿关节炎和高钙尿症，而儿童中最常见的病因是遗传性远端RTA，主要是基底膜侧的阴离子交换蛋白AE1（氯离子-碳酸氢根转运蛋白）和管腔膜侧的H-ATP酶基因突变，具体病因见表12-9-2-1。造成远端肾小管酸中毒的可能机制主要包括：① 肾小管氢泵活性下降；② 管腔膜渗透性增加。

表 12-9-2-1　远端肾小管酸中毒常见病因

原发性
特发性（散发）
家族性
常染色体显性遗传（主要由于远端肾小管闰细胞阴离子转运蛋白AE1基因突变）
常染色体隐性遗传（主要由于远端肾小管闰细胞 V-H⁺-ATP 酶基因突变导致）
继发性
自身免疫性疾病
干燥综合征
自身免疫性肝炎/原发性胆管性肝硬化
系统性红斑狼疮（可以高血钾）
类风湿关节炎
药物
异环磷酰胺
两性霉素 B
碳酸锂
布洛芬
高钙
甲状旁腺功能亢进
维生素 D 中毒
结节病
特发性高钙血症
其他
髓质海绵肾
梗阻性肾病
肾移植排异
Wilson 病

（一）肾小管细胞氢泵活性下降

H-ATP酶活性下降是导致远端RTA常见的机制，主动泌氢减少，导致尿液最大酸化能力下降，多数患者尿液pH不能降低到5.5以下。一系列由于免疫、遗传因素可以直接或间接导致氢泵活性下降，其中在儿童最为常见的是原发性，而成人常见是自身免疫性因素导致：

（1）编码氯离子-碳酸氢根交换蛋白（AE1）的基因：*SLC4A1*基因突变可以导致氢泵活性下降，是引起一些常染色体显性（常见）和隐性遗传（少见）的家族性远端肾小管酸中毒的病因[5,6]。该离子通道位于肾小管上皮细胞基膜侧细胞膜上，负责细胞内碳酸氢根转运到管周的血管。该基因突变从两种机制影响尿液酸化，一是导致离子通道功能障碍，不能正常转运碳酸氢根，引起细胞内

pH升高，从而妨碍H⁺的产生和分泌到管腔，二是影响了该离子通道从基膜两侧转移到管腔侧，转运碳酸氢根到尿液中和了氢离子，从而导致尿液酸化障碍。

（2）编码H-ATP酶的B1和α4亚基的基因突变可以导致氢泵的功能障碍[7]，引起泌酸障碍，病人常常表现为常染色体隐性遗传模式。同时由于内耳正常功能需要质子泵参与，因此病人可能导致感音神经性耳聋[8]。

（3）对干燥综合征合并dRTA的患者免疫细胞学检查可以发现在闰细胞上的氢泵可以完全缺失[9]，其中原因并不清楚，部分患者可以检测到血中存在针对CA 2的抗体，该抗体可以抑制CA 2的活性，从而影响细胞内H⁺的产生（图12-9-1-1），进而导致氢泵无法将H⁺分泌到尿液。

（4）钾代谢紊乱：病人也会伴有排泄钾增多引起低钾血症，这主要是由于钠的重吸收过程中为保持尿液电荷中性，需要和其他阳离子如H⁺或K⁺，所以H⁺分泌下降，就会相应导致Na⁺-K⁺交换增多，由此导致尿钾增多，此外氢泵功能下降、代谢性酸中毒也会导致钠的丢失进而激活RAAS系统，醛固酮分泌进一步促进尿钾排泄增多。

（二）肾小管管腔膜通透性增加

正常情况下管腔膜对于氢离子和碳酸很低的通透性，以防止氢离子反渗到细胞内、维持尿液的酸度，比如尿液pH为5.0是正常血浆pH为7.4时细胞外液氢离子浓度的250倍，如果管腔膜通透性增加，在如此高浓度梯度下会促进氢离子从尿中大量反渗，从而限制尿排酸能力。对钾和镁的通透性也可能增加，会促进钾和镁从高浓度的肾小管细胞中渗漏进入尿液中，从而引起尿钾和尿镁增多。例如使用两性霉素B是引起细胞膜渗透性增加进而导致dRTA一个重要机制。

二、临床表现

表现为阴离子间隙正常的高血氯性代谢性酸中毒；而尿pH上升（>6.0），为反常性碱性尿；患者尿中可滴定酸和铵离子减少。尿碳酸氢根总量小于滤过的碳酸氢根负荷的5%。病人可以有明显的发育迟缓、多尿现象，遗传性因素导致的dRTA例如H⁺-ATP酶可以伴有感音神经性耳聋，发病年龄从出生到年长的儿童不等。

实验室和辅助检查方面：由于肾小管酸化异常可伴发低钾血症和钙磷代谢障碍，患者呈现高尿钙、低血钙，进而继发甲状旁腺功能亢进，出现高尿磷、低血磷。严重的钙磷代谢障碍常引起骨病、肾结石和肾钙化。肾钙化的进展可导致慢性肾衰竭；由于尿钾排泄增多，病人可以表现低钾血症，严重的可以引起低钾性麻痹或心律失常，但一般不如近端RTA症状严重。

不完全的远端肾小管酸中毒：肾小管的泌氢功能部分受损，尿pH可小于6.0，而且在酸负荷的情况下，尿液pH不能降到5.5以下，可行经典的氯化铵负荷试验（停用碱性药物2天后予NH₄Cl 0.1g/（kg·d）×3d，以后测尿pH；或NH₄Cl 0.3g/kg，3～5小时内服完，以后每小时测尿pH一次，共测5次。如不能降到5.5以下，则不完全性远端肾小管酸中毒诊断成立，有肝病的患者可用氯化钙代替，方法与氯化铵相同）。其他的辅助检查如呋塞米试验或测量尿PCO₂/血PCO₂值有助于对远端肾小管酸中毒的亚型进行分类。

关于不完全远端肾小管酸中毒发生机制尚未完全清楚，其重要的特征是枸橼酸排泄率低和铵离子排泄率相对高，并且这一特征与近端肾小管细胞内pH下降趋势一致，而近端肾小管是氨生成和枸橼酸重吸收的重要部位。一种推测的机制是远端肾小管轻微酸化障碍，血浆酸性，进而造成近端肾小管细胞内酸中毒、细胞内氨合成和分泌增加，而尿枸橼酸排泄减少，以代偿远端肾小管酸化障碍；另外一种推测原发病变是近端肾小管细胞内酸中毒，进而通过类似的机制，尿氨合成增加和枸橼酸排泄减少，按照这种理论实际上不完全dRTA是近端肾小管功能障碍[10]。部分不完全dRTA患者可能会进展为完全型dRTA。低尿枸橼酸浓度引起的磷酸钙沉淀、结石和肾钙化，而间质中高浓度的氨也带来一定毒性作用，这些因素可能都会导致远端肾小管损伤。

三、诊断

检查发现典型的正常阴离子间隙的高血氯性代谢性酸中毒、低钾血症、尿钾高、尿液中可滴定酸和/或铵离子减少、尿 pH 始终 >6.0，则远端肾小管酸中毒诊断成立。低血钙、低血磷、骨病、尿路结石和肾钙化的发现则进一步支持该诊断。

远端肾小管酸中毒可由多种疾病引起（表 12-9-2-1），临床最常见的是后天获得性的小管间质损伤，先天遗传因素少见。成年人常见于自身免疫性疾病的肾损伤，儿童发病多和遗传相关。后天获得的肾小管间质损伤引起的远端肾小管酸中毒经常合并其他的肾小管异常，并且有原发病的表现。遗传性的远端肾小管酸中毒通常发病年龄早，有家族聚集发病。

四、治疗和预后 [11]

有明确病因的继发性 RTA 应当尽可能去除病因。针对肾小管酸中毒的治疗目标不仅仅是纠正酸中毒和生化指标，重要是还要改善儿童的生长发育，治疗骨病，防治肾脏结石和钙化，防治肾功能下降 [11]。

（一）纠正酸中毒

有效的纠正酸中毒可以使儿童恢复生长，最大程度地减少肾结石的形成和肾钙沉积，减少酸中毒引起的骨缓冲而导致的骨质减少，此外可以减少尿中钾的丢失，多数病人可以纠正有关的低钾血症。常用枸橼酸钾或碳酸氢钠，维持一个相对正常的血清碳酸氢盐浓度（22 ~ 24mmol/L）。由于儿童尿 pH 通常更高，导致更多碳酸氢盐丢失，其次儿童和青少年骨骼生长迅速，大量 H^+ 游离，因此从儿童体内产酸量（2mmol/kg）较成人（1mmol/kg）高，因此婴儿每日需要的枸橼酸或碳酸氢钠每日 5 ~ 8mmol/kg，儿童 3 ~ 4mmol/kg，成人则 1 ~ 2mmol/kg。

（二）纠正低钾血症

如果纠正酸中毒后仍然存在低钾血症，则需要补钾，多选用枸橼酸钾（常与枸橼酸或枸橼酸钠做成合剂）。

（三）防治肾结石、肾钙化和骨病

充分补充枸橼酸盐，尿中枸橼酸排出增多，结合大量尿钙，可以减少草酸钙结石形成的风险，但是尿枸橼酸增多会引起尿 pH 升高，而后者增加了尿磷酸钙的饱和度，因此要防止补碱过量，可以监测尿 Ca/Cr 和 Citrate/Cr 评价补碱的充分性；对于已经发生骨病，但是没有肾钙化的患者，可以小心使用钙剂和骨化三醇。

原发性远端肾小管酸中毒是终身性疾病，需要永久性治疗，如果在疾病早期诊断早期进行纠正酸中毒治疗预后比较理想，反之如果延误到比较大的儿童期甚至成人，不可避免地造成肾功能受损甚至终末期肾病的发生。继发性肾小管酸中毒预后与原发病有关。

第三节　近端肾小管酸中毒

近端肾小管酸中毒（proximal RTA，pRTA，2 型 RTA）是由于近端肾小管重吸收碳酸氢根障碍，远端酸化功能则完好无损。由于近端肾小管需要重吸收肾小球滤过 HCO_3^- 的 85% ~ 90%，在 2 型 RTA 时大量的 HCO_3^- 排出，由于远端酸化功能正常，出现酸血症时，尿液 pH 可降到 5.5 以下。

一、病因和病理生理

近端肾小管酸中毒多种病因，临床最常见的是后天获得性的小管间质损伤，先天遗传因素少见。

如表12-9-3-1引起成人近端端肾小管酸中毒包括继发于浆细胞病的单克隆轻链（如多发性骨髓瘤）、自身免疫性疾病（如干燥综合征）、药物毒性（如异环磷酰胺、替诺福韦）等，但是引起近端肾小管损伤的这些因素很少单独损伤肾小管重吸收碳酸氢根的能力，因此往往伴有其他近端肾小管功能障碍，如伴有氨基酸尿、肾性糖尿和磷酸盐尿并且有原发病的表现，而称之为范可尼综合征（Fanconi syndrome）。而有些药物如乙酰唑胺和托吡酯抑制碳酸酐酶可以选择性影响近端肾小管对碳酸氢根的重吸收能力。

表 12-9-3-1　近端肾小管酸中毒常见病因

原发性
特发性（散发）
家族性
隐性遗传：近端肾小管上皮细胞钠碳酸氢根共转运体（NBCe1）缺陷；碳酸酐酶 2 缺失
显性遗传：钠氢转运蛋白基因突变
胱氨酸蓄积症
遗传性果糖不耐受
半乳糖血症
糖原贮积病（Ⅰ型）
Wilson 病
Lowe 综合征
继发性
药物
异环磷酰胺
替诺福韦
碳酸酐酶抑制剂：乙酰唑胺和托吡酯
氨基糖苷类抗生素
M 蛋白
淀粉样变
多发性骨髓瘤 / 轻链病
重金属
铅
镉
水银
铜
维生素 D 缺乏
肾移植
阵发性睡眠血红蛋白尿
干燥综合征（更容易引起远端 RTA）

儿童RTA常见病因为胱氨酸蓄积病，多数病人表现为范可尼综合征。遗传性的近端肾小管酸中毒通常由于是近端肾小管负责酸化的跨膜离子通道，常常引起孤立性近端肾小管酸中毒。例如编码NHE3的基因 *SLC9A3* 的突变导致钠氢交换障碍，合并眼疾的常染色体隐性pRTA与编码Na$^+$/HCO$_3^-$协同转运蛋白的基因 *SLC4A4* 的突变造成该蛋白活性的下降和丧失有关[12,13-15]。

二、临床表现 [11]

表现为阴离子间隙正常的高血氯性代谢性酸中毒，尿pH上升，为反常性碱性尿；尿碳酸氢根排出明显增加，尿中可滴定酸和铵离子正常。常伴有明显的低血钾。由于远端肾小管酸化功能正常，酸中毒严重时，血浆HCO_3^-降到很低，尿中的HCO_3^-滤过减少，远端肾小管正常的泌氢功能使尿液pH<5.5；相反如果血的碳酸氢根经碱化治疗后达正常水平，大量HCO_3^-将从尿液排出。

钙磷代谢异常主要为骨软化症或骨质疏松，儿童可有佝偻病，尿路结石和肾脏钙化较少见。近端肾小管的其他重吸收功能受累，合并Fanconi综合征。遗传性的肾小管酸中毒发生酸中毒的年龄早，因为此类RTA本身表现隐匿，病人常常因为婴幼儿期生长迟缓、眼部疾病（青光眼、白内障和带状角膜病，见于*SLC4A4*基因突变[15]）、智力低下、头颅CT可能发现基底节钙化（如CA 2基因突变）等而就诊。

此外获得性近端肾小管酸中毒同样可由多种疾病引起，因此患者通常合并原发病的表现。

三、诊断

临床检查发现：阴离子间隙正常的高血氯性代谢性酸中毒；尿中碳酸氢根增多，HCO_3^-排泄分数大于15%，酸中毒不严重时尿液呈碱性，酸中毒严重时尿液呈酸性；低钾血症，高尿钾；近端肾小管酸中毒诊断成立。

对于不典型患者碳酸盐重吸收试验有助于确诊：口服或静脉滴注碳酸氢钠，如HCO_3^-排泄分数大于15%即可确诊。HCO_3^-排泄分数 = 尿［HCO_3^-］× 血［肌酐］/ 血［HCO_3^-］× 尿［肌酐］。

对于诊断远端肾小管酸中毒患者进一步根据表12-9-3-1所示进行病因排查。获得性患者往往伴有范可尼综合征。

四、治疗和预后

有明确病因的RTA应当尽可能去除病因。

近端RTA患者在纠正代谢性酸中毒过程中随着血清碳酸氢根的升高，可导致肾小球滤过的碳酸氢盐相应升高，超过近端肾小管已经受损的重吸收能力，引起碳酸氢盐丢失增多，因此近端肾小管酸中毒纠正要比远端肾小管酸中毒难度大，近端RTA患者每日可能需要补充的碱量很大（10 ~ 15mmol/kg）。而且在补充碱过程中引起的碳酸氢盐尿导致流至远端肾小管的钠和水的增加，可刺激钾的分泌，因此增加了尿液中钾的丢失，因此，部分碱补充治疗必须以钾盐（通常是枸橼酸钾）的形式给予。通常采用枸橼酸钠、枸橼酸钾的混合物，枸橼酸代谢过程中产生碳酸氢根，分次服用，以保持日夜负荷均衡。由于补充碱量大口感差，因此病人长期服药依从性不佳，联合噻嗪类利尿剂可以减少碱的用量，但注意低钾血症的加剧。如果大剂量的碱治疗无效或不能耐受，加用噻嗪类利尿剂可能有益。利尿剂引起的轻微容量丢失，通过增加近端小管对钠的重吸收以及碳酸氢盐的继发性重吸收，可能减少碳酸氢盐的丢失[10]。

对于儿童而言纠正酸中毒可改善骨骼生长发育，促进佝偻病或骨软化症的恢复。由于近端小管对磷酸盐的重吸收功能下降以及维生素D活化减少，少数患者可出现低磷血症，是发生骨病的一个重要促进因素，因此需要同时补充磷酸盐和维生素D以改善骨病。需要指出的是有些儿童近端RTA是一过性的，而且生长发育过程中对于碱的需求也会发生大幅度改变，因此需要进行系列监测。

近端肾小管酸中毒的疗程与其发病类型有关，遗传性（显性或隐性遗传）往往永久性损伤，需要终生治疗，而散发性孤立性pRTA有时候为一过性，随着生长发育肾小管缺陷逐渐改善，一般3 ~ 5年后可以停药，不再复发。而获得性疾病则取决于原发性疾病。

第四节 混合型肾小管酸中毒

患者同时具有远端及近端RTA的表现，尿中可滴定酸及铵离子均减少，伴有碳酸氢根的增多、在严重酸中毒的情况下也不能将尿液最大限度地酸化，被称为混合型RTA（3型RTA）。

此型可由碳酸酐酶Ⅱ（CA2）编码基因突变导致[16]，为常染色体隐性遗传，由于该基因（位于染色体8q22上）表达广泛，会出现多种临床表现表现为骨硬化病、混合型肾小管酸中毒、大脑钙化和智力低下。这些临床表现又被称为Guibaud-Vainsel综合征或大理石样脑病。CA2广泛存在于近端肾小管和远端肾小管的细胞质内，其功能障碍抑制了细胞内CO_2和H_2O结合成碳酸再解离为氢离子和碳酸氢根的反应，在近段小管主要表现为碳酸氢根转运入血的障碍，在远端肾小管则表现为泌氢的减慢，因此出现混合型RTA。骨硬化症可以合理地解释为破骨细胞的泌酸障碍，以致不能有效溶解骨质。混合型肾小管酸中毒的治疗同远端及近端肾小管酸中毒的治疗。多数受累患者都具有阿拉伯血统，居住于北非和中东地区[11]。

第五节 高血钾型肾小管酸中毒

高血钾型肾小管酸中毒（hyperkalemic RTA）与前三型肾小管酸中毒合并低血钾不同，通常合并高血钾。通常认为这种肾小管酸中毒和醛固酮作用减弱有关，钠的重吸收减少，钾的排出减少，影响氢的排泌和氨的生成，因而导致酸中毒和高钾血症。

一、病因和病理生理

钠在连接部及皮质集合管的重吸收对闰细胞中钾和氢离子的分泌有非常重要的影响，由于钠的重吸收导致管腔内负电荷状态，可以驱动主细胞对钾和闰细胞对氢离子的重吸收，因此钠的吸收障碍进而影响钾和氢的转运，引起高钾型肾小管酸中毒。

电压依赖型RTA（voltage-dependent RTA）[17]：由于钠摄入减少和/或近端小管钠重吸收增加，导致远端小管钠吸收障碍，或主细胞钠转运机制的遗传性或获得性缺陷导致钠吸收障碍。造成以上原因的临床疾病包括：严重的低血容量[18]；尿路梗阻；狼疮性肾炎；镰刀细胞病；药物如阿米洛利和锂盐导致电压缺陷等。

低醛固酮血症：醛固酮缺乏或抵抗导致高血钾型RTA，也被称为4型RTA。此型在成人多为获得性，醛固酮不足可以由于原发性肾上腺功能异常，也可以继发于各种轻中度肾功能不全，尤其常见于糖尿病肾病、狼疮性肾炎、艾滋病肾病等。低肾素活性在糖尿病中较为常见。醛固酮相对不足往往与梗阻性肾病、移植肾排异和药物损伤导致的慢性肾小管间质损伤有关。醛固酮生成减少的遗传性低醛固酮症包括先天性孤立性低醛固酮症和假性低醛固酮症Ⅱ型，而假性低醛固酮症Ⅰ型与醛固酮抵抗相关，多见于儿童。

先天性孤立性低醛固酮症是常染色体隐性遗传病，主要是醛固酮合成途径的酶（醛固酮合成酶，CYP11B2）编码基因突变导致，表现醛固酮缺乏，受累儿童低血容量、失盐、发育停滞。

假性低醛固酮症Ⅱ型（pseudohypoaldosteronism type 2，PHA2），也被称为Gordon综合征或家族性高血钾性高血压，特点是高血压、高钾血症、代谢性酸中毒、较低或低-正常的血浆肾素活性和醛固酮浓度。与此相反，假性低醛固酮症Ⅰ型会产生醛固酮抵抗（PHA Ⅰ）。PHA2是由于WNK激酶异常引起的，他可以影响对噻嗪类利尿剂敏感的Na^+-Cl^-协同转运蛋白，进而影响*WNK4*或*WNK1*的突变导致远端肾单位的氯重吸收增加，从而减少管腔电负性和钾分泌的驱动力。这些突变还导致钾离子通道的表达减少。PHA Ⅰ主要由于上皮钠通道（epithelial sodium channel，ENaC）或者盐皮质激素受体的基因（*NR3C2*）突变导致，后者会随年龄增长而好转。

二、临床表现

表现为阴离子间隙正常的高血氯性代谢性酸中毒，高血钾，肾小管泌铵率很低，净泌酸能力还是低于正常，但此类患者在酸负荷后酸化尿液的功能仍在正常范围，因此尿pH一般能达5.5以下。患者可合并肾衰竭时，酸中毒和高钾血症的严重程度与肾功能不全程度不成比例。肾脏钙化和尿路结石少见，合并肾衰竭时可有肾性骨病。可有原发病的表现。常见病因见表12-9-5-1。有关遗传性因素导致的高血钾型RTA临床表现可见病理生理部分内容。

表 12-9-5-1　高血钾型肾小管酸中毒的病因

醛固酮缺乏：
单纯醛固酮缺乏
遗传性：皮质酮甲酰氧化酶缺乏
一过性（婴儿）
糖尿病肾病
小管间质肾病
药物：肝素，NSAIDs，β-受体阻滞剂，ACEI，AT1受体阻滞剂
肾移植
伴有糖皮质激素缺乏：
Addison病
双侧肾上腺切除
酶缺乏：21-羟化酶缺乏，3-β-ol-脱氢酶缺乏
AIDS
醛固酮耐受：
假性低醛固酮血症：Ⅰ型
假性低醛固酮血症：Ⅱ型
药物：螺内酯，氨苯蝶啶，环孢素A，三甲氧苄氨嘧啶
梗阻性肾病
镰刀细胞贫血
肾移植

三、治疗

治疗包括针对原发病的治疗，因此应当充分了解病人病史，特别是用药历史，了解肾脏排酸、排钾、血肾素-醛固酮水平。纠正酸中毒可以用碳酸氢钠1.5～2.0mmol/（kg·d）；对于该病治疗中降低血钾是至关重要的一个措施，不仅仅可以控制致命性的高血钾危险，而且有助于纠正酸中毒。对于肾上腺功能不全、低肾素、低醛固酮血症的患者应用氟氢可的松替代治疗有显著效果，每日用量0.1mg，对于醛固酮抵抗的患者每日剂量加大到0.3～0.5mg，可以同时配合呋塞米等利尿剂减轻细胞外容量增加。高钾血症的处理包括饮食控制以及使用排钾的离子交换树脂。

第六节 肾小管酸中毒的鉴别

各型肾小管酸中毒的鉴别诊断见表12-9-6-1。

表 12-9-6-1 肾小管酸中毒的鉴别

	Ⅰ型（远端）	Ⅱ型（近端）	Ⅲ型	Ⅳ型	尿毒症酸中毒
代谢性酸中毒时					
尿 pH	>5.5	<5.5	>5.5	<5.5	>5.5
UAG	正值	负值	正值	正值	正值
尿 NH_4^+	↓	↔	↓	↓	↓
尿 K^+	↑	↑	↑	↓	↓
血 K^+	↓	↓	↓	↑	↑
酸碱平衡时					
尿 HCO_3^- 量（占滤液中%）	<5%	>10% ~ 15%	>5% ~ 15%	>5% ~ 10%	<3% ~ 30%
肾结石	有	无	无	无	与原发病有关

尿阴离子间隙（UAG）：尿中排出的阳离子是 Na^+、K^+、NH_4^+、Ca^{2+} 和 Mg^{2+}，阴离子是 Cl^-、HCO_3^-、硫酸根、磷酸根和有机阴离子。通常尿中只检查 Na^+、K^+ 和 Cl^- 因此其他为检测的离子被称为尿阴离子（UA）和尿阳离子（UC）。根据 $Cl^-+UA=Na^++K^++UC$；$UAG=（UA-UC）=[Na^+]+[K^+]-[Cl^-]$。UAG 为负值时，提示胃肠道丢失碳酸氢盐，UAG 为正值时提示远端肾小管酸中毒

（吕继成 陈育青）

参考文献

1. MOHEBBI N, WAGNER CA. Pathophysiology, diagnosis and treatment of inherited distal renal tubular acidosis. J Nephrol, 2017, 1:1-12.

2. SANTOS F, ORDONEZ FA, CLARAMUNT-TABERNER D, et al. Clinical and laboratory approaches in the diagnosis of renal tubular acidosis. Pediatr Nephrol, 2015, 30(12): 2099-2107.

3. GUO YM, LIU Y, LIU M, et al. Na(+)/HCO3(-) Cotransporter NBCn2 Mediates HCO3(-) Reclamation in the Apical Membrane of Renal Proximal Tubules. J Am Soc Nephrol, 2017, 28(8): 2409-2419.

4. WAGNER CA, MOHEBBI N, CAPASSO G, et al. The anion exchanger pendrin (SLC26A4) and renal acid-base homeostasis. Cell Physiol Biochem, 2011, 28(3): 497-504.

5. WALSH S, BORGESE F, GABILLAT N, et al. Cation transport activity of anion exchanger 1 mutations found in inherited distal renal tubular acidosis. Am J Physiol, 2008, 295(2): F343-F350.

6. FRY AC, SU Y, YIU V, et al. Mutation conferring apical-targeting motif on AE1 exchanger causes autosomal dominant distal RTA. J Am Soc Nephrol, 2012, 23(7): 1238-1249.

7. KARET FE. Inherited distal renal tubular acidosis. J Am Soc Nephrol, 2002, 13(8): 2178-2184.

8. KARET FE, FINBERG KE, NELSON RD, et al. Mutations in the gene encoding B1 subunit of H$^+$-ATPase cause renal tubular acidosis with sensorineural deafness. Nat Genet, 1999, 21(1): 84-90.

9. COHEN EP, BASTANI B, COHEN MR, et al. Absence of H(+)-ATPase in cortical collecting tubules of a patient with Sjogren's syndrome and distal renal tubular acidosis. J Am Soc Nephrol, 1992, 3(2): 264-271.

10. DONNELLY S, KAMEL KS, VASUVATTAKUL S, et al. Might distal renal tubular acidosis be a proximal tubular cell disorder? Am J Kidney Dis, 1992, 19(3): 272-281.

11. 王海燕. 肾脏病学. 3 版. 北京：人民卫生出版社, 2008：1132-1144.

12. DINOUR D, CHANG MH, SATOH J, et al. A novel missense mutation in the sodium bicarbonate cotransporter (NBCe1/SLC4A4) causes proximal tubular acidosis and glaucoma through ion transport defects. J Biol Chem, 2004, 279(50): 52238-52246.

13. IGARASHI T, INATOMI J, SEKINE T, et al. Novel nonsense mutation in the Na^+/HCO_3^- cotransporter gene (SLC4A4) in a patient with permanent isolated proximal renal tubular acidosis and bilateral glaucoma. J Am Soc Nephrol, 2001, 12(4): 713-718.

14. KATZIR Z, DINOUR D, REZNIK-WOLF H, et al. Familial pure proximal renal tubular acidosis—a clinical and genetic study. Nephrol Dial Transplant, 2008, 23(4): 1211-1215.

15. IGARASHI T, INATOMI J, SEKINE T, et al. Mutations in SLC4A4 cause permanent isolated proximal renal tubular acidosis with ocular abnormalities. Nat Genet, 1999, 23(3): 264-266.

16. ROTH DE, VENTA PJ, TASHIAN RE, et al. Molecular basis of human carbonic anhydrase II deficiency. Proc Natl Acad Sci U S A, 1992, 89(5): 1804-1808.

17. KARET FE. Mechanisms in hyperkalemic renal tubular acidosis. J Am Soc Nephrol, 2009, 20(2): 251-254.

18. BATLLE DC, VON RIOTTE A, SCHLUETER W. Urinary sodium in the evaluation of hyperchloremic metabolic acidosis. N Engl J Med, 1987, 316(3): 140-144.

第十三篇

肾间质疾病

第一章
概述及临床表型

肾间质疾病（interstitial nephropathy）又称间质性肾炎（interstitial nephritis），是由多种病因引起的一组临床病理综合征，其临床主要表现为肾小管功能障碍，伴有不同程度的肾小球滤过率下降；病理损伤主要累及肾间质和肾小管，不伴或仅伴有轻微的肾小球或肾血管损伤[1]。由于肾间质与肾小管之间关系十分密切，当肾间质发生病变时，无论其损伤的严重程度如何，总会对肾小管功能以及结构产生影响，因此，间质性肾炎又被称为肾小管间质肾炎（tubulointerstitial nephritis，TIN）或肾小管间质肾病（tubulointerstitial disease）。广义的TIN还包括急性肾小管坏死、梗阻性肾病、尿路上行感染导致的肾盂肾炎以及肾小球疾病伴发的肾小管间质损害。本篇除在病因类型方面提及这些疾病外，其他部分仅就狭义的TIN进行阐述。相关内容可参见其他有关篇章。

一、临床表型

临床上根据发病的急、慢程度和病理改变不同将TIN分为急性或慢性，称为急性肾小管间质肾炎或慢性肾小管间质肾炎。急性肾小管间质性肾炎（acute tubulointerstitial nephritis，ATIN）简称急性间质性肾炎（acute interstitial nephritis，AIN），临床表现为肾小球滤过功能急性减退、肾小管功能严重受损；病理以肾间质水肿、炎性细胞浸润，以及肾小管不同程度变性为特征，可见肾小管壁炎性细胞浸润，即肾小管炎。慢性肾小管间质性肾炎（chronic tubulointerstitial nephritis，CTIN）又称为慢性肾小管间质肾病（chronic tubulointerstitial nephropathy，CTIN），简称慢性间质性肾炎（chronic interstitial nephritis，CIN），临床表现为肾小管功能异常及慢性肾小球滤过功能减退；病理以不同程度的肾小管萎缩、肾间质炎性细胞浸润及纤维化病变为基本特征。通常其早期肾小球和肾血管不受累或受累相对轻微，晚期病变累及肾小球，可出现肾小球硬化及小血管壁增厚或管腔闭塞。

TIN诊断的金标准有赖于肾脏病理检查，但是临床往往可以通过病史、临床表现、生化及尿液检查初步诊断TIN。多数情况下，ATIN与CTIN的临床表型是明显不同的，前者起病急、进展快；后者起病隐袭，进展慢。但是约36%的ATIN患者表现为数月内血肌酐逐渐升高，临床符合急性肾脏病（acute kidney disease，AKD，参见本书相关篇章）的特点，另有7%的ATIN患者肌酐上升速度更为缓慢，这些患者ATIN的确诊有赖于肾活检病理检查[2]。另一方面，ATIN患者如果没有去除病因、未经有效治疗，疾病可迁延为CTIN；而CTIN患者由于致病因素不同，部分患者在慢性病程中可能会有急性炎症病变的反复加重，临床表现为快速进展的慢性肾脏病，或者慢性肾脏病基础上的急性肾功能不全。患者如在此时就诊，需要肾脏病理检查方能确定此时病变的急慢性程度，临床医师通常需要进行临床病理资料的综合分析才能找出病因并作出正确诊断和治疗方案。

二、流行病学

根据地区、致病因素、患病人群的不同，TIN的发病率可能存在较大差异。由于TIN的确诊有赖于肾脏病理检查，而许多患者可能因临床症状较轻或缺乏特异性表现未能进一步诊治从而被漏诊；部分重症患者又无法耐受肾活检，因此TIN的发病率难以获取确切的流行病学资料。据国外文献报告，Zollingner等在25 000例尸体解剖中发现ATIN的发病率约为1.7%、CTIN约为0.25%[1]。健康体检时发现血尿或蛋白尿的人群行肾活检后发现约1%的患者为TIN[3]。

在肾活检人群中，TIN所占的比例大约为2.8%～7.9%，并且近20年来呈上升趋势[4-7]。在老年患者中，TIN占肾活检病例的3.5%～6.5%[8,9]。ATIN在肾活检病例中约占1%～3%[8-12]，在急性肾损伤（AKI）肾活检患者中约占15%～30%，是引起肾实质性AKI的重要病因之一[2,6,7,13]。Goicoechea等回顾性分析了1994—2009年间西班牙120家中心共17 680例肾活检病例，ATIN占2.7%，在AKI患者中占12.9%，并且呈逐年上升趋势（自3.6%上升至10.5%）。这种上升趋势在老年患者中更为明显（1.6%上升至12.3%），作者认为可能与肾活检患者的年龄增大以及老年人质子泵抑制剂（PPIs）和非甾体抗炎药（NSAIDs）等药物应用增多有关[10]。

由于CTIN临床过程隐匿，患者早期多无症状，或表现为乏力、纳差等非特异性症状，不容易引起重视，患者常至出现显著肾功能下降才会就诊，从而失去肾活检的时机，临床仅可做出推测诊断。因此，目前对CTIN的发病率缺乏确切统计资料。来自世界不同地区的数据显示在终末期肾脏病（ESRD）的患者中CTIN所占比例差异很大，在苏格兰地区为42%，而在美国则仅为3%[14]。根据国内大样本因肾脏病而行肾活检患者的资料，CTIN的检出率约为0.9%～1.53%；在因慢性肾功能不全而行肾活检的患者中，慢性肾小管间质病变者占11.7%[8,9]。无论其发病率究竟如何，CTIN确实是导致进展性慢性肾脏病的不可忽视的重要原因之一[15]。

三、病因

TIN的病因多样化[16,17]，其常见病因类型如表13-1-0-1所示。临床上最常见引起TIN的病因是药物，其次为自身免疫病、感染、肿瘤和代谢性疾病等。部分遗传性疾病（如髓质海绵肾、髓质囊性病、多囊肾等）以及某些地方性疾病（如巴尔干肾病）也可导致TIN。

与其他疾病的分类有所不同的是：在TIN中，病因不明的TIN被称为特发性间质性肾炎；原发性TIN通常是指致病因素直接损害肾小管间质所致；而继发性TIN通常指各种原因导致的肾小球疾病伴发的肾小管间质损害，常见于新月体肾炎、IgA肾病、淀粉样变肾病、冷球蛋白相关肾小球病、狼疮性肾炎、糖尿病肾病等。此外，某些累及血管的疾病也可继发肾小管间质损伤，如：动脉粥样硬化栓塞、高血压肾损害、血管炎等。有关肾小球及肾血管疾病引起的继发性肾小管间质病变可参见本书有关篇章，本篇不再赘述。以下重点阐述常见的原发性或特发性TIN。

在不同地区的报道中，ATIN的疾病谱有所差异[18,19]。来自美国梅奥诊所的单中心数据显示，ATIN最常见病因为药物（70%），其次为自身免疫性疾病（20%）以及感染（4%）[20]。在欧洲，药物所致ATIN达78%，自身免疫病为5%，感染所致ATIN占6%，特发性占11%[16]。在印度和巴基斯坦，药物与感染性疾病所致ATIN分别占53%和40%。来自非洲的报道亦显示，药物与感染性疾病是ATIN的主要病因，各占约50%[18]。北京大学第一医院2005年至2014年10年间157例ATIN前瞻性队列的结果显示，患者在肾活检时的ATIN病因构成包括药物（64%）、自身免疫性疾病（22%）、感染（1%）、肿瘤（4%）、代谢（3%），病因不明（6%）。然而，在随访过程中，部分药物性ATIN患者出现眼色素膜炎等其他系统损害，至肾活检后2年，重新确定ATIN病因的构成比为：药物（50%）、自身免疫性疾病（40%）、其余同前[21]。由此可见，应该谨慎判断ATIN患者的病因，并对其开展长期随访，以利发现潜在的自身免疫性疾病。

表 13-1-0-1　肾小管间质疾病的常见病因

感染	代谢异常
肾实质感染 全身性感染	高尿酸血症 / 高尿酸尿症 高钙血症 / 高钙尿症 钾缺乏 胱氨酸过多 高草酸尿症
药物	**免疫相关**
各类抗生素 非甾体抗炎药 / 解热镇痛药 抗肿瘤化疗药 抗病毒药 利尿药 免疫抑制剂 抗精神病药（抗惊厥药、含锂制剂等） 中药（含马兜铃酸成分中药、雷公藤等） 生物制剂 其他：抑制尿酸制剂、抗凝药、H$_2$ 受体阻滞剂等	TINU 综合征 干燥综合征 系统性红斑狼疮 结节病 Wegener 肉芽肿 移植排异 原发性冷球蛋白血症
理化因素或重金属	**血液系统肿瘤或相关疾病**
放射性辐射 化学毒物（有机溶剂、工业等） 生物毒素（蜂毒等） 重金属（铅、镉、锂、金、汞等）	多发性骨髓瘤 异常球蛋白病 轻链肾病 淋巴细胞增生性疾病 淋巴瘤 急性白血病 阵发性血红蛋白尿 镰状细胞病
尿路梗阻	**其他**
反流性肾病 机械性上尿路梗阻	地方性肾病（如巴尔干肾病） 放射性肾炎
	原因未明

四、发病机制

（一）免疫反应

免疫反应异常是 TIN 发病中最重要的机制之一。现已证实多种病因均可通过细胞免疫为主的机制导致 ATIN，在部分情况下其发病也有体液免疫机制（抗 TBM 抗体或免疫复合物沉积）参与[22]。对 TIN 免疫发病机制的认识主要来自对 ATIN 实验动物模型的研究。由于人类 ATIN 的研究资料均来自在疾病演变动态过程中某一时点的肾活检标本，故其提供的信息有限。

抗原的存在是发生免疫反应的先决条件。肾小管间质的固有靶抗原成分包括肾小管基底膜（TBM）、近端肾小管刷状缘和 Tamm-Horsfall 蛋白，正常情况下处于非暴露状态，只有当受到致病因子作用损伤后才处于表达状态，抗原决定簇暴露并与循环中的免疫细胞接触后激发免疫反应。在某些情况下，病原微生物或药物分子上具有与肾小管细胞靶抗原结构类似的决定簇，或者这些致病因子在循环中形成的免疫复合物可以与肾小管细胞的靶抗原产生相互作用，使其由半抗原转变为全抗原，从而激发肾小管间质的免疫反应。晚近的研究显示，约 2/3 的 TINU 患者血中存在抗 mCRP 自身抗体，并且可以与正常肾脏的肾小管上皮细胞表达的 mCRP 蛋白相结合。这些患者经激素治疗肾功能恢复后，血中抗 mCRP 自身抗体滴度降低，而在肾损害复发时抗体滴度再次升高，因此推测其可能是 TINU 患者发生肾小管间质局部免疫反应的致病性抗体[23,24]。

目前认为，TIN的免疫反应过程可分为三个时相[25,26]，即：① 免疫识别期：即抗原表达、加工和呈递过程。局部的间质细胞表达主要组织相容复合体（MHC）Ⅱ类抗原或肾小管上皮细胞抗原表达，经巨噬细胞或树突状细胞加工并呈递到CD8+或CD4+的T细胞，从而启动免疫反应。肾小管损伤可以刺激MHC-Ⅱ类抗原的表达。研究显示，这一过程可能受遗传基因的调控，与疾病的易感性相关。② 整合调节期：即免疫反应启动后，由内源性或外源性调节物质抑制或强化相应的免疫反应。已知的内源性调节物包括局部浸润细胞本身以及上皮细胞、内皮细胞分泌的细胞因子等，如肾小管上皮细胞损伤活化后可表达白细胞介素（IL）、单核化学趋化蛋白（MCP）、MHC、血管内皮生长因子（VEGF）、转化生长因子（TGF）等。外源性调节物主要为免疫调节药物。通过可溶性分子的作用或直接接触，肾小管上皮细胞可与浸润细胞相互作用，这一调节过程最终决定肾小管间质的免疫损伤程度及其转归。③ 效应作用期：即通过抗原特异性T细胞介导的巨噬细胞活化和NK细胞引起肾小管间质损伤。在少数情况下可通过循环或原位免疫复合物形成并在肾小管间质局部沉积而致病，后者主要见于抗TBM病。受到致病因子作用后，肾间质的淋巴细胞、活化的巨噬细胞和受损伤活化的肾小管上皮细胞、血管内皮细胞分别释放多种淋巴因子、蛋白酶、胶原酶及活性氧产物等，这些细胞之间、各种细胞因子、生长因子及活性物质之间相互作用，可导致炎症细胞在肾间质被进一步募集，使组织局部血管内皮的通透性增加，并促进间质成纤维细胞活化及细胞外基质沉积，这些细胞生物学事件可造成肾间质炎症细胞浸润、肾间质水肿并启动间质纤维化，进而导致肾小管功能不全和肾小管周微血管损伤及灌注下降，最终引发肾功能减退。

对人类TIN的临床研究发现，在多数情况下，肾间质浸润的单个核细胞主要是T淋巴细胞（>50%），其次为单核细胞（包括活化的巨噬细胞）[27,28]。B细胞、浆细胞在自身免疫性疾病相关TIN中比较常见，特别是IgG4相关肾病和干燥综合征。肾间质浸润CD4+/CD8+细胞比值通常≥1。在一些药物（如NSAIDs、西咪替丁或某些抗生素）相关的ATIN中CD8+细胞的比例可能稍高。目前认为，肾间质浸润细胞的亚类除与病因有关外，可能还与患者的基因背景以及肾活检时疾病所处的病变阶段相关[28]。

（二）感染

细菌、病毒等病原微生物或其毒素可通过直接侵袭肾脏引起肾间质的化脓性炎症，进而导致肾间质组织结构的破坏，引起肾盂肾炎或肾实质脓肿。此外，部分病原微生物或其毒素还可作为外源性抗原或半抗原，通过系统性感染（多为肾外感染）经循环途径与肾小管间质相互作用，引起机体的免疫反应进而导致肾间质炎症。

（三）中毒性损伤

肾毒性物质可通过直接或间接途径、或通过二者共同作用导致肾小管间质损伤[29]。直接中毒性损伤通常具有毒物（或药物）暴露的时间与剂量依赖性。时间短、剂量小可引起肾小管功能损害；而时间长、剂量大则造成组织结构损伤，引起急性肾小管坏死。不同性质的毒物可通过不同机制导致细胞损伤，包括：① 细胞膜损伤：毒物直接破坏膜结构或与膜蛋白结合，影响物质转运及细胞代谢，常见于重金属中毒或理化因素引起的TIN。② 亚细胞器损伤：毒物可通过不同途径进入细胞内，作用于不同的亚细胞器，如：引起线粒体DNA耗竭；引起线粒体功能异常而诱导细胞凋亡；引起内质网应激、溶酶体或高尔基体代谢异常而介导细胞损伤或细胞凋亡。常见于肾毒性药物或重金属中毒的慢性肾小管间质损害。③ 氧化应激损伤：肾毒性物质可通过增加自由基与活性氧的生成或使其代谢障碍引起细胞膜结构的氧化性损伤。④ 细胞内钙稳态失调：毒物通过对线粒体和内质网的作用导致细胞内钙超载，进而使钙离子介导的蛋白酶及核酸酶活化、导致细胞结构损伤；同时还可活化磷脂酶A_2，使花生四烯酸及其代谢产物大量产生，引起血流动力学障碍并加速炎症反应。⑤ 细胞功能或代谢损伤：某些特定毒物可与细胞的结构蛋白结合或与生物活性物质竞争配体或受体，从而影响相关的细胞功能；还有某些毒物可以引起细胞内的电解质及酸碱平衡紊乱、细胞内缺氧、氧化磷酸化受阻等代谢紊乱，进而使细胞功能受损。在许多毒物（特别是药物）所致的TIN中均有上述机制的共同参与。

间接性中毒性损伤通常与毒物（或药物）的暴露剂量不相关，是指某些毒物本身并无上述直接肾毒性，但其本身具有抗原性或半抗原性，后者进入体内与载体蛋白结合而成为全抗原，或可通过使肾小管上皮自身抗原暴露而引起前述免疫反应。在某些情况下，毒物还可通过造成全身循环障碍、溶血、横纹肌溶解、结晶阻塞等造成肾小管间质损伤。

（四）其他发病机制

在一些特定病因所致的TIN中，还可因其他特定损害机制而致病。如：在血液系统肿瘤性疾病相关的TIN中，可由于肿瘤细胞转移直接侵袭肾脏或由于异常蛋白在肾间质沉积引起间质病变，也因肿瘤细胞异常增生而压迫输尿管、前列腺等肾以下尿路导致梗阻性肾病。在放射线相关TIN中，放射性辐射对肾小管及间质直接损伤并导致微循环障碍，可激活局部的凝血系统，引起血管内凝血及微血管栓塞，导致放射性肾炎。在代谢紊乱相关TIN中，高草酸血症及高尿酸血症除引起结石梗阻外，也可因结晶沉着于肾间质而致病。

（五）肾小球功能下降的机制

在TIN时除了严重的肾小管功能障碍以外，常伴有肾小球功能异常，其发生机制包括以下几方面原因[22]：① 肾间质水肿致使肾小球囊受压；② 肾小球滤液通过损伤的肾小管反漏入间质，使肾小球滤过压降低；③ 肾小管损伤使钠和水重吸收减少，通过球管反馈作用增加使肾小球滤过率下降；④ 肾间质浸润的炎症细胞于局部产生血管收缩物质致肾组织缺血，致使肾小球滤过率下降。上述变化通常在间质性肾炎的急性期即十分突出，至晚期或在慢性期就更为显著。

（六）肾间质纤维化的发生机制

从组织学水平看，TIN开始均存在不同程度的肾间质炎症反应，如果病因可以去除，并且经过有效治疗，肾间质炎症反应在多数情况下可以消失，组织回复基本正常结构。但是，部分病例的炎症病变不可逆并继之出现肾纤维化病变，临床表现为慢性间质性肾炎及慢性肾衰竭。目前的研究发现，肾间质纤维化的发生机制可能涉及多个方面[29-32]，包括：肾脏固有细胞及间质浸润炎症细胞分泌的多种促纤维化细胞因子（如TGFβ、CTGF等）和血管活性物质（如Ang Ⅱ等）的作用；肾间质成纤维细胞的活化、增生及诱导细胞外基质合成增加；组织局部的细胞外基质降解失调；以及肾间质局部微循环障碍造成的组织缺血缺氧等。其病理结果是肾小管萎缩、肾间质纤维化并最终导致肾小球荒废，功能改变则为不同程度的肾小管功能不全伴肾小球功能减退直至终末期肾衰竭。

（杨　莉　李晓玫）

第二章
药物相关性间质性肾炎

第一节 药物相关性急性间质性肾炎

药物相关急性间质性肾炎（drug associated ATIN，DATIN）是药物相关肾损害中最常见的类型之一，其确切发病率尚不清楚。因其临床表现不特异，且轻型或亚临床型易漏诊，诊断常需肾活检证实。国内外的资料显示，肾活检确诊的 ATIN 患者中，50% ~ 78% 可能由药物引起[17]。

一、病因及发病机制

导致 ATIN 的药物种类繁多，并且不断增加。可以是单一药物或多种药物混合应用致病，后者往往难以判断确切的致病药物。常见导致 ATIN 的药物包括抗生素、NSAIDs（包括解热镇痛药）、质子泵抑制剂、抗惊厥药、利尿剂等（表 13-2-1-1[1,22,33]）。在 20 世纪 60—70 年代，由抗生素引起的 ATIN 约占 2/3，主要是以新青霉素 Ⅱ 为代表的一类药物，典型的 ATIN 临床表现主要来自于对此类病例的总结。随后的许多年来，更多类型的药物所致 AIN 病例被相继报道，其中以抗生素（尤其是 β-内酰胺类抗生素、磺胺药、喹诺酮类和利福平）最为常见（约占 30% ~ 50%），其次为 NSAIDs 和环氧化酶-2（COX-2）抑制剂。近年来，质子泵抑制剂已经成为 ATIN 的主要致病药物之一[34]，在美国梅奥诊所单中心报告中，奥美拉唑是老年 ATIN 的第二位致病药物（占 18%），仅次于青霉素类药物（占 21%）[11]。

根据国内对抗生素导致急性肾损伤药物类型的分析资料[35]，其发病情况及致病药物类型依年代不同而有所变迁。在 20 世纪 60—70 年代，抗生素所致急性肾损伤占药物相关者的 57.7%；至 90 年代后期，其比例为 38% ~ 48%，主要致病药物为 β-内酰胺类、氨基糖苷类，还可见于喹诺酮类、大环内酯类和利福平等。这些资料一方面提示抗生素所致肾损害的发生率仍居高不下，另外一方面也表明其他类型药物所致的肾损害有增多趋势。自 20 世纪 90 年代以来，随着疾病谱的变化及人口的老龄化，因混合用药所致的 ATIN 显著增加，尤其值得重视的是各类中药导致的肾损害不断被报告[36]。致病药物的多样化致使 ATIN 的临床特征差异增大，临床表现更不典型，进一步增加了诊断的复杂性。随着近年来新型药物的大量涌现，ATIN 的新型致病药物不断被报道，例如靶向抗肿瘤药物 CTLA-4 单抗、硼替佐米等[37,38]。

绝大多数致病药物是通过免疫机制导致 ATIN，通常以细胞免疫反应为主，但 Ⅰ、Ⅱ、Ⅲ 型免疫反应均可能参与其发病。部分药物因具有直接或间接肾毒性，还可同时导致 ATIN 和急性肾小管坏死。有关内容可参见本篇第一章。

表 13-2-1-1　可引起 AIN 的药物 [1,2,2]

抗微生物药	NSAIDs 包括水杨酸类	解热镇痛药	其他药物
青霉素 G* penicillin G	阿司匹林 aspirin	氨基比林 aminopyrine	别嘌醇* allopurinol
苄青霉素* benzylpenicillin	乙酰水杨酸 acetyl salicylic acid	安替比林 antipyrine	丙磺舒 probenecid
氨苄西林* ampicillin	美沙拉秦 mesalamine	安乃近 dipyrone	硝苯地平* nifedipine
阿莫西林* amoxicillin	美沙拉秦 mesalazine, 5-ASA	氯美辛* clometacin	氨氯地平 amlodipine
甲氧西林* methicillin	柳氮磺胺吡啶 sulfasalazine	安曲非宁 antrafenine	卡托普利* captopril
苯唑西林* oxacillin	二氟尼柳* diflunisal	夫洛非宁* floctafenine	倍他尼定* bethanidine
氯唑西林* cloxacillin	非诺洛芬* fenoprofen	格拉非宁* glafenine	普萘洛尔 propranolol
羧苄西林 carbenicillin	布洛芬* ibuprofen		地尔硫草 diltiazem
美洛西林 mezlocillin	萘普生 naproxen	抗惊厥药	甲基多巴 alpha methyldopa
哌拉西林 piperacillin	苯噁洛芬 benoxaprofen	卡马西平* carbamazepine	丙硫氧嘧啶 propylthiouracil
萘夫西林 nafcillin	芬布芬 fenbufen	地西泮 diazepam	氯磺丙脲* chlorpropamide
氨曲南 aztreonam	氟比洛芬 flurbiprofen	苯巴比妥 phenobarbital	瑞舒伐他汀 rosuvastatin
头孢克洛 cefaclor	酮洛芬 ketoprofen	苯巴比妥 phenobarbitone	氯贝丁酯 clofibrate
头孢孟多 cefamandole	吡洛芬 pirprofen	苯妥英* phenytoin	非诺贝特* fenofibrate
头孢唑林 cefazolin	舒洛芬 suprofen	丙戊酸 valproic acid	甲美马嗪* cyamemazine
头孢氨苄 cephalexin	吲哚美辛* indomethacin	丙戊酸钠 valproate sodium	氯氮平 clozapine
头孢噻啶 cephaloridine	托美丁 tolmetin	拉莫三嗪* lamotrigine	拉莫三嗪 lamotrigine
头孢噻吩 cephalothin	佐美酸 zomepirac		吩噻嗪 phenothiazine
头孢匹林 cephapirin	舒林酸 sulindac		芬特明 phentermine
头孢拉定 cephradine	阿氯芬酸 alclofenac		苯甲曲秦 phendimetrazine
头孢克肟 cefixime	双氯芬酸 diclofenac	利尿药	环孢素 A cyclosporine A
头孢吡肟 cefepime	芬氯酸 fenclofenac		硫唑嘌呤 azathioprine
头孢噻肟 cefotaxime	甲芬那酸 mefenamic acid	氯噻酮 chlortalidone	阿糖胞苷 arabinoside

抗微生物药	NSAIDs 包括水杨酸类	利尿药	其他药物
头孢哌酮 cefoperazone	尼氟酸 niflumic acid	依他尼酸 ethacrynic acid	苯丙醇胺 phenylpropanolamine
头孢西丁 cefoxitin	吡罗昔康 * piroxicam	呋塞米 * furosemide	白细胞介素 2 interleukin-2
头孢替坦 cefotetan	美洛昔康 * meloxican	氢氯噻嗪 * hydrochlorothiazide	铋盐 bismuth salts
拉氧头孢 latamoxef	阿扎丙宗 azapropazone	吲达帕胺 indapamide	青霉胺 d-penicillamine
环丙沙星 * ciprofloxacin	保泰松 phenylbutazone	替尼酸 * tienilic acid	金盐 gold salts
左氧氟沙星 * levofloxacin	安替比林 * phenazone	氨苯蝶啶 * triamterene	
莫西沙星 moxifloxacin	罗非昔布 rofecoxib		
诺氟沙星 norfloxacin	塞来昔布 celecoxib	抗溃疡药	
吡哌米酸 piromidic acid		奥美拉唑 omeprazole	
阿奇霉素 azithromycin		兰索拉唑 lansoprazole	
红霉素 * erythromycin		埃索美拉唑 rsomeprazole	
氟红霉素 flurithromycin		泮托拉唑 Pantoprazole	
林可霉素 Lincomycin		雷贝拉唑 Rabeprazole	
四环素 Tetracycline		西咪替丁 * Cimetidine	
米诺环素 Minocycline		法莫替丁 Famotidine	
螺旋霉素 * Spiramycine		雷尼替丁 Ranitidine	
庆大霉素 Gentamicin			
黏菌素 Colistin			
多黏菌素 B* Polymixin B			
万古霉素 Vancomycin			
替考拉宁 Teicoplamin			
利福平 * Rifampin			
乙胺丁醇 Ethambutol			
异烟肼 Isoniazid			

续表

抗微生物药	
呋喃妥因 *	Nitrofurantoin
磺胺 *	Sulfonamides
阿昔洛韦	Acyclovir
洛匹洛韦	Lopinavir
利托那韦	Ritonavir
膦甲酸	Foscarnet
茚地那韦	Indinavir
干扰素	Interferon
奎宁	Quinine
灰黄霉素	Griseofulvin

注：NSAIDs：非甾体抗炎药（或称非固醇类消炎药）；* 可能导致肉芽肿性间质性肾炎的药物

二、临床表现 [1,17,22,33]

（一）肾脏损伤表现

急性间质性肾炎的临床表现缺乏特异性。绝大部分患者的肾脏损伤出现在应用致病药物2～3周以后，可自数天至数月不等。约半数患者表现为迅速发生的少尿型或非少尿型急性肾损伤（AKI）[2]，10%～20%患者呈少尿型，老年患者更多见。大约1/3的患者血肌酐表现为数周或数月内发生的持续亚急性升高，符合急性肾脏病的肾功能变化特点（参见本书第十篇）。少数病例（约7%）血肌酐升高更为缓慢甚至持续保持正常水平。因肾间质水肿、肾脏肿大牵扯肾被膜，患者可主诉腰痛，但通常其血压正常且无水肿。尿检查异常包括血尿、白细胞尿及蛋白尿。多数患者可有镜下血尿，少见肉眼血尿，罕见红细胞管型。新青霉素Ⅰ、利福平或别嘌醇导致的ATIN肉眼血尿较为常见。半数以上的患者可出现无菌性白细胞尿或有白细胞管型，有时可发现嗜酸性粒细胞。急性间质性肾炎患者的蛋白尿多为轻、中度，定量大多<1g/d，很少超过2g/d。少数因NSAIDs或干扰素所致的ATIN患者可表现为水肿或肾病综合征，尿液检查可见肾病综合征范围的蛋白尿。

ATIN患者均可见程度不等的肾小球功能异常（肾小球滤过率下降、血清肌酐及尿素氮升高），约1/4左右的患者需要透析治疗。肾小管功能损害十分突出，常出现肾性糖尿及低渗透压尿，可见小分子蛋白尿、尿$\beta2$微球蛋白和NAG排出增多等，并偶见Fanconi综合征（糖尿、氨基酸尿、磷酸盐尿、尿酸尿或近端肾小管酸中毒）或远端肾小管酸中毒。一般尿钠排泄分数均>2，少数患者可出现尿钠排泄分数降低，或可见其他类型的电解质紊乱。

B超等影像学检查常发现病人双肾大小正常或轻度增大。

（二）全身其他表现

DATIN的全身表现常与药物过敏有关，多见于以新青霉素Ⅱ为代表的β-内酰胺类抗生素引起的DATIN，因此以往曾将ATIN称为药物过敏性间质性肾炎（ATIN due to drug hypersensitivity）。常见的全身表现包括：① 药物性发热（简称药物热）：特征为用药后3～5天出现，或感染性发热消退以后再出现第二个体温高峰；② 药物性皮疹（简称药疹）：常呈多形性红色斑丘样痒疹或脱皮样皮疹；③ 外周血嗜酸性粒细胞增高。值得注意的是，并非所有的DATIN都会有上述全身表现，据统计在非β-内酰胺类抗生素引起的DATIN中，药疹的发生率仅30%～50%，药物热的发生率为50%～75%，血嗜酸性粒细胞增高的发生率为30%～80%，具有以上典型三联症者则少于10%～30%。此外，少数病例还可出现轻微关节痛和淋巴结肿大。某些药物在导致AIN的同时还可使血液系统或肝脏等多脏器或系统受累，其临床表现较重，皮疹类型可呈多形性（如红色毛囊性丘疹、斑丘疹、脓疱、大疱及紫癜等），血清学检查可见血清IgE水平增高，临床又称为过敏反应综合征（hypersensitivity syndrome）。

需要强调的是，DATIN的临床表现特征与致病药物密切相关。国外学者曾比较了不同病例报告中累及新青霉素Ⅱ、NSAIDs及其他药物引起的ATIN患者的临床表现，各组不同致病药物所致AtIN临床表现的在患者中出现的比例如表13-2-1-2所示[39]。北京大学第一医院单中心报道中比较单纯由β内酰胺类抗生素、NSAIDs或中药所致ATIN的患者临床病理特点[40,41]，见表13-2-1-3。可以看到，三类药物中，β内酰胺类抗生素相关ATIN患者临床起病急、过敏表现多、血尿及蛋白尿较重、少尿及透析比例较高；中药相关ATIN患者起病更为隐袭，临床过敏反应少见，因此容易延误诊断，应引起临床广大医师注意。NSAIDs所致DATIN患者的临床表现特点介于上两类药物之间。

三、病理变化 [1,19,22,42,43]

病变通常呈双侧弥漫性分布。光镜检查的典型病变（图13-2-1-1）为肾间质水肿，肾间质内弥漫性或多灶状淋巴细胞及单核/巨噬细胞浸润。CD4$^+$T淋巴细胞是最主要的浸润炎症细胞类型，其次为单核/巨噬细胞，可伴有数量不等的嗜酸性粒细胞和浆细胞浸润，此外还可见少量中性粒细胞以及B淋巴细胞，有时肾间质可见上皮细胞性肉芽肿。肾小管上皮细胞通常呈退行性变，可见炎

表 13-2-1-2 不同类型药物所致 ATIN 临床表现出现率的差异（%）

	新青霉素Ⅱ	NSAIDs	其他药物
少尿	20 ～ 25	-	30 ～ 40
肾衰竭	40 ～ 50	-	90 ～ 95
水肿	-	70 ～ 80	-
高血压	-	10 ～ 20	-
肾外表现	80 ～ 90	10	40
蛋白尿	70 ～ 80 （轻度）	不定 （轻度 - 大量）	50 ～ 60 （轻度）
镜下血尿	80 ～ 90	30 ～ 40	50 ～ 60
肉眼血尿	60 ～ 70	5 ～ 6	10 ～ 20
白细胞尿	90 ～ 95	40	40 ～ 50
外周血嗜酸性粒细胞增高	70 ～ 80	40	30 ～ 40

注：- 表示该资料无统计数据

表 13-2-1-3 不同类型药物所致 ATIN 临床表现的特点比较

	β- 内酰胺类	NSAIDs	中药
年龄（岁）	39±17	50±16	45±8
男性（%）	40	41	9
用药 - 肾损害时间（d）	6（1 ～ 30）	14（1 ～ 60）	25（3 ～ 210）
皮疹（%）	60	33	0
药物热（%）	80	61	25
血嗜酸性粒细胞增高（%）	30	11	8
蛋白尿（g/d）	2.0±1.3	1.1±0.6	1.2±0.6
镜下血尿（%）	50	22	25
肉眼血尿（%）	0	6	0
白细胞尿（%）	60	67	73
少尿 / 无尿（%）	20	11	0
SCr 峰值（μmol/L）	157 ～ 1137	176 ～ 1392	140 ～ 878
透析（%）	30	22	25

症细胞穿过肾小管基底膜，进入肾小管细胞及至管腔，即出现"肾小管炎"，偶可伴有肾小管上皮的小灶状坏死及再生。通常肾小球及肾血管正常。免疫荧光检查一般均为阴性，偶见 IgG 及 C3 沿肾小球基底膜呈线样或颗粒样沉积。部分 NSAIDs 所致的 ATIN 患者其肾小球在光镜下无明显改变，电镜检查可见足细胞足突融合，与肾小球微小病变的病理所见相似。急性炎症开始后 7 ～ 10 天即可观察到肾间质纤维化病变，伴有不同程度的肾小管萎缩。

四、诊断与鉴别诊断 [1,19,22,33,44,45]

（一）诊断

药物相关急性间质性肾炎（DATIN）的临床诊断至今尚无统一标准，其关键问题在于患者的用药情况比较复杂，常常难以确定致病药物与发病的关系，并且临床表现不特异。

在 20 世纪 60—70 年代，由于大部分 DATIN 患者为青霉素类药物所致，有国外学者曾将其称为

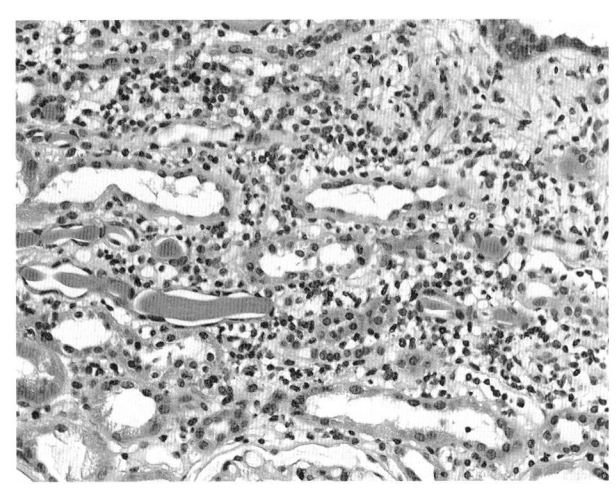

图 13-2-1-1 急性间质性肾炎的病理表现

急性过敏性间质性肾炎。这些学者提出：凡患者临床表现为急性肾功能不全、伴有发热、皮疹或有嗜酸性粒细胞增高三联症时均应怀疑本病。随后又有学者进一步将这一名称扩展为急性过敏性间质性肾炎综合征，认为此综合征包括发热、皮疹、嗜酸性粒细胞增高、血尿、肾功能下降、贫血等。20世纪80年代初，北京大学第一医院根据临床实践与文献报道在国内首次提出药物过敏性间质性肾炎的临床诊断依据为[1]：① 有过敏药物使用史；② 全身过敏反应；③ 尿检查异常：无菌性白细胞尿（包括嗜酸性粒细胞尿），可伴白细胞管型，镜下血尿或肉眼血尿，轻度至重度蛋白尿（常为轻度蛋白尿，但非类固醇抗炎药引起者蛋白尿可达重度）；④ 于短期内出现进行性肾功能减退：近端和/或远端肾小管功能损伤及肾小球功能损害。B超示双肾大小正常或偏大。凡具备以上①②及③和/或④者，临床诊断即可以成立。然而，如前所述，由于临床用药日趋复杂，DATIN致病药物谱发生了较大改变，相当多的DATIN患者并不具备药物过敏的典型三联症，上述诊断标准容易导致DATIN的漏诊，因此已不适宜临床应用。

根据目前国内外学者的共识，对DATIN的诊断思路为：首先注意鉴别患者为急性肾损伤或慢性肾衰竭（参见第十篇第一章），对确认急性肾损伤者可根据患者的肾小管功能显著异常、缺乏肾炎综合征或肾病综合征表现等特征初步确定为ATIN，并根据近期用药史、全身药物过敏表现、嗜酸性粒细胞尿等特点先作出DATIN的临床疑似诊断。对发现无菌性白细胞尿的患者进行尿沉渣细胞学检查，经Wright染色或Hansel染色后，若嗜酸性粒细胞计数大于尿白细胞总数的1%即有诊断意义。但需注意嗜酸性粒细胞尿除见于DATIN，还可见于部分急性肾小管坏死、感染后或新月体性肾小球肾炎、尿路感染、前列腺炎、急性肾移植后排异、动脉栓塞性疾病和血吸虫病等其他疾病，临床需注意鉴别。有国外学者研究发现，此项检查的特异性为87%，敏感性仅62%，即使是在急性肾损伤的患者中其阳性对DATIN的预测值也仅50%。因此，其阳性结果有助于DATIN的诊断，而阴性结果并不能否认DATIN[45]。

鉴于ATIN的病因及临床表现多样性，临床容易误漏诊，无创性检查方法存在较大局限性，因此迄今为止，ATIN确诊必须依靠肾活检病理检查，对临床疑似ATIN的患者应尽早进行，以便早期确定干预治疗方案并评估预后。

（二）鉴别诊断

急性间质性肾炎的临床鉴别诊断思路如图13-2-1-2所示。

1. 与急性肾损伤其他病因的鉴别 临床上，ATIN与不典型的非少尿型急性肾小管坏死、或肾小球/肾血管性急性肾损伤不易鉴别，常需肾活检确诊。临床上需特别注意寻找原发病因的特殊表现。若发现患者存在全身过敏表现、血中IgE升高、尿中嗜酸性粒细胞显著增高或抗TBM抗体阳性等，均有助于ATIN的临床诊断。

2. 与急性或急进性肾小球肾炎的鉴别 急性或急进性肾小球肾炎的患者常有不同程度水肿及高血压，尿蛋白量常较多，甚至可出现肾病综合征；血尿突出，常伴红细胞管型；少见嗜酸性粒细胞

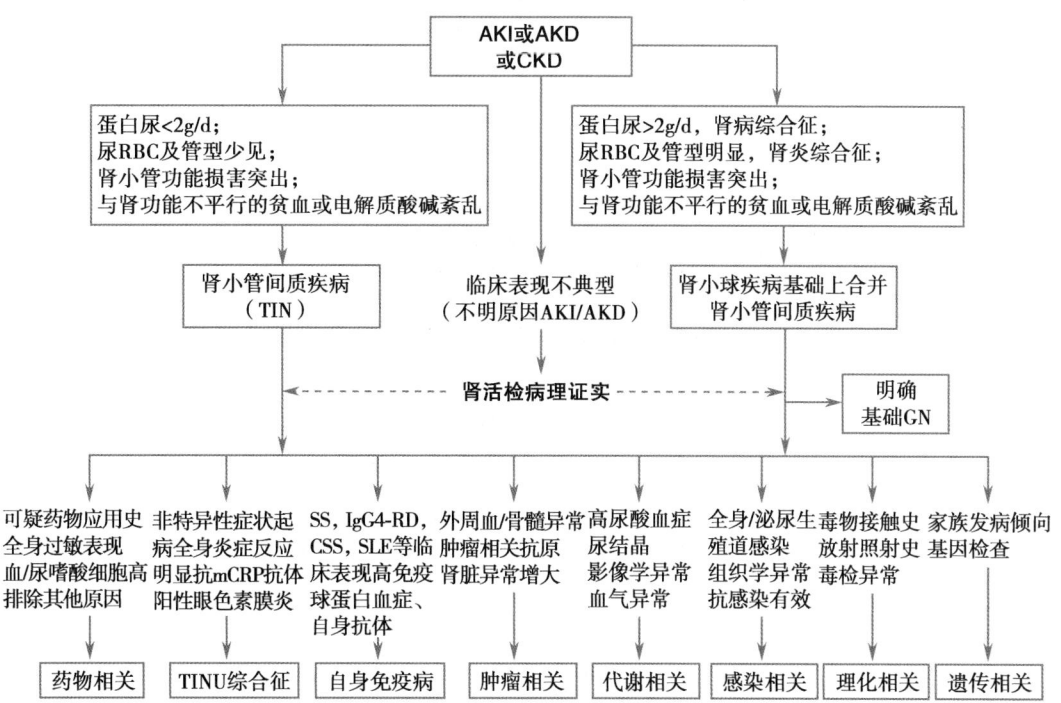

图 13-2-1-2　急性间质性肾炎的临床诊断思路示意图

尿。这些患者虽可见尿渗透压降低，但通常不出现肾性糖尿及肾小管酸中毒，部分情况下还可检出特异的疾病相关抗体（如 ANCA、抗 GBM 抗体等）。这些临床特点有助于鉴别诊断。少数在肾小球肾炎基础上发生的 ATIN 或非甾体抗炎药所致 ATIN 伴有肾病综合征者病情比较复杂，若伴有全身过敏表现、血中 IgE 升高及尿沉渣出现无菌性嗜酸性粒细胞尿均有助于诊断，但常需肾活检病理检查并结合临床特征及用药史综合分析才能鉴别。

对任何确诊为 ATIN 的患者均应进一步进行病因的判定。关键在于考虑到多种病因的可能性，通过详尽的询问病史、认真分析尿液和其他化验检查的特征性结果、对肾外表现进行动态观察，并观察停用可疑药物或抗感染治疗后的疗效，多数情况下需综合判断。若一时鉴别不清时应注意追踪病情变化，力争尽早作出病因诊断。

五、治疗 [1,19,22,33,44-47]

治疗原则为去除病因、支持治疗以防治并发症以及促进肾功能恢复。

1. **一般治疗**　应力争尽早去除病因。首先停用相关药物或可疑药物，并避免再次使用同类药物。实际上，当患者同时或相继使用多种药物时立即明确致病药物是比较困难的，因此在未能明确致病药物时应根据病情需要尽量减少用药种类，并应结合所用药物的药理作用特点、患者的临床表现特征综合分析，尽可能判断可疑药物，停药后观察反应。临床实践显示，不少 ATIN 患者在停用致病药物数日后肾功能可以有所改善，甚至逐渐恢复正常水平，而不需要特殊治疗。支持治疗主要在于对急性肾损伤及其合并症的非透析治疗措施或透析治疗，主要目标是改善症状及减少并发症，其应用方法及指征同急性肾小管坏死（参见第十篇第二章）。

2. **特殊治疗**　由于 DATIN 的发病机制以细胞免疫介导为主，故理论上免疫抑制治疗应是有效的，动物实验也提供了一些支持的证据。多数小规模回顾性研究显示，糖皮质激素治疗的 DATIN 患者更容易获得肾功能缓解 [19,33]。一项西班牙的回顾性研究显示 [46]，临床停用致病药物后 7 天以上才应用糖皮质激素治疗，以及肾间质纤维化的程度是 DATIN 患者肾脏不完全恢复的独立危险因素，提示早期应用糖皮质激素治疗有利于肾脏完全恢复。然而，由于迄今为止仍缺乏前瞻性、随机对照性的临床研究证据，DATIN 患者应用肾上腺糖皮质激素或免疫抑制剂药物治疗的应用指征、剂量、疗程，以及究竟获益如何等问题始终没有定论。目前得到基本共识的意见是：此类药物的应用方案应尽可能在肾活检病理的基础上确定，并应根据患者的治疗反应、发生副作用或全身不良反应的可能性等利弊进行综合评估后个体化调整。

一般认为，如果停用致病药物数日后患者的肾功能未能得到改善、肾损伤程度过重且病理提示肾间质弥漫性炎性细胞浸润、或肾脏病理显示肉芽肿性间质性肾炎者，有必要早期给予肾上腺糖皮质激素治疗，常可加速肾功能改善。对于无感染征象的患者可以给予泼尼松 30 ～ 40mg/d［必要时可考虑用至 1mg/（kg·d）］，若患者的肾功能可在治疗后 1 ～ 2 周内获得改善，则可用药 4 ～ 6 周即停药，不宜用药时间过长。有个别报道用大剂量甲泼尼龙冲击治疗后可加速肾衰缓解，但因并无证据表明其疗效优于上述方案。

国外学者的研究提出：若 DATIN 患者在应用糖皮质激素 2 周后仍无缓解迹象或肾损伤进行性恶化、且肾活检显示并无或仅有轻度间质纤维化，则可考虑加用细胞毒类药物[22,33]。在无用药禁忌的患者可应用环磷酰胺［1 ～ 2mg/（kg·d）］，如果肾功能有所改善可继续用药 1 ～ 2 个月，并逐渐减少糖皮质激素用量，随后环磷酰胺可酌情减量停用。在监测副作用的条件下激素可小剂量或间断用药至一年。然而，如患者用药 6 周肾功能仍无改善，提示其病变可能已经慢性化，应停止免疫抑制治疗，改以针对慢性肾脏病的治疗为主。国外学者认为，吗替麦考酚酯（1.5 ～ 2g/d）可能有助于减轻不同病因 ATIN 的肾间质病变促进肾功能恢复[47]，并可能减少 ATIN 的复发，其确切疗效有待进一步验证。

六、预后 [1,19,22,33,44-46,48]

导致 ATIN 的致病药物不同是否使预后有所差异尚不完全清楚。一般说来，若诊断并停药及时，则患者 AIN 的临床综合征可自发缓解，肾功能恢复包括两个阶段：快速恢复期通常为 6 ～ 8 周，而缓慢恢复期可能需要数月甚至 1 年。约 40% ～ 50% 的 DAIN 患者因诊断延误、停药不及时、治疗过程中再次出现同类或其他药物的过敏反应等原因，可遗留不同程度的慢性肾脏病，甚至进展为终末期肾衰竭。

预后不良的因素可能包括：① 未及时停药；② 血肌酐水平 >3mg/dl 或急性肾损伤持续时间过长；③ 肾间质炎细胞（包括中性粒细胞及单核巨噬细胞）浸润的范围弥漫及程度重；④ 肉芽肿形成；⑤ 肾间质病变累及肾小球或小血管；⑥ 肾小管萎缩或肾间质纤维化程度重；⑦ 老年患者延迟糖皮质激素治疗肾功能恢复差[11]。

第二节　药物相关的慢性间质性肾炎

药物相关慢性间质性肾炎（drug associated CTIN，DCTIN）是药物相关肾损害中最常见的类型之一，其确切发病率尚不清楚。因其临床表现不特异，服药史与临床发病的关系常难以判定，患者大多已失去肾活检时机，故临床容易误漏诊。根据近年来的文献报告，DCTIN 最常见的致病药物是解热镇痛药（包括 NSAIDs）、含马兜铃酸类中草药、环孢素 A 或他可莫斯等免疫抑制剂以及锂制剂。前两种药物引起的 CTIN 在本节附录部分阐述。

一、钙调素抑制剂相关肾病

环孢素（cyclosporine）和他克莫斯（tacrolimus）均为钙调素抑制剂（calcineurin inhibitor，CNI），用于治疗器官移植排异以及自身免疫相关疾病。此类药物具有急性和慢性肾毒性，与药物剂量相关。由于器官移植（包括肾脏、心脏、肝脏或胰腺等）受者常需长期用药，由此可产生慢性间质性肾炎，统称为钙调磷酸酶抑制剂相关肾病（calcineurin inhibitor-associated nephropathy），其中由环孢素导致者又被称为环孢素肾病（cyclosporine-induced nephropathy）[49]。骨髓移植患者因用药量小且时间短，较少发生此类疾病。近年来，钙调素抑制剂在肾病综合征患者的应用日益普遍，并且由于此类药物在停用后具有较高的肾病复发率，因此临床倾向于延长维持用药时间，故而钙调素抑制剂相关肾病特别是环孢素肾病在肾病患者中的发生率有增多趋势[50]。

（一）发病机制

CNI具有很强的缩血管和致纤维化效应。其发生机制包括[50-53]：① 引起血管活性物质失衡（包括缩血管物质如内皮素、血栓素和血管紧张素系统的上调，以及缩血管物质如前列腺素E_2、前列环素和一氧化氮的下调）从而导致入球小动脉收缩、肾血流量持续减少，造成急性及慢性缺血性肾损伤，乃至诱发血管增生硬化性病变。② 通过激活氧化应激、内质网应激等途径诱导肾小管上皮细胞凋亡。③ 刺激肾小管上皮细胞产生促纤维化因子TGF-β1增多，进而导致肾间质纤维化。

（二）临床及病理表现

钙调素抑制剂相关肾病的临床特征为肾功能损害伴高血压、高尿酸血症及高钾血症，同时可出现低镁血症。部分患者还可出现血栓性微血管病的表现[54]。

钙调素抑制剂相关肾病缺乏特征性的病理改变，肾活检可见灶状或片状分布的肾小管萎缩和肾间质纤维化，同时伴有条带状分布的肾小球缺血性硬化。血管病变包括小动脉壁的玻璃样变及增厚、管腔闭塞，可见内皮细胞肿胀和玻璃样蛋白沉积以及血管平滑肌层的细胞损伤或坏死等[50]。

（三）防治及预后

由于钙调素抑制剂相关肾病的发生与环孢素或他可莫斯的药物剂量密切相关，因此预防的关键环节在于密切监测药物血浓度，以及尽量减少钙调素抑制剂的用量，应在监测血中目标浓度的情况下制定患者的个体化治疗方案。此类疾病的一般治疗原则与其他CTIN相同。有研究认为应用钙通道阻滞剂可能通过扩张入球小动脉、改善肾脏血流量而减轻肾脏损伤，但其临床有效性尚待评价。应用抗AⅡ类药物可能通过对肾脏的血流动力学和非血流动力学机制减轻病变并防止肾间质纤维化病变的进展。应用抗氧化剂可能通过减少氧化应激反应减轻钙调素抑制剂的肾脏毒性[55]。

目前，对于此类CTIN的长期预后尚缺乏统计资料。

二、锂相关肾病

锂制剂是一类治疗精神抑郁躁狂疾病的常用药物，此类药物既可导致急性肾毒性损伤，又可导致肾性尿崩症及慢性肾毒性损伤，由于其慢性肾毒性作用导致的CTIN被称为锂相关肾病（lithium nephropathy）[56-59]。

（一）流行病学

锂制剂引起肾脏浓缩功能减退较为常见。在不同研究队列中，锂制剂引起的尿崩症发生率为20%～87%。一项荟萃分析显示，在1 172例长期使用锂制剂的患者中，尿渗透压下降者所占比例达54%，但是只有19%的病例具有临床显性多尿表现，肾小球滤过功能减退者占15%[60]。多数学者认为，长期服用锂制剂可能导致慢性肾功能减退，甚至发生ESRD。在多个长达1～10年的对锂制剂用药前后的纵向肾功能比较研究中发现，若用药时间短于5年，患者的SCr或GFR水平并无明显变化；只有当用药时间超过5年以上（甚至长达17年）者，才有约6%～20%的患者出现肾功能不全[61]。与未用药者或健康对照者比较的队列研究也显示，只有当用药时间超过7年以上时才有约10%～42%的患者出现轻、中度肾功能减退[61]。也有研究显示，锂制剂并没有增加慢性肾功能不全的风险性[62,63]。

（二）发病机制[64-66]

关于锂制剂导致肾性尿崩症的机制研究较多，目前认为主要是锂通过肾小管腔面膜的钠通道进入肾脏集合管细胞内并蓄积，一方面抑制腺苷酸环化酶活性而使cAMP产生减少，另一方面减少集合管水通道蛋白-2（AQP-2）的表达，并使AVP的V2型受体密度减低，从而导致AVP的抗利尿作用减弱，引起重吸收功能减退，以致发生尿崩症。此外，锂制剂还可通过影响尿素转运受体干扰髓质高渗状态的形成，导致溶质性利尿。关于锂制剂如何导致CTIN的发生至今尚不完全清楚。有研究发现，由于尿浓缩功能受损严重，锂制剂常导致继发性高钙血症和甲状旁腺素（PTH）水平增高，推测可能与CTIN发生有关。此外，由于部分患者可能为治疗尿崩症而应用噻嗪类利尿剂，而此类药物导致肾小管腔内容量减少、可加速锂和钠在近端肾小管的重吸收，进一步加重锂的肾损伤。锂还可导致远端肾小管酸中毒，这可能也是导致CTIN进展的原因之一。还有研究发现，锂可耗竭细胞内的肌醇并可通过诱导p21表达而抑制细胞周期。这些细胞生物学作用与锂制剂慢性肾毒性之间的关系有待进一步深入研究。

（三）临床及病理表现[56-60]

锂制剂肾毒性的常见临床表现为肾性尿崩症，临床特征为多尿及烦渴，对抗利尿激素（AVP）试验缺乏反应。此外，此类患者常伴有不同程度的高钙血症，并因此产生的伴发症状（如：恶心、呕吐、头痛等）。部分患者可出现>1g/d的蛋白尿。患者尿浓缩功能受损的严重程度与锂制剂的用药时间相关，用药时间越长，损伤越严重，并可能出现不可逆的肾脏损伤[67]。根据国外的研究资料，锂相关肾病的进展比较缓慢，对法国74例用药患者的研究发现从开始用药至患者出现ESRD的时间大约为20年[68]。

锂相关肾病的病理表现[56-60,69]为局灶性肾小管萎缩或管腔扩张，伴灶状或片状分布的肾间质纤维化。肾间质炎性细胞浸润通常不明显。病理损伤程度与用药时间长短及累积剂量相关。锂相关肾病的慢性间质性病变与其他原因所致的CTIN在病理上难以区分，唯一有特征性的是锂制剂所致者有时在远端肾小管或集合管部位可见囊样结构形成[69]。有研究显示部分患者可伴有轻中度肾小球硬化或小血管病变。

（四）防治及预后[56-60,67,68]

预防锂相关肾病的主要措施是对长期用药患者的监测。需定期检测药物血浓度保证其维持在治疗窗的安全限范围内（通常为0.6 ~ 1.25mmol/L）。导致锂相关肾损害的肾毒性剂量可能为1.5 ~ 2.0mmol/L（轻度）、2.0 ~ 2.5mmol/L（中度）、>2.5mmol/L（重度），应随时根据药物血浓度变化调整用药剂量。此外，应至少每年对患者的肾功能进行评估，包括尿量、SCr水平，并计算eGFR。

对于肾性尿崩症患者应注意避免应用噻嗪类利尿剂，给予排钾利尿剂可抑制集合管钠通道对锂的摄取，进而使患者的多尿显著减轻，尿量可减少50%以上。一旦发现患者的SCr升高，应尽量减少锂制剂用药剂量，在可能的情况下换用其他抗精神病药物，以防止进一步肾损害的发生。当患者的SCr持续增高时，应考虑肾活检评价病变程度，并与精神科医师讨论确定患者的个体化治疗方案，对停药后精神病发作的风险及肾脏保护的益处需双重兼顾、综合分析。

多数锂制剂导致的肾性尿崩症或轻度肾功能不全者在停药后病情可恢复、肾功能可完全或部分逆转。有研究显示，在长期用药超过10年的患者中，可发生不可逆的慢性肾损伤，最终可发展为终末期肾衰竭。

附1 镇痛剂肾病

镇痛药引起的肾损害被称为镇痛剂肾病（analgesic nephropathy，AN），即指因长期服用镇痛药所致的慢性间质性肾炎，常伴有肾乳头坏死，临床多表现为慢性肾衰竭[70-73]。

（一）发病情况

各研究报告的镇痛剂肾病人群发病率差异较大，主要与不同国家地区用药习惯、观察人群、统计方法、以及对药物不良反应的监测系统是否完善有关。在瑞士、比利时、奥地利、德国、苏格兰、澳大利亚等国家的ESRD患者中，镇痛药肾病所占比例可高达5% ~ 20%[22,70,71]，而在其他欧洲国家仅为1% ~ 3%[74,75]。在美国北卡罗来纳地区此比例高达10%，而在费城地区仅占1.7%[75]。在我国还缺乏镇痛药肾病发病情况的报道。根据北京市普通人群的慢性肾脏病（CKD）流行病学调查资料，服用肾毒性药物是CKD患病的独立危险因素，其中NSAIDs和解热镇痛药是最常见的药物种类之一[76]。据全国人群CKD流行病学调查显示，我国普通居民中约2.5%曾经长期或间断服用过解热镇痛药和/或含马兜铃酸类中药，这些居民罹患CKD的风险增加2倍（CKD患病率为18.3% vs 8.5%，OR=2.19）[77]。由此可见，镇痛剂导致的CTIN在我国可能并不少见，应给予重视。

（二）镇痛剂的种类及致病剂量

广义的解热镇痛药包括酸类和非酸类两大类（表13-2-2-1），均具有解热、镇痛作用。酸类药物包括水杨酸类、邻氨基苯甲酸类、乙酸类和丙酸类等，常用（商品）药物包括阿司匹林、吲哚美辛、感冒通、芬必得等。非酸类药物主要包括吡唑酮类、苯胺类、昔康类和昔布类等，常用（商品）药物包括保泰松、含有对乙酰氨基酚成分的药物（如对乙酰氨基酚、百服宁、酚麻美敏等）、吡罗昔康、尼美舒利等。由于此类药物中除苯胺类以外的药物同时具有较强的抗炎、抗风湿的作用，其化学结构和抗炎作用的机制又不同于甾体激素，故又被称为非甾体抗炎药（NSAIDs）。狭义的解热镇痛药常特指苯胺类药物，主要因其临床被作为解热镇痛治疗常用药。在西方国家和我国，上述各类药物大多数被列为非处方类药物，故又被称为非处方解热镇痛药。这些解热镇痛药通常含有阿司匹林或安替比林，部分还混合有非那西汀（已于1983年被美国FDA禁用）、对乙酰氨基酚或水杨酸、咖啡因或可待因等成分。

镇痛剂肾病的危险性与用药时间以及累积剂量相关，多为联合服用两种以上药物所致，其致病累积剂量通常达1 000 ~ 3 000g[22,71,73,78]。回顾性研究资料显示，部分解热镇痛药单独应用也可能导致镇痛剂肾病或可增加慢性肾衰竭的风险[22,79]，并且在易感人群服用正常剂量的解热镇痛药也可能引起肾损害。2001年瑞典的一项人群流行病学调查显示，慢性肾衰竭（CRF）患者中有37%定期（指每周至少2次连续2个月）服用阿司匹林、25%定期服用对乙酰氨基酚，比非CRF人群高约2倍（分别为19%和12%）[80]。其中，定期服用任一种药物者发生CRF的危险性较非服药者增高2.5倍，相对危险性随终生累积剂量的增加而增高，对原有CRF者则疾病加重的危险性增高。2004年美国一项护士健康调查发现，在11年间应用对乙酰氨基酚累积量超过3 000g者，其肾功能减退的危险性较用药量低于100g者增高2倍[81]。据我国人群CKD流行病学调查显示，如果解热镇痛药累积服用量达到2 000g以上，则CKD风险升高近4倍[77]。

然而，来自美国一项长达14年的健康状况队列研究显示，在男性健康白种人中，服用中等剂量（累计量≥2 500粒）的阿司匹林、对乙酰氨基酚或其他NSAIDs并未增加肾脏病的风险[82]。由于上述研究存在研究方法的不同或人群偏倚，故目前对于应用较小或中等剂量的解热镇痛药与慢性肾损害之间的关系尚无定论[83]。根据现有资料，治疗心脑血管疾病的小剂量阿司匹林、治疗关节炎的单一种类治疗剂量NSAIDs以及常用于对症治疗的对乙酰氨基酚制剂在大多数情况下可能是安全的，其肾脏损害可能只发生于少部分人，尤其是具有易感因素的人群。但无论如何，这些药物均应避免习惯性使用，在必须长期应用者一定要在医师的监测下指导应用。

晚近发表的一项荟萃分析显示[84]，如果以心血管系统副作用、肾脏损害以及全因死亡作为综合终点事件，美洛昔康的应用并没有增加风险，与其相比较，其他镇痛药对终点事件的风险依次递增如下：布洛芬<萘普生<塞来昔布<双氯芬酸<吲哚美辛<罗非昔布，从而提示不同镇痛药的心脏/肾损害风险存在差异。

近年来，随着对镇痛剂应用的限制，在西方国家，镇痛剂肾病的发生率已显著下降。然而，由于此类药物常被用于各种原因导致的发热、头痛、慢性骨关节疾病、其他慢性疼痛等疾病的治疗，我国许多地区的用药人群十分广泛，而且因无需就医，购买方便，故人群中用药的随意性很大，因此，此类药物导致CTIN的潜在危险性也较大，值得给予关注并进行有关防治的研究。

表 13-2-2-1　解热镇痛药的种类及常用药物

分类	特性	代表药物	商品药名
酸类	水杨酸	阿司匹林	巴米尔、APC 等
	邻氨基苯甲酸	甲芬那酸	甲灭酸，扑湿痛等
	乙酸	双氯芬酸	消炎痛，感冒通等
	丙酸	异丁苯丙酸	布洛芬，芬必得等
	吡喃羧酸	依托度酸	依芬
非酸类	吡唑酮类	安乃近，保泰松	安乃近，保泰松
	萘丁美酮类	萘普生	希普生
	乙酰苯胺类	对乙酰氨基酚	扑热息痛，百服宁等
	磺酰苯胺类	磺酰苯胺	尼美舒利
	昔康类	美洛昔康	炎痛喜康，莫比可等
	昔布类	罗非昔布 *	万络 *
		塞来昔布	西乐葆

* 由于严重心血管副作用已经退市

（三）发病机制及易感因素 [1,22,73,83,85]

镇痛剂肾病的发病机制主要包括以下几个方面：① 肾毒性损伤：药物肾毒性代谢产物在肾髓质浓聚所致，如非那西汀在体内转化为对乙酰胺基酚，后者可耗竭细胞的谷胱甘肽，进而产生氧化或烷化代谢产物直接造成组织损伤；阿司匹林可抑制组织内谷胱甘肽的合成而使反应性氧代谢产物的毒性增加。② 缺血性损伤：不同类型的解热镇痛药可分别抑制花生四烯酸-前列腺素类物质（PGs）代谢途径中的不同类型环氧化酶，导致扩血管性前列腺素产生减少，致使肾髓质缺血。如：小剂量阿司匹林可特异性抑制COX-1，昔布类NSAIDs可特异性抑制COX-2，酸类NSAIDs均具有抑制COX-2的倾向性，而其他类型的NSAIDs也可能对环氧化酶具有非特异的抑制作用。由于正常情况下肾髓质即处于相对缺氧状态，故解热镇痛药的长期作用可导致慢性缺血性损伤。此外，病理情况下，当PGs异常时，由于血流动力学的变化，可进一步激活肾素-血管紧张素系统，进一步加重缺血性肾损伤。③ 免疫性损伤：在镇痛剂肾病中免疫机制可能不起主要作用，但某些解热镇痛药可通过免疫机制引起以细胞免疫为主的急性间质性肾炎，病变有可能不完全恢复，最终转变为慢性间质性肾炎。在不同的情况下，不同的解热镇痛药可能通过一种或几种机制而导致肾脏损伤。

（四）病理变化 [1,22,43,73]

双侧肾脏体积缩小，肾皮质明显萎缩。光镜下可见典型的慢性间质性肾炎病理特征，即弥漫性肾小管萎缩及间质纤维化，伴有弥漫或多灶状淋巴细胞和单核细胞浸润。常可见肾小球缺血性萎缩，肾小动脉内膜增厚，管腔狭窄。除上述表现外，镇痛剂肾病的典型病理改变是肾髓质损伤，由于肾活检的深度有限，故在一般肾活检标本中不易见到。肾髓质损伤的病理特点是肾小管细胞内可见黄褐色脂褐素样色素，穿过萎缩皮质部的髓放线呈颗粒状肥大。髓质的间质细胞核异常、细胞减少、细胞外基质积聚。肾乳头坏死的早期表现为肾小管周微血管硬化及片状肾小管坏死，晚期易见灰黄色坏死灶，部分坏死部位萎缩并形成钙化灶（图 13-2-2-1）。

（五）临床表现 [1,22,73,83,85]

镇痛剂肾病多见于女性患者，男女比例约为1:5 ～ 1:7。与用药相关的肾外病史（如慢性疼痛、关节炎等）对了解用药史具有提示意义。45岁以上患者更为多见，表明长期用药者可能是罹患本病的易感人群。

本病起病隐匿，早期常无症状或可有非特异的肾外表现，如：乏力、食欲减退、消化不良、消化性溃疡、体重下降等，部分病人可有神经精神系统异常，如抑郁、焦虑、血压波动等。

肾脏表现包括：最早出现的症状可能是与尿浓缩功能受损相关的夜尿增多，尿比重及尿渗透压降低。随后逐渐出现肾小管源性蛋白尿（常低于1g/d）、无菌性白细胞尿、肾小管功能损害（如：尿酶及尿内微量蛋白增高以及肾小管酸中毒等）和进行性肾小球功能减退。60% ～ 90%患者有不

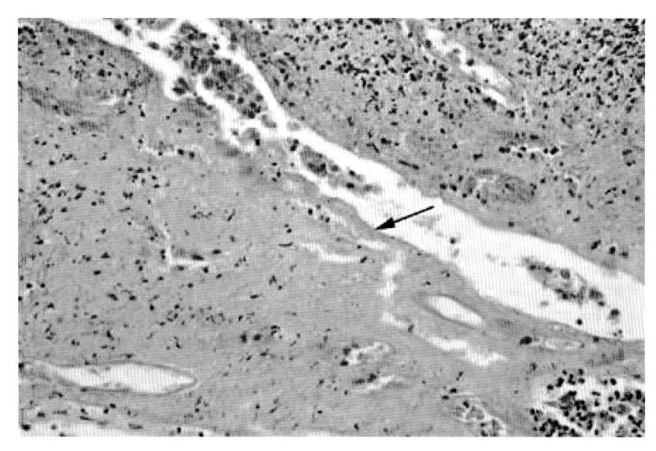

图 13-2-2-1　镇痛剂肾病的病理改变

同程度的贫血，常与肾功能损害程度不平行。随病变进展可逐渐出现高血压，并逐渐进展为慢性肾衰竭。在美国，约25%～40%的镇痛剂肾病患者伴有肾乳头坏死，主要见于非那西丁，可表现为突发性肉眼血尿及肾绞痛，重症者出现急性肾衰竭，尿中可检出坏死的肾乳头组织，病理学检查可助诊断。在非那西丁禁止使用后，镇痛药引起的肾乳头坏死明显减少。

约10%～20%患者可伴发泌尿道移行上皮癌或其他类型肿瘤，多见于滥用药物者。

（六）影像学检查特征[1,22,73,83,85]

静脉肾盂造影的早期表现为肾盂增宽、肾盏杯口变钝或呈杵状；晚期可因肾乳头坏死而出现肾盂、肾盏充盈缺损，造影剂包围肾乳头形成环形影。部分患者除上述异常外还可见肾乳头邻近部位的钙化影。由于此方法对发现早期病变不敏感，且又有造影剂导致肾损害的风险，故目前已较少应用。

B型超声可发现肾脏体积缩小，但并无特异性，仅有对CIN的辅助诊断意义。

近年来，无造影剂的CT扫描已成为镇痛剂肾病的重要诊断方法。其特征是可见肾脏体积缩小、形状凸凹不平以及肾乳头钙化影。

（七）诊断与鉴别诊断[1,22,73,83,85]

凡临床表现为慢性间质性肾炎、具有长期滥用或间断反复解热镇痛药用药史的患者，均应考虑镇痛剂肾病的可能性。伴有突发血尿、肾绞痛或尿中发现脱落的坏死组织，提示伴有肾乳头坏死，有助于临床诊断。根据欧洲镇痛剂肾病协作组（Analgesic Nephropathy Network of Europe，ANNE）制定的诊断标准，CT扫描若发现肾脏体积缩小加形状凸凹不平或肾乳头钙化影任意一项即可明确诊断，其特异性可达100%，敏感性可达92%[86]。然而，美国镇痛剂肾病研究组的研究发现，CT扫描所见的上述SICK（small，intended，calcific kidney）征象在终末期肾脏病患者中并不常见，提示其诊断镇痛剂肾病的敏感性尚不足[87]。

值得注意的是具有肾乳头坏死表现者还可见于糖尿病肾病、急性感染性肾盂肾炎、尿路梗阻、肾结核等疾病，少部分反流性肾病患者也可有类似表现，需注意根据上述疾病本身的特点加以鉴别。

此外，本病还应注意与其他药物或其他原因导致的CTIN鉴别，如含马兜铃酸中药或植物相关的肾小管间质肾病、不完全梗阻性肾病、高血压或动脉粥样硬化所致的肾损害、自身免疫性肾脏疾病等。详细询问病史、进行相关检查有助于鉴别，肾活检也可提供鉴别依据。

（八）防治及预后[1,22,73,83,85]

对于患有慢性疼痛、关节炎等疾病需要长期或反复用药的易感人群需加强监测，定期检查尿常规、肾小管功能和血清肌酐，发现异常及时停药有助于防止肾功能恶化，或可使肾功能不全逆转。

解热镇痛药引起的慢性肾损害至今尚无良好疗法，关键在于早期发现、早期诊断，立即停服所有可疑药物。同时应予纠正水、电解质及酸碱平衡紊乱、控制感染、高血压及贫血等对症治疗。对肾乳头坏死组织堵塞尿路者，应给予解痉、补液及利尿，无效时可通过腔镜手术取出坏死组织。按照CKD一体化疗法积极采取保护肾功能的措施。

停药后少数轻症病人肾功能可相对稳定或有一定程度好转，但多数患者肾功能可能持续进展，直至进入终末肾衰竭需进行透析或肾移植。原有肾功能损害或患病后肾功能损害程度过重、伴有高血压者以及伴有尿路移行上皮肿瘤者远期预后不良。

附2 马兜铃酸肾病

马兜铃酸肾病（aristolochic acid nephropathy，AAN）是一类因服用含马兜铃酸类成分的植物或中草药导致的肾小管间质疾病，其临床表现多样化，主要类型为慢性肾小管间质病，多呈进展性慢性肾衰竭[88,89]。

1964年我国学者吴松寒首次报告2例患者因应用过量关木通而导致ARF，提示此类中药可导致肾脏ADR[90]。1993年，比利时学者报告了2例患者因持续应用含有中药广防己的减肥药罹患快速进展性肾衰竭[91]，称此类疾病为"中草药肾病"（Chinese herb nephropathy，CHN），继而多个国家地区包括我国在内均相继报告了类似或不同表型的病例。此后，大量研究发现导致此类疾病的病因为相关中药内含有的具肾毒性及致癌性的马兜铃酸类（aristolochic acids，AAs）化合物[92]，因此自20世纪末起，此类由含马兜铃酸类成分中药所导致的肾小管间质疾病被更名为马兜铃酸肾病（AAN）[93]。

（一）流行病学

含马兜铃酸类成分的药用或非药用植物分布比较广泛。由于此类药物种类繁多、用药人群很广、临床起病隐袭，因此人群患病率缺乏确切统计[94]。2006年温州部分地区对原因不明的CTIN人群的病例对照研究显示，服用含马兜铃酸类成分的中药是发生CTIN的危险因素之一[95]。2008年全国人群CKD流行病学调查显示我国普通居民中约2.5%曾经长期或间断服用过解热镇痛药和/或含马兜铃酸类中药，如果马兜铃酸I的累积服用量达到0.5g以上，罹患CKD的风险为未服药人群的5倍以上[78]。国内通过文献报告或ADR监测部门报告的病例已超过1 000例，从地域分布上来看，我国报告的AAN病例主要分布在长江以北地区，长江以南地区呈散发，而在西南和西北地区少见，可能与毒性药物的产销区、人群用药习俗等因素有关。自2003年至2004年国家先后禁止药用关木通、广防己、青木香，并且警示马兜铃、天仙藤、寻骨风及朱砂莲入药后，近年来新发的AAN患者明显减少。

（二）致病药物

1. 含马兜铃酸成分的植物药及相关中成药 马兜铃酸类化合物主要来源于马兜铃科马兜铃属植物，在国外主要为德国的铁钱莲状马兜铃（*Aristolochia clematitis* L.，通用名 birthwort）、美洲的蛇根马兜铃（*Aristolochia serpentaria* L.，通用名 virginia snakeroot）和印度马兜铃（*Aristolochiaindica* L.，通用名 Indian birthwort）[1]。在我国的传统中草药中，有数十种植物类药材含有AAs成分，其中被中国药典（2000年版）收录的药材包括马兜铃、关木通、广防己、青木香、天仙藤、细辛[96]，其他曾被批准药用的药材包括寻骨风、朱砂莲等。不同来源的细辛中仅北细辛和华细辛发现含有极少量马兜铃酸类成分。由这些药材配伍制成的中成药品种多样，表13-2-2-2列出了上述药物中采用不同方法检出的主要毒性成分马兜铃酸I（AA-I）的含量以及含有这些药物的常用中成药[1]，它们分别具有清热利湿、解毒消肿、清肺降气、行气活血、祛风止痛等不同作用，在临床上被广泛用于治疗消化系统、泌尿系统、呼吸系统、心血管系统疾病。目前，这些药物中已有部分被报告可导致AAN。

2. 植物药中的马兜铃酸类成分 20世纪初，马兜铃酸类制剂曾作为抗炎、抗肿瘤以及免疫抑制作用的药物在临床广泛使用。然而由于随后发现其具有致癌、致畸和引起肾损害的严重副作用在临床停用。马兜铃酸为硝基菲类化合物，根据其甲氧基位置的不同可分为AA-I、AA-II、AA-III和AA-IV，根据羟基的有无和位置不同又可分为AA-Ia、AA-IIa、AA-IIIa、

表 13-2-2-2　含马兜铃酸类成分中草药及其经配伍制成的主要中成药

植物类中药名称	AA-Ⅰ（mg/g）	含该药材的中成药
关木通 * Caulis Alistolochiae Manshuriesis	0.18 ~ 8.82	龙胆泻肝丸 *、分清五淋丸 *、妇科分清丸 *、耳聋丸 *、排石颗粒 *、导赤丸、安阳精制膏、连翘败毒丸、大黄清胃丸、跌打丸
青木香 * Radix Aristolochiae	0.49 ~ 3.20	冠心苏合丸 *、双香排石颗粒 *、风痛丸、舒肝理气丸、十香返生丸、纯阳正气丸
马兜铃 Fructus Aristolochiae	0.20 ~ 6.10	止咳化痰丸、青果止咳丸、复方蛇胆川贝散、润肺化痰丸、二十五味松石丸
广防己 * Radix Aristolochiae Fangchi	0.43 ~ 3.10	风湿灵仙液、骨仙片、复肾宁片
天仙藤 Herba Aristolochiae	0.082	香藤胶囊、和胃降逆胶囊
细辛 Herba Asari	0.026 ~ 0.35	追风透骨丸、小青龙合剂、鹭鸶咯丸、金关片、寒湿痹冲剂、复方黄杨片、通天口服液、通关散

注：* 已有文献报告可导致 AAN 的中成药

AA-Ⅳa，此外还包括 7-OH- 马兜铃酸 A 和 7-OCH$_3$ - 马兜铃酸 A 等化学成分。在有氧或无氧的条件下，AA-Ⅰ和 AA-Ⅱ在体内可以通过硝基还原反应转化为结构更为稳定的马兜铃内酰胺（aristolactams，ALs），包括 AL-Ⅰa、AL-Ⅱ等 [97,98]。马兜铃酸类成分及其代谢产物的形成，在不同种属之间存在一定差异。我国各种中草药中发现的 AA 类成分和 AL 类成分各约有 10 种，体内及体外研究已确认导致 AAN 和泌尿系统肿瘤的主要毒性成分是 AA-Ⅰ [97,98]。近年来，体外研究发现外源性 AL-Ⅰ、7-OCH$_3$-AL-Ⅳ、AL-Ⅳa 等也具有对人近端肾小管上皮细胞的毒性作用 [99,100]，且后二者的毒性与 AA-Ⅰ相似甚至可能更强，可使细胞膜、亚细胞器（如溶酶体和线粒体）及细胞核均受到损伤 [100]。这些结果提示，含 AAs 中药中除 AA-Ⅰ外还存在多种肾毒性成分，这些成分不仅可能协同参与含 AA 中药的致 AAN 过程，而且它们中的某些化学成分有可能也存在于其他科属药用植物中，值得注意监测。对药物分子结构与肾毒性关系的研究显示，AAs 分子结构中的硝基和甲氧基可能是其发挥活性作用的重要位点 [101]。

（三）发病机制

马兜铃酸类及其代谢产物肾脏损害的机制主要包括以下几个方面 [97,98,102,103]：① 直接毒性：AAs 对肾小管具有剂量依赖的直接细胞毒性，可以引起细胞损伤、坏死或细胞凋亡 [104]。② 抑制细胞修复：肾小管上皮在损伤后具有自身增殖修复能力。当肾毒性损伤发生后，损伤较轻或未损伤的肾小管上皮细胞可进入通过增殖使肾小管的完整性得以修复。AA-Ⅰ可以导致细胞 DNA 损伤，使细胞增殖周期发生阻滞（G2/M 期阻滞），从而抑制肾小管上皮细胞的损伤修复能力 [105,106]。在动物模型和人类急性 AAN 病患者肾活检组织中均可发现肾小管细胞增殖减少的现象 [105,107]。③ 慢性缺氧、缺血性损伤：AAs 可能通过直接细胞毒性、促血管生成因子减少，以及血管活性物质失衡等机制，引起血管内皮细胞损伤，导致肾小管间质持续慢性缺血缺氧 [107]。④ 诱导肾小管上皮细胞促纤维化表型：较低剂量的 AAs 即可诱导肾小管上皮细胞分泌转化生长因子（TGFβ$_1$）及纤连蛋白（FN）水平增高。晚近的研究发现，阻滞于 G2/M 期的肾小管上皮细胞呈现促纤维化表型，分泌大量 TGFβ$_1$和成纤维细胞生长因子（CTGF），以及细胞外基质成分，通过旁分泌效应促进成纤维细胞生长因子转分化为肌成纤维细胞生长因子，启动和促进肾间质纤维化的进程 [106]。⑤ 在 AAN 动物模型肾组织中可检出肥大细胞、CD4$^+$、CD8$^+$和 CD68$^+$的细胞，提示本病可能也有免疫机制参与 [108]。多数研究报道，AAN 患者的肾活检组织中较少见到炎性细胞浸润，但是比利时学者在 AAN 终末期肾病患者移植切除的自体肾脏中，通过免疫病理检查发现肾髓质放射线和外髓部为有大量巨噬细胞、T 淋巴细胞和 B 淋巴细胞的浸润 [109]。晚近研究表明针对巨噬细胞治疗可以减轻 AAN 小鼠的肾脏炎症和纤维化[110]。⑥ 药物蓄积：药物代谢研究显示，大鼠口服AA-Ⅰ后，主要以代谢物AL-Ⅰ的形式在体内各组织内蓄积，特别是在肾组织内分布多并且清除最为缓慢[111]。在AAN患者停服含AAs类中药后18个月，仍能在血浆中检测到AAs以及ALs成分[112]。这一代谢特征可能与AA长期肾毒性有关。

除导致AAN外，AAs还具有致癌作用，主要导致泌尿系统移行上皮癌[113,114]，其机制认为与AA-DNA加合物形成有关。由于AA-DNA加合物使原癌基因ras发生A-T易位突变而活化、使抑癌基因p53基因A-C、G-A突变而失去正常功能，造成细胞促增殖信号增强和分化异常。AAs还可通过激活细胞周期调节蛋白［包括cyclin D/cdk4和/或cyclin E/cdk2］而促进Rb的磷酸化，并导致Rb/E2F复合体表达下调，从而加速细胞周期进程，进而导致泌尿系统移行上皮肿瘤发生[102]。

（四）临床及病理表现

根据目前国内报告的病例资料[112,115,116]，AAN均为肾小管间质疾病，大多为中年以后发病，女性患者较多见。主要表现为三种临床病理类型：① 慢性AAN。此型最为多见（90%以上），患者常有长期或间断反复服用含AAs中成药的历史，其临床表现隐匿，发病时可能已终止用药数年，其特征符合慢性间质性肾炎的一般特点，多数表现为慢性进展性肾衰竭。② 急性AAN。约占0 ～ 5%，常因短期内连续或过量服用含AAs中药水煎剂所致，急性或亚急性起病，首发表现为急性肾衰竭。③ 肾小管功能障碍性AAN。约占0 ～ 3%，患者间断用药且剂量较低，表现为不同程度的肾小管功能障碍或Fanconi综合征。约有30% ～ 40%的马兜铃酸肾病患者可伴发尿路移行上皮细胞癌，肿瘤发病可出现在肾病前、后甚或透析后，从用药至发病的时间可能长达10年以上，肿瘤部位可位于肾盂、输尿管或膀胱，且复发率较高[113,114]。

常规尿液检查常无特殊发现，仅部分患者可出现少量尿蛋白或尿糖，少数患者可有轻度白细胞尿及镜下血尿；半数患者血压可能正常。患者常有明显的肾小管功能损害，并伴有不同程度肾小球滤过率下降。常较早出现贫血，肾脏B超具有肾脏萎缩、肾实质变薄以及双肾不等大的特征[117]。

AAN的肾脏病理具有一定的特征性[1,43,98,115,116]。肾组织活检的免疫病理检查通常为阴性。光学显微镜检查，在部分服用过量药物的患者可以见到类似急性肾小管坏死（ATN）的严重肾小管上皮细胞损伤表现，包括严重细胞变性、坏死或崩解脱落等，常伴有肾小管裸基底膜形成（图13-2-2-2）；病变常呈弥漫性或多灶状分布，其特点是缺乏肾小管上皮细胞再生现象。大部分长期间断用药的患者往往可见程度不等的肾小管变性、细胞脱落呈裸露基底膜的损伤现象，通常可见明显的肾小管萎缩，肾间质内均较少见到炎性细胞浸润，肾间质纤维化表现突出（图13-2-2-3）。部分患者的肾脏病理检查还可见肾小球缺血性皱缩和肾小管旁微血管数目减少。电子显微镜超微病理检查除可证实上述肾小管间质病变外，还可观察到肾间质微血管内皮细胞细胞器肿胀、基底膜分层甚至断裂。

（五）诊断与鉴别诊断

对马兜铃酸肾病至今尚无国际、国内公认的诊断标准。目前对本病的临床诊断主要是依据其明确的用药史、肾小管功能明显受损和/或肾小球功能下降的临床表现以及典型的病理表现，确诊前需排除其他原因造成的肾小管间质疾病。若有条件于残留用药中检出马兜铃酸成分、在患者血清或尿液中检测到AAs及其代谢物成分，或在肾移植或肿瘤切除后病理组织检出马兜铃酸与DNA的加合物，均有助于明确诊断。

通常，对于首发表现为AKI的患者，应遵循AKI的诊断思路首先确定病因及病变部位；对考虑为急性肾小管坏死或急性肾小管间质病变的患者，在仔细询问相关病史并进行相关检查的基础上，应进一步进行病因分析；对考虑为药物相关性者，若患者有确切的短期内大剂量含AAs药物应用史，且与AKI发生关系密切，临床上确可除外由于其他原因或其他药物造成的肾小管间质疾病，则可临床诊断为急性AAN。若患者同时有其他可疑用药史，则应根据相关的可疑致病药物、临床过程和病理表现等鉴别并除外其他常见肾毒性药物致病的可能性。

由于并非所有应用含AAs药物者均会发生AAN，慢性AAN或肾小管功能障碍型AAN的临床诊断相对比较困难，临床容易误漏诊。一般来说，对于首发表现为慢性肾衰竭或肾小管功能障碍

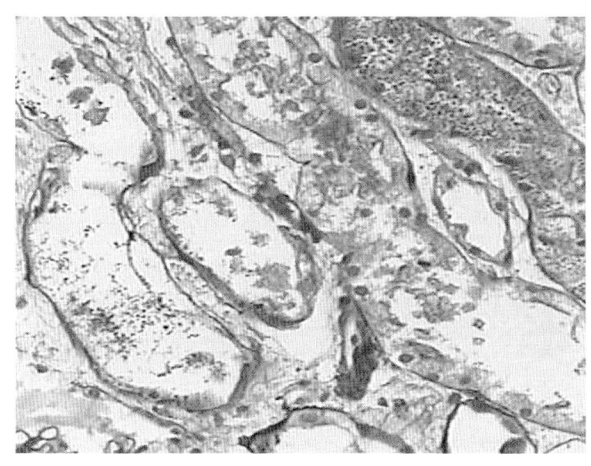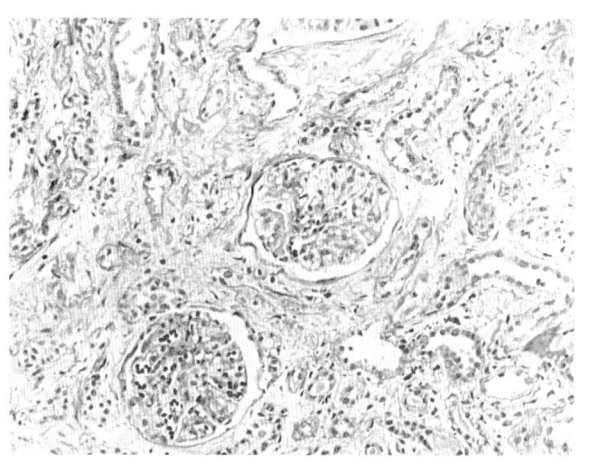

图 13-2-2-2　急性马兜铃酸肾病的病理改变　　　　图 13-2-2-3　慢性马兜铃酸肾病的病理改变

者，若患者多年前曾有长期、间断服用含AAs药物史，目前尿液检查仅有轻微异常，应依赖细致的病史询问和努力排查肾小管间质疾病的其他病因后考虑临床明确或疑似诊断。当患者同时应用解热镇痛药物和含AAs药物或其临床表现不典型时，AAN应特别注意与镇痛药肾病进行鉴别，肾活检病理及影像学检查可能提供一些诊断线索。

（六）防治及预后

关键在于加强中草药规范管理、预防发病。由于国家药物监督管理局已经采取措施禁止了主要的含AA成分中药的市场流通，此类药物肾损害的发生率已经明显减少。然而，由于我国仍存在着不规范用药人群，以往用药者仍有发病可能，因此在相当长的时间内我国防治AAN的临床任务还十分艰巨。深入开展关于AAN用药与临床预后关系、体内代谢特点、遗传易感性以及有关发病机制和防治措施的研究，不仅可能为改善AAN患者的预后提供理论与实践依据，而且可能对防治其他慢性进展性肾脏疾病的肾脏纤维化病变提供线索。

对于AAN本身目前尚无有效的治疗方法。国外学者曾对少数病例进行短期观察，发现给予肾上腺皮质激素可能对改善AAN患者的肾功能有一定效果[118]，但缺乏对长期预后影响的评价。因此，目前的治疗措施仍仅限于停药后按照慢性间质性肾炎的治疗原则处理。给予血管紧张素Ⅱ拮抗药物能否延缓AAN的肾功能恶化目前尚缺乏临床研究证据。部分配伍减毒剂或抗纤维化中药治疗的作用尚在研究中，有一些已经显示出可能有临床应用前景。对病变已进展至终末肾衰竭的患者，应适时予以透析替代治疗或肾移植。值得注意的是，由于此类患者在接受透析或移植后数年仍会罹患复发率和恶性程度较高的尿路移行上皮癌，因此国外学者对此类ESRD患者建议在进行肾移植的同时行双肾及输尿管摘除。

本病的预后较差，大多数患者的病变和肾功能不可逆。根据西方国家学者以往的报告，本病为一组快速进展性肾小管间质肾病，2年的肾脏生存率仅17%，明显低于其他类型的肾小管间质肾病[2]。但根据国内北京大学第一医院的随访资料显示，患者肾功能下降的速度可能与累积服药的剂量有关，临床观察发现患者间存在一定的个体差异。少数患者肾功能进行性恶化、在1年内进入终末期；另有少部分急性AAN及表现为肾小管功能障碍型的患者在停药和积极治疗后肾功能可部分恢复或保持相对稳定；但绝大多数AAN患者均呈慢性进展[112]。

（杨　莉　李晓玫）

第三章
免疫相关的间质性肾炎

免疫相关的间质性肾炎（TIN mediated by immunologic mechanisms）的病因包括：各类自身免疫性疾病、TINU综合征、肾移植慢性排异，以及抗TBM病。临床上引起TIN的常见自身免疫性疾病为原发性干燥综合征、IgG4相关肾病、系统性红斑狼疮、血管炎、Wegner肉芽肿、结节病等。本章主要介绍原发性干燥综合征、结节病、TINU综合征相关的TIN，其余疾病请参见本书第15篇相关内容。

一、原发性干燥综合征

原发性干燥综合征（primary Sjögren's syndrome，pSS）[119,120]是以侵犯唾液腺、泪腺等外分泌腺体为主要表现的慢性系统性自身免疫性疾病，人群患病率约为0.01% ~ 0.1%，多见于中老年女性（通常≥50岁），男女比例1：9。我国报告的患者年龄较轻，平均年龄为40 ~ 50岁。原发性干燥综合征可累及多种内脏器官[121-123]，肾脏受累的发生率各地区报道差异较大，约为1% ~ 33%，可能与肾脏损害的监测力度不同有关[124-126]。TIN是最常见的肾脏损害类型，此外还可见冷球蛋白血症导致的膜增生性肾小球肾炎、系统性血管炎、其他类型肾小球肾炎等（参见第十五篇第五章），本章仅介绍原发性干燥综合征导致的TIN。

（一）病因及发病机制

原发性干燥综合征病因至今尚不清楚，可能与环境因素、遗传因素、病毒感染等相关[127]。目前认为，各种因素引起上皮损伤，唾液腺释放自身抗原，在具有遗传易感性的患者促发IFN-1和IFN-2的释放，激活T淋巴细胞，进而使B淋巴细胞持续活化、产生自身抗体。原发性干燥综合征患者血中通常存在高滴度的自身抗体、循环免疫复合物，以及活化的T淋巴细胞、B淋巴细胞和浆细胞。自身抗体通过识别远端集合管的离子转运通道（H^+-ATPase，NCCT-氯化钠共转运子），导致离子转运功能异常，发生电解质紊乱和远端肾小管酸中毒。另一方面，活化的淋巴细胞和浆细胞在肾间质局部浸润，引起肾小管损伤甚至肾小管炎，进一步导致肾脏纤维化和肾小管萎缩（相关内容可参见第十五篇第五章）。

（二）临床及病理表现[120-122,125,126,128]

原发性干燥综合征导致的TIN主要临床特征包括肾外症状及肾脏受累的表现。肾外症状通常表现为各种外分泌腺体的分泌减少后的黏膜干燥症（如口干燥症、干燥性角膜炎等）及其继发的组织损伤或感染，部分患者还可出现系统性损害，如：紫癜样皮疹、呼吸系统（肺间质纤维化）、消化系统（萎缩性胃炎、小肠吸收不良、肝胆管炎）或神经系统（周围神经或中枢神经病变）受累等症状（参见第十五篇第五章）。值得注意的是相当多的患者具有淋巴结肿大，约2% ~ 9%的pSS患者在患病多年后发展为非霍奇金B细胞淋巴瘤[120,129]。肾脏受累的表现通常比较隐匿，患者可出现不同程度的肾小管功能异常，伴轻度的肾小球功能减退，尿常规检查通常正常或可有轻度蛋白尿。远端肾小管酸中毒（Ⅰ型RTA）是最常见的肾小管功能异常，伴有低钾血症等相应电解质紊乱表现（参见第十二篇第九章）。部分患者可出现肾性尿崩症，约3%～4%的患者表现为近端肾小管酸中毒，可伴有范可尼综合征。少数患者表现为获得性Gitelman综合征（肾性失钾、低血镁、低尿钙和继发性高醛固酮血症）或Bartter综合征（肾性失钾、高尿钙和继发性高醛固酮血症）（参见第十二篇第六章）。少数患者可同时伴有不同类型的肾小球肾炎。

化验检查可见贫血、血沉增快、高球蛋白血症，血清中可检出多种自身抗体或循环免疫复合物。

干燥综合征患者的TIN病理表现以淋巴细胞及浆细胞在肾间质的灶状或弥漫浸润为特点，偶可见肉芽肿形成，并伴有不同程度的肾小管损伤[130]。浸润的炎症细胞以T淋巴细胞和B淋巴细胞为主，二者比例相近。约10%的病例以B淋巴细胞浸润最多，亦有报道显示部分干燥综合征患者肾间质浆细胞为主要的浸润细胞。随着病变逐渐进展，可出现不同程度的肾小管萎缩和肾间质纤维化。部分患者可见肾小球肾炎或小血管炎表现。免疫荧光检查常可见IgG和C3沿肾小管基底膜呈颗粒状沉积。

（三）治疗及预后[125,126,131]

包括局部对症治疗及针对脏器损害的治疗。通常对临床表现为单纯的肾小管酸中毒、低钾血症或肾性尿崩症者可给予口服碳酸盐、枸橼酸钾及对症治疗。若肾脏病理显示肾间质淋巴细胞浸润及肾小管损害，可考虑给予小剂量肾上腺皮质激素治疗，有利于保护肾功能。免疫抑制剂（如霉酚酸酯、硫唑嘌呤）和/或B细胞靶向治疗（如利妥昔单抗）是否可以减少激素的使用以及促进肾脏炎症消退，还有待进一步研究评估。

原发性干燥综合征相关TIN患者的肾功能不全通常呈缓慢进展，进展至终末期肾衰竭者较罕见。

二、结节病

结节病（sarcoidosis）是一种原因不明、以非干酪样坏死性上皮细胞肉芽肿为病理特征的全身性肉芽肿病。全球人群患病率约为4.7～64/百万，年发病率为1.0～35.5/百万，欧洲和美国黑种人发病率较高，日本较低。男女均可发病，25～40岁患者约占70%，很少见于15岁以下或70岁以上患者[132,133]。结节病最常累及肺和淋巴系统，30%～50%有肺外器官受累，如皮肤、眼、肝脏等（表13-3-0-1）亦常受累，分别占10%～25%[134,135]。其临床表现多样化，患者可能无任何症状，也可能疾病进行性进展导致脏器功能衰竭。结节病在临床上发现肾脏受累的比例很低，文献报告约0.7%。主要的肾脏受损表现为肉芽肿性间质性肾炎，亦可见假瘤样肾包块、肾结石和肾脏钙化。肾小球肾炎较少见，疾病类型依次为膜性肾病、IgA肾病、FSGS和微小病变肾病。由于有尸检资料表明结节病累及肾间质者可能约占15%～30%，因此其亦为导致TIN的常见疾病类型[136-138]。结节病在我国相对较少见，临床易被忽视。

（一）病因及发病机制

结节病的病因至今尚未明确，可能与遗传易感性和环境因素有关[132,133]。目前认为其发病机制为体液免疫及细胞免疫针对未知抗原的过度反应。在持续的抗原刺激下，活化的Th细胞和其他炎症细胞作用使淋巴及单核细胞被募集到病变部位，后者活化为巨噬细胞吞噬抗原，上皮样细胞和多核巨细胞等在黏附因子的作用下形成肉芽肿。结节病导致慢性肾间质病变的发生机制主要涉及两类因素：① 与钙调节紊乱相关：在此类患者中，其肾脏的$1,25-(OH)_2-D_3$的水平常过度增高，导致肠道和骨吸收钙增加，可能出现高钙血症及尿钙增加，致使钙质在肾脏的局部刺激及沉积，其导致肾间质病变的机制同高钙性肾病。② 部分患者可发生肉芽肿性间质性肾炎，此类患者大多同时伴有结节病的其他脏器损害。

（二）临床及病理表现[132-135]

患者常可有非特异的发热、乏力和体重下降，肾外受累可包括多个不同器官或部位，轻重程度

表 13-3-0-1　结节病累及的主要器官及表现特点

受累部位	发生率（%）	表现特点
肺部	95 ~	干咳，影像学检查异常（肺部结节、支气管狭窄或肺不张、胸腔积液或肺门淋巴结肿大等）
外周淋巴结	10 ~ 20	最常累及颈部和锁骨上；也可见腹股沟、腋下、肱骨内上髁、下颌下等部位，肿大程度不等，无痛，可活动
皮肤	~ 15	多样化：结节性红斑、斑丘疹、冻疮样皮疹、皮下结节病等
心脏	20 ~ 30	心律紊乱、心功能不全等
眼部	10 ~ 30	虹膜睫状体炎；视网膜血管病变；结膜结节；泪腺肿大等
神经系统	~ 5	面神经麻痹、视神经炎、软脑膜炎、垂体功能减退、癫痫、认知障碍、精神障碍、脊髓病、多发神经病变等
肾脏	0.5 ~ 2	少见有症状；肾小管功能异常；血肌酐升高；高钙血症、肾结石、肾脏钙化、假瘤样肾包块
肝脏	20 ~ 30	多无症状；可见肝功能异常；肝脏肿大；少见肝衰竭、胆汁淤积、门脉高压
脾脏	~ 10	脾脏肿大；少见脾区疼痛、全血细胞减少；罕见脾脏破裂
腮腺	4	对称性腮腺肿大，Heerfordt 综合征 *
鼻	0.5 ~ 6	鼻塞、鼻出血、结痂、嗅觉缺失
喉	0.5 ~ 1	声音嘶哑、呼吸困难、喘鸣、吞咽困难
骨骼	<5	多无症状；手、足受累，也可累及大型骨骼和中轴骨骼
骨骼肌	1	近端肌无力、肌萎缩、肌痛、肌结节
生殖系统	较少见	子宫或乳腺无症状肉芽肿

* Heerfordt 综合征：腮腺肿大、眼色素膜炎、发热和面神经麻痹

不等（表 13-3-0-1）。结节病伴有肉芽肿性间质性肾炎者临床表现多不典型，且常常缺乏皮肤、眼及典型肺脏受累的表现，需要病理学检查方能明确诊断。

　　肾脏结节病的典型病理表现为肾间质内散在或弥漫分布的非干酪样坏死性上皮细胞肉芽肿，主要由单核吞噬细胞（上皮细胞和巨细胞）和淋巴细胞组成，巨噬细胞内有时可见细胞质包涵体，偶可见肉芽肿部位出现灶状凝固性坏死。此外，常可见局灶性淋巴细胞浸润、肾小管结构异常及肾小球周的纤维化。免疫荧光及电镜检查通常无免疫复合物沉积。

　　结节病的诊断应参考风湿病学的诊断标准（参见相关专业书），其要点是应注意排除结核病、淋巴瘤及其他肉芽肿性疾病。血清 ACE 活性增高、结核菌素皮肤试验为阴性或弱阳性。部分病人化验发现高血钙、高尿钙、碱性磷酸酶增高、免疫球蛋白增高。必要时可作支气管灌洗液中的 T 细胞亚群检查，有助于评价病变的活动性。

　　（三）治疗及预后 [132-135]

　　部分轻症结节病患者可自行缓解，应密切观察病情变化并给予对症及合并症的治疗。对于具有多个脏器受累或病情呈进展状态者应给予特殊治疗，首选应用肾上腺皮质激素，通常应用中等剂量（20 ~ 40mg/d）治疗 6 ~ 12 周，随后逐渐减量并应用小剂量维持，总疗程 1 ~ 1.5 年。对于心脏、中枢神经系统以及眼部病变严重的患者，可以采用足量激素治疗 [1mg/（kg·d）]。多数患者对激素的治疗反应良好，肾活检显示治疗后其肉芽肿可消失，淋巴细胞浸润可减轻，高钙血症以及肾功能不全多可获得改善。部分复发者再用激素仍可有效。对激素治疗反应不好者或对累及皮肤、神经系统为主者可考虑应用甲氨蝶呤、硫唑嘌呤、来氟米特、环磷酰胺、吗替麦考酚酯等免疫抑制药物，以及细胞因子调节剂如己酮可可碱、沙利度胺、TNFα 拮抗剂等。

　　结节病的死亡率大约 ~ 7.6%，主要与肺、心脏和中枢神经系统受累有关。部分肾脏结节病的

患者可因治疗不及时或疗效不佳进展为慢性肾衰竭。

（杨　莉　李晓玫）

附　TINU 综合征

　　肾小管间质性肾炎 - 眼色素膜炎综合征（tubulointerstitial nephritis-uveitis syndrome）或称肾小管间质性肾炎 - 眼葡萄膜炎综合征，简称为TINU综合征，是于1975年由Dobrin等人首先描述并定义的一类伴有眼色素膜炎的ATIN[139]。四十年来，国内外报告的病例已超过300例，儿童患者约占60%。据文献报告，在眼色素膜炎患者中约2%的成人或8%的儿童可能出现TINU综合征，而在ATIN患儿中约14.3%最终可能为本病。

　　TINU综合征的病因至今尚未明确[140]。目前研究认为其发病可能与免疫反应密切相关，体液免疫及细胞免疫机制均可能参与病理损伤过程。有病例报告显示TINU综合征可伴发自身免疫性甲状腺病、骶关节炎、类风湿关节炎、肉芽肿性肝炎及间质性肺炎等，提示其发病可能还有自身免疫机制参与。近年来研究显示TINU综合征患者血中存在较高低度的抗mCRP抗体，可能识别肾小管上皮细胞表达的mCRP抗原而引发免疫反应[23,24]。此外，近有文献报告单卵双生兄弟或同胞姐妹共患TINU综合征，并且有研究发现TINU综合征得发病其与HLA表型相关，提示可能存在遗传异质性[145,146]。

（一）临床表现[16,24,140-144]

　　TINU综合征各个年龄均可发病，儿童及青少年更为多见，成年患者平均年龄约45岁。男女比例约为1∶2.5 ~ 1∶5。约70%的患者发病前有非特异性前驱症状，如乏力、不适、食欲减退、恶心、体重减轻等，部分患者可有低热、皮疹、肌痛。血压多正常，部分患者可发现淋巴结肿大。化验检查常有轻度贫血及血沉增快，少见嗜酸性粒细胞增多，可发现血沉快、C反应蛋白阳性、纤维蛋白升高及高γ球蛋白血症等系统性炎症综合征表现，偶于血中查到抗肾小管基底膜抗体、循环免疫复合物或其他自身免疫病相关抗体。

　　眼色素膜炎可于肾脏损害之前、同时或于肾脏损害后（数周至1年余）急性发作。后者称为后发眼色素膜炎TINU综合征（late onset uveitis TINU syndrome），在一项前瞻性队列研究中，此类患者约占TINU综合征的58%。常见的眼部症状有眼红、痛、畏光、视力下降。检查可发现睫状充血、睫状体平坦部渗出、尘状角膜后沉积物、房水闪光或浮游物、前部玻璃体炎性细胞浸润、局灶或多灶状脉络膜炎等，严重者还可伴有虹膜后粘连、黄斑囊性水肿及视网膜色素瘢痕等。TINU综合征患者的眼色素膜炎极易复发，复发率达50%以上，半数病例的眼部病变可转为慢性。

　　TINU综合征患者的肾脏受累表现为轻至中度蛋白尿（通常<2g/d），尿沉渣镜检偶见红细胞、白细胞及颗粒管型。常有中至重度非少尿型急性肾衰伴明显肾小管功能异常。近端肾小管受累者可表现为肾性糖尿、氨基酸尿、完全性或不完全性Fanconi综合征，故可有低钾血症、低磷血症、低尿酸血症。远端肾小管受累者可表现为尿浓缩功能下降或远端肾小管酸中毒。

（二）病理表现

　　光镜下通常可见肾间质水肿，伴有大量单核细胞、淋巴细胞（主要是CD4$^+$细胞）浸润，偶见嗜酸性粒细胞。肾间质偶可见非干酪样肉芽肿形成。肾小管有不同程度的退行性变，可见肾小管炎。肾小球多正常或有轻度系膜增生，小动脉正常。大多数患者的免疫荧光检查阴性，少数病例可见IgG、C3沿肾小管基底膜呈线样或颗粒样沉积。

（三）诊断与鉴别诊断[1,16,24,140]

　　凡青少年或成年女性发生急性非少尿型急性肾衰，伴有发热、轻至中度蛋白尿、肾性糖尿、血沉快及高γ球蛋白血症，且无病因可寻时，应考虑TINU综合征的可能性，需常规进行眼裂隙灯检查除外无症状性眼色素膜炎，并应进行自身抗体的筛查以及甲状腺检查，除外系统性疾病。由于超过半数的TINU综合征患者具有后发眼色素膜炎，因此应该对病人进行长期追踪随访，如患者在病程中出现眼色素膜炎时即应诊断为TINU综合征。晚近的研究显示，ATIN患者如果血中存在高低度的mCRP自身抗体有助于预测其发生后发眼色素膜炎（AUC=0.84；95%CI 0.72 ~ 0.96），因此有助于TINU综合征的诊断[24]。

临床上除与各种原因导致的急性肾损伤及各类肾脏病（如重症肾小球肾炎、狼疮性肾炎等）伴有的急性肾间质病变相鉴别之外，尤其需要注意与其他病因（如药物、感染等）所致的ATIN相鉴别，其中TINU综合征尤其应注意与结节病、结核、弓形虫病、干燥综合征、系统性红斑狼疮、Wegener肉芽肿以及传染性单核细胞增多症等疾病相鉴别。上述疾病均有其本病的特征性表现，肾脏及眼部的症状也与TINU综合征有所不同，通常不难鉴别。

（四）治疗与预后[1,16,18,22,24,140]

TINU综合征的治疗主要是支持治疗和免疫抑制治疗。一般认为，尽管部分急性肾损伤较重者需要替代治疗支持，但多数特发性AIN患者的肾衰竭经支持治疗后可自发缓解，通常预后良好，尤其儿童患者预后更佳。

鉴于此类ATIN的发病机制及临床特点均提示有免疫反应参与，临床上常给予糖皮质激素治疗。局部糖皮质激素治疗多可使眼色素膜炎得到缓解，但需注意缓慢撤药，以防复发，复发者再次治疗仍可见效。多数TINU综合征患者经全身性糖皮质激素治疗后不仅可改善肾功能，而且可能预防肾间质纤维化进展。目前认为，对病情较重者及伴有肉芽肿的TINU综合征患者应早期应用中等剂量的糖皮质激素治疗，必要时可以考虑给予甲泼尼龙冲击治疗。由于部分TINU综合征患者（约40%）在糖皮质激素减量或停药后容易发生色素膜炎及肾损害的复发，因此目前倾向于加用其他免疫抑制剂如环磷酰胺、吗替麦考酚酯、硫唑嘌呤等治疗，但需注意监测药物的副作用。

部分成人患者对糖皮质激素治疗反应不佳，或TINU综合征反复复发，可遗留不同程度的肾功能损害，但仅有极少数进展至终末期肾衰竭。

（杨　莉　李晓玫）

第四章
感染相关性间质性肾炎

广义的感染相关性急性间质性肾炎（infection associated acute tubulointerstitial nephritis）包括肾实质感染和全身感染所致的急性间质性肾炎两大类。前者是由微生物直接侵犯肾盂及肾实质引起的化脓性炎症又称肾盂肾炎[147]，见本书第二十三篇。后者是由各种病原体导致的全身感染（常为肾外感染）引起免疫反应导致的肾间质非化脓性炎症，即狭义的感染相关性ATIN[148]。本节将重点介绍全身感染相关的ATIN。近年来随着抗生素的广泛使用，与细菌感染相关的ATIN已显著减少，而其他病原体（尤其是病毒）有增多趋势，特别是在人类免疫缺陷病及肾移植术后患者较为常见，临床不容忽视。

一、病因及发病机制 [1,22,149-152]

许多病原体均可导致全身感染相关的ATIN，包括：

1. **细菌** 如金黄色葡萄球菌、链球菌、肺炎球菌、大肠埃希杆菌、沙门菌、空肠弯曲菌、结核杆菌、白喉杆菌、布鲁氏菌、军团菌等。

2. **病毒** 如腺病毒、EB病毒、巨细胞病毒、单纯疱疹病毒、麻疹病毒、风疹病毒、甲型或乙型肝炎病毒、多瘤病毒、人类免疫缺陷病毒（HIV）、汉坦病毒、柯萨奇病毒、流感病毒、埃可病毒等。

3. **螺旋体** 如钩端螺旋体、梅毒螺旋体等。

4. **寄生虫** 如弓形虫、血吸虫、疟原虫、利什曼原虫等。

5. **其他** 包括肺炎支原体、衣原体、立克次体、白念珠菌等。

尽管已有一些研究发现在全身感染相关的ATIN患者肾组织中可检出病原体的抗原或DNA，但至今尚缺乏病原体直接致病的证据。通过动物实验研究发现，这些病原体可能主要是通过细胞免疫反应介导引起ATIN。

二、病理变化 [1,2,4,25]

全身感染相关性AIN患者的肾活检病理表现则与药物相关性ATIN者十分相似，光镜下以皮髓交界部病变及血管周围病变最为突出，主要特点为肾间质弥漫或多灶状单核和淋巴细胞浸润，肾间质弥漫性水肿，肾小管扩张，上皮细胞变性或灶状坏死。通常情况下肾小球及血管基本正常，免疫荧光常规检查为阴性。

某些病原体可在引起ATIN的同时伴发肾小球病变，则可见肾小球局部的免疫复合物沉积，并有相应的肾小球病理改变。如：军团菌感染时可伴有肾小球系膜增生或局灶坏死性病变，有时还伴有坏死性小血管炎，免疫荧光可见IgG、IgM或C3在肾小球和小血管沉积；血吸虫或疟原虫感染可伴有肾小球系膜增生性病变，免疫荧光可见IgG、IgM或C3在肾小球系膜区团块样沉积；汉坦病毒感染也可见类似变化。

三、临床表现 [1,16-19,22]

本病的临床表现特点取决于其致病的病原体。一般说来，患者发病时均有全身感染的临床表现，可有发热、寒战、头痛、恶心、呕吐等感染甚至败血症的症状，不同病原体感染还可伴有其特征性多脏器受累表现，分别可累及呼吸系统、消化系统、血液系统或神经系统，可能同时出现肺炎、肝损害、溶血或出血、心肌炎等表现。患者常在感染数日或数周后出现肾脏损害表现，可主诉腰痛、尿量异常，突出表现为少尿或非少尿性急性肾损伤。

化验检查常有末梢血白细胞（特别是中性白细胞）增高，核左移。尿液检查可见轻至中度蛋白尿、肾性糖尿、血尿及白细胞尿，但嗜酸性粒细胞尿少见，部分患者尿中可见较多的脱落肾小管上皮细胞。通常肾小管功能损害十分显著，尿渗透压常降低，少数患者还可出现肾小管酸中毒或范可尼综合征。

超声检查常见双侧肾脏体积增大。

四、诊断与鉴别诊断 [1,2,23,33,148,149]

首先需鉴别患者为急性肾损伤或慢性肾脏病（参见第十篇第一章），对确认急性肾损伤者，根据患者的肾小管功能异常显著、缺乏肾炎综合征或肾病综合征（如水肿、高血压）等特征可初步确定ATIN，凡有近期感染史、目前存在全身感染征象及伴随临床表现（如败血症）者均应考虑感染相关ATIN的可能性。

临床怀疑感染相关性ATIN者需尽快进行可疑病原体的检查，可以通过体液微生物培养、相应的抗原或抗体检测、病原微生物的抗原DNA检测等方法进行检查。如：血培养细菌学检查有助于发现细菌感染所致的败血症；血清学特异抗体检测有助于发现军团菌、沙门菌、钩端螺旋体等所致感染；病毒特异抗原或其IgM抗体的检测有助于发现各种病毒所致的感染等。对临床怀疑全身感染相关性ATIN、但上述检查无法确诊时，在感染控制基本满意、病情允许的条件下应行肾活检病理检查，具有上述感染性ATIN特征性表现者即可以确诊。在肾组织中发现病原体成分有助于病因诊断，但检查阴性也不能作为除外诊断的依据。

鉴别诊断中最直接的方法是本病患者经针对病原体的抗感染治疗病情可以缓解、肾功能得到改善。在病因诊断时主要应与药物相关性ATIN进行鉴别。全身感染相关性ATIN患者多无全身过敏表现、外周血及尿中的嗜酸性粒细胞一般不高、病理检查肾间质中较少见嗜酸性粒细胞浸润均有助于鉴别。值得注意的是，临床上许多患者在感染初期即已开始应用抗生素或解热镇痛药等药物治疗，因此常难以除外药物因素的影响。此时一方面应尽快进行可疑病原体的检查、创造条件进行肾活检，另一方面需在尽量避免应用可疑药物的情况下积极抗感染治疗，密切监测停药及抗感染治疗后病情的动态变化，综合各方面的信息做出病因诊断。

五、治疗及预后 [1,2,23,33,148,149]

针对可疑病原体给予积极的抗感染及支持治疗最为重要，对重症呈少尿或无尿型急性肾损伤表现或伴有多脏器衰竭者，应按急性肾损伤治疗原则给予替代治疗。一般认为，对于此类患者只要积极控制感染无需应用肾上腺糖皮质激素治疗。也有学者认为，在系统性感染控制后若病情仍未见好转，可以考虑给予小剂量糖皮质激素短期治疗，可能有助于改善预后。但因尚缺乏随机、对照、较大样本的研究证据支持，目前仍有较大争议。

多数感染相关性ATIN患者经及时、积极的抗感染及支持治疗后肾功能可得到完全恢复或部分缓解，通常远期预后良好。部分病人因感染较重或治疗不及时可发展成慢性肾功能不全。少数重症或高龄患者可死于全身感染败血症或急性肾衰竭的并发症。

（杨　莉　李晓玫）

第五章
地方性间质性肾炎

全球慢性肾脏病（CKD）的患病率约为10%～13%[153]，在发达国家其主要病因为糖尿病肾病和高血压肾损害；而在发展中国家和地区，肾小球肾炎以及不明原因的慢性肾脏病（CKD of unknown causes，CKDu）则更为常见[154-156]。这些地区高比例的CKDu很可能与地方性肾病（endemic nephropathy）有关，例如巴尔干肾病、中美洲肾病、斯里兰卡肾病等。这些地方性肾病具有明显的地域分布特征，患者临床表现为进展性慢性肾脏病，不具有糖尿病、高血压等经典的慢性肾脏病高危因素，肾脏病理多为慢性肾小管间质损害[157]。

第一节　巴尔干肾病

一、概述

巴尔干肾病（Balkan nephropathy，BEN）是20世纪50年代报告并命名的一类地方性肾脏病，主要分布于多瑙河及其支流区域的部分村庄中[157]。患者临床表现为慢性进展性肾脏病和高发的尿路上皮细胞癌，肾脏病理为慢性肾小管间质性肾炎。其流行病学特点包括[158]：在相同的流域内有村庄聚集性，即有的村庄高发有的不高发；具有家族聚集性，无论是血亲抑或是非血缘亲属均可患病；男女患者比例相当；儿童通常不发病。提示巴尔干肾病具有地域性病因、可能与生活习惯相关、不具有性别易感性，并且可能需要累积时间致病。

二、发病机制

关于巴尔干肾病的发病机制假说很多，近10年来，越来越多的证据显示，马兜铃酸类物质是其主要的致病因素[159,160]。在当地河流区域农作物中夹杂生长的马兜铃酸类植物，其种子被混合收割后混杂在面粉中被家庭制作成面包自用，因此具有家庭聚集性。在巴尔干肾病患者的肾组织和尿路上皮细胞癌组织中可以检测到脱氧腺苷-马兜铃内酰胺（deoxyadenosine-aristolactam）DNA加合物，以及p53基因指纹"A:T→T:A"优势突变，是马兜铃酸类物质导致巴尔干肾病学说的有力证据[161]。目前，多数学者认为巴尔干肾病即为马兜铃酸肾病[162]，但是也有学者认为可能还存在其他地方性致病因素，例如赭曲霉毒素A（Ochratoxin A，OTA）[163]、褐煤（lignites）[164]等。

三、临床病理表现

巴尔干肾病的临床病理特点与慢性马兜铃酸肾病相似[162,165]（参见本篇有关章节）。患者隐袭起病，突出表现为近端肾小管功能障碍，包括肾性糖尿、低分子蛋白尿、电解质紊乱、肾小管酸中毒等。研究表明，尿α1微球蛋白排泄增加可以作为巴尔干肾病患者近端肾小管功能损伤的早期诊断标志物。肾脏病理特点为寡细胞性肾间质纤维化和肾小管萎缩。大约1/3的患者伴有肾间质慢性炎症细胞浸润，主要分布于髓质放射线和/或外髓部，并且通常少于其他肾脏疾病。肾小球和肾血管病变包括：肾小球周纤维化、肾小球缺血/微囊样/废弃，偶见血栓性微血管病样改变或局灶节段性肾小球硬化症。血管病变常见小动脉玻璃样变、内膜纤维增生，偶见小动脉内膜黏液样水肿，电镜下可见肾小管周围微血管基底膜多灶状增厚和分裂。

四、诊断

巴尔干肾病的诊断要点包括[165]：① 以近端肾小管损伤为主要表现；② 可除外其他原因的贫血；③ 除外其他肾脏疾病。如果怀疑合并其他慢性肾脏疾病，应该进行肾活检明确诊断；④ 除外暴露环境中具有除马兜铃酸类物质以外的肾毒素。

大约40%～46%的巴尔干肾病患者可发生尿路移行上皮细胞癌（UUC），因此，同马兜铃酸肾病患者一样，所有巴尔干肾病患者均应定期进行UUC排查。推荐的监测频度[165]：① 对于巴尔干肾病患者，每6个月进行尿细胞学、泌尿系超声等影像学检测；② 巴尔干肾病患者家属，每年检测；③ 已有过UUC患者，每3个月检测；④ 肾移植后或者透析的巴尔干肾病患者，每6个月检测。

五、治疗

此病的治疗关键在于预防、早期诊断、去除致病因素的接触，以及慢性肾脏病一体化治疗（参见本书有关章节）。在地方政府推行农业改进措施（推广应用除草剂、改进收割方法）和生活习惯改变（减少每日面包食用量、减少或停止家庭自制面包）后，在塞尔维亚和保加利亚的流行病学调查已经发现巴尔干肾病和尿路移行上皮细胞癌的患病率有明显下降[158]。

（杨　莉）

第二节　中美洲肾病

一、概述

在过去的20年间，中美洲地区的不同国家先后报告了一类在乡村中发生的地区性肾病，表现为快速进展的原因不明的慢性肾脏病（CKDu），称为中美洲肾病（Mesoamerican nephropathy，MeN）[166]。患病人群主要为劳动适龄男性（30～50岁），多为种植甘蔗的农民，也可见于其他农作物种植者（如棉花、玉米）或其他繁重的体力劳动者（如矿工、渔民、建筑工、港口搬运工等）[167,168]。中美洲肾病流行的村庄多位于炎热的"低地"，即邻近太平洋海岸的低纬度地区，气候酷热而潮湿，如危地马拉、伯利兹、洪都拉斯、巴拿马、墨西哥、尼加拉瓜、萨尔瓦多，以及哥斯达黎加等。在尼加拉瓜和萨尔瓦多的部分村落里，20～60岁的男性居民中约有20%罹患有CKD [eGFR<60ml/（min·1.73m²）]；而CKD患者的男女比例为4.3∶1[169]，这些患者eGFR下降的危险因素包括：在干燥季节收割甘蔗的累计时间、吸入杀虫剂、嚼食甘蔗。

中美洲肾病对当地农民造成了严重的生活和经济负担。患病者多为家庭的主要劳动力，并且由于经济原因或地区医疗条件限制，这些患者进入ESRD后往往无法接受透析治疗，因而死亡率很高。据统计，在尼加拉瓜太平洋海岸的低地，中美洲肾病是年轻甘蔗种植者的首位死亡原因[166]。在萨尔瓦多的Bajo Lempa（沿海地区贫困的农村）[170]，每年ESRD的人群发生率为1 409.8 pmp（per million population，每百万人口），其中2/3的患者没有高血压和糖尿病病史。这些患者中只有34.7%接受了透析治疗，年死亡率高达90%，死亡的患者男女比例为9∶1，多数患者（92.3%）在家中去世。

二、发病机制

迄今为止，中美洲肾病的发病机制尚未明确。高温环境下繁重的体力劳动导致大量出汗，引起脱水和失钠被认为是最有可能导致中美洲肾病肾损害的危险因素。有研究表明[171]，甘蔗种植工人每天工作时处于明显的脱水状态，一天时间内体重平均下降2.6kg，尿比重>1.020。一项来自尼加拉瓜29名男性甘蔗切割工人的小规模队列研究显示[172]，在连续9周的甘蔗切割工作后，这些工人的血肌酐平均升高了20%、BUN升高了41%、eGFR下降了9%［约10ml/（min·1.73m²）］、尿NGAL水平升高4倍。另一项研究比较了284名甘蔗收割期不同工种对肾功能的影响[173]，不同工种的工人在收割季开始前基础肾功能没有差别，然而在收割季节结束时（约4～6个月），与工厂内作业的工人相比，处于热应激状态的三个主要农田作业工种——甘蔗茎种胚切割工、灌溉工、甘蔗收割工，其eGFR分别降低了8.6、7.4和5.0ml/（min·1.73m²）。

动物实验表明，反复发生的脱水状态可以导致肾功能减退、肾小管上皮损伤，以及肾间质纤维化[174]。这种反复脱水引起慢性肾脏损害的发生机制包括[175]：① 高尿酸血症介导的肾脏损伤：脱水可引起低水平的亚临床横纹肌溶解[176]，导致尿酸产生增多，并且肾血管收缩致使尿酸盐排泄减少，因此反复脱水可以引起血尿酸水平升高，进而通过内皮损伤、肾小球高压、形成无水尿酸盐结晶损伤肾小管损伤等机制，引起慢性肾脏损害[177]。② 果糖介导的肾脏损伤：脱水导致血渗透压升高可激活醛糖还原酶，使山梨糖醇产生增多并转化为果糖。内源性果糖在果糖还原酶作用下被代谢，在此过程中消耗大量ATP，导致细胞内磷酸耗竭、腺苷酸脱氨酶激活，产生尿酸、氧化应激产物以及趋化因子，造成局部肾小管损伤、促进纤维化发生。果糖还原酶缺陷的小鼠在反复脱水时并不发生肾脏损伤[174]。③ 血管加压素介导的肾脏损伤[178]：脱水导致血管加压素（vesopressin）水平升高。很多研究证实升高的血管加压素水平与多种慢性肾脏疾病进展密切相关，但是作用机制尚未明确。推测其可能通过作用于肾脏的V2受体，使钠和尿素的排泄效率降低并增加肾小球滤过率，肾脏对氧的依赖增加。持续的上述作用可能促进慢性肾脏疾病的进展。

此外，在MeN患病人群中为镇痛和缓解疲劳而广泛使用的非处方NSAIDs药物也可能是肾损害的协同因素。其他环境和生活相关因素，例如杀虫剂、肾毒性中草药、非法制备的酒精饮料等导致MeN的证据均不充分[166]。

三、临床病理表现 [166]

中美洲肾病患者通常不具有高血压、糖尿病、肥胖等经典的CKD高危因素。临床起病隐袭但是呈缓慢持续进展，患者可在发现疾病数年后进入ESRD。蛋白尿不突出（多<1g/d），尿沉渣镜检多为阴性。低钾血症、高尿酸血症很常见。血压通常不升高或轻度升高。

肾脏病理突出表现为慢性肾小管间质损害，包括肾小管萎缩和肾间质纤维化，并伴有不同程度的慢性炎症细胞浸润，可见到广泛的肾小球缺血和硬化。小动脉改变轻微[179]。

四、诊断与防治 [166]

中美洲肾脏病的诊断依据患者的工作性质、肾损害临床表现特点，并需要除外其他肾脏疾病后可以诊断。

在当前的条件下，大部分中美洲肾病的ESRD患者无法接受透析治疗，因此，尽快明确本病的致病因素并且大力开展早期防治是改善病人预后的关键。目前已知最有效的预防措施是充分水化，以及限制在高温环境下的工作时间。例如，将每日工作时间提前至黎明时开始，在上午气温明显升高时即结束工作[180]。要求工人增加饮水量，提供休息和阴凉场所，以及强烈建议避免服用NSAIDs等。

（杨　莉）

第三节　斯里兰卡肾病

一、概述

斯里兰卡肾病（Sri Lankan nephropathy）特指发生在斯里兰卡中北部，表现为进行性肾功能降低，以肾间质纤维化为主要病理特征的一类慢性肾脏病（CKD）。目前病因尚未明了，又称为不明原因的慢性肾脏病（CKDu）。此病主要流行于斯里兰卡干区的北部中心区域（中北区）及其周边地区，包括北中央省、乌瓦省和西北省的部分地区。在疾病流行区内，CKDu占全部CKD患者的70%以上，男女比例为2.6∶1，平均年龄为（54±8）岁[181]。在该地区15～70岁的人群中，CKDu患病率为15.1%～22.9%，而其他地区仅有0.2%[182,183]。90%以上的患者从事农业生产，部分患者还存在家族聚集现象[184]。按照2015年修订的CKDu诊断标准，截止至2016年1月，确诊CKDu患者28 344名，大多来自北中央省的阿努拉德普勒和波隆纳鲁瓦（分别为13 104和6 046例）。自20世纪90年代发现首例患者以来，CKDu患者人数仍不断增高；由于斯里兰卡的肾脏病登记系统尚不完善，此病的真实患病人数及患病率有待进一步确定[185]。

二、诊断标准

2009年斯里兰卡国家研究计划科学委员会制定了CKDu的诊断标准[186]。表现为持续性微量白蛋白尿［尿白蛋白/肌酐（ACR）≥30mg/g］，且全部符合以下三条标准的患者可诊断为CKDu：① 无现症的糖尿病、长期和/或严重的高血压、蛇咬伤、已知病因的泌尿系统疾病、肾小球肾炎或上述疾病史。② HbA1c正常（<6.5%）。③ 未经治疗的血压<160/100mmHg或至多两种降压药控制的血压<140/90mmHg。但由于ACR并不是诊断肾小管间质损伤的敏感指标，以及晚期CKDu亦可出现继发性高血压等原因，斯里兰卡卫生部在2015年重新修订了CKDu的排除标准（表13-5-3-1）。

表 13-5-3-1　CKDu 的排除标准

- 已知的糖尿病患者合并肾脏超声正常大小[a]或 HBA1c>6.5%
- 蛇咬伤、慢性肾小球肾炎、反复肾盂肾炎或肾结石史
- 未经治疗的高血压超过 5 年
- CKD 早期［eGFR>45ml/（min·1.73m²）］即出现高血压[b]
- 蛋白尿超过 1g/24 小时，除非肾活检证明其他原因
- 任何疑似 CKD 的先天性因素或 20 岁以下的年轻人[c]

患者的居住地不影响 CKDu 的诊断，CKDu 家族史支持 CKDu 的诊断

[a] 虽合并糖尿病但肾脏已缩小，支持 CKDu 的诊断；[b] 除非已达疾病晚期，大多数 CKDu 患者的血压正常。如果在 CKD 早期阶段血压正常的患者可考虑诊断为 CKDu。eGFR 应用 CKD-EPI 公式估算；[c] 除外 CKD 先天性原因或肾组织学检查后可诊断 CKDu

三、临床病理表现

CKDu早期并无症状，病情进展较为缓慢。轻症患者常诉无特异性的背痛、排尿困难，尿毒症

症状并不突出。疾病晚期可出现外周水肿，肾功能降低，大多有高血压，但心电图并无左心室肥厚的特征[183,187]。50%左右的患者会出现掌心和足底色素沉着。部分患者还可出现红眼、麻木、腹痛等症状[188]。超声检查发现双侧肾脏缩小是本病的主要特征。早期患者可出现尿α1微球蛋白（α1-MG）增高，晚期可有尿N-乙酰-β-D-氨基葡萄糖苷酶（NAG）增高[186]。尿蛋白排泄率<1g/24小时，尿液检查有形成分少，少数有透明或/和颗粒管型。

CKDu患者肾组织病理学的主要特征包括肾间质纤维化、肾小管萎缩、单核细胞浸润，免疫荧光显示IgG、IgA、IgM和补体C$_3$均阴性[189,190]。仅有蛋白尿的早期患者虽无肾功能损伤，但病理却可表现为肾间质纤维化，且无显著的间质细胞浸润和肾小球硬化[191]。

四、致病因素

一些研究提示重金属与CKDu的发病有关[188,192]。但在来自疾病流行地区、以肾小管间质损害为主要病理特征的CKD患者的尿液中发现，镉、砷、铅等18种金属的浓度并无显著增高，且尿液中砷主要以对人体无毒的砷甜菜碱形式存在，这些患者的饮用水中金属浓度也不超标[193]。全基因组关联研究（GWAS）显示，钠依赖性二羧酸转运蛋白3（SLC13A3）与CKDu显著相关，说明遗传易感性可能是CKDu的主要危险因素之一[193]。

此外发现，每天田间劳作6小时以上、暴晒、饮用浅井水、每天饮水<3 000ml、疟疾病史可能与CKDu进展有关，而饮用处理过的水可显著延缓疾病进展[194]。此外，有研究认为CKDu与农民喷洒草甘膦等农药、喷洒农药时不穿戴防护设备或仅穿单衣有关[195]；也有研究发现流行区居民无论是否患有CKDu，其尿液中新烟碱类杀虫剂的含量低，提示此类杀虫剂与CKDu无关[196]。还有学者推测钩端螺旋体病感染与此病有关[197]。但是上述研究仍不能明确单一因素在CKDu发病进展中的独特作用，目前趋向于多种因素，如重金属和农药残余物的协同作用可能是CKDu的致病因素[198]，其发病机制有待明确。

五、治疗

目前CKDu病因尚未明确，缺乏有效的干预措施，防治高血压以及避免接触肾毒性物质有助于延缓疾病进展[199]。大多数情况下可依照CKD的常规治疗策略，定期监测肾功能，防治并发症。出现ESRD时需进行肾移植或透析等替代治疗。

（孟立强）

参考文献

1. 王海燕.肾脏病学. 3版.北京:人民卫生出版社, 2008 :1146-1182.
2. CHU R, LI C, WANG SX, et al. Assessment of KDIGO definitions in patients with histopathological evidence of acute renal disease. Clin J Am Soc Nephrol, 2014, 9(7):1175-1182.
3. ALPERS CE. The evolving contribution of renal pathology to understanding interstitial nephritis. Renal Failure, 1998, 20(6):763-771.
4. 李敏,吴雄飞,余荣杰,等. 1096例肾脏活检病理总结. 重庆医学, 2006, 35(18):1676-1678.
5. 刘永梅,邹建州,方艺,等. 328例肾脏疾病患者的肾脏病理分析. 中国临床医学, 2006, 13(5):801-803.
6. 陈惠萍,曾彩虹,胡伟新,等. 10594例肾活检病理资料分析. 肾脏病透析与肾移植杂志, 2000, 9(6):501-509.
7. 刘刚,马序竹,邹万忠,等. 肾活检患者肾脏病构成十年对比分析. 临床内科杂志, 2004, 21(12):834-838.
8. JIN B, ZENG C, GE Y, et al. The spectrum of biopsy-proven kidney diseases in elderly Chinese patients. Nephrol Dial Transplant, 2014, 29(12):2251-2259.

9. ZHU P, ZHOU FD, ZHAO MH. The renal histopathology spectrum of elderly patients with kidney diseases: a study of 430 patients in a single Chinese center. Medicine (Baltimore), 2014, 93(28):e226.

10. GOICOECHEA M, RIVERA F, LOPEZ-GOMEZ JM. Increased prevalence of acute tubulointerstitial nephritis. Nephrol Dial Transplant, 2013, 28(1):112-115.

11. MURIITHI AK, LEUNG N, VALERI AM, et al. Clinical characteristics, causes and outcomes of acute interstitial nephritis in the elderly. Kidney Int, 2015, 87(2):458-464.

12. HAAS M, SPARGO BH, WIT EJ, et al. Etiologies and outcome of acute renal insufficiency in older adults: a renal biopsy study of 259 cases. Am J Kidney Dis, 2000, 35(3):433-447.

13. MICHEL DM, KELLY CJ. Acute interstitial nephritis. J Am Soc Nephrol, 1998, 9(3):506-515.

14. RASTEGAR A, KASHGARRIAN M. The clinical spectrum of tubulointerstitial nephritis. Kidney Int, 1998, 54(2):313-327.

15. MEOLA M, SAMONI S, PETRUCCI I. Clinical scenarios in chronic kidney disease: chronic tubulointerstitial diseases. Contrib Nephrol, 2016, 188:108-119.

16. JOYCE E, GLASNER P, RANGANATHAN S, et al. Tubulointerstitial nephritis: diagnosis, treatment, and monitoring. Pediatr Nephrol, 2017, 32(4):577-587.

17. RAGHAVAN R, EKNOYAN G. Acute interstitial nephritis-a reappraisal and update. Clin Nephrol, 2014, 82(3):149-162.

18. PRAGA M, SEVILLANO A, AUÑÓN P, et al. Changes in the aetiology, clinical presentation and management of acute interstitial nephritis, an increasingly common cause of acute kidney injury. Nephrol Dial Transplant, 2014, 30(9):1472-1479.

19. PRAGA M, GONZÁLEZ E. Acute interstitial nephritis. Kidney Int, 2010, 77(11):956-961.

20. MURIITHI AK, LEUNG N, VALERI AM, et al. Biopsy-proven acute interstitial nephritis, 1993-2011: a case series. Am J Kidney Dis, 2014, 64(4):558-566.

21. SU T, GU Y, SUN P, et al. Etiology and renal outcomes of acute tubulointerstitial nephritis: a single-center prospective cohort study in China. Nephrol Dial Transplant, 2017, doi:10. 1093/ndt/gfx247.

22. BM BRENNER. Brenner and Rector's The Kidney. 7th ed. Philadelphia: WB Saunders, 2004:1483-1511.

23. TAN Y, YU F, QU Z, et al. Modified C-reactive protein might be a target autoantigen of TINU syndrome. Clin J Am Soc Nephrol, 2011, 6(1):93-100.

24. LI C, SU T, CHU R, et al. Tubulointerstitial nephritis with uveitis in Chinese adults. Clin J Am Soc Nephrol, 2014, 9(1):21-28.

25. NEILSON EG, COURSER WG. Immunologic Renal Diseases. 2nd ed. Philadelphia: Lippincott Williams & Wilkins, 2001:779-814.

26. ADAM J, PICHLER WJ, YERLY D. Delayed drug hypersensitivity: models of T-cell stimulation. Br J Clin Pharmacol, 2011, 71(5): 701-707.

27. 杨莉, 李晓玫, 郑欣, 等. 药物相关性间质性肾炎病人细胞表型特征及其与炎症 / 纤维化病变的关系. 中华医学杂志, 2001, 81(2):73-77.

28. 牛培元, 杨莉, 刘刚. 急性间质性肾炎患者肾间质中炎性细胞浸润的特点及临床意义. 临床肾脏病杂志, 2015, 5(4):72-77.

29. DE BROE M, PORTER GA, BENNETT WM, et al. Clinical Nephrotoxins. 2nd ed. The Netherland: Kluwer Academic Pub, 2003: 65-76.

30. EDDY AA. Molecular basis of renal fibrosis. Pediatr Nephrol, 2000, 15(3-4):290-301.

31. SEAN EARDLEY K, COCKWELL P. Macrophages and progressive tubulointerstitial disease. Kidney Int, 2005, 68(2):437-455.

32. NANGAKU M. Chronic hypoxia and tubulointerstitial injury: a final common pathway to end-stage renal failure. J Am Soc Nephrol, 2006, 17(1):17-25.

33. PERAZELLA MA, MARKOWITZ GS. Drug-induced acute interstitial nephritis. Nat Rev Nephrol, 2010, 6(8):461-470.

34. MOLEDINA DG, PERAZELLA MA. PPIs and kidney disease: from AIN to CKD. J Nephrol, 2016, 29(5):611-

616.

35. 马金荣, 李晓玫. 抗菌药物导致的急性肾衰竭. 药物不良反应杂志, 2003, 5(2): 88-91.

36. ALLARD T, WENNER T, GRETEN HJ, et al. Mechanisms of herb-induced nephrotoxicity. Curr Med Chem, 2013, 20(22): 2812-2819.

37. SHIRALI AC, PERAZELLA MA. Tubulointerstitial injury associated with chemotherapeutic agents. Adv Chronic Kidney Dis, 2014, 21(1): 56-63.

38. CHEUNGPASITPORN W, LEUNG N, RAJKUMAR SV, et al. Bortezomib-induced acute interstitial nephritis. Nephrol Dial Transplant, 2015, 30(7): 1225-1229.

39. FLOEGE J, JOHNSON RJ, FEEHALLY J. Comprehensive Clinical Nephrology. 3rd ed. 2007:681-689;703-716.

40. 王亚芳, 苏涛, 杨莉. 中药所致急性肾损伤的临床病理特点分析. 临床肾脏病杂志, 2015, 15(5): 272-276.

41. 苏涛, 杨莉. 解热镇痛药所致急性肾损伤的临床病理特点分析. 临床肾脏病杂志, 2015, 15(4): 217-221.

42. FOGO AB, LUSCO MA, NAJAFIAN B, et al. AJKD atlas of renal pathology: acute interstitial nephritis. Am J Kidney Dis, 2016, 67(6): e35-e36.

43. 邹万忠. 肾活检病理学. 4 版. 北京: 北京大学医学出版社, 2017: 209-219.

44. KRISHNAN N, PERAZELLA MA. Drug-induced acute interstitial nephritis: pathology, pathogenesis, and treatment. Iran J Kidney Dis, 2015, 9(1): 3-13.

45. PERAZELLA MA. Diagnosing drug-induced AIN in the hospitalized patient: a challenge for the clinician. Clin Nephrol, 2014, 81(6): 381-388.

46. GONZÁLEZ E, GUTIÉRREZ E, GALEANO C, et al. Early steroid treatment improves renal function recovery in patients with drug-induced acute interstitial nephritis. Kidney Int, 2008, 73(8): 940-946.

47. PREDDIE DC, MARKOWITZ GS, RADHAKRISHNAN J, et al. Mycophenolate mofetil for the treatment of interstitial nephritis. Clin J Am Soc Nephrol, 2006, 1(4): 718-722.

48. CHEN D, LUO C, TANG Z, et al. Delayed renal function recovery from drug-induced acute interstitial nephritis. Am J Med Sci, 2012, 343(1): 36-39.

49. MYERS BD, ROSS J, NEWTON L, et al. Cyclosporine-associated chronic nephropathy. N Engl J Med, 1984, 311(11): 699-705.

50. ISSA N, KUKLA A, IBRAHIM HN. Calcineurin inhibitor nephrotoxicity: a review and perspective of the evidence. Am J Nephrol, 2013, 37(6): 602-612.

51. BURDMANN EA, ANDOH TF, YU L, et al. Cyclosporine nephrotoxicity. Semin Nephrol, 2003, 23(5): 465-476.

52. AHMED A, HUANG L, RAFTERY AT, et al. Cyclosporine A sensitizes the kidney to tubulointerstitial fibrosis induced by renal warm ischemia. Transplantation, 2004, 77(5): 686-692.

53. XIAO Z, SHAN J, LI C, et al. Mechanisms of Cyclosporine-Induced Renal Cell Apoptosis: A Systematic Review. Am J Nephrol, 2013, 37(1): 30-40.

54. PHAM PT, PENG A, WILKINSON AH, et al. Cyclosporin and tacrolimus-associated thrombotic microangiopathy. Am J Kidney Dis, 2000, 36(4): 844-850.

55. LEE J. Usc of antioxidants to prevent cyclosporine a toxicity. Toxicol Res, 2010, 26(3): 163-170.

56. OLIVEIRA JL, SILVA JÚNIOR GB, ABREU KL, et al. Lithium nephrotoxicity. Rev Assoc Med Bras, 2010, 56(5): 600-606.

57. GRÜNFELD JP, ROSSIER BC. Lithium nephrotoxicity revisited. Nat Rev Nephrol, 2009, 5(5): 270-276.

58. AZAB AN, SHNAIDER A, OSHER Y, et al. Lithium nephrotoxicity. Int J Bipolar Disord, 2015, 3(1): 28.

59. ORUCH R, ELDERBI MA, KHATTAB HA, et al. Lithium: A review of pharmacology, clinical uses, and toxicity. Eur J of Pharm, 2014, 740: 464-473.

60. BOTON R, GAVIRIA M, BATLLE DC. Prevalence, pathogenesis, and treatment of renal dysfunction associated with chronic lithium therapy. Am J Kidney Dis, 1987, 10(5): 329-345.

61. SCHRIER RW. Diseases of the Kidney & Urinary Tract. 8th ed. Philadelphia: Lippincott Williams & Wilkins, 2007: 1121-1145.

62. MCKNIGHT RF, ADIDA M, BUDGE K, et al. Lithium toxicity profile: a systematic review and meta-analysis. Lancet, 2012, 379(9817):721-728.

63. PAUL R, MINAY J, CARDWELL C, et al. Meta-analysis of the effects of lithium usage on serum creatinine levels. J Psychopharmacol, 2010, 24(10):1425-1431.

64. MARPLES D, CHRISTENSEN S, CHRISTENSEN EI, et al. Lithium-induced downregulation of aquaporin-2 water channel expression in rat kidney medulla. J Clin Invest, 1995, 95(4):1838-1845.

65. HENSEN J, HAENELT M, GROSS P. Lithium induced polyuria and renal vasopressin receptor density. Nephrol Dial Transplant, 1996, 11(4):622-627.

66. MAO CD, HOANG P, DICORLETO PE. Lithium inhibits cell cycle progression and induces stabilization of p53 in bovine aortic endothelial cells. J Biol Chem, 2001, 276(28):26180-26188.

67. MARKOWITZ GS, RADHAKRISHNAN J, KAMBHAM N, et al. Lithium nephrotoxicity: A progressive combined glomerular and tubulointerstitial nephropathy. J Am Soc Nephrol, 2000, 11(8):1439-1448.

68. PRESNE C, FAKHOURI F, NOEL LH, et al. Lithium-induced nephropathy: Rate of progression and prognostic factors. Kidney Int, 2003, 64(2):585-592.

69. WALKER RG, BENNETT WM, DAVIES BM, et al. Structural and functional effects of long-term lithium therapy. Kidney Int Suppl, 1982, 11(6):S13-19.

70. DE BROE ME, ELSEVIERS MM. Over-the-counter analgesic use. J Am Soc Nephrol, 2009, 20(20):2098-2103.

71. RAHMAN S, MALCOUN A. Nonsteroidal antiinflammatory drugs, cyclooxygenase-2, and the kidneys. Prim Care, 2014, 41(4):803-821.

72. CURIEL RV, KATZ JD. Mitigating the cardiovascular and renal effects of NSAIDs. Pain Med, 2013, 14(Suppl 1):S23-S28.

73. HARIRFOROOSH S, JAMALI F. Renal adverse effects of nonsteroidal anti-inflammatory drugs. Expert Opin Drug Saf, 2009, 8(6):669-681.

74. BENNETT WM, DEBROE ME. Analgesic nephropathy-a preventable renal disease. N Engl J Med, 1989, 320(19):1269-1271.

75. MCANALLY JF, WINCHESTER JF, SCHREINER GE. Analgesic nephropathy: An uncommon cause of end-stage renal disease. Arch Intern Med, 1983, 143(10):1897-1899.

76. ZHANG LX, ZHANG PH, WANG F, et al. Prevalence and Factors Associated With CKD:A Population Study From Beijing. Am J Kidney Dis, 2008, 51(3):373-384.

77. SU T, ZHANG L, LI X, et al. Regular use of nephrotoxic medications is an independent risk factor for chronic kidney disease—results from a Chinese population study. Nephrol Dial Transplant, 2011, 26(6):1916-1923.

78. HENRICH WL, AGODOA LE, BARRETT B, et al. Analgesics and the kidney: summary and the recommendations to Scientific Advisory Board of the National Kidney Foundation from an Ad Hoc Committee of the National Kidney Foundation. Am J Kidney Dis, 1996, 27(1):162-165.

79. PERNEGER TV, WHELTON PK, KLAG MJ. Risk of kidney failure associated with the use of acetaminophen, aspirin, and nonsteroidal antiinflammatory drugs. N Engl J Med, 1994, 331(25):1675-1679.

80. FORED CM, EJERBLAD E, LINDBLAD P, et al. Acetaminophen, asipirin, and chronic renal failure. N Engl J Med, 2001, 345(25):1801-1808.

81. CURHAN GC, KNIGHT EL, ROSNER B, et al. Lifetime nonnarcotic analgesic use and decline in renal function in women. Arch Intern Med, 2004, 164(14):1519-1524.

82. REXRODE KM, BURING JE, GLYNN RJ, et al. Analgesic use and renal function in men. JAMA, 2001, 286(3):315-321.

83. VADIVEL N, TRIKUDANATHAN S, SINGH AK. Analgesic nephropathy. Kidney Int, 2007, 72(4):517-520.

84. ASGHAR W, JAMALI F. The effect of COX-2-selective meloxicam on the myocardial, vascular and renal risks: a systematic review. Inflammopharmacology, 2015, 23(1):1-16.

85. 李晓玫, 苏涛. 解热镇痛药导致的肾损害. 医师进修杂志, 2003, 26(5):8-10.

86. ELSEVIERS MM, WALLER I, NENOY D, et al. Evaluation of diagnostic criteria foe analgesic nephropathy in

patients with end-stage renal failure: Results of the ANNE study. Analgesic Nephropathy Network of Europe. Nephrol Dial Transplant, 1995, 10(6):808-814.

87. HENRICH WL, CLARK RL, KELLY JP. Non-contrast enhanced computerized tomography and analgesic-related kidney disease: report of the National Analgesic Nephropathy Study. J Am Soc Nephrol, 2006, 17(5):1472-1480.

88. JHA V. Herbal medicines and chronic kidney disease. Nephrology (Carlton), 2010, 15(Suppl 2):10-17.

89. LUCIANO RL, PERAZELLA MA. Aristolochic acid nephropathy: epidemiology, clinical presentation, and treatment. Drug Saf, 2015, 38(1):55-64.

90. 吴松寒 . 木通所致急性肾衰竭二例报告 . 江苏中医 , 1964, 10 : 12-14.

91. VANHERWEGHEM JL, DEPIERREUX M, TIELEMANS C, et al. Rapidly progressive interstitial renal fibrosis in young women: association with slimming regimen including Chinese herbs. Lancet, 1993, 341(8842):387-391.

92. VANHAELEN M, VANHAELEN-FASTRE R, BUT P, et al. Identification of aristolochic acid in Chinese herbs. Lancet, 1994, 343(8890):174.

93. GILLEROT G, JADOUL M, ARLT VM, et al. Aristolochic acid nephropathy in a Chinese patient: time to abandon the term 'Chinese herbs nephropathy'? Am J Kidney Dis, 2001, 38(5): E26.

94. GÖKMEN MR, COSYNS JP, ARLT VM, et al. The epidemiology, diagnosis, and management of aristolochic acid nephropathy: a narrative review. Ann Intern Med, 2013, 158(6):469-477.

95. 林凡,许菲菲,郑荣远,等 . 温州市不明原因慢性小管间质性肾病危险因素分析 . 药物流行病学杂志 , 2007, 16(3):150-152.

96. 国家药典委员会编 . 中华人民共和国药典:2000 版一部 . 北京:化学工业出版社 , 2000 : 1-637.

97. 苏涛,李晓玫 . 马兜铃酸肾病的临床与机制研究进展 . 药物不良反应杂志 , 2004, 6(4):217-225.

98. SONG HB, REN JT, YANG L, et al. Advance in studies on toxicity of aristolochic acid and analysis on risk factors. Zhongguo Zhong Yao Za Zhi, 2014, 39(12):2246-2250.

99. 李彪,李晓玫,张翠英,等 . 马兜铃内酰胺 I 对肾小管上皮细胞的损伤作用 . 中国中药杂志 , 2004, 29(1): 78-83.

100. WEN YJ, SU T, TANG JW, et al. Cytotoxicity of phenanthrenes extracted from Aristolochia contorta in human proximal tubul arepithelial cell line. Nephron Exp Nephrol, 2006, 103(3):e95-e102.

101. BALACHANDRAN P, WEI F, LIN R, et al. Structure activity relationship of aristolochic acid analogues: Toxicity in renal tubular epithelial cells. Kidney Int, 2005, 27(5):1797-1805.

102. GROLLMAN AP. Aristolochic acid nephropathy: Harbinger of a global iatrogenic disease. Environ Mol Mutagen, 2013, 54(1):1-7.

103. 刘志红,黎磊石 . 马兜铃酸肾病:一个虽被认识但未解决的问题 . 肾脏病与透析移植杂志 , 2003, 12(6): 501-503.

104. 乔洪翔,李连达,吴理茂 . 马兜铃酸细胞分子毒理研究进展 . 中国药理学与毒理学杂志 , 2006, 20(6):515-520.

105. 周娜,杨莉,商朴,等 . 刺激物洗脱对马兜铃酸 -I 所致肾小管上皮增殖抑制作用的影响 . 中国血液净化 , 2007, 6(8):431-434.

106. YANG L, BESSCHETNOVA TY, BROOKS CR, et al. Epithelial cell cycle arrest in G2/M mediates kidney fibrosis after injury. Nature Medicine, 2010, 16(5):535-543.

107. YANG L, LI XM, WANG HY. Possible mechanisms of the tendancy towards interstitial fibrosis in aristolochic acid-induced acute tubular necrosis. Nephrol Dial Transplant, 2007, 22(2): 445-456.

108. POZDZIK AA, SALMON IJ, HUSSON CP, et al. Patterns of interstitial inflammation during the evolution of renal injury in experimental aristolochic acid nephropathy. Nephrol Dial Transplant, 2008, 23(8):2480-2491.

109. POZDZIK AA, BERTON A, SCHMEISER HH, et al. Aristolochic acid nephropathy revisited: a place for innate and adaptive immunity? Histopathology, 2010, 56(4):449-463.

110. DAI XY, HUANG XR, ZHOU L, et al. Targeting c-fms kinase attenuates chronic aristolochic acid nephropathy in mice. Oncotarget, 2016, 7(10):10841-10856.

111. 苏涛, 屈磊, 张春丽, 等. 马兜铃酸 I 在大鼠体内的代谢特征研究. 中国中药杂志, 2004, 29(7): 676-681.

112. YANG L, SU T, LI XM, et al. Aristolochic Acid Nephropathy: Variation in Presentation and Prognosis. Nephrol Dial Transplant, 2012, 27(1): 292-298.

113. XIONG G, CHEN X, LI X, et al. Prevalence and factors associated with baseline chronic kidney disease in China: a 10-year study of 785 upper urinary tract urothelial carcinoma patients. J Formos Med Assoc, 2014, 113(8): 521-526.

114. 李卫华, 杨莉, 苏涛, 等. 服用含马兜铃酸成分药物对尿毒症透析患者伴发尿路移行细胞癌的影响. 中华医学杂志, 2005, 85(35): 2487-2491.

115. 李晓玫, 杨莉, 于阳, 等. 木通所致肾小管间质疾病及其临床病理特点分析. 中华内科杂志, 2001, 40(10): 681-687.

116. 陈文, 谌贻璞, 李安, 等。马兜铃酸肾病的临床与病理表现. 中华医学杂志, 2001, 81(18): 1101-1105.

117. 周咏红, 杨莉, 秦卫, 等. 慢性马兜铃酸肾病患者的肾脏 B 超特征及其临床意义. 中华肾脏病杂志, 2006, 22(7): 393-397.

118. VANHERWEGHEM JL, ABRAMOWICZ D, TIELEMANS C, et al. Effects of steroids on the progression of renal failure in chronic interstitial renal fibrosis: a pilot study in Chinese herbs nephropathy. Am J Kidney Dis, 1996, 27(2): 209-215.

119. QIN B, WANG J, YANG Z, et al. Epidemiology of primary Sjögren's syndrome: a systematic review and meta-analysis. Ann Rheum Dis, 2015, 74(11): 1983-1989.

120. RAMOS-CASALS M, BRITO-ZERÓN P, SISÓ-ALMIRALL A, et al. Primary Sjögren syndrome. BMJ, 2012, 344: e3821.

121. RAMOS-CASALS M, BRITO-ZERÓN P, SEROR R, et al. EULAR Sjögren Syndrome Task Force. Characterization of systemic disease in primary Sjögren's syndrome: EULAR-SS Task Force recommendations for articular, cutaneous, pulmonary and renal involvements. Rheumatology (Oxford), 2015, 54(12): 2230-2238.

122. MALLADI AS, SACK KE, SHIBOSKI SC, et al. Primary Sjögren's syndrome as a systemic disease: a study of participants enrolled in an international Sjögren's syndrome registry. Arthritis Care Res, 2012, 64(6): 911-918.

123. SEROR R, RAVAUD P, BOWMAN SJ, et al. EULAR Sjögren's syndrome disease activity index: development of a consensus systemic disease activity index for primary Sjögren's syndrome. Ann Rheum Dis, 2010, 69(6): 1103-1109.

124. EVANS R, ZDEBIK A, CIURTIN C, et al. Renal involvement in primary Sjögren's syndrome. Rheumatology (Oxford), 2015, 54(9): 1541-1548.

125. GOULES AV, TATOULI IP, MOUTSOPOULOS HM, et al. Clinically significant renal involvement in primary Sjögren's syndrome: clinical presentation and outcome. Arthritis Rheum, 2013, 65(11): 2945-2953.

126. MARIPURI S, GRANDE JP, OSBORN TG, et al. Renal involvement in primary Sjögren's syndrome: a clinicopathologic study. Clin J Am Soc Nephrol, 2009, 4(9): 1423-1431.

127. FRANÇOIS H, MARIETTE X. Renal involvement in primary Sjögren syndrome. Nat Rev Nephrol, 2016, 12(2): 82-93.

128. LIN DF, YAN SM, ZHAO Y, et al. Clinical and prognostic characteristics of 573 cases of primary Sjögren's syndrome. Chin Med J (Engl), 2010, 123(22): 3252-3257.

129. ZINTZARAS E, VOULGARELIS M, MOUTSOPOULOS HM. The risk of lymphoma development in autoimmune diseases: a meta-analysis. Arch Intern Med, 2005, 165(20): 2337-2344.

130. BOSSINI N, SAVOLDI S, FRANCESCHINI F, et al. Clinical and morphological features of kidney involvement in primary Sjögren's syndrome. Nephrol Dial Transplant, 2001, 16(12): 2328-2336.

131. REN H, WANG WM, CHEN XN, et al. Renal involvement and followup of 130 patients with primary Sjögren's syndrome. J Rheumatol, 2008, 35(2): 278-284.

132. VALEYRE D, PRASSE A, NUNES H, et al. Sarcoidosis. Lancet, 2014, 383(9923): 1155-1167.

133. IANNUZZI MC, RYBICKI BA, TEIRSTEIN AS. Sarcoidosis. N Engl J Med, 2007, 357(21): 2153-2165.

134. SILTZBACH LE, JAMES DG, NEVILLE E, et al. Course and prognosis of sarcoidosis around the world. Am J Med, 1974, 57(6): 847-852.

135. MARGOLIS R, LOWDER CY. Sarcoidosis. Curr Opin Ophthalmol, 2007, 18(6):470-475.

136. SHARMA OP. Renal sarcoidosis and hypercalcaemia. Eur Respir Monograph, 2005, 10:220 232.

137. DUVEAU A, SAYEGH J, BELONCLE F, et al. Pseudotumours: an atypical presentation of renal sarcoidosis. QJM, 2013, 106(10):947-949.

138. STEHLÉ T, JOLY D, VANHILLE P, et al. Clinicopathological study of glomerular diseases associated with sarcoidosis: a multicenter study. Orphanet J Rare Dis, 2013, 30(8):65.

139. DOBRIN RS, VERNIER RL, FISH AL. Acute eosinophilic interstitial nephritis and renal failure with bone marrow-lymph node granulomas and anterior uveitis. A new syndrome. Am J Med, 1975, 59(3):325-333.

140. MANDEVILLE JT, LEVINSON RD, HOLLAND GN. The tubulointerstitial nephritis and uveitis syndrome. Surv Ophthalmol, 2001, 46(3):195-208.

141. MATSUMOTO K, FUKUNARI K, IKEDA Y, et al. A report of an adult case of tubulointerstitial nephritis and uveitis (TINU) syndrome, with a review of 102 Japanese cases. Am J Case Rep, 2015, 28(16):119-123.

142. LEI WH, XIN J, YU XP, et al. Tubulointerstitial Nephritis and Uveitis Syndrome in an Elderly Man: Case Report and Literature Review. Medicine (Baltimore), 2015, 94(47):e2101.

143. PINHEIRO MA, ROCHA MB, NERI BO, et al. TINU syndrome: review of the literature and case report. J Bras Nefrol, 2016, 38(1):132-136.

144. AGUILAR MC, LONNGI M, DE-LA-TORRE A. Tubulointerstitial Nephritis and Uveitis Syndrome: Case Report and Review of the Literature. Ocul Immunol Inflamm, 2016, 24(4):415-421.

145. REDDY AK, HWANG YS, MANDELCORN ED, et al. HLA-DR, DQ class II DNA typing in pediatric panuveitis and tubulointerstitial nephritis and uveitis. Am J Ophthalmol, 2014, 157(3):678-686.

146. LEVINSON RD, PARK MS, RIKKERS SM, et al. Strong associations between specific HLA-DQ and HLA-DR alleles and the tubulointerstitial nephritis and uveitis syndrome. Invest Ophthalmol Vis Sci, 2003, 44(2):653-657.

147. SVANBORG C, DE MAN P, SANDBERG T. Renal involvement in urinary tract infection. Kidney Int, 1991, 39(3):541-550.

148. 芮宏亮, 谌贻璞. 系统感染相关性急性间质性肾炎. 世界医学杂志, 2002, 6(9):32-34.

149. 包丽华, 章友康, 郑欣, 等. EB 病毒感染在间质性肾炎发病中的作用. 中华肾脏病杂志, 1996, 35(8):542-544.

150. SEKULIC M, CRARY GS, HERRERA HERNANDEZ LP. BK polyomavirus tubulointerstitial nephritis with urothelial hyperplasia in a kidney transplant. Am J Kidney Dis, 2016, S0272-6386(16)00212-2.

151. KUTE VB, VANIKAR AV, SHAH PR, et al. Mesangial proliferative glomerulonephritis with acute tubule interstitial nephritis leading to acute kidney injury in influenza A (H1N1) infection. Indian J Nephrol, 2014, 24(2):114-116.

152. SUZUKI J, KOMADA T, HIRAI K, et al. An adult case of fulminant Epstein-Barr virus infection with acute tubulointerstitial nephritis. Intern Med, 2012, 51(6):629-634.

153. JAMES MT, HEMMELGARN BR, TONELLI M. Early recognition and prevention of chronic kidney disease. Lancet, 2010, 375(9722):1296-1309.

154. JHA V, GARCIA-GARCIA G, ISEKI K. Chronic kidney disease: global dimension and perspectives. Lancet, 2013, 382(9888):260-272.

155. LUNYERA J, MOHOTTIGE D, ISENBURG MV, et al. CKD of uncertain etiology: a systematic review. Clin J Am Soc Nephrol, 2016, 11(3):379-385.

156. WEAVER VM, FADROWSKI JJ, JAAR BG. Global dimensions of chronic kidney disease of unknown etiology (CKDu): a modern era environmental and/or occupational nephropathy? BMC Nephrol, 2015, 16:145.

157. WERNERSON A, WIJKSTRÖM J, ELINDER CG. Update on endemic nephropathies. Curr Opin Nephrol Hypertens, 2014, 23(3):232-238.

158. STEFANOVIC V, TONCHEVA D, POLENAKOVIC M. Balkan nephropathy. Clin Nephrol, 2015, 83(7 Suppl 1):64-69.

159. GROLLMAN AP, JELAKOVIC B. Role of environmental toxins in endemic (Balkan) nephropathy. October

2006, Zagreb, Croatia. J Am Soc Nephrol, 2007, 18(11):2817-2823.

160. GROLLMAN AP, SHIBUTANI S, MORIYA M, et al. Aristolochic acid and the etiology of endemic (Balkan) nephropathy. Proc Natl Acad Sci USA, 2007, 104(29): 12129-12134.

161. JELAKOVIĆ B, KARANOVIĆ S, VUKOVIĆ-LELA I, et al. Aristolactam-DNA adducts are a biomarker of environmental exposure to aristolochic acid. Kidney Int, 2012, 81(6): 559-567.

162. GOKMEN MR, COSYNS JP, ARLT VM, et al. The epidemiology, diagnosis, and management of aristolochic acid nephropathy: a narrative review. Ann Intern Med, 2013, 158(6):469-477.

163. PFOHL-LESZKOWICZ A, TOZLOVANU M, MANDERVILLE R, et al. New molecular and field evidences for the implication of mycotoxins but not aristolochic acid in human nephropathy and urinary tract tumor. Mol Nutr Food Res, 2007, 51(9): 1131-1146.

164. FEDER GL, TATU CA, OREM WH, et al. Weathered coal deposits and Balkan endemic nephropathy. Facta Universitatis, 2002, 9: 34-38.

165. JELAKOVIĆ B, NIKOLIĆ J, RADOVANOVIĆ Z, et al. Consensus statement on screening, diagnosis, classification and treatment of endemic (Balkan) nephropathy. Nephrol Dial Transplant, 2014, 29(11):2020-2027.

166. CORREA-ROTTER R, WESSELING C, JOHNSON RJ. CKD of unknown origin in Central America: the case for a Mesoamerican nephropathy. Am J Kidney Dis, 2014, 63(3):506-520.

167. WEINER DE, MCCLEAN MD, KAUFMAN JS, et al. The Central American epidemic of CKD. Clin J Am Soc Nephrol, 2013, 8(3): 504-511.

168. CAMPASE VM. The Mesoamerican nephropathy: a regional epidemic of chronic kidney disease? Nephrol Dial Transpl, 2016, 31(3):335-336.

169. RAINES N, GONZÁLEZ M, WYATT C, et al. Risk factors for reduced glomerular filtration rate in a Nicaraguan community affected by Mesoamerican nephropathy. MEDICC Rev, 2014, 16(2):16-22.

170. GARCÍA-TRABANINO R, HERNÁNDEZ C, ROSA A, et al. Incidence, mortality, and prevalence of end-stage chronic renal disease in the Bajo Lempa region of El Salvador: a ten-year community registry. Nefrologia, 2016, 36(5):517-522.

171. WESSELING C, CROWE J, HOGSTEDT C, et al. Mesoamerican Nephropathy: Report From the First International Research Workshop on MeN. Heredia: SALTRA/IRET-UNA, 2013:109-111.

172. WESSELING C, ARAGÓN A, GONZÁLEZ M, et al. Kidney function in sugarcane cutters in Nicaragua-A longitudinal study of workers at risk of Mesoamerican nephropathy. Environ Res, 2016, 147:125-132.

173. LAWS RL, BROOKS DR, AMADOR JJ, et al. Changes in kidney function among Nicaraguan sugarcane workers. Int J Occup Environ Health, 2015, 21(3):241-250.

174. RONCAL JIMENEZ CA, ISHIMOTO T, LANASPA MA, et al. Fructokinase activity mediates dehydration-induced renal injury. Kidney Int, 2014, 86(2):294-302.

175. RONCAL-JIMENEZ C, LANASPA MA, JENSEN T, et al. Mechanisms by Which Dehydration May Lead to Chronic Kidney Disease. Ann Nutr Metab, 2015, 66(Suppl 3):10-13.

176. KNOCHEL JP, DOTIN LN, HAMBURGER RJ. Heat stress, exercise, and muscle injury: effects on urate metabolism and renal function. Ann Intern Med, 1974, 81(3):321-328.

177. RONCAL-JIMENEZ C, GARCÍA-TRABANINO R, BARREGARD L, et al. Heat stress nephropathy from exercise-induced uric acid crystalluria: a perspective on mesoamerican nephropathy. Am J Kidney Dis, 2016, 67(1):20-30.

178. BANKIR L, BOUBY N, RITZ E. Vasopressin: a novel target for the prevention and retardation of kidney disease? Nat Rev Nephrol, 2013, 9(4):223-239.

179. WIJKSTRÖM J, LEIVA R, ELINDER CG, et al. Clinical and pathological characterization of Mesoamerican nephropathy: a new kidney disease in Central America. Am J Kidney Dis, 2013, 62(5):908-918.

180. CROWE J, WESSELING C, ROMÁN SOLANO B, et al. Heat exposure in sugarcane harvesters in Costa Rica. Am J Ind Med, 2013, 56(10):1157-1164.

181. JAYASEKARA KB, DISSANAYAKE DM, SIVAKANESAN R, et al. Epidemiology of chronic kidney disease,

with special emphasis on chronic kidney disease of uncertain etiology, in the north central region of Sri Lanka. J Epidemiol, 2015, 25(4):275-280.

182. JAYATILAKE N, MENDIS S, MAHEEPALA P, et al. CKDu National Research Project Team. Chronic kidney disease of uncertain aetiology: prevalence and causative factors in a developing country. BMC Nephrol, 2013, 14:180.

183. ATHURALIYA NT, ABEYSEKERA TD, AMERASINGHE PH, et al. Uncertain etiologies of proteinuric-chronic kidney disease in rural Sri Lanka. Kidney Int, 2011, 80(11):1212-1221.

184. JAYASEKARA JM, DISSANAYAKE DM, ADHIKARI SB, et al. Geographical distribution of chronic kidney disease of unknown origin in North Central Region of Sri Lanka. Ceylon Med J, 2013, 58(1):6-10.

185. Secretary to the Ministry of Health. Chronic Kidney Disease of Unknown Etiology; Circular no 01-10/2009. Sri Lanka: Ministry of Health, 2009.

186. NANAYAKKARA S, SENEVIRATHNA ST, KARUNARATNE U, et al. Evidence of tubular damage in the very early stage of chronic kidney disease of uncertain etiology in the North Central Province of Sri Lanka: a cross-sectional study. Environ Health Prev Med, 2012, 17(2):109-117.

187. ATHURALIYA TN, ABEYSEKERA DT, AMERASINGHE PH, et al. Prevalence of chronic kidney disease in two tertiary care hospitals: high proportion of cases with uncertain aetiology. Ceylon Med J, 2009, 54(1):23-25.

188. JAYASUMANA CS, PARANAGANA PA, AMARASSINGHE MD, et al. Possible link of chronic arsenic toxicity with chronic kidney disease of unknown etiology in Sri Lanka. J Nat Sci Res, 2013, 3(1):64-73.

189. WIJETUNGE S, RATNATUNGA NV, ABEYSEKERA TD, et al. Endemic chronic kidney disease of unknown etiology in Sri Lanka: Correlation of pathology with clinical stages. Indian J Nephrol, 2015, 25(5):274-280.

190. NANAYAKKARA S, KOMIYA T, RATNATUNGA N, et al. Tubulointerstitial damage as the major pathological lesion in endemic chronic kidney disease among farmers in North Central Province of Sri Lanka. Environ Health Prev Med, 2012, 17(3):213-221.

191. WIJETUNGE S, RATNATUNGA NV, ABEYSEKERA DT, et al. Retrospective analysis of renal histology in asymptomatic patients with probable chronic kidney disease of unknown aetiology in Sri Lanka. Ceylon Med J, 2013, 58(4):142-147.

192. WANIGASURIYA KP, PEIRIS-JOHN RJ, WICKREMASINGHE R. Chronic kidney disease of unknown aetiology in Sri Lanka: is cadmium a likely cause? BMC Nephrol, 2011, 12:32.

193. NANAYAKKARA S, SENEVIRATHNA ST, ABEYSEKERA T, et al. An integrative study of the genetic, social and environmental determinants of chronic kidney disease characterized by tubulointerstitial damages in the North Central Region of Sri Lanka. J Occup Health, 2014, 56(1):28-38.

194. SIRIWARDHANA EA, PERERA PA, SIVAKANESAN R, et al. Dehydration and malaria augment the risk of developing chronic kidney disease in Sri Lanka. Indian J Nephrol, 2015, 25(3):146-151.

195. JAYASUMANA C, PARANAGAMA P, AGAMPODI S, et al. Drinking well water and occupational exposure to Herbicides is associated with chronic kidney disease, in Padavi-Sripura, Sri Lanka. Environ Health, 2015, 14:6.

196. KABATA R, NANAYAKKARA S, SENEVIRATHNA S, et al. Neonicotinoid concentrations in urine from chronic kidney disease patients in the North Central Region of Sri Lanka. J Occup Health, 2016, 58(1):128-133.

197. GAMAGE CD, SARATHKUMARA YD. Chronic kidney disease of uncertain etiology in Sri Lanka: Are leptospirosis and Hantaviral infection likely causes? Med Hypotheses, 2016, 91:16-19.

198. JAYASUMANA C, GUNATILAKE S, SIRIBADDANA S. Simultaneous exposure to multiple heavy metals and glyphosate may contribute to Sri Lankan agricultural nephropathy. BMC Nephrol, 2015, 16:103.

199. RAJAPAKSE S, SHIVANTHAN MC, SELVARAJAH M. Chronic kidney disease of unknown etiology in Sri Lanka. Int J Occup Environ Health, 2016, 22(3):259-264.

第十四篇

肾脏血管疾病

第一章
肾脏小血管疾病

第一节　血栓性微血管病

血栓性微血管病（thrombotic microangiopathy，TMA）指一组急性临床综合征，呈微血管病性溶血性贫血、血小板减少以及由于微循环中血小板血栓造成的器官受累的表现[1-3]。其突出的病理特点为小血管内皮细胞病变，表现为内皮细胞肿胀、管腔狭窄，部分小血管腔内可见血栓形成。虽然病理上微血管的病变一致，但病因多种多样，其发病机制也不相同。TMA主要包括溶血性尿毒症综合征（hemolytic uremic syndrome，HUS）、血栓性血小板减少性紫癜（thrombotic thrombocytopenic purpura，TTP）、恶性高血压、硬皮病肾危象、妊娠相关的肾脏损害、移植相关的肾脏损害、人类免疫相关病毒（HIV）相关的肾脏损害、肿瘤/化疗相关的肾脏损害等，涉及的临床科室非常广泛，患者往往可能在不同的科室，如肾脏内科、血液科、神经内科、妇产科、皮肤科、心血管内科和呼吸内科等就诊，如接诊医生缺乏对该病的认识，往往会造成严重的误漏诊，故提高对该类疾病的认知度，并建立对于该类疾病成熟的诊治流程已成为目前国内外相关专业领域内的关注热点。

一、历史回顾

表14-1-1-1显示了自1924年国际首先报道TMA，到2014年最新进展的大事时间轴。

表14-1-1-1　TMA 的历史回顾

1924 年	首次描述 TMA 的临床和病理特点
1955 年	首次将儿童发生的肾衰竭、溶血性贫血和血小板降低定义为 HUS
1962 年	溶血性贫血和血小板降低与病理上的 TMA 样病变相关
20 世纪 60 年代	综述已发表的 271 例 TTP，描述 TTP 的自然病程； 腹泻相关 HUS 流行病学报道
20 世纪 70 年代	TMA 中 C3 基因缺陷 家族性 TTP/TMA 痢疾志贺菌导致的 HUS 全血置换对 TTP 有效
20 世纪 80 年代	TMA 中补体 H 因子的缺陷 慢性复发性 TTP 患者体内存在超大 vWF 多聚体 首次报道出血性结肠炎中分离出 O157：H7 型大肠埃希菌 HUS 中产志贺毒素型大肠埃希菌

续表

20 世纪 90 年代	TMA 中奎宁依赖的抗体
	正式报道血浆置换有效
	TMA 中的钴胺素 C 常染色体隐性突变
	血浆中的抑制因子导致的获得性 ADAMTS13 缺陷
	TMA 中的 H 因子基因缺陷
21 世纪	家族性遗传性 TTP 中 ADAMTS13 突变的特点
	TMA 中的 CD46 基因突变
	TMA 中的 I 因子基因突变
	TMA 中的抗 H 因子自身抗体
	TMA 中的 VEGF 抑制物;
	TMA 中的 H 因子及 H 因子相关蛋白杂合物
	TMA 中的 B 因子基因突变
	TMA 中的 C3 基因突变
	TMA 中的 TMBD 基因突变
21 世纪 10 年代	依库利单抗治疗补体介导的 TMA 获 FDA 及 EMA 批准
	TMA 中的 DGKE 基因突变
	TMA 中的纤溶酶原基因突变

二、分类

由于 TMA 临床表现复杂，涉及病因多样，故制定其分类标准显然有助于临床医生对该病的诊治。目前国际上多采用 2006 年 TMA 分类标准[4]，具体内容如下表 14-1-1-2。

表 14-1-1-2 TMA 的分类简表

病因明确的 TMA	细菌感染（大肠埃希菌、侵袭性肺炎链球菌）
	补体系统异常（遗传性、获得性）
	ADAMTS-13 缺陷（遗传性、获得性）
	维生素 B_{12} 缺陷
	药物相关（奎宁等）
疾病 / 药物相关的 TMA	HIV 和其他病毒感染
	肿瘤、化疗、放疗
	移植：异基因造血干细胞移植、实体器官移植、钙调素抑制剂
	妊娠：HELLP 综合征
	口服避孕药
	结缔组织病：系统性红斑狼疮、抗磷脂综合征
	肾小球病
	胰腺炎
	恶性高血压
	VEGF 拮抗剂
	其他家族遗传病

但需要指出的是，该分类标准是在 2006 年制定的，而近几年学术界对于 TMA 发病机制的认识又有了突飞猛进的进展，故在 2014 年有学者提出了最新的九分法[5]，即遗传性 TTP、获得性 TTP、遗传性补体介导 TMA、获得性补体介导 TMA、药物介导 TMA（剂量相关性）、药物介导 TMA（免疫反应）、凝血介导 TMA、代谢介导 TMA 及志贺毒素介导 TMA，其临床应用性值得期待。

三、病因和发病机制

微血管内皮细胞的损伤是血栓性微血管病发生的关键[2]。与该病相关的致病因素包括细菌、外毒素和内毒素、抗体、免疫复合物、药物、病毒等。

（一）致病微生物

1. 产 vero 毒素大肠埃希菌　1983 年 Raley 等报道了两起出血性结肠炎的暴发流行与大肠埃希菌 O_{157} : H_7 血清型相关[6]，而 Karmali 等则报道了 15 例散发性 HUS 中有 11 例与产 vero 毒素的大肠埃希菌（verotoxin-producing *E. coli*，VTEC）相关[7]。儿童与腹泻相关的 HUS（diarrhea-associated HUS，D+HUS）约 90% 有 VTEC 感染的证据，而 O_{157} : H_7 血清型占其中的 70%[8]，近年也有报道其他血清型如 O_{104} : H_4 也可以引起发病[9,10]

大肠埃希菌是人类和许多动物肠道中最主要且数量最多的一类正常菌群，其血清学分型的基础主要依据其表达的 O 抗原及 H 抗原。临床上一般只检测抗 O 及 H 抗原的血清型，按 O : H 排列来表示大肠埃希菌的血清型。目前，肠出血性大肠埃希菌大约有 450 个 O : H 血清型，其中 200 多个与人类感染有关，最为常见的血清型有 3 种：O_{157}、O_{26} 和 O_{111}。

肠出血性大肠埃希菌最为常见的贮存宿主是各种家禽家畜，被污染的食物、水以及日常用品都可能成为传播因子，污染的肉类、肉制品、未经过巴氏消毒的牛奶、采摘过程中污染的水果和蔬菜、被污染的饮用水、娱乐场所用水和农田灌溉用水均可引发疫情。

VTEC 可产生两种 vero 毒素，分别 verotoxin-1 和 verotoxin-2，由于其与志贺痢疾杆菌 1（*Shigella dysentery type 1*）产生的毒素类似，又被称为类志贺毒素（*Shigellike toxins*，Stx）[11]，通过抑制蛋白质合成从而引发内皮细胞损伤[8]。当进食受污染的食物和水以后，大肠埃希菌可以与结肠上皮的特异性受体相结合，进一步增殖，从而导致细胞死亡，这个过程可以导致腹泻。如果是产 vero 毒素的大肠埃希菌，如 O_{157} : H_7 血清型，则可以进一步破坏黏膜的血管网而引起出血性结肠炎。一旦毒素进入体循环，它可以迅速与血循环中的粒细胞结合，这样毒素就可以从肠道被转移到肾脏等受累脏器的微血管内皮。由于肾脏微血管内皮上的 vero 毒素受体的亲和力较粒细胞高 100 倍[12]，这也就解释了此类患者肾脏受累较为突出的原因。

细菌产生的内毒素可增强 vero 毒素引起肾脏产生 TNF-α 的能力，而大量的 TNF-α 可以使中性粒细胞更加易于黏附在血管内皮并释放炎症介质，因此内毒素在血栓性微血管病的发病机制中可能也起到了非常重要的作用[8]。

还有研究发现，vero 毒素可以促进血小板和血栓与内皮细胞的结合[13]。临床和实验研究还证实：白细胞与受损的内皮细胞之间的相互作用在 vero 毒素相关 HUS 的微血管病变中也起到一定作用[14]。

2. 产神经氨酸酶肺炎链球菌　肺炎链球菌（*Streptococcus pneumoniae*）感染可以引起 HUS，其中主要见于肺炎，少数也可见于脑膜炎感染。虽然较为少见，但在非腹泻性的 HUS 病例中是最常见的。Klein 等在 1977 年报道了 2 例 1 岁的儿童，死于肺炎链球菌败血症引起的 HUS，在患者的红细胞和肾小球上均发现了 Thomsen-Friedenreich 抗原（TF 抗原）[15]。TF 抗原存在于红细胞、血小板和内皮细胞的表面，正常情况下被 N- 乙酰神经氨酸所覆盖。肺炎链球菌释放的神经氨酸酶则可以酶解细胞表面的 N- 乙酰神经氨酸，这样暴露的 TF 抗原则可与多数正常人血浆中自然存在的 IgM 型抗 TF 抗原的抗体发生抗原抗体反应，从而引起 HUS 的临床表现。肾小球的荧光染色可见到较弱的 IgM 沉积，提示可能在肾小球内也存在抗原抗体反应[16]。

（二）vWF 及其剪切酶活性异常

von Willebrand 因子（vWF）是一种大分子黏附糖蛋白，单体分子量 250kDa，在内皮细胞、巨核细胞及血小板中合成[17]。vWF 是参与人体内止血与血栓形成中的主要蛋白之一。在正常血循环中，vWF 以多聚体的形式存在，当血管内皮受到损伤，内皮下胶原暴露，包括 vWF 在内的各种黏附分子会在损伤部位聚集，vWF 多聚体黏附于胶原，在血流剪切力的作用下其分子结构展开，GPIα 结合位点暴露，使血小板停留并黏附于损伤局部的内皮下[17]。vWF 与 GPIα 的结合还可以导致血小板与vWF结合的其他位点（如GPⅡb/Ⅲa）大量活化，形成二者相互结合的正反馈，从而在血管损伤局部逐渐形成血小板一级止血。如vWF基因突变则导致其含量不足，或结构松散更易被其剪切酶-ADAMTS13水解，进一步会出现生理性止血功能不全[18]。当血管损伤时，血流中的血小板自身难以抗拒血流剪切力的作用而停留于血管损伤局部，vWF为血小板的黏附聚集提供了介质，使生理性止血过程得以顺利进行。然而，若该反应不能得到有效的生理调控，血小板会不断聚集，血管损伤局部便会形成血栓而非生理性止血。ADAMTS13便是生理止血过程中重要的"刹车"装置之一。

ADAMTS13又称为vWF裂解酶，其主要的生物学功能为裂解vWF。在体内，血管损伤时血浆中vWF首先结合到内皮细胞受损后暴露下的内皮下胶原，在血流剪切力作用下vWF多聚体的折叠结构打开，ADAMTS13通过补体结合区与vWF结合，将vWF多聚体裂解为大小不等的小分子肽段，在生理状态下调控vWF的结构与功能。ADAMTS13可作用于刚从细胞中分泌的UL-vWF，防止UL-vWF网罗血小板形成病理性血栓。在血管损伤局部，ADAMTS13剪切vWF，防止在生理性止血过程中血管损伤局部形成血栓。ADAMTS13的生物学功能依赖二价阳离子如：Zn^{2+}，Ca^{2+}，Ba^{2+}等的参与。

血栓性血小板减少性紫癜分为先天性（遗传性）TTP和获得性TTP，后者根据有无原发病分为特发性TTP和继发性TTP。近年来TTP的病因与发病机制已逐步被阐明。

先天性TTP的发病机制是编码ADAMTS13的基因发生突变，导致ADAMTS13合成、分泌或活性异常，使ADAMTS13裂解VWF多聚体的能力减低，当血管内皮细胞受到刺激时释放大量的UL-VWF多聚体，在微小血管内UL-vWF可网罗血浆中的血小板从而导致富含血小板的微血栓形成[19]。目前文献报道的导致遗传性TTP的ADAMTS13基因突变有70余种。

特发性TTP的发病机制多数为机体产生抗ADAMTS13自身抗体，导致ADAMTS13活性丧失[20]。抗ADAMTS13自身抗体直接结合于ADAMTS13酶活性区域，抑制其活性，或形成循环免疫复合物加速ADAMTS13从血液循环中的清除。

由此，vWF与其剪切酶ADMTS13的功能失调是导致TTP的重要因素。另外，HUS-TTP急性期微血管管腔严重狭窄时血流的剪切力增加，体外研究发现，存在较高剪切力的情况下，患者血浆可以可导致血小板聚集、黏附和血栓形成，这个过程是通过vWF与血小板的受体GP Ib和GPⅡb/Ⅲa的相互作用实现的。因此较高的剪切力被认为是血栓性微血管病发病机制之一[21]。

（三）补体旁路途径的异常活化

补体系统是人类天然免疫系统的重要组成成分，补体活化后可识别并清除外源微生物、机体凋亡组织及免疫复合物。同时，机体还存在抑制补体活化的调节蛋白，从而避免了补体过度激活而导致对机体自身的损伤。如果补体调节蛋白的功能出现异常，则会导致相关疾病。

在生理情况下，血管内皮细胞可以通过多种补体调节蛋白来避免补体介导的损伤，如H因子（CFH）、I因子（CFI）、膜辅助蛋白（membrane cofactor protein，MCP）等。当上述因子出现异常时，均可引起补体在内皮细胞表面出现不适当的过度激活，从而引起内皮细胞损伤，导致非腹泻相关HUS。由于肾脏对补体活化异常敏感，故此类患者肾脏受累突出，即被归为HUS；又因此类患者与D+HUS患者相比常不伴发腹泻，故被称为D-HUS或非典型HUS（atypical HUS，aHUS）。

1. H因子（CFH） H因子是血清中浓度最高的补体调节蛋白之一。H因子在补体旁路途径活化的早期起着重要的调节作用，一方面可以作为I因子的辅助因子降解C3b，转化成iC3b；另一方面可以通过与B因子的裂解产物Bb竞争性结合C3b使C3转化酶生成减少，同时加速已形成的C3转化酶的降解。在非腹泻相关HUS患者中近30%～50%存在H因子水平的降低或缺如，目前认为主要原因包括：H因子基因纯合/杂合缺陷或存在抗H因子的自身抗体[8,22]。纯合突变时血清H因子缺乏，通常在正常水平的10%以下，患者可表现为散发或有家族史，通常在婴幼儿期发病。杂合缺陷的患者血清补体水平正常或接近正常，H因子水平为正常水平的50%左右。另外，大约在6%～10%的不典型溶血尿毒综合征患者中存在抗H因子的自身抗体[8,22]。目前认为抗H因子自身抗体的主要结合位点在SCR19-20，研究提示其可能是通过降低H因子与C3b、肝素及与细胞結合的能力而致病[12,23]。

2. I因子（CFI） CFI 是另一种由肝脏合成的补体调节因子，其生物学功能是通过降解 C3b 及 C4b 而抑制 C3 转化酶的形成，从而抑制补体激活[23,24]。CFI 基因缺陷时，补体活化不受控制，其结果类似于 CFH 基因缺陷，最终会导致血栓性微血管病（TMA）发生[25-27]。

3. 膜辅助蛋白（MCP） MCP 又称 CD46，是一类广泛表达于细胞表面的跨膜补体调节因子，其生物学功能为辅助 CFI 降解沉积于细胞表面的 C3b 和 C4b。与 CFH 基因突变相似，MCP 基因缺陷可导致其表达量减少、与 C3b 的结合能力降低及 CFI 辅助活性降低，引起补体在细胞表面的过度激活从而致病。MCP 基因缺陷可以常染色体显性或常染色体隐性方式遗传。但单纯 MCP 基因缺陷并不一定致病，携带 MCP 基因缺陷者病情也较轻，这可能与其他因素的参与有关。

（四）凝血系统相关的异常因素

1. 有报道血栓调节蛋白（thrombomodulin，TM）的基因缺陷可引发 aHUS。TM 可在补体辅助因子（CFH 和 C4BP）存在的条件下辅助 CFI 降解 C3b，还可激活羧肽酶原 B，加速过敏毒素 C3a 和 C5a 的降解。TM 还可以激活蛋白 C，从而发挥其抗凝及促纤溶的作用。若 TM 基因缺陷可影响其与配体的结合，从而影响其对补体的调节功能而导致血栓形成[28,29]。

2. 2013 年，Lemaire M 等人[28,30]发现甘油二酯蛋白激酶 E（DGKE）的隐性突变可造成其相关生物学功能缺失而进一步导致 aHUS 发生。

（五）药物

药物介导 TMA 的发病机制可以分为两大类：免疫反应及毒性剂量相关性反应。

1. 免疫反应 以奎宁为代表[31]。奎宁可用于治疗肌肉痉挛，也可用于制造软饮料。患者体内可发现奎宁依赖性的抗血小板、抗红细胞和抗粒细胞抗体。

2. 毒性剂量相关性反应

（1）抗肿瘤药：丝裂霉素 C（mitomycin C，MMC）诱发的 HUS-TTP 发生率可达到 2%～10%[32]，但其发生机制不清。体外研究发现，MMC 可以直接造成肾脏血管内皮细胞的损伤、抑制依前列醇的产生、促进血小板聚集和局部血管内凝血。博来霉素（bleomycin）和顺铂（cisplatin）较为少见，只有个例报道[33]，而且多为二者合用所致。其他可引起血栓性微血管病的抗肿瘤药物包括柔红霉素、阿糖胞苷、新制癌菌素（neocarzinostatin）、长春新碱（vincristine）、5-氟尿嘧啶、博莱霉素（bleomycin A5）等，但相对少见。近年来，一些新型的靶向抗肿瘤药物如抗血管内皮生长因子（vascular endothelial growth factor，VEGF）制剂引起的 TMA 也逐渐受到关注。贝伐单抗（VEGF-A 的单克隆抗体）及舒替尼（VEGF 受体阻滞剂）等生物制剂可用于治疗癌症，但也可以因损伤血管内皮细胞而引起 TMA 样的临床表现。

（2）环孢素和他克莫司：1980 年 Powles[34]等首先报道环孢素（ciclosporine）可引起 HUS-TTP，在各种脏器移植患者中长期应用环孢素引起的血栓性微血管病屡见报道。1991 年 Schmidt 首先报道了他克莫司（tacrolimus）引起的 HUS[35]，以后类似报道逐渐增多[36]，其发生率在 1%～4.7% 不等。在骨髓移植患者发生的 HUS-TTP 中，环孢素或他克莫司治疗已经成为患者死亡的独立危险因素[37]。针对环孢素诱发血栓性微血管病的发病机制的研究发现，环孢素既对内皮细胞有毒性作用，又具有促凝血、抗纤溶和血管收缩作用，这些可能利于 HUS-TTP 的发生。

（3）抗血小板药物：噻氯匹定，又名抵克立得（ticlopidine）常用于治疗间歇性跛行、预防脑卒中、冠心病等，发生血栓性微血管病的并不多见。冠心病冠状动脉放置支架术后应用噻氯匹定后发生血栓性微血管病的概率为 1/1 600[38]。氯比格雷（clopidogrel）虽较噻氯匹定更为安全，但也有发生 TTP 的报道[39]，且多在用药 2 周内发生。两药结构相似，均可封闭血小板表面的二磷酸腺苷受体，从而抑制血小板糖蛋白 GPⅡb/Ⅲa 受体的表达，影响血小板与纤维蛋白原和大分子的 vWF 多聚体的结合。

这两种药物引起 TTP 的机制不清，噻氯匹定对体外培养的内皮细胞具有直接毒性作用[40]。噻氯匹定相关的 TTP 患者血浆中的 vWF 剪切酶 ADAMTS-13 的活性也是下降的，且下降程度与特发性

1023

TTP患者相仿[41]。在2例氯吡格雷相关的TTP患者血浆中也发现了ADAMTS-13的IgG型抑制性抗体，同时其血浆的蛋白酶活性也显著下降，提示氯吡格雷可能引起针对ADAMTS-13的自身免疫反应。

（六）其他继发性TMA

继发性的血栓性微血管病是指在原有疾病或其他医疗事件基础上发生的血栓性微血管病。当原发病或医疗事件得以到控制时则血栓性微血管病的病情也得以好转。常见原发基础病或医疗事件的主要包括妊娠、自身免疫性疾病（如SLE、硬皮病等）、HIV、肿瘤及化疗和器官移植等。具体可参看相关章节。

虽然目前对于部分TMA的发病机制已有所了解，但在真实世界里可能远比我们想象的复杂，部分患者甚至可能几种机制并存，例如：有的aHUS患者，存在两种以上明确的补体调节蛋白功能缺陷[42]；有的药物诱导的aHUS患者，还同时存在ADAMT-13或补体H因子的功能异常[43]；部分继发性TMA患者可能本身就有原发性TMA发病机制的异常背景，妊娠或感染等可能只是诱发因素等。这就要求我们在HUS机制研究进展十分迅速的今天，更要从基因背景及有关成分的生物学功能改变等多方面考虑，避免思维的局限性。

四、肾脏病理表现

最早报道的HUS肾脏损害是肾皮质坏死，但目前发现肾皮质坏死在HUS中并不多见，只占10%～25%[1]。儿童病例（特别是小于2岁的小儿）肾脏病变主要累及肾小球；大儿童及成人则主要累及小动脉和微小动脉，而肾小球病变以缺血为主，表现为肾小球毛细血管袢皱缩[1]。HUS的肾脏病理还可预测患者的预后，以肾小球病变为主者预后较好，而以血管病变为主则预后较差。TTP的肾脏病变与HUS较为相似，但TTP患者的微血管内血栓形成更为广泛，除脑组织外，肾脏、胰、心脏、肾上腺和脾脏均可受累。

（一）肾小球

光镜下急性期肾小球病理表现为：肾小球毛细血管腔内微血栓形成（图14-1-1-1），内皮细胞肿胀、增生；内皮下疏松层增宽，有时GBM可出现双轨征改变（图14-1-1-2）；节段性纤维素样坏死；系膜区水肿，纤维素或RBC碎片沉积，可出现系膜溶解（图14-1-1-3）；有时可见新月体形成；局部毛细血管袢缺血性改变。在病变慢性期可出现系膜基质堆积（系膜硬化）导致系膜增宽[1]，活化的系膜细胞可以在内皮细胞和GBM致密层之间沿毛细血管袢迁移，毛细血管内皮细胞和系膜细胞产生的GBM样物质导致肾小球毛细血管袢的双轨征样改变。在HUS的终末期，双轨伴有系膜区硬化，偶尔有中度的细胞增殖，类似膜增殖性肾炎样改变；慢性缺血性肾小球损伤表现为肾小球毛细血管袢的增厚、皱缩，包曼囊增宽，病变可累及全球性或节段性肾小球。

免疫荧光检查在急性期常可见纤维蛋白原或者纤维蛋白沿着毛细血管袢节段或者连续颗粒样分布，系膜区少见。毛细血管袢会伴有IgM、C3或者IgG的沉积，罕见IgA沉积。毛细血管内血栓主要包含有纤维蛋白原、纤维蛋白或者纤维蛋白碎片。

电镜下在急性期最常见到的病变是毛细血管壁由于内疏松层增宽和内皮细胞肿胀而形成的增厚（图14-1-1-4）。内皮下无细胞物质的沉积。内皮细胞的损伤在TMA发生的早期即可出现，表现为内皮细胞肿胀、从GBM脱落，发生细胞溶解。有的可在毛细血管内见到血栓，由无形的嗜锇物质形成，混有纤维蛋白、血小板和畸形红细胞。肿胀的细胞基质表现为网状结构，最后形成颗粒样或纤维样物质，与内皮下物质类似。电镜下可见到真正的系膜溶解，其进展导致毛细血管袢的扩张。还可见到足细胞的足突融合。慢性期可见GBM皱缩和塌陷，GBM可见多层、有系膜细胞插入。

（二）肾脏小动脉和微动脉

光镜下急性期小动脉和微动脉的病变在D-HUS患者更常见。在疾病早期，肾脏小动脉表现为内皮细胞水肿和内皮下间隙增宽。小动脉管壁可见纤维蛋白渗出，表现为纤维素样坏死。严重者可见肾脏小动脉血栓形成（图14-1-1-5）。慢性期随着疾病进展，受累小动脉发生玻璃样变（图14-1-1-6），累及小动脉内膜和中膜；在受累的小动脉可见纤维蛋白血栓，并延续至肾小球毛细血管袢，

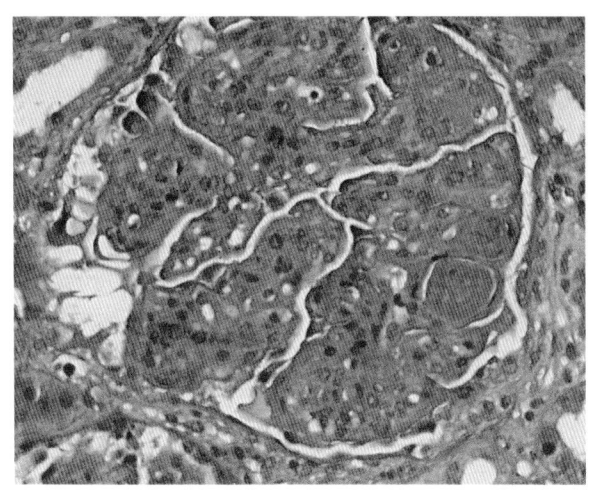

图 14-1-1-1 肾小球内毛细血管微血栓形成

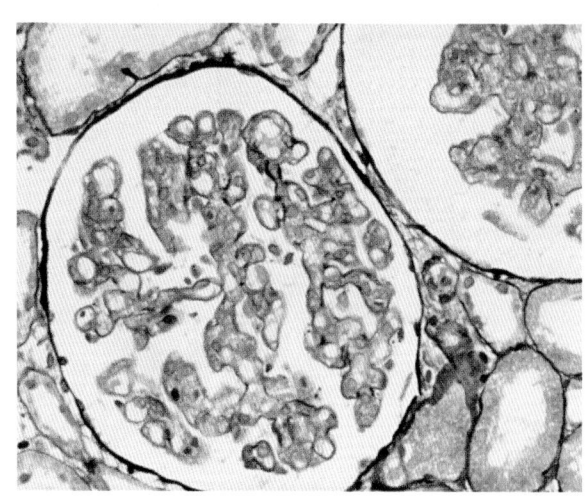

图 14-1-1-2 肾小球基底膜呈"双轨征"样改变

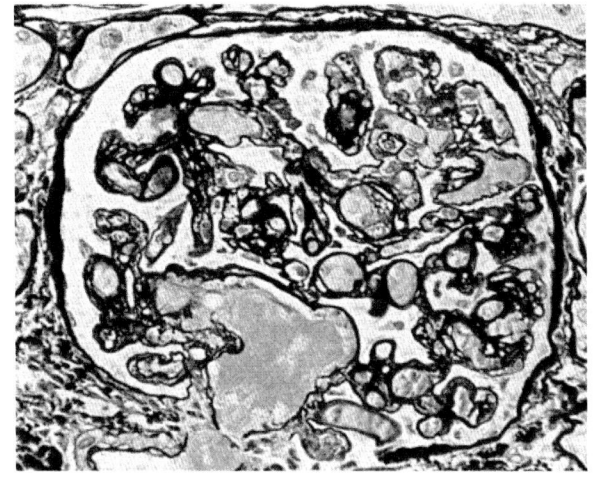

图 14-1-1-3 肾小球系膜溶解

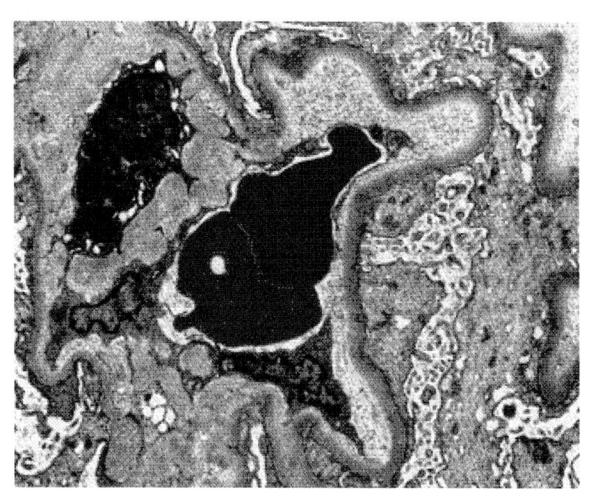

图 14-1-1-4 电镜下显示基底膜内疏松层增宽

有时会发生小动脉的动脉瘤样扩张，特别易出现在肾小球门部区域；肾脏的小叶间动脉可能显示两种主要的改变：一种早期改变是内膜的水肿，伴有红细胞和纤维蛋白的浸润，另一种病变是内膜的水肿，常常缺少细胞，包含透明的、无结构的物质，表现为黏液样变外观，称为内皮黏液样增生，这种病变若严重，表现为管腔的狭窄。小动脉内膜细胞性增生又称为"葱皮样变"（图14-1-1-7）。

免疫荧光检查下小动脉和微动脉的管壁常可见纤维蛋白原或纤维蛋白沉积，常沉积于内皮下，多为IgM阳性，也可有C3，C1q，IgG，IgA阳性。血管内血栓仍显示纤维蛋白原和纤维蛋白阳性。

电镜下急性期小动脉内皮细胞的病变和肾小球内皮细胞病变类似，也可见内皮细胞水肿、溶解和脱落；内皮细胞透明样变，伴有线样或者颗粒样物质沉积。血管壁的不同深度处均可见纤维蛋白的沉积，腔内可见由血小板、纤维蛋白和电子致密物形成的血栓。在慢性期，常可见由于肌细胞增生致使的内膜增厚。

（三）肾小管

光镜下急性期肾小管常可见透明管型和红细胞。在缺血发生时，可见急性肾小管坏死。慢性期可发生小管萎缩。在发生皮质坏死的患者中，可见到小灶状梗死，也可见大片状坏死。在慢性肾皮质坏死的患者中可见肾皮质钙化。

（四）肾脏间质

光镜下肾间质可见水肿，纤维化。在某些病例能看到单核细胞浸润。在肾皮质坏死的区域还能见到大量红细胞浸润。

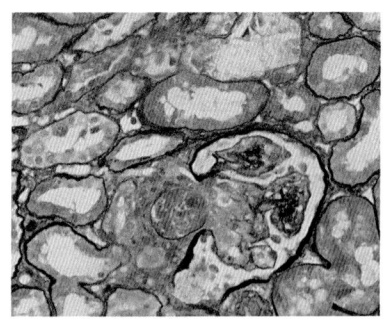
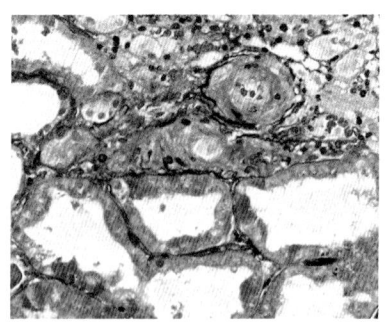
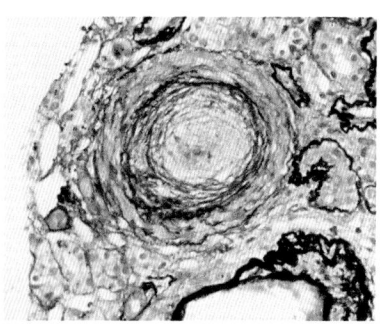

图 14-1-1-5　肾脏小动脉血栓形成　　　图 14-1-1-6　慢性期肾脏小动脉玻璃　　图 14-1-1-7　肾脏小动脉葱皮样变
　　　　　　　　　　　　　　　　　　　　　　　　　　　样变

五、不同类型 HUS 和 TTP 的临床表现

（一）Vero 毒素相关的典型 HUS

典型的 HUS 多由大肠埃希菌 O_{157}：H_7 血清型感染所致。常先有前驱腹泻，后发生急性肾衰竭，又称为 D+HUS。预计总体发病率为每年 2.1/10 万人，小于 5 岁的儿童发病率最高达每年 6.1/10 万人，而 50～59 岁发病率最低为每年 0.5/10 人。

前驱症状：近 90% 的患者有前驱症状，大多为"胃肠炎"表现，如腹痛、腹泻、呕吐及纳差，伴中度发热。腹泻严重者可为脓血便，类似溃疡性结肠炎，少数病例以呼吸道感染为前驱症状。前驱期可持续数天至数周，其后常有一段无症状间歇期。

贫血及血小板减少：常在前驱期后 5～10 天（可延至数周）突然发病，以溶血性贫血及出血为突出表现。患者常表现为面色苍白、黄疸（占 15%～30%）、头晕及乏力。皮肤黏膜出血、呕血、便血或血尿，部分重症患者可出现贫血相关性心力衰竭及水肿，还可有肝脾大、皮肤瘀斑及皮下血肿等表现。

急性肾衰竭：与贫血几乎同时发生，患者常表现为水肿、高血压、水电解质紊乱和酸中毒，严重者可进展至少尿或无尿。

此外，部分患者还可以出现中枢神经系统症状，如头痛、嗜睡、性格异常、抽搐、昏迷及共济失调等。

D+HUS 一般预后良好，约 90% 完全恢复。但是约 3%～5% 的患者死于急性期，多达 5% 的患者遗留肾脏和肾外并发症，随访 10 年发现约 40% 的患者肾小球滤过率降低。年龄小于 2 岁、严重胃肠道前驱症状、白细胞升高、早期无尿预示 HUS 较为严重。急性期无尿达 10 天或蛋白尿达 12 个月则发生慢性肾衰竭的概率增加。肾皮质小片状坏死或超过 50% 的肾小球受累也是预后不良的指征。

未煮熟的牛肉是最常见的感染源，火腿、火鸡、奶酪、未消毒的牛奶和水均有报道。人与人之间的接触也是重要的传播途径，特别是在医院。为防止进一步的传播，感染者应被隔离直到连续两次便培养大肠埃希菌 O_{157}：H_7 阴性。在儿科病房最为重要的预防措施是经常洗手。

（二）非典型 HUS

非典型的 HUS 泛指与典型 D+HUS 不一致的各种 HUS，狭义上更指补体相关的 HUS。与 D+HUS 相比，aHUS 更多见于成人。虽无腹泻症状，但患者也常伴有其他严重胃肠道前驱表现、急性无尿和恶性高血压，其中约 50% 患者可进展至终末期肾脏病（ESRD）。该病整体预后差，死亡率较高。部分患者也呈家族遗传倾向，长期随访过程中还发现部分患者可反复复发。

儿童中最为常见的 aHUS 类型为产神经氨酸酶肺炎链球菌感染相关的 HUS，临床可表现为肺炎和脑脊髓膜炎，严重者发生呼吸窘迫综合征和败血症。应注意的是该组患者的临床表现常可因血浆疗法而加重，需要警惕。

值得一提的是，随着现代遗传学及免疫学技术的发展，近年在 aHUS 中又分出一个亚类，名为 DEAP-HUS（deficient for CFHR proteins and factor H autoantibody positive），该类患者存在 H 因子相关蛋白1和3基因的缺失并存在血清抗H因子的自身抗体，好发于年轻人，男女比例相近，可有较为突出的非腹泻的胃肠道症状[44]。

（三）急性和复发性TTP

约90%的TTP患者可急性发生神经系统症状、紫癜和发热[45]。其中神经系统症状较为明显，可持续发作也可反复发作，可能与脑内血循环中新的血栓不断形成和消散有关；但一般多在48小时以内缓解。急性TTP在20世纪60年代几乎无一例外在急性期死亡，但目前由于早期诊断、ICU设施的改进和及时应用血浆疗法，生存率已达90%。

随着急性TTP生存率的提高，又发现部分患者可以在完全缓解后复发。但应与急性TTP未达到完全缓解而再次发作相鉴别。后者多与停止治疗过早有关[45]。复发多在首次发作完全缓解4周以后，少数甚至在数月或数年以后。虽每次发作的治疗均可有效，且部分还可以自发缓解，但长期预后差。

六、实验室检查

（一）HUS

微血管溶血性贫血和血小板减少是HUS实验室检查的标志性特点，特别是后者即使在正常范围，若呈进行性下降趋势，临床意义也很大。HUS患者贫血一般较为严重，Hb多低于100g/L。外周血涂片可见到破碎红细胞和抗人球蛋白试验（Coombs' test）阴性（但在系统性红斑狼疮和侵袭性肺炎链球菌感染引起的HUS中可阳性）往往可以确定微血管病性溶血。而判断发生溶血最为敏感的指标为乳酸脱氢酶（LDH）上升，一般还同时伴有高胆红素血症（主要为非结合胆红素）、网织红细胞升高、血和尿游离血红蛋白升高和结合珠蛋白降低或检测不到。笔者需要特别指出的有以下几点：① 外周血涂片寻找破碎红细胞的比例非常重要，正常范围<0.5%，若处于0.5%～2%，则要高度怀疑微血管溶血，如>2%，则基本可以确诊此类疾病，但由于该检查的准确性较大程度的依赖于实验室技术人员的主观人为检测水平，故各个实验室的可靠性差异较大。为此，国际血液病破碎红细胞标准化工作组（The Schistocyte Working Group of the International Council for Standardization in Haematology，ICSH）于2012年制定了最新的关于评价外周血破碎红细胞的标准诊断流程[46]，可供参考。② LDH的升高虽然敏感性较高，但特异性并不强，其并不只见于HUS，在一些其他疾病状态如心肌梗死、横纹肌溶解综合征、肾功能不全、肿瘤及重症感染时也可以见到，故需要结合患者实际状态进行判断。

典型的D+HUS常有血白细胞数升高伴核左移，但aHUS则白细胞数多正常。多数患者的凝血酶原时间，特别是凝血活酶时间，Ⅴ因子、Ⅷ因子和纤维蛋白原在正常范围。部分患者存在纤维蛋白降解产物（FDP）升高和凝血酶时间延长。

HUS患者肾脏受累的临床表现与其肾脏病理受损的部位有关，如累及肾小球时，则突出表现为血尿、蛋白尿及血肌酐升高，严重时可以出现非变形红细胞尿及大量蛋白尿；如以肾小管-间质血管受累为主，则尿中的有形成分不明显，临床上多表现为恶性高血压及血肌酐升高等。

提示发病机制的辅助检查包括：大便培养（大肠埃希菌或志贺痢疾杆菌），志贺毒素检测或通过聚合酶链式反应（PCR）检测志贺毒素的基因；胸片和痰培养；血浆补体水平的测定（包括C3，C4，B因子，H因子，I因子和外周血单核细胞表面MCP的表达）、补体基因筛查等，但部分检查步骤较为复杂，价格昂贵，尚不能广泛应用于临床。

（二）TTP

1. 血常规检查 血红蛋白及血小板计数会出现不同程度的减少，以血小板下降更为显著，常在（10～50）×10⁹/L，白细胞可升高，伴网织红细胞增高，外周血涂片中可见幼稚红细胞、破碎红细胞及巨大血小板。

2. 出凝血检查 出血时间延长、血块收缩不良、纤维蛋白原减少、D-二聚体增高。

3. 溶血指标 以非结合胆红素升高为主的高胆红素血症、游离血红蛋白增加、结合珠蛋白减少，抗人球蛋白试验阴性。尿胆原升高。血清乳酸脱氢酶（LDH）增高，并与临床病情相关。

4. TTP患者肾脏受累的实验室检查异常与其肾脏受累的部位有关，如累及肾小球时，则突出表现为血尿、蛋白尿及血肌酐升高，严重时可以出现非变形红细胞尿及大量蛋白尿；如以肾小管-间质血管受累为主，则尿中的有形成分不明显，临床上多表现为恶性高血压及血肌酐升高等。

5. 骨髓象　表现为增生性骨髓象，粒系、红系正常，巨核系正常或增生，呈成熟障碍。

6. 病因学检查　ADAMST13的监测在TTP诊断中的意义

如前所述，由于ADAMTS13在TTP的发病中占有重要地位，其相关检测在TTP的临床诊断、治疗及预后判断中十分重要。目前ADMTS13的实验室检测方法主要涉及以下几方面：

（1）ADAMTS13的活性测定：作为血浆中裂解vWF的主要蛋白酶，ADAMTS13的活性可以直接反映其功能状态。检测其活性的实验基本原理如下：血浆ADAMTS13在尿素或盐酸胍等变性剂的作用下，裂解作为底物的vWF分子，后通过一系列方法对裂解后的vWF片段大小或数量检测，间接计算ADAMTS13活性，如：十二烷基磺酸钠琼脂糖凝胶电泳，十二烷基磺酸钠聚丙烯酰胺凝胶电泳（SDS-PAGE），放射自显影检测，胶原结合酶联免疫吸附试验测定，瑞斯托霉素辅因子检测，荧光共振能量转移等。vWF可以采用血浆内纯化或者重组等来源。目前，使用患者内源性vWF的胶原结合试验由于耗时较短，应用最为广泛。

ADAMTS13活性分析：血浆ADAMTS13活性在正常人群中为50%～78%，先天性/原发性TTP患者ADAMTS13缺乏或活性严重降低（<5%）；继发性TTP患者ADAMTS13活性可正常或降低（<50%）。

研究表明，ADAMTS13活性严重下降的TTP患者疾病复发风险更高（约30%），而不伴有ADAMTS13活性严重下降者则疾病复发风险较低（约9%）[47]。

（2）抗ADAMTS13抗体的检测：经典的方法为将经热灭活的患者血浆与正常血浆以不同比例混合，间接测定中和抗体的效价，这种方法又称为ADAMTS13抑制物的测定。非中和抗体检测可用酶联免疫吸附试验（ELISA）或免疫印迹法（Western blotting）进行测定，根据检测目的，可检测IgG，IgA，IgM等不同亚型，也可以检测IgG亚型。ADAMTS13抗体的检测结果可进一步预测TTP患者的预后情况。有44%～94%的获得性TTP患者血浆中可检测到抑制血浆ADAMTS13活性的IgG型自身抗体[48]。研究表明，抗体阳性患者有更高的疾病复发风险[49]，高滴度的抗ADAMTS13抗体往往预示患者对血浆置换治疗反应不良、疾病难治或早期死亡风险较高等[50]。

（3）ADAMTS13的基因分析：对疑诊为先天性TTP的患者可做基因分析，主要利用PCR后测序的方法。ADAMTS13的基因位于9号染色体长臂3区4带，包含29个外显子，基因全长37kb。用聚合酶链反应（PCR）方法扩增所有的外显子以及内含子-外显子结合区，然后进行DNA测序以确定基因变异。目前，已报道了超过70个突变和30个单核苷酸多态性位点[51]。其中，大多数功能性的突变或单核苷酸多态性位点通过影响ADAMTS13的分泌功能致病，极个别变化直接影响了其水解功能，如：P475S和Q449X[52]。

在TTP诊断过程中应该注意的事项：

目前，临床医生对于TTP的临床表现尚缺乏全面了解，片面强调现病史及局部症状、体征，忽视必要的病因学检查，且不能全面综合分析检查结果，是导致该病误诊和死亡的一个原因。接诊医生有时仅满足于对某一症状的发现，询问病史不详细，体检不全面，或仅针对本专科进行相关检查，而不能发现其他的阳性体征，对疾病的诊断缺乏纵观全过程的意识。该病初始症状多不典型，患者可因不同的首发症状而就诊于临床各科，首诊时入住血液科的患者并不多，很多患者初始分别就诊于神经内科、肾内科、消化科或急诊科等。如部分入院时初步诊断为特发性血小板减少性紫癜（ITP）的患者，接诊医生只是注意到血小板计数的减少，而没有将其与贫血结合起来，究其原因，对同时引起血小板计数减少和贫血的疾病认识不够，尤其是对于患者血小板计数下降，有医生在第一时间即给予输注血小板治疗，从而可能加重血小板聚集和微血管血栓，使病情恶化。对有头痛、恶心、呕吐、肢体瘫痪或失语等临床表现，易误诊为脑炎、脑梗死。

另外，对临床上具有典型五联征表现的TTP患者容易确诊，但在部分患者中，此五联征并不典型：有资料显示，在发病早期或其他症状还没有出现时，血清LDH的水平就已经明显上升，这对于早期TTP的诊断具有重要价值；对于血小板计数减少的患者，应同时观察血涂片并进行骨髓检查，畸形和破碎红细胞数量增多是提示微血管病性溶血的有力佐证，具有较高的诊断价值。故我们在TTP的诊断过程中不应过于强调五联征的特异性，在临床中，如出现血小板计数减少、贫血、发热、神经精神症状、肾功能损害等不能单纯以原发病解释的症状时，应高度警惕TTP的可能，第一时间进行外周血涂片检查和LDH检查，综合分析实验室检查结果，如有条件应进一步检测血浆ADAMTS13活性将有助于与其他疾病的鉴别。

临床上有下列情况者应警惕TTP的可能性，需仔细排查[53-56]：① 怀疑DIC而实验室检查显示凝血酶原时间（PT）、部分活化凝血活酶时间（APTT）、纤维蛋白原（Fg）和纤维蛋白（原）降解产物（FDP）正常，3P试验阴性者。② 怀疑血小板减少性紫癜，但合并不能以出血解释的神经系统症状者。③ 怀疑Evan综合征，但血涂片显示较多破碎红细胞（>2%）、Coombs试验阴性者。④ 有神经系统症状，但合并贫血、血小板减少者。⑤ 怀疑系统性红斑狼疮的血液和神经系统改变，而自身抗体系列免疫指标检查阴性者。⑥ 有突发神经系统症状伴贫血、出血倾向者等。

图14-1-1-8总结了对临床疑诊TMA患者的诊断流程（其中包括HUS和TTP）。

七、治疗及预后

（一）HUS

经典大肠埃希菌感染引起的D+HUS的治疗通常遵循急性肾损伤的治疗原则，即以支持治疗为主，最大限度地降低急性期的死亡率，如针对容量负荷重、电解质紊乱及氮质血症等及时进行肾脏替代治疗。其他支持治疗主要包括输注悬浮红细胞和血小板（血红蛋白水平小于60g/L是输注悬浮红细胞的指征；在有活动性出血或拟进行有创检查时可输注血小板）。近期研究表明应用促红素治疗可能会减少悬浮红细胞的输注量。对于应用抗生素目前尚存在争议，而止泻药物可能会增加中毒性巨结肠的可能，应慎用。目前研究中的新型治疗药物包括针对细菌黏附素、志贺毒素和其他蛋白抗原的活疫苗，高亲和力的口服毒素受体类似物、表达受体的益生菌、中和毒素的单克隆抗体及针对志贺毒素介导的内皮损伤和组织损伤下游效应的小分子生物制剂等。该类疾病患者多数预后较好，肾功能可以完全恢复，仅少数发展至ESRD[57]。

补体调节蛋白基因突变引起的aHUS治疗首选血浆置换（但*MCP*基因突变者无效）及定期输注血浆治疗[58]；如因抗补体调节蛋白抗体引起的aHUS可选择血浆置换、糖皮质激素和免疫抑制剂治疗，如上述治疗效果差，可考虑使用抗CD20单克隆抗体（美罗华）及抗C5单抗（依库珠单抗，eculizumab）[59]。血浆疗法虽会暂时维持血液学检测指标的正常水平，但无法治疗潜在的病因，故近年来生物制剂，特别是抗C5单抗的使用逐渐受到关注。抗C5单抗自2007年成功在全球40多个国家批准用于治疗阵发性睡眠性血红蛋白尿（PNH）后，现已被美国和欧盟地区批准用于aHUS的治疗，特别适用于儿童、血浆置换无效或依赖、肾移植后为预防或治疗复发和预后较差的aHUS患者。2013年6月，新英格兰医学杂志发表了如下工作：法国巴黎市巴黎第五大学和内克尔医院的Legendre CM等人开展了2项前瞻性2期试验[60]，纳入年龄不小于12岁的aHUS患者，受试者接受了为期26周的抗C5单抗的治疗，并于扩展期接受了长期治疗。试验1纳入了血小板计数减少伴肾损伤的患者，而存在肾损伤、但在血浆置换或输注期间至少8周内的血小板计数下降不超过25%的患者则进入试验2。试验1中主要终点事件为血小板计数的变化，试验2中的主要终点事件则为维持无血栓性微血管病变事件发生的状态（血小板计数下降不超过25%，未予以血浆置换或输注，未开始透析）。研究结果显示，总共有37例患者（其中试验1有17例，试验2有20例）接受了抗C5单抗的治疗，治疗中位时间分别为64周和62周。抗C5单抗治疗后，患者血小板计数增加，在试验1中，血小板计数从基线至26周时平均增加量为73×10^9/L（$P<0.001$）。在试验2中，80%的患者维持在无血栓性微血管病事件的状态。抗C5单抗与所有次要终点的显著改善相关，肾小球滤过率表现为持续性、时间依赖性的增加。在试验1中，5例患者中有4例摆脱透析。对于肾小球滤过率预

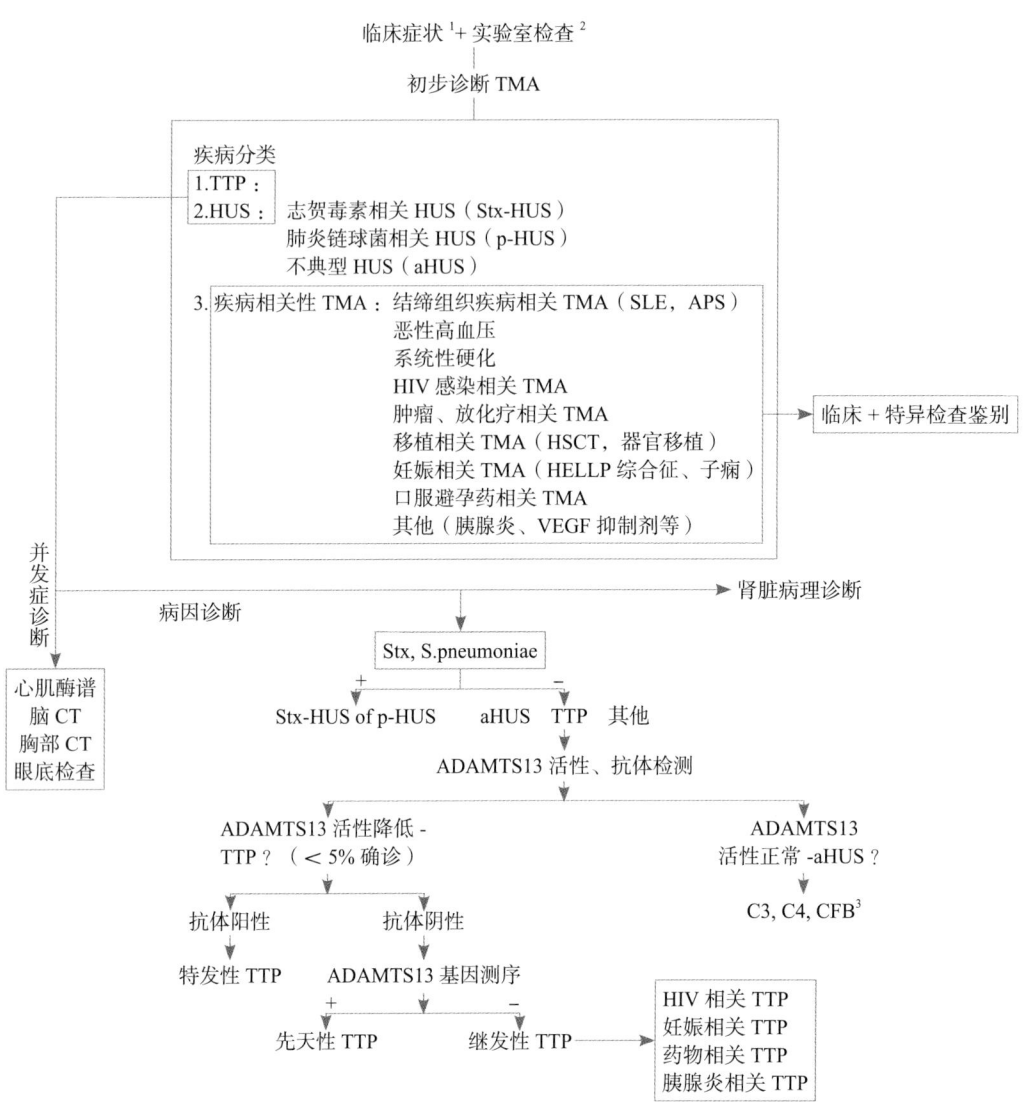

图 14-1-1-8　TMA 诊断流程（包括 HUS 和 TTP）

缩写：

Stx-HUS: typical HUS caused by Shiga toxin-producing *Escherichia coli*，产志贺毒素的大肠埃希菌介导的典型溶血尿毒综合征；-HUS: pneumococcal-associated hemolytic uremic syndrome，肺炎球菌相关的溶血尿毒综合征；SLE: systemic lupus erythematosus，系统性红斑狼疮；APS: antiphospholipid syndrome，抗磷脂抗体综合征；HSCT: hematopoietic stem cell transplantation；HELLP syndrome: hemolysis，elevated liver enzymes，and low platelets syndrome，HELLP 综合征；VEGF: vascular endothelial growth factor，血管内皮生长因子；ADAMTS13: a disintegrin-like and metalloprotease with thrombospondin type Ⅰ repeats 13，vwf 因子裂解金属蛋白酶；CFB: complement factor B，补体旁路 B 因子

注：

1. 临床症状

a. 儿童常见 HUS，成人常见 TTP。

b. 神经系统症状：头痛、嗜睡、意识模糊、局灶性神经损害、抽搐、昏迷。

c. 贫血、出血症状：紫癜、黏膜出血、月经增多等。

d. 肾功能损害症状（主要是 HUS）：血尿、蛋白尿、急性肾衰竭。

e. 胃肠道、上呼吸道或其他前驱感染症状。

f. 非特异症状：发热、乏力、苍白、肌痛、关节痛。

2. 实验室检查

a. 常规检查：血常规［血小板重度减少（10 ～ 30）×10⁹/L 和贫血 HB80 ～ 100g/L］、尿常规、粪常规、肝功能、肾功能、感染筛查等。

b. 外周血涂片（红细胞碎片，裂细胞 >1%）、网织红细胞计数（升高）、骨髓巨细胞（减少）、凝血功能（正常）、Coombs 实验（阴性，在 SLE 或 p-HUS 中可阳性）、其他溶血筛查（非结合胆红素升高、LDH 升高、网织红细胞计数、血清珠蛋白、血尿游离血红蛋白）。

c. 特殊检查：肾穿刺活检。

3. C3，C4，CFB 见图 14-1-1-9

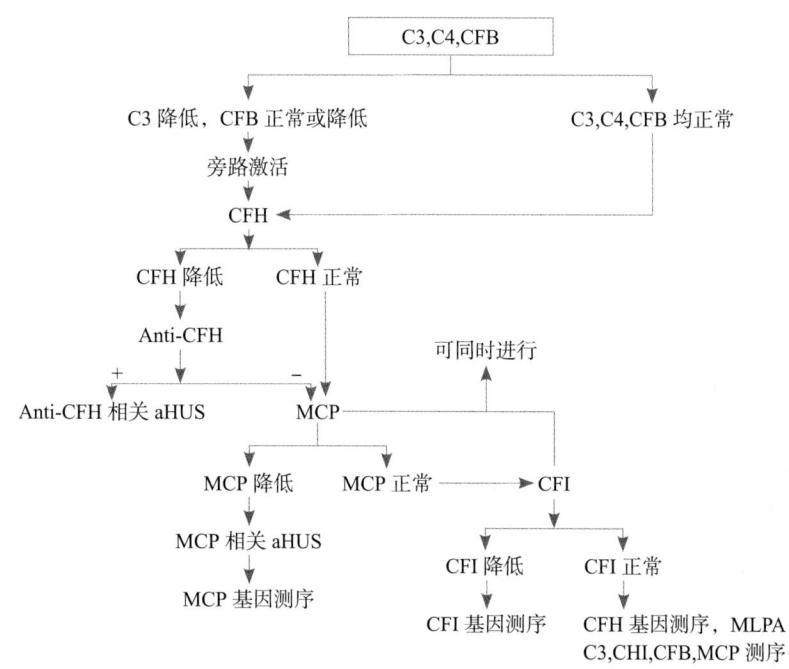

图 14-1-1-9 TMA 诊断流程（包括 HUS 和 TTP）续

估值而言，较早进行抗 C5 单抗干预可带来更显著的改善。抗 C5 单抗还与健康相关生活质量改善相关。在整个扩展治疗期内，均未见治疗的累积毒性或严重的感染相关不良事件（包括脑膜炎球菌感染）的发生。因此该研究得出结论：抗 C5 单抗可抑制补体介导的血栓性微血管病，并且可使得 aHUS 患者出现时间依赖性的、显著的肾功能改善。虽然抗 C5 单抗前景看好，但其费用极为昂贵，推广尚需时日。aHUS 患者预后多较差，3 年内约 53% 的患者死亡或发展至终末期肾脏病。其中 H 因子、C3 和 B 因子基因突变者预后最差，肾移植后复发率很高；MCP 基因突变者预后最好，可自发缓解，理论上肾移植后无复发；I 因子基因突变者预后居中[42]。

（二）TTP

1. 血浆置换　为治疗 TTP 患者首选的方法。血浆置换的机制是纠正 ADAMTS13 的缺乏 / 不足，去除导致内皮细胞损伤和血小板聚集的不利因子和自身抗体。血浆置换的原则是：早期、足量、优质、联合，只要患者有明显的血小板减少与微血管病性溶血性贫血，不能用其他的疾病解释时，即可开始使用。在开始治疗的前两天，每天置换 1.5 个血浆容量（约 60ml/kg），以后每天置换 1 个血浆容量（约 40ml/kg）直至血小板计数正常和溶血消失[56]。如治疗有效（一般在 1 ~ 2 周内）则血清 LDH 水平下降，血小板增高，神经系统症状恢复。有学者认为，通常在血清 LDH 水平下降至 400U/L 时，即可停止血浆置换。血浆置换疗法中不应用冷沉淀物，以免大量 vWF 因子触发血管内血小板聚集而加重疾病）[48]。

2. 血浆输注　对于无条件进行血浆置换者或为先天性 TTP 患者，可行血浆输注以补充 ADAMTS13。因本法可使患者的 ADAMTS13 水平一过性上升，故也可视为一种替代疗法。慢性 / 复发性 TTP 或维持性血液透析、持续血小板减少的 TTP 患者，每 2 ~ 3 周预防性的输注血浆可缓解症状及预防严重并发症。其他可维持正常或轻度异常的血小板计数的患者，仅需在病情急性加重时输注血浆，推荐剂量为 20 ～ 40ml/（kg·d），并注意输入液体量的平衡[61]。单纯血浆输注的疗效不如血浆置换，多与糖皮质激素、静脉免疫球蛋白输注、环孢素 A 等联合使用[62]。

3. **糖皮质激素及免疫抑制剂**　获得性 TTP 被认为是一种自身免疫病，因此提示可应用免疫调节疗法。但大部分学者认为，单独使用这类药物对 TTP 患者的治疗效果并不满意，多推荐在血浆置换治疗的同时配合糖皮质激素或免疫抑制剂：起始量多为泼尼松 60 ～ 80mg/d，必要时可增至100 ～ 200mg/d；也有学者推荐甲泼尼龙（200mg/d）或地塞米松（10 ～ 15mg/d）静脉输注 3 ～ 5天后过渡至泼尼松 1.0mg/kg，但疗程上不详[61]；免疫抑制剂主要适用于难治和复发性 TTP 患者，常用的药物有长春新碱、环孢素 A、环磷酰胺、硫唑嘌呤等。其中，长春新碱能够改变血小板膜蛋白受体，阻止 vWF 多聚体与血小板的结合，抑制血小板聚集，另外它还有免疫调节作用，防止体内 IgG 型抗体对内皮细胞的损伤，故较为常用，剂量为每周静脉注射 1 次，每次 1 ～ 2mg，连用4 周[48]。

4. **脾切除**　本法去除了扣押和破坏血小板和红细胞的场所，也去除了 vWF 片段产生的部位，在部分难治患者中有效[56]。

5. **输注血小板**　由于本法可能加重血小板聚集和微血管血栓，使病情恶化，故除非出现致命性出血或颅内出血，在 TTP 患者中血小板输注是禁忌的[56]。

6. **新型疗法**

（1）针对 B 淋巴细胞表面 CD20 的单克隆抗体——利妥昔单抗。理论上来讲，利妥昔单抗可以清除产生抗 ADAMTS13 抑制性抗体的 B 细胞，及递呈抗原至活化 T 细胞的 B 细胞。在应用利妥昔单抗治疗后，外周 B 细胞需 6 ～ 12 个月逐渐恢复。有研究发现利妥昔单抗可用于治疗难治性或多次复发的 TTP 患者，会使 ADAMTS13 活性升高或抗 ADAMTS13 的抗体滴度下降，但应用利妥昔单抗尚不能维持病情长期缓解。大多数报道所推荐的剂量为每周 375mg/m^2，疗程为 2 ～ 8 周[63-65]。

（2）补充 ADAMTS13：源自血浆纯化的 ADAMTS13 或克隆 ADAMTS13 基因，获得功能性的 ADAMTS13 重组蛋白，并给予患者补充。虽然本法仍处于研究阶段，但从理论上讲，采用重组ADAMTS13 的治疗对于先天性 TTP 患者进行替代治疗应该具有较好的前景。

7. **预后**　急性 TTP 患者在 20 世纪 60 年代死亡率近 100%，死亡原因以中枢神经系统出血或血栓性病变为主，其次为肾衰竭。但目前由于诊断水平提高、ICU 支持治疗的改进和及时应用血浆疗法，该病生存率已达 90%。另外，随着急性 TTP 患者生存率的提高及随访时间的延长，有学者发现部分患者可以在病情完全缓解后复发，但需与急性 TTP 未达到完全缓解而再次发作相鉴别，后者多与停止治疗过早有关。复发性 TTP 常在首次发作完全缓解 4 周以后出现，少数可在数月或数年以后，虽然每次发作的适时治疗均可有效，且部分患者还有自发缓解趋势，但复发性 TTP 患者长期预后仍较差。ADAMTTS13 活性的水平是目前一个比较理想的判断预后的指标，如果患者在病情缓解时 ADAMTS13 活性仍然低下，将有 60% 的比例将复发；若病情缓解时 ADAMTS13 活性正常，则复发率仅为 19%。继发性 TTP 患者的预后通常与其原发病控制与否有关。

综上所述，血栓性微血管病是一组具有相似临床-病理表现的综合征，存在多种病因，共同发病机制为内皮细胞损伤继发血管内微血栓形成，临床表现核心为微血管病性溶血性贫血和血小板减少，不同病因引起的 TMA 治疗和预后有很大差异，故分析及鉴别其病因对于指导该类患者进行合理治疗和最大限度地改善该类患者的长期预后至关重要。

本章阐述的内容不过是该类疾病"冰山上的一角"，目前临床上对其的认识还较为有限，整体预后并不乐观，但相信随着相关发病机制基础研究的进展、肾脏病理深一步的认知（特别是免疫荧光和电镜检查的重要性）及新型基因-生物学治疗体系的突破，结合发病机制给予患者个体化治疗才是方向。

（于　峰　赵明辉）

1. KAPPLER S, RONAN-BENTLE S, GRAHAM A. Thrombotic microangiopathies (TTP, HUS, HELLP). Emerg Med Clin North Am, 2014, 32(3):649-671.

2. ROSOVE MH. Thrombotic microangiopathies. Semin Arthritis Rheum, 2014, 43(6):797-805.

3. 王海燕. 肾脏病学. 3 版. 北京：人民卫生出版社, 2008 :1539.

4. BESBAS N, KARPMAN D, LANDAU D, et al. A classification of hemolytic uremic syndrome and thrombotic thrombocytopenic purpura and related disorders. Kidney Int, 2006, 70:423-431.

5. GEORGE JN, NESTER CM. Syndromes of thrombotic microangiopathy. N Engl J Med, 2014, 371(7):654-666.

6. RILEY LW, REMIS RS, HELGERSON SD, et al. Hemorrhagic colitis associated with a rare Escherichia coli O157 :H7 serotype. N Engl J Med, 1983, 308:681-685.

7. KARMALI MA, STEELE BT, PERRIC M, et al. Sporadic cases of hemolytic-uremic syndrome associated with faecal verotoxin and cytotoxin producing Escherichia coli in stools. Lancet, 1983, 1:619-620.

8. REMUZZI G, RUGGENENTI P. The hemolytic uremic syndrome. Kidney Int, 1995, 47:2-19.

9. FRANK C, WERBER D, CRAMER JP, et al. Epidemic profile of Shiga-toxin-producing Escherichia coli O104: H4 outbreak in Germany. N Engl J Med, 2011, 365(19):1771-1780.

10. MENNE J, NITSCHKE M, STINGELE R, et al. Validation of treatment strategies for enterohaemorrhagic Escherichia coli O104:H4 induced haemolytic uraemic syndrome: case-control study. BMJ, 2012, 345:e4565.

11. O'BRIEN AD, LIVELY TA, XHANG TW, et al. Purification of Shigella dysenteriae 1 (Shiga)-like toxin from Escherichia coli O157:H7 strain associated with haemorrhagic colitis. Lancet, 1983, 2(8349):573.

12. DE LOO DMWM, MONNENS LAH, VAN DER VELDEN TJAM, et al. Binding and transfer of verocytotoxin by polymorphonuclear leukocytes in hemolytic uremic syndrome. Blood, 2000, 95:3396-3402.

13. GALBUSERA M, MORIGI M, IMBERTI B, et al. Verotoxin-1 (VT-1) induces thrombus formation on microvascular endothelium under flow relevance for the distribution of lesions in D+HUS. J Am Soc Nephrol, 1998, 9354A.

14. FORSYTH KD, SIMPSON AC, FITZPATRIC MM, et al. Neutrophil-mediated endothelial injury in haemolytic uremic syndrome. Lancet, 1989, 19:411-414.

15. KLEIN PJ, BULLA M, NEWMAN RA, et al. Thomsen-Friedenreich antigen in haemolytic-uremic syndrome. Lancet, 1977, 2:1024-1025.

16. NORIS M, RUGGENENTI P, TODESCHINI M, et al. Increased nitric oxide formation in recurrent thrombotic microangiopathies: a possible mediator of microvascular injury. Am J Kidney Dis, 1996, 27:790-796.

17. SPORN L, CHAVIN S, MARDER V, et al. Biosynthesis of von Willebrand protein by human megakaryocytes. J Clin Invest, 1985, 76(3):1102-1106.

18. TSAI H-M, SUSSMAN II, GINSBURG D, et al. Proteolytic cleavage of recombinant type 2A von Willebrand factor mutants R834W and R834Q: inhibition by doxycycline and by monoclonal antibody VP-1. Blood, 1997, 89(6):1954-1962.

19. FUJIKAWA K, SUZUKI H, MCMULLEN B, et al. Purification of human von Willebrand factor-cleaving protease and its identification as a new member of the metalloproteinase family. Blood, 2001, 98(6):1662-1666.

20. TSAI HM, LIAN ECY. Antibodies to von Willebrand factor-cleaving protease in acute thrombotic thrombocytopenic purpura. N Engl J Med, 1998, 339(22):1585-1594.

21. LIU K, MITTLEMAN A, SPROUE E, et al. Renal toxicity in man treated with mitomycin C. Cancer, 1971, 28(5):1314-1320.

22. LEE BH, KWAK SH, SHIN JI, et al. Atypical hemolytic uremic syndrome associated with complement factor H autoantibodies and CFHR1/CFHR3 deficiency. Pediatr Res, 2009, 66(3):336-340.

23. RODRíGUEZ DE CÓRDOBA S, ESPARZA-GORDILLO J, GOICOECHEA DE JORGE E, et al. The human complement factor H: functional roles, genetic variations and disease associations. Mol Immunol, 2004, 41(4):355-367.

24. VAN SETTEN PA, MONNENS LAH, VERSTRATEN RGG, et al. Effects of verocytotoxin-1 on nonadherent

human monocytes: binding characteristics, protein synthesis, and induction of cytokine release. Blood, 1996, 88:174-183.

25. NORIS M, REMUZZI G. Atypical hemolytic-uremic syndrome. N Engl J Med, 2009, 361(17):1676-1687.

26. BOYCE TG, SWERDLOW DL, GRIFFIN PM. Escherichia coli O157:H7 and the hemolytic uremia syndrome. N Engl J Med, 1995, 333(6):364-368.

27. DRAGON-DUREY MA, FRÉMEAUX-BACCHI V, LOIRAT C, et al. Heterozygous and homozygous factor H deficiencies associated with hemolytic uremic syndrome or membranoproliferative glomerulonephritis: report and genetic analysis of 16 cases. J Am Soc Nephrol, 2004, 15(3):787-795.

28. ZOJA C, CORNA D, FARINA C, et al. Verotoxin glycolipid receptors determine the localization of microangiopathic process in rabbits given verotoxin-1. J Lab Clin Med, 1992, 120(2):229-238.

29. DELVAEYE M, NORIS M, DE VRIESE A, et al. Thrombomodulin mutations in atypical hemolytic-uremic syndrome. N Engl J Med, 2009, 361(4):345-357.

30. LEMAIRE M, FRÉMEAUX-BACCHI V, SCHAEFER F, et al. Recessive mutations in DGKE cause atypical hemolytic-uremic syndrome. Nat Genet, 2013, 45(5):531-536.

31. MCDONALD SP, SHANAHAN EM, THOMAS AC, et al. Quinine-induced hemolytic uremic syndrome. Clin Nephrol, 1997, 47(6):397-400.

32. SPERATI CJ, MOLITERNO AR. Thrombotic microangiopathy: focus on atypical hemolytic uremic syndrome. Hematol Oncol Clin North Am, 2015, 29(3):541-559.

33. VAN DER HEIJDEN M, ACKLAND SP, DEVERIDGE S. Haemolytic uremic syndrome associated with bleomycin, eprubicin and cisplatin chemotherapy: a case report and review of the literature. Acta Oncol, 1998, 37(1):107-109.

34. POWLES RL, CLINK HM, SPENCE D, et al. Cyclosporin A to prevent graft-versus-host disease in man after allogeneic bone marrow transplantation. Lancet, 1980, 1(8164):327-329.

35. SCHMIDT R, VENKAT K, DUMLER F. Hemolytic-uremic syndrome in a renal transplant recipient on FK506 immunosuppression. Transplant Proc, 1991, 23:3156.

36. TRIMARCHI HM, TRUONG LD, BRENNAN S, et al. FK506-associated thrombotic microangiopathy. Transplantation, 1999, 67(64):539-544.

37. SCHRIBER JR, HERTZIG GP. Transplantation-associated thrombotic thrombocytopenic purpura and hemolytic uremic syndrome. Semin Hematol, 1997, 34(2):126-133.

38. BENNETT CL, KISS JE, WEINBERG PD, et al. Thrombotic thrombocytopenic purpura after stenting and ticlopidine. Lancet, 1998, 352(9133):1036-1037.

39. BENNETT CL, CANNORS JM, CARWILE JM, et al. Thrombotic thrombocytopenic purpura associated with clopidogrel. N Engl J Med, 2000, 342(24):1773-1777.

40. MAURO M, DANG C, RAIFE T, et al. Ticlopidine-linked thrombotic thrombocytopenic purpura : association with endothelial cell apoptosis and disruption of extracellular matrix in vitro and in vivo. Blood, 1999, 94:646a.

41. TSAI H-M, RICE L, SARODE R, et al. Antibody inhibitors to von Willebrand factor to platelets in ticlopidine-associated thrombotic thrombocytopenic purpura. Ann Intern Med, 2000, 132(10):794-799.

42. BRESIN E, RURALI E, CAPRIOLI J, et al. Combined complement Gene Mutations in Atypical Hemolytic Uremic Syndrome Influence Clinical Phenotype. J Am Soc Nephrol, 2013, 24(3):475-486.

43. CHAPIN J, EYLER S, SMITH R, et al. Complement factor H mutations are present in ADAMTS13-deficient, ticlopidine-associated thrombotic microangiopathies. Blood, 2013, 121(19):4012-4013.

44. SKERKA C, ZIPFEL PF, MÜLLER D, et al. The autoimmune disease DEAP-hemolytic uremic syndrome. Semin Thromb Hemost, 2010, 36(6): 625-632.

45. RUGGENENTI P, REMUZZI G. The pathophysiology and management of thrombotic thrombocytopenic purpura. Eur J Haematol, 1996, 56(4):191-207.

46. ZINI G, D'ONOFRIO G, BRIGGS C, et al. International Council for Standardization in Haematology (ICSH) ICSH recommendations for identification, diagnostic value, and quantitation of schistocytes. Int J Lab Hematol, 2012, 34(2):107-116.

47.　ZHENG XL, KAUFMAN RM, GOODNOUGH LT, et al. Effect of plasma exchange on plasma ADAMTS13 metalloprotease activity, inhibitor level, and clinical outcome in patients with idiopathic and nonidiopathic thrombotic thrombocytopenic purpura. Blood, 2004, 103(11):4043-4049.

48.　SCULLY M, HUNT BJ, BENJAMIN S, et al. Guidelines on the diagnosis and management of thrombotic thrombocytopenic purpura and other thrombotic microangiopathies. Br J Haematol, 2012, 158(3):323-335.

49.　BÖHM M, BETZ C, MIESBACH W, et al. The course of ADAMTS-13 activity and inhibitor titre in the treatment of thrombotic thrombocytopenic purpura with plasma exchange and vincristine. Br J Haematol, 2005, 129(5):644-652.

50.　MORI Y, WADA H, GABAZZA EC, et al. Predicting response to plasma exchange in patients with thrombotic thrombocytopenic purpura with measurement of vWF-cleaving protease activity. Transfusion, 2002, 42(5):572-580.

51.　TSENG SC, KIMCHI-SARFATY C. SNPs in ADAMTS13. Pharmacogenomics, 2011, 12(8):1147-1160.

52.　KOKAME K, MATSUMOTO M, SOEJIMA K, et al. Mutations and common polymorphisms in ADAMTS13 gene responsible for von Willebrand factor-cleaving protease activity. Proc Natl Acad Sci U S A, 2002, 99(18): 11902-11907.

53.　王彩霞, 刘圳奋, 王丽红. 血栓性血小板减少性紫癜误诊分析及防范措施. 中国医师进修杂志, 2012, 35(16) :69-71.

54.　林果为, 余润泉. 造血系统疾病的诊断及鉴别诊断. 天津:天津科学技术出版社, 2004.

55.　化范例, 蔡则骥. 血小板疾病. 林果为. 实用内科学. 13 版. 北京:人民卫生出版社, 2009 :2590-2596.

56.　化范例, 蔡则骥. 血栓性血小板减少性紫癜和溶血尿毒综合症 // 林果为. 实用内科学. 13 版. 北京:人民卫生出版社, 2009 :2595.

57.　SERNA IV A, BOEDEKER EC. Pathogenesis and treatment of Shiga toxin-producing Escherichia coli infections. Curr Opin Gastroenterol, 2008, 24(1):38-47.

58.　SKERKA C, JÓZSI M, ZIPFEL PF, et al. Autoantibodies in haemolytic uraemic syndrome (HUS). Thromb Haemost, 2009, 101(2):227-232.

59.　KÖSE Ö, ZIMMERHACKL LB, JUNGRAITHMAYR T, et al. New treatment options for atypical hemolytic uremic syndrome with the complement inhibitor eculizumab. Semin Thromb Hemost, 2010, 36(6): 669-672.

60.　LEGENDRE CM, LICHT C, MUUS P, et al. Terminal complement inhibitor eculizumab in atypical hemolytic-uremic syndrome. N Engl J Med, 2013, 368(23): 2169-2181.

61.　血栓性血小板减少性紫癜诊断与治疗中国专家共识(2012 年版). 中华血液学杂志, 2012, 33(11):983-984.

62.　张之南, 沈悌. 血液病诊断及疗效评价. 北京:科学出版社, 2007 :176-180.

63.　崔静, 朱铁楠, 邹农, 等. 利妥昔单抗治疗难治及复发性血栓性血小板减少性紫癜的疗效及安全性. 中国医学科学院学报, 2013, 35(1):116-120.

64.　BRESIN E, GASTOLDI S, DAINA E, et al. Rituximab as pre-emptive treatment in patients with thrombotic thrombocytopenic purpura and evidence of anti-ADAMTS13 autoantibodies. Thrombosis and Haemostasis, 2009, 101(2):233-238.

65.　HULL MJ, EICHBAUM QG. Efficacy of rituximab and concurrent plasma exchange in the treatment of thrombotic thrombocytopenic purpura. Clin Adv Hematol Oncol, 2006, 4(3):210-214.

第二节　抗磷脂综合征

　　抗磷脂抗体（antiphospholipid antibodies）由一组异质性抗体组成，包括狼疮抗凝物（lupus anticoagulant）和抗心磷脂抗体（anticardiolipin antibodies）[1-4]。狼疮抗凝物首先在系统性红斑狼疮（SLE）患者中发现，是一种获得性的抑制凝血的物质，体外研究发现其可以延长磷脂依赖的凝血反应，但临床上并不与出血性并发症相关。抗心磷脂抗体则可识别固相免疫试验中带阴离子的磷脂，可引起梅毒血清假阳性反应[5]。狼疮抗凝物和抗心磷脂抗体密切相关，目前抗磷脂综合征患者中2/3存在上述两种抗体。

尽管抗磷脂抗体在1900年就已经发现，但直到20世纪80年代认识到抗磷脂抗体与血栓栓塞性病变的发生相关才引起重视。抗磷脂综合征中约1/3患者反复发生动静脉血栓[6]。动脉血栓主要发生在脑血管，而静脉血栓主要发生在下肢并可引起肺栓塞。抗磷脂抗体及其相关的血栓形成称为抗磷脂综合征（antiphospholipid syndrome，APS），产科并发症则是其特点之一，常见反复流产、死胎和胎儿发育迟缓。其他临床表现则多种多样。可分为原发性和继发性，原发性指表现为孤立的抗磷脂综合征[7,8]，而继发性指发生于其他疾病基础上，如系统性红斑狼疮[9]。

一、发病机制

本病具有一定的遗传背景，即患病者亲属也具有更高的患病风险或是携带抗磷脂抗体的比例。如在一项关注23例抗心磷脂抗体阳性的患者研究中，他/她们的87名亲属中有29例（33%）同样携带此抗体[10]。而在加拿大、德国、意大利和墨西哥患者人群中，抗磷脂抗体与HLA-DR7密切相关，美国及西班牙人群中则是HLA-DQ7[11]。还有研究者发现狼疮抗凝物阳性患者Ⅴ因子 $G1691A$ 基因突变携带者中静脉血栓发生率高于无基因突变者[58]。

20世纪90年代研究发现狼疮抗凝物和抗心磷脂抗体并非识别带阴离子的磷脂本身而是识别一种结合到带阴离子物质（并不一定是磷脂）表面的血浆蛋白。其中 β_2-糖蛋白Ⅰ（β_2-GPⅠ）和（人）凝血酶原是最常见的靶抗原。在检测抗心磷脂抗体的免疫试验中 β_2-GPⅠ是必需的[12]。在磷脂依赖的抗凝试验中，β_2-GPⅠ[13]和抗凝血酶原抗体[14]均可提高狼疮抗凝物的活性[15,16]。

（一）抗 β_2-GPⅠ抗体

1990年，三个独立的研究同时发现在检测抗心磷脂抗体时依赖血浆蛋白中的一种辅助因子[12,17,18]。该因子后来被证实为 β_2-GPⅠ[17,19]。

β_2-GPⅠ是单链糖蛋白，分子量70kDa。其血浆浓度约为4μmol/L（0.2mg/ml），可能主要在肝脏合成。约40%的 β_2-GPⅠ与血浆中各类脂蛋白结合，特别是富含甘油三酯的脂蛋白[20]。重组的 β_2-GPⅠ仍可保留辅助因子的活性[21,22]，而且其糖基化不同的各种异构体也具有辅助因子的活性[23]，说明其糖基化与其辅助因子的活性无关。

虽然 β_2-GPⅠ在体外具有较弱的抗凝活性，但其生理作用不清。血清 β_2-GPⅠ水平下降并未增加发生血栓的危险[24]。甚至在抗磷脂抗体阳性的患者血浆中发现其 β_2-GPⅠ水平既可增高[25]也可正常[26]。

值得注意的是抗心磷脂抗体在感染性疾病中也可以阳性，但多为一过性。而且感染相关的抗体其主要靶抗原为心磷脂本身，并非 β_2-GPⅠ，患者也没有发生血栓的危险。而"自身免疫性"的抗心磷脂抗体则与临床出现的抗磷脂综合征相关，其靶抗原主要为 β_2-GPⅠ。有人认为应将其重新命名为抗 β_2-GPⅠ抗体。应用免疫试验检测抗 β_2-GPⅠ抗体时，将 β_2-GPⅠ直接包被到普通的聚苯乙烯板并不成功，而 β_2-GPⅠ和带阴离子磷脂的复合物包被聚苯乙烯板则获得成功；此外，将 β_2-GPⅠ直接包被到γ射线处理过的聚苯乙烯板或高密度聚氯乙烯板也获得成功[17,27]。这可能与抗 β_2-GPⅠ抗体的亲和力较低有关，其解离常数Kd在 $10^{-6} \sim 10^{-5}$[28,29]。在IgG亚型的研究中，Arvieux等发现同时识别心磷脂和 β_2-GPⅠ的抗体中IgG$_2$亚型较为突出，只有抗心磷脂、无抗 β_2-GPⅠ活性时则IgG$_3$较为常见[30]。

抗磷脂综合征中约50%存在抗 β_2-GPⅠ抗体。该抗体一般不具有抗凝活性[17,31]。但部分抗 β_2-GPⅠ抗体可干预磷脂依赖的凝血试验[13,32]。狼疮抗凝物的活性严格依赖 β_2-GPⅠ的存在，研究发现抗 β_2-GPⅠ抗体也具有狼疮抗凝物的活性[13]。

（二）抗凝血酶原抗体

凝血酶原（prothrombin）是抗磷脂抗体另一种常见的靶抗原。抗凝血酶原抗体并非中和抗体，不能抑制凝血酶原与凝血酶的转换但可引起不同程度的低凝血酶原血症[33]。抗磷脂综合征中约50%抗凝血酶原抗体阳性[34,35]。检测抗凝血酶原抗体与检测抗 β_2-GPⅠ抗体较为类似，凝血酶原需包被在γ射线处理过的聚苯乙烯板[34]或高密度聚氯乙烯板[35]，而不能直接包被到普通聚苯乙烯板[35]。抗凝血酶原抗体可识别人或牛的凝血酶原，但人凝血酶原的抗原性更好[34,35]。把凝血酶原结合到磷脂酰丝氨酸（phosphatidylserine）和钙离子预处理的ELISA板则效果更佳，其阳性率可高达90%[14]。将人凝血酶原与六角Ⅱ磷脂酰乙醇胺（hexagonal Ⅱ phosphatidylethanolamine）相结合也可以被抗凝血酶抗体识别[36]。

有研究报道心肌梗死患者血清中的抗凝血酶原抗体可与纤维蛋白原（plasminogen）发生交叉反应[37]，提示该抗体可能干预纤溶系统。抗凝血酶原抗体可以在很多炎症性疾病中检测到，如感染性单核细胞增多症中约3%，而类风湿因子阳性者则可达到54%[38]。因此该抗体并非抗磷脂综合征的特异性抗体。人血浆中多数识别凝血酶原与磷脂复合物的抗体具有狼疮抗凝物的活性[14,31]。

抗β₂-GP I抗体和抗凝血酶原抗体均具有狼疮抗凝物的活性，但通过不同的机制影响磷脂依赖的凝血试验。因此患者的狼疮抗凝活性可能由于二者共同作用的结果。在一项针对28例血浆狼疮抗凝物阳性患者的研究中，抗凝活性仅依赖抗凝血酶原抗体和抗β₂-GP I抗体者分别为4和7例，多数患者血浆的抗凝活性与二者均相关[39]。

（三）抗磷脂抗体产生的机制

虽然抗磷脂综合征患者血清中可以检测到抗β₂-GP I抗体和抗凝血酶原抗体等自身抗体，但其产生的原因尚不清楚。近年来的研究提示可能与感染因素相关。Cervera等对1998—2003年间报道的100例抗磷脂综合征患者进行了一项荟萃分析，发现多数患者血栓性并发症的发生可能与各种感染相关。其中存在皮肤感染者达到18%，HIV感染为17%，肺炎为14%，丙型肝炎病毒感染为13%，泌尿系感染为10%[40]。进一步的试验研究通过分析β₂-GP I及其合成肽的氨基酸序列和蛋白质结构，发现其与某些细菌或病毒的蛋白质可能存在部分氨基酸序列或蛋白质结构上的类似，因此提出了抗磷脂抗体产生的"分子模拟"（molecular mimicry）理论。此外，患者体内可能存在部分可交叉识别β₂-GP I的自身免疫性T细胞或血清中存在少量天然的抗β₂-GP I抗体，在感染等诱因激发下发生自身免疫反应而造成抗磷脂综合征[41]。但上述理论有待进一步证实。

（四）其他抗磷脂抗体和可能的血栓形成机制

其他可被抗磷脂抗体识别的抗原包括蛋白C[42]、蛋白S[42]、膜联蛋白Ⅴ（annexin Ⅴ）[43]、小分子和大分子的激肽原（kininogen）[44]、凝血因子Ⅻ[45]和组织型纤溶酶原激活剂[46]。由于多数蛋白参与了凝血及其调节机制，因此上述抗体可以影响蛋白质抗原的浓度或功能从而打乱了促凝和抗凝之间的平衡，部分患者则可增加血栓形成的危险。

但是对蛋白C系统凝血功能有影响的自身抗体其靶抗原却不一定是蛋白C或蛋白S。抗磷脂酰乙醇胺（phosphatidylethonolamine）的抗体就可以抑制抗磷脂综合征患者血浆中蛋白C的抗凝活性[47]。另一组研究则证实狼疮抗凝物的IgG抗体可以影响蛋白C的功能，使其不能灭活活化的Ⅴ因子[48]，并进一步证明具有该效应的是抗β₂-GP I抗体，而不是抗凝血酶原抗体[49]。Rand等发现患抗磷脂综合征的妊娠女性其合胞体滋养层（syncytial trophoblast）缺乏附件素Ⅴ[50]。他们进一步的研究还发现IgG型抗磷脂抗体（主要是抗β₂-GP I抗体）既可以减少附件素Ⅴ与磷脂的结合，又可减少附件素Ⅴ的抗凝活性[51]，并认为抗磷脂抗体和β₂-GP I的复合物可以取代膜上结合的具有抗凝活性的附件素Ⅴ。但这一观点未能被他人的研究证实[52]。既往研究还发现抗β₂-GP I抗体可抑制组织因子途径中磷脂依赖的抑制剂的活性，使其不能灭活Ⅹ因子[53]。而内源性Ⅹa产生增加可能是抗磷脂综合征患者发生血栓的病理生理机制之一。

血管内血栓形成与血管内皮功能关系密切。近年来的一系列研究发现抗磷脂抗体，特别是抗β₂-GP I抗体可以通过活化内皮细胞核因子κB（NF-κB）上调上皮细胞表达各种黏附分子，其中包括细胞间黏附分子1（ICAM-1）、血管细胞黏附分子1（VCAM-1）和E选择素等[54]。近期研究还发现抗磷脂抗体可以诱发单个核细胞和内皮细胞组织因子的表达[54,55]。内皮细胞的活化与组织因子水平的增加也可能具有促凝作用，有可能为抗磷脂综合征的发病机制之一。而2014年最新的研究指出mTORC通路可能是APS发病的重要分子机制途径[56,57]。

综上所述，表14-1-2-1总结了目前有关APS发病机制的概况，而且特别列出了相应的治疗靶点。

表 14-1-2-1 抗磷脂抗体综合征（APS）的发病机制

机制假说	APS 在人类生物学标志物的研究	利用人体组织在体外进行机制研究	APS 的动物模型	Non-APS 血栓形成的动物模型	靶向治疗
增强的氧化应激	在 APS 的患者中氧化 β₂-GP I 水平增加；对氧磷脂酶活性降低；脂质过氧化反应的副产物增多；来自于 APS 患者的单核细胞内 ROS 增加	β₂-GP I 的自由巯基的形成使内皮免受 ROS 损伤；抗磷脂抗体促进细胞内 ROS 的增加		ROS 在小鼠血栓形成中的作用	NAC 抑制 ROS 介导的血栓形成；辅酶 Q10 抑制抗磷脂抗体介导的 ROS 增殖
eNOS 功能损伤	APS 患者损伤内皮一氧化氮-依赖性血管松弛和减少亚硝酸盐水平	来自于抗磷脂抗体的女性的 HDL 胆固醇抑制内皮细胞的一氧化氮生产	缺乏 eNOS 的老鼠对抗磷脂抗体介导的血栓形成没有增强作用		他汀类药物上调 eNOS 活性（这可以解释它们在体外实验和体内 APS 小鼠模型中的保护作用）
抗 β₂-GPI 抗体激活受体	抗 β 体体激活受体与狼疮抗凝活性与有血栓形成相关的 APS 有强烈相关性	相关的靶向受体在血小板上是 ApoE 受体 2 和糖蛋白是膜联蛋白 Iba；内皮细胞是膜联蛋白 A2、TLR2 和 TLR4；内皮细胞的是膜联蛋白 A2、TLR2 和 TLR4	ApoE 受体 2 敲除的老鼠，膜联蛋白 A2 基因敲除老鼠，和 LPS 不敏感老鼠免受抗磷脂抗体介导的血栓形成		在体内和体外实验中 ApoE 受体 2 的类似物 A1 和合成的功能模拟 I 抑制抗 β 制抗体介导的信号反应；在小鼠模型中，NAC 抑制血栓形成相关的 TTP
增加组织因子的表达和激活	在 APS 患者中显示出组织因子的表达增多	由抗磷脂抗体的抗体引起组织因子上调已在单核细胞和中性粒细胞和内皮细胞内被证明	组织因子在 APS 相关的血栓性微血管病中起一定作用[54]		PDI 抑制剂降低了小鼠血栓的形成；在组织因子依赖的 APS 的小鼠模型中他汀类药物抑制血栓形成
增加XI因子自由巯基的形成	APS 患者 XI 因子的自由巯基水平升高	PDI-治疗或硫氧还蛋白治疗，XI 因子最快转为 XI a 因子		在病理性血栓形成中 XI 因子起着至关重要的作用	在老鼠和灵长类动物中 PDI 抑制剂和 XI 因子抑制剂降低体内血栓形成
膜联蛋白 A5 保护层的破坏	膜联蛋白 A5 阻力抗凝剂活性与临床 APS 相关	减少膜联蛋白 A5 显示出抗磷脂抗体治疗在内皮细胞中			羟氯喹在体外实验中抑制膜联蛋白 A5 保护层的抗 β 护层的抗磷脂抗体的破坏在老鼠体内降低血栓形成相关的 APS

续表

机制假说	APS 在人类生物学标志物的研究	利用人体组织在体外进行机制研究	APS 的动物模型	Non-APS 血栓形成的动物模型	靶向治疗
抗体介导的补体 C3、C5 的激活	在抗磷脂抗体阳性的病人的胎盘中与正常对照组相比显出过度的补体激活	ca5 结合并激活中性粒细胞，诱导组织因子上调	在 APS 小鼠的血栓和流产模型中补体起调节作用		C5 抑制剂依库库珠单抗改善了恶性的 APS
增加 TLR7 和 TLR8 的表达，敏化 TLR7 TLR8 受体激动剂		抗磷脂抗体诱导 TLR7 和 TLR8 的上调在浆样树突状细胞内，增加他们对 TLR7 和 TLR8 激动剂作用的敏感性	在 NZW x BXSB F1 小鼠中一个自发的 APS 小鼠模型是由 TLR7 复制导致的		在体外实验中，羟氯喹抑制 TLR7 的激活；在系统性红斑狼疮中羟氯喹的应用与持续的低概率的抗磷脂抗体阳性相关
↑BAFF					BAFF 抑制剂贝利单抗可以预防 NZW 贝利单抗可以预防老鼠中血栓的形成

注：ApoE：载脂蛋白 E；BAFF：B 细胞激活因子；β₂-GPI：β₂- 糖蛋白 I；eNOS：内皮－氧化氮异构酶；HDL：高密度脂蛋白；LPS：脂多糖；NAC：N－乙酰半胱氨酸；PDI：蛋白二硫化物异构酶；ROS：活性氧；SLE：系统性红斑狼疮；TLR2：toll 样受体 2；LR4：toll 样受体 4；TLR7：toll 样受体 7；TLR8：toll 样受体 8；TTP：血栓性血小板减少性紫癜（摘自 Giannakopoulos B，Krilis SA. The pathogenesis of the antiphospholipid syndrome. N Engl J Med，2013，368（11）:1033-1044）

二、抗磷脂综合征的分类及临床表现

抗磷脂综合征分类诊断标准的国际共识[59]于1999年制订（表14-1-2-2），在2006年进行了修订，即所谓的Sapporo标准[60]。2013年在巴西里约热内卢召开的第14届国际APS大会上再次核定了此分类体系[61]。动静脉血栓形成和产科并发症为其重要的临床特点。血小板减少与抗磷脂综合征的相关性并不肯定，不再作为诊断标准之一。血小板减少一般只见于20%～40%抗磷脂抗体阳性患者，由于其血小板减少的程度多数较轻且无临床症状，因此多不需要治疗[62]。由于缺乏实验证据、仅有散发病例与抗磷脂抗体相关，其他表现如自身免疫性溶血、舞蹈病（chorea）、偏头痛、多发性硬化样综合征、网状青斑和心脏瓣膜病等均不能作为特异性诊断的指标。

表 14-1-2-2　抗磷脂综合征分类诊断标准 [59]

确诊抗磷脂综合征需要至少满足1项临床标准和1项实验室检查标准：

临床标准

1. 血管内血栓形成 发生一次或多次动脉、静脉或小血管的血栓形成，血栓形成需要客观证据证实，如影像学、多普勒超声或组织病理学检查（后者应无血管壁炎症的表现）

2. 妊娠并发症

a. 一次或多次无诱因胎死宫内，一般发生在妊娠10周以后，B超或直接检查胎儿形态正常；或
b. 一次或多次早产，一般发生在妊娠34周以后，多有严重先兆子痫或严重胎盘功能不全；或
c. 连续三次或三次以上无诱因自发流产，除外母体、解剖、激素水平异常以及父母染色体异常

实验室检查标准

1. 中等或高滴度血 IgG 或 IgM 型抗心磷脂抗体阳性至少2次，其间间隔至少6周。采用标准 ELISA 法检测 β_2-GP I依赖性抗体阳性
2. 血浆狼疮抗凝物至少两次阳性，其间间隔至少6周。检测方法应符合 SCC（Scientific Standardization Committee, SCC）下属的委员会制订的狼疮抗凝物/磷脂依赖性抗体检测的标准化指南

抗磷脂综合征属于一种系统性疾病。除肾脏外，还有其他脏器的广泛受累。因血管内血栓形成造成相应脏器的供血不良，从而引起不同的临床表现或综合征（表14-1-2-3）。近期有学者使用整体抗磷脂综合征评分体系（global antiphospholipid syndrome score，GAPSS）对该病血栓风险进行了前瞻性队列的评估，值得关注[63]。

表 14-1-2-3　与抗磷脂抗体相关的临床表现或疾病

中枢神经系统

大脑动静脉血栓形成，脑血管意外或一过性脑缺血发作（TIA），舞蹈病，偏头痛，精神分裂症，癫痫，感音性听力下降，脊髓横断病变，定向力障碍，脑假瘤，视网膜静脉血栓形成，多发性硬化样综合征

胃肠道

肝坏死，非钙化性胆囊炎，Budd-Chiari 综合征，肠缺血

血管疾病

动脉粥样硬化，心脏瓣膜病，急性心肌梗死，心脏舒张功能不全，心脏内血栓形成，心肌病，Buerger 病

皮肤

网状青斑，皮肤溃疡，裂片型出血（亚急性心内膜炎的指甲下线状出血），浅表血栓性静脉炎，远端皮肤缺血

骨

无血管性坏死（avascular necrosis），骨髓坏死

产科

反复流产，先兆子痫，胎儿发育迟缓，HELLP 综合征

肾脏

肾动脉血栓形成，肾静脉血栓形成，肾小球血栓形成，肾功能不全，肾动脉狭窄

肺

肺栓塞，肺动脉高压，急性呼吸窘迫综合征

内分泌

肾上腺功能不全，垂体功能减退

血液

血小板减少，自身免疫性溶血

原发性抗磷脂综合征和发生在自身免疫性疾病如SLE的继发性抗磷脂综合征具有相似的临床特点，血栓栓塞和产科并发症的发生率类似[64]。自身免疫性溶血、白细胞减少、心脏瓣膜病以及低补体血症更常见于继发性抗磷脂综合征[65]。从原发性抗磷脂综合征发展到SLE并不常见[66]。

（一）灾难性或微血管病性抗磷脂综合征

灾难性抗磷脂综合征最早用于指病情严重、造成多脏器衰竭的类型[67,68]。该型较为少见，但近年的一项研究却发现在近年来报道的100例抗磷脂综合征患者中，高达40%的患者符合灾难性抗磷脂综合征[40]。虽然病例选择可能有影响，但至少说明该种类型并不罕见，由于其影响往往是致命性的，应引起足够重视，2002年第10届国际抗磷脂抗体大会工作组制定了灾难性抗磷脂综合征诊断（表14-1-2-4、图14-1-2-1）和治疗的初步指南[69]。其主要表现为高滴度抗磷脂抗体阳性的患者在数天或数周内出现多发的、非炎症性的广泛内脏血管栓塞。尸解在受累脏器内可发现多发微小栓子。感染是最常见的加重因素，其他包括外科手术、药物和停用抗凝药物。由于缺少前瞻性临床试验，灾难性抗磷脂综合征治疗最佳方案并不清楚，但是至少有三个明确的目标：① 去除加重因素（表14-1-2-5）：例如控制感染，切除坏死器官，注意手术和有创性检查可加重APS[70]；② 预防和治疗血栓；③ 抑制细胞因子的"瀑布反应"。在有效的抗凝情况下可应用糖皮质激素、环磷酰胺、血浆置换和免疫球蛋白，但死亡率达50%[71]。其治疗流程见图14-1-2-2[69]。

表14-1-2-4 灾难性抗磷脂综合征分类标准[69]

（1）3个或3个以上的器官、系统/组织受累[a]

（2）同时或不超过1周时间内出现上述临床表现

（3）至少有一器官或组织经病理学证实存在小血管血栓阻塞[b]

（4）实验室确证存在抗磷脂抗体（狼疮抗凝物/抗心磷脂抗体）[c]

确定灾难性抗磷脂综合征，符合所有标准

可能的抗磷脂综合征：

1. 只有两个器官、系统/组织受累，其他标准均符合

2. 4条标准均符合，但由于患者死亡，未能间隔六周重复检测抗磷脂抗体

3. 1、2和4

4. 1、3和4，尽管经过抗凝，患者的第3个器官受累出现在1周至1个月内

注：a.临床表现血管阻塞经过影像学确证，肾脏受累的定义为肌酐升高50%以上、严重的高血压（>180/100mmHg）和/或蛋白尿（>500mg/24h）；b.组织学确证指存在重要的血栓形成证据，不管是否偶尔同时存在血管炎；c.如果患者此前未被诊断APS，根据APS诊断分类标准，实验室确证要求间隔6周以上至少两次抗磷脂抗体检测阳性

表14-1-2-5 灾难性杭磷脂抗体综合征常见诱发加重因素[70]

加重因素	百分比	加重因素	百分比
感染	35%	败血症	3%
呼吸道	15%	其他	10%
皮肤	8%	手术、创伤和有创性操作	13%
尿路	6%	肿瘤	8%

续表

加重因素	百分比	加重因素	百分比
终止抗凝／低 INR	8%	口服避孕药	3%
肥胖并发症	6%	未发现任何加重因素	35%
狼疮活动	5%		

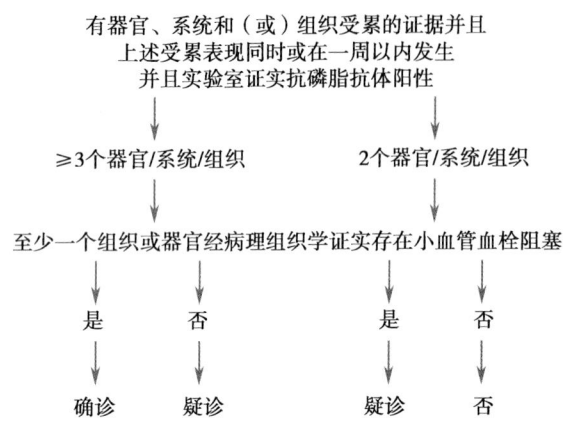

图 14-1-2-1 灾难性抗磷脂抗体综合征诊断分类流程图

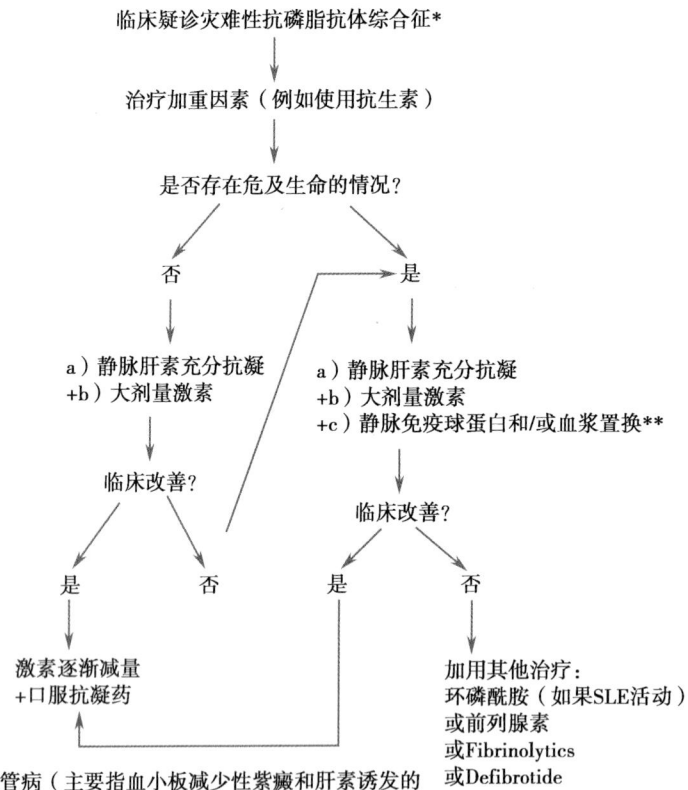

*除外其他微血管病（主要指血小板减少性紫癜和肝素诱发的血栓、血小板减少性紫癜）
**使用新鲜冰冻血浆，特别是在破碎细胞存在的情况下

图 14-1-2-2 灾难性抗磷脂抗体综合征治疗流程图

灾难性抗磷脂综合征与 HUS、TTP 等血栓性微血管病类似，常见肾脏微血管病和小血管闭塞性疾病。约70%肾脏受累且常伴有高血压，脑微血栓形成和脑水肿可引起中枢神经系统受累表现。虽不及 HUS 和 TTP 严重，但患者常有血小板减少和溶血性贫血。

（二）抗磷脂综合征肾脏受累表现

由于肾脏血运丰富，APS常见肾脏累积，其临床表现取决于受累血管管径的粗细，可表现为肾脏一级分支受累，如肾动脉血栓/肾静脉血栓，也可表现为肾脏微血管受累，即血栓性微血管病，后者又被专称为抗磷脂综合征肾病（APSN）[72,73]。患者临床上可表现为严重的高血压；蛋白尿常见，可轻度也可达肾病范围；患者多有肾功能损害，可从轻度受损到严重受损而表现为终末期肾脏病；部分患者可发生肾皮质萎缩。肾小球毛细血管血栓形成主要见于SLE伴有抗磷脂抗体的患者，可出现肾小球硬化而引起肾功能不全。肾动脉主干及其主要分支血栓形成既可以临床隐匿，也可表现为肾血管性高血压和肾梗死。肾静脉血栓形成可出现蛋白尿和肾功能不全。

部分研究探讨了抗磷脂抗体对移植肾的影响。在一组78例患者的研究中，6例抗磷脂抗体阳性患者在移植后1周移植肾出现了血栓形成[74]。而其他72例抗磷脂抗体阴性的患者在随访1年后仍无血栓性并发症。因此抗磷脂抗体阳性患者是否适合肾移植或何时开展肾移植还有待进一步研究。

（三）抗磷脂综合征与SLE

SLE患者中约25%～45%存在抗磷脂抗体，但多数患者并不一定有抗磷脂综合征的临床表现[2-4,75]。一项荟萃分析涉及29个研究和1 000多位SLE患者，其中34%狼疮抗凝物阳性，44%抗心磷脂抗体阳性[76]。虽然部分研究未能发现SLE患者中抗磷脂抗体与血栓并发症的相关性，但长期随访的研究证实了其相关性[77,78]。欧洲一项对575例狼疮肾炎患者的研究发现，IgG型抗心磷脂抗体发生率为23%，而IgM型的发生率为14%，其IgG型抗体与患者血小板减少和血栓形成明确相关[79]。另一项欧洲的多中心、前瞻性研究发现，在1 000例SLE患者5年的随访中血栓并发症的发生率为7%，IgG型抗心磷脂抗体和狼疮抗凝物与其密切相关[80]。抗磷脂抗体与抗DNA抗体和补体水平并无任何相关。

只有10%的狼疮肾炎患者肾活检可见到肾小球内有微血栓[81]，另一项针对114例SLE患者肾活检的研究发现高达1/3的患者可见到血管闭塞性病变，且与高血压和血肌酐升高相关[82]。

三、治疗原则

血栓形成是抗磷脂综合征最常见的临床表现。对抗磷脂综合征患者的治疗应权衡其发生血栓的危险性。Finazzi等报道无临床症状的患者每年发生血栓并发症的概率小于1%[83]。但已经发生血栓并发症者，其再次发生的概率为每年5%。目前认为，无症状者不需要治疗，而有高度危险者则需要终生应用口服抗凝药[84-86]。口服华法林将凝血酶原国际标准化比值（INR）维持在3以上，比低剂量华法林（INR<3）或单独应用阿司匹林更为有效[2]。但是对大多数患者而言，其发生血栓并发症的危险居中（如发生过1次），其治疗药物的种类、应用的时间和抗凝的强度尚无定论。

应用抗凝治疗时还应注意以下几个方面。首先狼疮抗凝物存在的条件下，某些合成的凝血活酶（thromboplastin）极为敏感[87]，此时INR既可反映华法林的效应，又可反映体外抗磷脂抗体的抗凝效应，因此口服抗凝的效应有可能被夸大，当INR维持在治疗范围时仍有血栓复发的危险。其次血小板减少较为常见，而应用抗凝治疗时常担心出血。两个前瞻性研究长期应用大剂量华法林来预防抗磷脂抗体阳性患者血栓并发症的复发，但出血并发症的发生分别达到每年3.1%和7.1%，危及生命的出血分别为1.9%和1.7%[85,86]。但上述研究并不能除外血小板减少或血小板功能缺陷本身的因素。因此选择抗凝治疗的时间和强度应权衡利弊。目前认为抗磷脂综合征患者中等程度的血小板减少不应影响抗凝治疗，而严重血小板减少则不应进行抗凝治疗。

总之，试验研究证实抗磷脂抗体与带阴离子的磷脂之间的结合依赖血浆蛋白的参与，抗磷脂抗体所识别的靶抗原也不一致，其带来的血栓并发症的危险性也各不相同。进一步的研究需要明确哪种抗体在何种病理生理条件下与临床表现相关，特别是动静脉血栓形成。目前口服抗凝药物是唯一证实可以有效预防进一步发生血栓性并发症的治疗方法。只有并发于HUS-TTP的少数患者才需要血浆疗法。对于继发性抗磷脂综合征，应积极治疗原发病。除此以外，新型生物制剂如美罗华、

Beilimumab、anti-CD36 及新型抗凝剂是未来治疗 APS 的重要方向之一[88]；而全球多中心的深度合作才是改善 APS 预后的重要举措[89,90]。

（于 峰 赵明辉）

参考文献

1. LEVINE JS, BRAUCH DW, RAUCH J. The antiphospholipid syndrome. N Engl J Med, 2002, 346(10): 752-763.

2. BRENNER BM. The Kidney. 7th ed. Philadephia, PA: Saunders, 2004: 1381-1481.

3. 耿辉, 章友康, 赵明辉, 等. 狼疮性肾炎中抗内皮细胞抗体和抗心磷脂抗体的关系. 中华肾脏病杂志, 1998, 14(5):275-277.

4. 耿辉, 章友康, 赵明辉, 等. 抗心磷脂抗体在狼疮性肾炎临床和病理改变中的意义. 中华肾脏病杂志, 1998, 14(6):364-366.

5. LOIZOU S, MCCREA JD, RUDGE AC, et al. Measurement of anticardiolipin antibodies by an enzyme-linked immunosorbent assay: standardization and quantitation of results. Clin Exp Immunol, 1985, 62(3): 738-745.

6. TANNER D, LEVINE R, KITTNER SJ. Epidemiology of antiphospholipid antibodies. Boston: Butterworth-Heinemann, 2000:1-18.

7. ASHERSON RA. A "primary" antiphospholipid syndrome? J Rheumatol, 1988, 15(12): 1742-1746.

8. MERONI PL, CHIGHIZOLA CB, ROVELLI F, et al. Antiphospholipid syndrome in 2014: more clinical manifestations, novel pathogenic players and emerging biomarkers. Arthritis Res Ther, 2014, 16(2): 209.

9. ALARCON-SEGOVIA D, DELEZE M, ORIA CV, et al. Antiphospholipid antibodies and the antiphosphlipid syndrome in systemic lupus erythematosus. Medicine(Baltimore), 1989, 68(6): 353-365.

10. GOLDBERG SN, CONTI-KELLY AM, GRECO TP. A family study of anticardiolipin antibodies and associated clinical conditions. Am J Med, 1995, 99(5): 473-479.

11. SCHUR PH. Genetics of systemic lupus erythematosus. Lupus, 1995, 4(6):425-437.

12. GALLI M, COMFURIUS P, MAASSEN C, et al. Anticardiolipin antibodies(ACA) directed not to cardiolipin but to a plasma protein cofactor. Lancet, 1990, 335(8705): 1544-1547.

13. GALLI M, COMFURIUS P, BARBUI T, et al. Anticoagulant activity of β2-glycoprotein I is potentiated by a distinct subgroup of anticardiolipin antibodies. Thromb Haemost, 1992, 68(3): 297-300.

14. GALLI M, BERETTA G, DALDOSSI M, et al. Different anticoagulant and immunological properties of anti-prothrombin antibodies in patients with antiphospholipid antibodies. Thromb Haemost, 1997, 77(3): 486-491.

15. CHATURVEDI S, MCCRAE KR. Recent advances in the antiphospholipid antibody syndrome. Curr Opin Hematol, 2014, 21(5): 371-379.

16. DE LAAT B. Antibodies in APS with competing interest. Blood, 2014, 123(22): 3373-3374.

17. MCNEIL HP, SIMPSON RJ, CHESTERMAN CN, et al. Antiphospholipid antibodies are directed against a complex antigen that induces a lipid-binding inhibitor of coagulation:beta 2-glycoprotein I(apoliporprotein H). Proc Natl Acad Sci USA, 1990, 87: 4120-4124.

18. MATSUURA E, IGARASHI Y, FUJIMOTO M, et al. Anticardiolipin cofactor(s) and differential diagnosis of autoimmune disease. Lancet, 1990, 336(8708): 177-178.

19. BEVERS EM, GALLI M. β2-glycoprotein I for binding of anticardiolipin antibodies to cardiolipin. Lancet, 1990, 336(8720): 952-953.

20. POLZ E, KOSTNER GM. The binding of β2-glycoprotein I to human srum lipoproteins. FEBS Lett, 1979, 102(1): 183-186.

21. KOUTS S, BUNN CL, STEINKASSERER A, et al. Expression of human recombinant β2-glycoprotein I with anticardiolopin antibody cofactor activity. FEBS Lett, 1993, 326(1-3): 105-108.

22. IGARASHI M, MATSUURA E, IGARASHI Y, et al. Expression of anticardiolipin cofactor, human β2-glycoprotein I by a recombinant baculovirus/insect cell system. Clin Exp Immunol, 1993, 93(1): 19-25.

23. HUNT JE, SIMPSON RJ, KRILIS SA. Identification of a region of β2-glycoprotein I critical for lipid-binding and anticardiolipin antibody cofactor activity. Proc Natl Acad Sci U S A, 1993, 90(6): 2141-2145.

24. BANCSI LFJMM, VER DER LINDEN IK, BERTINA RM. β2-glycoprotein I and the risk of thrombosis. Thromb Haemost, 1992, 67(6): 649-653.

25. GALLI M, CORTELAZZO S, DALDOSSI M, et al. Increasd levels of beta 2-glycoprotein I (aca-cofactor) in patients with lupus anticoagulant. Thromb Haemost, 1992, 67(3): 386.

26. DE BENEDETTI E, REBER G, MIESCHER PA, et al. No increase of beta 2-glycoprotein I levels in patients with antiphospholipid antibodies. Thromb Haemost, 1992, 68(5): 624.

27. MATSUURA E, IGARASHI V, YASUDA T, et al. Anticardiolipin antibodies recognize beta 2-glycoprotein I structure altered by interacting with an oxygen modified solid phase surface. J Exp Med, 1994, 179(2): 457-462.

28. ROUBEY RAS, EISENBERG RA, HARPER ME, et al. "Anticardiolipin" autoantibodies recognize beta 2-glycoprotein I in the absence of phospholipid. Importance of Ag density and bivalent binding. J Immunol, 1995, 154(2): 954-960.

29. TINCANI A, SPATOLA L, PRATI E, et al. The anti-beta2-glycoprotein I activity in human anti-phospholipid syndrome sera is due to monoreactive low-affinity autoantibodies directed to epitopes located on native beta2-glycoprotein I and preserved during species' evolution. J Immunol, 1996, 157(12): 5732-5738.

30. ARVIEUX J, ROUSSEL B, PONDARD D, et al. IgG2 subclass restriction of anti-β2-glycoprotein I antibodies in autoimmune patients. Clin Exp Immunol, 1994, 95(2): 310-315.

31. BEVERS EM, GALLI M, BARBUI T, et al. Lupus anticoagulant IgG's(LA) are not directed to phospholipids only, but to a complex of lipid-bound human prothrombin. Thromb Haemost, 1991, 66(6): 629-632.

32. GALLI M, BEVERS EM, COMFURIUS P, et al. Effects of antiphospholipid antibodies on procoagulant activity of activated platelets and platelet-derived microvesicles. Br J Haematol, 1993, 83(3): 466-472.

33. BAJAJ SP, RAPAPORT SI, FIERER DS, et al. A mechanism for the hypoprothrombinemia of the acquired by-poprothrombinemia-lupus anticoagulant syndrome. Blood, 1983, 61(4): 684-692.

34. ARVIEUX J, DARNIGE L, REBER G, et al. Development of an ELISA for autoantibodies to prothrombin show-ing their prevalence in patients with lupus anticoagulants. Thromb Haemost, 1995, 74(4): 1120-1125.

35. RAO LVM, HOANG AD, RAPAPORT SI. Differences in the interaction of lupus anicoagulant IgG with human prothrombin and bovine prothrombin. Thromb Haemost, 1995, 73(4): 668-674.

36. ROUCH J, JANNENBAUM M, NEVILLE C, et al. Inhibition of lupus anticoagulant activity by hexagonal phase phosphatidyletlamine in the presence of prothrombin. Thromb Haemosr, 1998, 80(6): 936-941.

37. PUURUNEN M, MANTTARI M, MANNINEN V, et al. Antibodies to prothrombin crossreact with plasminogen in patients developing myocardial infarction. Br J Haematol, 1998, 100(2): 374-379.

38. GUERIN J, SMITH O, WHITE B, et al. Antibodies to prothrombin in antiphospholipid syndrome and inflammatory disorders. Br J Haematol, 1998, 102(4): 896-902.

39. HORBACH DA, VAN OORT E, DERKSEN RH, et al. The contribution of anti-prothrombin-antibodies to lupus anticoagulant activity–discrimination between functional and non-fuctional anti-prothrombin-antibodies. Thromb Haemost, 1998, 79(4): 790-795.

40. CERVERA R, ASHERSON RA, ACEVEDO ML, et al. Antiphospholipid syndrome associated with infections: clinical and microbiological characteristics of 100 patients. Ann Rheum Dis, 2004, 63(10): 1312-1317.

41. BLANK M, ASHERSON RA, CERVERA R, et al. Antiphospholipid syndrome infectious origin, J Clin Immunol, 2004, 24(1): 12-23.

42. OOSTING JD, DERKSEN RHWM, BOBBINK IWG, et al. Antiphospholipid antibodies directed against a combination of phospholipids with prothrombin, protein C protein S: an explanation for their pathogenic mechanisms? Blood, 1993, 81(10):2618-2625.

43. MATSUDA J, SAITOH N, GOHCHI K, et al. Anti-annexin V antibody in systemic lupus erythematosus

patients with lupus anticoagulant and/or anticardiolipin antibody. Am J Hematol, 1994, 47(1): 56-58.

44. BERARD M, SUGI T, MCINTYRE JA, et al. Prevalence and kininogen-dependence of antiphosphatidylethano-lamina antibodies. Nouv Rev Fr Hematol, 1995, 37: S69-S72.

45. JONES DW, JOSEPH JE, DONOHOE S, et al. Factor XII antibodies in patients with phospholipid antibodies, are they predictors of thrombotic risk? Presented on the XVII th Congress of the International Society on Thrombosis and haemostasis, Washington, DC, August 14-21, 1999.

46. CUGNO M, DOMINGUEZ M, CABIBBE M, et al. Antibodies to tissue-type plasminogen activator in plasma from patients with primary antiphospholipid syndrome. Br J Haematol, 2000, 108(4): 871-875.

47. SMIRNOV MD, TRIPLETT DA, COMP PC, et al. On the role of phosphatidylet-hanolamin in the inhibition of activated protein C activity by antiphospholipid antibodies. J Clin Invest, 1995, 95(1): 309-316.

48. MARCINIAK E, ROMOND EH. Impaired catalytic function of activated protein C: a new in vitro manifestation of lupus anticoagulant. Blood, 1989, 74(7): 2426-2432.

49. GALLI M, RUGGER L, BARBUI T. Differential effects of anti-beta2-glycoprotein I antibodies on the anticoagulant activity of activated protein C. Blood, 1998, 91(6): 1999-2004.

50. RAND JH, WU X, ANDREE HAM, et al. Pregnancy loss in antiohospholipid antibody syndrome: a possible thrombogenic mechanism. N Engl J Med, 1997, 337(3): 154-160.

51. RAND JH, WU X, ANDREE HAM, et al. Antiphospholipid antibodies plasma coagulation by inhibiting annexin- V binding to phospholipids: a "lupus procoagulant" phenomenon. Blood, 1998, 92(5): 1652-1660.

52. WILLEMS GM, JANSSEN MP, CONFIURIUS P, et al. Competition of annexin V and anticardiolipin antibodies for binding to phosohatidylserine containing membranes. Biochemistry, 2000, 39(8): 1982-1989.

53. SALEMINK I, BLEZER R, WILLEMS GM, et al. Antibodies against beta(2)-glycoprotein I induce increased factor Xa and thrombin generation in plasma due to the reduced inhibitory activity of tissue factor pathway inhibitor. Thromb Haemost, 1999:65.

54. PIERANGELI SS, HARRIS EN. Probing antiphospholipid mediated thrombosis : the interplay between anticardiolipin antibodies and endothelial cell. Lupus, 2003, 12(7): 539-545.

55. TOBADO-BRRIOS PM, LOPEZ-PEDRERA C, VELASCO, et al. Increased leves of tissue factor mRNA in mononuclear blood cells of patients with primary antiphospholipid syndrome. Thromb Haemost, 1999, 82(6): 1578-1582.

56. CANAUD G, BIENAIMÉ F, TABARIN F, et al. Inhibition of the mTORC pathway in the antiphospholipid syndrome. N Engl J Med, 2014, 24, 371(4): 303-312.

57. EIKELBOOM JW, WEITZ JI. The mTORC pathway in the antiphospholipid syndrome. N Engl J Med, 2014, 371(4): 369-371.

58. GALLI M, FINAZZI G, DUCA F, et al. The G1691A mutation of factor V, but not the G20210A mutation of factor II or the C677T mutation of methylenetetrahydrofolate reductase genes, is associated with venous thrombosis in patients with lupus anticoagulants. Br J Haematol, 2000, 108(4): 865-870.

59. WILSON WA, GHARAVI AE, KOIKE T, et al. International consensus on preliminary classification criteria for definite antiphospholipid syndrome. Arthritis Rheum, 1999, 42(7): 1309-1311.

60. MIYAKIS S, LOCKSHIN MD, ATSUMI T, et al. International consensus statement on an update of the classification criteria for definite antiphospholipid syndrome (APS). J Thromb Haemost, 2006, 4(2): 295-306.

61. BERTOLACCINI ML, AMENGUAL O, ANDREOLI L, et al. 14th International Congress on Antiphospholipid Antibodies Task Force. Report on antiphospholipid syndrome laboratory diagnostics and trends. Autoimmun Rev, 2014, 13(9): 917-930.

62. GALLI M, FINAZZI G, BARI T. Thrombocytopenia in the antiphospholipid syndrome. Br J Haematol, 1996, 93(1): 1-5.

63. SCIASCIA S, CUADRADO MJ, SANNA G, et al. Thrombotic risk assessment in systemic lupus erythematosus: validation of the global antiphospholipid syndrome score in a prospective cohort. Arthritis Care Res, 2014, 66(12): 1915-1920.

64. FINAZZI G, BRANCACCIO V, MOIA M, et al. Natural history and risk factors for thrombosis in 360 patients

with antiphospholipid antibodies: a four year prospective study from the Italian Registry. Am J Med, 1996, 100(5): 530-536.

65. VIANNA JL, KHAMASHTA MA, ORDI-ROS J, et al. Comparison of the primary and secondary antiphospholipid syndrome: a European multicenter study of 114 patients. Am J Med, 1994, 96(1): 3-9.

66. SEISDEDOS L, MUNOZ-RODRIGUEZ FJ, CERVERA R, et al. Primary antiphospholipid syndrome evolving into SLE. Lupus, 1997, 6(3): 285-286.

67. ASHERSON RA. The catastrophic antiphospholipid syndrome. J Rheumatol, 1992, 19(4): 508-512.

68. NAYER A, ORTEGA LM. Catastrophic antiphospholipid syndrome: a clinical review. J Nephropathol, 2014, 3(1): 9-17.

69. ASHERSON RA, CERVERA R, DE-GROOT PG, et al. Catastrophic antiphospholipid syndrome:international con sensus statement on classification criteria and treatment guidelines. Lupus, 2003, 12(7): 530-534.

70. ASHERSON RA, CERVERA R, PIETTE JC, et al. Catastrophic antiphospholipid syndrome: clues to the pathogenesis from a series of 80 patients. Medicine(Baltimore), 2001, 80(6): 355-377.

71. ASHERSON RA, CERVERA R, PIETTE JC, et al. Catastrophic antiphospholipid syndrome:clinical and laboratory features of 50 patients. Medicine, 1998, 77(3): 195-207.

72. SCIASCIA S, CUADRADO MJ, KHAMASHTA M, et al. Renal involvement in antiphospholipid syndrome. Nat Rev Nephrol, 2014, 10(5):279-289.

73. SCIASCIA S, CUADRADO MJ, KHAMASHTA M, et al. Renal involvement in antiphospholipid syndrome. Nat Rev Nephrol, 2014, 10(5): 279-289.

74. VAIDYA S, WANG CC, GUGLIUZZA C, et al. Relative risk of post-transplant renal thrombosis in patients with antiphospholipid antibodies. Clinical Transplant, 1998, 12(5): 439-444.

75. TEKTONIDOU MG, SOTSIOU F, NAKOPOULOU L, et al. Antiphospholipid syndrome nephropathy in patients with systemic lupus erythematosus and antiphospholipid antibodies: prevalence, clinical associations, and long-term outcome. Artritis Rheum, 2004, 50(8): 2569-2579.

76. LOVE PE, SANTORO SA. Antiphospholipid antibodies: anticardiolipin and the lupus anticoagulant in systemic lupus erythematosus(SLE) and in non-SLE disorders. Prevalence and clinical significance. Ann Intern Med, 1990, 112(9): 682-698.

77. DE BANDT M, BENALI K, GUILLEVIN L, et al. Longitudinal determination of antiphospholipid antibodies in lupus patients without previous manifestations of antiphospholipid syndrome: a prospective study. J Rheumatol, 1999, 26(1): 91-96.

78. SHAH NM, KHAMASHTA MA, ALSUMI T, et al. Outcome of patients with anticardiolipin antibodies: A 10 year follow-up of 52 patients. Lupus, 1998, 7(1): 3-6.

79. SEBASTIANI GD, GALEAZI M, TINCANI A, et al. Anticardiolipin ant anti-beta2-glycoprotein I antibodies in a large series of European patients with systemic lupus erythematosus: prevalence clinical associations. European Concerted action on the Immunogenetics of SLE. Scand J Rheumatol, 1999, 28(6): 344-351.

80. CERVERA R, KHAMASHTA MA, FONT J, et al. Morbidity and mortality in the antiphospholipid syndrome during a 5-year period: a multicenter prospective study of 1000 patients. Ann Rheum Dis, 2009, 68(9):1428-32.

81. APPEL GB, PIRANI CL, D'AGATI V. Renal vascular complications of systemic lupus in lupus nephritis. J Am Soc Nephrol, 1994, 4(8): 1499-1515.

82. DAUGAS E, NOCHY D, HUONG DL, et al. Antiphospholipid syndrome nephropathy in systemic lupus erythe-matosus. J Am Soc Nephrol, 2002, 13(1): 42-52.

83. FINAZZI G, BARBUI T. Feasibility of a randomized clinical trial for the prevention of recurrence thrombosis in the antiphospholipid syndrome: the WAPS projcct. Provisional Steering Committee of the Warfarin in Antiphospholipid Syndrome (WAPS) Study. Ann Med Interne(Paris), 1996, 147(Suppl 1): 38-41.

84. ROSOVE MH, BEWER PMC. Antiphospholipid thrombosis:Clinical course after the first thrombotic event in 70 patients. Ann Intern Med, 1992, 117(4): 303-308.

85. Derksen RHWM, deGroot P, Kater L. Patients with antiphospholipid antibodies and venous thrombosis should receive long term anticoagulant treatment. Ann Rheuma Dis, 1992, 52(9): 689-692.

86. KHAMASHTA MA, GUADRADO A, MUJIE F. The management of thrombosis in the antiphospholipid syndrome. N Engl J Med, 1995, 332(15): 993-997.

87. ROBERT A, LE QUERREC A, DELAHOUSSE B, et al. Control of oral anticoagulation in patients with the antiphospholipid syndrome: influence of the lupus anticoagulant on the International Normalized ratio. Thromb Haemost, 1998, 80(1): 99-103.

88. HUGHES GR. Hughes syndrome/APS. 30 years on, what have we learnt? Opening talk at the 14th International Congress on antiphospholipid antibodies Rio de Janiero, October 2013. Lupus, 2014, 23(4): 400-406.

89. ERKAN D, LOCKSHIN MD. Therapy: antiphospholipid syndrome research needs more collaboration. Nat Rev Rheumatol, 2014, 10(5): 266-267.

90. CERVERA R, SERRANO R, PONS-ESTEL GJ, et al. Morbidity and mortality in the antiphospholipid syndrome during a 10-year period: a multicentre prospective study of 1000 patients. Ann Rheum Dis, 2015, 74(6): 1011-1018.

第三节　胆固醇结晶栓塞性肾脏病

一、概述

胆固醇结晶栓塞性肾脏病（cholesterol crystal atheroembolic renal disease）[1]，又称动脉粥样硬化栓塞性肾脏病（atheroembolic renal disease，AERD）。胆固醇结晶栓塞肾脏受累最常见。有弥漫性动脉粥样硬化者，含胆固醇结晶的动脉粥样斑块在机械性损伤等诱因下，其内的粥样物质（胆固醇）在血管内随血液可散落到全身各处，包括肾脏的动脉、小动脉、细动脉和肾小球毛细血管。临床表现取决于胆固醇结晶散落的部位、严重程度和持续的时间。轻者可无任何临床症状，严重者则可有生命危险，除非具有典型的临床表现，一般较易漏诊[2]。其常见诱因是经动脉的外科手术、介入治疗、应用抗凝剂或溶栓药物。自发性者亦有报道[3]，但比较少见。

二、流行病学

胆固醇结晶栓塞性肾脏病常在中年以后发病，多发于66～75岁（范围45～90岁）[1,4]。男性较女性常见，文献中白种人病例报告较多。60%以上的患者有高血压病史，多有吸烟史，多有各种大血管病史：常伴随冠状动脉、外周动脉和脑血管病，约占患者1/2～3/4。病例报告中有腹主动脉瘤者占1/4～1/3[1,5]。

胆固醇结晶栓塞性肾脏病确切的发病率不清楚，目前尚无前瞻性研究的报告。1862年Panum首先描述了来自组织学的证据，其后1945年Flory报道了动脉粥样硬化栓塞的尸检病例。1957年Thurlbeck和Castleman在尸体解剖中发现，65岁以上的轻度动脉粥样硬化者其胆固醇结晶栓塞性肾脏病发生率达到4%。尸体解剖的研究证实动脉粥样硬化栓塞性疾病中肾受累最常见。173例尸解中，肾受累达75%[5,6]。

1975年Jones和Iannaccone报道，755例肾活检中（所有的年龄组）仅8例（1.1%）为胆固醇结晶栓塞肾脏病[7]。1997年Greenberg在500肾活检中发现了24例（1.6%）胆固醇结晶栓塞性肾脏病[8]。1990年Preston报道65岁以上的患者中肾活检中胆固醇结晶栓塞性肾脏病的发生比例为4.25%[9]。目前认为肾活检诊断胆固醇结晶栓塞性肾脏病的比例低可能存在选择偏倚。有研究发现在1985—1990年接受维持性透析的患者中胆固醇结晶栓塞性肾脏病占1.9%，在1991—1995年则达2.7%，其差别也可能与患胆固醇结晶栓塞性肾脏病的慢性肾脏病患者尚不需要透析有关[2]。患病率的差异也可因研究设计和诊断标准的差异有关，例如，由尸检得到的回顾性数据其比例较高，因其包括许多亚临床情况；而临床观察是在血管受损后短期追踪是否发生胆固醇结晶栓塞性肾脏病，很少做肾活检，因此可能导致患病率低。

近年胆固醇结晶栓塞性肾脏病发病率增加。可能的原因有：① 对胆固醇结晶栓塞性肾脏病的认识提高；② 人群寿命及伴动脉粥样硬化疾病者增加；③ 经血管的有创性操作次数增加；④ 临床使用溶栓剂和抗凝剂增加。

三、发病机制

动脉粥样硬化斑块位于动脉内膜，通常由坏死的核心和纤维帽组成。核心含有泡沫细胞（巨噬细胞）和各种脂质，包括低密度脂蛋白衍生的胆固醇结晶，后者是胆固醇栓子的来源。胆固醇结晶位于斑块深处，它的形成是动脉粥样硬化是进展的标志。胆固醇结晶可以诱导炎症反应，近年来对其炎症反应的分子机制逐渐认识。

胆固醇结晶在动脉粥样硬化形成的早期阶段即在血管壁沉积，并且可以作为促进炎症的重要的内源性危险信号。胆固醇结晶可以激活补体系统的凝集素途径和经典途径，导致补体C3和C5的激活，形成具有强烈促炎症作用的C5a，介导许多细胞因子的释放，包括IL-1β和TNF等；胆固醇结晶可以诱导补体受体3（CD11b/CD18）的上调，诱发吞噬细胞作用；另外，还可以通过补体介导NLRP3炎症小体的激活，从而激活天然免疫[10-12]。NLRP3炎症小体属于模式识别受体家族[13]，这个家族还包括Toll样受体（TLR）等。它们能够感知微生物以及非微生物危险信号，导致胱天蛋白酶-1（caspase-1）的激活，从而激活各种细胞的底物，包括细胞因子IL-1β和IL-18，特别是在巨噬细胞和树突细胞中。经典的信号通路是TLR识别细胞外的外源性物质（例如致病微生物）或细胞内危险相关分子模式，所有TLR具有细胞外感知富含亮氨酸的重复结构域和细胞质内高度保守的Toll和IL-1R结构域，介导细胞内信号传导途径[14]。在与配体结合后，激活促炎转录因子包括NF-κB，诱导各种促炎细胞因子和趋化因子的表达和分泌，而某些因子保留在细胞内，因为它们需要第二个信号来分泌，即前IL-1β和前IL-18，活化的caspase-1将前IL-1β和前IL-18转化为IL-1β和IL-18。成熟IL-1β和IL-18的通过存在于免疫和非免疫细胞上的IL-1受体（IL-1R）和IL-18受体发挥生物学效应。TLR/IL-1R的活化导致MyD88的活化，导致IL-1R相关激酶（IRAK）1和IRAK4的激活。IRAK4和IRAK1磷酸化后，TRAF6与IRAK1相互作用，导致IRAK1-IRAK4-TRAF6复合物解离和转移到细胞膜。这个过程随后导致IκB的磷酸化和降解，随后激活NF-κB，引起进一步的炎症[15]。

四、诱发因素

1945年Flory在连续267个尸检中，发现胆固醇结晶栓塞9例：2例有中等动脉的斑块溃疡，7例有严重的主动脉斑块溃疡。此后，其他研究者也陆续证实胆固醇结晶栓塞与主动脉斑块溃疡密切相关。在尸检中发现主动脉内壁存在不规则溃疡，并被血栓物遮盖。在许多区域动脉粥样硬化病变的中心部分有柔软的、黄色松脆的物质同主动脉相连[5]。动脉粥样硬化的危险因素如老年、男性、糖尿病、高血压和吸烟，同样也是发生胆固醇结晶栓塞性肾脏病的危险因素。

动脉粥样硬化并发损伤是胆固醇结晶栓塞发生的一个先决条件。动脉粥样硬化栓塞可自发或在主动脉壁创伤以后发生：包括血管外科手术和血管造影；其他因素包括抗凝和溶栓[1,16-18]。多数患者可能为复合诱发因素，如抗凝、血管造影和血管外科。Scolari[17]报道了1989到1999年发生胆固醇结晶栓塞性肾脏病的52例患者中仅11例（21%）为自发的，41例（79%）存在诱发因素。包括主动脉外科手术（主动脉瘤切除）、血管造影术后和/或血管成形术后、应用抗凝剂和溶栓治疗。

五、临床表现

1. **肾脏受累的表现** 肾脏是胆固醇结晶栓塞最常见的靶器官，但仅约50%出现临床症状。在诱发事件后出现肾脏症状的间隔不同。一些患者很快出现症状，其他患者则可能隐匿，甚至几周至几个月之后发生[2,4,17]。Frock等报道，从诱发事件到诊断肾脏病的间隔平均为5.3周[19]。

胆固醇结晶栓子可引起肾功能损伤。一些患者仅为轻中度肾功能受损，而严重者则可需要透析。动脉粥样硬化栓塞肾脏病多表现为以下三种情况[7]：① 突发急性肾衰竭：常伴有其他部位胆固醇结晶栓塞的证据，多在诱发事件后几天发病，可能为较大动脉或多处栓塞所致。② 亚急性肾损伤：可能与胆固醇结晶栓塞后诱发的过敏反应有关或与陆续新产生的胆固醇结晶栓子有关。肾脏损伤逐步进展，血肌酐在数周内逐渐增加。部分患者可在慢性肾脏病基础上发生栓塞。③ 慢性肾损害伴肾血管硬化和/或缺血性肾脏病：常无症状，仅在尸检时发现肾胆固醇结晶栓塞[6]，因此常漏诊。但评价胆固醇结晶栓塞在慢性肾衰竭进展中的真正作用有时比较困难，因为患者常常已有动脉粥样硬化肾损害。

多数患者肾功能持续恶化或依赖透析，部分患者肾功能可改善甚至恢复，但多遗留慢性肾损伤。表现为急性肾衰竭和慢性病例中依赖透析者占28%～61%。在早期的病例报告中，患者多在数周至数月进展到终末期肾衰竭。然而，最近的研究提示：肾功能损害自发恢复者可达三分之一，甚至可在透析治疗的不同时期发生[20]。肾功能的恢复可能源于以下因素：如炎症反应的消退，局部缺血部位肾小管坏死的恢复和残存肾单位的有效代偿。

尿检常有异常发现，但不特异。患者可有轻度蛋白尿，Fine等[1]报道胆固醇结晶栓塞性肾脏病患者中53%有蛋白尿。少数有肾病范围蛋白尿[4,20]。尿沉渣可有红细胞、白细胞和颗粒管型，部分患者尿沉渣可见嗜酸性粒细胞。

60%～100%有高血压[1,2,4]且难以控制，有时可表现为恶性高血压，可能是因为肾素-血管紧张素系统的过度激活所致。

2. 肾外表现　胆固醇结晶栓塞也可能发生在其他部位，导致皮肤、胃肠道、肌肉骨骼、神经系统和眼部的损害[5,21]。

皮肤受累的体征和症状多种多样[22]，可突然发作或逐渐恶化，也可再次发生新的胆固醇结晶栓塞。皮肤异常表现较为常见，可达35%至50%。典型的皮肤损害包括网状青斑（下肢和腹壁）；指甲床梗死；足趾坏疽、溃疡和出现蓝紫色斑块（蓝指/趾综合征）；皮肤小结节、紫癜和瘀点，常见于双侧下肢及远端。严重病例可发生阴囊和阴茎坏死[23,24]。

约18%到48%有胃肠道受累[4]。黏膜溃疡或梗死致胃肠道出血较为常见。也可表现为腹泻、肠梗阻、进食后痛和小肠穿孔。胰腺炎、坏死性胆囊炎和脾梗死也有报道；在进展性的病例中，可以见到假性息肉、缺血性结肠炎和黏膜穿孔[25,26]。

肌肉骨骼受累的症状包括肌肉痛、关节痛，有时可出现横纹肌溶解[6,27]。

中枢神经系统受累常表现为精神紊乱、头痛、局部神经障碍和一过性黑矇、突发脑血管意外、下肢轻瘫以及单神经病[1,6]。胆固醇结晶栓塞导致的中枢神经系统损伤主要特点是弥漫性脑损伤，这与普通的与动脉血栓栓塞不同，后者通常导致突发性局灶性神经功能缺损。经颅多普勒（TCD）可用于检测颅内血管的微栓子，后者可以包含胆固醇结晶、脂肪、空气和钙，但TCD无法区分这种栓子是胆固醇结晶栓塞抑或其他类型的微栓子。

胆固醇结晶栓塞的眼部病变可表现为黑矇，通常是胆固醇结晶栓子从胸主动脉和颈动脉脱落导致视网膜动脉阻塞，检眼镜下可见视网膜动脉分支呈高折射黄色的微粒，称为Hollenhorst斑块，是本病的特征性表现。

少数病例报道了肺受累，临床有咯血，呼吸困难[28]。也可有甲状腺的亚临床受累和股骨头坏死[6,21]。

非特异性表现包括发热，肌痛和体重减轻。

患者可有外周血嗜酸性粒细胞增多和嗜酸细胞尿，外周血嗜酸性粒细胞增多的发生率达14%～71%，嗜酸细胞尿症5%～90%不等；其他还可有正细胞正色素性贫血、白细胞高、血沉快、C反应蛋白阳性和低补体血症[5,21]。血淀粉酶、脂肪酶、肌酸肌酶和肝酶均可升高，与受累器官有关。以上化验结果均缺乏前瞻性研究，缺乏特异性。

六、肾脏组织病理学特征

胆固醇结晶栓塞通常位于直径100 ~ 200μm的小动脉内，在常规活检标本中，胆固醇晶体本身可能因为标本处理的过程被冲刷而见不到，但在液氮处理过的标本中，通过偏振光显微镜可以见到。动脉粥样硬化栓塞性肾脏病可累及多种肾内的动脉，典型的胆固醇结晶栓子闭塞多发生在中等动脉，如弓形动脉和小叶间动脉，但终端的细小动脉和肾小球毛细血管也可受累。胆固醇结晶栓子的病理形态多为双凸、针状或裂口样。组织固定时由于栓子中的胆固醇结晶溶解而遗留上述形状的裂隙。如组织经液氮处理，胆固醇结晶在偏振光下可表现为双折光[5]。胆固醇栓塞的急性期，胆固醇结晶常被嗜酸细胞包围，周围间质中常有炎症反应。后期血管壁周围可出现纤维化。一般血管壁虽有炎症但无纤维素样坏死。有时胆固醇结晶可在肾小球毛细血管中出现。小动脉完全梗阻可导致远端肾组织梗死或坏死；不完全梗阻则远端区域可发生局部缺血萎缩（图14-1-3-1）。

肉眼可见受累肾脏表面粗糙，呈不光滑颗粒状，有瘢痕，后期肾萎缩。多发小动脉闭塞后产生肾脏斑片状缺血，萎缩常很明显，可产生小灶状肾梗死。肾小球可出现缺血和透明变性，肾小管萎缩，可伴局部肾小球硬化[29-31]。在出现肾病范围蛋白尿的患者中，局灶肾小球硬化及塌陷较为常见。可能与肾功能进行性丢失和慢性缺血有关。

七、诊断与鉴别诊断

当患者（尤其是老年患者）出现以下情况时需怀疑本病[29]：① 全身症状，包括发热，厌食，体重减轻，疲劳和肌痛等；② 全身系统性炎症的表现，例如贫血、血小板减少、白细胞增多、血沉增快、C反应蛋白水平升高和低补体血症等；③ 嗜酸性粒细胞增多；④ 弥漫性神经功能缺陷的急性发作、急性肾衰竭、肠缺血、网状青斑和/或蓝指/趾综合征；⑤ 近期接受过主动脉或其大分支中血管手术；⑥ 视网膜检查显示Hollenhorst斑块。有动脉粥样硬化病史的中老年人发生不能解释的肾衰竭时，应高度怀疑胆固醇结晶栓塞性肾脏病并应积极寻找肾外表现。该病的确诊依靠组织病理学证据[5]。肾功能恶化却无肾活检时，在其他组织如皮肤、肌肉和眼视网膜发现胆固醇结晶也可支持诊断。此外，胆固醇结晶栓塞的组织学诊断标本也可来源于骨髓、前列腺、肺和胃的活检标本。

胆固醇结晶栓塞可累及全身多个系统，因此临床上往往需要与各种多系统疾病相鉴别[5,17]。首先应与系统性疾病或引起多系统受累的疾病相鉴别，如系统性血管炎、细菌性心内膜炎、左房黏液瘤和血栓性血小板减少性紫癜。其次应与发生急性肾衰竭的疾病相鉴别，如急性肾小管坏死、横纹肌溶解、药物性急性间质性肾炎和Goodpasture病。最应引起注意的是与介入性操作相关的急性肾衰竭，胆固醇结晶栓塞性肾脏病与造影剂引起的急性肾小管坏死鉴别较为困难。肾外表现和肾衰竭的临床过程常有助于鉴别，因为造影剂肾病常在使用造影剂后3 ~ 5天内缓解。

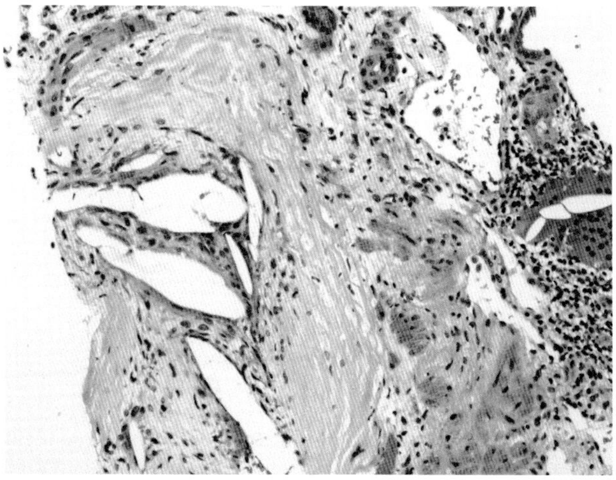

图 14-1-3-1　动脉粥样硬化栓塞性肾脏病可累及多种肾内的动脉，典型的胆固醇结晶栓子闭塞多发生在中等动脉，如弓形动脉和小叶间动脉，但终端的细小动脉和肾小球毛细血管也可受累
苏木素伊红染色（HE）×100

八、治疗原则和预后

对于胆固醇结晶栓塞尚没有特效的治疗手段，支持性治疗旨在减轻终末器官损伤和预防胆固醇结晶栓塞反复发生。对于动脉粥样硬化危险因素需要积极控制，包括吸烟、糖尿病、高血压以及血清胆固醇水平。

关于使用糖皮质激素尚无一致意见，有报告认为糖皮质激素治疗可能有效[4,31-33]，但多为病例报告或回顾性研究，还缺乏大宗的研究结果。有病例报告以及非随机试验显示他汀类药物的使用可以降低胆固醇结晶栓塞的风险[34,35]。

鉴于大量研究证明抗血小板药物对预防动脉粥样硬化是有效的，应用它们预防胆固醇结晶栓塞应该是合理的，虽然还缺乏直接的证据。胆固醇结晶栓塞的溶栓治疗和抗凝治疗存在有争议，原则上应避免使用溶栓和抗凝剂[1,4,5]，因为它们可引起胆固醇结晶再次脱落，加重栓塞；除非患者具有特殊的抗凝指征例如机械人工瓣膜，心房纤颤或深静脉血栓形成。外科干预治疗可修复或取出胆固醇栓子，但有时临床上不一定可行且常伴较高的死亡率[1,4]。目前尚无前瞻随机对照研究评价外科干预治疗的效果。

临床上应严格控制高血压。依赖透析的患者予以透析疗法，包括腹膜透析和血液透析[1,4]。一些研究指出腹膜透析效果更好，因其不需抗凝治疗。但是有严重的肠局部缺血和营养不良者不适合行腹膜透析治疗[3]。此外，应尽量避免再次介入型治疗[4]。

有报告建议使用己酮可可碱（pentoxifylline）[36]，认为可能有一定效果。该病预后差。既往报道1年死亡率可达64%～87%[37]，直接的死亡原因包括：心脏疾病、主动脉瘤破裂、中枢神经系统疾病和胃肠道局部缺血等[1,4]。近年研究发现支持对症治疗1年的存活率也可达到79%[4]。

（陈　旻）

参考文献

1. FINE MJ, KAPOOR W, FALANGA V. Cholesterol crystal embolization: a review of 221 cases in the English literature. Angiology, 1987, 38(10): 769-784.
2. MODI KS, RAO VK. Atheroembolic renal disease. J Am Soc Nephrol, 2001, 12(8): 1781-1787.
3. LEE KG, LOH HL, TAN CS. Spontaneous cholesterol crystal embolism–a rare cause of renal failure. Ann Acad Med Singapore, 2012, 41(4): 176-177.
4. BELENFANT X, MEYRIER A, JACQUOT C. Supportive treatment improves survival in multivisceral cholesterol crystal embolism. Am J Kidney Dis, 1999, 33(5): 840-850.
5. YUDD M, LLACH F. Brenner & Rector's the Kidney Disorder. 7the ed. Elsevier: Saunders, 2004.
6. VIDT DG. Cholesterol emboli: a common cause of renal failure. Annu Rev Med, 1997, 48: 375-385.
7. JONES DB, IANNACCONE PM. Atheromatous emboli in renal biopsies. An ultrastructural study. Am J Pathol, 1975, 78(2): 261-276.
8. GREENBERG A, BASTACKY SI, IQBAL A, et al. Focal segmental glomerulosclerosis associated with nephrotic syndrome in cholesterolatheroembolism: clinicopathological correlations. Am J Kidney Dis, 1997, 29(3): 334-344.
9. PRESTON RA, STEMMER CL, MATERSON BJ, et al. Renal biopsy in patients 65 years of age or older. An analysis of the results of 334 biopsies. J Am Geriatr Soc, 1990, 38(6): 669-674.
10. NIYONZIMA N, HALVORSEN B, SPORSHEIM B, et al. Complement activation by cholesterol crystals triggers a subsequent cytokine response. Mol Immunol, 2017, 84: 43-50.
11. SAMSTAD EO, NIYONZIMA N, NYMO S, et al. Cholesterol crystals induce complement-dependent

inflammasome activation and cytokine release. J Immunol, 2014, 192(6): 2837-2845.

12. DUEWELL P, KONO H, RAYNER KJ, et al. NLRP3 inflammasomes are required for atherogenesis and activated by cholesterol crystals. Nature, 2010, 464 (7293): 1357-1361.

13. ANDERS HJ, MURUVE DA. The inflammasomes in kidney disease. J Am Soc Nephrol, 2011, 22(6): 1007-1018.

14. TAKEUCHI O, AKIRA S. Pattern recognition receptors and inflammation. Cell, 2010, 140(6): 805-820.

15. DINARELLO CA. Interleukin-1 beta and the autoinflammatory diseases. N Engl J Med, 2009, 360(23): 2467-2470.

16. BLANKENSHIP JC. Cholesterol embolisation after thrombolytic therapy. Drug Saf, 1996, 14(2): 78-84.

17. SCOLARI F, TARDANICO R, ZANI R, et al. Cholesterol crystal embolism: a recognizable cause of renal disease. Am J Kidney Dis, 2000, 36(6): 1089-1109.

18. RIPPLE MG, CHARNEY D, NADASDY T. Cholesterol embolization in renal allografts. Transplantation, 2000, 69(10): 2221-2225.

19. FROCK J, BIERMAN M, HAMMEKE M, et al. Atheroembolic renal disease: experience with 22 paticents. Nebr Med J, 1994, 79(9): 317-321.

20. QUINONES A, SARIC M. The cholesterol emboli syndrome in atherosclerosis. Curr Atheroscler Rep, 2013, 15(4): 315.

21. HAQQIE SS, URIZAR RE, SINGH J. Nephrotic-range proteinuria in renal atheroembolic disease: report of four cases. Am J Kidney Dis, 1996, 28(4): 493-501.

22. 王海燕. 肾脏病学. 3 版. 北京: 人民卫生出版社, 2008 : 1710.

23. PENNINGTON M, YEAGER J, SKELTON H, et al. Cholesterol embolization syndrome: cutaneous histopathological features and the variable onset of symptoms in patients with different risk factors. Br J Dermatol, 2002, 146(3): 511-517.

24. QUINTART C, TREILLE S, LEFEBVRE P, et al. Penile necrosis following cholesterol embolism. Br J Urol, 1997, 80(2): 347-348.

25. FRANCIS J, KAPOOR W. Intestinal pseudopolyps and gastrointestinal hemorrhage due to cholesterol crystal embolization. Am J Med, 1988, 85(2): 269-271.

26. MOOLENAAR W, KREUNING J, EULDERINK F, et al. Ischemic colitis and acalculous necrotizing cholecystitis as rare manifestations of cholesterol emboli in the same patient. Am J Gastroenterol, 1989, 84(11): 1421-1422.

27. ROBINSON RJ, PEMBERTON M, GODDARD MJ. Myositis due to cholesterol emboli. Postgrad Med J, 1993, 69(818): 947-949.

28. SABATINE MS, OELBERG DA, MARK EJ, et al. Pulmonary cholesterol crystal embolization. Chest, 1997, 112(6): 1687-1692.

29. SARIC M, KRONZON I. Cholesterol embolization syndrome. Curr Opin Cardiol, 2011, 26(6): 472-479.

30. GREENBERG A, BASTACKY SI, IQBAL A, et al. Focal segmental glomemlosclersis associated with nephrotic syndrome in cholesterol atheroembolism: Clinicopathological correlations. Am J Kidney Dis, 1997, 29(3): 334-344.

31. PRESTON RA, STEMMER CL, MATERSON BJ, et al. Renal biopsy in patients 65 years of age or older. An analysis of the results of 334 biopsies. J Am Geriatr Soc, 1990, 38(6): 669-674.

32. YÜCEL AE, KART-KÖSEOGLU H, DEMIRHAN B, et al. Cholesterol crystal embolization mimicking vasculitis: success with corticosteroid and cyclophosphamide therapy in two cases. Rheumatol Int, 2006, 26(5): 454-460.

33. MAESHIMA E, YAMADA Y, MUNE M, et al. A case of cholesterol embolism with ANCA treated with corticosteroid and cyclophosphamide. Ann Rheum Dis, 2001, 60(7): 726.

34. KRONZON I, TUNICK PA. Aortic atherosclerotic disease and stroke. Circulation, 2006, 114(1): 63-75.

35. WOOLFSON RG, LACHMANN H. Improvement in renal cholesterol emboli syndrome after simvastatin. Lancet, 1998, 351(9112): 1331-1332.

36.　CARR ME, SANDERS K, TODD WM. Pain relief and clinical improvement temporally related to the use of pentoxifylline in a patient with documented cholesterol emboli—a case report. Angiology, 1994, 45(1): 65-69.

37.　SMYTH JS, SCOBLE JE. Atheroembolism. Curr Treat Options Cardiovasc Med, 2002, 4(3): 255-265.

第二章
肾脏大血管疾病

肾脏大血管疾病主要包括肾动脉狭窄、肾动脉急性栓塞、动脉瘤以及肾静脉血栓。

第一节　肾动脉狭窄

肾动脉狭窄（renal artery stenosis，RAS）指各种原因导致的肾动脉主干或主要分支狭窄程度超过50%，是最常见的肾血管疾病。

一、病因及发病率

肾动脉狭窄最常见病因为动脉粥样硬化、纤维肌性发育不良（fibromuscular dysplasia，FMD）和大动脉炎（Takayasu arteritis）。动脉粥样硬化性肾动脉狭窄（atherosclerotic renal artery stenosis，ARAS）是西方国家RAS的主要病因，约占全部RAS病例的近90%，其次为FMD，约占10%。以往我国及其他亚洲国家的报道中以大动脉炎发病率最高[1,2]，约占60%左右。北京大学第一医院比较1990年前后各10年共144例RAS的病因，发现ARAS所占比例由1990年前的20.8%增至1990年后的71.1%[3]，成为目前我国RAS的主要病因。这一疾病谱的变化与我国近年来动脉粥样硬化性疾病的发病率的升高相符。

由于RAS发病隐匿，很多患者并无特异的临床表现，针对RAS在普通人群中的发病率的研究非常有限。早期的尸解资料显示，RAS的发生率为4% ~ 20%，在年龄超过75岁的人中达40% ~ 60%[4]。随着无创检查手段的发展和完善，采用肾动脉彩色超声多普勒作为筛查手段，对834例年龄大于65岁的CHS研究（心血管健康研究）队列人群的研究显示，发现RAS发生率为6.8%[5]，这是来自普通人群的唯一一个RAS患病率的研究。此外，利用美国Medicare资料分析显示，65岁人群中RAS的发病率为3.7/千人年[6]，据估算2004年诊断肾血管疾病的患者大约是1992年的3.35倍。更多的关于RAS流行病学的研究集中在对于高危人群中RAS患病率的调查，不同RAS患病率。

（一）动脉粥样硬化

动脉粥样硬化人群是RAS，主要是ARAS的高发人群。在接受冠状动脉造影的人群中，ARAS的检出率为11% ~ 28%[7]。我国对1 200例行冠脉造影检查的人群同时行肾动脉造影检查，ARAS的发生率为9.7%[8]。崔炜等发现在确诊为冠心病的患者中，RAS的患病率为25.9%[9]。北京大学第一医院的资料显示冠心病患者中ARAS的发生率为27.9%，冠脉病变越重，ARAS发生率及严重程度也越高[10]。Setsuko分析256例脑梗死患者的尸解资料，肾动脉狭窄（狭窄程度≥75%）的发生率为12.1%[11]。北京大学第一医院的资料显示，经动脉造影证实的RAS在脑血管疾病患者中的发生率为30%[10]。在与脑血管病密切相关的颈动脉狭窄人群中，ARAS发生率为24.4%，显著高于无颈动脉狭窄的患者（5.9%，$P<0.0\ 001$）[11]。周围血管病变（主要为下肢动脉狭窄）人群是RAS发生率最高的动脉粥样硬化性疾病的人群，检出率为10%～49.1%[7]。Missouris发现PVD人群ARAS患病率为45%，且与PVD的严重程度有关[12]。北京大学第一医院的资料显示，RAS在下肢动脉血栓栓塞性疾病人群中的检出率为40%，高于冠心病及脑血管病人群[10]。此外，ARAS在主动脉瘤患者中患病率为28.6%～38%[11,13]。

（二）充血性心力衰竭

充血性心力衰竭患者中，RAS的检出率为30%～54%。与没有RAS的患者相比，伴有肾血管病变的患者年龄更大、肾功能损害更重、合并周围血管病变更多。双侧RAS在充血性心力衰竭患者中更常见，占24%，特别是伴有肾功能损伤的患者，伴有双侧和单侧RAS的比例分别为33%和11%[14,15]。在Mayo诊所单中心ARAS患者的研究中，因为心力衰竭住院的占到31%[16]。

（三）糖尿病

尸解资料显示，糖尿病合并RAS的比例为8.3%，其中43%为双侧病变[17]。系统综述显示，糖尿病合并高血压患者中RAS发生率为20%[18]。在有下肢血管病变合并症的糖尿病患者中，ARAS的检出率高达50%[13]。

（四）慢性肾脏病（CKD）

肾血管疾病是终末期肾病（ESRD）的重要病因之一。据估计占50岁以上ESRD患者的5%～14%。Mailloux在1990年回顾20年来透析患者的资料，以肾动脉造影或临床表现作为RAS的诊断标准，诊断RAS为ESRD病因的比例为12%[19]。在美国，由于RAS造成的ESRD的年增幅（12.4%）超过糖尿病（8.3%），成为增长速度最快的ESRD病因[20]。

（五）高血压

在轻至中度的高血压人群中，肾动脉狭窄的发生率约为0.6%～3%，而在难治性高血压人群中，肾动脉狭窄的发生率可高达20%[21]。

二、病理生理机制

不同病因的RAS具有不同的病理生理基础。ARAS是全身动脉粥样硬化累及肾动脉的表现。常与冠心病、脑动脉粥样硬化、下肢动脉粥样硬化等伴发。病变从动脉内膜开始，多种危险因素对动脉内皮造成损伤，导致动脉壁脂质沉积和慢性炎症反应，形成动脉粥样斑块。动脉分支及弯曲处是粥样斑块的好发部位，因此ARAS的好发部位为肾动脉开口部或近段，绝大多数位于肾动脉起始1cm内，并有约30%的病变与腹主动脉的斑块相连。病变多为偏心性，边缘不整。ARAS可累及双侧肾动脉，严重的狭窄可发展至血管闭塞。

大动脉炎是一种主要累及主动脉和/或其主要分支的慢性非特异性炎症性疾病，病因尚不明确，有证据显示存在自身免疫异常或遗传易感性。受累血管产生狭窄或闭塞，少数可引起扩张或动脉瘤形成。由于受累动脉部位不同而产生不同的临床类型，最常见的部位是头臂部动脉，其次为降主动脉、腹主动脉受累和肾动脉受累。病变主要累及肾动脉主干前部。

FMD为非动脉硬化、非炎症性动脉病变，病因未明。主要有三种病理类型：① 血管内膜纤维组织形成，占5%～10%，儿童及年轻人多见。胶原呈环形沉积于血管内膜，导致光滑的管状管腔狭窄；② 血管中层纤维组织形成，占80%～85%，为最常见的类型，女性多发，双侧病变多见。血管内膜和中膜变薄及弹力层丢失导致的动脉瘤形成，与局限中膜纤维化的交替，形成血管造影中典型的"串珠样改变"；③ 血管中膜周围纤维组织增生，占10%。由于纤维组织代替中层肌肉外组织，导致严重狭窄，但无动脉瘤形成。FMD病变多位于肾动脉主干中远段，约25%的病例可累及肾动脉的分支；FMD患者发生血管闭塞少见，肾血管性高血压是其主要不良后果，但肾功能受损少见。

RAS发展可导致肾血管性高血压和/或缺血性肾病。其病理生理机制详见第十七篇第三章。

三、临床表现

（一）全身表现

不同病因的RAS好发人群不同。ARAS好发于中、老年人群，合并糖尿病、脂代谢紊乱等心血管病危险因素或患有其他动脉粥样硬化性疾病多见。FMD好发于30～50岁人群，吸烟者常见。多发性大动脉炎导致的RAS好发于年轻女性。在病变活动期可有乏力、发热、食欲不振、消瘦等非特异症状。可伴有关节炎、结节性红斑、雷诺综合征和脾大。实验室检查可见血沉增快、抗链球菌溶血素"O"滴度增高，C反应蛋白阳性，白细胞计数增高。

（二）高血压

高血压是RAS最常见的临床表现，见于45%～93%的患者。30岁以前发生的高血压、或者55岁之后发生的高血压，特别是不易控制的高血压，是RAS重要的临床线索。除了新发的高血压、恶性高血压、难治性高血压或原先控制良好的高血压变得不易控制，均是RAS高血压的特征。北京大学第一医院资料显示，恶性高血压在RAS患者中的比例为19.5%，占同期全部恶性高血压患者的25.8%[22]。

（三）肾损害

肾动脉狭窄可导致慢性缺血性肾病，主要表现为慢性进展性肾功能下降。患者很少合并血尿，可合并蛋白尿，但蛋白定量一般不超过1g/d。在血压严重升高的状态下，蛋白尿量可显著增加，甚至出现肾病范围的蛋白尿，但随着血压控制，蛋白尿量也会减少。严重的肾动脉狭窄可致患侧肾脏萎缩。双侧肾脏大小不对称（肾脏长径差值大于1.5cm）是单侧肾动脉狭窄的临床诊断线索之一。除了慢性肾脏病，RAS患者在使用ACEI或ARB后可能出现急性肾损伤。FMD患者较少出现肾功能的损害。

（四）心脏表现

可表现为不易解释的复发性肺水肿、充血性心力衰竭或顽固的不稳定心绞痛。有学者回顾191例行肾血管重建术的病人，8.9%曾发生过复发性肺水肿。典型的患者发作时血压明显升高，而无左心室收缩功能减退的依据。肾动脉狭窄导致的反复发作的肺水肿病因尚不明确，常见于双侧肾动脉狭窄的患者，血管重建治疗是其主要的治疗手段。

（五）肾外动脉狭窄表现

RAS常合并其他部位血管狭窄。在多发性大动脉炎患者中，混合型即同时累及2组或2组以上血管的占全部病例的31.6%～41.5%。其中约一半会累及肾动脉[23]。其他受累血管包括：① 累及头臂动脉，又称"上肢无脉症"型，有眩晕、头痛、上肢疼痛、麻木、发凉症状，查体可见上肢动脉搏动减弱、上肢血压明显降低或测不出、双上肢血压不对称，约半数患者可闻及颈部血管杂音。② 累及胸腹主动脉，可产生下肢麻木、发凉、间歇跛行，查体见下肢动脉搏动减弱或消失、双下肢血压明显降低或测不出、双下肢血压和动脉搏动不对称，腹部或肾区可闻及血管杂音。③ 累及肺动脉，可出现肺动脉高压及右心室劳损表现。④ 有报道病变累及冠状动脉或升主动脉，导致心绞痛、心肌梗死及主动脉瓣关闭不全表现。FMD肾动脉受累的比例为60%～75%，其他常见的受累血管有颈动脉和椎动脉（约占25%），也有肠系膜动脉、肝动脉和髂动脉受累的报道。ARAS患者常合并冠心病、脑血管病、周围血管病等其他动脉粥样硬化性疾病。在一个6 000例患者的ARAS研究中，合并冠心病、周围血管病和脑血管病的比例分别为67%、56%和37%[6]。

四、肾动脉狭窄的进程及预后

RAS是进展性疾病，若不加治疗，狭窄程度将逐渐发展。2～5年内进行的重复肾动脉造影显示，25%～75%的病变狭窄程度进展，43%没有病变的肾动脉发生狭窄。由于通常只针对临床病情进展的患者行重复动脉造影，故这一数字可能高估。采用彩色超声多普勒作为重复检查手段，发现在3年和5年的时间内，分别有35%和51%的患者狭窄程度进展，3%～7%的患者进展至完全堵塞[24]。

肾动脉狭窄程度的进展带来肾功能的下降和肾萎缩。研究发现两年内有20%狭窄度>60%的RAS患者出现了肾萎缩（定义为长径缩短1cm）[7]；一项前瞻性研究显示，在平均28月的随访期内，46%的RAS患者肌酐升高，37%出现肾脏体积缩小[25]。双侧RAS患者进展更快，eGFR下降速率为每年4ml/min（每年1～16ml/min），5年进入ESRD的比例为12%[26]。

RAS特别是ARAS影响患者的心血管预后和总体预后。对4 000例可疑冠心病的患者资料的分析中，伴有RAS患者的4年生存率仅为57%，低于无RAS患者的89%，RAS程度越重，死亡率越高。狭窄度50%、75%和大于95%的患者的4年生存率分别为70%、68%和48%[27]。在Medicare的资料中，ARAS患者的冠心病和心力衰竭的年发病率分别为30%和20%，明显高于非ARAS人群的7%和6%，此外，ARAS患者的死亡率为16.3%，其风险约为进展至ESRD的6倍，也明显高于非ARAS患者死亡率（6.4%）[6]。

五、诊断方法及评估手段

（一）临床线索

本病的确诊主要依靠影像学证据。一些临床表现作为重要的诊断线索，提示应进行进一步的无创或有创的影像学检查。美国心脏病学会基金会/美国心脏协会（ACC/AHA）颁布的外周动脉疾病管理指南中，对RAS的临床诊断线索做如下归纳和推荐[28]：

1. 30岁以前发生的高血压或55岁以后起病的严重高血压。

2. 高血压恶化（既往可以控制的高血压出现突然或逐渐不易控制）；难治性高血压（使用含利尿剂在内的3种及3种以上的足量降压药物仍不能达标的高血压）；恶性高血压（高血压合并急性靶器官损害，如Ⅲ/Ⅳ级眼底病变，神经系统损害或视觉障碍、急性肾损伤、急性充血性心力衰竭）。

3. 使用ACEI或ARB后出现的肾功能异常。

4. 原因不明的双侧肾脏不等大（直径相差1.5cm以上）或肾萎缩。

5. 突然发作的原因不明的肺水肿（特别是肾损伤的患者）。

6. 原因不明的肾衰竭（包括已进入肾脏替代治疗的患者）。

7. 患有多支病变的冠心病患者或者下肢动脉狭窄的患者。

8. 不好解释的充血性心力衰竭或顽固性心绞痛患者。

识别及科学组合临床线索，将大大提高RAS的诊断效率，缩小目标人群，避免医疗资源的浪费和可能造成的医源性损伤。Krijnen等人通过评估426例顽固性高血压或服用ACEI类药物后血肌酐上升的患者资料，开发了在顽固性高血压患者中判断肾动脉狭窄的临床评估系统。联合年龄、性别、动脉其他部位动脉硬化、新发高血压、吸烟、BMI、腹部血管杂音、血清肌酐、血清胆固醇等临床指标，诊断肾动脉狭窄的敏感性为72%，特异性达到90%[29]。此外，在冠心病人群中开发了可预测ARAS的公式[30,31]。

（二）肾动脉造影

肾动脉造影是诊断肾动脉狭窄的"金标准"。可以明确肾动脉狭窄的存在、部位、程度、并观察狭窄远端的血流及侧支循环的建立。肾动脉造影为有创性检查，可能出现造影剂过敏、造影剂肾病、胆固醇结晶栓塞等风险，故虽为确诊方法，但不作为首选方法，常常在拟行肾动脉介入治疗时使用。

（三）肾动脉狭窄无创检查手段

1. 彩色多普勒（color duplex sonography，CDS）　肾动脉起始于腹主动脉，在肠系膜动脉下方1.5～2.0cm。可使用CDS的方法进行探查。CDS为无创性检查手段，价格低廉，对肾功能无影响，常作为肾动脉狭窄的筛查手段，或介入/外科治疗后的随访观察。与动脉造影相比，CDS诊断肾动脉狭窄的敏感性为84%～98%，特异性为62%～99%[28]。由于肾动脉位置较深，难以直接测量管腔内径，常常通过狭窄处血流的杂色血流信号，结合肾动脉峰值血流速度（PSV）、肾动脉狭窄处与主动脉峰值速度之比值（RAR）、肾内动脉收缩早期加速时间（AT）等进行诊断。当

PSV ≥ 180cm/s，RAR ≥ 3.5，肾动脉狭窄程度一般达到 60%。AT ≥ 0.07 秒提示狭窄程度超过 75%。

限制 CDS 应用的一个主要问题是其诊断准确性依赖于操作者，并受到患者肥胖、肠气等影响，因此有 10% ~ 20% 的技术失败率。有经验的中心技术成功率可达 94%，CDS 诊断肾动脉狭窄的敏感性和特异性为 96.4% 和 94.3%[32]。另外，CDS 对副肾动脉显示较差。近年来，微气泡超声造影剂的使用降低了技术失败率，增加了诊断准确性。该种造影剂经肝脏代谢，规避了造影剂肾病的风险。

2. 肾动脉 CTA　CTA 可清晰显示肾动脉及其分支，与肾动脉造影相比，检测 RAS 的敏感性 59% ~ 99%，特异性 82% ~ 99%[28]。近年来随着 CT 技术及仪器的不断更新，使用 32 排、64 排螺旋 CT 得到的血管图像诊断 RAS 的敏感性可达 91% ~ 92%，特异性 99%[33]。除了了解肾动脉，CTA 还可以同时观察其他血管如主动脉、肠系膜动脉、髂动脉等情况，并了解侧支形成情况。但是肾动脉 CTA 需要使用 100 ~ 150ml 造影剂，增加造影剂肾病风险，特别是在肾功能受损的患者。另外，对碘过敏的患者不宜行该项检查。

3. 磁共振血管成像（MRA）　与肾动脉造影相比，MRA 诊断 RAS 的敏感性为 90% ~ 100%，特异性 76% ~ 94%[28]。增强 MRA 使用的造影剂为含钆的螯合物，显影效果好，毒性低、排泄快过敏副作用明显少于含碘造影剂，对肝、肾功能影响小。MRA 的缺点在于：① 对肾动脉小分支的显影不佳，因此对肾动脉分支狭窄的敏感性下降，对 FMD 患者的诊断价值降低；② 近年来的研究显示，中 - 重度的肾功能不全患者使用钆造影剂增加肾源性系统性纤维化的风险。表现为皮肤及内脏器官如肺、肝脏、心脏等的纤维化，特别是在造影剂用量较大或短期内多次使用的患者。建议 eGFR<30ml/（min·1.73m^2）的患者原则上避免使用[34,35]。

4. 卡托普利肾图　经典的方法为在口服卡托普利 50mg 之前和之后 60 分钟分别采集同位素标记的肾图。服用卡托普利后的峰时（Tp）、肾小球滤过率、双侧摄取率比值和肾小球率比值等指标具有诊断价值。该方法诊断 RAS 的敏感性和特异性分别为 45% ~ 94% 和 81% ~ 100%[28]。北京大学第一医院的资料显示，卡托普利肾图诊断 RAS 的敏感性为 87.5% 和 60%[36]。

卡托普利肾图对于双侧肾动脉病变及肾功能不全的患者价值有限。多数相关研究排除了类似患者。与 SCr<1.5mg/dl 的患者相比，肾功能异常的患者卡托普利肾图的阳性预测值由 88% 降至 57%[37]。但是卡托普利肾图可以评价分侧肾功能。用于肾动脉狭窄患者血管重建术前，有利于预测其降压疗效[38]。

（四）肾动脉狭窄诊断方法的选择

Boudewijun C 等的 meta 分析以肾动脉造影为金标准，比较 CTA、增强 MRA、非增强 MRA，CDS、卡托普利肾图诊断 RAS 的准确性。这些诊断方法的 ROC 曲线下面积分别为 0.99，0.99，0.97，0.93 和 0.92。不同诊断方法间的比较显示，CTA 和增强 MRA 均好于其他诊断方法（P<0.05），而两者间差别无显著性（P>0.2）。非增强 MRA 优于 CDS（P=0.022），卡托普利肾图和 CDS 间无显著差异（P>0.2）[39]。

基于现有的证据结合临床实践，关于诊断 RAS 的手段，ACC/AHA 外周动脉疾病管理指南做了如下推荐[28]（Ⅰ级推荐，图 14-2-1-1）：推荐使用多普勒超声、MRA、CTA（适用于肾功能正常者）作为无创性 RAS 的诊断方法（证据级别均为 B）；临床高度疑诊 RAS 而无创性检查手段不能明确诊断时，应行肾动脉造影（证据级别 B）。此外，ACC/AHA 不推荐（Ⅲ级）卡托普利肾动脉显像（证据级别 C）、选择性肾静脉肾素活性测定、血浆肾素活性测定以及卡托普利试验诊断 RAS（证据级别均为 B）作为 RAS 的诊断方法。

六、治疗

肾动脉狭窄的治疗目的为纠正病因，控制肾血管性高血压和保护肾功能，最终改善患者的心血管预后与总体预后。可采用药物治疗、血管内介入治疗和手术治疗。

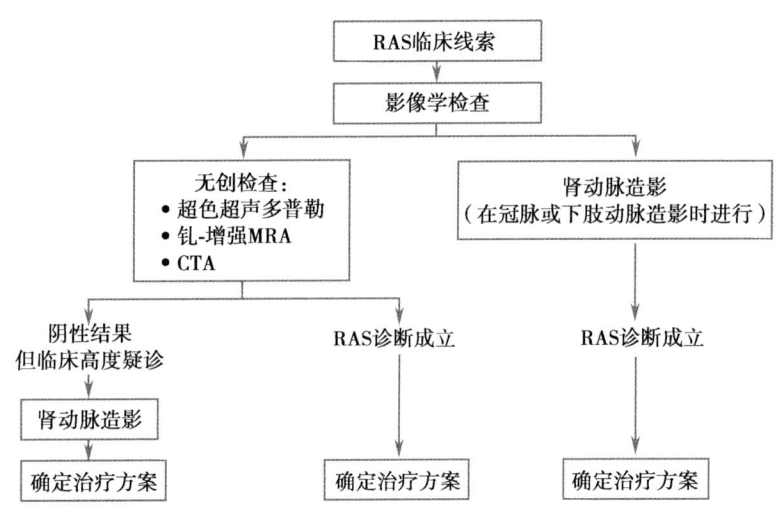

图 14-2-1-1 ACC/AHA 外周动脉疾病管理指南推荐的 RAS 诊断流程

（一）药物治疗

药物治疗不仅指降压治疗，而是指包括降压、降糖、调脂、抗血小板聚集等在内的综合治疗。

ACEI 或 ARB 抑制肾素-血管紧张素-醛固酮系统（RAAS），有效治疗肾血管性高血压，并有助于降低心血管事件的风险。早在 20 世纪 80 年代，Hollenberg NK 总结了 269 例使用卡托普利治疗的肾血管性高血压患者，总体有效率达 82%。服药后出现肾功能转坏而停药的病例为 5%，均为双侧肾动脉狭窄或孤立肾的肾动脉狭窄病例[40]。对于单侧 RAS 患者 ACEI 或 ARB 的使用，仍有分歧。一部分学者观察到用药后的肾功能损害。一项研究显示，服用依那普利 2 周后双侧 RAS 及孤立肾 RAS 患者 SCr 上升>20%，单侧 RAS 患者中亦有近 37% 的患者发生 SCr 明显增加[41]。相反，在 Macdowall 的研究中，22 名单侧肾动脉狭窄患者应用 ACEI 3 个月后，仅 1 名患者 SCr 升高>20%，其余患者无明显变化[14]。总体来说，单侧 ARAS 患者应用 ACEI/ARB 可能存在一定风险，但并非禁忌。在应用时应密切监测肾功能，避免与利尿剂同时服用。新近发表的肾动脉粥样硬化心血管预后研究（CORAL）将 ARB 作为控制血压的一线降压药物[42]。RAS 的血压应控制在 140/90mmHg 以下。如果尿白蛋白/肌酐比值>30mg/g，则血压应控制在 130/80mmHg 以下[43]。

ACC/AHA 指南关于肾血管性高血压药物治疗的推荐中[40]，认为 ACEI 和 ARB 是治疗单侧肾动脉狭窄高血压的有效药物（Ⅰ级推荐，证据级别 A）。如果血压控制不满意，ACC/AHA 推荐使用钙离子拮抗剂及 β 受体阻断剂（Ⅰ级推荐，证据级别 A）。

除了控制血压，以 ARAS 为病因的患者应积极改善生活方式、给予抗血小板聚集、降糖、调脂治疗（详见第十七篇第三章）。抗血小板聚集药物中，以阿司匹林为代表的环氧化酶抑制剂应用最为广泛。推荐动脉粥样硬化患者服用剂量为 75 ~ 150mg/d。在出血倾向比较明显的患者，可换用腺苷二磷酸受体拮抗剂，如氯吡格雷。调脂治疗，特别是他汀类药物对改善冠心病、脑卒中等患者的作用已得到多项研究的证实。在 ARAS 患者中，一项回顾性研究分析了 79 例 ARAS 患者，使用他汀类药物的患者 3 年后肾动脉狭窄度进展的比例为 6%，而未使用的患者为 30%，并且在 12 例患者中观察到肾动脉狭窄度的减轻[44]。值得注意的一点，在选择他汀类药物的种类和剂量时，应根据肾功能进行相应调整。

对于以多发性大动脉炎为病因的患者，急性期病变应使用糖皮质激素控制炎症的活动，直至炎症指标控制，稳定期患者可根据病情选用扩张血管、改善微循环和抗血小板药物。

（二）血管内介入治疗

20 世纪 80—90 年代，血管介入治疗逐渐应用于肾动脉狭窄。通过开通狭窄的血管，改善血管灌注，以期达到控制肾血管性高血压、保护肾功能的作用。肾动脉的介入治疗主要包括经皮肾动脉球囊扩张术（PTRA）及肾动脉支架置入术（PTRAS）。

PTRA 对于由大动脉炎或 FMD 引起的病变均有较好扩张效果。但是对于 ARAS 病变，特别是肾动脉开口部位的病变，狭窄处的弹性回缩使其再狭窄率高达 10% ~ 47%。PTRAS 更好地解决了病变部位的弹性回缩、撕裂、残余狭窄等问题。比较 PTRA 和 PTRAS 的 RCT 研究中[45]，PTRAS 的初次血管开通率、6 个月血管开通率均明显高于 PTRA，而再狭窄率低于后者（13% vs 48%，95%CI 12% ~ 50%），显示了 PTRAS 对 ARAS 开口部病变的优势。ACC/AHA 关于肾动脉狭窄介入治疗的指南推荐[28]是：对动脉粥样硬化引起的开口部位的病变，介入治疗时推荐置入支架（Ⅰ级推荐，证据级别 B），FMD 患者如有必要，可置入支架（Ⅰ级推荐，证据级别 B）。

介入治疗对由于肾动脉狭窄导致的反复发作性心力衰竭或肺水肿的效果是比较确切的。对 49 例表现为不稳定心绞痛或反复心力衰竭行 PTARS 的患者的观察，在平均 8.4 个月内，73% 的患者心功能明显改善，且这种作用独立于经皮冠状动脉介入治疗（PCI）之外[46]。另一研究针对 39 例表现为反复发作的心力衰竭或肺水肿的患者。PTRAS 术后除了血压的明显改善，术后 1 年间，患者心功能明显改善，心力衰竭住院次数由 2.4 ± 1.4 次降为（0.3 ± 0.7）次（P<0.001），77% 的患者在 21.3 个月的随访期内未再发作心力衰竭[47]。ACC/AHA 关于肾动脉狭窄的管理指南中，推荐介入治疗用于 RAS 伴不稳定心绞痛、原因不明的突发或复发性心力衰竭或肺水肿。推荐级别均达到Ⅰ级[28]。

关于介入治疗对控制血压的效果，荟萃分析显示介入治疗治愈 FMD 患者高血压的比例为 36%，一些研究中高血压治愈的比例达到 50%。介入治疗后 FMD 患者血压总体获益率（治愈及血压改善的总和）可达 90% 以上[48]。ARAS 患者介入治疗后高血压的治愈率远远低于 FMD 患者，为 0 ~ 20%。多数研究表明介入治疗可以在一定程度内降低血压，减少降压药种类。在前瞻性研究中，Beutler 等观察 63 名行 PTRAS 的 ARAS 患者，在服用降压药物数目不变的情况下，血压由 180/100mmHg 降至 150/80mmHg[49]。EMMA 研究中（介入与药物治疗动脉粥样硬化性肾动脉狭窄的多中心研究）[50]，介入治疗后 6 个月血压由术前 165/98mmHg 降至 140/81mmHg，服用的降压药物剂量（以国际标准的药物剂量单位 DDD 表示）由术前 1.3 减至 1.0。在 DRASTIC 研究中[51]（荷兰肾动脉狭窄介入治疗合作研究组），术后 3 个月时患者血压即由 179/100mmHg 降至 152/84mmHg，所需降压药物剂量由 3.3DDD 降至 2.1DDD。

在保护肾功能方面，多数的非对照前瞻性研究认为介入治疗对肾功能具有一定的改善或稳定作用。Isles 总结 10 个有关 PTRAS 的研究，共包含 359 例患者。肾功能改善率 26%，稳定率 48%，26% 肾功能恶化[52]。一项荟萃分析显示 PTRAS 术后肾功能改善率 30%，稳定率 38%。双侧肾动脉病变是影响疗效的一个因素。单侧病变的患者，术后肾功能的好转为 38%，22% 的患者肾功能稳定不变，肾功能恶化的比率为 41%。而在双侧病变中，肾功能好转率为 57%，14% 的患者肾功能稳定不变，肾功能恶化的为 29%[53]。

观察性研究显示药物治疗和介入治疗对 RAS 均有一定效果，但哪个更胜一筹需要头对头的 RCT 研究的证据。迄今为止，已经全文发表的关于 RAS 药物治疗与介入治疗的 RCT 共有 6 个[42,50,51,54-57]，研究对象主要为 ARAS 患者。这几个研究得到的一致性结论，介入治疗和药物治疗组无论是在血压控制还是肾功能保护均无统计学差异。例如 DRASTIC 研究中，两个治疗组的血压分别为 160/93mmHg 和 160/96mmHg，无统计学意义，两组患者在入组时 SCr 分别为 1.2mg/dl 与 1.3mg/dl，在术后 12 个月时两组 SCr 均未发生变化。ASTRAL 研究（肾动脉狭窄支架置入研究）[54]和 CORAL 研究[42]是其中 2 个样本量最大的研究，而且在观察血压、肌酐变化之外，纳入了心、肾事件和死亡作为终点事件。ASTRAL 研究中，在 34 个月的随访期间，介入治疗组共发生 73 例次肾脏事件和 238 例次心血管事件，药物治疗组发生 80 例次肾脏事件和 244 例次心血管事件（P 值分别为 0.97 和 0.61）。CORAL 研究随访时间的中位数为 43 个月。介入治疗组与药物治疗组患者的主要复合终点（包括死亡、心肌梗死、卒中、充血性心力衰竭住院、肾功能不全进展即 eGFR 下降 30% 及肾脏替代治疗）发生率无显著差异，分别为 35.1% 和 35.8%（P=0.58），全因死亡率分别为 13.7% 和 16.1%（P=0.20）。在心血管保护或总体预后等方面，介入治疗与药物治疗也未显示显著差异。不过荟萃分析显示，介入治疗组降压药种类较药物治疗组减少 0.26 种（95%CI −0.39 ~ −0.13，

$P<0.001$）[58]。关于ARAS患者比较药物治疗和介入治疗的RCT研究详细资料，请参见第十七篇第三章肾血管性高血压与缺血性肾脏病。

介入治疗价格昂贵，并且具有一定风险。RCT研究中报道的介入相关的并发症为5.2% ~ 31%[42,50,51,54-56]。除了出血、血肿等一般合并症，介入操作相关的肾脏严重并发症有肾动脉栓塞、肾动脉破裂、肾动脉穿孔、肾动脉夹层等。综上所述，目前倾向于对介入治疗持审慎态度，应在介入治疗前充分评估其风险-获益比，选择最可能获益的病人行肾动脉的介入治疗。

（三）手术治疗

肾动脉血管重建的手术治疗始自20世纪60年代。肾动脉血管重建的手术方式有肾动脉旁路移植术、肾动脉内膜剥脱术、自体肾移植术、肾切除术等。多数研究表示手术治疗RAS在控制肾血管性高血压有很好疗效，高血压治愈率7% ~ 15%，好转率65% ~ 95%。在保存肾功能方面，50%的患者术后肾功能改善，术后肾功能恶化的比例为16%[59]。影响术后肾功能的主要因素是术前的基础肾功能[60]。手术治疗虽然对解除肾动脉狭窄有较好的疗效，但手术并发症及围术期死亡率较高。根据手术方式不同，死亡率约1% ~ 4.7%。

1993年有了第一个探讨手术与介入治疗ARAS的RCT研究，在2年的随访中，两组患者血压改善或治愈率，肾功能改善或稳定率以及肾动脉再通的比例均无明显差异，而介入治疗严重并发症的发生率明显低于手术治疗组（17% vs 31%，$P<0.05$）[61]。随着介入技术的不断成熟，手术治疗的比例逐渐减少。美国的统计数字显示，RAS手术治疗的例数自1988年的1.3/100 000逐步下降到2009年的0.3/100 000[62]，介入治疗成为肾动脉重建最主要的手段。与介入治疗相比，接受手术治疗的患者住院死亡率偏高（4.1% vs 0.9%，$P<0.001$）[62]。ACC/AHA外周动脉疾病管理指南推荐RAS手术治疗用于[28]：① 有介入治疗指征、且病变累及段动脉或合并巨大动脉瘤等病变复杂的FMD患者（Ⅰ级推荐，证据级别B）；② 有介入治疗指征、且合并多发小动脉或肾动脉分支较早的ARAS患者（Ⅰ级推荐，证据级别B）；③ 合并邻近部位主动脉疾病并有血管重建指征的ARAS患者，如腹主动脉瘤，主-髂动脉闭塞性疾病（Ⅰ级推荐，证据级别C）。

（四）选择肾动脉重建术的临床指征

如上所述，并非所有患者均能从肾动脉重建术（介入治疗或手术治疗）中获益，其中可能的原因为：患者的高血压不能确认为肾血管性高血压、可能同时伴发原发性高血压。同样，患者的CKD也不能确认为由ARAS引起，可能有高血压肾硬化或者高龄、糖尿病等相关的肾脏微血管病变。这些问题都不是仅能通过介入治疗开通肾血管解决的。此外，严重的缺血性损伤，肾功能已经发生不可逆性损伤的患者，疗效也较差。

ACC/AHA对于肾血管疾病采取血管重建术的指征如图14-2-1-2。具有这些临床指征的患者是

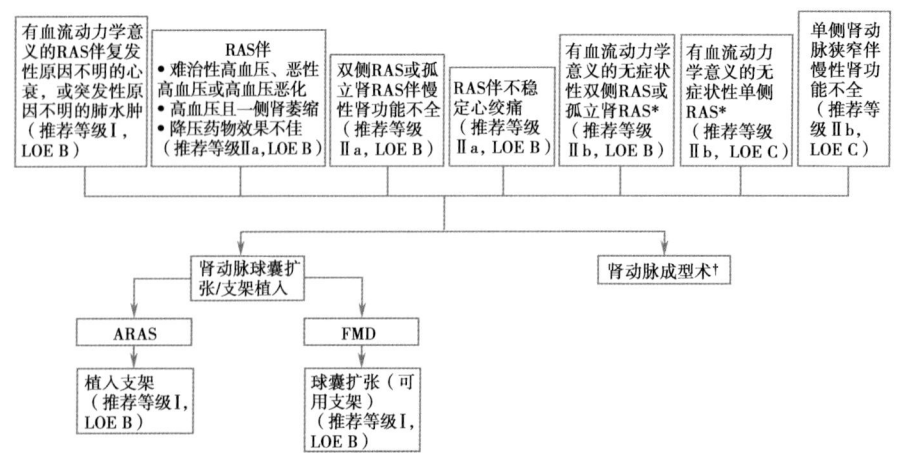

图14-2-1-2　ACC/AHA 对肾动脉狭窄介入/手术治疗的推荐
* 肾脏长径大于 7cm，† 对 ARAS 和 FMD 均适用，LOE：证据级别

介入治疗有望获益的人群。除此以外，一些临床线索可以作为预测肾动脉重建术可能有效的指标。如平均动脉压>110mmHg[63]；卡托普利肾动态显像阳性[38]；脑钠肽（BNP）>80pg/ml[64]。而彩色超声多普勒测量的患侧肾脏阻力指数（RI）>80[65]，反映肾内微血管床硬化和肾脏纤维化，与超声测量患侧肾脏长径<8cm，均是预测动脉重建术疗效不良的指标。

血流动力学意义：指无症状性RAS符合以下任一条件，且未造成器官损伤（如特发性肺水肿、卒中、视力障碍、高血压、顽固性心绞痛）的肾动脉狭窄：① 肾动脉直径狭窄程度50%～70%，且狭窄处最大压力阶差≥20mmHg，或平均压力阶差≥10mmHg，② 狭窄度≥70%；③ 血管内超声测量狭窄度≥70%。

（王　芳）

参考文献

1. 赵培真, 孟继祥, 柴国平, 等. 67例肾血管性高血压的病理分型, 中国循环杂志, 1986：70-72.

2. JAIN S, KUMARI S, GANGULY NK, et al. Current status of Takayasu arteritis in India. Int J Cardiol, 1996, 54 Suppl: S111-S116.

3. 王芳, 王梅, 刘玉春, 等. 动脉粥样硬化性肾动脉狭窄的发病趋势, 中华医学杂志, 2005, 85(39)：2762-2766.

4. SCHWARTZ CJ, WHITE TA. Stenosis of renal artery: an unselected necropsy study. Br Med J, 1964, 2(5422): 1415-1421.

5. HANSEN KJ, EDWARDS MS, CRAVEN TE, et al. Prevalence of renovascular disease in the elderly: a population-based study. J Vasc Surg, 2002, 36: 443-451.

6. KALRA PA, GUO H, KAUSZ AT, et al. Atherosclerotic renovascular disease in United States patients aged 67 years or older: risk factors, revascularization, and prognosis. Kidney Int, 2005, 68(1): 293-301.

7. CHRYSOCHOU C, KALRA PA. Epidemiology and natural history of atherosclerotic renovascular disease. Prog Cardiovasc Dis, 2009, 52(3): 184-195.

8. ZHANG Y, GE JB, QIAN JY, et al. Prevalence and risk factors of atherosclerotic renal artery stenosis in 1, 200 chinese patients undergoing coronary angiography. Nephron Clin Pract, 2006, 104(4): c185-192.

9. 崔炜, 温沁竹, 孙宝贵, 等. 冠心病患者肾动脉狭窄及其相关因素分析. 中华心血管病杂志, 1999, 27(5)：343-345.

10. 王芳, 王梅, 王海燕. 动脉粥样硬化患者肾动脉狭窄患病率的调查. 中华肾脏病杂志, 2005, 21(3)：139-142.

11. KURODA S, NISHIDA N, UZU T, et al. Prevalence of renal artery stenosis in autopsy patients with stroke. Stroke, 2000, 31(1): 61-65.

12. MISSOURIS CG, BUCKENHAM T, CAPPUCCIO FP, et al. Renal artery stenosis: a common and important problem in patients with peripheral vascular disease. Am J Med, 1994, 96(1): 10-14.

13. OLIN JW, MELIA M, YOUNG JR, et al. Prevalence of atherosclerotic renal artery stenosis in patients with atherosclerosis elsewhere. Am J Med, 1990, 88(1N): 46-51.

14. MACDOWALL P, KALRA PA, O'DONOGHUE DJ, et al. Risk of morbidity from renovascular disease in elderly patients with congestive cardiac failure. Lancet, 1998, 352(9121): 13-16.

15. DE SILVA R, LOH H, RIGBY AS, et al. Epidemiology, associated factors, and prognostic outcomes of renal artery stenosis in chronic heart failure assessed by magnetic resonance angiography. Am J Cardiol, 2007, 100(2): 273-279.

16. KANE GC, XU N, MISTRIK E, et al. Renal artery revascularization improves heart failure control in patients with atherosclerotic renal artery stenosis. Nephrol Dial Transplant, 2010, 25(3): 813-820.

17. SAWICKI PT, KAISER S, HEINEMANN L, et al. Prevalence of renal artery stenosis in diabetes mellitus–an autopsy study. J Intern Med, 1991, 229(6): 489-492.

18. DE MAST Q, BEUTLER JJ. The prevalence of atherosclerotic renal artery stenosis in risk groups: a systematic literature review. J Hypertens, 2009, 27(7): 1333-1340.

19. MAILLOUX LU, NAPOLITANO B, BELLUCCI AG, et al. Renal vascular disease causing end-stage renal disease, incidence, clinical correlates, and outcomes: a 20-year clinical experience. Am J Kidney Dis, 1994, 24(4): 622-629.

20. FATICA RA, PORT FK, YOUNG EW. Incidence trends and mortality in end-stage renal disease attributed to renovascular disease in the United States. Am J Kidney Dis, 2001, 37(6): 1184-1190.

21. TALER SJ, TEXTOR SC, AUGUSTINE JE. Resistant hypertension: comparing hemodynamic management to specialist care. Hypertension, 2002, 39(5): 982-988.

22. 张路霞, 王梅, 王海燕. 肾动脉狭窄合并恶性高血压的临床特点. 中华肾脏病杂志, 2004, 20(5): 311-314.

23. 范维琥, 蔡迺绳, 周京敏. 高血压 // 陈灏珠, 林果为. 实用内科学. 13 版. 北京: 人民卫生出版社, 2009: 1542-1545.

24. CAPS MT, PERISSINOTTO C, ZIERLER RE, et al. Prospective study of atherosclerotic disease progression in the renal artery. Circulation, 1998, 98(25): 2866-2872.

25. DEAN RH, KIEFFER RW, SMITH BM, et al. Renovascular hypertension: anatomic and renal function changes during drug therapy. Arch Surg, 1981, 116(11): 1408-1415.

26. BABOOLAL K, EVANS C, MOORE RH. Incidence of end-stage renal disease in medically treated patients with severe bilateral atherosclerotic renovascular disease. Am J Kidney Dis, 1998, 31(6): 971-977.

27. CONLON PJ, LITTLE MA, PIEPER K, et al. Severity of renal vascular disease predicts mortality in patients undergoing coronary angiography. Kidney Int, 2001, 60(4): 1490-1497.

28. HIRSCH AT, HASKAL ZJ, HERTZER NR, et al. ACC/AHA 2005 guidelines for the management of patients with peripheral arterial disease (lower extremity, renal, mesenteric, and abdominal aortic): executive summary a collaborative report from the American Association for Vascular Surgery/Society for Vascular Surgery, Society for Cardiovascular Angiography and Interventions, Society for Vascular Medicine and Biology, Society of Interventional Radiology, and the ACC/AHA Task Force on Practice Guidelines (Writing Committee to Develop Guidelines for the Management of Patients With Peripheral Arterial Disease) endorsed by the American Association of Cardiovascular and Pulmonary Rehabilitation; National Heart, Lung, and Blood Institute; Society for Vascular Nursing; TransAtlantic Inter-Society Consensus; and Vascular Disease Foundation. J Am Coll Cardiol, 2006, 47(6): 1239-1312.

29. KRIJNEN P, VAN JAARSVELD BC, STEYERBERG EW, et al. A clinical prediction rule for renal artery stenosis. Ann Intern Med, 1998, 129(9): 705-711.

30. COHEN MG, PASCUA JA, GARCIA-BEN M, et al. A simple prediction rule for significant renal artery stenosis in patients undergoing cardiac catheterization. Am Heart J, 2005, 150(6): 1204-1211.

31. 隋准, 王梅, 霍勇, 等. 冠心病患者中动脉粥样硬化性肾动脉狭窄的预测公式. 中华肾脏病杂志, 2007, 23(9): 555-559.

32. 秦卫, 王芳, 王梅, 等. 彩色多普勒超声在动脉粥样硬化肾动脉狭窄诊断中的应用. 中华超声影像学杂志, 2005, 14(7): 508-511.

33. WILLMANN JK, WILDERMUTH S, PFAMMATTER T, et al. Aortoiliac and renal arteries: prospective intraindividual comparison of contrast-enhanced three-dimensional MR angiography and multi-detector row CT angiography. Radiology, 2003, 226(3): 798-811.

34. SWAMINATHAN S, SHAH SV. New insights into nephrogenic systemic fibrosis. J Am Soc Nephrol, 2007, 18(10): 2636-2643.

35. KUO PH, KANAL E, ABU-ALFA AK, et al. Gadolinium-based MR contrast agents and nephrogenic systemic fibrosis. Radiology, 2007, 242(3): 647-649.

36. 刘莉, 王梅. 卡托普利肾动态显像诊断肾动脉性高血压的应用研究. 中国综合临床, 2005, 21(11): 994-997.

37. FOMMEI E, GHIONE S, HILSON AJ, et al. Captopril radionuclide test in renovascular hypertension: a European multicentre study. European Multicentre Study Group. Eur J Nucl Med, 1993, 20(7): 617-623.

38. ZUCCHELLI PC. Hypertension and atherosclerotic renal artery stenosis: diagnostic approach. J Am Soc Nephrol, 2002, 13(Suppl 3): S184-S186.

39. VASBINDER GB, NELEMANS PJ, KESSELS AG, et al. Diagnostic tests for renal artery stenosis in patients suspected of having renovascular hypertension: a meta-analysis. Ann Intern Med, 2001, 135(6): 401-411.

40. HOLLENBERG NK. Medical therapy for renovascular hypertension: a review. Am J Hypertens, 1988, 1(4 Pt 2): 338S-343S.

41. VAN DE VEN PJ, BEUTLER JJ, KAATEE R, et al. Angiotensin converting enzyme inhibitor-induced renal dysfunction in atherosclerotic renovascular disease. Kidney Int, 1998, 53(4): 986-993.

42. COOPER CJ, MURPHY TP, CUTLIP DE, et al. Stenting and medical therapy for atherosclerotic renal-artery stenosis. N Engl J Med, 2014, 370(1): 13-22.

43. GROUP KDIGOKBPW. Kidney Disease: Improving Global Outcomes (KDIGO) Blood Pressure Work Group. KDIGO Clinical Practice Guideline for the Management of Blood Pressure in Chronic Kidney Disease. Kidney Int Suppl, 2012, 2: 337-414.

44. CHEUNG CM, PATEL A, SHAHEEN N, et al. The effects of statins on the progression of atherosclerotic renovascular disease. Nephron Clin Pract, 2007, 107(2): 35-42.

45. VAN DE VEN PJ, KAATEE R, BEUTLER JJ, et al. Arterial stenting and balloon angioplasty in ostial atherosclerotic renovascular disease: a randomised trial. Lancet, 1999, 353(9149): 282-286.

46. KHOSLA S, WHITE CJ, COLLINS TJ, et al. Effects of renal artery stent implantation in patients with renovascular hypertension presenting with unstable angina or congestive heart failure. Am J Cardiol, 1997, 80(3): 363-366.

47. GRAY BH, OLIN JW, CHILDS MB, et al. Clinical benefit of renal artery angioplasty with stenting for the control of recurrent and refractory congestive heart failure. Vasc Med, 2002, 7(4): 275-279.

48. JENNINGS CG, HOUSTON JG, SEVERN A, et al. Renal artery stenosis-when to screen, what to stent? Curr Atheroscler Rep, 2014, 16(6): 416.

49. BEUTLER JJ, VAN AMPTING JM, VAN DE VEN PJ, et al. Long-term effects of arterial stenting on kidney function for patients with ostial atherosclerotic renal artery stenosis and renal insufficiency. J Am Soc Nephrol, 2001, 12(7): 1475-1481.

50. PLOUIN PF, CHATELLIER G, DARNE B, et al. Blood pressure outcome of angioplasty in atherosclerotic renal artery stenosis: a randomized trial. Essai Multicentrique Medicaments vs Angioplastie (EMMA) Study Group. Hypertension, 1998, 31(3): 823-829.

51. VAN JAARSVELD BC, KRIJNEN P, PIETERMAN H, et al. The effect of balloon angioplasty on hypertension in atherosclerotic renal-artery stenosis. Dutch Renal Artery Stenosis Intervention Cooperative Study Group. N Engl J Med, 2000, 342(14): 1007-1014.

52. ISLES CG, ROBERTSON S, HILL D. Management of renovascular disease: a review of renal artery stenting in ten studies. QJM, 1999, 92(3): 159-167.

53. LEERTOUWER TC, GUSSENHOVEN EJ, BOSCH JL, et al. Stent placement for renal arterial stenosis: where do we stand? A meta-analysis. Radiology, 2000, 216(1): 78-85.

54. WHEATLEY K, IVES N, GRAY R, et al. Revascularization versus medical therapy for renal-artery stenosis. N Engl J Med, 2009, 361(20): 1953-1962.

55. BAX L, WOITTIEZ AJ, KOUWENBERG HJ, et al. Stent placement in patients with atherosclerotic renal artery stenosis and impaired renal function: a randomized trial. Ann Intern Med, 2009, 150(12): 840-848, W150-W151.

56. WEBSTER J, MARSHALL F, ABDALLA M, et al. Randomised comparison of percutaneous angioplasty vs continued medical therapy for hypertensive patients with atheromatous renal artery stenosis. Scottish and Newcastle Renal Artery Stenosis Collaborative Group. J Hum Hypertens, 1998, 12(5): 329-335.

57. SCARPIONI R, MICHIELETTI E, CRISTINELLI L, et al. Atherosclerotic renovascular disease: medical therapy versus medical therapy plus renal artery stenting in preventing renal failure progression: the rationale and study design of a prospective, multicenter and randomized trial (NITER). J Nephrol, 2005, 18(4): 423-428.

58. KUMBHANI DJ, BAVRY AA, HARVEY JE, et al. Clinical outcomes after percutaneous revascularization versus medical management in patients with significant renal artery stenosis: a meta-analysis of randomized

controlled trials. Am Heart J, 2011, 161(3): 622-630.

59. WOOLFSON RG. Renal failure in atherosclerotic renovascular disease: pathogenesis, diagnosis, and intervention. Postgrad Med J, 2001, 77(904): 68-74.

60. HANSEN KJ, STARR SM, SANDS RE, et al. Contemporary surgical management of renovascular disease. J Vasc Surg, 1992, 16(3): 319-330.

61. WEIBULL H, BERGQVIST D, BERGENTZ SE, et al. Percutaneous transluminal renal angioplasty versus surgical reconstruction of atherosclerotic renal artery stenosis: a prospective randomized study. J Vasc Surg, 1993, 18(5): 841-850.

62. LIANG P, HURKS R, BENSLEY RP, et al. The rise and fall of renal artery angioplasty and stenting in the United States 1988-2009. J Vasc Surg, 2013, 58(5): 1331-1338.

63. ROCHA-SINGH KJ, MISHKEL GJ, KATHOLI RE, et al. Clinical predictors of improved long-term blood pressure control after successful stenting of hypertensive patients with obstructive renal artery atherosclerosis. Catheter Cardiovasc Interv, 1999, 47(2): 167-172.

64. SILVA JA, CHAN AW, WHITE CJ, et al. Elevated brain natriuretic peptide predicts blood pressure response after stent revascularization in patients with renal artery stenosis. Circulation, 2005, 111(3): 328-333.

65. RADERMACHER J, CHAVAN A, BLECK J, et al. Use of Doppler ultrasonography to predict the outcome of therapy for renal-artery stenosis. N Engl J Med, 2001, 344(6): 410-417.

第二节　肾动脉急性闭塞、肾动脉瘤

与肾动脉狭窄的慢性渐进性过程不同，在某些情况下，肾动脉主干及其分支的血栓或栓塞，可导致肾动脉管腔的急性闭塞（acute occlusion of renal artery），引起肾梗死，肾功能恶化。尸解资料显示肾动脉闭塞导致的肾梗死发生率为1.4%。急诊科收治的肾动脉急性闭塞导致的肾梗死发生率为0.004% ~ 0.007%[1,2]。

（一）肾动脉急性闭塞的病因

肾动脉的血栓及栓塞均可导致肾动脉急性闭塞（表14-2-2-1）。引起肾动脉血栓病因多样可分为创伤性及非创伤性二大类。创伤性因素主要是车祸、打斗等因素导致的腹部损伤。肾血管受到牵拉、撕拽、挫伤等，导致血栓形成。病变主要累及单侧肾动脉，以左侧的报道略多，也有双侧肾动脉受累报道。对250例因创伤行肾动脉手术的患者的分析中，肾动脉血栓的发病率达52%[3]。除了以上外伤性因素，肾动脉介入治疗、肾动脉血管成形术、肾移植术等医源性因素也可导致肾动脉急性闭塞[4]。据报道在主动脉动脉瘤修补术后，发生肾动脉急性闭塞的概率可达9%[5]。

非创伤性因素引起的肾动脉血栓主要来自肾动脉血管壁病变或血液的高凝状态。动脉粥样硬化、肾动脉瘤等引起肾动脉内皮损伤或撕裂，可形成肾动脉血栓。在感染或炎症状态基础上，也容易发生急性肾动脉闭塞，如结节性多动脉炎、多发性大动脉炎、梅毒等均有急性肾动脉闭塞病例。存在体内高凝状态时，静脉血栓最常见，也可发生于肾动脉。在抗凝血酶缺乏、蛋白S缺乏等先天性凝血功能障碍患者，以及抗磷脂抗体综合征、肾病综合征等获得性高凝状态的患者中，均有肾动脉血栓的报道[3]。一项总结8项肾梗死临床分析的文章报道，病因为高凝状态的患者占到全部病例的10% ~ 16%[6]。有报道吸食可卡因后发生肾动脉血栓导致急性肾梗死，推测其机制与可卡因诱导血小板活化、血管收缩和内皮损伤等机制有关[7]。移植肾动脉血栓形成通常发生在术后1周内，是一种少见但预后较差的肾移植术并发症[8]。

肾动脉栓塞的栓子主要来源于心脏。心源性血栓是非创伤性急性肾动脉闭塞的最主要病因，其中以心房纤颤引起者最常见。有研究回顾总结了单中心10余年肾动脉病变导致的肾梗死的病例，

表 14-2-2-1　导致肾动脉急性闭塞的常见肾动脉血栓形成及栓塞病因

肾动脉血栓形成

1. 创伤（创伤性或医源性）

腹部钝器伤、肾蒂损伤、肾动脉球囊扩张或支架植入术后、主动脉或肾动脉造影、肾动脉重建术后、肾移植术后

2. 血管内皮损伤或撕裂

动脉粥样硬化、肾动脉瘤、动脉夹层、纤维肌性发育不良

3. 动脉炎

结节性多动脉炎、多发性大动脉炎、白塞病

4. 感染

梅毒、phyconmatosis

5. 血液高凝状态

先天或遗传性因素：抗凝血酶缺乏、蛋白 C 缺乏、蛋白 S 缺乏、抗活化的蛋白 C 和 V 因子 Leiden 变异

获得性因素：抗磷脂抗体综合征、肝素诱导的血小板减少症、高同型半胱氨酸血症、真性红细胞增多症、肾病综合征

6. 其他原因

镰状细胞贫血、新生儿脐动脉导管、肾盂膀胱上皮癌、高强度有氧训练、汽车安全带压迫、吸食可卡因

肾动脉栓塞

1. 心脏疾病

心律失常（特别是心房纤颤）、心肌梗死、风湿性心脏瓣膜病、充血性心力衰竭、细菌性心内膜炎、异常血栓栓子

2. 动脉瘤

主动脉瘤、肾动脉瘤、夹层动脉瘤、动脉内导管置入术并发症

3. 其他

脂肪栓子、肿瘤栓子、细菌栓子

发现由心房颤动导致的肾动脉栓塞占到全部病例的 37%，为最主要病因[6]。其他文献中报道的心房颤动导致的肾动脉栓塞的比例为 17% ~ 60%。一个样本量约 30 000 人的大样本丹麦研究显示，心房纤颤患者发生周围动脉血栓的风险较普通人群明显升高，其中女性的相对风险为 5.7（95%CI 5.1 ~ 6.3），男性的相对风险为 4.0（95%CI 3.5 ~ 4.6），发生肾动脉血栓的比例约为 2%[9]。心内膜炎及瓣膜病患者易形成局部的血栓，并脱落至周围动脉。据报道心内膜炎导致的肾动脉栓塞占全部病例的 8% ~ 14%[6]。

（二）病理改变

肾动脉血栓或栓塞导致肾脏的缺血，最终致肾梗死。第一小时肾梗死呈锥形，为红色，数小时内梗死区域变为灰色。坏死区域最后由胶原代替。肾梗死仅累及肾皮质。首先表现为肾小管上皮细胞崩解坏死，肾小球毛细血管淤血扩张和漏出性出血。随着病程进展，最后机化，形成瘢痕，肾脏表面形成不规则的凹陷。

（三）临床表现[10,11]

临床表现主要取决于肾动脉受累的程度和速度。肾动脉主干及其大分支的梗阻常出现典型临床表现，而发生在肾动脉小分支的阻塞症状较轻。

患者可发生突然出现的剧烈的腰痛、腹痛、背痛，伴有恶心、呕吐、低热、患侧脊肋角叩痛。部分病人可出现肉眼血尿，特别是创伤导致的肾动脉血管病变肉眼血尿常见（>75%）。孤立肾的肾动脉狭窄或双侧肾动脉急性闭塞时，可发生无尿及急性肾损伤。单侧的肾动脉栓塞，也有无尿的报道，这可能与对侧肾血管发生反射性痉挛有关[12]。60% 的患者在肾动脉栓塞后，由于肾缺血引起肾素释放而发生高血压，甚至恶性高血压。2 ~ 3 周后，随着动脉再通或侧支循环的形成，部分患者高血压可恢复正常，也可呈持续性高血压。对 165 例肾梗死病人的临床资料总结中，发现最常见的

临床症状分别为腰痛（41% ~ 100%），腹痛（32% ~ 90%）和恶心/呕吐（30% ~ 85%）[6]。一项对94例患者的总结研究中，同样显示腰痛是最常见的症状，为96.8%，高血压的患者占到48%[13]。肾动脉栓塞可与其他部位的动脉栓塞伴随发生，出现相应临床表现。

实验室检查可见血白细胞增加、核左移。尿检中镜下血尿常见（33% ~ 100%），可出现少量蛋白尿，有时有白细胞尿。由于肾脏灌注减少，尿钠降低。梗死发生后血清天冬氨酸转氨酶（AST）升高，3 ~ 4天回复正常；乳酸脱氢酶（LDH）在梗死后1 ~ 2天升高，2周降至正常水平；碱性磷酸酶升高（AKP）在梗死后3 ~ 5天达峰，4周恢复正常。LDH升高（90.5%）[13]是最常见的实验室检查。40%的患者伴有肾功能损害[14]。

（四）诊断

临床出现以下线索应疑诊本病：① 有发生动脉血栓或栓塞的基础疾病，如腹部外伤、新近主动脉/肾动脉造影或介入治疗史、肾病综合征、心房颤动或心脏瓣膜病、心内膜炎；② 突发的腰腹痛、恶心呕吐、高血压；③ 实验室检查见白细胞升高、血尿、LDH升高；④ 少尿、无尿、急性肾损伤。

本病的确诊需要依靠影像学检查手段。彩色超声多普勒显示肾动脉血流的阻断和肾脏形态的变化，可作为疑诊病例的初始筛查手段。但是对肾动脉主干的观察依赖于操作者水平，并且受患者肥胖、肠胀气、体位配合不佳等制约，可能出现技术失败。微气泡超声造影剂的使用有望增强图像清晰度，提高诊断准确性，是非常有前景的无创检查手段。放射性核素肾扫描可显示患肾示踪剂缺失或灌注减少。肾动脉主干完全阻塞时肾灌注完全缺失，肾功能丧失。

在高度疑似病例，应尽早行腹部增强CT、增强MRA或肾动脉造影。有创性手段——数字减影血管造影（digital substraction angiography，DSA）仍然是诊断的金标准，可见肾动脉局部的造影剂充盈缺损或截断性改变，显示血管或栓塞的部位，明确病变的范围和程度。随着CT的普及，增强CT对肾动脉的显像满意（详见本章第一节），诊断肾动脉闭塞已不必完全依靠肾动脉造影。特别是对创伤引起的肾动脉闭塞，推荐首选腹部增加CT，不仅可以看到肾动脉病变部位也有利于反映其他脏器的损伤。典型表现为肾实质外周区三角形或楔形低密度灶，延迟扫描对比剂在梗死区滞留、排空延迟，后期可有瘢痕收缩。由于肾皮质外层3mm厚的组织由肾动脉和肾囊动脉穿支双重供血，因此在梗死灶的皮质边缘可见2 ~ 3mm高密度强化带，称为"皮质边缘带"[14]，具有重要的诊断价值。

本病应注意与其他病因的急腹症相鉴别如。泌尿系结石也具有肾绞痛的表现，CT平扫是肾绞痛的重要诊断手段，几乎可以发现所有结石，但是不能发现肾血管的栓塞。对于类似病人或CT平扫没有发现尿路结石，应考虑行增强CT以避免漏诊。

（五）治疗

肾动脉闭塞的治疗关键是及早再通血管，恢复肾脏血流。实验研究显示，肾脏对缺血的耐受时间为60 ~ 90分钟，如果有侧支循环的建立，则可以耐受更长时间。肾脏缺血的时间和程度是决定急性肾动脉闭塞预后的最重要因素。创伤性肾动脉闭塞的患者常合并其他脏器损伤，死亡率可达44%[15]。其他决定预后的因素包括年龄、肾功能和基础疾病。

1. 血管重建治疗　如外科手术取栓或血管成型治疗。起病后的12小时内是血管再通最好的时间窗，80%以上患者肾动脉都可得到开通。肾脏缺血时间越长，血管再通的可能性越小。超过18小时后的治疗基本无效。对于创伤性肾动脉闭塞，在一组20例患者的报道中，64%的患者术后得以保存肾功能，但是死亡率高达15% ~ 20%[16]，肾功能越差的患者预后也越差。有学者分析139例单侧创伤性肾动闭塞的患者，发现成功的手术血管再通治疗后，仍有67%的患者肾功能下降，因此建议手术血管再通治疗应主要用于双侧病变或孤立肾的肾动脉闭塞患者[17]。近年来随着介入技术的成熟，介入治疗明显降低手术相关死亡率，对肾功能的作用还需要更多临床资料积累。

2. 溶栓治疗　起病12小时内，特别是3 ~ 6小时内进行的治疗溶栓治疗血管开通率高，再通率可达60% ~ 85%。但是也有肾动脉闭塞发生后72小时进行溶栓治疗，仍然有效的报道[18]。常用的药物包括尿激酶、链激酶和组织型纤溶酶原激活剂（rt-PA）。除了静脉用药，还可以通过动脉导管进行血管内用药。溶栓治疗的风险主要为远端的血栓和出血。血管内给药使用溶栓药物剂量较少，副作用也更少，是目前最常用的溶栓方式。多数学者认为应维持纤维蛋白原 1.2 ~ 1.5g/L，凝血酶原时间在正常的 1.5 ~ 2.5 倍，纤维蛋白原降解物 300 ~ 400mg/L 为宜。经导管的溶栓治疗可以和介入血管重建治疗联合应用[19]。

但是，溶栓治疗后血管的再通并不等于肾功能的恢复。一项报道包含14例患者，13例经过溶栓治疗达到血管再通，在平均27个月（1 ~ 72个月）的随访中，仅30%肾功能维持，无一例患者肾功能完全恢复正常[20]。

3. 抗凝治疗　抗凝、抗血小板治疗是防治血栓的基础治疗，常用药物为肝素、低分子肝素和华法林。以上药物用于肾动脉急性闭塞患者，尚无高质量的循证医学证据。在急性期主要以普通肝素或低分子肝素为主，继以口服华法林维持，监测 INR 2.0 ~ 3.0。

4. 抗血小板治疗　血小板的黏附聚集在血栓形成中有重要作用，抗血小板药物，如 aspirin 的作用以及对器官的保护作用已被大量循证医学研究证实。但是在肾动脉闭塞中尚无前瞻随机对照研究。

5. 对症治疗　伴有高血压的患者应积极控制血压。由于梗死区域的缺血导致肾素分泌增多，RAAS 系统激活是高血压的主要原因，因此建议首选 ACEI 或 ARB，但在双侧病变患者或肾功能严重下降的患者应避免使用。血管再通有望改善高血压，但是研究观察到 12% 的患者术后仍有高血压，需要长期的降压治疗[17]。对急性肾损伤的患者达到透析指征的患者给予透析支持。

（六）肾动脉瘤（renal artery aneurysms）

尸解资料显示肾动脉瘤的发生率约为0.01%。在动脉造影人群中，其发生率可达1%[21]。肾动脉瘤患者多数无症状，通常是在因为其他疾患行腹部CT或肾动脉造影的过程中"偶然"发现，故估计其在普通人群中的患病率应该更低。

1. 临床表现　最常见的发病年龄为中年，但报道的病例年龄自 13 ~ 78 岁不等。由纤维肌性发育不良导致的动脉瘤呈梭状型，多见与女性。动脉硬化性肾动脉狭窄、结节性多动脉炎、多发性大动脉炎、白塞病、Ehlers-Danlos 综合征，Macotic 综合征中均有动脉瘤的报道。

大多数情况下，肾动脉瘤不产生临床症状，但可有破裂、夹层、血栓形成、栓塞、肾血管性高血压、侵及邻近静脉导致动静脉瘘等风险，可产生相应症状。动脉瘤破裂是严重的急诊情况，患者出现腰痛、腹胀、肉眼血尿、可出现失血性休克。在一篇包含43例病例的报道中，42%的动脉瘤破裂患者为孕妇，多数发生在孕期的最后3个月[22]。这可能与孕期肾脏血流增加、腹腔压力增大及激素变化对血管的影响等因素相关。破裂最常见于直径大于4.0cm的动脉瘤，直径小于2.0cm的动脉瘤破裂并不常见。

急性的夹层动脉瘤非常凶险，可以自发出现，也可在剧烈运动或创伤（外伤或介入治疗等医源性损伤）等诱因后发生，动脉粥样硬化性肾动脉病变或纤维肌性发育不良患者发生最多。男性的发生率为女性的3倍，右侧肾动脉受累更多，20% ~ 30% 双侧同时受累。患者表现为突发的恶性高血压、腹痛和肾梗死。而慢性夹层主要表现为肾血管性高血压。

2. 影像学特点　肾动脉瘤的诊断主要依靠影像学。动脉造影是最可靠的诊断手段。无创检查手段主要依靠腹部增强 CT 和磁共振血管成像（MRA）。MRA 分辨动脉瘤和血管畸形的敏感性为78%，特异性为100%，准确性91%[23]。

肾动脉瘤的影像学表现以肾动脉的局部扩张为特征，根据形态可分为囊状型、梭状型和肾内型。囊状型为最常见类型，占全部病例的60% ~ 90%。最常发生的部位为肾动脉分叉处或肾动脉一级分支处。梭状型动脉瘤最常见于纤维肌性发育不良，病变常节段性累及肾动脉的远端，故在影像检查中呈现狭窄后扩张的"串珠样"表现[24]。肾内型占动脉瘤的10% ~ 15%，常为多发，可能为先天性，也可由创伤（例如肾穿刺活检术）或结节性多动脉炎引起。双侧肾动脉瘤约占全部病例的20%。

3. 治疗　已经发生破裂的动脉瘤需行肾切除治疗。在无症状的患者，若血管瘤直径 <2.0cm，则可以暂不处理，定期监测其变化。若直径 >4.0cm，应予以切除。直径在 2.0 ~ 4.0cm 之间的肾血管瘤是否需要干预，意见尚不统一，部分学者认为应与治疗[25]。除了动脉瘤的大小，当动脉瘤呈分叶形状、增长速度较快、有妊娠计划、孤立肾、出现肾血管性高血压等情况下，也是治疗的指征。最常用的术式是肾动脉瘤切除加原位血管重建术。复杂病变可行自体肾移植。随着外科技术的进展，部分操作可经腹腔镜完成[1]。

（王　芳）

参考文献

1. UNNO N, YAMAMOTO N, INUZUKA K, et al. Laparoscopic nephrectomy, ex vivo repair, and autotransplantation for a renal artery aneurysm: Report of a case. Surg Today, 2007, 37(2): 169-172.

2. HUANG CC, LO HC, HUANG HH, et al. ED presentations of acute renal infarction. Am J Emerg Med, 2007, 25 (2): 164-169.

3. 王海燕. 肾脏病学. 3 版. 北京：人民卫生出版社, 2008 : 1701.

4. BUSH RL, NAJIBI S, MACDONALD MJ, et al. Endovascular revascularization of renal artery stenosis: technical and clinical results. J Vasc Surg, 2001, 33(5): 1041-1049.

5. GORICH J, KRAMER S, TOMCZAK R, et al. Thromboembolic complications after endovascular aortic aneurysm repair. J Endovasc Ther, 2002, 9(2): 180-184.

6. ANTOPOLSKY M, SIMANOVSKY N, STALNIKOWICZ R, et al. Renal infarction in the ED: 10-year experience and review of the literature. Am J Emerg Med, 2012, 30 (7): 1055-1060.

7. HOEFSLOOT W, DE VRIES RA, BRUIJNEN R, et al. Renal infarction after cocaine abuse: a case report and review. Clin Nephrol, 2009, 72(3): 234-236.

8. VAN ROYE SF, VAN DER VLIET JA, HOITSMA AJ, et al. Causes of early vascular complications in renal transplantation. Transplant Proc, 1993, 25(4): 2609.

9. FROST L, ENGHOLM G, JOHNSEN S, et al. Incident thromboembolism in the aorta and the renal, mesenteric, pelvic, and extremity arteries after discharge from the hospital with a diagnosis of atrial fibrillation. Arch Intern Med, 2001, 161(2): 272-276.

10. CHENG KL, TSENG SS, TARNG DC. Acute renal failure caused by unilateral renal artery thromboembolism. Nephrol Dial Transplant, 2003, 18(4): 833-835.

11. DOMANOVITS H, PAULIS M, NIKFARDJAM M, et al. Acute renal infarction. Clinical characteristics of 17 patients. Medicine (Baltimore), 1999, 78(6): 386-394.

12. LEVIN M, NAKHOUL F, KEIDAR Z, et al. Acute oliguric renal failure associated with unilateral renal embolism: a successful treatment with iloprost. Am J Nephrol, 1998, 18(5): 444-447.

13. BOURGAULT M, GRIMBERT P, VERRET C, et al. Acute renal infarction: a case series. Clin J Am Soc Nephrol, 2013, 8(3): 392-398.

14. KAMEL IR, BERKOWITZ JF. Assessment of the cortical rim sign in posttraumatic renal infarction. J Comput Assist Tomogr, 1996, 20(5): 803-806.

15. CASS AS. Renovascular injuries from external trauma. Diagnosis, treatment, and outcome. Urol Clin North Am, 1989, 16(2): 213-220.

16. GASPARINI M, HOFMANN R, STOLLER M. Renal artery embolism: clinical features and therapeutic options. J Urol, 1992, 147(3): 567-572.

17. HAAS CA, SPIRNAK JP. Traumatic renal artery occlusion: a review of the literature. Tech Urol, 1998, 4(1): 1-11.

18. FORT J, CAMPS J, RUIZ P, et al. Renal artery embolism successfully revascularized by surgery after 5 days' anuria. Is it never too late? Nephrol Dial Transplant, 1996, 11(9): 1843-1845.

19. ROBINSON S, NICHOLS D, MACLEOD A, et al. Acute renal artery embolism: a case report and brief

literature review. Ann Vasc Surg, 2008, 22(1): 145-147.

20. BLUM U, BILLMANN P, KRAUSE T, et al. Effect of local low-dose thrombolysis on clinical outcome in acute embolic renal artery occlusion. Radiology, 1993, 189(2): 549-554.

21. PIERO RUGGENENTI PC, GIUSEPPE REMUZZI. Brenner & Rector's The Kidney. 9th ed. Philadelphia : WB Saunders, 2012.

22. MARTIN RS 3RD, MEACHAM PW, DITESHEIM JA, et al. Renal artery aneurysm: selective treatment for hypertension and prevention of rupture. J Vasc Surg, 1989, 9(1): 26-34.

23. RAFAILIDIS V GA, LIOULIAKIS C, POULTSAKI M, et al. Imaging of a renal artery aneurysm detected incidentally on ultrasonography. Case Rep Radiol, 2014, 2014: 375805.

24. HENKE PK, CARDNEAU JD, WELLING TH 3RD, et al. Renal artery aneurysms: a 35-year clinical experience with 252 aneurysms in 168 patients. Ann Surg, 2001, 234(4): 454-462.

25. ENGLISH WP, PEARCE JD, CRAVEN TE, et al. Surgical management of renal artery aneurysms. J Vasc Surg, 2004, 40(1): 53-60.

第三节　肾静脉血栓

肾静脉血栓（renal vein thrombosis，RVT）指深静脉主干和/或分支内血栓形成，导致肾静脉部分或全部阻塞而引起的一系列病理生理变化和临床表现。RVT病因多样。肾病综合征是RVT的重要病因，1840年法国医生Rayer首次描述了RVT与蛋白尿的联系。本章重点介绍肾病综合征时的RVT。

一、病因及发病情况

肾静脉血栓可以发生在各个年龄段。新生儿RVT在新生儿血栓栓塞中占15%～20%。凝血因子V的Leiden突变是最常见的遗传性因素，与脱水同为新生儿或儿童RVT的最常见原因。成人RVT最常见的原因为肾病综合征。其他病因还包括：引起机体高凝状态的疾病，如妊娠、肿瘤、脱水、脓肿、使用避孕药等；抗磷脂综合征；创伤或继发于腹部静脉介入/手术治疗后；腹膜后纤维化；腹部占位性病变（肿瘤、巨大淋巴结等）对肾静脉的直接压迫；下腔静脉闭塞、静脉闭塞性疾病；低血压状态。移植肾术后可发生急性RVT，与急性血管移植排异有关。抗磷脂综合征以抗磷脂抗体阳性、病态妊娠和反复发生的血栓为特征，是自发性RVT最常见的原因。在复发性RVT中，约20%的病因为抗磷脂综合征，并可并发肾动脉血栓[1]。

尸解资料显示成人双侧RVT的发生率约为0.6/1 000。北京大学第一医院对100例肾病综合征患者的检测发现，肾静脉血栓的发病率为46%[2]。原发性肾病综合征中，膜性肾病是最容易出现RVT的病理类型，发生率达37%。其次为膜增殖性肾小球肾炎（26%）和微小病变（24%）[3,4]，在局灶节段性肾小球硬化（FSGS）、增生硬化性肾小球肾炎中也有报道。继发性肾病综合征，如狼疮性肾炎、肾脏淀粉性变性、糖尿病肾病、过敏性紫癜性肾炎均有合并RVT的报道。

二、肾病综合征导致 RVT 的发病机制 [3]

血栓形成的主要因素包括静脉壁的损伤、静脉血流缓滞和血液的高凝状态。其中肾病综合征患者的肾静脉血栓主要是由血液的高凝状态导致的。

肾病综合征的高凝状态主要由于蛋白质自尿中流失，肝脏蛋白质合成代偿性增加，导致凝血、抗凝以及纤溶系统成分改变及血小板功能紊乱。

1. 凝血物质增加　肾病综合征时自尿中丢失大量蛋白，肝脏蛋白质合成代偿性增加，其中包括凝血物质的合成增加。凝血因子V、Ⅶ、Ⅷ因分子量大（大于200～800kDa），不易从尿中丢失，但肝脏合成增加，故血浆浓度增加。血浆纤维蛋白原在肝脏的合成增加，而这些患者的纤维蛋白原分解代谢率正常，故血浆纤维蛋白原增加。血浆纤维蛋白原的浓度与白蛋白水平呈负相关。血浆白蛋白越低，纤维蛋白原浓度越高，加重高凝倾向。

2. 血小板功能紊乱　肾病综合征时，血小板数量增加、红细胞形态的改变和 vW 因子水平增高，血小板对二磷酸腺苷和胶原的聚集能力增加，更易于黏附于血管壁。实验证实，72% 的肾病综合征患者血小板活化指标如血浆 P- 选择素和循环 CD62P 阳性血小板增加 [5]。加重血栓形成倾向。血小板功能紊乱主要与肾病综合征时的低白蛋白血症、低密度脂蛋白胆固醇（LDL）和纤维蛋白原增加有关。低白蛋白血症促进血小板利用花生四烯酸合成血栓素 A_2，LDL 升高引起血小板自发聚集。

3. 抗凝物质减少　肾病综合征时抗凝血酶Ⅲ（AT-Ⅲ）、蛋白 S、蛋白 C、α1- 抗胰蛋白酶水平或活性降低。AT-Ⅲ是凝血酶的重要抑制因子，也是活化的Ⅻ、Ⅸ、Ⅹ和Ⅺ因子的抑制因子，是纤维蛋白溶酶的重要抑制因子。由于 AT-Ⅲ分子量较小（69kDa），容易自尿中丢失。而肝脏合成的增加不足以代偿尿中的丢失，导致血浆 AT-Ⅲ浓度降低。研究发现血 AT-Ⅲ水平与尿蛋白丢失量呈负相关，与血浆白蛋白浓度呈正相关。

蛋白 C 是肝脏合成的依赖维生素 K 的蛋白酶原，分子量 62kDa。蛋白 C 血浆浓度低于正常 50% 可发生血栓症，蛋白 C 缺乏者可反复发生血栓。蛋白 S 也是依赖维生素 K 的蛋白质，分子量 69kDa。在蛋白 S 辅助下，活化的蛋白 C 灭活Ⅴ因子和Ⅶ因子，实验证明蛋白 S 缺乏时活化的蛋白 C 抗凝活性大为降低，加入蛋白 S 后，蛋白 C 的抗凝活性恢复。肾病综合征时，小分子的蛋白 C 和 S 自尿中排出增多，超过肝脏的合成能力，血浆浓度降低，促进高凝。

4. 纤溶系统异常　纤溶系统是纤维蛋白溶解系统的简称。包括无活性的纤溶酶原及其转化生成的有活性的纤溶酶，纤溶酶原激活剂及其抑制物，以及纤溶酶抑制剂。纤溶酶原在其激活剂作用下转化为纤溶酶，能水解凝血过程中生成的纤维蛋白，也能水解纤维蛋白原及促凝血的Ⅴ、Ⅷ、Ⅸ因子等。肾病综合征患者存在明显纤溶系统异常。纤溶酶原分子量小，为 81kDa，可从尿中丢失，当丢失量超过肝脏合成增加量时血浆浓度降低。此外，血浆中纤溶酶抑制物浓度增加，包括纤溶酶原激活物抑制物 -1（PAI-1）、α_2- 巨球蛋白等，纤溶酶活性受到抑制，导致纤溶酶作用减弱。

5. 其他因素　肾病综合征时有效血容量减少，静脉淤滞、特别是在大量使用利尿剂会进一步降低血管内容量，加重高凝倾向。治疗肾病综合征使用的糖皮质激素增加血栓风险，其机制可能与刺激血小板生成，升高Ⅷ因子浓度、降低纤维蛋白溶解、减少肝素释放，增加血液黏稠度有关。肾病综合征患者的免疫因素也可能参与 RVT 的形成。此外，高胆固醇血症、活动减少等均加重血栓倾向。

三、临床表现 [6]

（一）急性肾静脉血栓的临床表现

突发的腰、腹痛常为首发症状（10%～64%），可伴有发热、恶心、呕吐、高血压及肾区叩痛。患者可出现肉眼血尿、尿蛋白量突然增加及肾衰竭。急性双侧肾静脉血栓可出现无尿。主要见于婴幼儿继发于严重脱水和低血压状态后的 RVT，抗磷脂综合征，创伤相关 RVT、肾移植后，有时见于肾病综合征患者。血栓主要发生在肾静脉主干，可完全阻塞。

（二）慢性肾静脉血栓的临床表现

慢性肾静脉血栓患者多有侧支循环的建立，患者可无典型临床表现，而在影像学检查中发现 RVT 的存在。患者可有水肿加重、尿蛋白逐渐增多、血尿常见，特别是原来无血尿的患者出现镜下血尿，常为合并 RVT 的重要临床线索。可有无菌性白细胞尿。肾功能缓慢减退。

慢性肾静脉血栓可出现肾小管功能障碍，表现肾性糖尿和/或肾小管酸中毒，甚至引起范可尼综合征。病变侧肾脏体积增大发生率 43%。在血管造影或 / 腹部 CT 发现侧支循环，表现为精索静脉、卵巢静脉、腰静脉增宽。

除了 RVT 本身的临床表现，患者常常有 RVT 高危因素的相关表现，以及其他部位静脉血栓的表现，如下肢静脉血栓、下腔静脉血栓、肺栓塞等。RVT 合并肺栓塞的比例约为 20%[7]。也有合并肾动脉、腋窝和锁骨下动脉、股动脉等动脉血栓的报道。

四、肾脏病理表现

发生肾静脉血栓的肾脏体积肿大，镜下可见肾内弓状静脉、小叶间静脉血栓。肾小球毛细血管襻淤血扩张，可有微血栓形成，中性粒细胞节段性聚集并黏附于毛细血管壁。肾间质高度水肿。慢性期可出现肾间质纤维化及肾小管萎缩。

五、辅助检查

（一）肾静脉造影

经皮穿刺静脉造影表现为管腔内充盈缺损或管腔截断。肾静脉主干内血栓未完全阻塞管腔时，显示为不规则的充盈缺损，位于管腔一侧。肾静脉分支血栓常造成完全性管腔阻断。典型的表现为杯口状充盈缺损，凸面指向下腔静脉。其远端不显影。急性期肾脏明显增大。在慢性 RVT，肾脏增大不显著。除了可见病变部位的充盈缺损，还可见侧支循环形成。解剖学上，左生殖腺、左膈下、及左肾上腺静脉汇入左肾静脉，再回流如下腔静脉。因此发生左肾静脉血栓时侧支循环更常见。

肾静脉造影是一种有创性检查，除了穿刺引起的局部血肿外，还有造影剂肾病、肾静脉血栓脱落引起肺栓塞的风险。此外，由于肾静脉血流量大，可阻挡造影剂的逆行进入，故造影剂注射不佳可造成与血流相混，造成非血栓性充盈，出现假阳性，或导致造影剂不能分布至小分支，出现假阴性。有学者报道同时经肾动脉插管注射肾上腺素，使肾动脉收缩，减少了肾静脉血流量，从而使造影剂更好地逆行充盈肾静脉，可显示至肾静脉的 4 ~ 5 级分支。也可通过应用肾静脉球囊一过性阻断血流改善肾静脉显像。但是这些方法进一步增加了操作的创伤。随着检查手段的不断发展，很多病例可以通过无创性检查诊断。

（二）无创性检查

1. D- 二聚体　是交联纤维蛋白特异性降解产物，D- 二聚体升高是反映凝血激活及继发纤溶的特异性标志物。对深静脉血栓的诊断敏感性达 92% ~ 100%，但特异性较低（40% ~ 43%）。D- 二聚体浓度 <500ng/ml（ELISA 法）可基本排除体内血栓形成，其阳性预测值可达 96% ~ 100%。是 DVT 重要的排查性手段 [8,9]。D- 二聚体与血栓的部位无显著相关。除了在高凝和血栓状态下，D- 二聚体升高还见于肿瘤、炎症、感染等可以产生纤维蛋白的情况。

2. 彩色多普勒超声　是目前诊断 DVT 的重要的无创检查手段。典型的病例可以看到肾静脉内实性血栓，血栓未完全阻塞血管时，局部血流速增加、呈现湍流表现，血栓近端肾静脉扩张。在肾静脉完全梗阻时，血流阻断。急性期尚见肾脏体积明显增大。彩色多普勒超声诊断 RVT 的特异性较好，达 85%，但敏感性仅为 60%[4,10]。故在临床高度疑诊，而彩色多普勒超声检查阴性时，应尽快行 CT 或肾静脉造影检查。

3. 增强 CT 或 MRI　腹部增强 CT 见肾静脉内局部充盈缺损、静脉增宽、肾周围静脉呈网状侧支循环等征象。对肾静脉血栓具有很好的诊断价值，并可同时检查腹部其他深静脉情况。以肾静脉造影为标准，有报道增强 CT 诊断肾静脉血栓的敏感和特异性可达 90% 和 100%[4]。由于静脉血流速较慢，血流为低信号，有时可产生假性充盈缺损，造成假阳性率或夸大狭窄程度。钆增强的 MRI 对肾静脉主干的成像较增强 CT 更好 [11]，并且克服使用含碘造影剂的过敏反应和造影肾病的风险。

六、肾静脉血栓的诊断

存在体内高凝状态，特别是血浆白蛋白 <20 ~ 25g/L 的肾病综合征患者，出现腰痛、新发血尿或原有血尿加重、尿蛋白增加，伴或不伴有肾功能下降，应考虑 RVT 诊断。如 D- 二聚体升高，应

进一步行肾静脉彩超、腹部增强CT或MRI检查，必要时行肾静脉以明确诊断。患者应同时行其他部位有否血栓的检查，如下肢深静脉血栓、肺栓塞。

除了RVT，肾病综合征患者出现急性腰痛应注意与泌尿系结石、急性肾盂肾盂、急性肾梗死相鉴别。

七、肾静脉血栓的治疗与预后 [9]

既往肾静脉血栓的治疗主要是通过外科手术进行取栓或肾切除治疗，围术期风险高，对肾功能的影响大。近几年来，手术治疗逐渐被药物治疗取代。手术或介入治疗主要适用于急性RVT有严重肾功能损害的患者。

（一）抗凝治疗

抗凝药物降低凝血因子的血浆浓度或阻止凝血因子激活，大量临床随机对照试验已经证明抗凝治疗可抑制静脉血栓栓塞症的蔓延，降低肺栓塞的发生率和死亡率，有利于血栓自溶和管腔再通。肾病综合征的高凝状态是RVT产生的基础，抗凝治疗是基础治疗。高度疑诊的患者，如无严重出血合并症，也应立即给予抗凝治疗，直至明确诊断或排除诊断。抗凝治疗的药物包括普通肝素、低分子肝素、维生素K拮抗剂、直接Ⅱa因子拮抗剂、Ⅹa因子抑制剂等。早期RVT患者在进行抗凝治疗的同时，推荐一段时间严格的卧床以防止血栓脱落造成肺栓塞。

1. 普通肝素　可加速 AT-Ⅲ凝血酶复合物对部分凝血酶和凝血因子的灭活，达到抗凝目的。普通肝素治疗剂量个体差异大，使用时必须检测凝血功能，维持活化的部分凝血活酶时间（APTT）在正常值的 1.5 ～ 2.5 倍。首先给予 80IU/kg 负荷量，继以 10 ～ 20IU/（kg·h）持续静脉给药，每 4 ～ 6 小时根据 APTT 调整剂量，普通肝素可引起肝素诱导的血小板减少症（HIT），用药 3 ～ 5 天应复查血小板计数，一旦诊断成立，需停用普通肝素。

2. 低分子肝素（LMWH）　LMWH是普通肝素解聚和分离所得的低分子量片段，主要通过灭活Ⅹa因子发挥抗凝作用。相比普通肝素，LMWH生物利用度高，半衰期长，出血副作用少，不需检测凝血功能，HIT 发生率低。是临床上更常用的抗凝药物。肾功能正常的患者，推荐首选低分子肝素。治疗剂量为 100IU/kg（或 1mg/kg），每日 2 次，皮下注射。肾功能不全者应调整剂量，严重肾功能不全的患者建议首选静脉普通肝素。

3. 维生素K拮抗剂　最常用华法林。是长期抗凝治疗的主要口服药物，通过抑制依赖维生素K的凝血因子（Ⅱ、Ⅶ、Ⅸ、Ⅹ）的合成而发挥抗凝作用。华法林起效较慢，约 1 ～ 3 天达峰。使用时应与普通肝素或 LMWH 重叠 3 天，至 INR 稳定 24 小时后停用普通肝素或 LMWH，以华法林维持。对于血栓栓塞症，随机对照试验证实，低强度的抗凝治疗（INR 1.5 ～ 1.9）疗效差，并未减少出血的发生率。而高强度的华法林治疗（INR 3.1 ～ 4.0）并不能提高抗栓效果，而与临床高危险的严重出血有关（20%），推荐华华法林在治疗过程中应维持 2.0 ～ 3.0。在此范围内，华法林导致的出血约为每 100 人年 4.8 例次 [12]。华法林治疗窗窄，服药后药效个体差异大，易受多种食物和药物的影响。用药期间需要长期监测 INR[13,14]。治疗时间不短于 6 个月，对于血栓复发的患者，长期抗凝治疗对预防复发和控制血栓蔓延可能有益。

4. 其他新型口服抗凝药　Ⅱa因子抑制剂和Ⅹa因子抑制剂在骨科手术后的静脉血栓的防治、房颤合并血栓栓塞的治疗等方面已有临床试验证实其有效性和安全性，治疗剂量个体差异小，无需监测凝血功能，是非常有前景的新型口服抗凝药 [15,16]。但在 RVT 的应用还比较少见，需要更多的临床资料验证。

肾病综合征为血栓栓塞性疾病的高危人群，即使辅助检查结果阴性，也不能排除血栓风险。无论其是否已经发生过血栓事件，若无抗凝治疗的禁忌证，建议在白蛋白严重降低时（<20 ～ 25g/L）给予预防性抗凝。KDIGO肾小球肾炎临床实践指南中推荐血清白蛋白水平 <25 g/L 的膜性肾病患者给予口服华法林预防性抗凝（2C）[17]。如血小板功能亢进，可考虑以低剂量阿司匹林替代。

合并血栓的患者预后差，其中膜性肾病患者1年死亡率可达10%[22]。20世纪70年代报道了112

例RVT患者的死亡率为64%。抗凝治疗可以改善患者预后。一项报道回顾了218例RVT的患者，平均随访（42±57）个月。患者的生存率低于性别年龄匹配的一般人群，也低于合并下肢静脉血栓患者（P<0.001）。使用华法林使患者死亡的风险降低（HR 0.53,95%CI 0.21 ～ 0.90）[23]。

抗凝治疗的主要风险为出血。禁忌证为不能定期监测凝血功能、出血性疾病、近期消化道出血史、中枢系统疾病出血倾向（脑瘤，脑动脉瘤）、影响华法林代谢或者效果的遗传性疾病。

（二）溶栓治疗

对于合并急性RVT的NS患者，溶栓治疗可以更快开通血管，有利于恢复肾脏血流。伴有严重髂、股静脉血栓的患者[9]，合并急性肾损伤的急性RVT患者在抗凝治疗基础上，可行溶栓治疗[18]。溶栓治疗在起病后6小时内使用效果较好[19]。

溶栓的方法包括导管接触性溶栓（经导管于血栓局部给予溶栓剂）和系统性溶栓（经外周静脉全身应用溶栓剂）。导管溶栓能提高血栓溶解率，降低静脉血栓后遗症，治疗时间短，并发症少。常用的药物包括尿激酶、重组链激酶、重组纤溶酶原激活物。溶栓治疗过程中需监测血浆纤维蛋白原（FG）和凝血酶时间。可使用药物包括尿激酶、链激酶和组织型纤溶酶原激活剂（rt-PA）。对于治疗RVT的剂量并不统一。国外使用尿激酶的剂量为4 000 ～ 4 400IU/kg，快速滴注，然后同量维持静滴24 ～ 48小时。也有学者使用25万～ 50万单位/天，持续7天。

溶栓治疗绝对禁忌证主要为活动性出血，有自发性颅内出血或有出血性卒中病史。相对禁忌证：2周内的大手术、分娩、器官活检或不能压迫止血部位的血管穿刺；2周内的缺血性卒中；10天内的胃肠道出血；15天内的严重创伤；1个月内的神经外科或眼科手术；难控制的中度高血压；近期心肺复苏；血小板计数<100×10^9/L；妊娠；细菌性心内膜炎；严重肝肾功能不全；糖尿病出血性视网膜病变；出血性疾病；动脉瘤；右心房血栓；年龄>75岁等。

（三）手术摘除血栓

在抗凝治疗出现后，手术治疗应用日趋减少。有学者分析27例采用不同治疗方法的RVT患者，发现手术取栓无助于改善RVT预后，有1/3手术治疗的患者在术后2个月死亡[20]。目前仅用于肾静脉主干急性血栓形成，造成急性肾损伤、或有抗凝治疗禁忌的患者，特别是双侧肾静脉血栓、孤立肾的患者。经导管的取栓术创伤小，有学者总结6例患者经导管取栓治疗，其中5例还给联合溶栓治疗[21]。全部患者肾静脉得以开通，肌酐自术前的（3.3±1.92）mg/dl降至术后（1.92±1.32）mg/dl（P=0.008），无出血合并症。

（王 芳）

参考文献

1. LOCKSHIN MD, ERKAN D. Treatment of the antiphospholipid syndrome. N Engl J Med, 2003, 349(12):1177-1179.

2. 程蕙芳,王淑娟. 肾病综合征时肾静脉血栓发病机制的前瞻性研究. 中华医学杂志, 1992, 72(7):416-419.

3. SINGHAL R, BRIMBLE KS. Thromboembolic complications in the nephrotic syndrome: pathophysiology and clinical management. Thromb Res, 2006, 118(3):397-407.

4. GLASSOCK RJ. Prophylactic anticoagulation in nephrotic syndrome: a clinical conundrum. J Am Soc Nephrol, 2007, 18(8):2221-2225.

5. SIROLLI V, BALLONE E, GAROFALO D, et al. Platelet activation markers in patients with nephrotic syndrome. A comparative study of different platelet function tests. Nephron, 2002, 91(3):424-430.

6. ASGHAR M, AHMED K, SHAH SS, et al. Renal vein thrombosis. Eur J Vasc Endovasc Surg, 2007, 34(2):217-223.

7. LLACH F, PAPPER S, MASSRY SG. The clinical spectrum of renal vein thrombosis: acute and chronic. Am J

Med, 1980, 69(6):819-827.

8. ILKHANIPOUR K, WOLFSON AB, WALKER H, et al. Combining clinical risk with D-dimer testing to rule out deep vein thrombosis. J Emerg Med, 2004, 27(3):233-239.

9. GUYATT GH, AKL EA, CROWTHER M, et al. Executive summary: Antithrombotic Therapy and Prevention of Thrombosis, 9th ed: American College of Chest Physicians Evidence-Based Clinical Practice Guidelines. Chest, 2012, 141(2 Suppl):7S-47S.

10. GOODACRE S, SAMPSON F, THOMAS S, et al. Systematic review and meta-analysis of the diagnostic accuracy of ultrasonography for deep vein thrombosis. BMC Med Imaging, 2005, 5:6.

11. KANAGASUNDARAM NS, BANDYOPADHYAY D, BROWNJOHN AM, et al. The diagnosis of renal vein thrombosis by magnetic resonance angiography. Nephrol Dial Transplant, 1998, 13(1):200-202.

12. PALARETI G, LEALI N, COCCHERI S, et al. Bleeding complications of oral anticoagulant treatment: an inception-cohort, prospective collaborative study (ISCOAT). Italian Study on Complications of Oral Anticoagulant Therapy. Lancet, 1996, 348(9025):423-428.

13. ANSELL J, HIRSH J, POLLER L, et al. The pharmacology and management of the vitamin K antagonists: the Seventh ACCP Conference on Antithrombotic and Thrombolytic Therapy. Chest, 2004, 126(3 Suppl):204-233.

14. HIRSH J, RASCHKE R. Heparin and low-molecular-weight heparin: the Seventh ACCP Conference on Antithrombotic and Thrombolytic Therapy. Chest, 2004, 126(3 Suppl):188-203.

15. KHOO CW, TAY KH, SHANTSILA E, et al. Novel oral anticoagulants. Int J Clin Pract, 2009, 63(4):630-641.

16. WANAT MA. Novel oral anticoagulants: a review of new agents. Postgrad Med, 2013, 125(4):103-114.

17. ECKARDT KU, KASISKE BL. KDIGO Clinical Practice Guideline for Glomerulonephritis. Kidney Inter Suppl, 2012, 2(2):139-274.

18. AGUILERA D, LAVILLE M, COLON S, et al. Prognosis of renal vein thrombosis in the adult: influence of treatment. Nephrologie, 1988, 9(5):201-206.

19. PERLER B. Thrombolytic therapies: the current state of affairs. J Endovasc Ther, 2005, 12(2):224-232.

20. LAVILLE M, AGUILERA D, MAILLET PJ, et al. The prognosis of renal vein thrombosis: a re-evaluation of 27 cases. Nephrol Dial Transplant, 1988, 3(3):247-256.

21. KIM HS, FINE DM, ATTA MG. Catheter-directed thrombectomy and thrombolysis for acute renal vein thrombosis. J Vasc Interv Radiol, 2006, 17(5):815-822.

22. BELLOMO R, ATKINS RC. Membranous nephropathy and thromboembolism: is prophylactic anticoagulation warranted? Nephron, 1993, 63(3):249-254.

23. WYSOKINSKI WE, GOSK-BIERSKA I, GREENE EL, et al. Clinical characteristics and long-term follow-up of patients with renal vein thrombosis. Am J Kidney Dis, 2008, 51(2):224-232.

52检